完全図解

Ultimate Practical Care

介護予防 リハビリ体操 大全集

編著
Hitoshi Ohta
大田仁史
茨城県立医療大学名誉教授
茨城県立健康プラザ管理者

編集協力
Haruki Miyoshi
三好春樹
生活とリハビリ研究所代表
理学療法士

講談社

はじめに

　高齢者は、加齢にともなってさまざまな問題に直面します。多くの高齢者には、筋力の低下や関節の可動域の制限、バランス力の低下、運動速度が遅くなるなど老化の兆候が現れます。はっきりした症状がない人でも、大なり小なり運動器の障害が出てきて、変形性膝関節症《へんけいせいひざかんせつしょう》や変形《へんけい》性脊椎症《せいせきついしょう》、骨粗鬆症《こつそしょうしょう》などに苦しむ人も少なくありません。さらに、脳卒中《のうそっちゅう》やパーキンソン病などの重篤な病気の後遺症に苦しむ人もいれば、これらの疾病と運動器疾患が重なりあって、介助なしには日常生活を送れない人もいます。障害や病気を苦にして、閉じこもりや寝たきり生活に入ってしまう人も少なくありません。

　このような人に総じて言えることは、からだを上手に動かすことを知らないことです。困難や障害があっても、最低限の筋力さえあれば、からだの動かし方を工夫するだけで質の高い生活を送ることができるのですが、こうしたことはあまり知られていません。高齢者介護に関わる人々は、そのことを充分知ったうえで具体的なアドバイスや指導を行う必要があります。

「介護予防リハビリ体操」は、高齢者でも負担なくできる体操を通じて、要介護状態になることを防ぐことを目的にしています。同時にこの体操には、たとえ介護を受ける状態になっても、介護を受けることが困難な状態にならない、させないような狙いが込められています。

　また本書は、健常者のみならず、脳卒中などで片マヒになった要介護者にも活用していただけるように配慮しています。中枢性の片マヒがあると筋緊張や共同運動が生じるため、できる体操は限定されます。しかし、片マヒの人がからだを動かさないでいると、筋力低下や関節拘縮《かんせつこうしゅく》がいっそう進み、早晩寝たきりになってしまいます。つまり片マヒの人こそ、誰よりもからだを動かさなければならないのです。そのため、本書では、片マヒの人でも無理なくできる体操を重点的に取り上げました。だからといって、片マヒ高齢者に限定した本というわけではありません。片マヒの人たちでもできる運動や体操は、マヒのない人たちにも容易にできますし、日常の生活に役立つものです。それ以外にも本書は、転倒予防や腰痛《ようつう》予防、膝痛《しっつう》予防など、健常な人にも役立つ体操を多数紹介しています。

　介護福祉士など専門職についている人は、この本でからだを動かす意味や動作学を勉強してください。一般の方も、介護予防の観点からぜひご活用ください。

大田仁史

推薦のことば

介護の世界を理解し指導することのできる医師は多くない。いや希少だといってもいい。というのも、医師が病気という特殊な状態にかかわるのに対して、介護は生活という日常に接しているからだ。対象とするのは、かたや〝患者〟という治療対象であるのに対し、かたや生活の主体なのである。

したがって、命にかかわるような急性期から、人生にかかわる生活期（〝慢性期〟に替えてこう呼んでいる）そして終末期までも見通せるような医師が介護の時代に求められているのだ。

介護現場にあっという間に普及した『完全図解　新しい介護』、そして『実用介護事典』の監修をお願いした大田仁史先生こそ、時代が求める希少な存在だといっていい。

初めてお逢いしたのは、私が新米（といっても30歳過ぎだが）のＰＴ＝理学療法士だった頃である。先生は、脳卒中で片マヒになった人たちのニーズに応えるという仕事の先駆けであった。

彼らはもう〝患者〟ではない。しかし、生活の主体になるには多くの問題を抱えている。動かない手足、感覚マヒに失語症、失行や失認といった直接目に見えないが生活に大きな影響を与える障害。しかもそれらが、家族や地域の人たちだけでなく、介護、医療関係者にすら理解されていないという現実。

先生が提案された方法論の一つが体操であった。その体操は、リハビリテーション医学に裏打ちされた、深く納得できるものなのである。しかも、一人でも、仲間といっしょでもどこでもできる手軽さ、わかりやすさを兼ね備えている。リハビリという専門性が生活の主体の側にやっと届いたのだ。

当時まだ頭の固かった私は先生に尋ねた。

「医師の指示がなくていいんですか」と。

「ラジオ体操に医師の許可はいらんだろう。それじゃ深呼吸も自由にできん」。そう応える先生の笑顔が私を変えたように思う。

三好春樹

本書の特色と役立て方①

リハビリ体操の集大成

リハビリ医学・介護予防の第一人者、大田仁史氏がこれまで書籍やDVDなどで発表してきた数々のリハビリ体操。本書はそれらを体系化して網羅しました

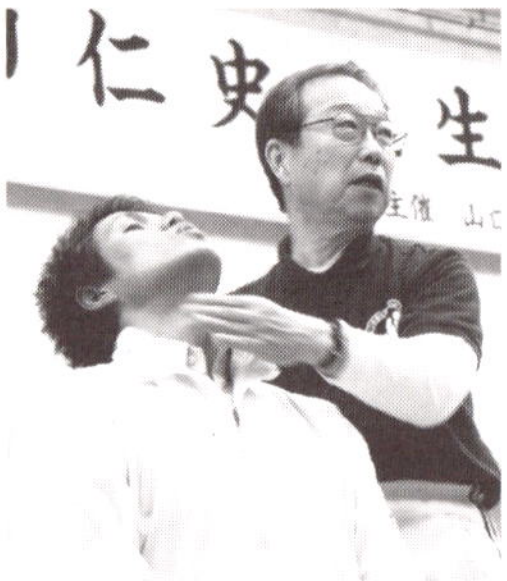

343の体操

本書で紹介する体操は延べ343に上ります。寝たきりの人から、近所なら外出できる人まで、どんな運動能力の人でも自分に合った体操がわかりやすいイラストで紹介されています。それぞれに体操の目的、効用、からだを動かすときのポイント、気をつけるべき注意点などが明快に表示されているので、体操する意欲がわき、しかも安全を確保できるようになっています

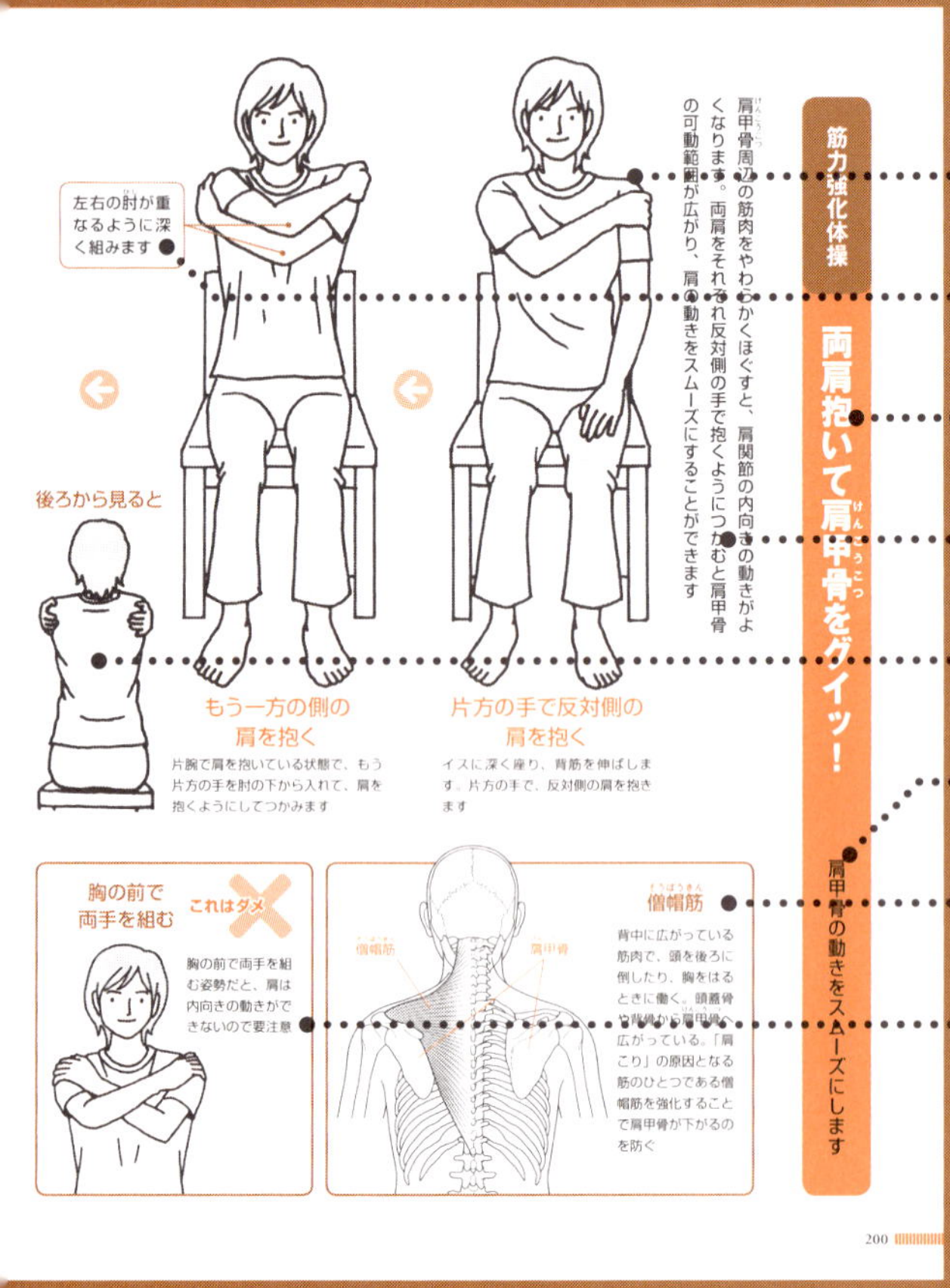
筋力強化体操

両肩抱いて肩甲骨《けんこうこつ》をグイッ！

肩甲骨《けんこうこつ》周辺の筋肉をやわらかくほぐすと、肩関節の内向きの動きがよくなります。両肩をそれぞれ反対側の手で抱くようにつかむと肩甲骨の可動範囲が広がり、肩の動きをスムーズにすることができます

片方の手で反対側の肩を抱く

イスに深く座り、背筋を伸ばします。片方の手で、反対側の肩を抱きます

もう一方の側の肩を抱く

片腕で肩を抱いている状態で、もう片方の手を肘の下から入れて、肩を抱くようにしてつかみます

左右の肘《ひじ》が重なるように深く組みます

後ろから見ると

僧帽筋《そうぼうきん》

背中に広がっている筋肉で、頭を後ろに倒したり、胸をはるときに働く。頭蓋骨や背骨から肩甲骨へ広がっている。「肩こり」の原因となる筋のひとつである僧帽筋を強化することで肩甲骨が下がるのを防ぐ

胸の前で両手を組む　これはダメ

胸の前で両手を組む姿勢だと、肩は内向きの動きができないので要注意

肩甲骨の動きをスムーズにします

200

❶ 一目瞭然のイラストで図解

❷ 要所でコツを端的に説明

❸ わかりやすい体操の名称

❹ 体操の目的を解説

❺ 理解を助ける補助イラスト

❻ ひと目でわかるページのポイント

❼ 解説も図解で明快

❽ 間違いやすい動作を指摘

各部の特徴

第1部

「ベッドから起き上がる」「床から立ち上がる」などの基本動作について、それができない原因を解明し、できるようになるプログラムを紹介します

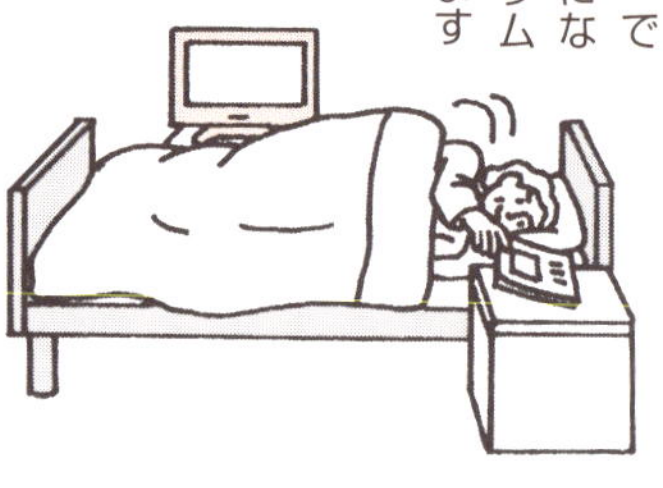

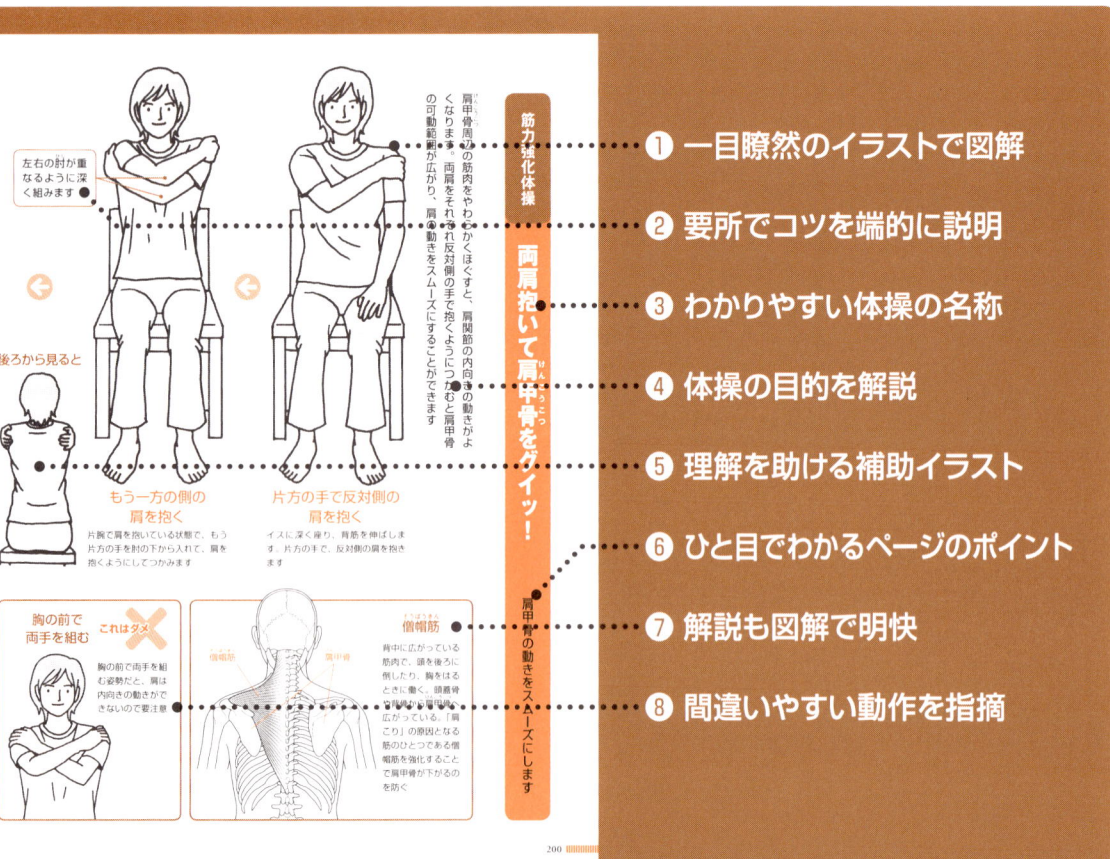

第2部

からだの状態に応じて「寝てする体操」「イスでする体操」「床でする体操」「立ってする体操」の4パターンを紹介しています。誰でもどのような状態でも始めることが可能です

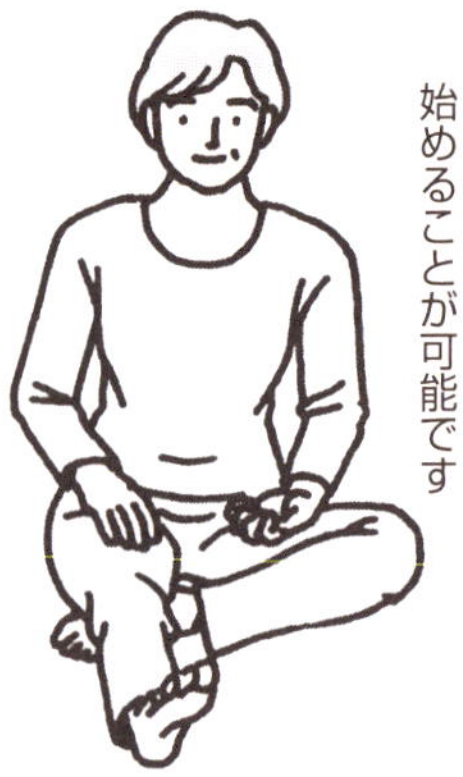

資料も充実

体操の手順だけでなく、体操で動かす筋肉や関節についても各ページで説明し、資料編では体系的に整理しています。理学療法士レベルの内容を含んでいますが、ひと目でわかるように図解しているので、誰でも理解できます

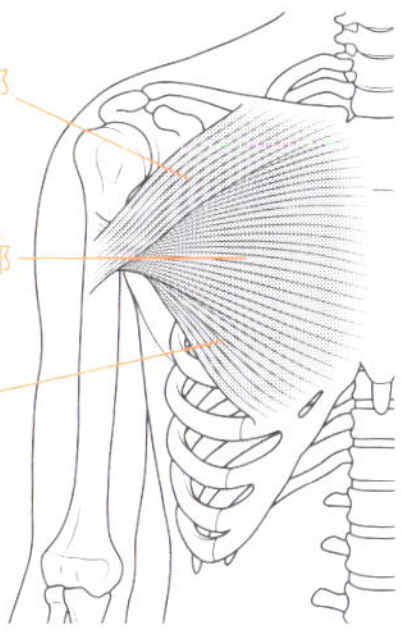

介護予防

加齢にともない高齢者の筋力は低下し、関節は固くなります。適切な予防策を講じなければ、寝たきり状態になる恐れもあります。本書のリハビリ体操を続けて運動能力の低下を防げば、いつまでも自立した生活を維持することができます

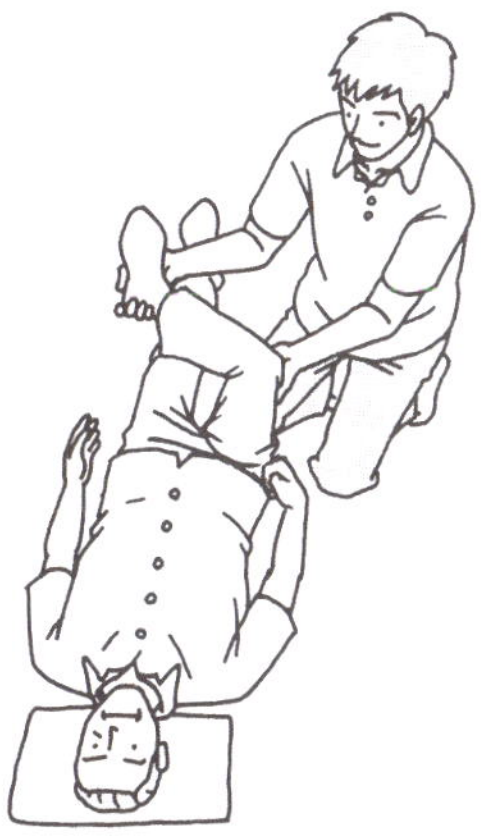

⑨ 動きを示す矢印

⑩ 体操のやり方を丁寧に解説

⑪ 介助の方法も紹介

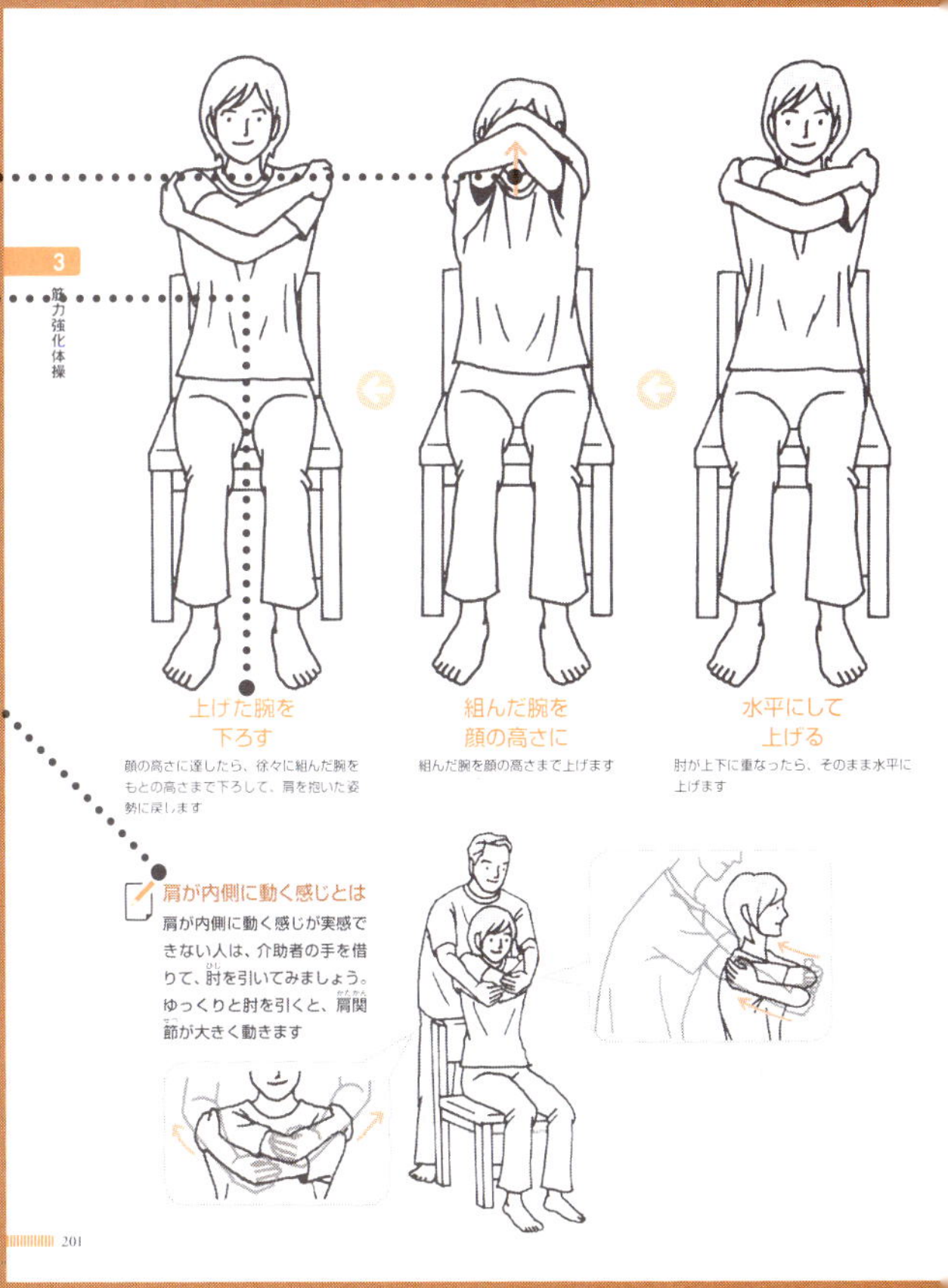

からだの状態に応じたリハビリ体操

体操は、元気な人が体力を増強するために行うものだけではありません。本書で紹介する介護予防リハビリ体操は、からだを動かさないままでいると運動能力が衰える高齢者、脳卒中《のうそつちゅう》などで片マヒなどの後遺症《こういしょう》に苦しんでいる人に向けて考案されたものです。体操は、リハビリ医学、運動作用学の考えに基づいており、寝たきりの人から健常者まで幅広い人が実践できるものになっています

第3部

高齢者や片マヒ者はからだを動かさないと筋力は衰える一方です。筋力を強化、ストレッチする体操を紹介します

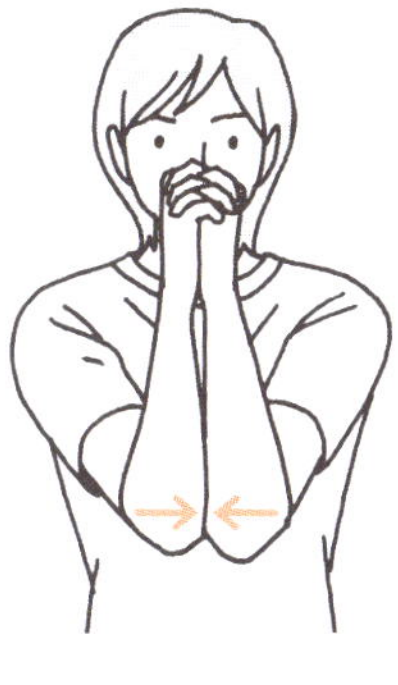

第4部

関節は動かさないと固くなって動きが悪くなります。固くなった関節も少しずつ動かしていると次第に可動域が広がります

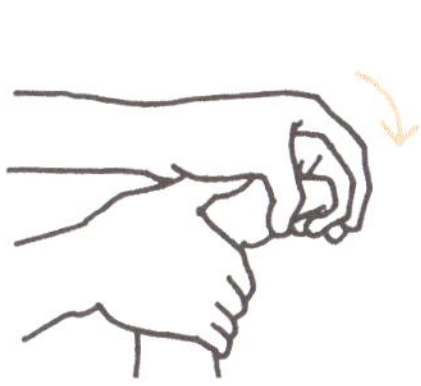

第5部

誤嚥《ごえん》や失禁《しっきん》、腰痛《ようつう》、股関節痛《こかんせつつう》、呼吸困難など高齢になると現れやすい症状も、それを防ぐ体操で予防することができます

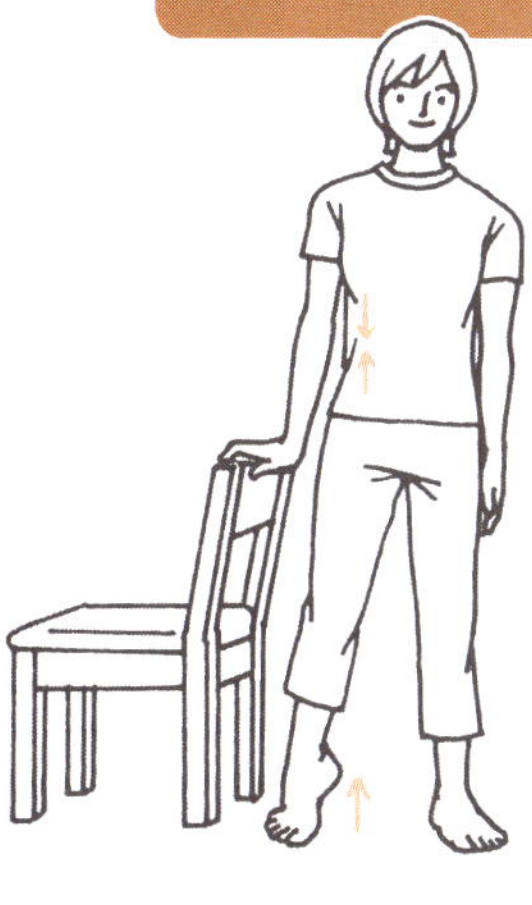

本書の特色と役立て方②

体調に不安があるとき

痛みが強い、はき気がする、からだがだるいなど体調に不安があるときは体操をひかえて、医師の診察を受け、指示にしたがってください

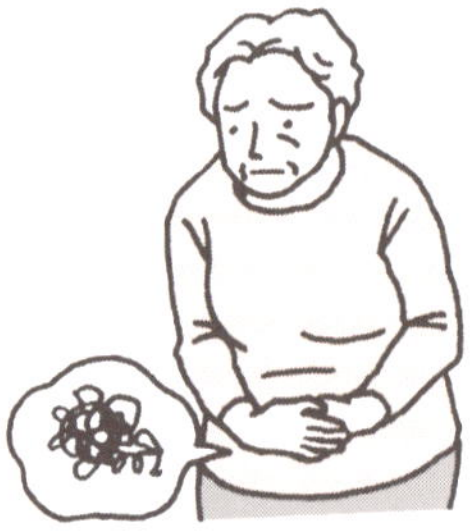

無理しない

体操の効果が現れると、つい頑張って長時間続けたり、強度が強い運動に挑戦したくなりますが、翌日まで疲れが残るほど無理はしないでください

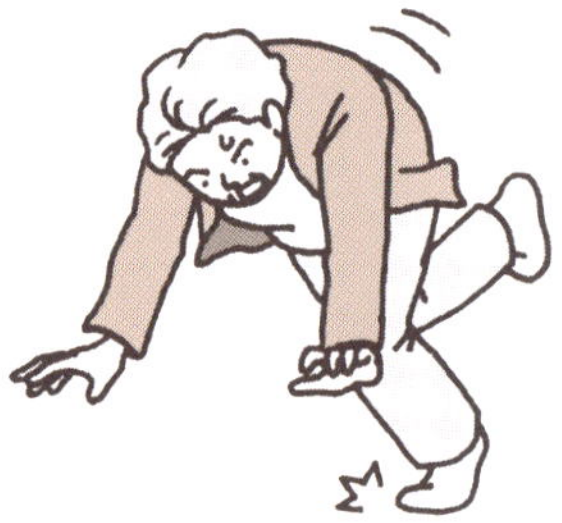

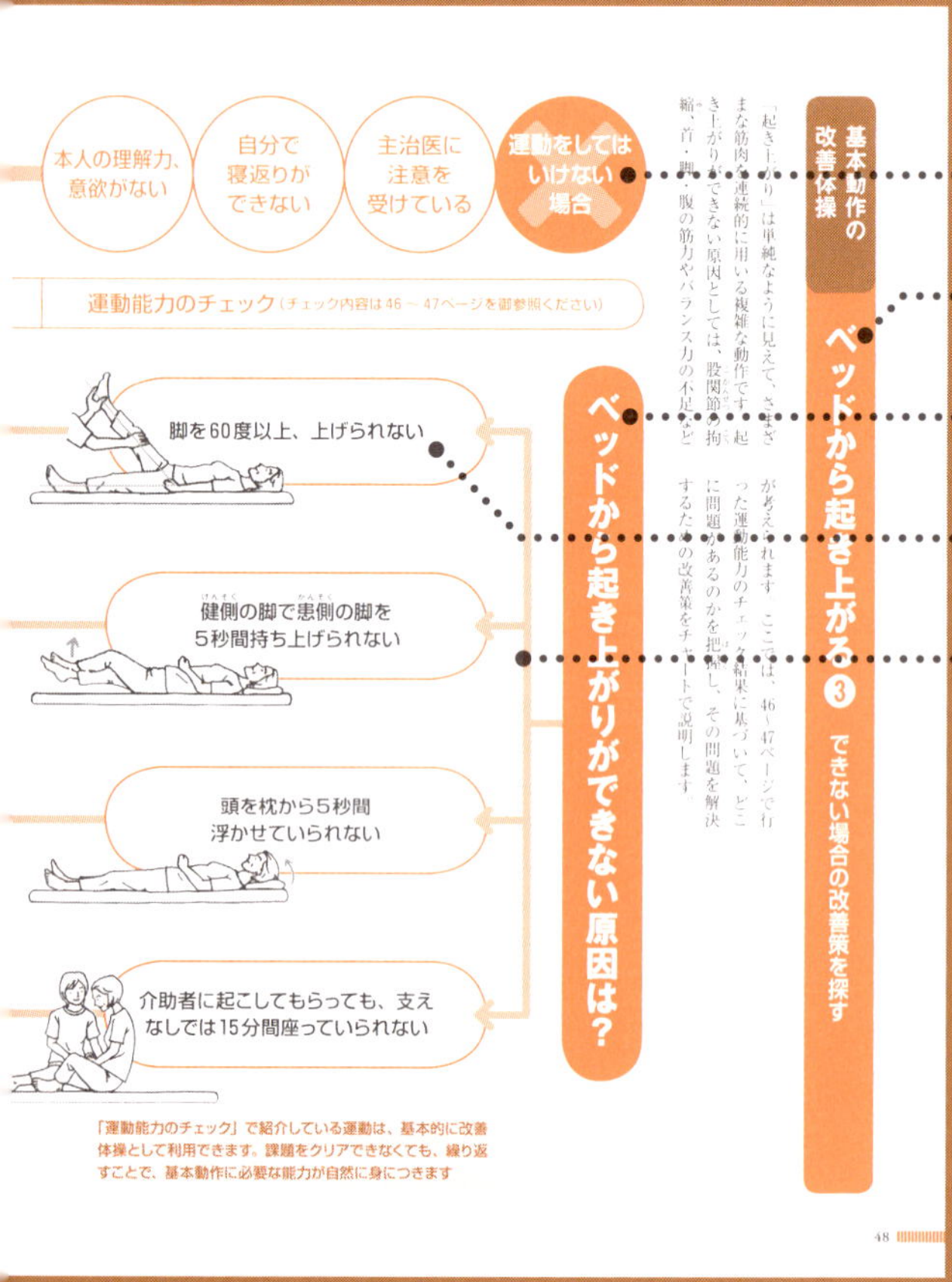

❶ 運動をしてはいけない場合を明示

❷ 日常生活に必要な基本動作

❸ 基本動作ができない原因は？

❹ 運動能力をチェック

❺ チャートにしたがって簡便にチェック

本書で紹介する体操は、それぞれ目的と効用を明示しています。そのため、「寝返りを打てるようにしたい」「杖《つえ》なしで歩けるようになりたい」といった人に必要な体操を選んで、いくつかを組み合わせて行えるようになっています

こんな人ならこの体操を

寝たきりで寝返りを打てない
……36〜43ページ

這《は》えるが床から立ち上がれない
……68〜77ページ

杖《つえ》を使って上手に歩きたい
……78〜85ページ

杖《つえ》を使っているが杖なしで歩きたい
……86〜93ページ

寝たきりだけど体操をしたい
……108〜119ページ

できる限り介助者がつく

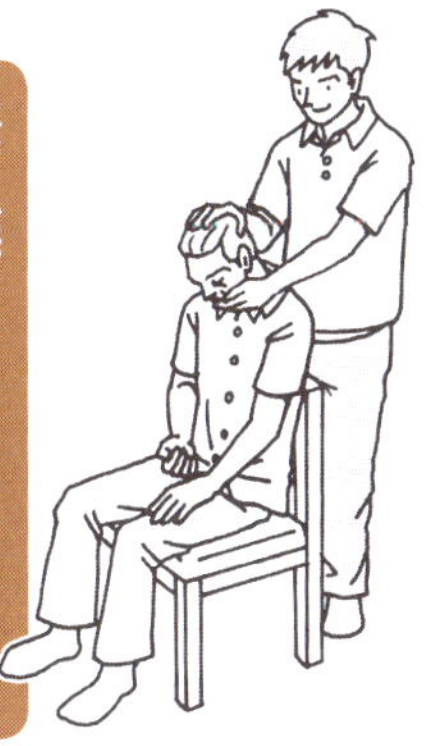

高齢者や片マヒ者は転倒などの危険があるので、体操をするときはできるだけ介助者がついてください。関節の拘縮《こうしゅく》予防など介助者が必要な体操もあります

緊急時

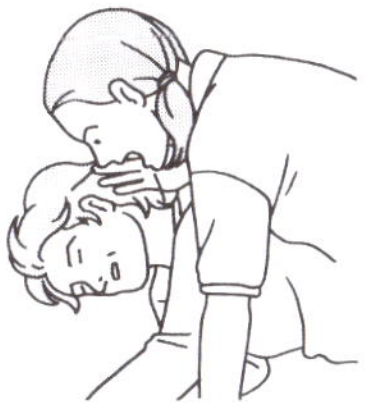

体操をしているときに意識が低下したなどの緊急時には、周囲にいる人は本書の16～19ページにある「緊急時の対応」を参考に迅速・適切に対応してください

重度の人で表現しています

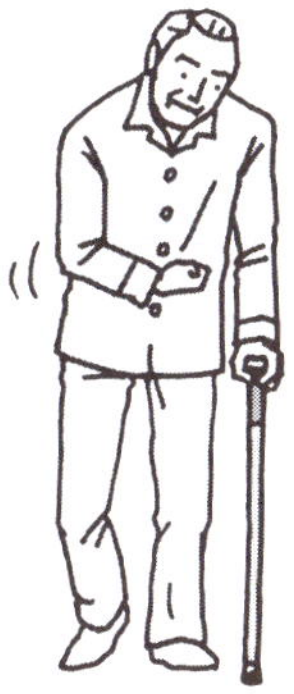

各体操のイラストや解説は要介護度が重度の人を想定しています。無理なくできて安全を確保するためですが、要介護度が軽い人が行っても効果があります

❻ 運動ができない原因を分析

❼ 必要な運動をアドバイス

❽ 具体的な体操の掲載ページを表示

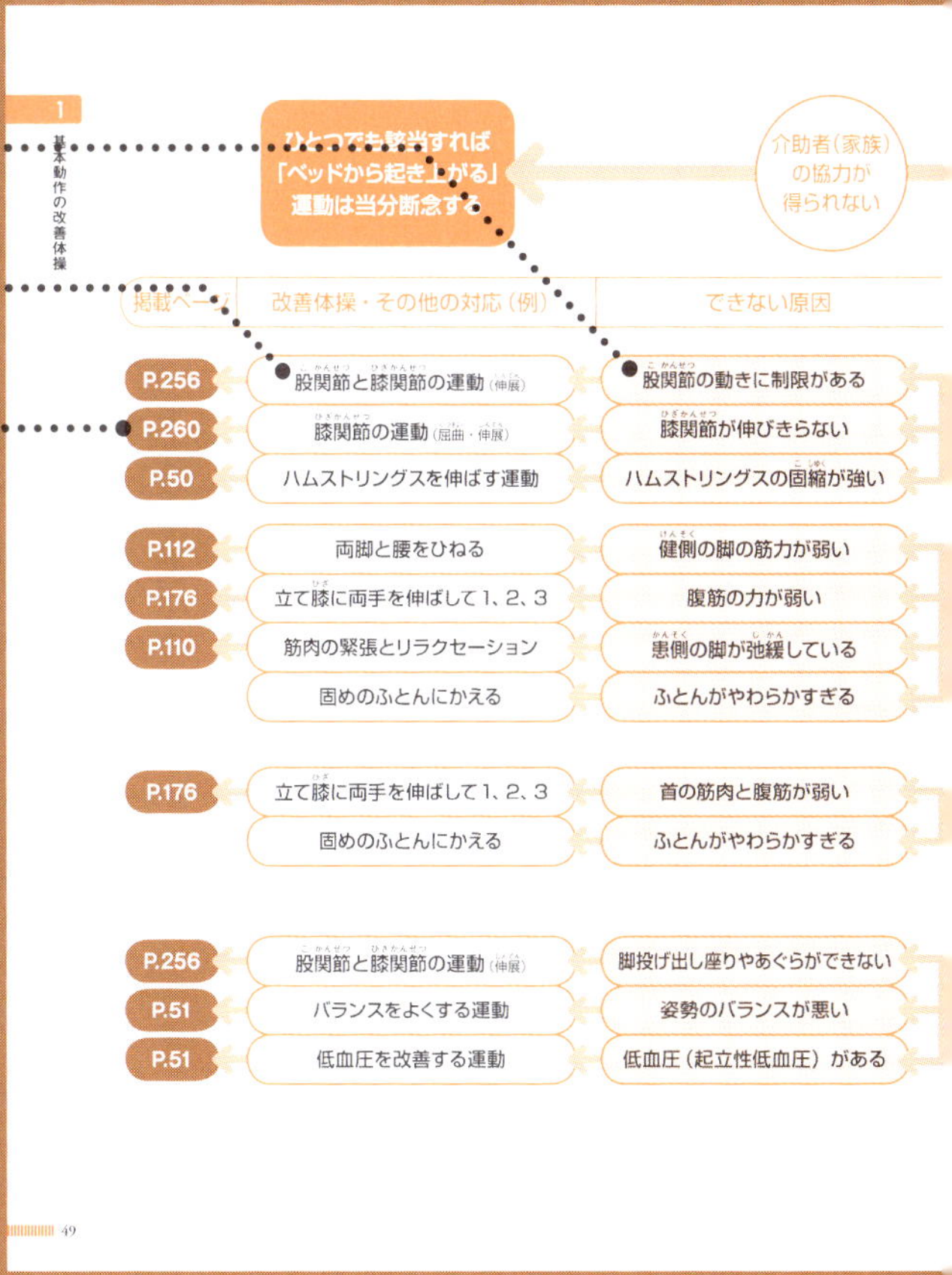

1

基本動作の改善体操

ひとつでも該当すれば「ベッドから起き上がる」運動は当分断念する

介助者（家族）の協力が得られない

掲載ページ	改善体操・その他の対応（例）	できない原因
P.256	股関節《こかんせつ》と膝関節《ひざかんせつ》の運動（伸展）	股関節《こかんせつ》の動きに制限がある
P.260	膝関節《ひざかんせつ》の運動（屈曲・伸展）	膝関節《ひざかんせつ》が伸びきらない
P.50	ハムストリングスを伸ばす運動	ハムストリングスの固縮《こしゅく》が強い
P.112	両脚と腰をひねる	健側《けんそく》の脚の筋力が弱い
P.176	立て膝《ひざ》に両手を伸ばして1、2、3	腹筋の力が弱い
P.110	筋肉の緊張とリラクセーション	患側《かんそく》の脚が弛緩《しかん》している
	固めのふとんにかえる	ふとんがやわらかすぎる
P.176	立て膝《ひざ》に両手を伸ばして1、2、3	首の筋肉と腹筋が弱い
	固めのふとんにかえる	ふとんがやわらかすぎる
P.256	股関節《こかんせつ》と膝関節《ひざかんせつ》の運動（伸展）	脚投げ出し座りやあぐらができない
P.51	バランスをよくする運動	姿勢のバランスが悪い
P.51	低血圧を改善する運動	低血圧（起立性低血圧）がある

49

基本動作ができない原因を分析して改善

「寝返りを打つ」「ベッドから起き上がる」「床から立ち上がる」などの基本動作ができない人は、その原因があるはずです。それを分析してできるようにしようというのが理学療法の考え方です。本書では、からだの各部位の運動能力をチェックすることで、基本動作ができない原因を分析し、症状を改善するための体操プログラムを具体的に提案します。ただし、主治医に注意を受けていたり、本人の理解力がないなどの場合は行わないでください

腕の力が落ちたので強化したい……170～172、179ページ

指が拘縮《こうしゅく》して開かない……242～245ページ

股関節《こかんせつ》が固くて脚が開けない……256～259ページ

誤嚥《ごえん》のため肺炎を起こしやすい……276～281ページ

失禁《しっきん》するので外出したくない……282～283ページ

よく転ぶので歩くのに不安がある……288～291ページ

膝《ひざ》が痛くて階段の上り下りがつらい……296～299ページ

肩が痛くて腕を上げられない……300～305ページ

歩くとすぐに息苦しくなる……312～317ページ

目次 完全図解 介護予防リハビリ体操 大全集

第1部 基本動作の改善体操 33

這《は》う④ 改善体操の例 58
膝《ひざ》立《た》ちになる① 基本動作を知る 60
膝《ひざ》立《た》ちになる② 運動能力のチェック 62
膝《ひざ》立《だ》ちになる③ できない場合の改善策を探す 64
膝《ひざ》立《だ》ちになる④ 改善体操の例 66
床から立ち上がる①〈その1〉基本動作を知る（イスを使って立ち上がる） 68
床から立ち上がる①〈その2〉基本動作を知る（床から直接立ち上がる） 70
床から立ち上がる② 運動能力のチェック 72
床から立ち上がる③ できない場合の改善策を探す 74
床から立ち上がる④ 改善体操の例 76
杖《つえ》を使って歩く① 基本動作を知る 78
杖《つえ》を使って歩く② 運動能力のチェック 80
杖《つえ》を使って歩く③ できない場合の改善策を探す 82
杖《つえ》を使って歩く④ 改善体操の例 84
杖《つえ》なしで歩く① 基本動作を知る 86
杖《つえ》なしで歩く② 運動能力のチェック 88
杖《つえ》なしで歩く③ できない場合の改善策を探す 90
杖《つえ》なしで歩く④ 改善体操の例 92
長く歩く① 基本動作を知る 94
長く歩く② 運動能力のチェック 95
長く歩く③ できない場合の改善策を探す 96
長く歩く④ 改善体操の例 98
第1部資料 これならできる基本動作 100

第2部 姿勢別 生活動作の改善体操 105

どんな姿勢でも体操はできる！ 106
寝てする体操① 腹式呼吸 108
股関節《こかんせつ》を開く 109
寝てする体操② 筋肉の緊張とリラクセーション 110
仰向《あおむ》けで肩を上げる 111

寝てする体操③ 両脚と腰をひねる 112
股関節《こかんせつ》の屈曲《くっきょく》運動 113
寝てする体操④ 両脚ブリッジ 114
片脚ブリッジ 115
寝てする体操⑤ 肘《ひじ》を立てた肩の運動 116
肘《ひじ》を立てた肩と腹筋の運動 117
寝てする体操⑥ うつぶせでのリラクセーション 118
脚組みひねり／腹筋を強くする 119
床でする体操① 下肢《かし》と足指を動かす 120
床でする体操② 股関節《こかんせつ》をやわらかくする運動 122
下肢《かし》の屈曲《くっきょく》とバランス運動 123
床でする体操③ 下肢《かし》の内ひねりとバランス運動 124
腰と下肢《かし》のバランス運動（膝立《ひざだ》ち） 125
床でする体操④ 腰と下肢《かし》のバランス運動 126
（手と膝《ひざ》を床につく）
上肢《じょうし》のストレッチと下肢《かし》の屈曲《くっきょく》運動 127
（手と膝《ひざ》を床につく）
床でする体操⑤ ハムストリングスのストレッチ 128
股関節内転筋群《こかんせつないてんきんぐん》のストレッチと
下肢《かし》の屈曲《くっきょく》運動 129

床でする体操⑥ 長座位《ちょうざい》で前進・後退 130
長座位《ちょうざい》で回転 131
床でする体操⑦ 膝《ひざ》を抱え足踏み 132
その他の床でする体操
（膝《ひざ》立《だ》ちで歩く／片膝《ひざ》立《だ》ち） 133
イスでする体操① 肩の運動① 134
イスでする体操② 肩の運動②／
体幹《たいかん》のひねりとバランス運動 136
イスでする体操③ 肩の上下運動とリラクセーション／
首をまわす 138
イスでする体操④ 下肢《かし》と足指を動かす 140
イスでする体操⑤ 下肢《かし》のストレッチ 142
膝《ひざ》を組んだ状態で体幹《たいかん》をひねる 143
イスでする体操⑥ 首を上下左右に動かす／
下肢《かし》の屈曲《くっきょく》とバランス運動 144
イスでする体操⑦ 下肢《かし》の筋力強化とバランス運動① 146
下肢《かし》の筋力強化とバランス運動② 147
イスでする体操⑧ 腹式呼吸 148
膝《ひざ》の筋力を強化する／足踏み／
壁に字を書く 149

立ってする体操① 立位でのバランス運動／膝《ひざ》の屈伸《くっしん》運動 150
立ってする体操② 片脚立ちのバランス運動 152
その場でしゃがみ込む 153
立ってする体操③ 腹式呼吸 154
片脚交互バランス運動 155
立ってする体操④ 膝《ひざ》を曲げて歩く／横歩き 156
立ってする体操⑤ その場で回転する／深くしゃがみ込む 158
第2部資料① 高齢者が寝たきりになる典型的なパターン 160
第2部資料② 廃用《はいよう》症候群と運動マヒ 162
第2部資料③ 寝たきりを防ぐための最後の一線にこだわる 164

第3部 筋力強化体操

第3部 筋力強化体操 165
筋力強化やストレッチのための目的の体操がわかるクイック見出し 166
お迎え体操 168
バストアップ 169
鍵開け閉め 170
指のかけ引き 172
うつぶせ肘《ひじ》立て 173
寝たまま片膝《ひざ》抱えてお尻ストレッチ 174
両膝《ひざ》(片膝)立てて軽いブリッジ 175
立て膝《ひざ》に両手を伸ばして1、2、3 176
立て膝《ひざ》倒しの「悩まし」ポーズ 177
立て膝《ひざ》組んで「悩まし」ポーズ 178
手首を押さえて5秒間グーッ 179
ヘソをのぞき込んで腹筋カチカチ 180
床に座って太もも裏側のストレッチ 181
額《ひたい》とあごを両手で押し合う 182

お尻を浮かして左右に体重移動　183
脚引っかけ　184
イスに座って太もも裏側のストレッチ　185
脚を組んで上体ひねり　186
自分の力で膝裏《ひざ》伸ばし　187
手のひらを合わせて膝頭《ひざがしら》をギュッ　188
膝《ひざ》を伸ばしてゆっくり水平移動　189
片膝《ひざ》押さえて踵《かかと》をアップ　190
片膝《ひざ》押さえて足底をアップ　191
肘《ひじ》と膝《ひざ》を空中でタッチ　192
上体ひねって肘膝《ひじひざ》空中タッチ　193
腕を組んで押し合う　194
伸ばしてゆっくり首まわし　195
肩と胸を伸び伸びストレッチ　196

「シェー！」のポーズで肩の安全運動　198
両肩抱いて肩甲骨《けんこうこつ》をグイッ！　200
胸をそらして肩を上げ下ろす　202
一歩踏み出し筋肉を伸ばす　204
まっすぐの意識でモデル歩行　205
肩の水平保って足底をアップ　206
イスの背を持って踵《かかと》をアップ　207
上体まっすぐ膝《ひざ》をゆっくり曲げる　208
脚の前後運動を徐々にスピードアップ　209
正しい階段の上り下り　210
第3部資料①　これだけは知っておきたい
からだの部位の名称　212
第3部資料②　主な筋肉と骨の名称　214
第3部資料③　神経系の構造　230

第4部　拘縮《こうしゅく》予防体操　233

拘縮《こうしゅく》とはなにか　234
まずは関節の動きを知ろう①　肩関節《かたかんせつ》の運動　236

まずは関節の動きを知ろう② 肘関節《ひじかんせつ》、前腕《ぜんわん》、手関節《てかんせつ》、股関節《こかんせつ》の運動 238

まずは関節の動きを知ろう③ 膝関節《ひざかんせつ》、足関節《あしかんせつ》の運動 240

指関節の運動① 指を開く（基本の開き方）／指を開く（なかなか開かない場合） 242

指関節の運動② 指の間を開く運動 244

手首の関節の運動（屈曲《くつきょく》〈掌屈《しょうくつ》〉・伸展《しんてん》〈背屈《はいくつ》〉） 246

前腕《ぜんわん》の運動（回外《かいがい》・回内《かいない》） 248

肘関節《ひじかんせつ》の運動（屈曲《くつきょく》・伸展《しんてん》） 250

肩関節《かたかんせつ》の運動①（屈曲《くつきょく》、外転《がいてん》） 前に上げる（屈曲《くつきょく》）／横に上げる（外転《がいてん》） 252

肩関節《かたかんせつ》の運動②（内旋《ないせん》・外旋《がいせん》） 肘《ひじ》を軸《じく》にして上下に 254 肘《ひじ》を軸《じく》にして左右に 255

股関節《こかんせつ》と膝関節《ひざかんせつ》の運動（伸展《しんてん》） 脚を伸ばして上げる 256

股関節《こかんせつ》の運動（外転《がいてん》、内旋《ないせん》・外旋《がいせん》） 股関節《こかんせつ》を開く（外転《がいてん》） 258 股関節《こかんせつ》をまわす（内旋《ないせん》・外旋《がいせん》） 259

膝関節《ひざかんせつ》の運動（屈曲《くつきょく》・伸展《しんてん》） 260

足関節《あしかんせつ》の運動（屈曲《くつきょく》〈底屈《ていくつ》〉・伸展《しんてん》〈背屈《はいくつ》〉） 足を前後に曲げる／アキレス腱《けん》を伸ばす 262 つま先を左右に動かす／足指を曲げて伸ばす 263

首（頸椎《けいつい》）の運動（屈曲《くつきょく》・伸展《しんてん》） 264

第4部資料 関節の種類と可動域 266

第5部 介護・疾病予防体操 273

介護・疾病予防体操の選び方 274

誤嚥《ごえん》予防体操① 口すぼめ運動 276 首の運動 277

誤嚥《ごえん》予防体操② 肩の体操／舌の体操 278 顔の体操 279

誤嚥《ごえん》予防体操③ つば飲み体操／食道の入り口を広げる 280
発声練習 281
失禁《しっきん》予防体操 骨盤底筋《こつばんていきん》体操 282
腰痛《ようつう》予防体操① 踵《かかと》を上げてヘソのぞき 284
仰向《あおむ》けで骨盤《こつばん》ごそごそ 285
腰痛《ようつう》予防体操② 床でハムストリングス伸ばし／イスでハムストリングス伸ばし／立ってハムストリングス伸ばし 286
転倒予防体操① 握力をつける／大胸筋《だいきょうきん》を強くする／上腕二頭筋《じょうわんにとうきん》を強くする 288
大腿四頭筋《だいたいしとうきん》のストレッチ／下腿三頭筋《かたいさんとうきん》のストレッチ／座ってお尻上げ 289
転倒予防体操② 立って片脚上げ／肘《ひじ》と膝《ひざ》のタッチ① 290
イスに座ってラインまたぎ／肘《ひじ》と膝《ひざ》のタッチ② 291
認知症予防体操① 好きな歌を歌う／グーパー体操 292
認知症予防体操② 座って足踏み／モンキーダンス 294
膝痛《しつつう》予防体操① 膝《ひざ》ばさみ体操 296
脚ひっかけ体操 297

膝痛《しつつう》予防体操② 膝《ひざ》伸ばし開脚体操／膝《ひざ》裏伸ばし体操 298
肩痛《かたつう》予防体操① 肘《ひじ》合わせ／指組み腕伸ばし 300
肩痛《かたつう》予防体操② 肩を抱きしめ腕上げ下げ／肩を抱きしめからだひねり 302
肩上げ下げ 303
肩痛《かたつう》予防体操③ 首まわし／頭のまわりで腕まわし 304
股関節痛《こかんせつつう》予防体操① 膝《ひざ》かかえ／イスあぐら 306
股関節痛《こかんせつつう》予防体操② 脚組み脚引き／脚開き膝《ひざ》倒し 308
股関節痛《こかんせつつう》予防体操③ 股開き／立って片足浮かせ 310
呼吸困難予防体操① 腹式呼吸 312
呼吸困難予防体操② 胸を広げる 314
呼吸困難予防体操③ 肩を抱きしめおひねり／脚を組んで上体ひねり 316
安全運転体操① からだをリラックス／ハンドル操作 318
安全運転体操② 左右確認／ブレーキ・アクセル操作 320
反応をよくする 321
リウマチ体操① ADL(日常生活動作) 322
簡単な指と肘《ひじ》の関節運動 323

リウマチ体操②　股関節《こかんせつ》を開く体操／肩を伸ばす体操／脚と腰をひねる体操／股関節《こかんせつ》と膝《ひざ》の体操　324
リウマチ体操③　上体をそらす体操／ヘソのぞき体操／脚上げ体操／太もも上げ体操　326
リウマチ体操④　腕の筋力をつける体操　328
脚の筋力をつける体操　329
緩和ケア体操①　腕を上げる／股関節《こかんせつ》を開く／脊柱《せきちゅう》をひねる　330
緩和ケア体操②　下肢《かし》のストレッチ／下肢屈筋《かしくっきん》のストレッチ／肩の運動①／肩の運動②　332
緩和ケア体操③　腹式呼吸でリラックス／ボディワークでコミュニケーション　334
ストレッチをしてあげる　335
第5部資料①　老化とからだに現れる症状　336
第5部資料②-1　高齢者に多い病気　脳血管障害（脳卒中《のうそっちゅう》）
脳梗塞《のうこうそく》　338
脳出血／クモ膜下《まくか》出血　339
第5部資料②-2　高齢者に多い病気　認知症
アルツハイマー型認知症　340
脳血管性認知症　341
第5部資料②-3　高齢者に多い病気　骨と関節の病気
変形性脊椎症《へんけいせいせきついしょう》　342
変形性膝関節症《へんけいせいひざかんせつしょう》　343
第5部資料②-4　高齢者に多い病気　関節リウマチと骨粗鬆症《こつそしょうしょう》
関節リウマチ　344
骨粗鬆症《こつそしょうしょう》　345
巻末資料　人体の名称　全身図　346
筋骨格　正面　348
筋骨格　側面・背面　349
索引　358
参考文献・関連図書　359

デザイン／スタジオギブ
編集協力／和泉功、田中延幸、長橋誓子
イラスト／秋田綾子、千田和幸、本庄和範

体操をしているときに突然倒れた！

緊急時の対応

どんな状態か？

呼びかけても反応しない

「大丈夫ですか」「○○さん」と名前を呼びかけて、肩を軽く叩いてみても反応がない。

または反応がふだんよりにぶい

呼吸をしていないようだ

胸が上下に動いていない、顔を口元に近づけても頬《ほお》で息を感じられない、または呼吸音が弱くゴロゴロ、ヒューヒューとしか聞こえない

心臓が止まっているようだ

心臓に耳を当てても、鼓動《こどう》が感じられない、目で胸の動きを見ても動きがない（10秒以内に観察）

確認

応援を呼ぶ

大声を出して応援を求めます。2人以上いたら同じ行動をとらないようにしましょう

耳元で呼びかける

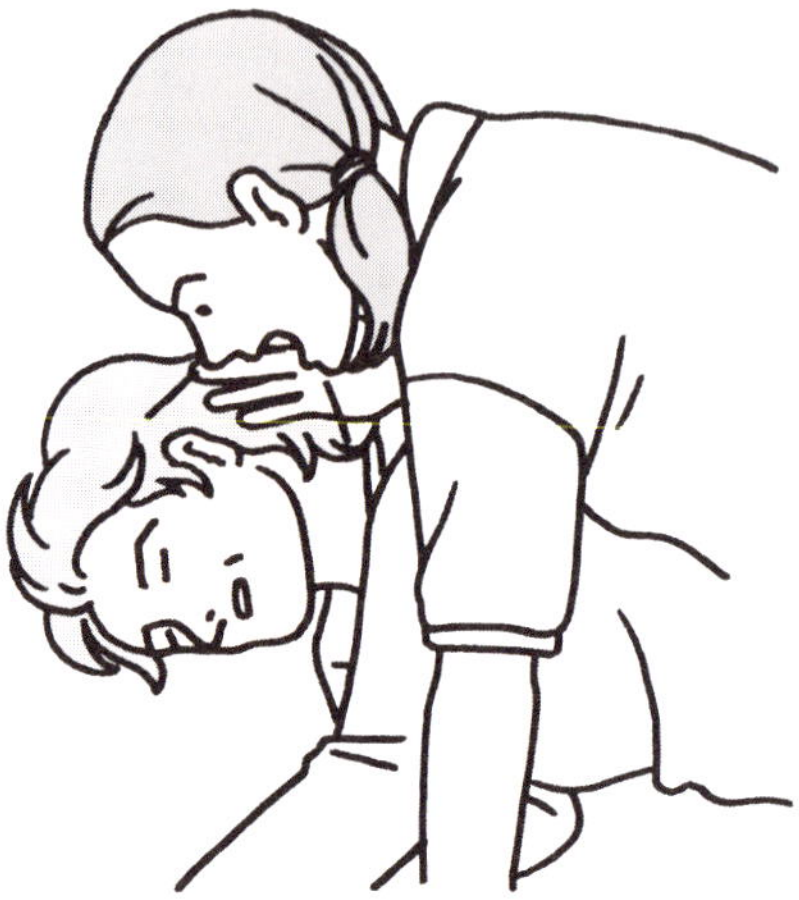

名前を耳元で呼びかけ、肩や頬《ほお》を軽く叩いてみて、返事や反応（口や手を動かす、目を声のほうへ動かすなど）があるかどうか確認します

応援者がいれば、病人の救急に当たる人、電話連絡をする人など、役割を分担して、スムーズに進めるようにします

ほかに人がいなくて1人で対応する場合

119番へ通報

応援者がいる場合

各人が役割分担して、同時に進めることが重要です

●2人で対応できるとき

119番

気道確保《きどうかくほ》・心肺蘇生《しんぱいそせい》

に分かれ、その後どちらかが

AEDをとりにいく

●3人以上で対応できるとき

119番

気道確保・心肺蘇生

AEDをとりにいく

の3つを分担する

119番

さらに確認すること

Q 火事ですか？
救急ですか？

救急です

Q どうしましたか？

**○○歳の男（女）性の
意識がありません**

病人の年齢、性別、症状を簡潔に伝えます。
電話をする前に、整理しておきましょう

Q 今どこですか？

近くにある
目印を伝える

住所と名前を伝える

Q 電話番号を教えてください

電話番号を伝える

住所を特定してもらうため、なるべく固定電話からかけること。電話で、経過観察や心肺《しんぱい》蘇《そ》生《せい》を指導されることがあるので、指示に従いましょう

呼吸はしているか

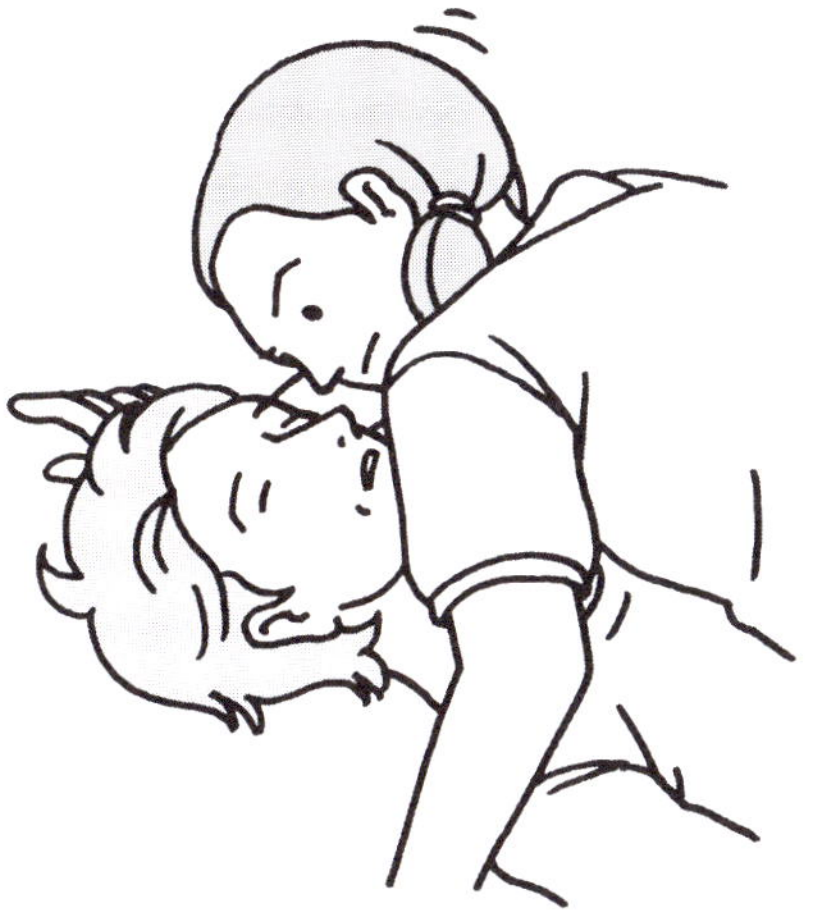

胸が上下に動くか、病人に顔を近づけ頬で息を感じるか、息の音を感じるかを調べます。呼吸が弱ければ、すぐに気道を確保し人工呼吸を行います

心肺蘇生《しんぱいそせい》をする

胸骨《きょうこつ》圧迫（心臓マッサージ）30回

人工呼吸２回

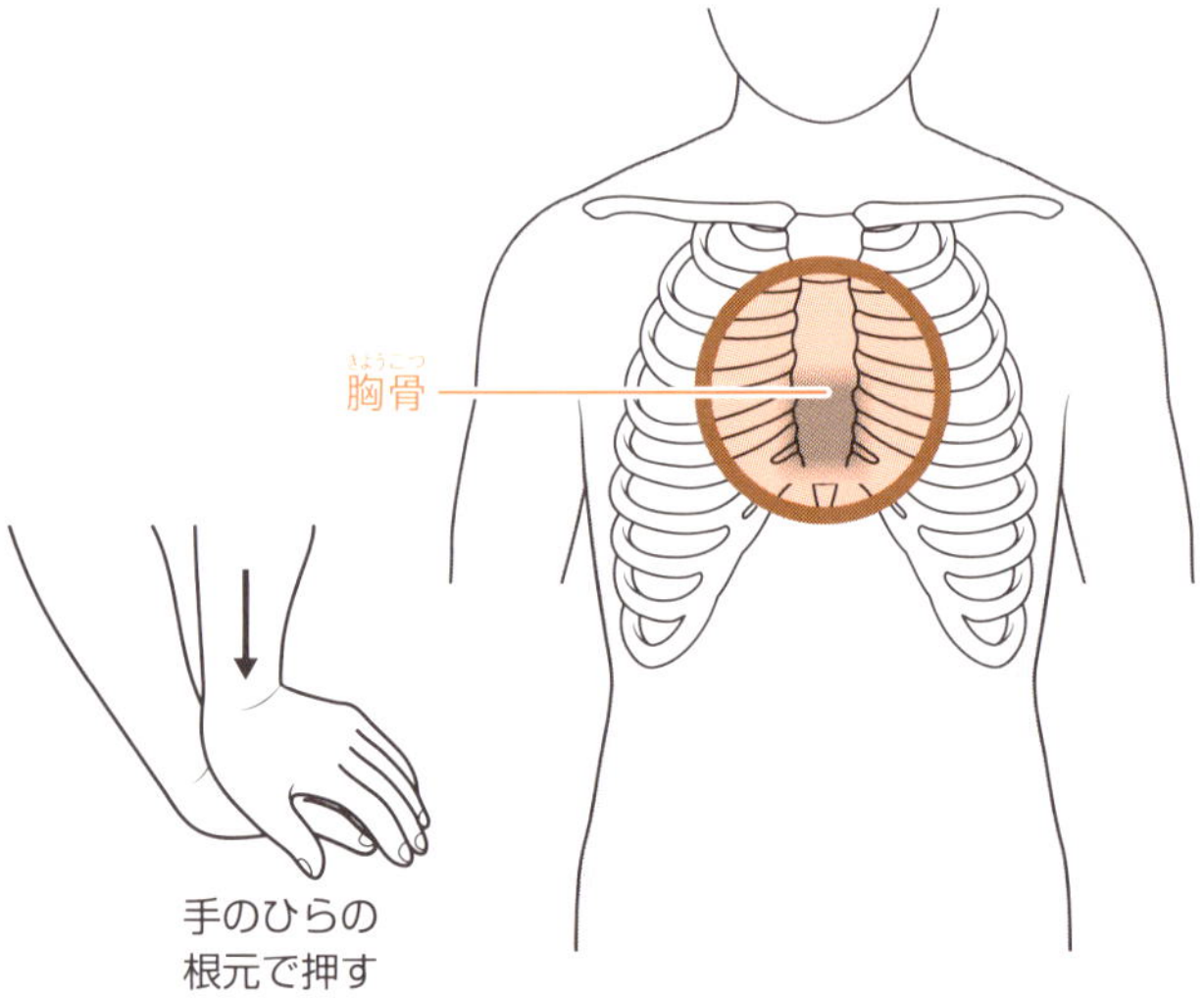

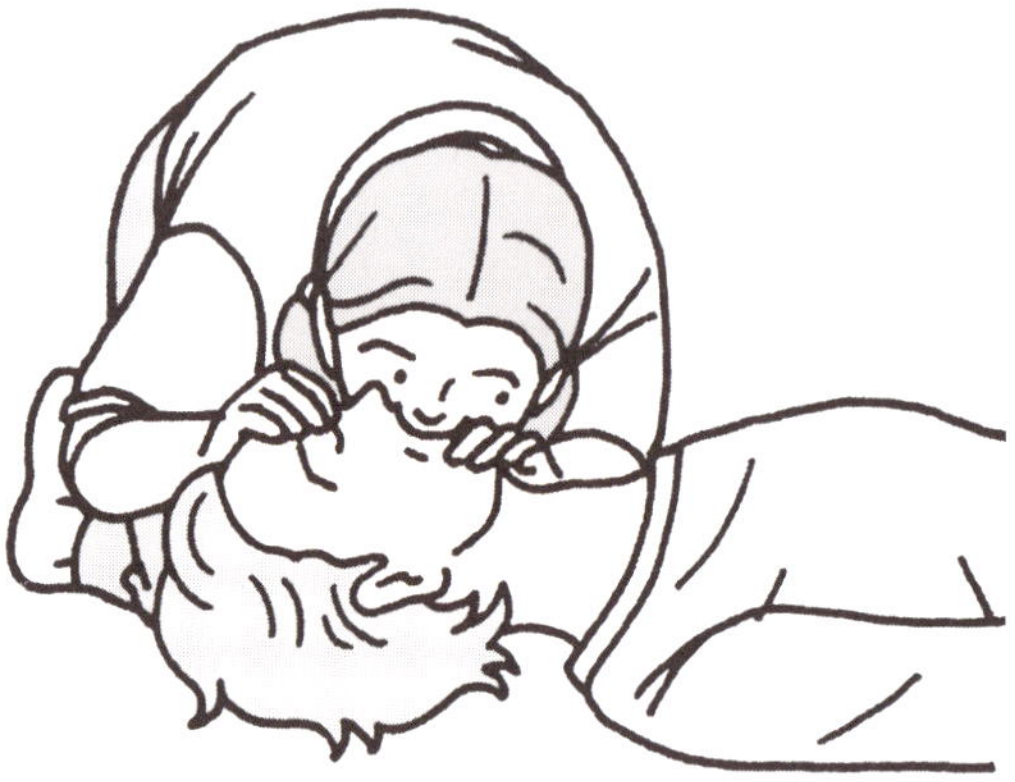

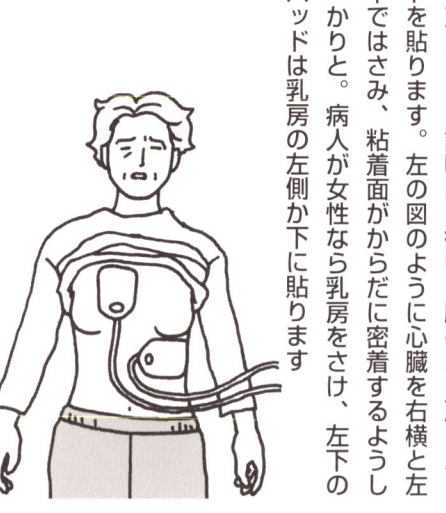

まず、病人の衣服を開いて、胸を出し、上図を参考に胸骨《きょうこつ》を探します。胸骨の下半分の位置に、手のひらの根元部分を当て、もう一方の手のひらを重ねます。重ねた手の指を組んでもよいですが、指で胸部を強く圧迫しないよう注意しましょう。圧迫は１分間に100回のペースで、30回行います

病人の頭の横にひざまずき、額《ひたい》をおさえた手の親指と人差し指で鼻をつまみ鼻の孔を塞ぎます。大きく息を吸いこみ、病人の口に１秒くらい息を吹きこみます。口を離し、病人が息をはき出すのを確認します

ＡＥＤの手順

心肺蘇生《しんぱいそせい》をしても反応がなく、呼吸もしていないときは、ただちにＡＥＤを使用します

1 電源を入れる

電源ボタンを押すか、ふたを開けるかして、電源を入れます（メーカーによって電源の入力方法が異なります）。電源が入ると音声ガイドがはじまります

2 パッドを貼る

音声ガイドと説明図に従い、胸の２ヵ所にパッドを貼ります。左の図のように心臓を右横と左下ではさみ、粘着面がからだに密着するようしっかりと。病人が女性なら乳房をさけ、左下のパッドは乳房の左側か下に貼ります

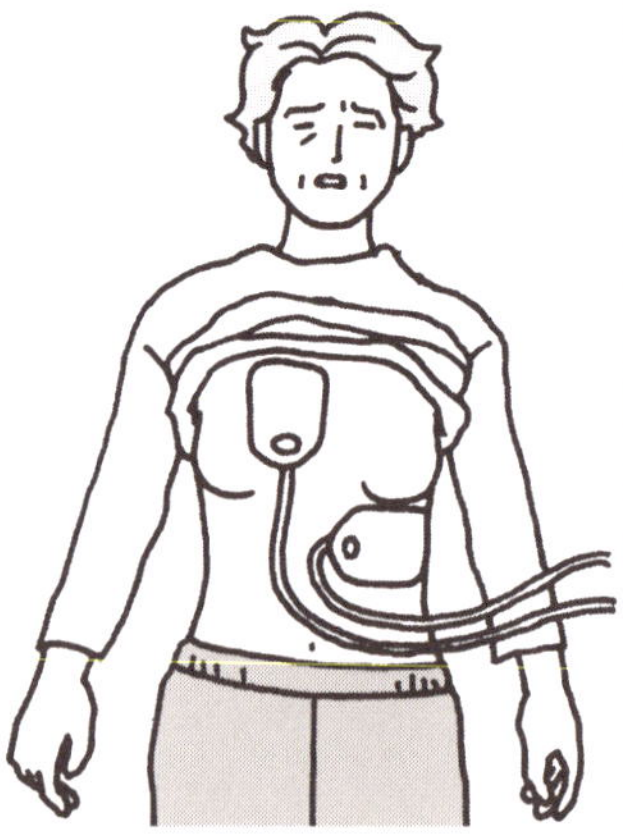

AEDの使用で注意すること

通電中の病人に触れてはいけない

電気ショックのとき、病人に触れているとケガをする危険性があります

ペースメーカーから離す

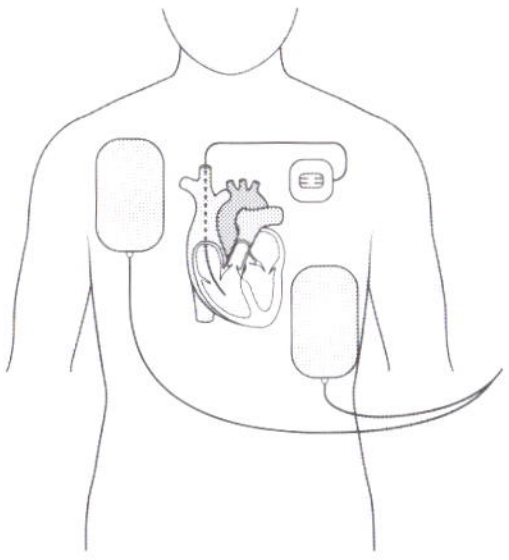

ペースメーカーは、たいてい胸の左上に埋めこまれていて、さわると硬く感じます。位置を確認し、パッドはそこから離して貼ります

医療用パッチをはがす

狭心症などの人は、医療用の小さなパッチを貼っていることがあります。これをはがしてから除細《じょさい》動《どう》をはじめましょう

からだが水でぬれていたら、拭《ふ》きとる

風呂などで倒れてからだがぬれている場合、胸をきれいに拭いてからパッドを貼ります

パッドはしっかり密着させて貼る

貼り方が悪いと、心電図の解析《かいせき》ができません。胸毛などがある場合は、パッド（予備）の粘着面でとり除くかカミソリなどで剃り落とします

AEDがあれば、AEDを利用する

↑

交互に繰り返す

胸骨《きょうこつ》圧迫30回＋人工呼吸2回＝1サイクル

1人で行う場合

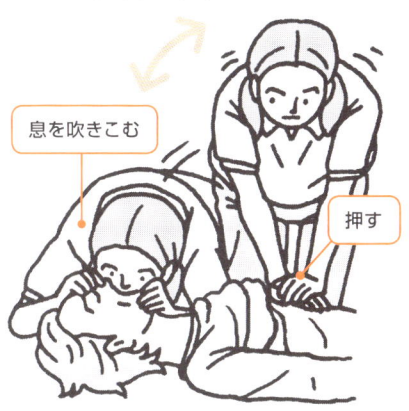

それでも反応がなければ、30回の胸骨《きょうこつ》圧迫と2回の人工呼吸を1サイクルとして、何度も繰り返して続けます

2人で行う場合

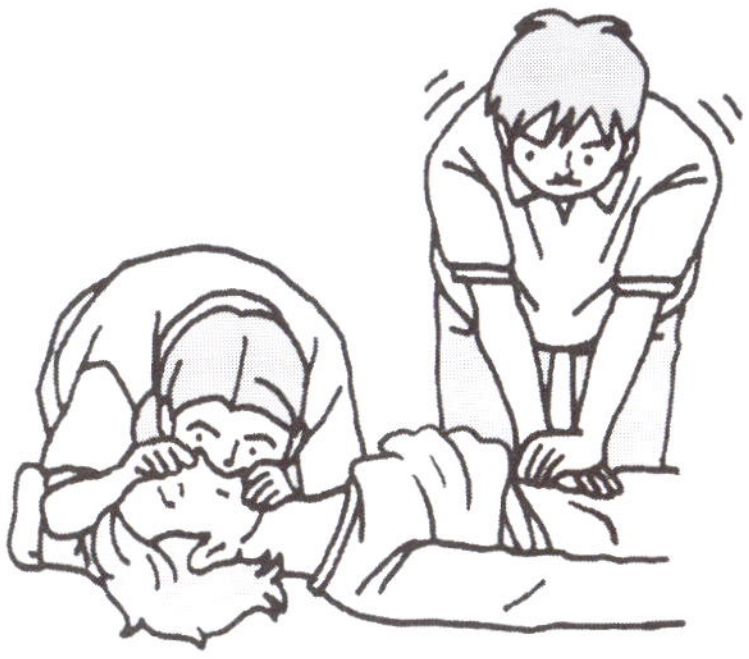

救助者が2人いる場合は、1人が胸骨《きょうこつ》圧迫を行ったあと、もう1人が人工呼吸を行い、医師や救急隊（救命士）が到着するまで続けます

3 ケーブルを接続する

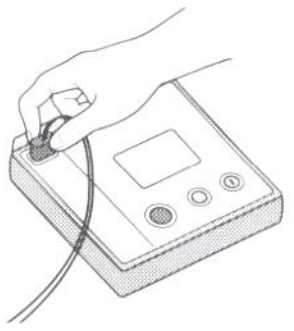

AED本体に、パッドとつながっているケーブルをつなぎます。音声ガイドの指示通りの手順で、所定の差しこみ口に差しこみましょう（機種によっては、あらかじめケーブルがつながっているものもあります）

4 心電図をとりはじめる

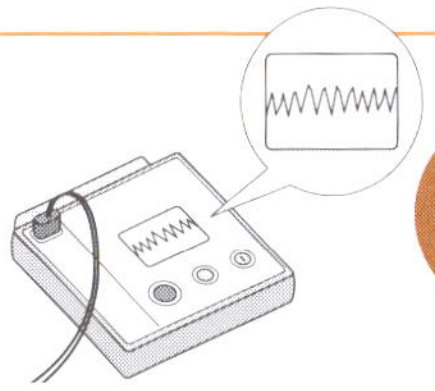

自動的に機械が心電図をとり、解析《かいせき》をはじめます。そして、除細《じょさい》動《どう》（電気ショック）が必要かどうかを判断します。このとき、病人に触れないように注意すること！正確な解析ができなくなります

5 除細動ボタンを押す

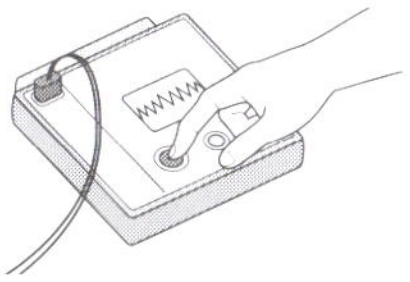

除細動が必要なら、電気ショックを開始するボタンを押すよう、音声ガイドで指示されます。このときも病人に触れないように気をつけましょう。触れると、軽い火傷を負う危険性があります

除細動終了後、胸骨《きょうこつ》圧迫30回、人工呼吸2回を1サイクルとして心肺蘇生を実施します。5サイクルのあとで、再びAEDを使用し、除細動を試みます。除細動が不要で体動や呼吸がない場合は、人工呼吸と胸骨圧迫の心肺蘇生を繰り返します

目的別クイック見出し

第1部

基本動作の改善体操

第1部「基本動作の改善体操」では、片マヒのある人が、「寝返りを打つ」「膝《ひざ》立《だ》ちになる」「床から立ち上がる」などの基本的な動作を可能にするための体操プログラムを紹介しています

自立の状況	自力で寝返りできない	自力で寝返りできる	介助があれば車イスにのれる
プログラム名	寝返りを打つ	ベッドから起き上がる	這《は》う
運動の内容	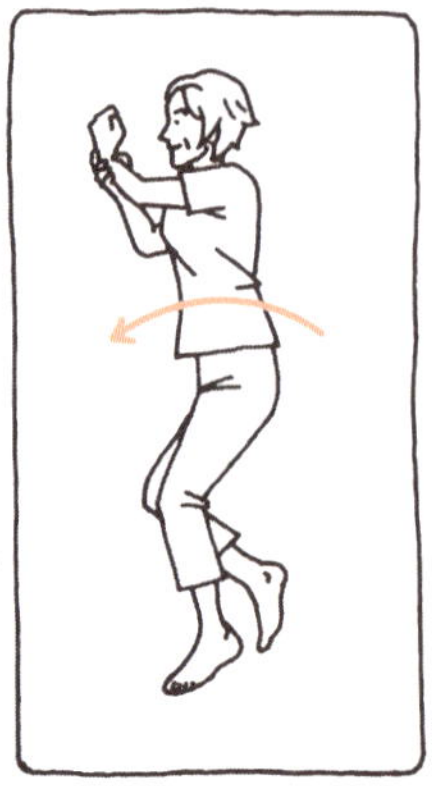	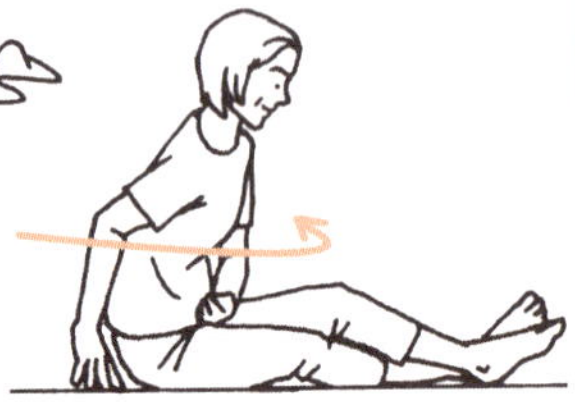	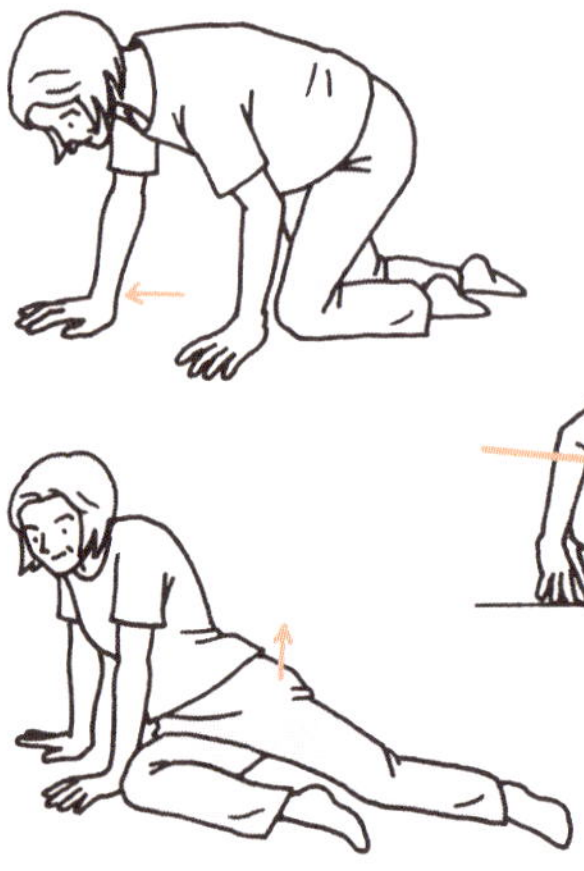
	P.36～43	P.44～51	P.52～59
解説	自力で寝返りできないと、床ずれ（褥瘡《じょくそう》）ができやすくなります。残された運動能力を生かして寝返りをする練習を行います	寝たままの人が上半身を起こせるようになれば、食事や着替えなどが容易になります。からだのひねりを利用して自力で上半身を起こす練習をします	自力で移動する一番簡単な方法は這《は》うことです。這えれば自分でトイレに行くことができます。人の助けを借りずに這うことを練習します

自力で車イスに移れる

膝《ひざ》立《だ》ちになる

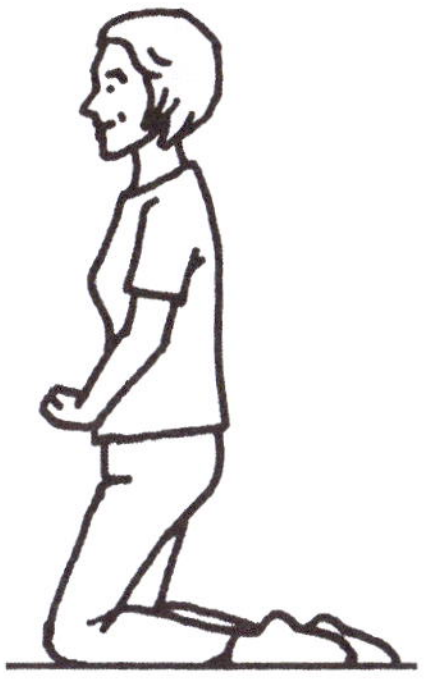

P.60～67

這《は》って移動していた人が膝《ひざ》立《だ》ちできれば移動が容易になり、手を使う機会が増します。床に膝立ちして移動する練習を行います

屋内生活は自立するも、外出できない

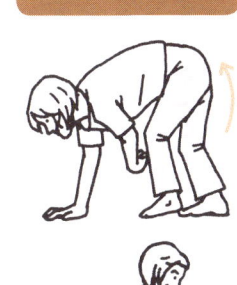

床から立ち上がる

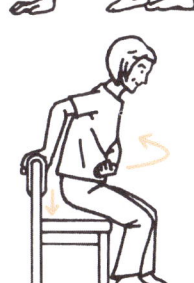

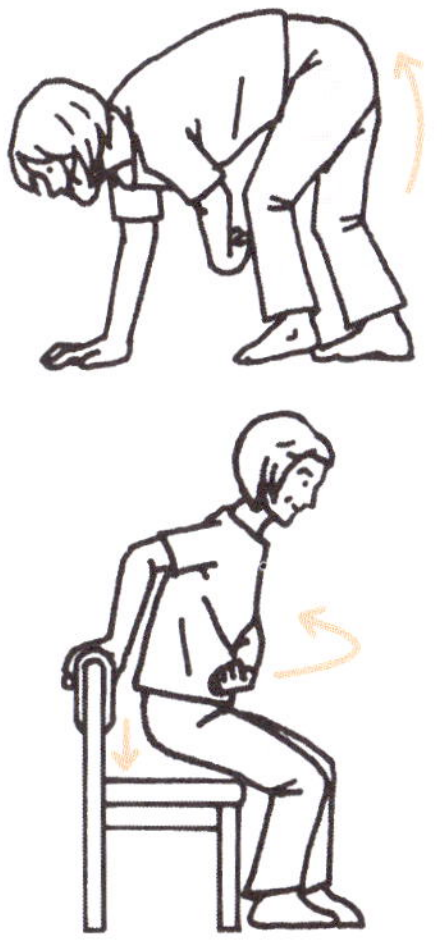

P.68～77

床から立ち上がってイスに座る、あるいはつかまり立ちするという動作ができれば行動範囲が広がります。床から立ち上がる練習を行います

屋内生活は自立し、介助により外出できる

杖《つえ》を使って歩く

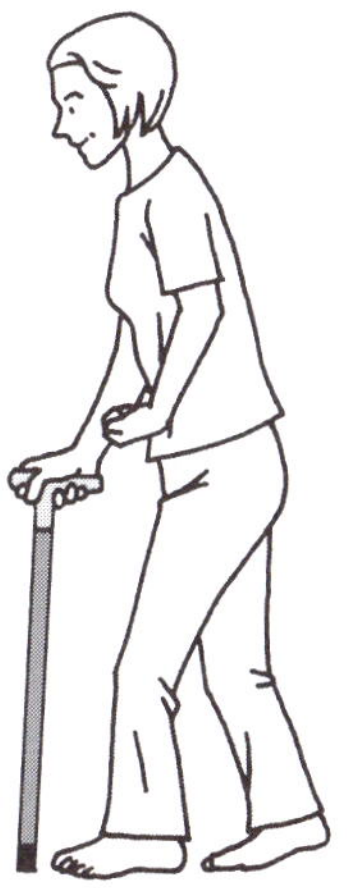

P.78～85

人の助けを借りずに杖《つえ》を使って歩けるようになれば、天気のいい日は家のまわりを散歩するなど外出ができるようになります

隣近所にしか外出できない

杖《つえ》なしで歩く

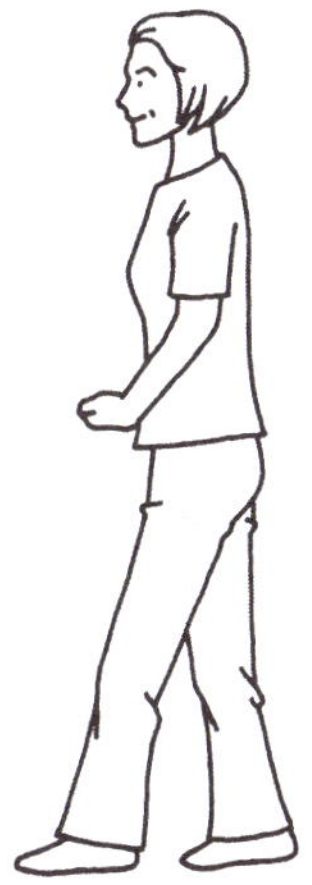

P.86～93

杖《つえ》がないと歩けないという人でも、脚の筋力を強化し、全身のバランス力を養えば、杖なしで歩けるようになる可能性があります

遠方にも外出できる

長く歩く

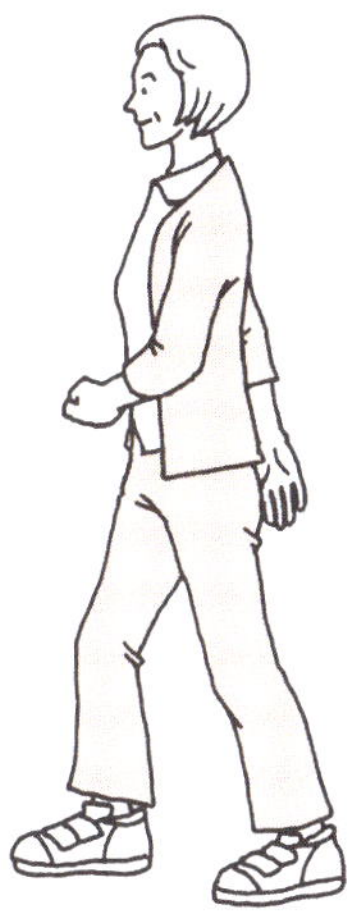

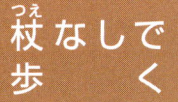

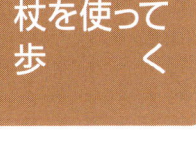

P.94～99

脚力が衰えて長時間の歩行ができなくなった人も、脚の力をつけるリハビリ体操を行えば、宿泊をともなう旅行ができるようになります

資料

第1部「基本動作の改善体操」の資料では、マヒはないものの、身体機能が低下している高齢者に役立つ、「起き上がり」や「立ち上がり」などの基本動作を無理なく行えるポイントを紹介します

自然な起き上がり方を理解する

P.100

頭を曲線を描くように動かすことで、少ない力でも無理なく起き上がることができます

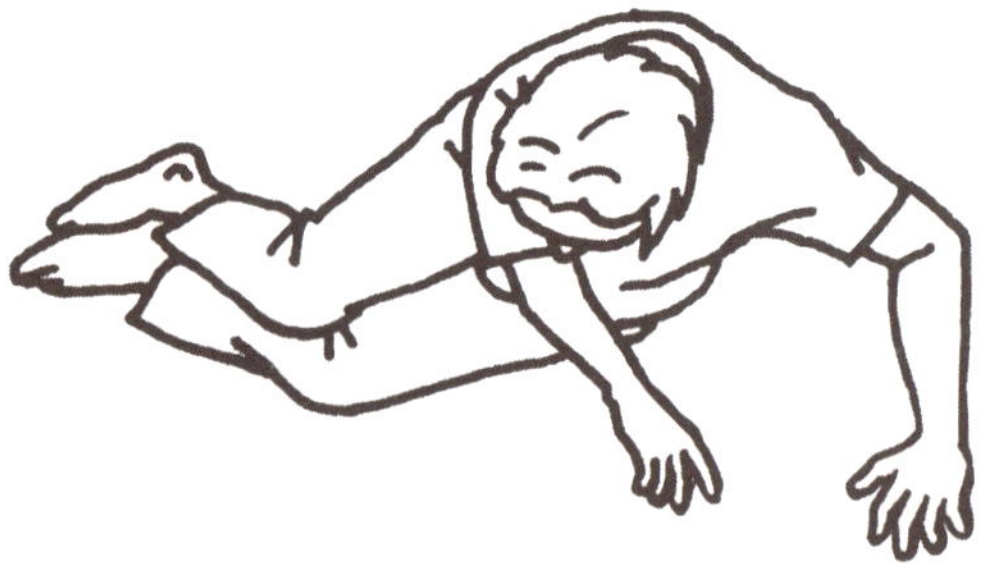

楽な立ち上がり方・座り方

P.101

最初に手をついて四つ這《ば》いの姿勢をとってから膝《ひざ》を立てるとスムーズに立ち上がることが可能です

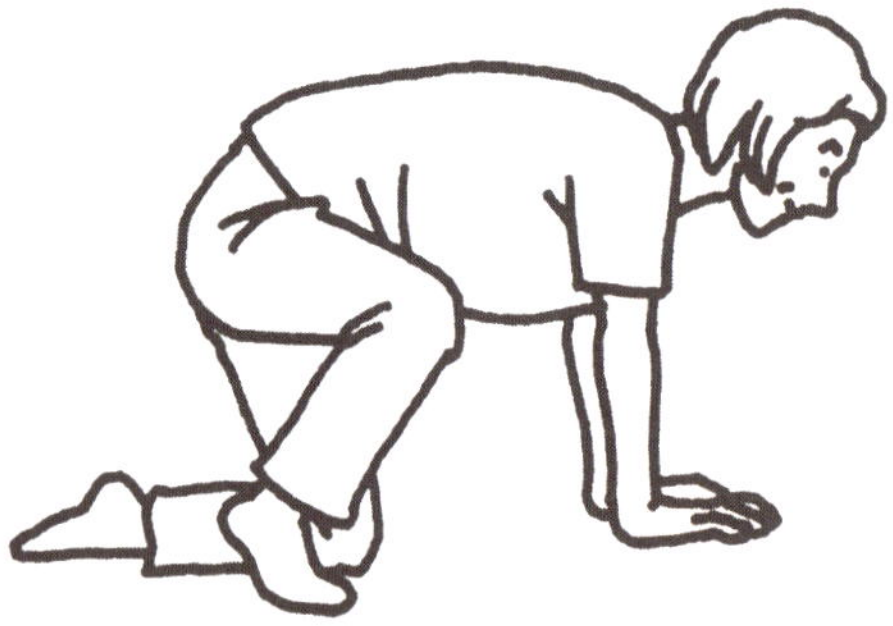

狭いベッドでの起き上がり方

P.102

起き上がりに必要な十分なスペースのないベッドでも、ベッドの外に脚を垂らすようにからだを斜めにすることで、必要なスペースを確保できます

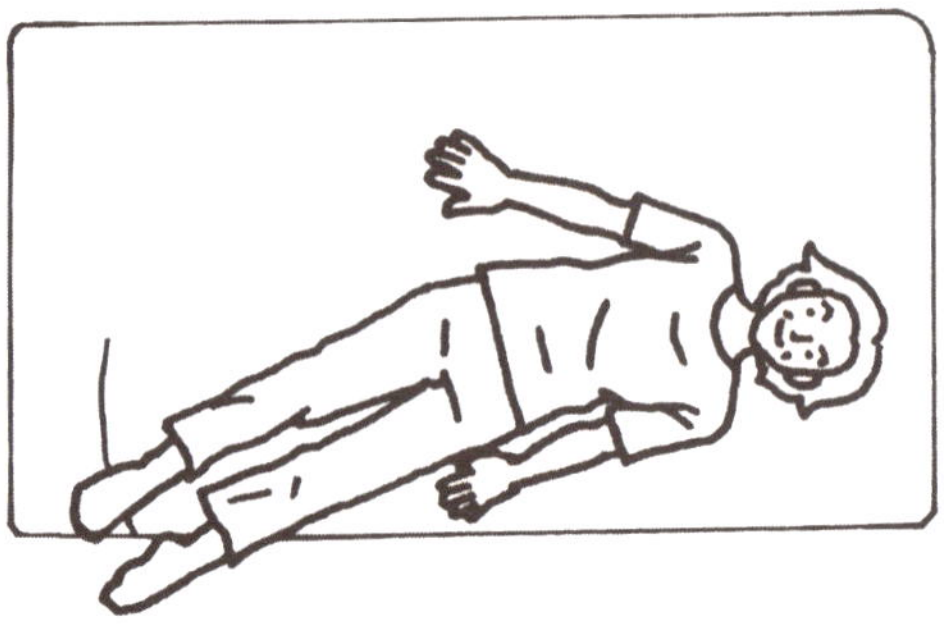

イスからの立ち上がり方

P.103

前かがみになって頭を前に倒すと、お尻が自然に浮いてくるので、腰や膝《ひざ》に負担がかかりません

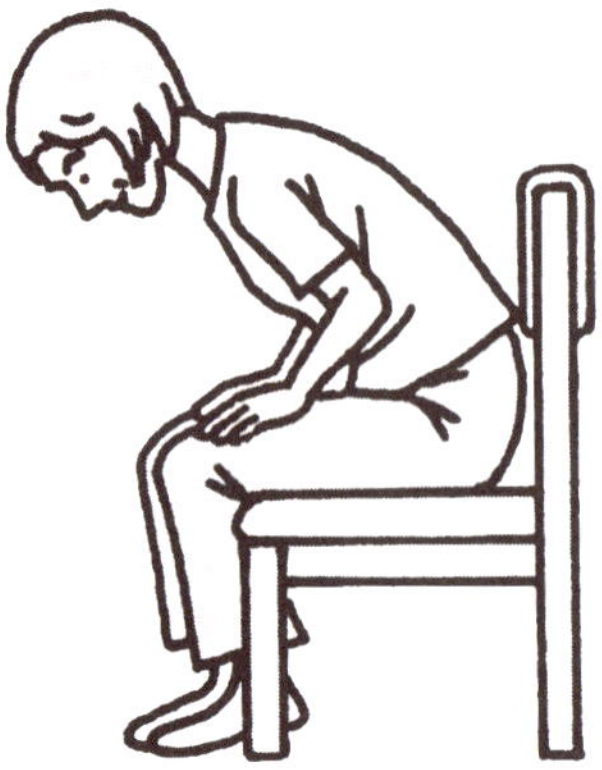

ベッドから車イスにのる

P.104

ベッドから立ち上がる際に、手をつく台があると、スムーズに車イスにのり移ることが可能です

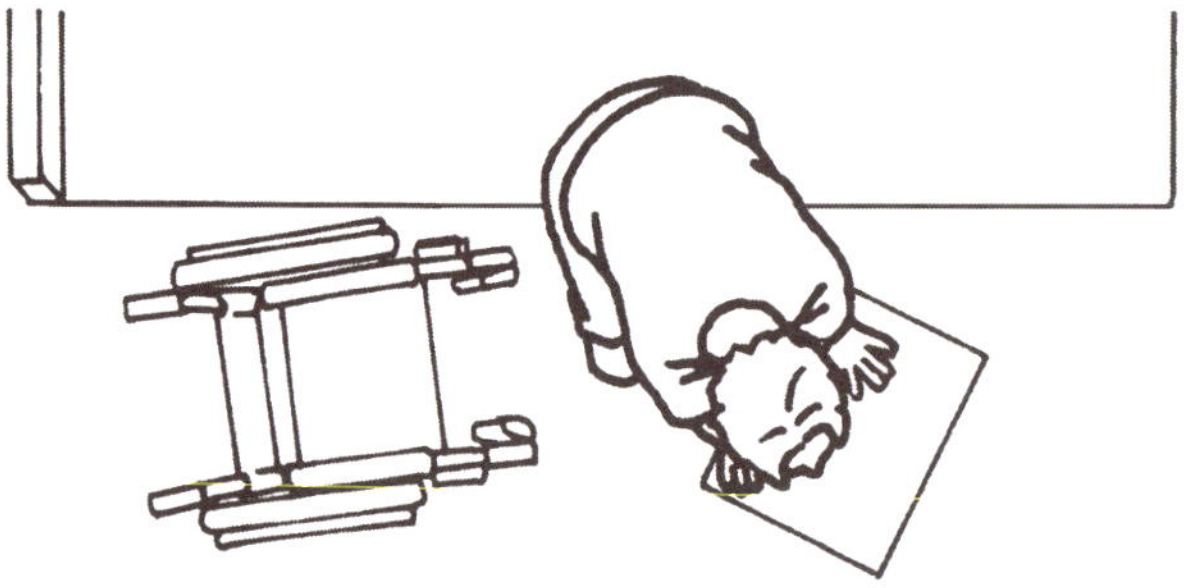

目的別クイック見出し

第2部

姿勢別 生活動作の改善体操

第2部では、障害や体力に個人差がある要介護者が誰でもできるように、「寝てする体操」「床でする体操」「イスでする体操」「立ってする体操」の4つのプログラムを用意しました

寝てする体操

P.108～119

ベッドで一日中過ごしている寝たきり状態にある人でもできる体操を用意しました。障害の軽い人が、就寝時の短い時間で体操をする際にも役立ちます

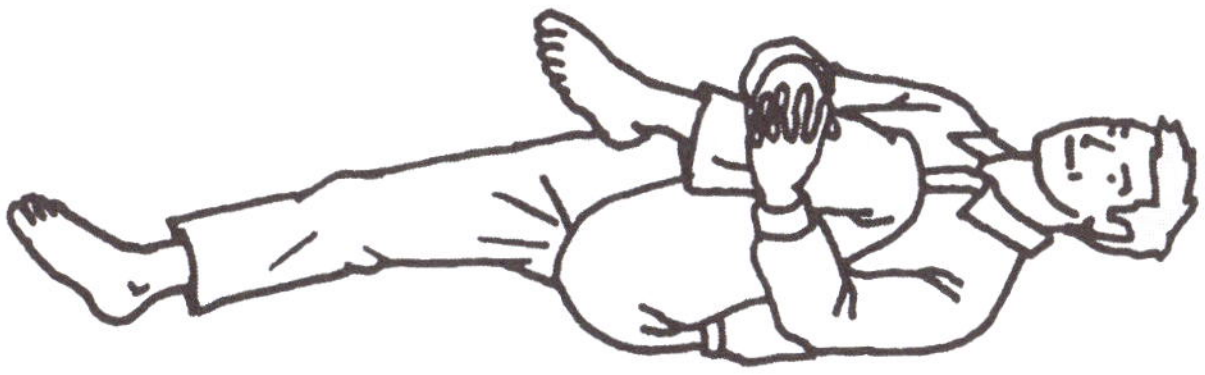

床でする体操

P.120～133

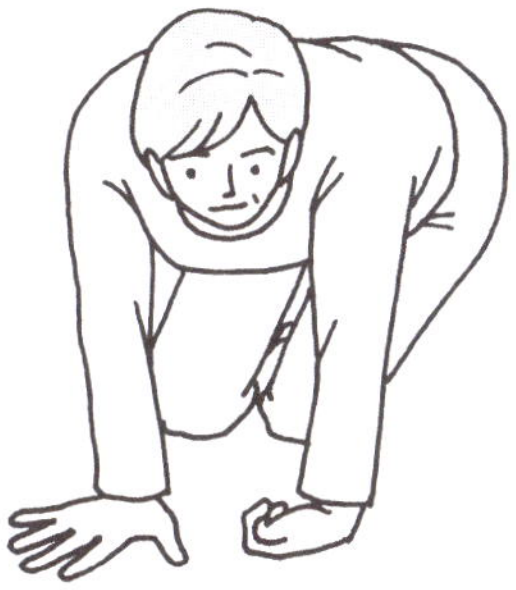

起き上がりや立ち上がりに不安のある人は、まずは床でする体操からはじめて徐々にからだを慣らしていきましょう

イスでする体操

P.134～149

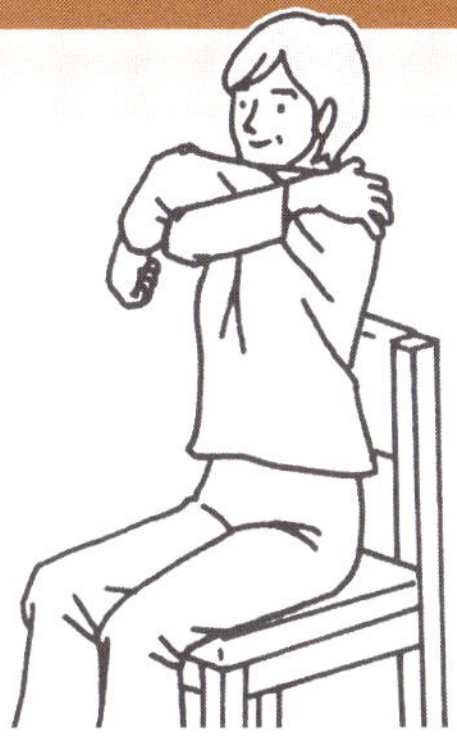

体力に不安があったり、貧血などで立ちくらみの危険がある人にとって、立った姿勢でする体操は危険です。イスに座ってする体操なら転倒などのリスクは小さくてすみます

立ってする体操

P.150～159

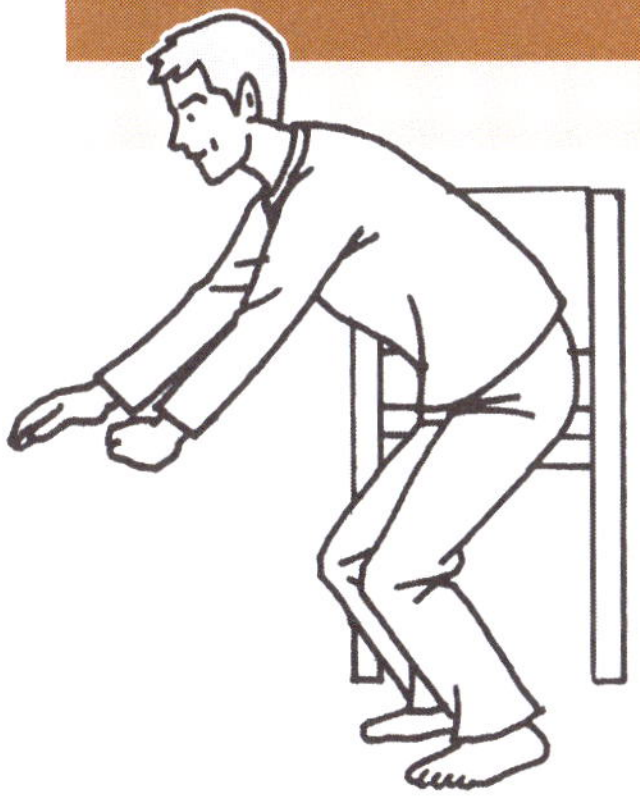

ある程度体力がある人は、立ってする体操が可能です。ただし、立ってする体操には転倒事故のリスクがありますので、つかまることのできる補助用のイスを用意したり、介助者にわきに立ってもらうなどの補助が必要です

目的別クイック見出し

第3部

筋力強化体操

年をとっても快適な生活を送るためには、生活動作に必要な筋力が衰えないように注意します。第3部では、簡単な動作で手軽に筋力を強化する体操を紹介します。ここでは次のような筋肉を強化する体操を紹介しています。具体的な体操の名称は166〜167ページの「筋力強化やストレッチのための目的の体操がわかるクイック見出し」をご参照ください

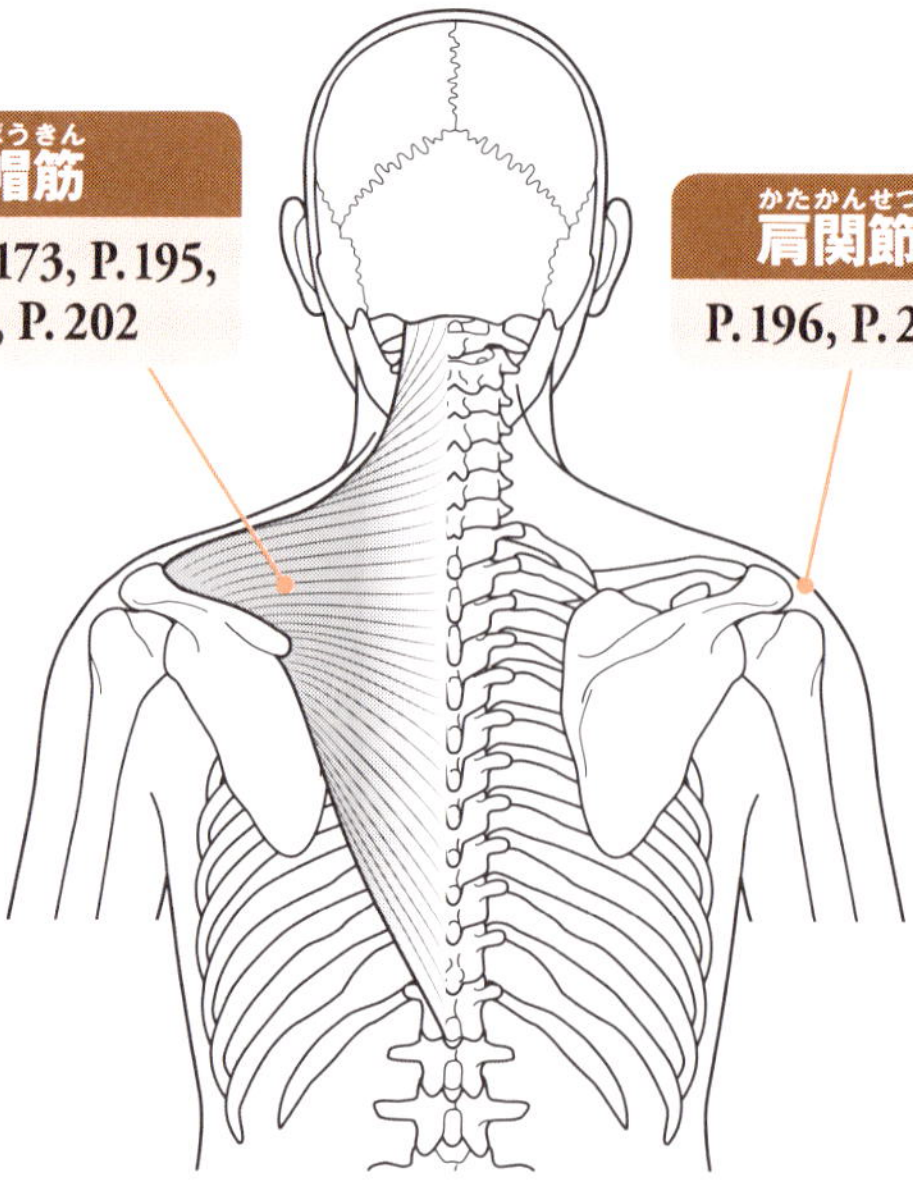
僧帽筋《そうぼうきん》
P. 168, P. 173, P. 195,
P. 200, P. 202
肩関節《かたかんせつ》
P. 196, P. 200

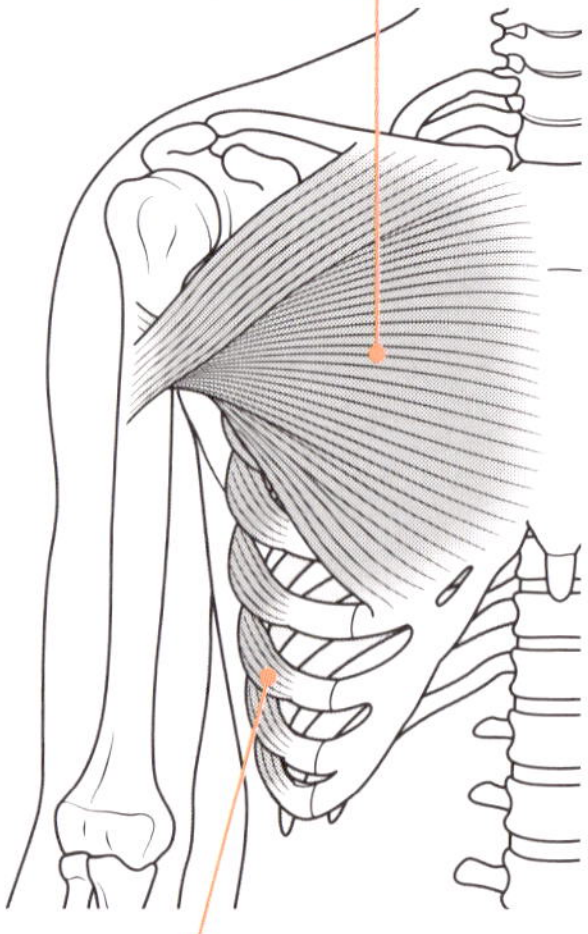
大胸筋《だいきようきん》
P. 169, P. 173, P. 194
前鋸筋《ぜんきよきん》
P. 173

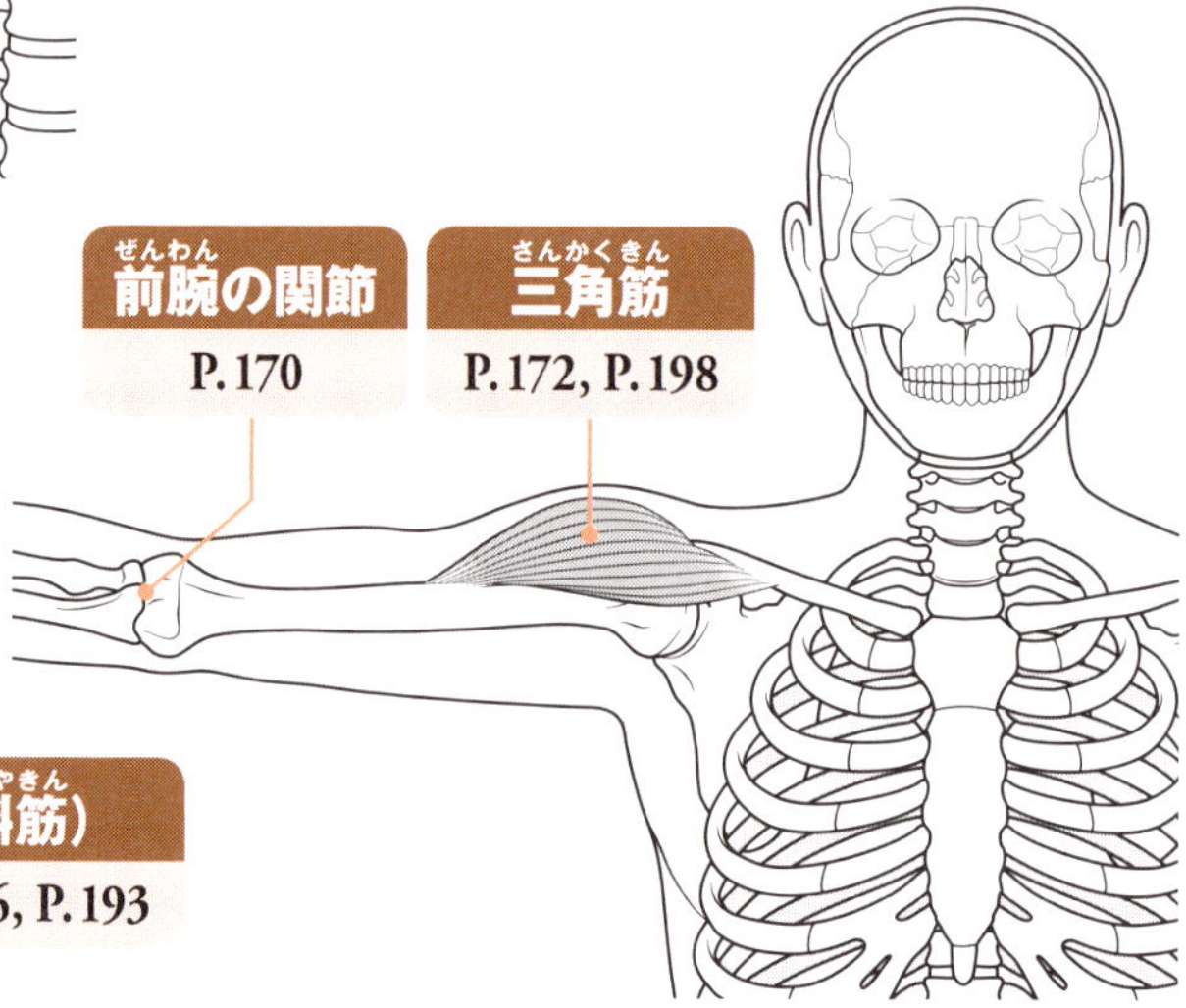
前腕《ぜんわん》の関節
P. 170
三角筋《さんかくきん》
P. 172, P. 198

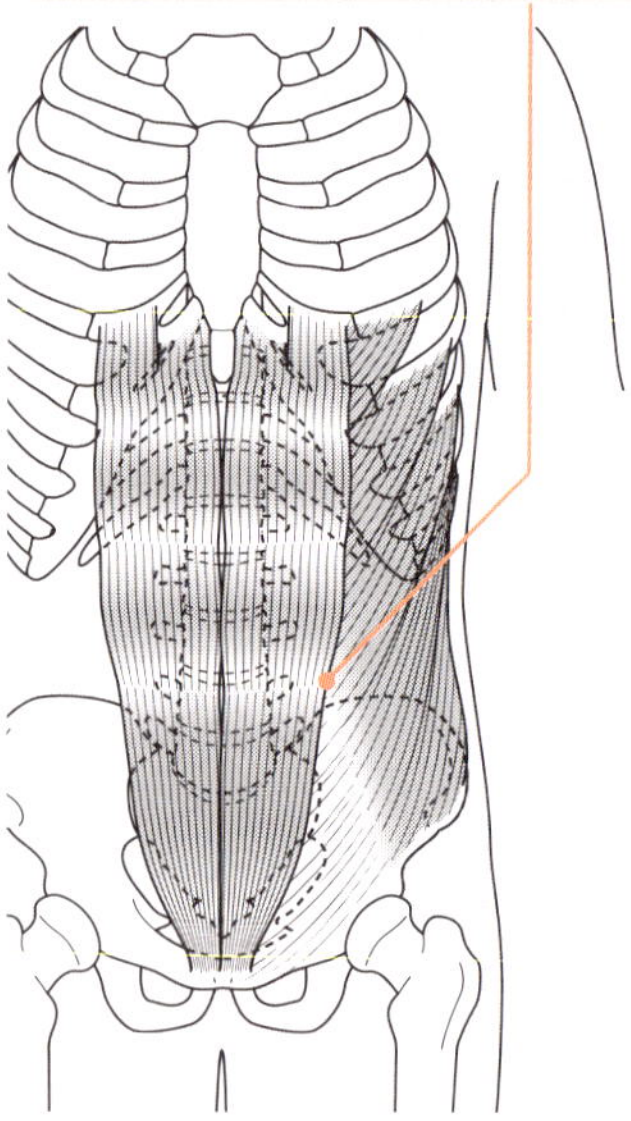
腹筋《ふつきん》（腹直筋《ふくちよくきん》＋腹斜筋《ふくしやきん》）
P. 176, P. 177, P. 180, P. 186, P. 193

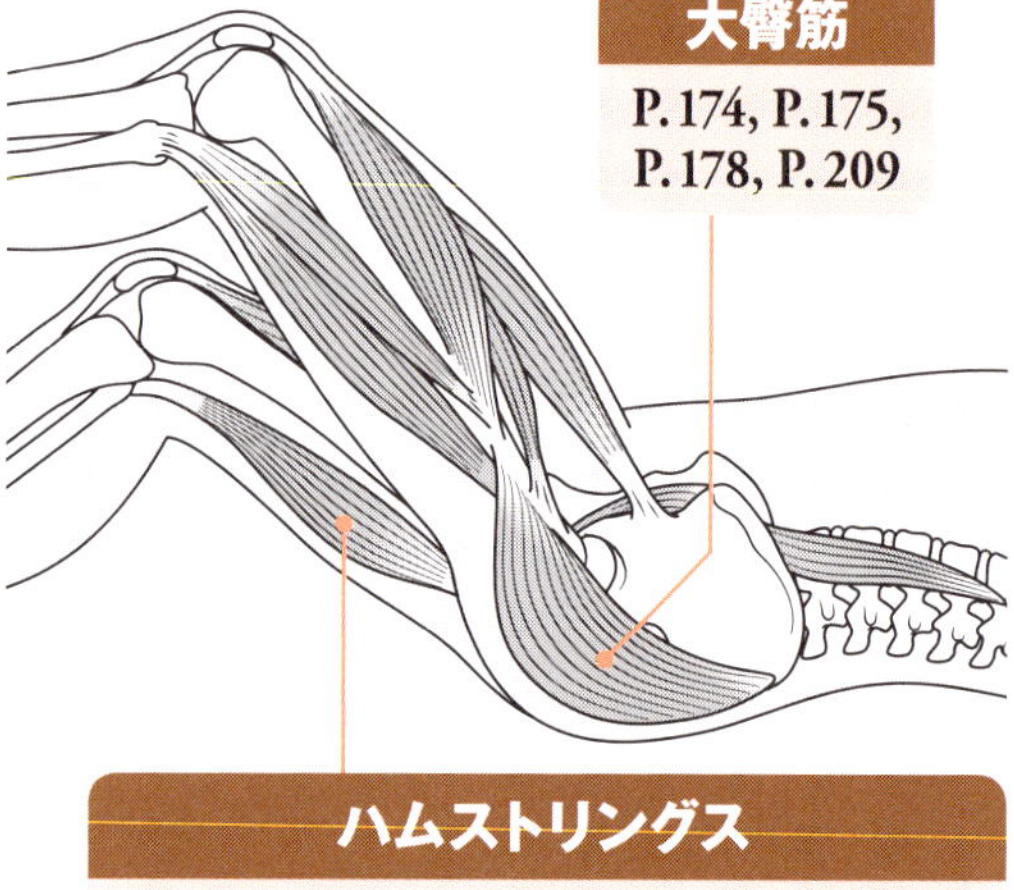
大臀筋《だいでんきん》
P. 174, P. 175,
P. 178, P. 209
ハムストリングス
P. 175, P. 181, P. 184, P. 185, P. 204, P. 209

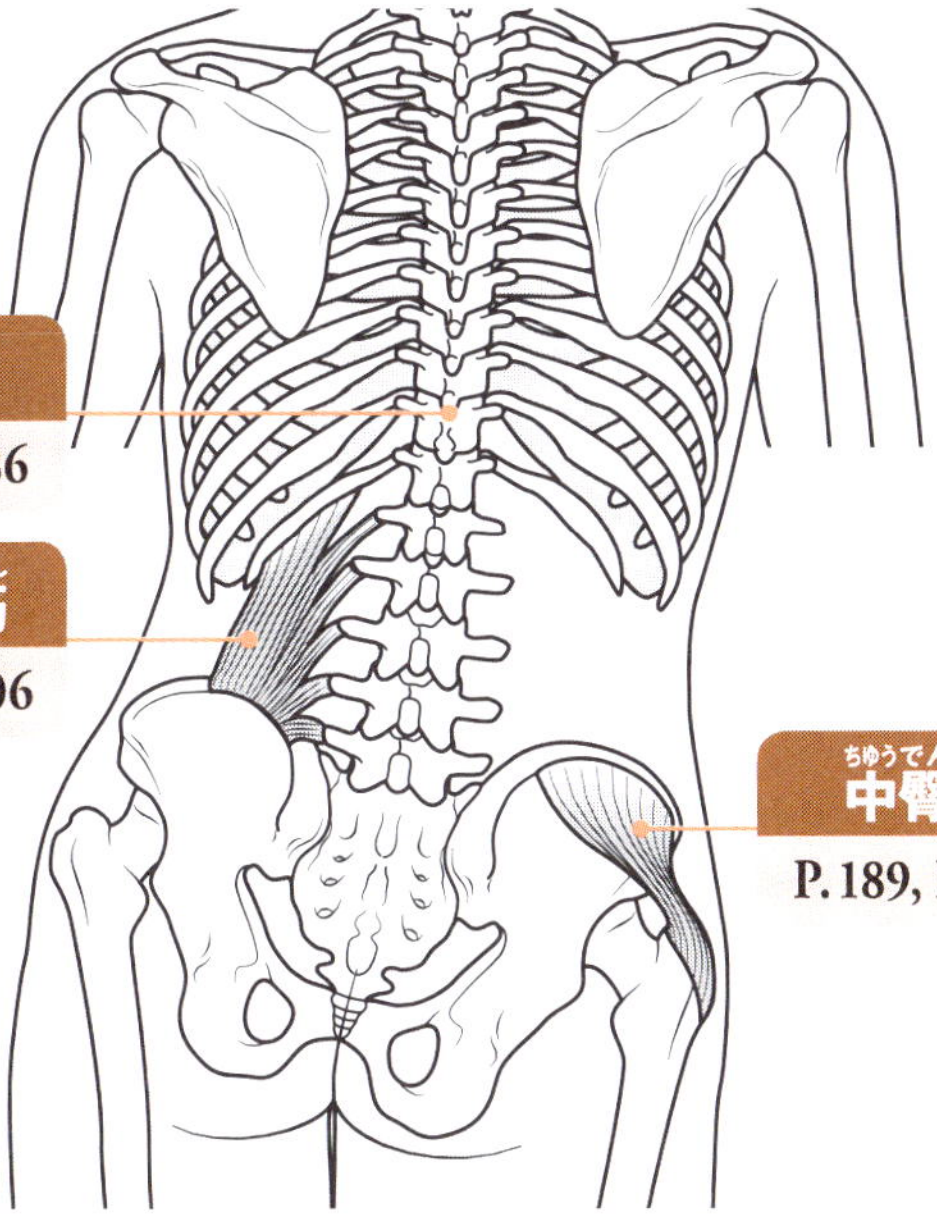
脊柱《せきちゅう》
P. 177, P. 186
腰方形筋《ようほうけいきん》
P. 183, P. 206
中臀筋《ちゅうでんきん》
P. 189, P. 206

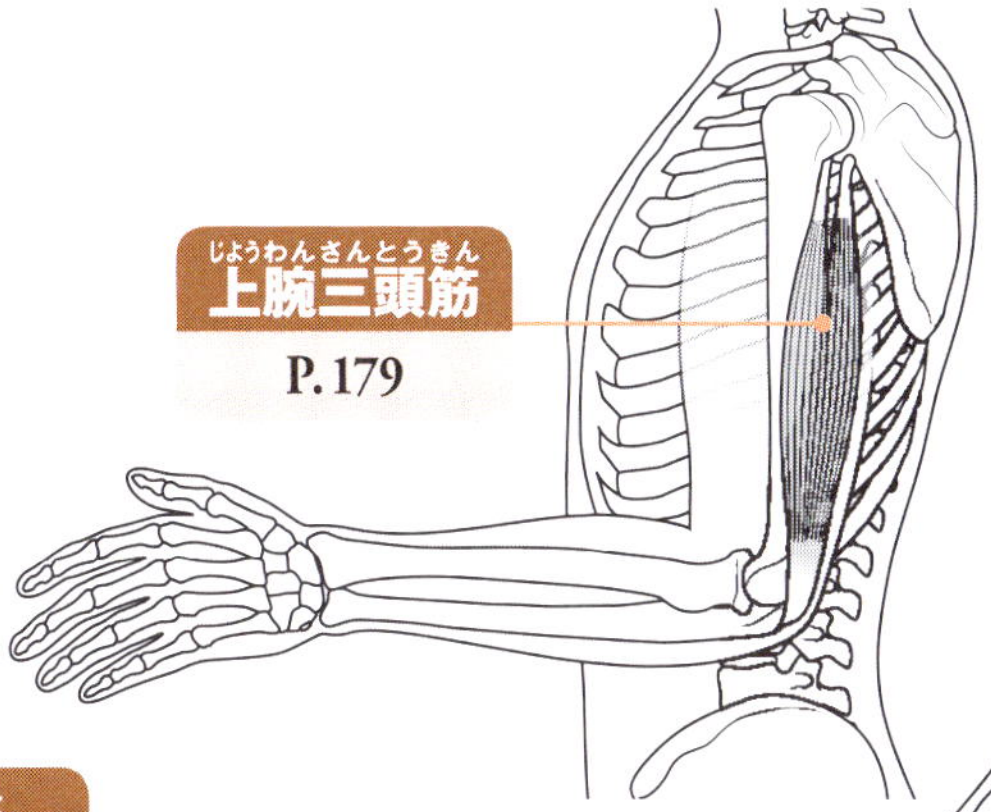
上腕三頭筋《じょうわんさんとうきん》
P. 179

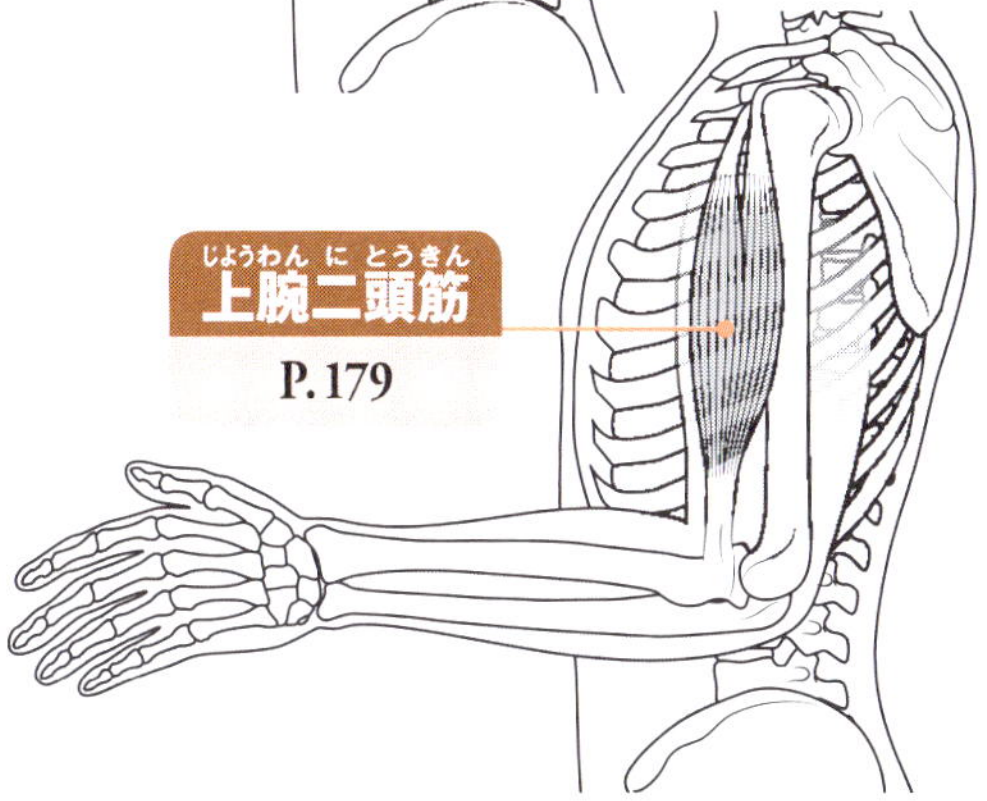
上腕二頭筋《じょうわんにとうきん》
P. 179

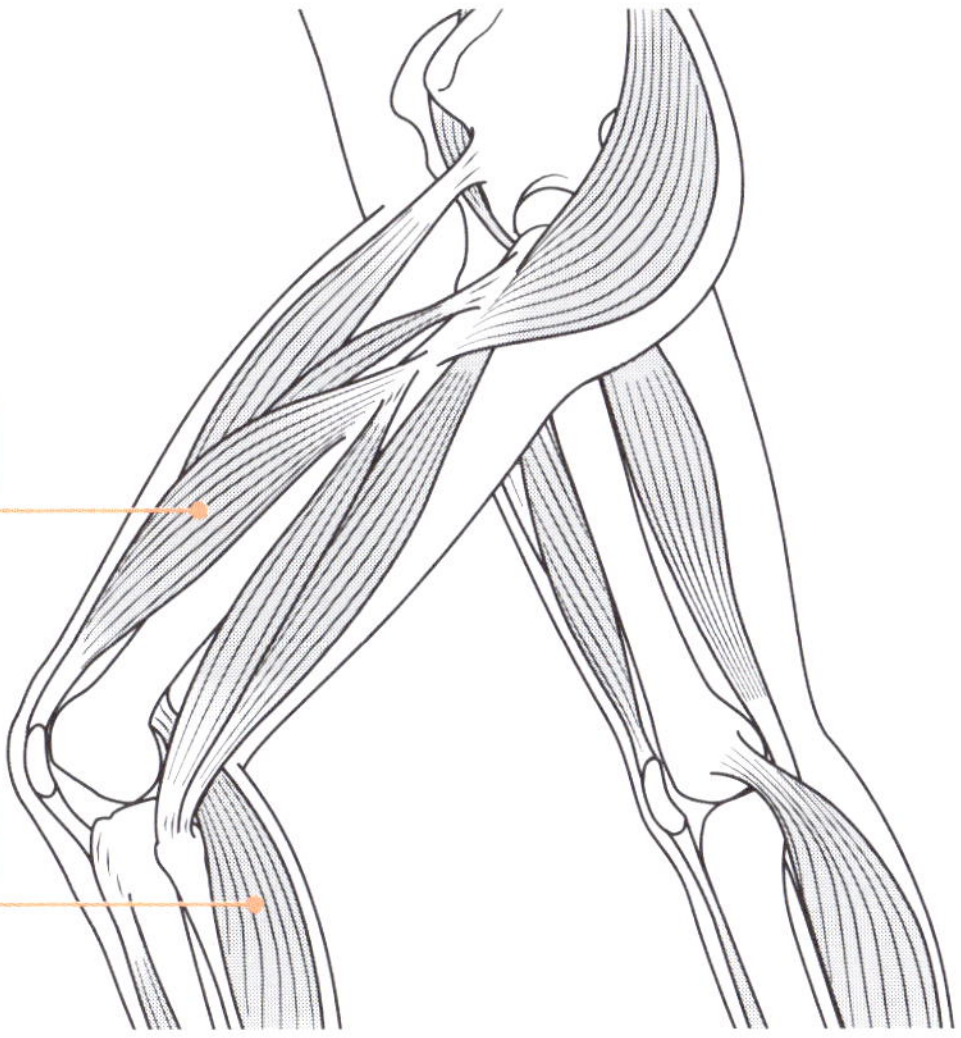
大腿四頭筋《だいたいしとうきん》
P. 184, P. 189, P. 204,
P. 208, P. 209
下腿三頭筋《かたいさんとうきん》
P. 187, P. 190, P. 204,
P. 207, P. 209

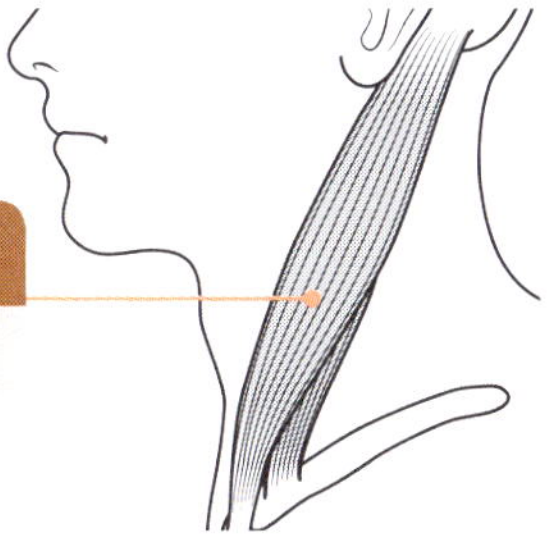
胸鎖乳突筋《きょうさにゅうとつきん》
P. 182, P. 195

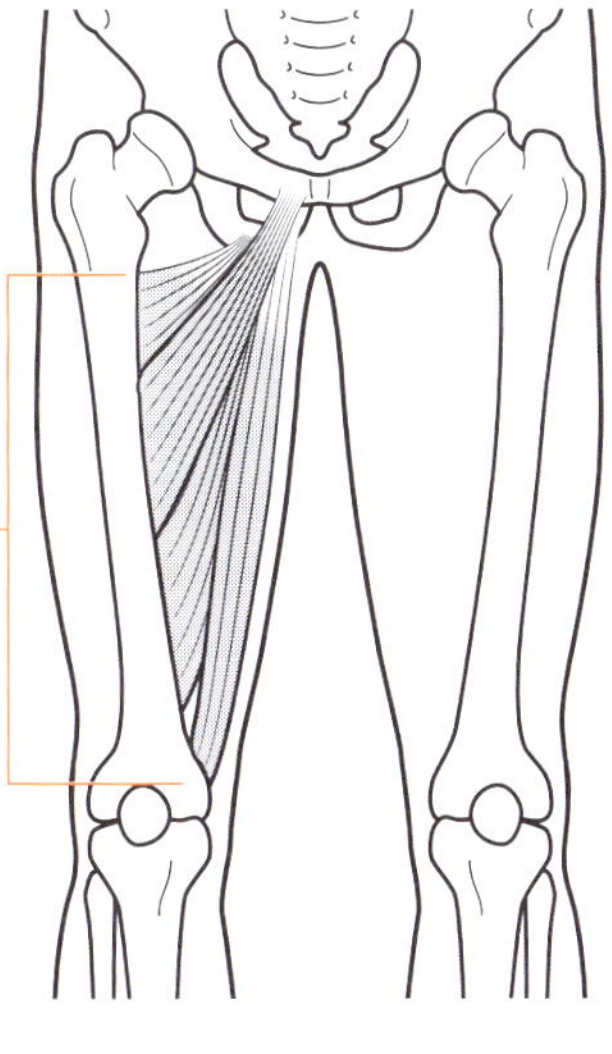
股関節内転筋群《こかんせつないてんきんぐん》
P. 188, P. 205

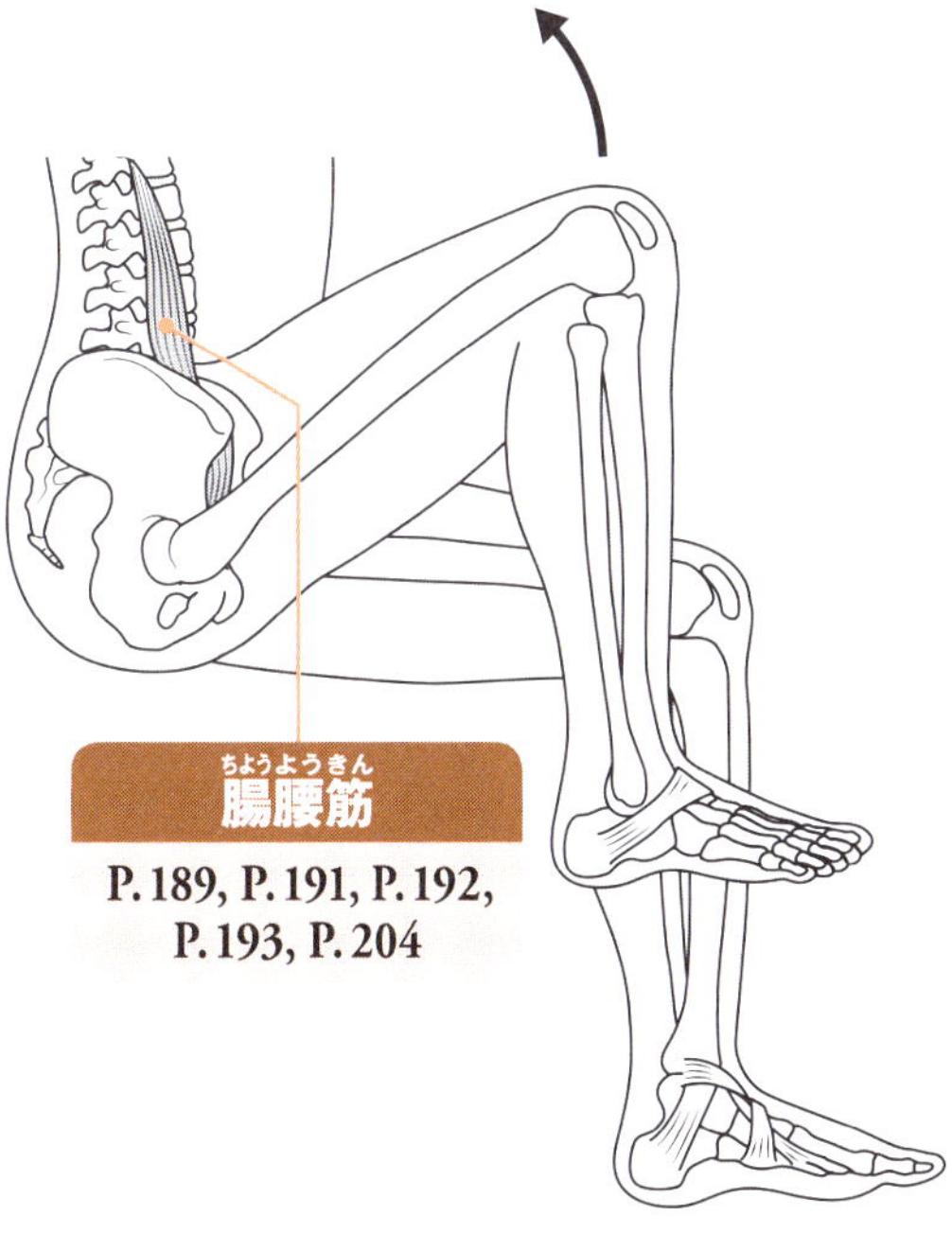
腸腰筋《ちょうようきん》
P. 189, P. 191, P. 192,
P. 193, P. 204

第3部の資料には、「からだの部位の名称」「主な筋肉と骨の名称」「神経系の構造」が収録されています。必要に応じてご参照ください

主な筋肉と骨の名称（上肢《じょうし》）

P.214～217

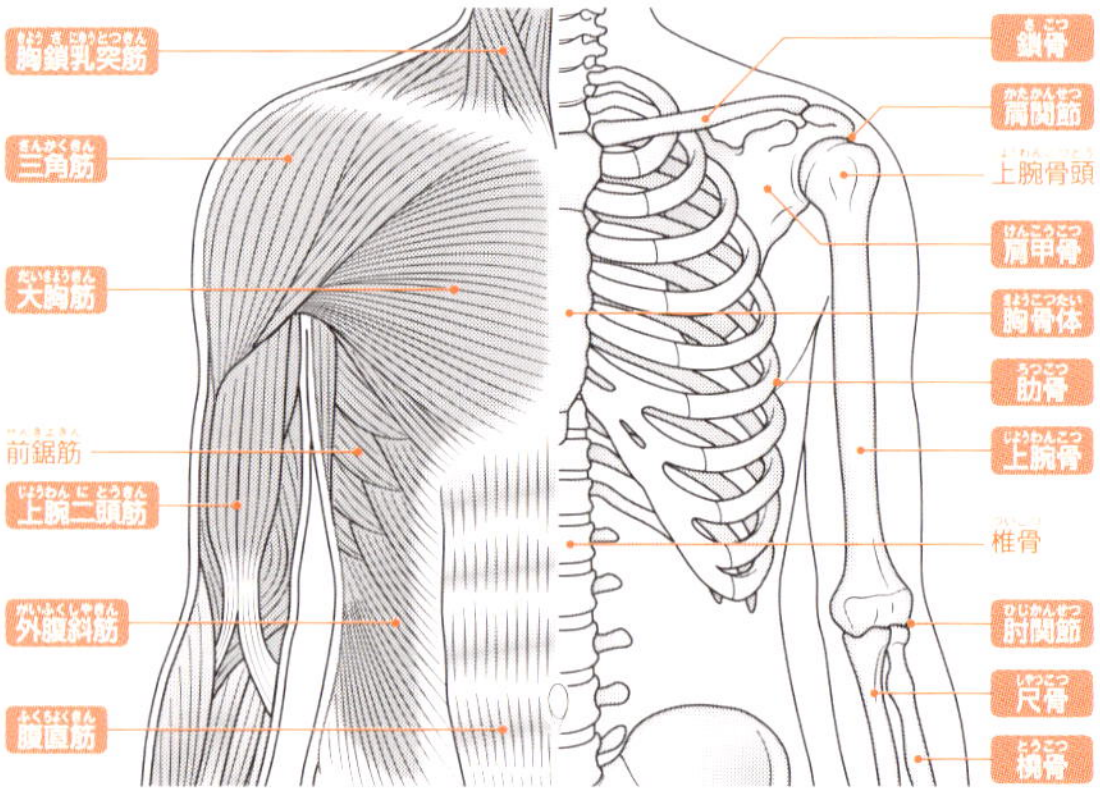

からだの部位の名称

P.212～213

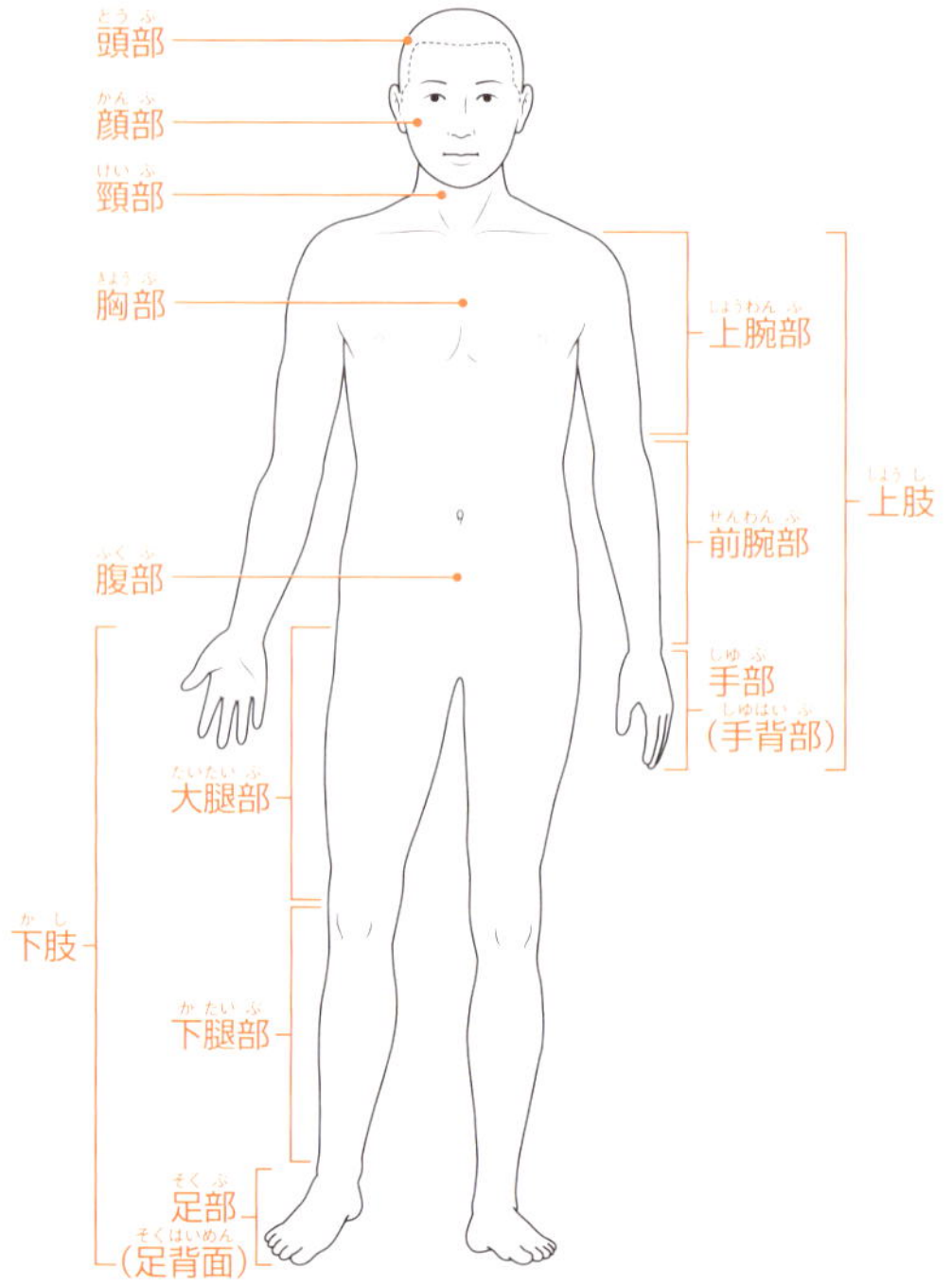

主な筋肉と骨の名称（下肢《かし》）

P.220～223

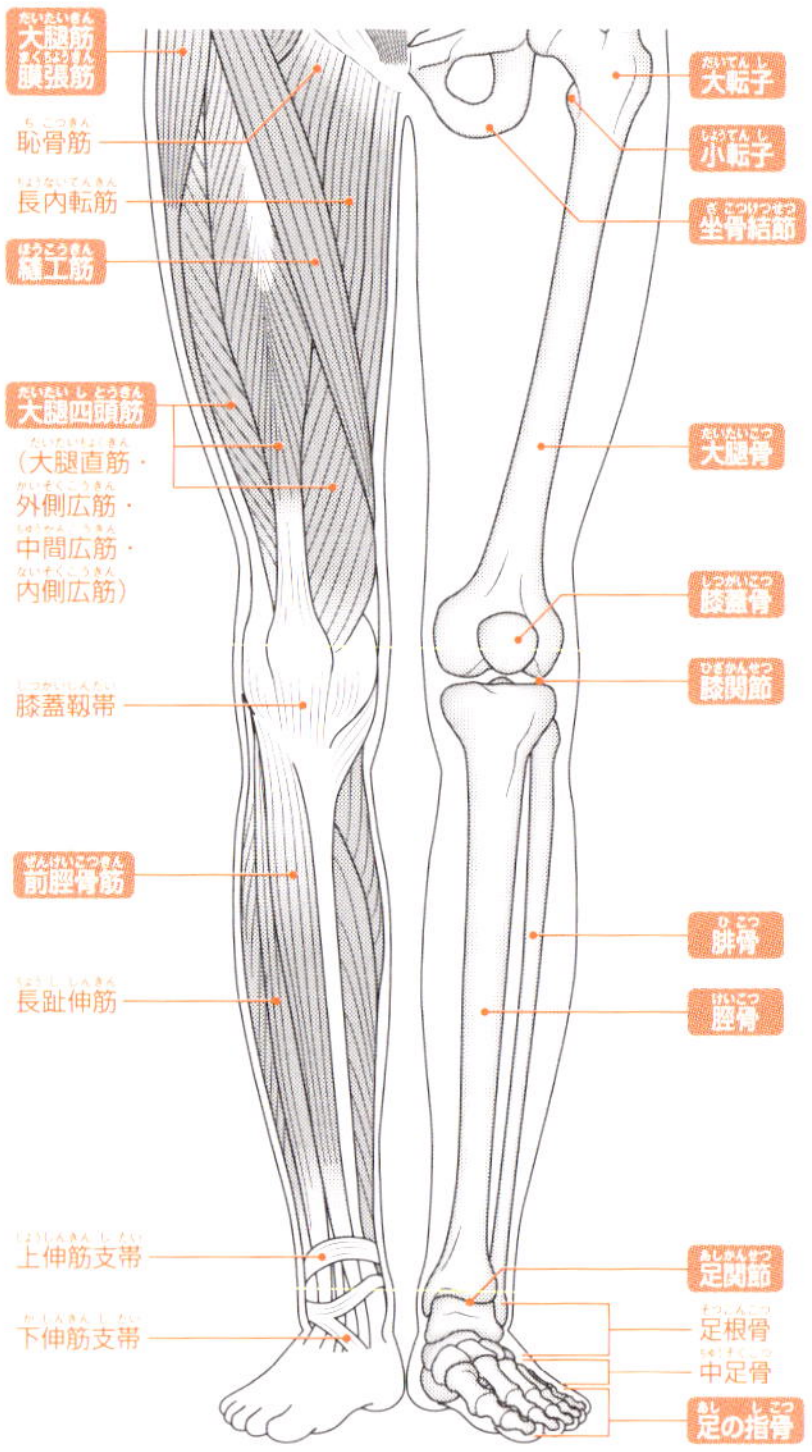

主な筋肉と骨の名称（骨盤《こつばん》周辺）

P.218～219

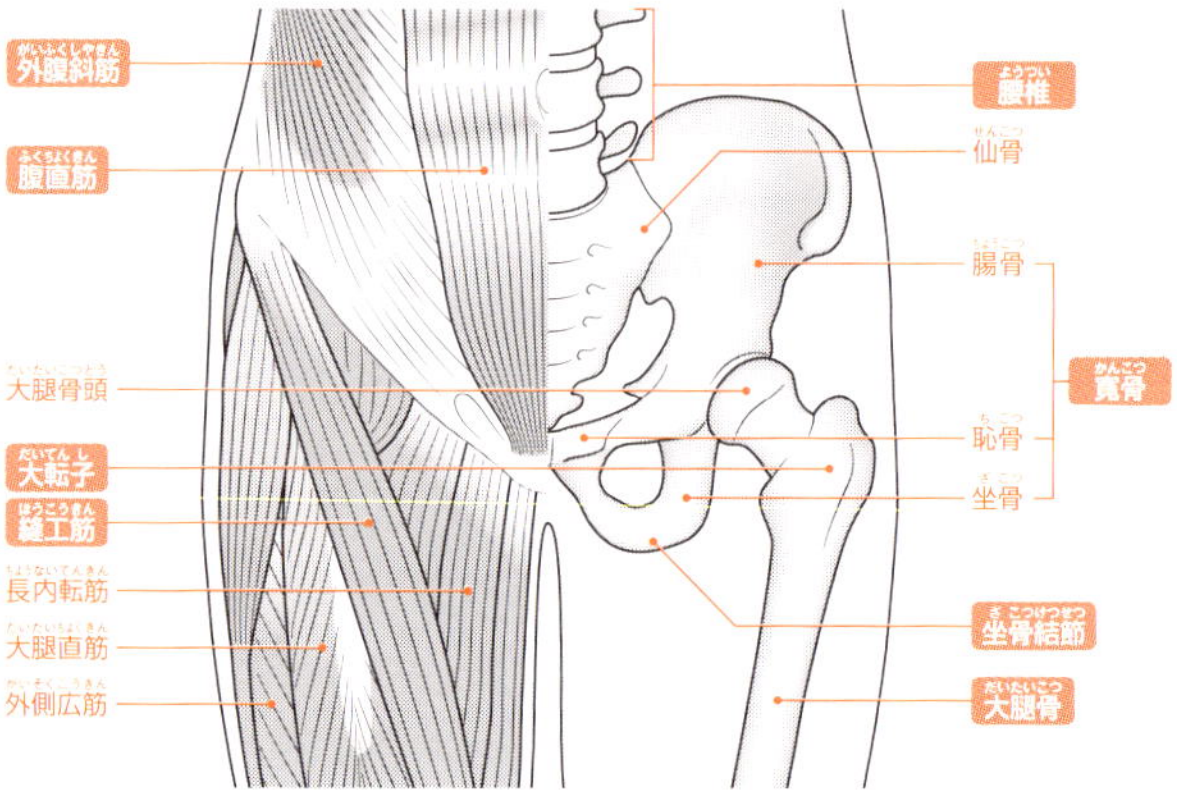

主な筋肉と骨の名称（背部）

P. 226～227

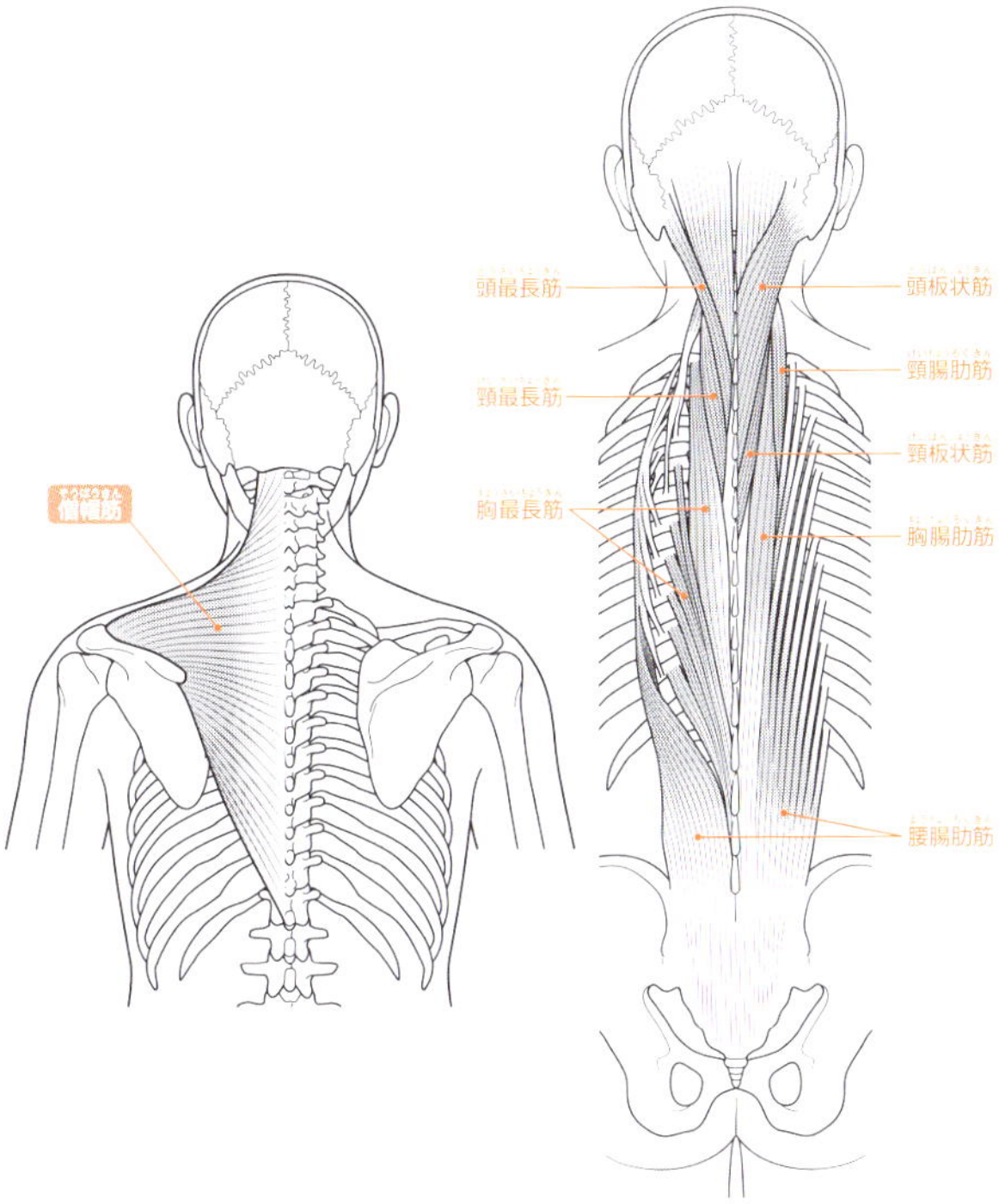

主な筋肉と骨の名称（手と足）

P. 224～225

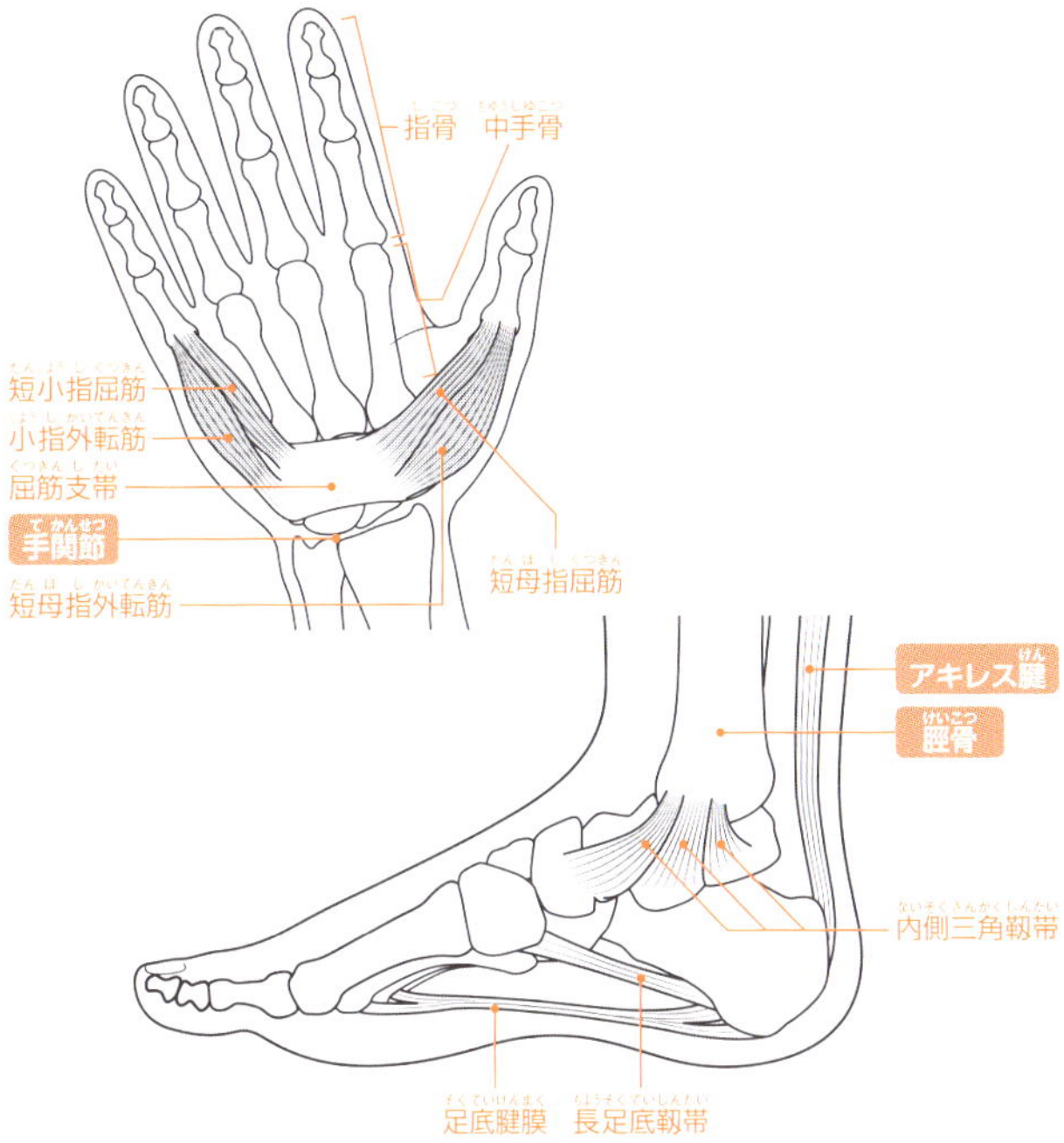

神経系の構造

P. 230～231

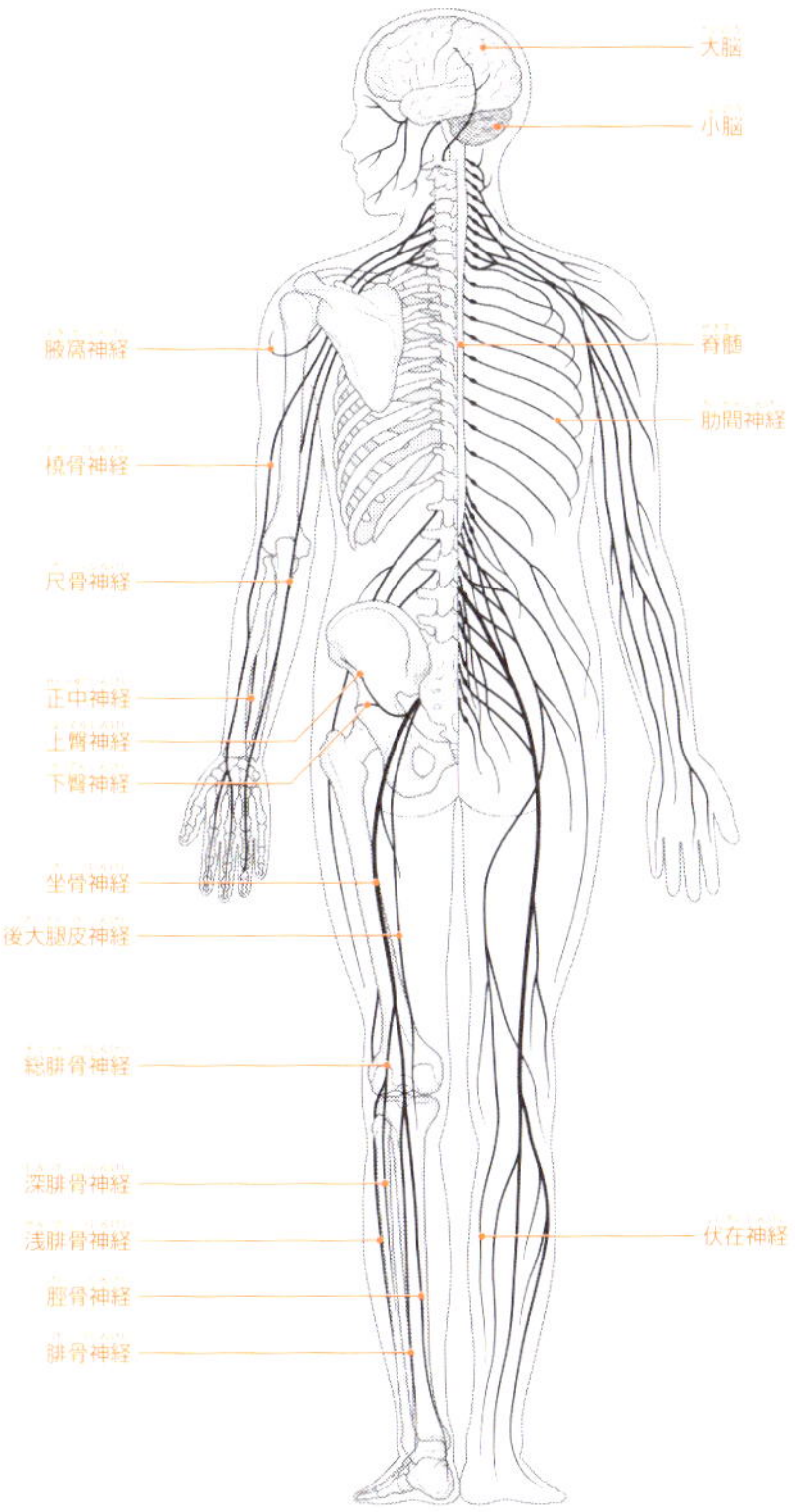

主な筋肉と骨の名称（腹部・胸部）

P. 228～229

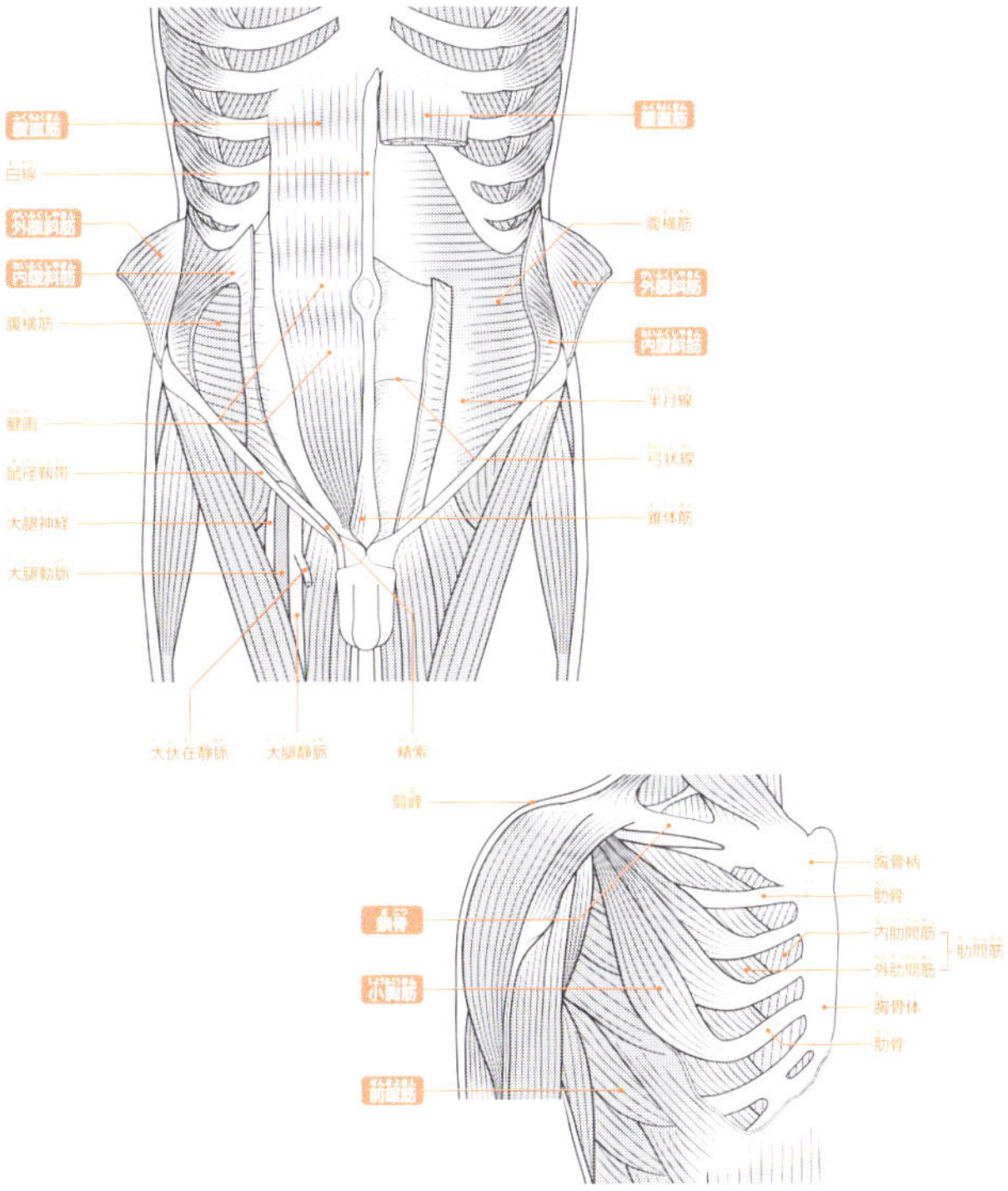

目的別クイック見出し

第4部 拘《こう》縮《しゅく》予防体操

第4部では、関節《かんせつ》拘縮《こうしゅく》を予防したり、拘縮の症状を改善するための体操を紹介しています。

「主な関節運動」「関節の種類と構造」「関節の可動域」などの関連資料も充実しています

股《こ》関節《かんせつ》の拘縮《こうしゅく》を予防する体操
P. 258～259

膝関節《ひざかんせつ》の拘縮を予防する体操
P. 260

足関節《あしかんせつ》の拘縮を予防する体操
P. 262～263

指関節の拘縮を予防する体操
P. 242～245

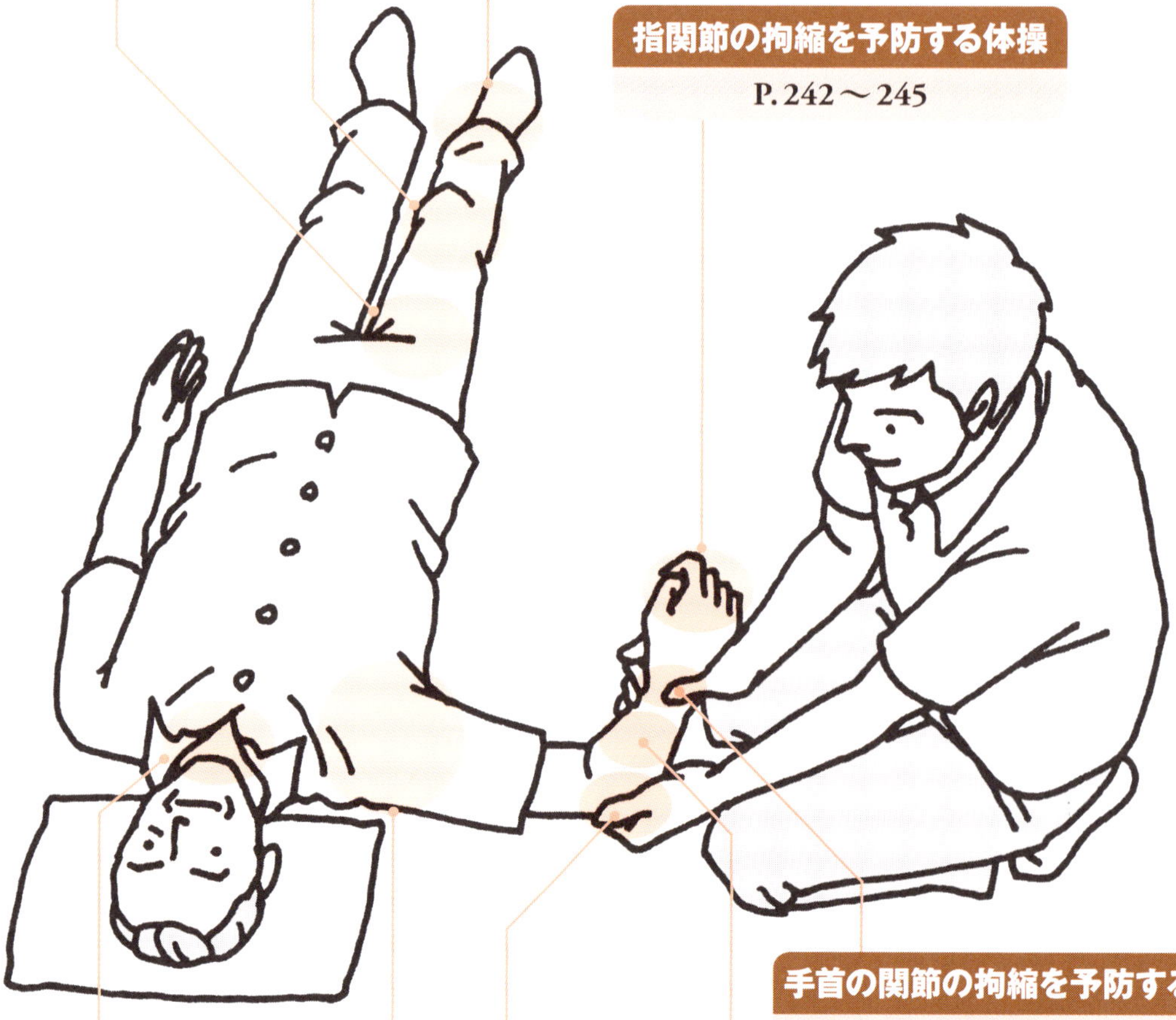

手首の関節の拘縮を予防する体操
P. 246～247

前腕《ぜんわん》の拘縮を予防する体操
P. 248～249

肘関節《ひじかんせつ》の拘縮を予防する体操
P. 250～251

肩関節《かたかんせつ》の拘縮を予防する体操
P. 252～255

首（頸椎《けいつい》）の拘縮を予防する体操
P. 264～265

関節運動の解説

P. 236～241

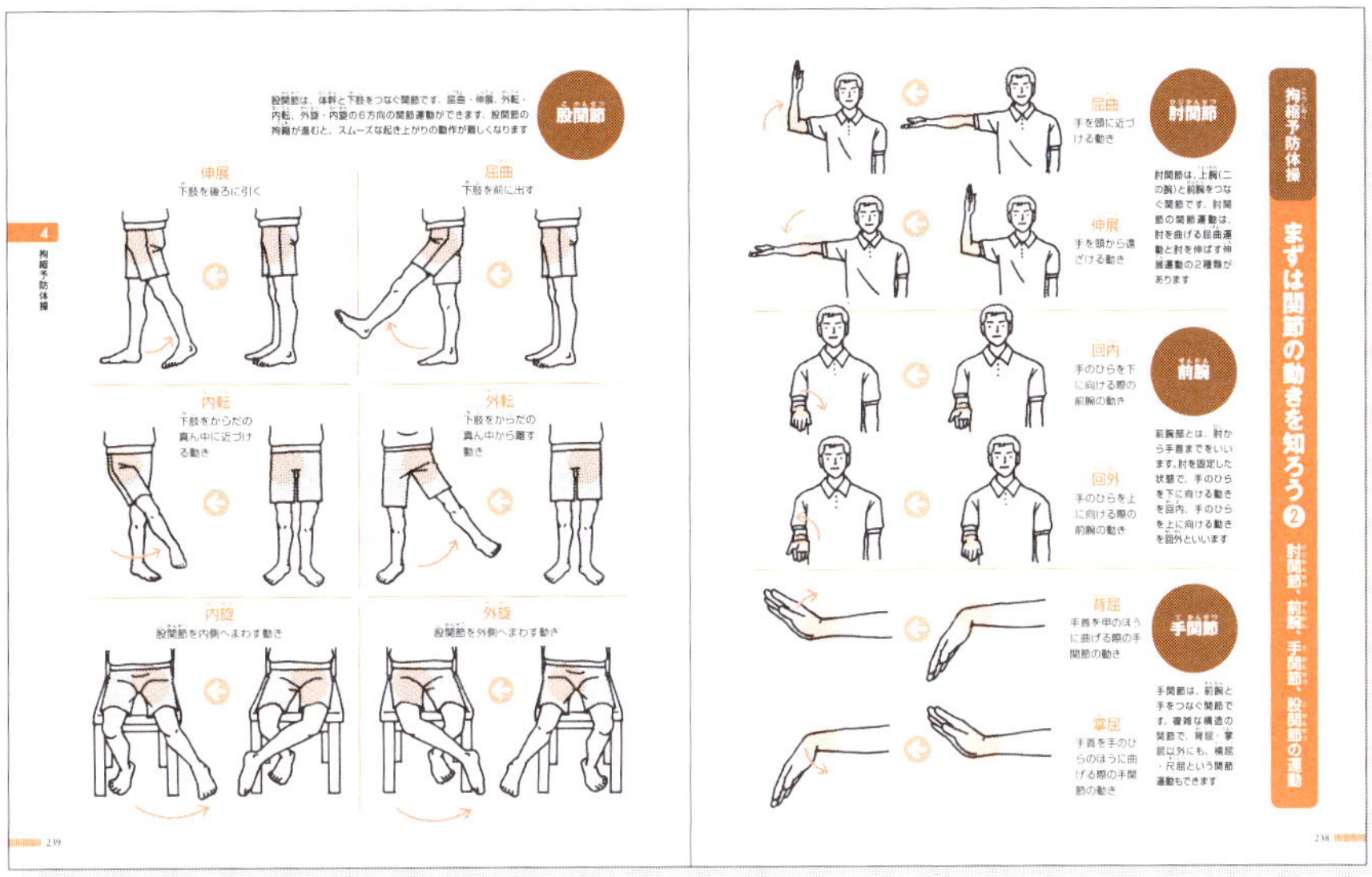

資料 関節の可動域

P. 268～271

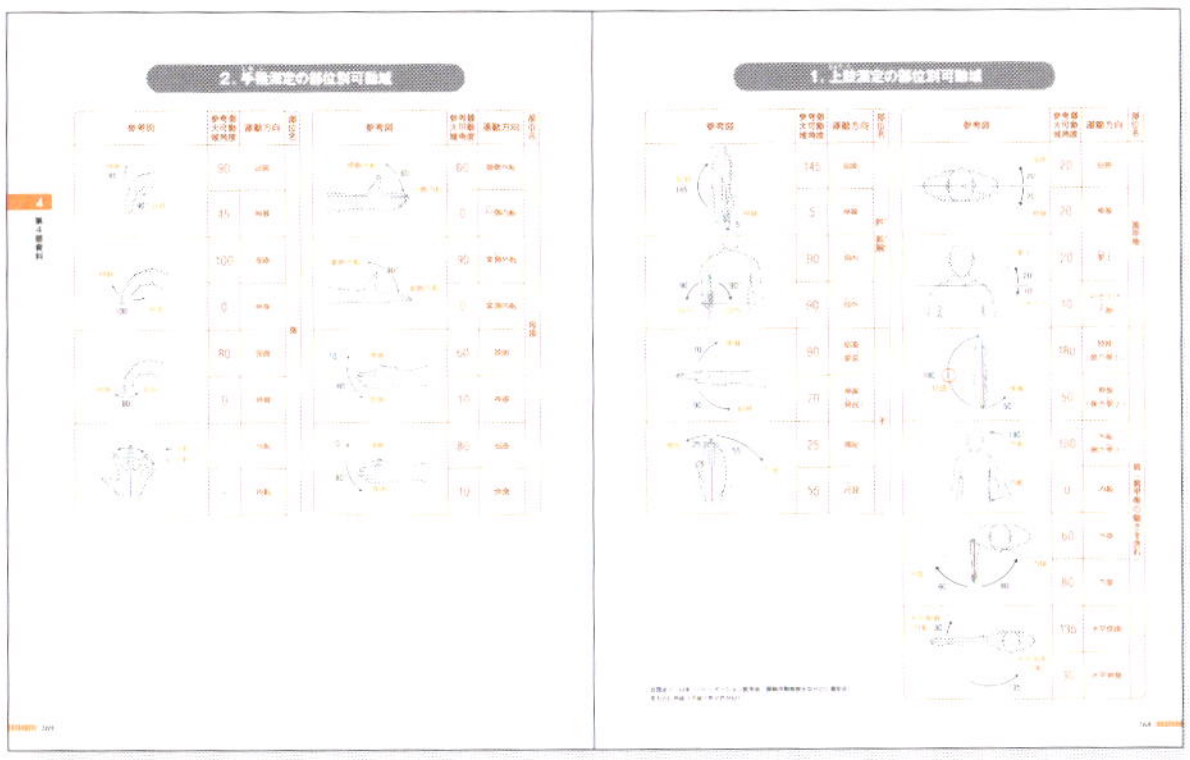

資料 関節の種類と構造

P. 266～267

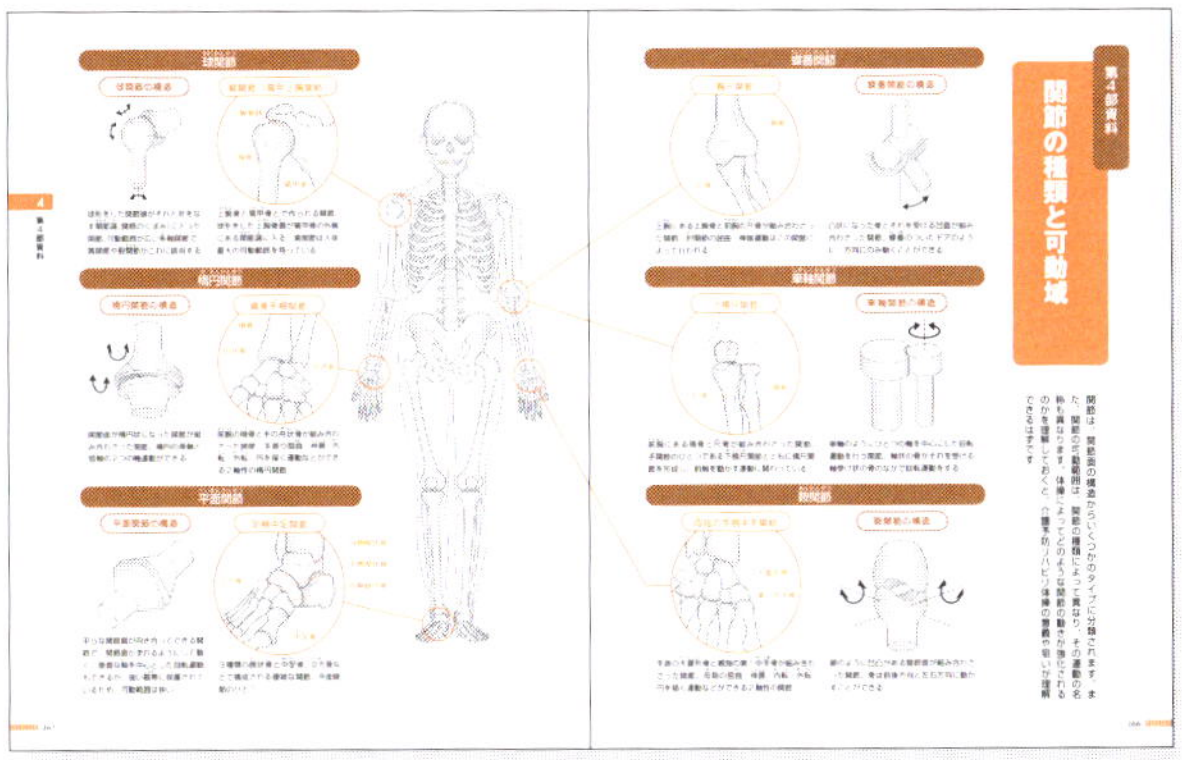

目的別クイック見出し

第5部 介護・疾病予防体操

第5部では、高齢者が直面しやすい介護トラブルや病気を予防する体操を目的別・状態別に整理しました

誤嚥《ごえん》予防体操

P. 276～281

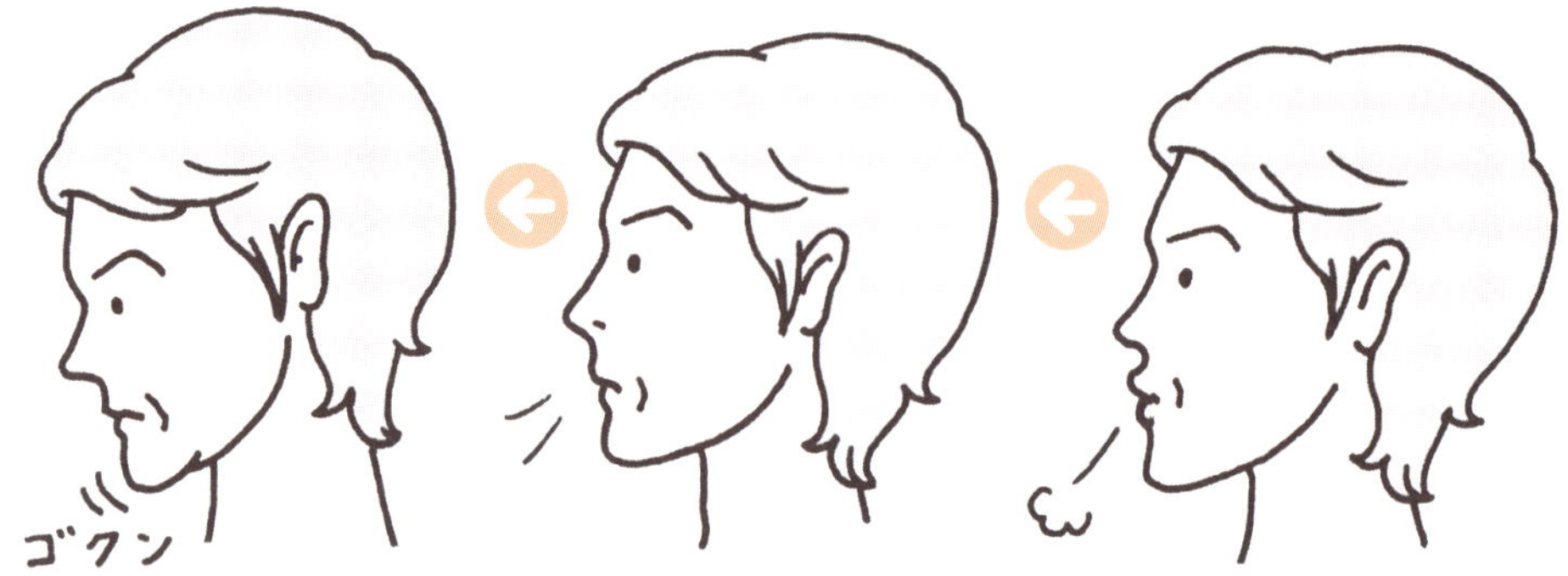

腰痛《ようつう》予防体操

P. 284～287

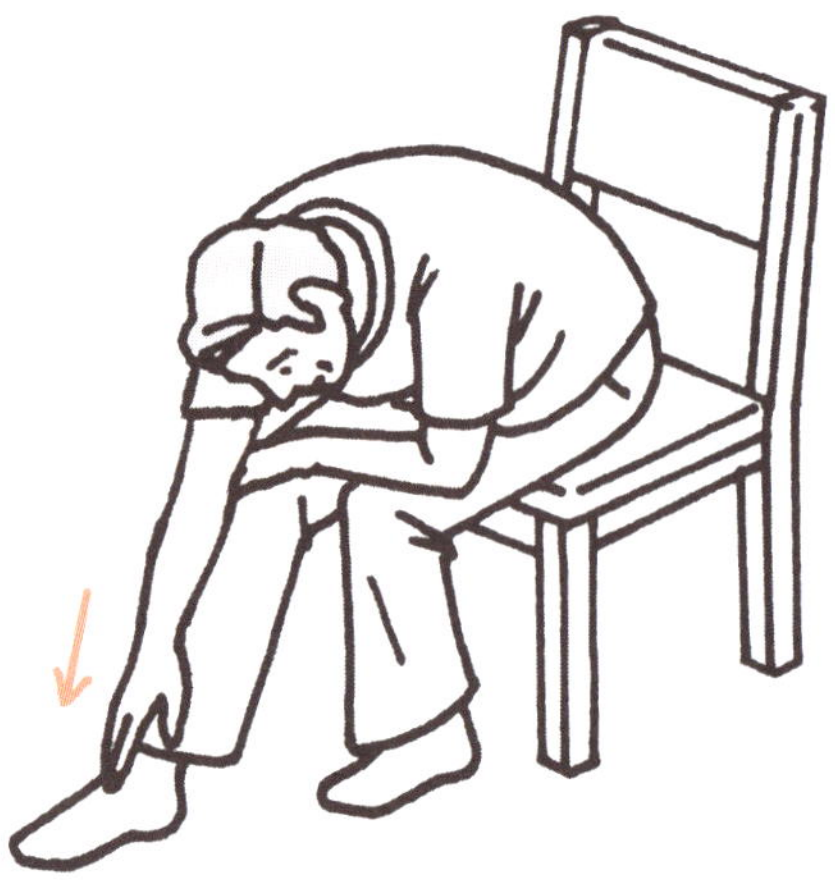

失禁《しっきん》予防体操

P. 282～283

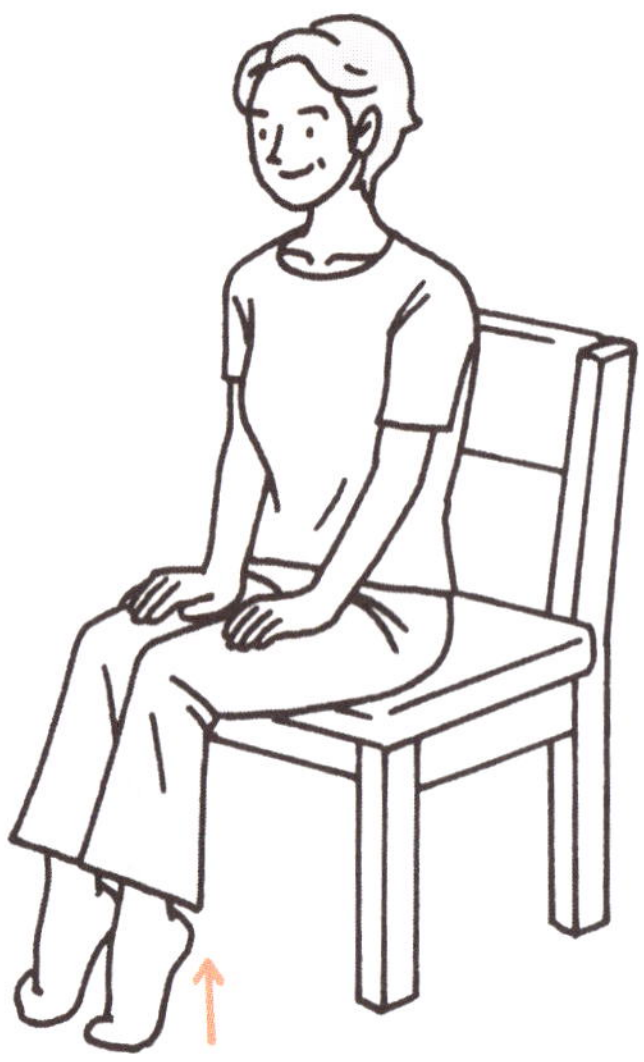

転倒《てんとう》予防体操

P. 288～291

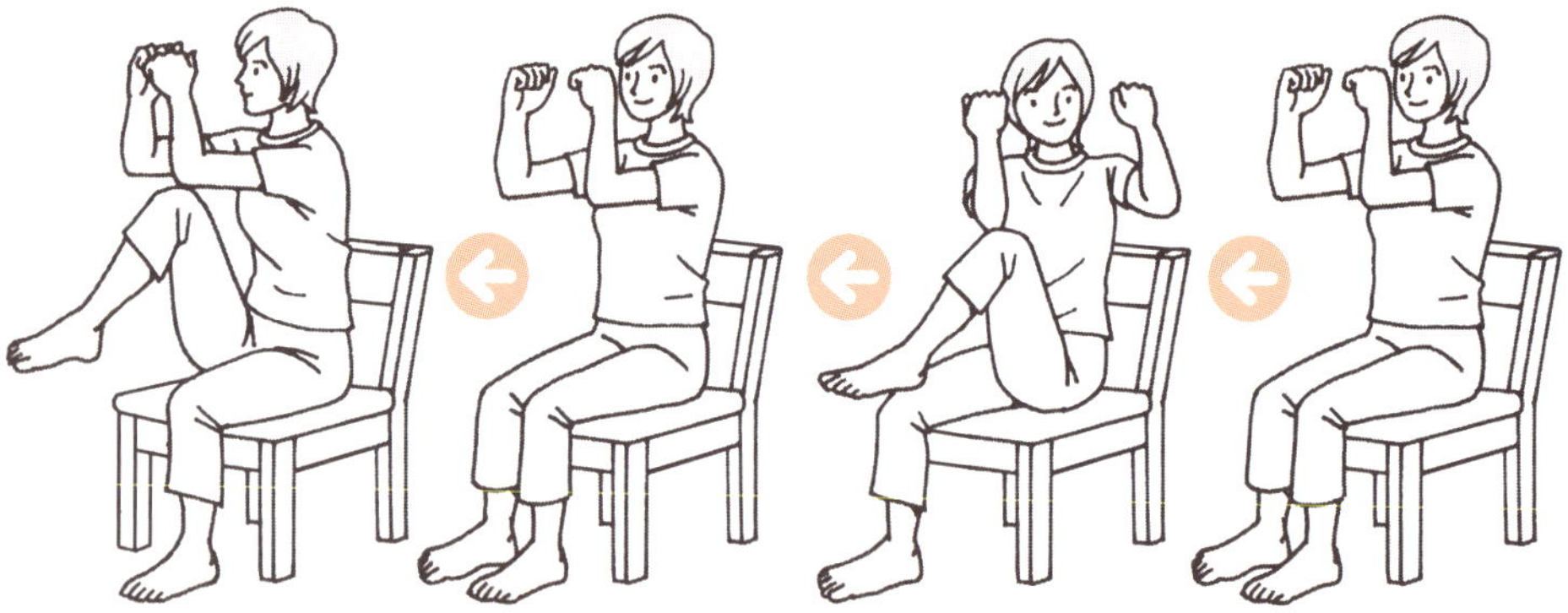

膝痛《しつつう》予防体操

P.296～299

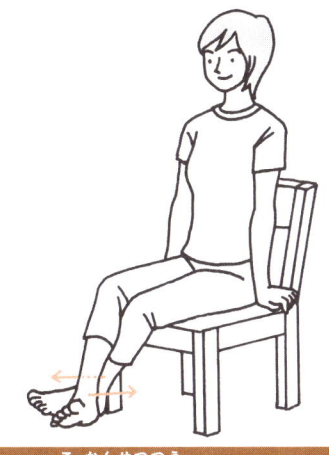

認知症《にんちしょう》予防《よぼう》体操

P.292～295

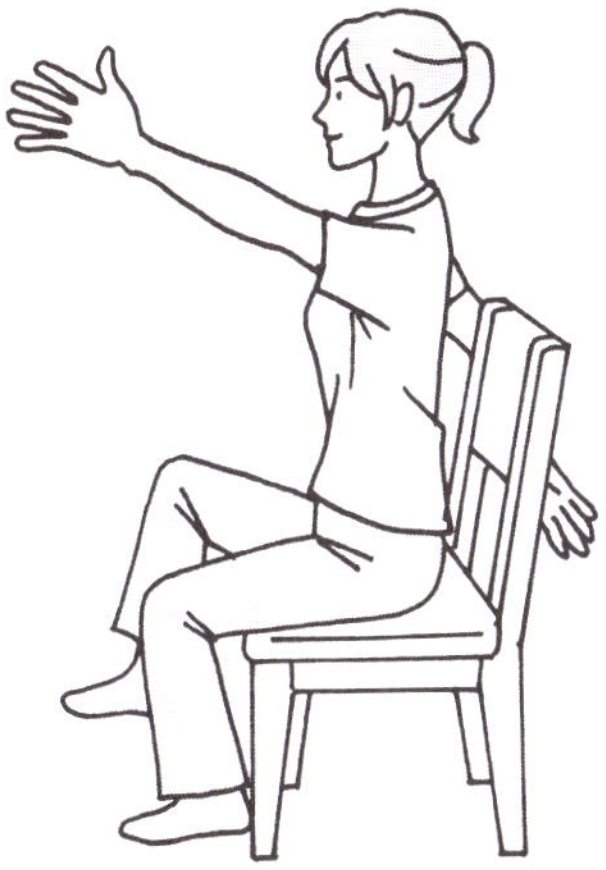

股関節痛《こかんせつつう》予防体操

P.306～311

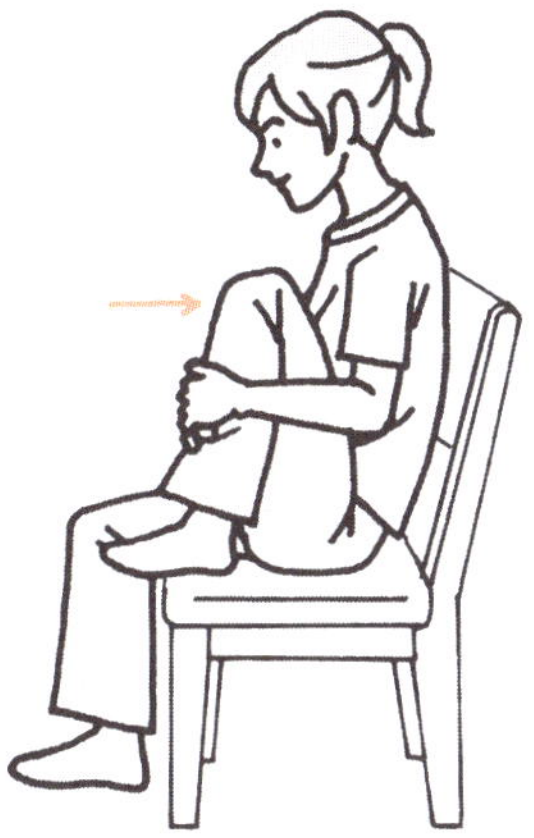

肩痛《かたつう》予防体操

P.300～305

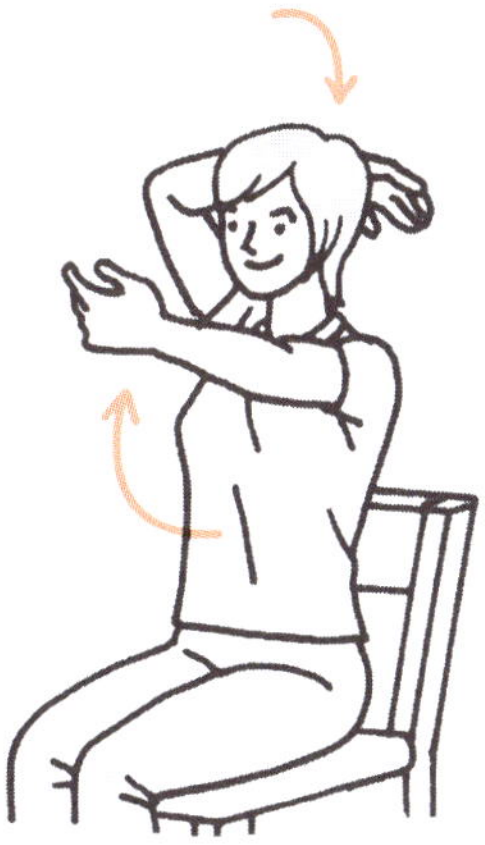

呼吸困難《こきゅうこんなん》予防体操

P.312～317

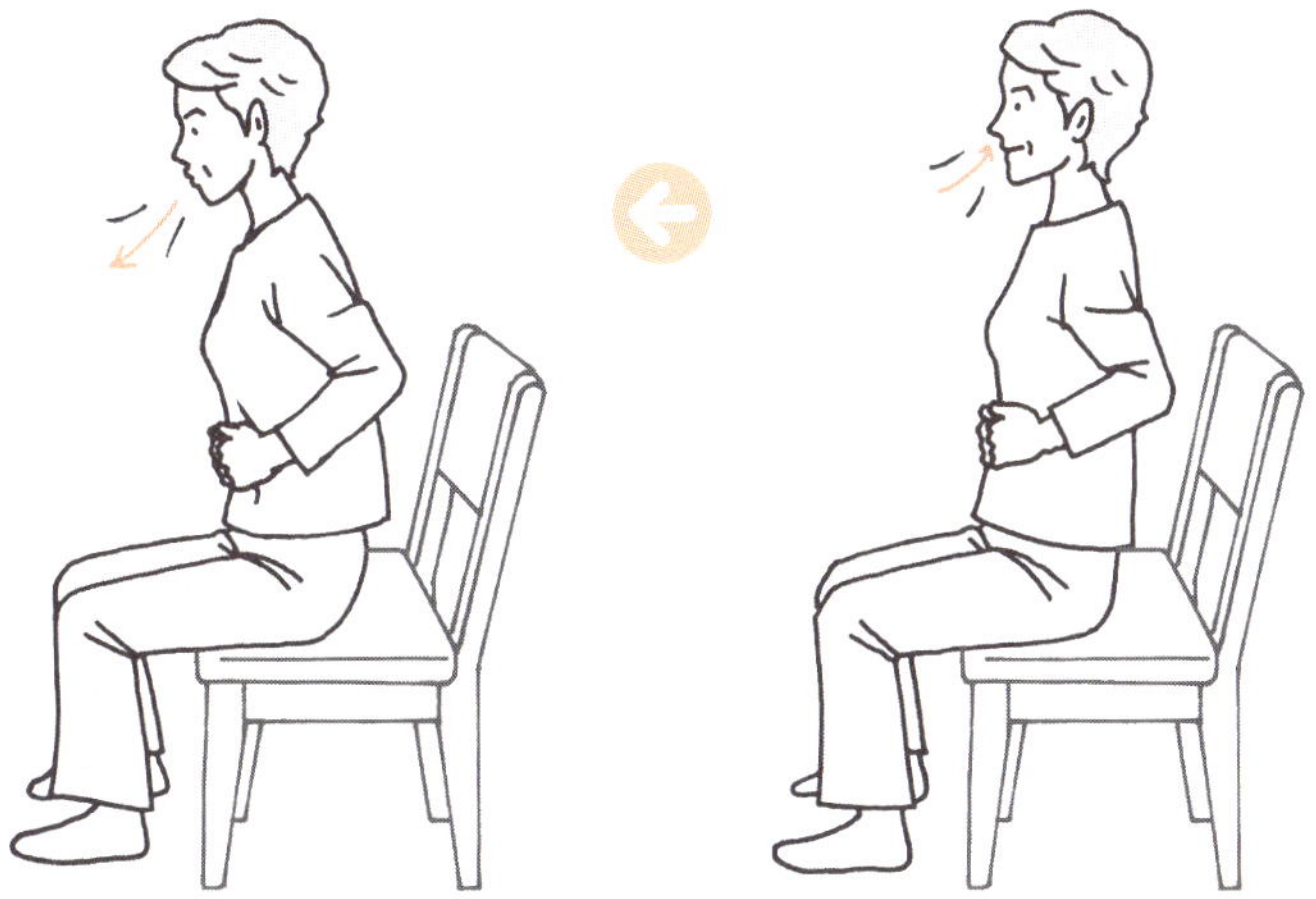

安全運転《あんぜんうんてん》体操

P. 318～321

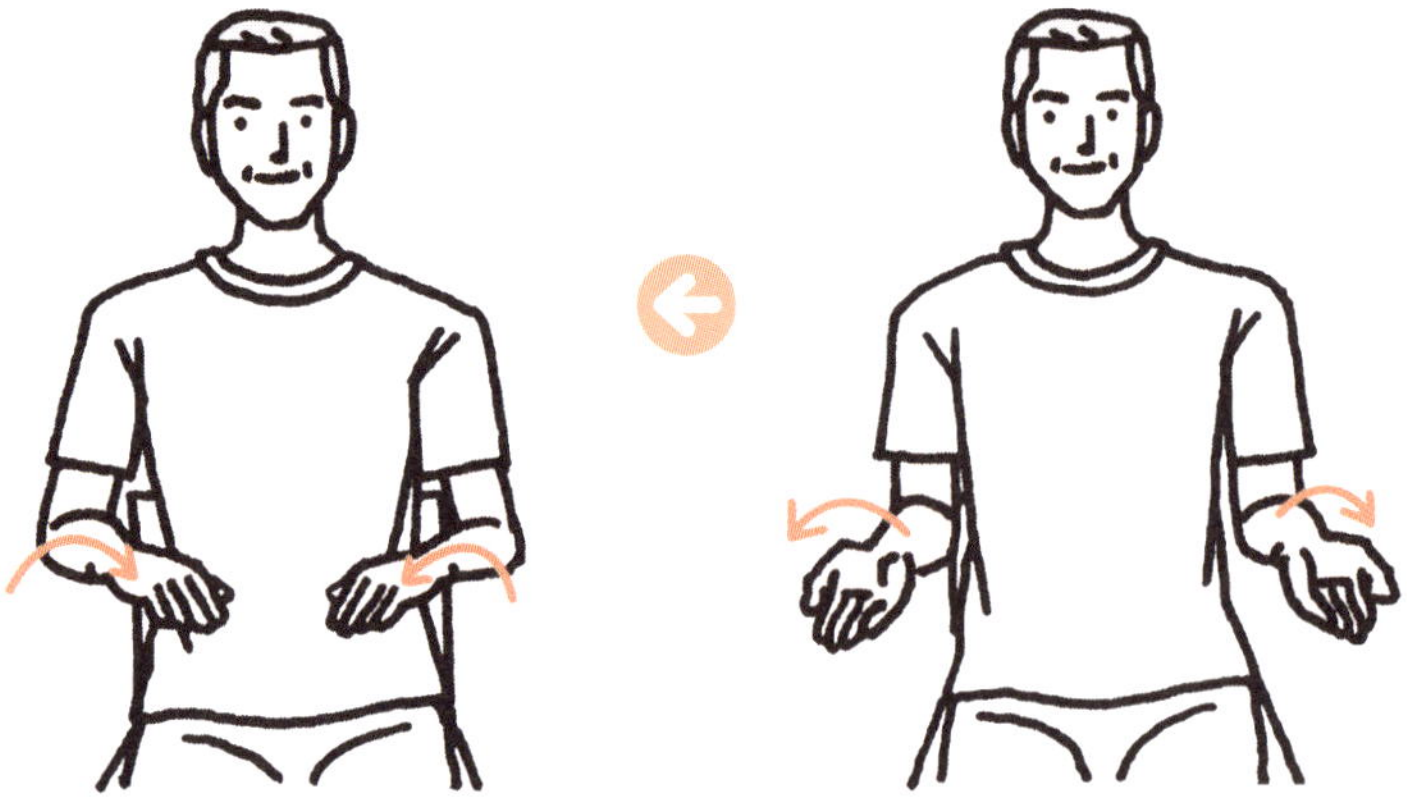

緩和《かんわ》ケア体操

P. 330～335

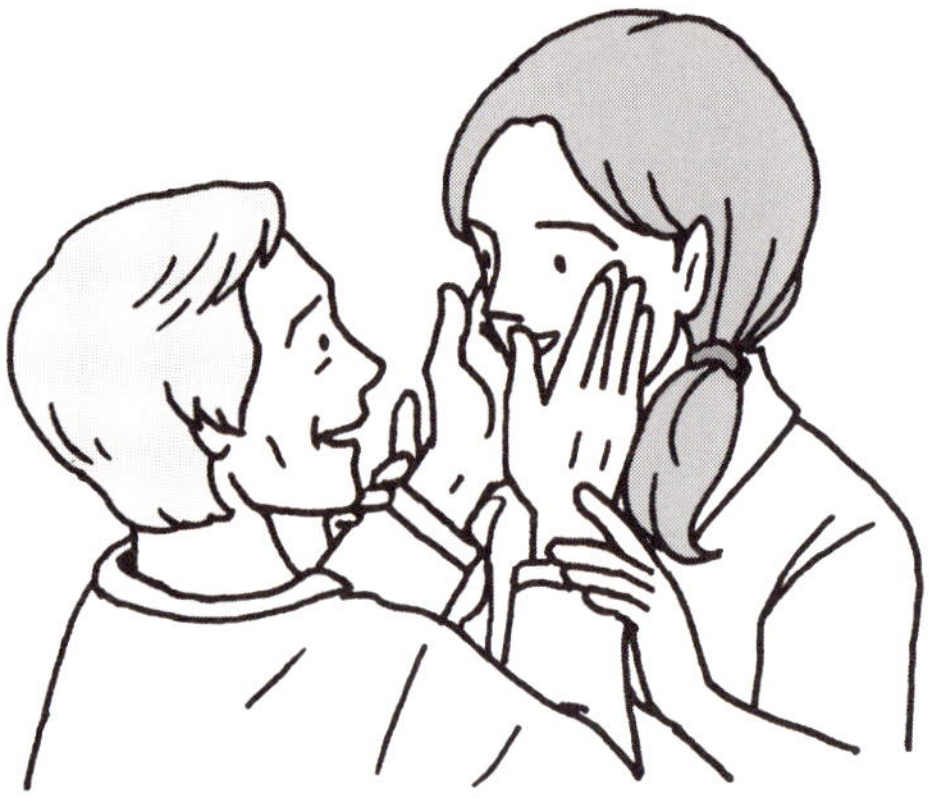

リウマチ体操

P. 322～329

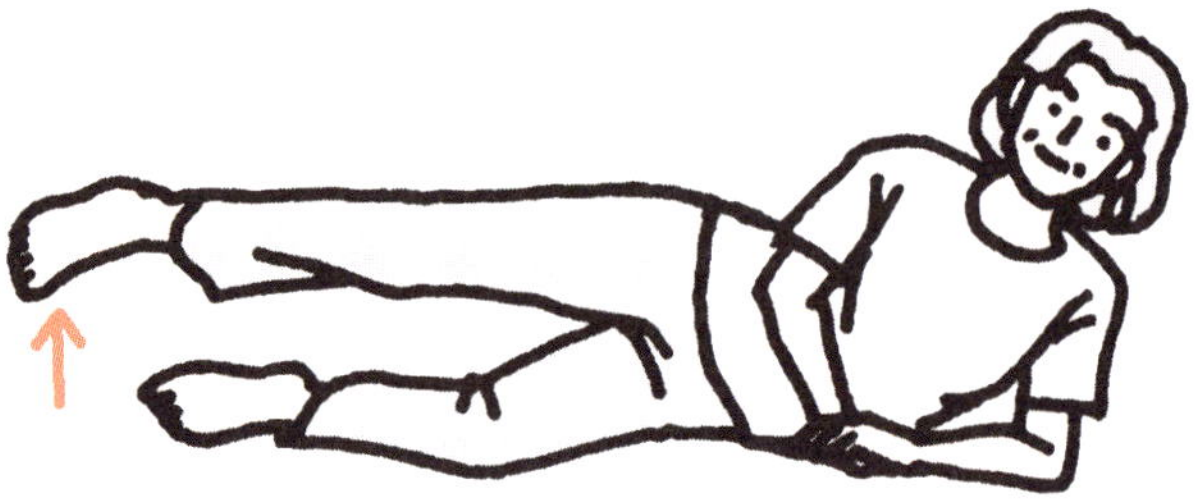

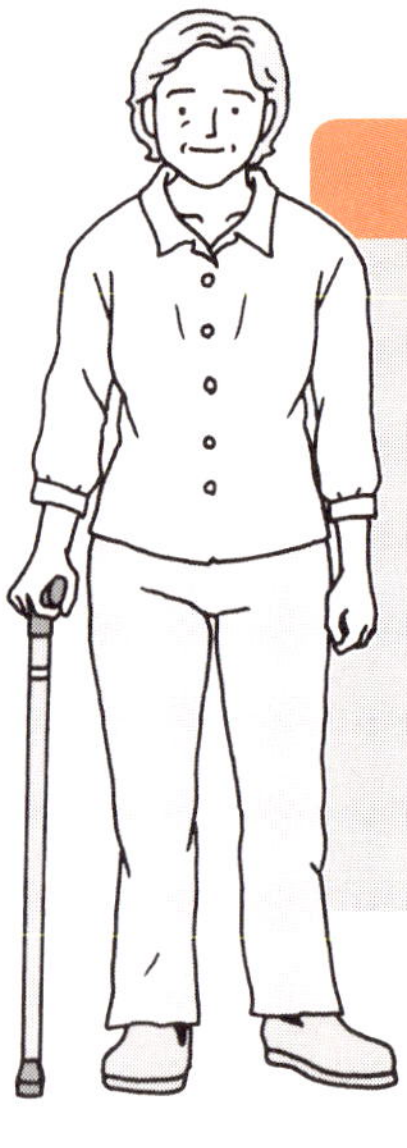

資料 高齢者に多い病気

老化とからだに現れる症状 ➡P.336～337

脳血管障害（脳卒中《のうそつちゅう》） ➡P.338～339

認知症 ➡P.340～341

骨と関節の病気 ➡P.342～343

関節リウマチと骨《こつ》粗《そ》鬆症《しようしよう》 ➡P.344～345

第1部

基本動作の改善体操

高齢者や障害を抱えた人には、「寝返りを打つ」「這《は》う」「立ち上がる」といったごく基本的な動作も簡単ではありません。第1部では、こうした基本動作を円滑に行うための改善体操を紹介します

JABCランクとはなにか?

ワンランク上の基本動作を目指します

JABCランク	B 寝たきり（座位《ざい》可能）		C 寝たきり（一日中ベッド）	
	自力で車イスに移れる	介助があれば車イスにのれる	自力で寝返りできる	自力で寝返りできない
	B1	B2	C1	C2
目指すワンランク上の動作の目安	つかまって立ち上がれるように／つかまって立っていられるように	しっかり座位《ざい》がとれるように／もたれて立てるように	起き上がりができるように／座っていられるように（背もたれあり）／座っていられるように（背もたれなし）	楽に寝返りを打てるように

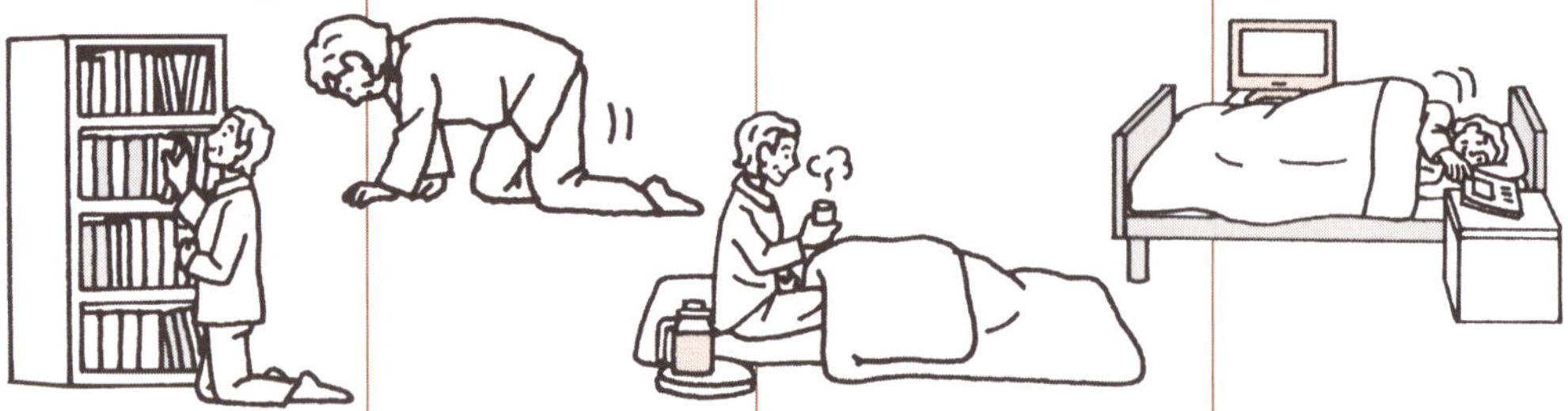

高齢者の自立の度合いがわかる客観的基準

平成3年（1991年）、当時の厚生省は、市区町村の老人保健福祉計画を策定する際に、老人の自立の度合いを全国同じ基準で判定するために、「障害老人の日常生活自立度（寝たきり度）判定基準」をつくりました。この判定基準は、大きく、J（自立を意味するローマ字表記の大文字）、A、B、Cの4ランクに分かれて、さらにそれぞれが2つに細分化されています。

Jランクの人は自立していますが、虚弱《きょじゃく》老人=寝たきり予備軍として考えられ、この人たちの機能レベルを落とさないようにすることが寝たきり予防において大切です。そして各ランクの人々が少しでも上のランクに上がるように援助することが基本になります。

本書で紹介している体操は、寝たきり状態になることを未然に防ぐ、あるいは寝たきり状態になるまでの時間を少しでも先延ばしして、QOL（クオリティオブライフ=生活の質）を高めることを目的にしています。介護予防リハビリ体操は、元気な人がさらに体力を増強することを目的にしたものではありません。この体操を考案するにあたってはリハビリテーションの考えを取り入れ、高齢者や軽い障害がある人たちでも無理なく行えるプログラムを用意しました。

本書では、寝ていても、座っていても、立っていてもできる体操、関節を動かすことなく、筋肉に力を入れて、ピンポイントで日常の生活動作で必要な筋肉を強化する体操、関節の動きをやわらかくするストレッチ、バランス運動、関節拘縮《こうしゅく》を予防する体操などを紹介します。

第1部では、JABCランクの判定基準となる基本動作を行う際の注意点と、こうした基本動作が行えない場合に、どのような介護予防リハビリ体操を行えばよいのかを解説します。

J　歩ける

遠方にも外出できる

J1

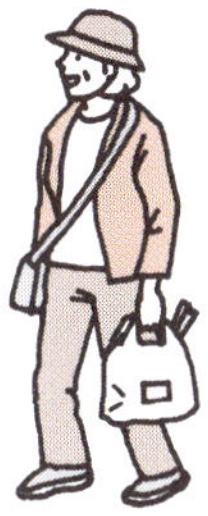

ウォーキングに参加できるように

日帰りの旅行をできるように

隣近所にしか外出できない

J2

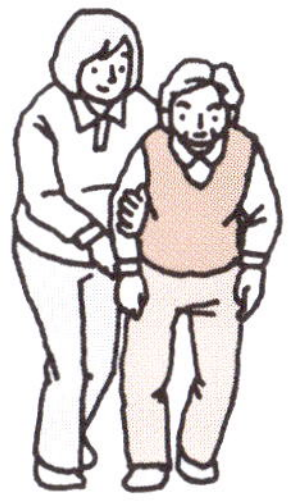

介助で交通機関を使えるように

少し離れたスーパーへ買い物に出かけられるように

A　介助があれば歩ける

屋内生活は自立し、介助により外出できる

A1

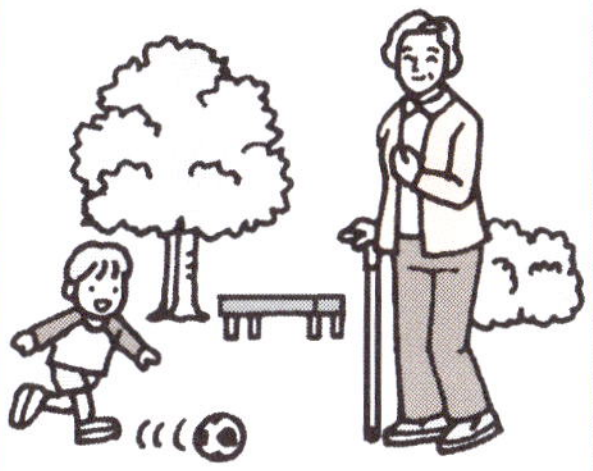

手すりで数段上り下りができるように

杖《つえ》で数段上り下りができるように

歩行距離が延びるように

屋内生活は自立するも、外出できない

A2

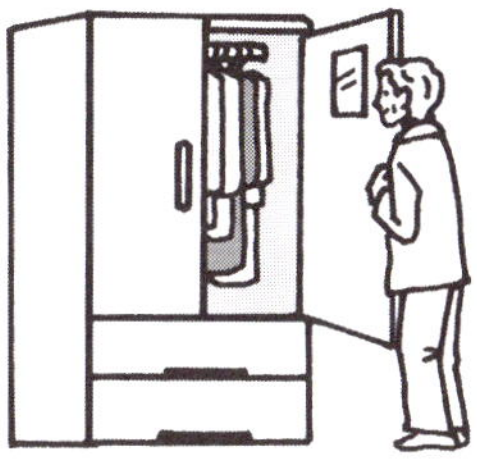

つかまって足踏みができるように

杖《つえ》で足踏みができるように

つかまって歩けるように

日常生活自立度判定基準と介護保険制度の認定基準との対応

J	歩ける	J1	遠方にも外出できる（交通機関を使ってもよい）	要支援1
		J2	隣近所にしか外出できない	
A	介助があれば歩ける	A1	屋内生活は自立し、介助により外出できる	要支援2
		A2	屋内生活は自立するも、外出できない	
B	寝たきり（座《ざ》位《い》可能）	B1	自力で車イスに移れる（膝《ひざ》立《だ》ちできる）	要介護1
		B2	介助があれば車イスにのれる（膝立ちできない）	要介護2 要介護3
C	寝たきり（一日中ベッド）	C1	自力で寝返りできる	要介護4
		C2	自力で寝返りできない	要介護5

基本動作の改善体操

寝返りを打つ ❶ 基本動作を知る

寝返りができれば、床ずれを防止できる

一日中ベッドで寝たきりで生活を送る場合でも、自力で寝返りが打てるのと打てないのとではQOL（生活の質）に大きな違いがあります。寝返りが打てないと床ずれ（褥瘡《じょくそう》）が生じて、皮膚組織が壊死《えし》する恐れがあります。ここでは、脳卒中《のうそっちゅう》などで片マヒになった人が自力で寝返りをするための基本動作を解説します。マヒのない高齢者が行う体操は、第1部の最後の資料で解説します。

脳卒中《のうそっちゅう》が原因でマヒが生じることが多いといわれます。左右それぞれの半身のうち、マヒのある側を「患側《かんそく》」と呼び、逆の側を「健側《けんそく》」と呼びます

寝返りの運動

片マヒの人は、寝返りは原則として、健側《けんそく》のほうにからだを向けます。左半身が患側《かんそく》なので、右側に寝返りを打ちます

仰向《あおむ》けに寝る

介助者に手伝ってもらって、ベッドの上で仰向けの状態になります

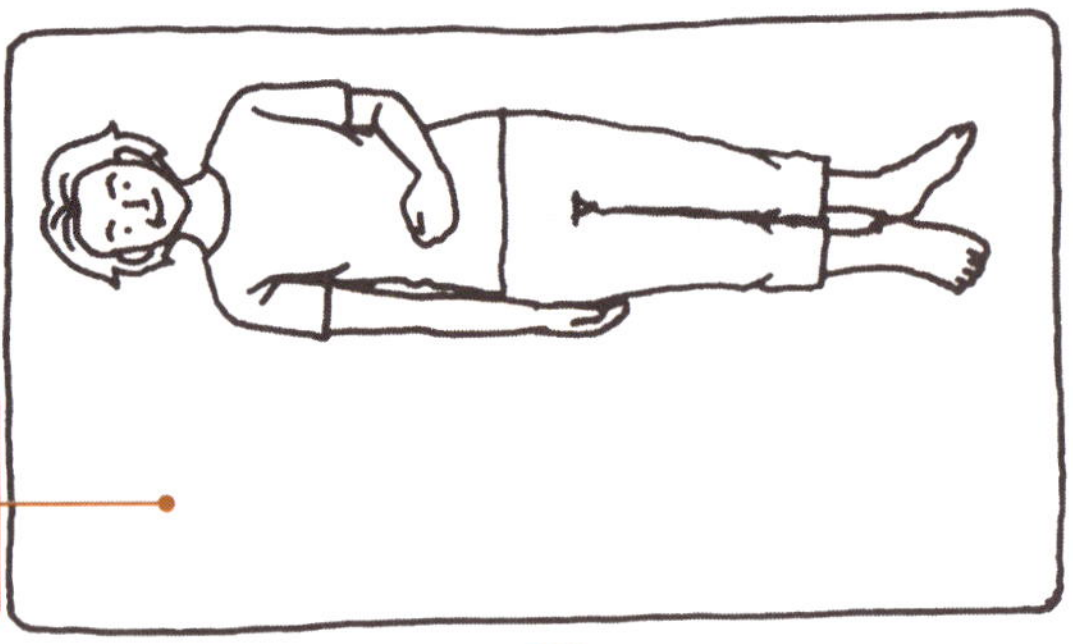

これから寝返りをしようとする側を少し広くあけます

片脚を差し入れる

健側《けんそく》の脚を、患側《かんそく》の脚の下に差し入れます

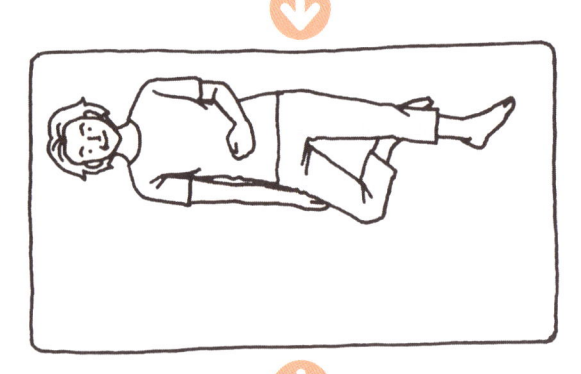

腕を持ち上げる

健側の手で患側の手を握り、顔の上あたりに持ち上げます

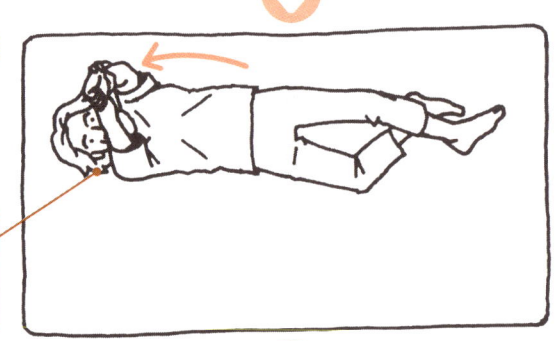

顔を寝返るほうに徐々に曲げていきます

持ち上げた腕を倒す

頭を上げるように力を入れ、全身を健側のほうへひねって横向きになります。もとの姿勢に戻るときは、逆の順序で行います

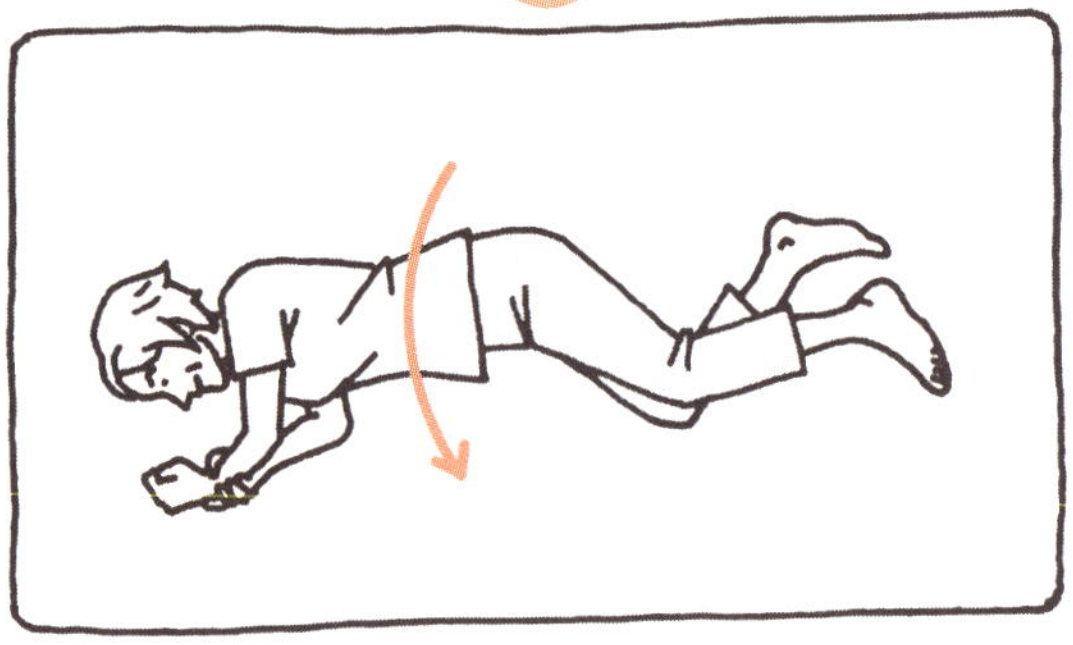

寝返り動作はひねりがポイント

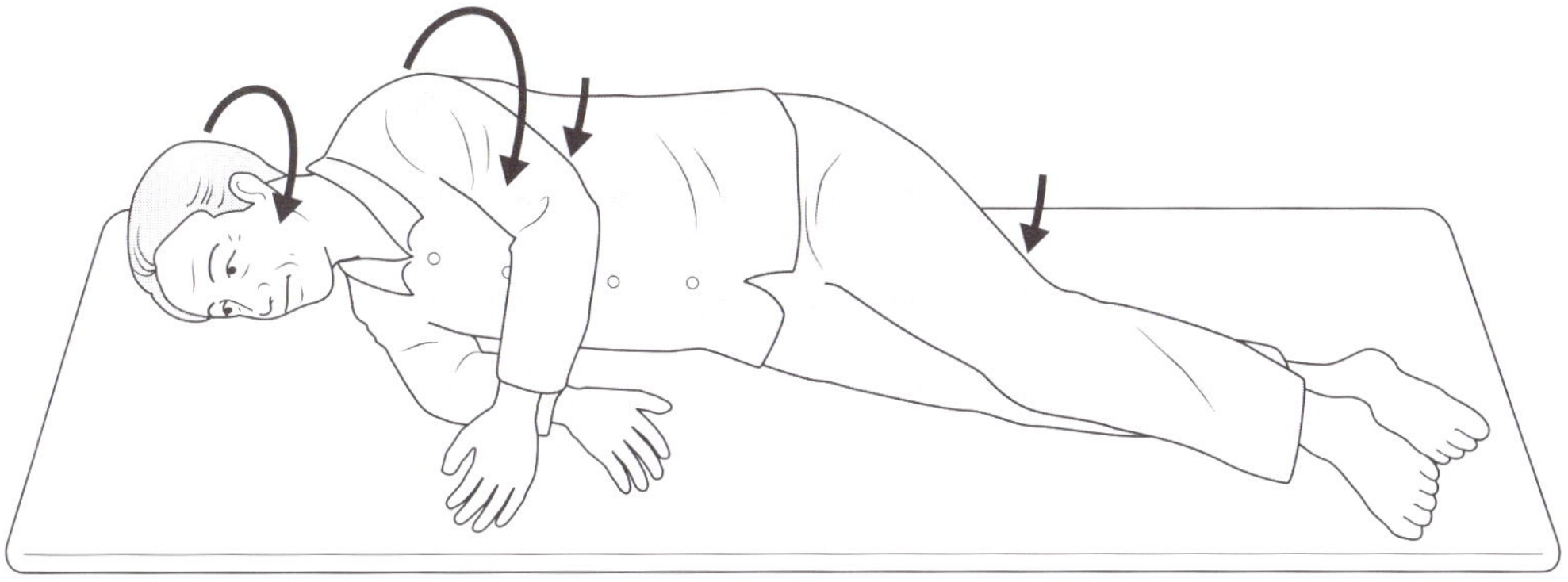

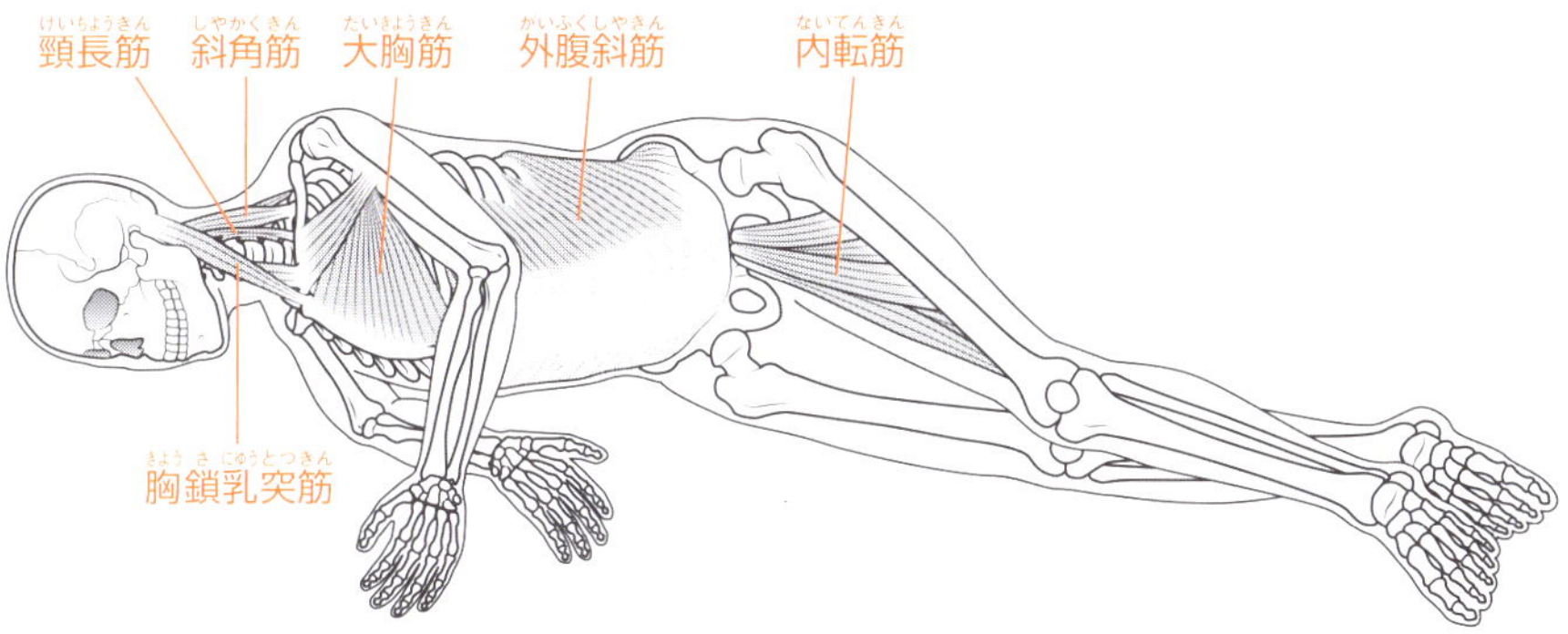
頸長筋《けいちようきん》
斜角筋《しやかくきん》
大胸筋《たいきようきん》
外腹斜筋《かいふくしやきん》
内転筋《ないてんきん》
胸鎖乳突筋《きようさにゆうとつきん》

寝返りの動作は、①首をまわす、②頭と肩を上げる、③下半身をまわすといった動作を一度に行うものです。これは人が横を向くときの動作と同じです。マヒなどの障害がある場合は、右ページのように両腕をいっぱいに上げ、頭を浮かせながら両腕を横に倒してからだをひねれば寝返りを打つことができます。これまで寝たきりだったので最初はうまくできないかもしれませんが、繰り返し練習してください

動作の基本の「き」

ベッドは廃用《はいよう》症候群の温床

ベッドは気をつけなければ廃用症候群の温床になります。私たちは、眠っているときにもたびたび寝返りをしています。意識のある人が動けない状態でいるのは虐待《ぎゃくたい》に近いぐらい苦痛をともないます。意識がない人であってもからだは苦痛で反応します。

意識がない人は、介護をする人が気をつけてあげなければなりません。意識がある人の場合は、自分でできるように力づけてあげてください。

何事にも理由がある

不動による苦痛を与えるのは虐待《ぎゃくたい》

不動（自分でからだを動かせない）による苦痛から自分で逃れられるのは素晴らしいことです。寝返りができるかできないかは、その次の動作機能の向上にかかわる重要なことです。寝返りができないということにはそれなりの理由があります。その理由を知り、できるように誘導します。「不動による苦痛の解除」は介護の大きな目標でしょう。それを除去するだけでQOL（生活の質）は格段に改善するでしょう。

寝返りを打つ❷
運動能力のチェック

単純に見えますが、「寝返り」は、さまざまな動作が複合した複雑な動作です。ここでは、片マヒの人が寝返りを打つ際に必要な運動能力を持っているかどうかをチェックします。

基本的なチェック

首を左右に十分まわせるか

寝返りを打つには、まず首を寝返る側へまわさなくてはなりません。首が十分にまわることは寝返りの練習をする絶対条件です

チェック
☐ できた
☐ できない

仰向《あおむ》けに寝る

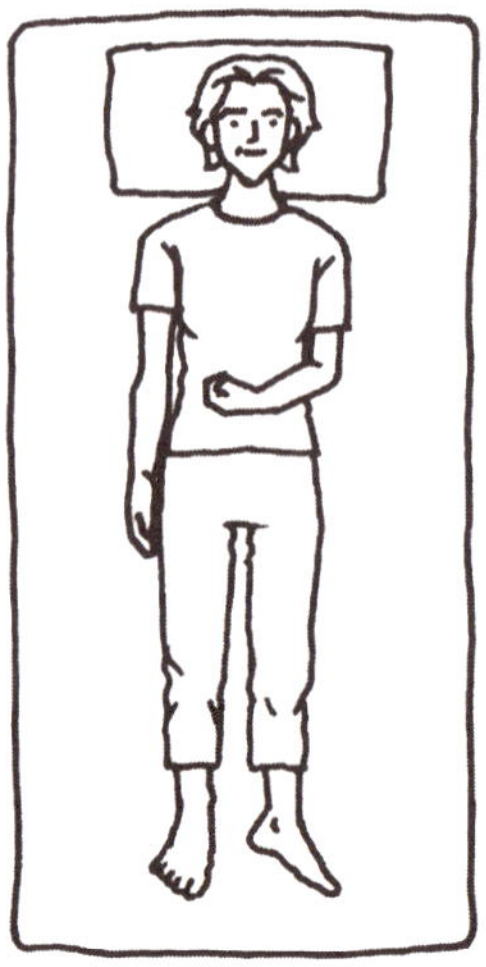

首の下に枕をおいて、仰向けに寝ます。顔をまっすぐ天井に向けた姿勢をとります

健側《けんそく》に首をまわす

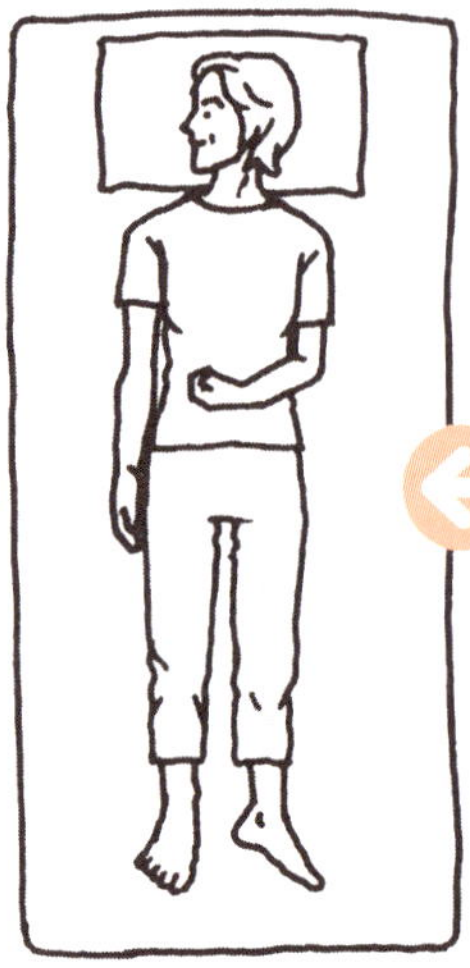

首をゆっくりと健側にまわして、まわりきったら、そのままゆっくりもとに戻します

患側《かんそく》に首をまわす

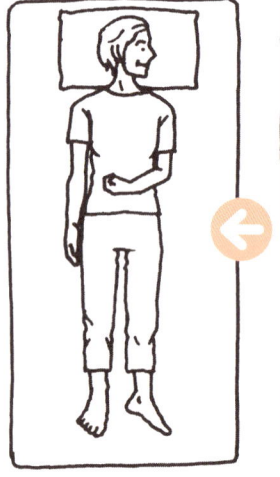

患側についても同様に、ゆっくりまわして、戻します

頭を枕から上げられるか

寝返りを打つには、頭を持ち上げることがとても重要です。それには、腹筋や首のまわりの筋肉がある程度働いてくれなければなりません

チェック
☐ できた
☐ できない

仰向《あおむ》けの姿勢をとる

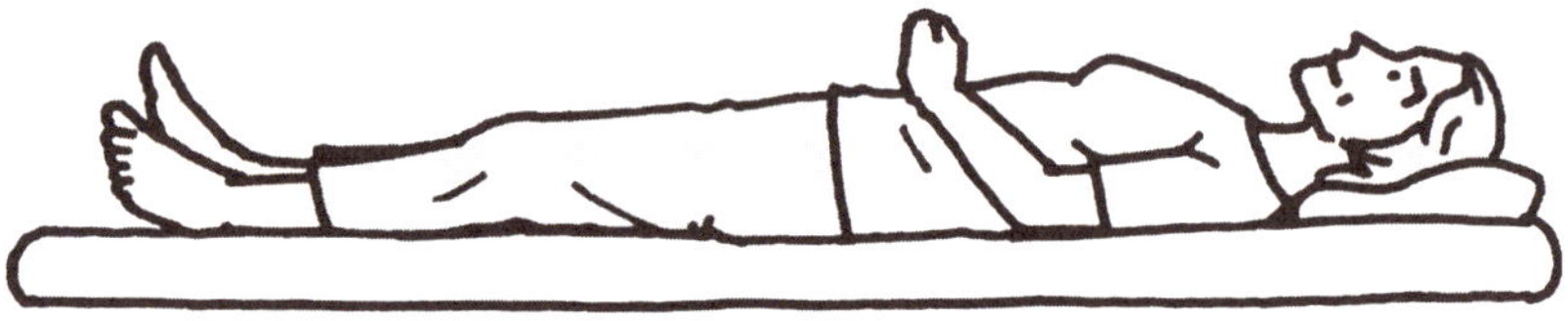

顔を天井に向けて、からだを伸ばして、仰向けの姿勢をとります

頭を浮かせる

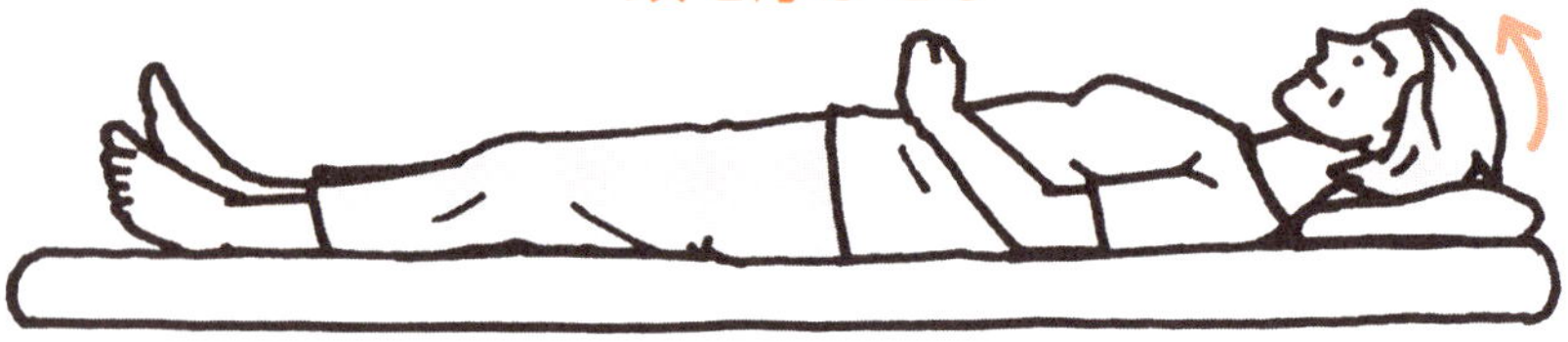

頭をゆっくりと１呼吸くらいかけて持ち上げ枕から浮かせたら、１呼吸くらいかけてゆっくりと戻します。同様の動作を５回繰り返します

健側《けんそく》の手で患側《かんそく》の腕を持ち上げられるか

片マヒの人が寝返りを打つ際には、健側の手で患側の腕を持ち上げることが必要です。腕一本でもマヒしていると案外重いので、健側の腕力が必要です

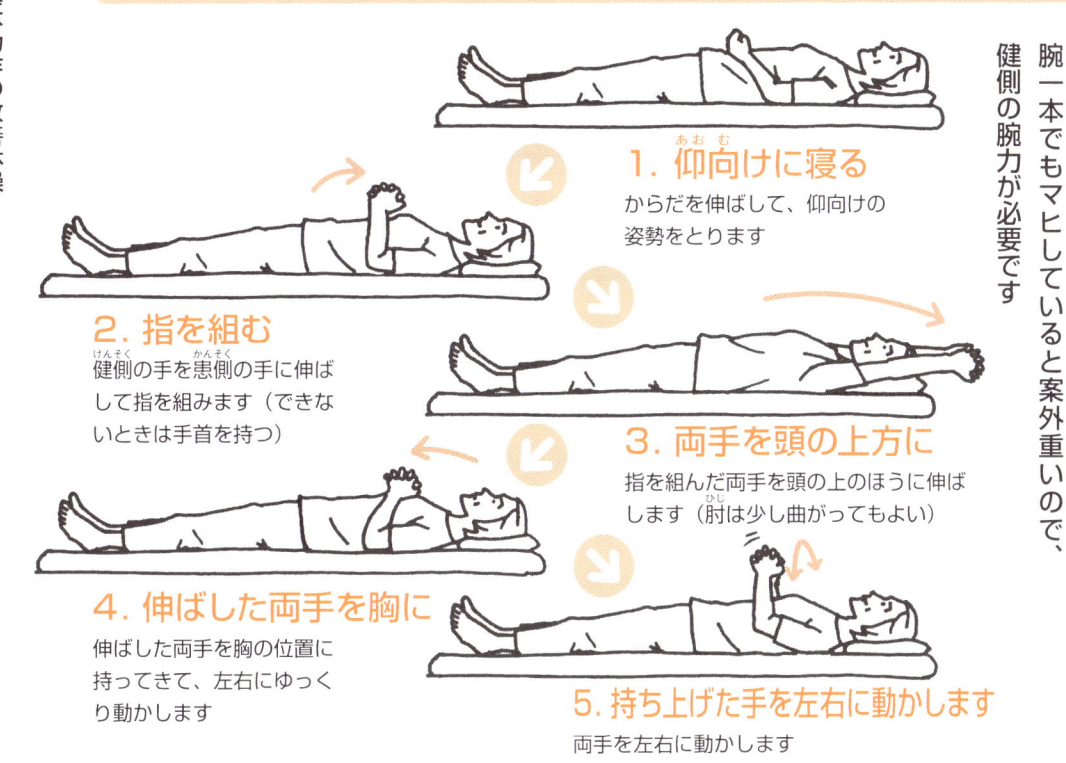

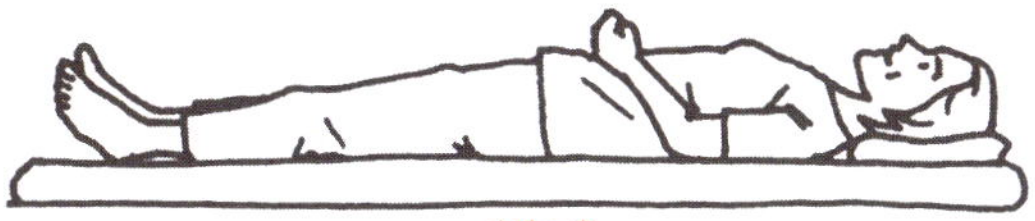

1. 仰向《あおむ》けに寝る

からだを伸ばして、仰向けの姿勢をとります

2. 指を組む

健側《けんそく》の手を患側《かんそく》の手に伸ばして指を組みます（できないときは手首を持つ）

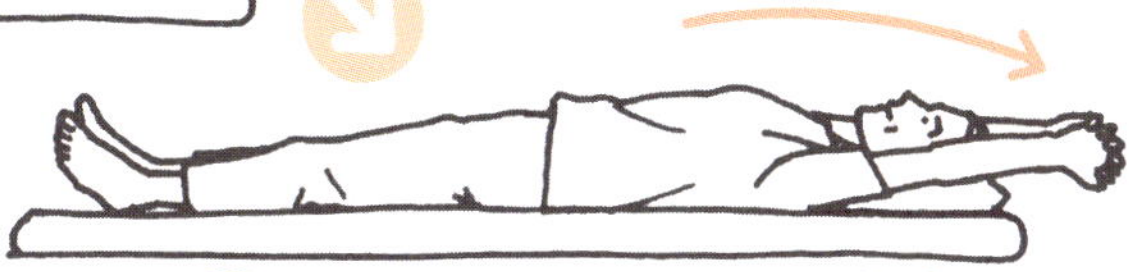

3. 両手を頭の上方に

指を組んだ両手を頭の上のほうに伸ばします（肘《ひじ》は少し曲がってもよい）

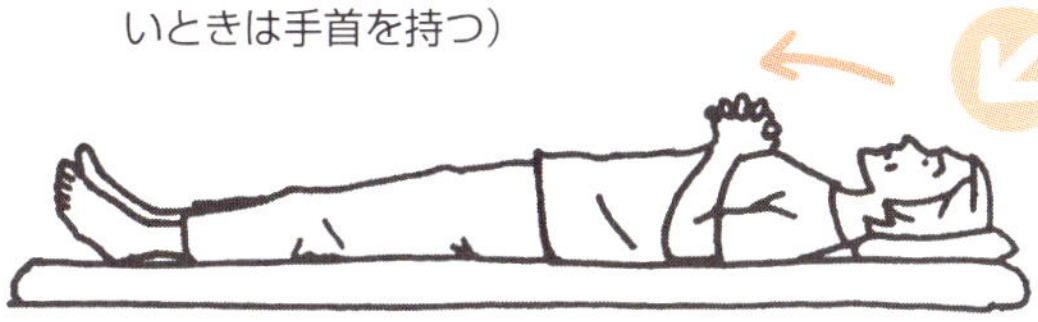

4. 伸ばした両手を胸に

伸ばした両手を胸の位置に持ってきて、左右にゆっくり動かします

5. 持ち上げた手を左右に動かします

両手を左右に動かします

チェック

□ できた
□ できない

健側《けんそく》の脚で患側《かんそく》の脚を持ち上げられるか

寝返りを打つには、健側の脚で患側の脚を持ち上げ、健側のほうにひねります。それには健側の脚の筋力と、首から腹にかけての筋力が必要です

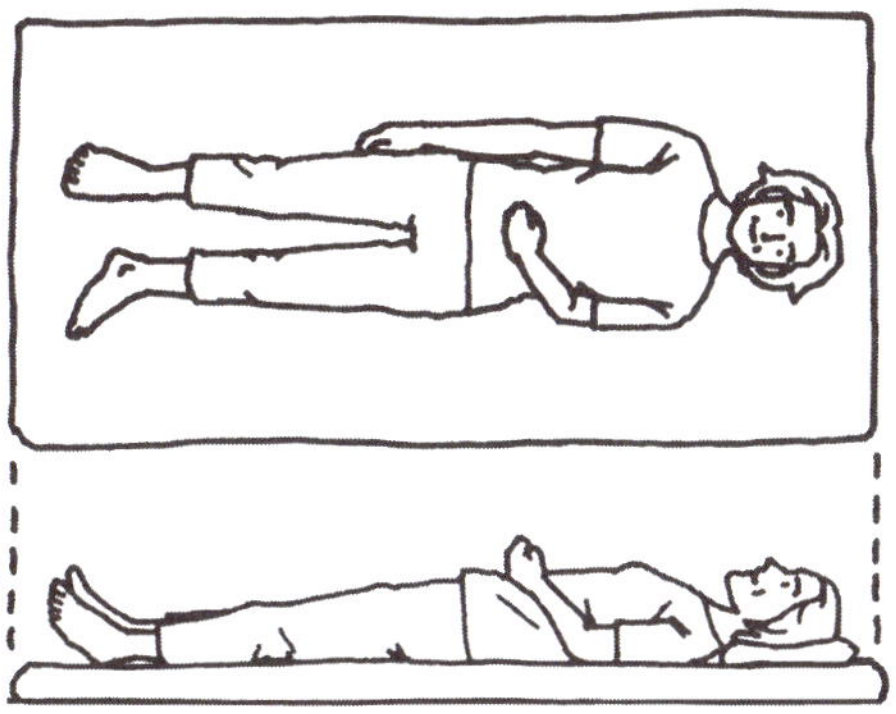

1. 仰向《あおむ》けに寝る

まず仰向けの姿勢になります

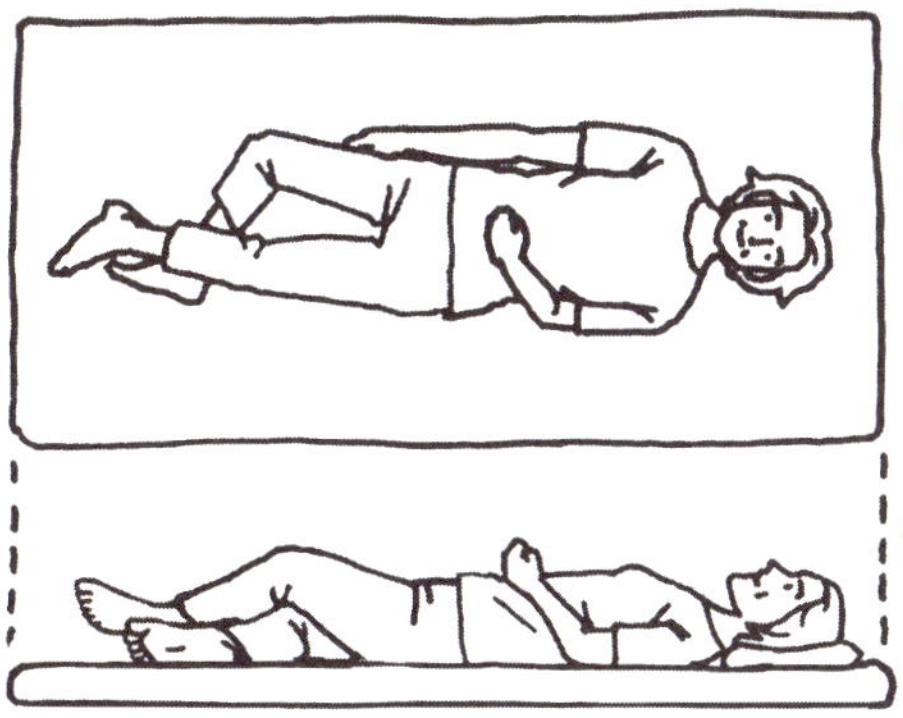

2. 片脚を入れる

健側《けんそく》の脚を患側《かんそく》の脚の下に差し入れ、足の甲に患側の足首がのるようにします

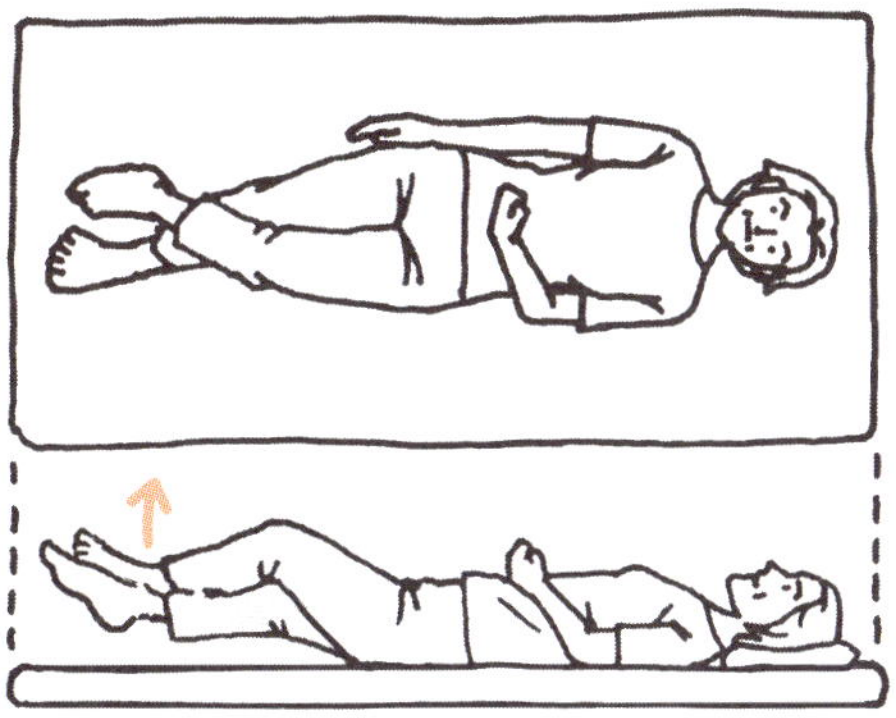

3. 両脚を持ち上げる

健側の脚と腹筋に力を込め、両脚を一気に持ち上げ、そのまま下ろします

チェック

□ できた
□ できない

基本動作の改善体操

寝返りを打つ③ できない場合の改善策を探す

自力で寝返りが打てない原因としては、関節を長期間動かさないことによって、関節の動きが制限された状態になる「関節拘縮《こうしゅく》」や、頸《けい》部《ぶ》、肩、脚などの筋力不足が考えられます。ここでは、38〜39ページで行った運動能力のチェック結果に基づいて、どこに問題があるのかを把握《はあく》し、その問題を解決するための改善策をチャートで説明します。

寝返りができない原因は？

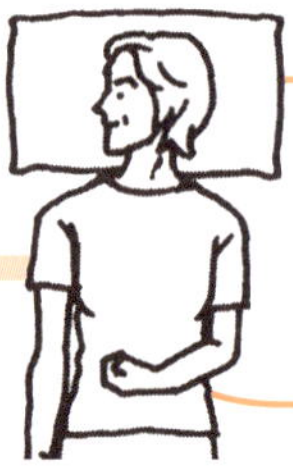

首を左右に十分まわせない

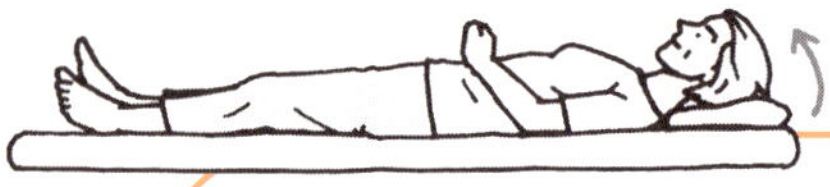

頭を枕から上げられない

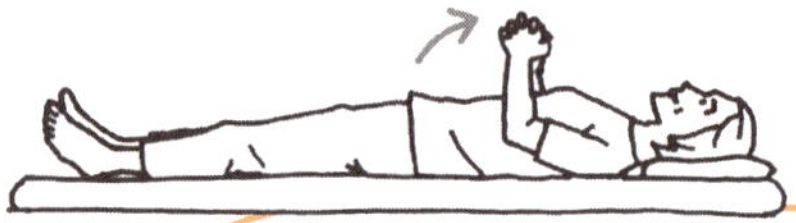

健側《けんそく》の手で患側《かんそく》の手を持ち上げられない

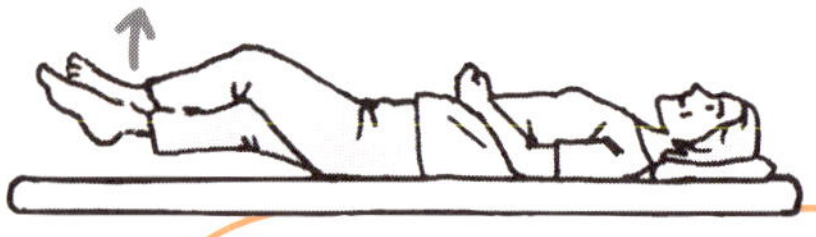

健側《けんそく》の脚で患側《かんそく》の脚を持ち上げられない

運動能力のチェック（チェック内容は38～39ページを御参照ください）

運動をしてはいけない場合

主治医に注意を受けている

本人の理解力、意欲がない

介助者（家族）の協力が得られない

「運動能力のチェック」で紹介している運動は、基本的に改善体操として利用できます。課題をクリアできなくても、繰り返すことで、基本動作に必要な能力が自然に身につきます

ひとつでも該当すれば「寝返りを打つ」運動は当分断念する

掲載ページ	改善体操・その他の対応（例）	できない原因
P.264	首（頸椎《けいつい》）の運動（屈曲《くっきょく》・伸展《しんてん》）（寝た姿勢で行います）	頸椎《けいつい》の関節に強い拘縮《こうしゅく》がある
P.144	首を上下左右に動かす	首まわりの筋肉が弱い
P.195	伸ばしてゆっくり首まわし	頸部《けいぶ》の筋肉の固縮《こしゅく》が強い
P.264	首（頸椎《けいつい》）の運動（屈曲《くっきょく》・伸展《しんてん》）（寝た姿勢で行います）	頸椎《けいつい》の関節の動きが悪い
P.182	額《ひたい》とあごを両手で押し合う（寝た姿勢で行います）	首のまわりの筋力が弱い
P.43	肩と肘《ひじ》の関節の動きを改善する運動	肩と肘《ひじ》の関節がうまく動かない
P.111	仰向《あおむ》けで肩を上げる	腕の筋力が弱い
P.43	股関節《こかんせつ》の動きを改善する運動	患側の股関節《こかんせつ》の動きが悪い
P.110	筋肉の緊張とリラクセーション	健側《けんそく》の脚に力がない
	固めのふとんにかえる	ふとんがやわらかすぎる

寝返りを打つ④　改善体操の例

寝返りを阻害する関節拘縮《こうしゅく》を改善しよう

寝たきりなどで、筋肉や関節を長期間動かさないでいると、筋肉のつっぱりや短縮、関節周辺の靱帯《じんたい》や腱《けん》、皮膚の短縮などが起きて、関節の動きが制限された状態になります。これを「関節拘縮《こうしゅく》」と呼びます。拘縮の改善や予防には日頃から関節を十分に動かすことが重要になってきます。ここでは、寝返りを打つ際に必要になる動作を改善する体操を紹介します。

長い間寝ていると、床ずれを起こしたり、肺炎などの合併症が出たりします。これを防ぐには、介助者が2～3時間おきに手を貸して寝返りさせる必要があります

肩関節をまわす運動

肩関節は、いろいろな方向へ動く関節（球関節）なので、拘縮《こうしゅく》による制限があると、日常生活にさまざまな支障が出てきます

肘《ひじ》と手首を握る

介助者は一方の手で要介護者の肘を持ち、もう一方の手で手首を握ります

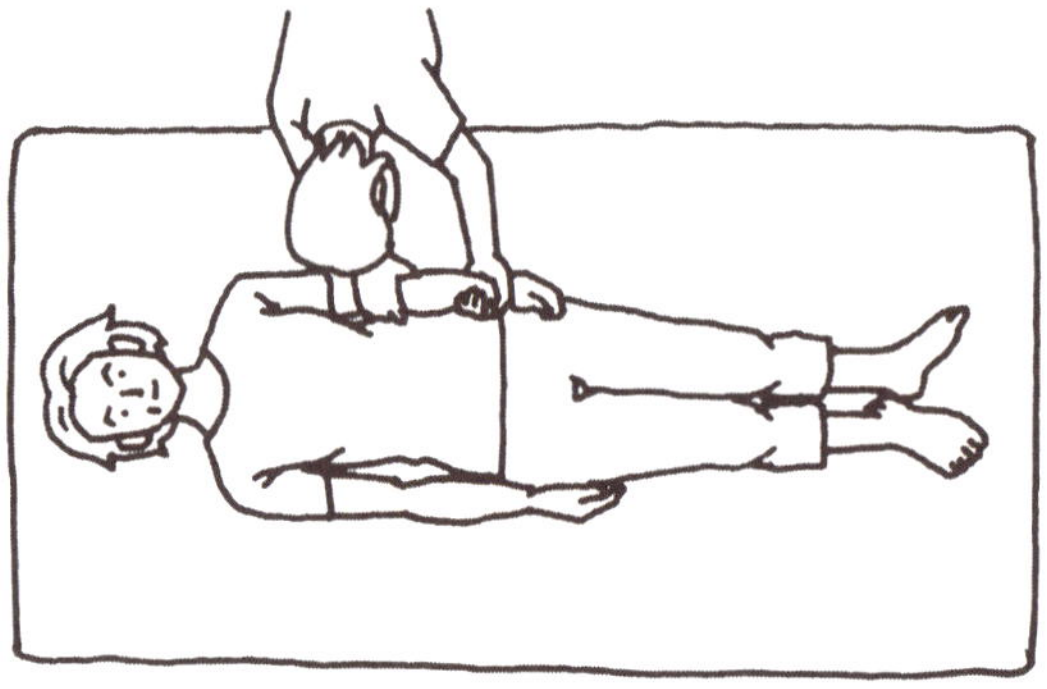

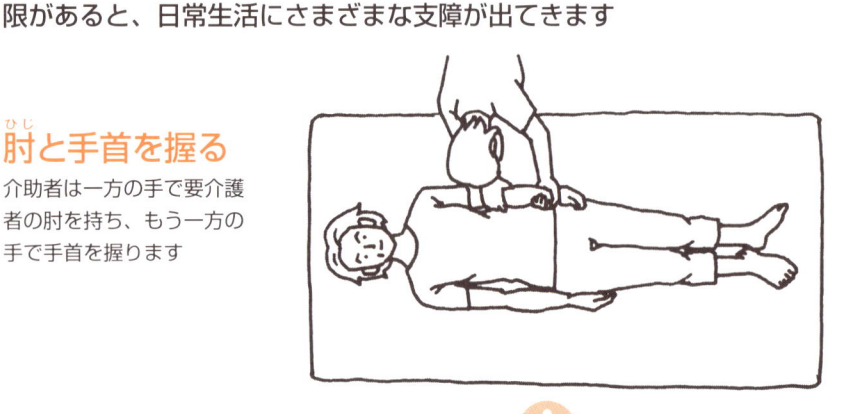

手を引き上げる

要介護者の肘を伸ばしたまま、手の先が天井に向くまで引き上げます

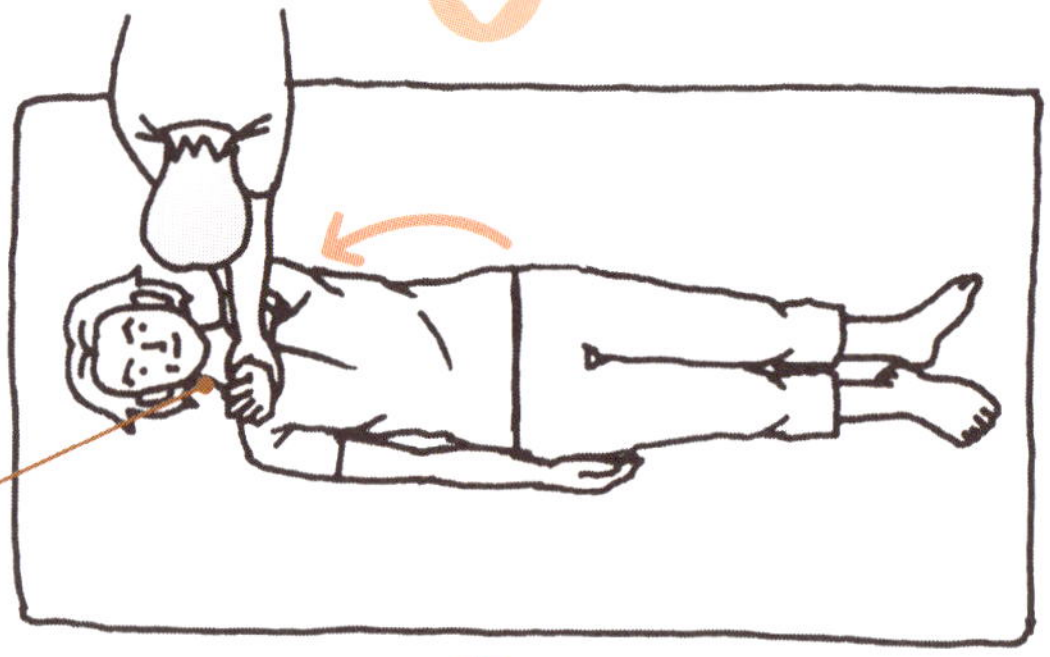

手のひらがつねに頭のほうを向くようにします

手を頭の上方に倒す

要介護者の手が上がりきったら、その手を頭の上方に倒し、布団やベッドにつけます。同様の動作をゆっくり2～3回繰り返します

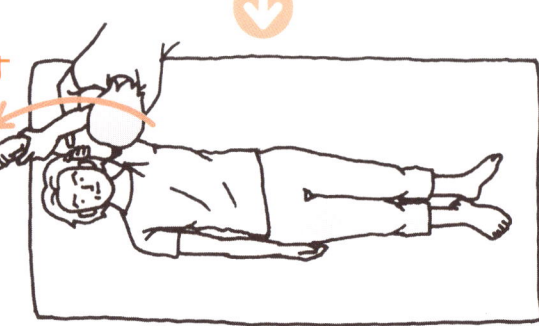

柵がある場合

要介護者の腕がベッドの柵につかえるときは、肘《ひじ》を曲げた状態で肘を布団やベッドにつけます

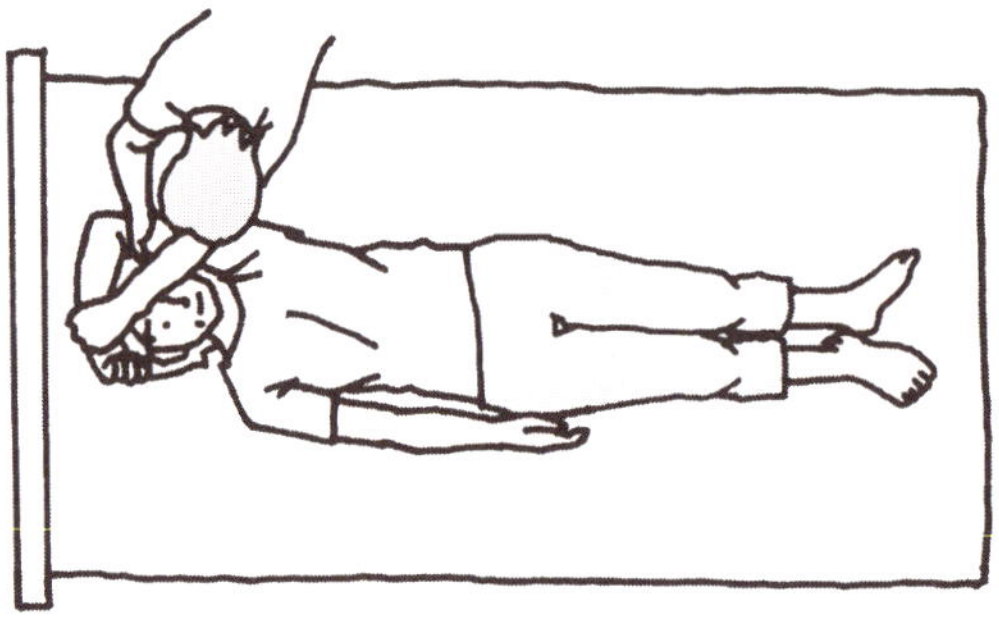

股関節《こかんせつ》の動きを改善する運動

股関節は６方向に動き、柔軟性に富む関節です。日頃から体操で柔軟性を維持しましょう

膝《ひざ》を直角に曲げる

介助者は一方の手で要介護者の踵《かかと》を、もう一方の手で膝の下を支えて、股と膝が直角になるように曲げます

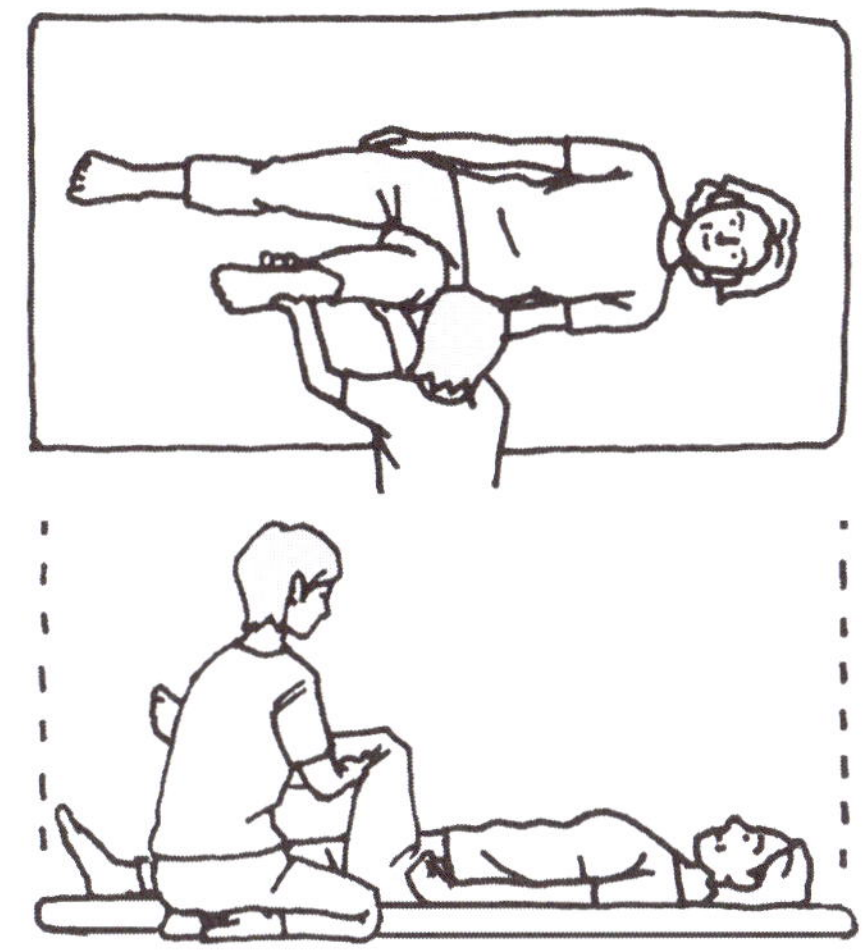

太ももを内旋《ないせん》する

介助者は踵を持ったまま自分の手前に引いて要介護者の太ももを内側にまわします（内旋）。終わったら、もとの姿勢に戻します

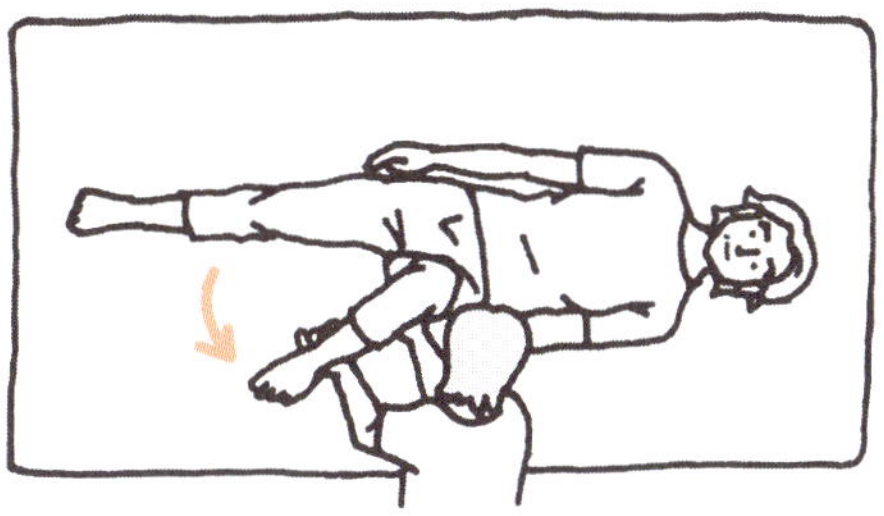

膝の位置を固定して行います

太ももを外旋《がいせん》

介助者は踵を押して、要介護者の太ももを外側にまわし（外旋）、もとに戻します。一連の動作をゆっくり２～３回繰り返します

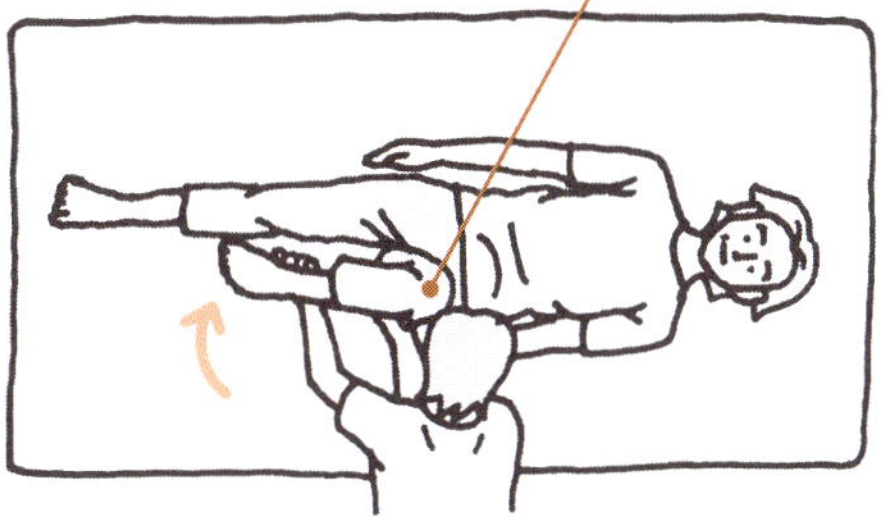

肩と肘《ひじ》の関節の動きを改善する運動

肩関節を動かすときは、手のひらがいつも頭のほう（内側）を向くようにして動かすと安全です

肘を曲げ手首を握る

介助者は要介護者の上腕《じょうわん》に一方の手をおき、肘《ひじ》を曲げさせ、もう一方の手で要介護者の手首を握ります

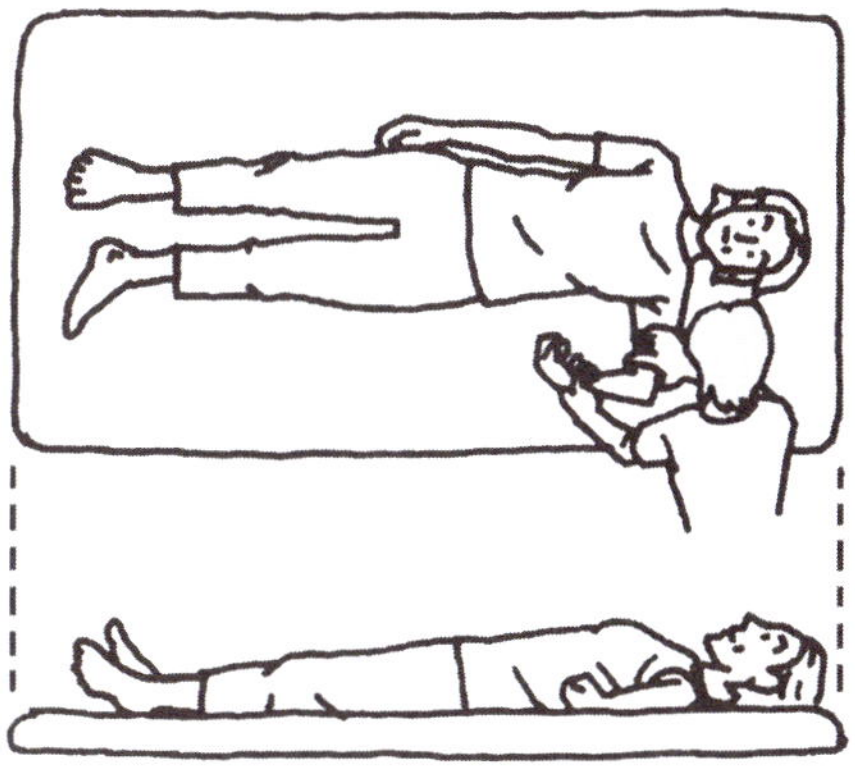

前腕《ぜんわん》を引き起こす

肘の位置を固定し、そのまま前腕を引き起こします

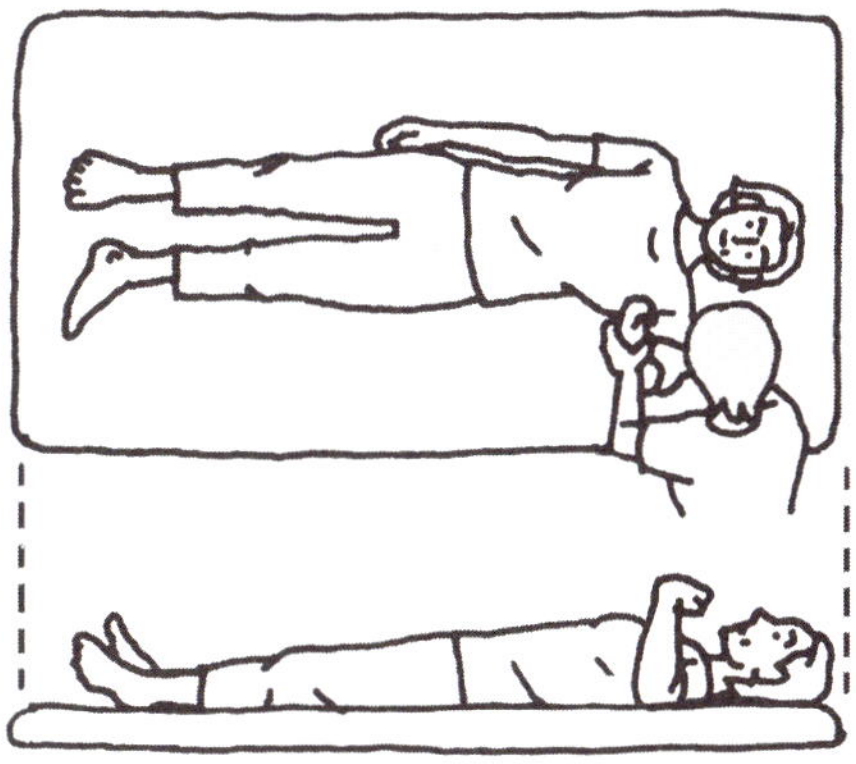

前腕を倒す

要介護者の手の甲が布団につくまで前腕を頭のほうにゆっくりと倒します。同様の運動をゆっくり２～３回繰り返します

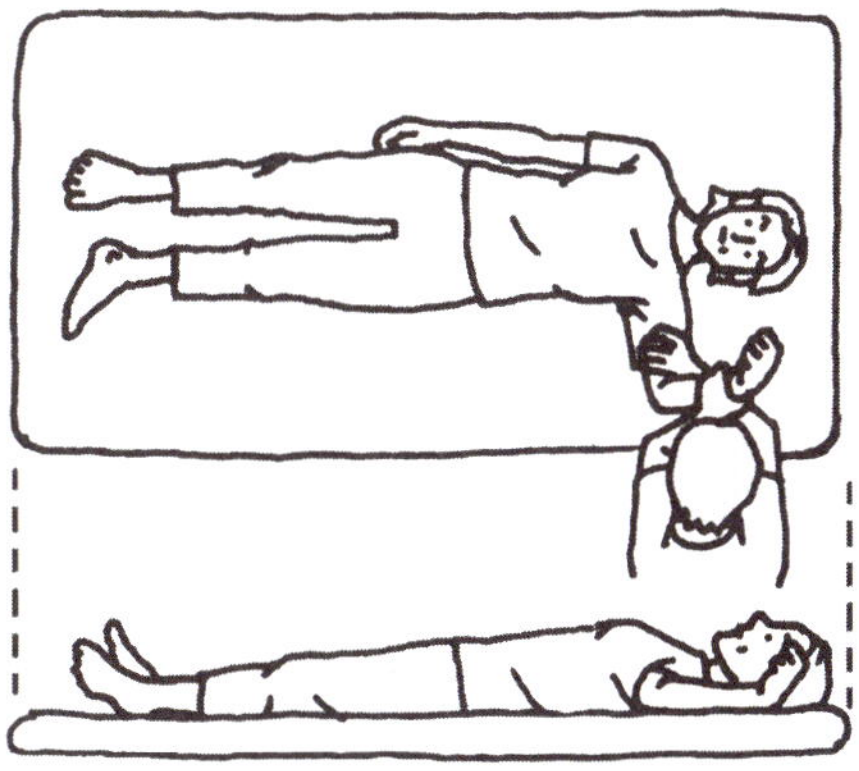

ベッドから起き上がる❶

基本動作を知る

骨盤《こつばん》を立てることができれば、QOLが劇的に改善する

一日中ベッドの上で過ごす寝たきり生活を送っている人でも、骨盤を立てることさえできれば、QOL（生活の質）が劇的に改善します。骨盤が立ってさえいれば、車イスにのることが可能になり、自分でトイレに行くこともできれば、外出も可能になり、行動範囲が一気に広がります。ここでは片マヒの人がベッドで起き上がるための基本動作を解説します。

まずは肘《ひじ》と前腕《ぜんわん》でからだをひねる姿勢（上から2番目の図）がとれるように練習します。次に肘を伸ばして上体を起こす（上から3番目の図）といったように段階を分けて練習します

起き上がりの運動

片マヒの人でも起き上がりは可能です。いきなり立ち上がることが難しい場合は、段階を分けて練習するとよいでしょう

脚を差し込む

仰向《あおむ》けの姿勢をとり、健《けん》側《そく》の手を横に伸ばして床につけます。続いて、健側の脚を患側《かんそく》の脚の下に差し込みます

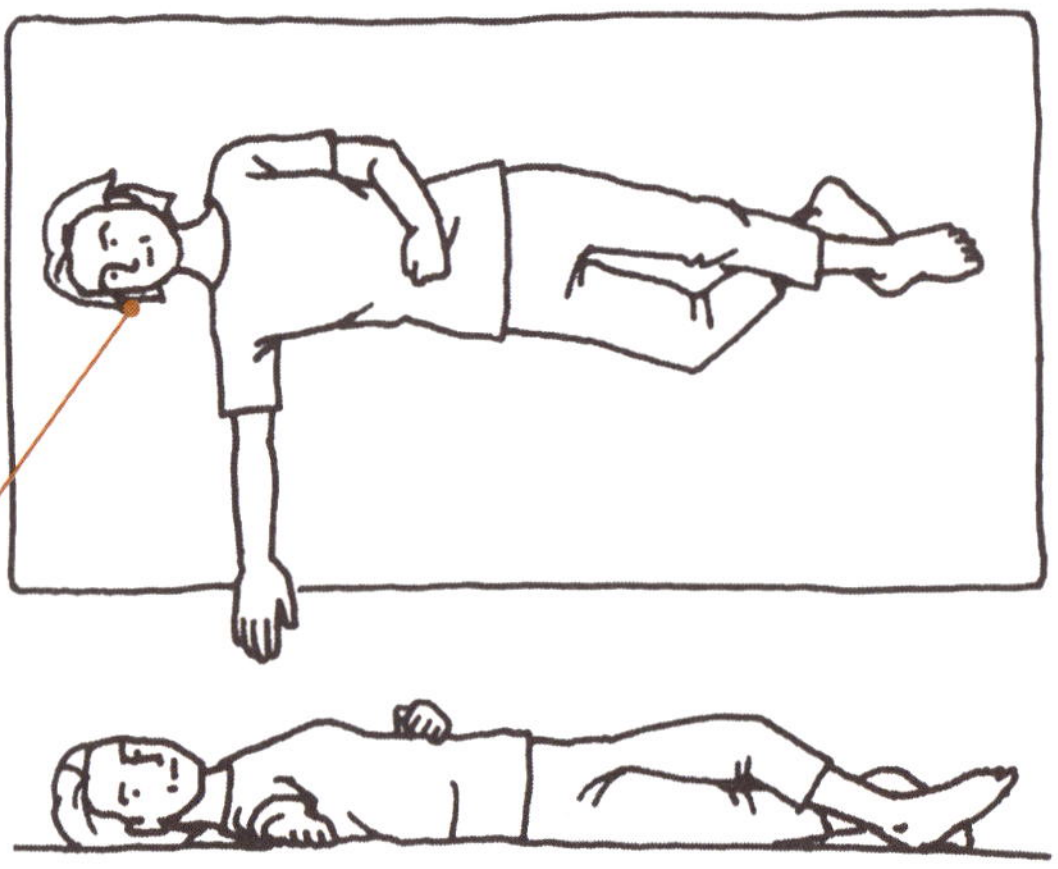

頭を健側に向けるようにします

肘《ひじ》を立てて上体を起こす

健側の脚を使って、患側の脚をまきつけるようにして健側にまわします。健側の肘を立てて上体を半起こしにします

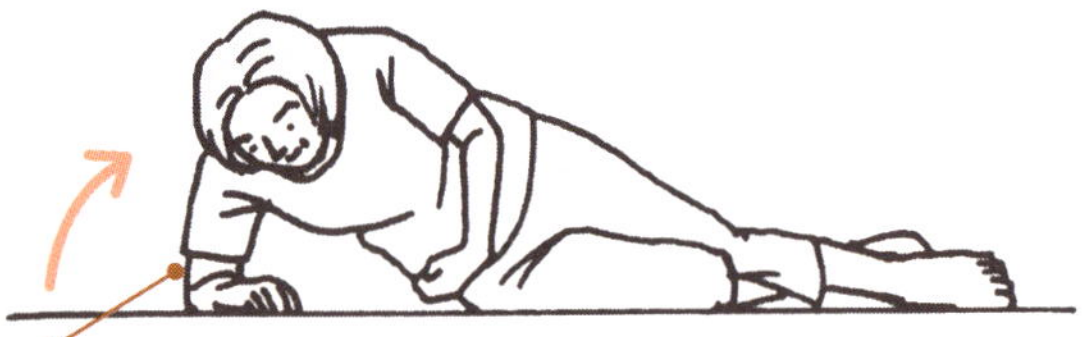

肘と前腕《ぜんわん》で体重を支えます

肘を伸ばす

肘を伸ばして上半身をさらに起こします。床についた手をからだのほうに寄せながら上体を起こします

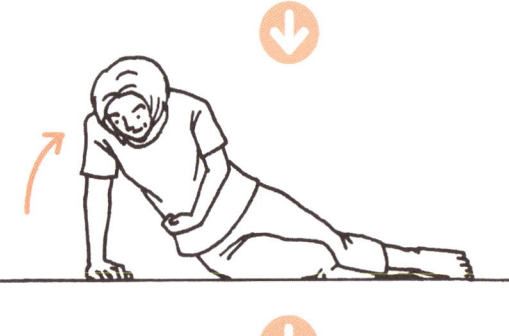

上体を正面に向ける

健側の手で支えながら上体を正面にまわします。姿勢を正したら、数呼吸おいて、逆の順序で最初の仰向けの姿勢に戻します

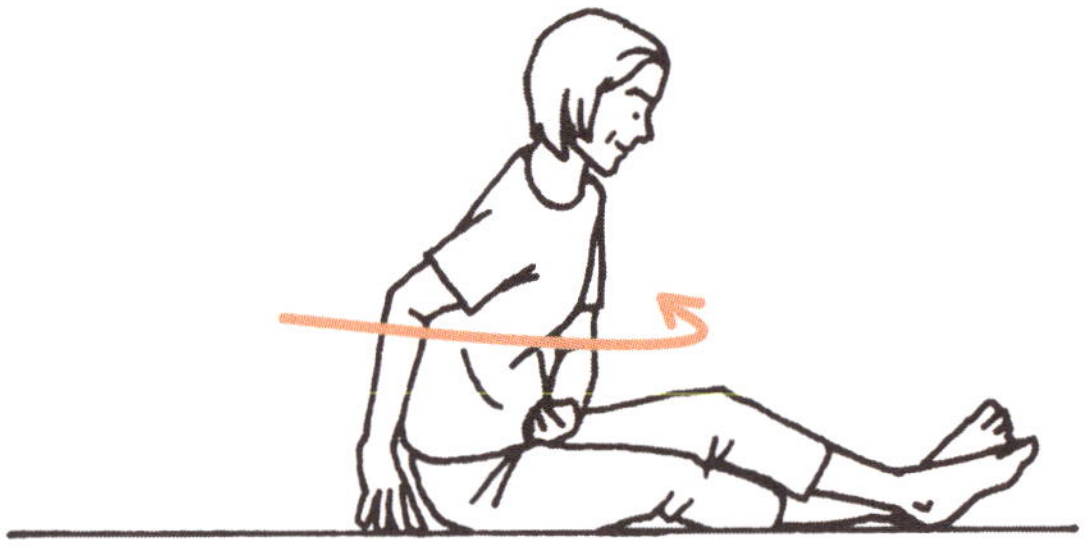

起き上がり動作は体重移動

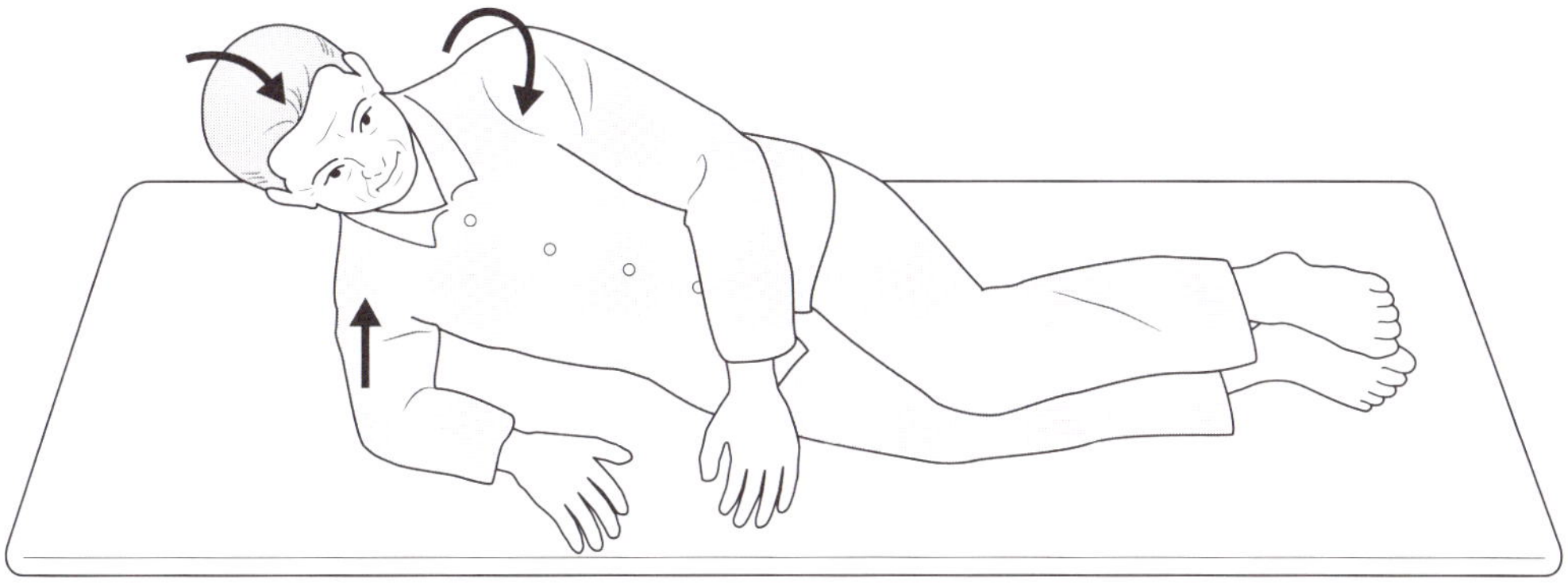

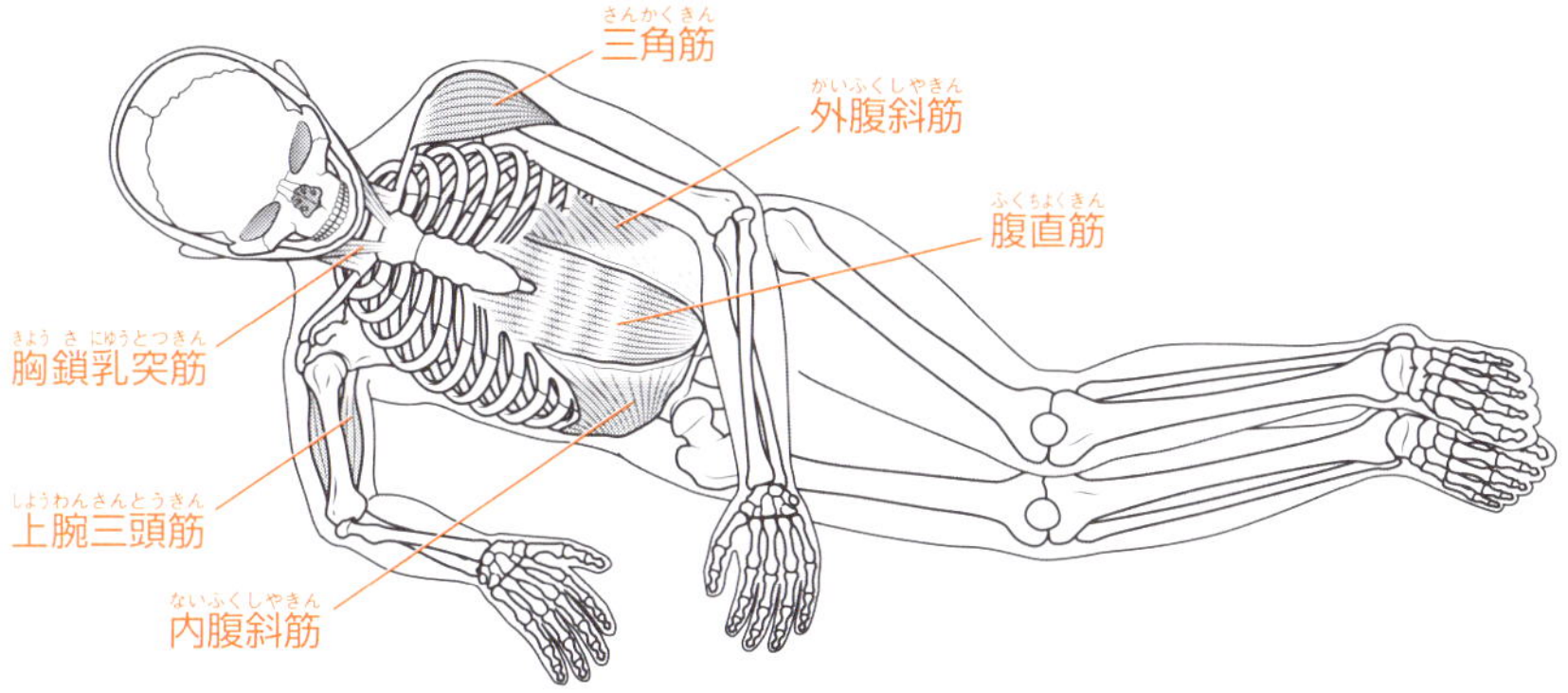

「起き上がる」という動作は、「寝返り」などと違って、ゆっくりと体重を移動する動作です。そのため筋肉もゆっくりと力強く収縮することが求められます。44ページで紹介している上体の「起き上がりの運動」は、からだを動かしはじめる際に用いる体幹《たいかん》の筋肉（腹直筋《ふくちょくきん》、腹斜筋《ふくしゃきん》）や頸《けい》部《ぶ》の筋肉（胸《きょう》鎖《さ》乳突筋《にゅうとつきん》）、床に手をつくときに働く、肩の筋肉（三角筋《さんかくきん》）など、さまざまな筋肉が協調して働きます

起立性低血圧とは

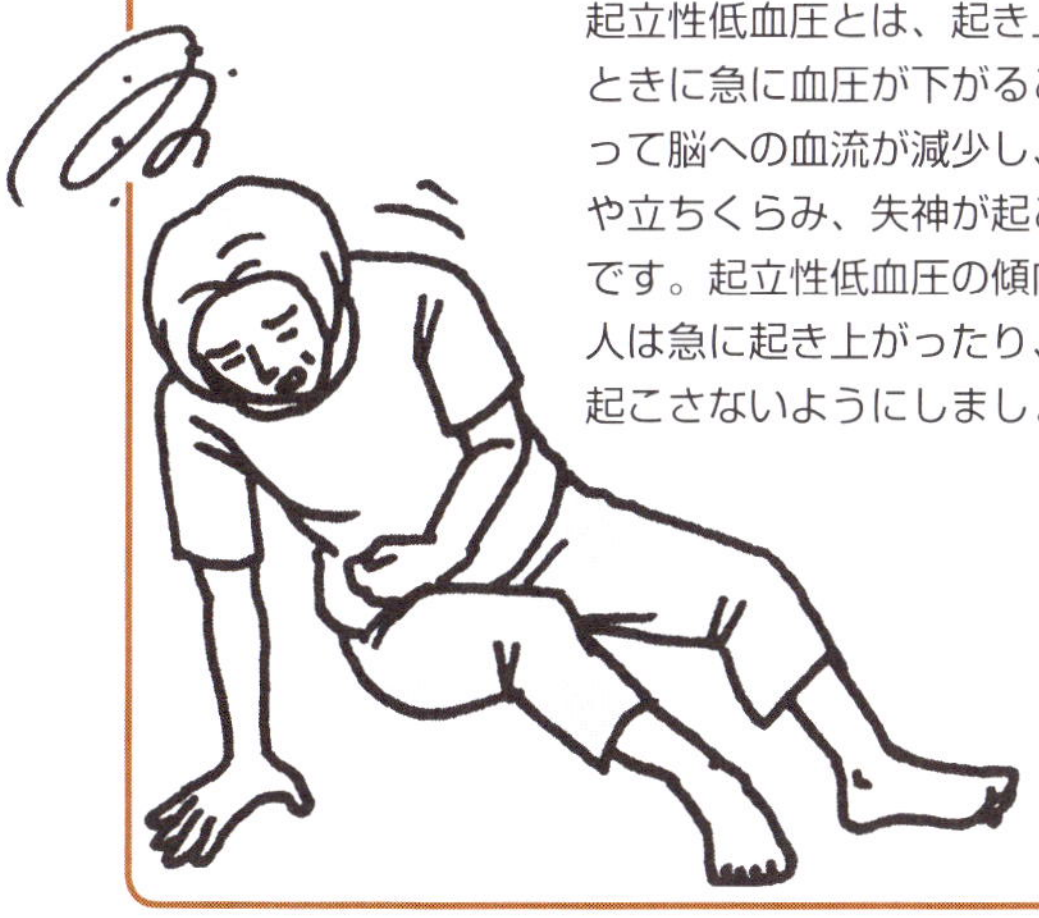

起立性低血圧とは、起き上がったときに急に血圧が下がることによって脳への血流が減少し、めまいや立ちくらみ、失神が起こることです。起立性低血圧の傾向がある人は急に起き上がったり、上体を起こさないようにしましょう

骨盤《こつばん》を立てる意味

守るも攻めるもこの一線

動《どう》作《さ》運動学的《うんどうがくてき》にいえば、寝ているとは骨《こつ》盤《ばん》が寝ているのです。からだを起こして、座ることは骨盤を立てることです。寝ている状態で排泄《はいせつ》の始末は、オムツか病室用の小型便器か尿導管しかありません。起き上がり座ることができればトイレに行ける可能性が出てきます。したがって、寝ているか、座っているかの境は、ＱＯＬ（生活の質）の点からいえば、寝たきりになるのを食い止める（守る）か、あるいは寝たきり状態から脱出する（攻める）かの重要な一線なのです。

基本動作の改善体操

ベッドから起き上がる❷

運動能力のチェック

「起き上がり」は、「寝返り」と違って立体的でゆっくりとした動作です。さまざまな筋肉を連続してゆっくりと力強く動かしていく必要があります。

基本的なチェック

脚を60度以上、上げられるか

股関節《こかんせつ》が十分に曲がらないと、起き上がることができません。また、膝《ひざ》を伸ばしたまま60度以上脚を曲げられないと長座位《ちょうざい》（脚を投げ出して座ること）ができません

チェック
- □ できた
- □ できない

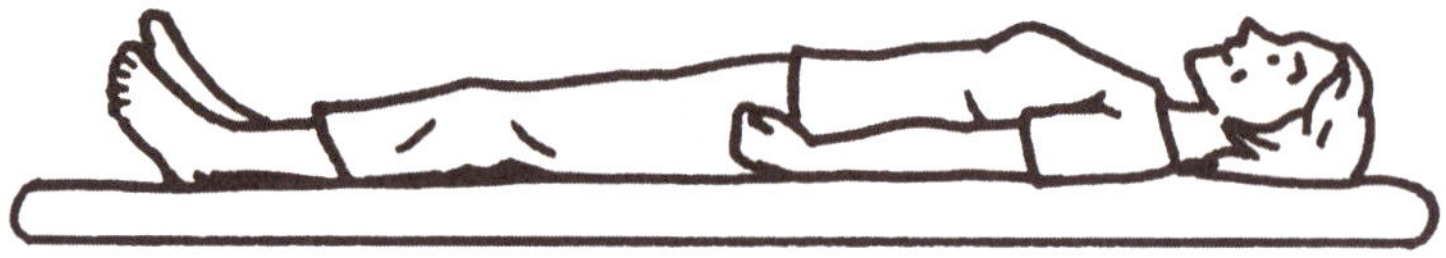

仰向《あおむ》けに寝る

仰向けに寝て、両膝《ひざ》をまっすぐ伸ばします

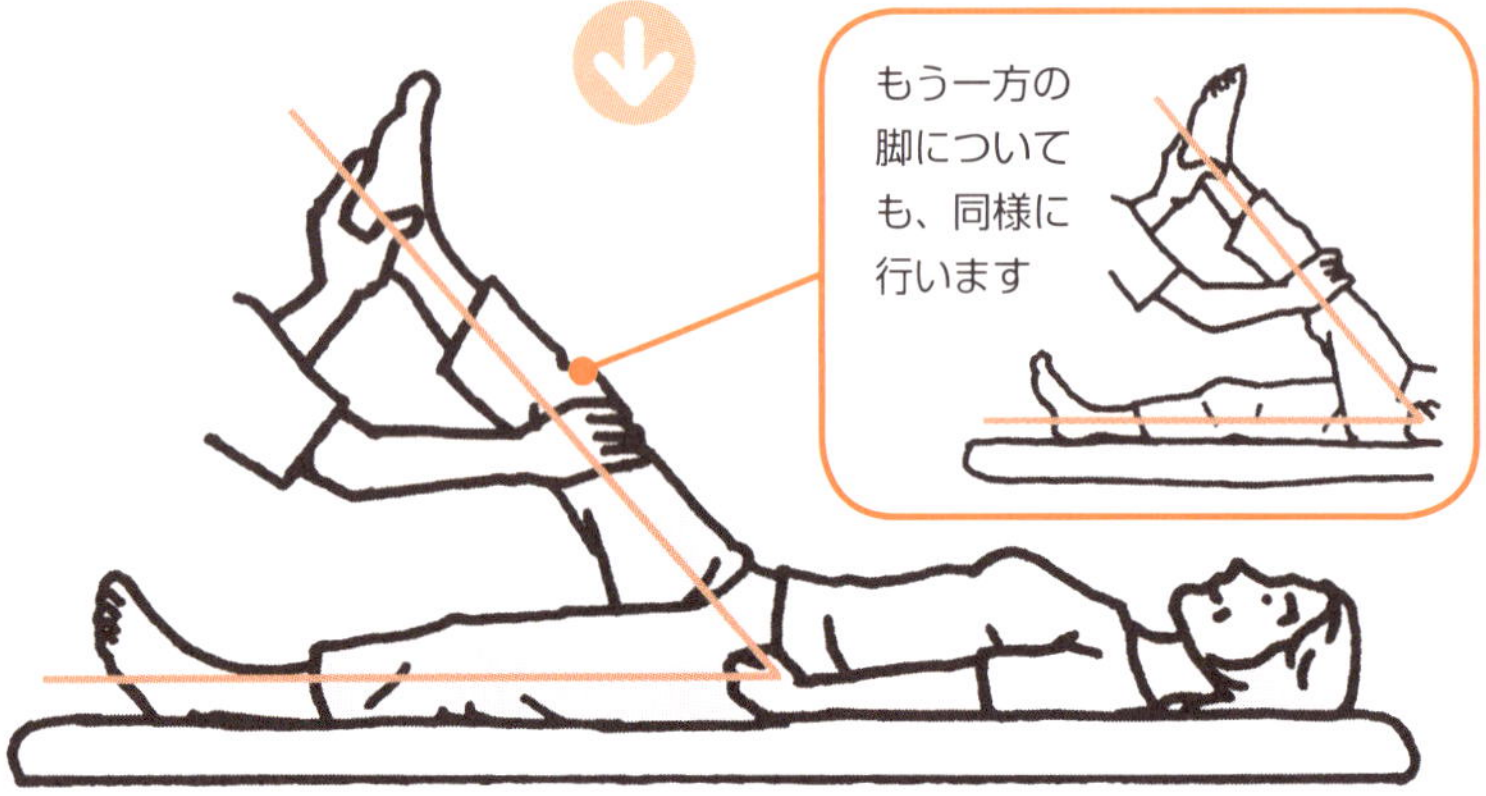

もう一方の脚についても、同様に行います

脚をゆっくり持ち上げる

介助者は一方の手で膝に手をあて、膝に少しゆとりを持たせて他方の手で踵《かかと》を持ってゆっくりと上げます

健側《けんそく》の脚で患側《かんそく》の脚を5秒間持ち上げられるか

起き上がりのためには、床をける際に働く健側の脚の筋力と腹筋が必要とされます

チェック
- □ できた
- □ できない

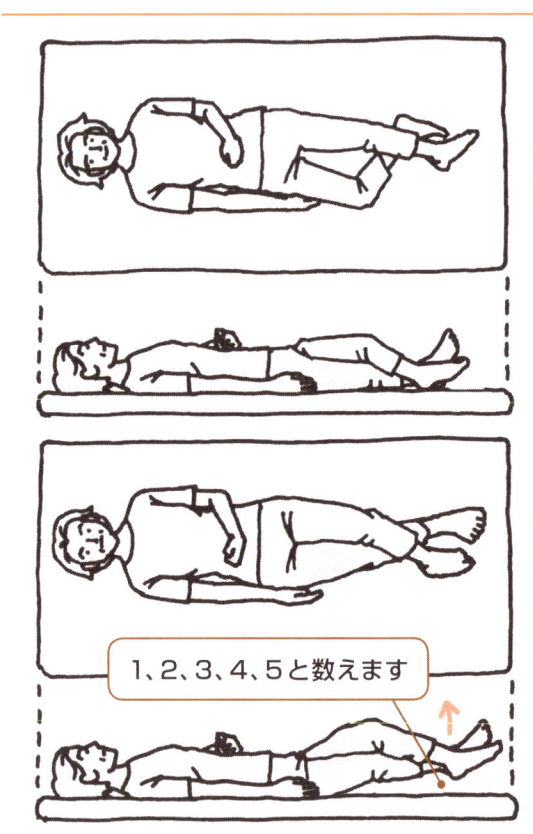

片脚を差し入れる

健側《けんそく》の脚を患側《かんそく》の脚の下に差し入れ、足の甲に患側の足首をのせます

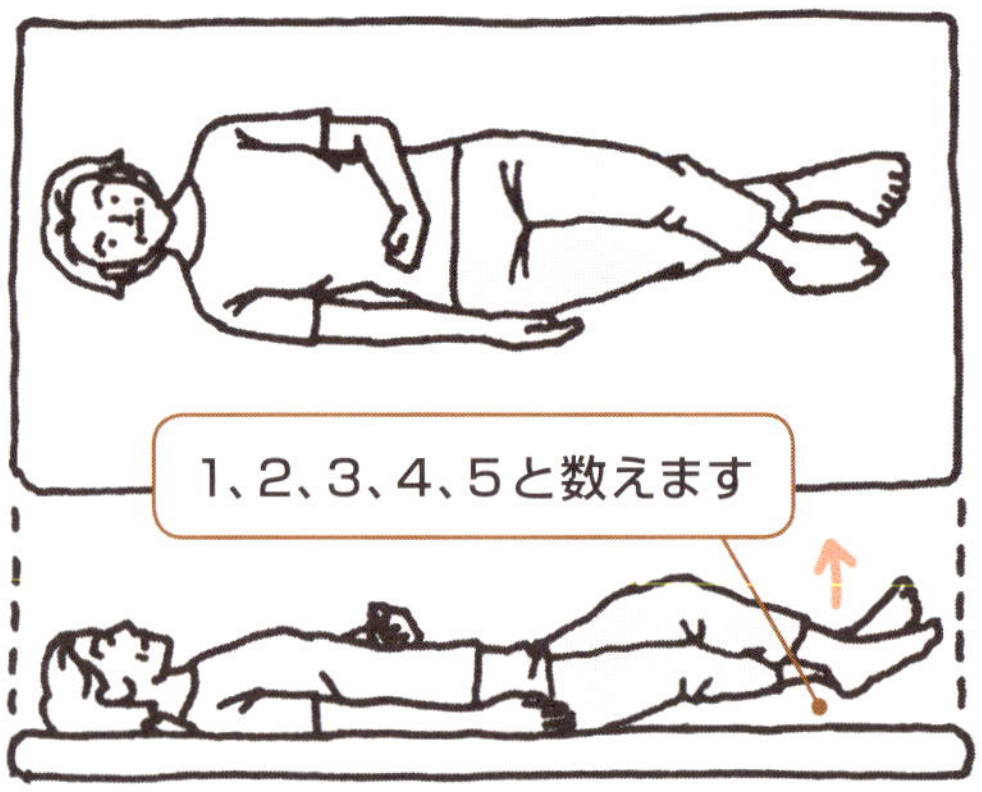

1、2、3、4、5と数えます

患側の脚を持ち上げる

健側の脚で患側の脚を持ち上げます。腹筋に力を入れて、脚を床から浮かせて5秒間その姿勢を維持します

頭を枕から5秒間浮かせられるか

枕から首を浮かせ続けるには、首の屈筋《くっきん》と、起き上がるときの原動力となる腹筋を使います。ゆっくりと力強く筋肉を動かすことができるようになれば、起き上がりはずっと容易になります

チェック
□ できた
□ できない

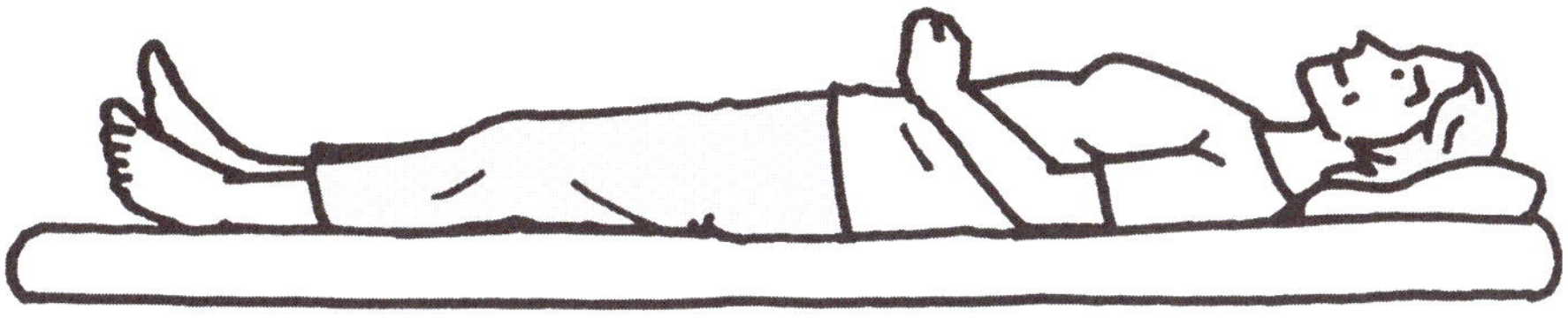

仰向《あおむ》けに寝る

仰向けに寝て両脚をまっすぐ伸ばします

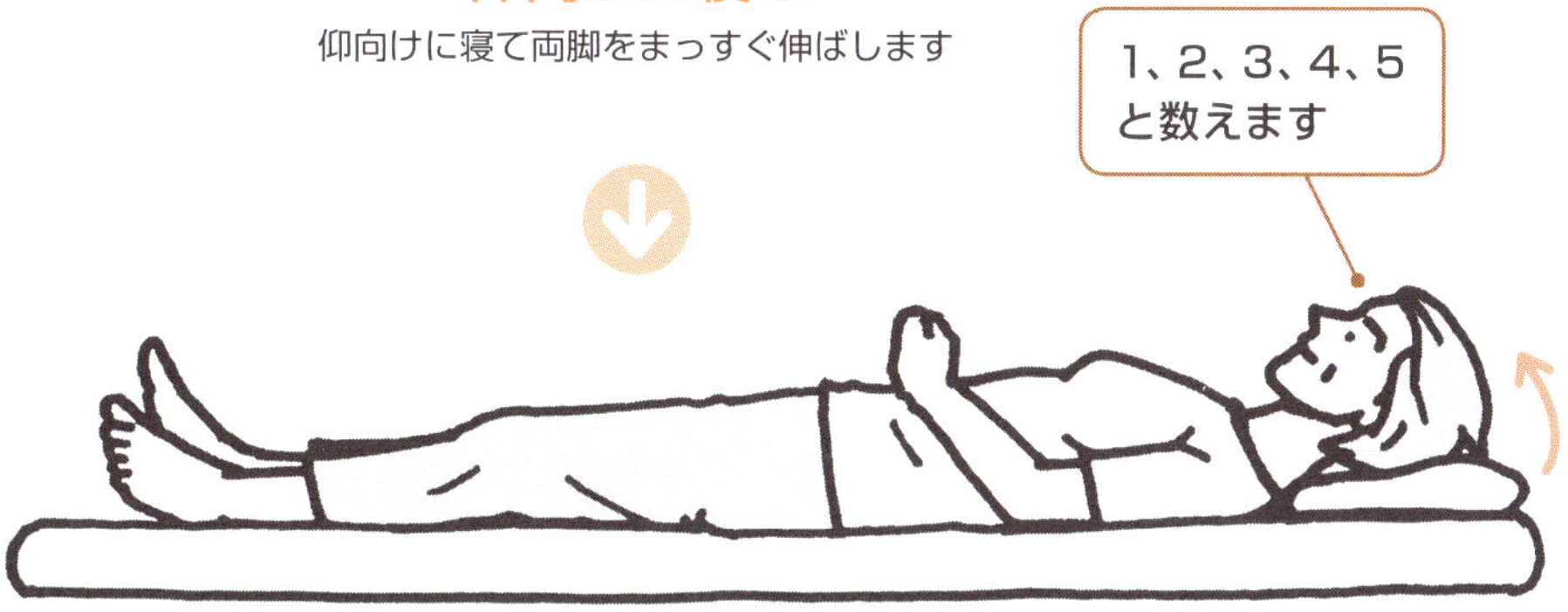

頭を浮かせる

あごを引き、ゆっくりと頭を上げて枕から浮かせて、5秒間その姿勢を維持し、もとに戻します。余裕のある人は、2～4回ゆっくり繰り返します

介助者に起こしてもらい支えなしで15分間座っていられるか

支えなしで座れないと、せっかく起き上がっても座位《ざい》を保つことができません。「起き上がる」という動作は「座れる」ことが前提となります。病気が安定したら、早い時期から座れるようにしましょう

チェック
□ できた
□ できない

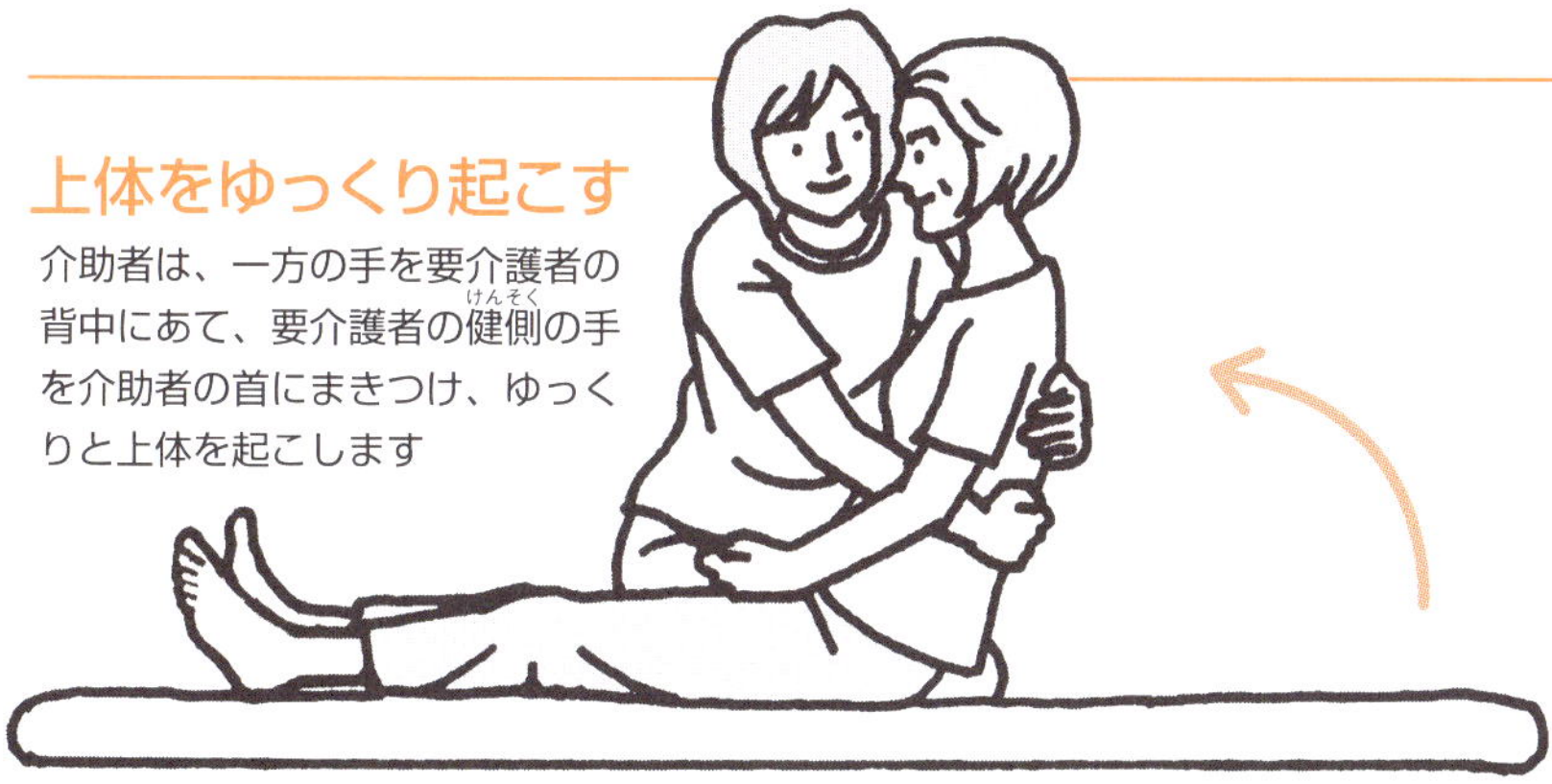

上体をゆっくり起こす

介助者は、一方の手を要介護者の背中にあて、要介護者の健側《けんそく》の手を介助者の首にまきつけ、ゆっくりと上体を起こします

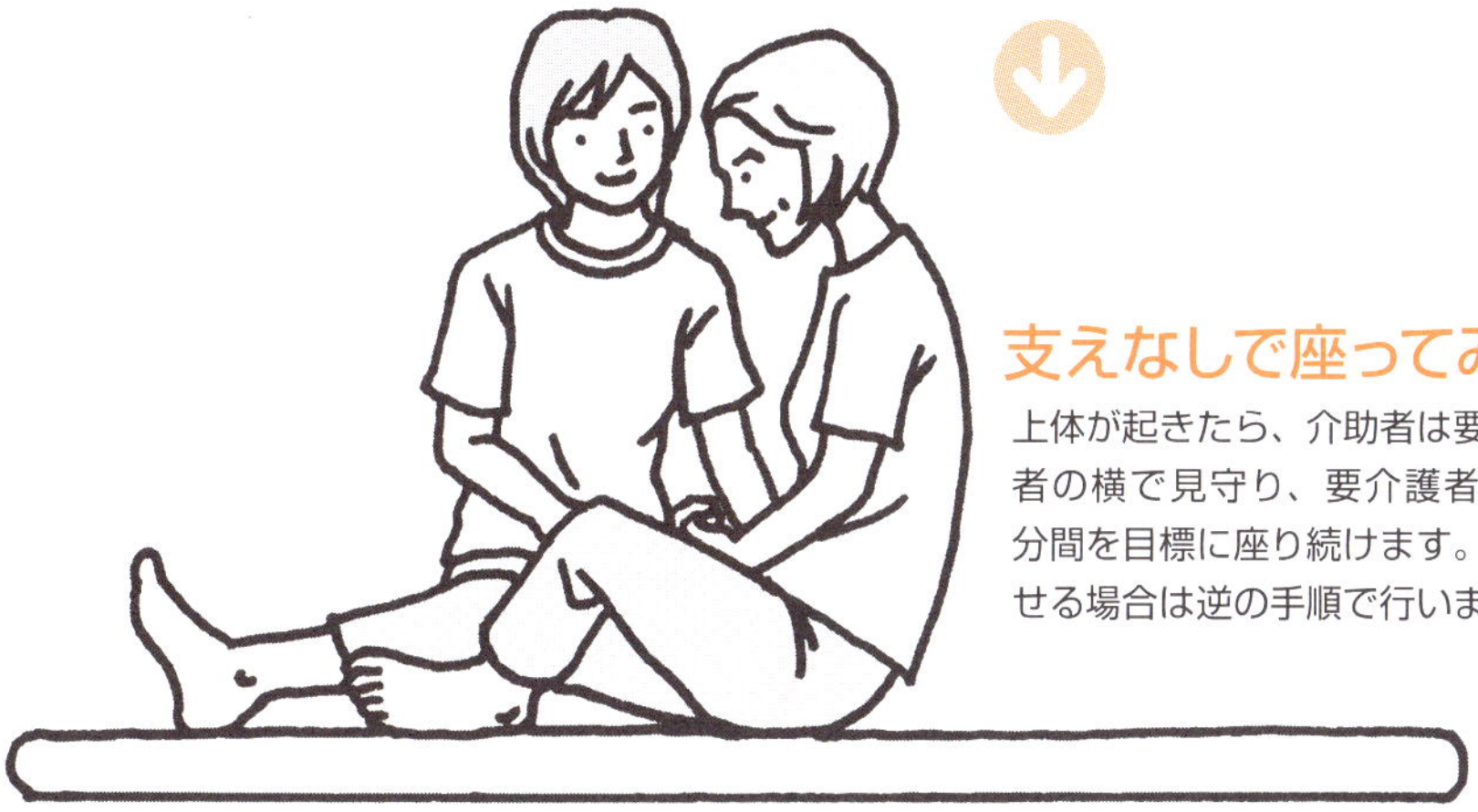

支えなしで座ってみる

上体が起きたら、介助者は要介護者の横で見守り、要介護者は15分間を目標に座り続けます。寝かせる場合は逆の手順で行います

ベッドから起き上がる❸ できない場合の改善策を探す

「起き上がり」は単純なように見えて、さまざまな筋肉を連続的に用いる複雑な動作です。起き上がりができない原因としては、股関節《こかんせつ》の拘《こう》縮《しゅく》、首・脚・腹の筋力やバランス力の不足などが考えられます。ここでは、46～47ページで行った運動能力のチェック結果に基づいて、どこに問題があるのかを把握《はあく》し、その問題を解決するための改善策をチャートで説明します。

ベッドから起き上がりができない原因は？

運動をしてはいけない場合

- 主治医に注意を受けている
- 自分で寝返りができない
- 本人の理解力、意欲がない

運動能力のチェック（チェック内容は46～47ページを御参照ください）

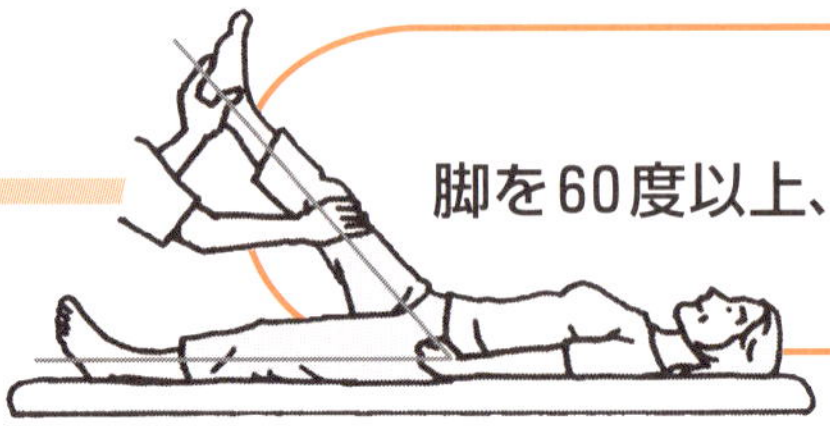

- 脚を60度以上、上げられない

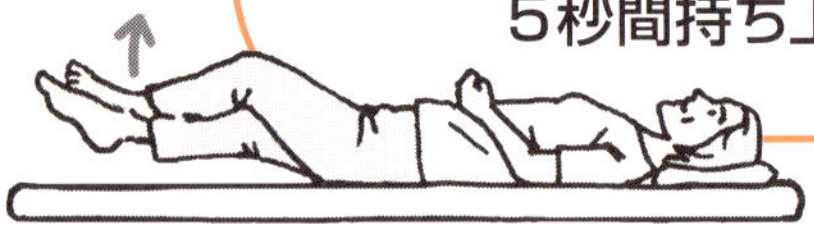

- 健側《けんそく》の脚で患側《かんそく》の脚を5秒間持ち上げられない

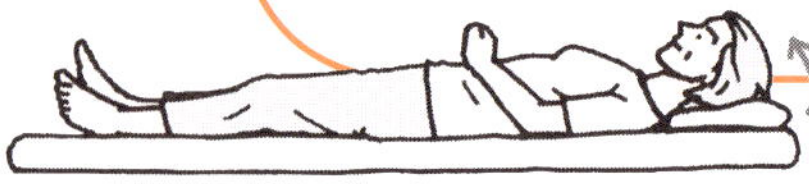

- 頭を枕から5秒間浮かせていられない

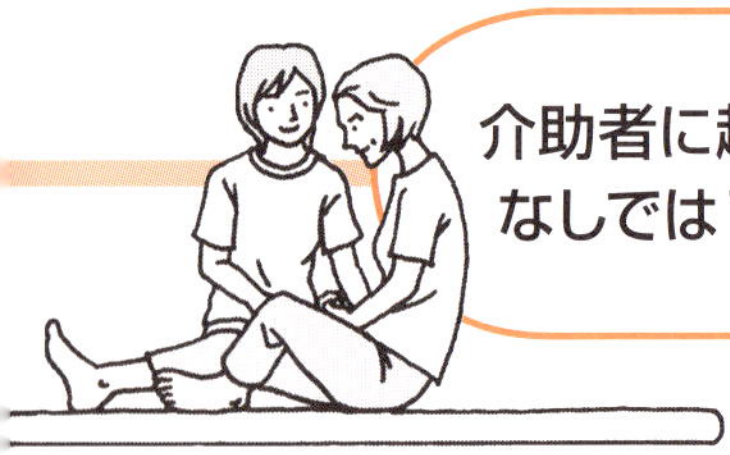

- 介助者に起こしてもらっても、支えなしでは15分間座っていられない

「運動能力のチェック」で紹介している運動は、基本的に改善体操として利用できます。課題をクリアできなくても、繰り返すことで、基本動作に必要な能力が自然に身につきます

ひとつでも該当すれば「ベッドから起き上がる」運動は当分断念する

← 介助者（家族）の協力が得られない

掲載ページ	改善体操・その他の対応（例）	できない原因
P.256	股関節《こかんせつ》と膝関節《ひざかんせつ》の運動（伸展《しんてん》）	股関節《こかんせつ》の動きに制限がある
P.260	膝関節《ひざかんせつ》の運動（屈曲《くっきょく》・伸展《しんてん》）	膝関節《ひざかんせつ》が伸びきらない
P.50	ハムストリングスを伸ばす運動	ハムストリングスの固縮《こしゅく》が強い

掲載ページ	改善体操・その他の対応（例）	できない原因
P.112	両脚と腰をひねる	健側《けんそく》の脚の筋力が弱い
P.176	立て膝《ひざ》に両手を伸ばして1、2、3	腹筋の力が弱い
P.110	筋肉の緊張とリラクセーション	患側《かんそく》の脚が弛緩《しかん》している
	固めのふとんにかえる	ふとんがやわらかすぎる

掲載ページ	改善体操・その他の対応（例）	できない原因
P.176	立て膝《ひざ》に両手を伸ばして1、2、3	首の筋肉と腹筋が弱い
	固めのふとんにかえる	ふとんがやわらかすぎる

掲載ページ	改善体操・その他の対応（例）	できない原因
P.256	股関節《こかんせつ》と膝関節《ひざかんせつ》の運動（伸展《しんてん》）	脚投げ出し座りやあぐらができない
P.51	バランスをよくする運動	姿勢のバランスが悪い
P.51	低血圧を改善する運動	低血圧（起立性低血圧）がある

「ベッドからの起き上がり」の動作には、股関節《こかんせつ》から膝関節《ひざかんせつ》にあるハムストリングスという筋肉の伸展《しんてん》が必要です。ここでは、ハムストリングスを伸展する3種類の運動を紹介します

ハムストリングスを伸ばす運動

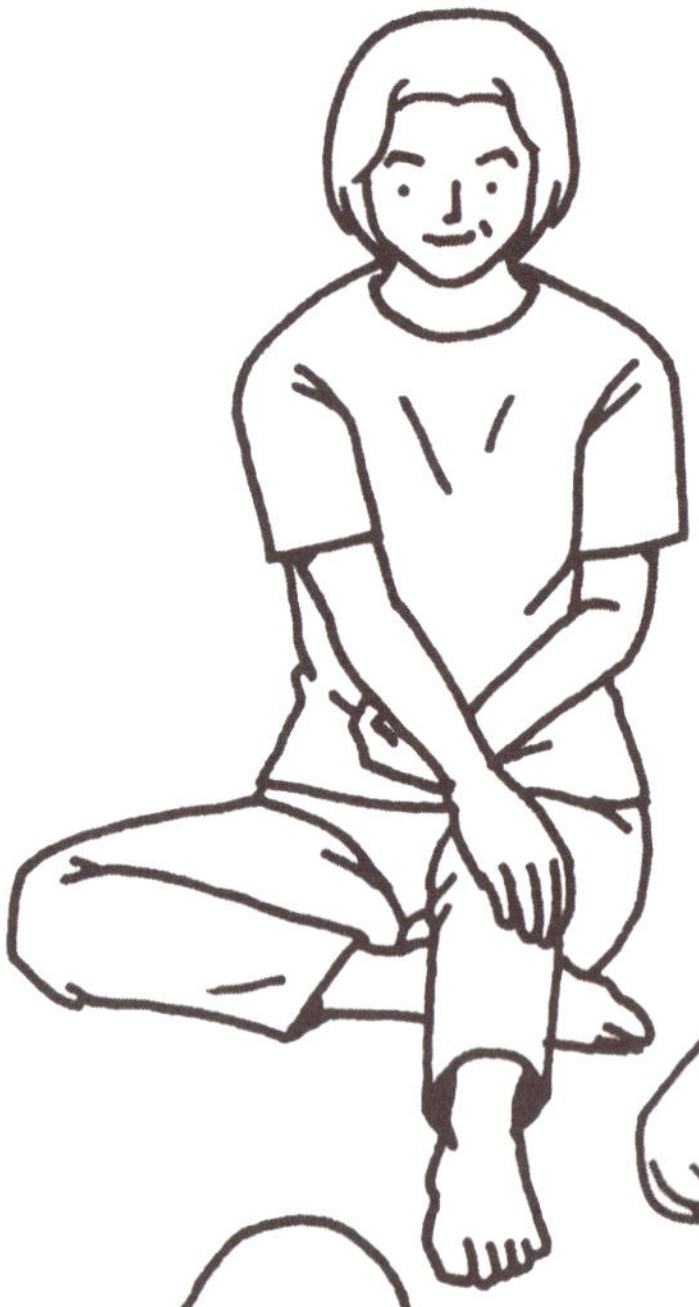

片あぐらで前屈する

一方の脚を投げ出した片あぐらの姿勢をとります。健側《けんそく》の脚を患側《かんそく》の脚の下に差し入れて座ります

つま先を伸ばし、膝《ひざ》は曲げてください。息をはきながら手をつま先のほうに15～20秒間伸ばします

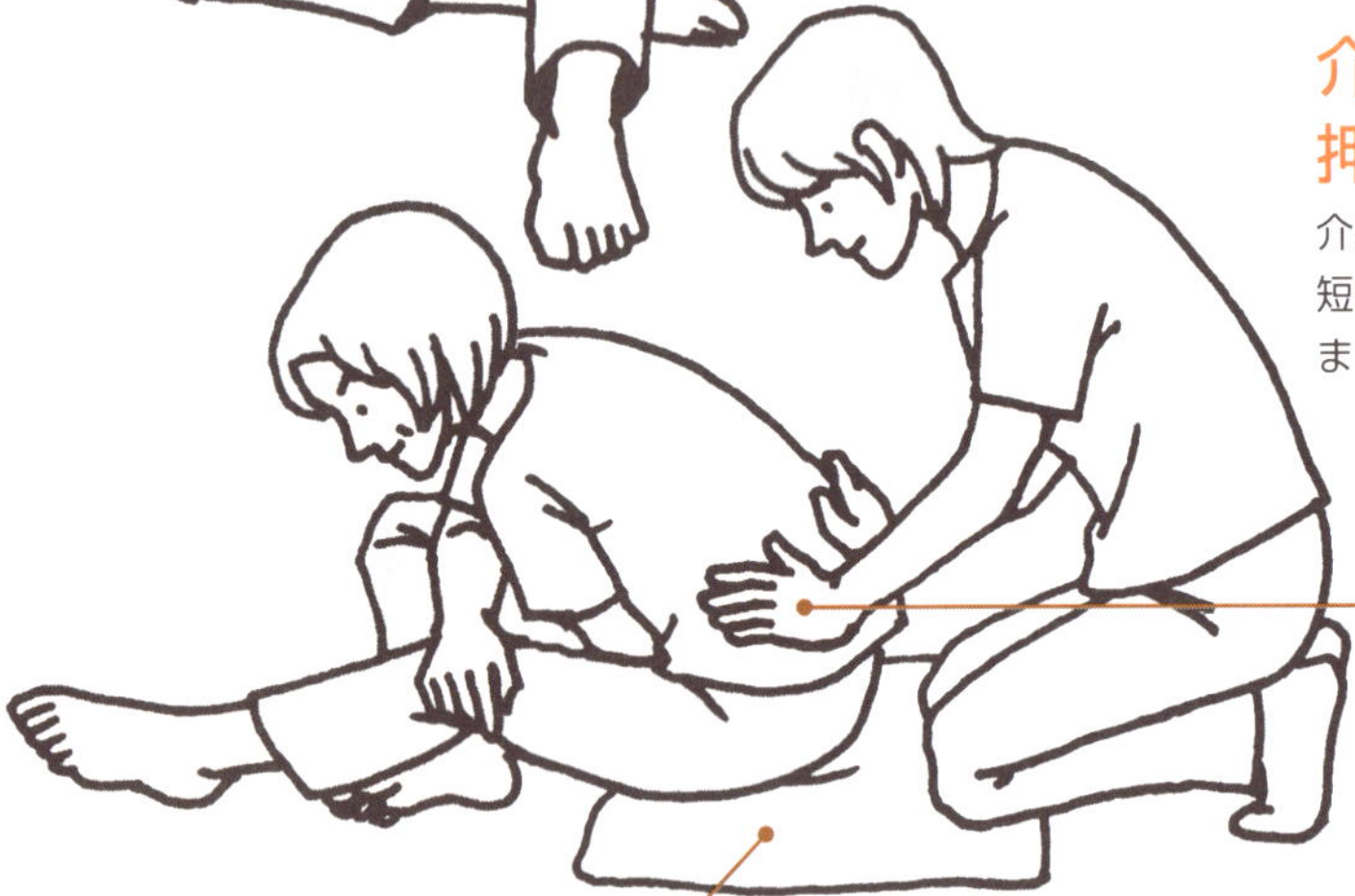

介助者に骨盤《こつばん》を押してもらう

介助者が要介護者の骨盤を押して、短縮したハムストリングスを伸ばします。必ず片脚ずつ行います

押すのは骨盤です。決して骨盤より上の背中を強く押さないようにしてください

座布団を敷きお尻を高くして行うと、要介護者の負担が軽減されます

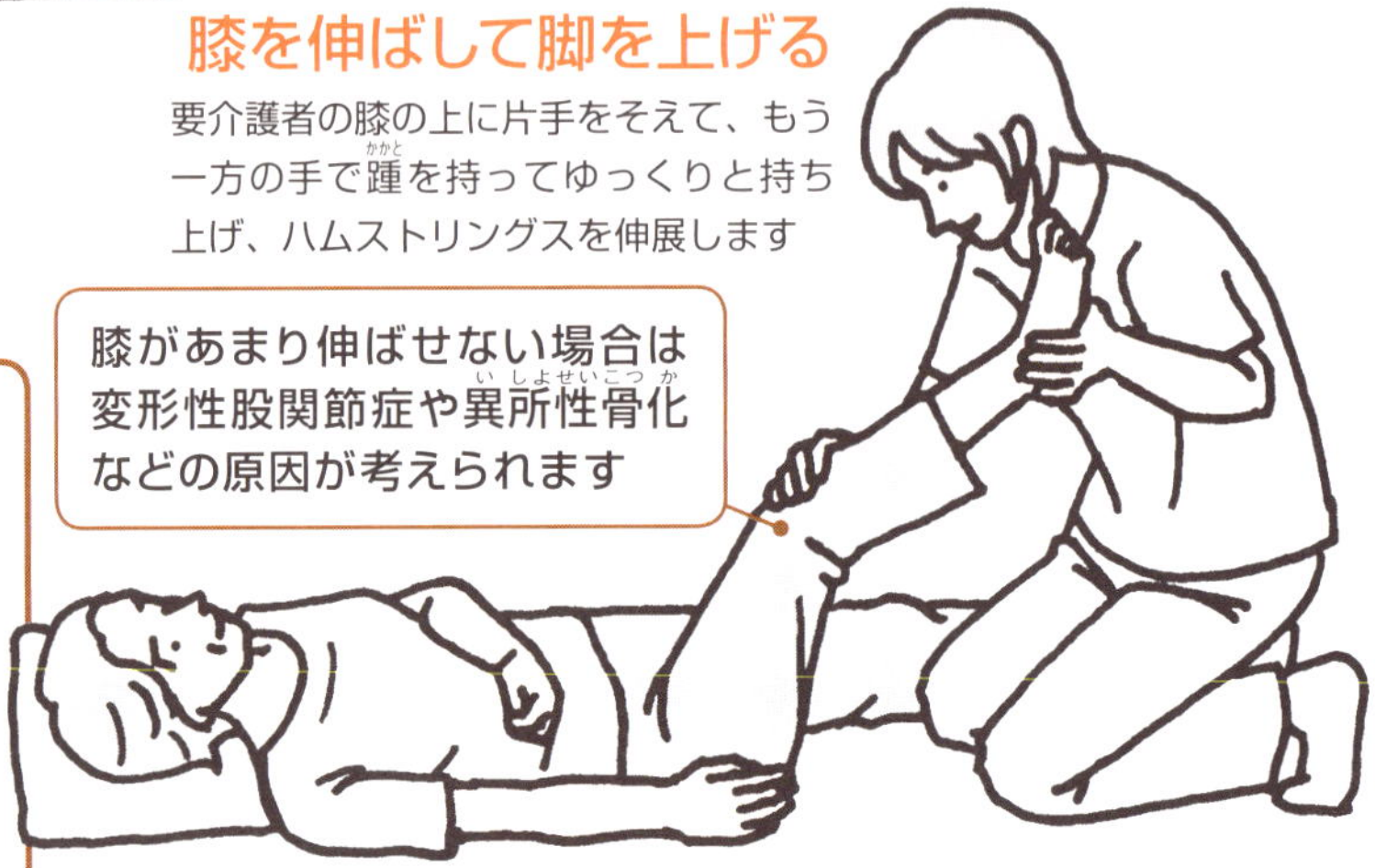

膝を伸ばして脚を上げる

要介護者の膝の上に片手をそえて、もう一方の手で踵《かかと》を持ってゆっくりと持ち上げ、ハムストリングスを伸展します

膝があまり伸ばせない場合は変形性股関節症や異所性骨化《いしょせいこつか》などの原因が考えられます

ハムストリングスの位置

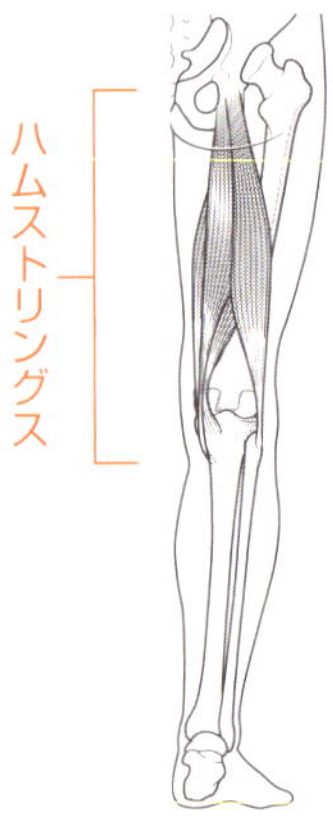

右脚を後ろから見たところ

「ハムストリングス」とは、股関節《こかんせつ》から膝関節《ひざかんせつ》の間にある大腿二頭筋《だいたいにとうきん》、半腱様筋《はんけんようきん》、半膜様筋《はんまくようきん》などの屈曲筋《くつきょくきん》の総称です。こうした筋肉が短縮していると、膝を伸ばせません

タオルを用いた固定法

一方の脚を持ち上げるときに、もう一方の脚もつられて動く場合は、床に伸ばした脚の膝《ひざ》にタオルを巻いて介助者の膝で押さえます

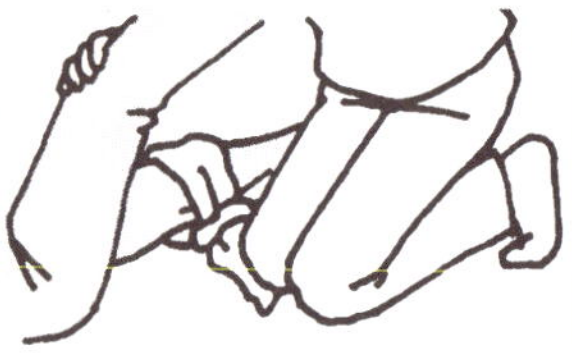

バランスをよくする運動

ベッドから起き上がる際には、ゆっくりとからだの重心を移す必要があるため、バランス感覚が必要です。ここでは、介助者に前後左右にからだを動かしてもらうことによってバランス感覚を養う運動を紹介します。要介護者は不安があるので、介助者は必ず要介護者のからだの一部に触れてください

左右に揺らす

介助者は、要介護者の後ろに立って、上腕部《じょうわんぶ》に両手をそえます。そして、要介護者の上体を左右にゆっくり揺らします

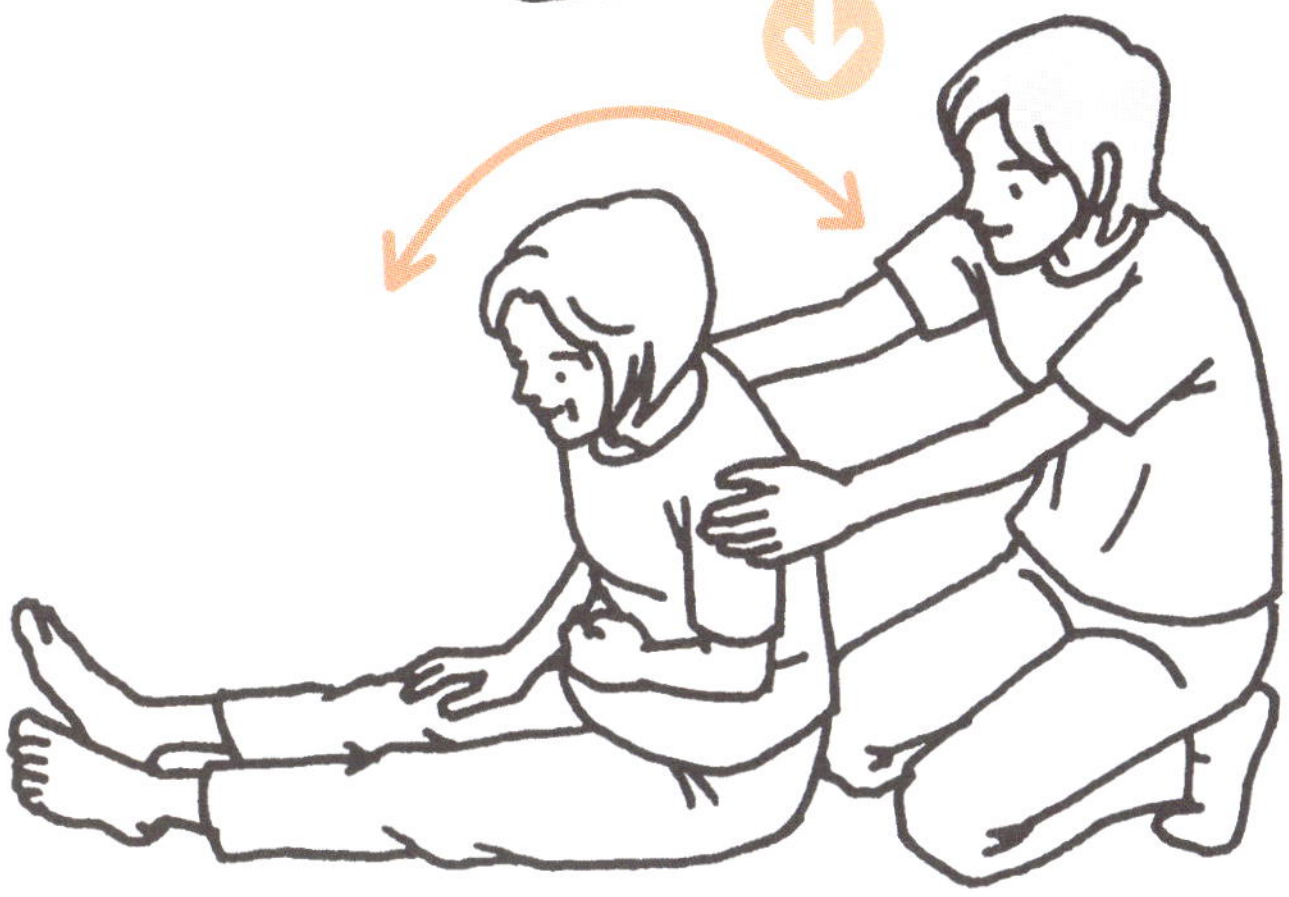

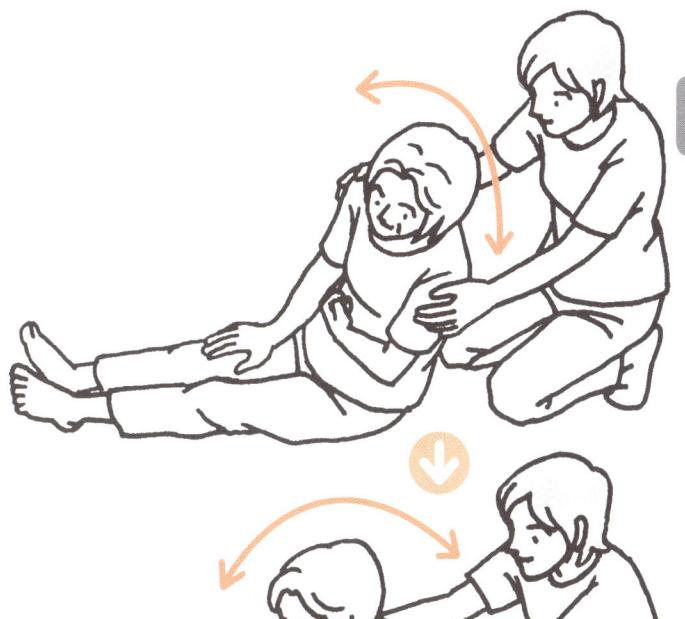

前後に揺らす

介助者は同様に姿勢を保ちながら、要介護者の上体を前後にゆっくり揺らします

要介護者の上体を激しく揺らさないように注意しましょう。ゆらりゆらりと動かします

低血圧を改善する運動

高齢者は起立性低血圧になることが多く、ベッドから急に起き上がると立ちくらみすることがあります。ここでは、介助者が起き上がり動作を手伝うことで、起き上がり動作にともなう低血圧症状に慣れるようにする運動を紹介します

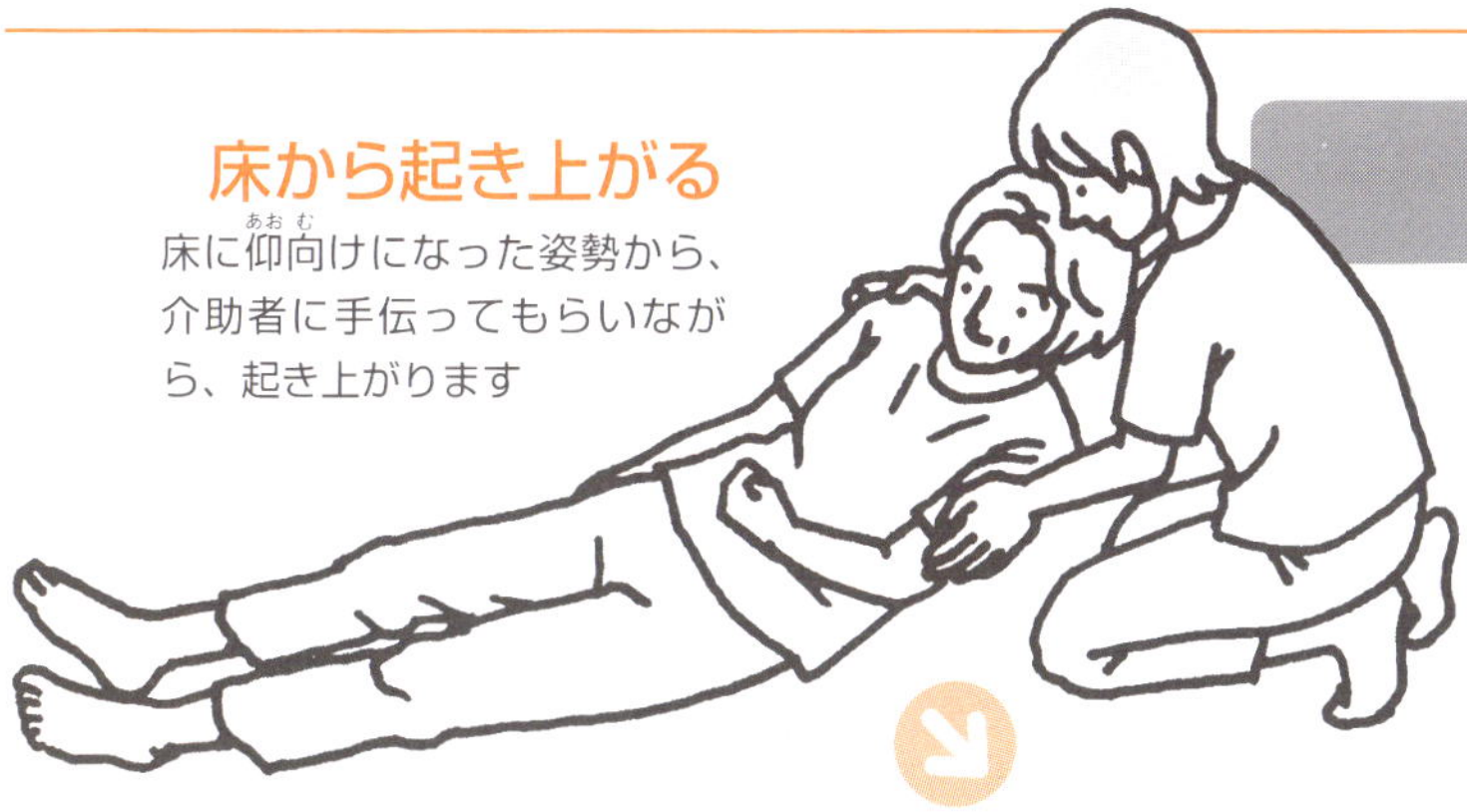

床から起き上がる

床に仰向《あおむ》けになった姿勢から、介助者に手伝ってもらいながら、起き上がります

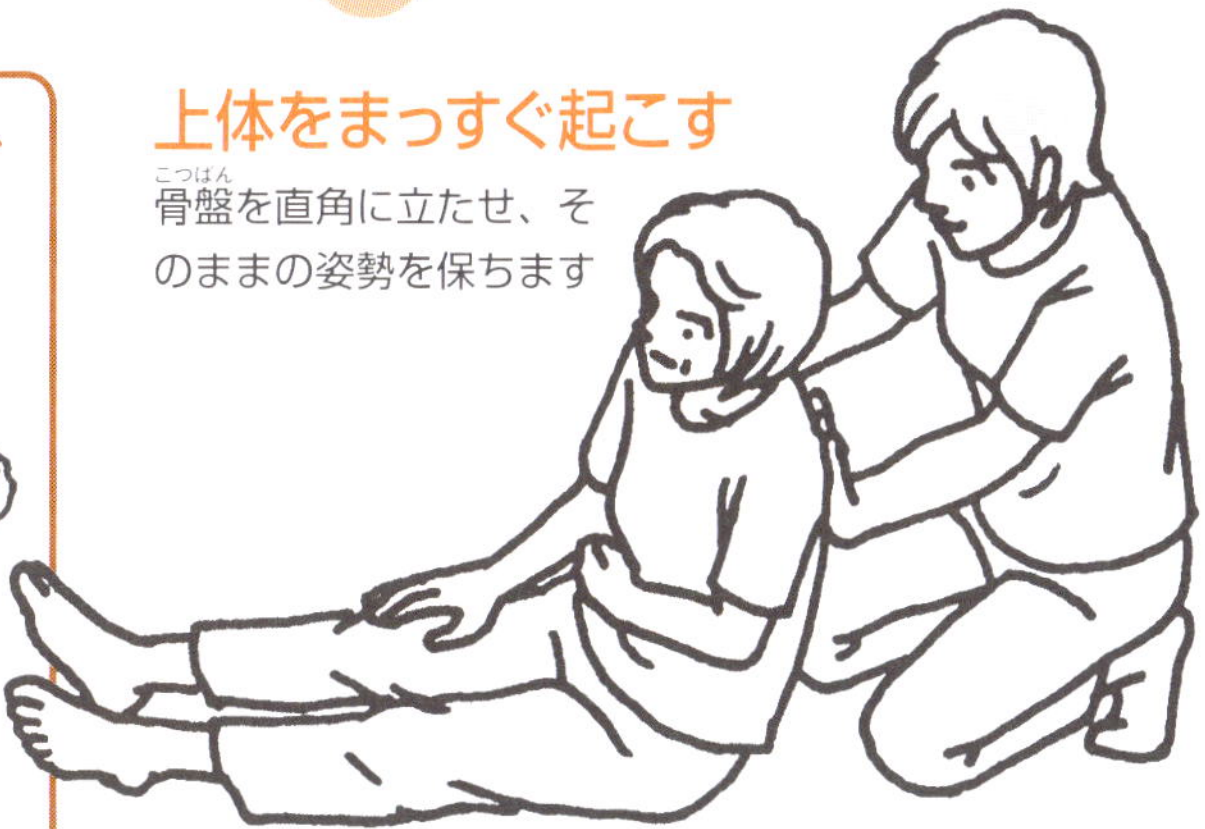

上体をまっすぐ起こす

骨盤《こつばん》を直角に立たせ、そのままの姿勢を保ちます

急に上体を起こすと立ちくらみを起こすので、時間をかけてゆっくり起こします

気分が悪くなったら……

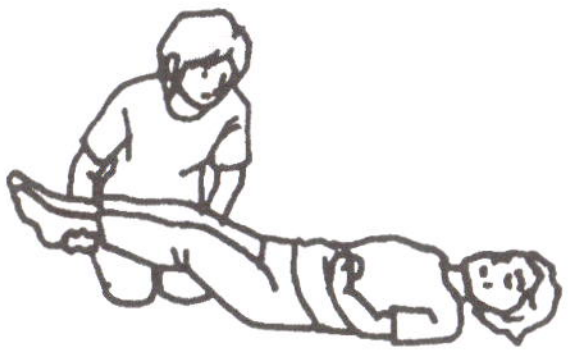

介助者は、要介護者を床に寝かせ、下肢《かし》を上げて、頭に血液が流れるようにします。症状が重い場合は医師にすぐ連絡します

這《は》う 1

基本動作を知る

自力で車イスにのるためには、「這《は》う」という基本動作が不可欠です。車イスのところまで自力で這っていくことができれば、あとは「膝立《ひざだ》ち」さえできれば車イスに一人でのることが可能です。そうすれば、行動範囲は一気に広がります。

「這う」という動作には、「横這い」と「四つ這い」の2種類があります。障害の重い人は「横這い」、障害が比較的軽い人は「四つ這い」に挑戦してください。ここでは、脳卒中《のうそっちゅう》などで片マヒになった人が、自力で「横這い」と「四つ這い」を行うための基本動作を解説します。

横這《ば》いの基本動作

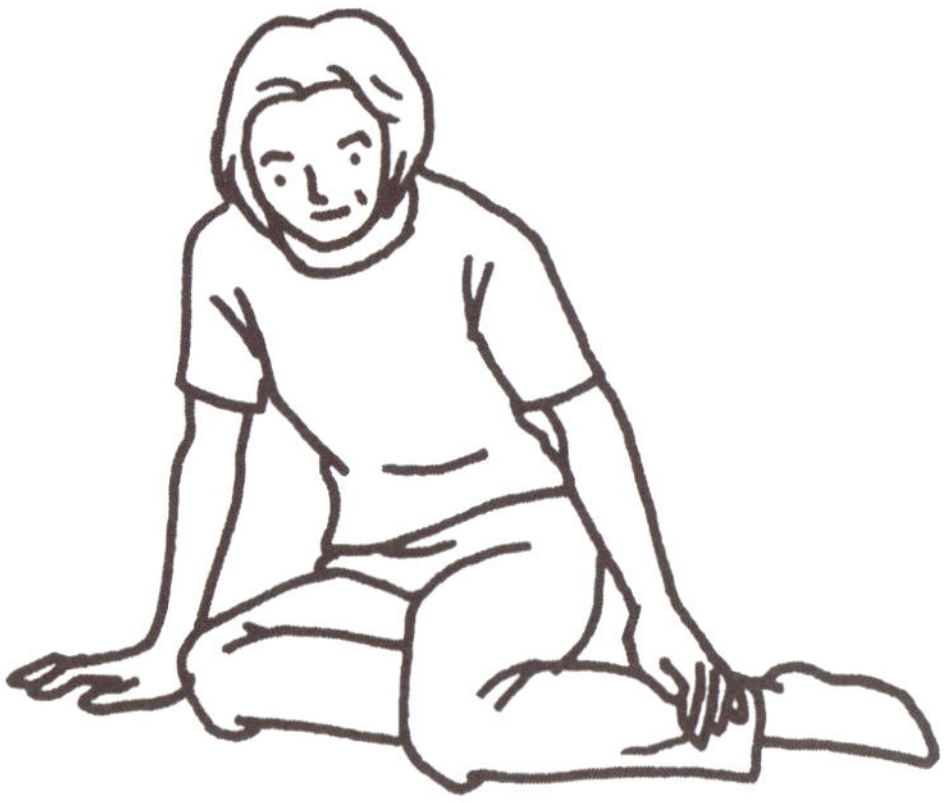

横座りをする

横座りの姿勢をとります（あぐらの姿勢から、横座りの姿勢に移行する場合は、まず片膝《ひざ》を立ててそれを倒します）

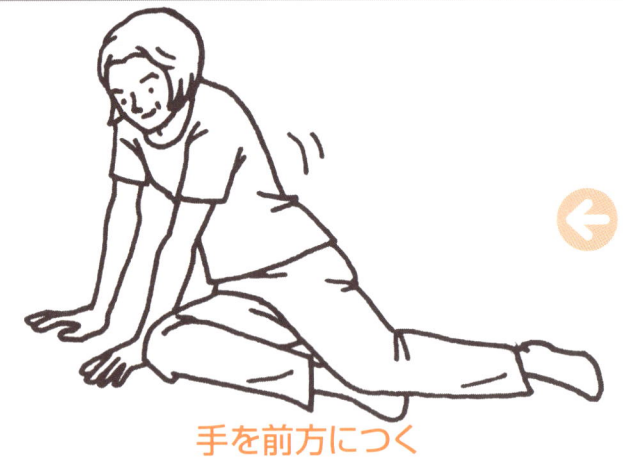

手を前方につく

横座りの姿勢をとりながら、両手をからだの少し前につき、からだを前に倒します

四つ這《ば》いの基本動作

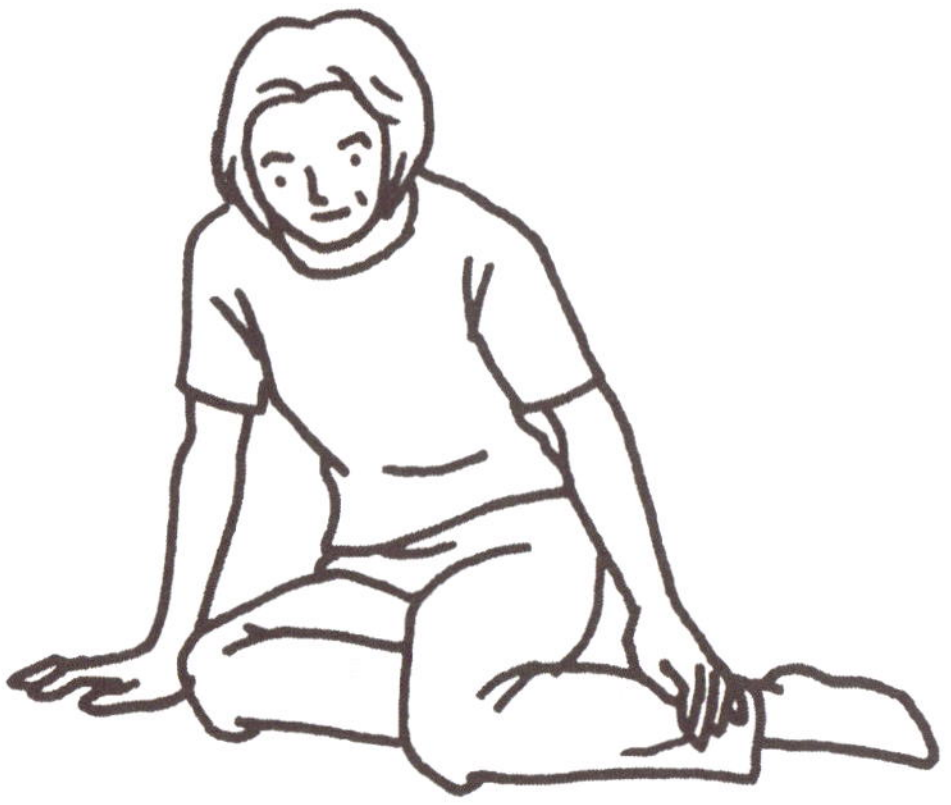

横座りをする

横座りの姿勢をとります（あぐらの姿勢から、横座りの姿勢に移行する場合は、まず片膝《ひざ》を立ててそれを倒します）

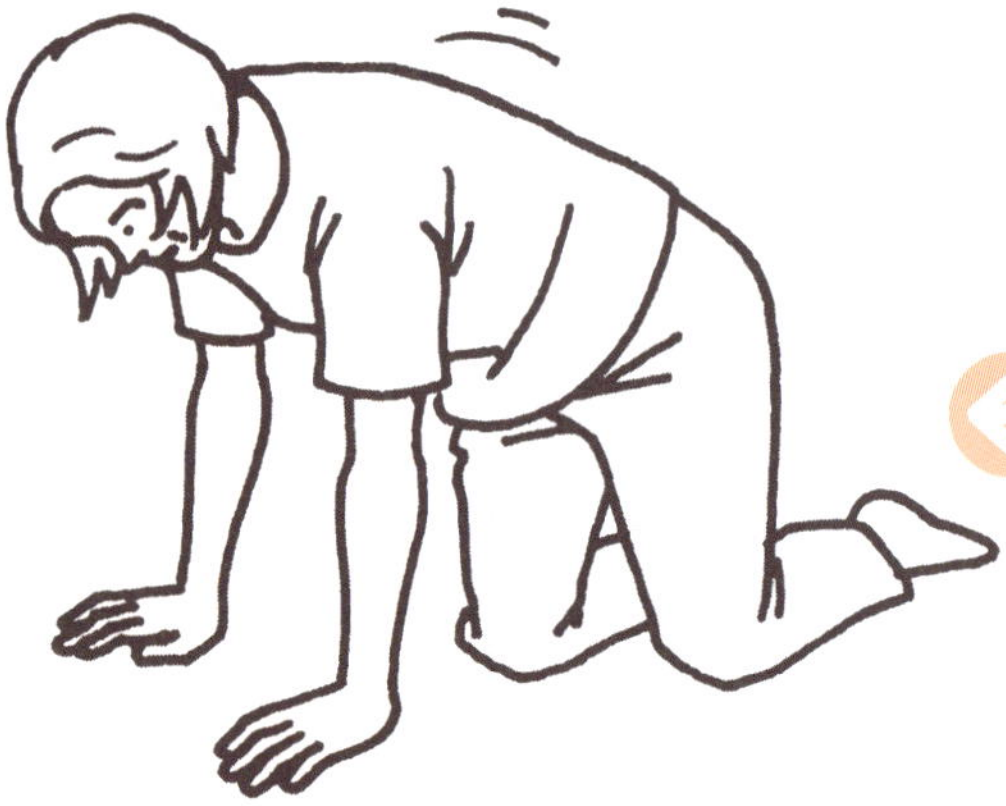

手を前方につく

横座りの姿勢をとりながら、両手をからだの前につき、腰を浮かせます

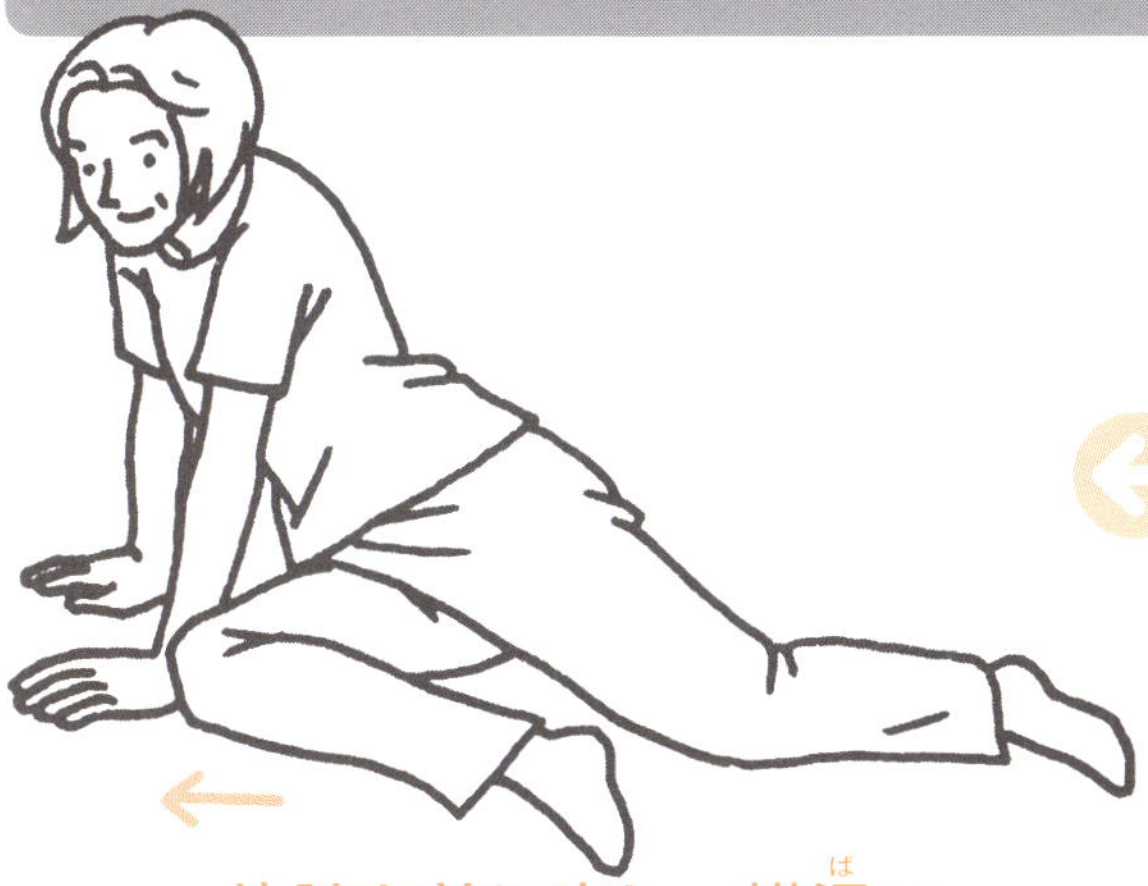

片膝を前に出し、横這《ば》い

健側《けんそく》の片膝を少し前に出して、そこを支点にして、横這いをします

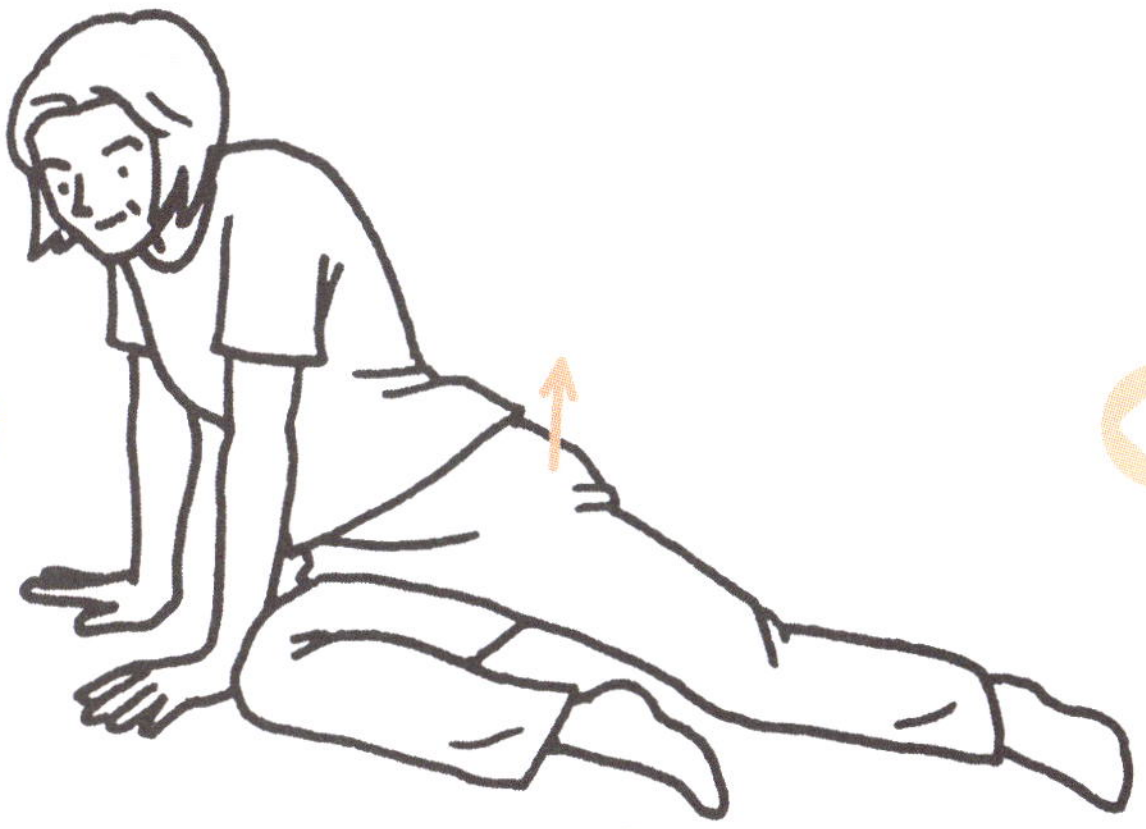

腰を浮かせる

両手を床についた状態で腰を浮かせて、お尻を床から離します

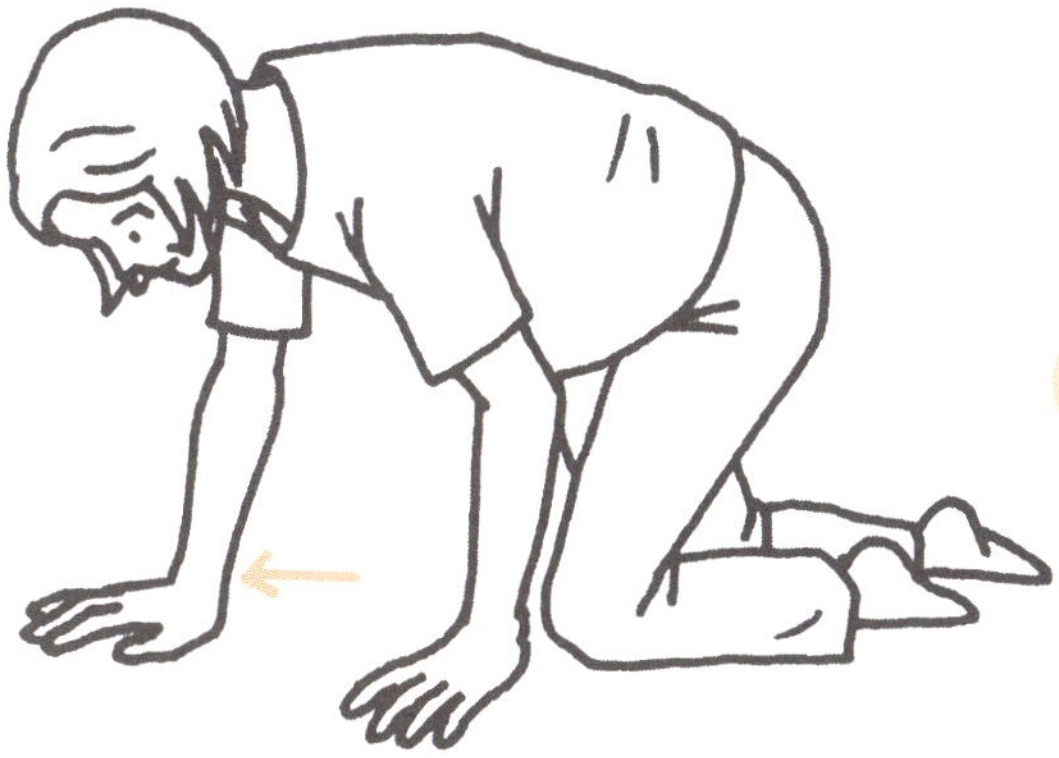

健側《けんそく》の手を一歩前に

健側の手を一歩前に出して、そこを支点にして、四つ這いします

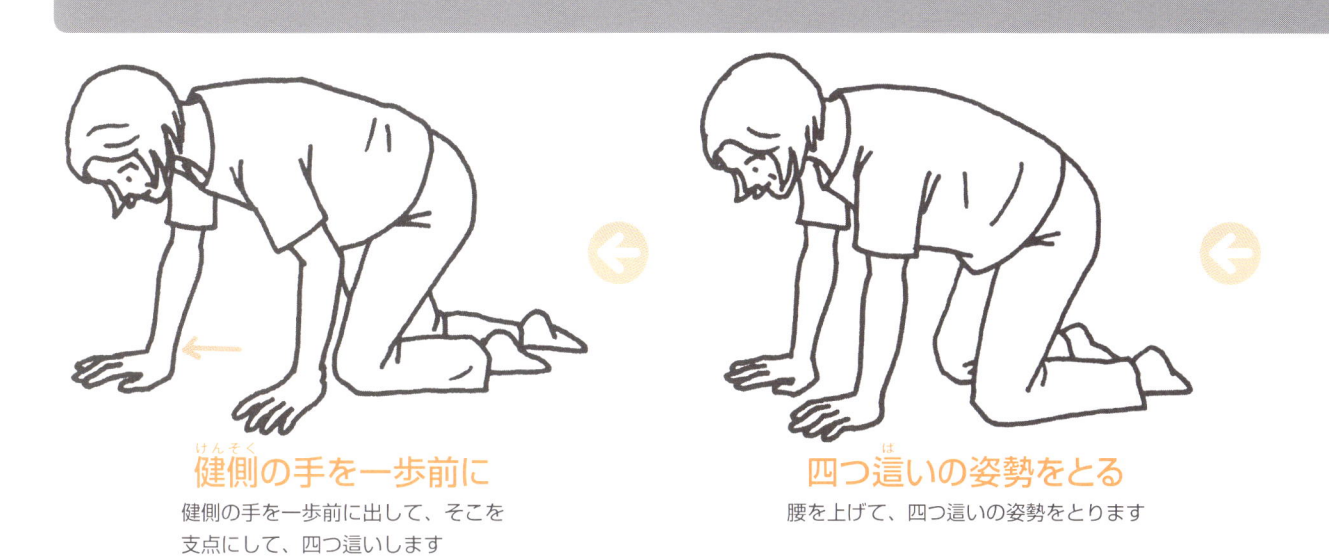

四つ這《は》いの姿勢をとる

腰を上げて、四つ這いの姿勢をとります

人の移動方法

人の移動方法には左にあげた４つの方法があります

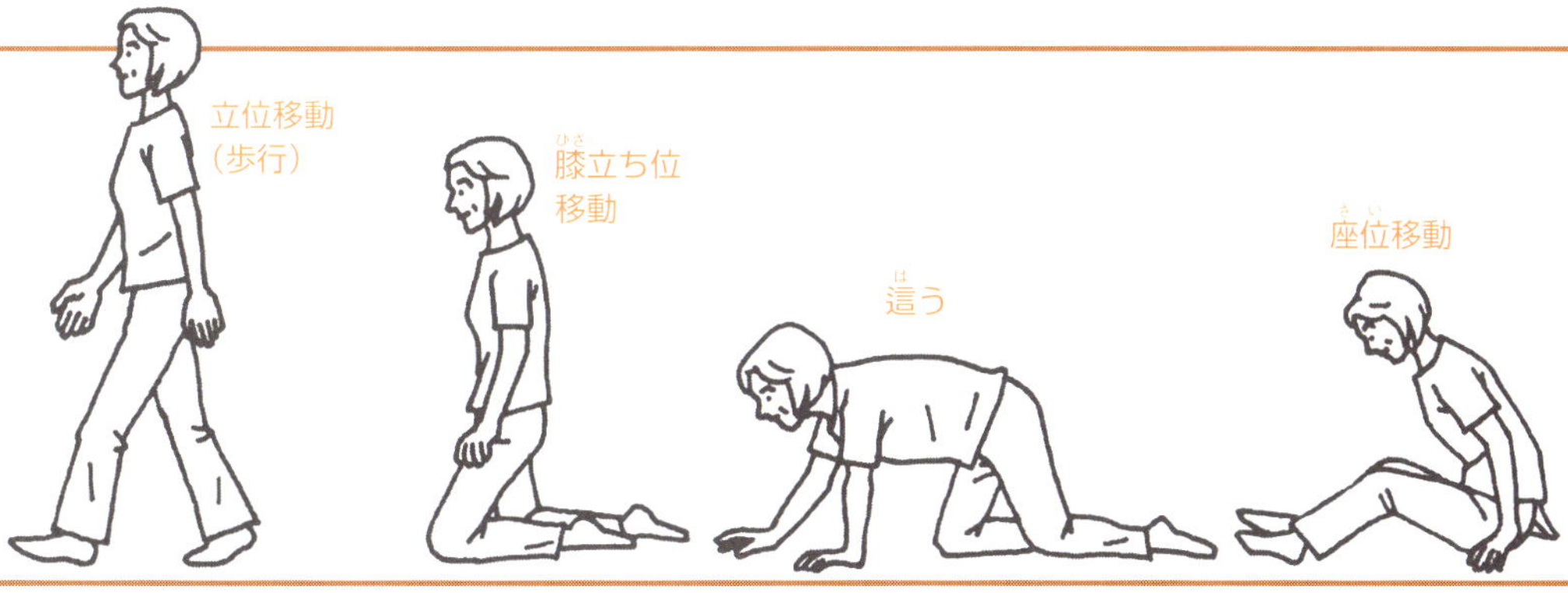

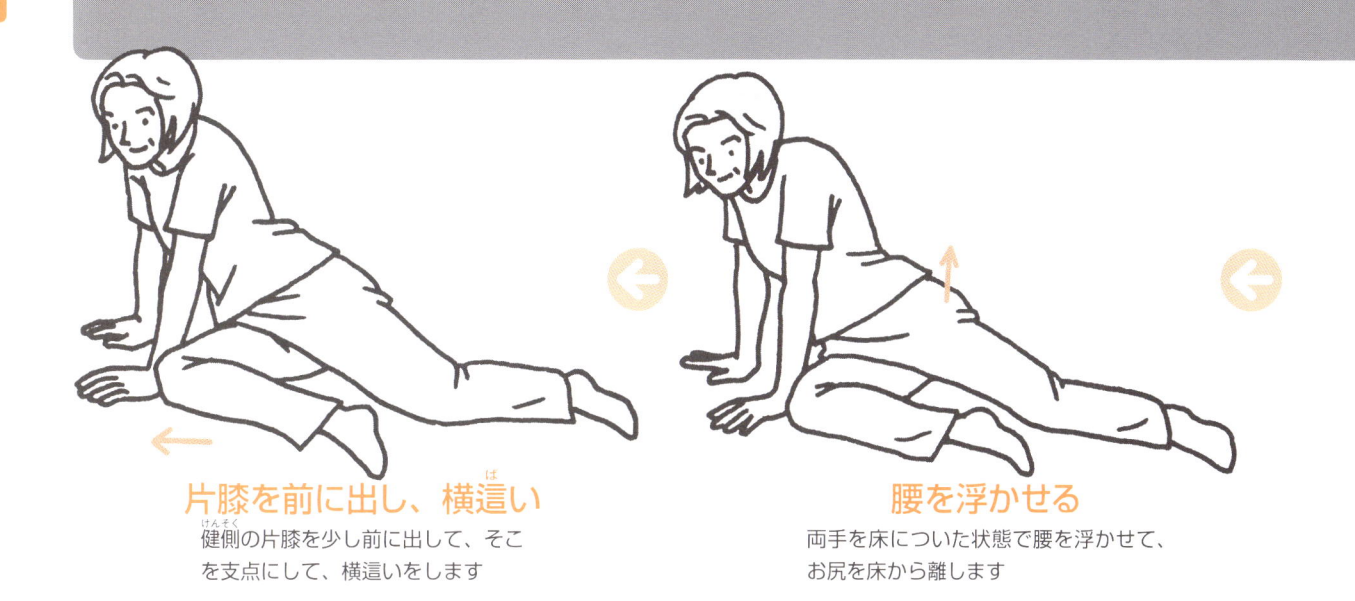

這《は》う❷ 運動能力のチェック

「這《は》う」ためには、腕や脚にかかった体重を支える筋力とそれを一定時間維持する持久力が必要です。また、スムーズな体重移動を行うバランス感覚も重要です。

基本的なチェック

あぐらの姿勢を10秒間以上保つことができるか

あぐらの姿勢をとるには、股関節《こかんせつ》や膝関《ひざかん》節《せつ》、足関節がやわらかくなければなりません。あぐらの姿勢がとれれば、そこからいろいろな運動が行えます

チェック

□ できた

□ できない

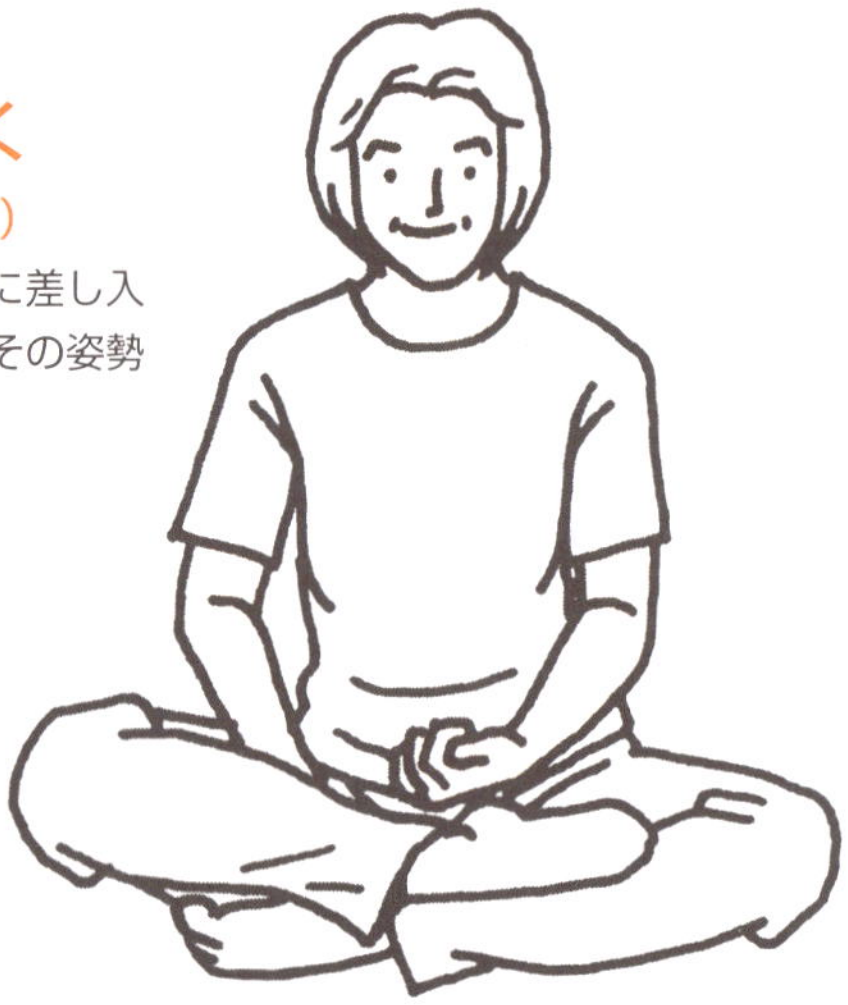

あぐらをかく
（健側《けんそく》の脚を上に）

患側《かんそく》の脚を健側の脚の下に差し入れてあぐらをかきます。その姿勢を10秒間以上保ちます

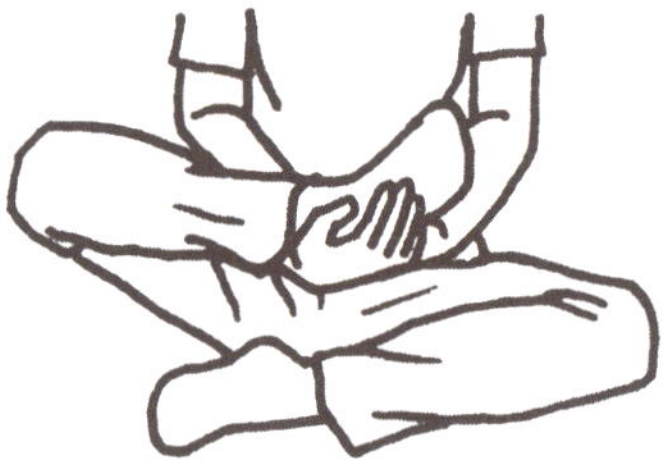

余裕があれば、健側《けんそく》の脚をヘソの高さまで上げましょう。股関節《こかんせつ》が柔軟になるとともに、バランスをとる筋肉が強化されます

横座りで両手を脚にのせて15秒間以上保てるか（左右どちらでも可）

「這《は》う」（横這《ば》い）には、横座りをしてからだをねじる動作が必要です。ここでは、横座りの姿勢をとりながら、からだをねじれるかどうかを確認します。患側《かんそく》の脚が下になるほうが難しいのが普通です

チェック

□ できた

□ できない

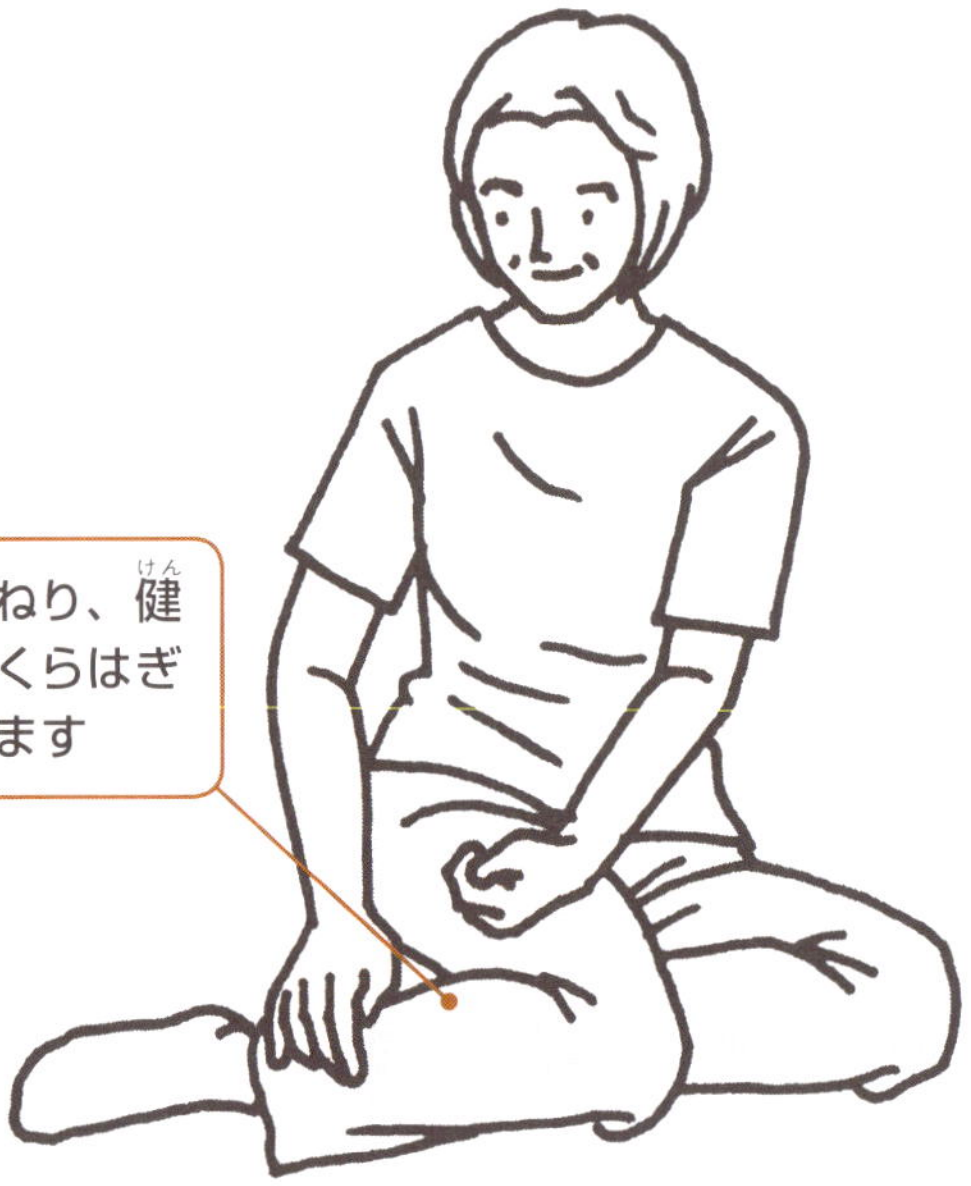

からだをひねり、健《けん》側《そく》の脚のふくらはぎに手をそえます

横座りでからだをねじる

あぐらをかいた状態から片膝《ひざ》を立てて膝を倒し、横座りの姿勢をとります。健側《けんそく》の手をふくらはぎにそえて、15秒間以上姿勢を保ちます

イスに座り、座面をつかみ、5秒間お尻を浮かせられるか

「這《は》う」動作では、全身の体重を支える上《じょう》肢《し》と下《か》肢《し》の筋力が必要です。イスに座った体操で、筋力の強さを確認します

チェック
☐ できた
☐ できない

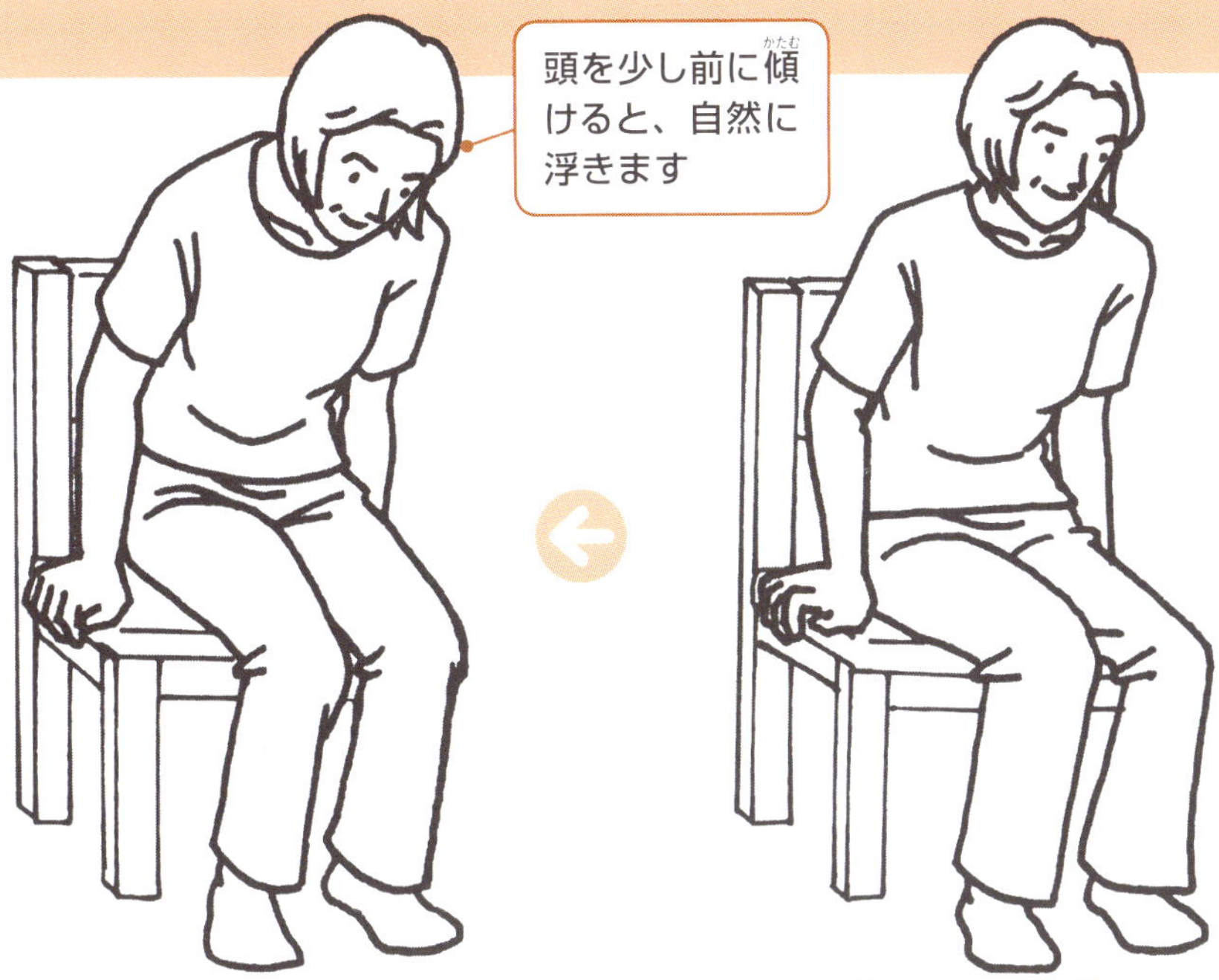

頭を少し前に傾《かたむ》けると、自然に浮きます

深く座って、両手で座面をつかむ

イスに深く座って、足底を床にぴったりとつけます。両手でイスの座面をつかみます

頭を前に出し、お尻を浮かせる

両手に力を入れ、お尻を浮かせて５秒間その姿勢を維持します

仰《あお》向《む》けで両膝《ひざ》を立て、両手をお腹にのせて頭を5秒間上げられるか

起き上がりの動作では、首の屈筋《くっきん》と腹筋を使いましたが、横這《ば》いの動作でもこの2つの筋肉を使います。仰向けの姿勢で首を浮かせる体操で、横這いに十分な運動能力があるかどうかを確認します

チェック
☐ できた
☐ できない

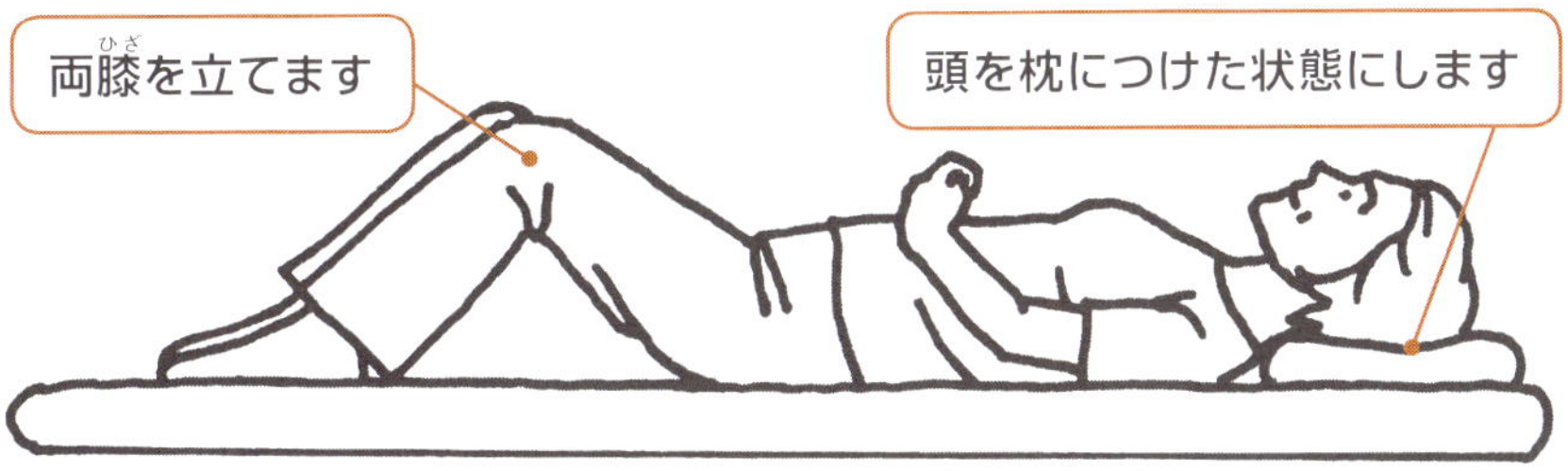

両膝《ひざ》を立てます
頭を枕につけた状態にします

仰《あお》向《む》けの状態で両膝《ひざ》を立てる

仰向けになった状態で、両膝を立てます

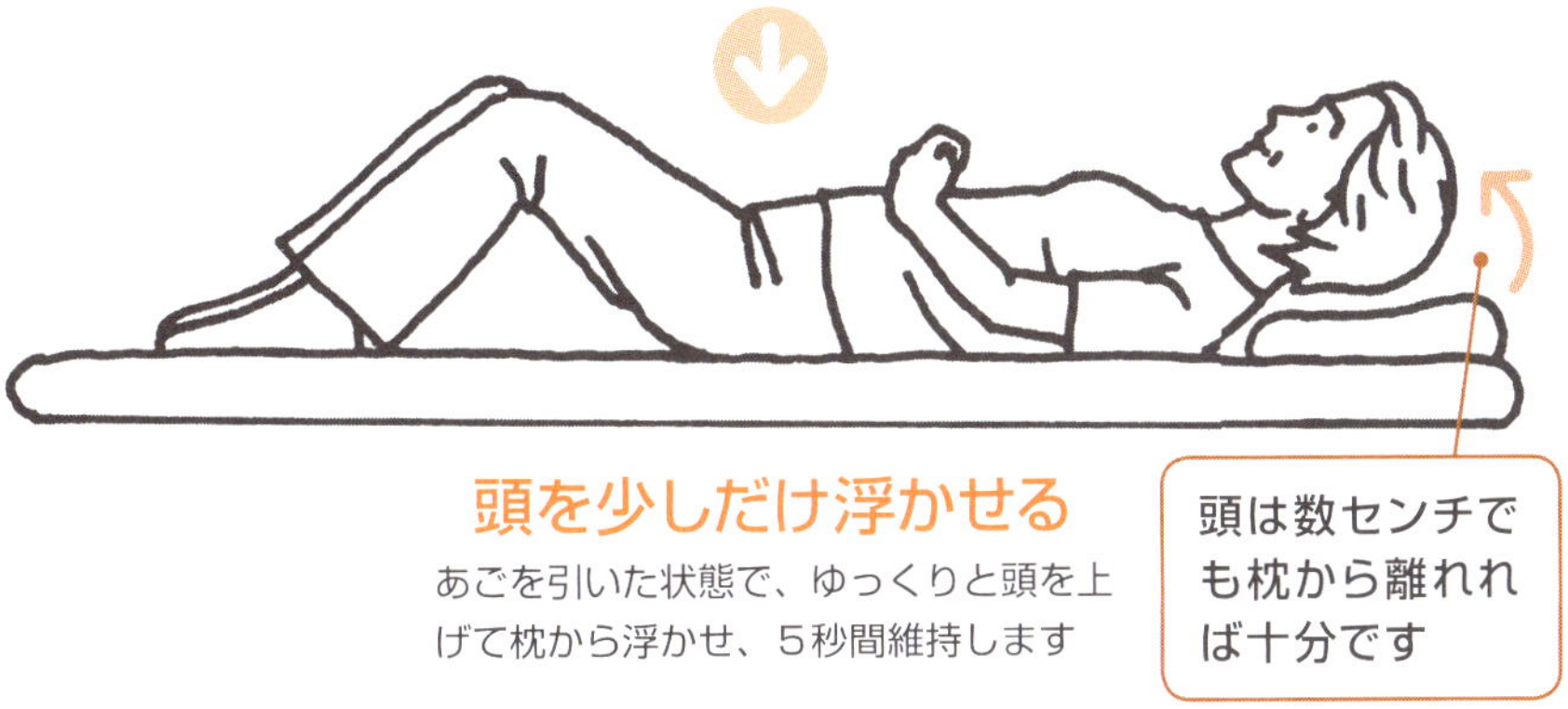

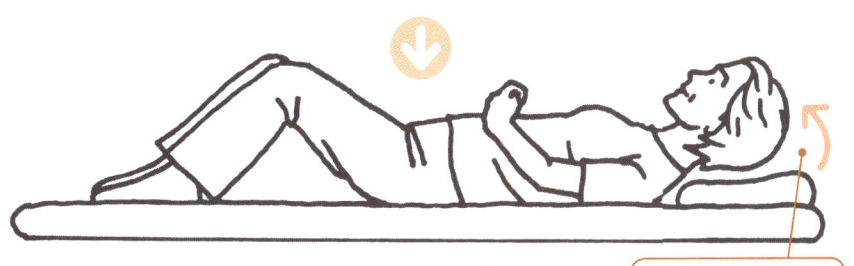

頭は数センチでも枕から離れれば十分です

頭を少しだけ浮かせる

あごを引いた状態で、ゆっくりと頭を上げて枕から浮かせ、５秒間維持します

基本動作の改善体操

這《は》う③ できない場合の改善策を探す

這《は》うことができない原因としては、股関節《こかんせつ》や肘《ひじ》関節の拘縮《こうしゅく》、からだを支える上腕《じょうわん》部《ぶ》の筋肉や腹筋などの筋力の低下が考えられます。また、肘《ひじ》痛や肩痛などの痛みがある場合も運動の障害になります。ここでは、54～55ページで行った運動能力のチェック結果に基づいて、どこに問題があるのかを把握《はあく》し、その問題を解決するための改善策をチャートで説明します。

本人の理解力、意欲がない

起き上がりができない

主治医に注意を受けている

運動をしてはいけない場合

運動能力のチェック（チェック内容は54～55ページを御参照ください）

這《は》うことができない原因は？

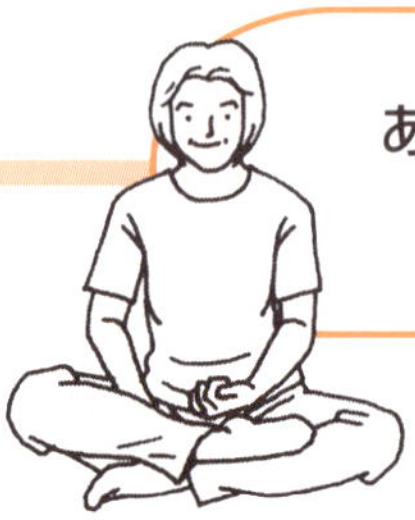

あぐらの姿勢を10秒間以上保てない

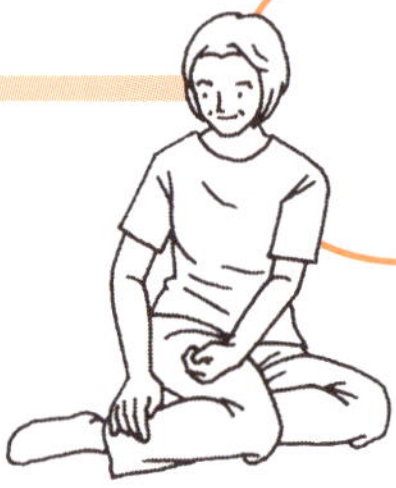

横座り（左右どちらでも可）で両手を脚にのせる姿勢が、15秒間以上保てない

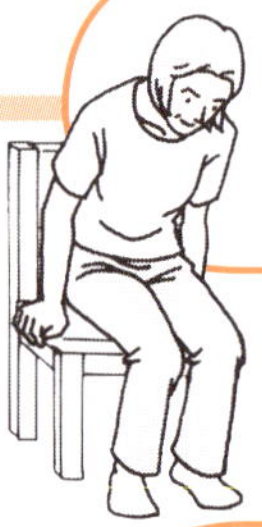

イスに座り、座面をつかみ、5秒間お尻を浮かせられない

仰向《あおむ》けで両膝《ひざ》を立て、両手をお腹にのせて頭を５秒間上げた姿勢を維持できない

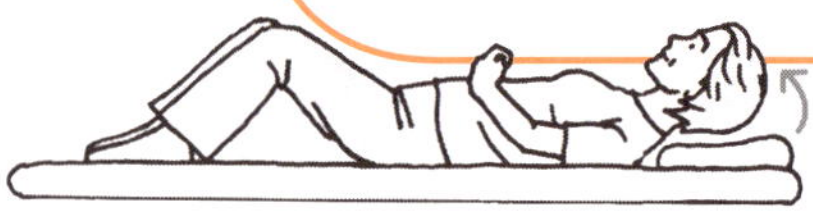

「運動能力のチェック」で紹介している運動は、基本的に改善体操として利用できます。課題をクリアできなくても、繰り返すことで、基本動作に必要な能力が自然に身につきます

ひとつでも該当すれば「這《は》う」運動は当分断念する

介助者（家族）の協力が得られない

掲載ページ	改善体操・その他の対応（例）	できない原因
P.258~259	股関節《こかんせつ》の運動（外転《がいてん》、内旋《ないせん》・外旋《がいせん》）	股関節《こかんせつ》まわりが固い
	手術からの回復を待つ	膝《ひざ》や股関節《こかんせつ》の手術後
P.258~259	股関節《こかんせつ》の運動（外転《がいてん》、内旋《ないせん》・外旋《がいせん》）	股関節《こかんせつ》が固い
P.58	脊柱《せきちゅう》のひねり範囲を拡大する運動	背中が固い
P.59	腹筋を強くする運動	腹筋が弱い
P.300~305	肩痛《かたつう》予防体操❶～❸	肩が痛い
P.58	肘《ひじ》の関節の動きを改善する運動	肘《ひじ》が痛くて伸展《しんてん》できない
P.59	腕の筋力を強くする運動	腕の力が弱い
P.59	腹筋を強くする運動	腹筋が弱い
P.50	ハムストリングスを伸ばす運動	ハムストリングスが弱い

脊柱《せきちゅう》のひねり範囲を拡大する運動

横這《ば》いをするときには、脊柱《せきちゅう》をひねる動作が加わります。寝たきりの生活を続けていると、徐々に脊柱の動く範囲が狭くなるため、この体操で脊柱のひねり範囲を拡大するようにしましょう

両膝《ひざ》を立てる

仰向《あおむ》けになり、膝頭《ひざがしら》をそろえるようにして両膝を立てます

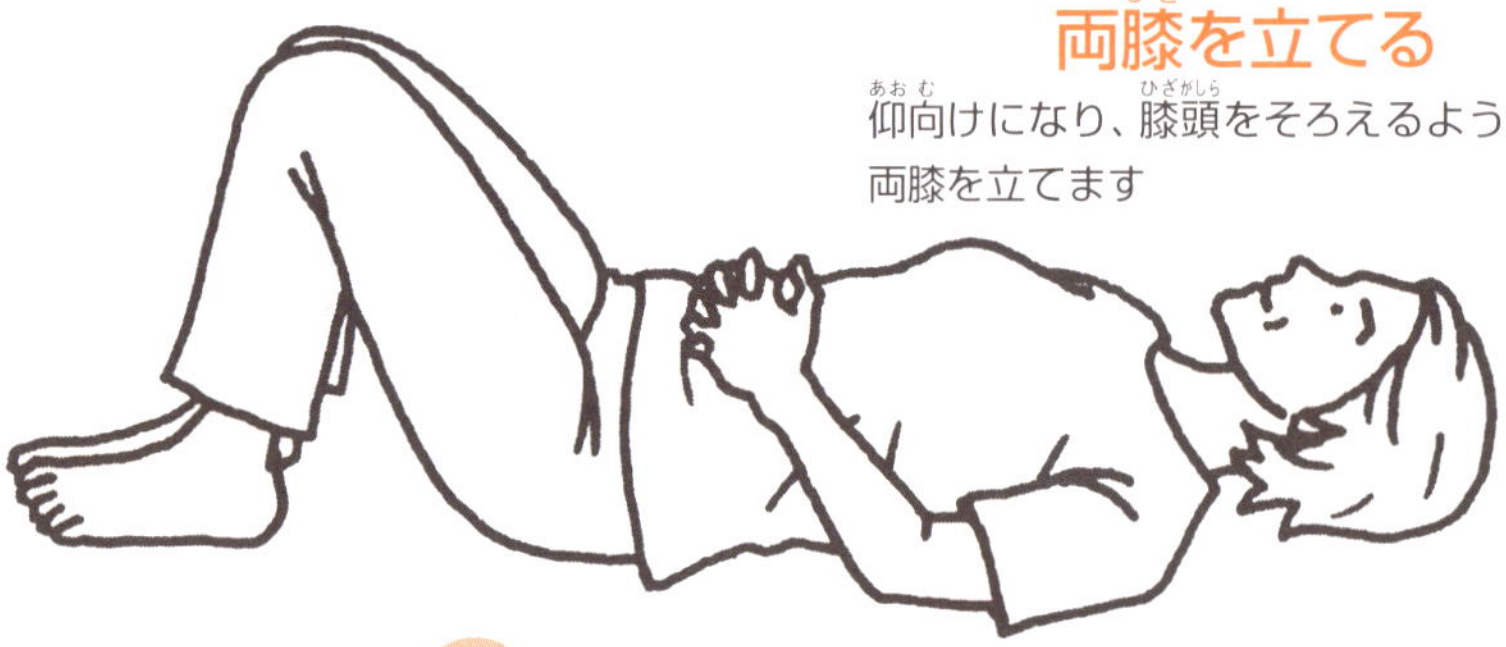

膝を床につくまで倒す

両肩を床につけた状態で、立てた膝が床につくまでからだを右に倒し、顔はからだを倒した側と反対側に向け15～20秒間その姿勢を保ちます。反対側でも同様の運動を行います

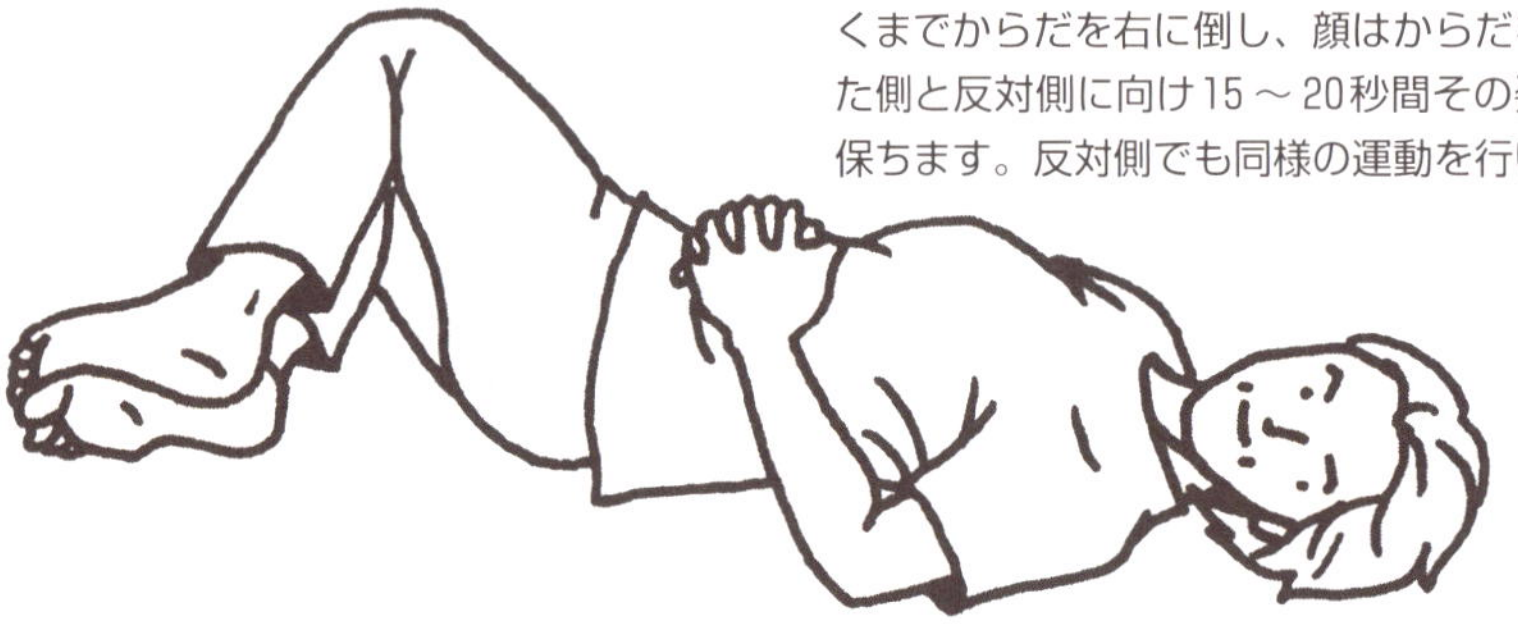

膝《ひざ》を倒すときは、立てた膝の形がくずれないようにゆっくりと動かしましょう

肘《ひじ》の関節の動きを改善する運動

横這《ば》いをするときには、肘《ひじ》の関節に体重がかかります。関節拘縮《こうしゅく》が進むと、少し動かしただけで痛みが生じるので日頃から肘がスムーズに動くように心がけましょう

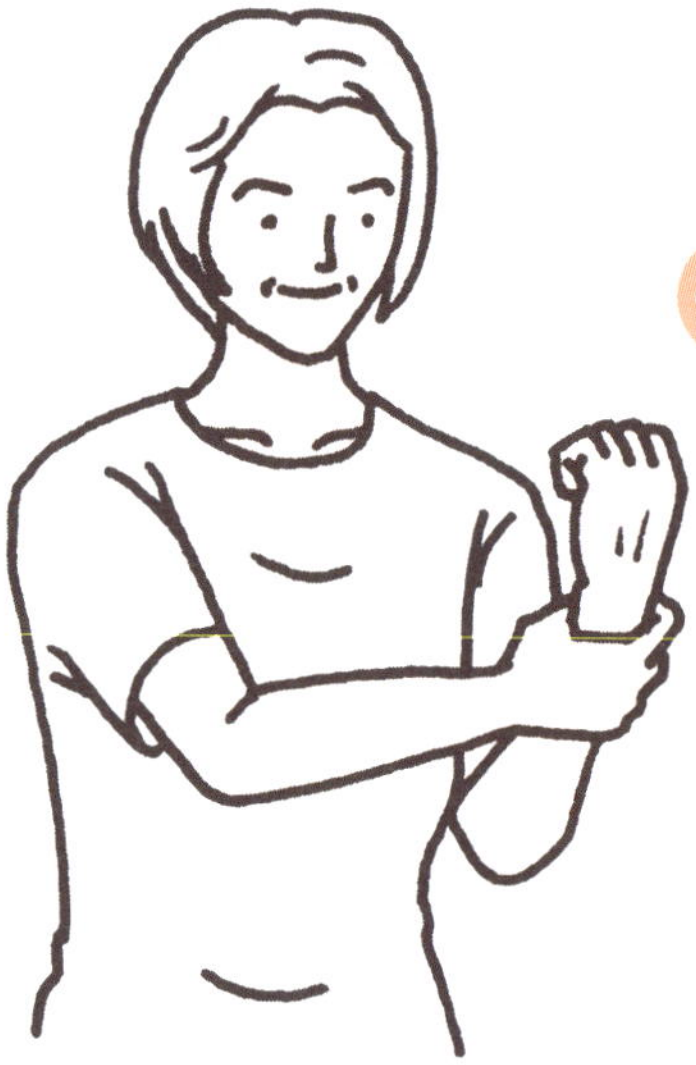

肘を曲げる

肘の位置が動かないようにして曲げます

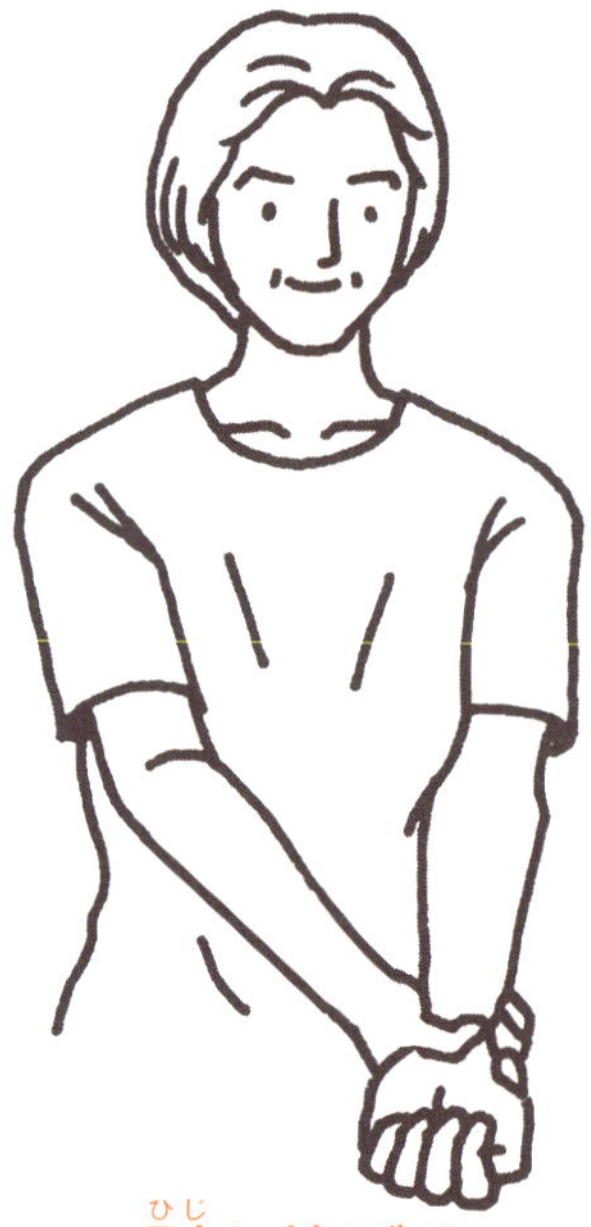

肘《ひじ》を伸ばす

前腕《ぜんわん》と上腕《じょうわん》が一直線になるように伸ばします

肘《ひじ》を動かす肘関節の位置が動かないように注意しましょう

腕の筋力を強くする運動

横這《ば》いをするときには、からだの前方に両手をつき、そこを支点にして下半身を引きずるようにして動かします。その際、腕の筋力が弱いと、からだを動かすのが難しくなります。ここでは、上腕《じょうわん》二《に》頭筋《とうきん》などの筋力を強化する運動を紹介します

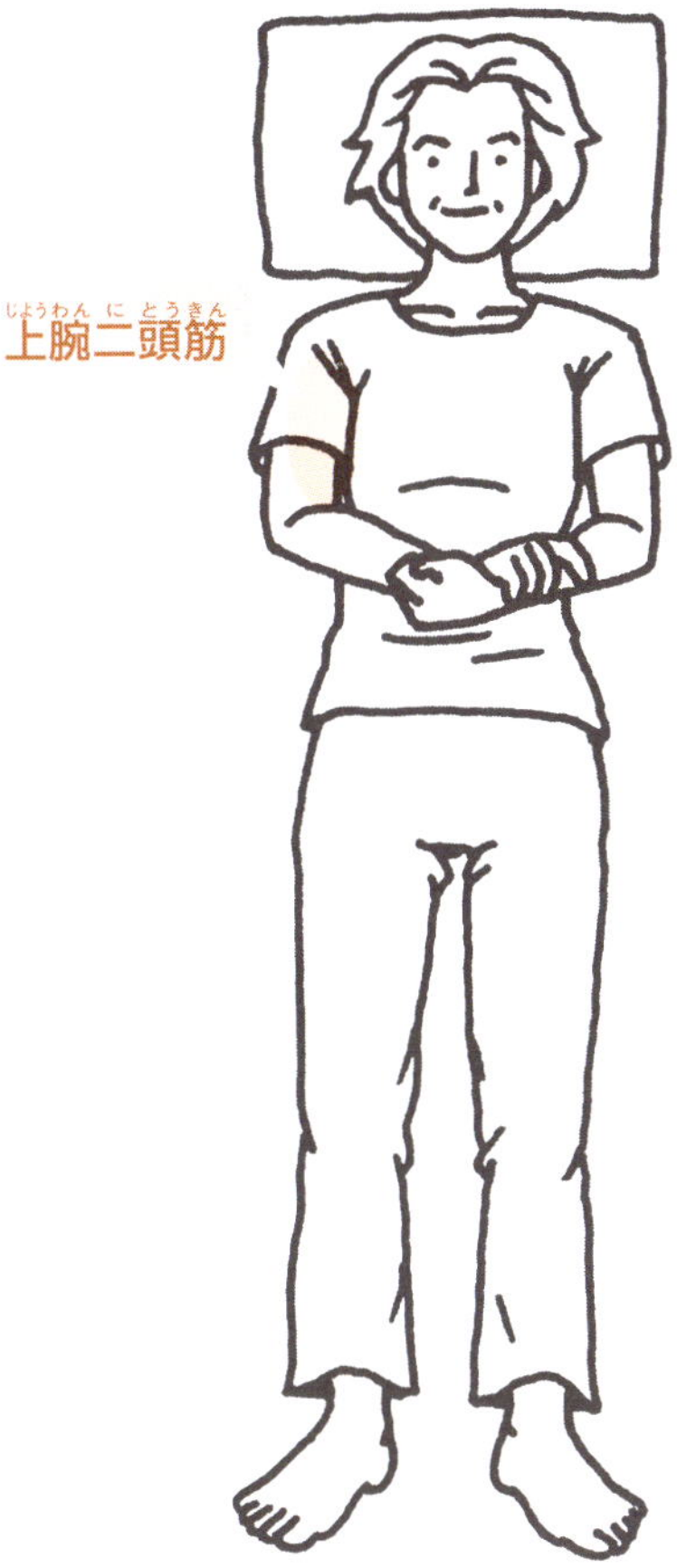
上腕《じょうわん》二《に》頭筋《とうきん》

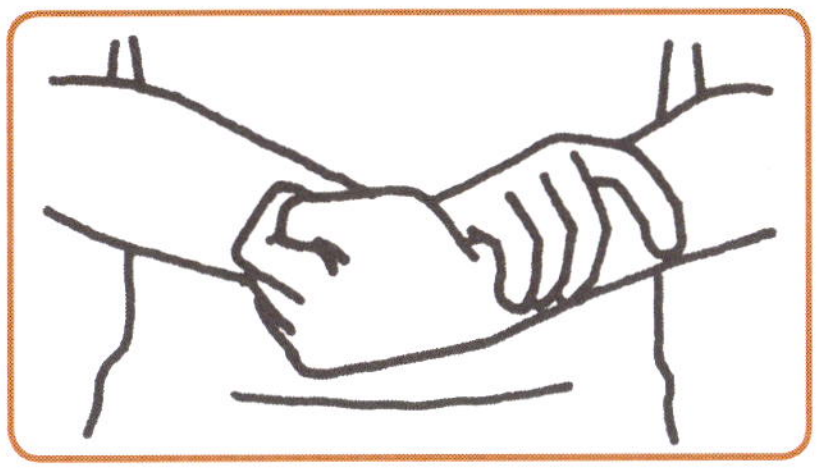

片方の手でもう一方の腕の手首近くを持って、押します。押される手は手前に引くように力を入れます。息をはきながら、5～6秒間行いましょう

マヒの残る手を動かす運動はたいへんですが、使わないと筋力はさらに低下するので、力が入らなくても動かしましょう

腹筋を強くする運動

「這《は》う」動作では、両手と両脚の筋肉で体重を支えて移動しますが、それ以外にもさまざまな筋肉を利用します。なかでも重要なのが腹筋です。腹筋の力が弱いと、スムーズな体重移動が難しくなります。ここでは、寝たままの姿勢で腹筋を強化する運動を紹介します

肘《ひじ》を立てて両手を組む

うつぶせになって肘を立てて、両手を組んで肩を下ろした姿勢をとります

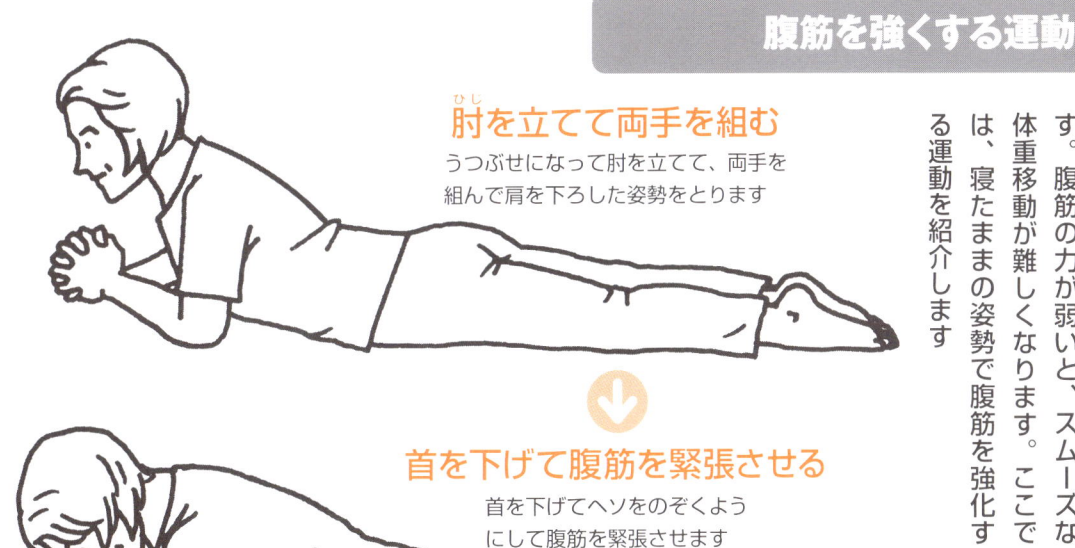

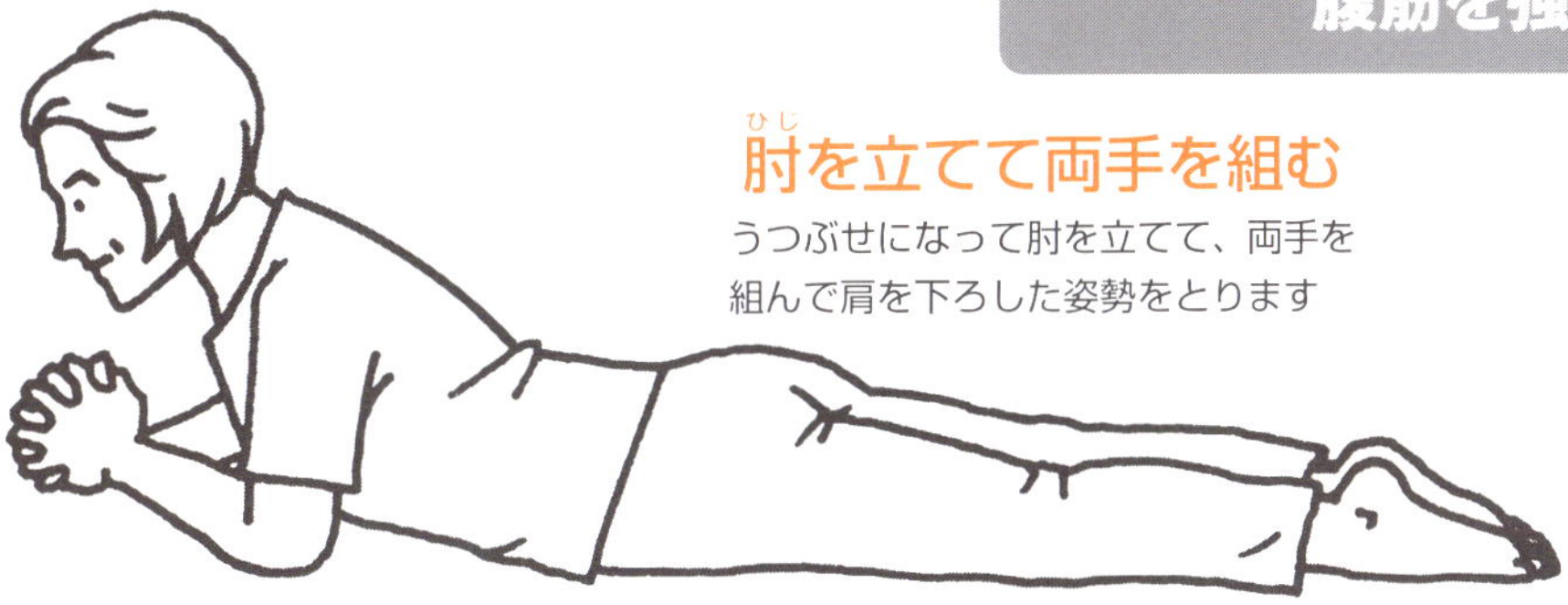

首を下げて腹筋を緊張させる

首を下げてヘソをのぞくようにして腹筋を緊張させます

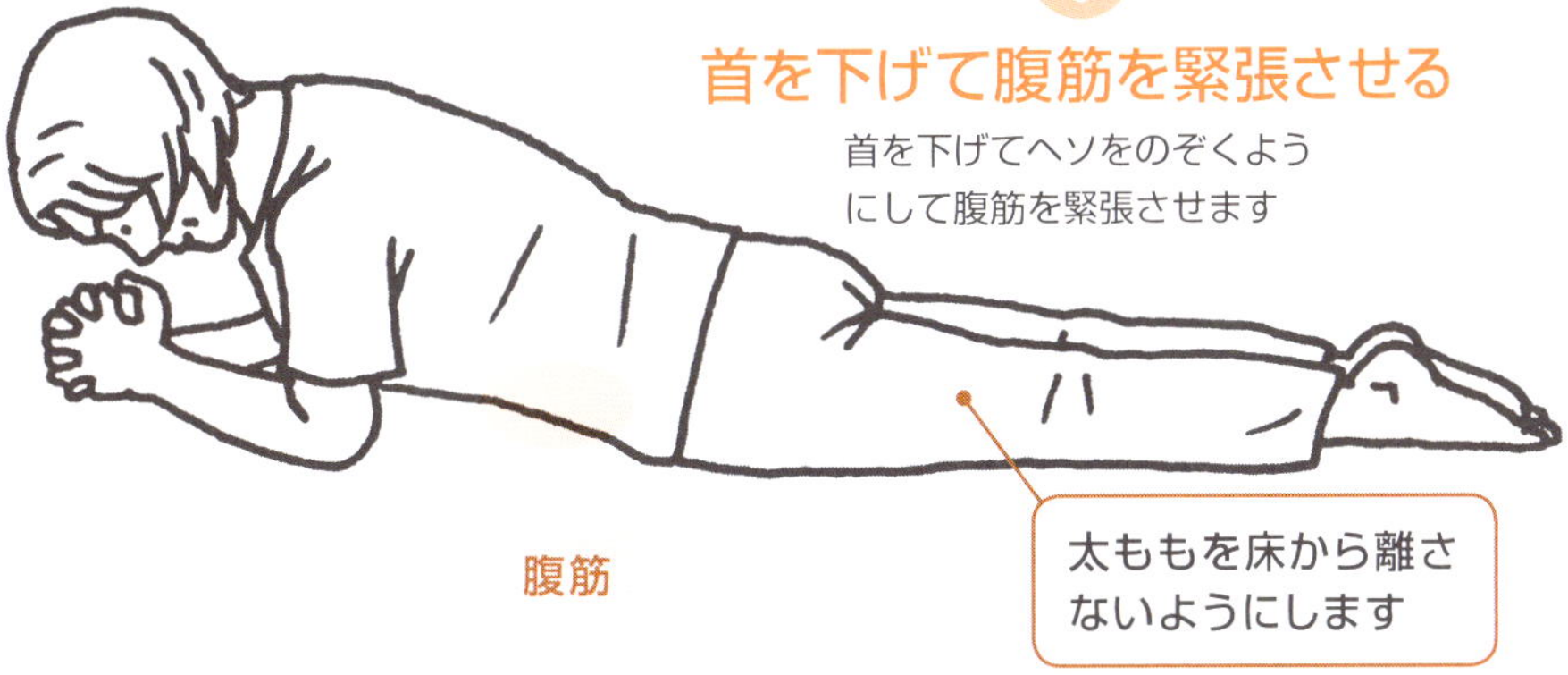
腹筋
太ももを床から離さないようにします

この姿勢がきつい場合は、胸からお腹にかけて座布団を二つ折りにしてはさむと楽です

膝《ひざ》立《だ》ちになる❶

基本動作を知る

自力で車イスにのるためには、「這《は》う」ことができるだけでは十分ではありません。最低限、車イスにつかまって膝《ひざ》立《だ》ちできることが必要です。骨盤《こつばん》を立てて、長い時間座ることができるようになったら、次に「這う」動作、続いて「膝立ち」の運動へと徐々にステップアップしていきましょう。ここでは、脳卒中《のうそっちゅう》など片マヒになった人が、自力で膝立ちをするための基本動作を解説します。

膝《ひざ》立《だ》ちの運動

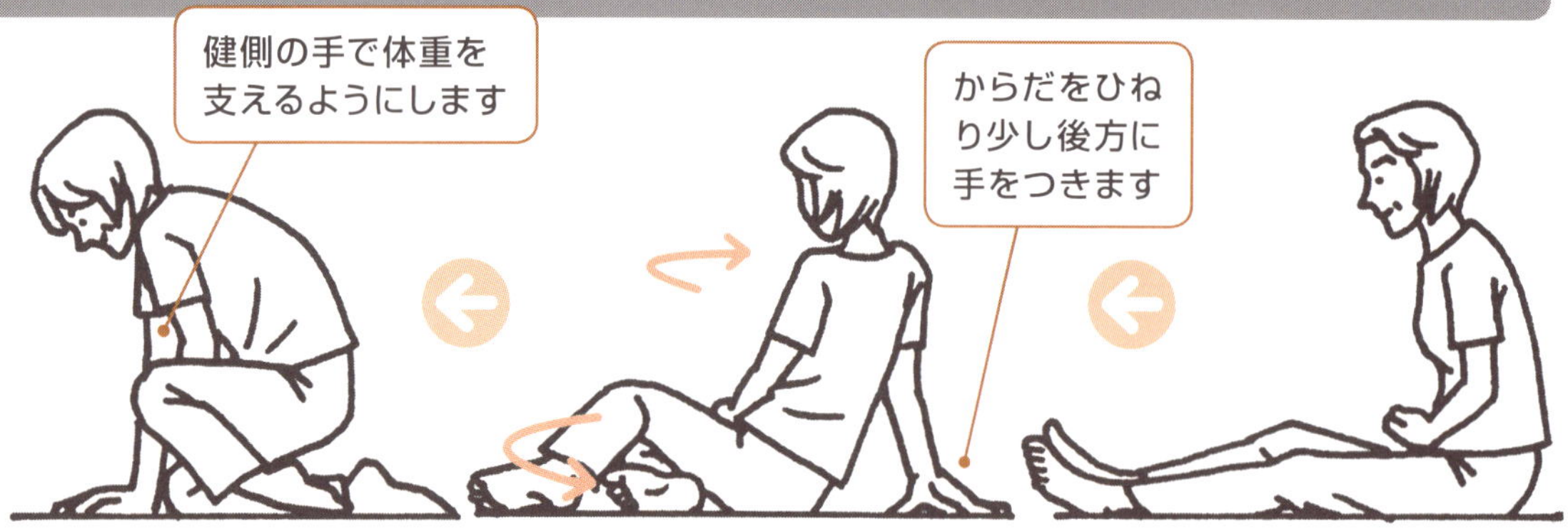

からだをひねり少し後方に手をつきます
健側の手で体重を支えるようにします

脚を伸ばして座る

骨盤《こつばん》を立てて座る「脚投げ出し座り」(長座位《ちょうざい》ともいいます)の姿勢をとります

上体をひねる

上体を少し健側《けんそく》にひねり、やや後方に倒します。健側の手をついたら、健側のつま先を患側《かんそく》の太ももの下に入れます

お尻を浮かせる

健側の手をからだの横に動かし、重心を徐々に前に移します。健側の手をからだの前について、体重を支えて、お尻を少し浮かせます

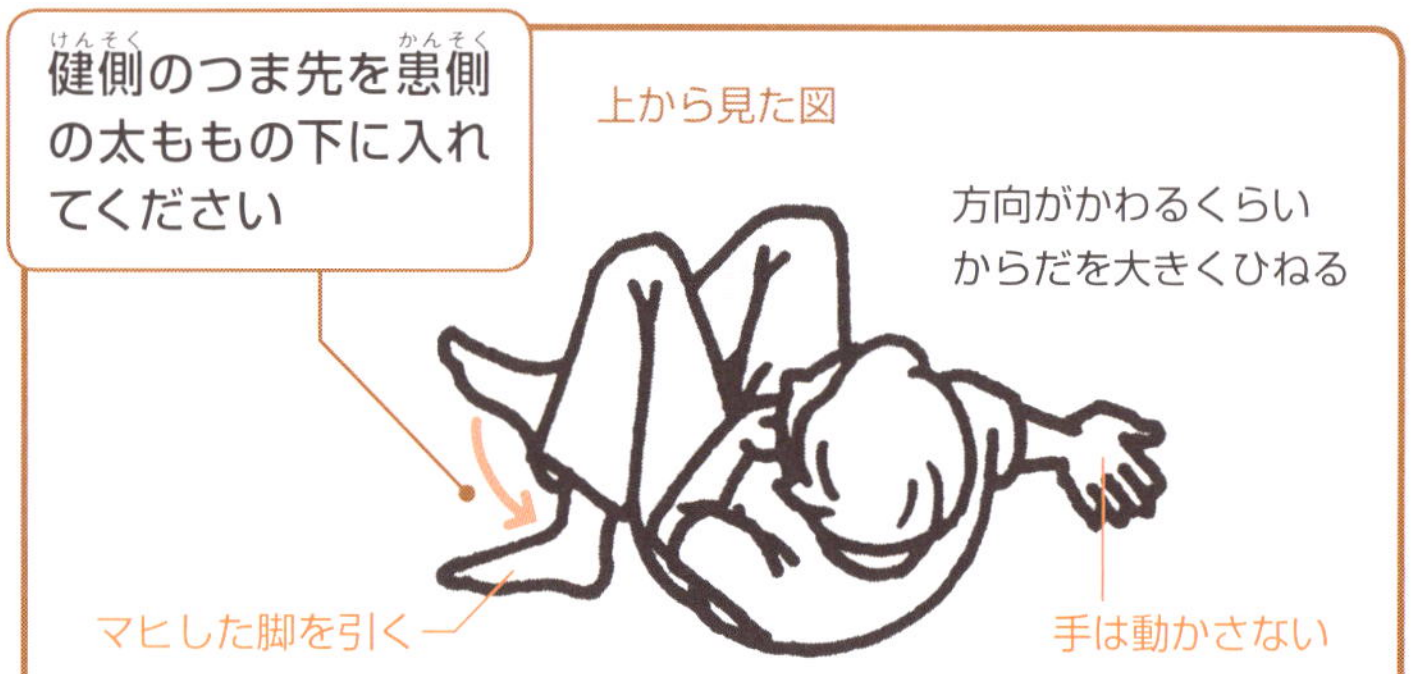

健側《けんそく》のつま先を患側《かんそく》の太ももの下に入れてください
上から見た図
方向がかわるくらいからだを大きくひねる
マヒした脚を引く
手は動かさない

ついた手がからだの横にくるくらい上体をひねる

注意　転倒事故を起こす恐れがあるので、補助用のイスを用意しましょう。上の図では、イスの絵は省略しています

日本旅館に泊まれる
日本式生活では必要

ベッドでの生活ではこの動作は不要です。しかし、畳に布団の生活をするには大切な動作です。膝立《ひざだ》ちは、立った骨盤《こつばん》が重力に逆らって上に上がった状態で、股関節《こかんせつ》を固定する力とバランスを求められる姿勢です。膝立ちできないと日本旅館で畳に座れないなどの不都合があります。膝立ちの運動には、歩行を安定させる効果もあります。足関節が固いと、膝立ちの姿勢がとれないこともあります。

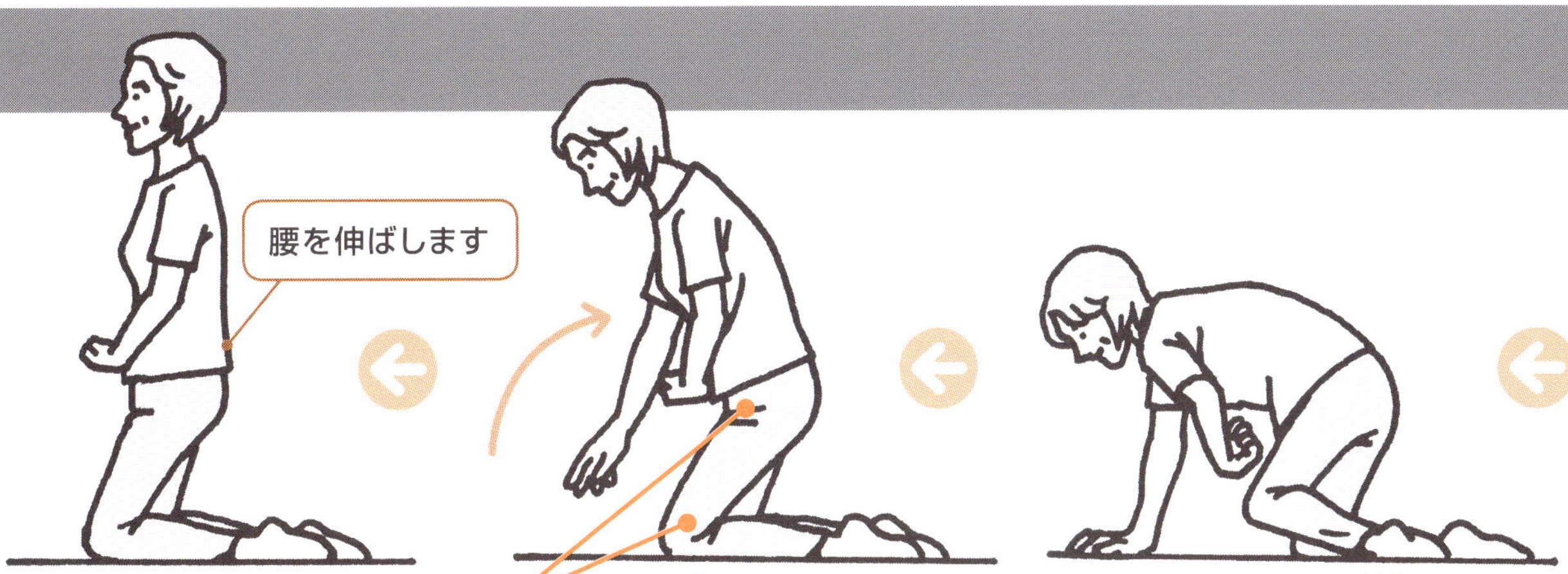

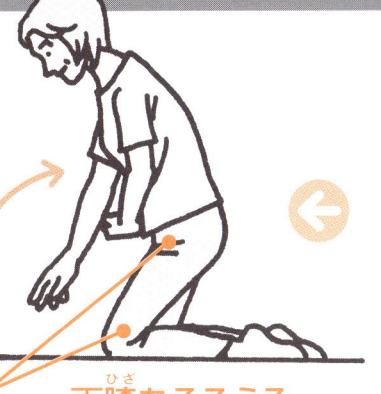

膝立ちになる

腰を伸ばして上体を起こし、膝立ちになります。以上の動作を逆にたどって、「脚投げ出し座り」の姿勢に戻ります

両膝《ひざ》をそろえる

健側の手と膝で体重を支えて、両膝をそろえたら、上体を起こす姿勢に入ります

上体を前に傾《かたむ》ける

上体を前に傾けて、健側の手で上体を支えながら、腰をゆっくり浮かせていきます

バランスをくずして倒れることがあるので、周囲に障害物がないところで行いましょう

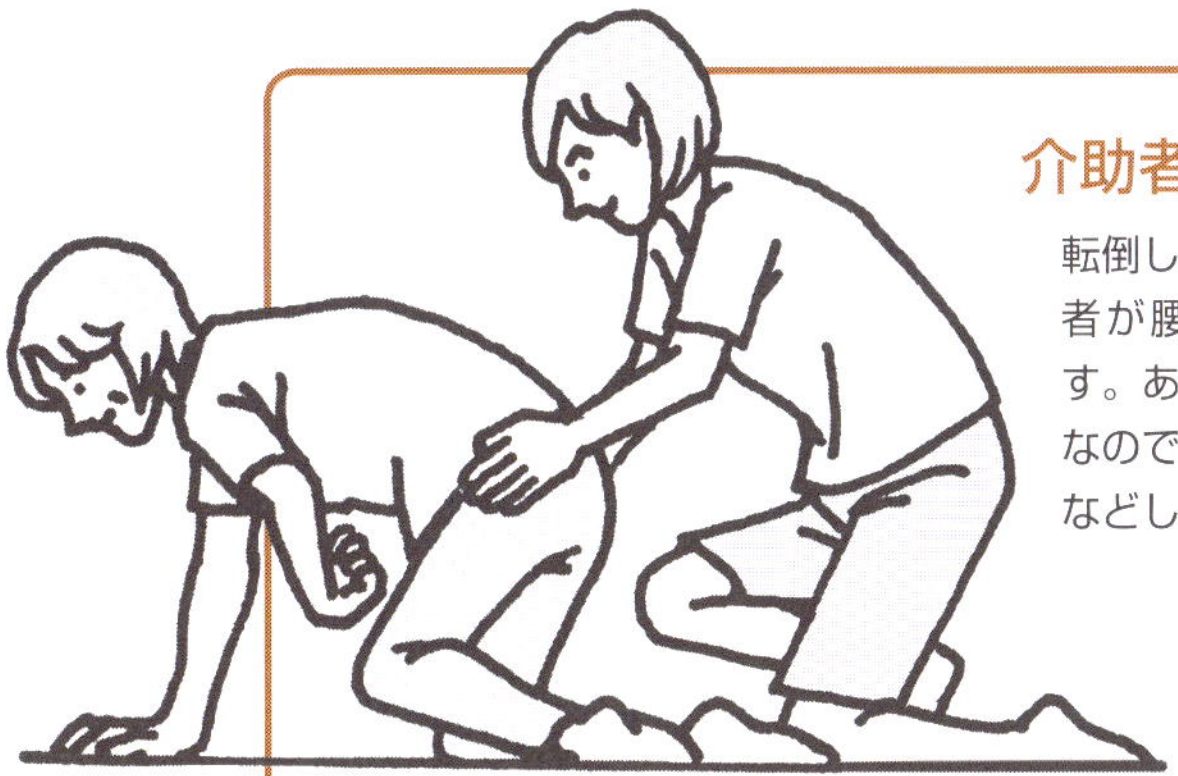

介助者が腰を支える

転倒しそうな場合は介助者が腰を持って支えます。あくまでも転倒予防なので、腰を持ち上げるなどしてはいけません

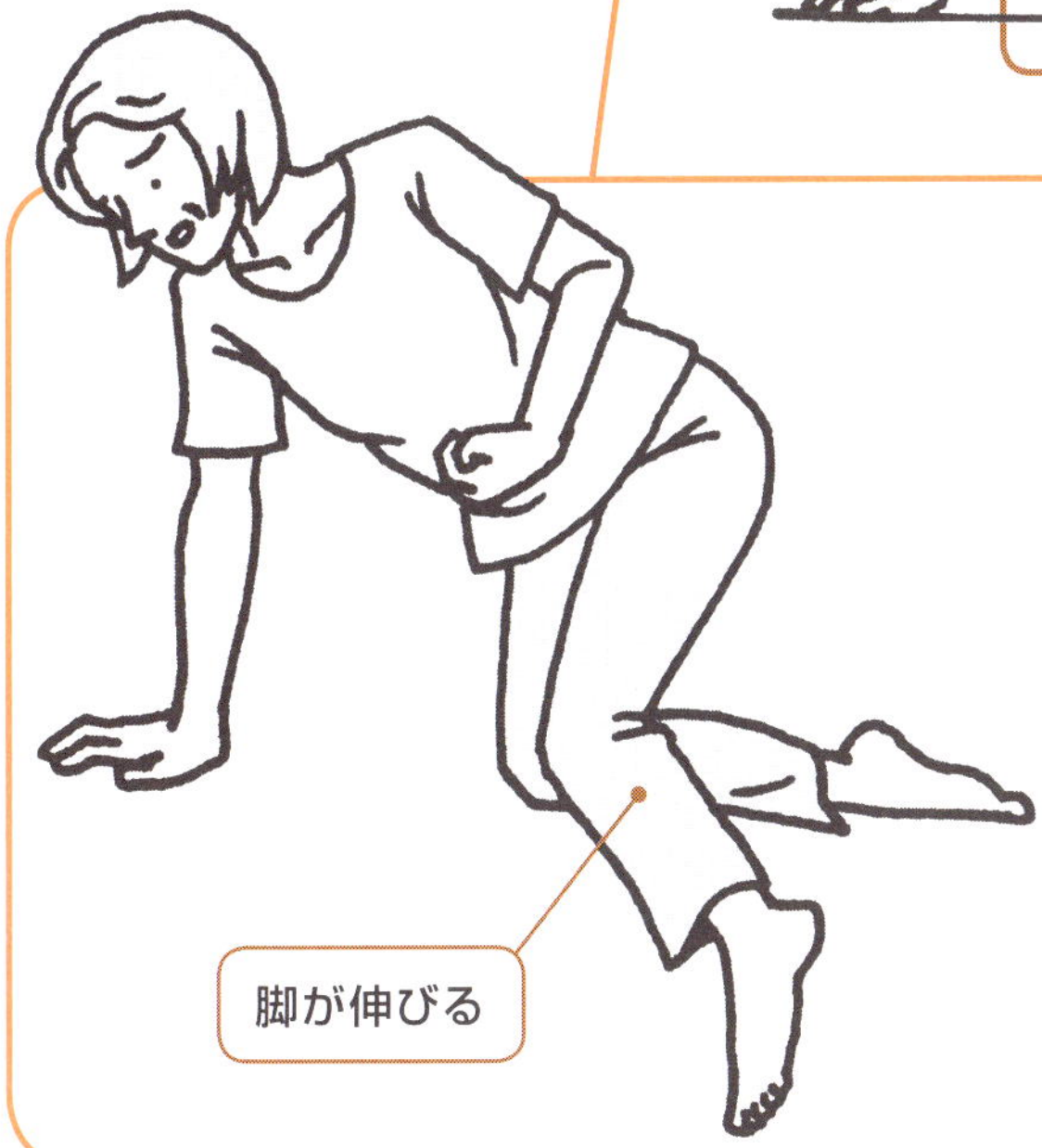

片マヒの共同運動

脳卒中《のうそつちゅう》による手足の運動マヒの回復過程で出現する特有の手足の動きを「共同運動」といいます。たとえば、膝《ひざ》を曲げようとすると、股関節《こかんせつ》も屈曲《くつきょく》し、足の指も屈曲するというように、全部の筋肉がつられて一緒に同じパターンで動いてしまい、肩だけ、肘《ひじ》だけといった個別の動きができません。

しかし、共同運動はあくまで回復過程の特殊な動きです。したがって、関節を個別に動かす分離運動ができるように訓練する必要があります。脳卒中の後《こう》遺症《いしょう》による運動マヒの段階を表す「ブルンストロームの回復ステージ」（163ページ参照）では、共同運動の出現と分離運動がどれだけ可能かによってステージが評価されます

膝《ひざ》立《だ》ちになる❷

運動能力のチェック

膝《ひざ》で立つには、骨盤《こつばん》を中心にして、体幹《たいかん》をしっかり直立させることが大切です。また股関節《こかんせつ》を固定し、骨盤と下肢《かし》の骨を連結する筋肉が強固である必要があります。

基本的なチェック

仰向《あおむ》けで両膝《ひざ》を立て、膝を開閉できるか

膝で立つには、体幹《たいかん》を直立させるだけの股《こ》関節《かんせつ》の周囲の筋力があり、股や膝を柔軟に動かす能力が必要です

チェック

- □ できた
- □ できない

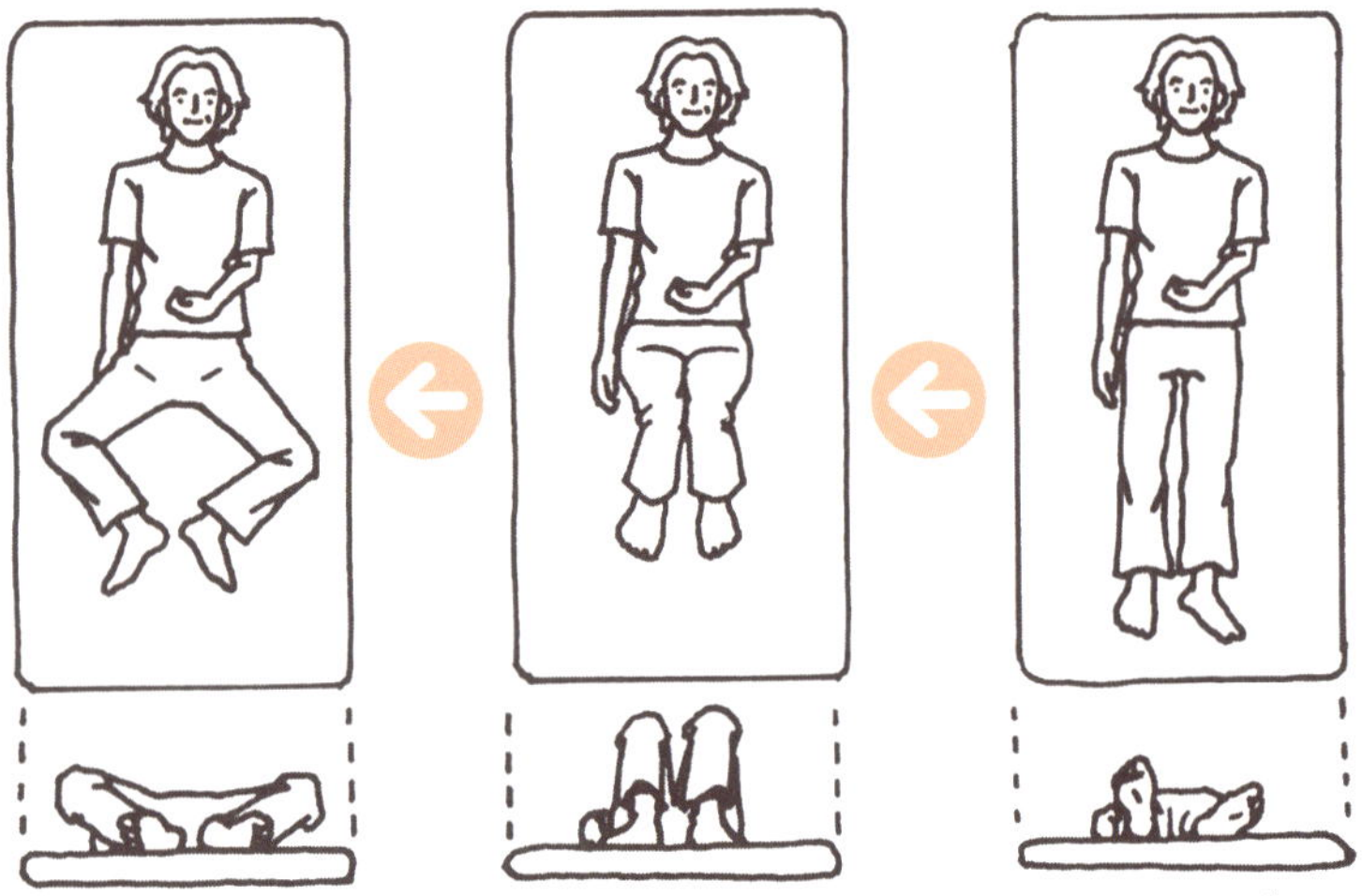

仰向《あおむ》け

仰向けに寝て、膝《ひざ》を伸ばします

両膝を立てる

両膝を閉じたまま、できるだけ膝を高く立てます

両膝を開く

そのままゆっくりと膝を開き、開ききったら、ゆっくりともとの姿勢に戻します。この動作を２～３回繰り返します

仰向《あおむ》けで両膝《ひざ》を立て、10秒間腰を浮かせられるか

「膝《ひざ》立《だ》ち」の姿勢をとる際に、股《こ》伸《しん》筋《きん》群《ぐん》（骨《こつ》盤《ばん》と大腿骨《だいたいこつ》を支える筋肉）と大臀筋《だいでんきん》やハムストリングスの力が十分にないと尻もちをついてしまいます

チェック

- □ できた
- □ できない

両膝《ひざ》を立てる

仰向けに寝て両膝を立てます

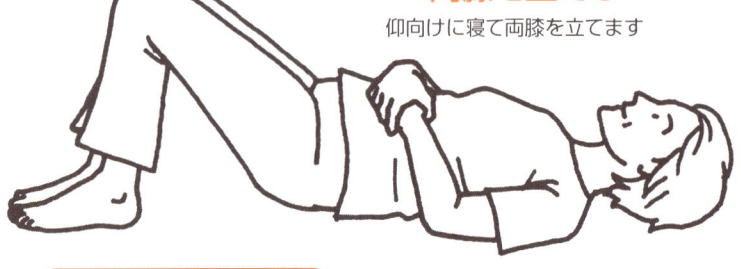

腰を上げる

足底と背中を支えにして腰を浮かせ（ブリッジ）、２呼吸おいてから一方の脚を伸ばします

床についた足底と背中で体重を支えて、ゆっくりと腰を浮かせます

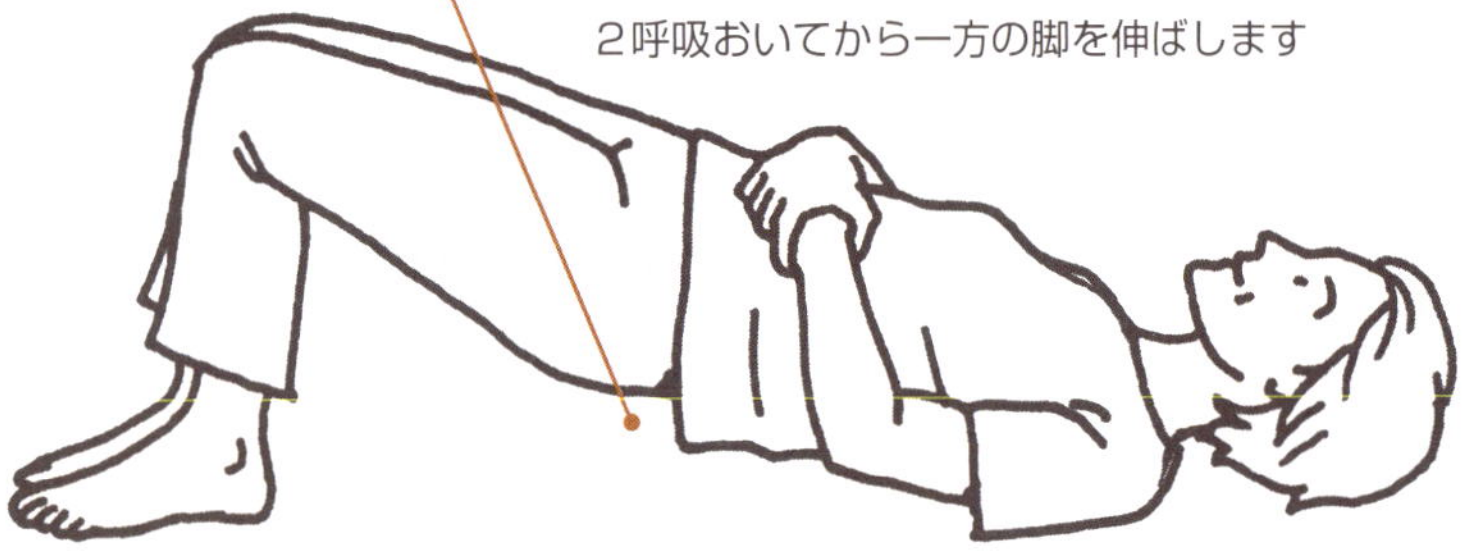

横座りできるか

「膝《ひざ》立《だ》ち」をするのに一番単純な方法は正座から行うやり方ですが、正座ができない場合は横座りから行います。しかし、股関《こかん》節《せつ》の内旋《ないせん》や外旋《がいせん》に制限があったり、脊柱《せきちゅう》が固いと横座りは容易ではありません

チェック

- □ できた
- □ できない

横座りの姿勢

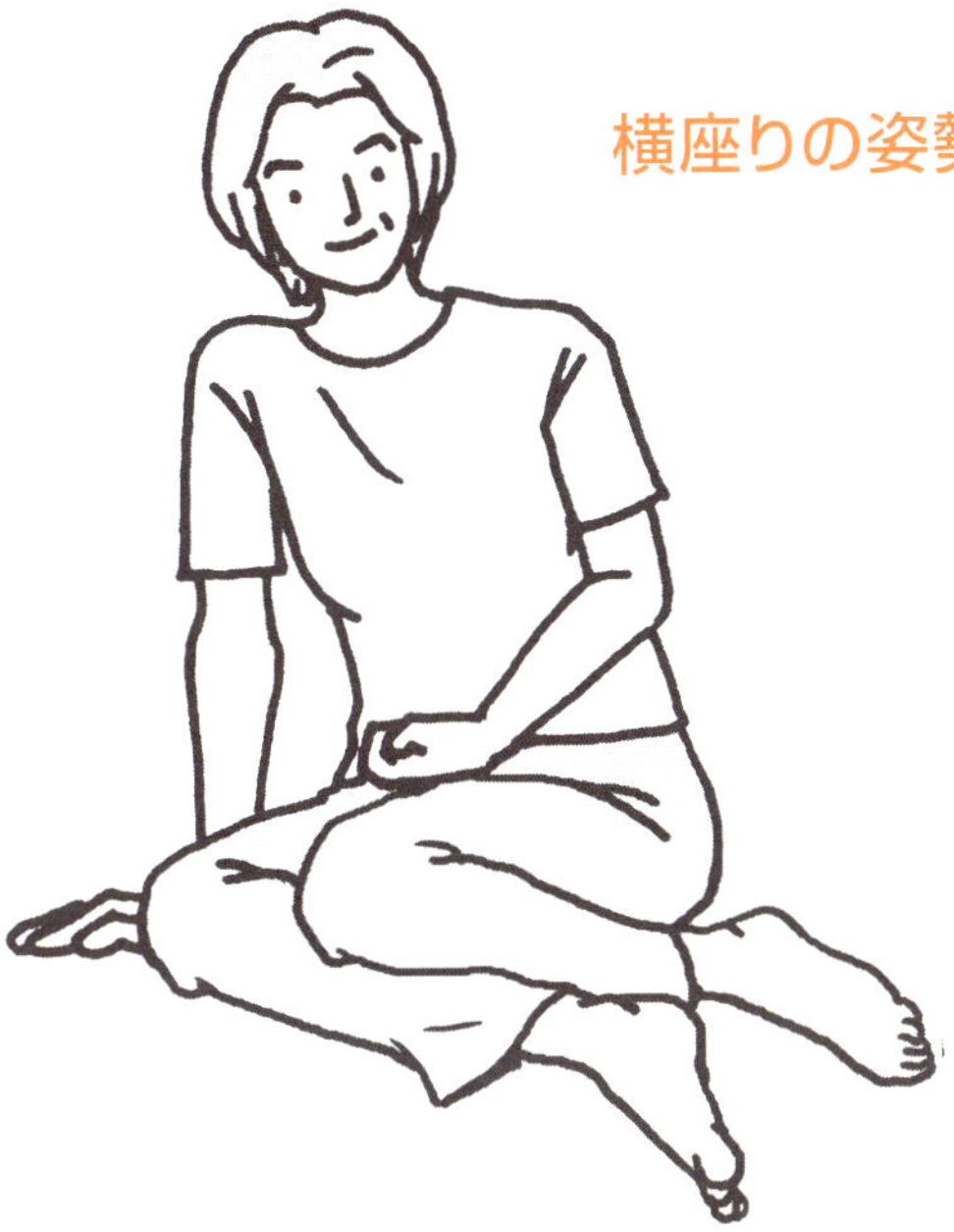

横座りの姿勢が難しい人は、健側の手を床につきます

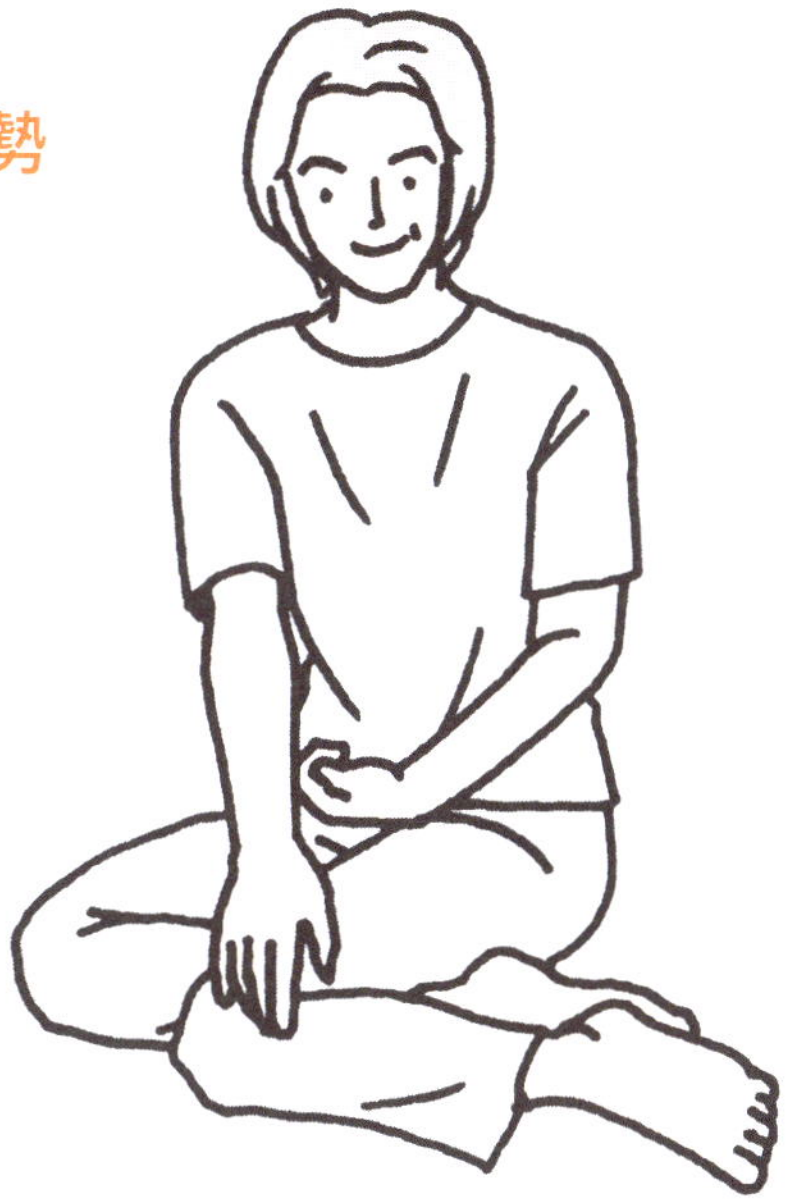

健側《けんそく》の脚を下にして横座りになります。患側《かんそく》の股関節《こかんせつ》を内ひねりにするのはつらいでしょう

這《は》う姿勢がとれるか

「膝《ひざ》立《だ》ち」をするには、その前に一度這う姿勢をとります。患側《かんそく》の腕のマヒが強く、両手をついた這う姿勢がとれない場合、健《けん》側《そく》の手だけで支えます

チェック

- □ できた
- □ できない

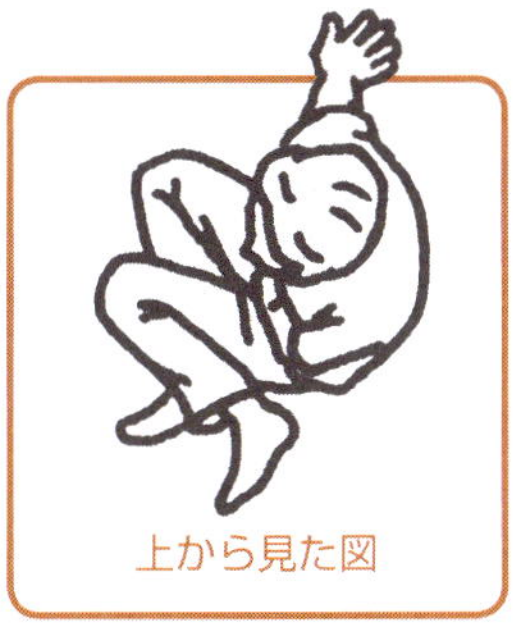

上から見た図

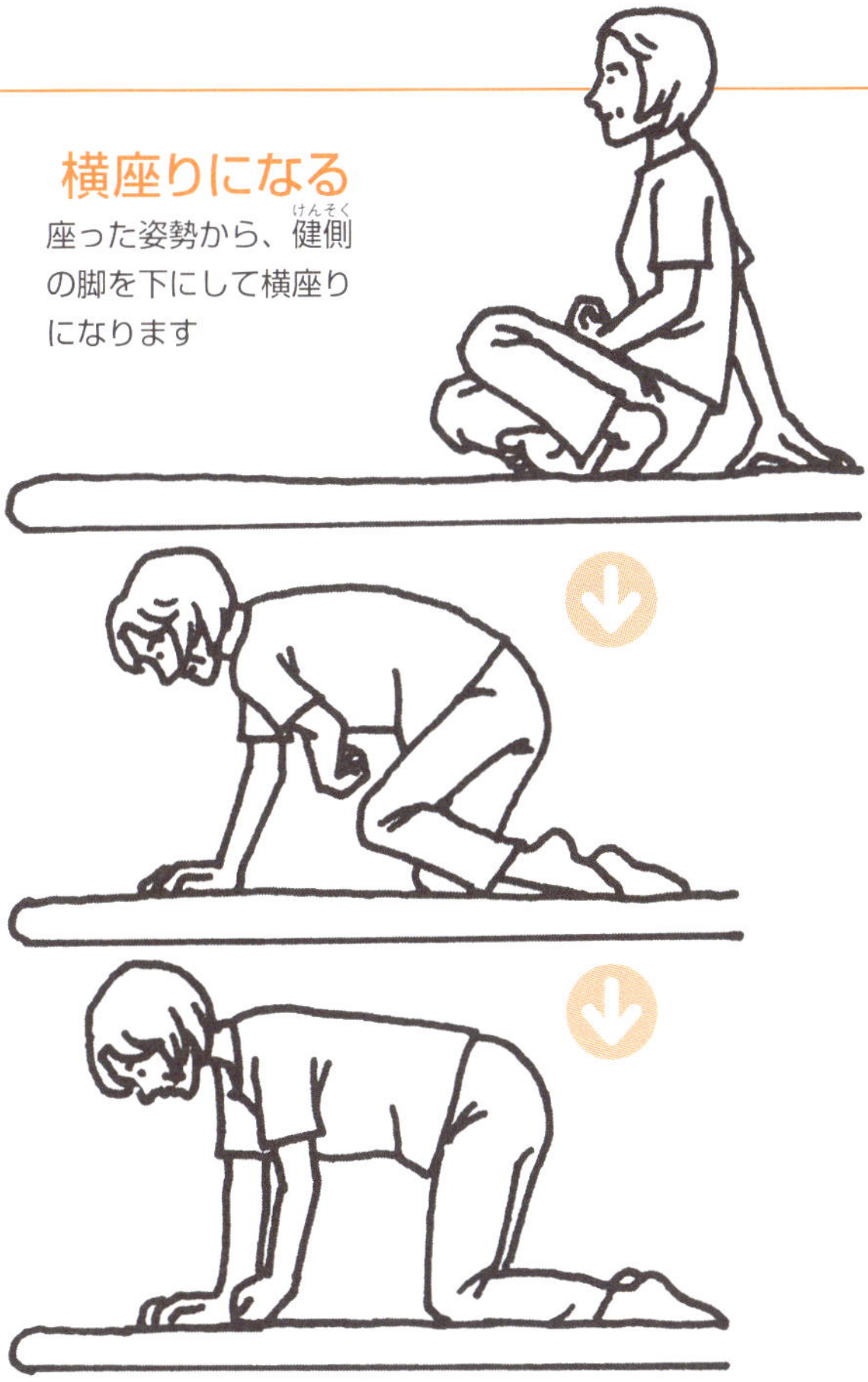

横座りになる

座った姿勢から、健側《けんそく》の脚を下にして横座りになります

手を床につく

上体を前に傾《かたむ》け、健側の手を床について体重を支え、健側の膝《ひざ》を伸ばしながら脚を床に直角に

両膝を床につける

両膝を床につけ、きちんと脚をそろえて這《は》う姿勢になります

基本動作の改善体操

膝《ひざ》立《だ》ちになる③ できない場合の改善策を探す

「膝立《ひざだ》ち」ができない原因としては、大臀筋《だいでんきん》など股関節《こかんせつ》周囲の筋肉や背筋、そして膝を曲げるハムストリングスなどの筋力の低下が考えられます。また、股関節や膝関節などの動きがスムーズでないと膝立ちすることは困難です。ここでは、62〜63ページで行った運動能力のチェック結果に基づいて、どこに問題があるのかを把握《はあく》し、その問題を解決するための改善策をチャートで説明します。

膝《ひざ》立《だ》ちができない原因は？

本人の理解力、意欲がない

自分で起き上がることができない

主治医に注意を受けている

運動をしてはいけない場合

運動能力のチェック（チェック内容は62〜63ページを御参照ください）

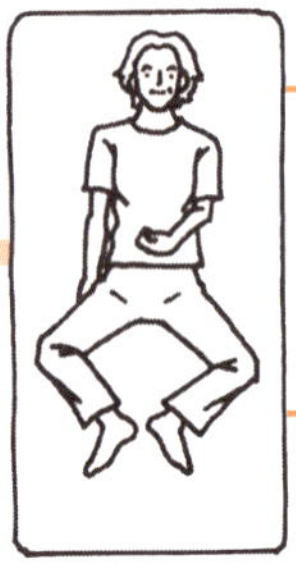

仰向《あおむ》けで両膝《ひざ》を立て、膝を開閉できない

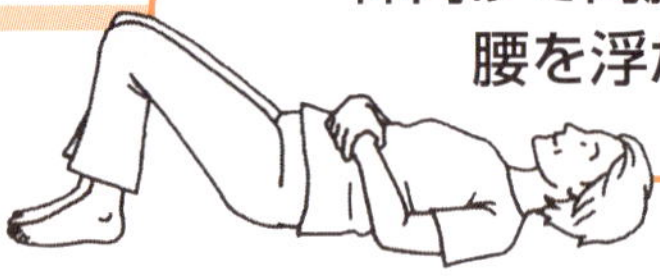

仰向《あおむ》けで両膝《ひざ》を立て、10秒間腰を浮かせられない

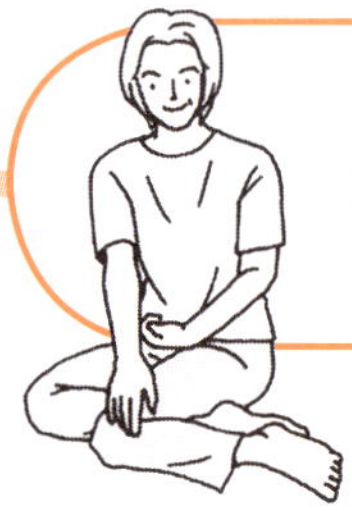

横座りができない

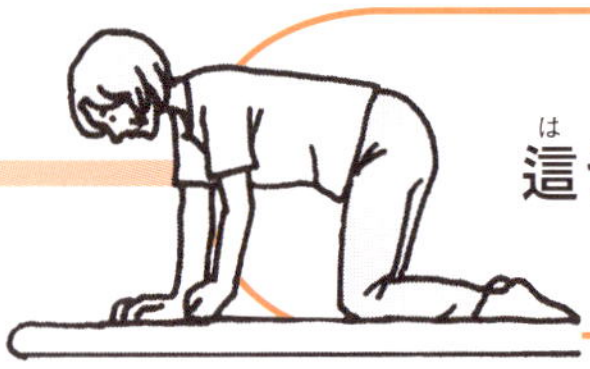

這《は》う姿勢がとれない

「運動能力のチェック」で紹介している運動は、基本的に改善体操として利用できます。課題をクリアできなくても、繰り返すことで、基本動作に必要な能力が自然に身につきます

介助者（家族）の協力が得られない → ひとつでも該当すれば「膝立《ひざだ》ちになる」運動は当分断念する

掲載ページ	改善体操・その他の対応（例）	できない原因
P.66	股関節《こかんせつ》周囲の筋力を強くする運動	股関節《こかんせつ》周囲の筋力が弱い
P.258〜260	股関節《こかんせつ》の運動（外転《がいてん》、内旋《ないせん》・外旋《がいせん》） 膝関節《ひざかんせつ》の運動（屈曲《くつきょく》・伸展《しんてん》）	股や膝《ひざ》の関節の動きに制限がある
P.116	肘《ひじ》を立てた肩の運動	背筋の力が弱い
P.66	大臀筋《だいでんきん》を強くする運動	大臀筋《だいでんきん》の力が弱い
P.67	ハムストリングスを ストレッチする運動	大臀筋《だいでんきん》やハムストリングスが 固縮《こしゆく》している
P.258〜259	股関節《こかんせつ》の運動（外転《がいてん》、内旋《ないせん》・外旋《がいせん》）	股関節《こかんせつ》の動きに制限がある
P.260	膝関節《ひざかんせつ》の運動（屈曲《くつきょく》・伸展《しんてん》）	膝関節《ひざかんせつ》の動きが悪い
P.58	脊柱《せきちゅう》のひねり範囲を拡大する運動	脊柱《せきちゅう》の動きが柔軟性に欠ける
P.143	膝《ひざ》を組んだ状態で体幹《たいかん》をひねる	腹筋（腹斜筋《ふくしやきん》）が弱い
P.59	腕の筋力を強くする運動	肩と腕の力が弱い
P.67	骨盤《こつばん》周辺の筋肉をストレッチする運動	骨盤《こつばん》周辺の筋力が固縮《こしゆく》しており 骨盤をコントロールできない

股関節《こかんせつ》周囲の筋力を強くする運動

股や膝関節《ひざかんせつ》の動きに制限があると、膝立《ひざだ》ちの動作は困難をともないます。ここでは、蛙《かえる》が仰向《あおむ》けになって、股を開いているような姿勢をとり、膝をくずさず開閉することで、股関節内転筋《こかんせつないてんきん》群《ぐん》を強化したり、ストレッチします

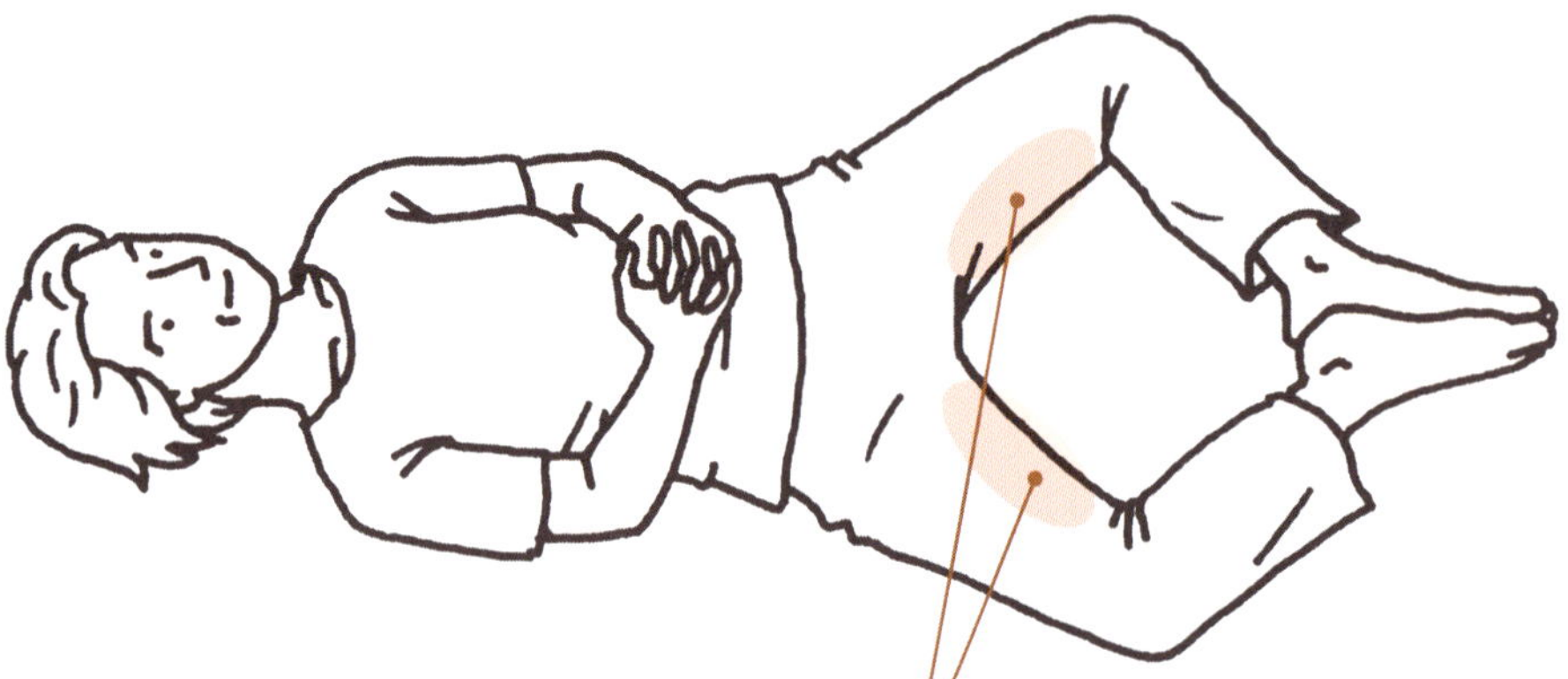

股関節内転筋群《こかんせつないてんきんぐん》と呼ばれる筋肉を強化したり、ストレッチしたりします

両足の裏を合わせる

両足の裏を合わせて、股を開き15〜20秒間以上その姿勢を維持します。終わったら膝《ひざ》を立ててください

股関節内転筋群《こかんせつないてんきんぐん》とは太ももの内側にある筋肉群で、長内転筋、短内転筋、大内転筋などがあります

ハムストリングスと大臀筋《だいでんきん》を強くする運動

「膝立《ひざだ》ち」する際には、膝関節を曲げ骨盤《こつばん》を立てる必要があります。膝を曲げるときに働くのが、太ももの裏側にあるハムストリングスです。骨盤を立てるには大《だい》臀筋《でんきん》やハムストリングスの力が必要です

腰に負担がかかるので、最初は、軽く浮かせる程度にとどめます

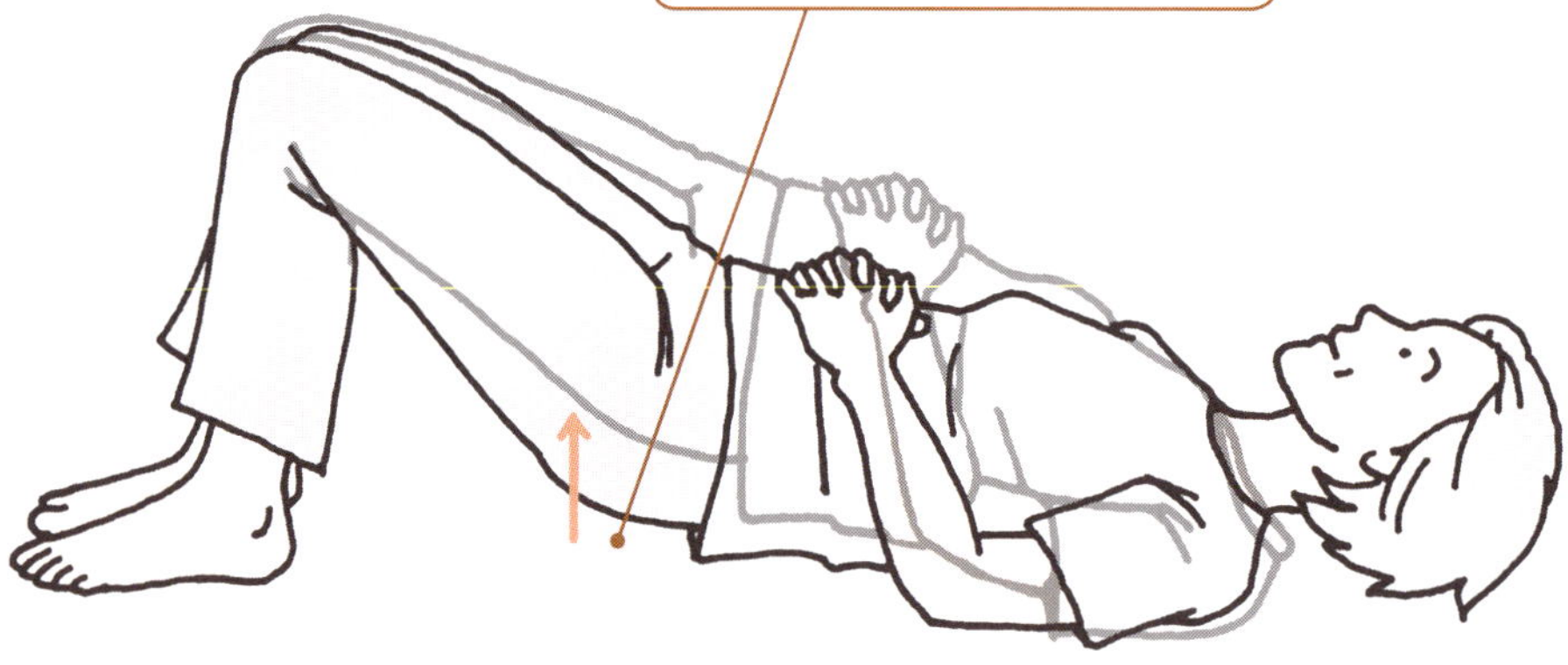

両膝《ひざ》を立ててお尻を持ち上げる

両膝を立てた状態から、ゆっくりと腰を上げて、ゆっくりと下ろします。股関節《こかんせつ》が伸びていること、大臀筋《だいでんきん》やハムストリングスを使っていることを意識してください

片マヒの人は膝《ひざ》がくずれないように努力してください

ハムストリングスをストレッチする運動

膝《ひざ》を曲げる際に働くハムストリングスの動きがスムーズでないと、膝立ちの動作もうまく運びません。ここでは、床に座った状態で、ハムストリングスをストレッチする手軽な運動を紹介します

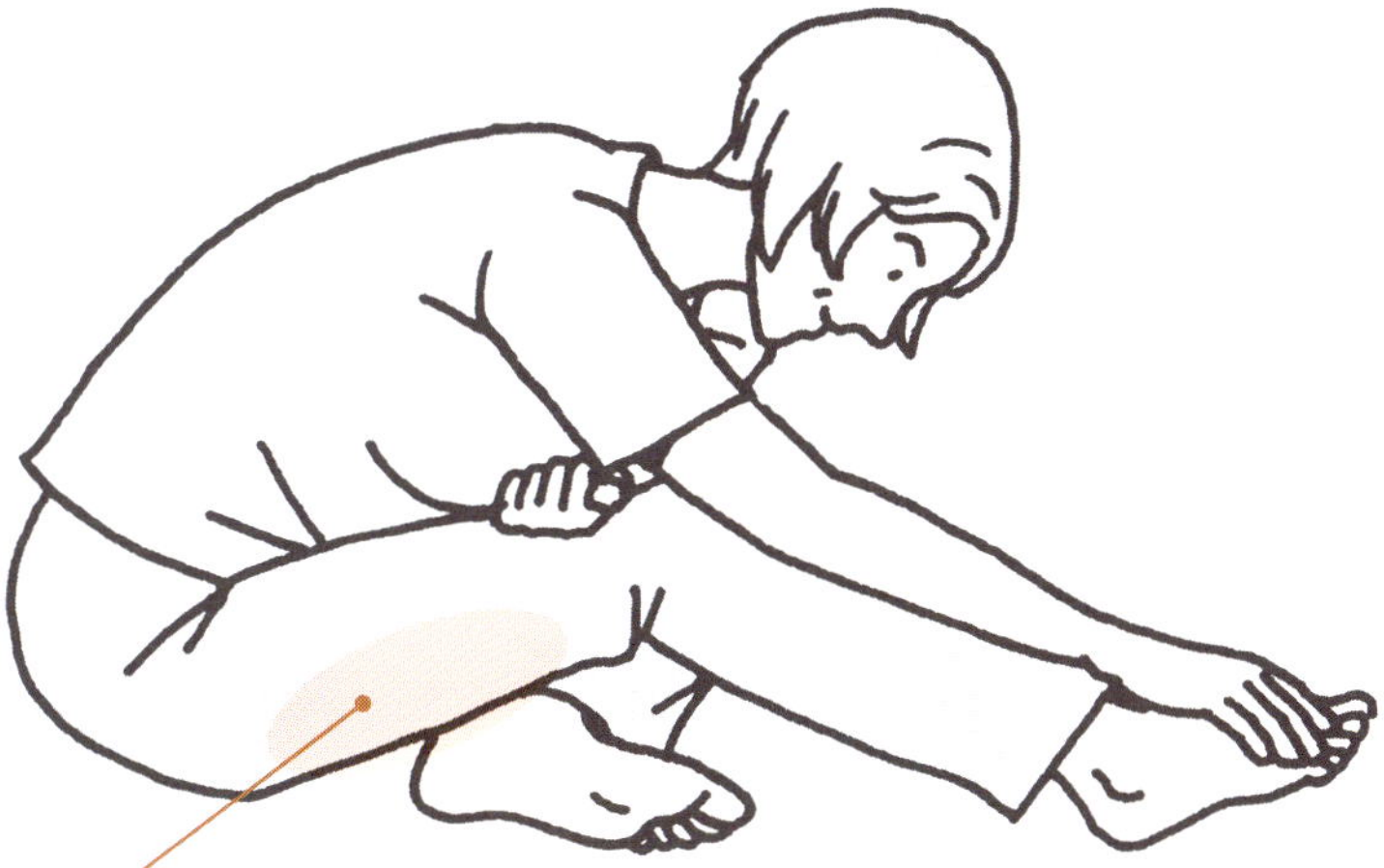

太ももの裏側にあるハムストリングスをストレッチします

片脚を伸ばして、前傾姿勢をとる

右脚を伸ばし、左脚は曲げ、右手で右足のつま先をつかむような前傾姿勢をとります。この際、太ももとお腹を近づけるようにして太ももの裏側を15～20秒間以上伸ばし続けます。左脚でも同様の動作を行います

ハムストリングスを構成するのは、大腿二頭《だいたいにとう》筋《きん》、半腱様筋《はんけんようきん》、半膜様《はんまくよう》筋《きん》の3つの筋肉です

骨盤《こつばん》周辺の筋肉をストレッチする運動

骨盤周辺には、臀部《でんぶ》（お尻）にある大《だい》臀筋《でんきん》などの分厚くて強い筋肉があります。こうした筋肉が固くなっていると、骨盤をうまく立てることができず、スムーズに膝《ひざ》立《だ》ちすることができません。ここでは、寝たままで骨盤周辺の筋肉をストレッチする運動を紹介します

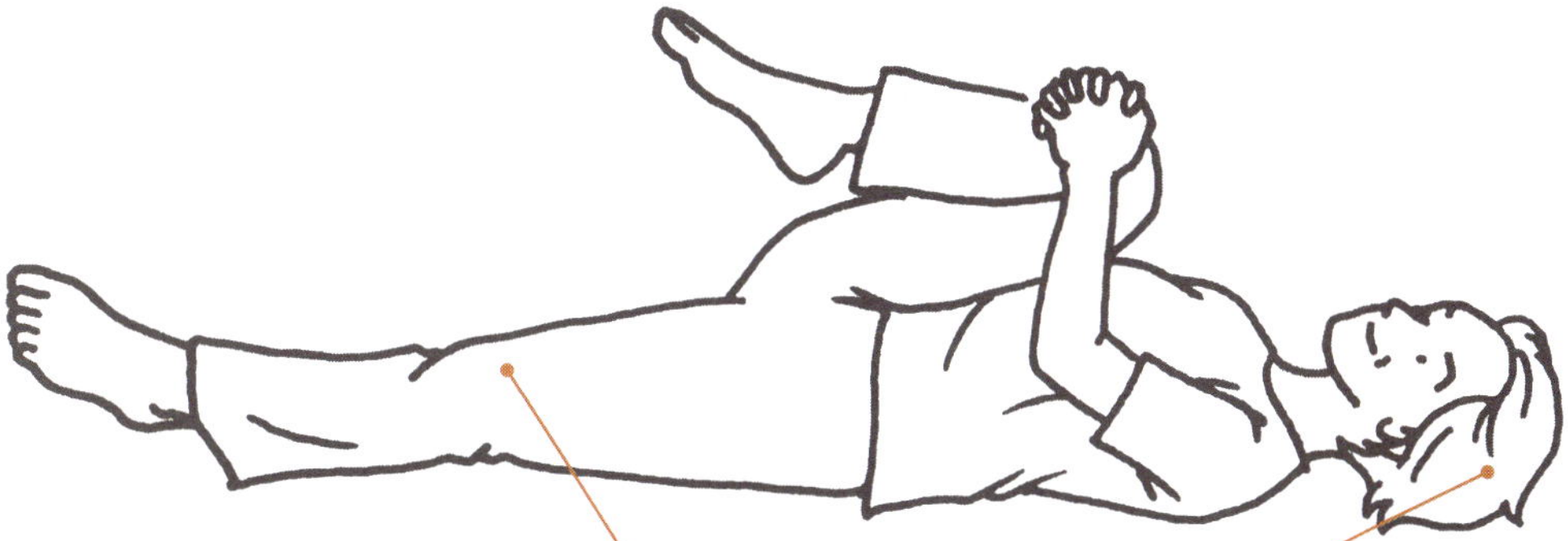

頭と抱え込まない膝《ひざ》は床から離れないようにします

片膝《ひざ》を抱えて、お尻をストレッチ

仰向《あおむ》けになり、右膝を胸まで引き寄せて、15～20秒間その姿勢を維持します。余裕のある人は、抱えた膝を内側に倒すと、大臀筋《だいでんきん》がさらに伸びます。同様の動作を左脚でも行います

痛みがある場合は、胸まで膝《ひざ》が上がらないかもしれません。できる範囲で十分です

床から立ち上がる①〈その1〉

基本動作を知る（イスを使って立ち上がる）

床から直接立ち上がることが難しい場合は、イスを利用すると、負担が軽減されます。ここで紹介する基本動作は、単に床から立ち上がるだけではなく、立ち上がってそのままイスに座り、イスから立ち上がって再び床に座るまでの一連の動作になっています。つまり、床から起き上がってイスに座る練習にもなるわけです。

ここでは、脳卒中《のうそっちゅう》などで片マヒになった人がイスを使って床から立ち上がる基本動作を解説します。

立ち上がりの運動① ―― イスを使って立ち上がる

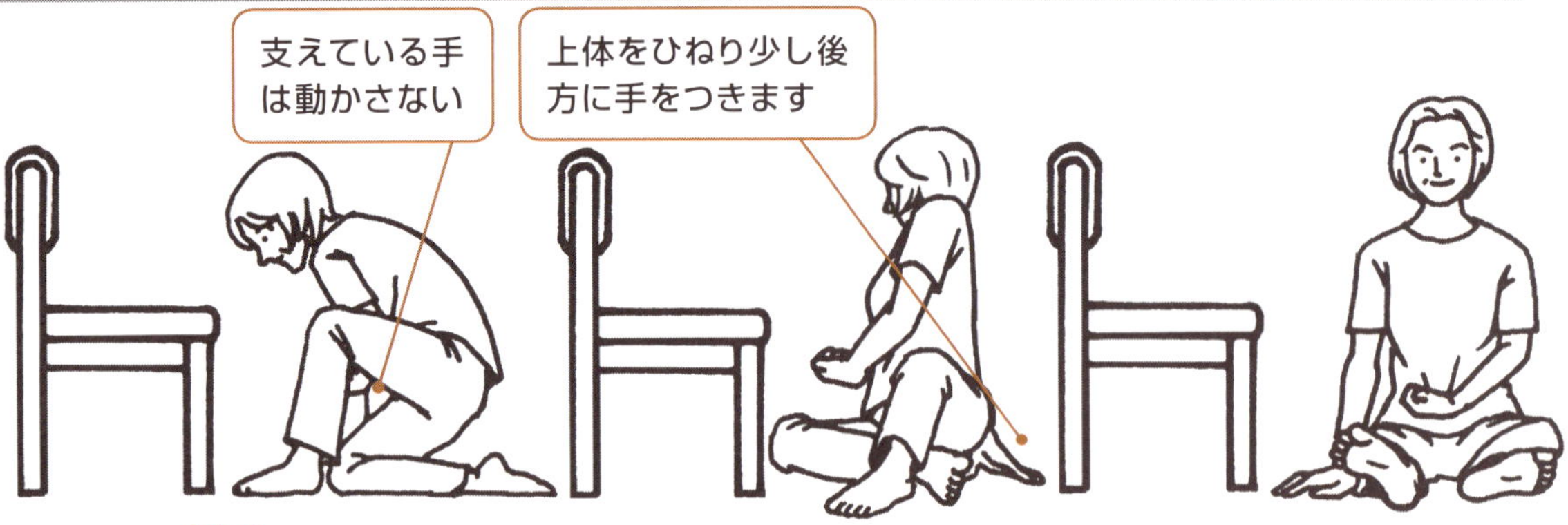
支えている手は動かさない
上体をひねり少し後方に手をつきます

脚を伸ばして座る

床の上に脚を投げ出して座ります。この姿勢を長座位《ちょうざい》といいます

上体をひねる

上体を少し後方に倒し、健側《けんそく》の手を床につけ、健側のつま先を患側《かんそく》の太ももの下に入れます

片膝《ひざ》立《だ》ちする

からだの横に移動した健側の手で体重を支えて上体を浮かせ、健側の脚をお尻の下に敷きます。そのまま上体を前に傾《かたむ》けて、患側の膝を伸ばして、片膝立ちします

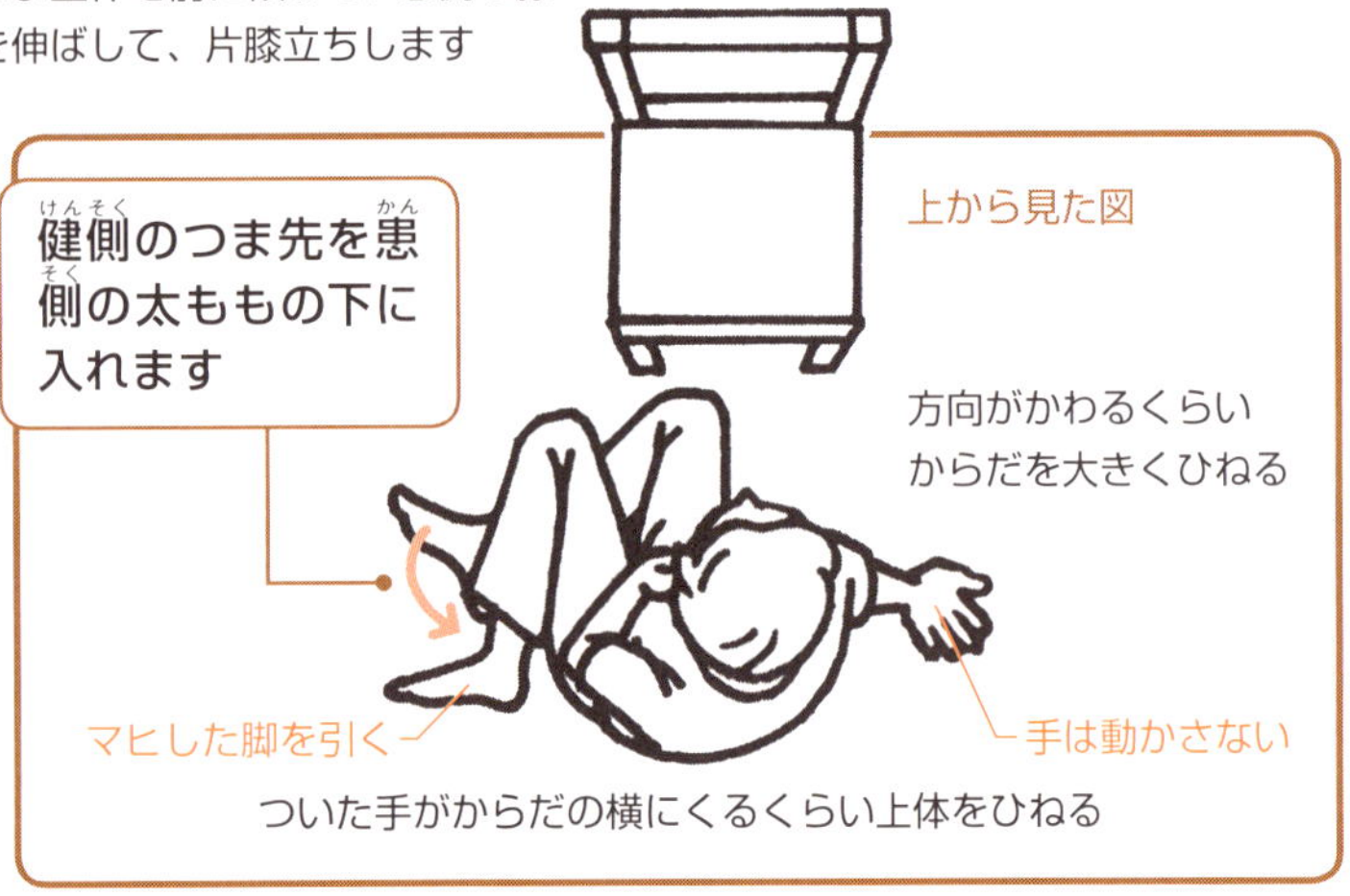

イスは背もたれが少し高く安定したものを使います。やわらかいソファ型のイスは不向きです

転んでも立ち上がれる

七転び八起き

子どもは転んでも転んでも立ち上がってきます。高齢者の場合は、転倒は骨折に直結します。幸いにして骨折を免れたとしても、立ち上がれなければ、誰かが発見するまでそこに転がっていなければなりません。歩けなくても立ち上がれば遠くが見えるし、応援を頼めます。立ち上がる動作は安定して立っていることが基本です。そこまで含めて強化します。

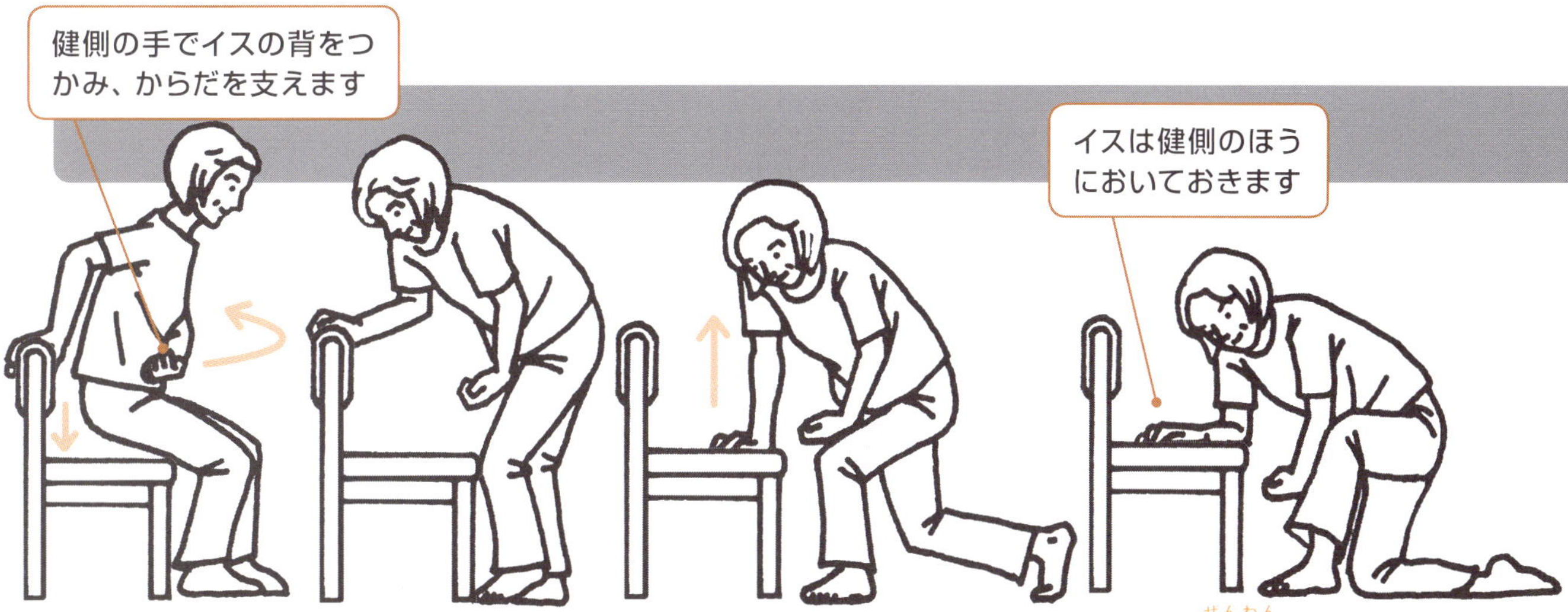
健側の手でイスの背をつかみ、からだを支えます
イスは健側のほうにおいておきます

前腕《せんわん》をイスにのせる

健側の前腕をイスの座面にのせて体重をかけます（このとき患側の膝が不安定なようなら介助者が膝を支えてあげます）

肘《ひじ》を伸ばす

健側の肘を伸ばして、上体を起こします

背もたれをつかむ

イスの座面にある健側の手で体重を支えながら、健側の膝を伸ばして立ち上がり、健側の手でイスの背もたれをつかみます

後ろ向きで座る

健側の手で支えながら全身を患側のほうにまわして、後ろ向きになり、静かに腰を下ろします。そのまま少し休んだら、逆の順序で、床に座る姿勢に戻します

手すりの位置は床から50〜60センチ

足腰が弱くなった高齢者が、イスやトイレの便座から立ち上がるのは一苦労。そんなとき助けになるのが手すりです。目の前の手すりを利用すれば楽に立ち上がれます。

その場合、手すりの位置がポイントになります。イスから立ち上がるには、①脚を引いて前かがみになり、②手すりに手を伸ばして上体の体重をかけるとお尻がスッと浮き、③膝《ひざ》を伸ばして立ち上がることができるのです。

そのためには、手すりの位置はイスの前脚から50〜60センチ前、床から50〜60センチの高さを目安にします。手すりを取り付けられないときは、代わりに50〜60センチの高さの台やイスを使います。

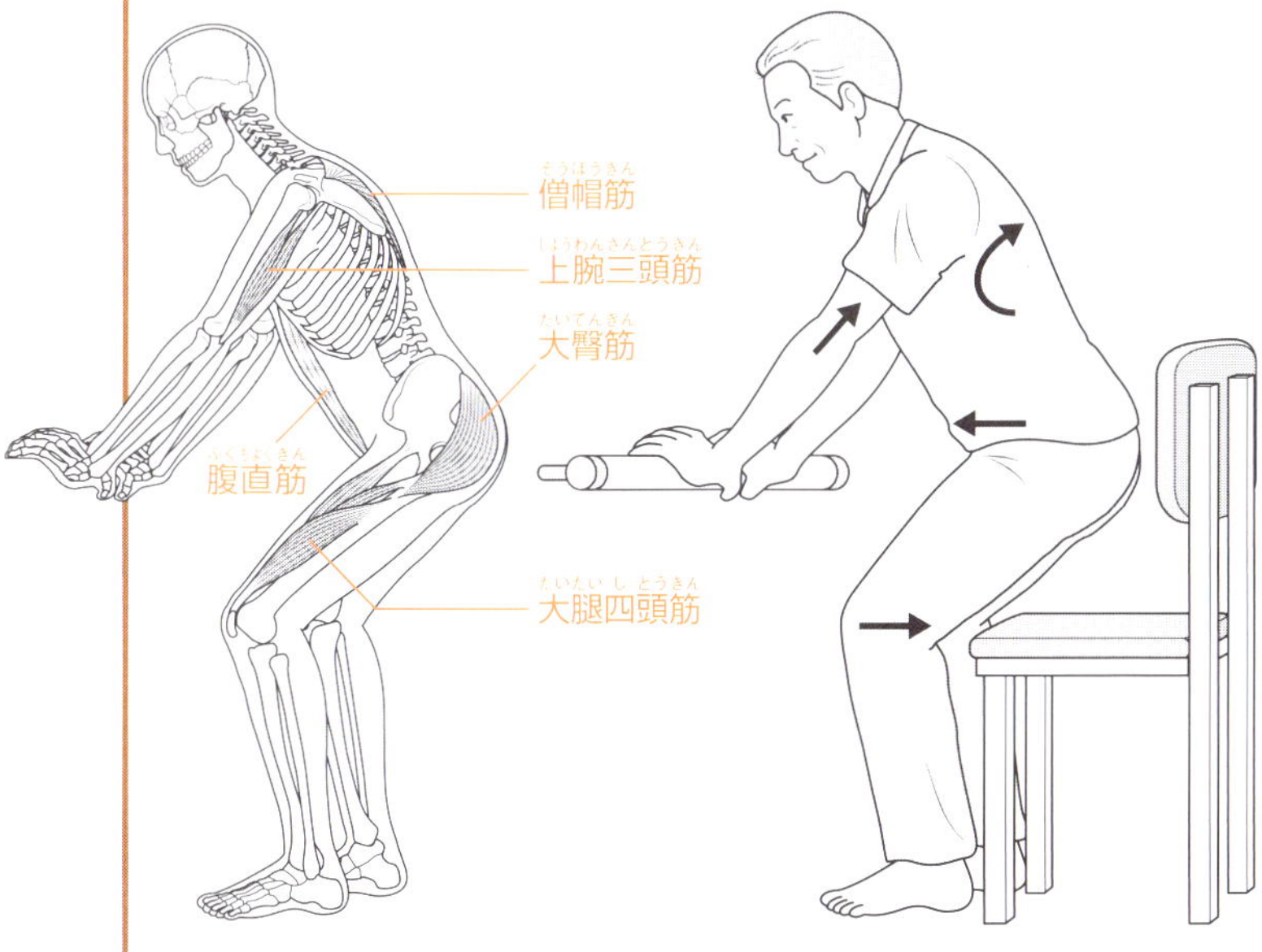
僧帽筋《そうぼうきん》
上腕三頭筋《じょうわんさんとうきん》
大臀筋《だいでんきん》
腹直筋《ふくちょくきん》
大腿四頭筋《だいたいしとうきん》

床から立ち上がる❶〈その2〉

基本動作を知る（補助なしで立ち上がる）

イスを使って立ち上がることができる人は、人の補助なしに立ち上がる練習をしましょう。ただし、床に座った状態から自分の力だけで立ち上がるのは障害のある人にはかなり難しい基本動作です。立ち上がる途中で、ふらついたり、倒れたりする危険もあります。そのため、床から手を離して上体を起こす動作を練習する際には、介助者が横に立って支えてあげる必要があります。ここでは、脳卒中《のうそっちゅう》などで片マヒになった人が床から立ち上がる基本動作を説明します。

立ち上がりの運動❷ —— 床から直接立ち上がる

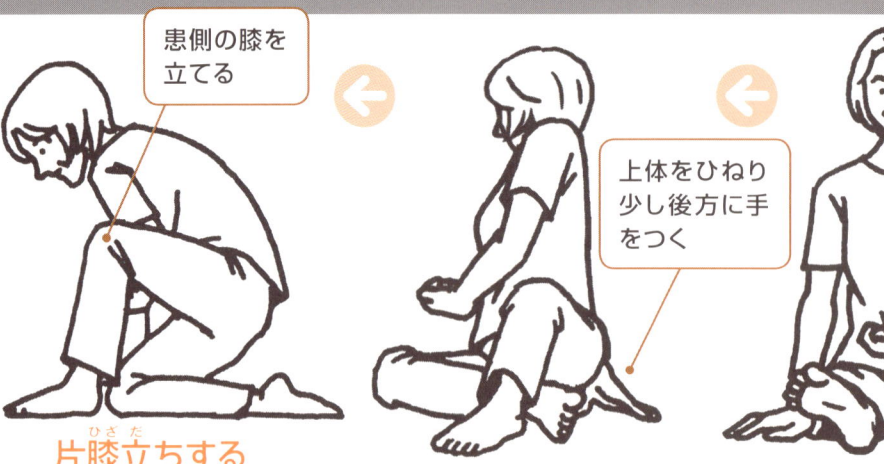

脚を伸ばして座る

脚投げ出し座り（長座位《ちょうざい》）の姿勢をとります

上体をひねる

上体を健側《けんそく》にひねり、少し後方に倒して健側の手をつき、健側のつま先を患側《かんそく》の太ももの下に入れます

片膝立《ひざだ》ちする

健側の手をからだの横の位置に移し、健側の手で、体重を支えて上体を少し起こします

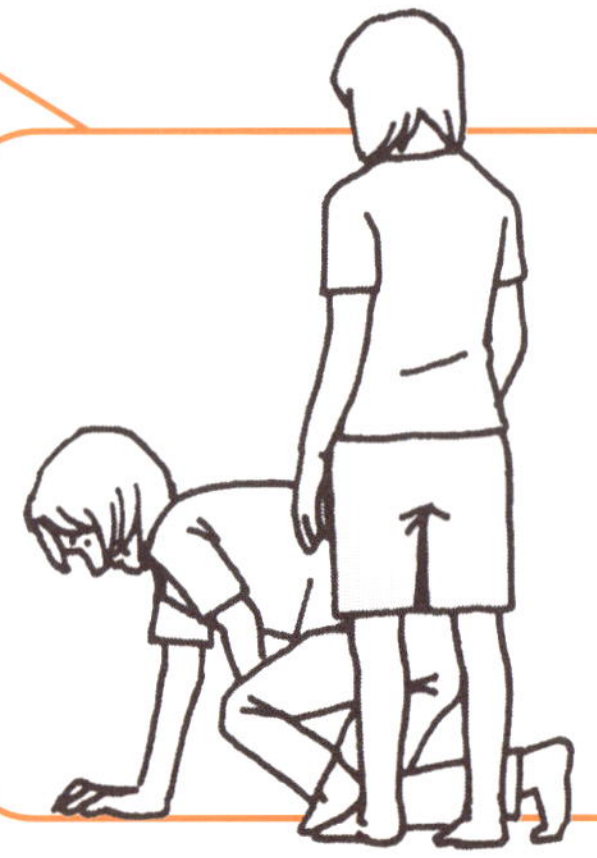

介助者の立ち位置

介助者は、要介護者のわきに立って、要介護者がよろめいた場合に備えて、腰や背中をすぐ押さえられるように準備します

イスやベッドを使う生活様式に慣れてしまうと床から立ち上がる機会が減り、足腰が弱るので床からの立ち上がりが難しくなります

力だけではない

優先する関節の柔軟性

足指関節や足関節が固いと立ち上がりにくくなります。足関節が固いと膝《ひざ》立ちも難しくなりますから、普段からやわらかくしておかなくてはなりません（262ページ参照）。関節がやわらかく保たれていることはすべての動作に必要なことで、ストレッチや関節の可動域をよくする体操が欠かせません。背骨の周辺の筋肉も固くなりやすく、固いとからだをねじるなどの動作は難しくなります。

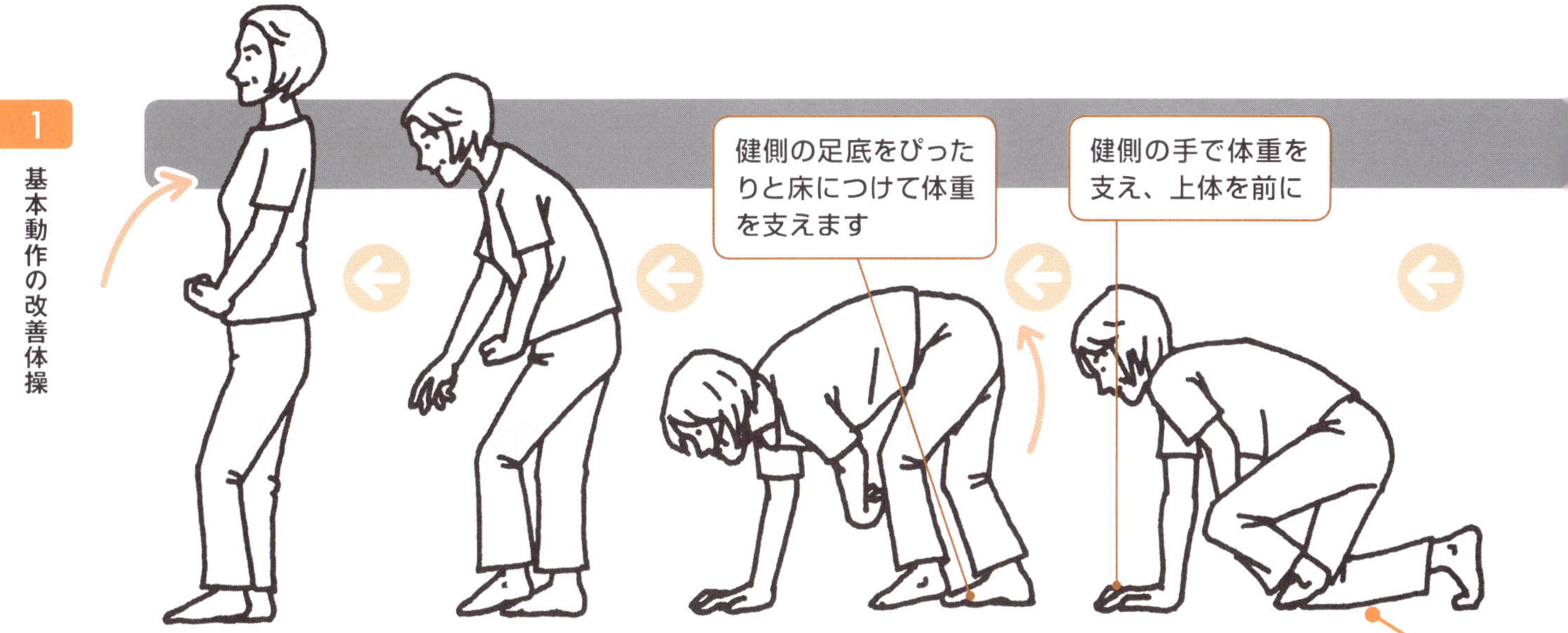
健側の足底をぴったりと床につけて体重を支えます
健側の手で体重を支え、上体を前に

上体を前に傾《かたむ》ける

上体を前に傾けて、患側の脚を前方に運び、健側のつま先を立て、ついで足底で接地します

お尻を上げる

健側の膝をまっすぐに伸ばしながら、手をからだのほうに寄せ、高這《ば》いのような姿勢になります

上体を起こす

健側の脚に体重をかけて、上体を起こします

立ち上がる

患側の脚を健側にそろえて立ち上がり、姿勢を維持します。立ち上がったら逆の順序で、床に座ります

高齢者にとって立ち上がりは難しい動作

高齢になると筋力が衰えるため、いったん床に座ってしまうと、立ち上がるのが困難になります。また、ある程度の筋力がある人でも、長期間寝たきり生活をしていると、からだの向きや力を入れる方向、体重移動のコツやタイミングなどを忘れてしまうことが多いようです。しかし、困難だからといってそのままの状態を放置すると、寝たきりが常態化し、症状が悪化してしまいます。介助を受けながら立ち上がりの運動を練習したり、下の図のように高さ40センチほどの台を使って練習してみましょう。その他、マヒはないものの身体機能が低下した高齢者でもできる楽な立ち上がり方については101ページの「楽な立ち上がり方・座り方」でも紹介しています

台を使って立ち上がる

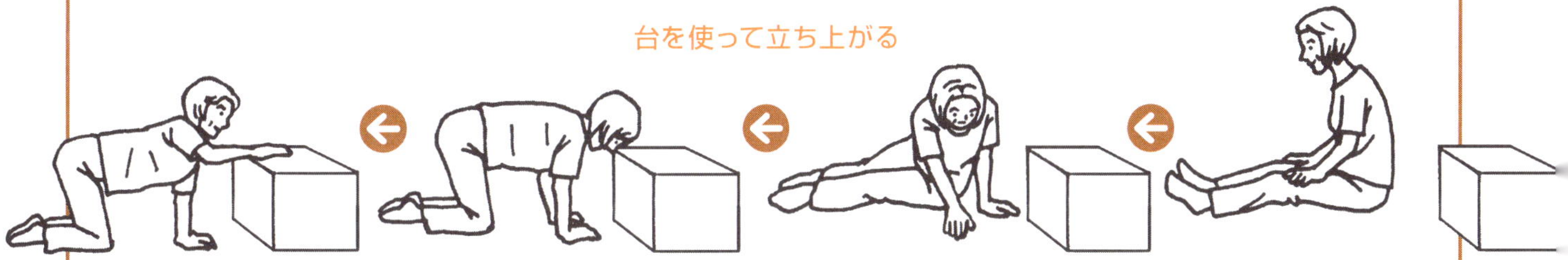

からだの後ろ（手をつきやすい位置）に台をおきます

両手を横について、からだをねじり、向きを徐々にかえます

お尻を上げて、這《は》う姿勢になります

まずは片手を床から離し、台の上にのせます

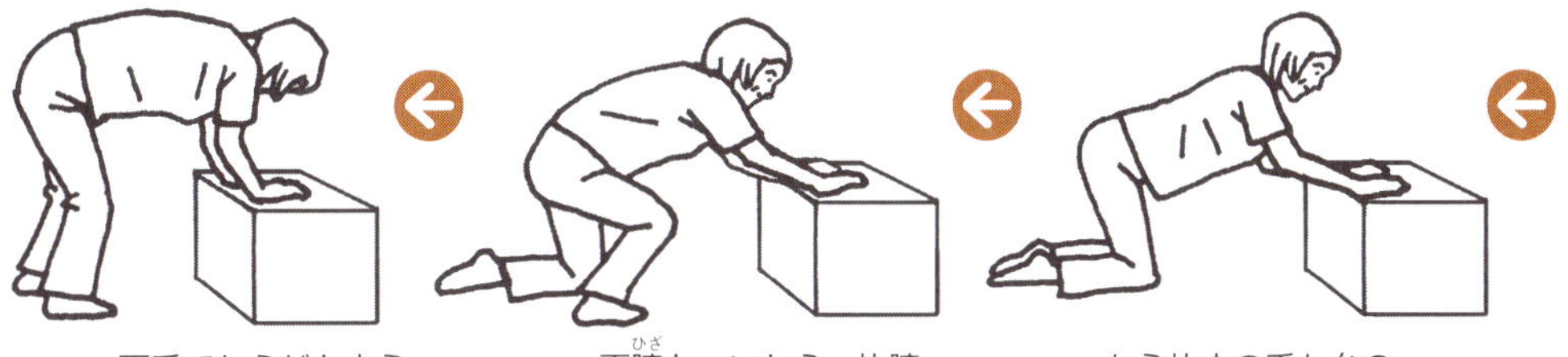

もう片方の手も台の上にのせます

両膝《ひざ》をついたら、片膝ずつ立てていきます

両手でからだを支えて、両膝を徐々に伸ばしていきます

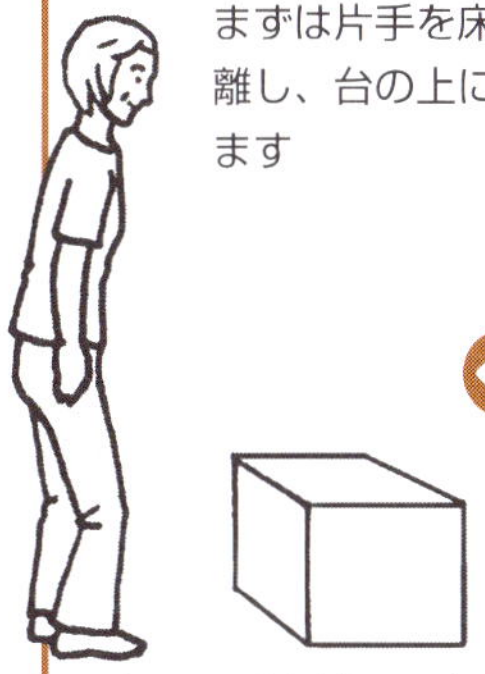

台から手を離して立ち上がります

基本動作の改善体操

床から立ち上がる②

運動能力のチェック

高齢者やからだに障害のある人にとって「床から立ち上がる」は負荷《ふか》の高い動作です。運動能力に不足がある場合は焦らず、徐々に進めていきましょう。

基本的なチェック

イスからの立ち上がりができるか

ベッドからの立ち上がり動作を想定した体操です。これができないと床からの立ち上がりも困難です

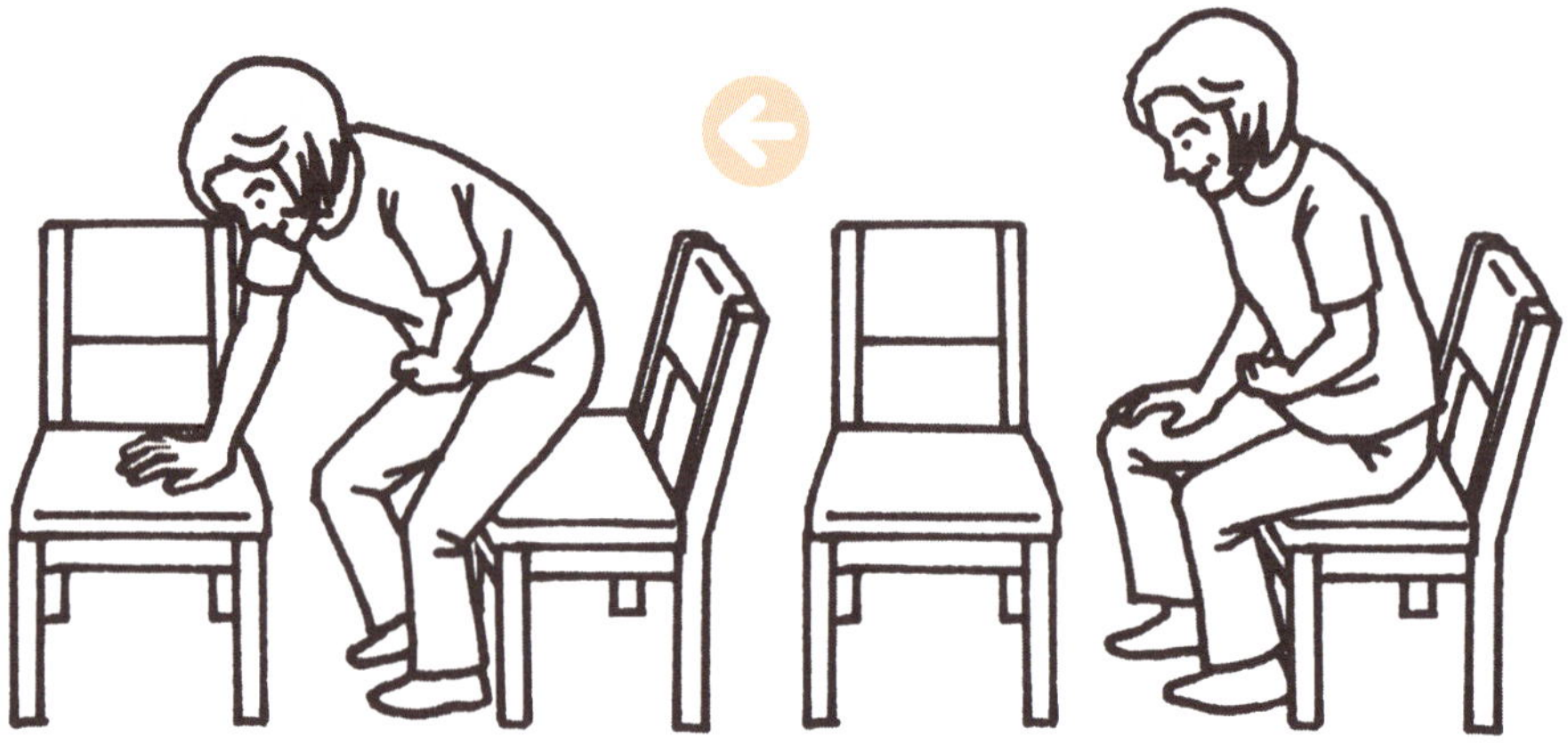

浅く座る

立ち上がる際に腕をつくための補助用のイスを用意します。次にもう片方のイスに浅く座ります

前に手をつく

補助用のイスに健側《けんそく》の手をついて体重をかけ、上体を前方に倒します

チェック

- □ できた
- □ できない

安定して立っていられるか

立ち上がりの動作ができても、立ち上がりの姿勢を維持できなければ、かえって危険です

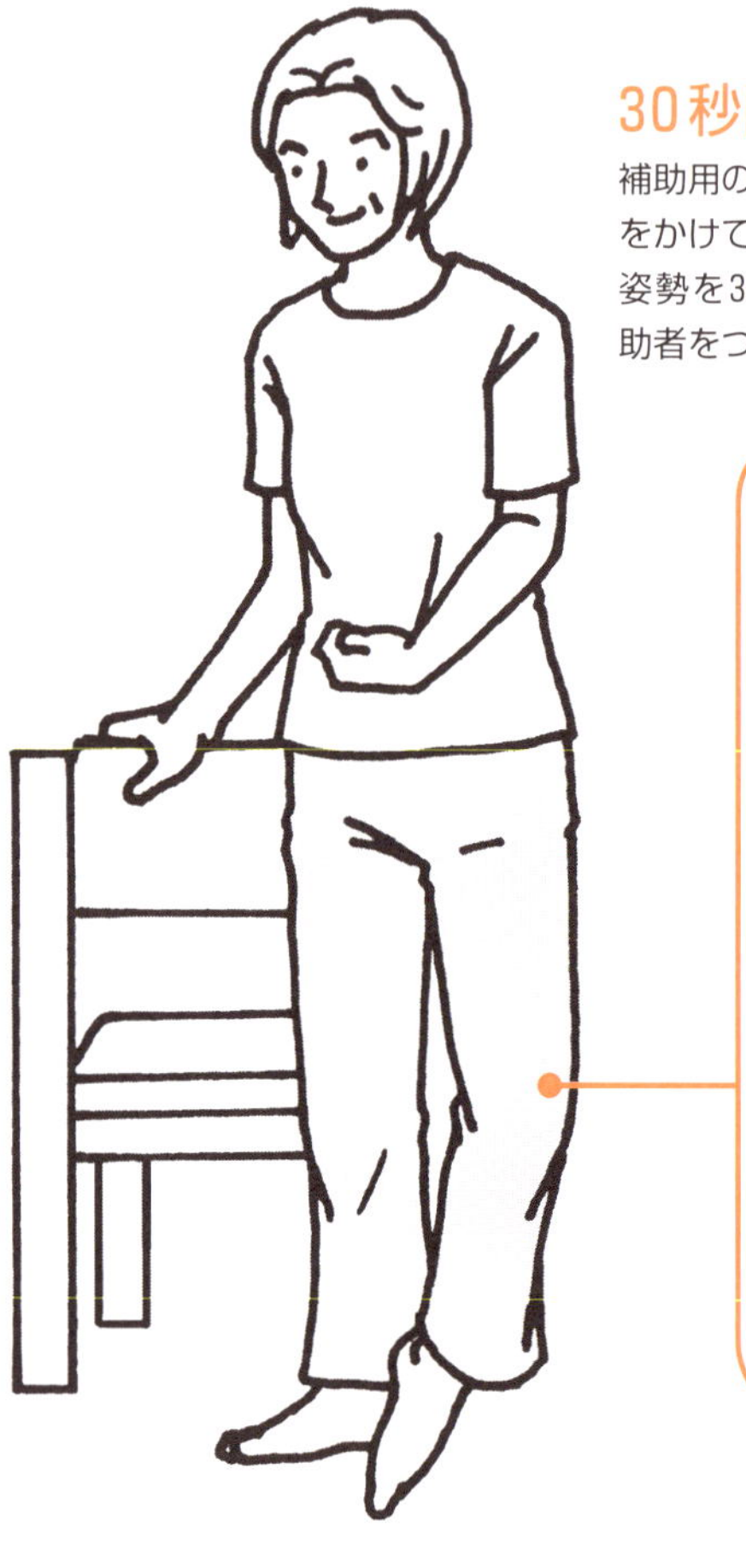

30秒間以上立ち続ける

補助用のイスの背もたれに健側《けんそく》の手をかけて、それを支えにして立った姿勢を30秒間維持します。横に介助者をつけましょう

内反尖足《ないはんせんそく》

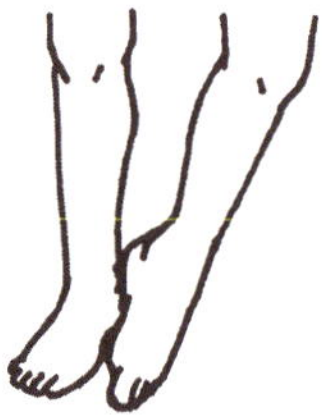

足関節（足首）がピンと伸び（尖足）、足底が内側を向く（内反）もので、片マヒになった人特有の足の形になります。内反尖足では、足が床にぴったり接地できないので、不安定になりがちです

チェック

- □ できた
- □ できない

膝《ひざ》立《だ》ちで歩けるか

脚投げ出し座りの状態から、立ち上がるためには、途中で膝立ちの姿勢をとる必要があります

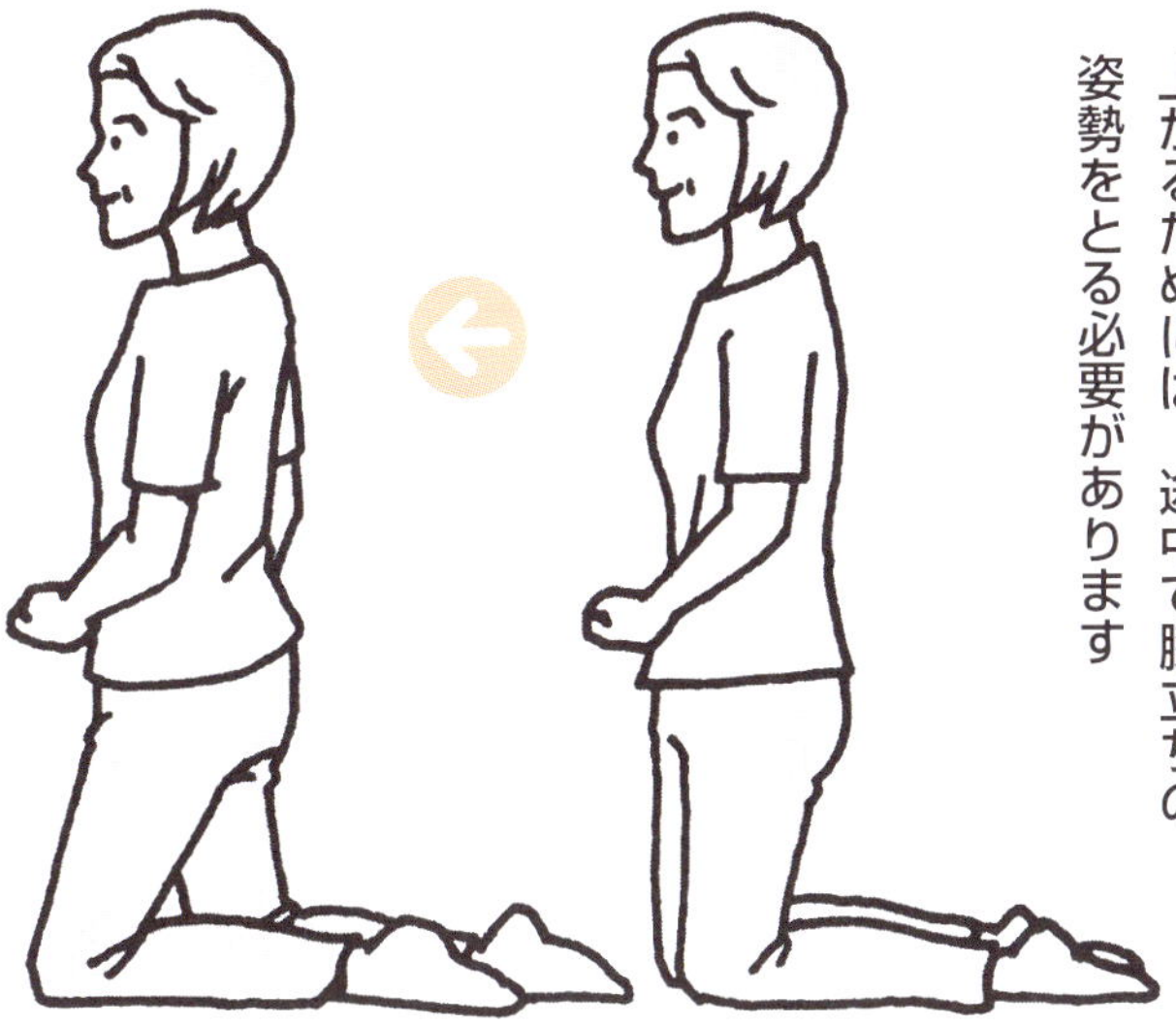

立ち上がる

健側の脚に体重をかけてゆっくりと立ち上がります

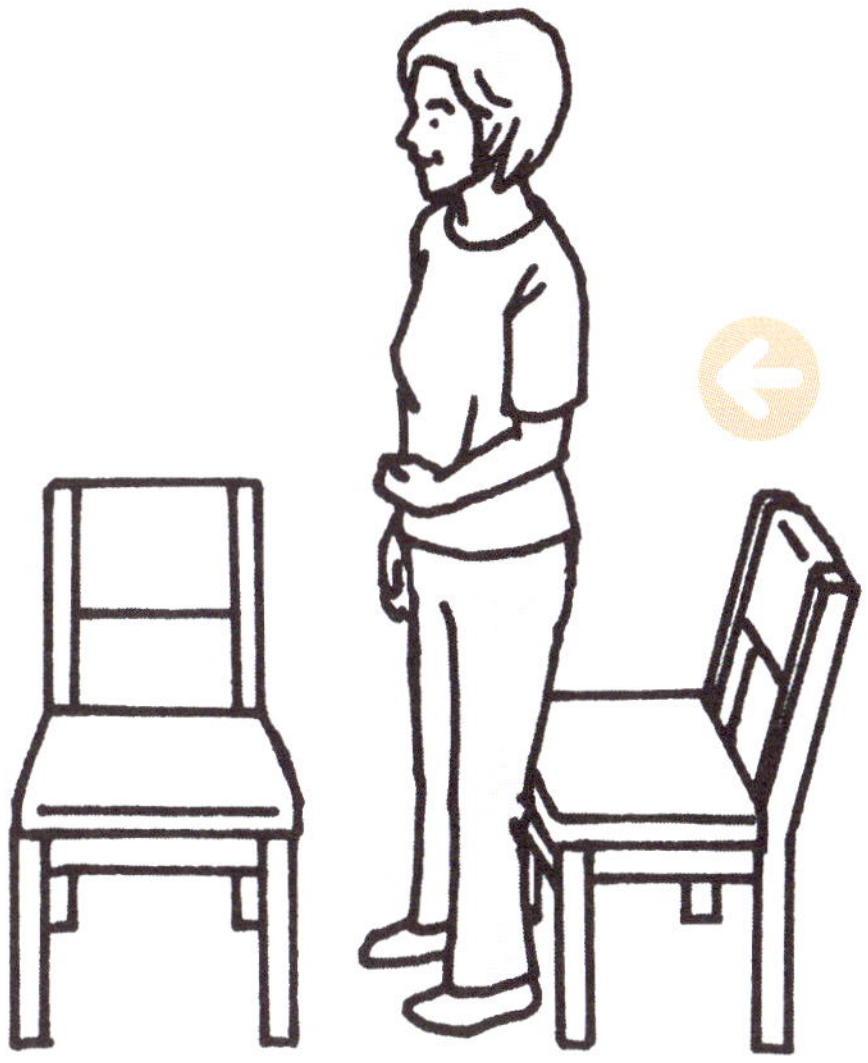

膝《ひさ》立《た》ちする

両膝を床についた状態で膝立ちします

片膝を出す

上体の力も使って、患《かん》側《そく》の膝を前に出します。続けて、健側《けんそく》の膝も同様に動かします

チェック

- ☐ できた
- ☐ できない

患《かん》側《そく》の脚を前に出し、片膝《ひざ》立《だ》ちができるか

片マヒの人の場合、マヒした脚が内反尖足《ないはんせんそく》になりがちなので、脚を前に出したり、体重をかけるのが難しい場合があります

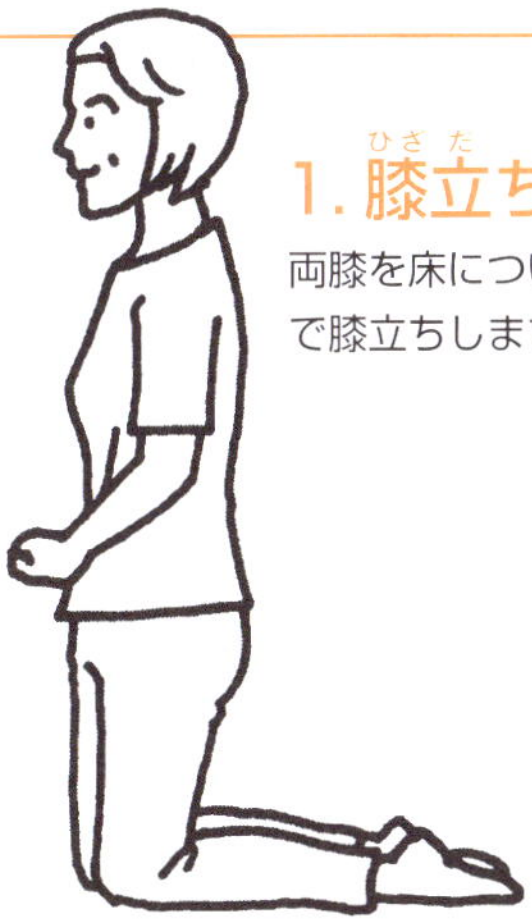

1. 膝《ひさ》立《た》ちする

両膝を床についた状態で膝立ちします

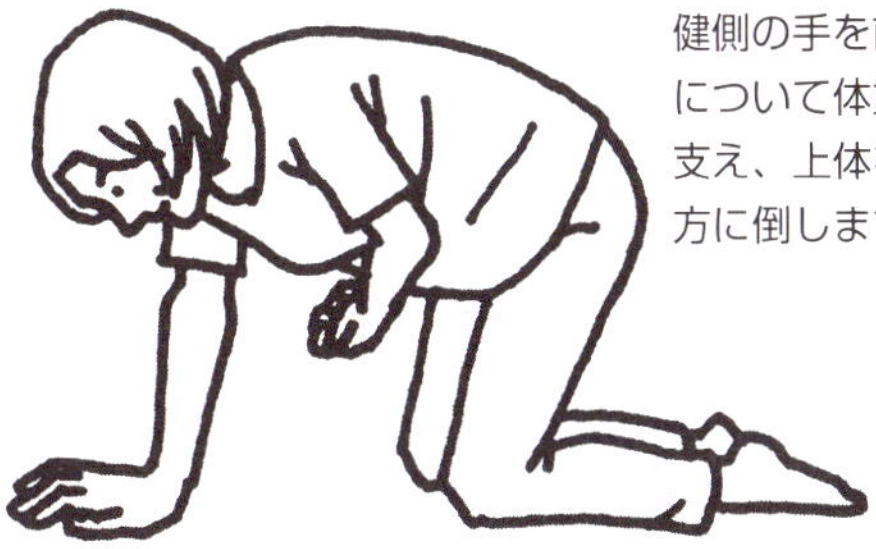

2. 健側《けんそく》の手をつく

健側の手を前方について体重を支え、上体を前方に倒します

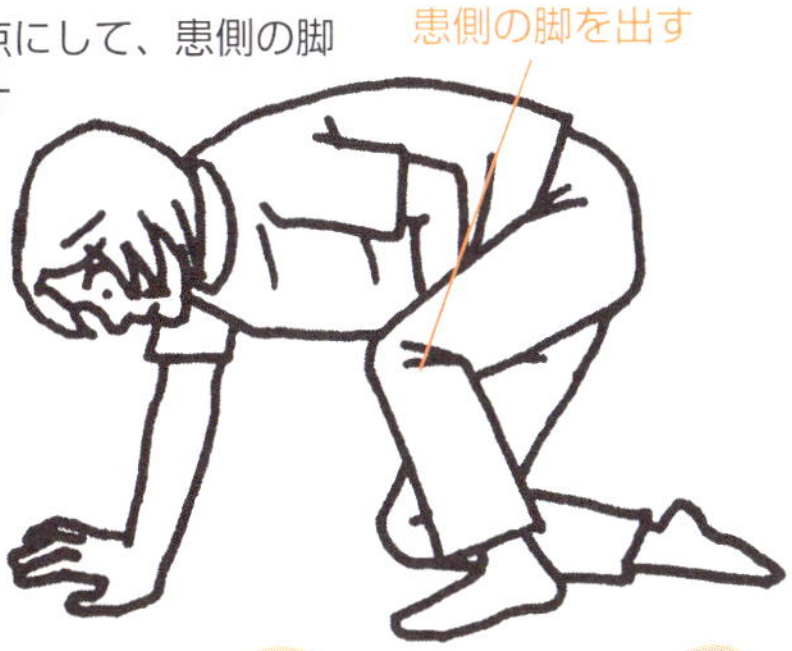
患側の脚を出す

3. 患側《かんそく》の脚を出す

健側の手を前方についた状態で、健側の膝を支点にして、患側の脚を前に出します

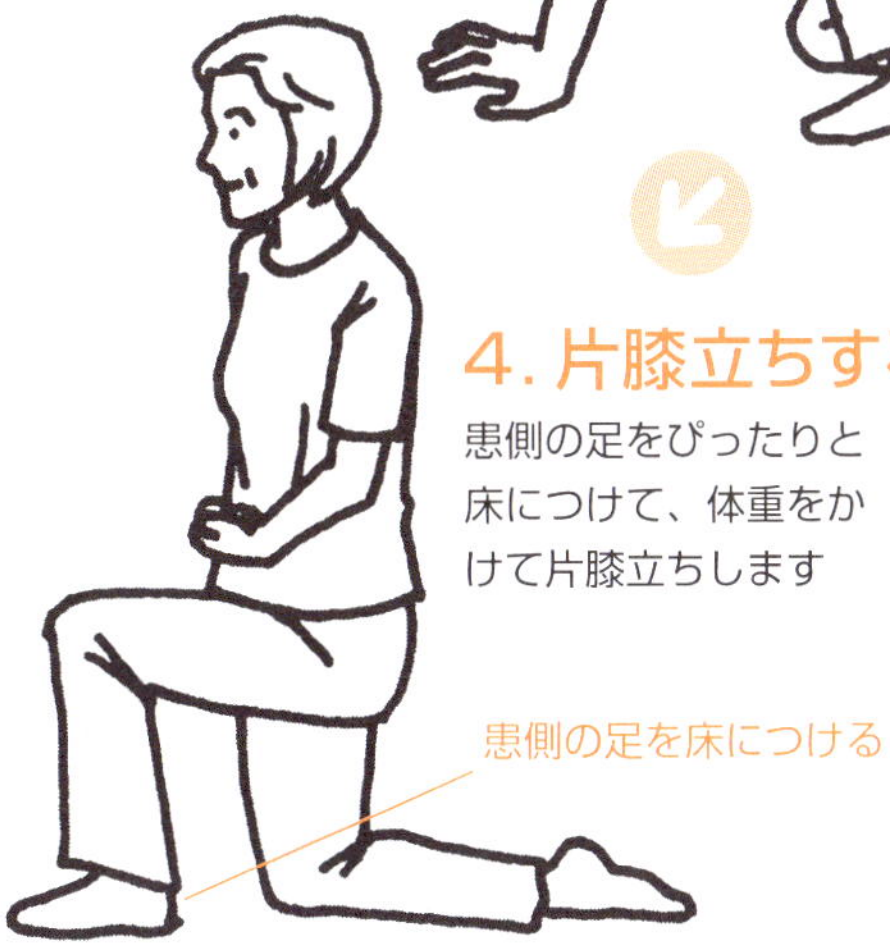
患側の足を床につける

4. 片膝立ちする

患側の足をぴったりと床につけて、体重をかけて片膝立ちします

チェック

- ☐ できた
- ☐ できない

基本動作の改善体操

床から立ち上がる❸ できない場合の改善策を探す

「床からの立ち上がり」が難しい理由としては、スムーズな体重移動ができない、体重を支える筋力の不足、関節拘縮《こうしゅく》などさまざまな原因が考えられます。

ここでは、72～73ページで行った運動能力のチェック結果に基づいて、どこに問題があるのかを把握《はあく》し、その問題を解決するための改善策をチャートで説明します。

床から立ち上がれない原因は？

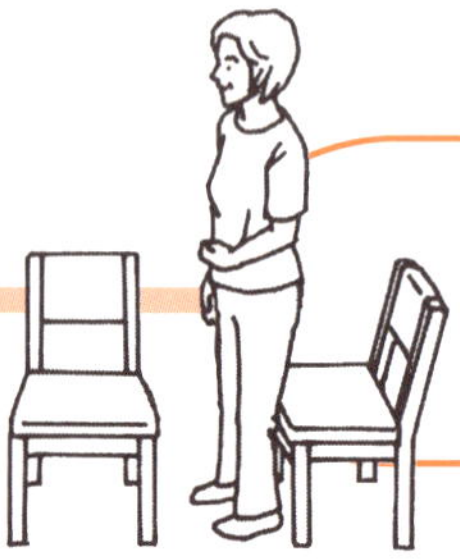

イスからの立ち上がりができない

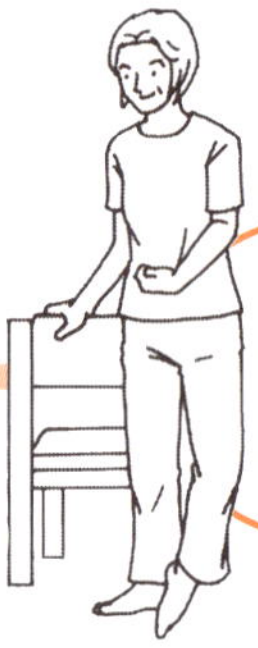

安定して立っていられない

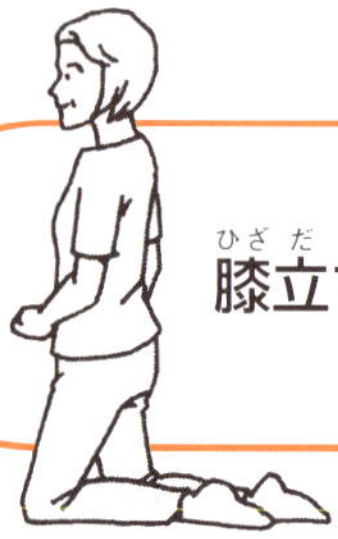

膝立《ひざだ》ちで歩けない

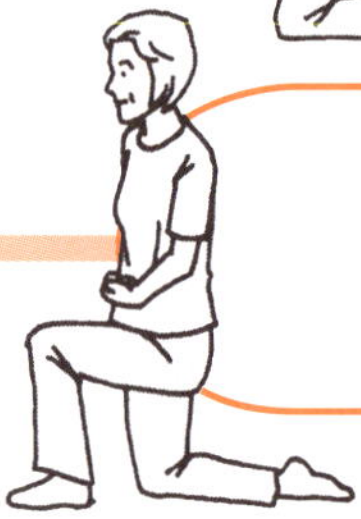

患側《かんそく》の脚を前に出し、片膝立《ひざだ》ちができない

運動能力のチェック（チェック内容は72～73ページを御参照ください）

- 本人の理解力、意欲がない
- 膝立《ひざだ》ちができない
- 主治医に注意を受けている
- 運動をしてはいけない場合

「運動能力のチェック」で紹介している運動は、基本的に改善体操として利用できます。課題をクリアできなくても、繰り返すことで、基本動作に必要な能力が自然に身につきます

介助者（家族）の協力が得られない → ひとつでも該当すれば「床から立ち上がる」運動は当分断念する

掲載ページ	改善体操・その他の対応（例）	できない原因
P.146～147	下肢《かし》の筋力強化とバランス運動	健側《けんそく》の脚の力が弱い
P.84～85	下肢《かし》の筋力を強化する運動（横歩き運動）	立ち上がると、マヒした脚が健側《けんそく》に寄り接地しにくい
P.146～147	下肢《かし》の筋力強化とバランス運動	患側《かんそく》の脚の筋力が弱く膝《ひざ》折れのため立っていられない
P.77	足関節を屈曲《くつきよく》・伸展《しんてん》する運動	足首が伸びて、足底がうまく接地できない
P.76	イスに手をついてバランス運動	平衡感覚などに問題があってバランスがとれない
	医師に相談する	血液循環が立位に慣れていない
P.76	仰向《あおむ》けでブリッジ運動	大臀筋《だいでんきん》、ハムストリングスが弱い
P.77	足関節を屈曲《くつきよく》・伸展《しんてん》する運動	脚がつっぱる、共同運動につられて動く
P.150～151	立位でのバランス運動	腰のバランスが悪い
P.77	足関節を屈曲《くつきよく》・伸展《しんてん》する運動	患側《かんそく》の足首に拘縮《こうしゆく》がある

イスに手をついてバランス運動

ベッドでの寝たきり生活が長くなると、立った姿勢でのバランス感覚が衰えます。立ち上がることができない、あるいはその状態を維持できない場合は、まずはイスに手をついた状態でバランスを維持してみましょう

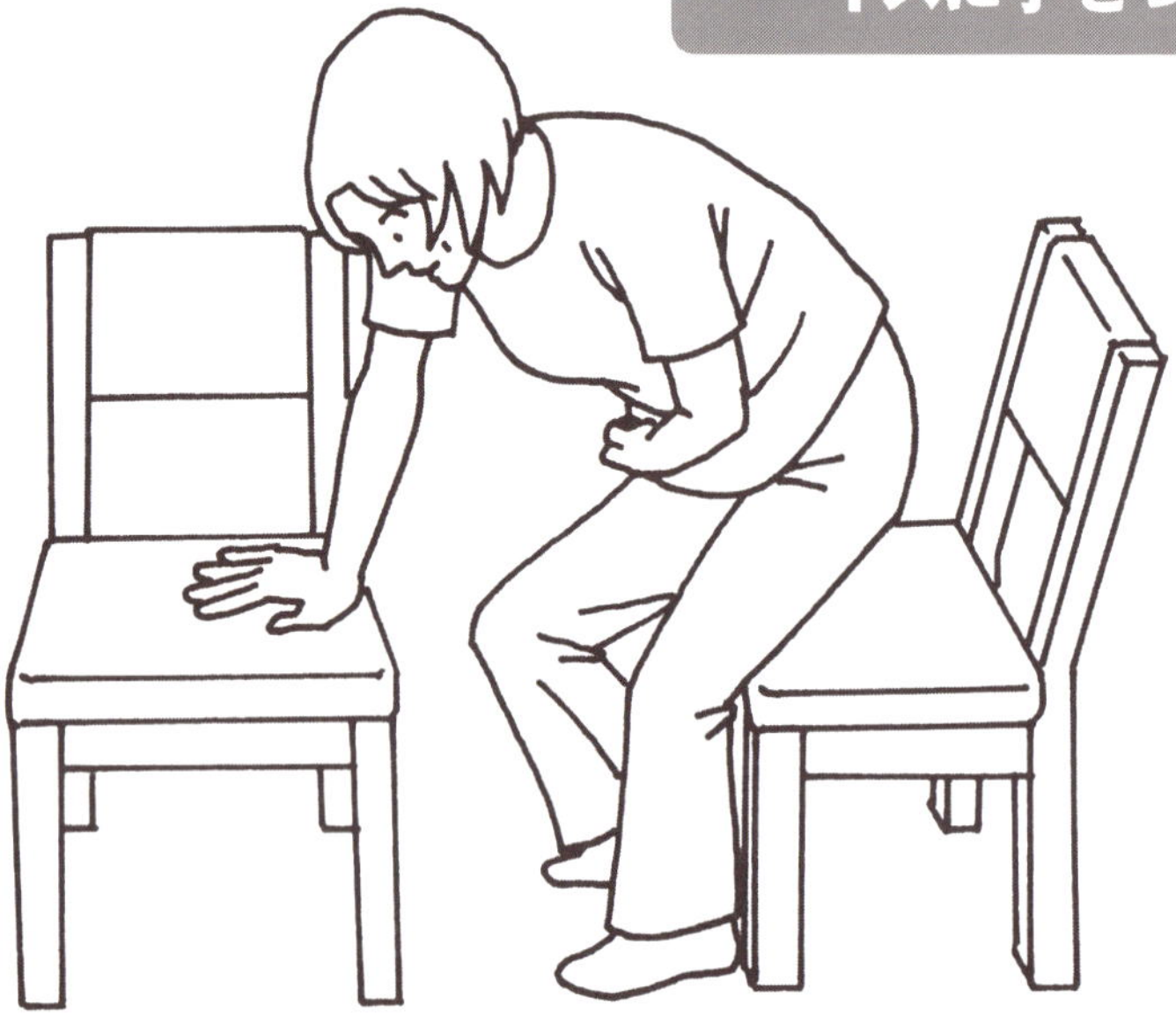

補助用のイスに手をついて立ち上がる

補助用のイスに健側《けんそく》の手をついて体重をかけ、上体を前方に倒します。少し腰を浮かせた状態でしばらくその姿勢を維持します。腰に負担のかかる姿勢なので、無理をする必要はありません

バランスをくずして転倒する恐れがあるので、横に介助者に立ってもらいましょう

仰向《あおむ》けでブリッジ運動

大臀筋《だいでんきん》やハムストリングスの筋力が不足していると、床からの立ち上がりの動作は困難です。ここではベッドで寝ている状態でもできる、骨盤《こつばん》周辺の筋肉を強化する運動を紹介します

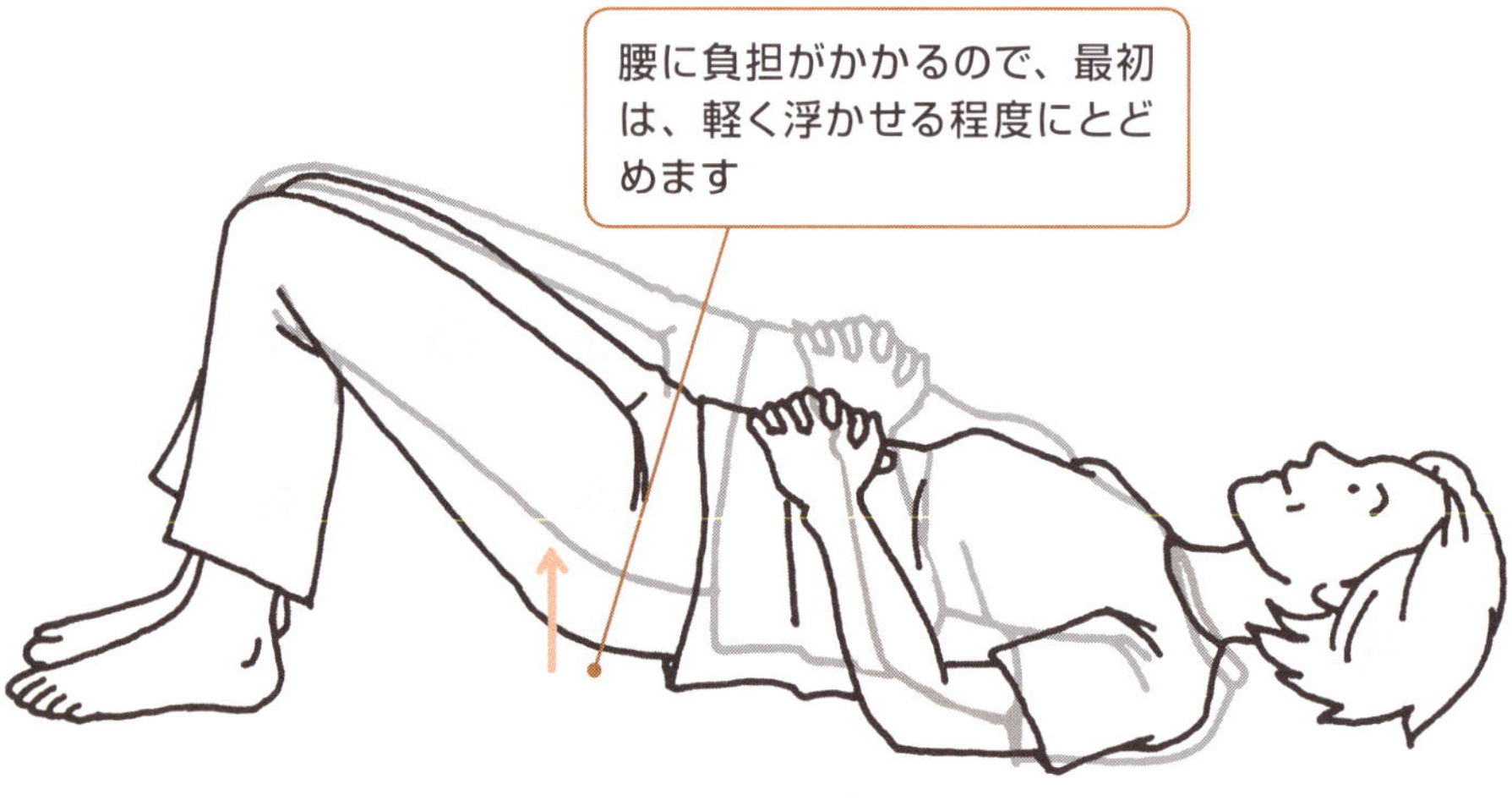
腰に負担がかかるので、最初は、軽く浮かせる程度にとどめます

両膝《ひざ》を立ててお尻を持ち上げる

両膝を立てた状態から、ゆっくりと腰を上げて、ゆっくりと下ろします。股関節《こかんせつ》が伸びていること、大臀筋《だいでんきん》やハムストリングスを使っていることを意識してください

慣れてきたら、徐々に太ももの線がまっすぐになるように腰をピンとはってみましょう

足関節を屈曲《くつきょく》・伸展《しんてん》する運動

脳卒中《のうそつちゅう》などの後遺症《こういしょう》で片マヒになったり、足関節の拘縮《こうしゅく》が進むと、足首が思うように動かないため、床からの立ち上がりが困難になる場合があります。ここでは介助者に手伝ってもらいながら足関節を柔軟にする体操を紹介します。特に内反尖足《ないはんせんそく》の拘縮が強くなるので注意します

アキレス腱《けん》を伸ばす

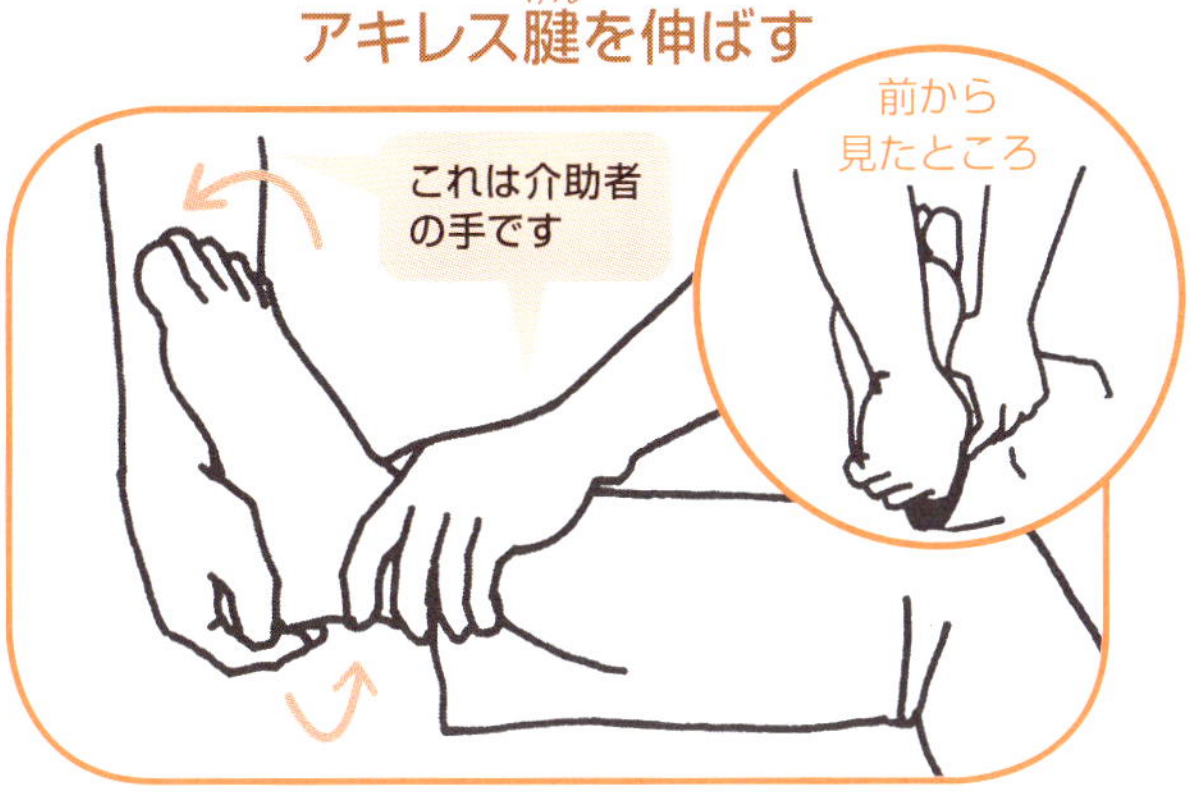

手のひらで踵《かかと》を包むように持つ

介助者は、左手で要介護者の右足の足首を握った状態で、右手の手のひらで踵を包むように持ちます

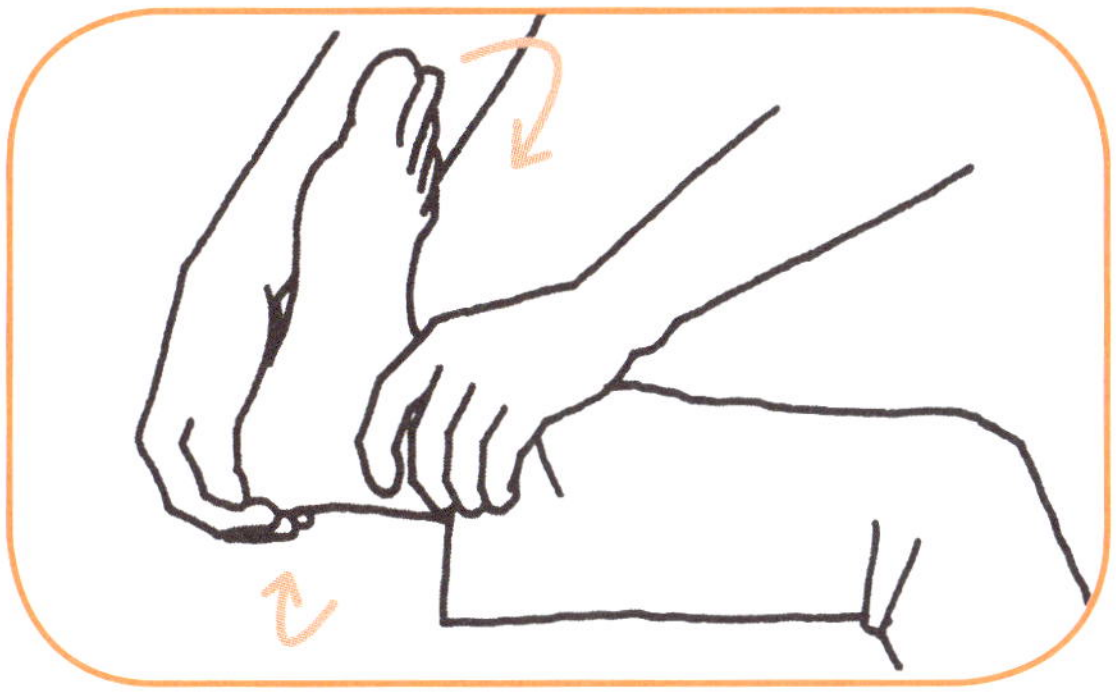

足底を押すように曲げる

介助者は、左手で要介護者の足首を確保して、右手の前腕《ぜんわん》で足底を押すように背屈《はいくつ》します。もう一方の足も同様に行います

足関節を強くする

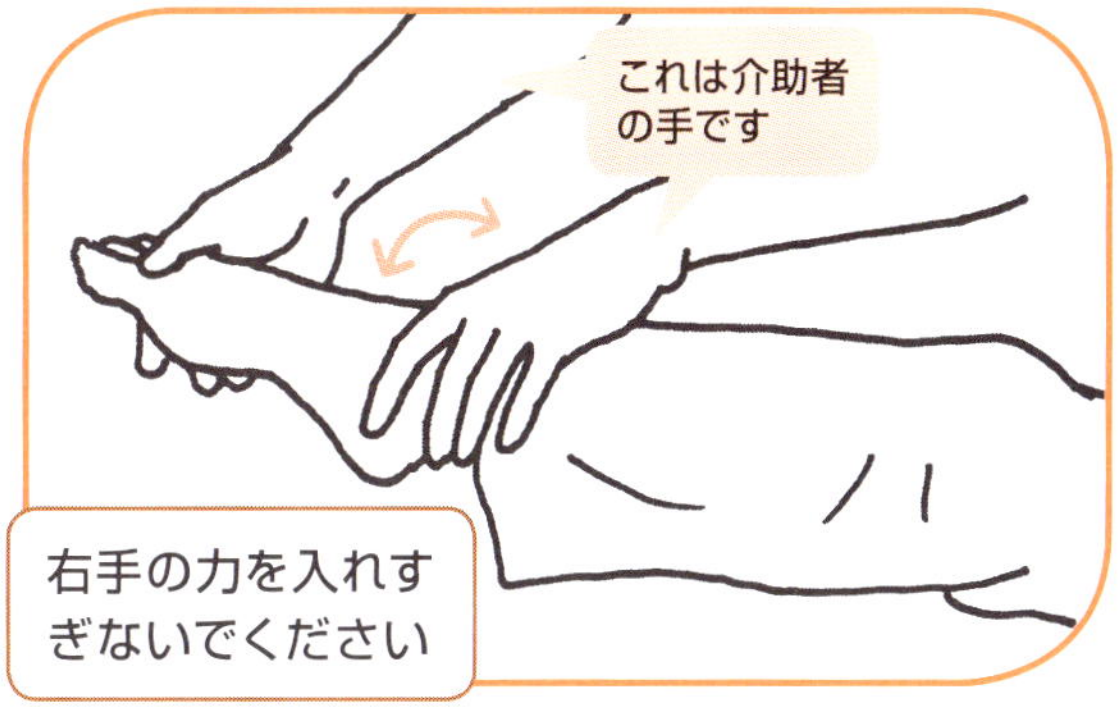

足首を左右に曲げる

介助者は左手で要介護者の足首を握り、右手で足のつま先をつかみ、左右に曲げます

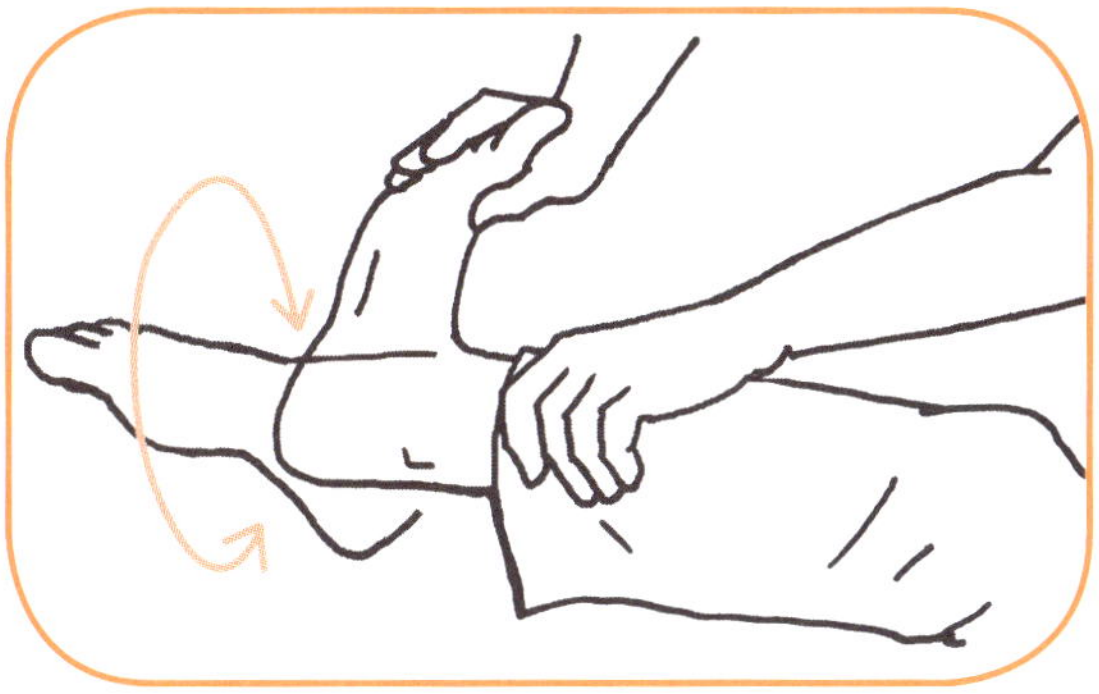

足をまわす

足首を握ってゆっくりまわします。もう一方の足も同様に行います

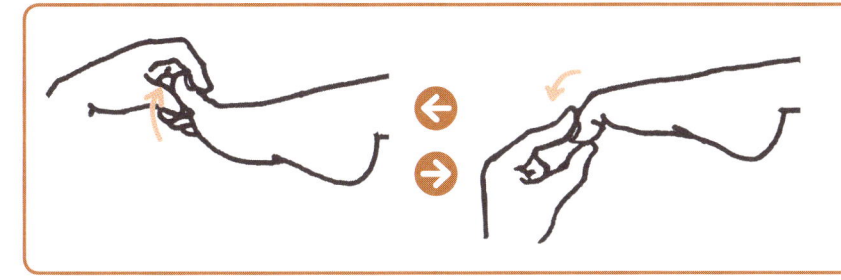

足の指を動かそう

足の指は屈曲拘縮《くつきょくこうしゅく》を起こしやすく、いったん固くなると指が開かなくなります。拘縮《こうしゅく》予防のために、指を１本ずつ曲げたり、そらしたりします

杖《つえ》を使って歩く❶

基本動作を知る

杖《つえ》を使って歩けるようになれば、たとえ片マヒが残っていても外出が可能になります。杖を用いた歩き方にはいろいろありますが、ここでは片マヒがある人が行う「間欠的《かんけつてき》2ステップ歩行」を紹介します。この歩き方は、杖をふり出すときは、健側《けんそく》の脚と患側《かんそく》の脚で支え、患側の脚をふり出すときには杖と健側の脚で支えるという具合に、つねに2点で支えるので、安定した歩行ができます。脳卒中《のうそっちゅう》などで片マヒになった人が杖で歩くための基本動作を説明します。

安定した姿勢で立つ

健側《けんそく》の手に持った杖《つえ》をついて、安定した姿勢で立ちます

杖を半歩ほど前に出す

健側の脚に体重をかけながら、ゆっくりと杖を半歩ほど前に移動させます

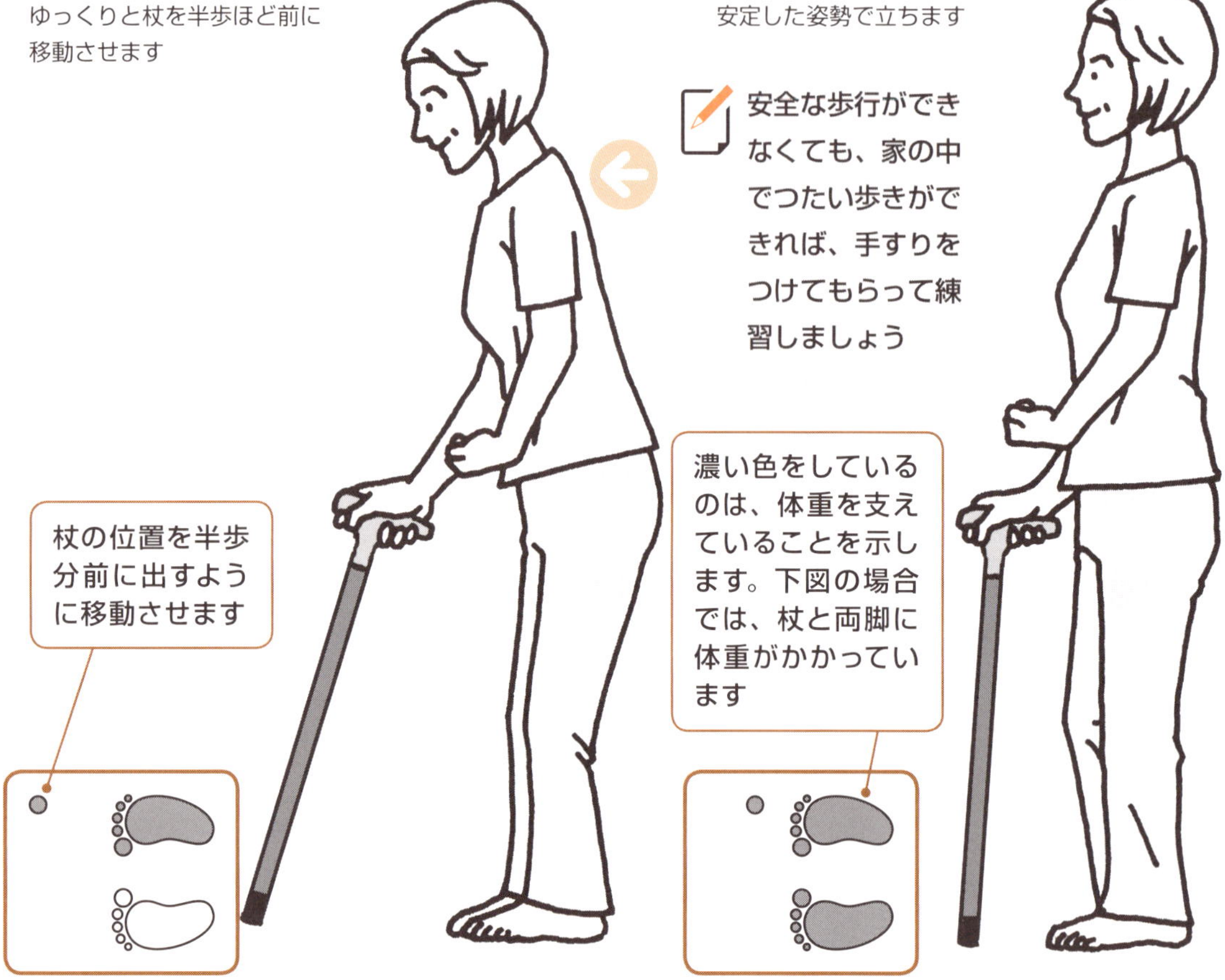
濃い色をしているのは、体重を支えていることを示します。下図の場合では、杖と両脚に体重がかかっています
杖の位置を半歩分前に出すように移動させます

安全な歩行ができなくても、家の中でつたい歩きができれば、手すりをつけてもらって練習しましょう

転ばぬ先の杖《つえ》だけではない

姿勢を正しく

杖《つえ》を上手に使うと安全であるだけでなく、歩く姿勢がよくなります。杖を使わないで歩きたいと願う気持ちはわかるのですが、杖を使わないために無理な姿勢で歩いている人を見かけます。それはよくないことです。まずはよい姿勢をとることからはじめるべきです。そのためには杖が必要であれば進んで杖を使いましょう。

健側の脚も半歩出す

患側の脚と杖で支えながら、健側の脚を患側の脚にならぶ位置にまで出します

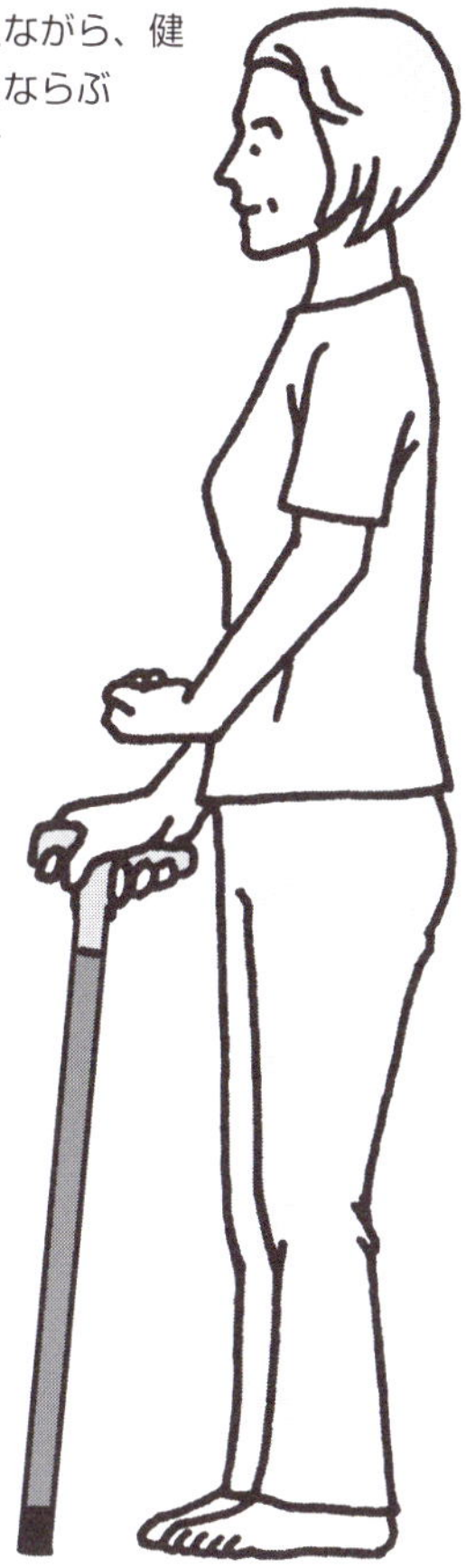

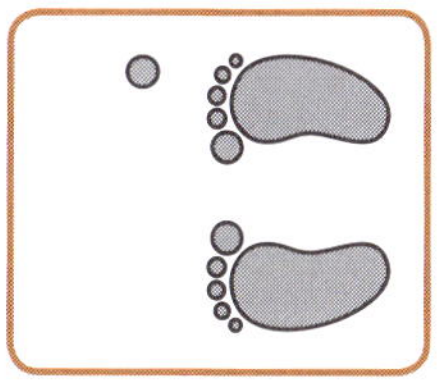

患側《かんそく》の脚を半歩出す

健側の脚と杖で支えながら、患側の脚を半歩前に出します

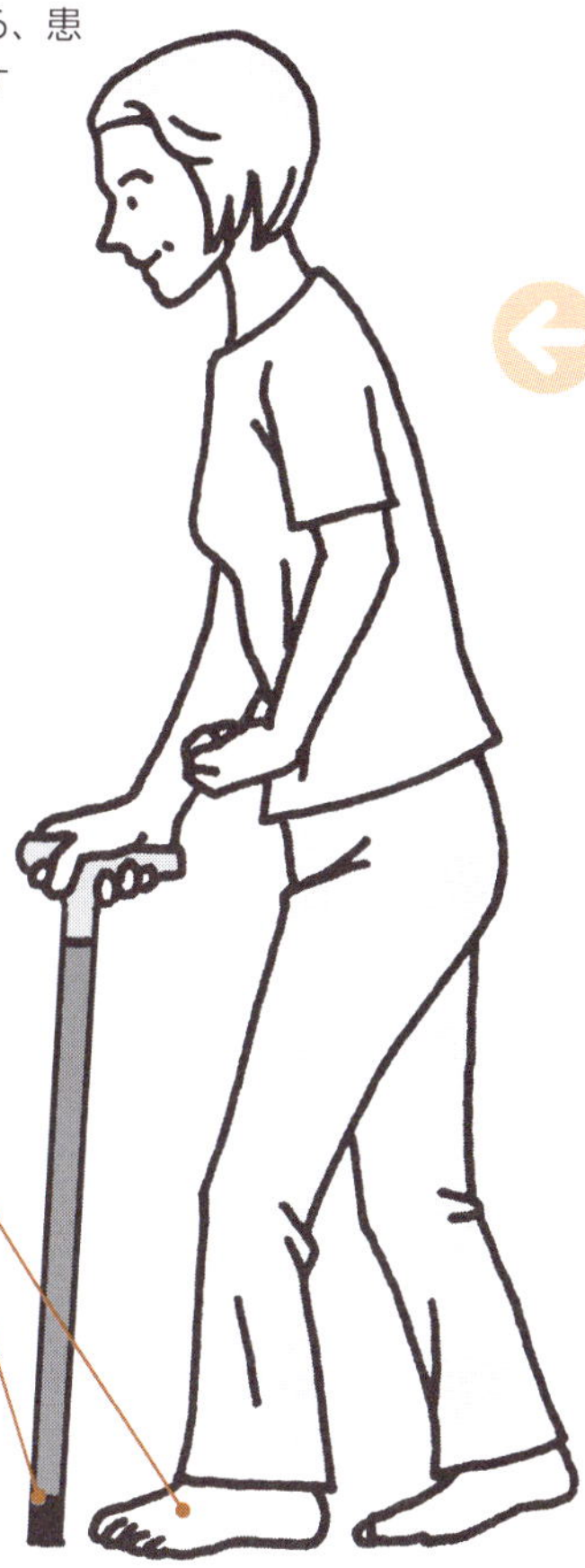
体重を杖と患側の脚にのせるようにします

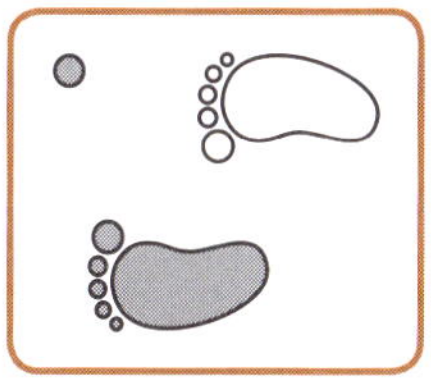

杖《つえ》の種類・長さ

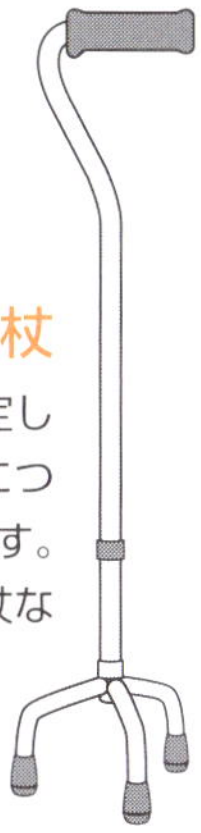

多点杖

一本杖では安定しない人のためにつくられた杖です。三点杖、四点杖などがあります

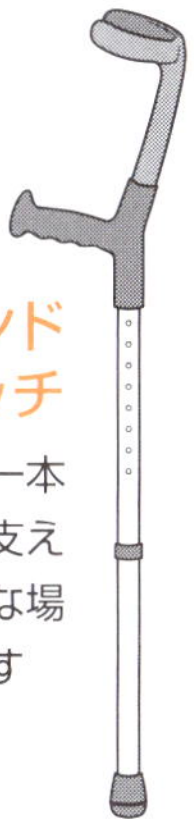

ロフストランドクラッチ

腕力が弱く、一本杖では体重を支えることが困難な場合に使われます

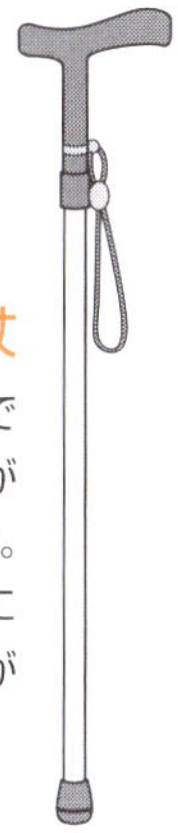

一本杖

シャフトが一本でグリップとつながっている杖です。グリップの形状により多くの種類があります

手に握って使う一般的な杖の長さは、次のように決めます。ふだん歩く際に使っている靴を履いて歩行時の姿勢をとり、手を下げたときの手首の高さが最適な杖の長さです。短いと感じられるかもしれませんが、杖は肘《ひじ》を伸ばして体重を支えるためのものであり、長いと肘が折れて体重を支えきれないため危険です

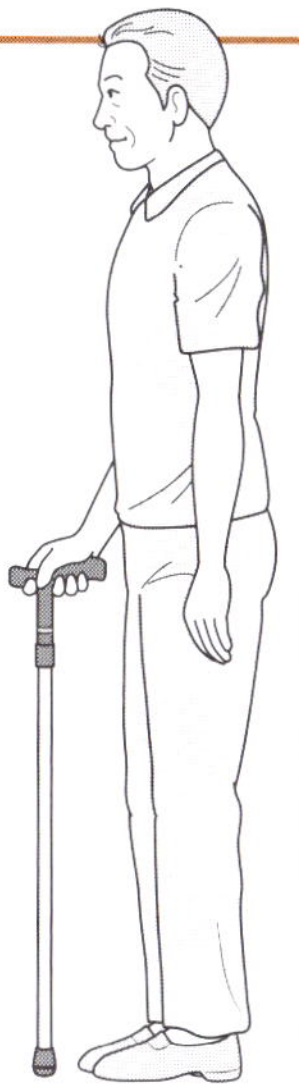

杖《つえ》を使って歩く2

運動能力のチェック

杖《つえ》を使って歩くためには、自分の力で立ち上がることが前提となります。立ち上がるための力があるかどうか、歩行に十分な筋力やバランス力があるかなどを確認しましょう。

基本的なチェック

イスに座って足踏みが20回以上できるか

イスに座ると、股関節《こかんせつ》と膝《ひざ》が屈曲《くっきょく》し、膝関節が直角になります。この姿勢で足踏みすると脚に負担がかかります

チェック
- □ できた
- □ できない

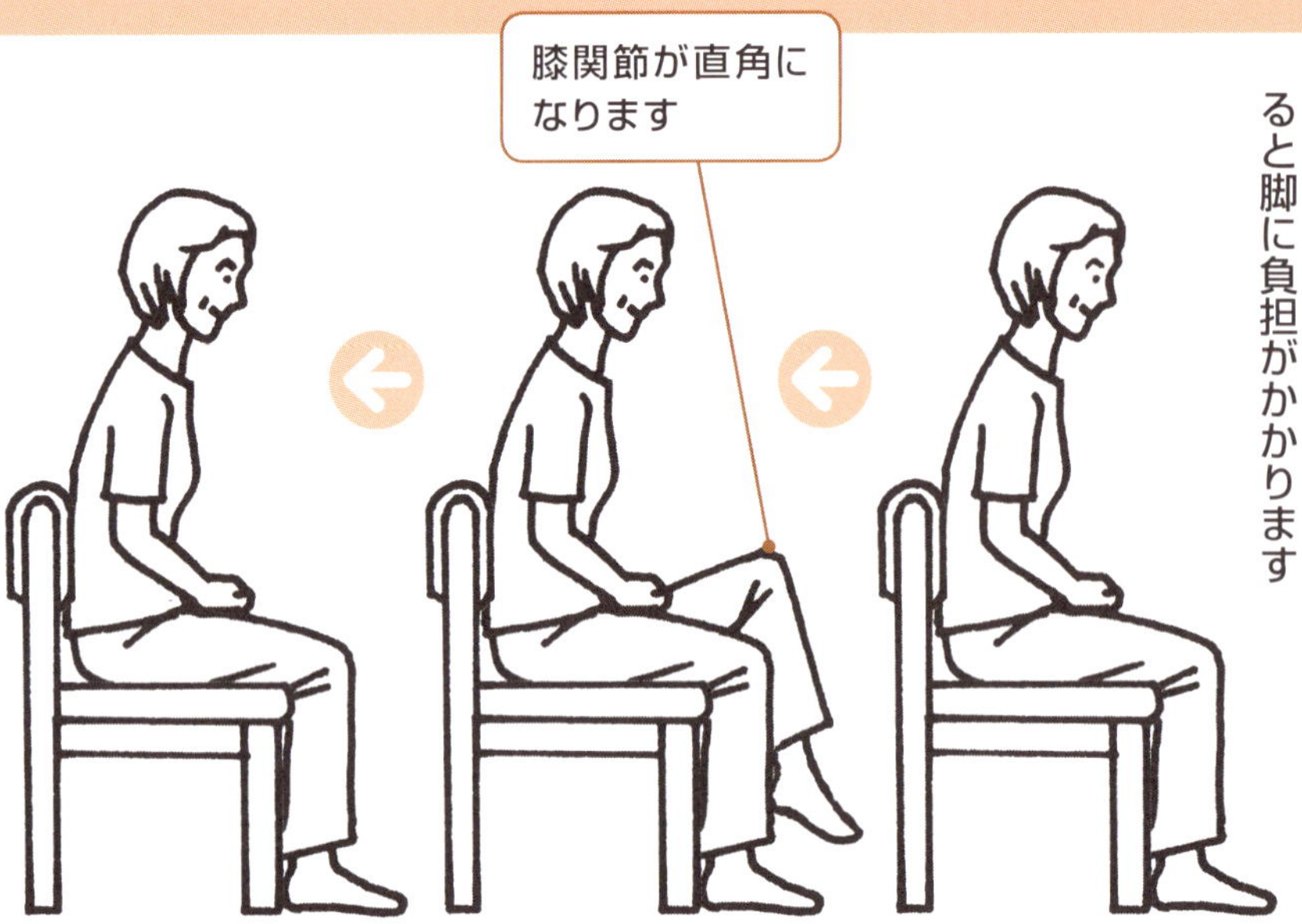

イスに座る
イスに深く腰かけて、姿勢よく座ります

一方の脚を上げる
一方の脚をできるだけ高く上げます

脚をゆっくり下ろす
もとあったところに下ろすつもりでゆっくりと脚を下ろします

直立した状態で両膝《ひざ》を少し曲げ左右のバランスがとれるか

膝を少し曲げて、体重を十分にかけることができれば、歩行は安定してきます

チェック
- □ できた
- □ できない

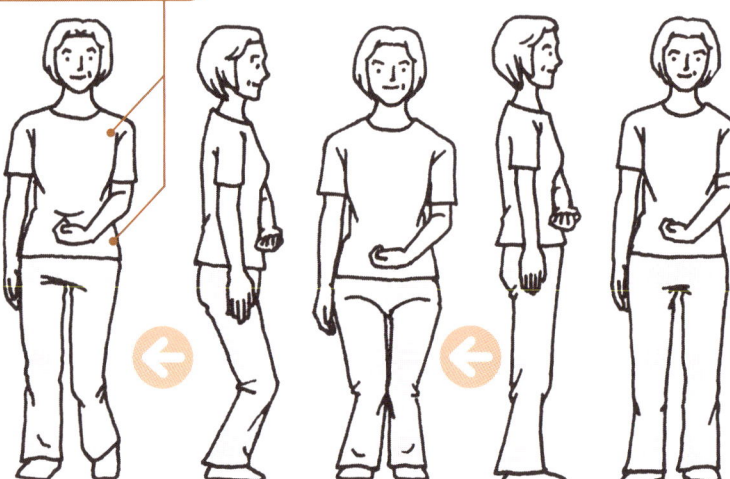

立つ
正面を向いて立ちます。イスや杖《つえ》を支えにしても構いません

両膝《ひざ》を少し曲げる
両膝を少し曲げてバランスをとります

健側《けんそく》の脚に体重を移す
健側の脚に体重を移します。患側《かんそく》の足底が少し浮くよう心がけます

「1」の号令で上げ、
「2」で下ろします。
20回以上繰り返します

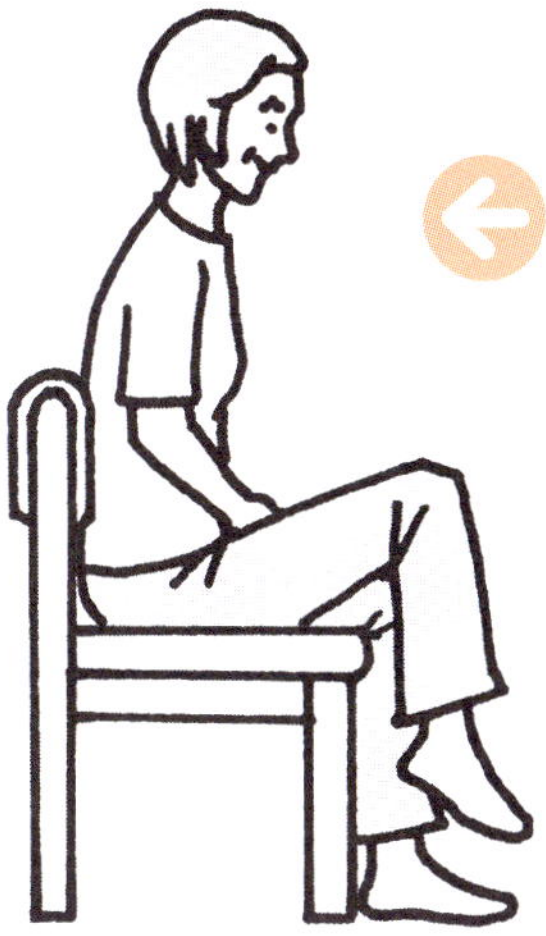

もう一方の脚を上げる

もう一方の脚も同様にして上げて下ろします。20回以上反復します

健側《けんそく》の脚で5秒間、片脚立ちしていられるか

杖《つえ》の助けを借りて歩く際は、健側の片脚で体重を支えるだけの脚力が求められます

チェック
- □ できた
- □ できない

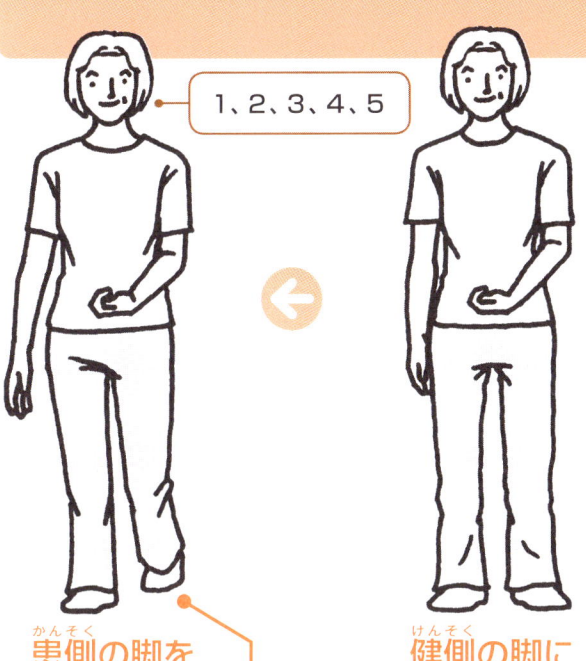

健側《けんそく》の脚に体重をかける

両脚でしっかりと立ってから、健側の脚に体重を移します

1、2、3、4、5

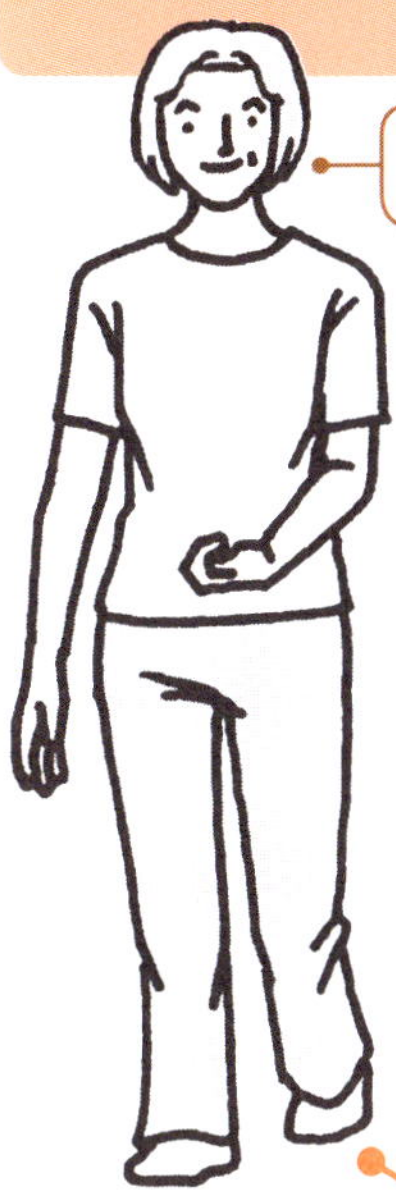

患側《かんそく》の脚を浮かせる

患側の脚を床から浮かせます。ゆっくりと5つ数えて下ろします

最初はイスを補助に

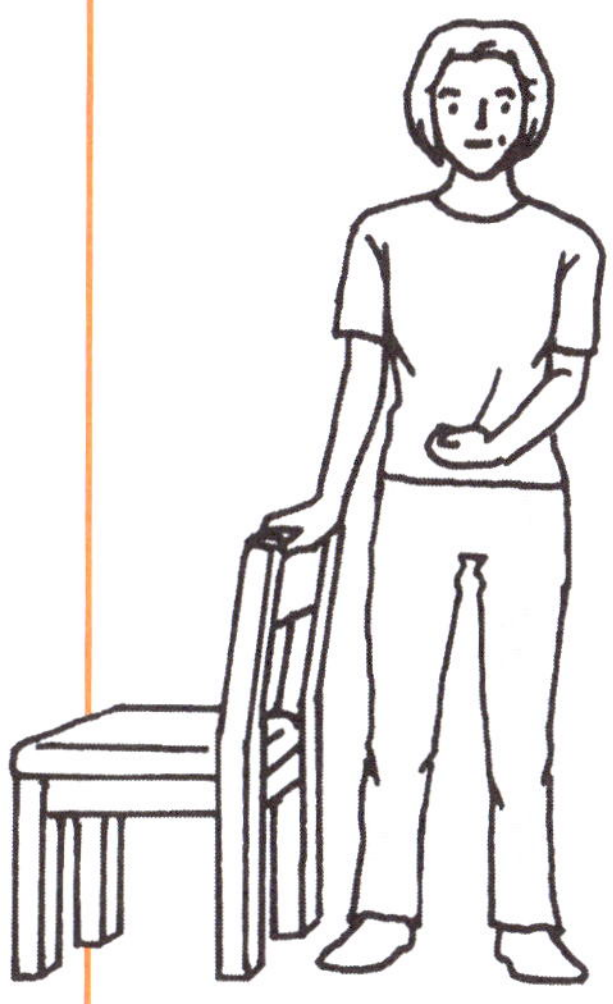

不安のある人は、ふらつき防止のために安定したイスの背につかまりながら行います

5回繰り返します

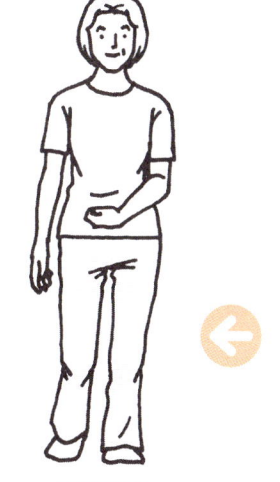

患側に体重を移す

患側に体重を移して、少し膝を曲げ、5～6秒間その姿勢を維持します。できるだけ健側の足底を浮かせます

患側《かんそく》の脚と杖《つえ》で3秒間立っていられるか

両脚立ちの姿勢で、健側《けんそく》の横の少し前に杖をつき、バランスをとりながら、健側の脚を床から浮かせます

チェック
- □ できた
- □ できない

1、2、3

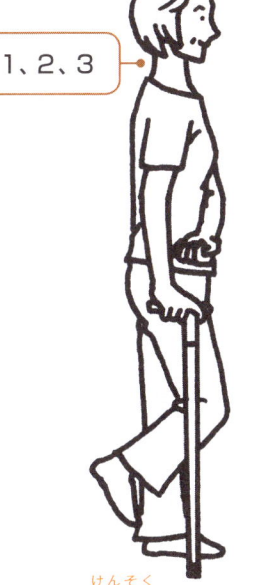

健側《けんそく》の脚を浮かせる

ゆっくりと3つ数えてから、脚を下ろします

基本動作の改善体操

杖《つえ》を使って歩く③ できない場合の改善策を探す

杖《つえ》の助けがあっても、一人で歩くことは簡単ではありません。特に片マヒがある人は、マヒのある脚の筋力がからだを支えるのに十分ではないことが多いので、注意が必要です。

ここでは、80〜81ページで行った運動能力のチェック結果に基づいて、どこに問題があるのかを把握《はあく》し、その問題を解決するための改善策をチャートで説明します。

杖《つえ》を使っても歩けない原因は？

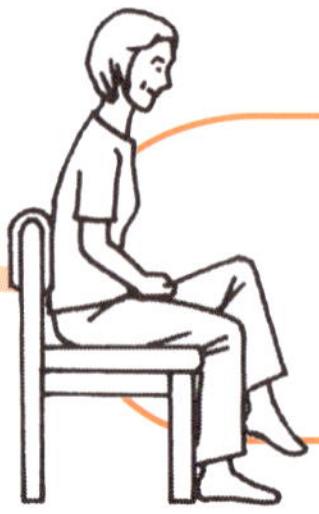

イスに座って足踏みが20回以上できない

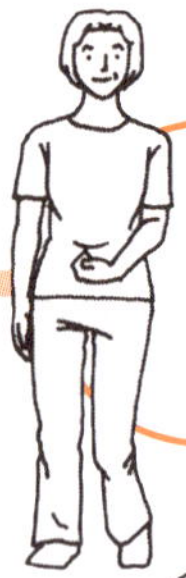

直立した状態で両膝《ひざ》を少し曲げ左右のバランスがとれない

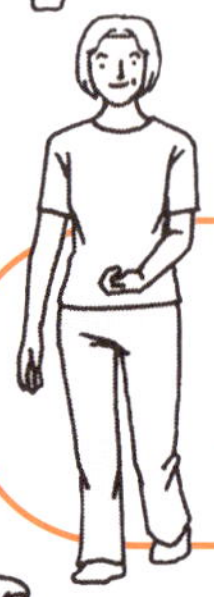

健側《けんそく》の脚で５秒間、片脚立ちしていられない

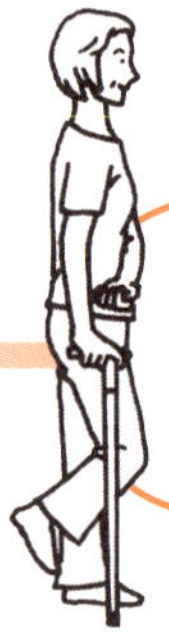

患側《かんそく》の脚と杖《つえ》で３秒間立っていられない

運動能力のチェック（チェック内容は80〜81ページを御参照ください）

- 運動をしてはいけない場合
- 主治医に注意を受けている
- 床から立ち上がれない
- 本人の理解力、意欲がない

「運動能力のチェック」で紹介している運動は、基本的に改善体操として利用できます。課題をクリアできなくても、繰り返すことで、基本動作に必要な能力が自然に身につきます

介助者（家族）の協力が得られない

→ ひとつでも該当すれば「杖《つえ》を使って歩く」運動は当分断念する

掲載ページ	改善体操・その他の対応（例）	できない原因
P.84~85	下肢《かし》の筋力を強化する運動（ふりぬき運動、横歩き運動）	患側《かんそく》の脚の筋力が不足している
P.144	下肢《かし》の屈曲《くっきょく》とバランス運動	バランスがうまくとれない
P.150~151	膝《ひざ》の屈伸《くっしん》運動	大腿《だいたい》四《し》頭筋《とうきん》が弱い
P.175	両膝《ひざ》（片膝）立てて軽いブリッジ	股《こ》関節《かんせつ》のまわりの筋力が弱い
P.77	足関節を屈曲《くっきょく》・伸展《しんてん》する運動	足がつっぱる
	介助者と一緒に練習を繰り返す	不安がある
P.84~85	下肢《かし》の筋力を強化する運動（ふりぬき運動、横歩き運動）	健側《けんそく》の脚の力が弱い
P.146~147	下肢《かし》の筋力強化とバランス運動	バランスがうまくとれない
P.260	膝関節《ひざかんせつ》の運動（屈曲《くっきょく》・伸展《しんてん》）	健側《けんそく》の関節にも軽い障害がある
P.84~85	下肢《かし》の筋力を強化する運動（ふりぬき運動、横歩き運動）	患側《かんそく》の脚の支持力が弱い
	介助者と一緒に練習を繰り返す	杖《つえ》を上手に使えない

杖《つえ》を使って歩く④

改善体操の例

下肢《かし》の筋力を強化する運動

杖《つえ》を使って歩くには、「右脚と杖」あるいは「左脚と杖」でからだを支えるわけですから、脚の力とバランス感覚が必要です。イスの背もたれを支えにした運動で脚の筋力とバランス感覚をつけます

ふりぬき運動

片脚に体重をのせ、反対側の脚を上げる単純な運動ですが、片マヒの人には共同運動の関係もあって難しい動作です。とくに患側《かんそく》の脚で立つときは支持力だけでなくバランス感覚が必要になります

初めのポーズは脚を肩幅に広げて立ち、肩の線をできるだけ水平に保ったまま脚を上げます

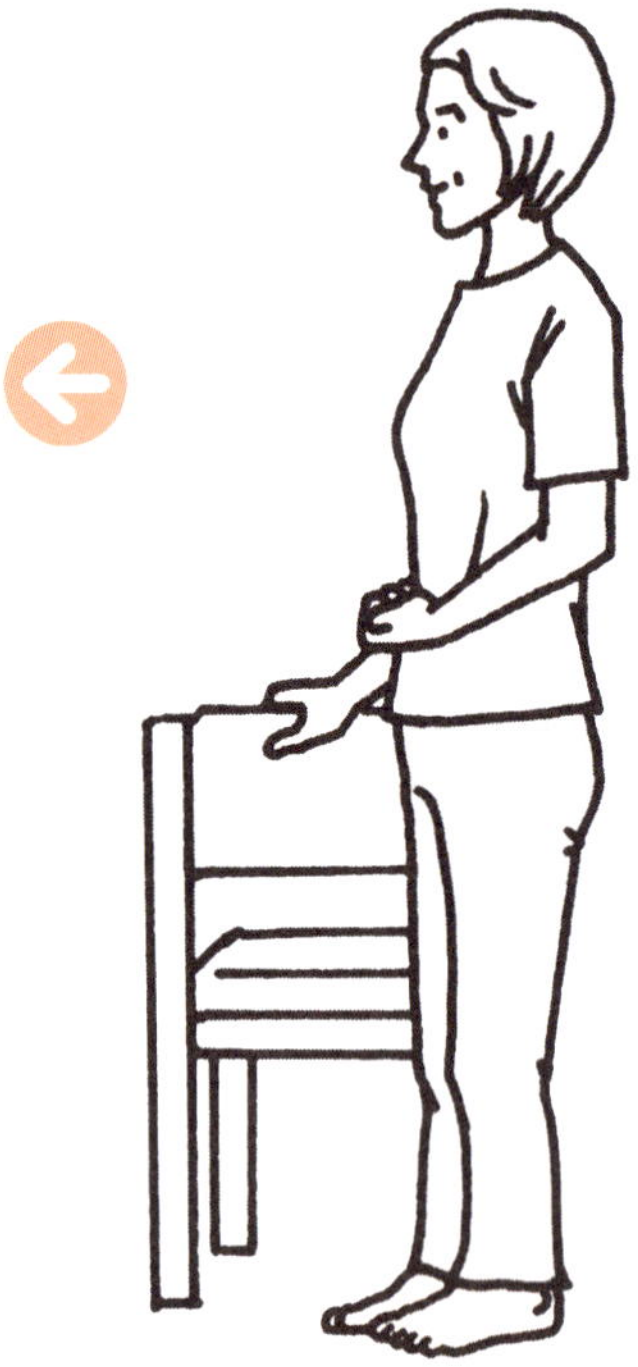

イスの背に手をおく

イスの背もたれに健側《けんそく》の手をおきます。手で握るのではなく、軽く押すようにします

横歩き運動

脚の筋力を強化し、バランス感覚を身につけ共同運動からの分離を図るための横歩き運動です

患側《かんそく》の足に内反尖《ないはんせん》足《そく》などの変形が強くあり、片脚で立てない場合は装具を使ってください

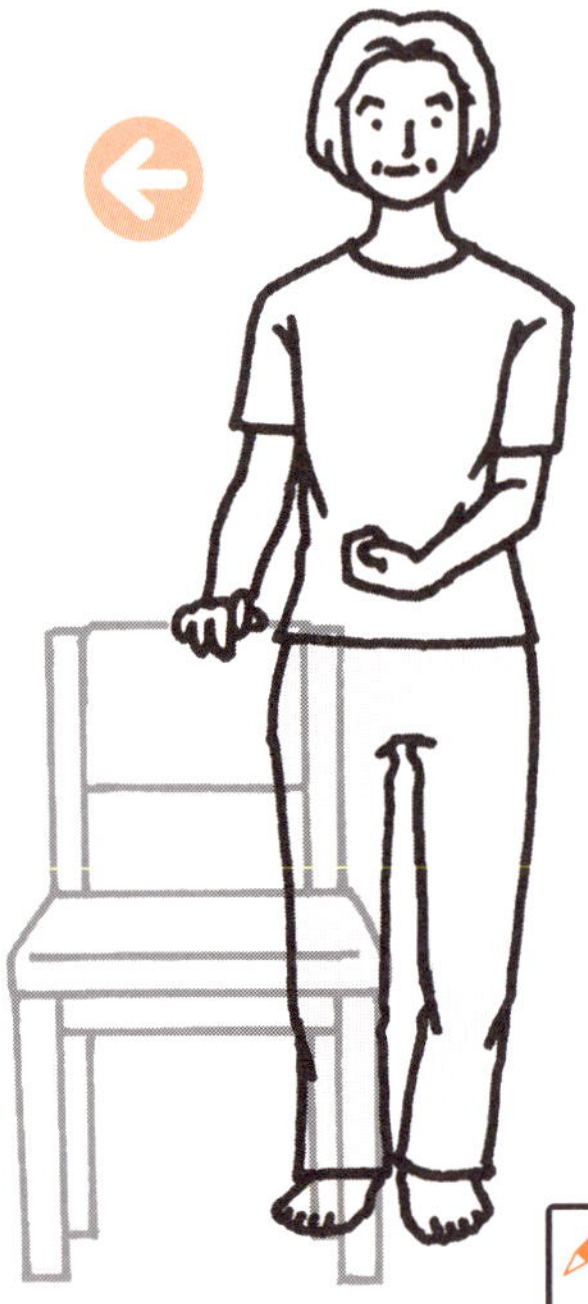

イスの背に手をおく

イスの背もたれに健側《けんそく》の手をおきます。手で握るのではなく、軽く押すようにします

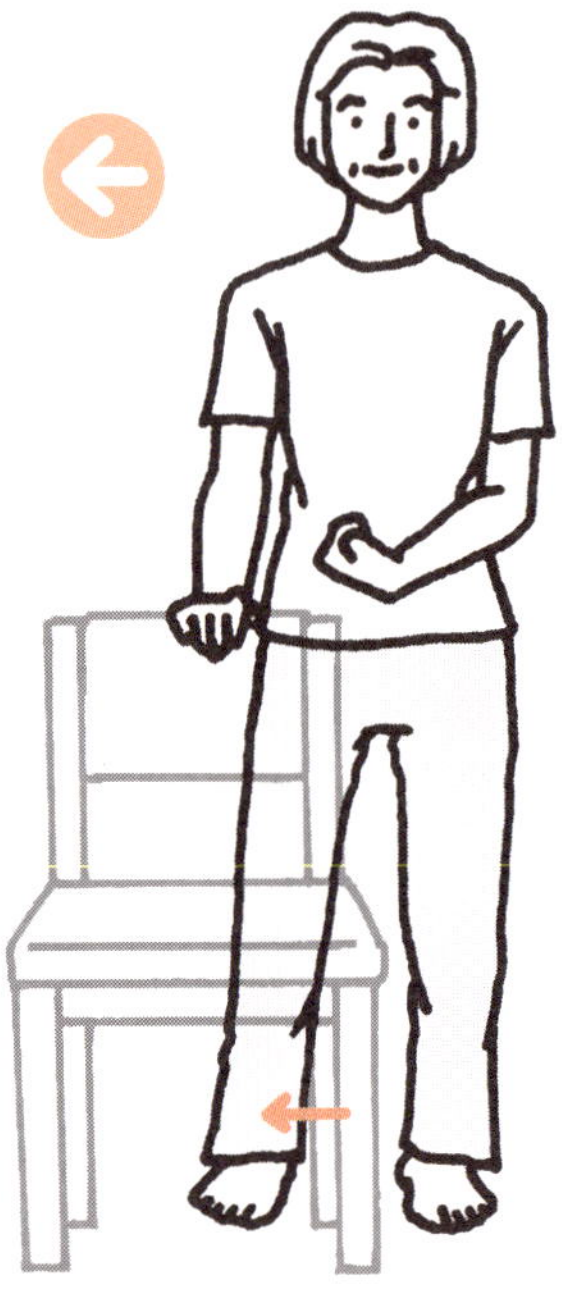

健側の脚を横に出す

患側《かんそく》の脚に重心を移し、イスにおいた手で支えながら健側の脚を横に出します

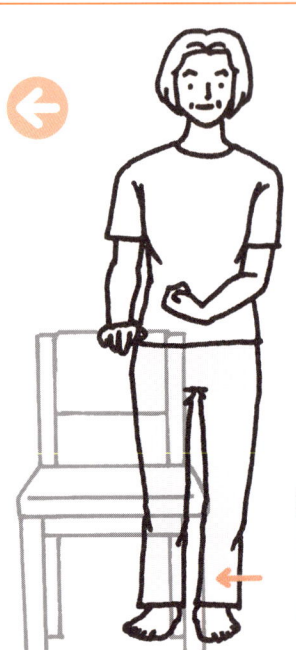

患側の脚をそろえる

膝《ひざ》を曲げながら患側の脚を健側の脚に寄せてそろえ、両脚に重心を分散します

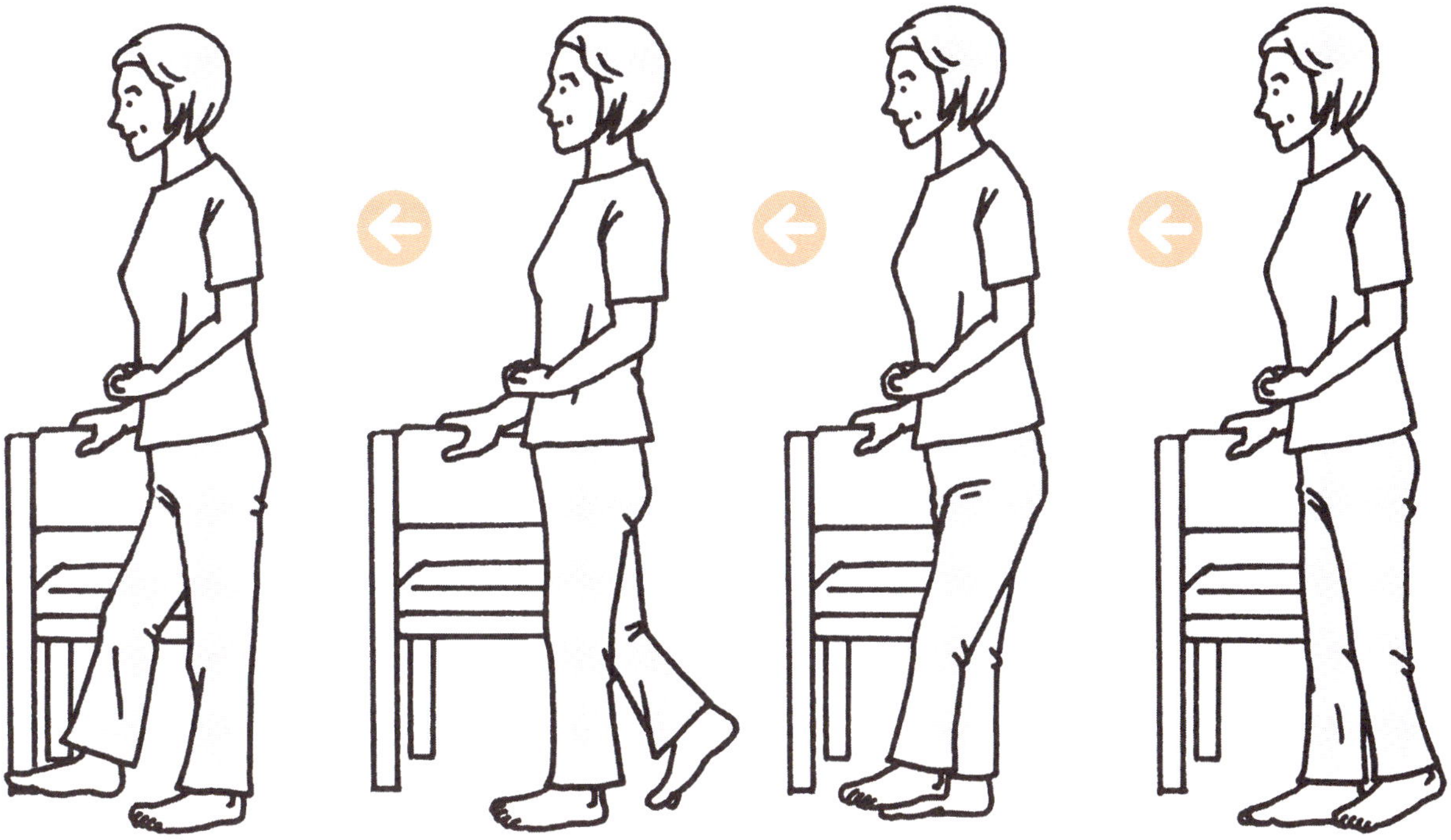

患側の脚を後ろに引く

重心を健側の脚に移し、患側の脚の踵《かかと》を浮かせるように持ち上げ、後ろに引きます

患側の脚を前に出す

後ろに引いた脚を今度は前にふり出します

健側の脚を後ろに引く

両足を床につけた状態から重心を患側の脚に移し、健側の足の踵を浮かせるように持ち上げて後ろに引きます

健側の脚を前に出す

後ろに引いた脚を今度は前にふり出します。以上の動作をもう１回繰り返します

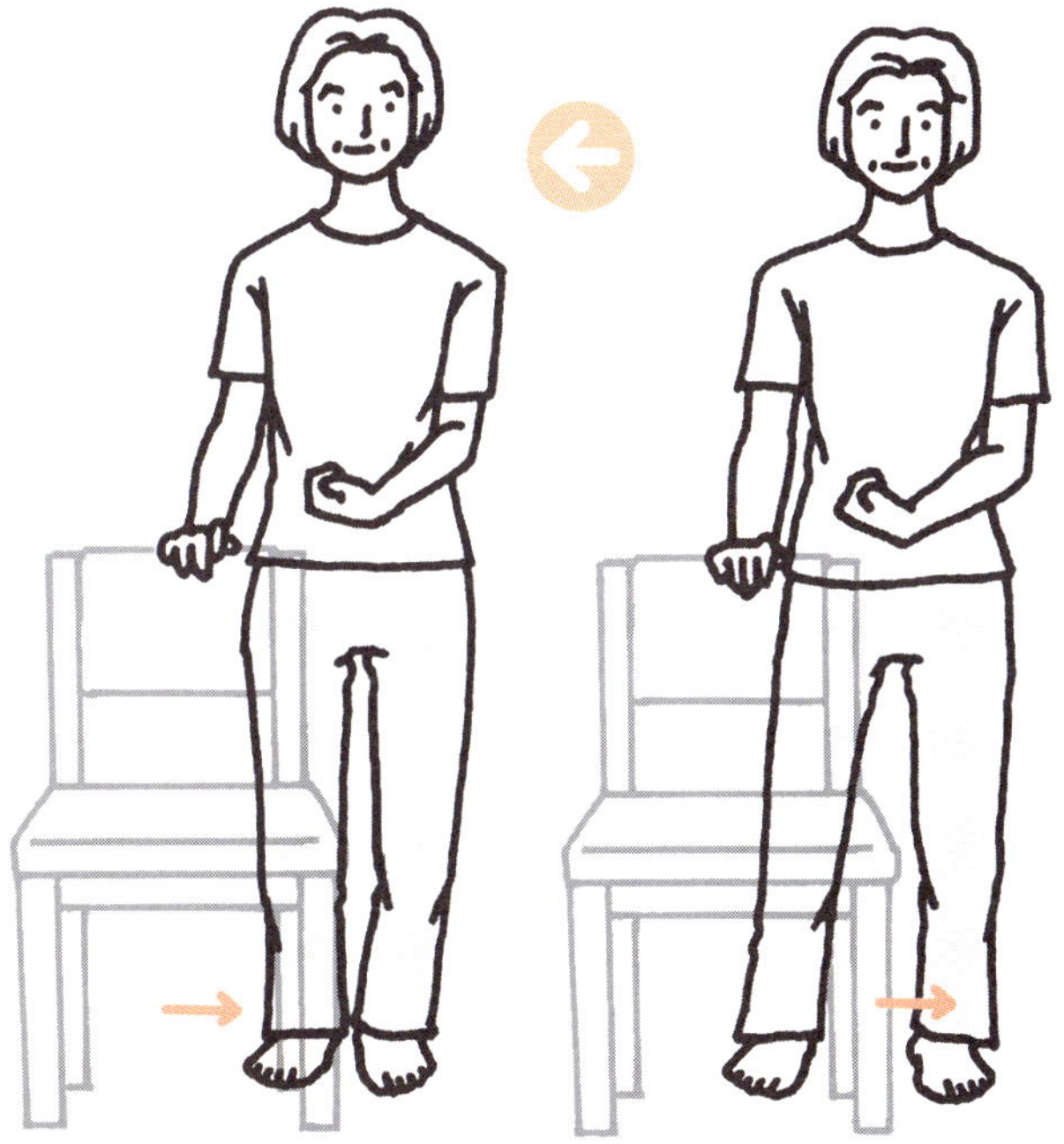

患側の脚を横に出す

健側の脚に重心を移し、イスにおいた手で支えながら膝を伸ばすように意識して患側の脚を横に出します

健側の脚をそろえる

患側の脚に重心を移し、イスにおいた手で支えながら健側の脚を患側の脚にそろえて、両脚に重心を分散します

杖《つえ》の歩行に必要な股関節《こかんせつ》周囲筋など

大臀筋《だいでんきん》は股関節を伸展《しんてん》するもっとも強力な筋肉で、その動きを調節する中臀筋《ちゅうでんきん》とともに歩行や階段昇降などの屈伸《くっしん》運動に働きます。半腱様筋《はんけんようきん》や大腿二頭筋《だいたいにとうきん》など（ハムストリングス）は膝《ひざ》を曲げる上で歩行に重要な働きをします

（背面から見た図）

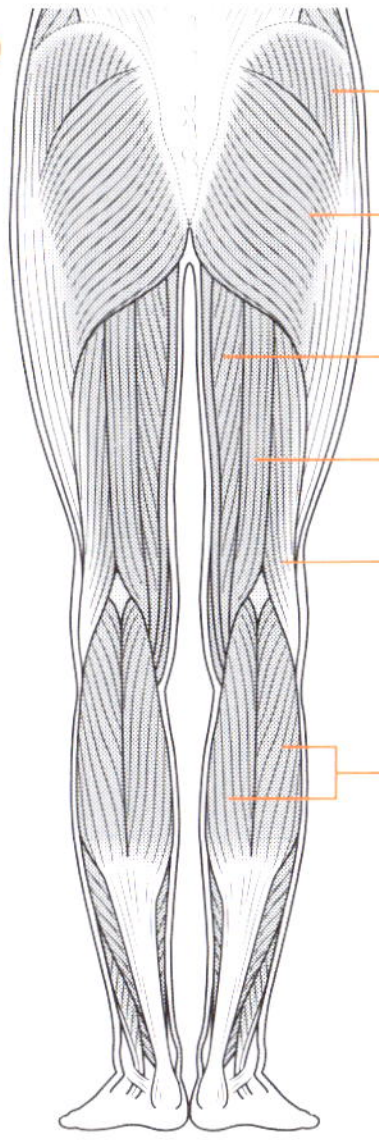
中臀筋《ちゅうでんきん》
大臀筋《たいでんきん》
大内転筋《たいないてんきん》
半腱様筋《はんけんようきん》
大腿二頭筋《たいたいにとうきん》
腓腹筋《ひふくきん》

杖《つえ》なしで歩く❶

基本動作を知る

健常な人にとってみれば当たり前の「歩く」という動作も、高齢者や脳卒中《のうそっちゅう》などで後遺症《こういしょう》障害がある人にとっては、難しい動作です。歩く訓練において注意しなければならないのは転倒です。転倒すると、骨折や頭を打つなどの重大事故に発展する危険もあるため、練習をするときは要介護者のそばに介助者に立ってもらいましょう。ここでは、脳卒中などで片マヒになった人が、杖《つえ》なしで歩くための基本動作を解説します。

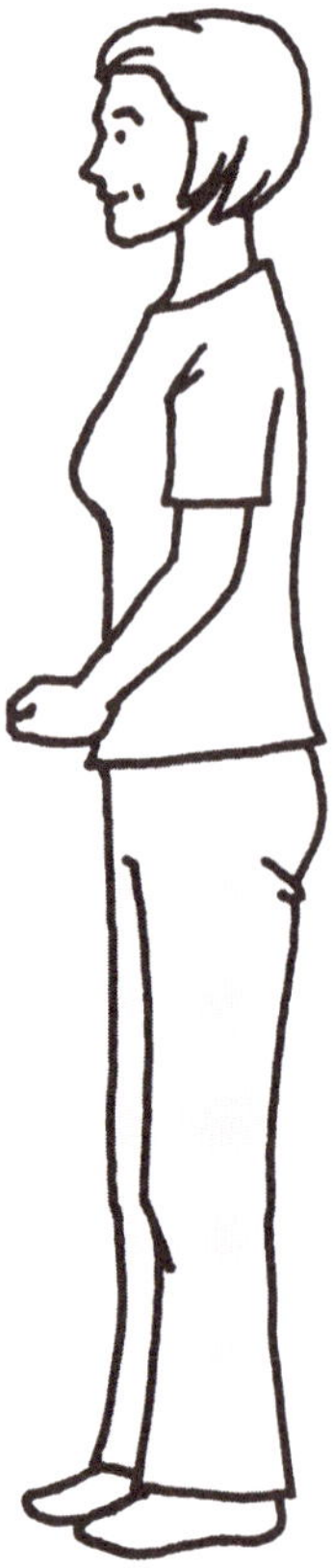

直立の姿勢をとります

ゆっくりと立ち上がり、直立の姿勢をとります

注意　転倒事故を起こす危険があるので介助者にそばについてもらいましょう

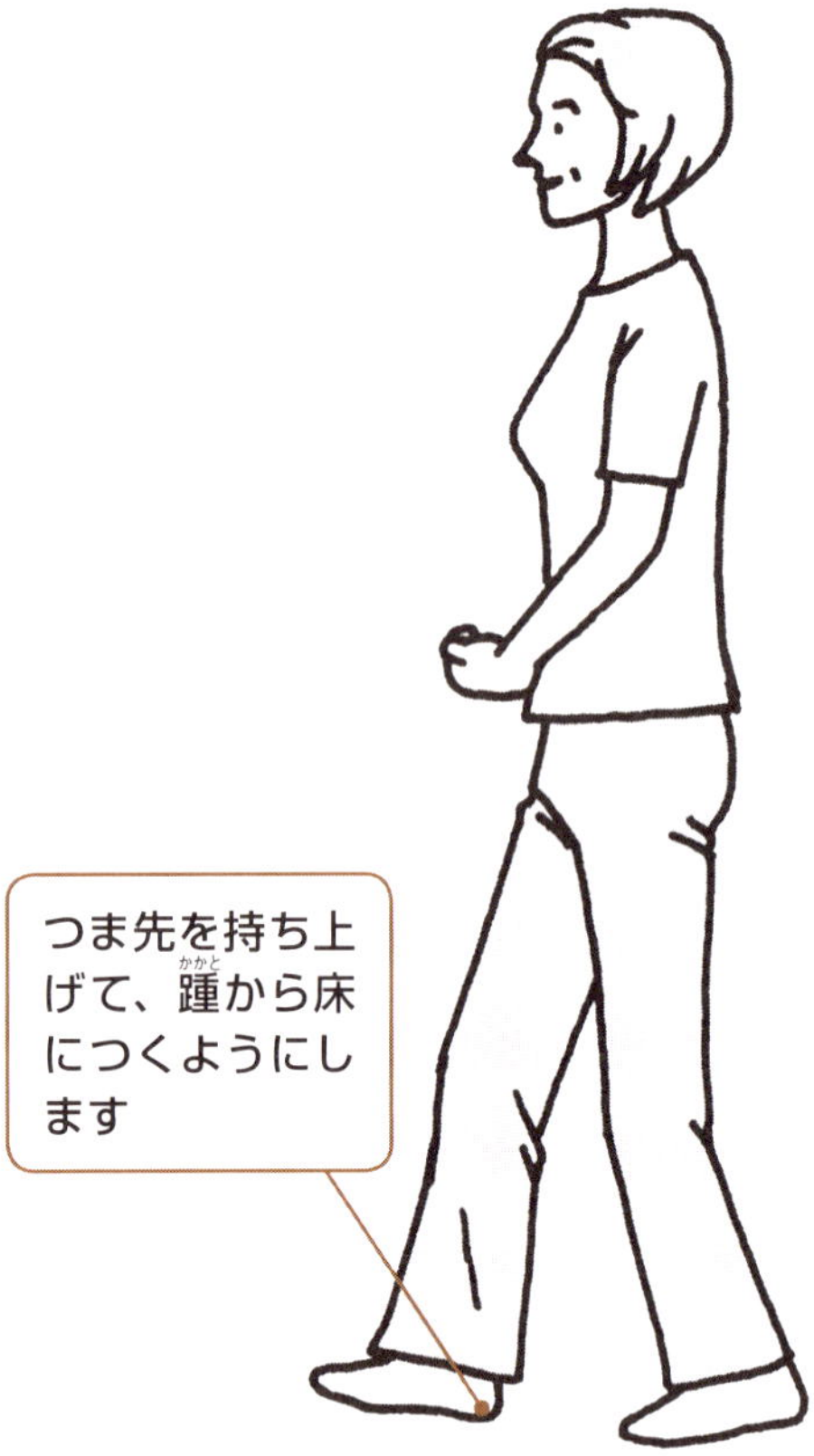
つま先を持ち上げて、踵《かかと》から床につくようにします

健側《けんそく》の脚を一歩前に

つま先が床にひっかからないように脚を十分持ち上げて、ゆっくりと一歩前に出します。床に足をつけるときは、踵《かかと》が最初につくようにします

早く歩きたい

脚八分

片マヒの人によく見かけるのですが、早く歩きたい一心で健側《けんそく》の脚を大きく踏み出すためにからだが斜めになり、患側《かんそく》の脚を引きずるように寄せながら歩く人がいます。気持ちはわかるのですが、健側の脚を控えめに出すのが基本です。そうしないと、骨盤《こつばん》が次第にねじれて、歩く姿も悪くなります。スピードは控えめ、脚も控えめに出してください。「腹八分」ではなく「脚八分」です。

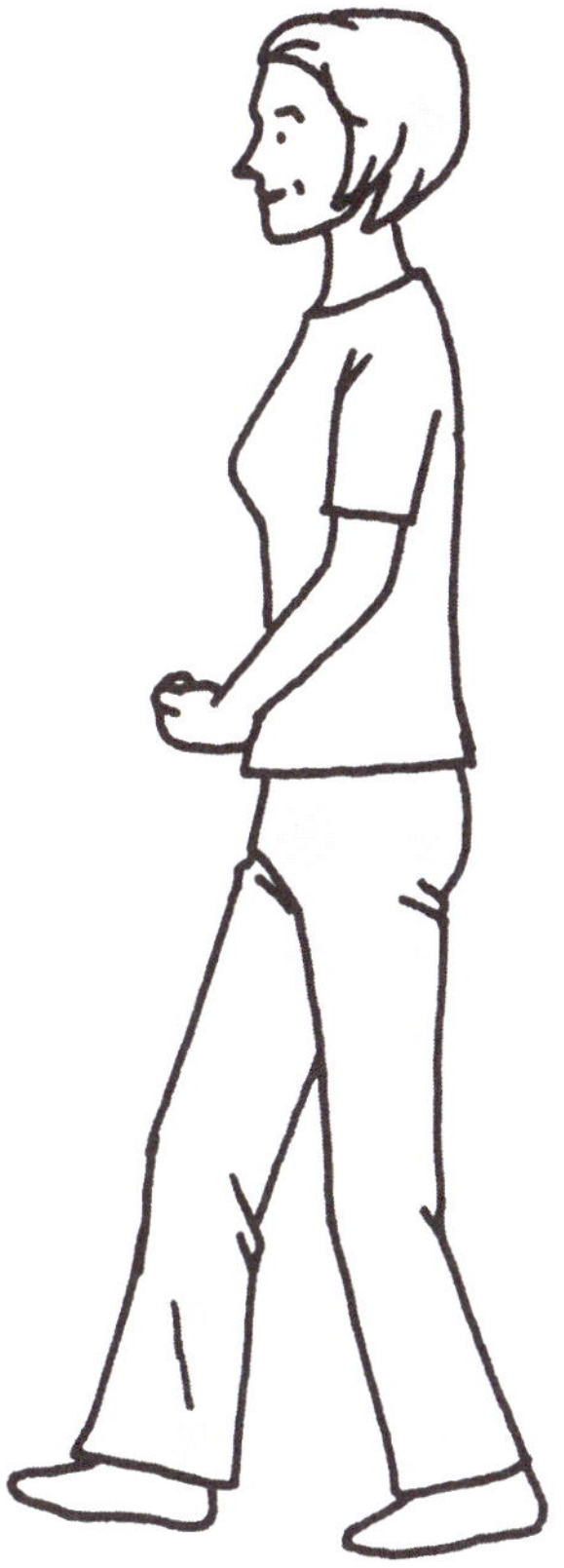

健側の脚を一歩前に

患側の足が接地した状態で、健側の脚を前に出します。患側の足が体重を支えるため、しっかり接地しないと転ぶ危険があります

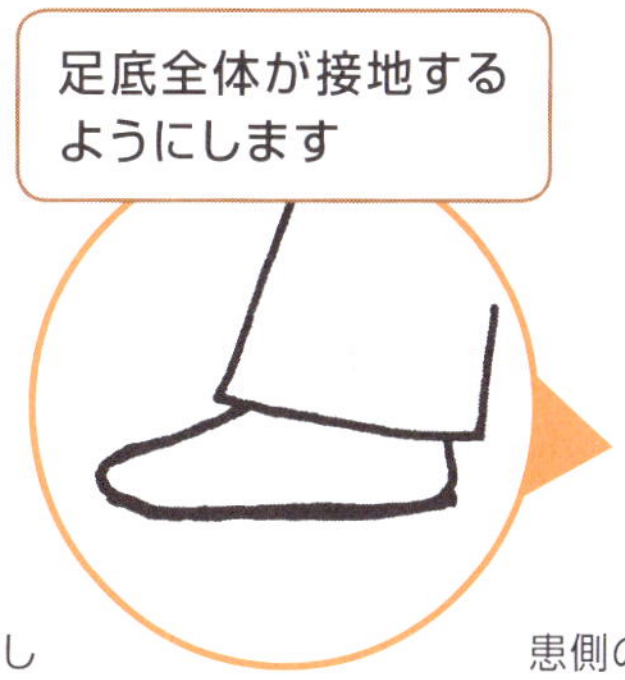
足底全体が接地するようにします

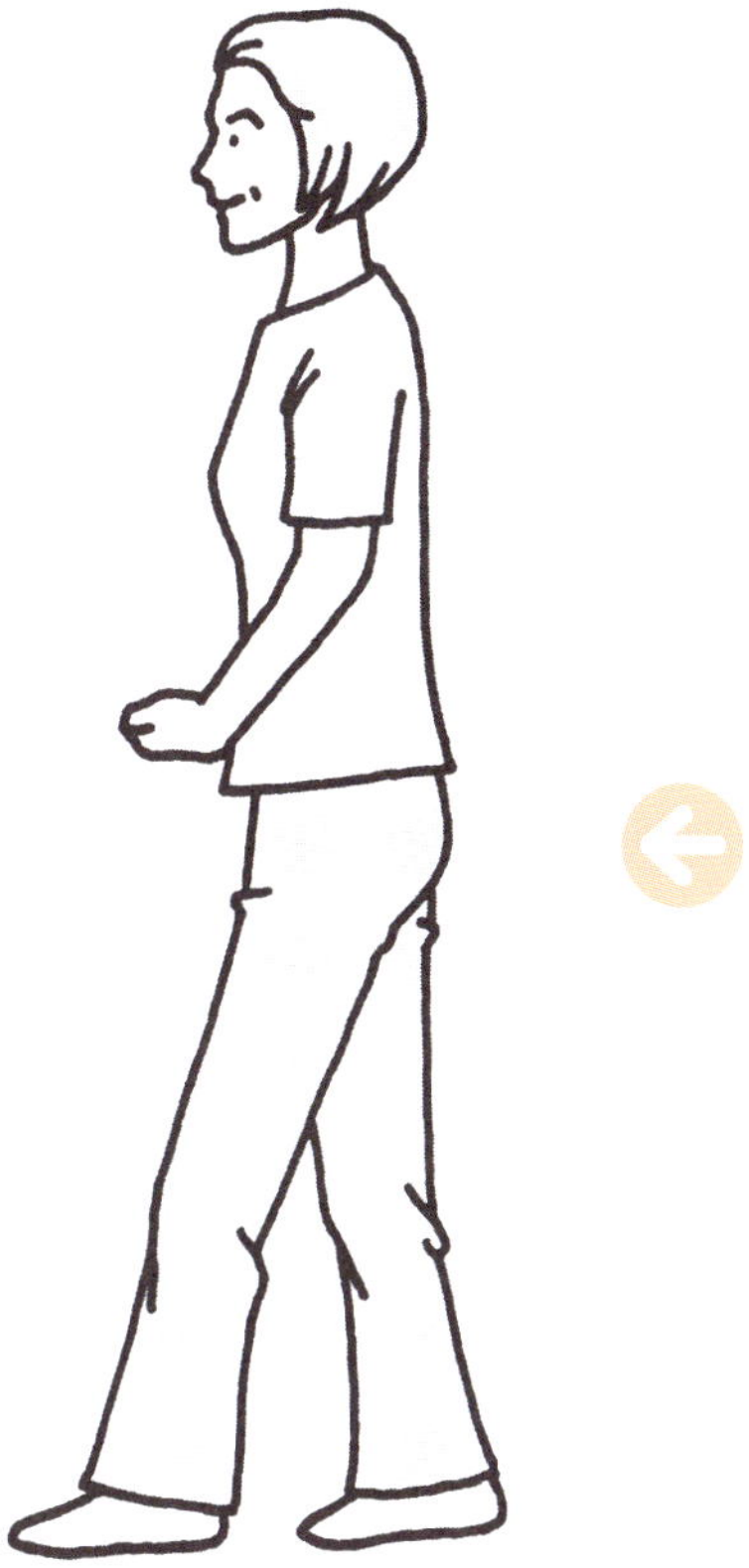

患側《かんそく》の脚を一歩前に

患側の脚を一歩前に出します。健側の脚と違って、つま先を上げる動作が難しいので、足底全体を床につけたまま前に出します

歩くために必要な能力

人が歩く際には、さまざまな筋力やバランス感覚、体性感覚が必要とされます。その一部が欠けるだけでも、スムーズに歩くことが困難になります。

うまく歩けない場合は、問題がどこにあるのかを把握《はあく》して、本書で紹介する介護予防リハビリ体操でその問題点を解消してください。

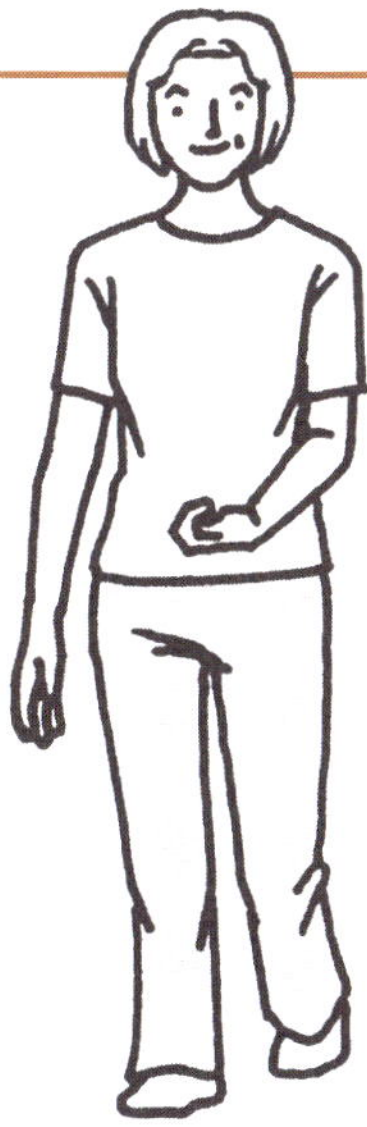

筋力

股関節《こかんせつ》周囲の筋力
膝《ひざ》を屈曲《くつきよく》・伸展《しんてん》する筋力
地面を蹴る下肢《かし》の筋力
姿勢を維持する体幹《たいかん》の筋力
腕をふる上腕《じようわん》の筋力

バランス感覚・体性感覚

左右・上下のバランスをとる能力
からだの傾《かたむ》きを感じる平衡感覚《へいこうかんかく》
体重移動をスムーズに行うバランス感覚

体力

持続的に筋肉を動かすための体力

基本動作の改善体操

杖《つえ》なしで歩く②　運動能力のチェック

杖《つえ》なしで歩くためには、独力で立ち上がり、しっかりと立っていられることが前提となります。歩行に十分な筋力やバランス感覚があるか確認しましょう。

基本的なチェック

目を開けて片脚で立つ。左右それぞれ、その姿勢を5秒間保てるか

杖《つえ》なしで歩くときは両脚に交互に体重をかけます。片脚で立ったときにバランスを保って体重を支えられるかチェックします

チェック
- □ できた
- □ できない

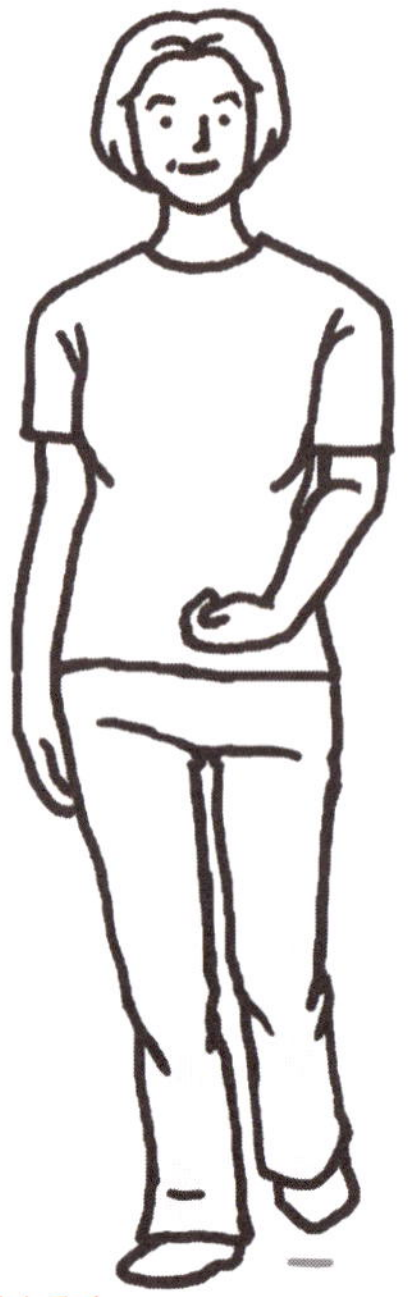

健側《けんそく》の脚で立つ

健側の脚で立って５秒間その姿勢を保ちます

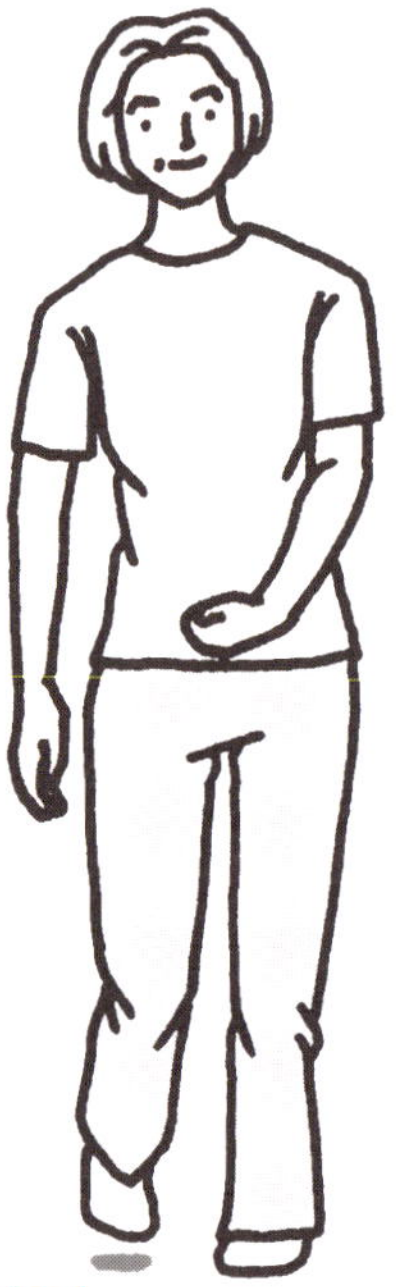

患側《かんそく》の脚で立つ

患側の脚で５秒間立ちます

前後足踏みを10秒間で10回以上できるか

杖《つえ》なしで歩くには、それなりの脚力が必要です。床にラインを引き、10秒間に前後足踏みが何回できるかで脚力を確かめます

チェック
- □ できた
- □ できない

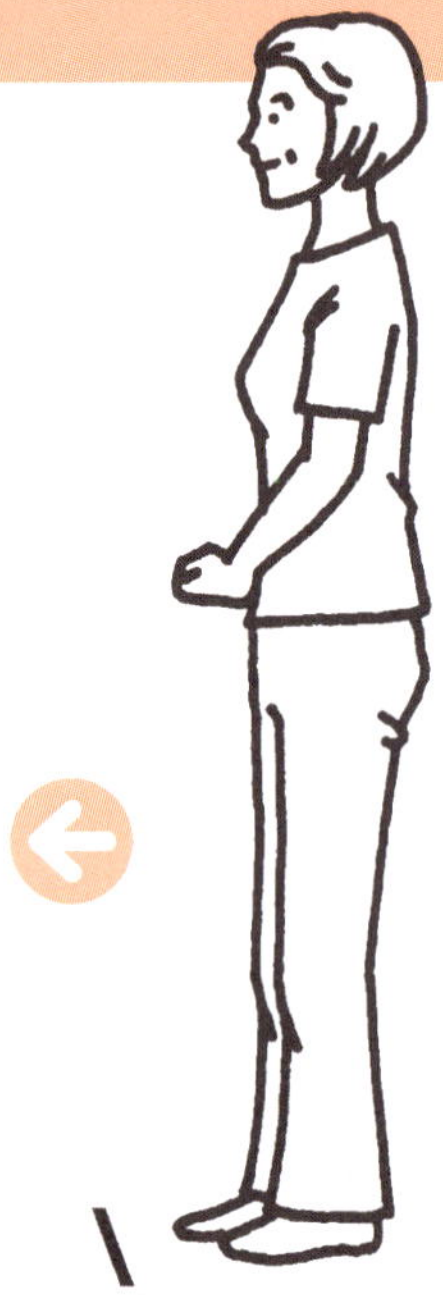

脚をそろえて立つ

床のラインの手前に両脚をそろえて立ちます

横歩きを10歩できるか

横歩きは主に股関節《こかんせつ》を伸展《しんてん》する大臀筋《だいでんきん》と、脚を外側に出す外転筋《がいてんきん》を使います。歩く姿勢をコントロールするのに大切な筋肉なので、横歩きで働きをチェックします

チェック
- □ できた
- □ できない

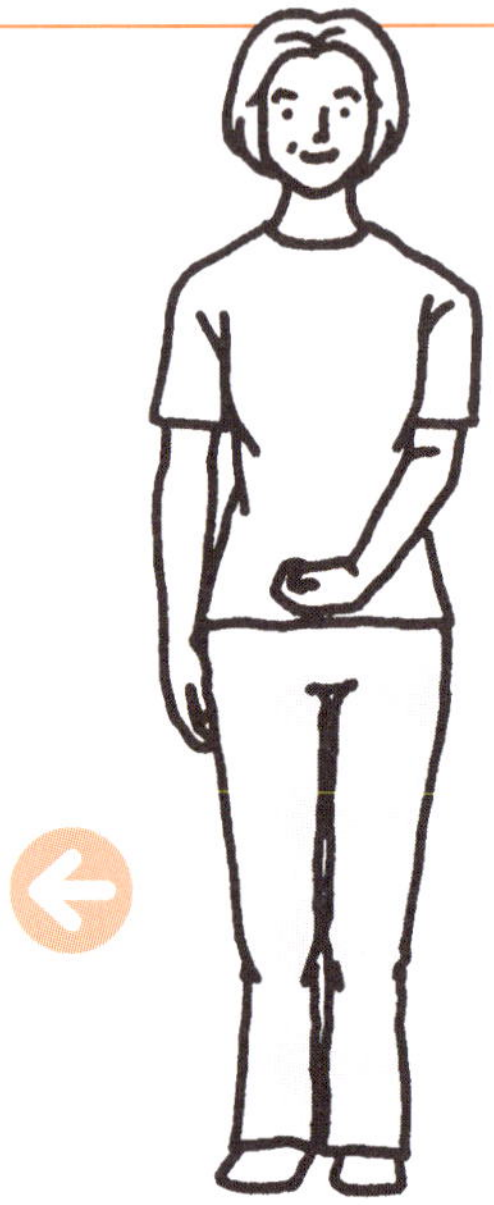

脚をそろえて立つ

両脚をそろえて立ちます

手すりを持って階段を15段上がれるか

自力で階段を上がれるだけの脚力があるかどうかをチェックします

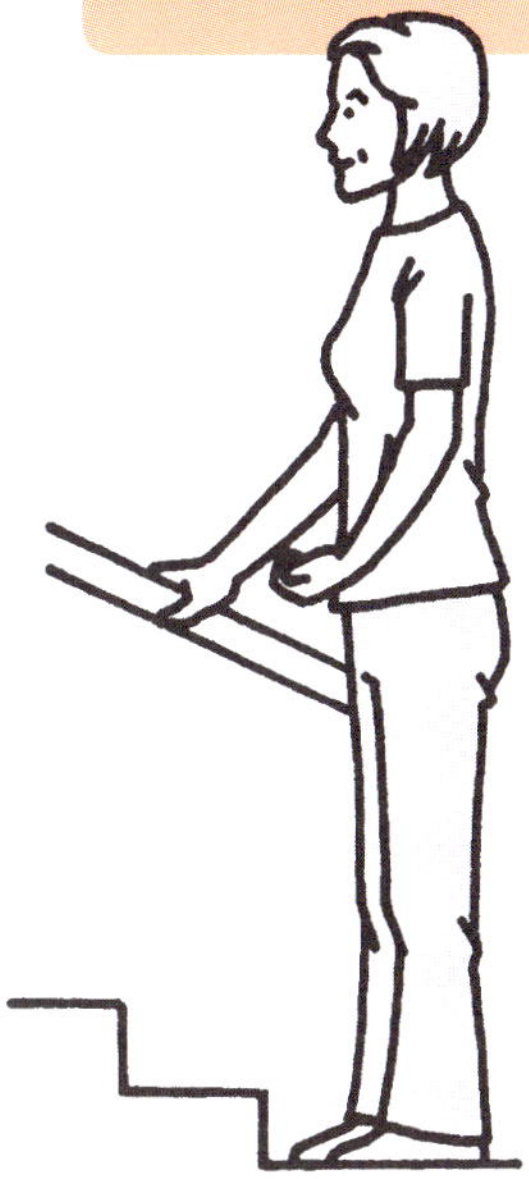

手すりを持つ

健側《けんそく》の手で手すりを持ってからだを支えます

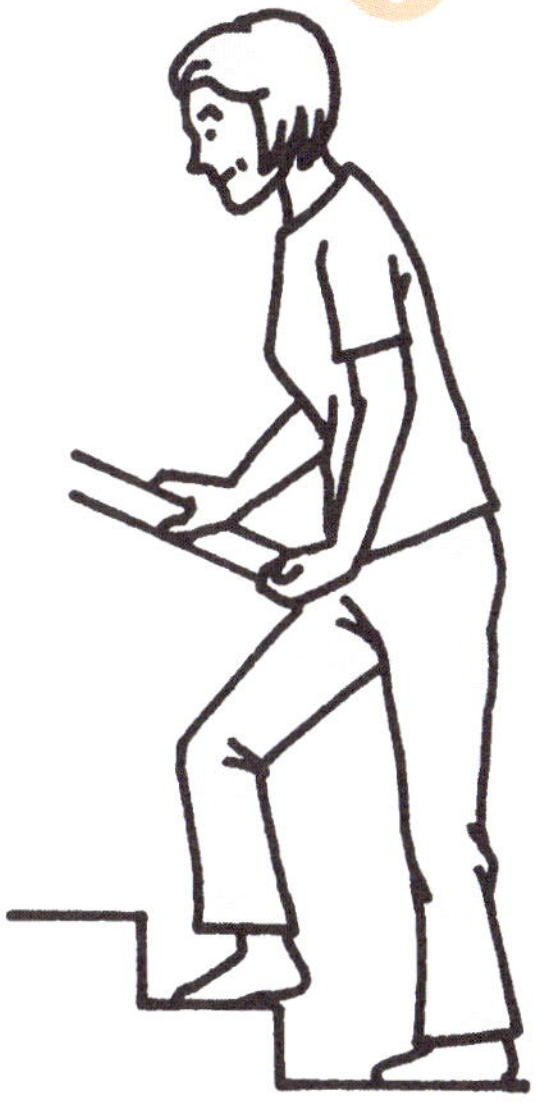

健側の脚を踏み出す

健側の脚を踏み出して上段にのせます

チェック

☐ できた

☐ できない

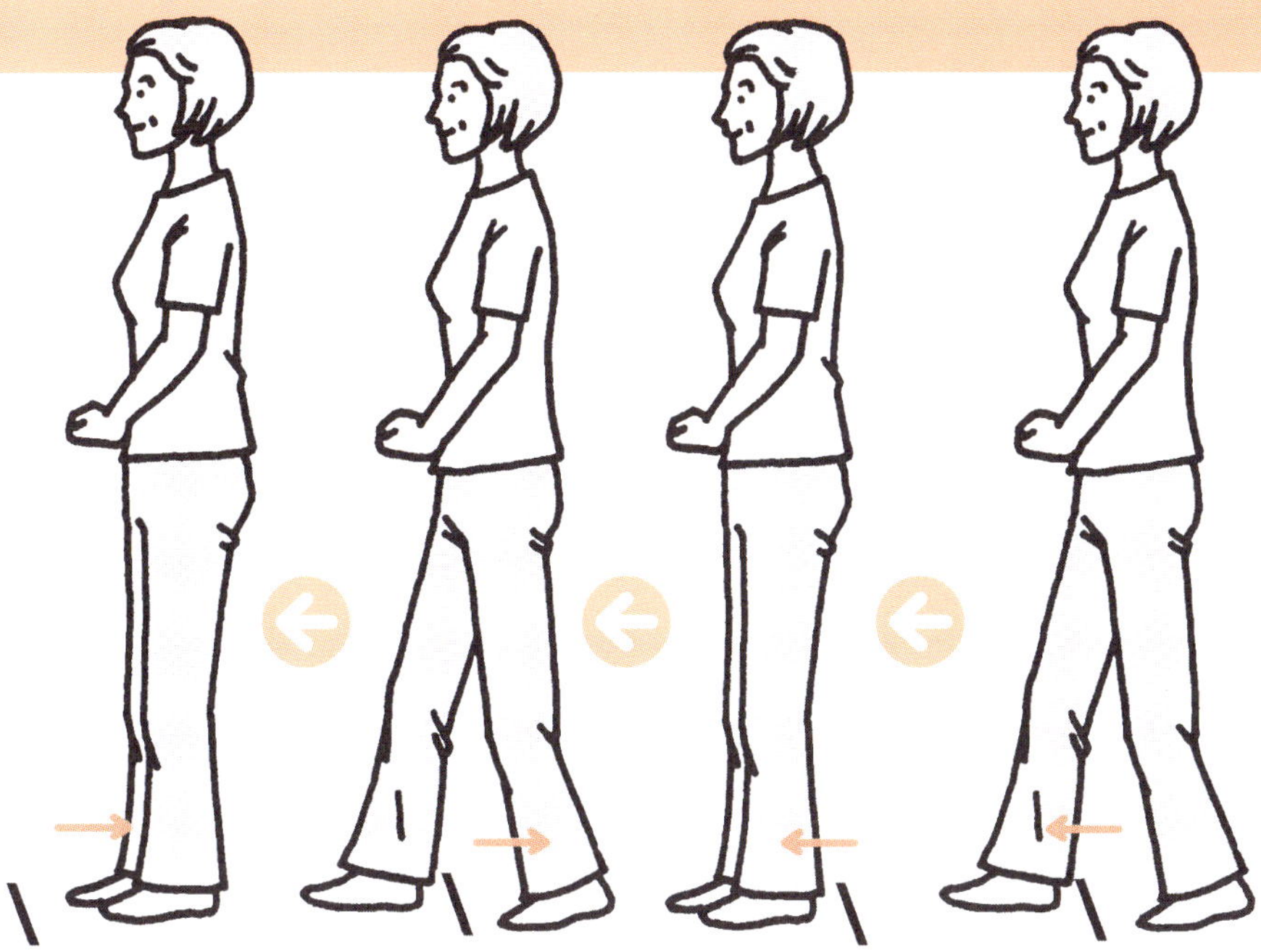

片脚を前に出す

健側《けんそく》の脚を前に出してラインをまたぎます

もう片脚も前に

患側《かんそく》の脚を出して両脚をそろえます。これで1回

片脚を後ろに引く

患側の脚を後ろに引いてラインをまたぎます

もう片脚を後ろに

健側の脚を後ろに引いて両脚をそろえます。これで2回

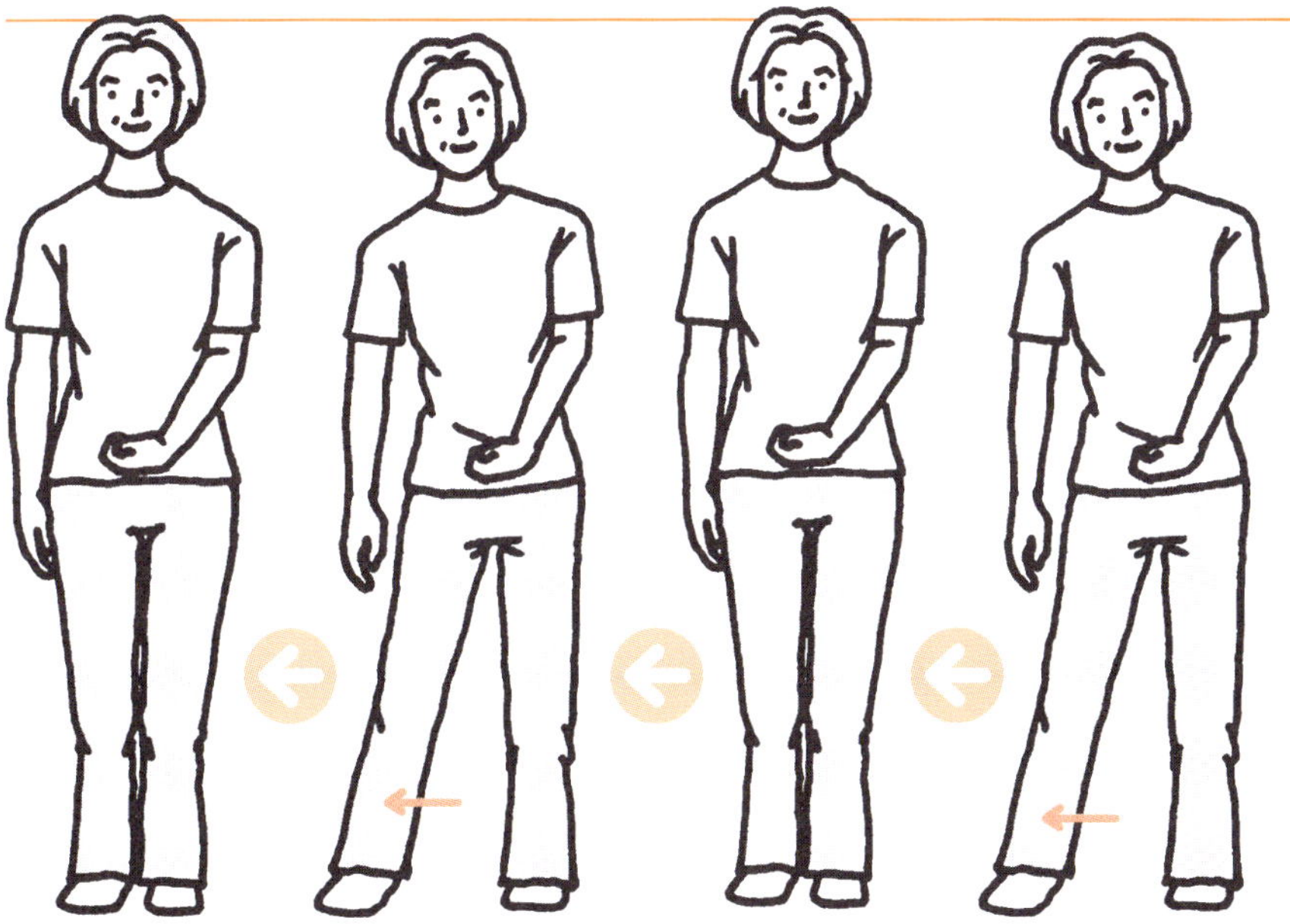

片脚を横に出す

患側《かんそく》の脚に重心を移して、健側《けんそく》の脚を横に出します

もう片脚を寄せる

患側の脚を寄せて両脚をそろえます。これで1歩

さらに片脚を横に

患側の脚に重心を移して、健側の脚を横に出します

両脚をそろえる

患側の脚を寄せて両脚をそろえます。これで2歩

杖《つえ》なしで歩く③ できない場合の改善策を探す

「杖《つえ》なしで歩く」ことが難しい理由としては、体重を支える下肢《かし》の筋力の低下や関節拘縮《こうしゅく》、バランス感覚が鈍《にぶ》っていることなどが考えられます。

ここでは、88〜89ページで行った運動能力のチェック結果に基づいて、どこに問題があるのかを把握《はあく》し、その問題を解決するための改善策をチャートで説明します。

杖《つえ》なしで歩けない原因は？

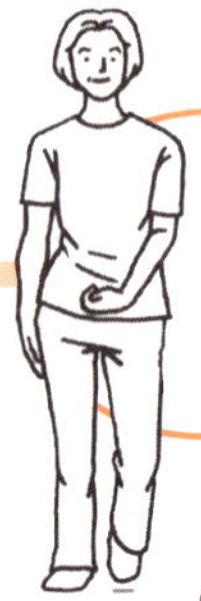

目を開けて片脚で立つ。左右それぞれ、その姿勢を５秒間保てない

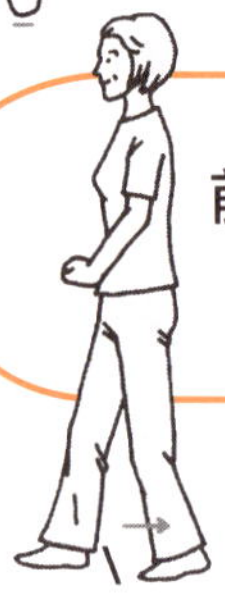

前後足踏みを10秒間で10回以上できない

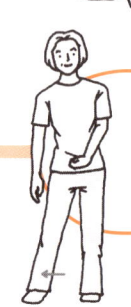

横歩きを10歩できない

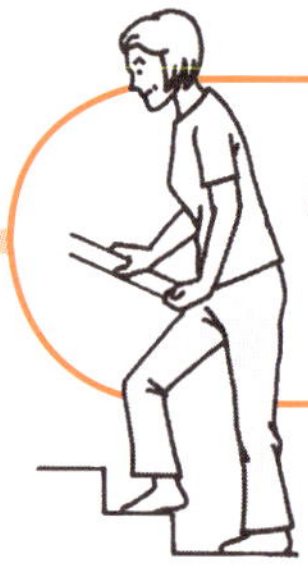

手すりを持って階段を15段上がれない

運動能力のチェック（チェック内容は88～89ページを御参照ください）

運動をしてはいけない場合

主治医に注意を受けている

杖《つえ》を使っても歩けない

本人の理解力、意欲がない

「運動能力のチェック」で紹介している運動は、基本的に改善体操として利用できます。課題をクリアできなくても、繰り返すことで、基本動作に必要な能力が自然に身につきます

ひとつでも該当すれば「杖《つえ》なしで歩く」運動は当分断念する

← 介助者（家族）の協力が得られない

掲載ページ	改善体操・その他の対応（例）	できない原因
P.155	片脚交互バランス運動	片脚でバランスをとる能力の不足
P.92	下肢《かし》の筋力を強くする運動	総体的な下肢《かし》筋力の不足
P.209	脚の前後運動を徐々にスピードアップ	敏捷性《びんしょうせい》の不足
P.92	からだのバランス感覚を取り戻す運動	バランスをとる能力の不足
P.93、P.189	脚を持ち上げて、体重をかける運動 膝《ひざ》を伸ばしてゆっくり水平移動	体重を支える下肢《かし》筋力の不足
P.92	からだのバランス感覚を取り戻す運動	バランスをとる能力の不足
P.92	下肢《かし》の筋力を強くする運動	総体的な下肢《かし》筋力の不足
P.93	股関節《こかんせつ》周囲と下肢《かし》の筋力を強くする運動	股関節《こかんせつ》周囲の筋力の不足
P.172	指のかけ引き	握力《あくりょく》が弱い
P.179	手首を押さえて５秒間グーッ	総体的に上肢《じょうし》の筋力が弱い

杖《つえ》なしで歩く④

改善体操の例

下肢《かし》の筋力を強くする運動

杖《つえ》なしで歩くには、からだを支えるための十分な下肢の筋力が必要です。ここでは、大腿《だいたい》四頭筋《しとうきん》と前脛骨筋群《ぜんけいこつきんぐん》などの下肢の筋力をまとめて強化する運動を紹介します

バランスをくずして転倒する恐れがあるので、介助者に横に立ってもらいましょう

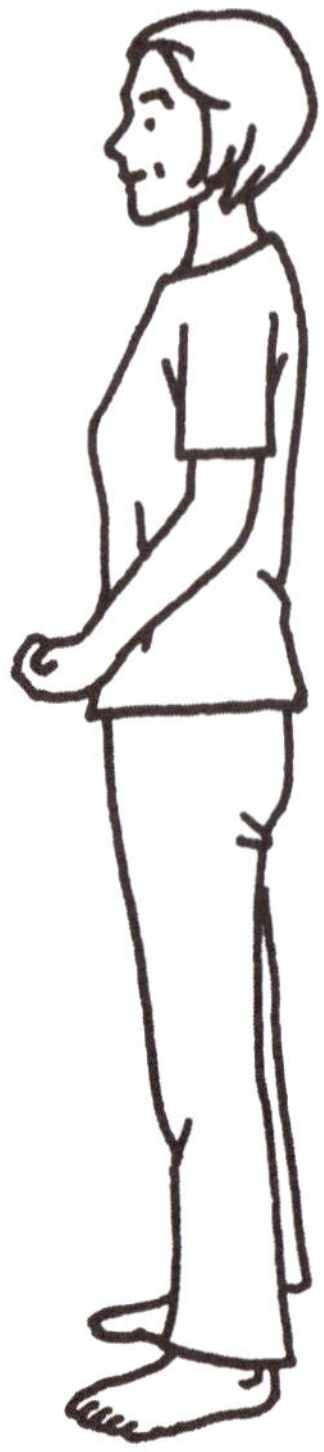

脚を開いて安定姿勢

背筋を伸ばして、脚を肩幅くらいに開いて安定した姿勢をとります

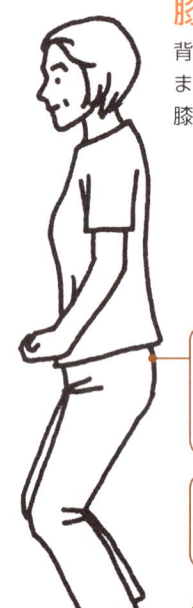

膝《ひざ》を軽く曲げる

背中からお尻のラインをまっすぐに保ったまま、膝を軽く曲げます

骨盤《こつばん》が前傾して、お尻を後ろに突き出さないように注意

踵《かかと》が床から離れないように注意する

からだのバランス感覚を取り戻す運動

杖《つえ》なしで歩くためには、手や脚の動きに合わせて、からだの重心を上下左右に動かす必要があります。しかし、高齢者は、バランス感覚が衰えているため、どうしても動きがぎくしゃくしてしまいます。ここでは狭い場所で回転運動をすることで、バランス感覚を取り戻す体操を紹介します

片マヒの人は、共同運動の影響で小まわりが難しくなります。両方向に小さくまわってください

脚を少し開く

安定できる範囲で脚幅を狭くとって立ちます

片脚を軸にします

片脚を軸《じく》に開く

片脚を軸にして、もう片方の脚を少し外側(約45度)に開きます

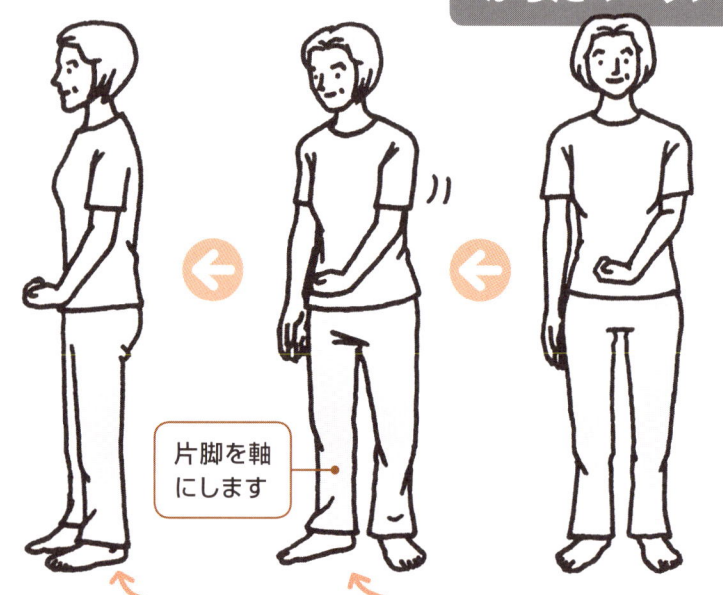

少しずつ回転する

もう一方の脚を引き寄せて両脚をそろえたら、引き寄せた脚を軸にして脚を開き、少しずつ回転します

脚を持ち上げて、体重をかける運動

体重を支えるためには十分な下肢《かし》の筋力が必要です。ここでは、補助用のイスを使い、下肢の筋肉に体重をかけて負荷《ふか》を与えることで、歩行に必要な下肢全体の筋力を強化する体操を紹介します。

片脚を上げて、体重をのせる

補助用のイスに手をかけて片脚を踏み台にのせ、台にのせた脚に体重をかけて力を入れます

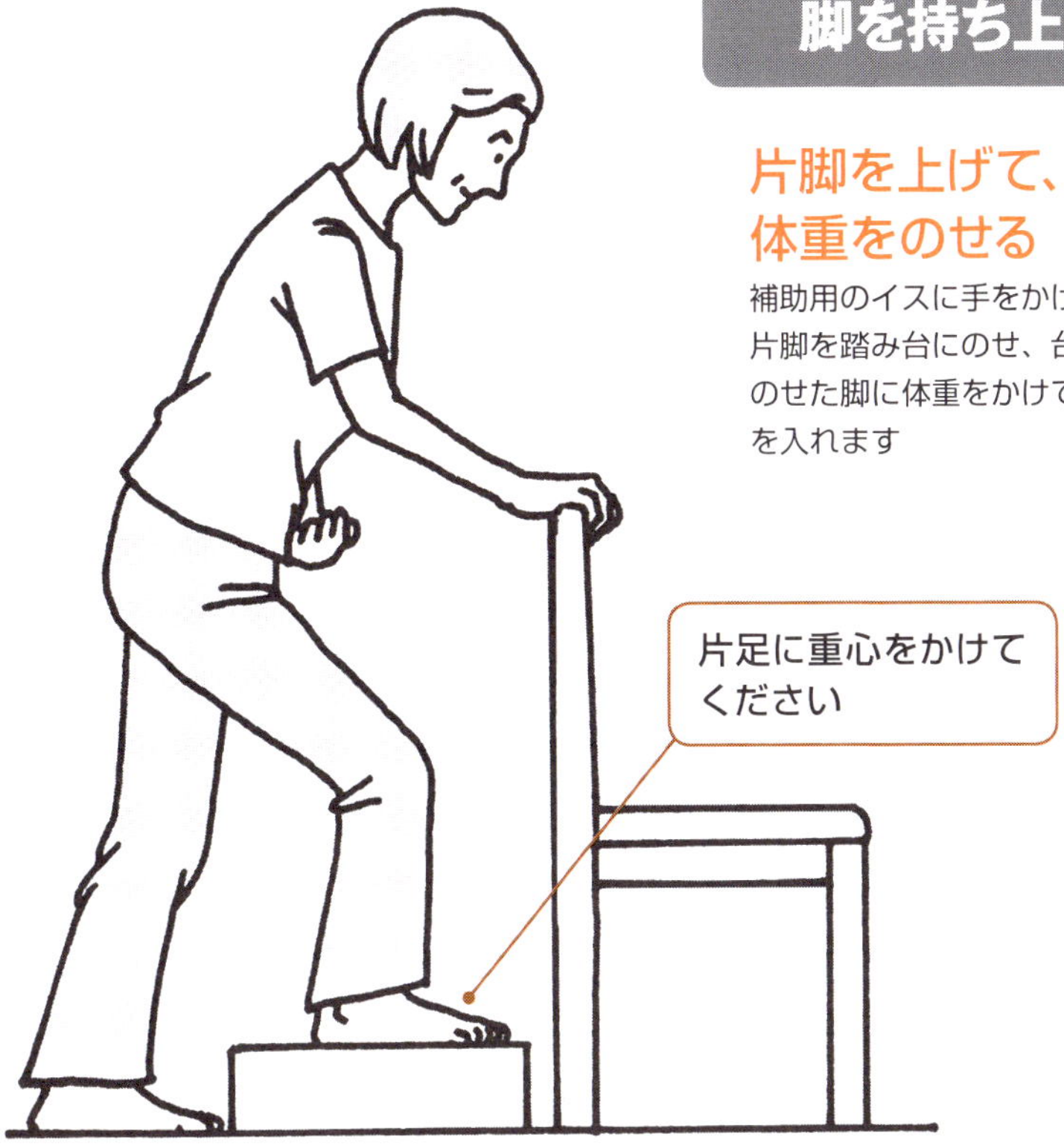
片足に重心をかけてください

重心がぶれないように、踏み台には足底全体をのせて体重をかけてください

股関節《こかんせつ》周囲と下肢《かし》の筋力を強くする運動

歩く際には股関節周囲の筋力を使います。股関節周囲の筋力が不足していたり、股関節の拘縮《こうしゅく》のため、可動範囲が狭くなっていると、スムーズに歩くことが困難になります。イスに座りながら、股関節周囲の筋力を強化する体操を紹介します

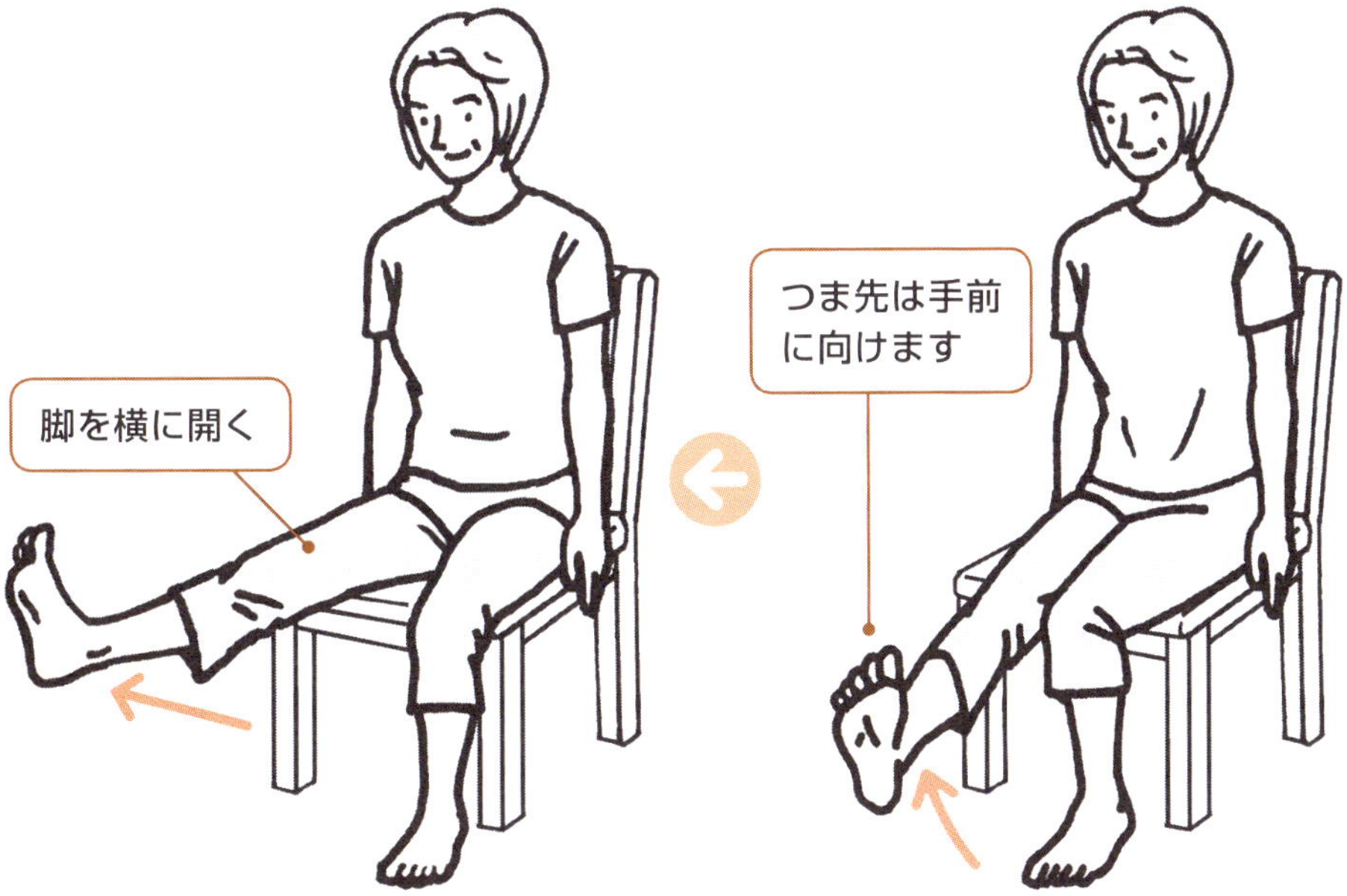
脚を横に開く
つま先は手前に向けます

脚を開く

膝頭《ひざがしら》が上を向いた状態を保ち、ゆっくり横へ水平移動させます

脚を上げる

イスに深く座り、つま先を手前に向けて、片脚を水平に持ち上げます

無理をせず、できる範囲から徐々に脚を開いていきましょう

長く歩く ①

基本動作を知る

長く歩く運動

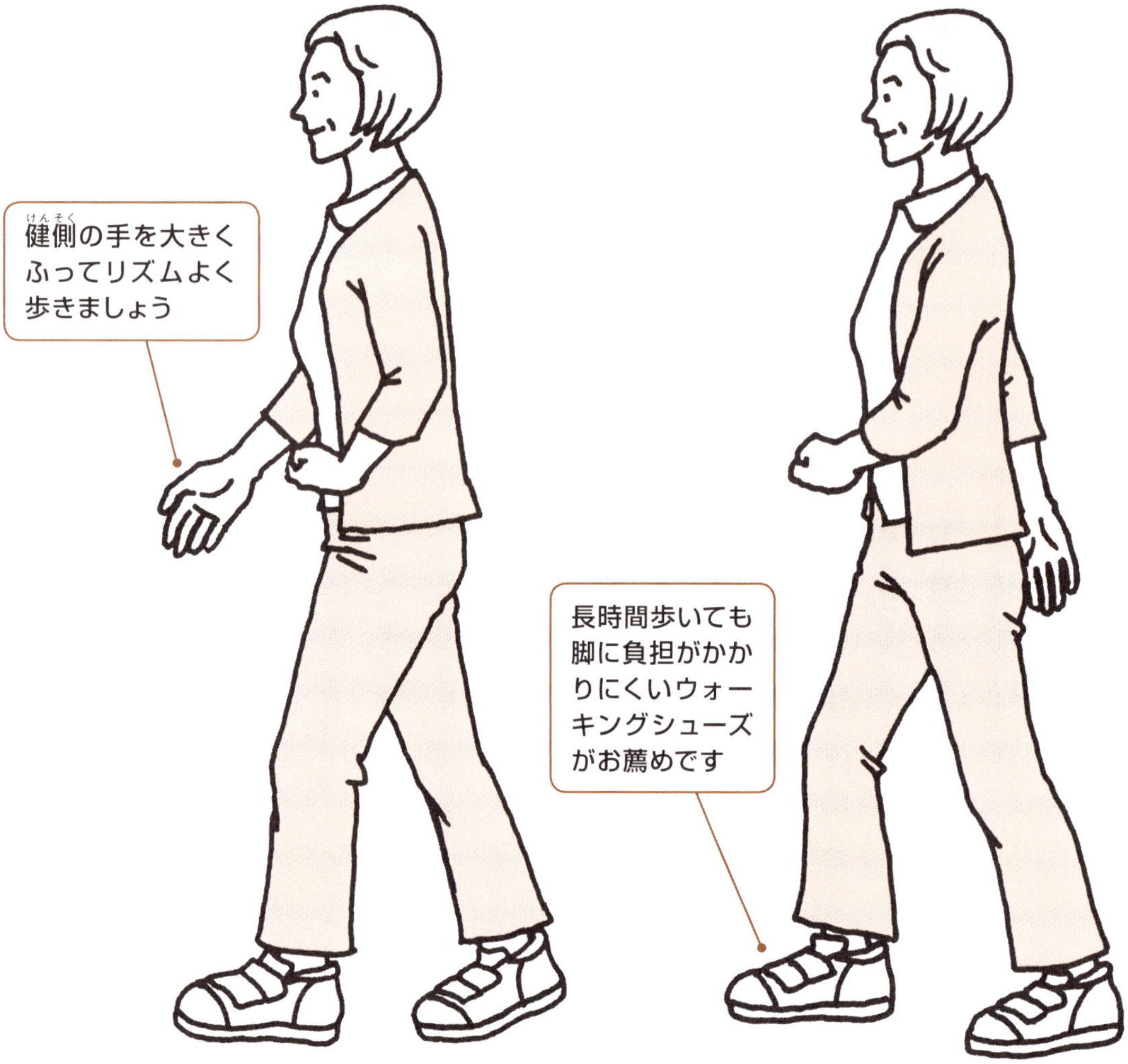

健側《けんそく》の手を大きくふってリズムよく歩きましょう
長時間歩いても脚に負担がかかりにくいウォーキングシューズがお薦めです

杖《つえ》をつかずに歩けるようになったら、徐々に歩く距離を延ばしていきましょう。最初は無理をせず、短い距離からはじめてください。調子がよいからといって急に距離を延ばすと、いざ帰るときになって、疲れ果ててしまい帰宅できなくなる恐れがあります。歩行用装具のある人は必ずつけて歩くようにしましょう。最初のうちはできる限り、介助者に同行してもらってください。もし介助者がいない場合は、緊急時に連絡がとれるように携帯電話を必ず持って行きましょう。

距離より時間

まず歩く時間を決める

歩く時間を決めることが大切です。行き先を決めるのではなく、歩く時間を決めます。どこそこまで行く、ではなく、30分歩く、というように決めれば家から15分歩いて、そこから帰ってくれば30分になります。その感覚を身につけてから目的地を決めるようにして歩きます。時間と距離が身につけばいろいろチャレンジできるようになるでしょう。最初から目的地を決めないことがコツです。

基本動作の改善体操

長く歩く❷ 運動能力のチェック

長い距離を歩くためには、単に筋力やバランス力があるだけでは、十分ではありません。姿勢をくずさずに歩き続けられる持久力が求められます。

基本的なチェック

膝《ひざ》と肘《ひじ》タッチを連続して20回できるか

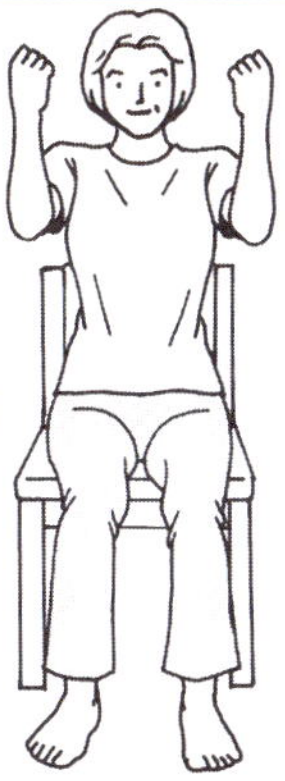

イスに座る

イスに座って、両肘《ひじ》を直角に曲げます。片マヒで肘を曲げた姿勢を保てない人は、肘を曲げたつもりで行います

チェック

☐ できた
☐ できない

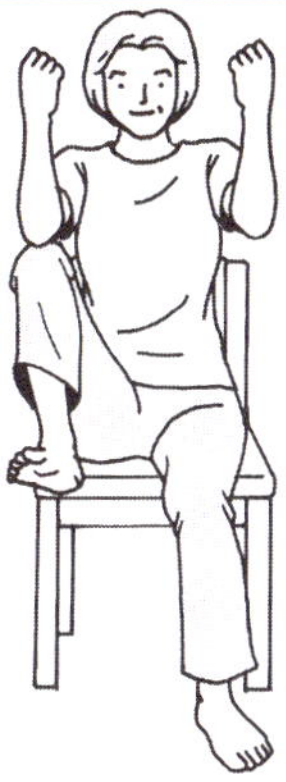

右膝《ひざ》を上げて、右肘にタッチ

両肘を直角に曲げた状態で右膝を上げて、右肘にタッチしてください。10秒間に連続20回、反対側でも同様に

右膝《ひざ》と左肘《ひじ》、左膝と右肘タッチを連続して10回できるか

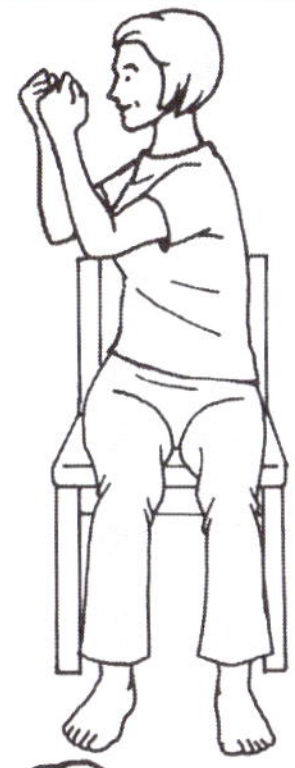

両肘《ひじ》を上げた状態でからだをひねる

イスに座った状態で、両手を上げ、肘を直角に曲げて、からだをひねります

チェック

☐ できた
☐ できない

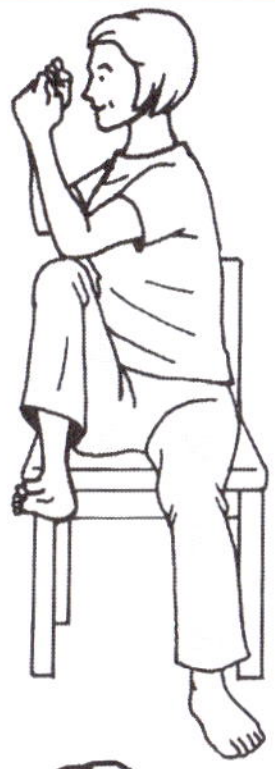

右膝《ひざ》を上げて、左肘にタッチ

からだをひねった状態で右膝を上げ、左肘にタッチします。この動作を反対側と交互に行います。連続して10回行います

前後足踏みを10秒間で20回以上できるか

からだの前の線で、前後足踏み

からだの前に線を引き、その線をまたぐ形で前後足踏みを10秒間で20回以上行います

チェック

☐ できた
☐ できない

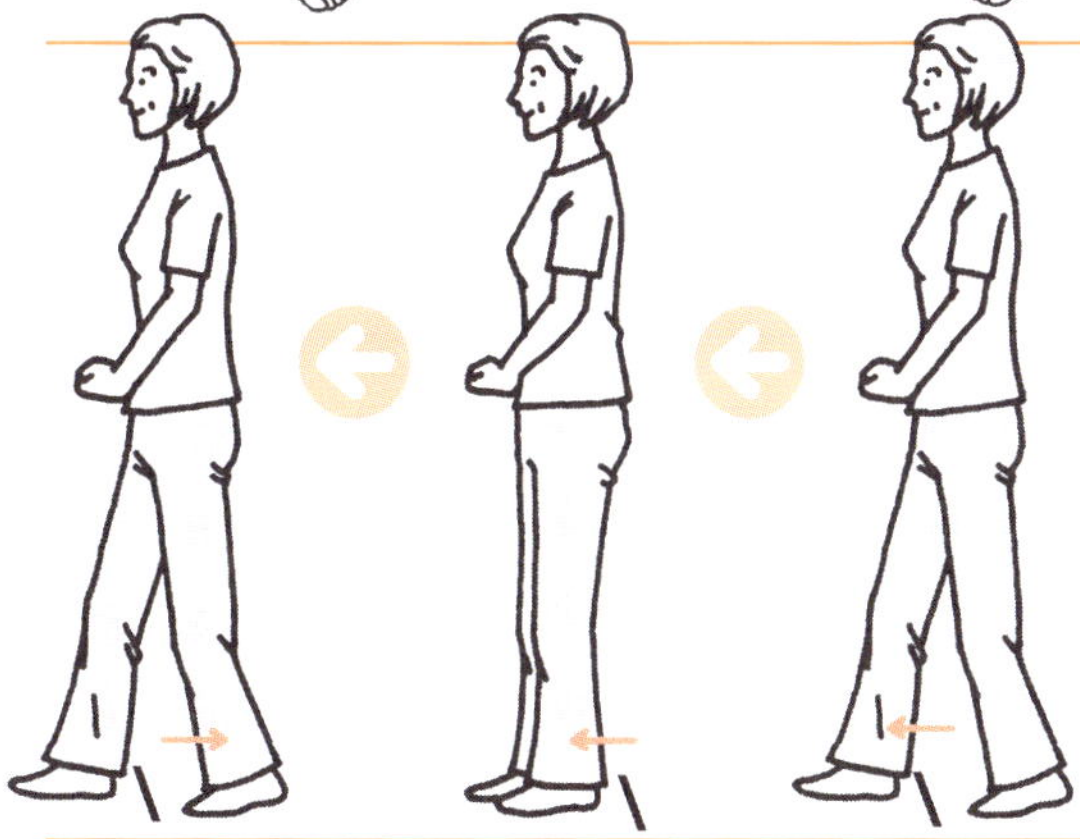

手すりを使わず、階段を10段上がれるか

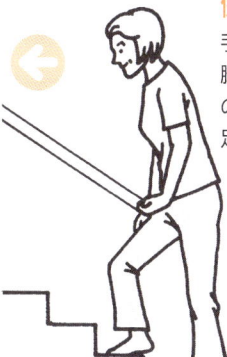

健側《けんそく》の脚を一段上に

手すりを持たずに、健側の脚を階段に上げます。患側《かんそく》の脚で体重を支えるので、足底をしっかり接地します

チェック

☐ できた
☐ できない

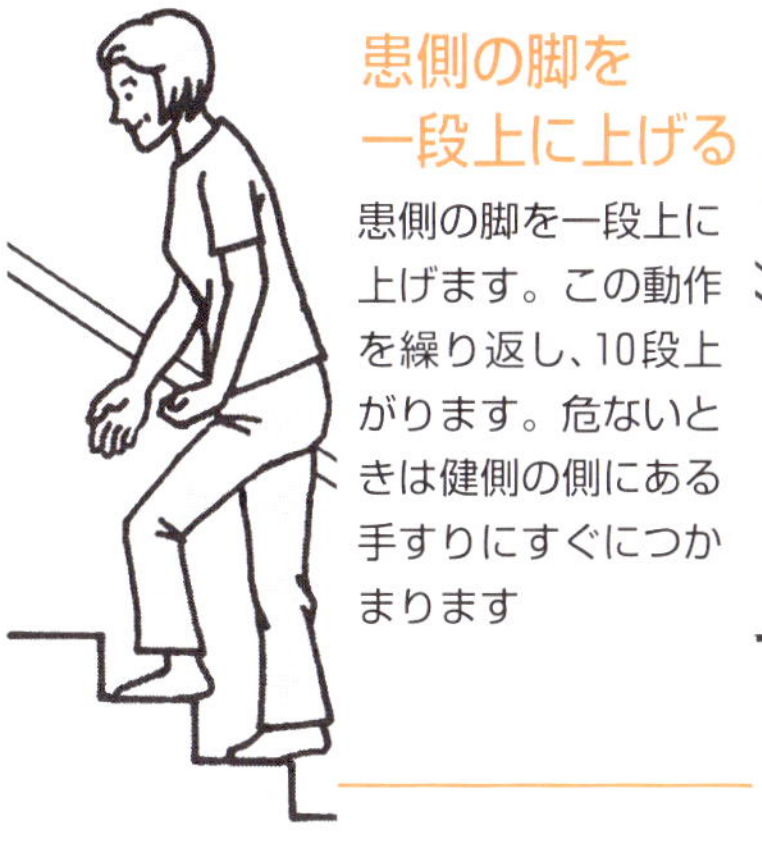

患側の脚を一段上に上げる

患側の脚を一段上に上げます。この動作を繰り返し、10段上がります。危ないときは健側の側にある手すりにすぐにつかまります

長く歩く③ できない場合の改善策を探す

杖《つえ》なしで歩く能力があるにもかかわらず、長い距離を歩くことができない理由としては、上肢《じょうし》および下肢《かし》の筋力の低下と持久力の不足が考えられます。

ここでは、95ページで行った運動能力のチェック結果に基づいて、どこに問題があるのかを把握《はあく》し、その問題を解決するための改善策をチャートで説明します。

長く歩けない原因は？

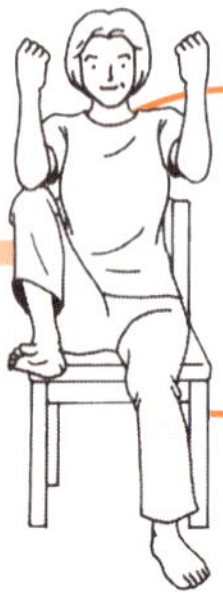

膝《ひざ》と肘《ひじ》タッチを
連続して20回できない

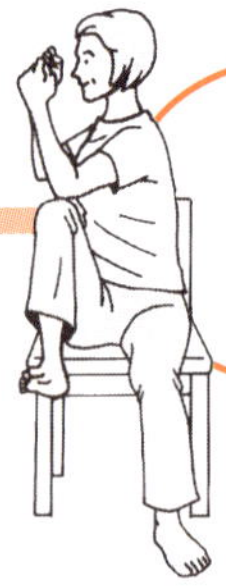

右膝《ひざ》と左肘《ひじ》、左膝と右肘タッチを
連続して10回できない

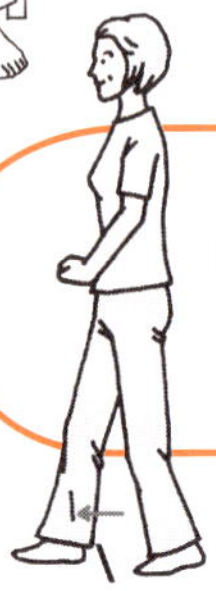

前後足踏みを10秒間で
20回以上できない

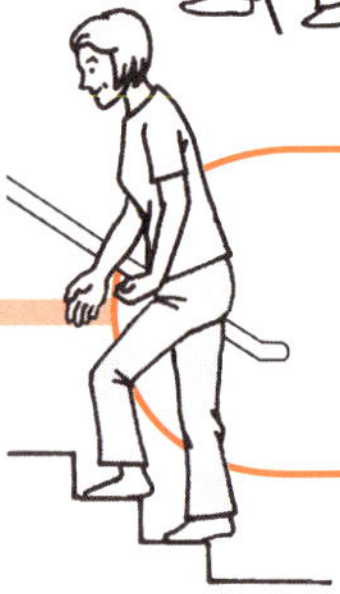

手すりを使わず、階段を
10段上がれない

運動能力のチェック（チェック内容は95ページを御参照ください）

本人の理解力、意欲がない

杖なしで歩けない

主治医に注意を受けている

運動をしてはいけない場合

「運動能力のチェック」で紹介している運動は、基本的に改善体操として利用できます。課題をクリアできなくても、繰り返すことで、基本動作に必要な能力が自然に身につきます

ひとつでも該当すれば「長く歩く」運動は当分断念する ← **介助者（家族）の協力が得られない**

掲載ページ	改善体操・その他の対応（例）	できない原因
P.191	片膝《ひざ》押さえて足底をアップ	腸腰筋《ちょうようきん》の筋力の不足
P.98	下肢《かし》全体の筋肉をストレッチする運動	下肢《かし》全体の筋力の不足

掲載ページ	改善体操・その他の対応（例）	できない原因
P.191	片膝《ひざ》押さえて足底をアップ	腸腰筋《ちょうようきん》の筋力の不足
P.193	上体ひねって肘膝《ひじひざ》空中タッチ	腹斜筋《ふくしゃきん》の筋力の不足
P.98	腹筋を強くする運動	総体的な腹筋群の筋力の不足

掲載ページ	改善体操・その他の対応（例）	できない原因
P.155	片脚交互バランス運動	バランスをとる能力の不足
P.209	脚の前後運動を徐々にスピードアップ	敏捷性《びんしょうせい》の不足

掲載ページ	改善体操・その他の対応（例）	できない原因
P.193	上体ひねって肘膝《ひじひざ》空中タッチ	下肢《かし》や腹筋の筋力の不足
P.209	脚の前後運動を徐々にスピードアップ	持久力の不足

下肢《かし》の筋肉をストレッチする運動

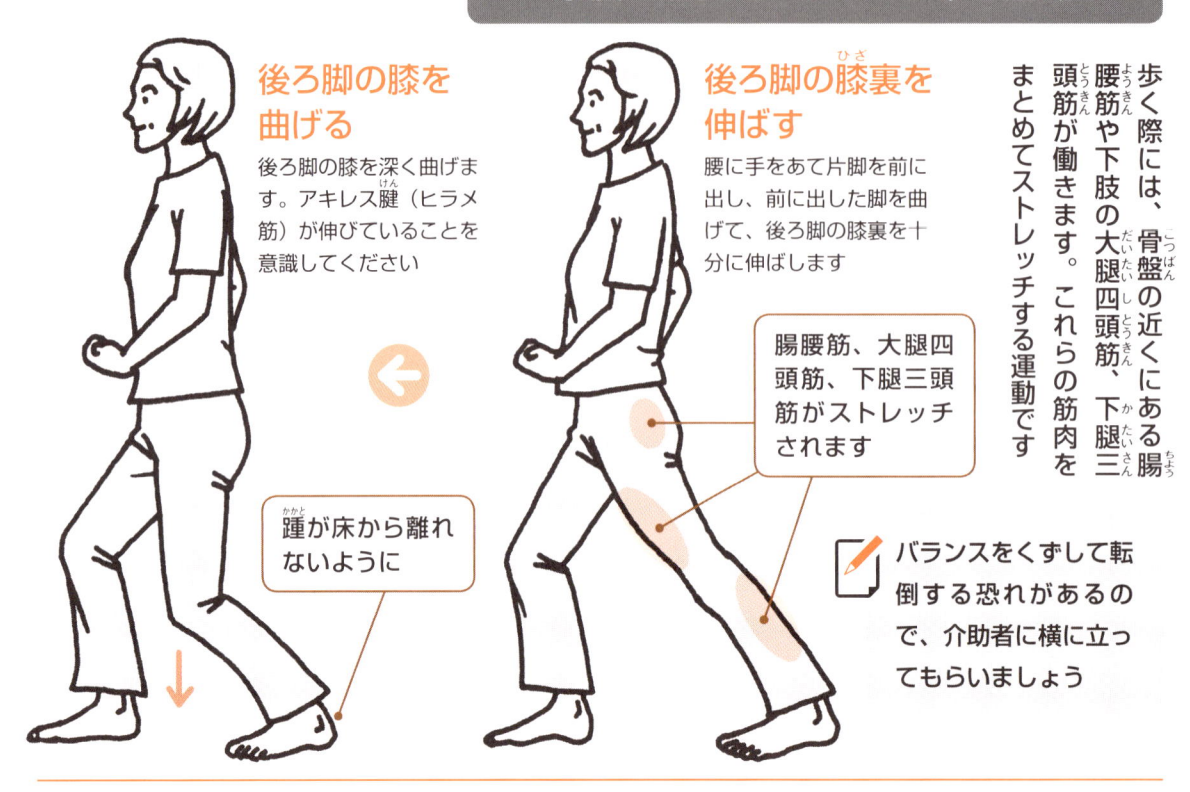

踵《かかと》が床から離れないように

後ろ脚の膝を曲げる

後ろ脚の膝を深く曲げます。アキレス腱《けん》（ヒラメ筋）が伸びていることを意識してください

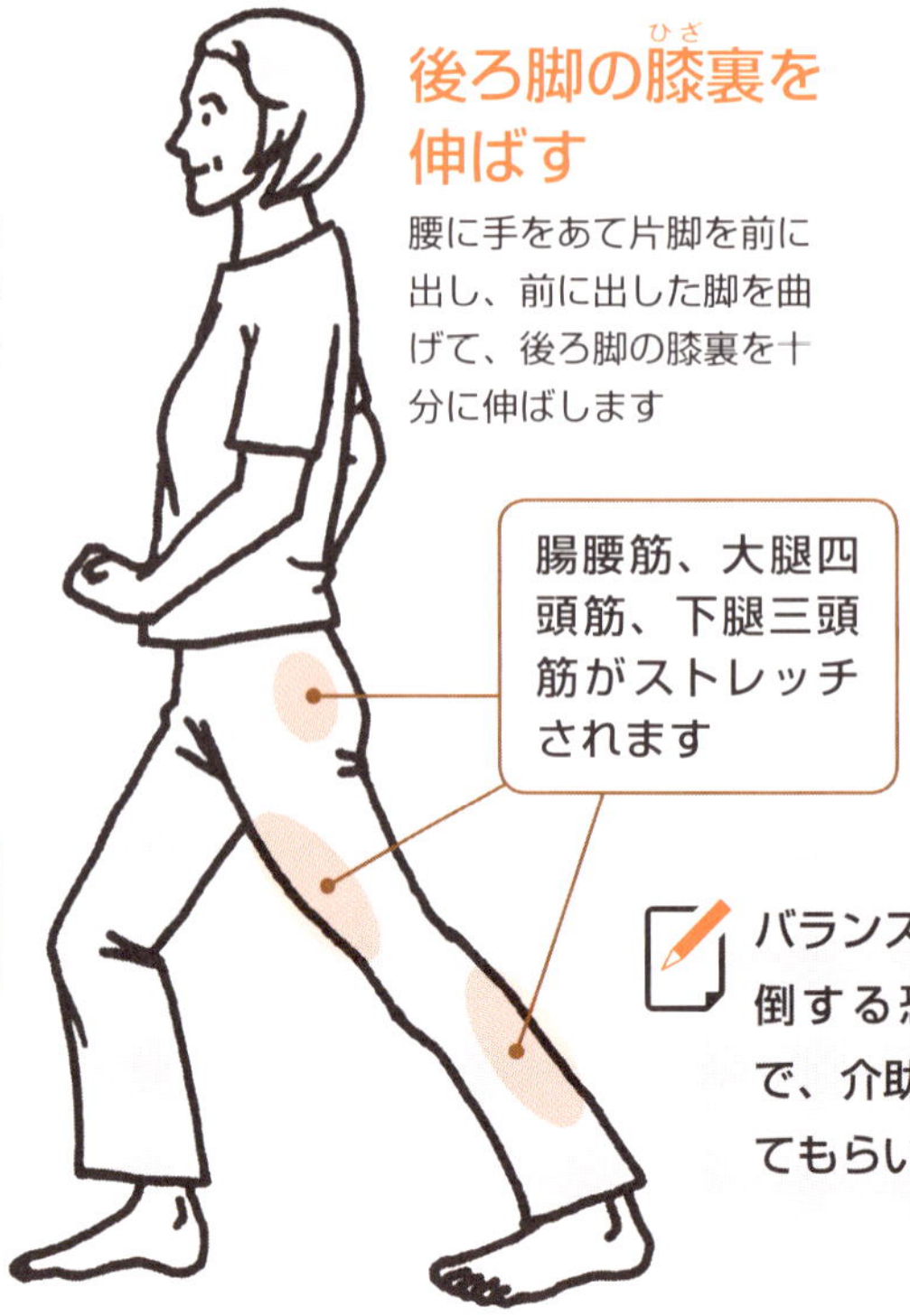

腸腰筋、大腿四頭筋、下腿三頭筋がストレッチされます

後ろ脚の膝裏《ひざ》を伸ばす

腰に手をあて片脚を前に出し、前に出した脚を曲げて、後ろ脚の膝裏を十分に伸ばします

歩く際には、骨盤《こつばん》の近くにある腸《ちょう》腰筋《ようきん》や下肢の大腿四頭筋《だいたいしとうきん》、下腿三《かたいさん》頭筋《とうきん》が働きます。これらの筋肉をまとめてストレッチする運動です

バランスをくずして転倒する恐れがあるので、介助者に横に立ってもらいましょう

腹筋を強くする運動

「歩く」という基本動作は、脚だけを動かしているように思われがちですが、実際は、全身にあるさまざまな筋肉を駆使する全身運動です。とりわけ重要なのが腹筋です。腹筋を強化すると、脚にかかる負担が軽減されるので、長い距離を歩けるようになります

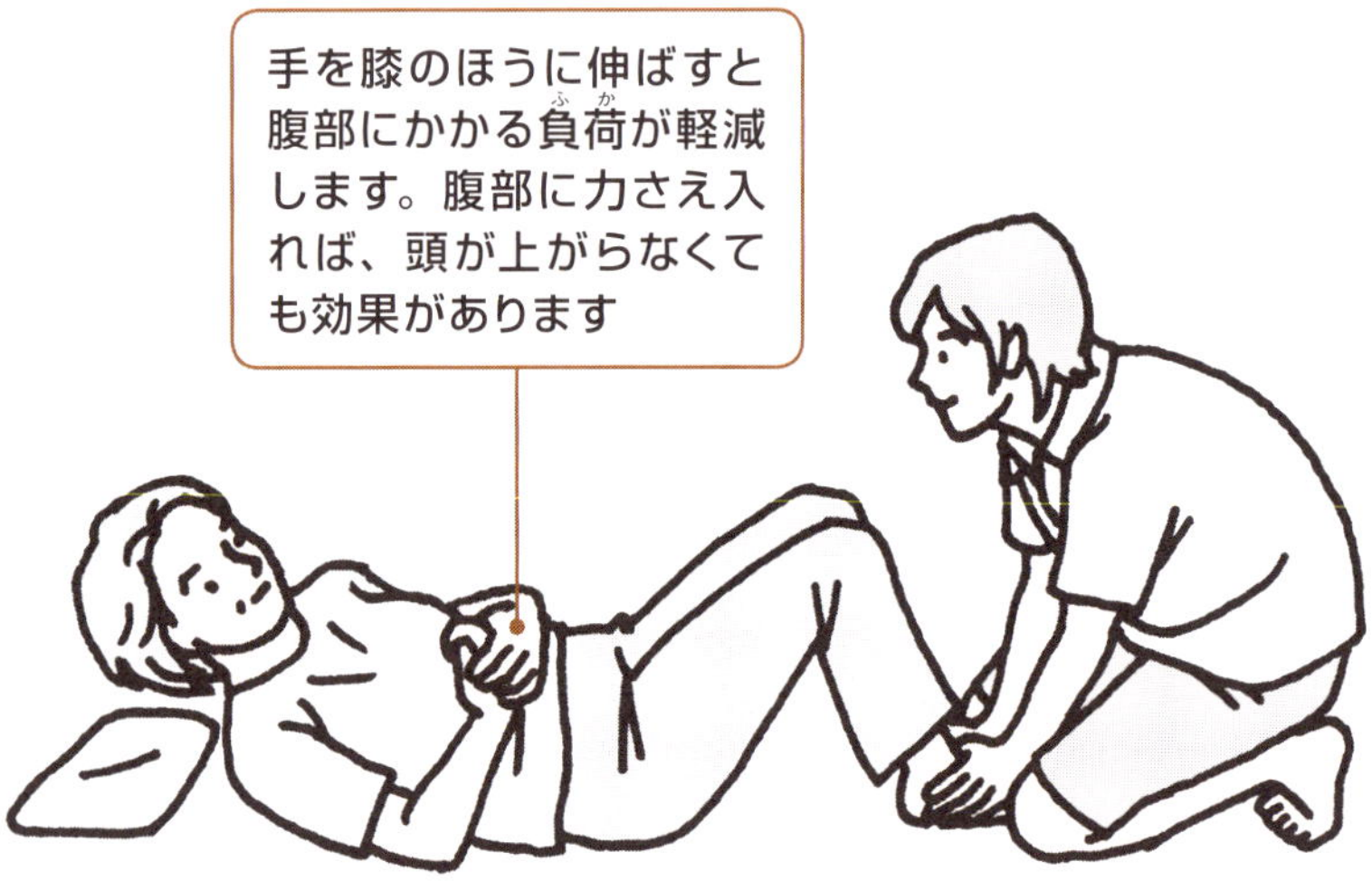

手を膝のほうに伸ばすと腹部にかかる負荷《ふか》が軽減します。腹部に力さえ入れば、頭が上がらなくても効果があります

膝を曲げて、ゆっくりと頭を上げる

介助者に脚を押さえてもらい、膝を曲げて腹筋に力を入れ、ゆっくりと頭を上げます。1日4〜5回でも十分効果があります

膝《ひざ》を伸ばして腹筋運動をすると、背筋に無用な負担がかかります。必ず膝を曲げて行いましょう

股関節内転筋群《こかんせつないてんきんぐん》をストレッチする運動

股関節内転筋群は、太ももの内側についている筋肉群で、この筋肉が縮むと股関節が外転しにくくなります。ここでは、股関節内転筋群をストレッチする運動を紹介します。歩いた後に行うと、筋肉の疲労解消にもなります

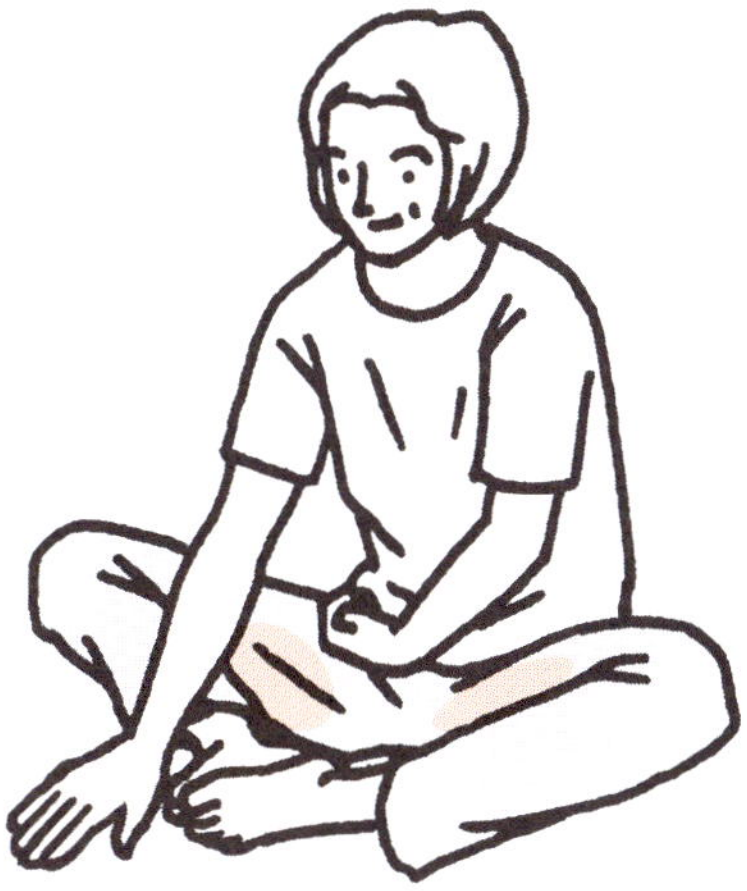

足底を合わせて、膝《ひざ》を曲げる

あぐらの姿勢から足底を合わせ膝を深く曲げます。アキレス腱《けん》が伸びていることを意識して股関節内転筋群《こかんせつないてんきんぐん》をストレッチします

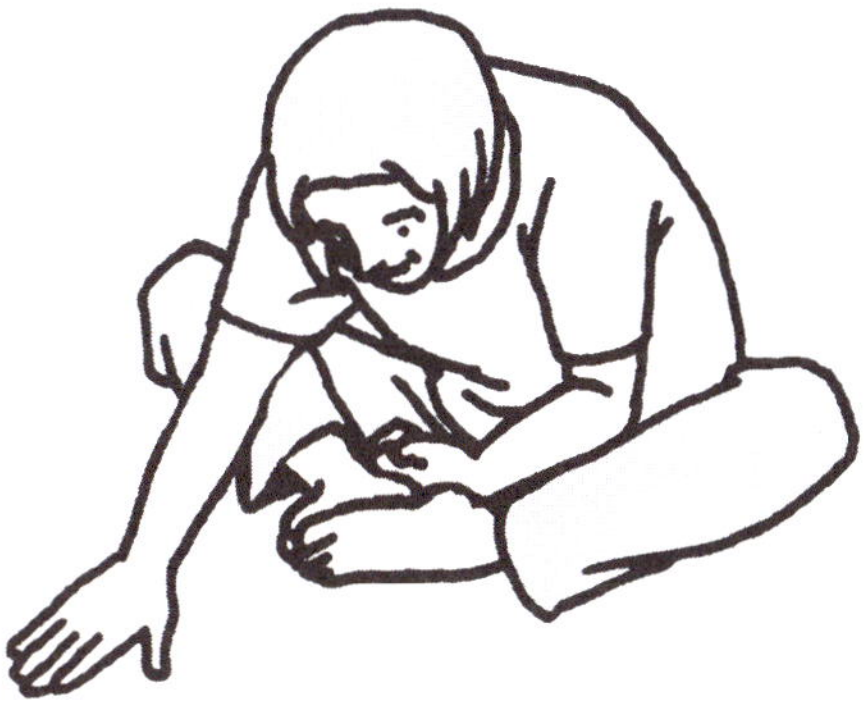

手を前方に伸ばす

手を前方に伸ばして、頭を前に倒します。股関節内転筋群が伸びていることを意識してください

股関節内転筋群《こかんせつないてんきんぐん》は、大きなサイズの筋肉です。日頃からストレッチを行い、拘縮《こうしゅく》予防に努めましょう

ハムストリングスをストレッチする運動

ハムストリングスは、太ももの裏側についている3つの筋肉（大腿《だいたい》二《に》頭筋《とうきん》、半腱様筋《はんけんようきん》、半膜様筋《はんまくようきん》）の総称です。高齢者になると、ハムストリングスが固くなって短縮し、歩幅が短くなります。腰痛《ようつう》の原因にもなります

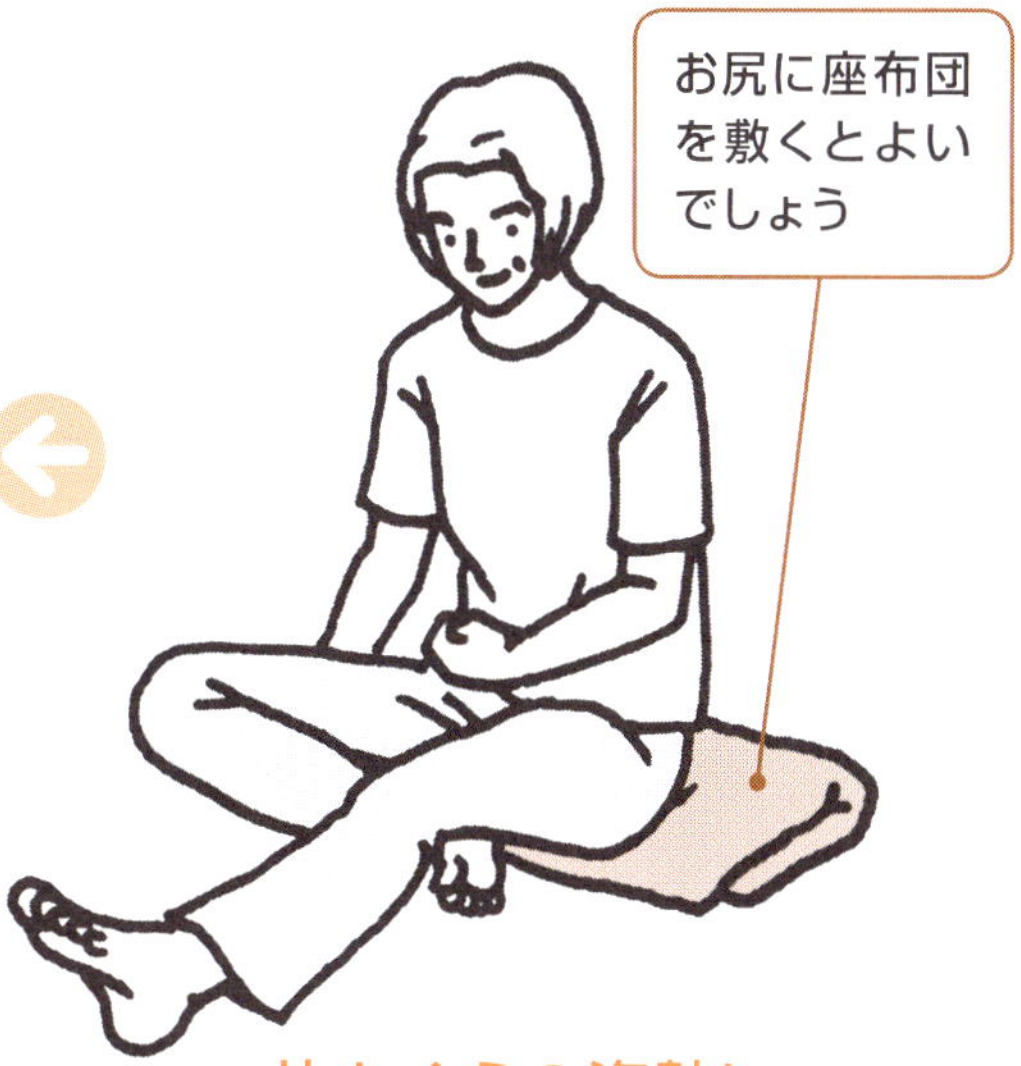
お尻に座布団を敷くとよいでしょう

片あぐらの姿勢に

あぐらをかいた姿勢から、一方の脚を投げ出した「片あぐら」の姿勢をとります。膝《ひざ》にゆとりを持たせ、足は底屈位にします

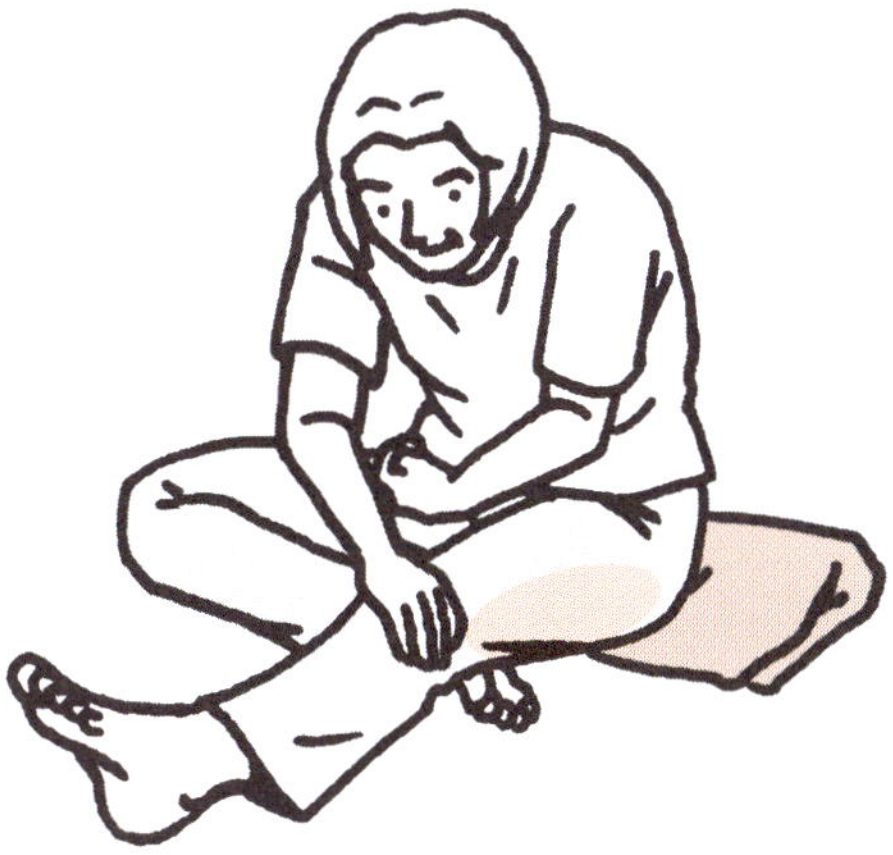

骨盤《こつばん》を前に出す

マヒのない手で膝が真上に向くように押さえ、骨盤を前に出すようにします。ハムストリングスが伸びていることを意識してください

両脚を伸ばしてこの運動をすると、背骨の間の靭帯《じんたい》を痛めます

第1部資料❶

これならできる基本動作

第１部ではＪＡＢＣランクの判定基準となる８つの基本動作について片マヒの人が行う場合の手順や注意点を解説しました。こうした基本動作は、からだにマヒがなくても身体機能が低下している高齢者は決して容易ではありません。そこで、第１部の資料では、負担の少ない基本動作の進め方や注意点について解説します

自然な起き上がり方を理解する

高齢者になると腰痛《ようつう》を抱えている人が多く、若いときのように簡単には起き上がれないものです。腰をかばいながら起き上がるには工夫が必要です。頭を直線的に動かすのではなく、大きな曲線を描いて、つねに前へ前へと出すようにすれば、バランスがとれてスムーズな動きになり、少ない力でからだを動かすことが可能です。

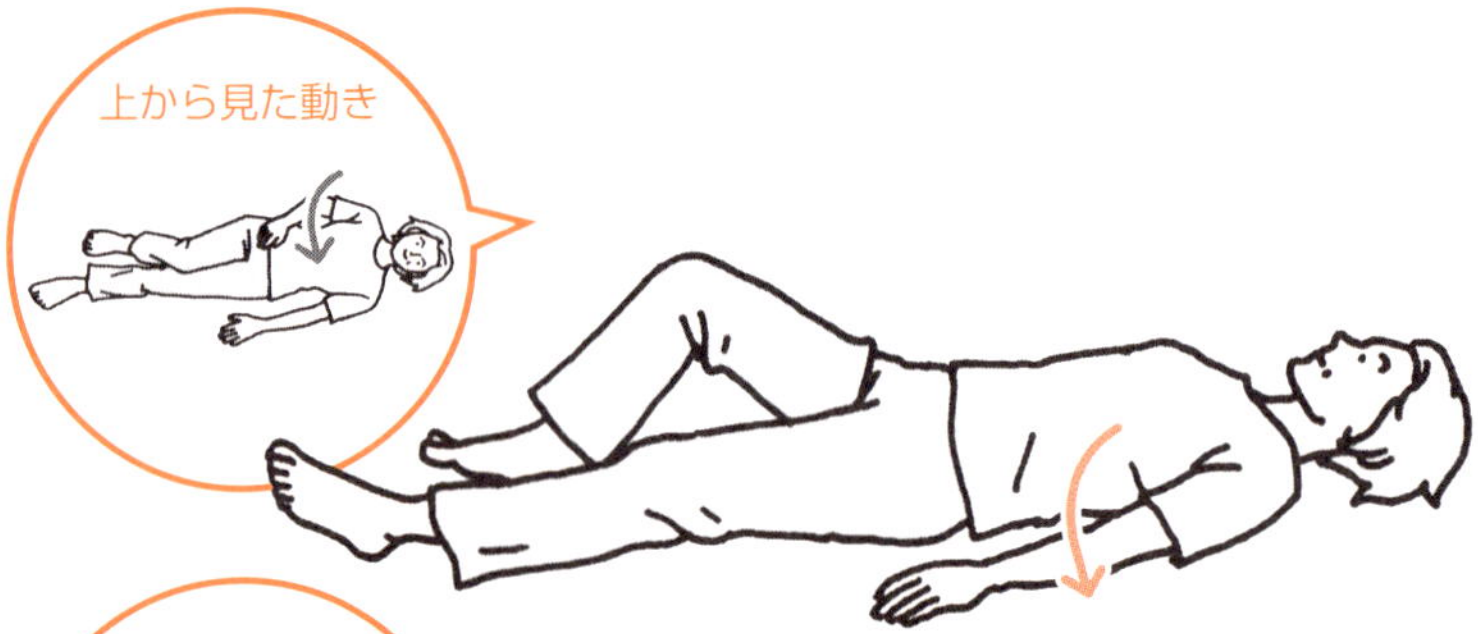

❶脚を立てる
まず、起きようとする側と反対の膝《ひざ》を少しずつ立てる（両脚を立ててもよい）

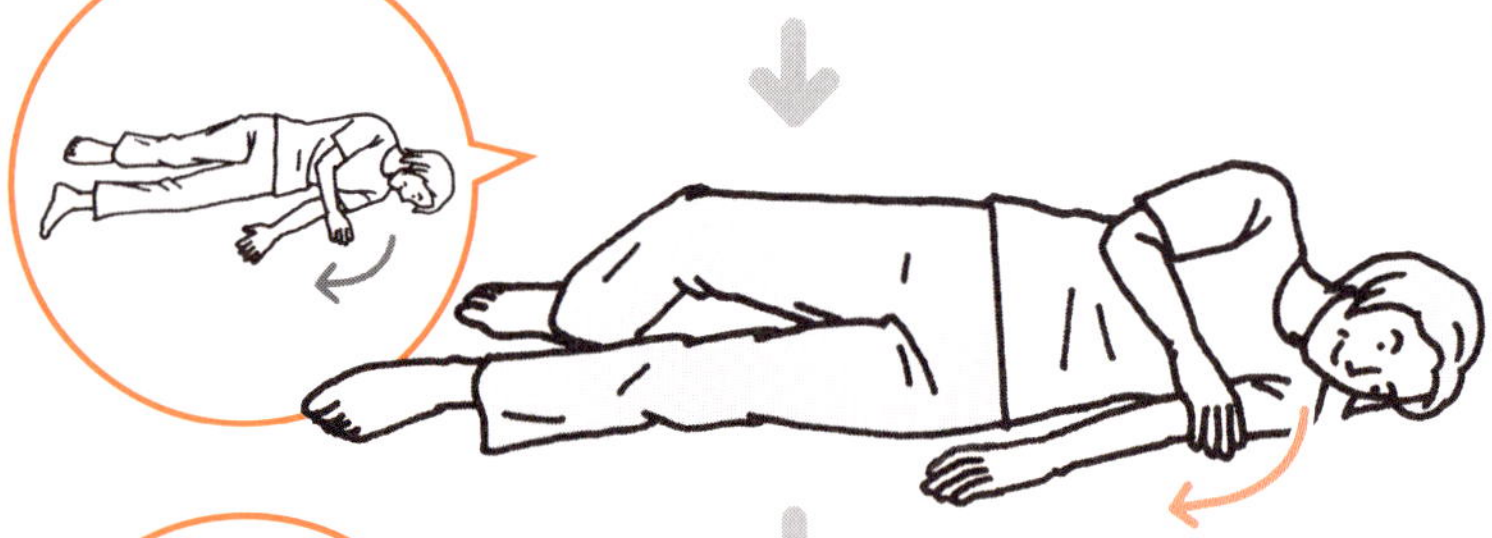

❷横を向く
立てた膝を内側に倒すと同時にからだがねじれ、そのまま横を向き、同時に腕をからだの下から抜く

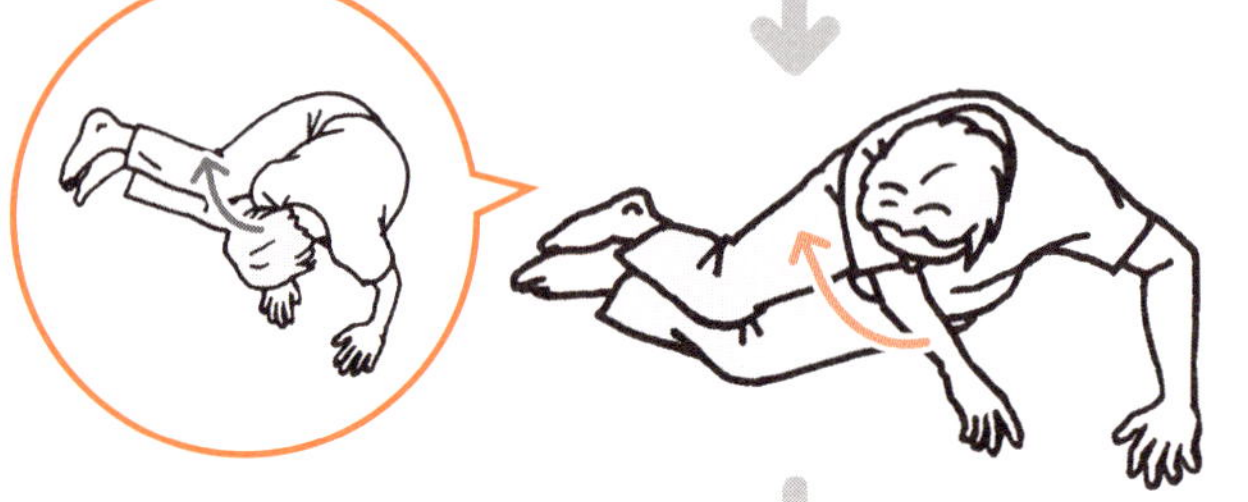

❸からだを持ち上げる
両脚を「く」の字に曲げ、片肘《ひじ》立ちから両手でからだを支えて、徐々に上体を起こしはじめる

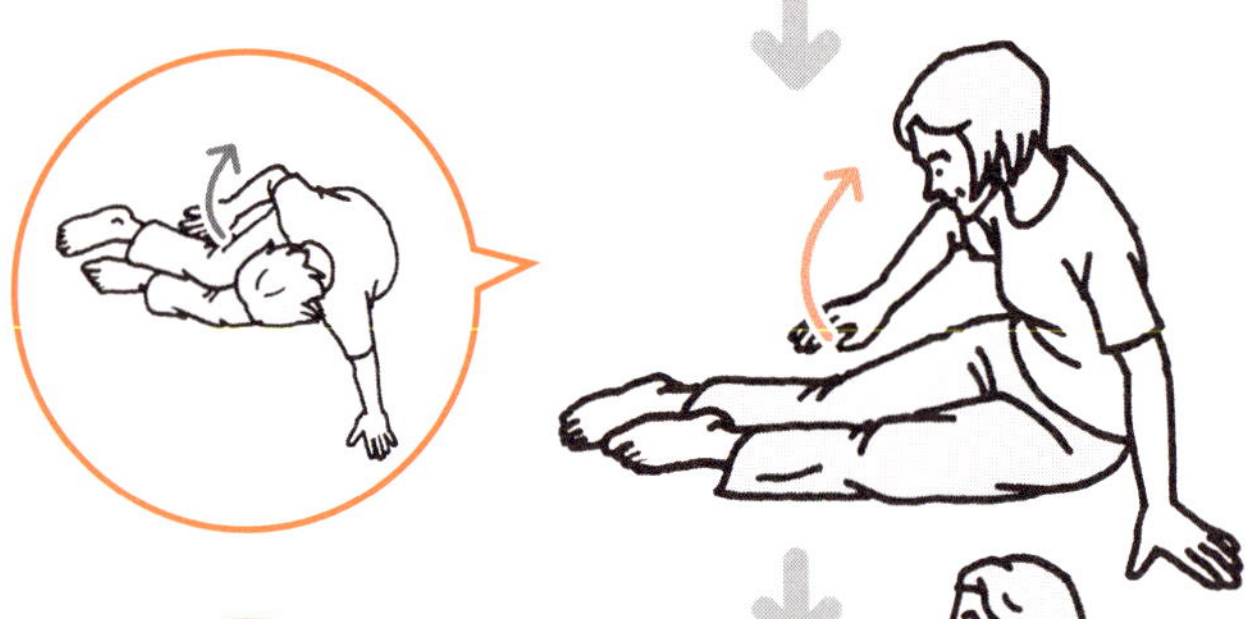

❹上体を起こす
徐々に両手をからだに近づけながら上体をほぼまっすぐに起こし、曲げていた両脚をだんだんと伸ばす

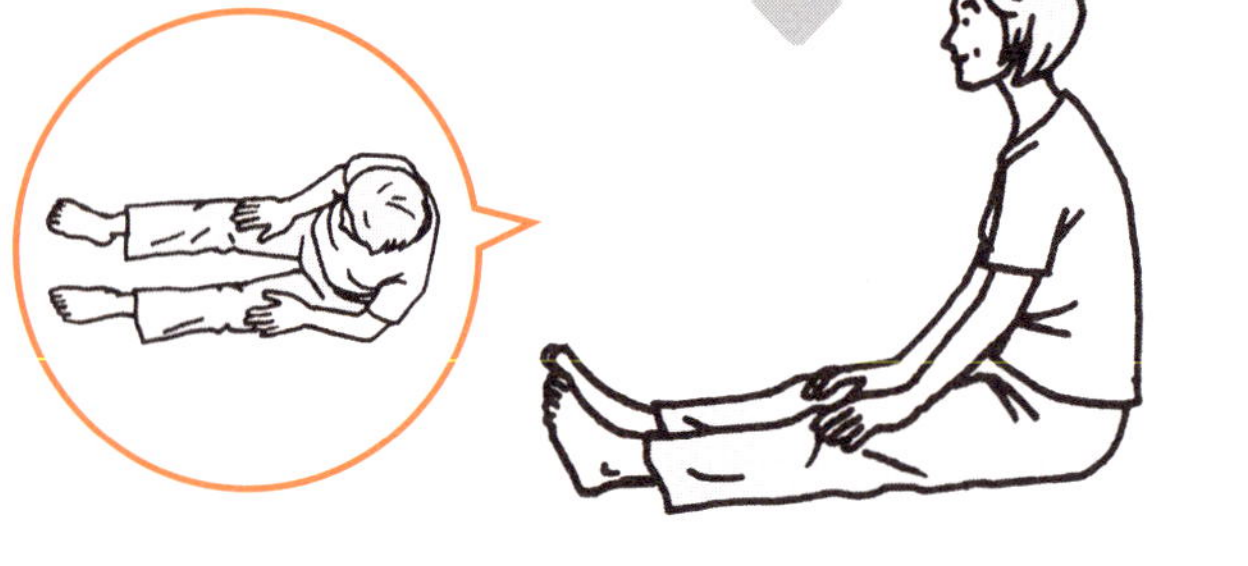

❺起き上がり
上体を完全に起こすと、曲げていた脚もまっすぐに伸びる。これで起き上がりです

楽な立ち上がり方・座り方

高齢者にとって、座った姿勢から立ち上がることや、反対に立ち上がった姿勢から床に座ることは容易ではありません。長座位《ちょうざい》の姿勢から腰をねじりながら、からだを横に向けて這《は》う姿勢をとれば、スムーズに立ち上がることができます。座るときは、お尻からではなく、最初に手をつくところからはじめるのがポイントです。

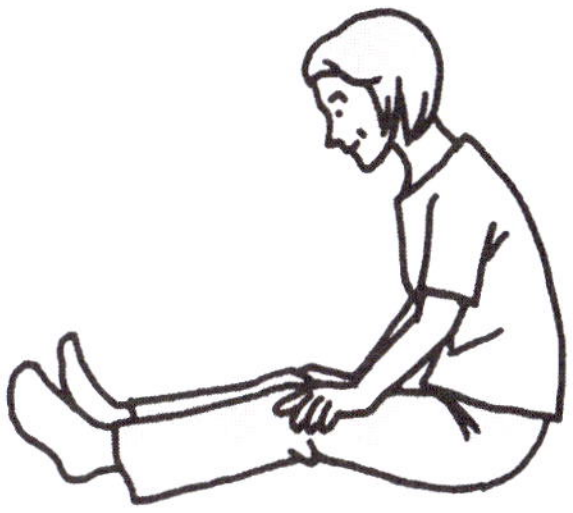

❶はじめは長座位《ちょうざい》の姿勢

まずは準備体勢です。両脚をまっすぐ前に伸ばして長座位の姿勢をとります

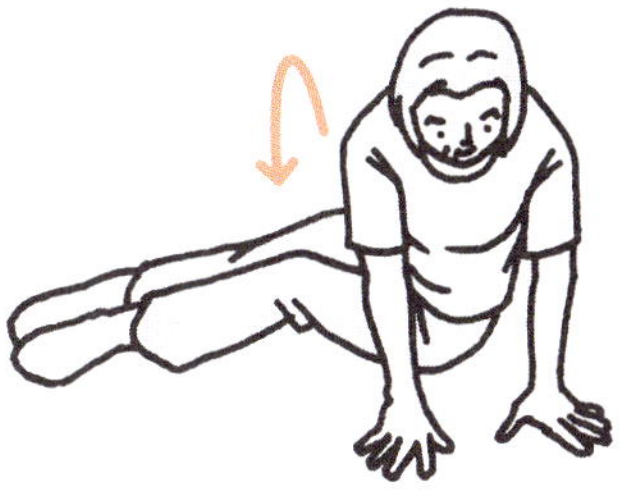

❷からだをねじって斜め後ろへ

からだをねじり両手を床につけ、斜め後ろ向きになっていきます

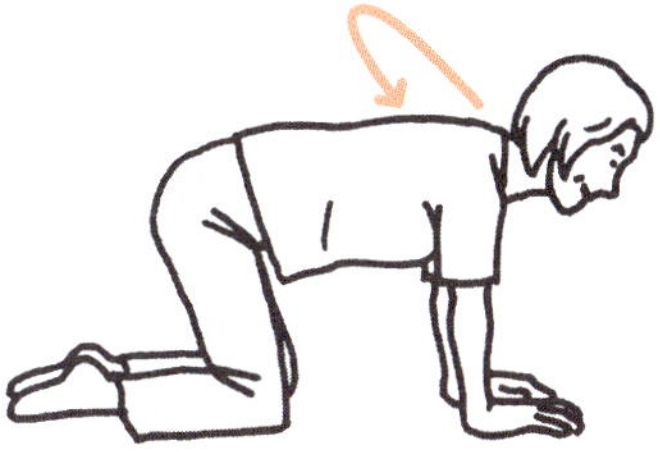

❸這《は》う姿勢に

腰を完全にねじりきり、両手・両膝《ひざ》を床について、這う姿勢をとります

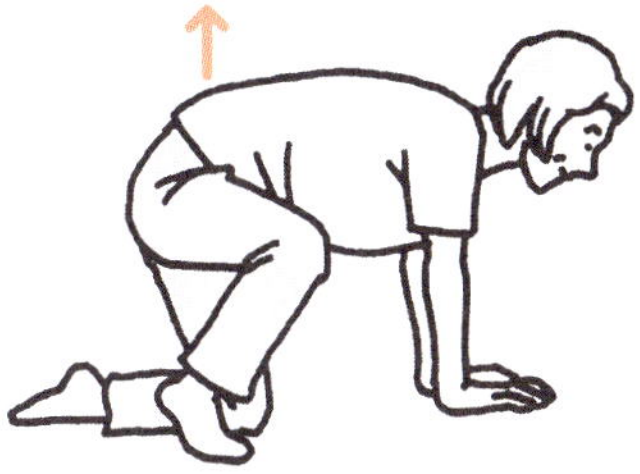

❹膝を立てる

からだを少し前に突き出し、重心を両手に移して、片膝ずつ立ち上がっていきます

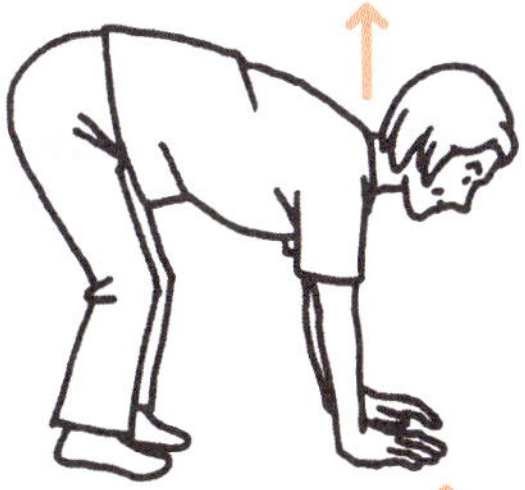

❺高這《ば》い位の姿勢に

両膝を床から完全に立ち上げて高這い位の姿勢になります。両手は床につけたままです

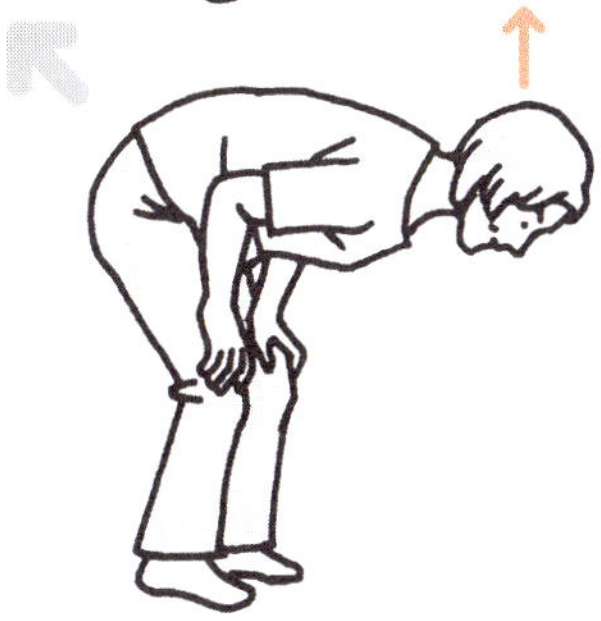

❻上体を起こしたら

両手を徐々に手前に引き寄せて上体を起こしたら、手は床から離して膝におきます

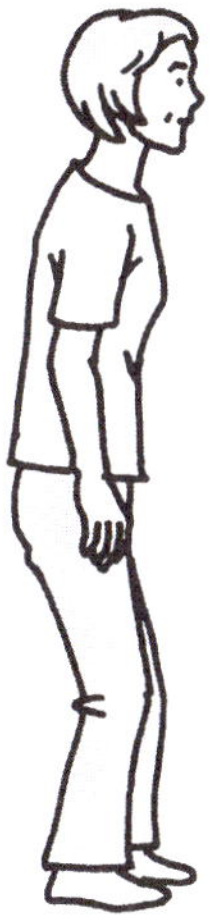

❼立ち上がり

立ち上がったら、脚と脚の間を少しあけた姿勢から、徐々に膝と腰を曲げていきます

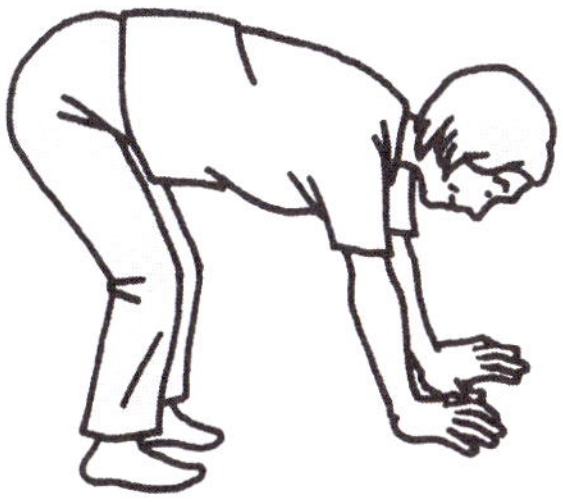

❽両手を床につける

膝と腰を曲げて低い姿勢になったら、思い切って両手を床につけます

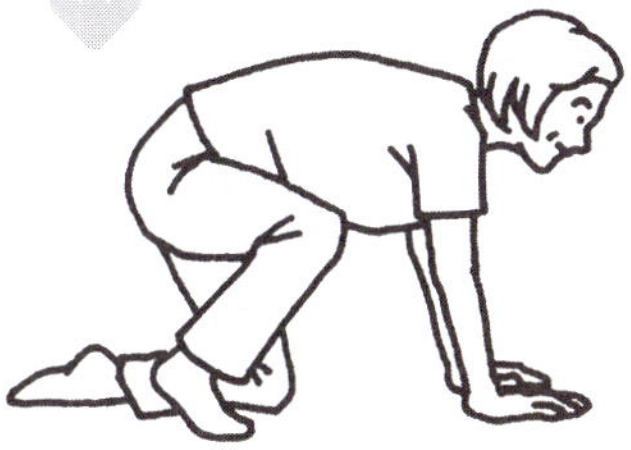

❾片脚ずつ膝をつく

しっかりと両手を床につけたら、その手でからだを支えて片脚ずつ膝を床につけていきます

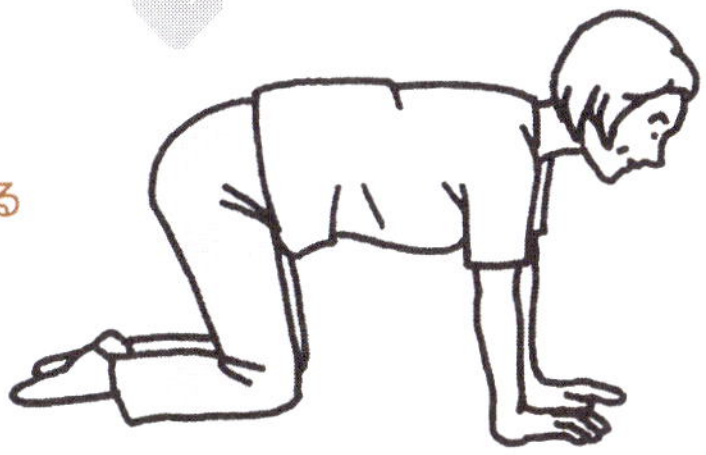

❿這う姿勢になる

這う姿勢になったら上体を手で支え、徐々にからだをねじってお尻を床につけます

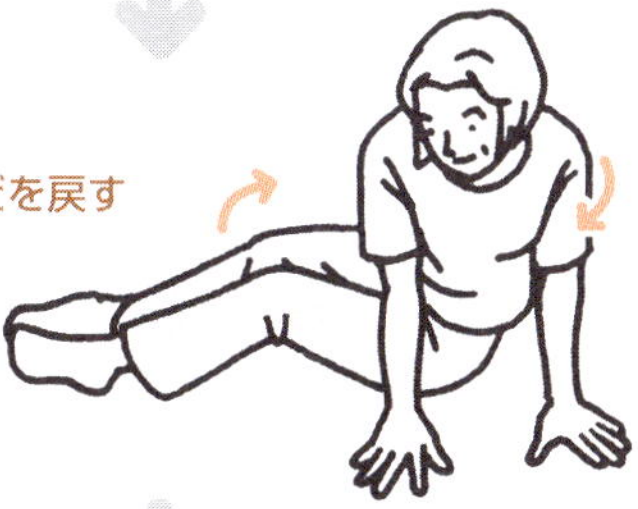

⓫ねじったからだを戻す

お尻がしっかりと床についたら、ねじれているからだを正面に向けていきます

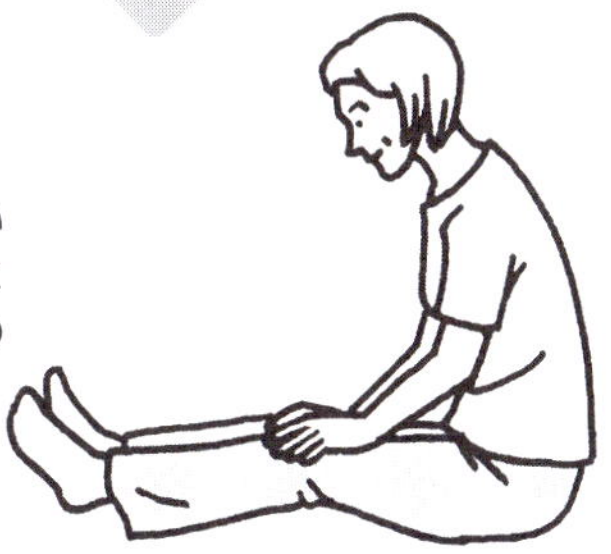

⓬床に座る

手を膝の上において、脚もまっすぐに伸ばして、長座位の姿勢になります

狭いベッドでの起き上がり方

障害があったり、筋力が低下していると、ベッドの端まで動くことすら困難になります。特に高齢になると背骨が曲がっている人が多く、上半身を動かすことが簡単ではありません。また、狭いベッドでは起き上がりに必要なスペースが不足しています。からだを斜めにして、起き上がる側に脚をベッドから垂らすとスペースが確保できます。

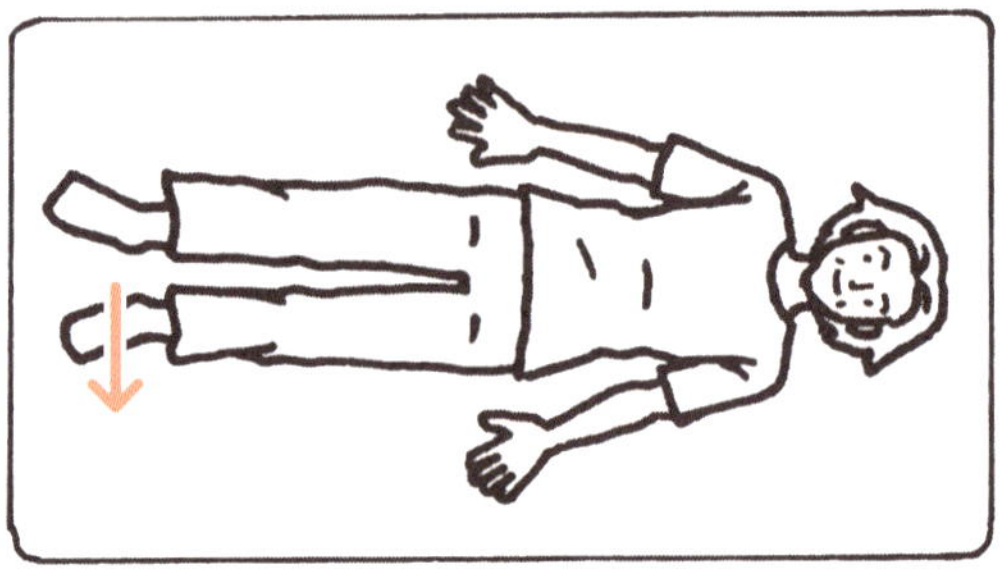

❶両脚を端に移動する
起き上がる側に向かって両脚をすべらせるように動かします

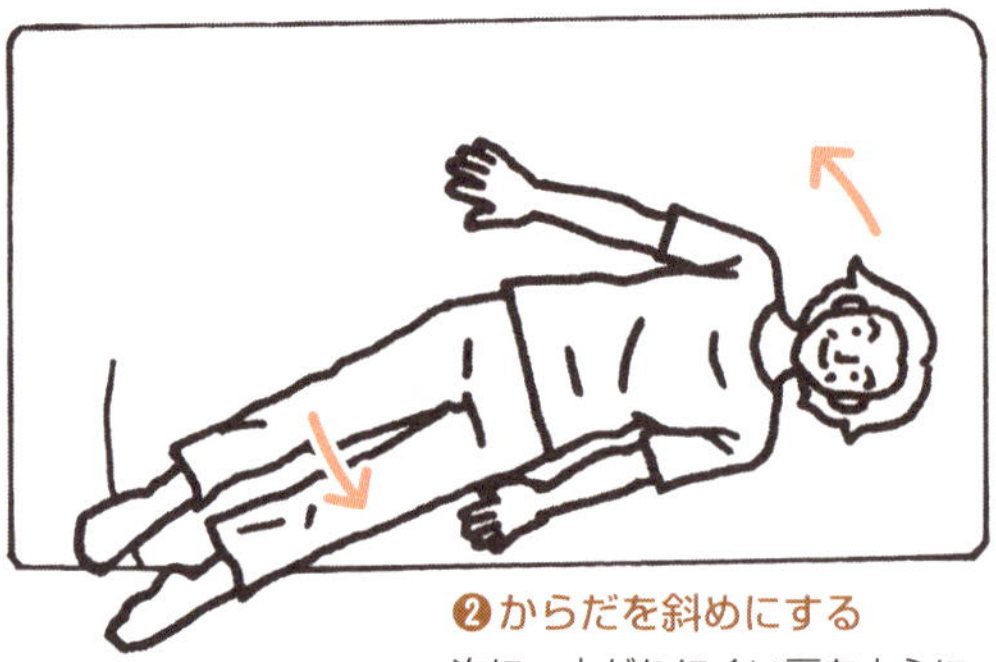

❷からだを斜めにする
次に、上がりにくい肩を中心にして頭を反対側に動かし、からだを斜めにします

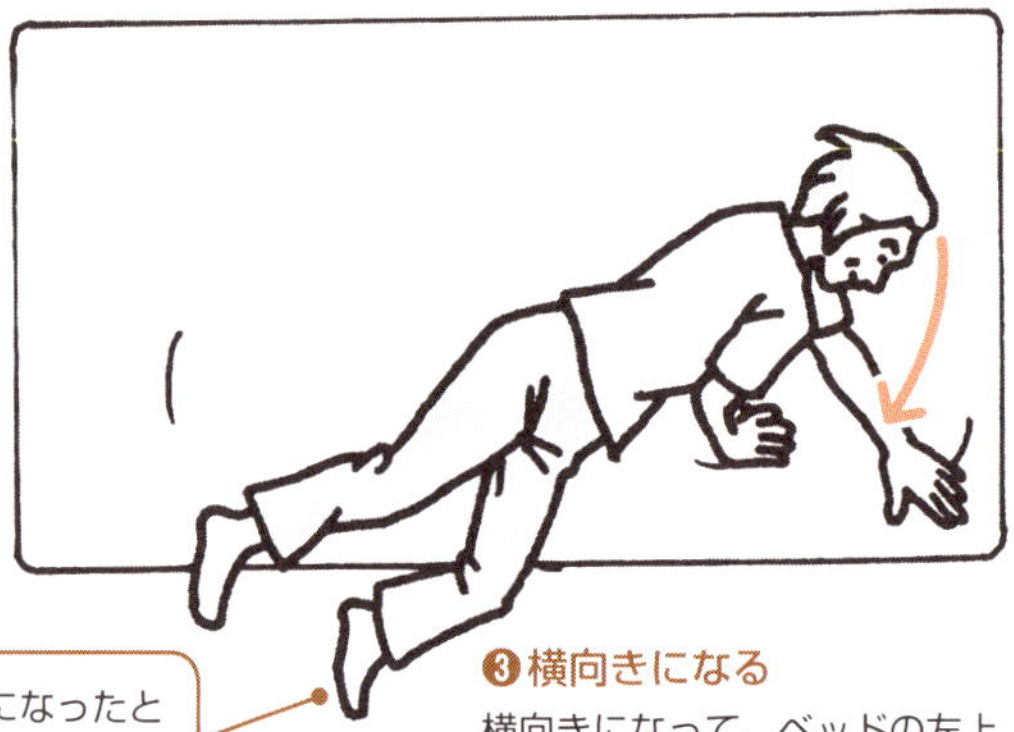

❸横向きになる
横向きになって、ベッドの左上方にできたスペースに腕を押しつけて片肘《ひじ》立ちになります

からだが斜めになったとき、脚がベッドから垂れていると、より起き上がりやすくなります

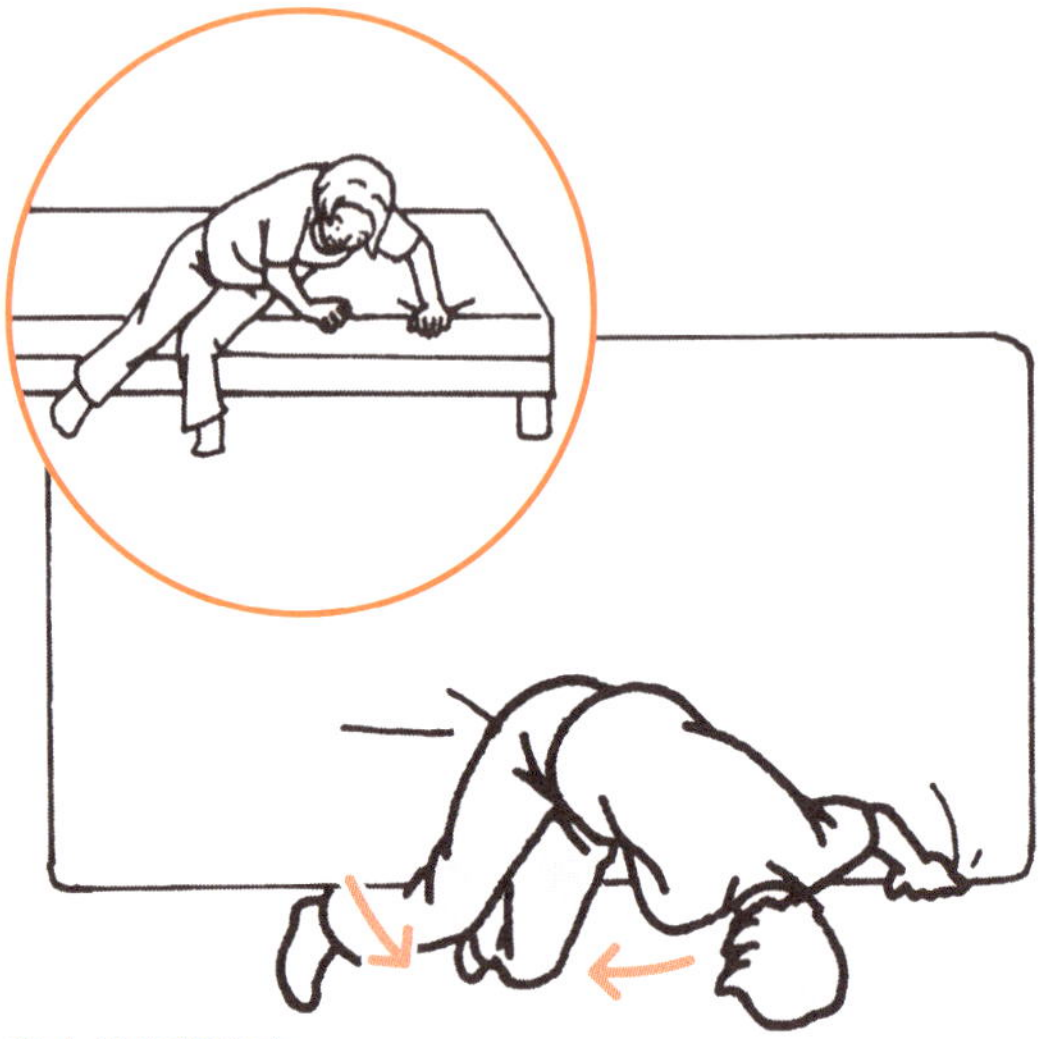

❹上体を起こす
床に両脚をつき、肘を伸ばして起き上がっていきます

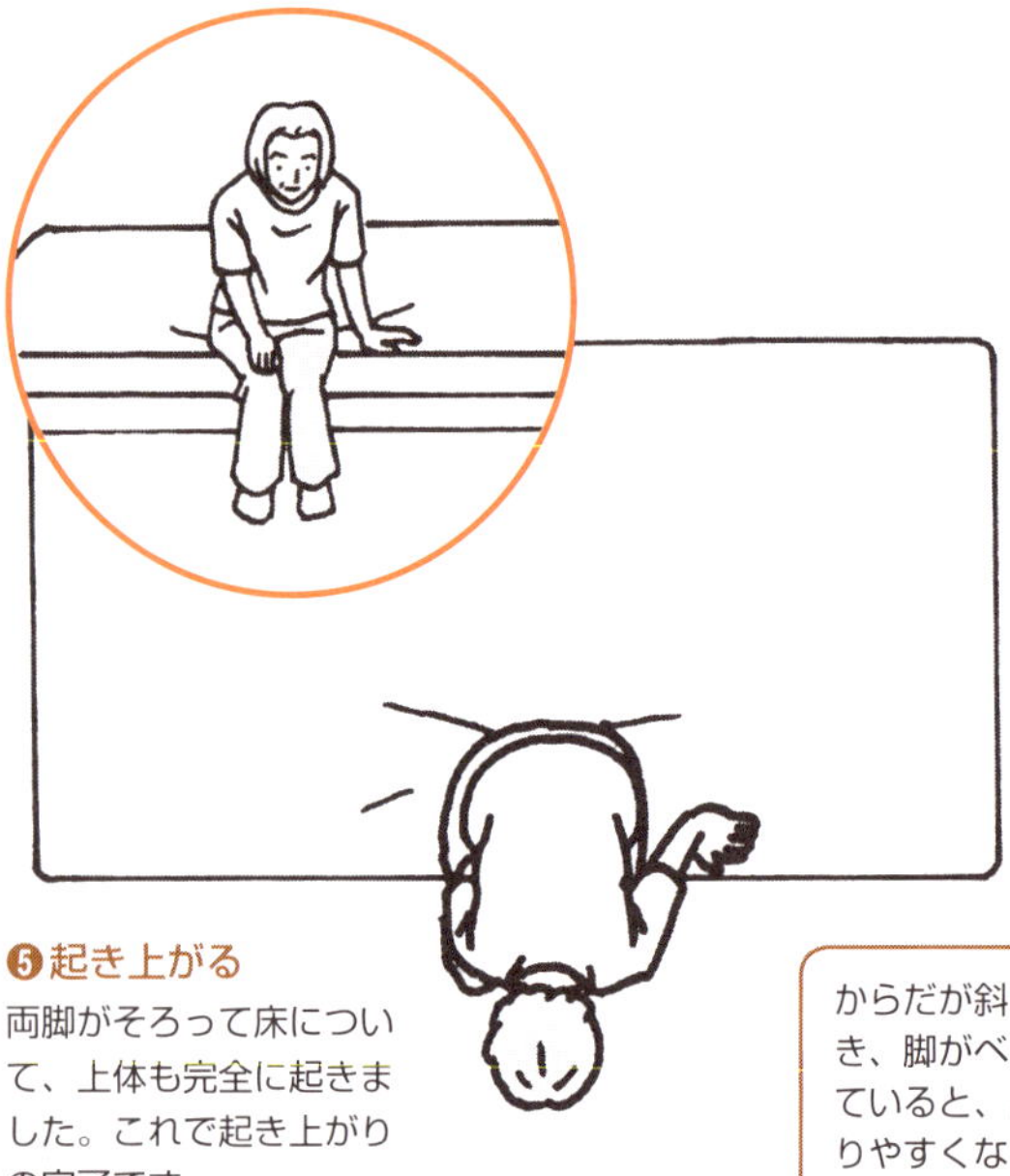

❺起き上がる
両脚がそろって床について、上体も完全に起きました。これで起き上がりの完了です

イスからの立ち上がり方

スムーズで負担の少ない基本動作を行ううえで重要なのが自然に体重移動をすることです。イスからの立ち上がりでは、前かがみになってバランスをとることがポイントです。頭を前に出すと、自然にお尻が浮いてくるので、余分な力がかかりません。ただしイスに座るとき脚をからだの前方に出していると、前かがみの姿勢がとれません。

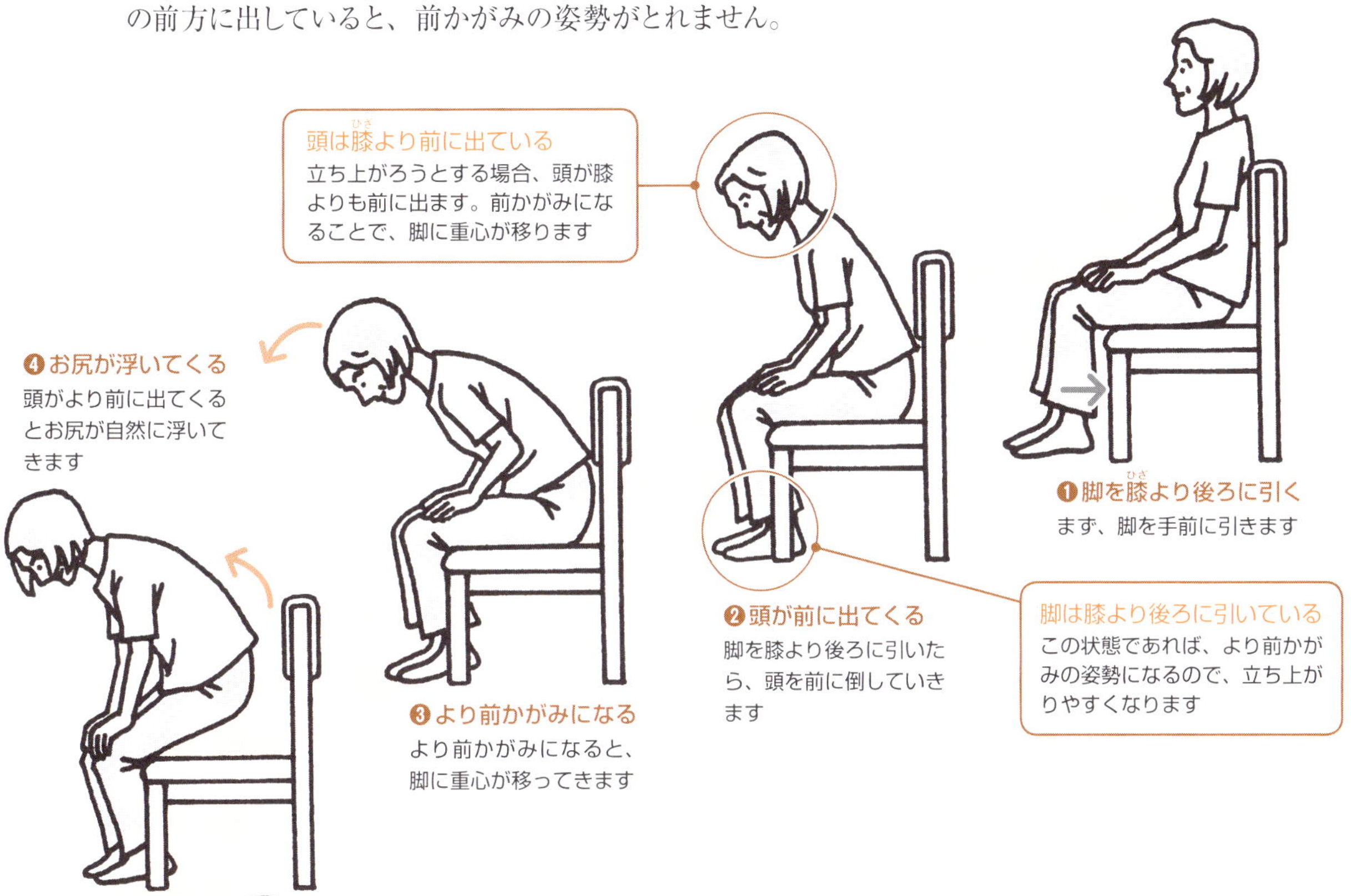
❶脚を膝《ひざ》より後ろに引く
まず、脚を手前に引きます
脚は膝より後ろに引いている
この状態であれば、より前かがみの姿勢になるので、立ち上がりやすくなります
頭は膝《ひざ》より前に出ている
立ち上がろうとする場合、頭が膝よりも前に出ます。前かがみになることで、脚に重心が移ります
❷頭が前に出てくる
脚を膝より後ろに引いたら、頭を前に倒していきます
❸より前かがみになる
より前かがみになると、脚に重心が移ってきます
❹お尻が浮いてくる
頭がより前に出てくるとお尻が自然に浮いてきます

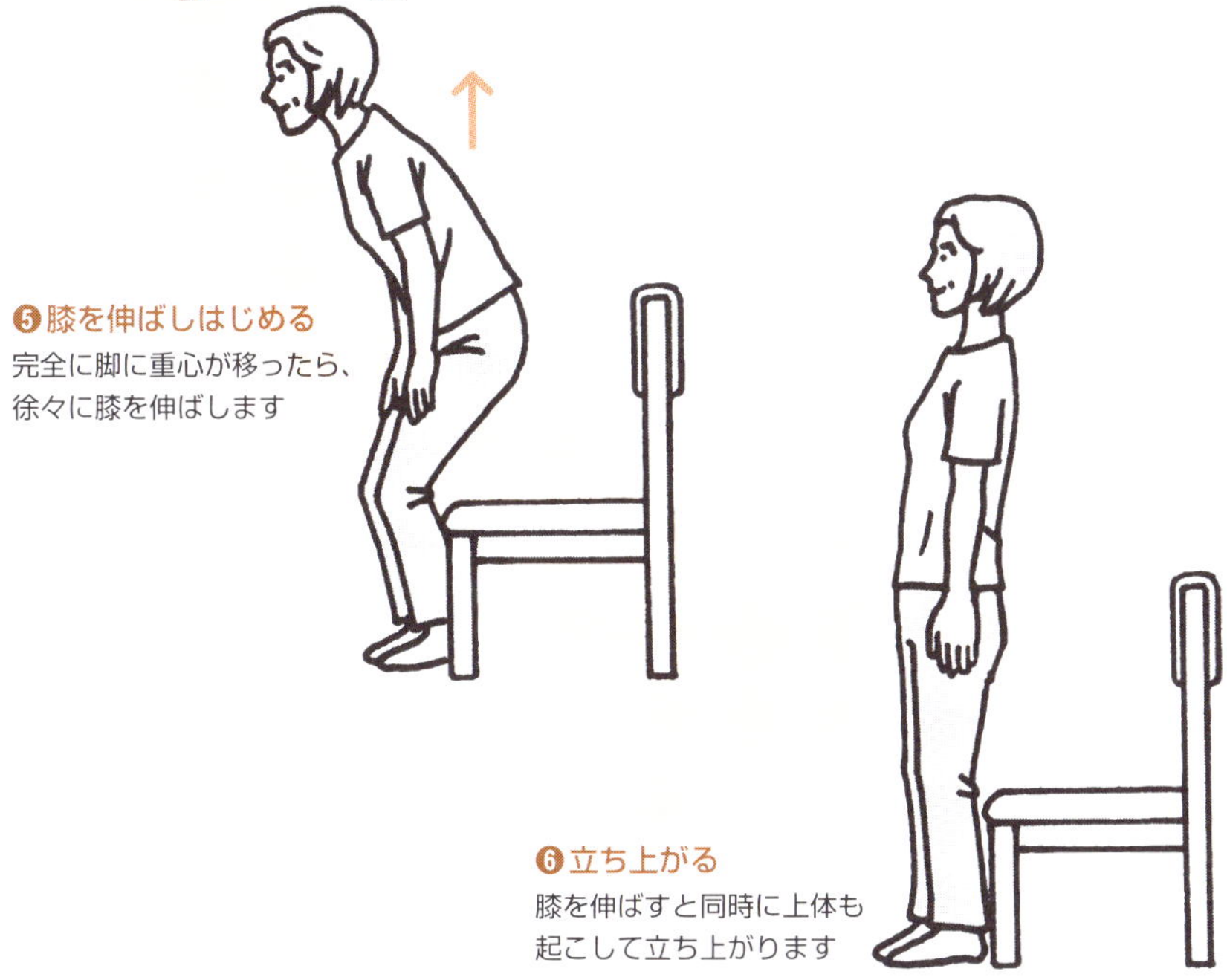
❺膝を伸ばしはじめる
完全に脚に重心が移ったら、徐々に膝を伸ばします
❻立ち上がる
膝を伸ばすと同時に上体も起こして立ち上がります

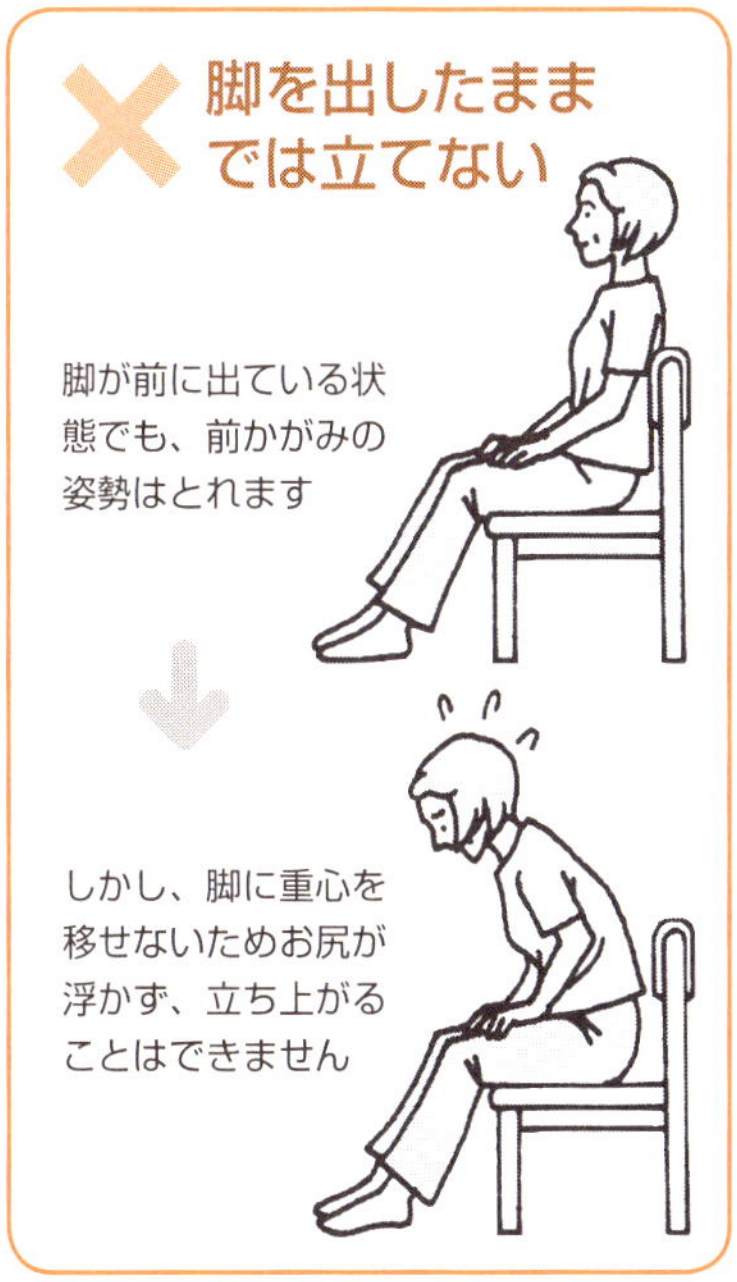
脚を出したままでは立てない
脚が前に出ている状態でも、前かがみの姿勢はとれます
しかし、脚に重心を移せないためお尻が浮かず、立ち上がることはできません

ベッドから車イスにのる

ベッドから車イスに移ろうとする際、ついつい車イスの肘《ひじ》当てを持って立ち上がる人がいますが、続けてからだの向きを回転させなければなりません。それは高齢者には難しい動作です。一番望ましいのは、立ち上がりのための手すりをつけることですが、それが無理なら、立ち上がる際に手をつく台を用意するとよいでしょう。

❶車イスの反対側におく

車イスとの間は50～60センチほどあけ、台はベッドに対して斜めにおきます

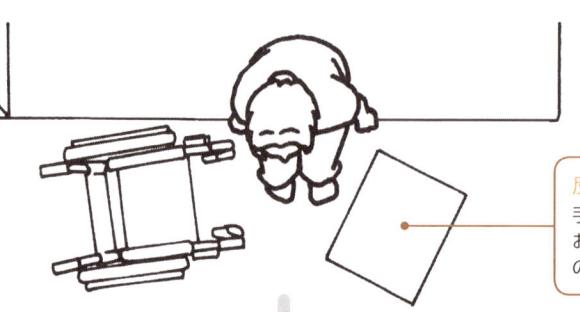

反対側がよい理由

手を車イスの反対側におくと、お尻が車イスのほうに向くからです

❷立ち上がる

前かがみになり台に手をついたら、その台を押して立ち上がります

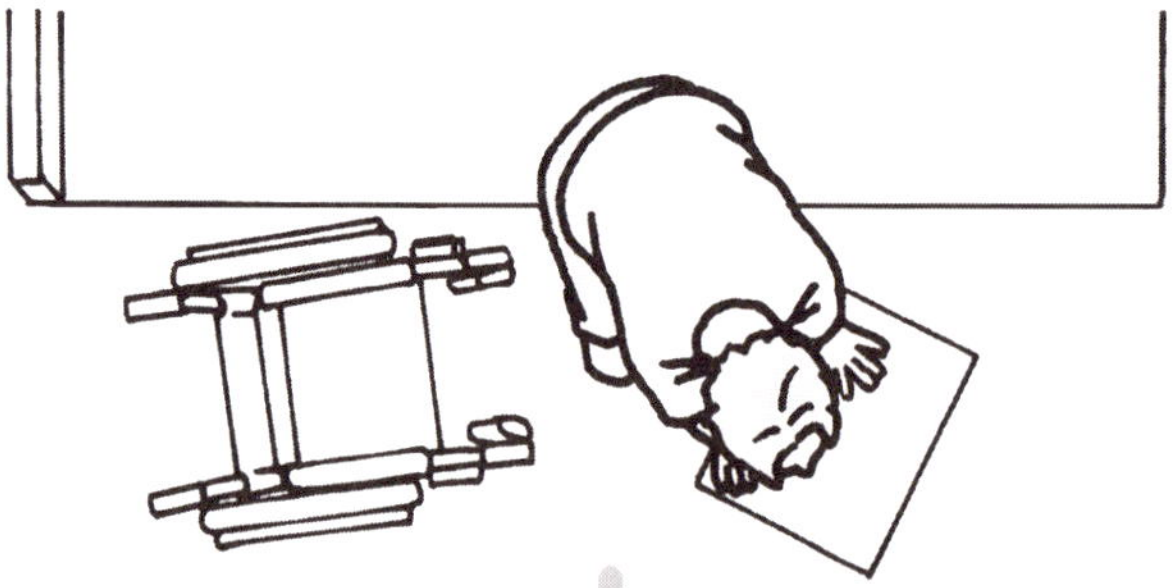

❸向きをかえる

頭とは反対側にお尻が上がるので車イスに座りやすくなります

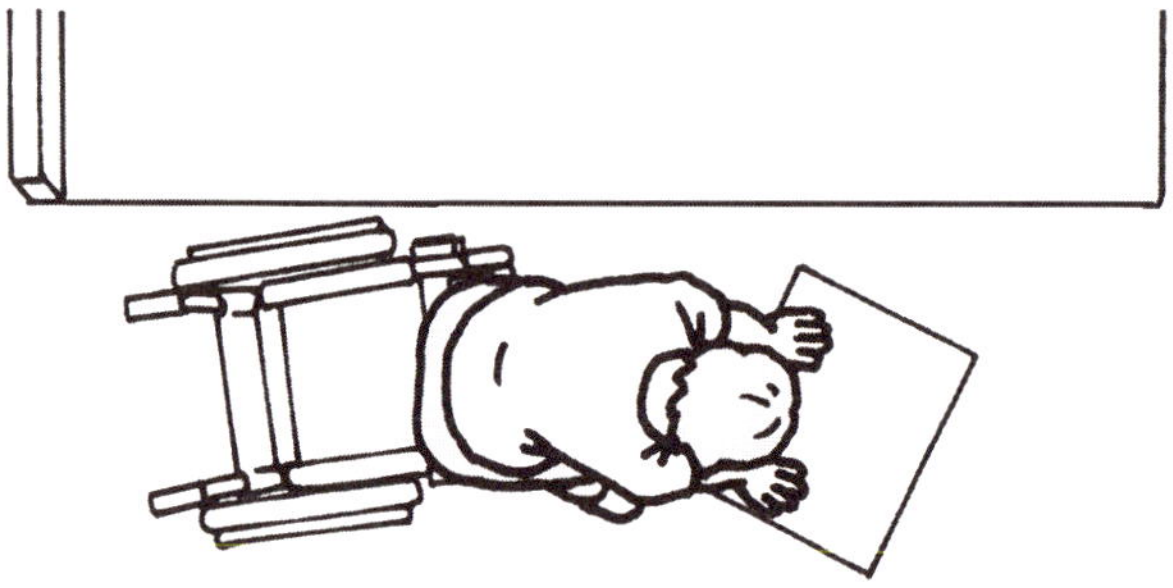

❹上体を起こす

車イスに深く座ったら、少しずつ手をずらして上体を起こします

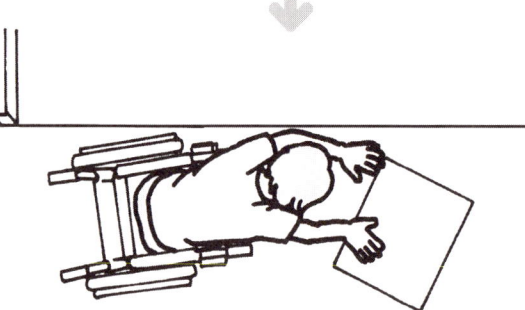

✕ いきなり車イスに向かうのは間違い

つい、のり移ろうとする車イスに向かって、肘《ひじ》当てを持って立ってしまいますが、その後、からだを回転させるのは高齢者にとって困難な動きです

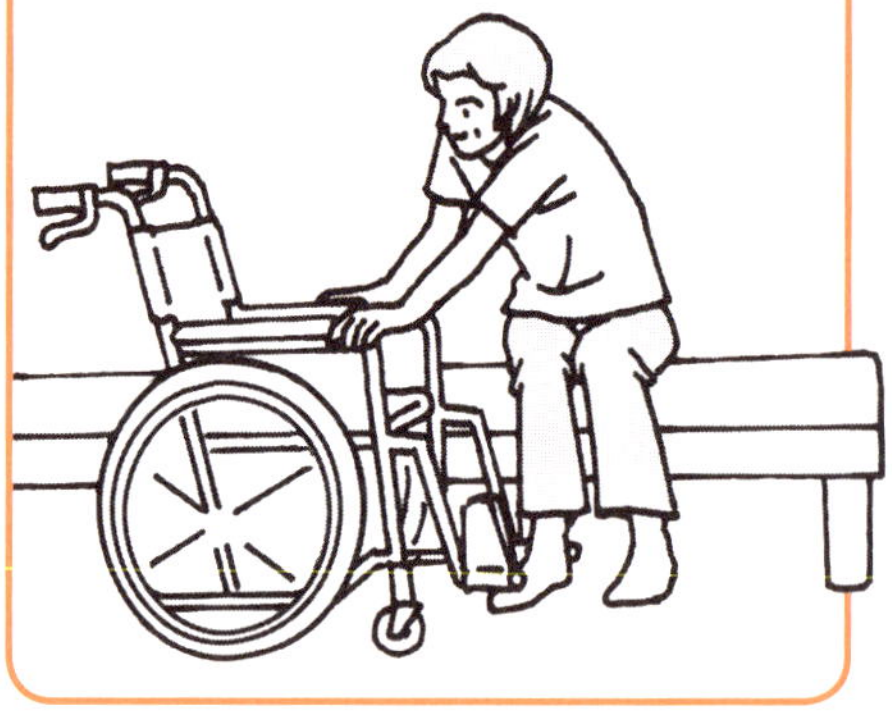

第2部

姿勢別 生活動作の改善体操

介護予防リハビリ体操というと、特別な準備が必要だと思う人が多いようですが、誰でもどんな状態でも気軽にはじめることが可能です。第2部では日常の生活動作の改善を目的とする体操を紹介します

どんな姿勢でも体操はできる！

寝たきりになったり、脳卒中《のうそっちゅう》などの後遺症《こういしょう》障害で片マヒになったりすると、将来に対する希望を失い、そのため機能回復を図るリハビリテーションに無関心になりがちです。しかし、現状を放置すれば、症状はさらに悪化し、ＱＯＬ（生活の質）も著しく低下します。

そこで第2部では、障害のレベルの重い人から軽い人まで幅広い層が無理なく実践できるようにどのような姿勢でもできる体操を紹介します。「寝てする体操」「床でする体操」「イスでする体操」「立ってする体操」の4パターンの体操メニューを用意しました。片マヒの人でも無理なくできるように工夫されています。

姿勢別 生活動作の改善体操の選び方

姿勢別体操の種類	どんな人に向いているのか	掲載ページ
寝てする体操	寝たきりで起き上がりができない人 片マヒで起き上がりができない人 就寝時の短時間でも運動したい人	P.108～119
床でする体操	起き上がりができる人 立ち上がりに不安がある人 イスに座ることに不安がある人	P.120～133

イスでする体操

- 立ち上がりに不安がある人
- 片マヒのため、歩行ができない人
- 休憩中でもからだを鍛えたい人

P.134～149

立ってする体操

- 補助なしで立てる人
- 歩行が可能になった人
- さらに体力をつけたい人

P.150～159

片マヒの人でも実践できる

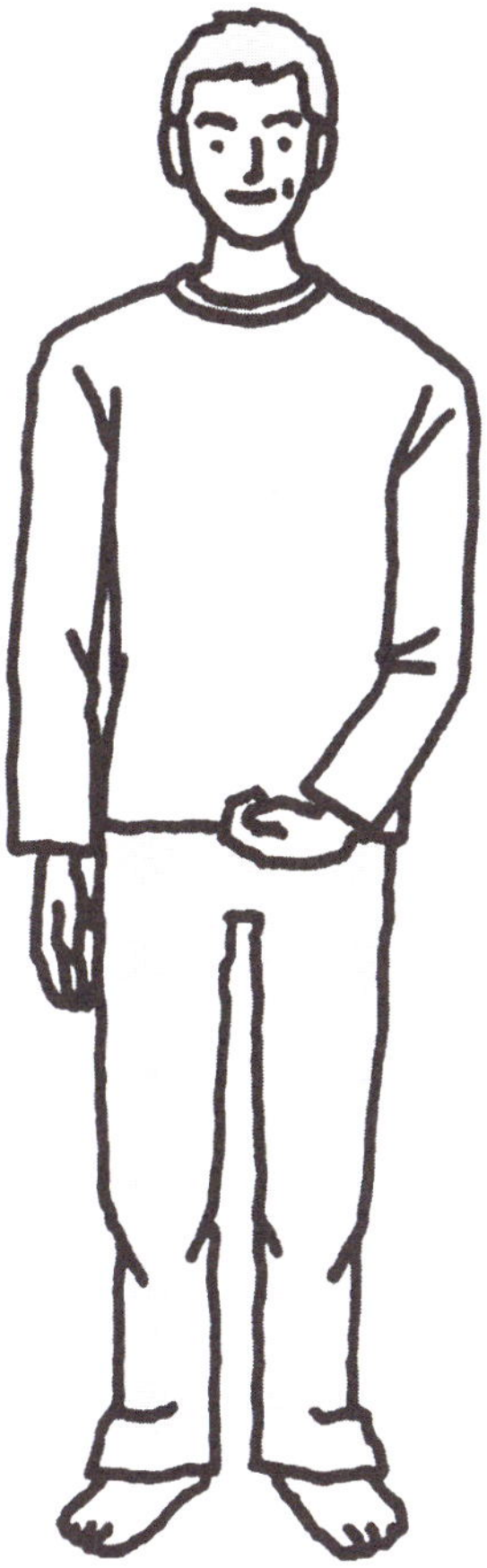

第2部で紹介している「姿勢別生活動作の改善体操」は、もともと片マヒの人のリハビリテーションのために著者が考案した体操です。そのため、いずれの体操も、介助者を立てるなどの注意をすれば、片マヒの人でも無理なくできます。一方で、ここで紹介した体操は、マヒのない人にも有効です。特に高齢者には、身体機能が低下して、マヒがなくても、「寝返り」「横這《よこば》い」「膝《ひざ》立《だ》ち」といった基本動作が困難になっている人が少なくありません。また、体力のある人が、就寝時や就業時などでもできる体操として利用することができます

姿勢別

生活動作の改善体操

寝てする体操❶

ベッドから起き上がれない人も、寝てする体操で運動機能を回復しましょう

自発的にからだを動かす効果

「寝てする体操」は、床の上やイスに座ることができない人も可能な体操です。一般に運動機能を回復することを目的にした運動には、介助者の助けによって関節を動かす他動運動と、本人が運動する自動運動があります。2つを比べてみると、人になにかしてもらうよりも、自らの意志と力で動くほうが治療効果がはるかに大きいといわれます。介護の世界では「生活行為にまさる訓練なし」といわれますが、指示や命令をされて行うのではなく、目的を持って自発的に行えれば、効果はいっそう高まります。

腹式呼吸

腹式呼吸ができるようになれば、発声が楽になり、腰痛《ようつう》も予防できます

膝《ひざ》を立てて両手をお腹に

仰向《あおむ》けに寝て両膝を立て、両手の指を組んでお腹の上にのせた姿勢で息を整えます

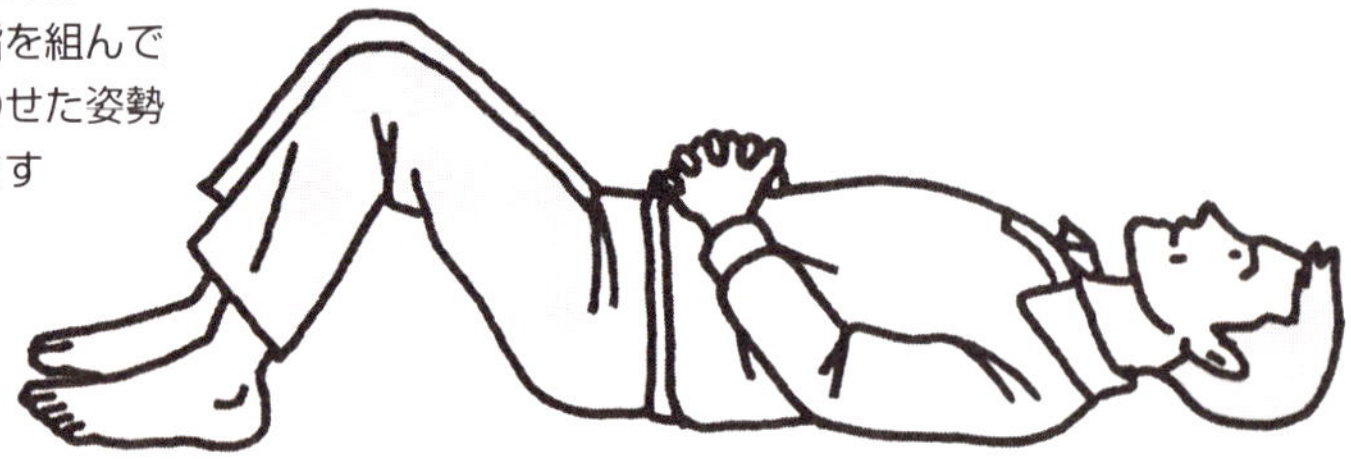

口をすぼめて息をはき出す

口をすぼめ、お腹の底からゆっくり息をはきます。お腹がへこむことを両手で確かめます。はききる数秒前に肛門を締めます

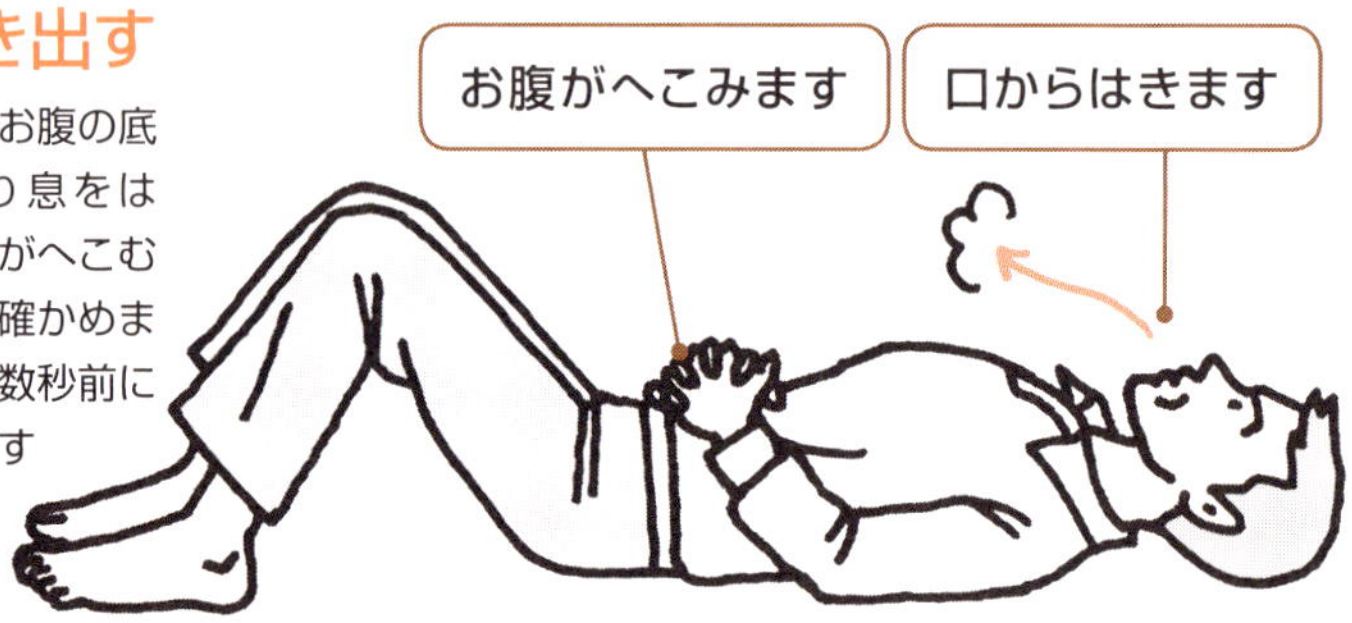
お腹がへこみます
口からはきます

鼻から一気に息を吸い込む

息をはききったら、鼻から一気に息を吸い込み、お腹がふくらむことを確かめます

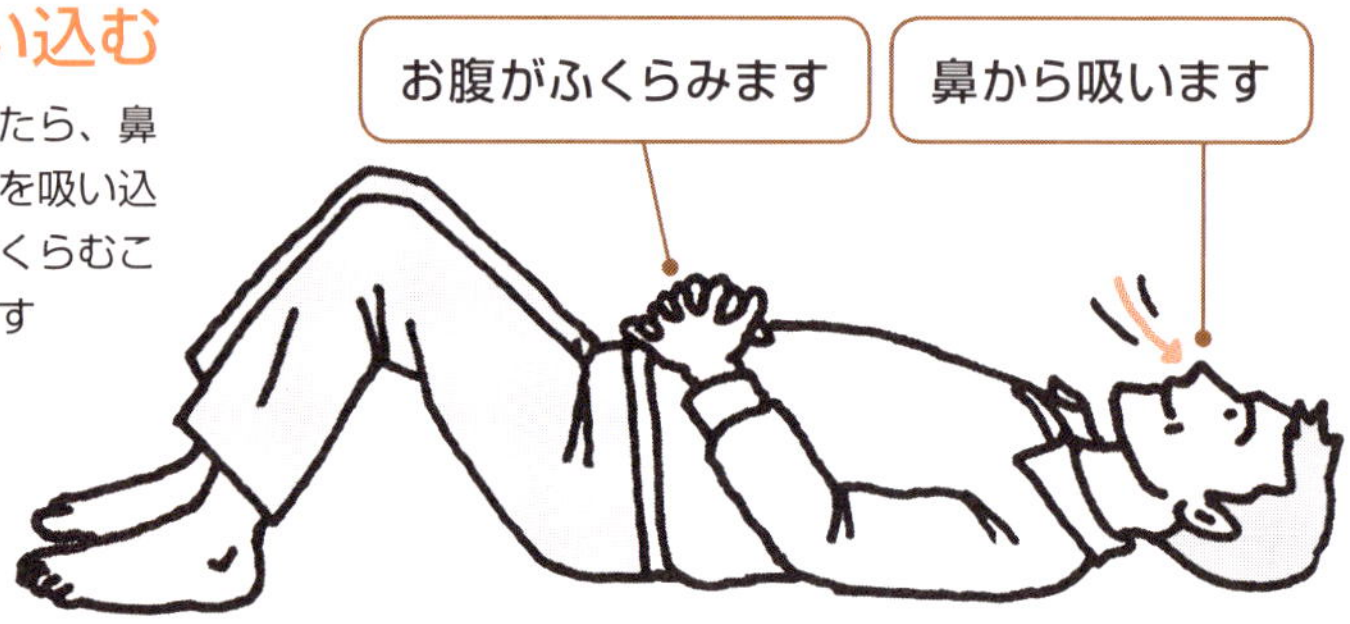
お腹がふくらみます
鼻から吸います

目的

どのような姿勢でも腹式呼吸が楽にできるように、まず仰向《あおむ》けでの姿勢で覚えてください。ほかの運動をするときも腹式呼吸をしながら行ってください

両手をお腹の上において口をすぼめ、ゆっくり息をはきます。できれば10〜15秒間くらいかけてください。吸うときは鼻から一気に吸い込みます

股関節《こかんせつ》を開く

片マヒの人は股の内側の股関節内転筋群《こかんせつないてんきんぐん》が短縮しやすいので、この運動で内転筋群を伸ばします

両膝《ひざ》を立てる

膝を立て、腹式呼吸（右ページ参照）をした後、静かに息を整えます

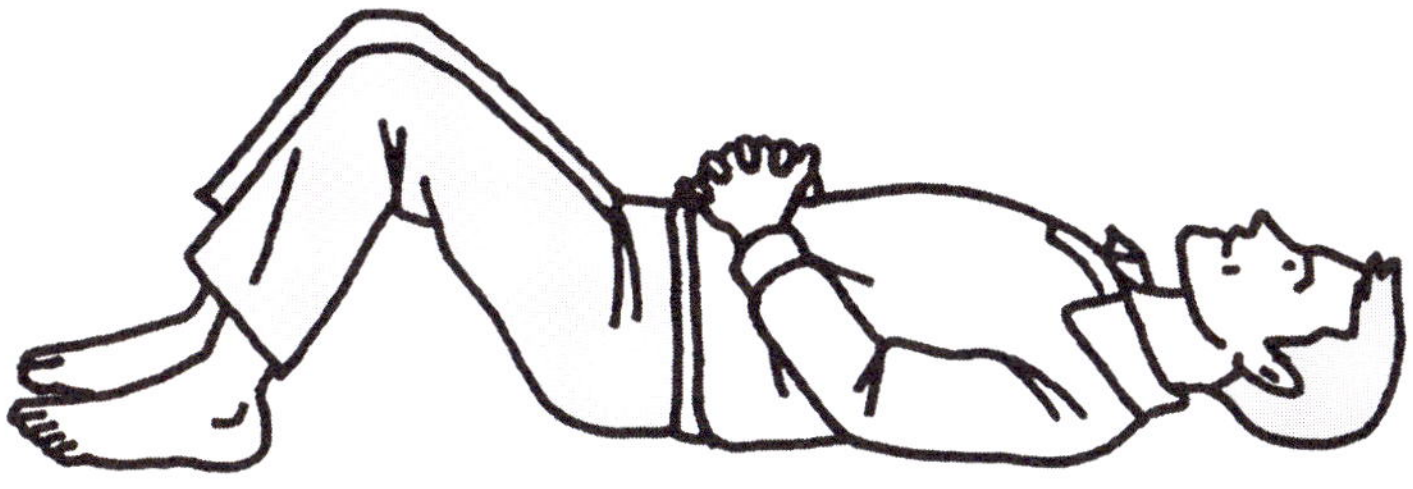

ゆっくり膝を開く

ゆっくり少しずつ膝を倒して股を開きます

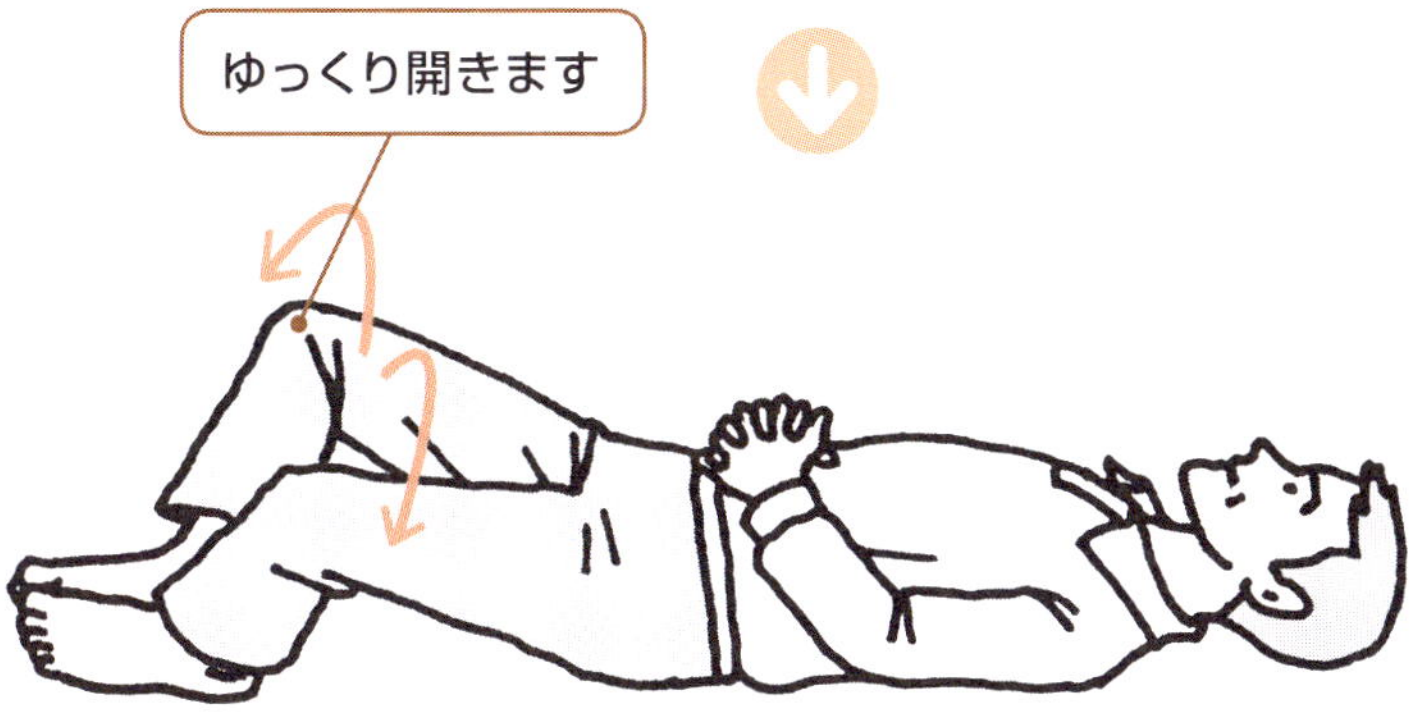

足の裏を合わせる

さらに膝を倒して両足の裏をぴったり合わせ、そのまま10秒間静止します

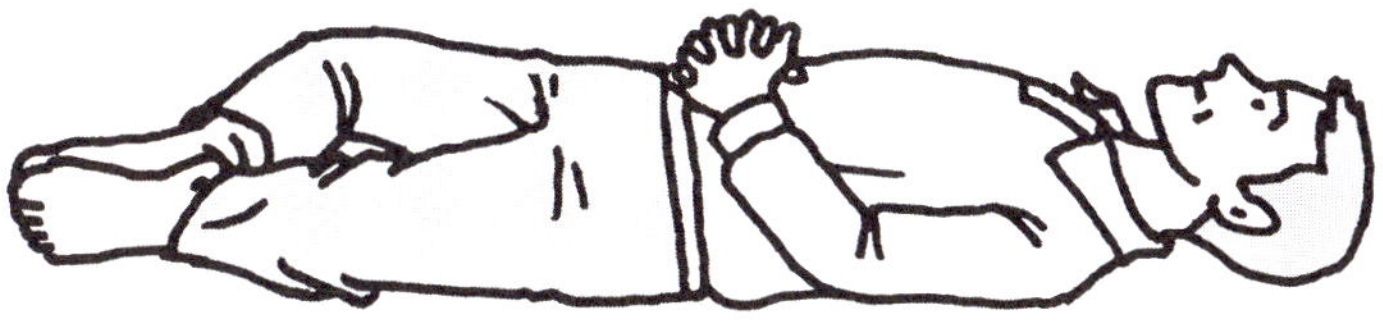

目的

股を開いて股関《こかん》節内転筋群《せつないてんきんぐん》を伸ばします。片マヒの人が膝《ひざ》を立て、静かに脚を広げるのは難しいのですが、この運動で筋肉をコントロールすることを覚えます

片マヒの人は、膝《ひざ》を倒すときにバタンと倒れたり、膝が伸びて足の裏が合わせられないことがありますが、上手にできるまで繰り返し行ってください

寝てする体操②

朝起きる前に布団のなかでできる体操です

筋肉の緊張とリラクセーション

片マヒの人は力を急に抜けません。この運動で力を抜くコツを覚えましょう

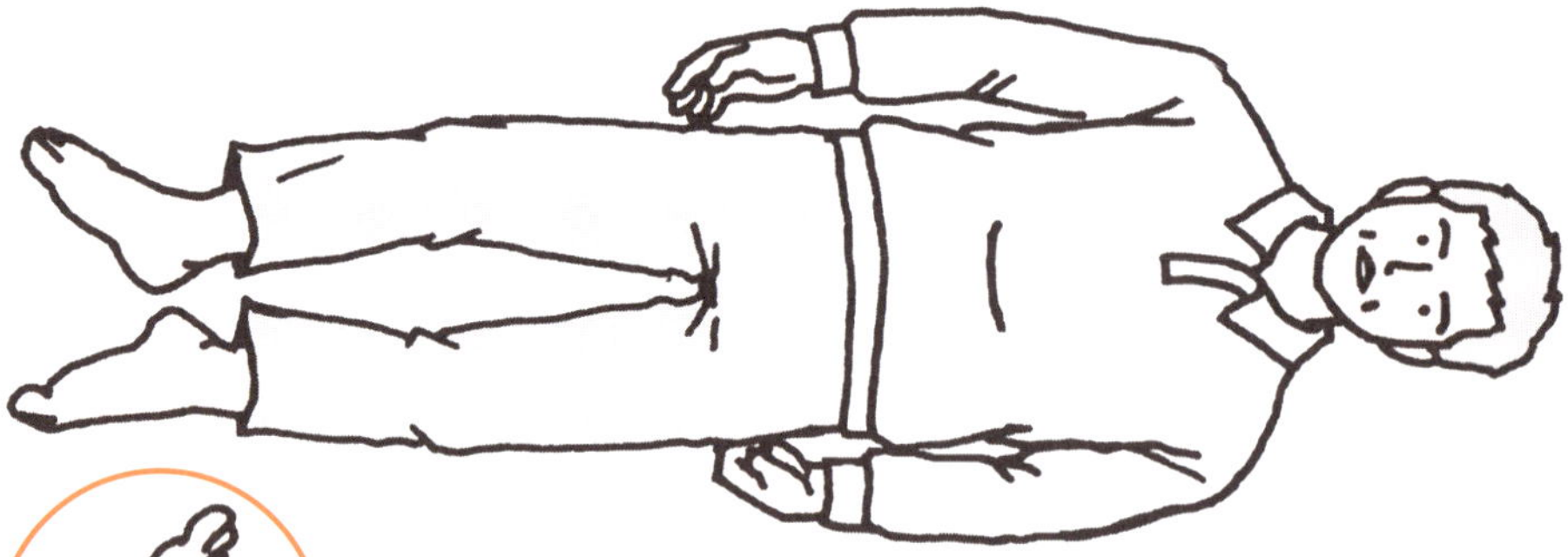

仰《あお》向《む》けになり力を抜く

仰向けになって両脚と両腕を伸ばし、全身の力を抜きます

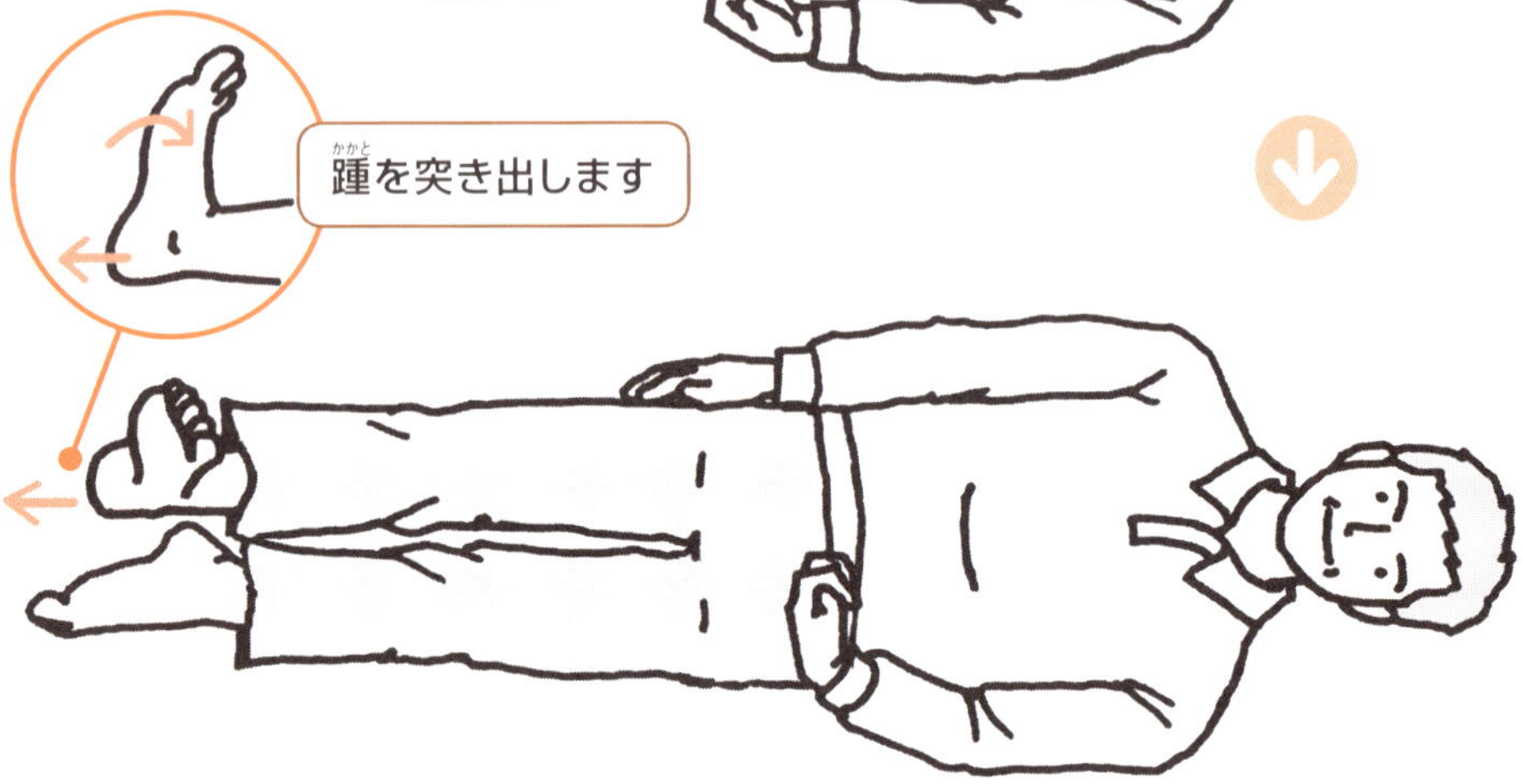
踵《かかと》を突き出します

全身を緊張させる

両足の踵《かかと》を突き出すようにして全身に力を入れて緊張させます

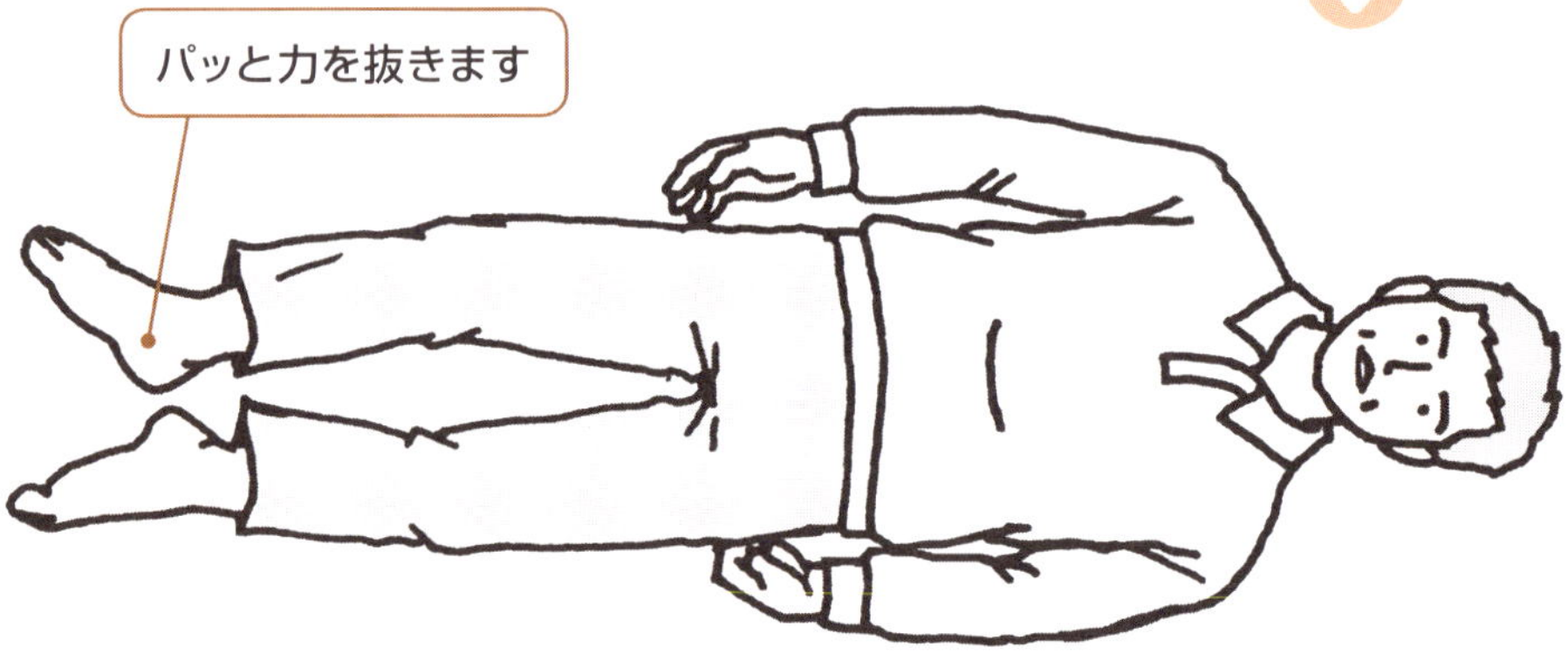
パッと力を抜きます

パッと力を抜く

全身に入れていた力をパッと抜いて楽にします。この動作を３回繰り返します

目的

力を入れた筋肉をリラックスさせるのが目的です。患側《かんそく》の踵《かかと》を突き出すのは難しいので、健側《けんそく》の力を抜くほうに重点をおいてください

「気をつけ!」の姿勢になり、一瞬息を止めて手足を伸ばしますが、次の瞬間にパッと力を抜いて呼吸も楽にします。患側《かんそく》の足はつま先が伸びるかもしれませんが、気持ちは両足の踵《かかと》を突き出すようにします

仰向《あおむ》けで肩を上げる

肩関節《かたかんせつ》は動かさないでいると拘縮《こうしゅく》を起こしやすいので、この運動で関節をやわらかくします

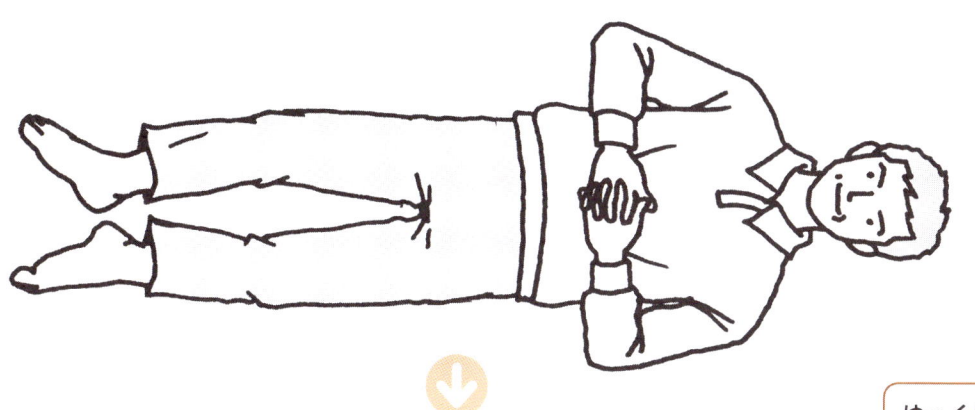

お腹の上で両手の指を組む

仰向《あおむ》けになって両手の指を組みます。指が組めないときは、健側《けんそく》の手で患側《かんそく》の手の小指のほうを握ります

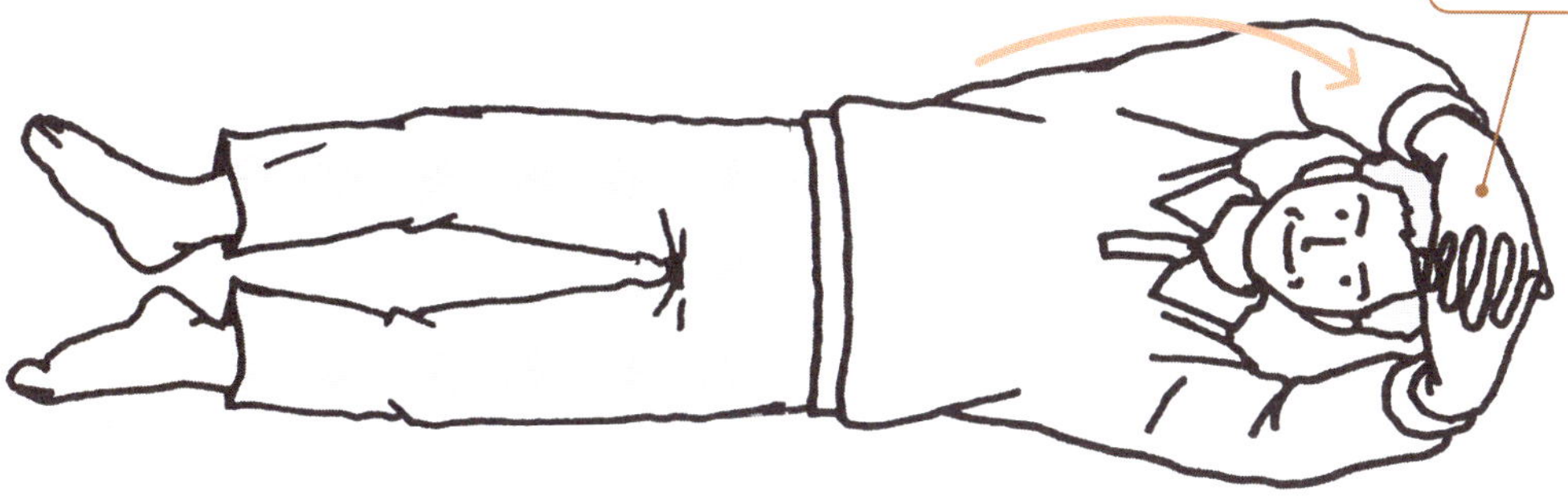

両手を上方に伸ばす

腕を伸ばしてから指を組んだ両手をゆっくり上方に伸ばします

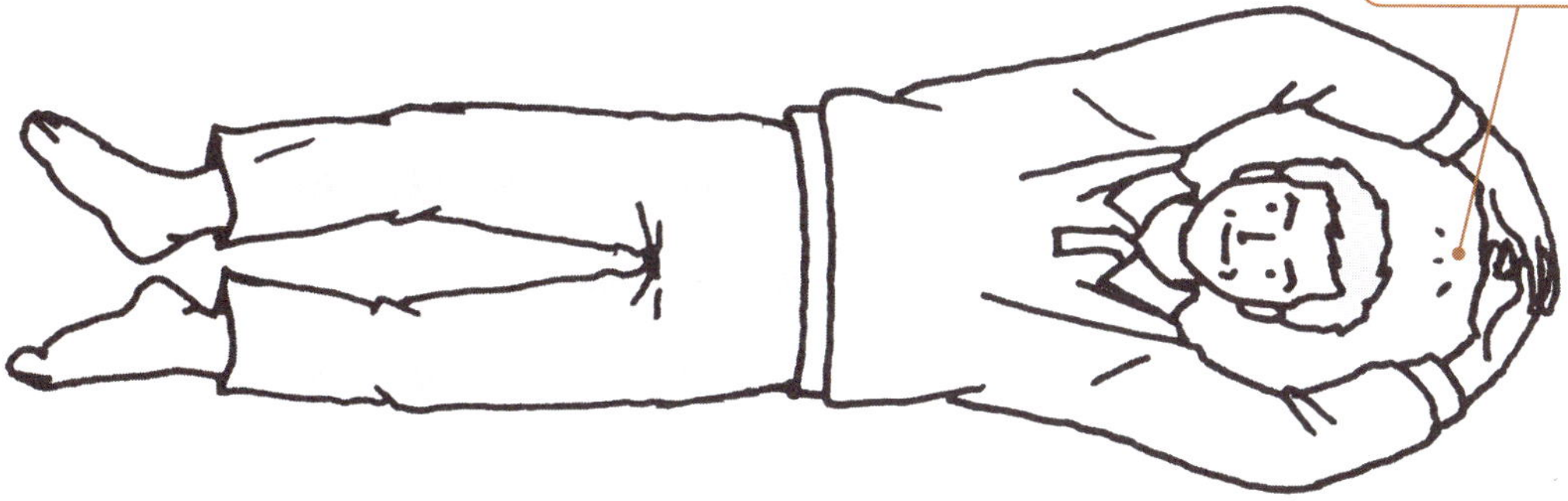

両手を床につける

上方に伸ばした両手をゆっくり頭のほうに倒して床につけ、そのまま10秒間静止します

目的

拘縮《こうしゅく》を起こした肩関節は痛くて動かさないでいると、なおさら動かさなくなる悪循環になります。肩の運動は寝て行うのが一番楽なので、この運動で改善してください

手のひらはつねに頭や顔のほうに向けてください。指が組めない人は、健側《けんそく》の手で患側《かんそく》の手の小指のほうを握ります

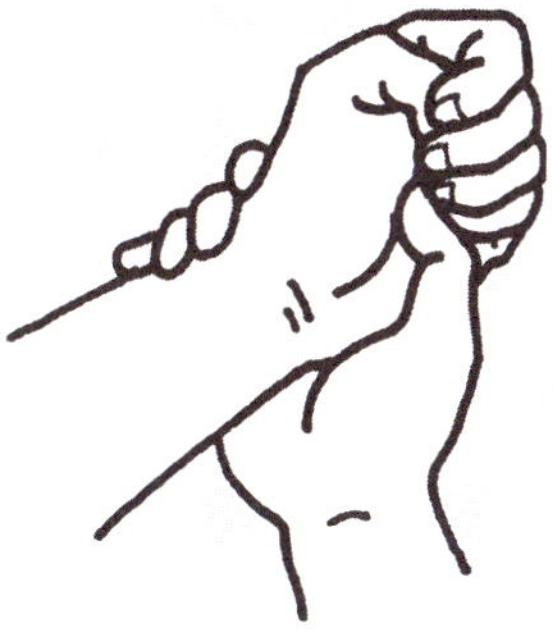

寝てする体操 ❸

姿勢別 生活動作の改善体操

寝たままの姿勢でできる下半身の体操です

両脚と腰をひねる

からだをうまくひねることができれば、寝返りも楽にできるようになります

両膝を立てる
両膝を立てるとき、患側の膝は健側の手をそえて立てます。両手の指を組んでお腹の上におきます

患側へ膝を倒す
立てた両膝を患側へゆっくり倒します。このとき両肩は床から離さないでください

顔を反対側へ向ける
倒した膝が床についたら顔を反対のほうへ向けて目を閉じ、そのまま10～15秒間静止します

健側へ膝を倒す
静かに初めの姿勢に戻したら、今度は健側へ両膝を倒します

顔を反対側へ向ける
倒した膝が床についたら顔を反対のほうへ向けて目を閉じ、そのまま10～15秒間静止します

脚が伸びきってそろわない人は、健側の脚で患側の脚を押さえて固定します。介助者に押さえてもらってもかまいません

目的 脊柱（背骨）には多くの関節があり、動きが悪くなりがちですが、からだを上手にひねることができれば、多くの動作がうまくできるようになります

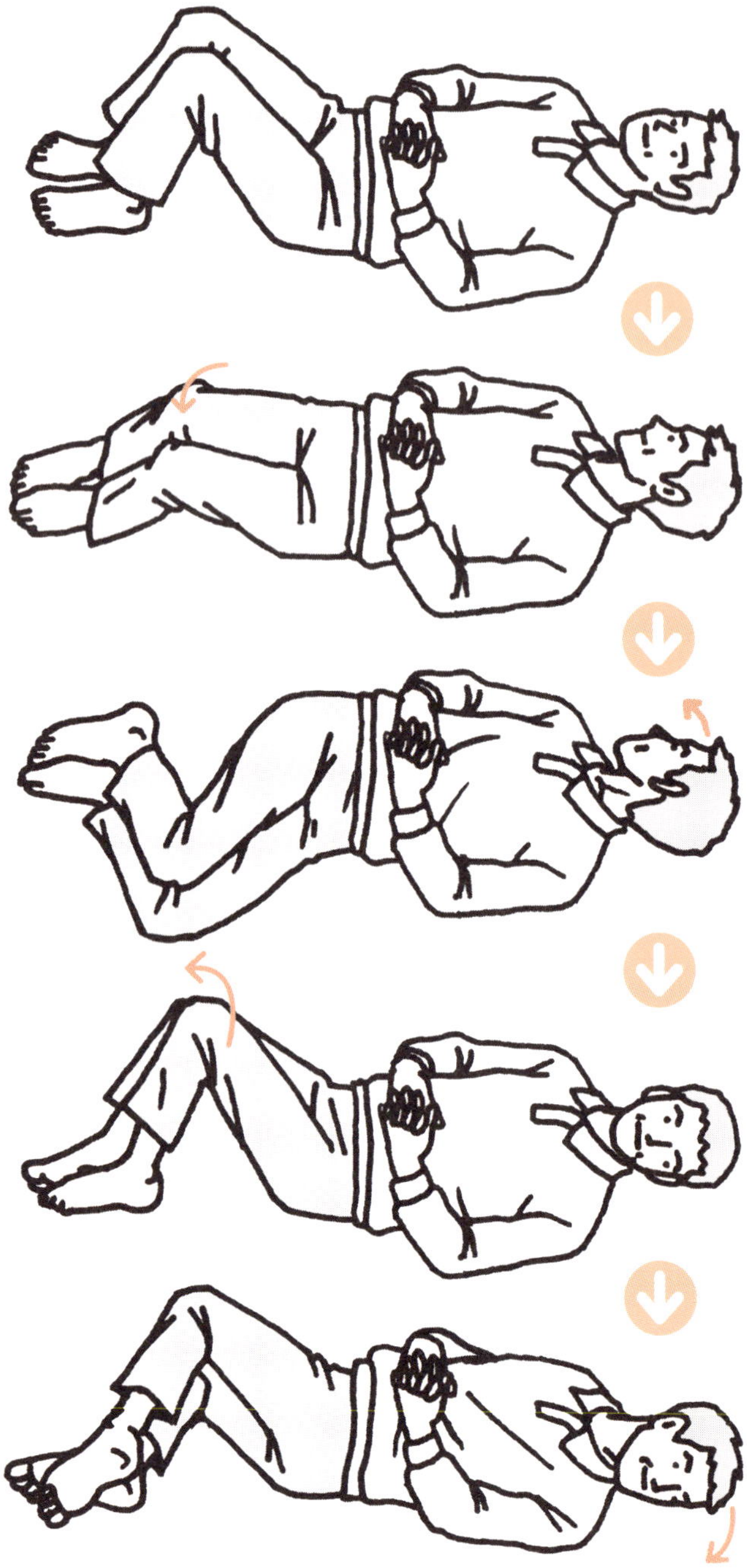

股関節《こかんせつ》の屈曲《くっきょく》運動

股関節《こかんせつ》や膝《ひざ》を十分に曲げることができれば、イスに座ったり正座することも楽になります

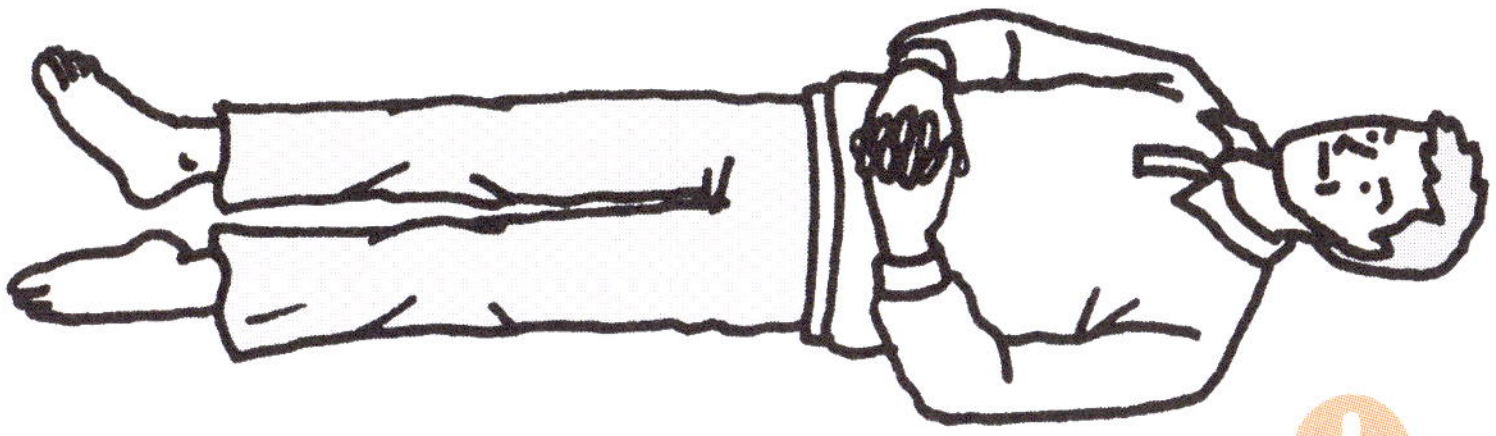

両脚を伸ばす

仰向《あおむ》けになって両脚を伸ばし、お腹の上で両手の指を組みます

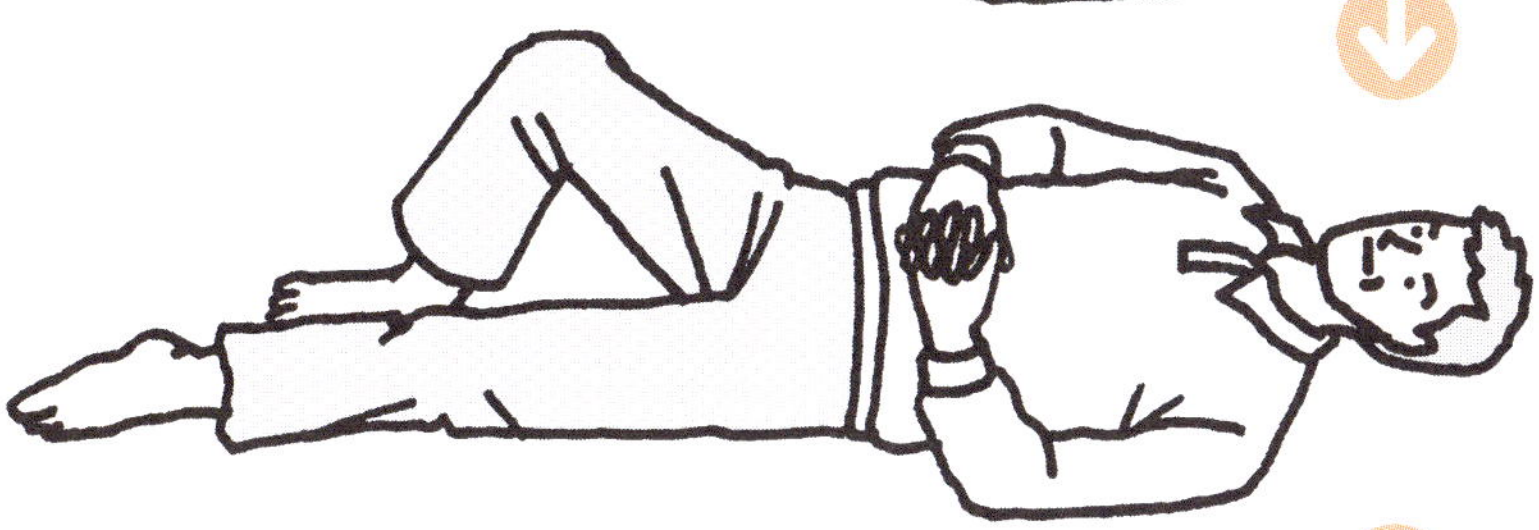

健側《けんそく》の膝《ひざ》を曲げる

健側の膝を曲げながら上に上げます

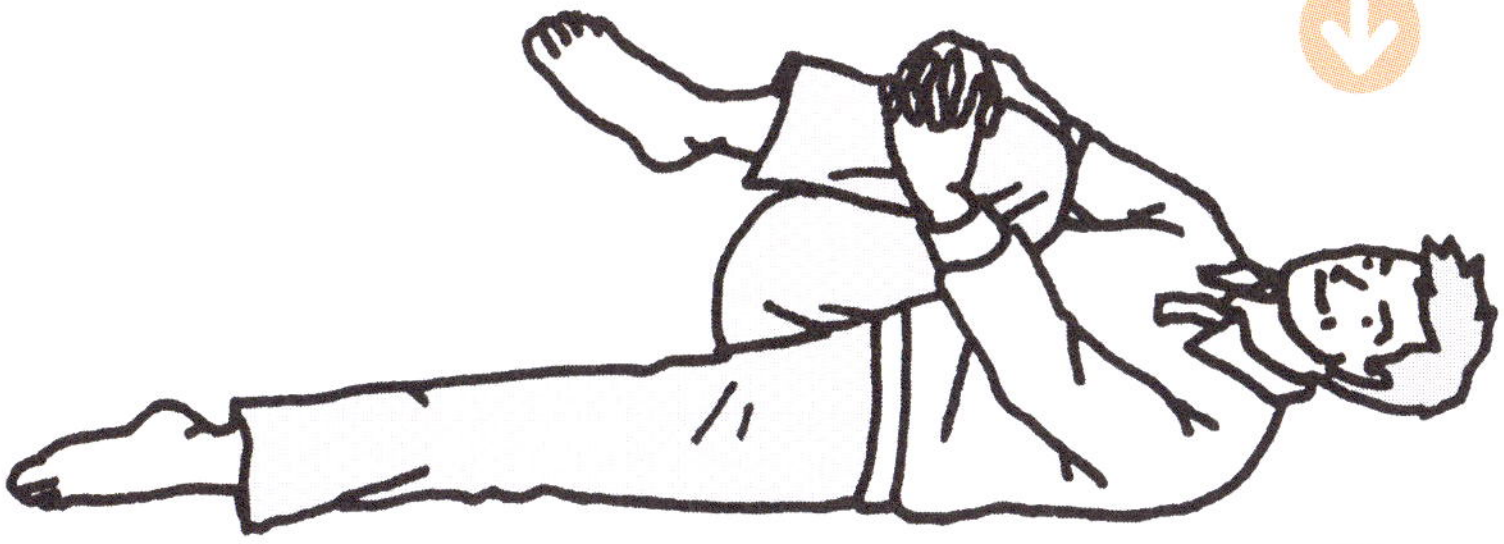

両手で膝を抱える

指を組んだ両手で曲げた膝を抱えます

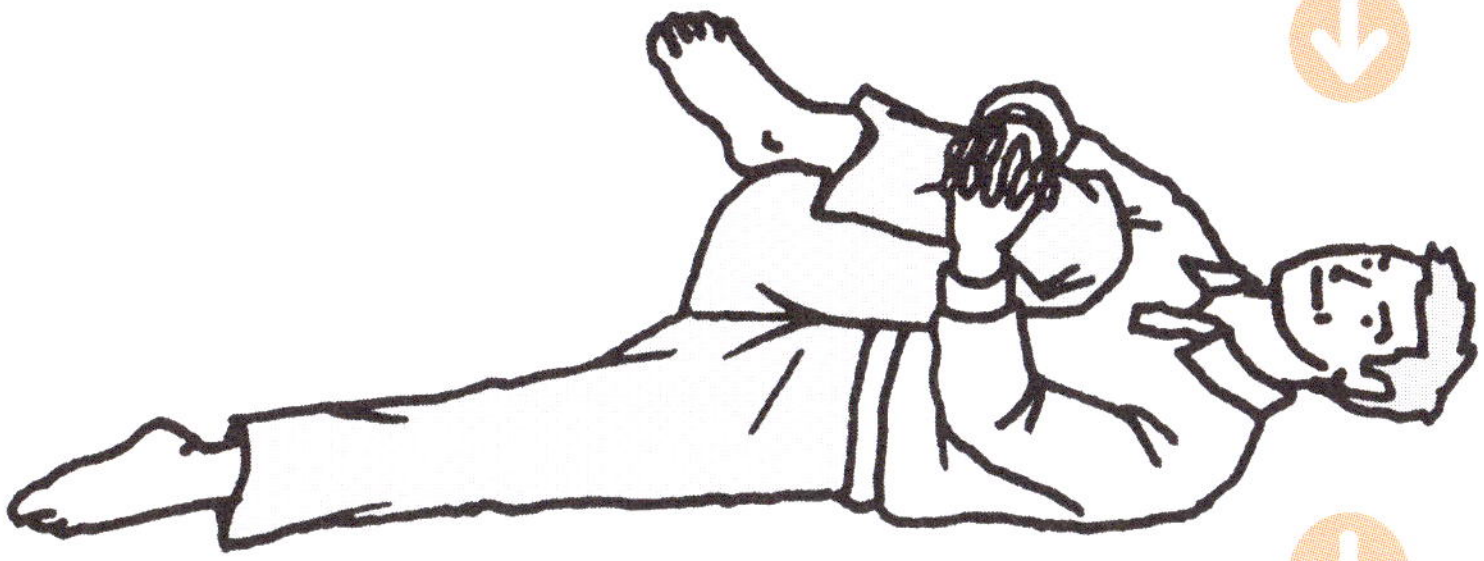

膝をお腹に抱え込む

両手で抱えた膝をお腹に引きつけるように深く抱え込み、その姿勢を10～15秒間続けます

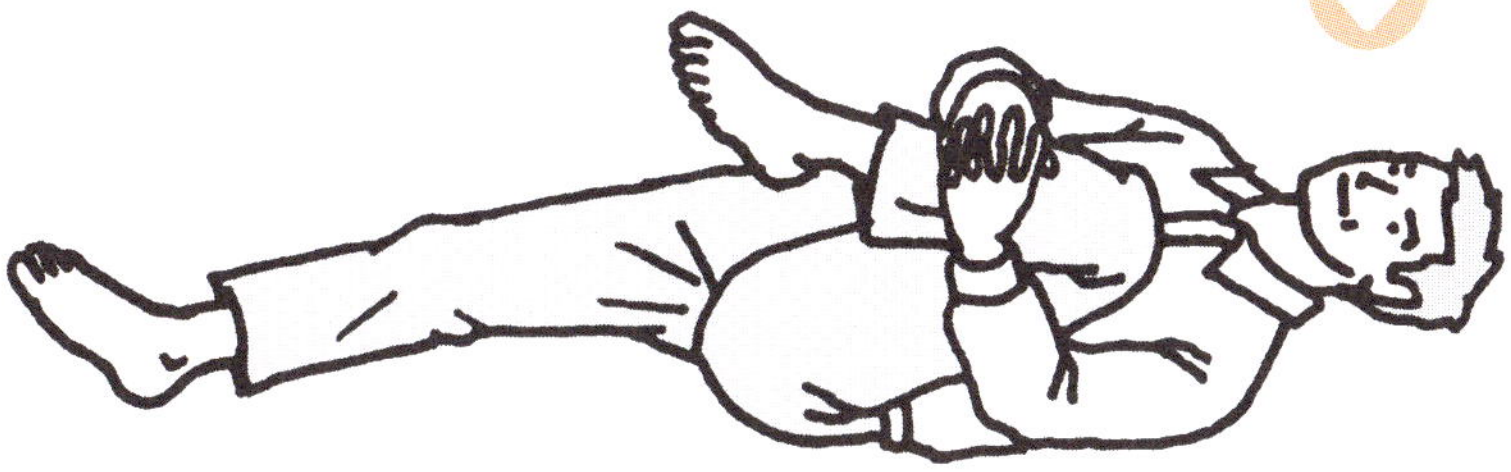

患側《かんそく》の脚を抱える

もとの姿勢に戻したら、先ほどと同じように患側の脚を抱え込んでお腹に引きつけ、この姿勢を10～15秒間続けます

膝《ひざ》をお腹に引きつけるとき、できるだけ太ももをお腹につけるようにします。腸腰筋《ちょうようきん》がストレッチされます。反対側の脚や頭が持ち上がらないように注意します

目的
寝た姿勢でも関節の運動をすることができます。関節の動く範囲を拡大することは、ゆとりをもって動作することになり、動作の安全につながります

ブリッジ運動は背中と脚を支えにして腰を浮かせる体操です

この姿勢がとれれば、おむつの交換が楽になるだけでなく、膝立《ひざだ》ちや歩行にもつながります

両脚ブリッジ

仰向《あおむ》けで両膝《ひざ》を立てる

姿勢がくずれないように両膝をつけてしっかり立てます。両手の指を組んでお腹の上におきます

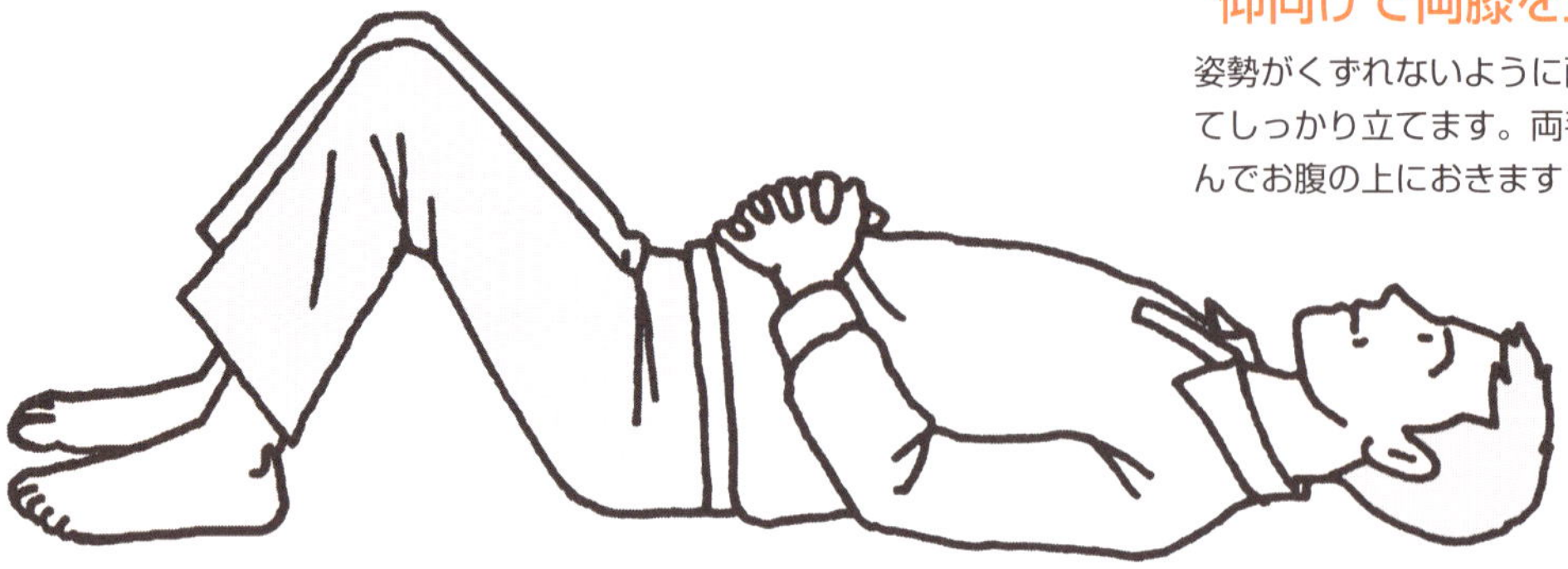

静かに腰を上げる

両脚に力を入れて静かに腰を上げて10〜15秒間静止します。お腹と太ももの表側の線がまっすぐになるように腰をピンとはります。このとき息は止めません

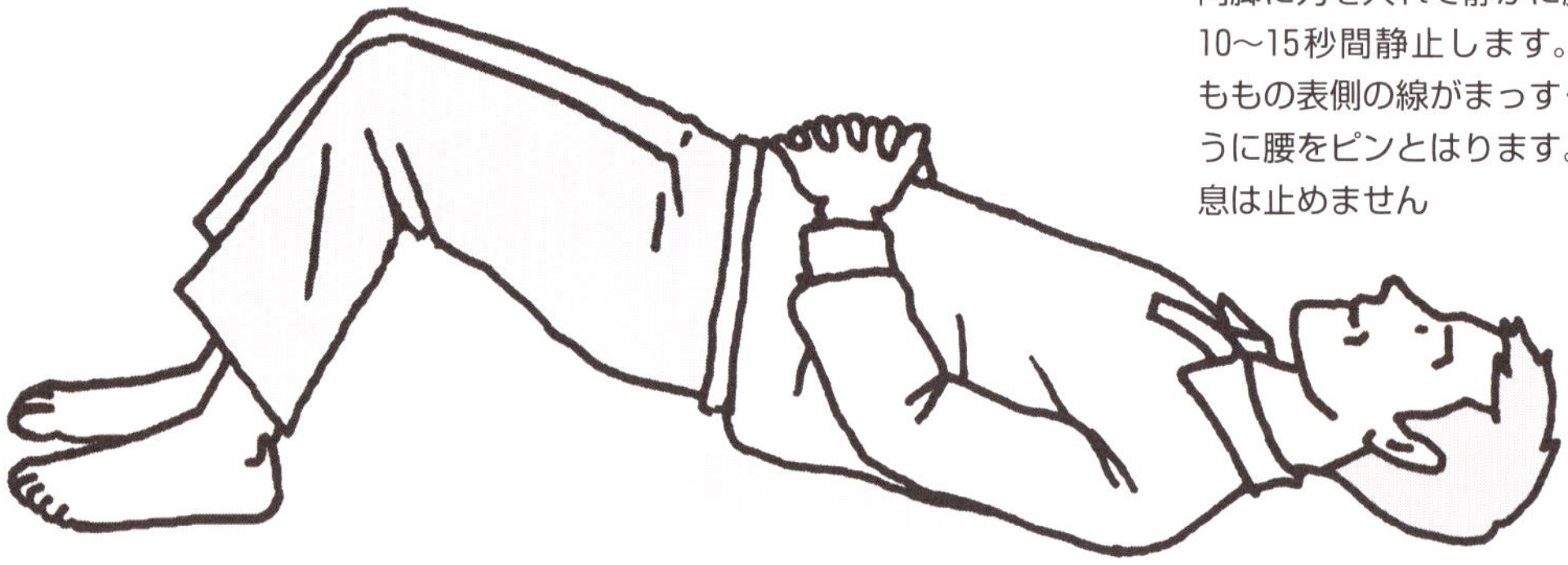

腰を下ろしもとの姿勢に

静かに腰を下ろしてもとの姿勢に戻します。呼吸を整えてから、同様の動作をもう１回繰り返します

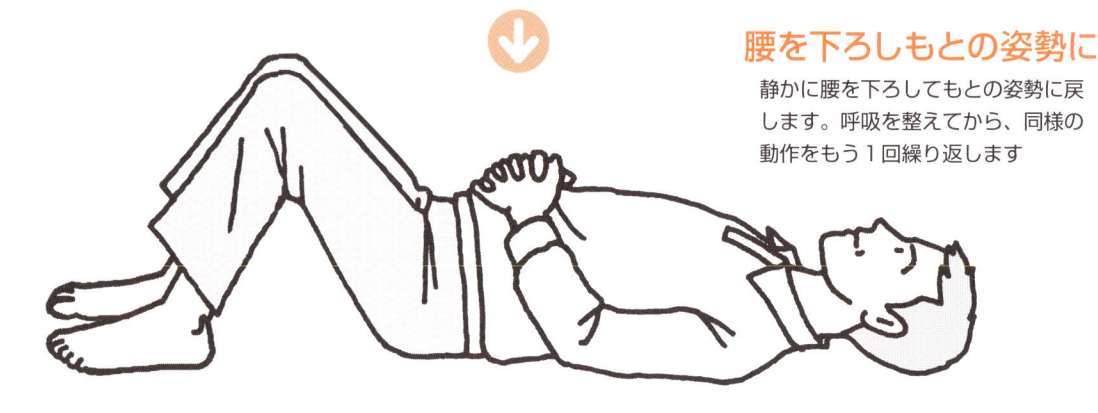

かなり力が必要な運動ですが、呼吸を楽にすることがポイントです。とくに脳卒中《のうそつちゅう》になったことのある人は、息をつめて力を入れることは避けてください。膝《ひざ》が伸びる人は健側《けんそく》の脚で患側《かんそく》の脚を押さえてください

目的
脚と骨盤《こつばん》周囲筋を強化します。片マヒの人は両膝《ひざ》を立ててお尻を上げる動作は難しいのですが、これをスムーズにやることで膝立ちと歩行に必要な筋肉が強化されます

片脚ブリッジ

両脚ブリッジに比べて、とくに患側《かんそく》の脚にかなりの筋力とバランス力を要求される運動です

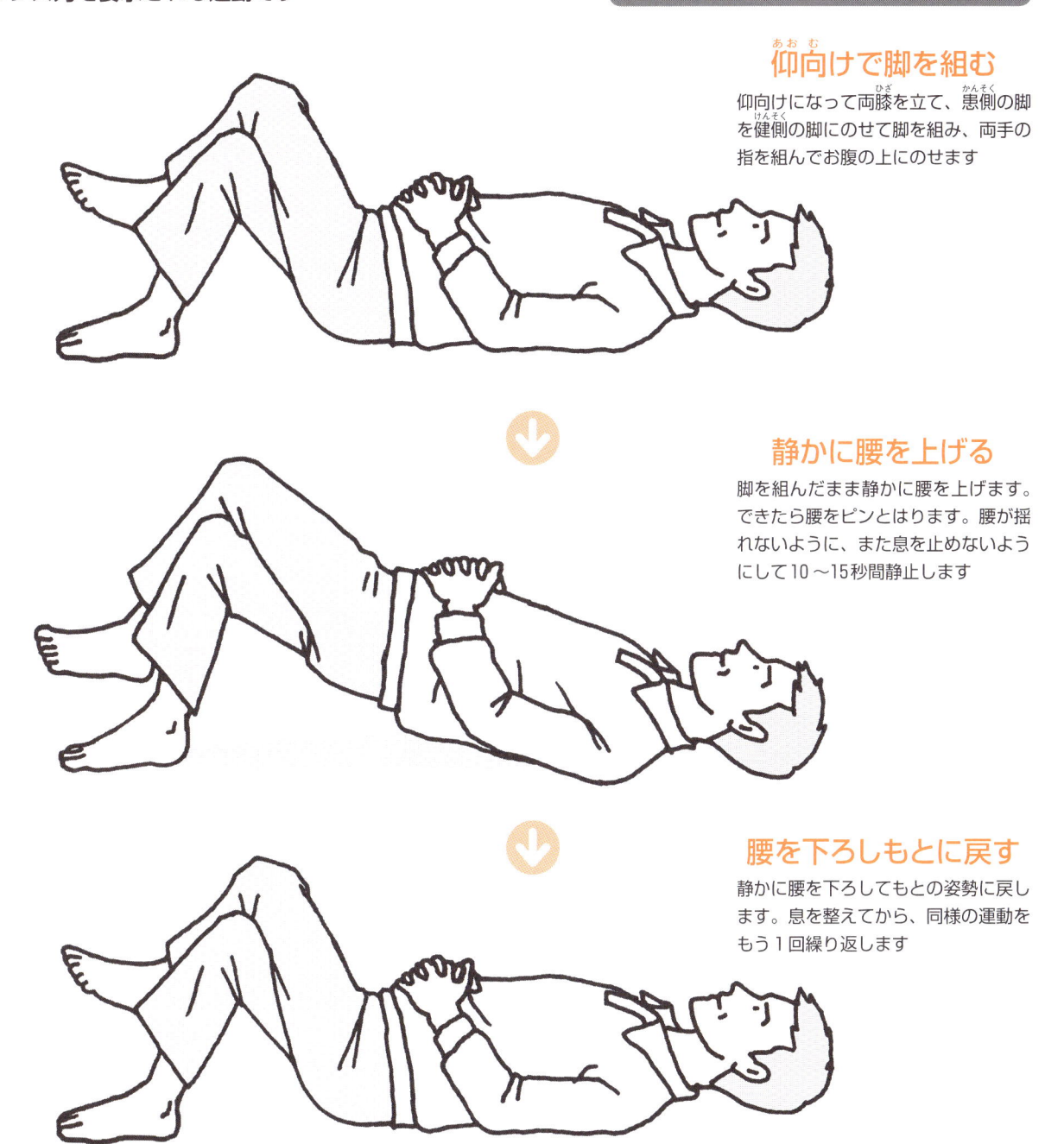

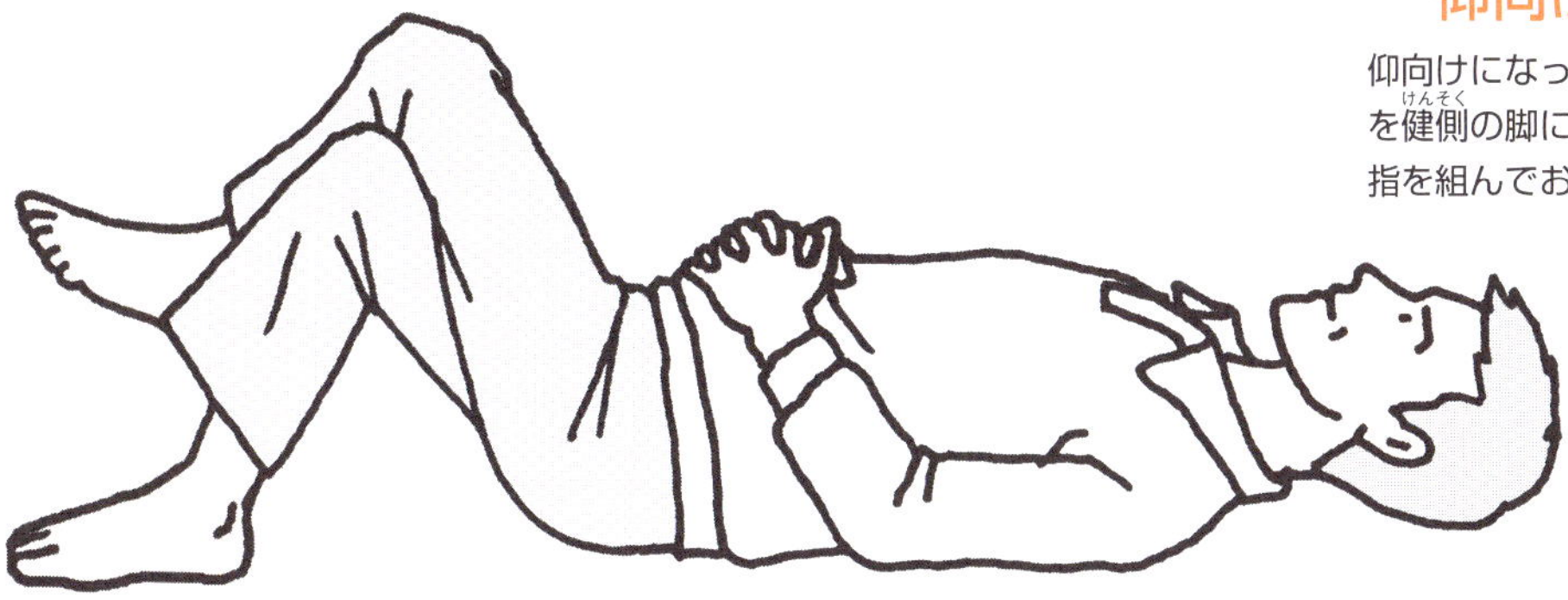

仰向《あおむ》けで脚を組む

仰向けになって両膝《ひざ》を立て、患側《かんそく》の脚を健側《けんそく》の脚にのせて脚を組み、両手の指を組んでお腹の上にのせます

静かに腰を上げる

脚を組んだまま静かに腰を上げます。できたら腰をピンとはります。腰が揺れないように、また息を止めないようにして10～15秒間静止します

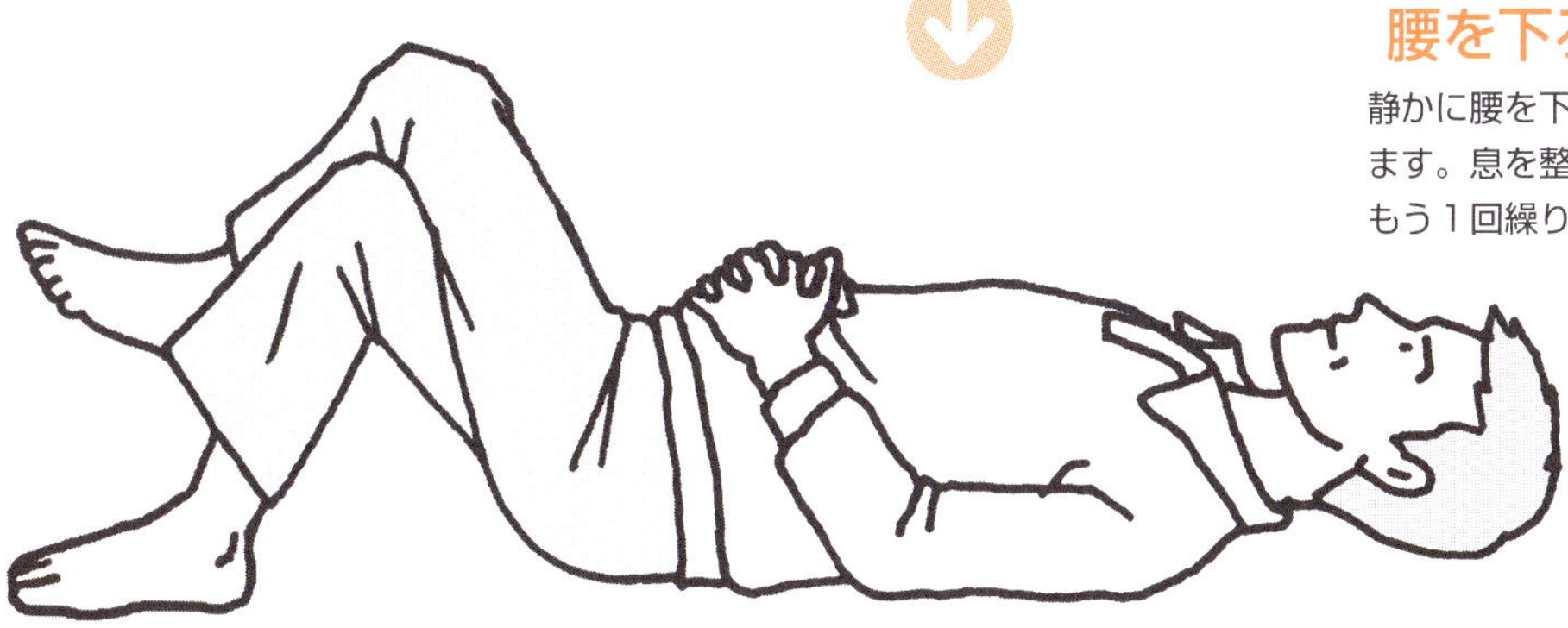

腰を下ろしもとに戻す

静かに腰を下ろしてもとの姿勢に戻します。息を整えてから、同様の運動をもう１回繰り返します

腰を上げたときに左右の揺れを少なくする努力をしてください。揺れずに静止できる人は、逆に腰をふって揺れに耐えるようにすると訓練になります

目的　下肢《かし》の筋肉と骨盤《こつばん》周囲筋を強化し、骨盤と脚のバランスを訓練し、脚の動きをコントロールすることが目的です。難しい運動ですが、挑戦するつもりで試してください

寝てする体操5

うつぶせになれる人は肘《ひじ》を立ててする体操に挑戦しましょう

肘《ひじ》を立てた肩の運動

うつぶせになって肘《ひじ》を立てた姿勢は、マヒした肩の周囲の筋肉の回復を促す効果があります

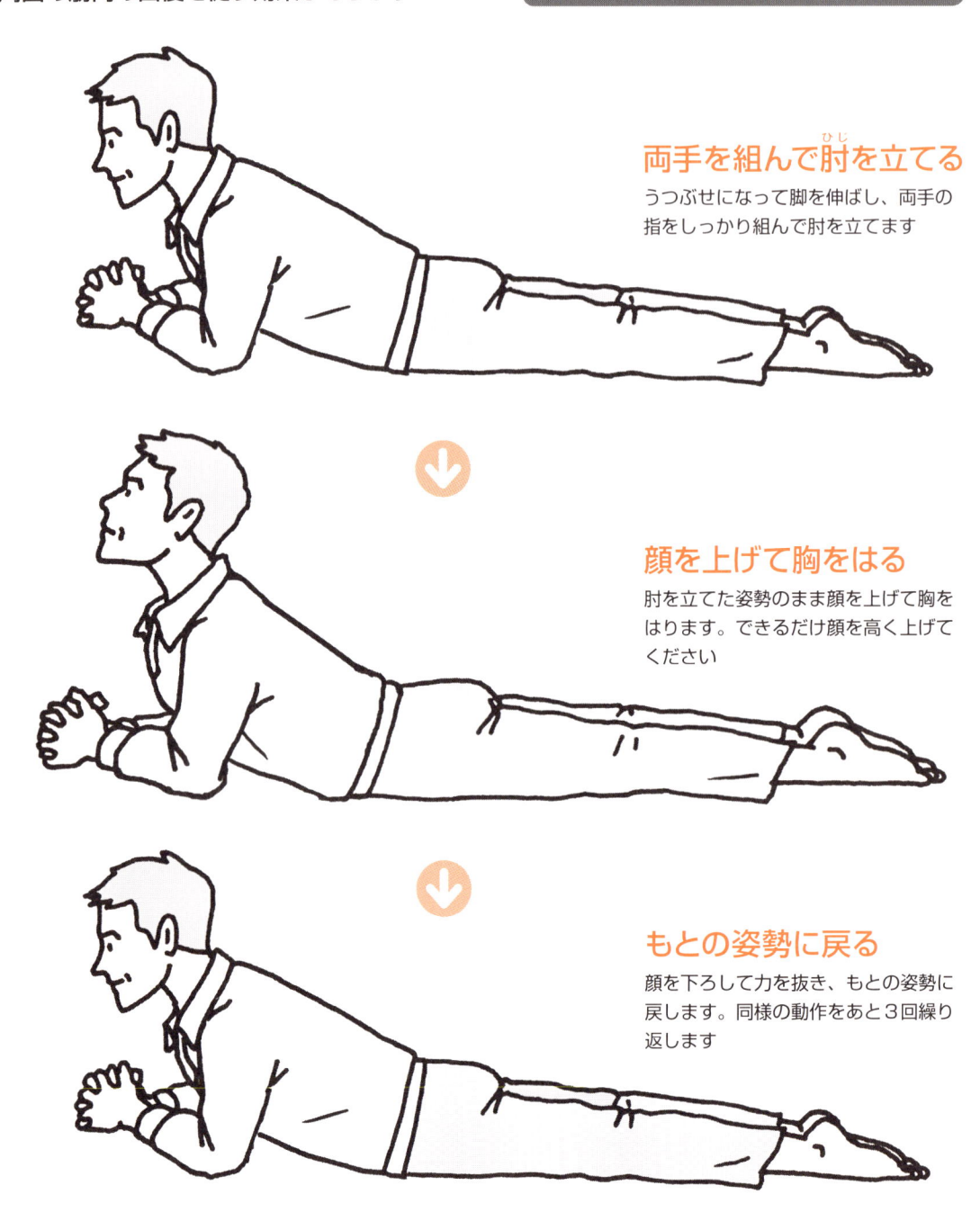

両手を組んで肘《ひじ》を立てる

うつぶせになって脚を伸ばし、両手の指をしっかり組んで肘を立てます

顔を上げて胸をはる

肘を立てた姿勢のまま顔を上げて胸をはります。できるだけ顔を高く上げてください

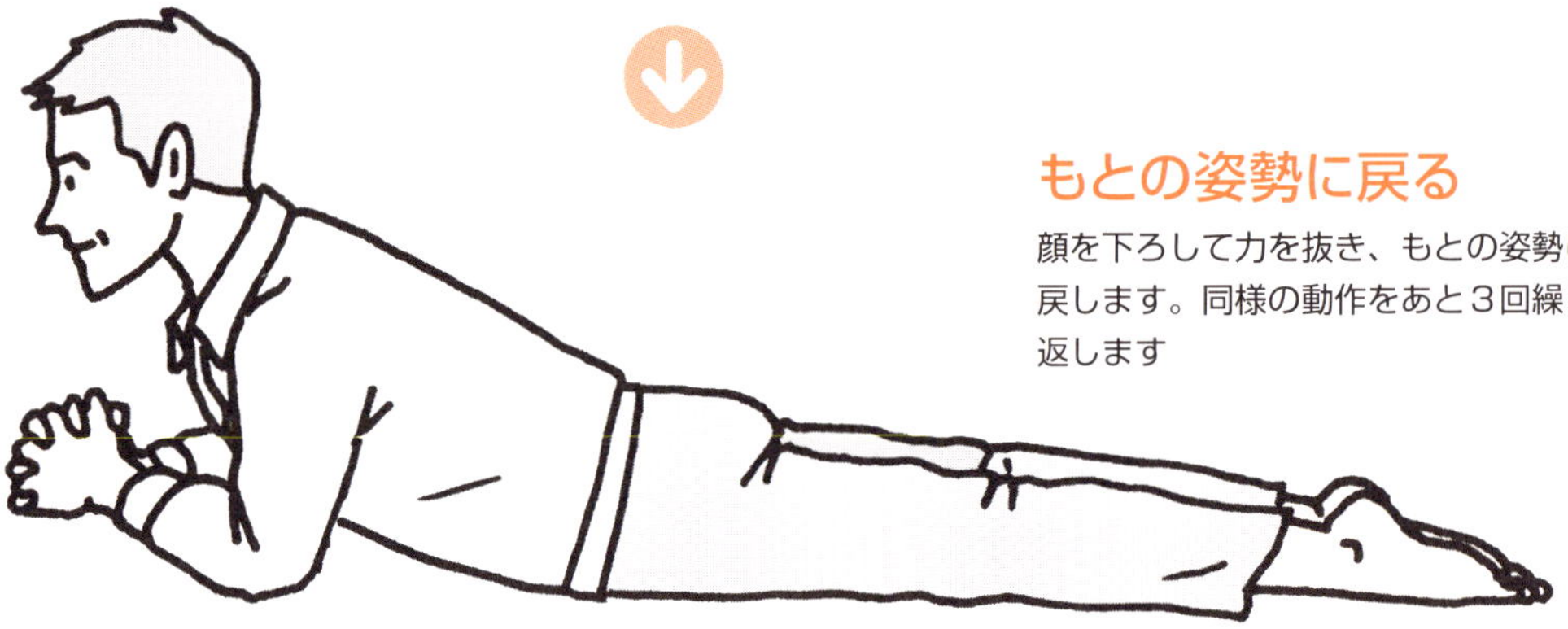

もとの姿勢に戻る

顔を下ろして力を抜き、もとの姿勢に戻します。同様の動作をあと3回繰り返します

仰向《あおむ》けから寝返るときは、健側《けんそく》に回転すると楽です。胸をそらすときは首だけを後屈するのではなく、肩甲骨《けんこうこつ》を下に押し下げるように力を入れます

目的　肩や肩甲骨《けんこうこつ》周囲の筋肉を回復・強化し、背骨や股関節《こかんせつ》を伸ばします。うつぶせになることは片マヒの人には容易ではありませんが、自力でできるようにしてください

肘《ひじ》を立てた肩と腹筋の運動

この運動は右ページの運動に腹筋を働かせる動作を加えているので、さらに難しいかもしれません

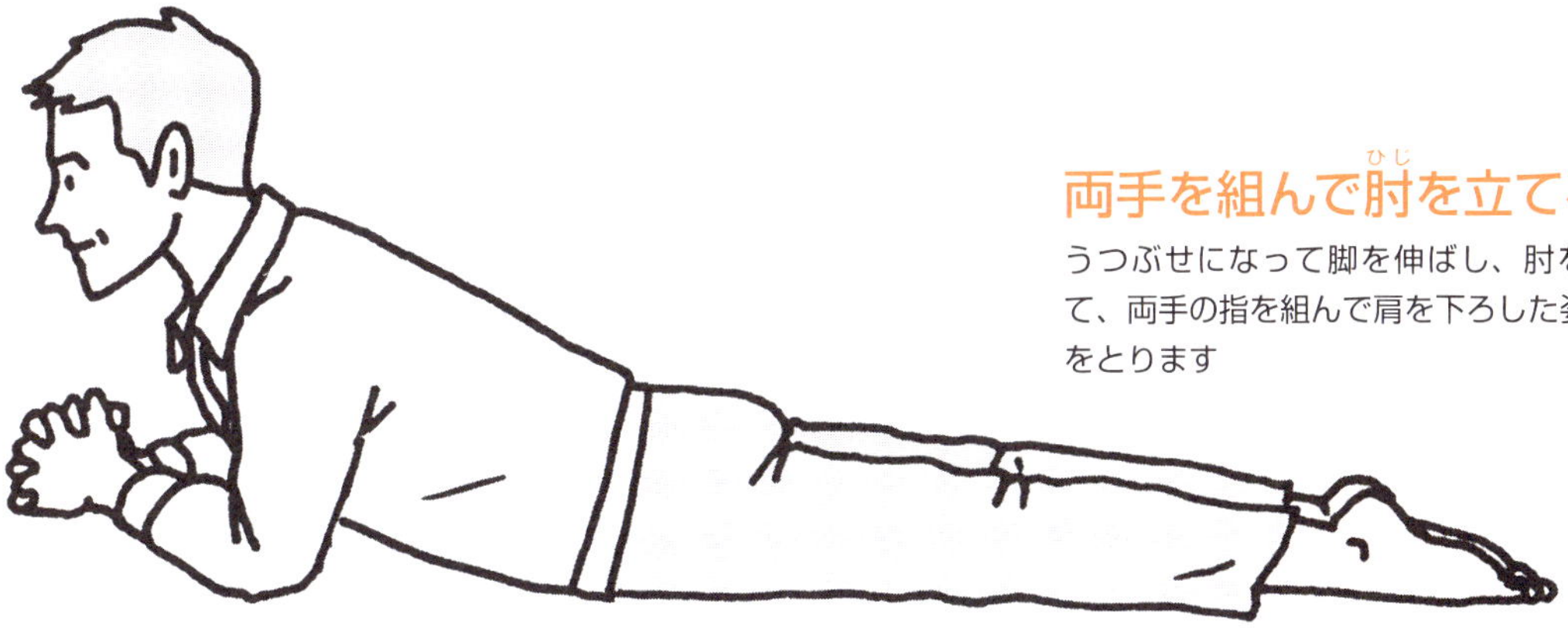

両手を組んで肘《ひじ》を立てる

うつぶせになって脚を伸ばし、肘を立て、両手の指を組んで肩を下ろした姿勢をとります

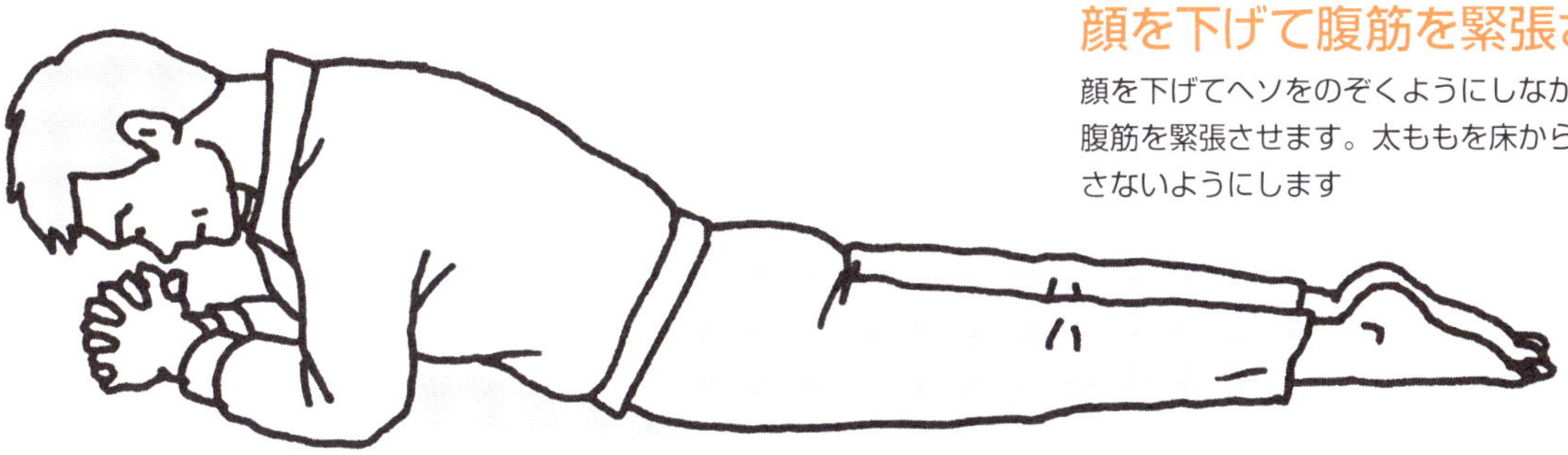

顔を下げて腹筋を緊張させる

顔を下げてヘソをのぞくようにしながら腹筋を緊張させます。太ももを床から離さないようにします

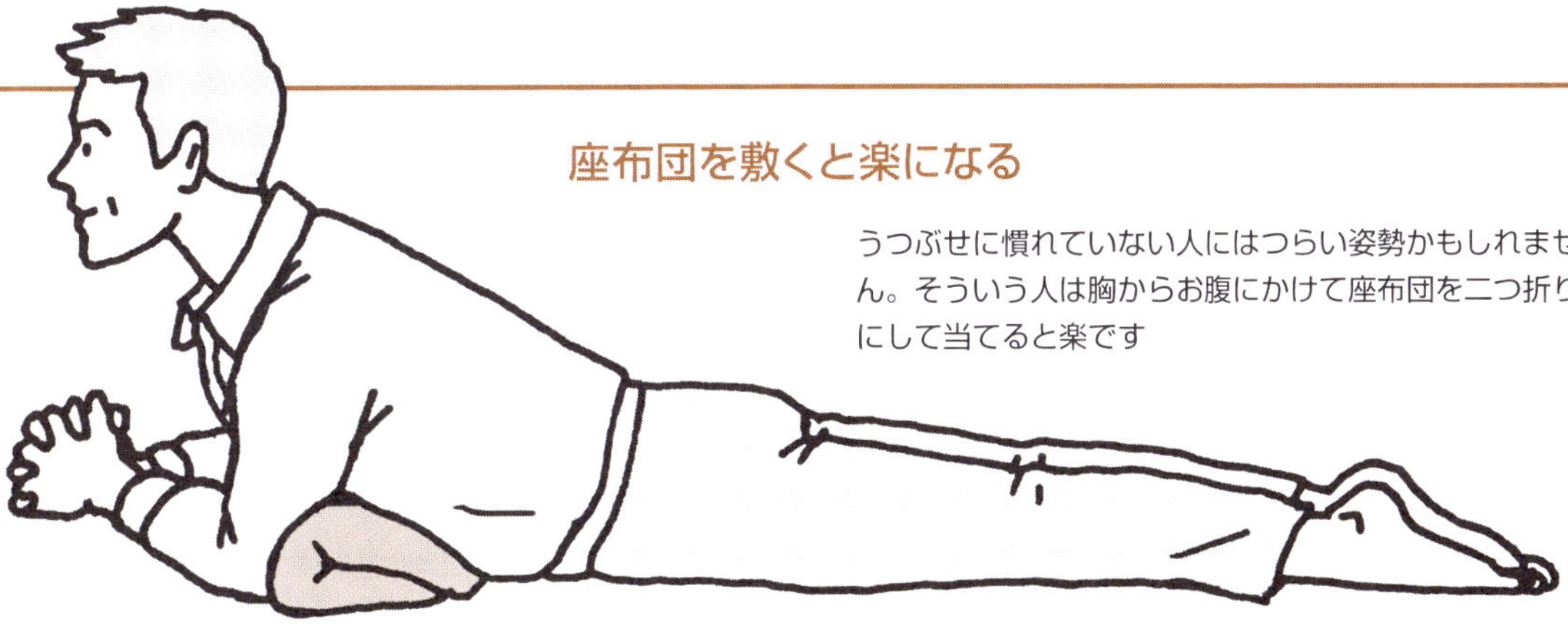

座布団を敷くと楽になる

うつぶせに慣れていない人にはつらい姿勢かもしれません。そういう人は胸からお腹にかけて座布団を二つ折りにして当てると楽です

腹筋を働かせるのは難しい動作ですが、慣れると息をつめないでできるようになります。ヘソをのぞくようにするとき、膝《ひざ》を曲げず、太ももを床につけたまま行います

目的

肩や肩甲骨《けんこうこつ》周囲の筋肉と腹筋を強化し、マヒの回復を促進します。右ページの「肘《ひじ》を立てた肩の運動」に加えて、肩周囲の筋肉を上手に使い、腹筋を働かせます

うつぶせでのリラクセーション

このリラクセーションは、一連のうつぶせでする体操の最後に全身の力を抜くのが目的です

全身の力を抜いて静かに休む

両手を組んだまま手のひらを床につけて頭をのせ、うつぶせの姿勢になります。顔は気持ちのよいほうに向け、全身の力を抜いて静かに休みます

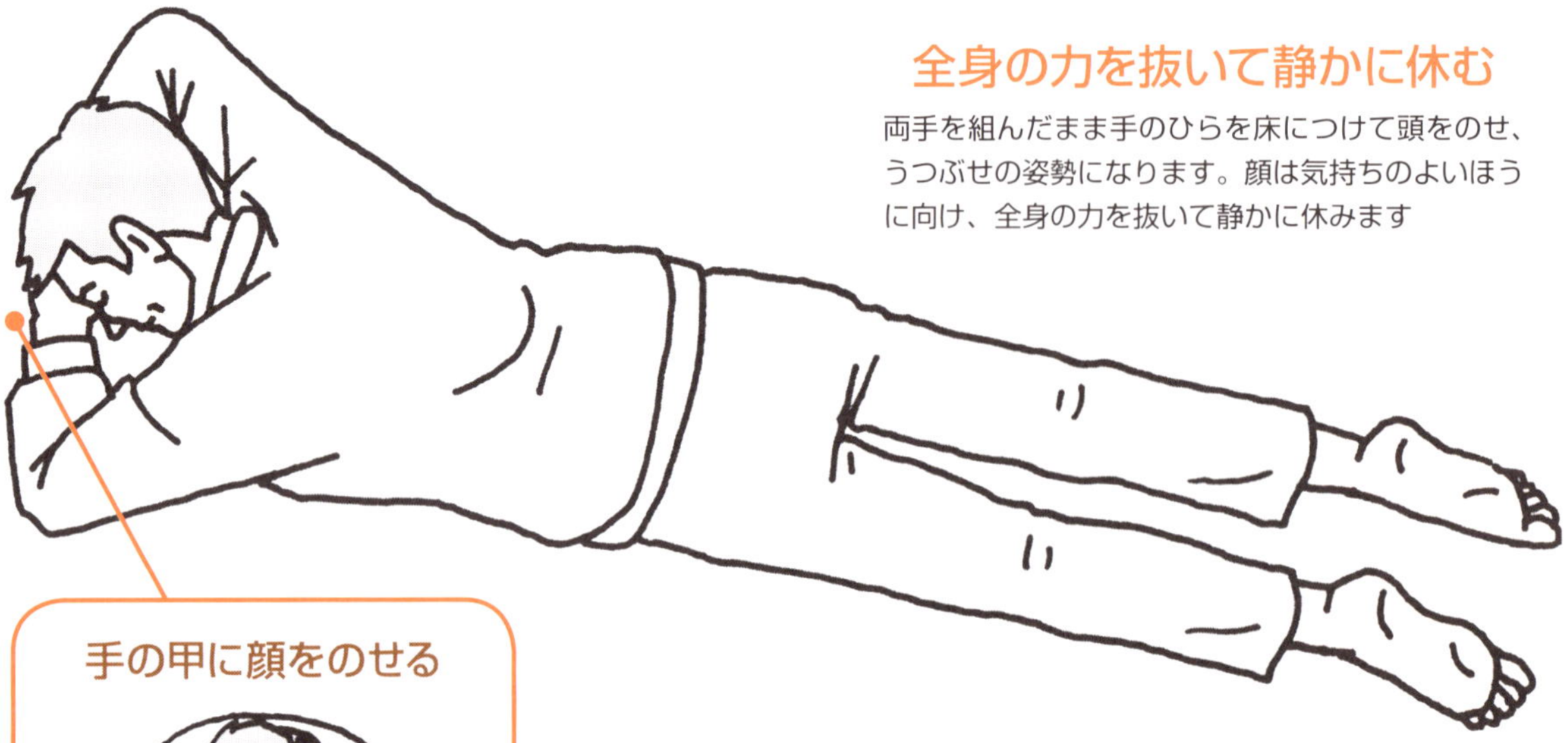

手の甲に顔をのせる

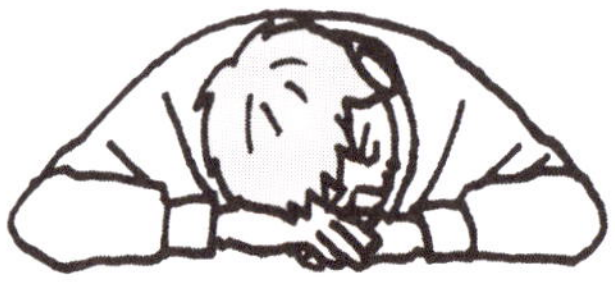

顔の向きは左右どちらでもけっこうです。自分が気持ちよいと思う側に向けてリラックスします

座布団を敷くと楽になる

うつぶせに慣れていない人にはつらい姿勢かもしれません。そういう人は胸からお腹にかけて座布団を二つ折りにして当てると楽です

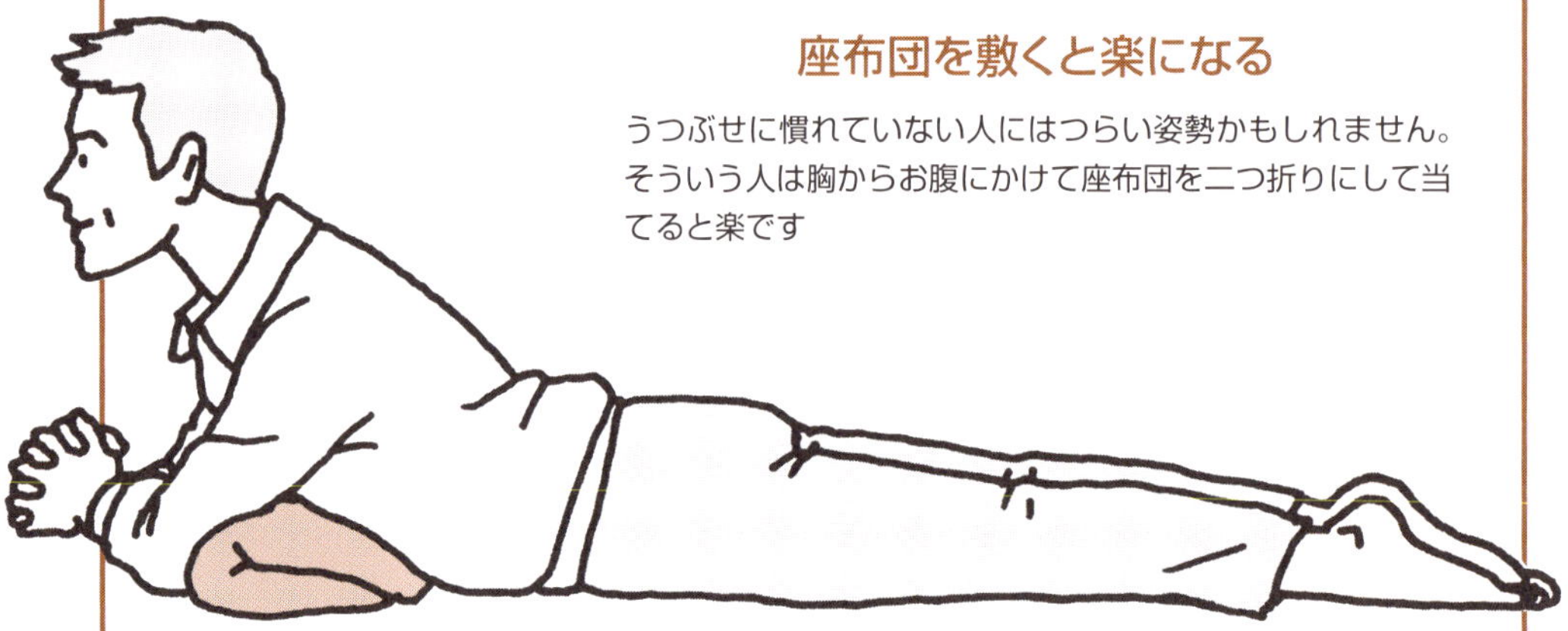

顔を向ける向きや位置は自由ですが、肩の動きの関係でつらいポジションもでてきます。いずれにせよ、うつぶせに寝るような気分でくつろいでください

目的
全身をリラックスさせ、肩の運動範囲を拡大させ、脊柱《せきちゅう》（背骨）や股《こ》関節《かんせつ》を伸展《しんてん》させます。うつぶせになる姿勢は、肩の動きがよくないと難しいものです

骨盤《こつばん》と脊柱《せきちゅう》（背骨）のゆがみを矯正《きょうせい》することで、腰痛《ようつう》の症状が緩和します

脚組みひねり

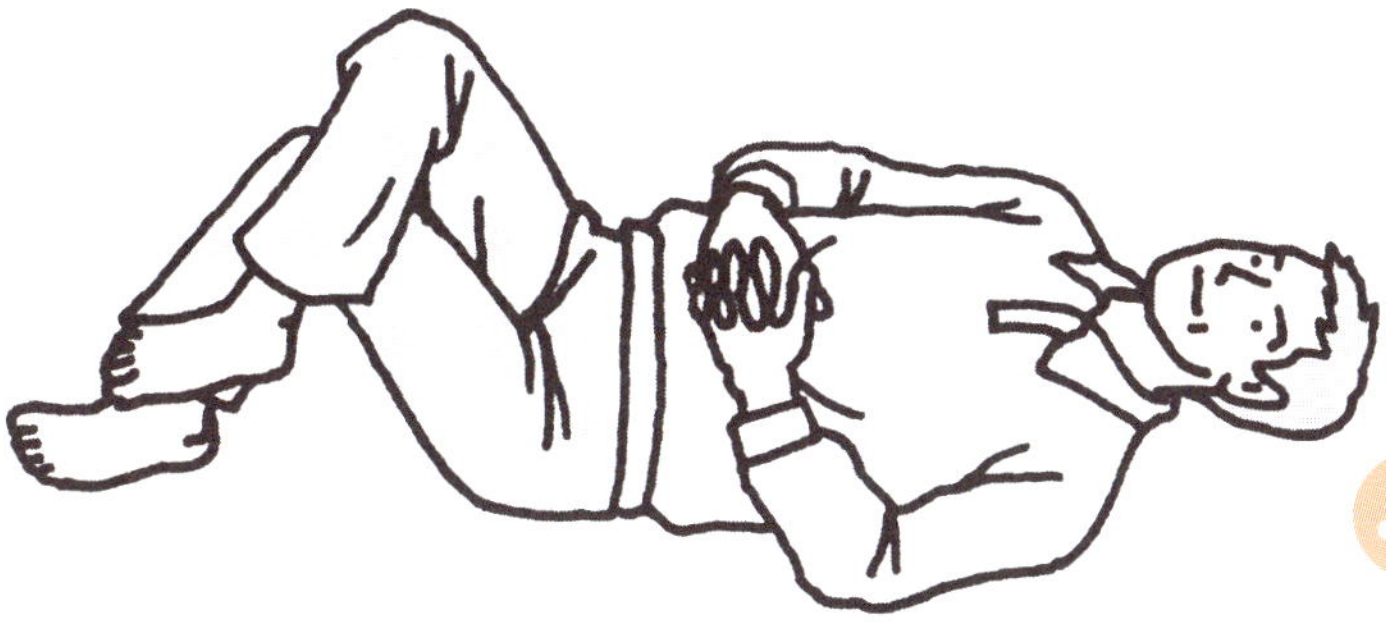

両膝《ひざ》を立てて脚を組む

仰向《あおむ》けに寝て両膝を立て、一方の脚を別の脚の膝にのせて組みます

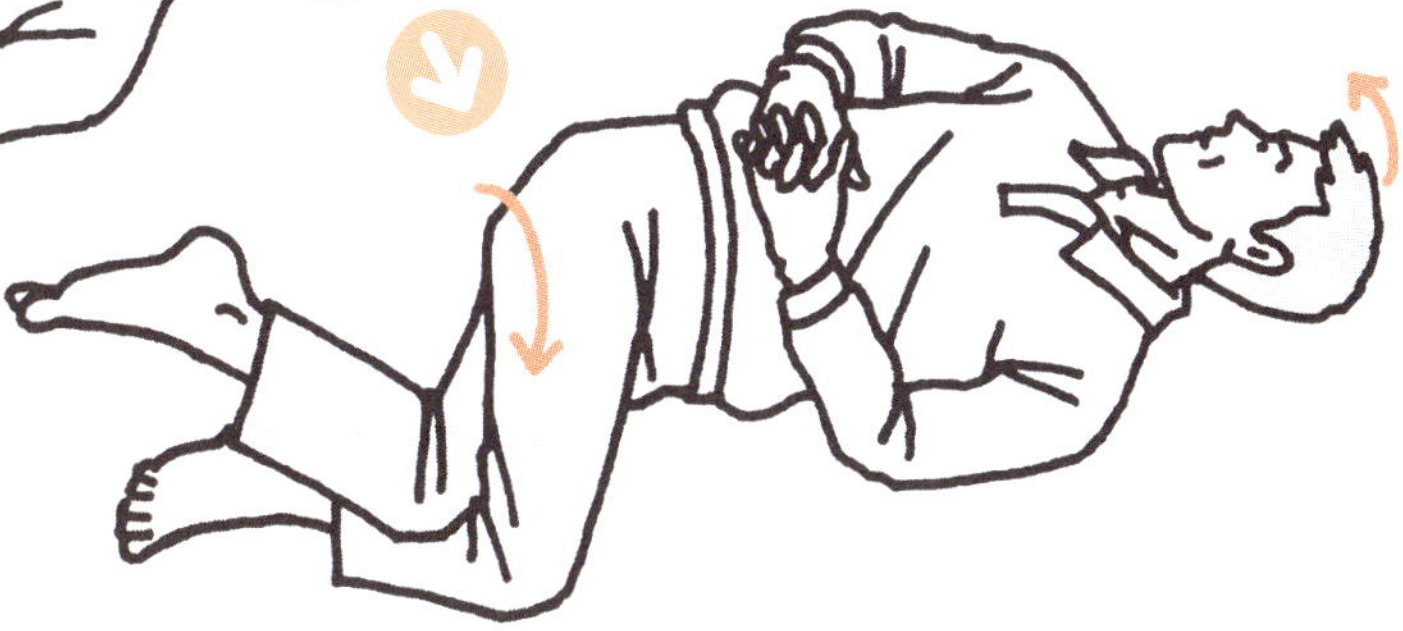

組んだ脚を倒す

組んだ脚を下の脚のほうへ倒して床につけ、顔を反対へ向けたまま15～20秒間静止。太ももの外側からお尻にかけて伸ばします

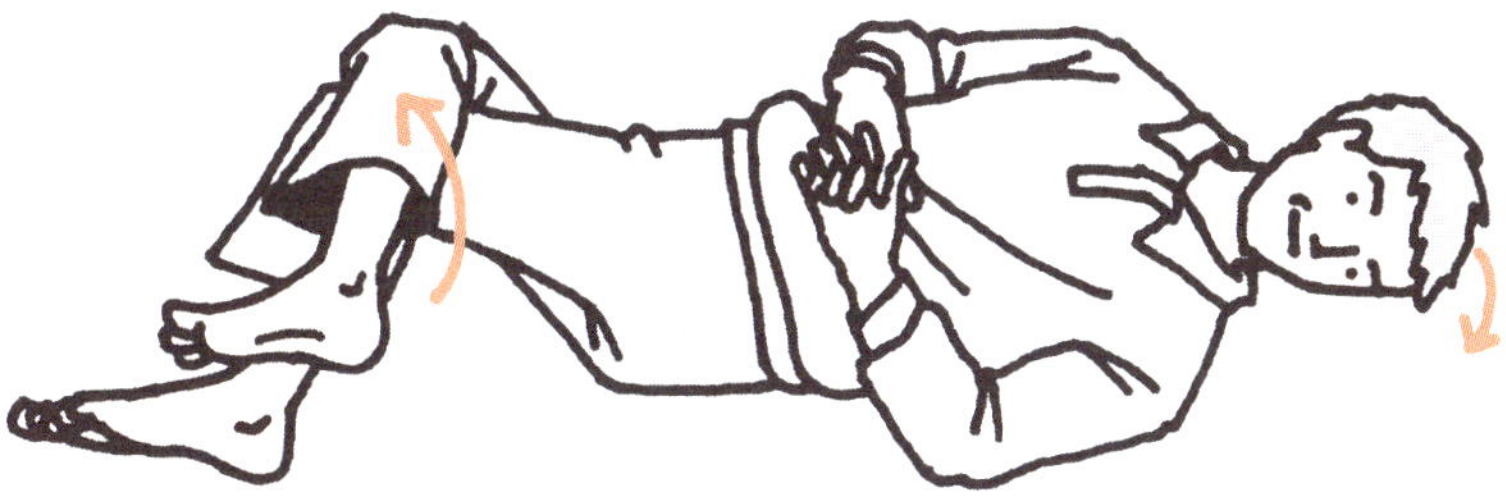

左右をかえてもう一度

最初の姿勢に戻し、脚を組みかえずに反対側に倒して床につけ、顔を反対側に向けます。この姿勢を15～20秒間続けます。余裕のある人は、左右の脚を組みかえてやってみてください

腹筋の力が弱いとからだを支える腰椎《ようつい》に負担がかかり、腰痛《ようつう》の原因となります

腹筋を強くする

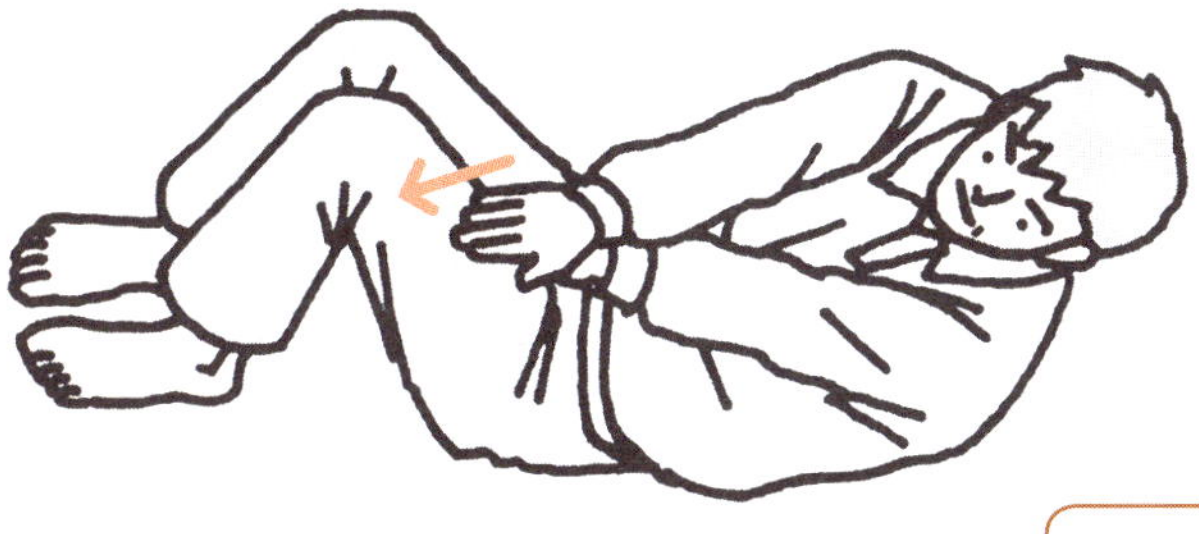

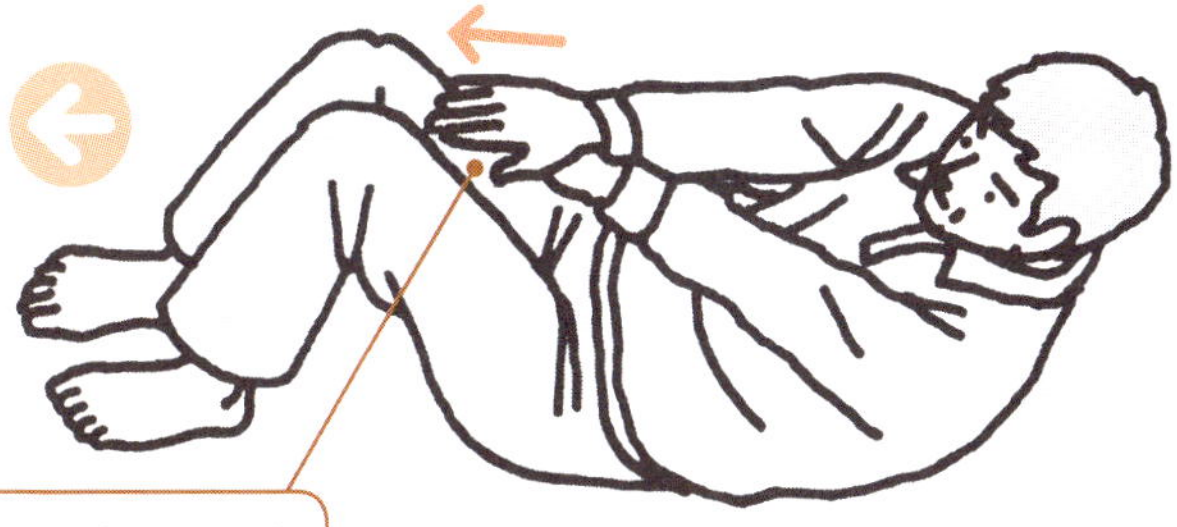
右の太もも前面に手を当てて滑らせます

右の太ももに手を伸ばす

床に仰向《あおむ》けになります。両膝《ひざ》を立てて右の太ももの前面に手を伸ばしてゆっくりと頭を起こします

左の太ももに手を伸ばす

腹筋にかけた力を抜き、頭を床につけます。再び腹筋に力を入れ、左の太ももの前面に手を伸ばしてゆっくりと頭を起こします

必ず膝《ひざ》を立てて行います。姿勢が不安定な人は、介助者に脚を押さえてもらったり、壁につま先をつけるなどして固定してください

目的　腹直筋《ふくちょくきん》と腹斜筋《ふくしゃきん》を強化し、腰痛《ようつう》を予防します。一方の太ももに手を当て、膝《ひざ》に向かって滑らせるとき、からだをややひねることで腹斜筋を強化します

姿勢別

生活動作の改善体操

床でする体操❶

床でする体操は少々無理なポーズでも安心して取り組めます

関節を伸ばしてやわらかく

脳卒中《のうそつちゅう》の後遺症《こういしょう》のある人は、ベッドとイスで過ごすことが多くなります。動作は楽でいいのですが、関節を動かす範囲が狭くなり、そのままでは筋肉や靱帯《じんたい》などが短縮してしまいます。それらをストレッチする体操で関節をやわらかくすると動作が楽になります。

床でする体操は、ストレッチを中心にしていますが、床に下りたりイスに戻ったりする動作が難しい人に適しています。日本では和式の生活スタイルが多いので、床での動作を練習しておくことが大切です。床でする体操は転倒の危険もなく、高齢者の生活習慣に合っています。

下肢《かし》と足指を動かす

片マヒの人は健側《けんそく》の脚を上げると不安定になるので注意します

健側《けんそく》の場合

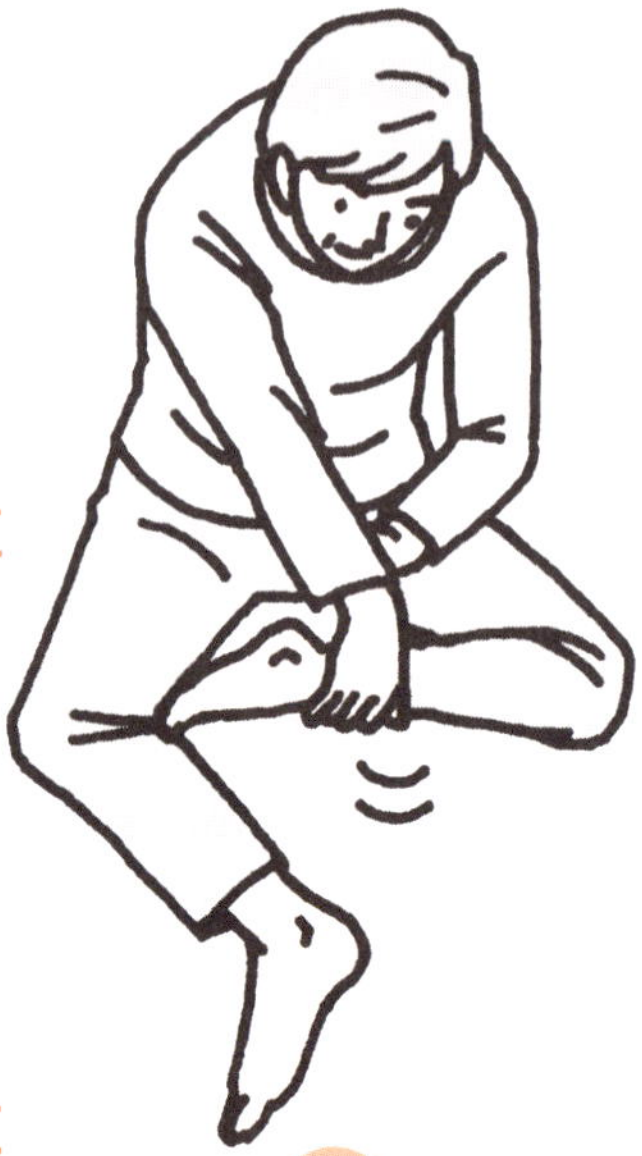

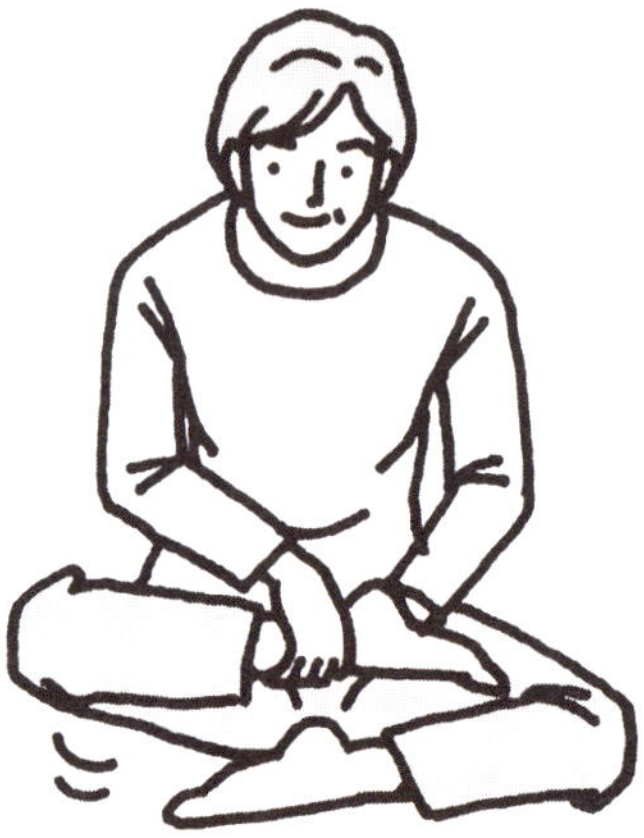

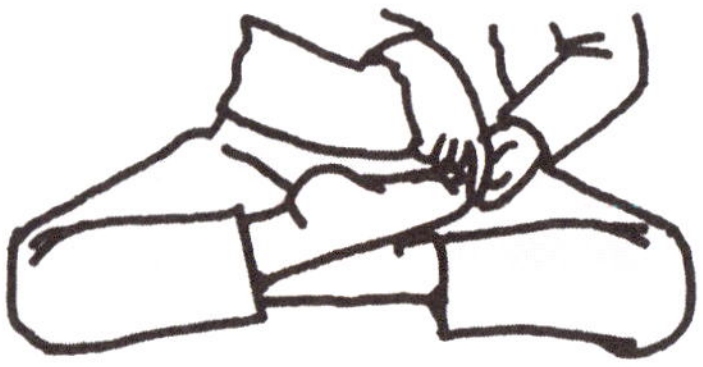

健側の脚を上にする

患側《かんそく》の脚を曲げて健側の脚の下に差し入れ、健側の脚を曲げて上にのせてあぐらをかきます

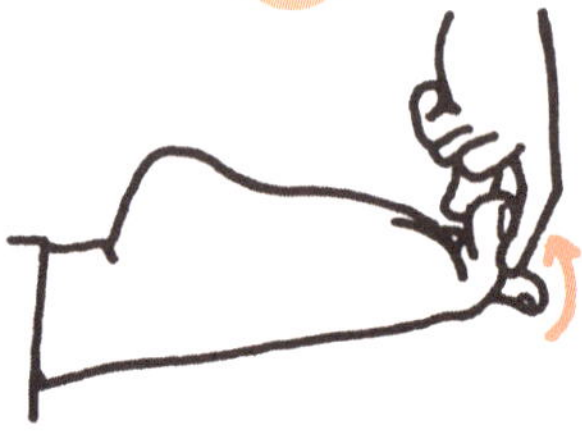

親指を十分に曲げる

健側の手で親指をしっかり握って十分に曲げます

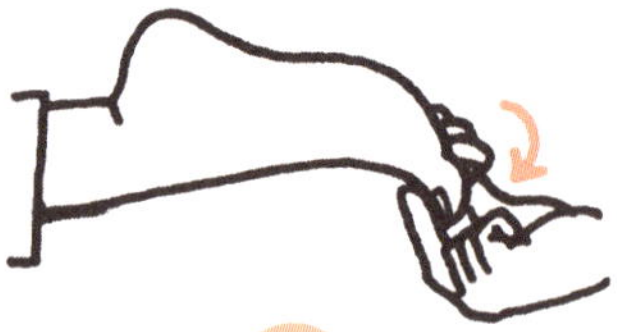

親指を十分にそらす

次に親指を十分にそらします。さらに人差し指、中指、薬指、小指の順に曲げてそらします

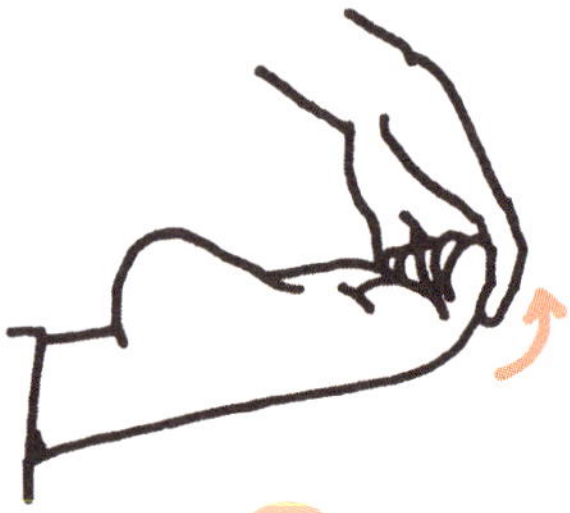

足指全体を曲げる

5本の足指をそろえて全体を握り、十分に曲げます

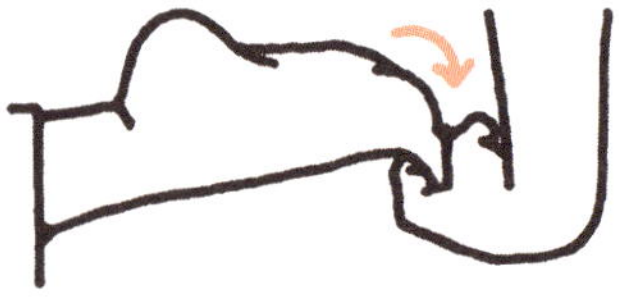

足指全体をそらせる

最後に足指全体をそろえてそらせます

目的

足指を屈伸《くっしん》させて指関節をやわらかくするだけでなく、股関節《こかんせつ》（外転・外旋《がいせん》）の可動域を広げ、股関節内転筋群《こかんせつないてんきんぐん》を伸ばす運動も兼ねています

患側《かんそく》の足指を動かさないでいると固くなり、あぐらや正座もしにくくなります

患側《かんそく》の場合

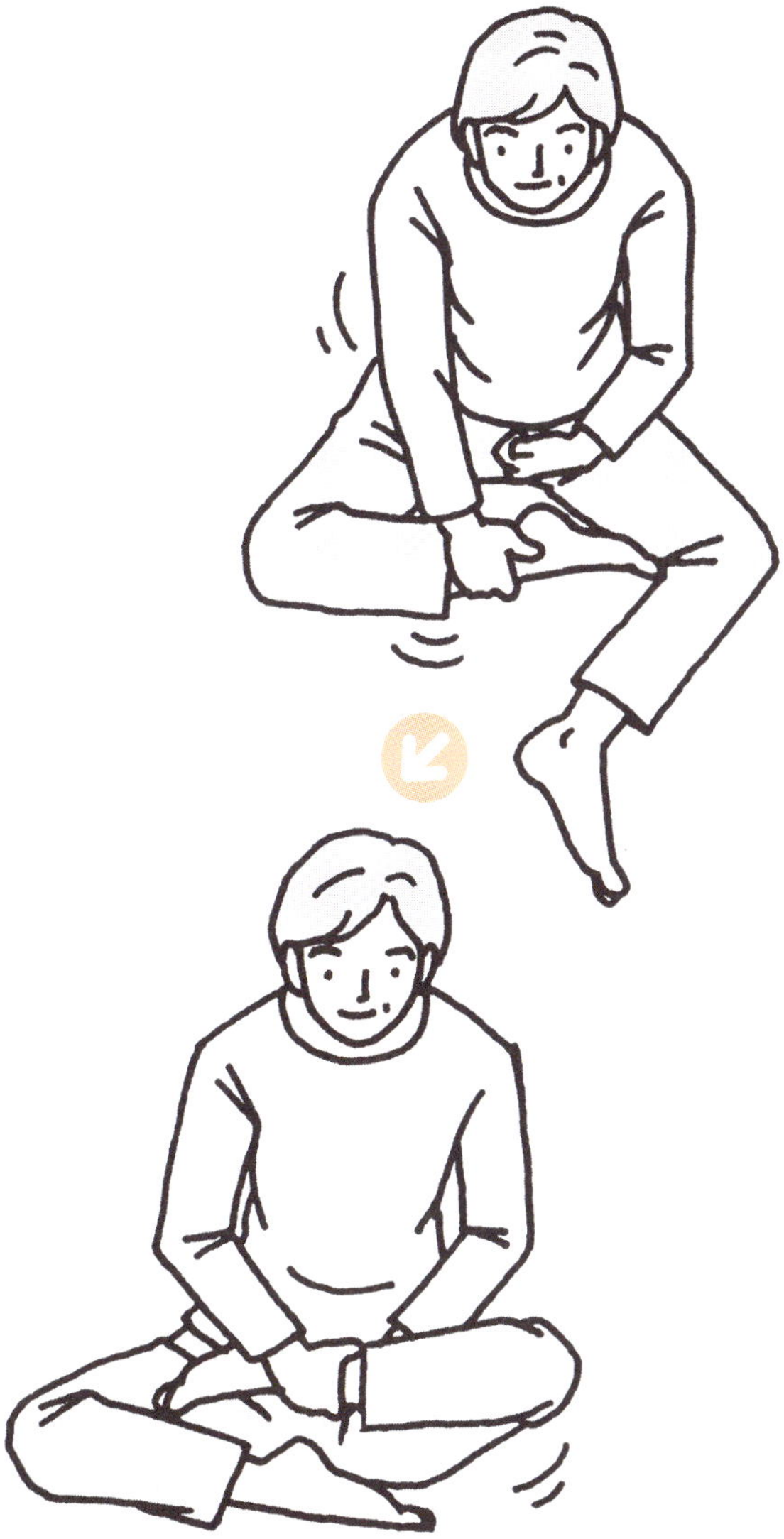

あぐらをかいたとき上になった足の裏が顔を向くようにします。足の裏が上に出にくい人は、一方の脚の前に片方の脚を投げ出してもけっこうです

患側の脚を上にする

健側《けんそく》の脚を曲げて患側の脚の下に差し入れ、患側の脚を曲げて上にのせてあぐらをかきます

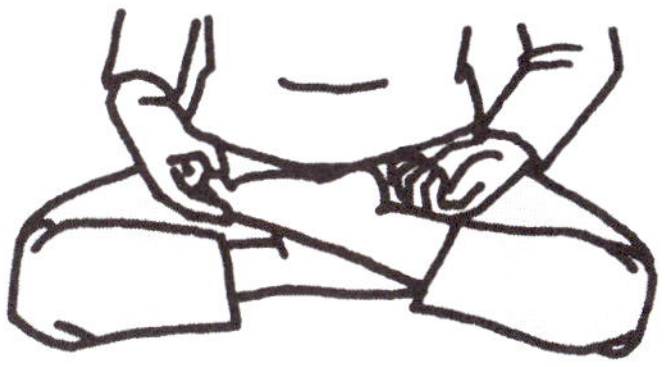

親指を十分に曲げる

健側の手で親指をしっかり握って十分に曲げます

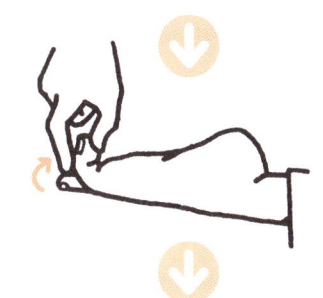

親指を十分にそらす

次に親指を十分にそらします。さらに人差し指、中指、薬指、小指の順に曲げてそらします

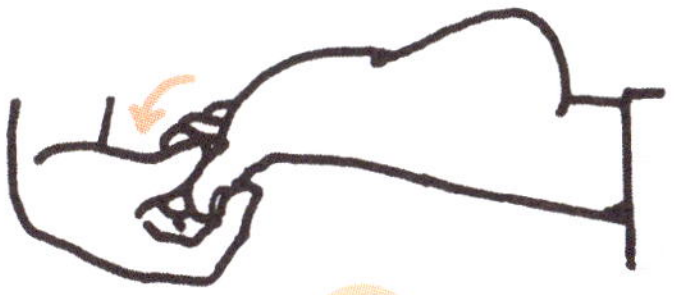

足指全体を曲げる

５本の足指をそろえて全体を握り、十分に曲げます

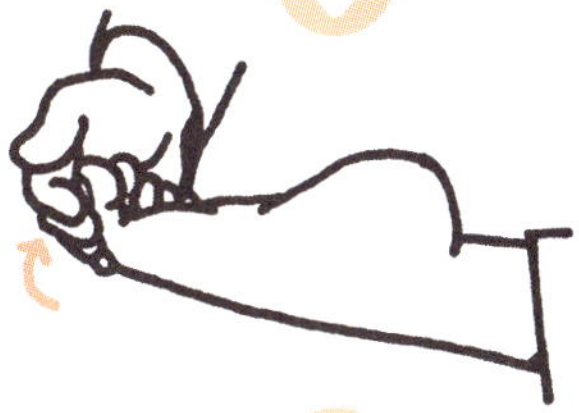

足指全体をそらせる

最後に足指全体をそろえてそらせます

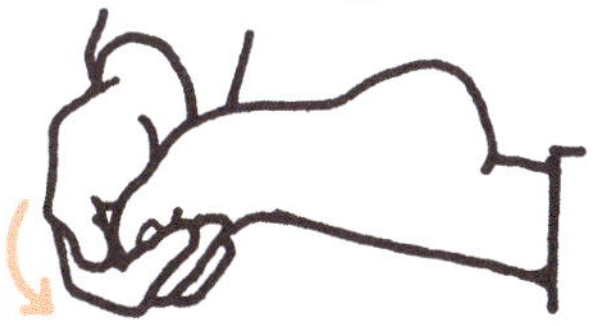

足首をまわす

仕上げに足指全体をしっかり握り、足首をグルグルとまわします

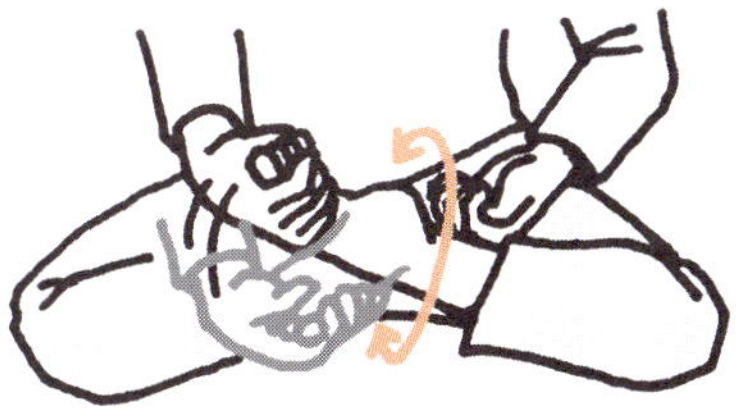

股関節《こかんせつ》をやわらかくする運動

あぐらの姿勢よりさらに片脚を上げるので、股関《こかん》節《せつ》の運動範囲は一段と拡大されます

患側《かんそく》の場合

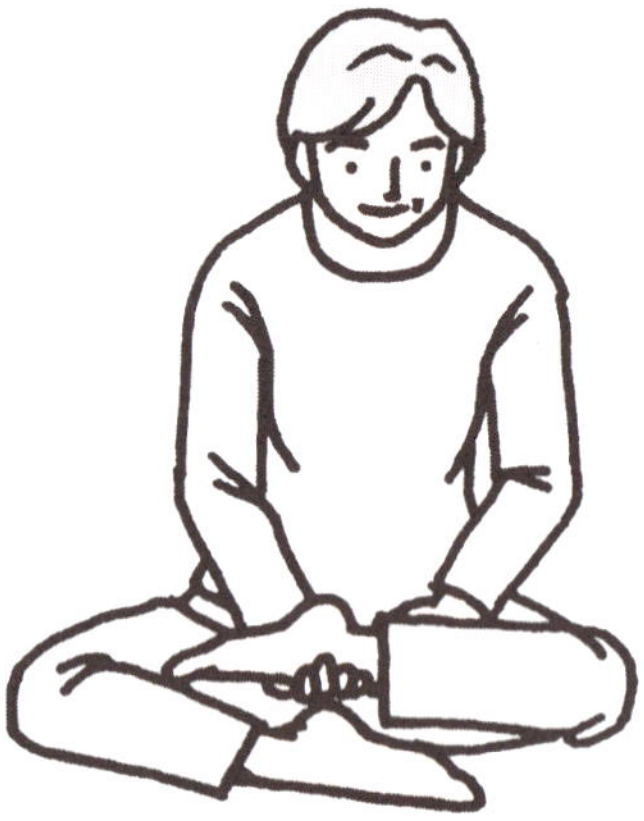

足首を下から抱える

患側の脚を上にしてあぐらをかき、その足首を健側《けんそく》の手で下からしっかり抱えます

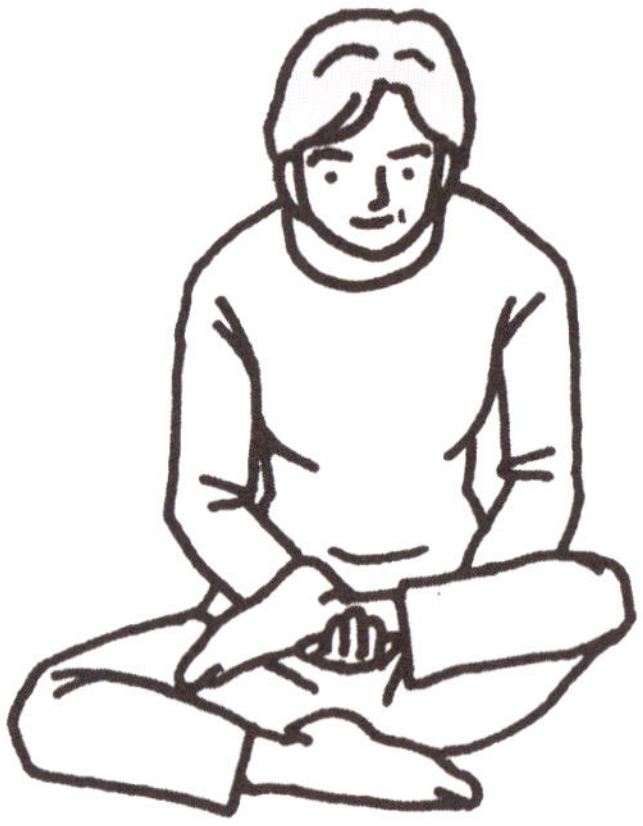

足首を持ち上げる

踵《かかと》をヘソに引き寄せるように、ゆっくり足を上げ、15～20秒間その姿勢を続けます

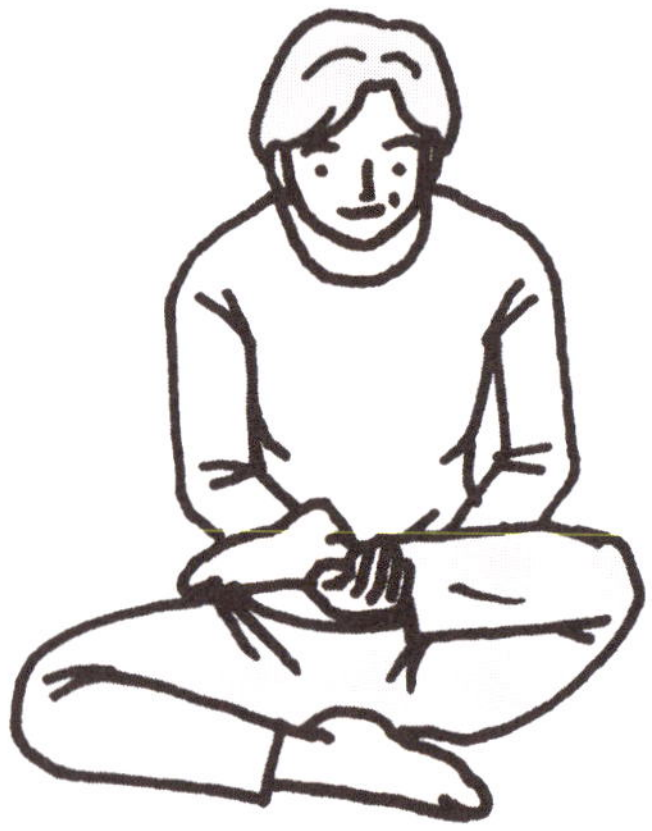

もう少し高く上げる

無理のない程度に、もう少し脚を高く上げ、15～20秒間その姿勢を続けます

健側《けんそく》の場合

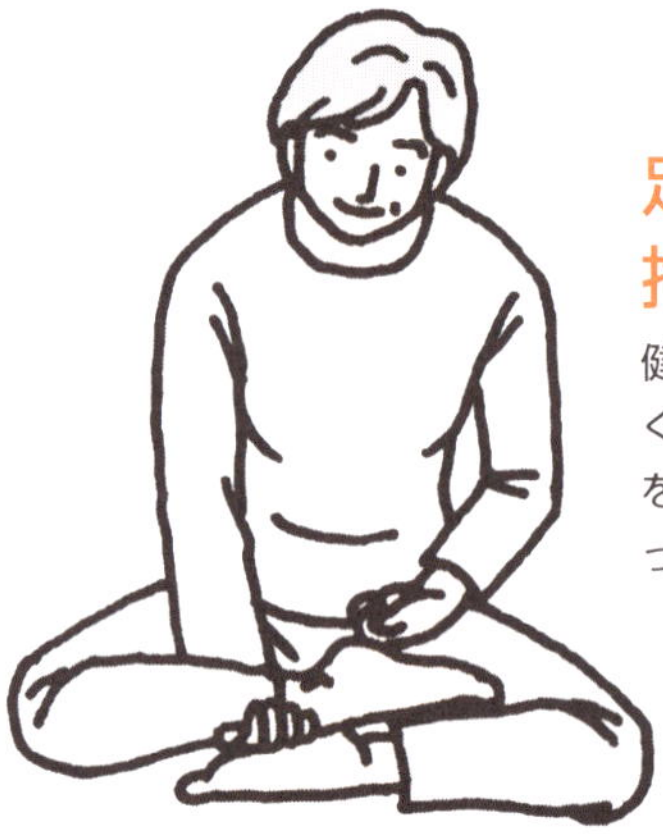

足首を下から抱える

健側の脚を上にしてあぐらをかき、その足首を健側の手で下からしっかり抱えます

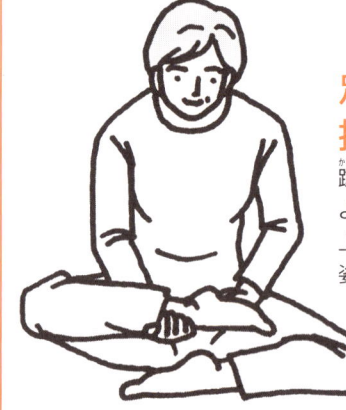

足首を持ち上げる

踵《かかと》をヘソに引き寄せるように、ゆっくり足を上げ、15～20秒間その姿勢を続けます

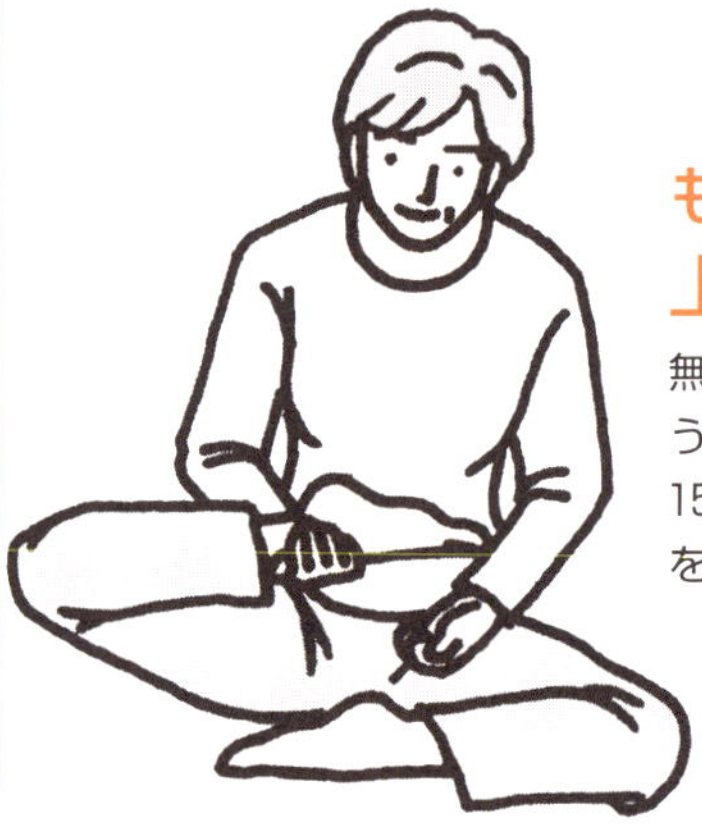

もう少し高く上げる

無理のない程度に、もう少し脚を高く上げ、15～20秒間その姿勢を続けます

足関節の外くるぶしの下に手を当てて持ち上げます。踵《かかと》もヘソに引き寄せるようにすると下肢《かし》の外側が伸びて、股関節《こかんせつ》はさらに広がります

目的

股関節《こかんせつ》の可動域を拡大し、股関節内転筋《こかんせつないてんきん》群《ぐん》や下肢《かし》外側の筋肉をストレッチし、さらに不安定な姿勢に慣れることで座位《ざい》バランスを改善します

前ページの体操に続いて行う連続動作です

下肢《かし》の屈曲《くつきょく》とバランス運動

この運動ができるようになると、歩くときの姿勢がよくなり、脚の動きがスムーズになります

患側《かんそく》の場合

患側の膝《ひざ》を抱える

患側の膝を立て、その下に健側《けんそく》の脚を曲げて入れ、立て膝を両手で抱えて腰を伸ばします

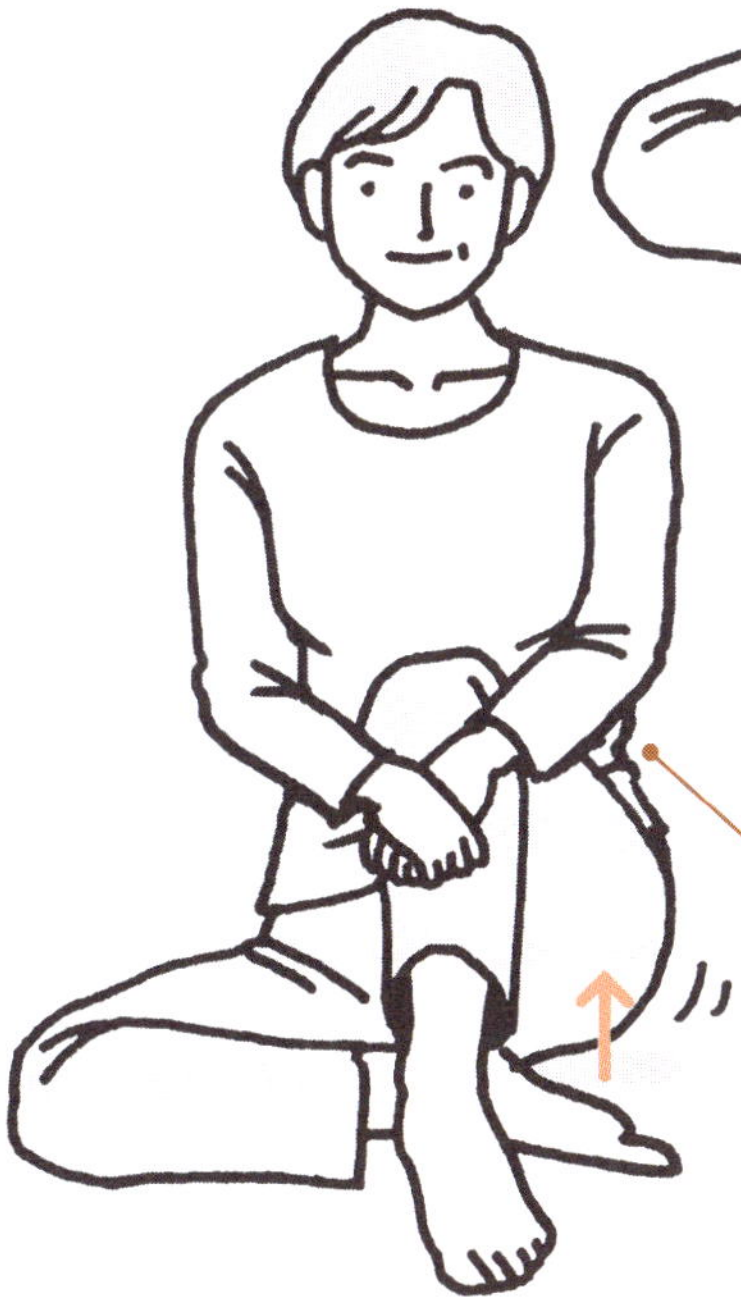

患側のお尻を上げる

体重を健側のお尻に移し、骨盤《こつばん》を持ち上げる感じで患側のお尻を上げ、静かに下ろします

健側《けんそく》の場合

健側の膝《ひざ》を抱える

健側の脚の膝を立てて両手でしっかり抱え、立て膝の姿勢で腰を伸ばします

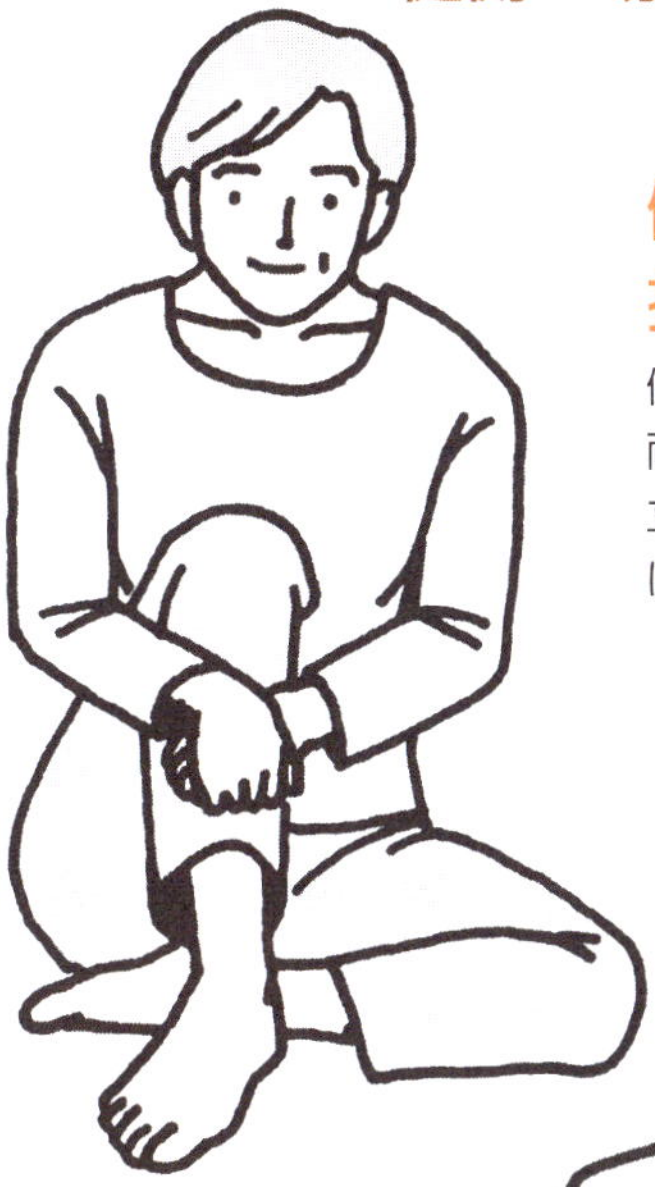

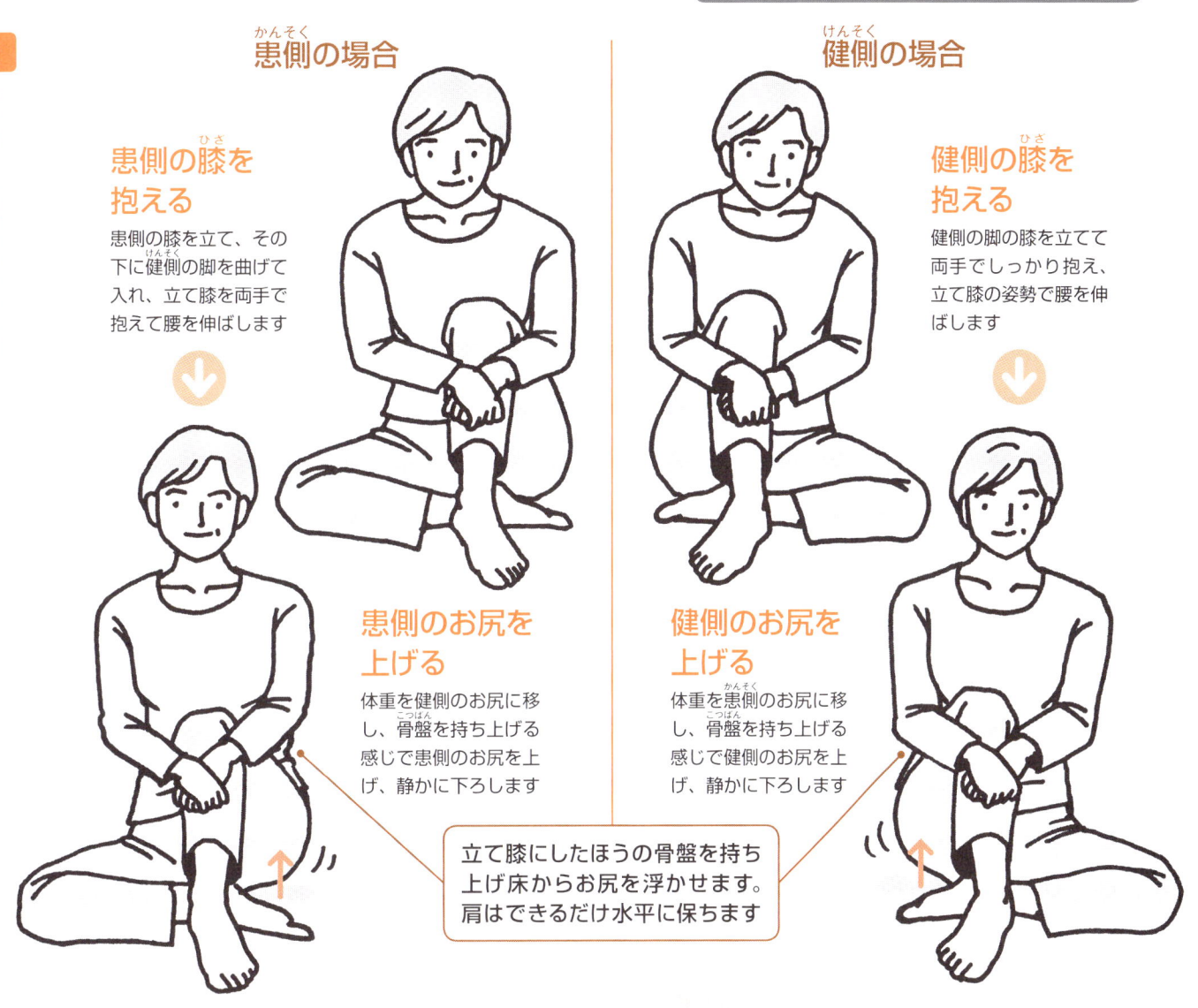

健側のお尻を上げる

体重を患側《かんそく》のお尻に移し、骨盤《こつばん》を持ち上げる感じで健側のお尻を上げ、静かに下ろします

立て膝にしたほうの骨盤を持ち上げ床からお尻を浮かせます。肩はできるだけ水平に保ちます

目的　立て膝《ひざ》の姿勢をとることで股関節《こかんせつ》と膝関節を十分に屈曲《くつきょく》させ、お尻を上げるときに働く腰《よう》方形筋《ほうけいきん》を強化する運動になっています

立て膝《ひざ》をした脚も、あぐらをかいた他方の脚もからだに十分引きつけることが大切です。立てた脚を両手で抱えれば腰はかなり伸びるものです。疲れる運動なので無理をしないでください

横から見た場合

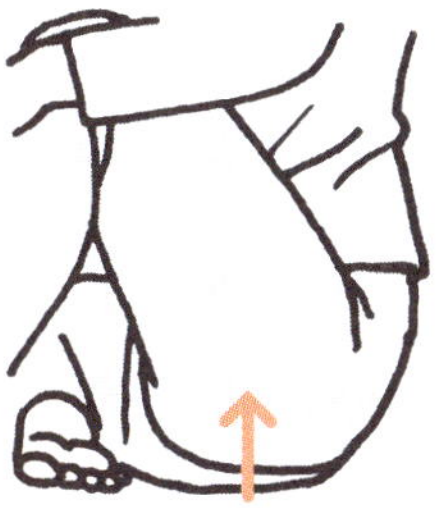

立て膝をしたほうの骨盤《こつばん》を持ち上げお尻を浮かせます

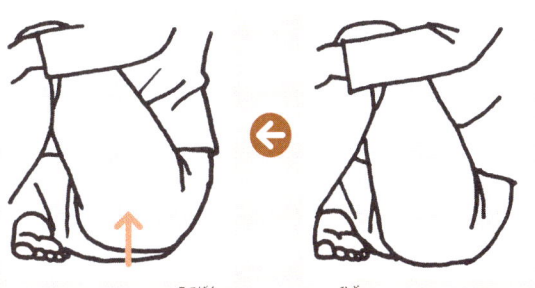

立て膝《ひざ》をした側のお尻は床についています

この姿勢に慣れると、立て膝《ひざ》の姿勢をとったり、
立ち上がることが楽にできるようになります

下肢《かし》の内ひねりとバランス運動

患側《かんそく》の場合

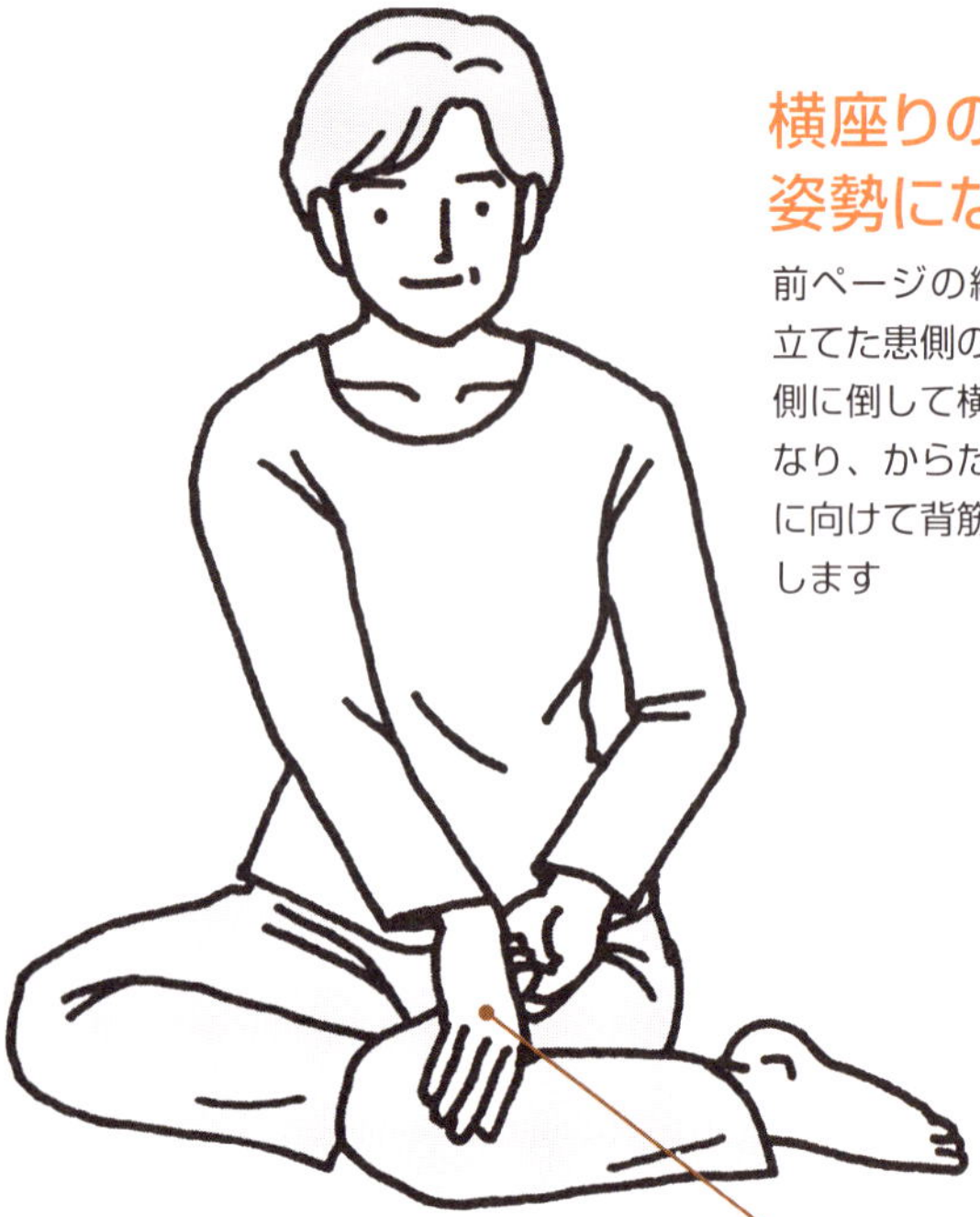

横座りの姿勢になる

前ページの続きで、立てた患側の膝《ひざ》を内側に倒して横座りになり、からだは正面に向けて背筋を伸ばします

膝《ひざ》が床にしっかりつくように健側《けんそく》の手で膝頭《ひざがしら》を押さえます

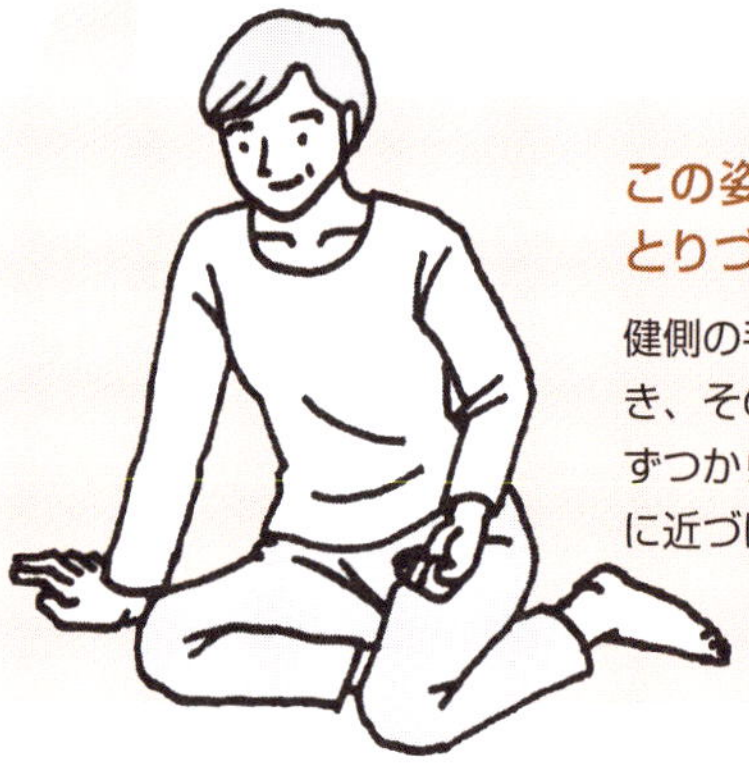

この姿勢がとりづらいとき

健側の手を横につき、その手を少しずつからだのほうに近づけます

健側《けんそく》の場合

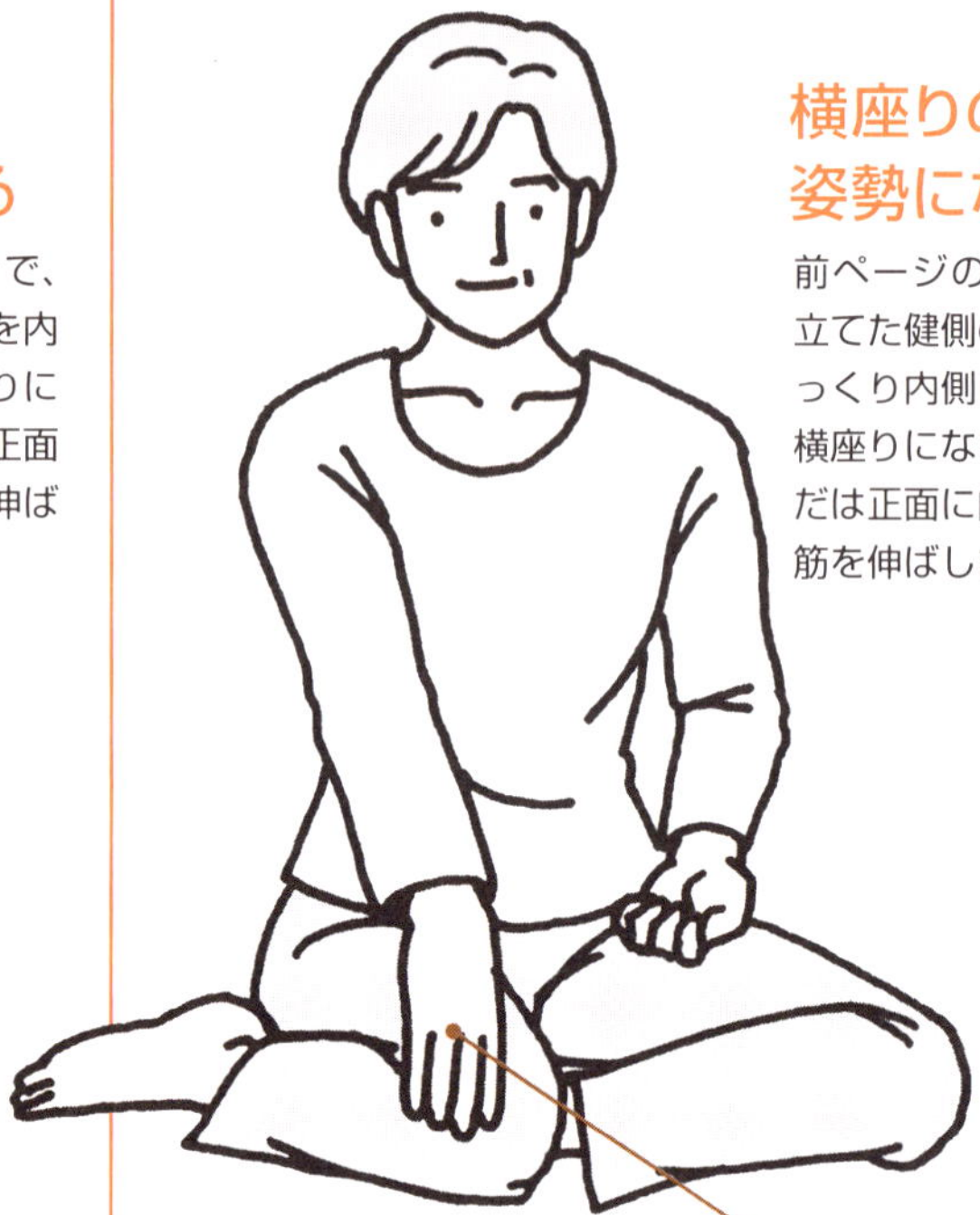

横座りの姿勢になる

前ページの続きで、立てた健側の膝《ひざ》をゆっくり内側に倒して横座りになり、からだは正面に向けて背筋を伸ばします

膝《ひざ》が床にしっかりつくように健側の手で膝頭《ひざがしら》を押さえます

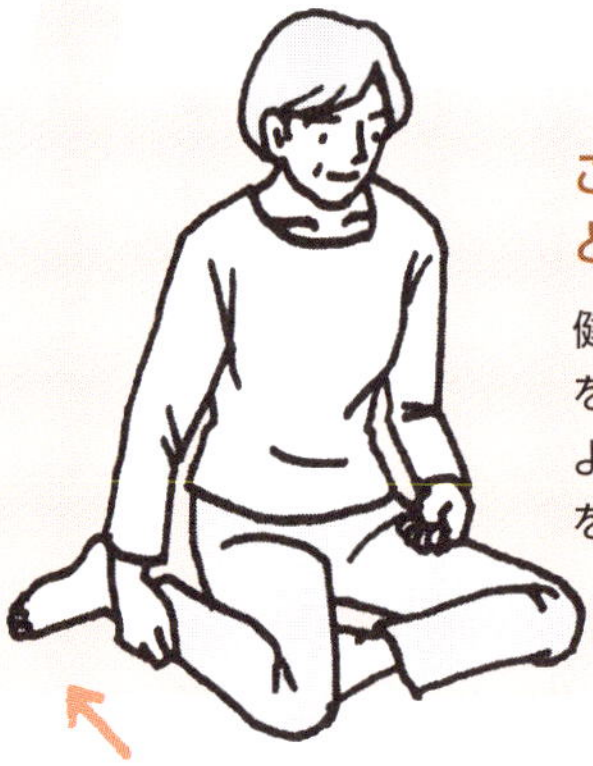

この姿勢がとりづらいとき

健側の手で健側の足を後ろに引き、上のように健側の手で膝《ひざ》を押さえます

女性は比較的楽にできますが、あぐらの姿勢に慣れている男性にはつらい運動といえます。つらいようなら健側《けんそく》の手を横についてもかまいません

目的 この姿勢が無理なくとれるようになると、立て膝《ひざ》の姿勢をとったり、立ち上がったりする抗重力運動が楽になります

これも前ページの体操に続いて行う連続動作です

この運動が容易にできれば、床からの立ち上がりが楽になり、歩く姿勢もよくなります

腰と下肢《かし》のバランス運動（膝《ひざ》立《だ》ち）

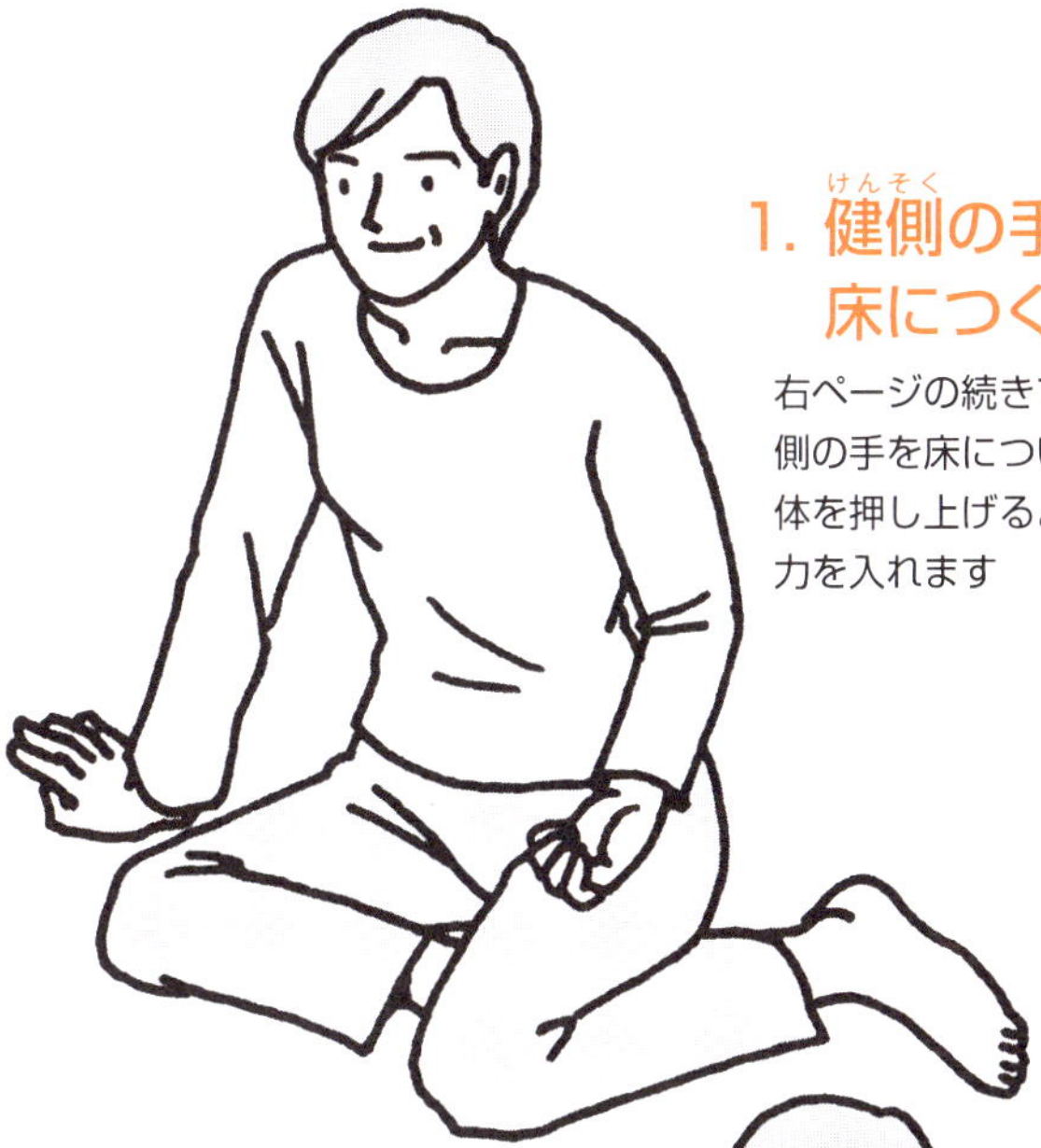

1. 健側《けんそく》の手を床につく

右ページの続きで、健側の手を床について上体を押し上げるように力を入れます

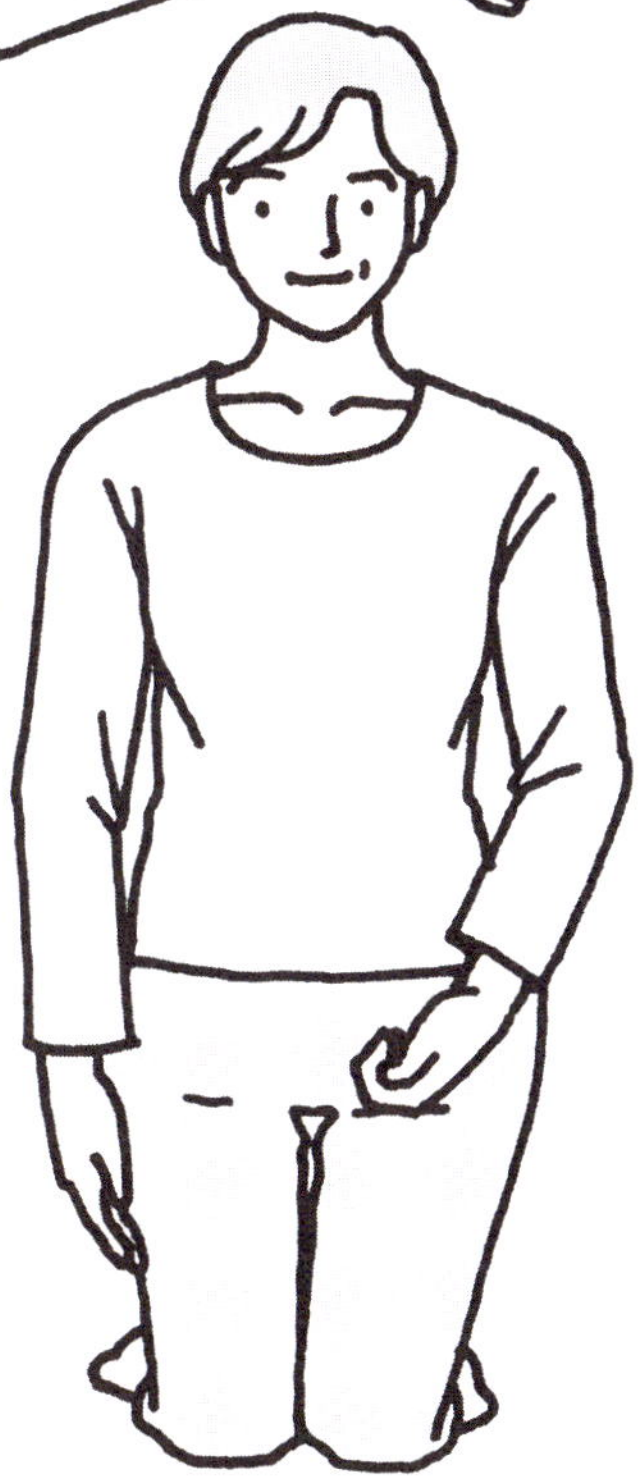

2. 膝《ひざ》立《だ》ちする

両膝を床について上体を起こして膝立ちします。膝が開いていると次の動作ができないので両膝を合わせます。足首が固いとこの姿勢がとれないことがあります

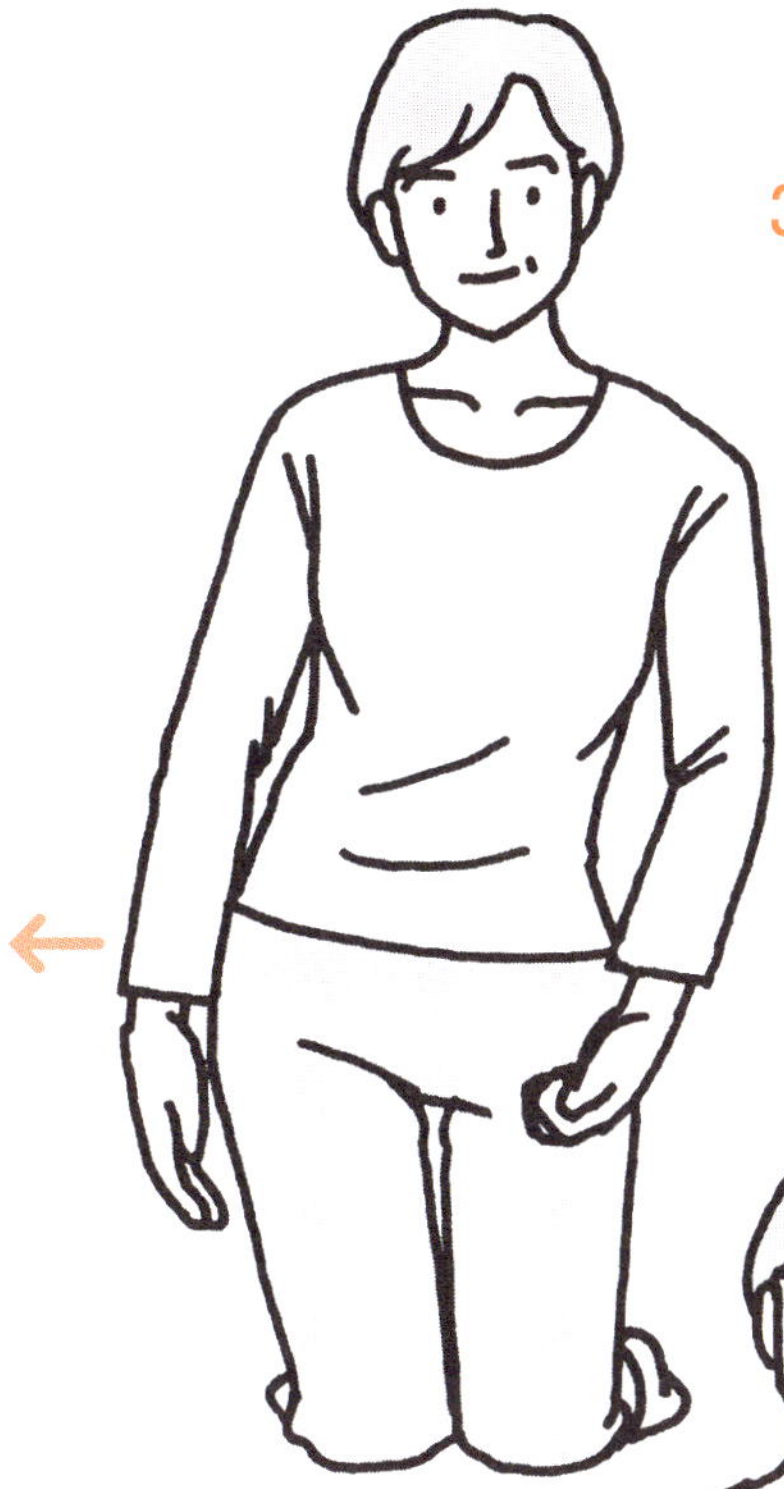

3. 健側に重心を移す

健側のほうへゆっくり重心を移します。お尻が後ろに出ないよう、健側の腰をはり出すようにします

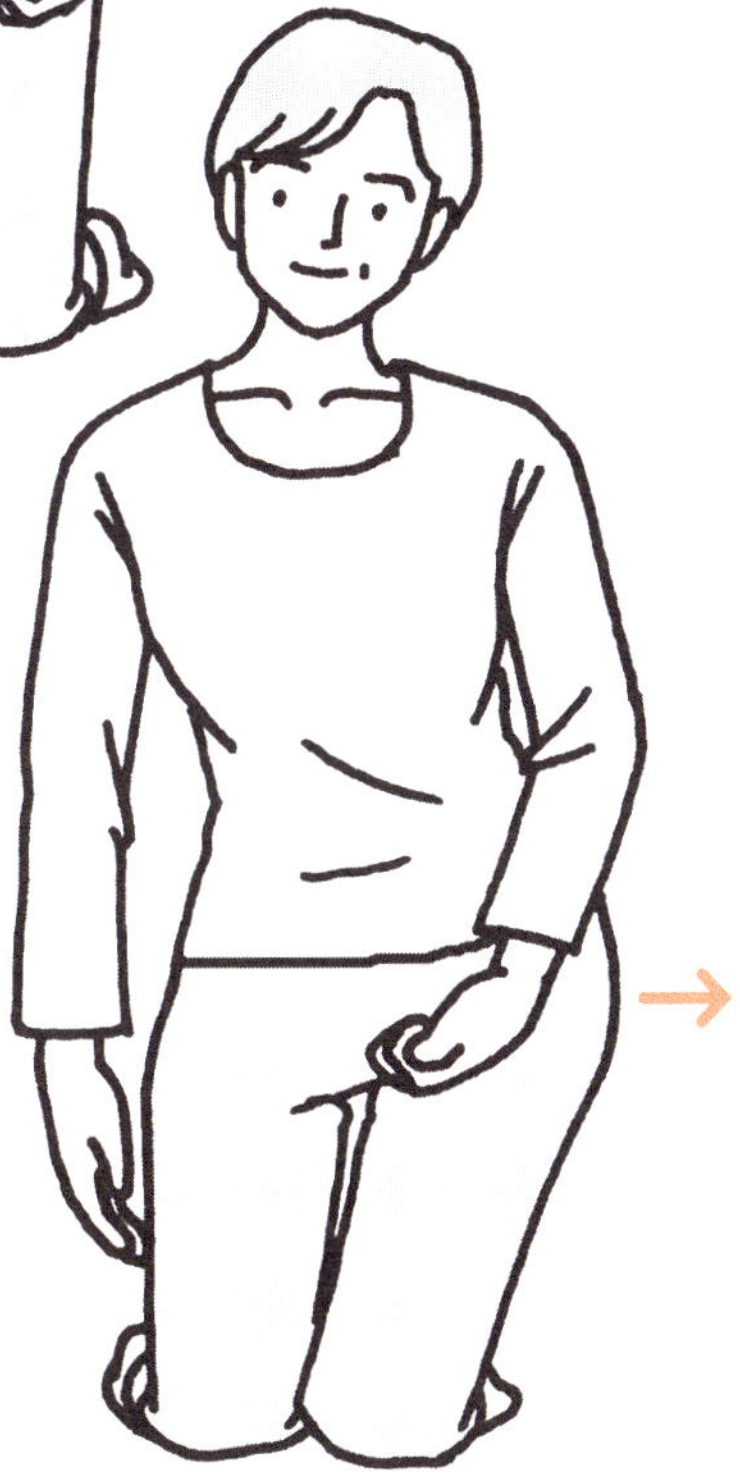

4. 患側《かんそく》に重心を移す

今度は患側のほうへ重心を移し、患側の腰をはり出すようにしてからもとに戻ります

片マヒの人は膝《ひざ》が曲がれば股関節《こかんせつ》も曲がるという「共同運動」が起こるので難しい姿勢ですが、なにかにつかまってもかまわないので、腰を伸ばしてください

目的
膝《ひざ》立《だ》ちで左右に重心を移す運動を通じて、バランス感覚を養い、腰周辺の筋力を強化します。骨盤《こつばん》を中心にした体幹《たいかん》と下《か》肢《し》をコントロールする能力が高まります

床でする体操④

これも前ページの体操に続いて行う連続動作です

腰と下肢《かし》のバランス運動
（手と膝《ひざ》を床につく）

マヒした手を使うことで筋力を強化し、手や腕のマヒを改善します

手と膝《ひさ》を床につく

前ページの続きで、膝立ちの姿勢で先に健側《けんそく》の手を床についてから患側《かんそく》の手（できれば手の甲ではなく手のひら）をつきます

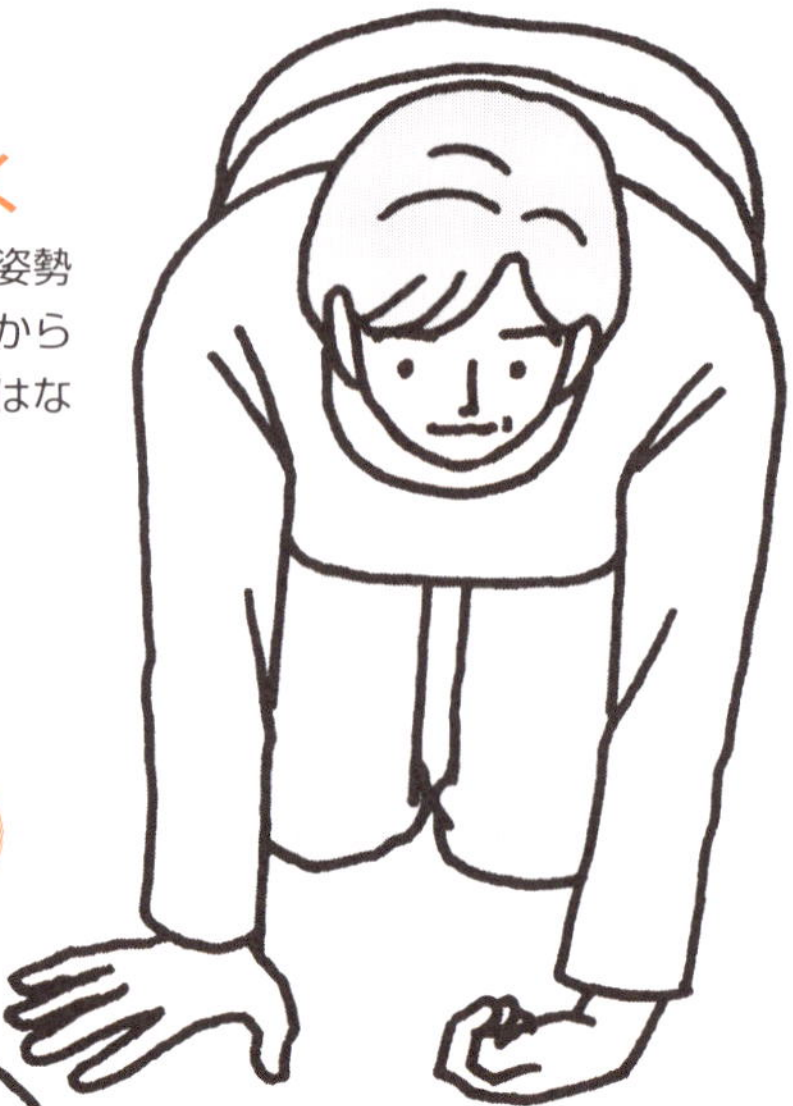

健側に腰をふる

健側のほうへ腰をふり、ゆっくり戻します

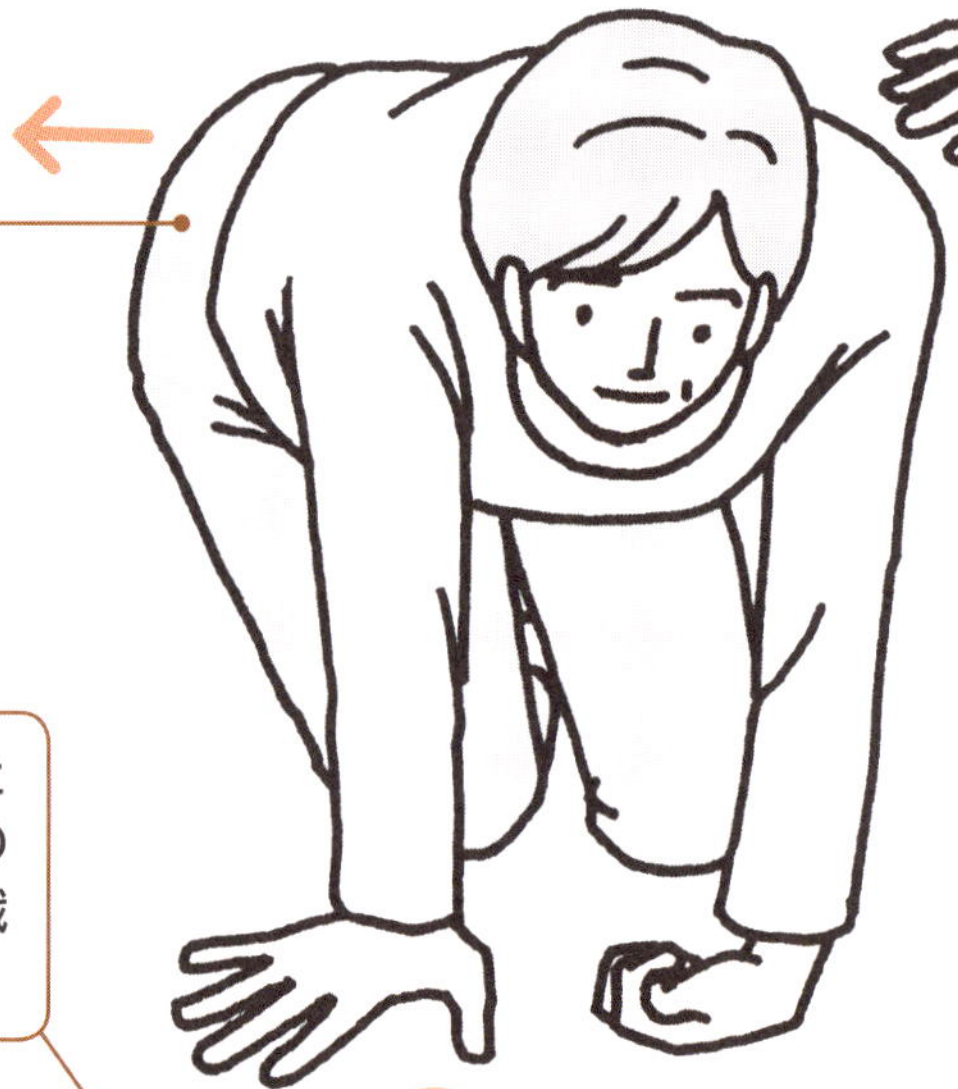

健側に腰をふるときは、健側の手と膝で支えます

患側に体重をかけるとくずれることも。床の上なので安心して挑戦します

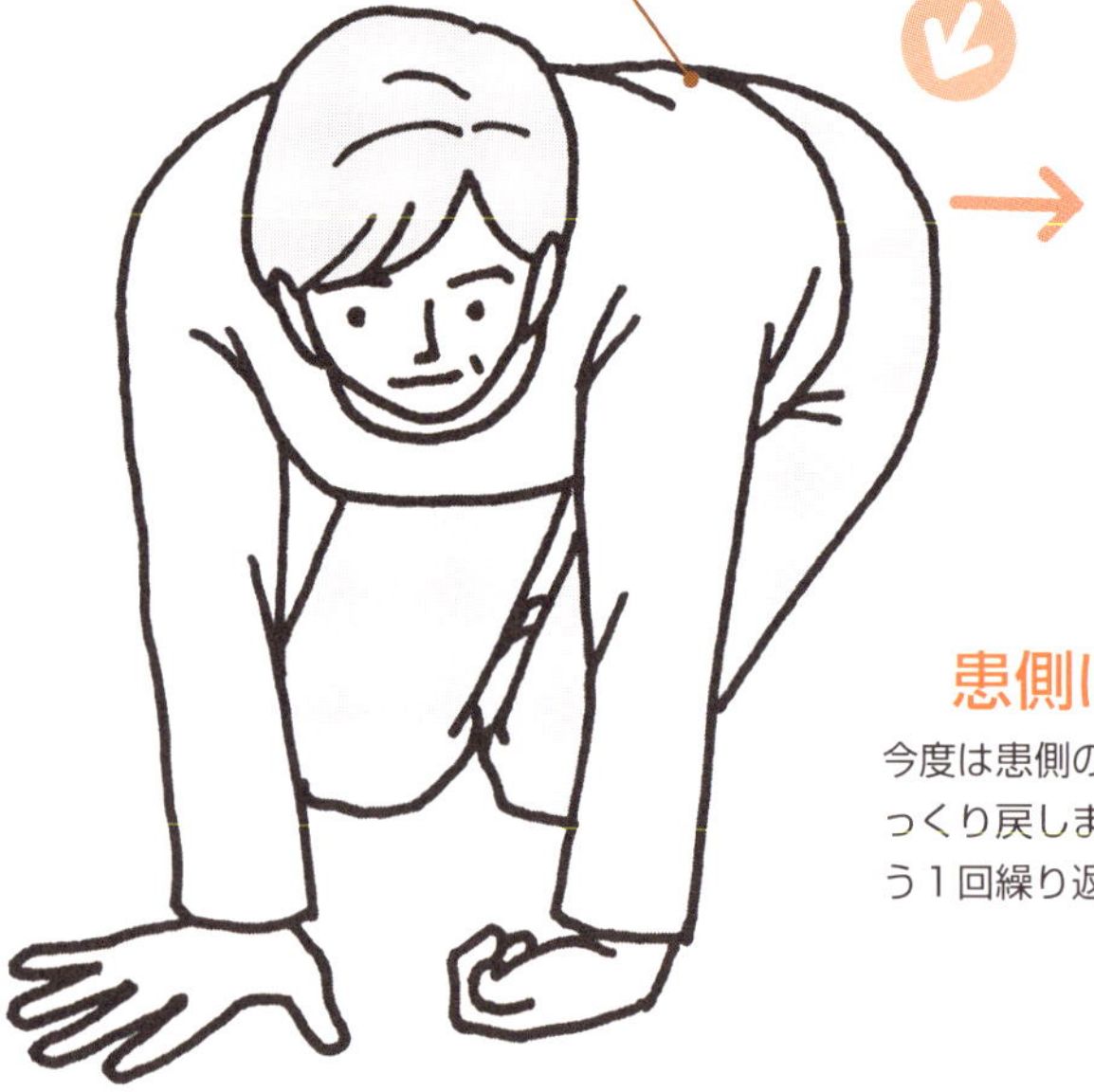

患側に腰をふる

今度は患側のほうへ腰をふり、ゆっくり戻します。同様の運動をもう１回繰り返します

目的

骨盤《こつばん》周囲の筋肉などを強化し、バランス訓練になります。患側《かんそく》の手で支えられれば手や腕の筋力強化とマヒの改善に役立ちます

患側《かんそく》の手で支えられないときは、健側《けんそく》の手を中央において一本の手で支えます。この姿勢で患側に腰をふるのは難しいですが、しかしそれが訓練です

正座をすると膝《ひざ》は完全に屈曲《くつきょく》することができて、足関節の伸展《しんてん》にも役立ちます

上肢《じょうし》のストレッチと下肢《かし》の屈曲《くつきょく》運動（手と膝《ひざ》を床につく）

目的

お尻を引くと肩甲骨《けんこうこつ》から肩、肘《ひじ》が伸び、肩こりがほぐれます。その姿勢から正座の姿勢に移ることで股関節《こかんせつ》と膝関節《ひざかんせつ》を十分に屈《くつ》曲《きょく》することができます

お尻を引くときは、できるだけ手の位置をずらさないことがポイントになります。手を前におくほど肩を十分に伸ばせます

手と膝《ひざ》を床につく

前ページの続きで、床に手と膝をついたまま息を整えます

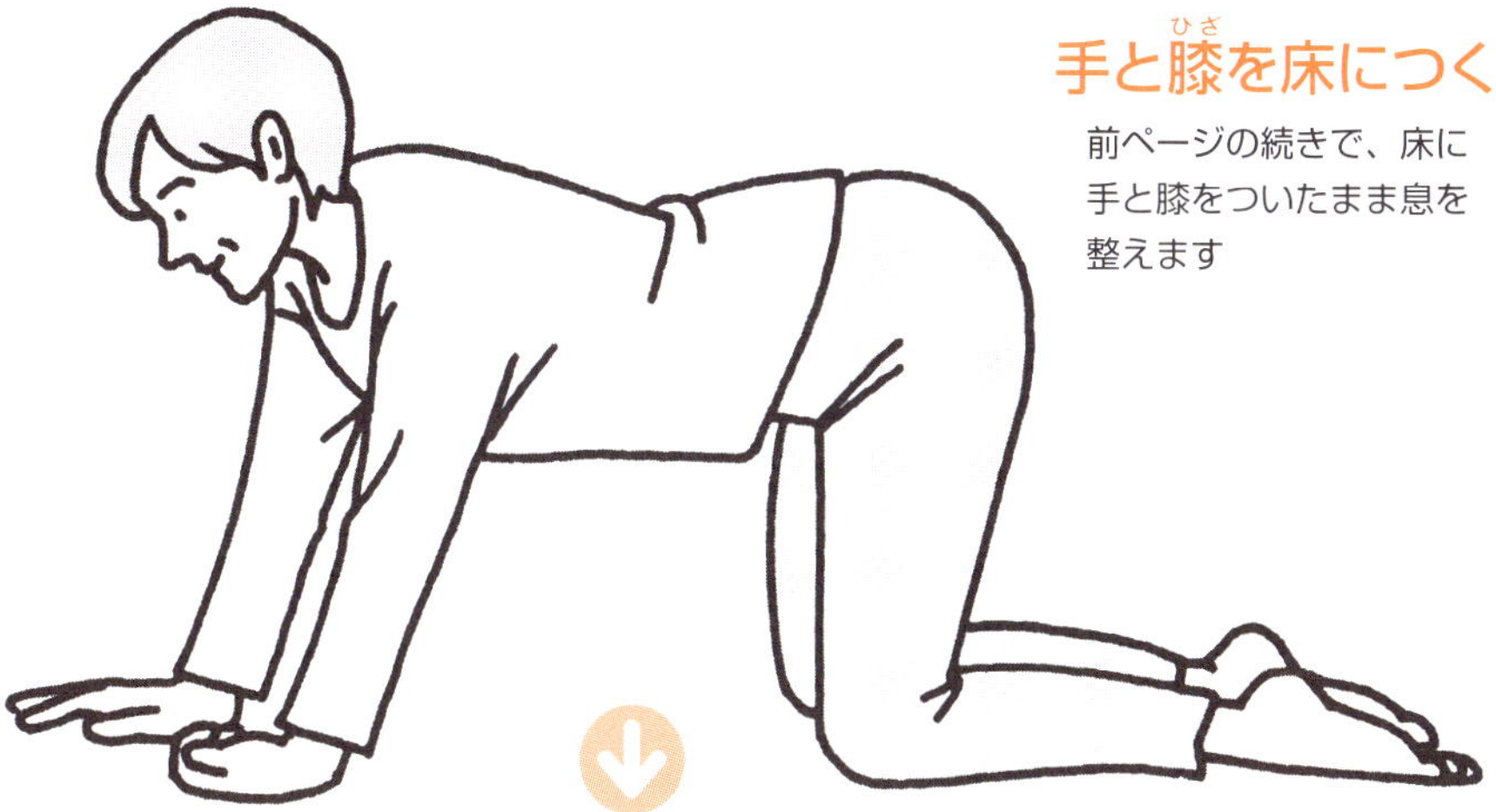

お尻を引き肩を伸ばす

手の位置はそのままで、お尻をゆっくり引いて肩を十分に伸ばします

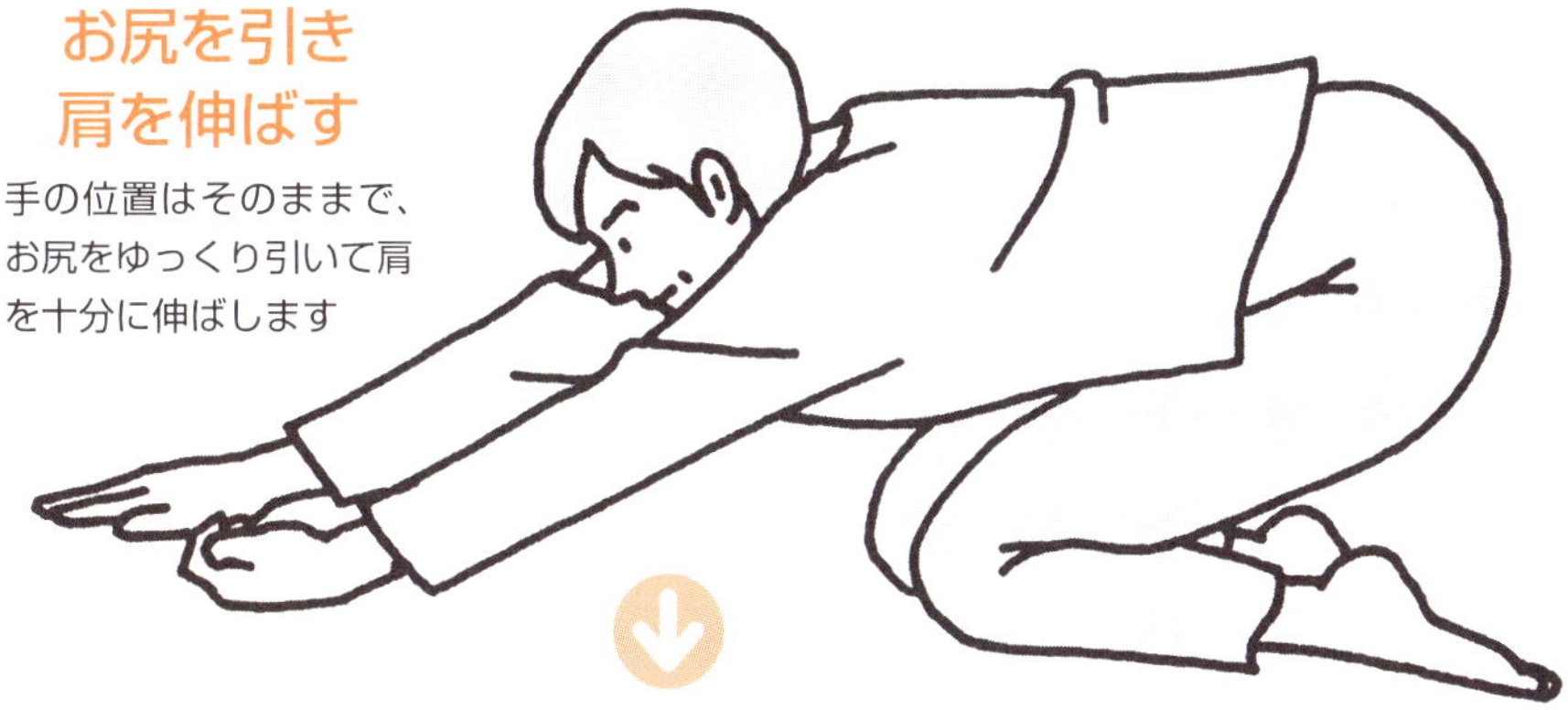

上半身を起こして正座

手を引きながら上半身を起こして正座の姿勢をとり、その姿勢のまま呼吸を整えます

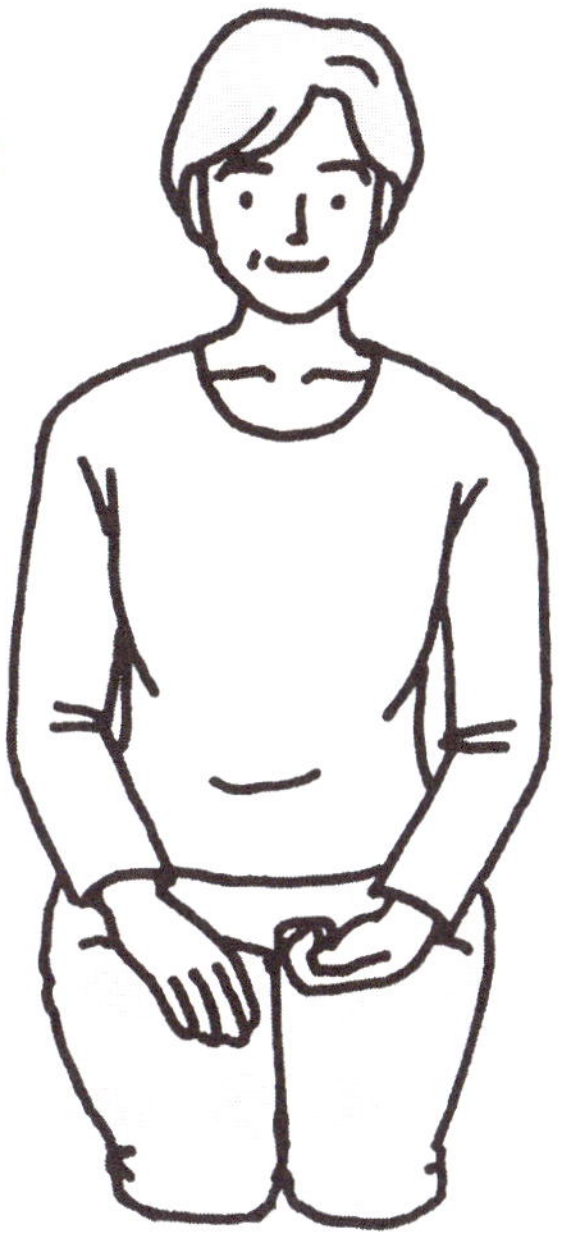

正座の姿勢がつらいとき

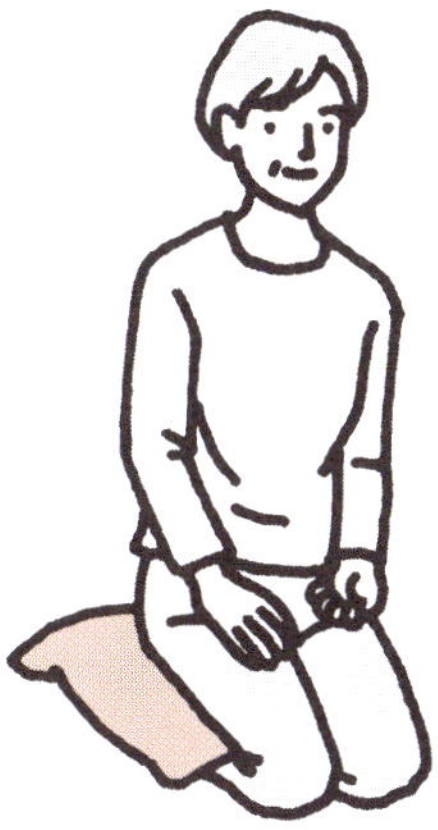

膝《ひざ》の下に座布団を敷くと膝や足首の負担が軽くなります

下肢《かし》とは……

股関節《こかんせつ》から足までを「下肢《かし》」という。そのうち膝《ひざ》から上を「大腿《だいたい》」、膝から下を「下腿《かたい》」と呼ぶ

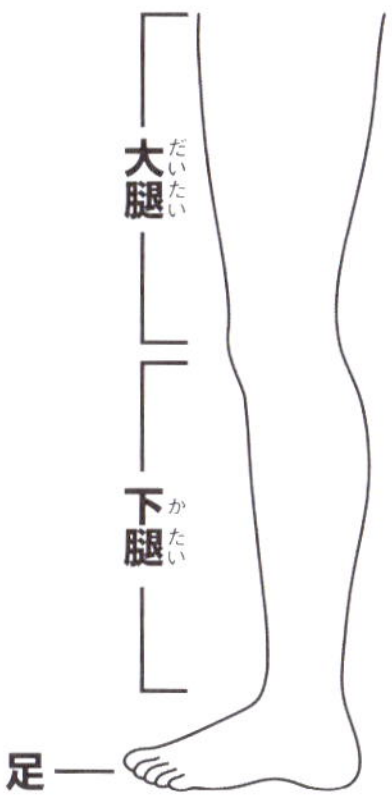

太ももの裏側のハムストリングス（大腿屈筋群《だいたいくつきんぐん》）が伸びると、脚を投げ出して座ることが楽にできるようになります

ハムストリングスのストレッチ

患側《かんそく》の場合

健側《けんそく》の脚を曲げる

健側の脚を曲げ、伸ばした患側の脚の膝《ひざ》の下あたりに入れます

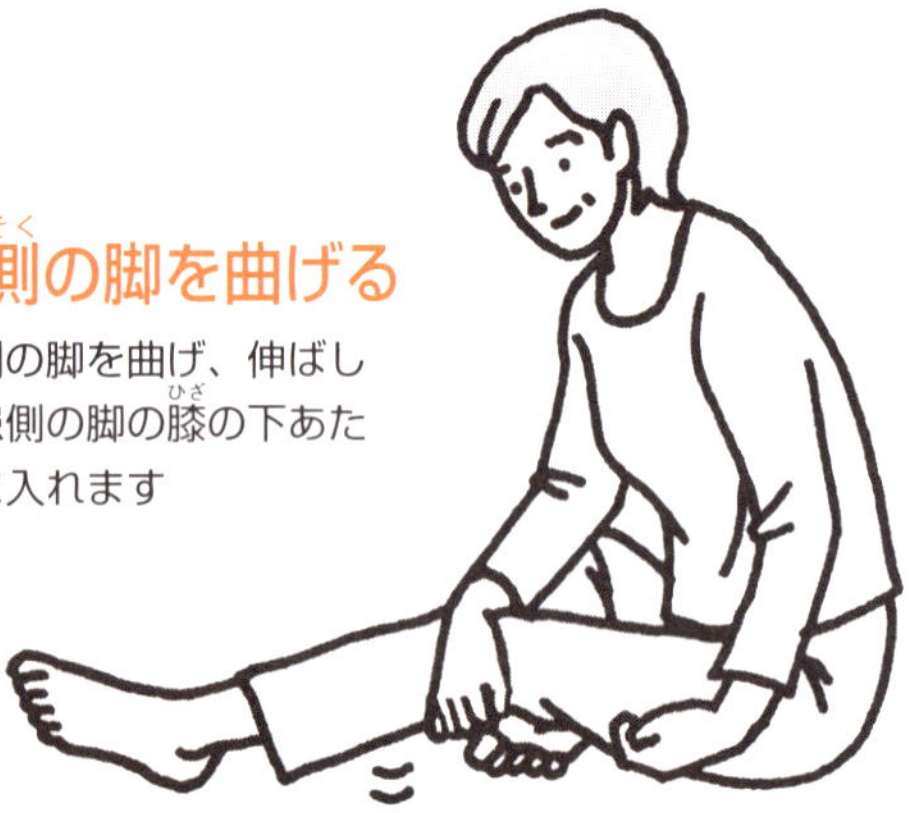

患側の脚を押さえる

患側の脚が外旋《がいせん》しないように健側の手で膝が真上を向くように押さえます（患側の手は自然に床に下ろす）

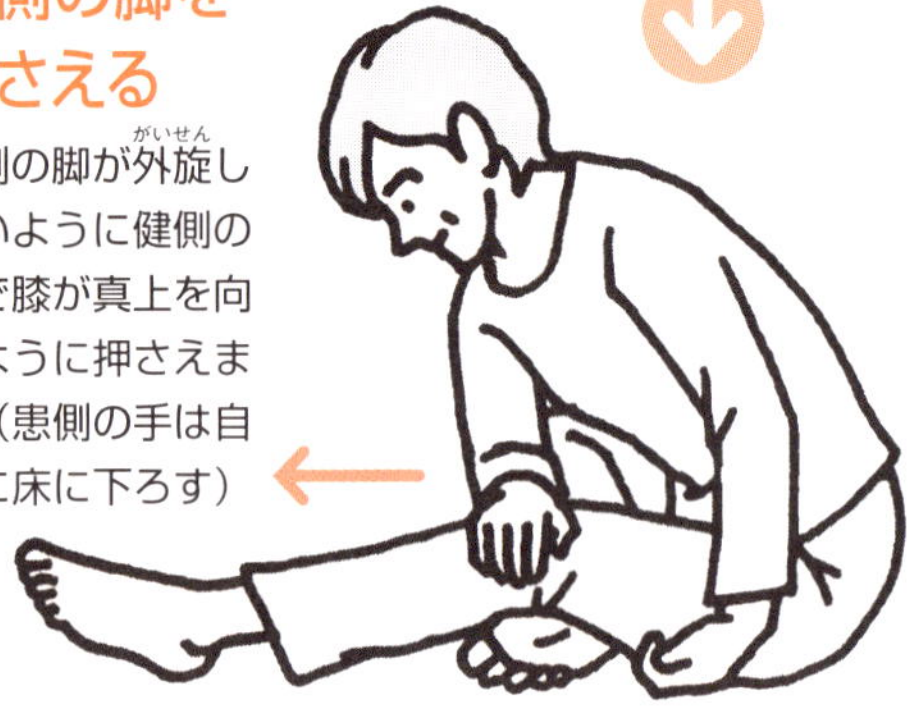

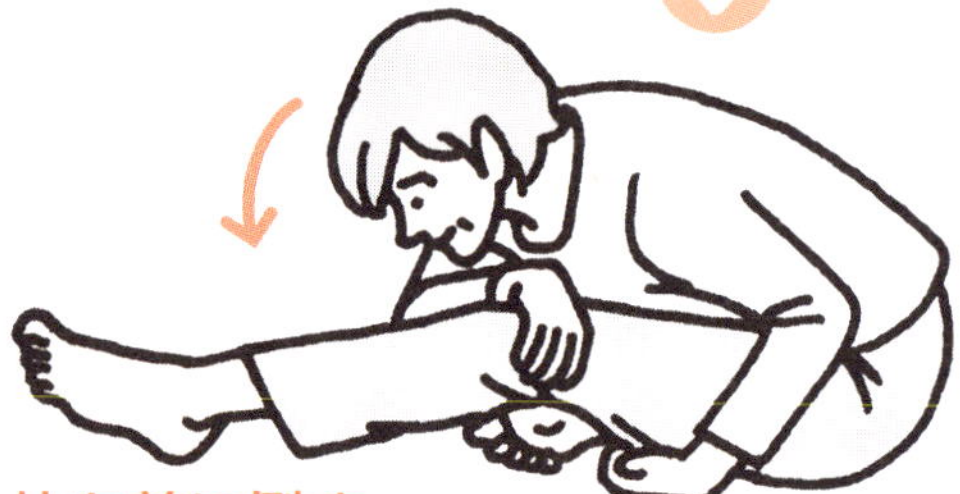

上体を前に倒す

つま先を見ながら上体を倒し、お腹が太ももにつくまで曲げ、その姿勢のまま15～20秒間静止します

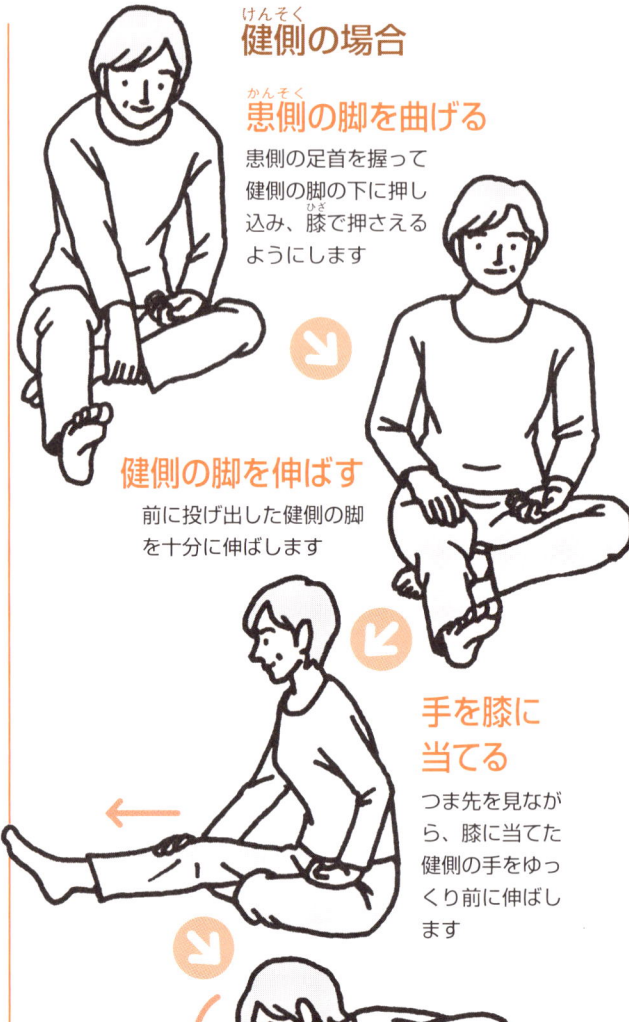

健側《けんそく》の場合

患側《かんそく》の脚を曲げる

患側の足首を握って健側の脚の下に押し込み、膝《ひざ》で押さえるようにします

健側の脚を伸ばす

前に投げ出した健側の脚を十分に伸ばします

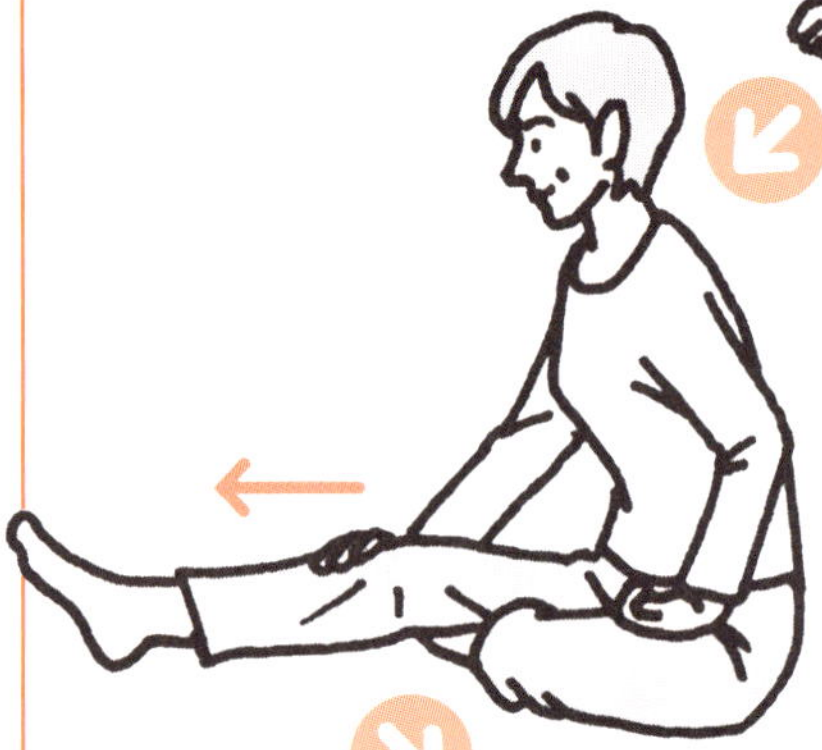

手を膝に当てる

つま先を見ながら、膝に当てた健側の手をゆっくり前に伸ばします

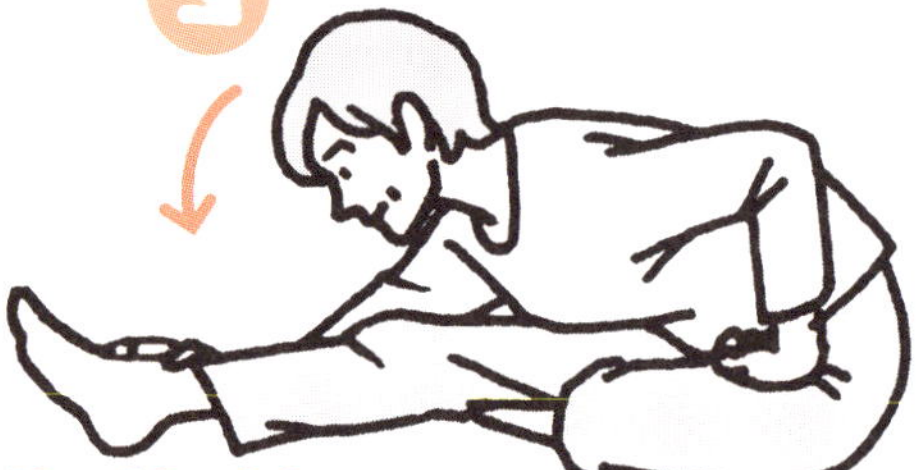

上体を前に倒す

上体を前に倒し、お腹が太ももにつくように曲げ、その姿勢のまま15～20秒間静止します

おでこを膝《ひざ》につけるのではなく、お腹を太ももにつけるのがコツ。前傾するときは息をはきながらゆっくり行います。膝は少し曲げ、足首は伸ばします

目的 長い間仰向《あおむ》けに寝ていると、太ももの裏側のハムストリングス（大腿屈筋群《だいたいくつきんぐん》）が短縮してしまうので、少しきつい程度のストレッチで十分に伸ばします

内股《うちまた》に手を当てると固くスジ状に触れる股関節《こかんせつ》内転筋群《ないてんきんぐん》を伸ばす運動です

股関節内転筋群《こかんせつないてんきんぐん》のストレッチと下肢《かし》の屈曲《くっきょく》運動

目的

脳卒中《のうそっちゅう》で片マヒになった人は股関節内転筋群《こかんせつないてんきんぐん》が短縮しやすく、そのため階段を下りるときや歩くときに脚が寄ってきます。それを予防する体操です

ゆっくり息をはきながら両手を床にすべらせるように伸ばして前傾します。お尻の下に座布団を敷くと前傾しやすくなります

両足の裏を合わせる

患側《かんそく》の脚は曲げたまま、健側《けんそく》の脚を曲げて両足の足裏を合わせて股を開きます

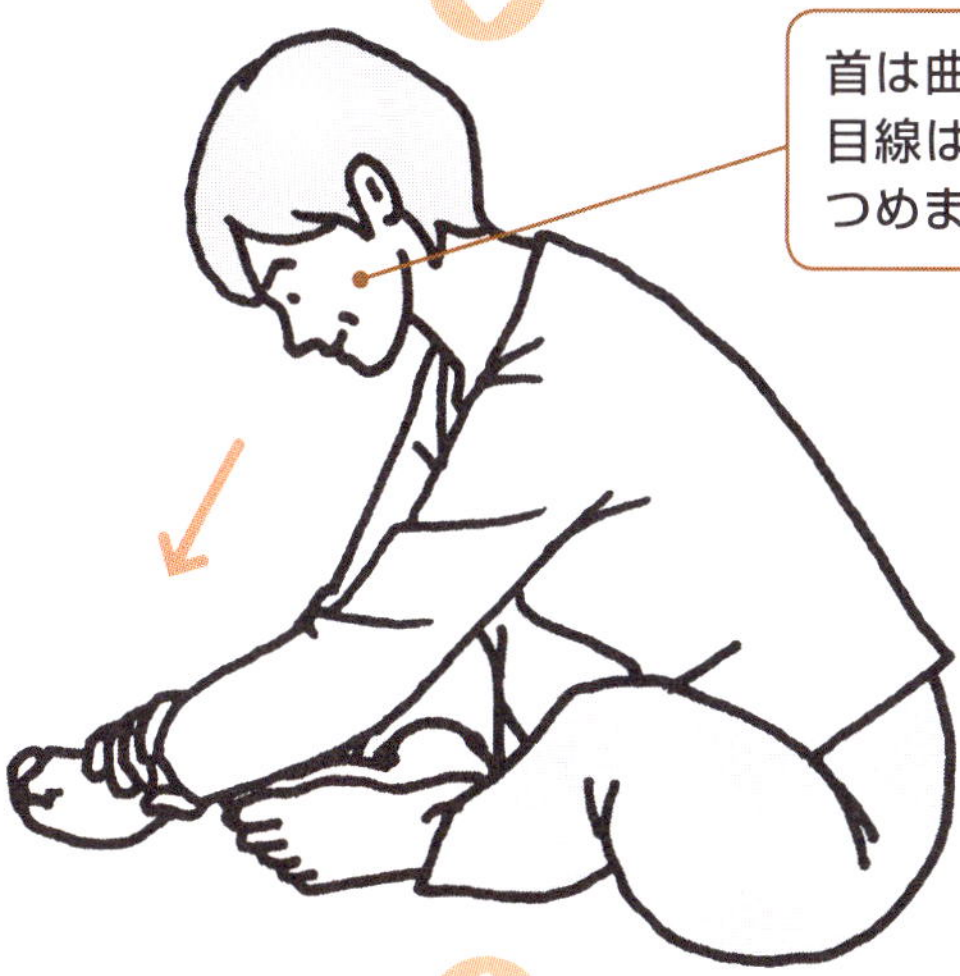

首は曲げないで目線は手先を見つめます

両手を前方に伸ばす

健側の手で患側の手首をつかみ、両手を前に伸ばして、上体をゆっくり前に倒します

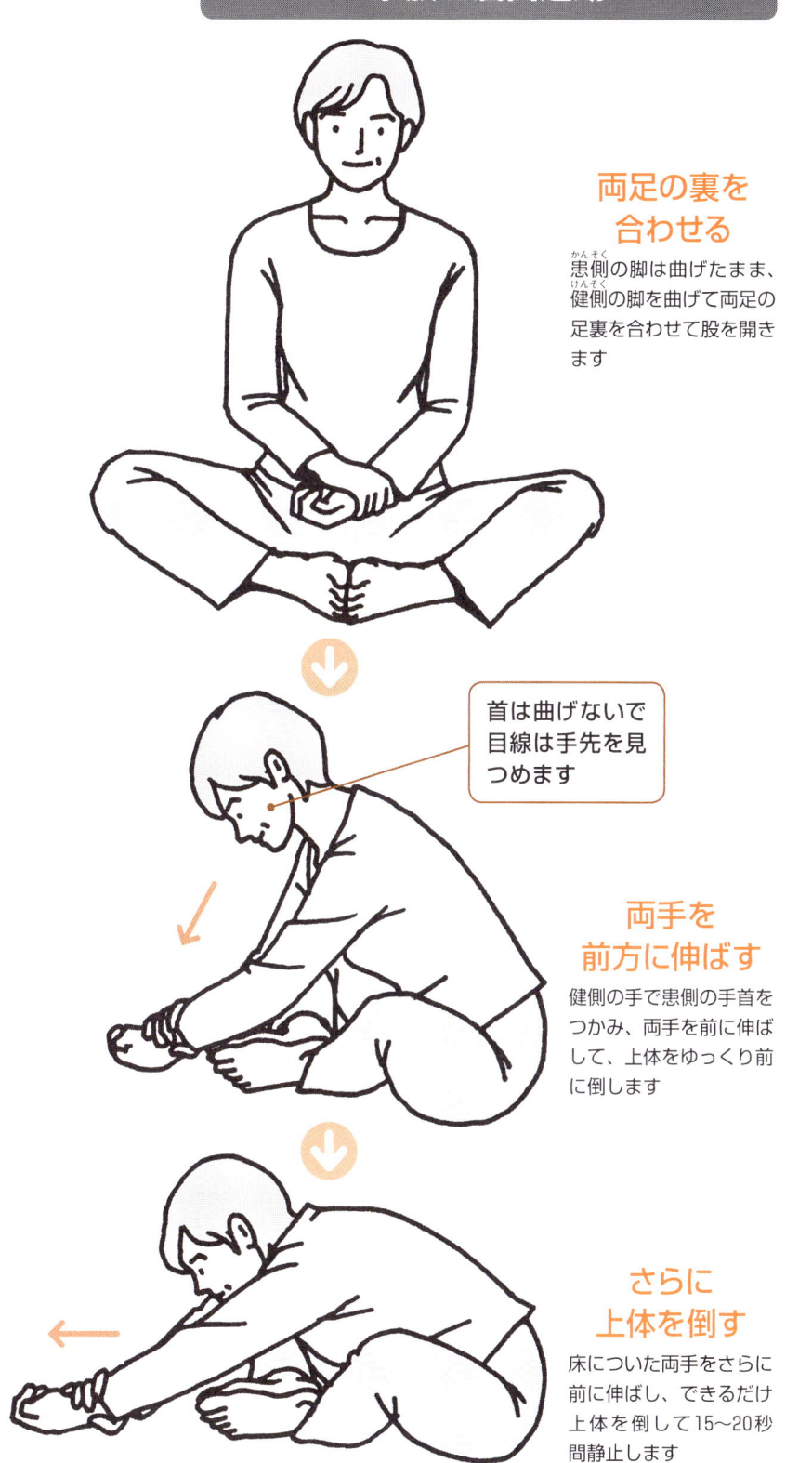

さらに上体を倒す

床についた両手をさらに前に伸ばし、できるだけ上体を倒して15〜20秒間静止します

股関節内転筋群《こかんせつないてんきんぐん》

股の間にある股関節内転筋群の拘縮《こうしゅく》が進むと、歩くとき脚が内側に寄って前に出しにくくなるのでストレッチで伸展《しんてん》する

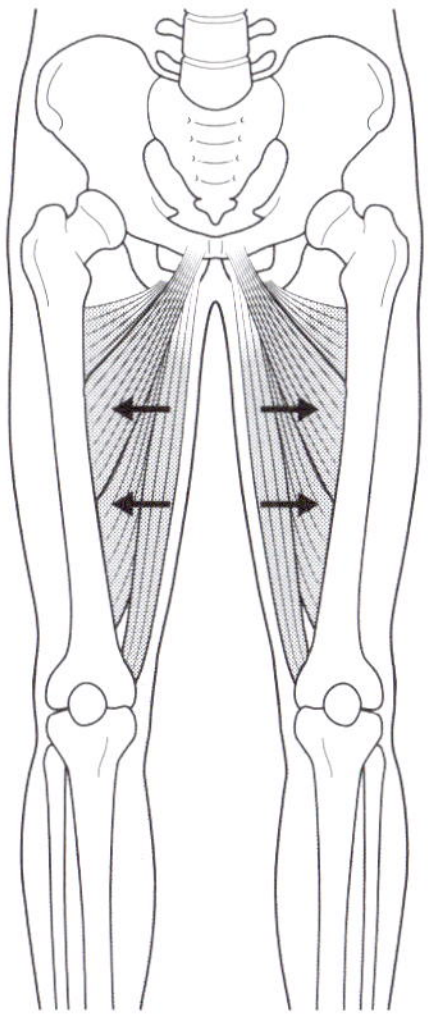

床でする体操6

長座位《ちょうざい》でスムーズに動くための体操です

長座位《ちょうざい》で前進・後退

脚を投げ出した姿勢で前後に移動する運動で、骨盤《こつばん》周囲の筋肉を強化し、からだのバランス感覚を養います

目的

長座位《ちょうざい》で前後に移動するには左右に重心を移しますが、これは不安定な姿勢なのでバランス感覚が養われます。立って歩行するのに大切な運動です

バランスに自信がない人ほど速く動かそうとしますが、ゆっくりやってください。重心を左右に動かすとき、肩の線はできるだけ水平を保ちます

長座位《ちょうざい》の姿勢になる

床の上で両脚をまっすぐ伸ばして座り（長座位）、背筋を伸ばして姿勢を整えます

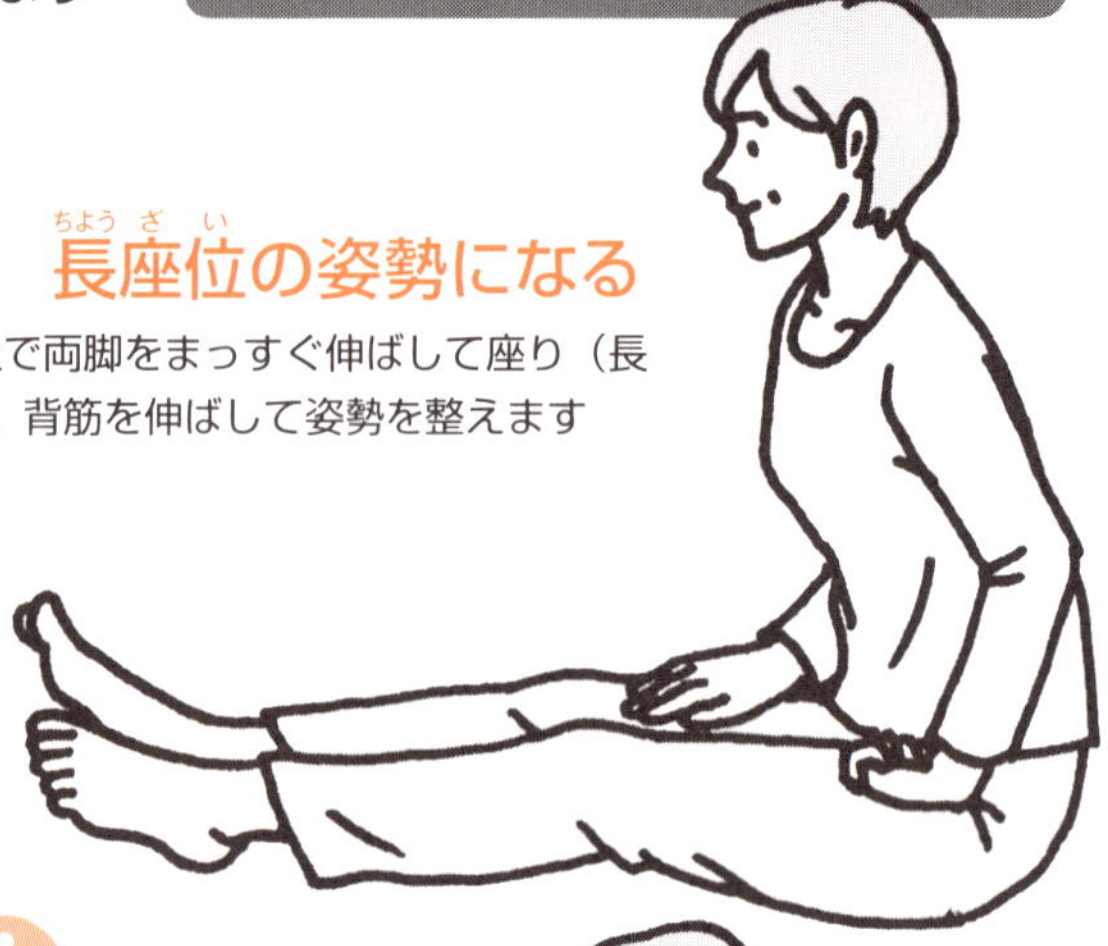

健側《けんそく》の脚を前に出す

健側のお尻を持ち上げて反対側に重心を移し、膝《ひざ》を曲げないように注意しながら健側の足の踵《かかと》をグイッと前に突き出します

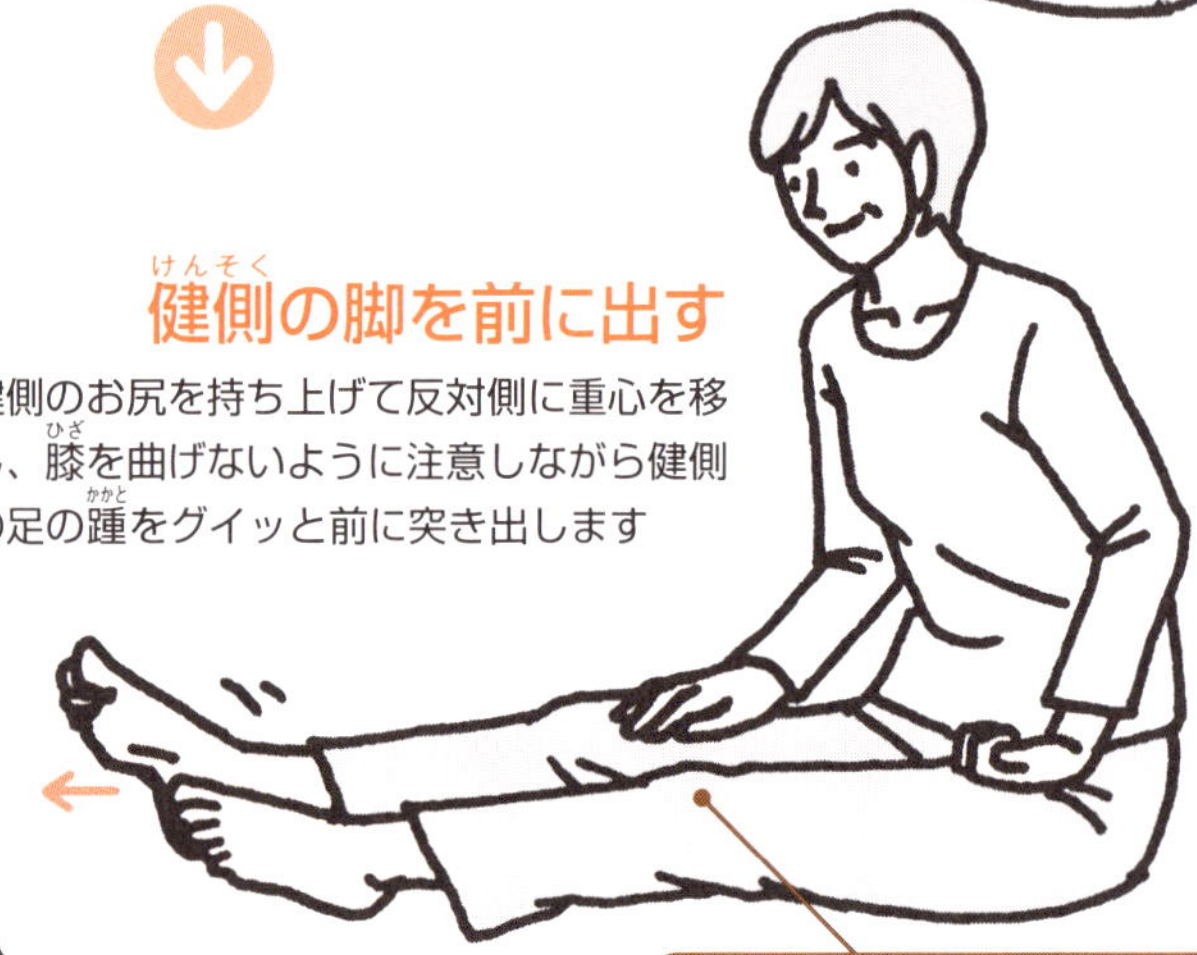

患側《かんそく》の膝《ひざ》が曲がりやすいので気をつけます

患側《かんそく》の脚を前に出す

次に患側のほうのお尻を持ち上げて反対側に重心を移し、患側の脚を前に出します。同様の動作を続けて前進します

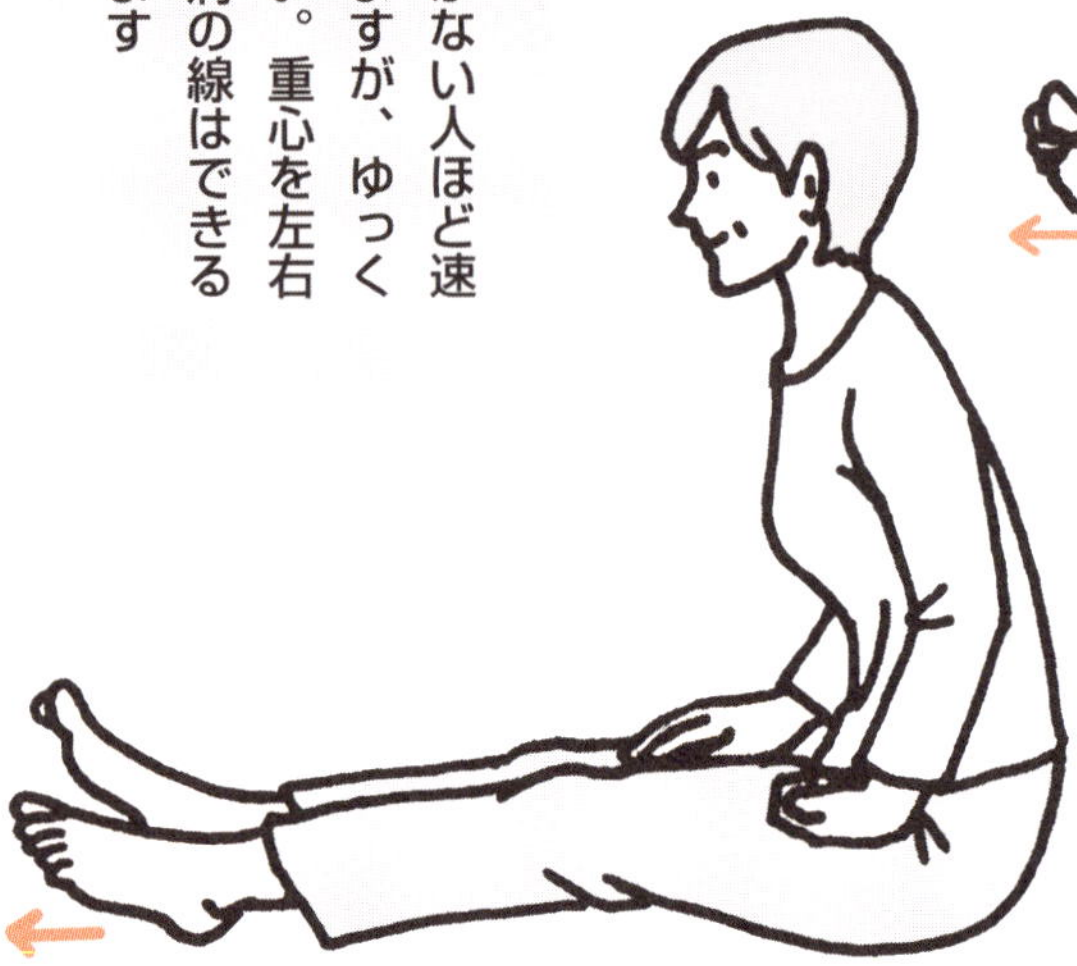

長座位《ちょうざい》で後退する

長座位での移動は、前進するより後退するほうが難しく、患側《かんそく》に重心をのせるのは大変難しい動作です。ゆっくり、しかし確実にやってください

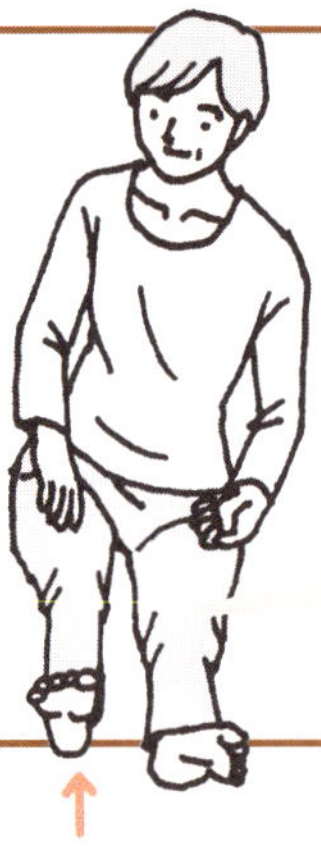

健側《けんそく》のお尻を浮かせて足の踵《かかと》をグイッと後ろに引きます

患側《かんそく》の膝《ひざ》が曲がりやすいので注意する

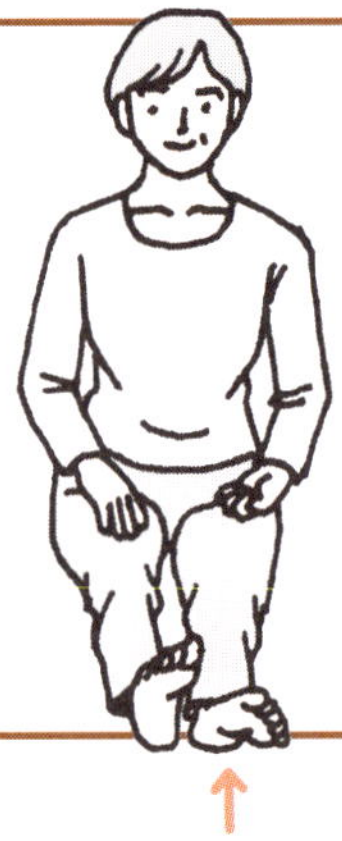

患側のお尻を浮かせて足の踵をグイッと後ろに引きます

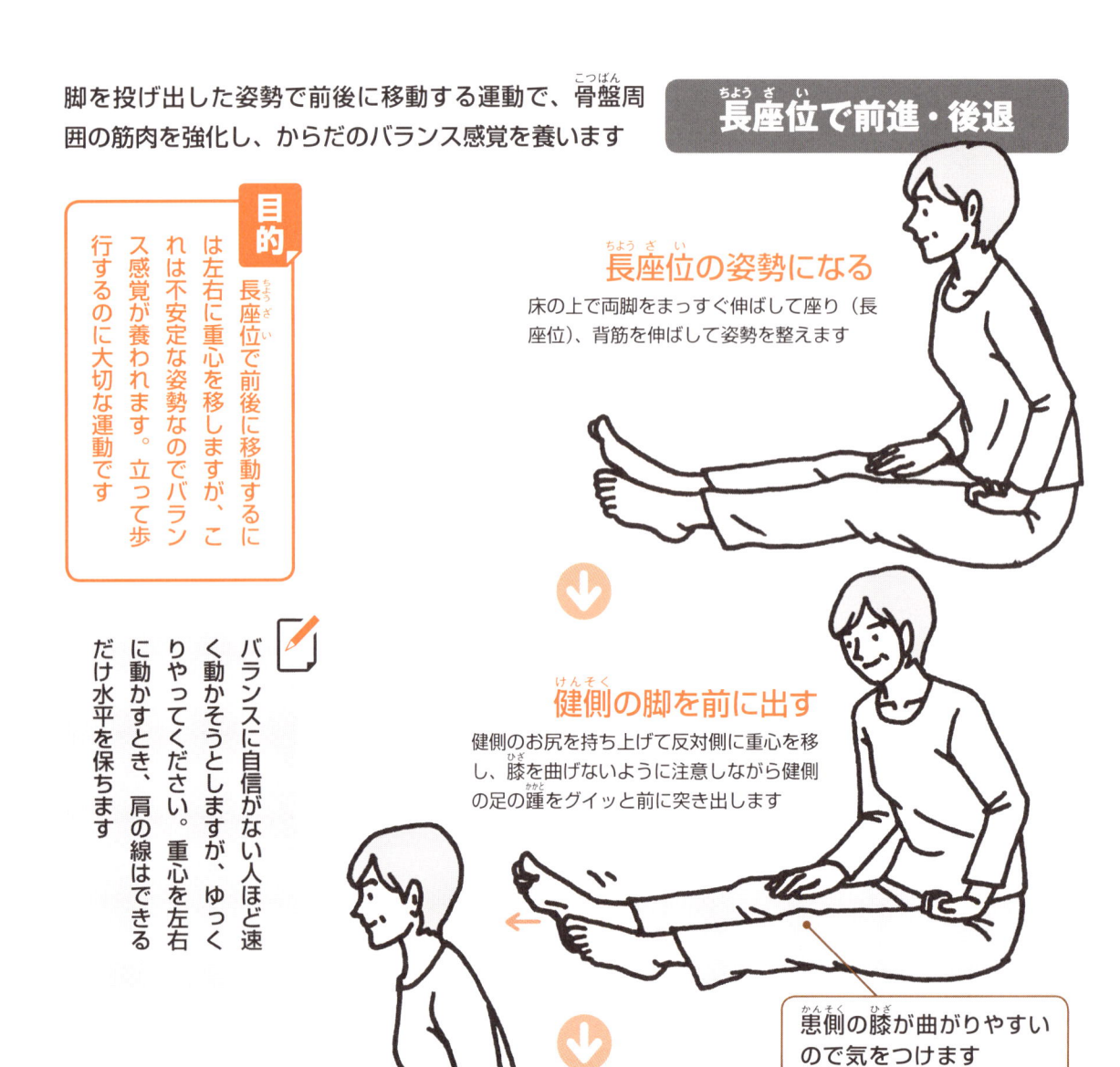

患側《かんそく》の脚を横に開くと膝《ひざ》が曲がるなどやっかいな「共同運動」を、この運動で改善し、股関節外転筋群《こかんせつがいてんきんぐん》を強化します

長座位《ちょうざい》で回転

目的

脳卒中《のうそっちゅう》の後遺症《こういしょう》のある人に特有の「共同運動」をコントロールする運動です。これが楽にできれば歩行もスムーズになります

脚を伸ばす

両脚をまっすぐ伸ばした長座位《ちょうざい》の姿勢をとります。患側《かんそく》の脚が曲がりやすいので注意します

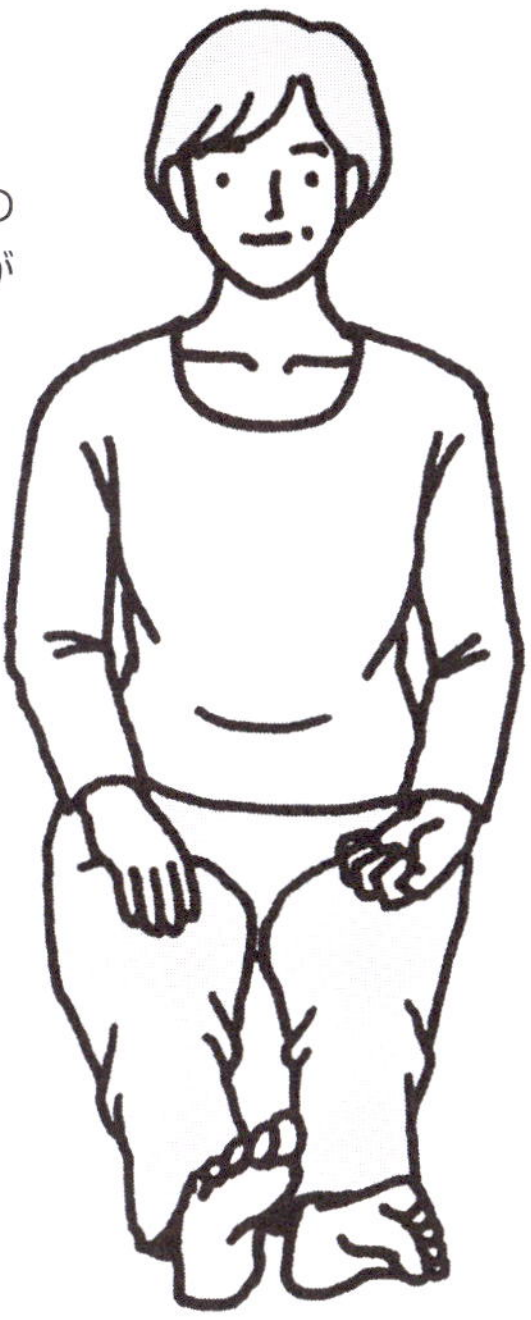

健側《けんそく》の脚を開く

からだを軸《じく》にして、健側の脚を少し（45度くらい）開きます。患側の脚は動かしません

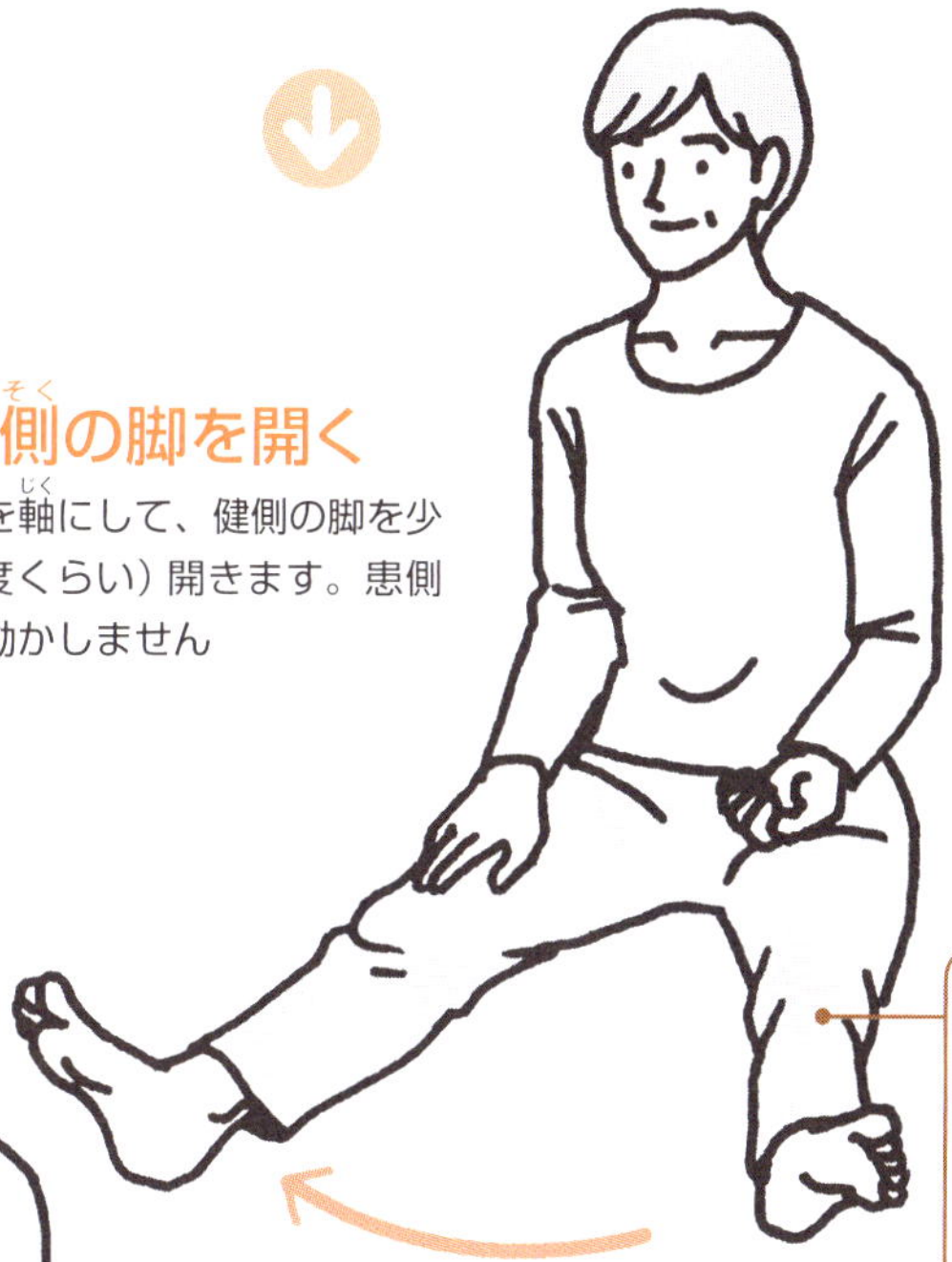

健側《けんそく》の脚につられて患側《かんそく》の脚が一緒についていかないように注意します

患側《かんそく》の脚を引き寄せる

患側の脚を健側の脚に引き寄せます。同様の動作を繰り返して後ろまでまわったら、逆まわりでもとに戻ります

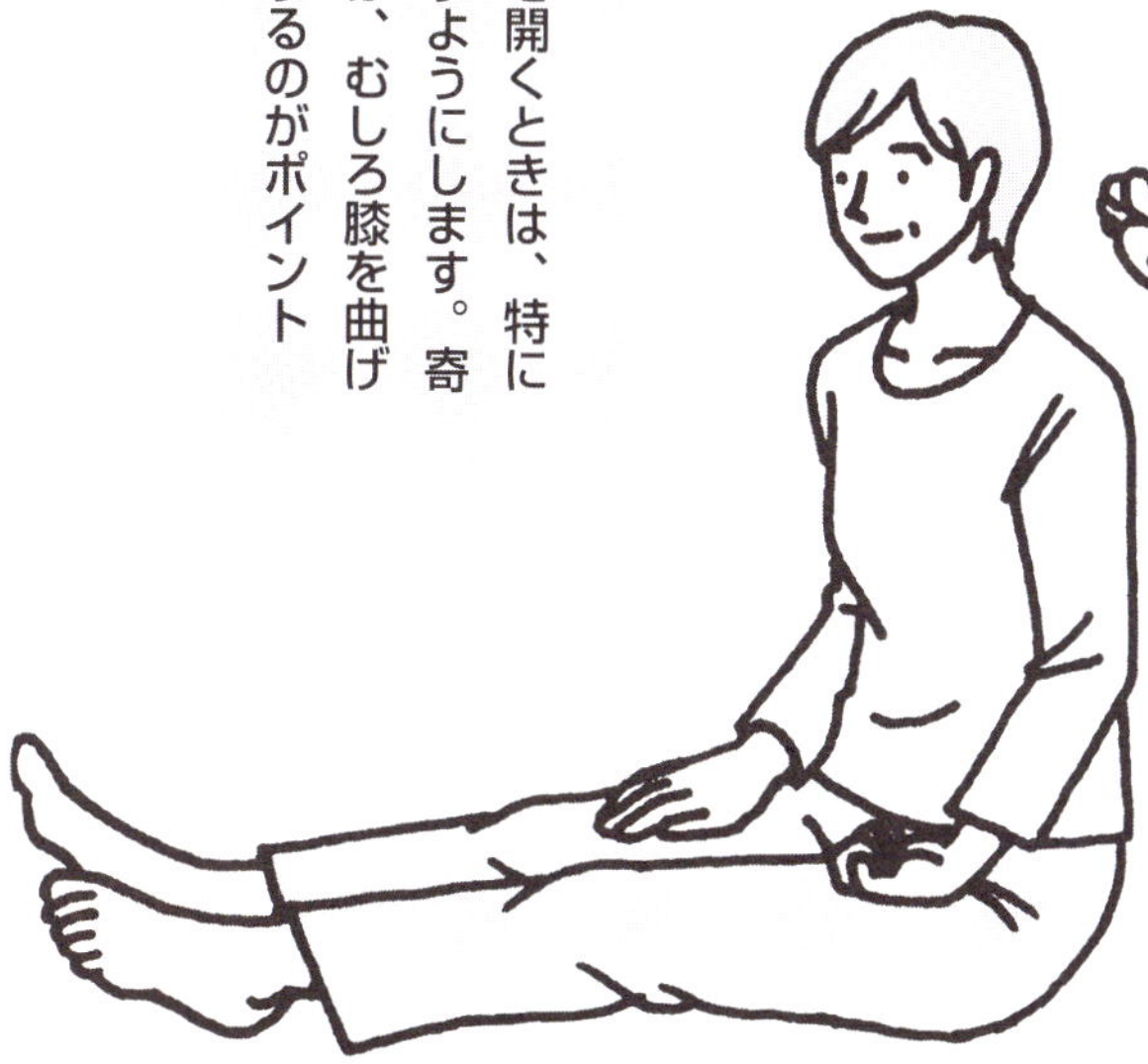

患側《かんそく》の脚を開くときは、特に膝《ひざ》を伸ばすようにします。寄せるときは、むしろ膝を曲げるようにするのがポイント

逆に回転する

後半は逆まわりをします。患側《かんそく》の脚を開いてから健側《けんそく》の脚を引き寄せ、これを繰り返して最後はもとの位置に戻ります

からだを軸《じく》にして患側の脚を少し（45度くらい）開きます

膝《ひざ》を伸ばし、踵《かかと》で床をするように

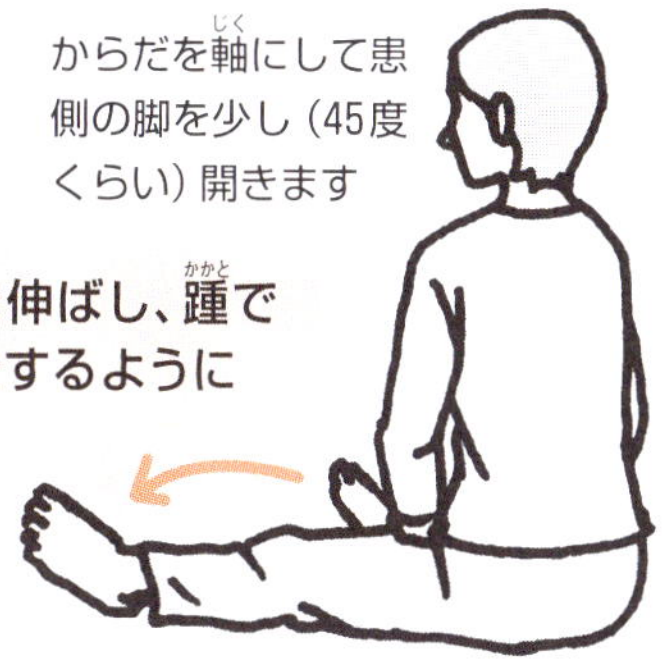

健側の脚を引き寄せて両脚をそろえます

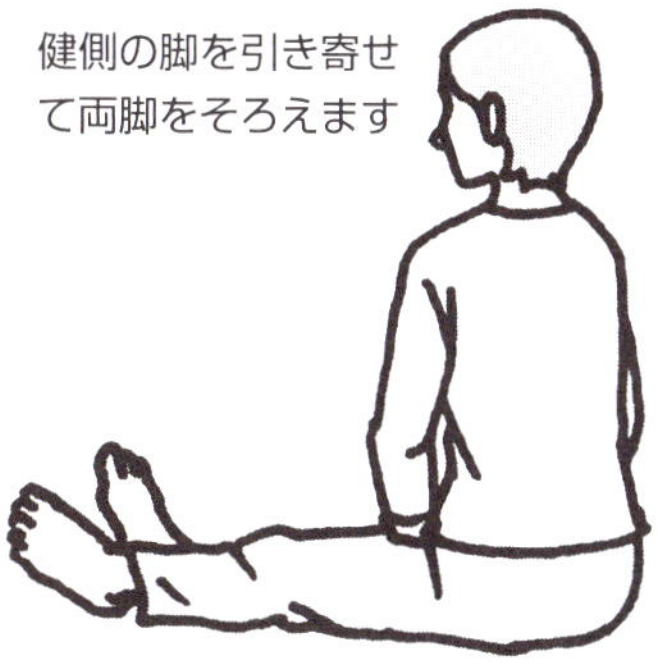

床でする体操⑦

たとえ転倒しても床でする体操なので安心です

膝《ひざ》を抱え足踏み

バランス感覚を養う運動です。からだのバランスは大切ですから訓練しすぎることはありません

目的

座った姿勢や立った姿勢を保つにはバランスが必要です。両膝《ひざ》を下から抱える姿勢は、前後のバランスが悪い人には難しいですが、それが訓練になるのです

立てた両膝《ひざ》がくずれないように太ももの裏に手をまわしてしっかり組みます。マットの上で行えば、転倒した場合でも安心です

膝《ひざ》を抱える

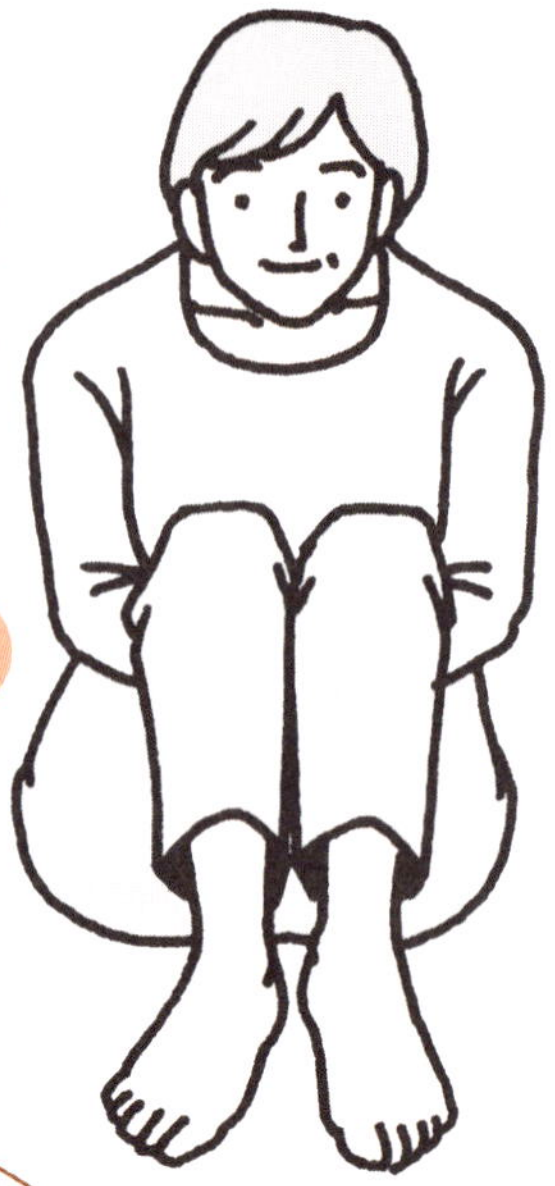

両膝を立て、太ももの下で両手をつないで膝を抱えます。手が離れないようにしっかり組んでください

健側《けんそく》の脚を上げる

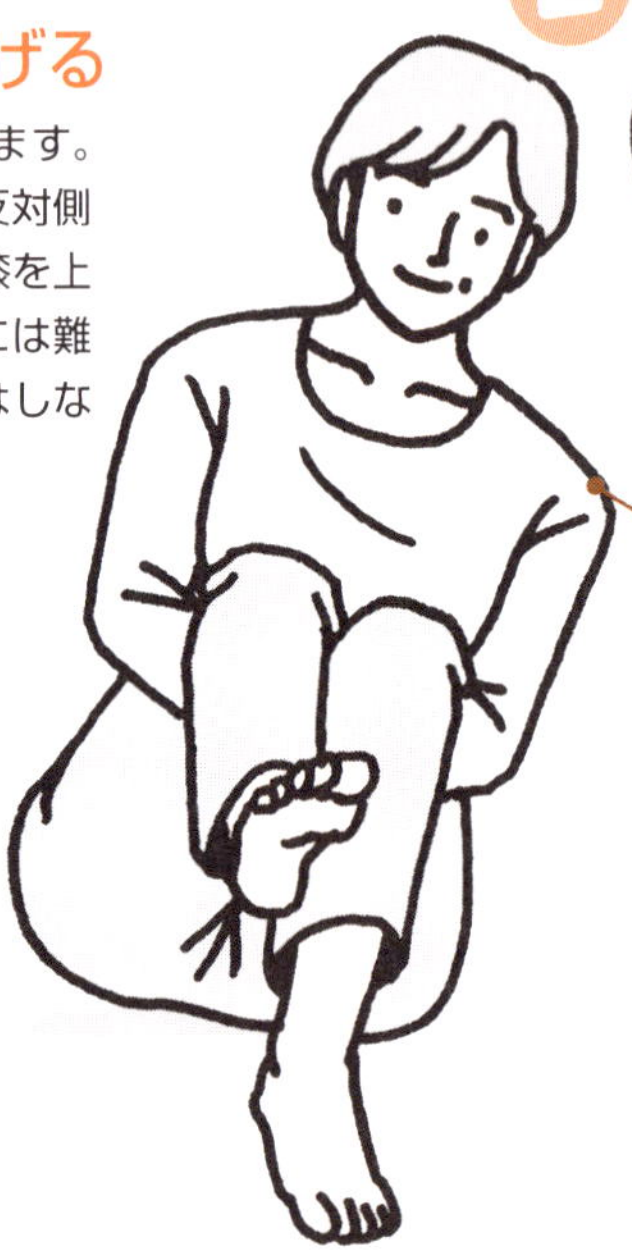

脚をできるだけ上げます。十分に上げることで反対側に重心を移します。膝を上げるのは片マヒの人には難しい運動なので無理はしないでください

両肩ができるだけ水平になるようにバランスをとります

脚をもとに戻す

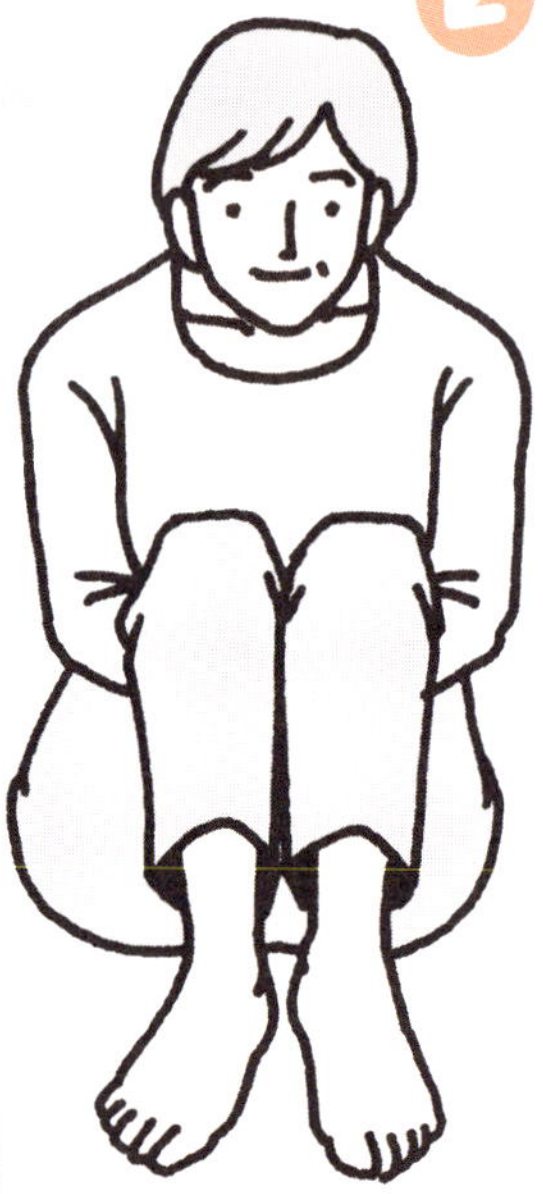

上げた脚を下ろしてもとの姿勢に戻します。膝を抱えている両手が緩んでいるようなら組み直します

患側《かんそく》の脚を上げる

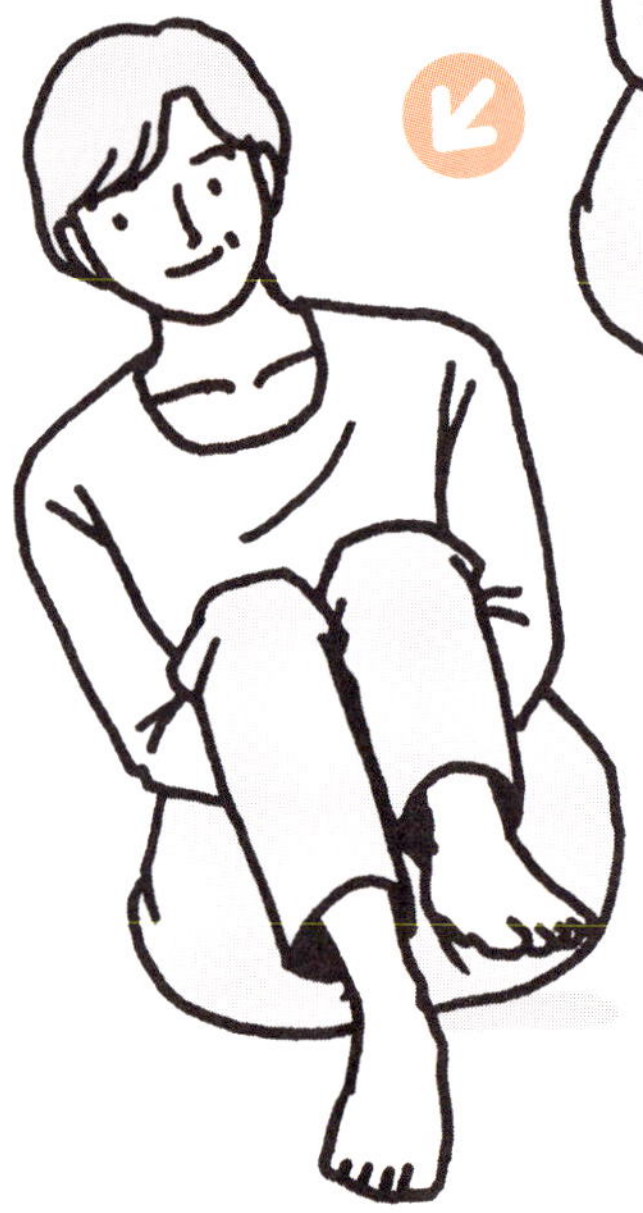

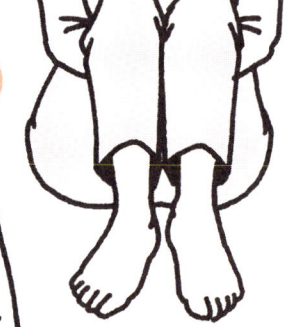

患側の脚を上げて重心を反対側に移し、脚を下ろします。同様の動きを繰り返します

座った姿勢でもバランス感覚が重要

人がからだのバランスを保つためには、内耳《ないじ》や小脳、筋力、視覚など多くの機能が関与しています。寝た姿勢、座った姿勢より立った姿勢のほうが不安定なので、よりバランスが必要になります。脳卒中《のうそっちゅう》で片マヒになった人はバランスをくずすことが多いので、バランス感覚を養う必要があります

その他の 床でする体操

膝《ひざ》立《だ》ちで歩く

立って歩くと転倒する恐れがある人は、この膝《ひざ》立《だ》ち歩きを練習してください

膝《ひざ》立《だ》ちで前後左右に歩く

膝立ち歩きをするときはお尻が落ちないように注意します。横歩き、後ずさりは難しい動作ですが、挑戦してみてください

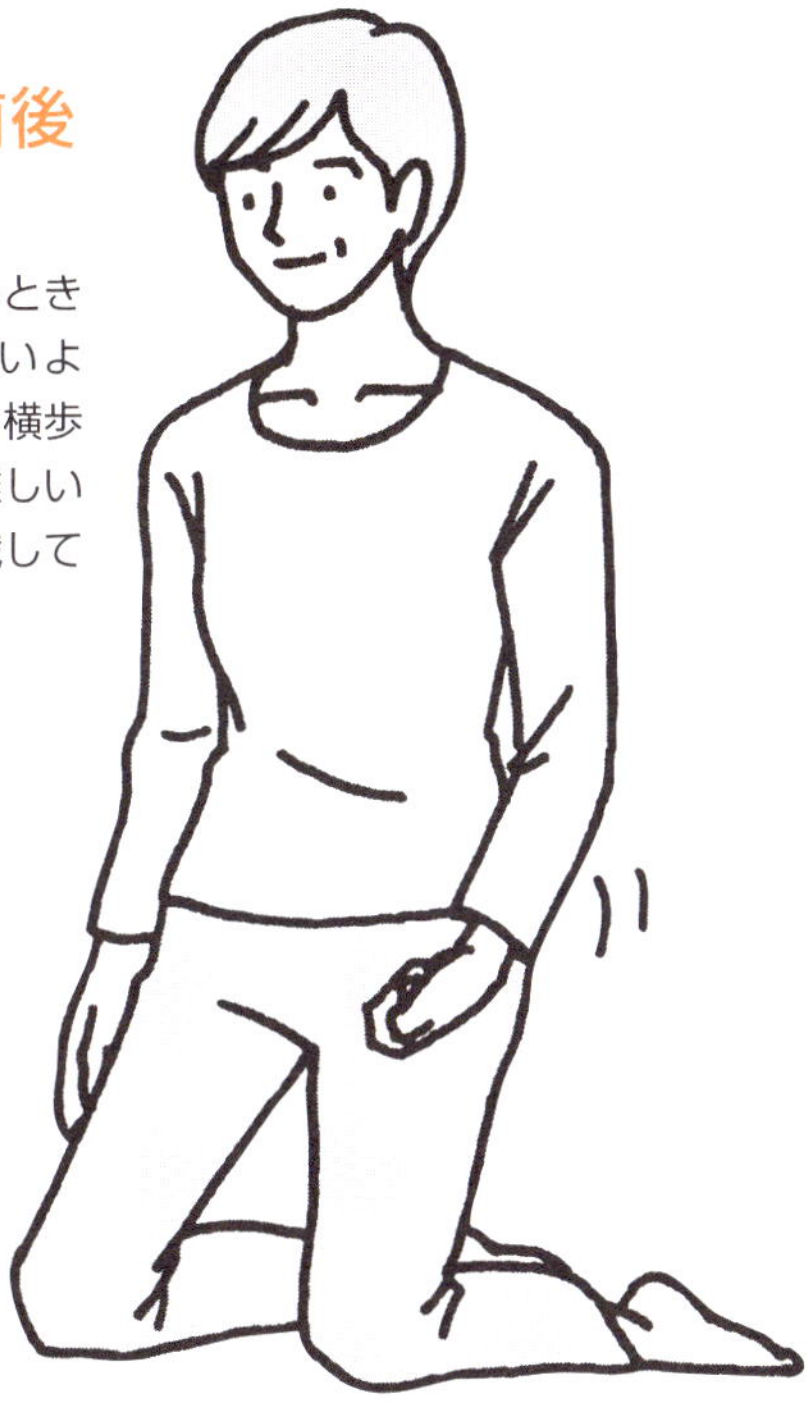

床でする体操も転倒の危険がある！

床でする体操は転倒の危険が少なく安心して行えます。ただし、このページに掲載しているような体操はまれに横転する危険があります。床が板張りなどで硬いと、高齢者の場合は打撲や骨折の危険があるので、マットを敷いて行ってください。畳の上で行うときは、周囲の家具などとぶつからないように広いところで行ってください。

片膝《ひざ》立《だ》ち

腰のバランスを改善して立ち上がり動作を楽にする運動です

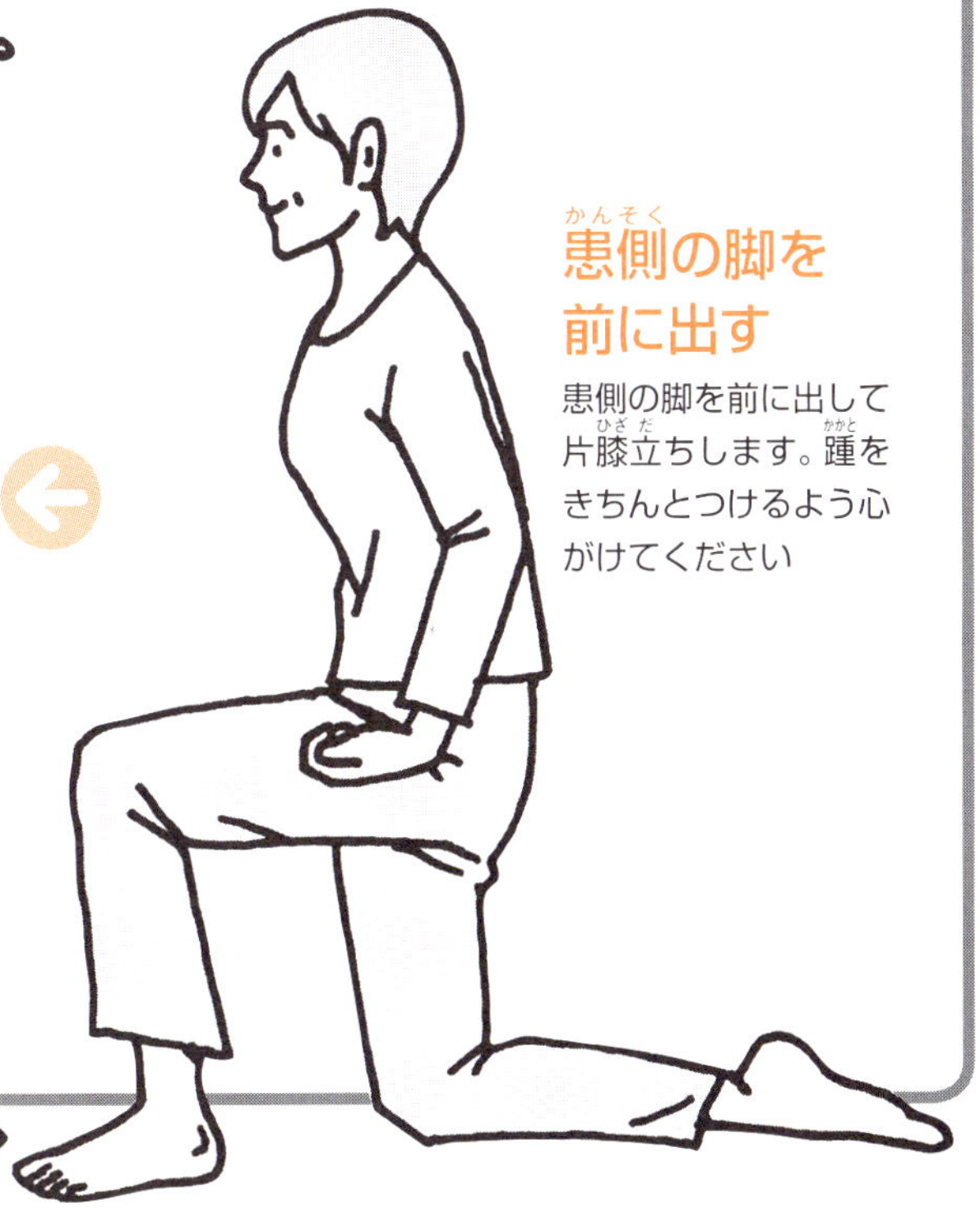

患側《かんそく》の脚を前に出す

患側の脚を前に出して片膝《ひざ》立《だ》ちします。踵《かかと》をきちんとつけるよう心がけてください

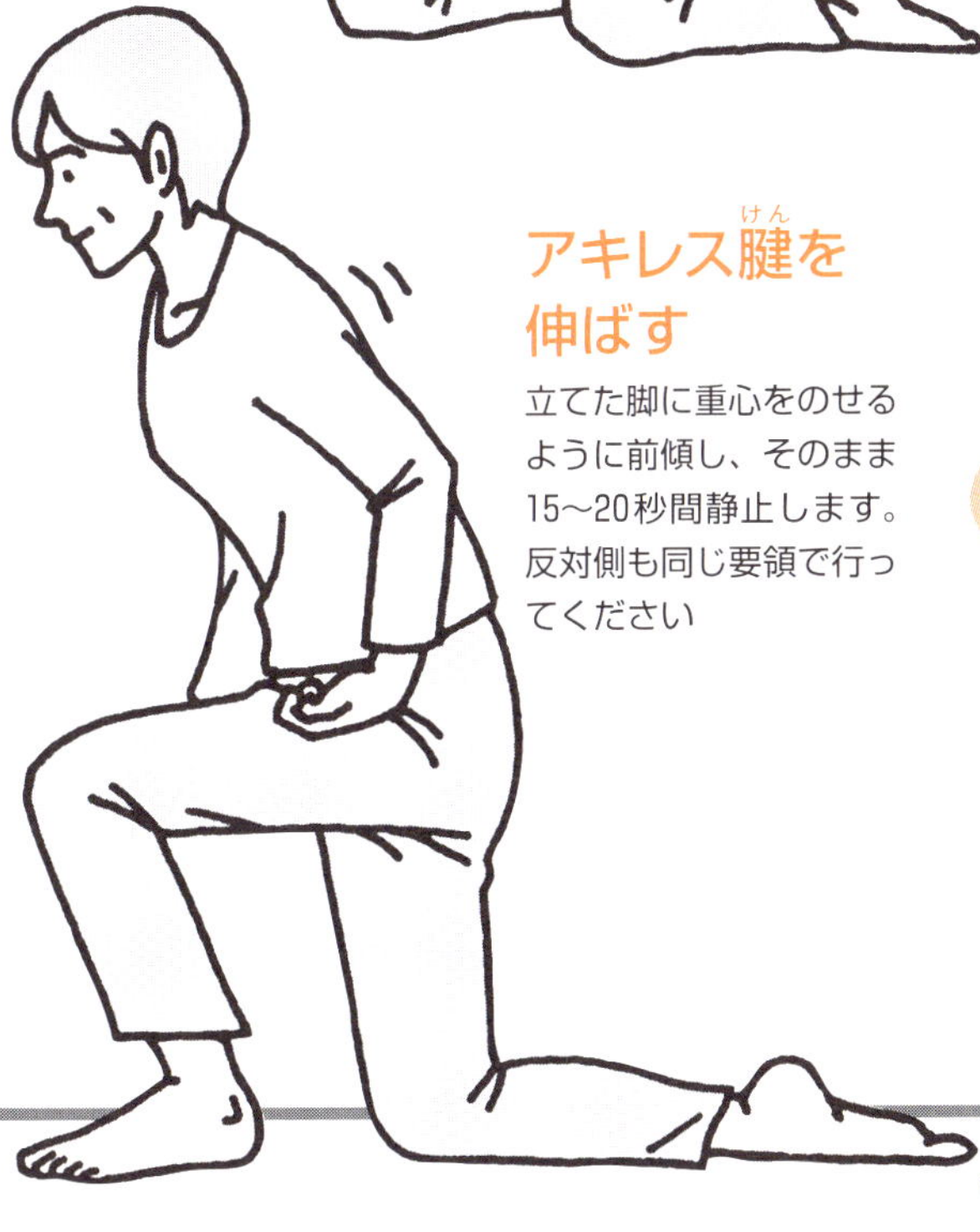

アキレス腱《けん》を伸ばす

立てた脚に重心をのせるように前傾し、そのまま15〜20秒間静止します。反対側も同じ要領で行ってください

姿勢別 生活動作の改善体操

イスでする体操①

肩の関節をやわらかくする体操です

立ち上がりに不安がある人に向いている体操です

イスに座っていても、上肢《じょうし》、肩、からだのひねり、下肢《かし》などを動かす体操ができます。マヒがあっても複雑なポーズをとることができます。とくに下肢の運動は立ち上がりに必要な運動が多く、しゃがみ込みの運動が上手にできれば歩行もうまくできるようになります。

イスに座っていてもたくさんの体操ができます

肩の運動①

指を組む

肩が固くなると衣服の着脱や寝返りのときに苦痛をともなうので動きをよくしておきます

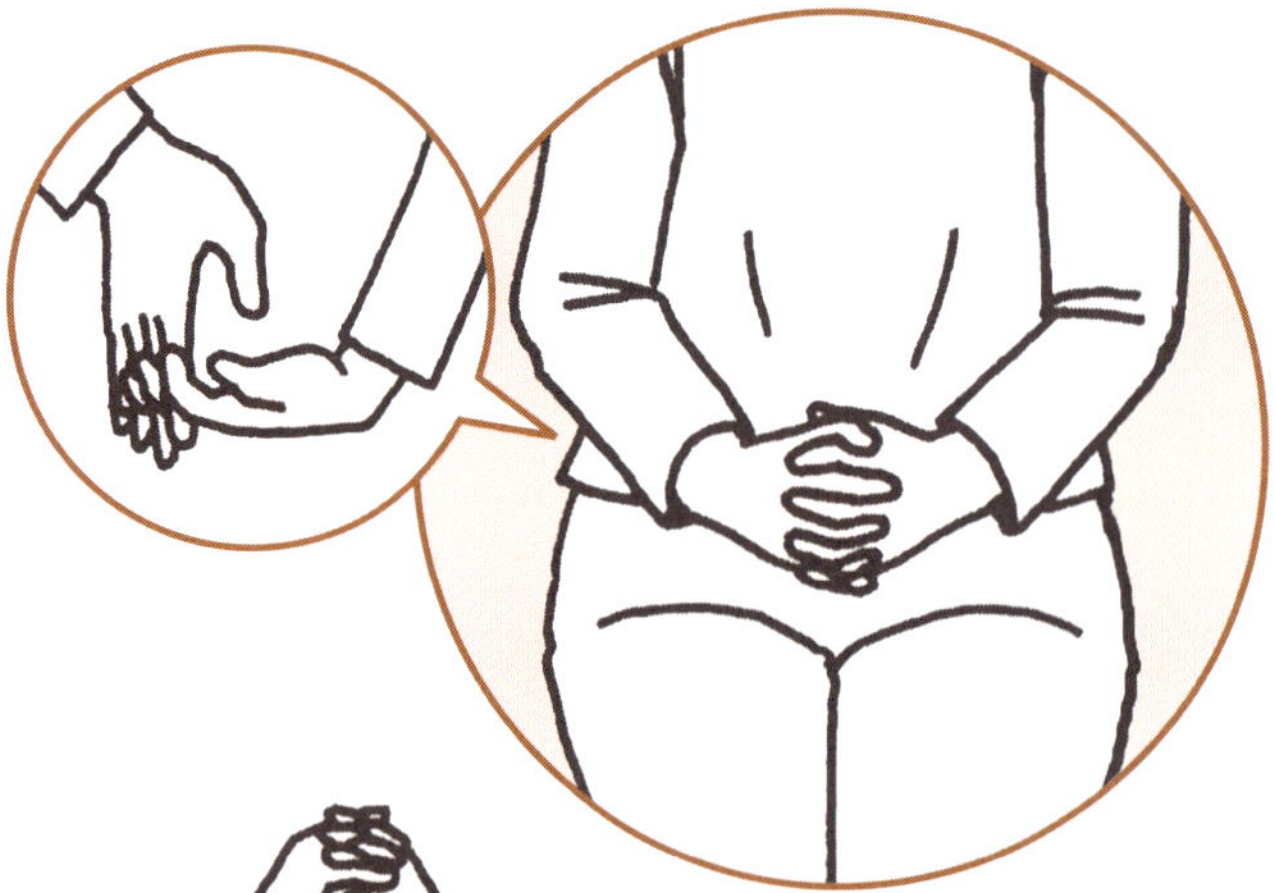

片マヒの人は、健側《けんそく》の手の指を患側《かんそく》の指に差し込んで、しっかり指を組み合わせます。指が組めない人は左ページのように健側の手で患側の手首を握ります

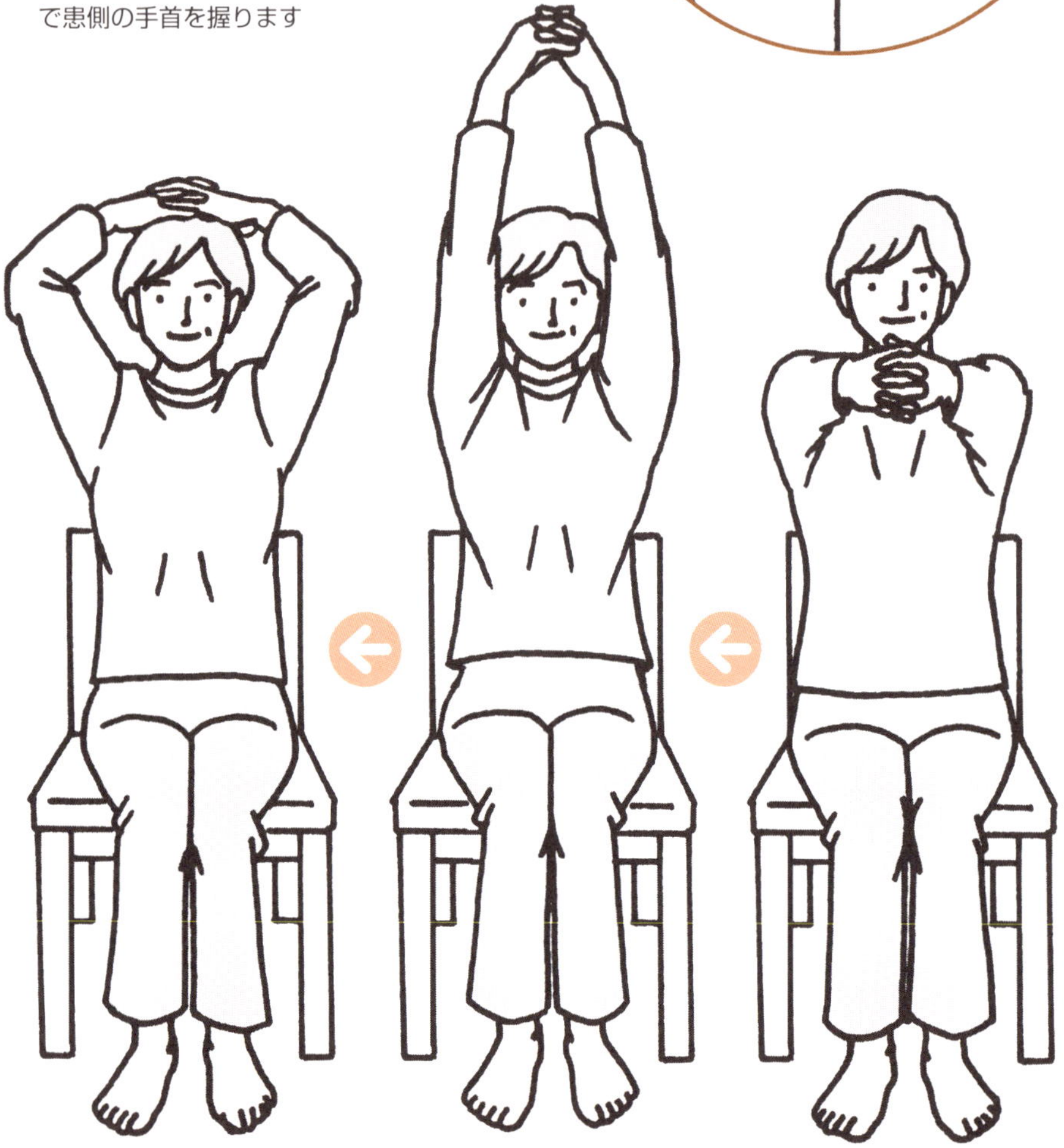

両手を前に伸ばす
両足の底を床につけ、イスに深く座り、背筋を伸ばし、両手をゆっくり前に伸ばします

両手を上に伸ばす
指を組んだまま両手を上に伸ばします。手のひらはつねに顔や頭に向いています

両手を頭の上に下ろす
指を組んだまま両手を頭の上に下ろします

目的

脳卒中《のうそっちゅう》の後遺症《こういしょう》がある人は患側《かんそく》の肩の動きが悪くなりがちです。また、肩甲骨《けんこうこつ》の動きも少なくなるので、胸をそらして大胸筋《だいきょうきん》や小胸筋《しょうきょうきん》も伸ばします

片マヒで手を使わないと手指の関節が拘縮《こうしゅく》してしまいますが、この運動でするように指を組めば手指の関節はいやでも伸ばされます

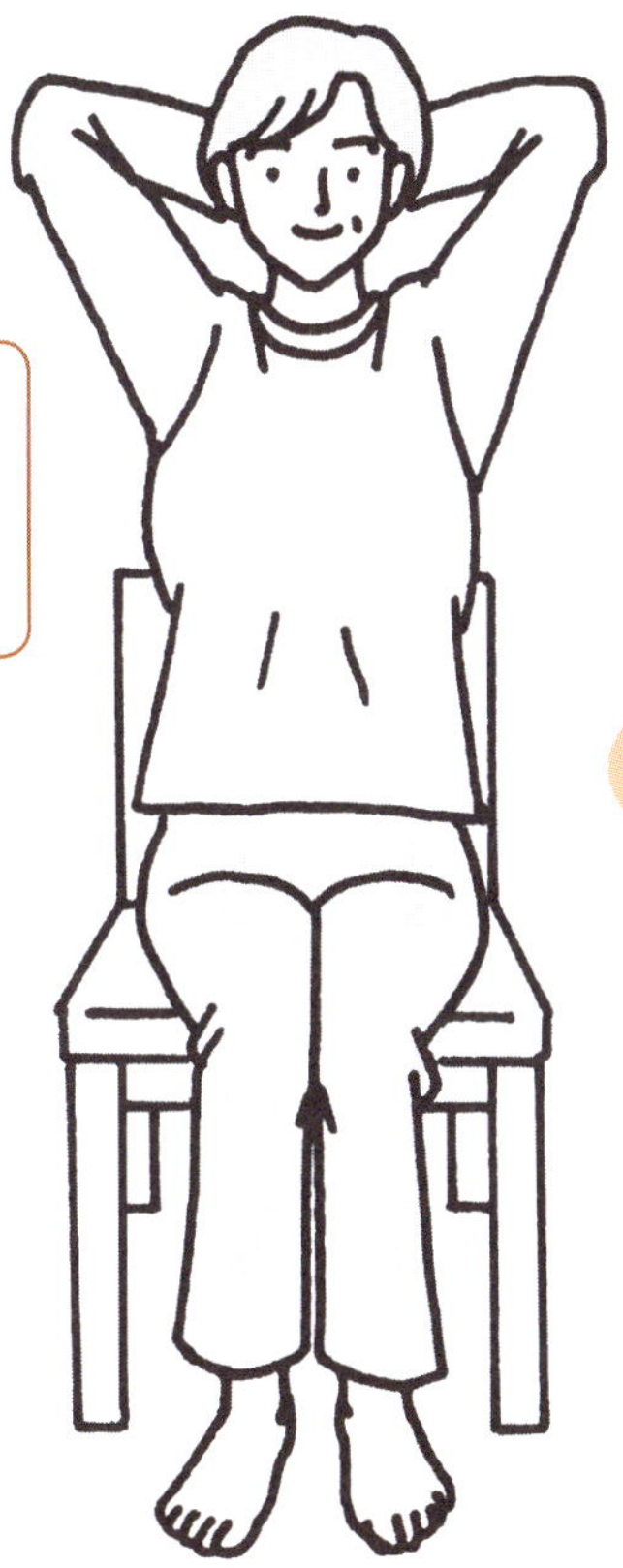

両手を頭の後ろにまわす

頭にのせた手をそのまま頭をなでるように後ろにまわします

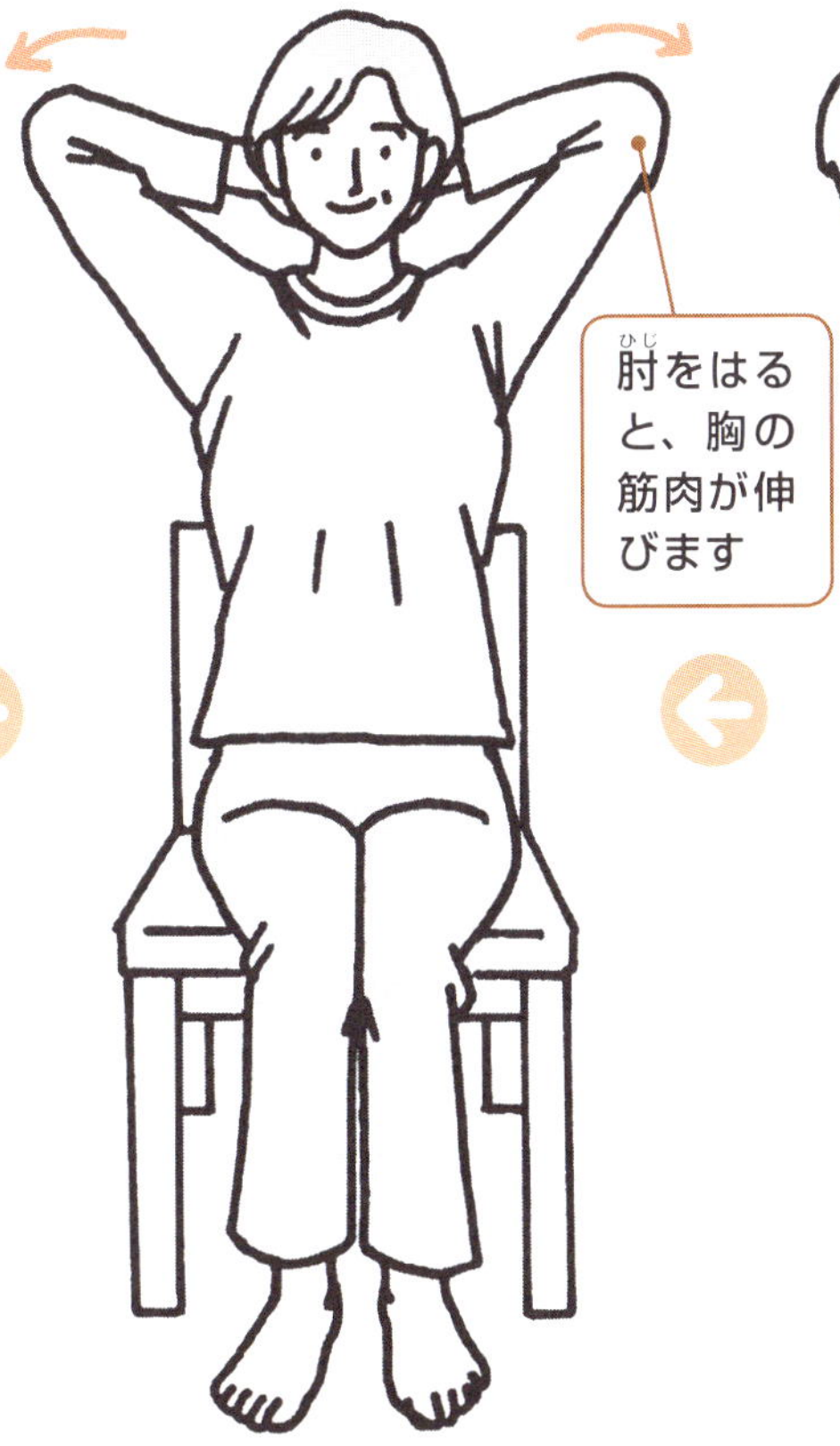
肘《ひじ》をはると、胸の筋肉が伸びます

肘《ひじ》をはる

頭の後ろにまわした腕の肘を15～20秒間はって背筋をピンと伸ばします

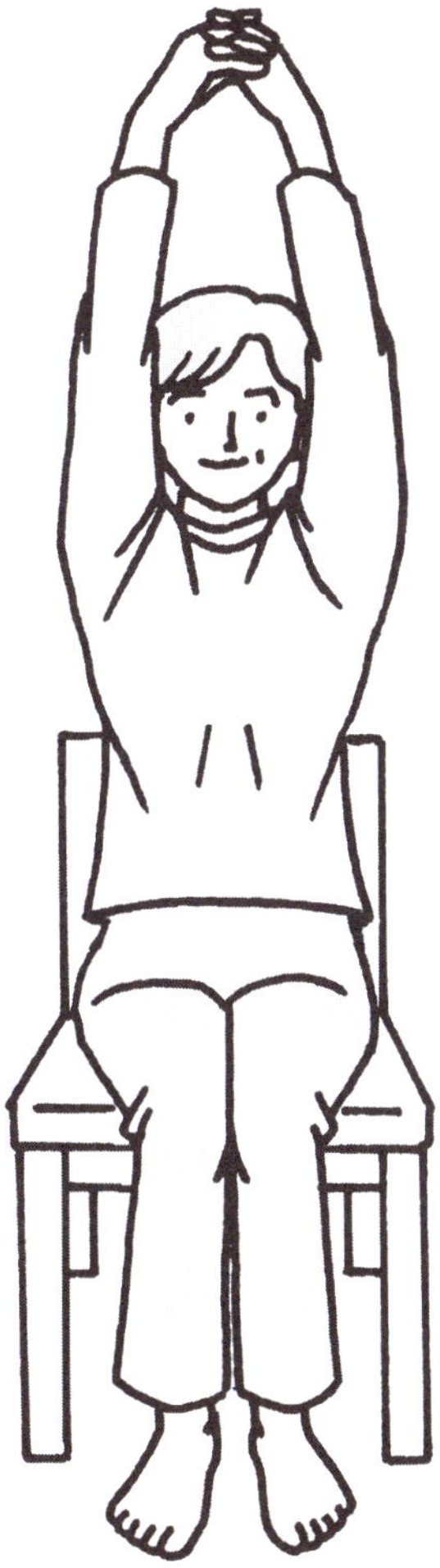

両手を頭の上に伸ばす

指を組んだまま両手を頭の上に伸ばし、もとの姿勢に戻します

指が組めない場合

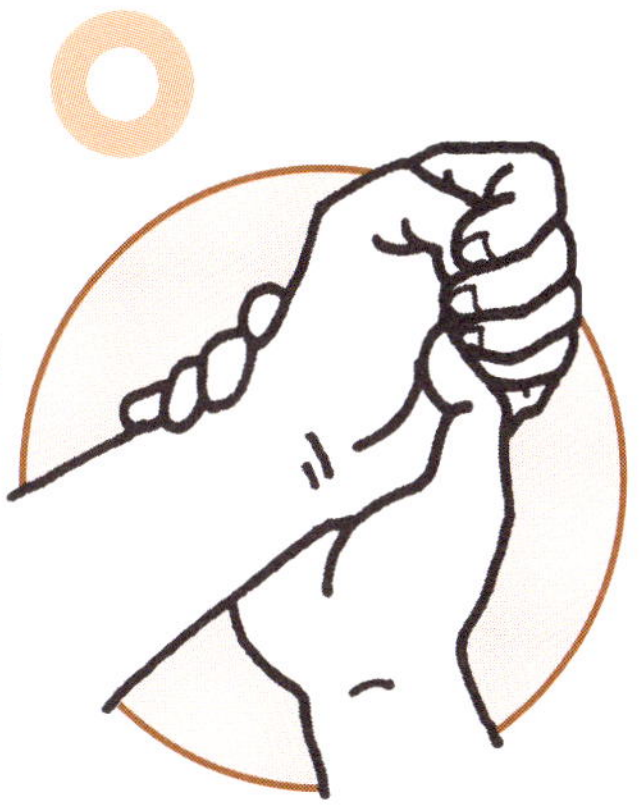

親指を手のひらに入れて、残りの４本の指で患側《かんそく》の手首を外側からつかみます

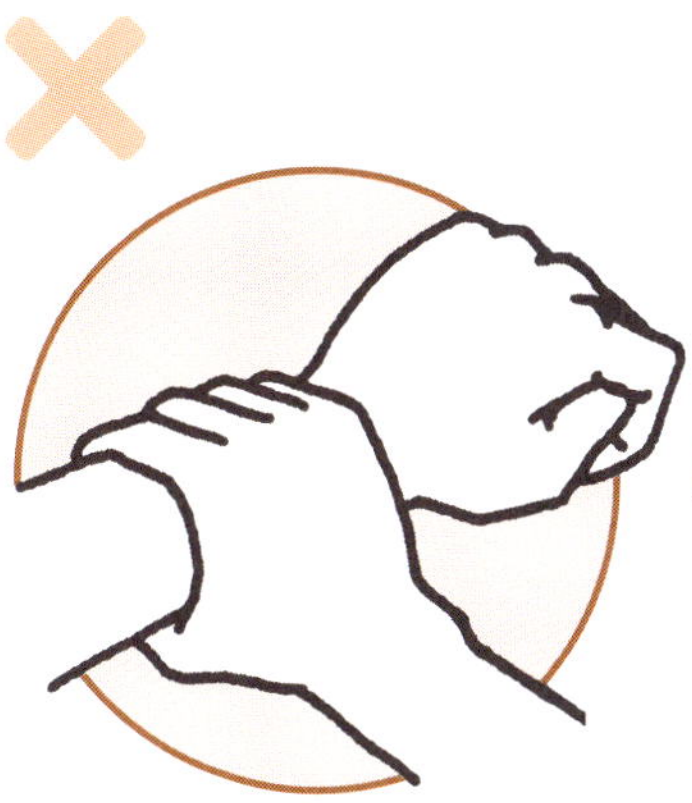

手首をわしづかみすると、肩を痛めることがあります

姿勢別 生活動作の改善体操

イスでする体操❷

前ページの「肩の運動①」からの連続動作です

肩の運動❷

肩関節《かたかんせつ》は球面の関節なので、本来はあらゆる方向に動きます。ところが、動かさないでいると拘縮《こうしゅく》して動きが制限されます。肩を動かす運動で関節の可動域を広げます

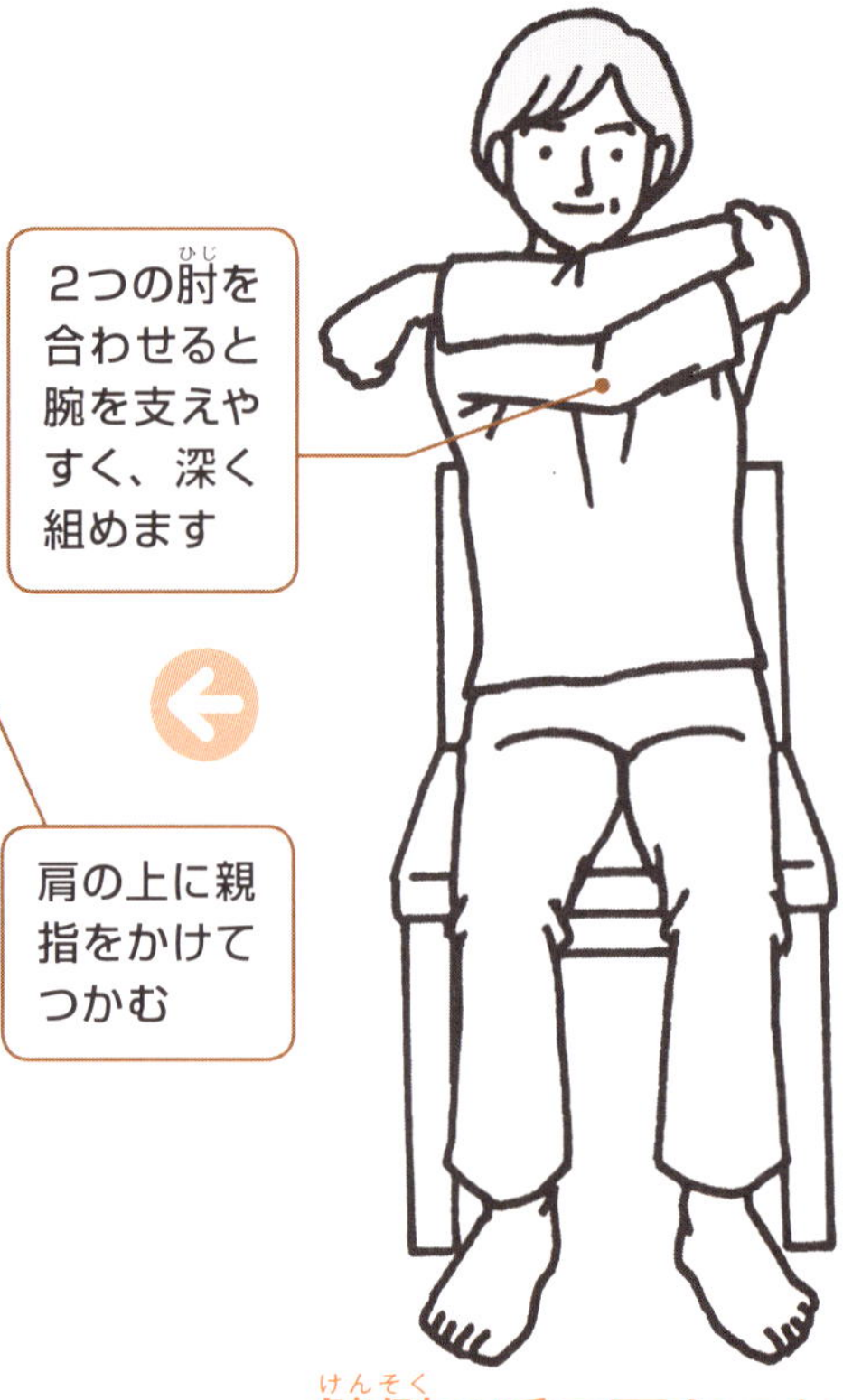

2つの肘《ひじ》を合わせると腕を支えやすく、深く組めます

健側《けんそく》の手で肩をつかむ

健側の手を患側《かんそく》の腋《わき》の下に差し入れて肩をつかみ、健側の腕に患側の腕をのせます

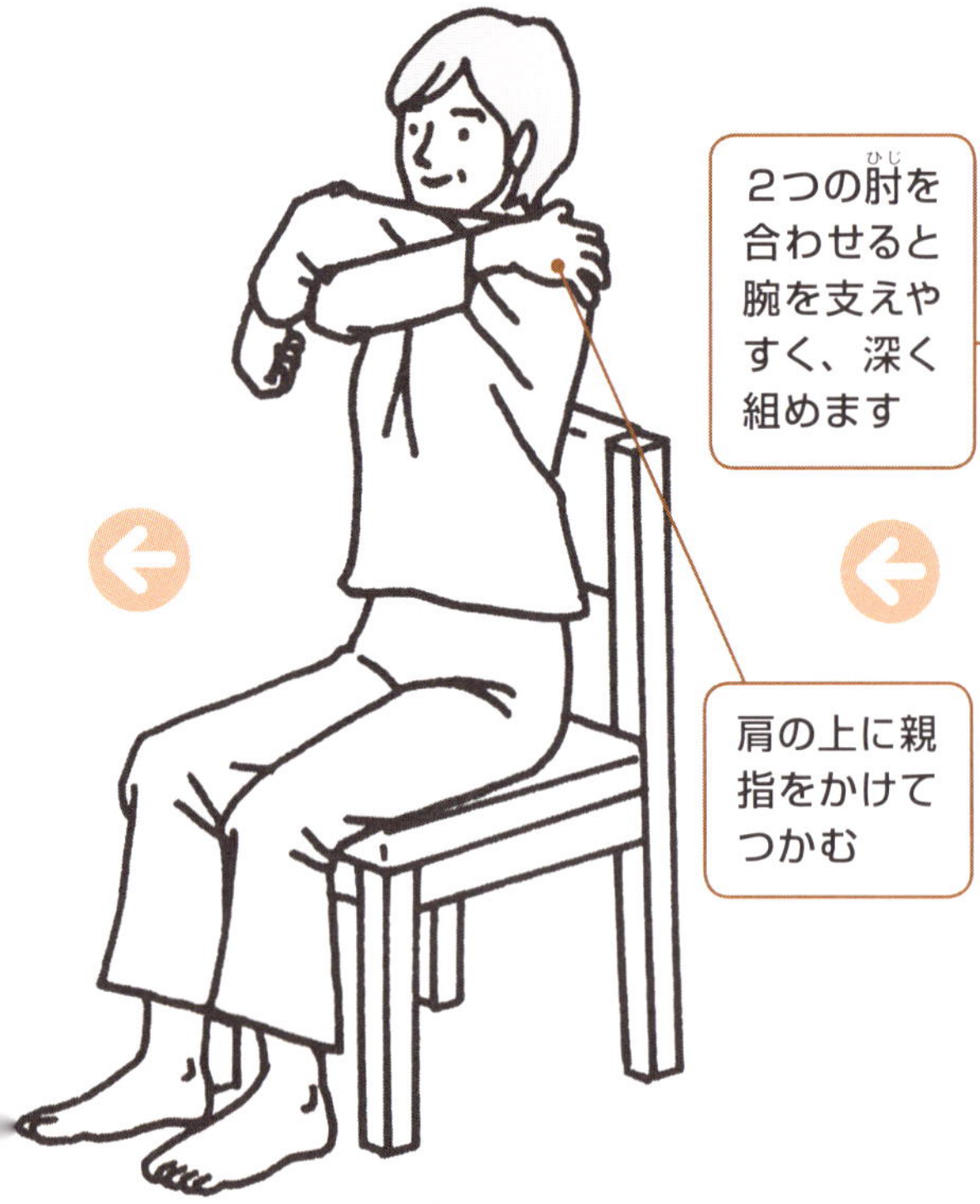
肩の上に親指をかけてつかむ

肩を引き寄せる

健側の手をさらに肩に伸ばして引き寄せるように深くつかみます

体幹《たいかん》のひねりとバランス運動

年をとると脊柱《せきちゅう》（背骨）のひねりの動きが悪くなり、寝返りや起き上がりの動作がぎこちなくなります。からだをひねる運動で改善します

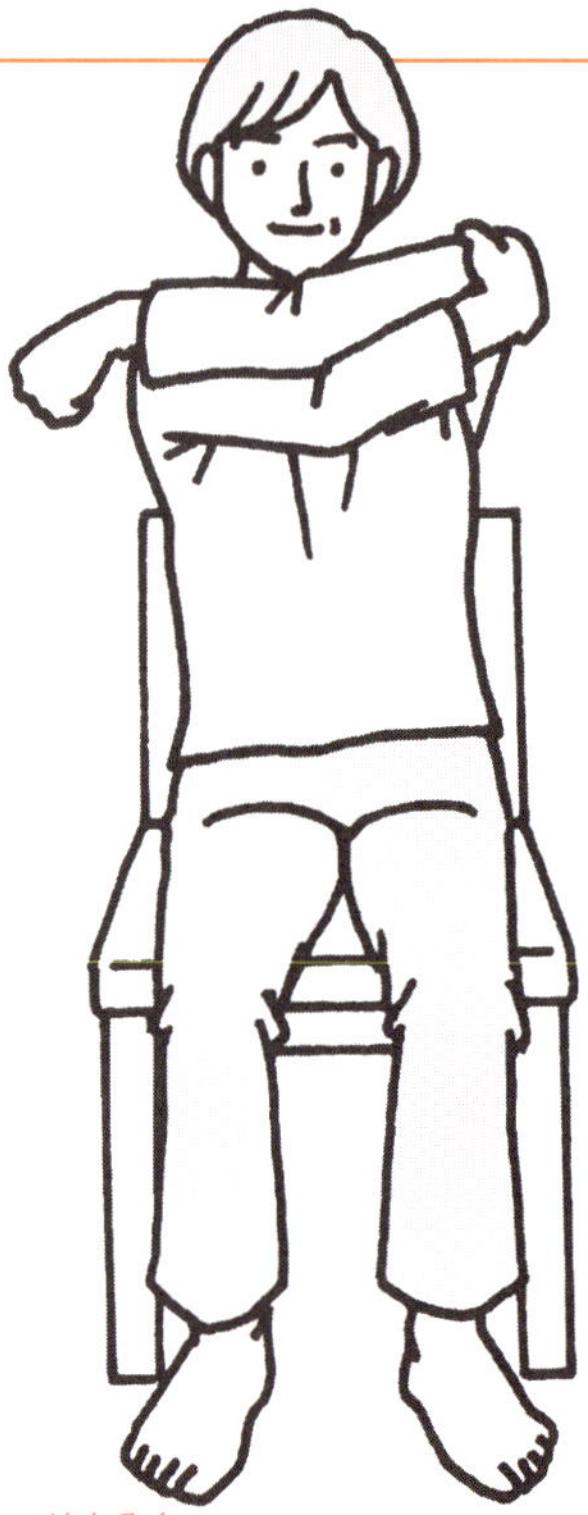

健側《けんそく》の手で肩をつかむ

上の運動と同じように、腕を組み肩をしっかりつかむ姿勢をとります

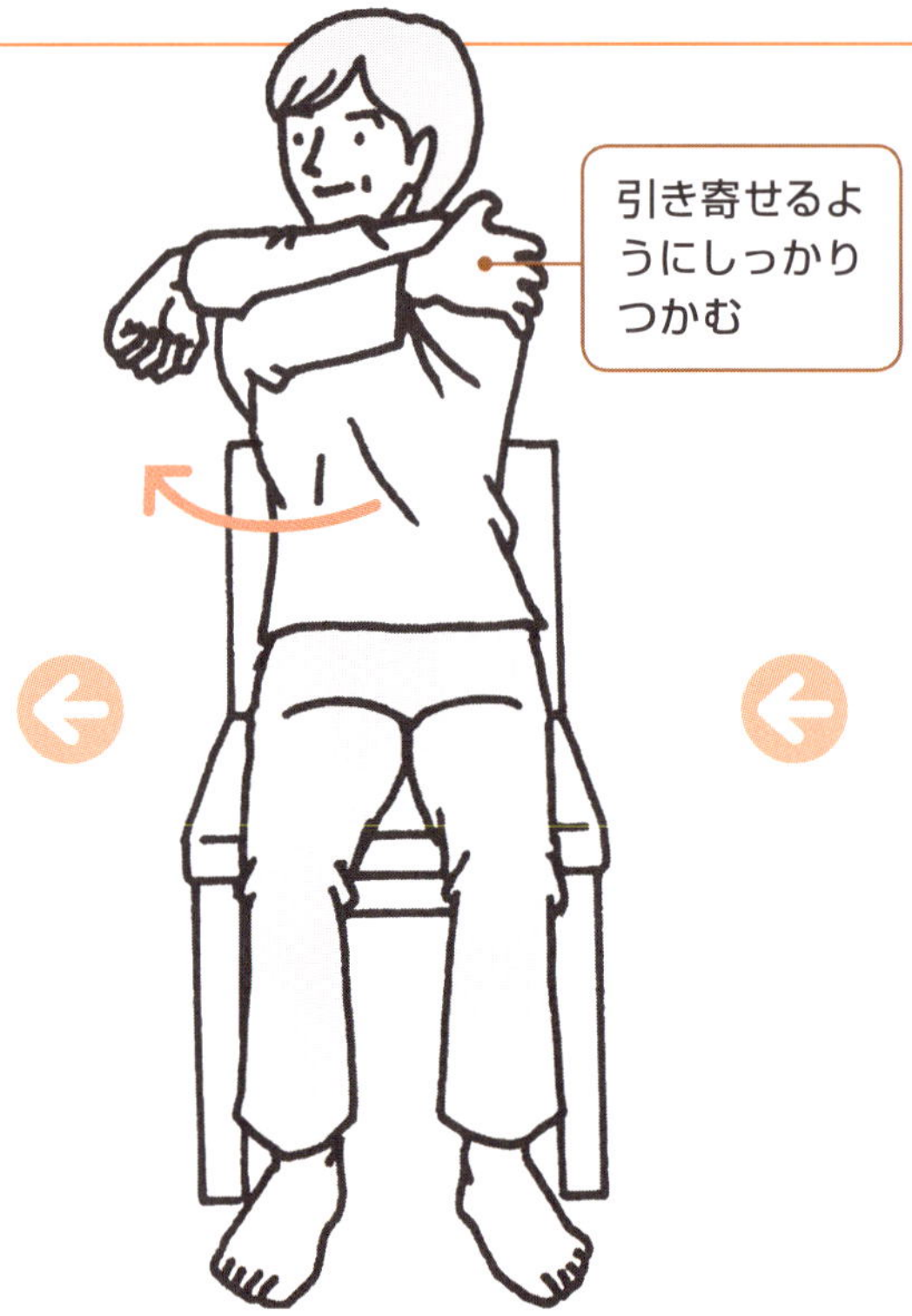
引き寄せるようにしっかりつかむ

健側にからだをひねる

息を静かにはきながら、健側のほうにからだをゆっくりひねります

目的

肩関節だけでなく肩甲《けんこう》骨《こつ》を広げる運動です。肩甲骨のまわりの筋肉が固くなると肩こりの原因にもなりますが、この運動で肩こりも予防できます

健側《けんそく》の手で肩を深くつかんでください。肩を深くつかむとそれだけ患側《かんそく》の腕も内側に寄り（内転《ないてん》する）、患側の腕も内側に寄って肩甲《けんこう》骨《こつ》が十分に広がります

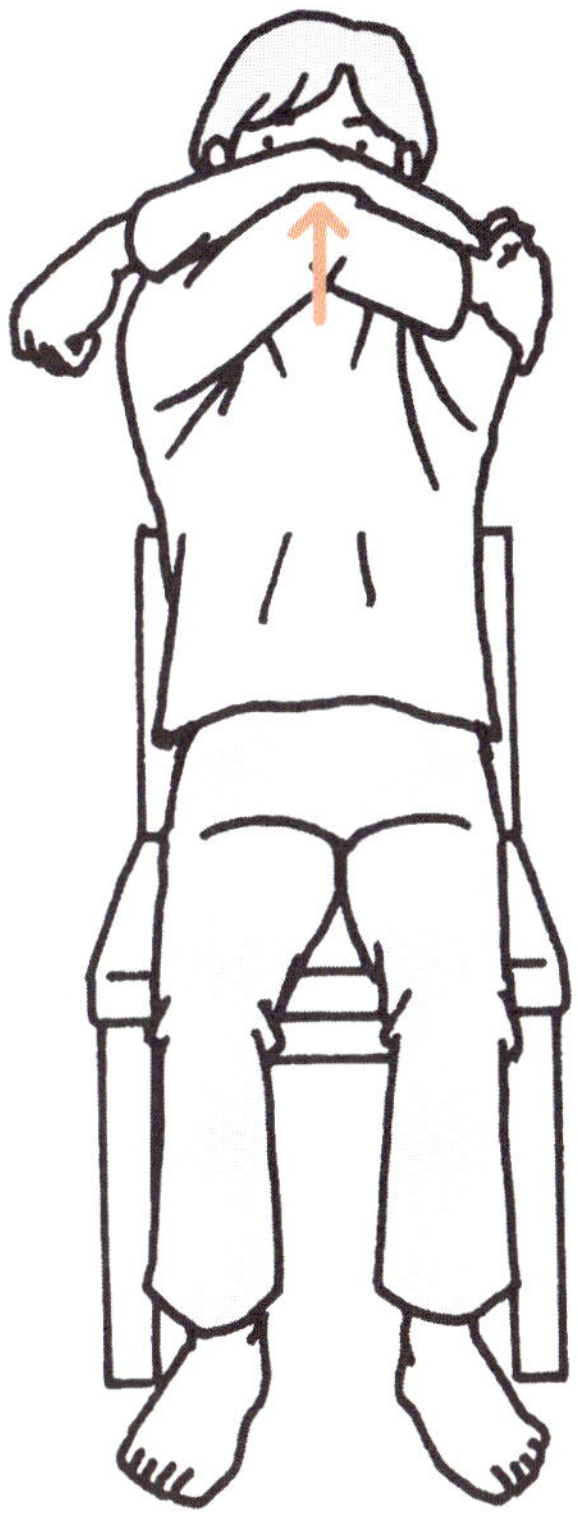

健側の腕を上げる

健側の腕で患側の腕をグイッと持ち上げます

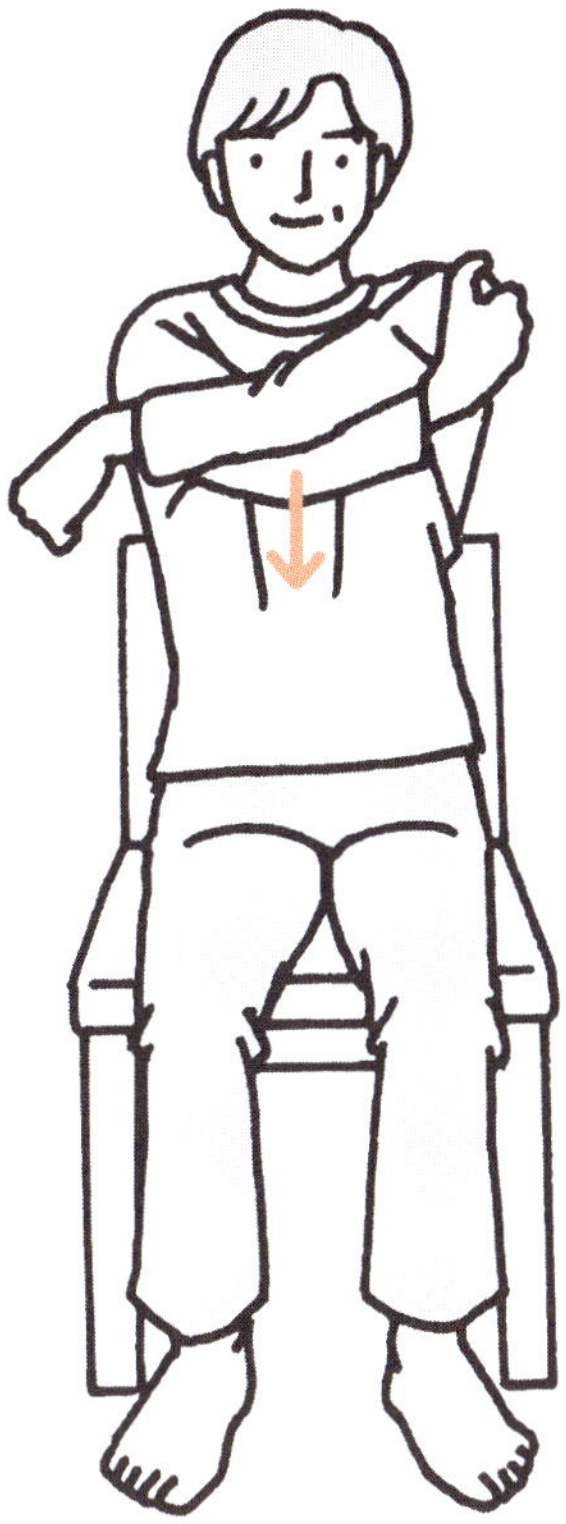

もとに戻す

腕をもとに戻します。この腕を持ち上げる運動を３回繰り返して、最後に両手を膝《ひざ》に戻します

目的

からだをひねる動作を改善する運動です。とくに片マヒの人は健側《けんそく》の手で患《かん》側《そく》の手を補うことが多いので、からだのひねりを改善することが大切です

腕だけまわすのではなく、からだ全体をひねるのがポイントです。座位《ざい》でのバランスが悪い人は、患側《かんそく》へひねったときに倒れないように気をつけましょう

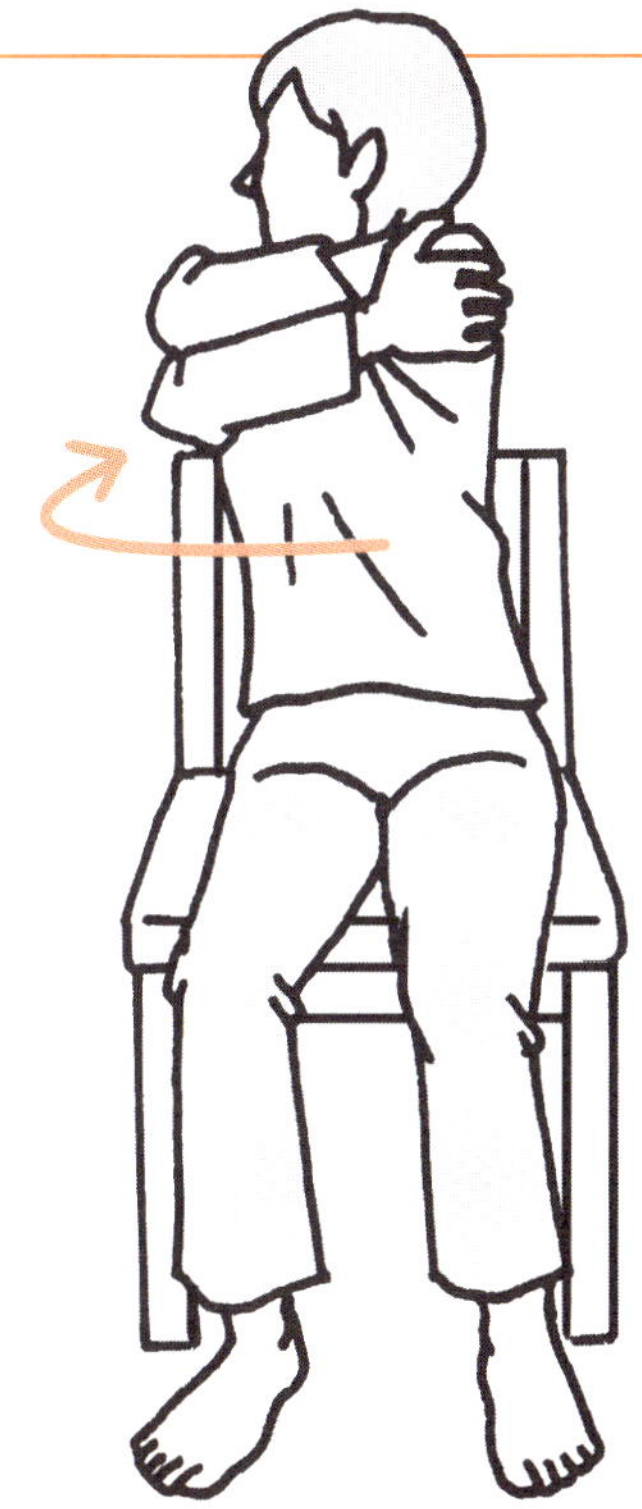

首を後ろに向ける

首を後ろに向け、体重を健側のお尻に移し、その姿勢で15〜20秒間静止してもとに戻します。息はつめずに楽にします

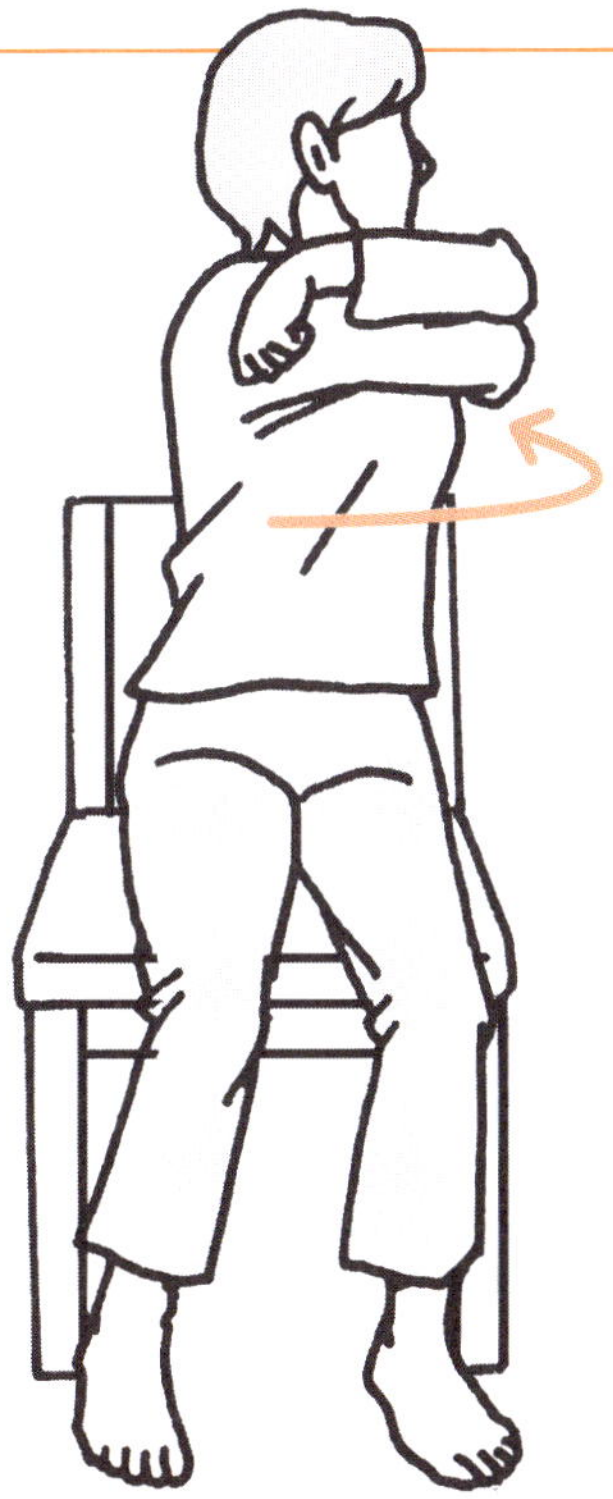

患側《かんそく》にひねる

患側のほうへゆっくりからだをひねり、体重を移動して15〜20秒間静止、そしてもとに戻します。息はつめずに楽にします

イスでする体操 3

イスに座ったままできる上半身の運動です

肩の上下運動とリラクセーション

脳卒中《のうそつちゅう》のような中枢性《ちゅうすうせい》の障害によるマヒでは筋肉をリラックスさせるのは難しいことです。このリラクセーションで、そのコツを覚えてください

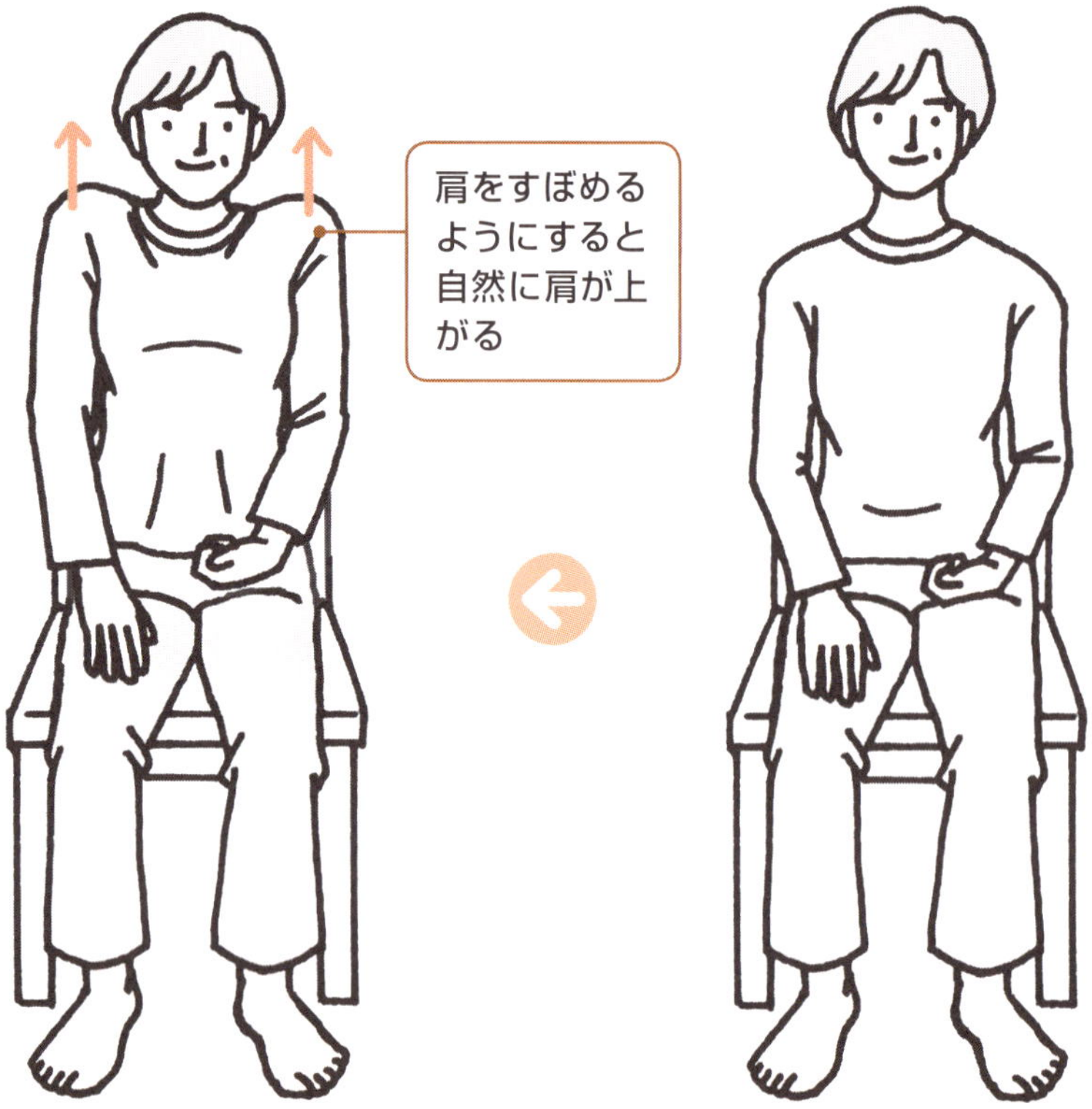
肩をすぼめるようにすると自然に肩が上がる

イスに深く座る
両手を膝《ひざ》におき、背筋を伸ばし、姿勢を正して息を整えます

肩を上げる
息を吸いながら胸をそらすように思いきってグイッと肩を上げます

首をまわす

首の動きが悪いと寝返りや起き上がりなどの姿勢の転換もうまくいきません。この運動で首周囲の筋肉を伸展《しんてん》して、首が動く範囲を拡大します

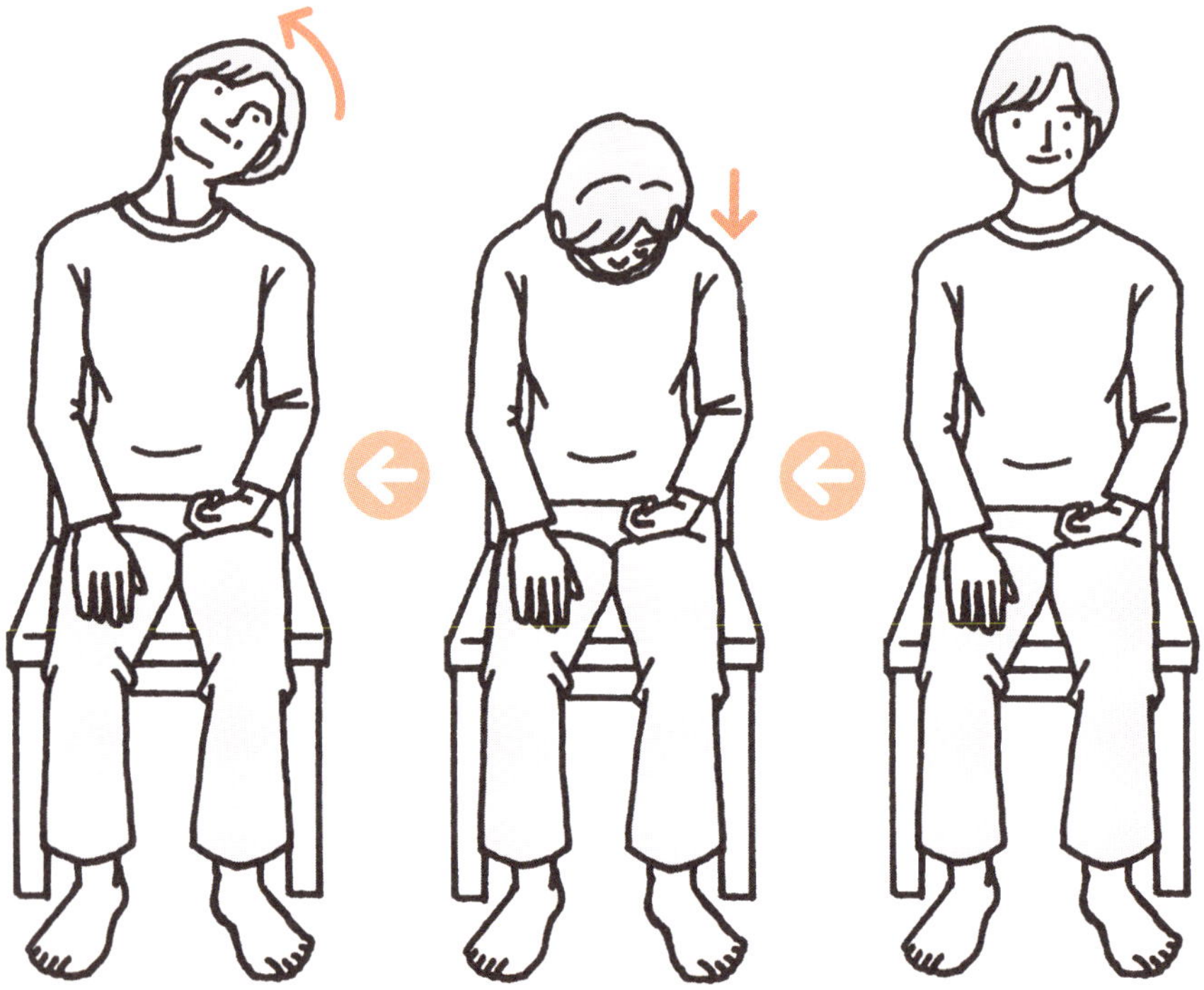

イスに深く座る
両手を膝《ひざ》におき、背筋を伸ばし、姿勢を正して息を整えます

首を前に曲げる
首を前に曲げ、あごを引きつけるようにゆっくりまわします

頭をまわす
あごを上げて、頭を後ろ側にゆっくりまわします

目的

脳卒中《のうそつちゆう》による片マヒでは患側《かんそく》の肩の周囲の筋力が低下します。患側だけの力で肩を持ち上げるのは難しいので、両肩を一緒に上げるといいでしょう

肩を上げるときは十分息を吸い込んで思いっきり上げ、下ろすときは息を一気にはいて上半身の力を全部抜くようにします

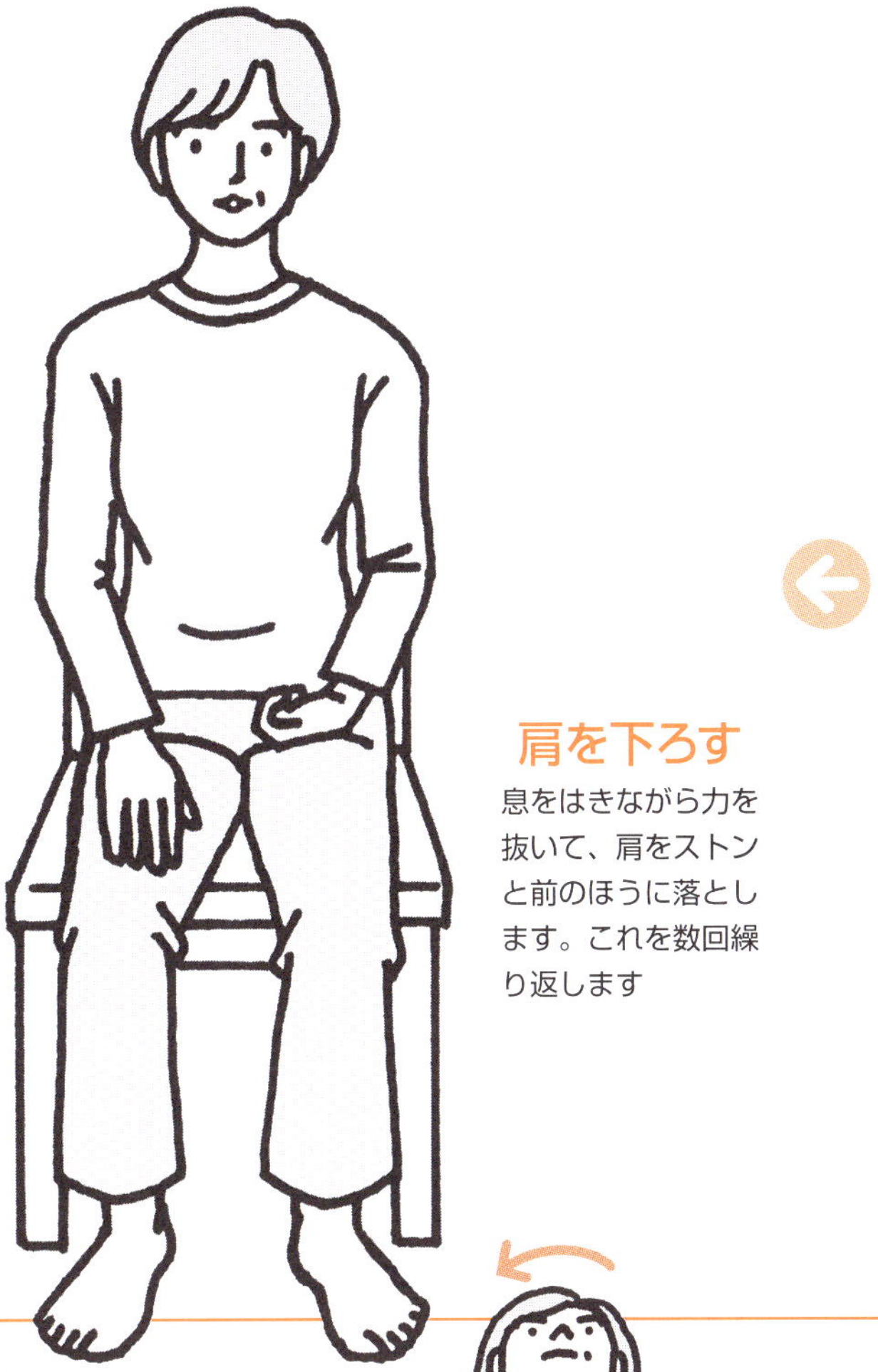

肩を下ろす

息をはきながら力を抜いて、肩をストンと前のほうに落とします。これを数回繰り返します

目的

首の動きはさまざまな動作にも関係しています。あごを十分引くようにすると楽に飲み込むことができます。つばを飲み込んで試してください

首の運動はゆっくり行ってください。特定の方向に動かすとめまいがすることがあるので、自分の気持ちのいいほうに動かします。伸ばした首筋を意識します

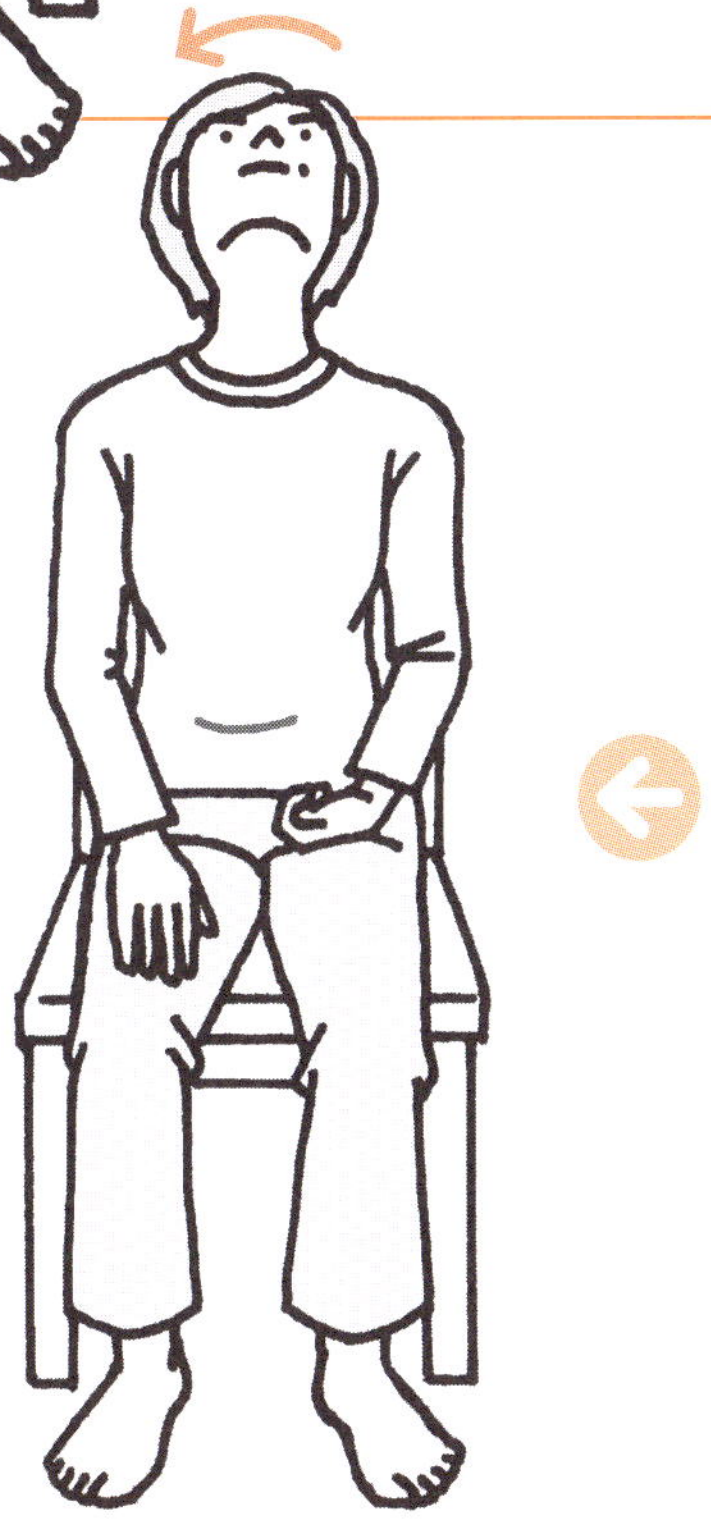

頭を後ろに倒す

円を描くように頭をまわし、後ろにきたらしっかり倒します

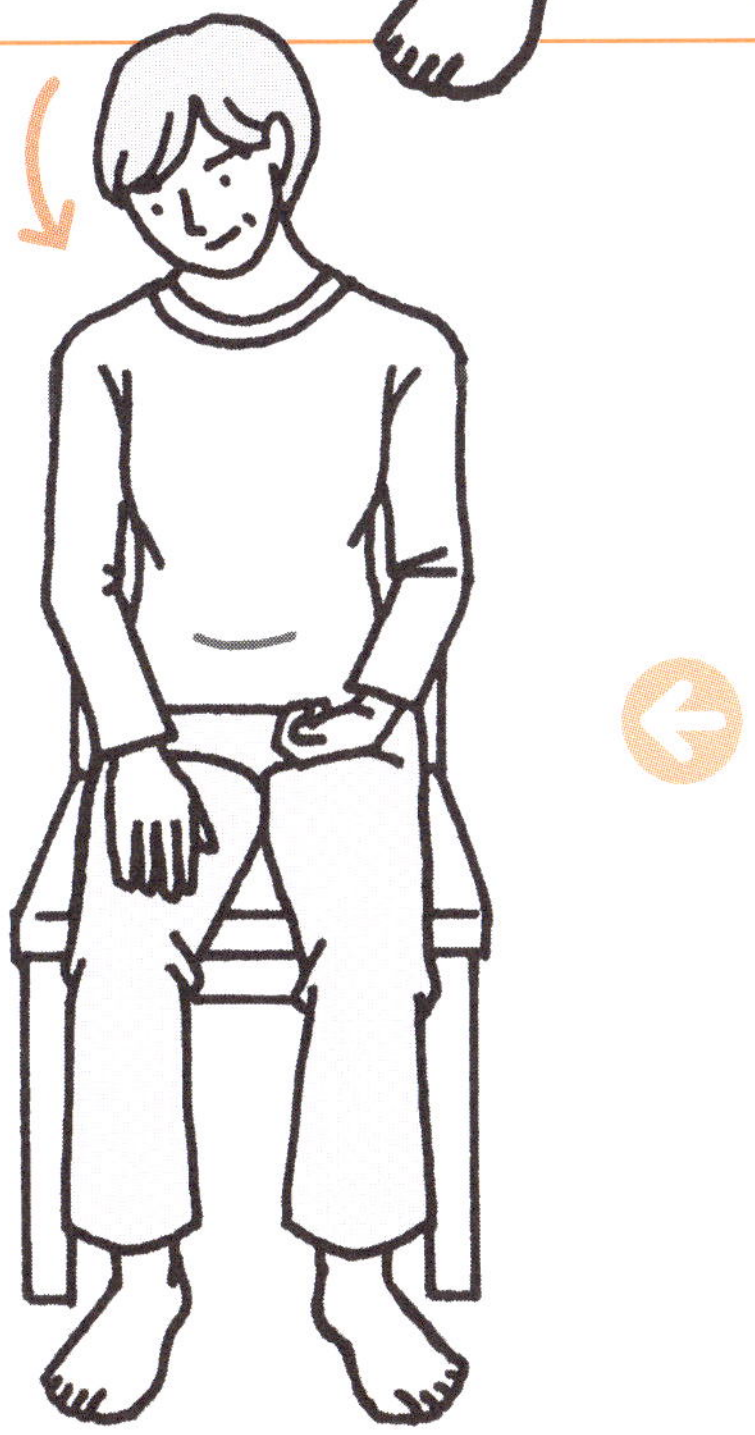

頭を戻す

最後にあごを引きつけるようにもとに戻します。同様の動作をもう１回繰り返します

姿勢別 生活動作の改善体操

イスでする体操④

イスに座ってできる足指のマッサージです

下肢《かし》と足指を動かす

ふだんあまり動かさない足の指や足首をストレッチします

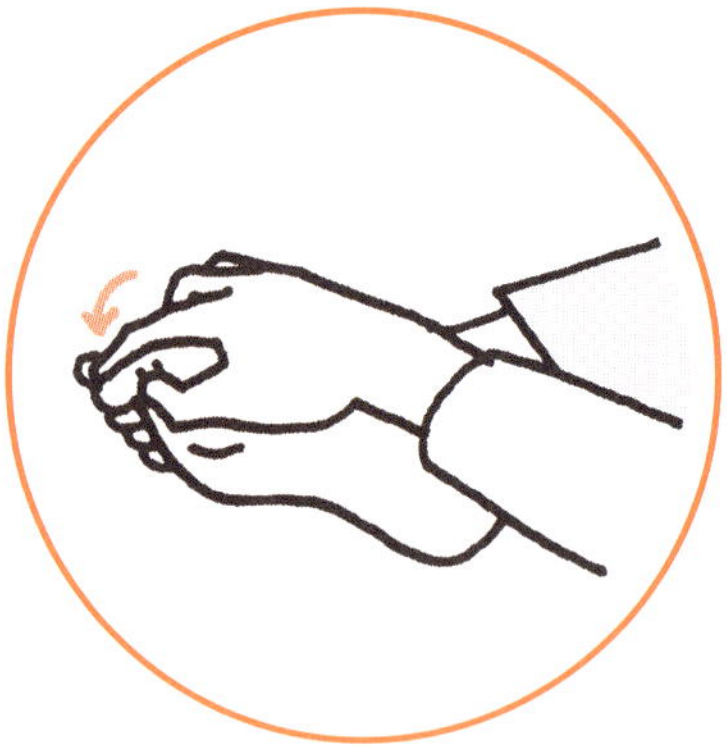

1. 足の親指を曲げる

膝《ひざ》を曲げた脚全体が水平になる姿勢を保ち、足の指を十分に曲げます

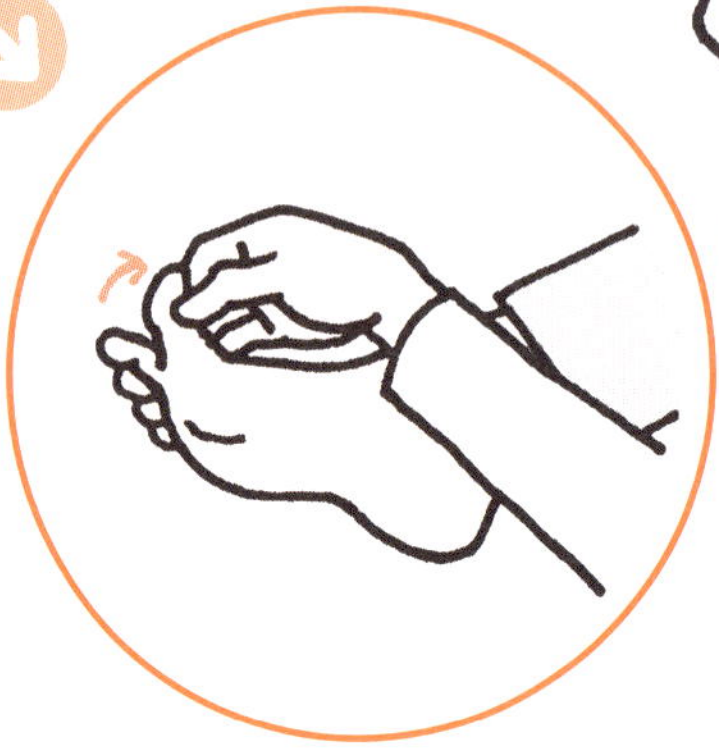

2. 親指をそらす

親指を十分にそらします。同様に人差し指、中指、薬指、小指も、曲げてそらします

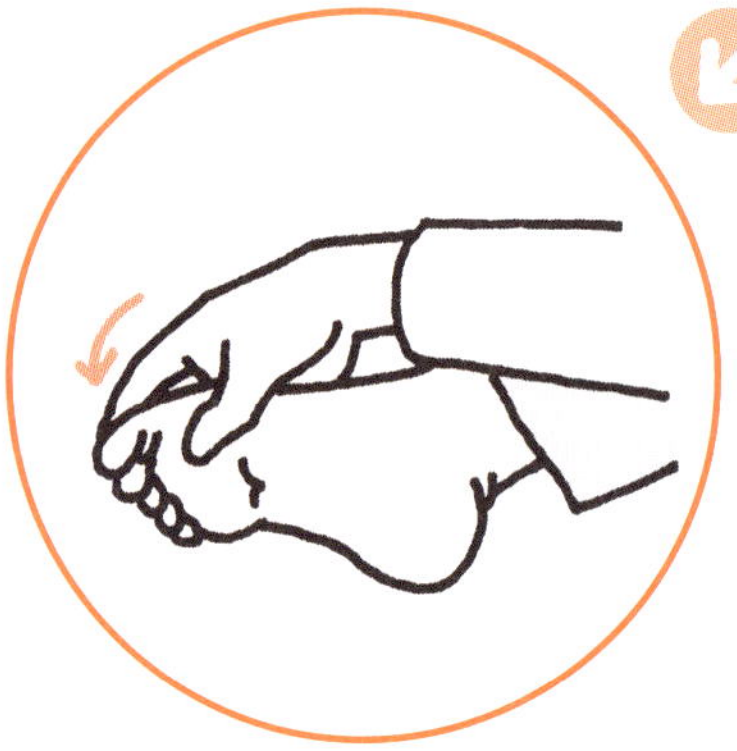

3. 指全体を曲げる

今度は５本の指全体を握り十分に曲げます

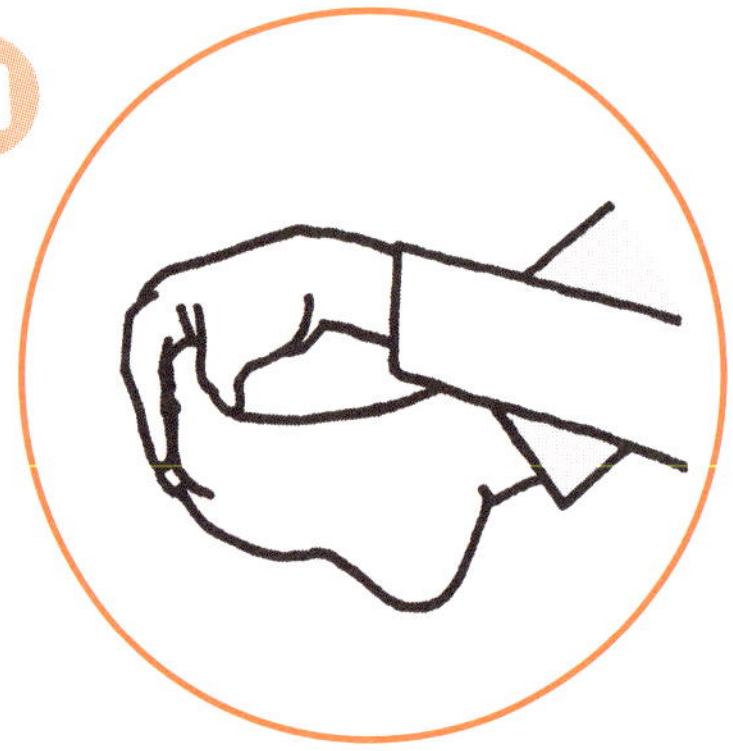

4. 指全体をそらす

５本の指全体を握って十分にそらします

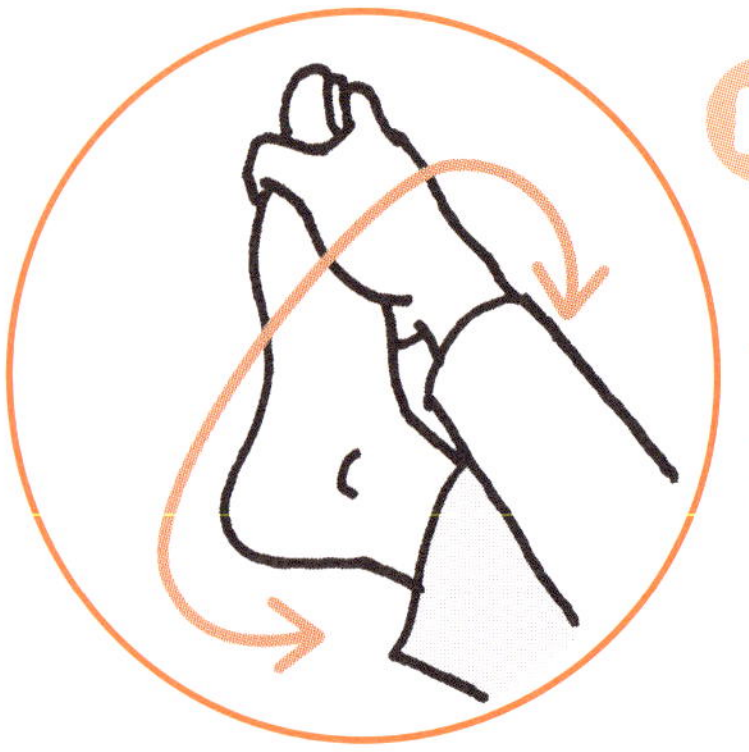

5. 足首をまわす

足の甲をしっかり握って足首をグルリとまわします

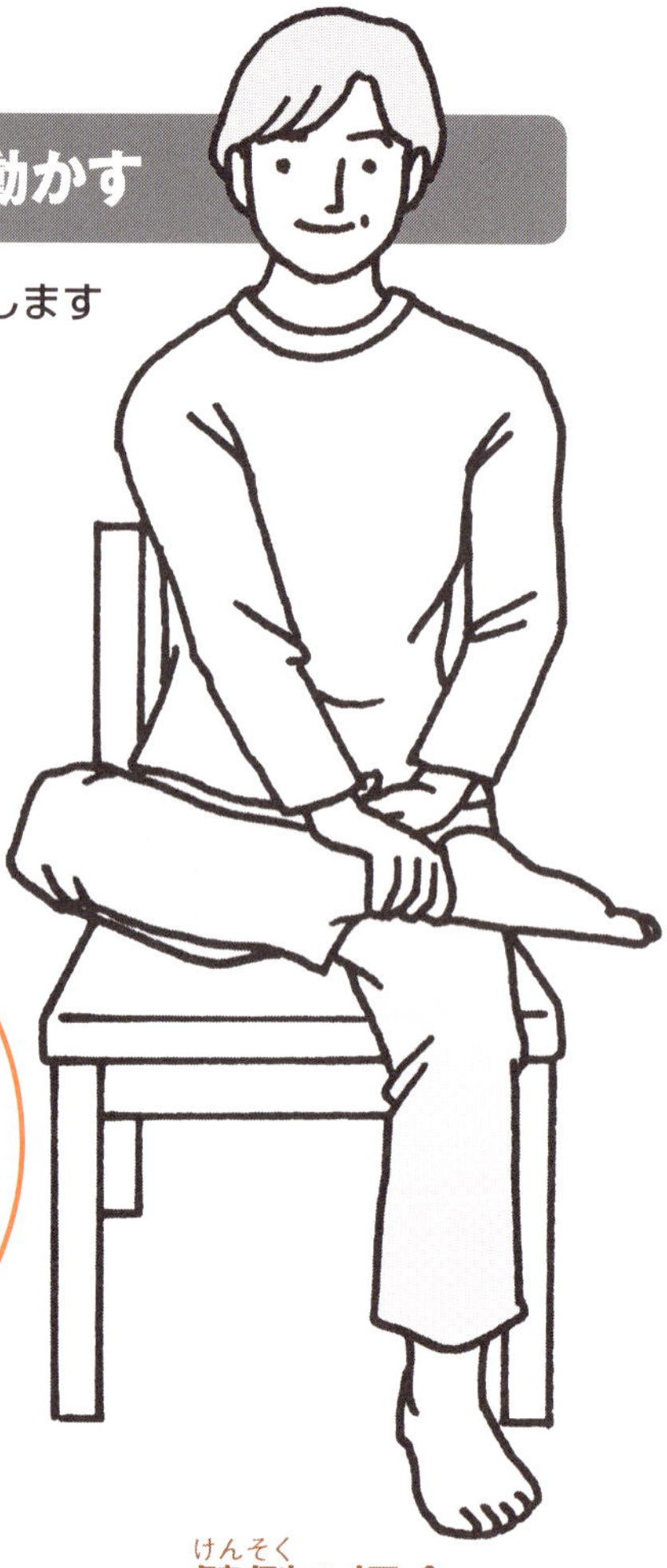

健側《けんそく》の場合

健側の脚を上げて反対の膝《ひざ》にのせ、足の裏を自分の顔のほうに向けるようにします

目的

足指の運動だけでなく、片脚あぐらをかくことで股関節《こかんせつ》が広がり、靴下をはいたり、爪を切るなどの日常動作が楽にできるようになります

患側《かんそく》の足指をマッサージして拘縮《こうしゅく》を予防します

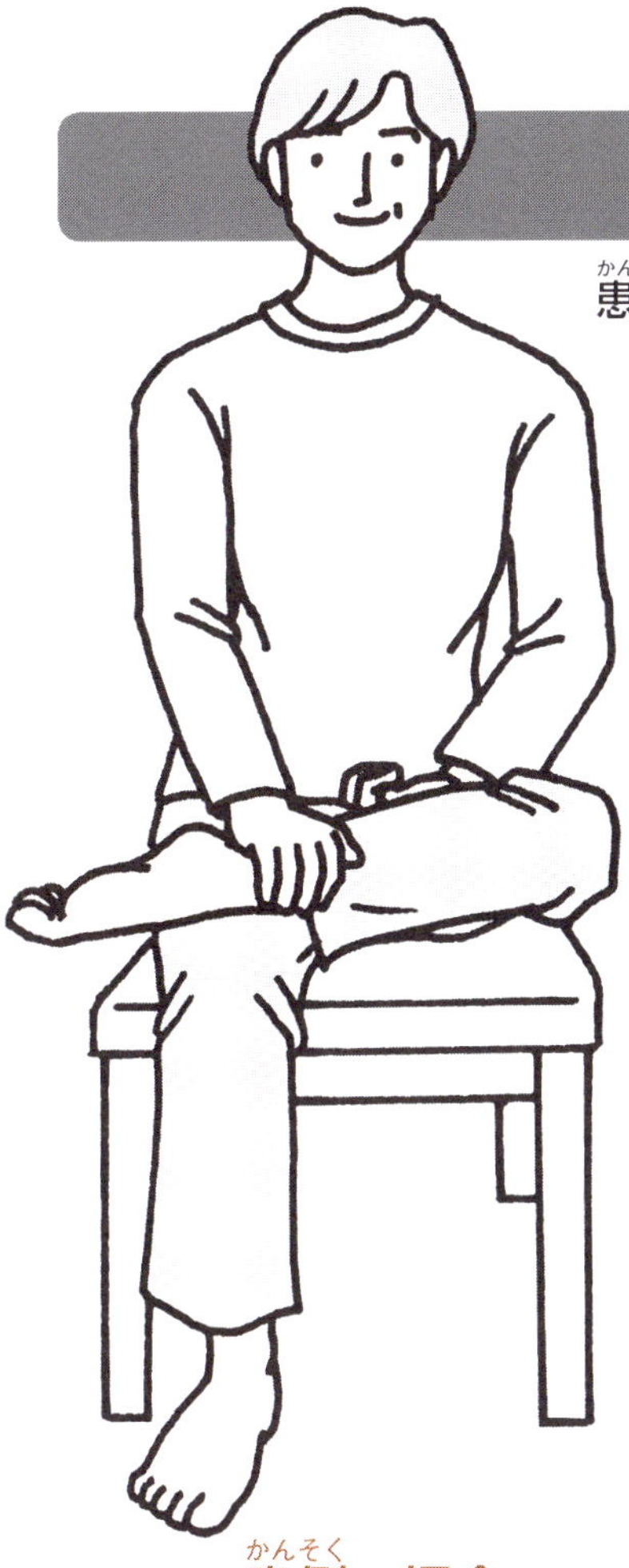

患側《かんそく》の場合

健側の手で患側の脚を持ち上げて反対の膝《ひざ》にのせ、足の裏が顔のほうを向くようにします

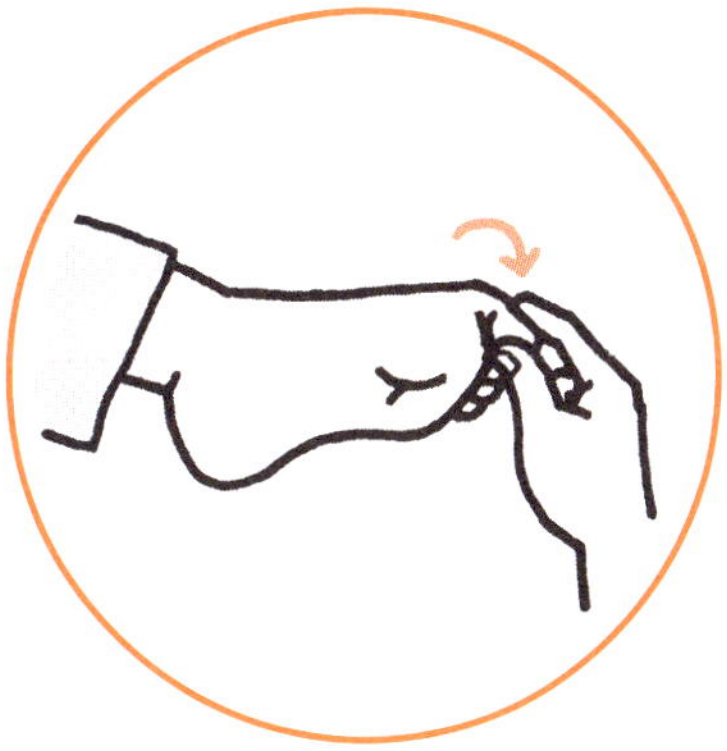

1. 足の親指を曲げる

膝《ひざ》を曲げた脚全体が水平になる姿勢を保ち、足の指を十分に曲げます

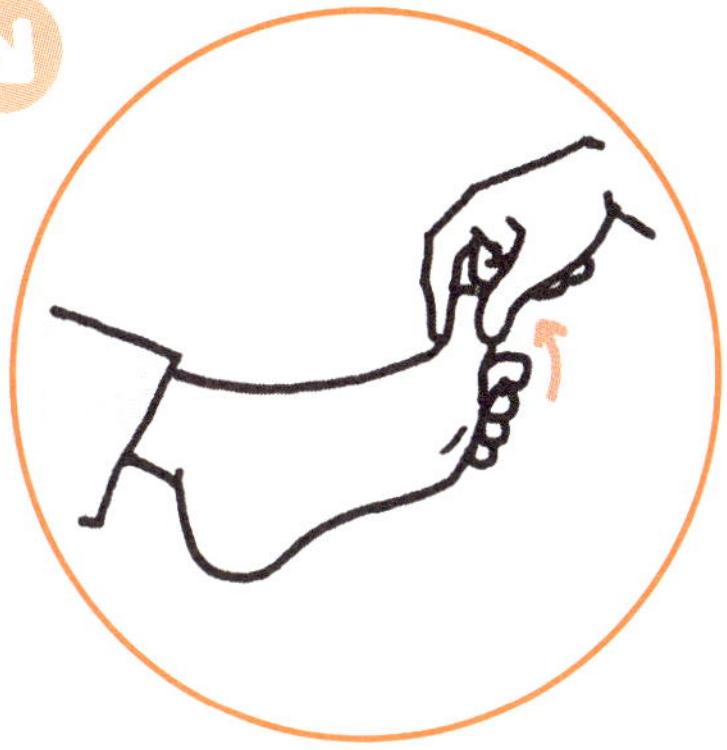

2. 親指をそらす

親指を十分にそらします。同様に人差し指、中指、薬指、小指も、曲げてそらします

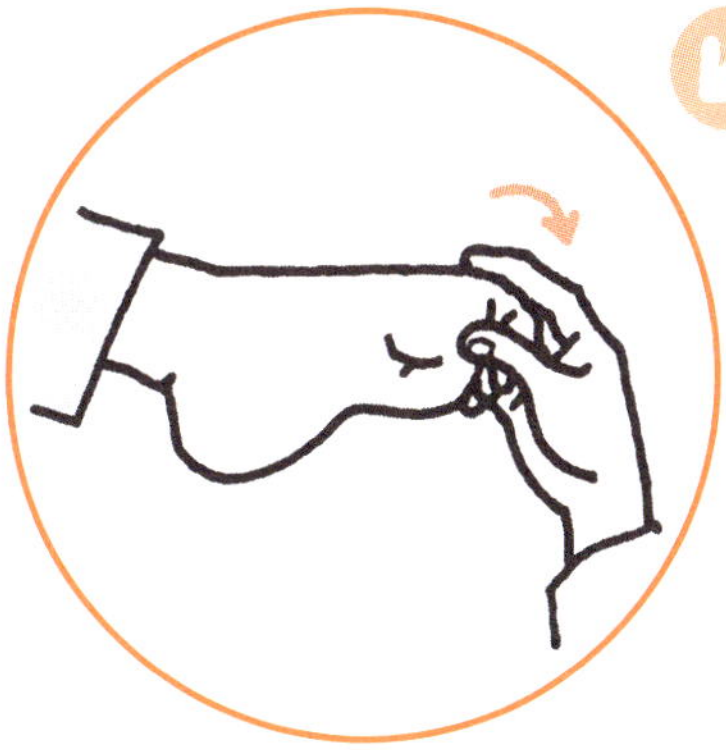

3. 指全体を曲げる

今度は５本の指全体を握り十分に曲げます。できれば足指の間に手の指を入れます

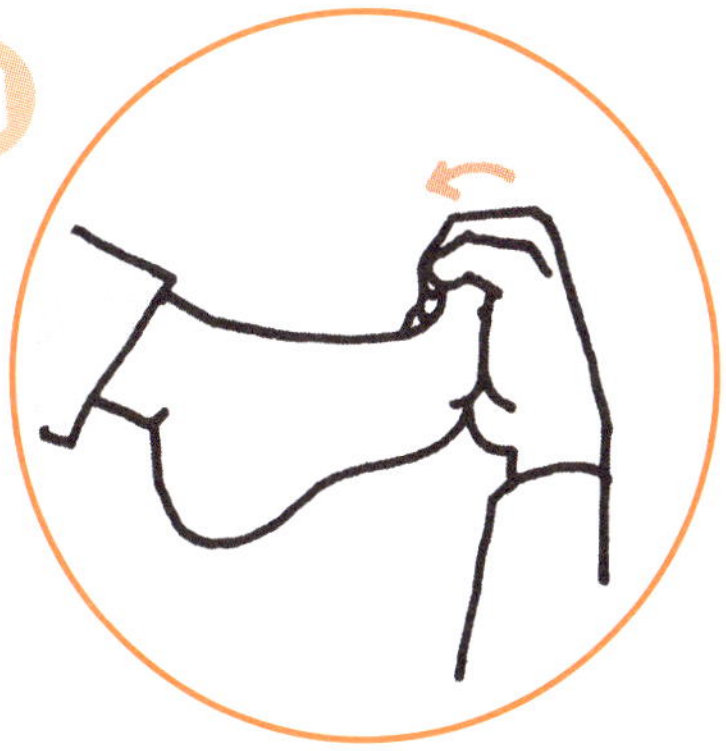

4. 指全体をそらす

５本の指全体を握って十分にそらします

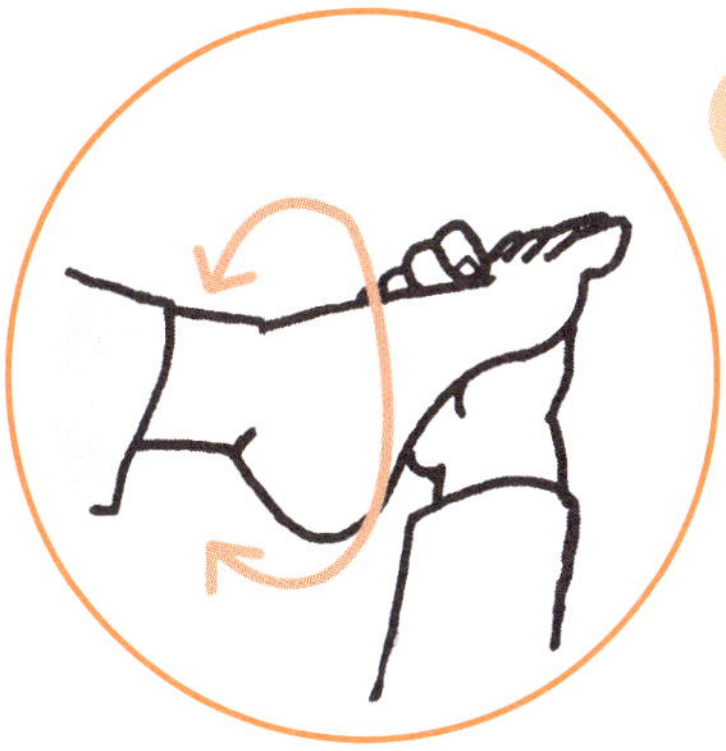

5. 足首をまわす

足の甲をしっかり握って足首をグルリとまわします

脳卒中《のうそっちゅう》で片マヒになると足の指が屈曲《くっきょく》し、そのまま放っておくと固まってしまいます。患側《かんそく》の足指の間に手の指を入れて十分にやわらかくしてください

イスでする体操 5

座《ざ》位《い》でのバランスが悪い人は倒れないように注意します

下肢《かし》のストレッチ

股関節《こかんせつ》を外旋《がいせん》し、股関節を開いて下肢《かし》を楽にする運動です

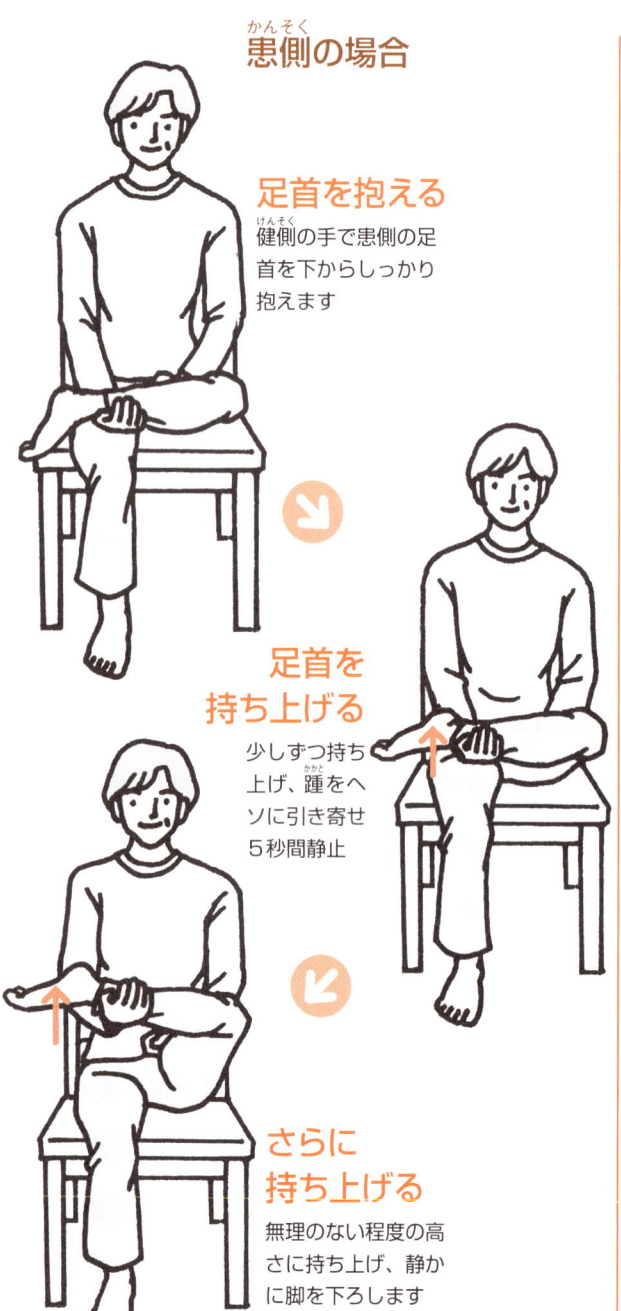

患側《かんそく》の場合

足首を抱える

健側《けんそく》の手で患側の足首を下からしっかり抱えます

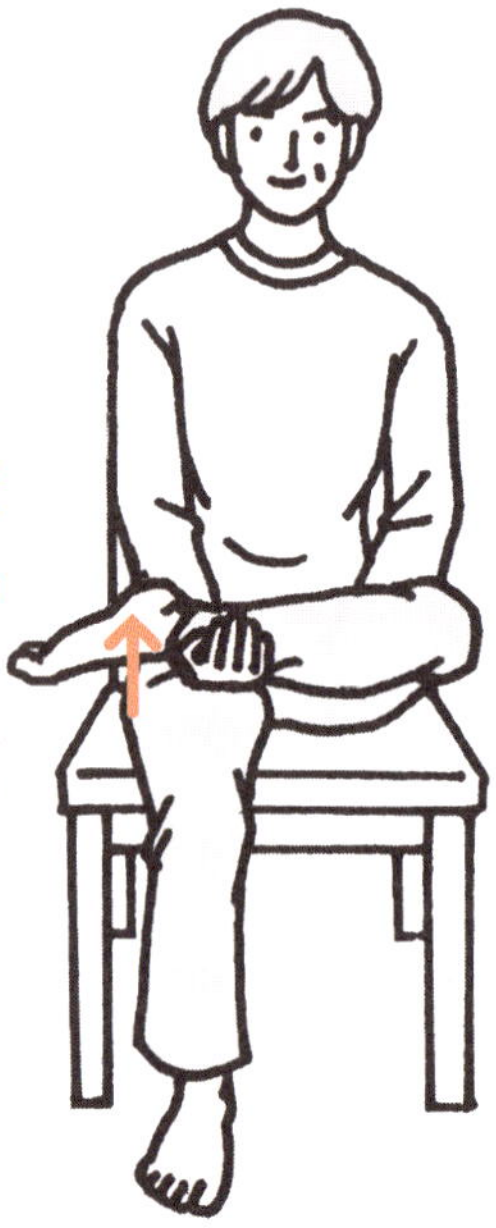

足首を持ち上げる

少しずつ持ち上げ、踵《かかと》をヘソに引き寄せ５秒間静止

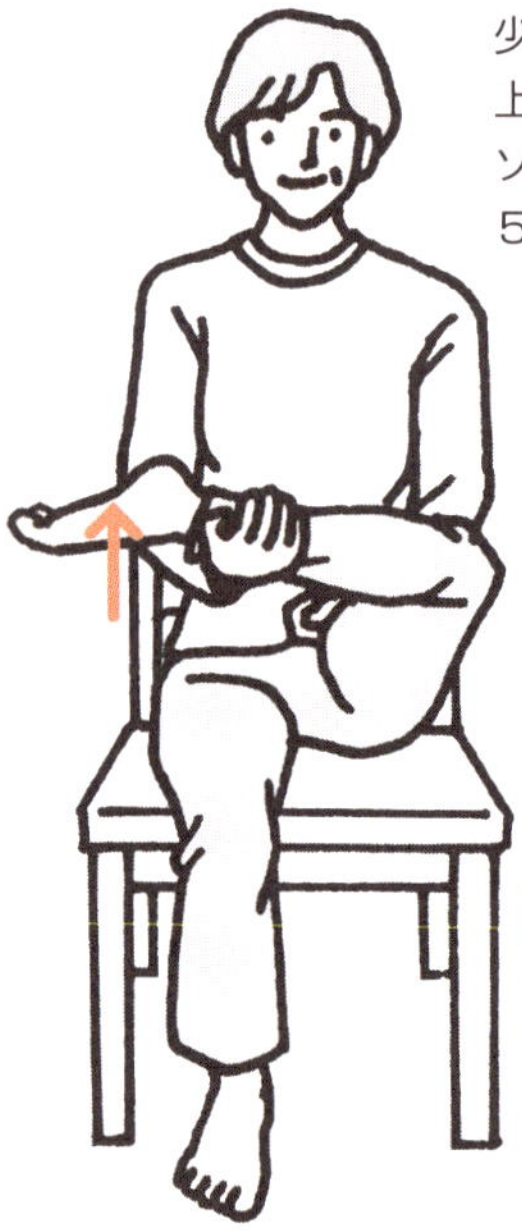

さらに持ち上げる

無理のない程度の高さに持ち上げ、静かに脚を下ろします

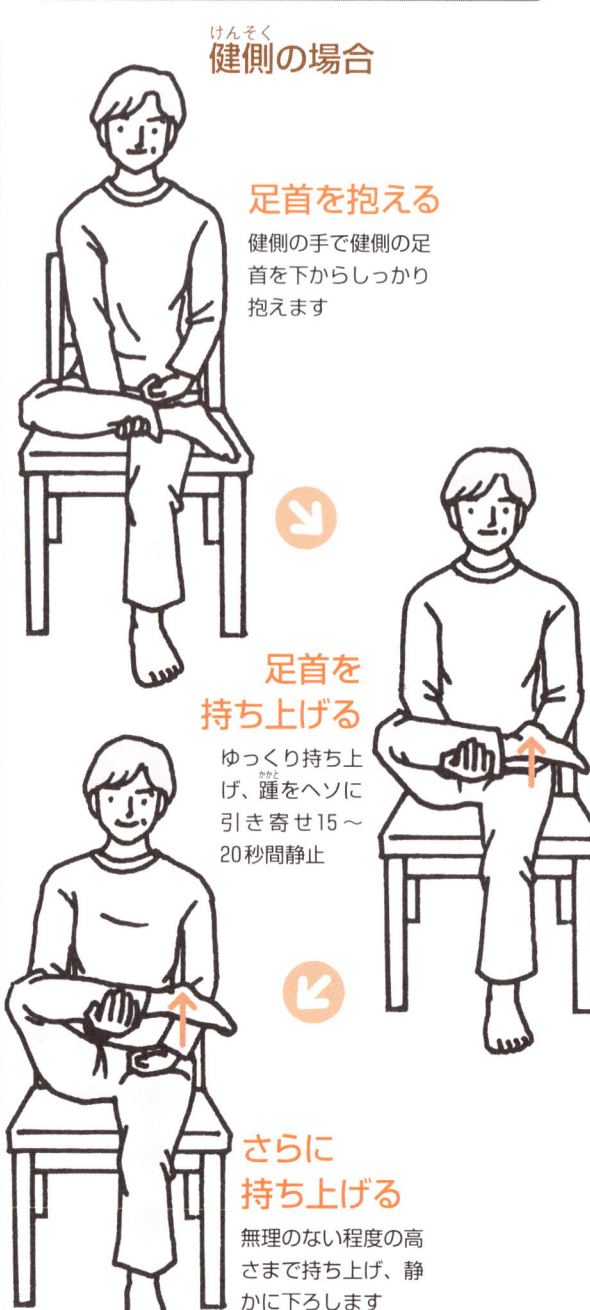

健側《けんそく》の場合

足首を抱える

健側の手で健側の足首を下からしっかり抱えます

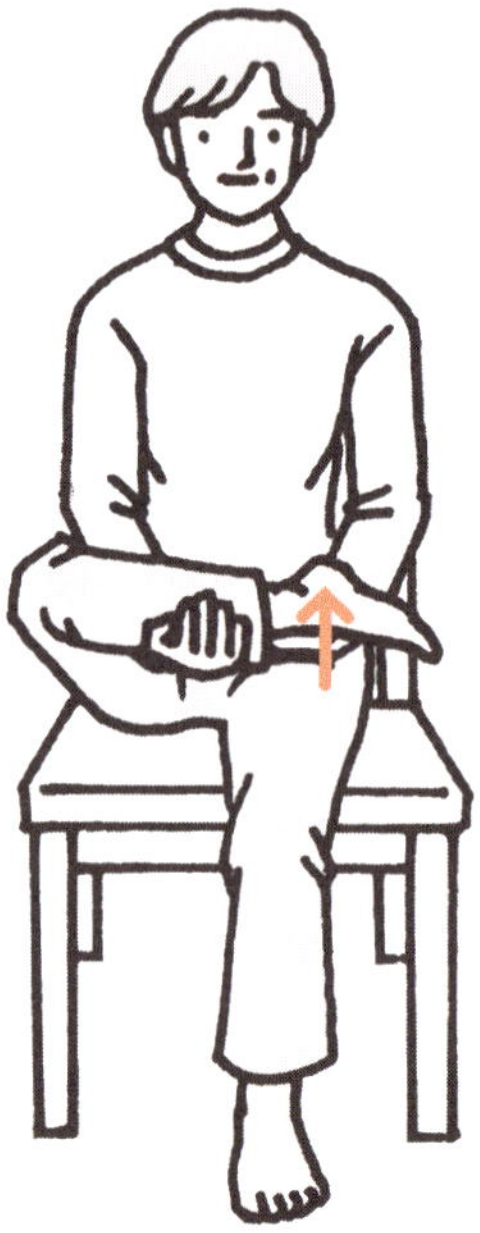

足首を持ち上げる

ゆっくり持ち上げ、踵《かかと》をヘソに引き寄せ15～20秒間静止

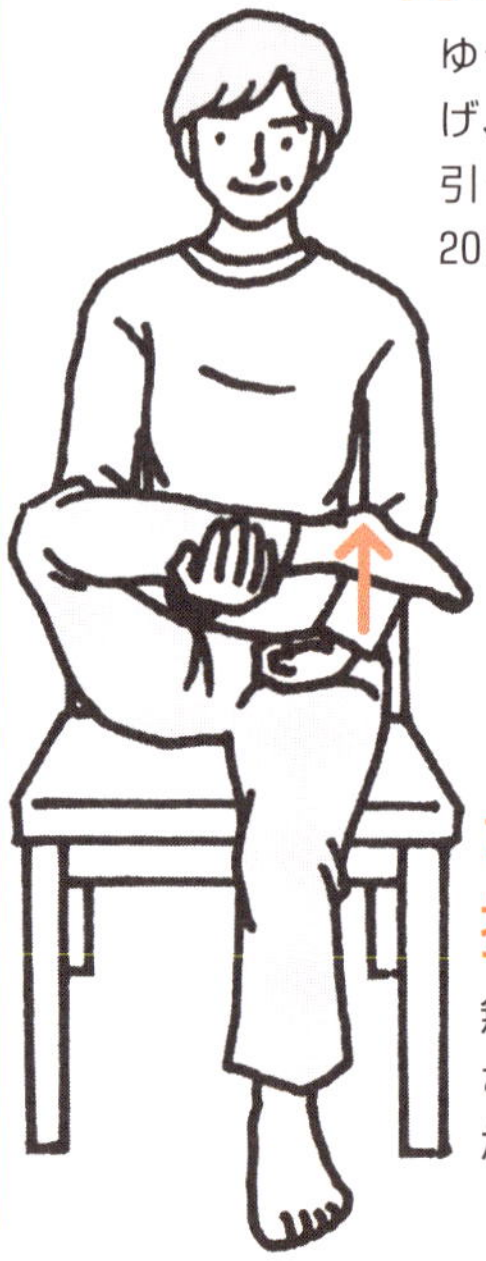

さらに持ち上げる

無理のない程度の高さまで持ち上げ、静かに下ろします

足の裏は顔のほうを向くようにして、踵《かかと》をできるだけヘソのほうへ持っていくようにします。少し脚を前に出すと高く上がります

目的

股関節《こかんせつ》を開き、膝関節《ひざかんせつ》をねじり、下肢《かし》の外側を十分に伸ばすとあぐらの姿勢が楽にとれて、床に脚を下ろしたときの姿勢に余裕ができます

手と脚を協調して動かすという少し難しい運動です

膝《ひざ》を組んだ状態で体幹《たいかん》をひねる

患側《かんそく》の場合

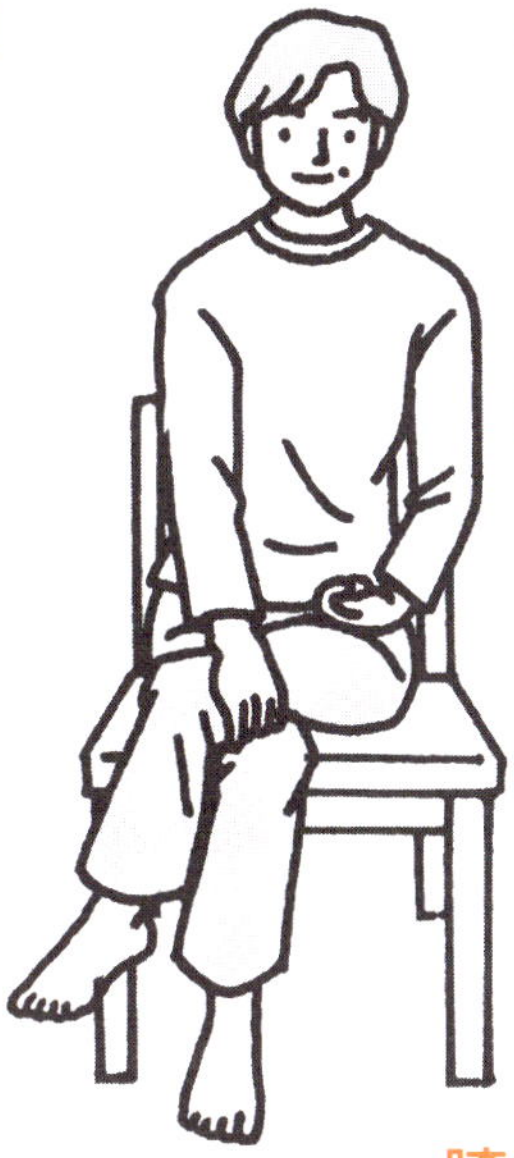

膝《ひざ》を組む

手を添えて患側の脚を上にして深く膝を組みます

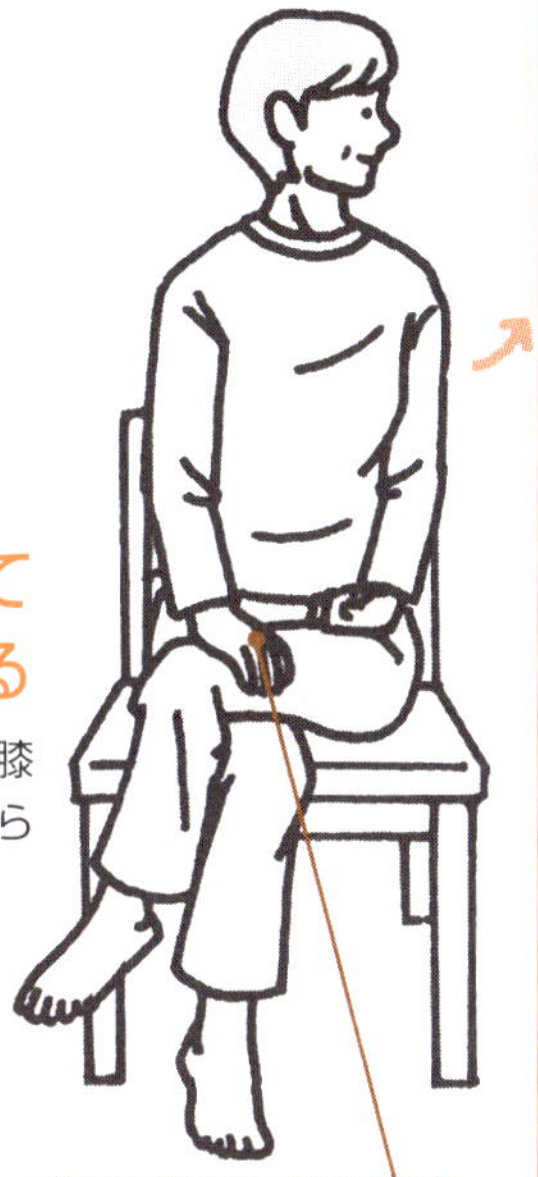
膝がくずれないように押さえる

膝を押さえてからだをひねる

健側《けんそく》の手で患側の膝を押さえながらからだをひねります

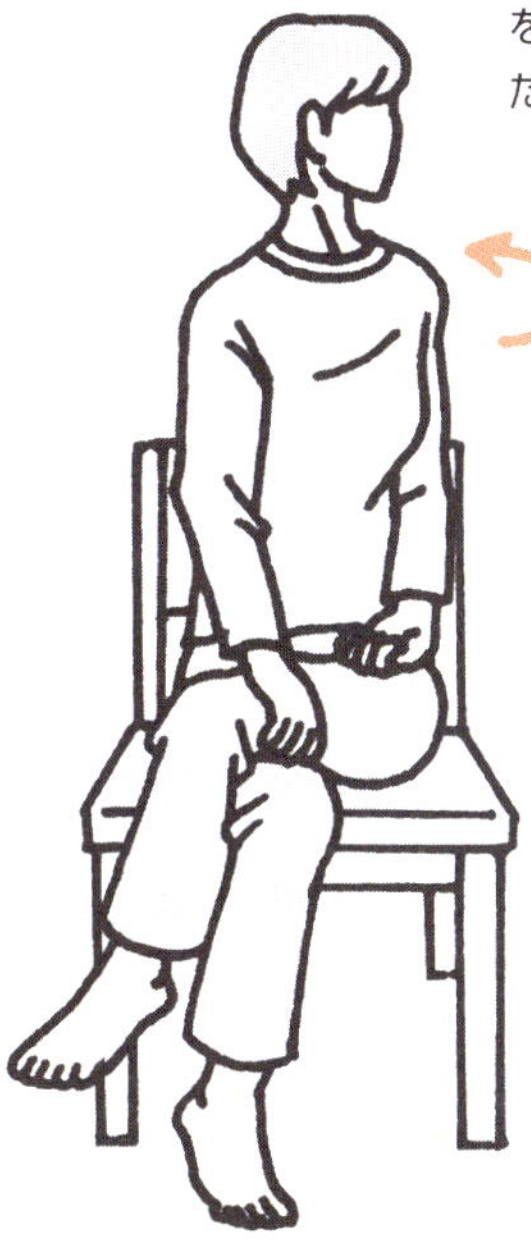

顔も後ろを向く

背筋を伸ばして後ろを向き、15～20秒間静止します

健側《けんそく》の場合

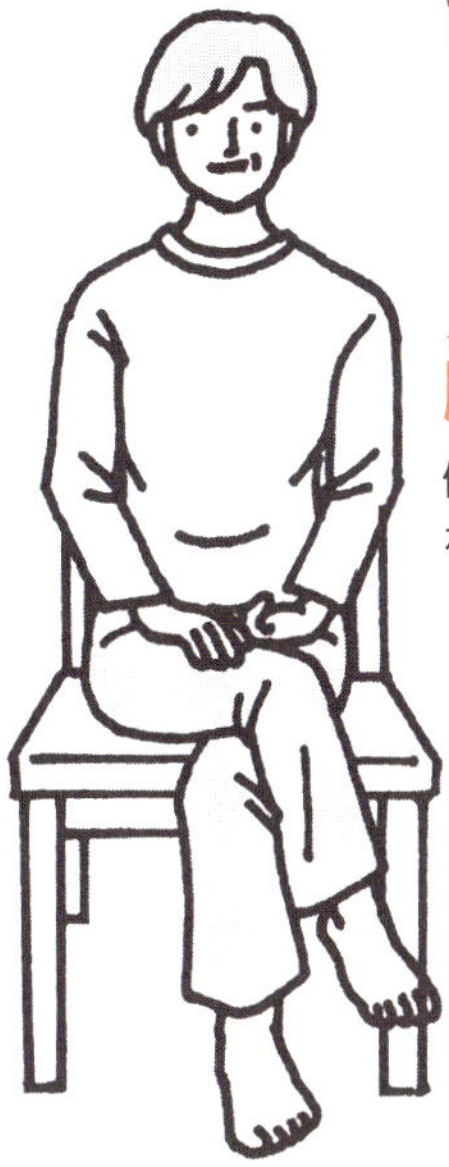

膝《ひざ》を組む

健側の脚を上にして膝をしっかり組みます

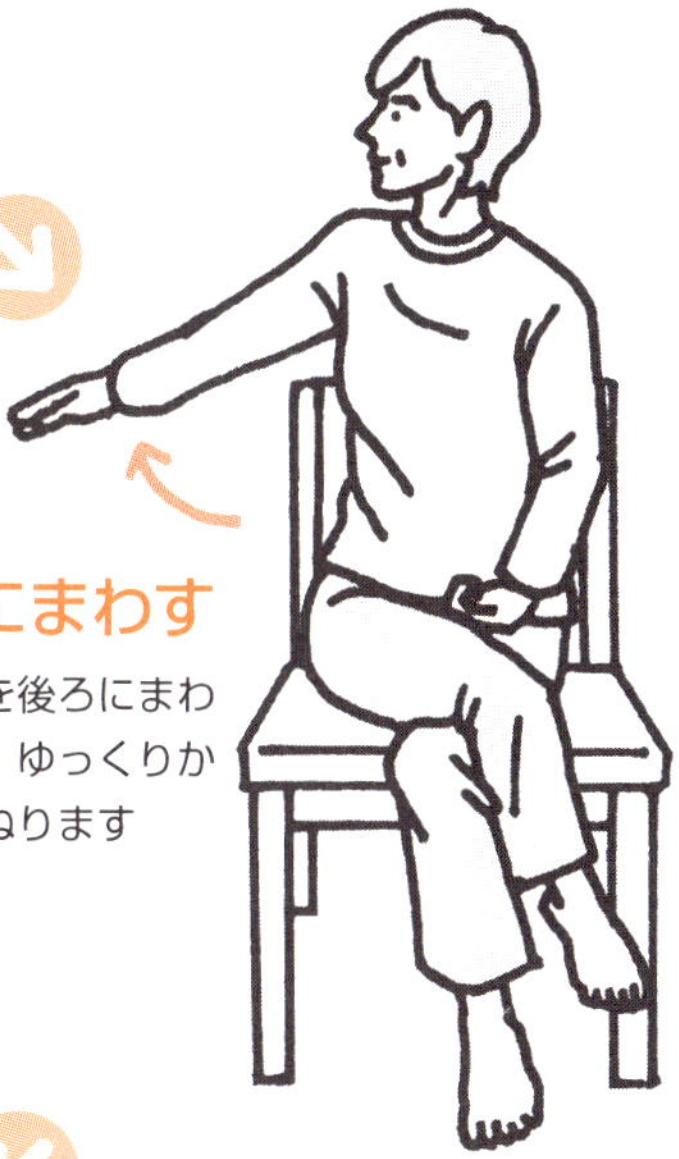

手を後ろにまわす

健側の手を後ろにまわしながら、ゆっくりからだをひねります

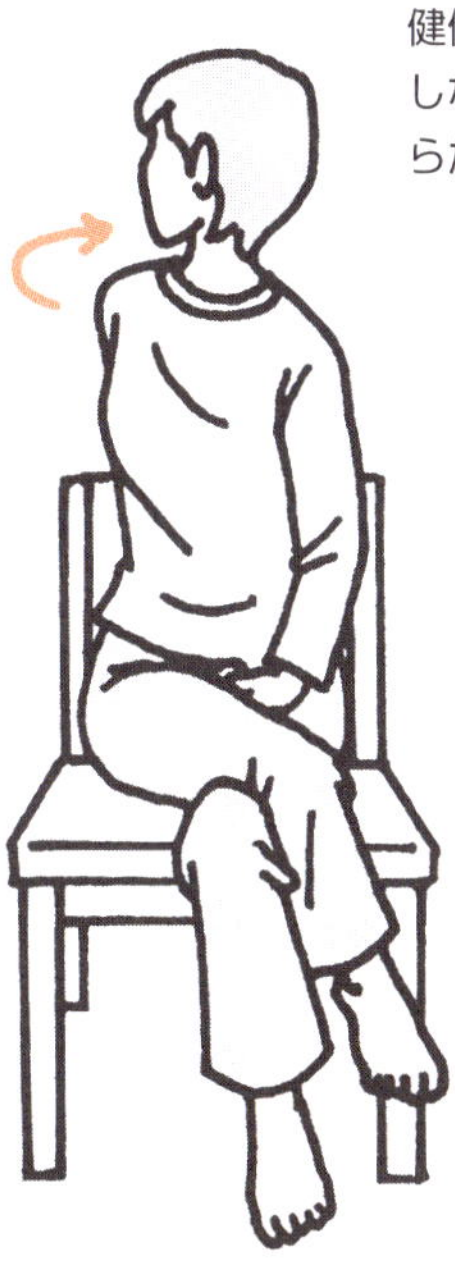

顔も後ろを向く

顔も後ろを向き、健側の脚で患側《かんそく》の脚を押さえ15～20秒間静止します

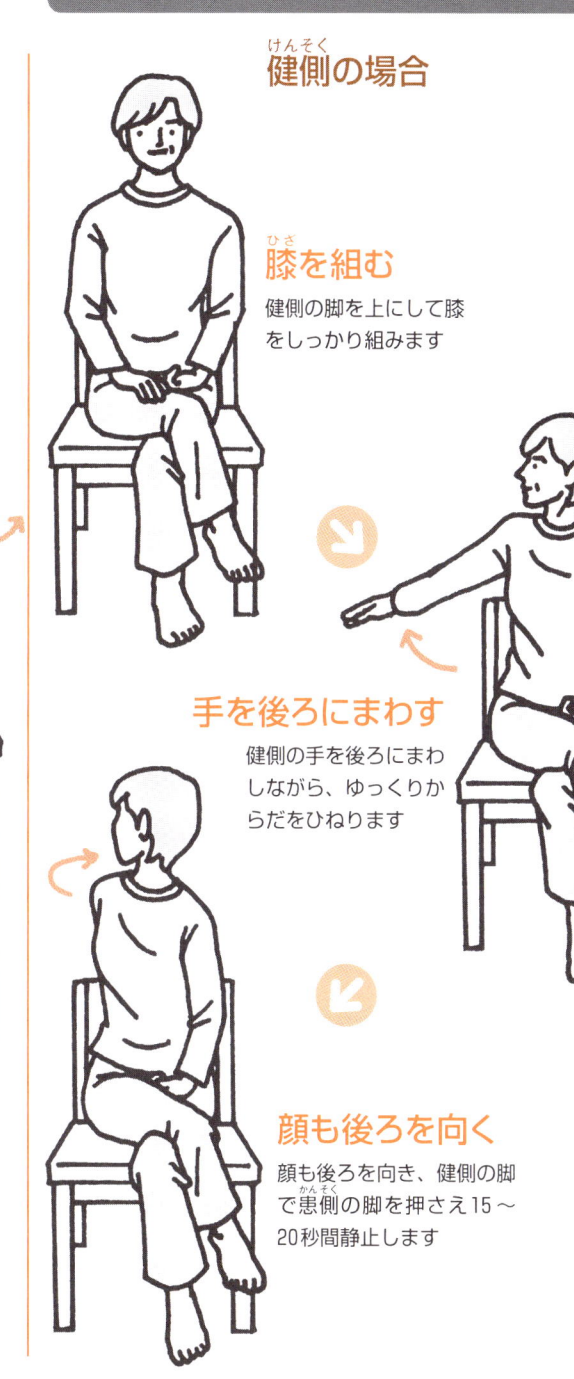

健側《けんそく》の脚を上にして組むときは、患側《かんそく》の脚を健側に寄せるように締め付けるのがコツです。患側の脚を上に組むときはくずれないように手で押さえて健側に寄せるように力を入れます

目的　膝《ひざ》を深く組むために股《こ》関節《かんせつ》を十分に内転《ないてん》させる（内側に寄せる）必要があります。バランスの悪い人、肥満傾向にある人には難しいかもしれません

姿勢別

生活動作の改善体操

イスでする体操 ❻

座《ざ》位《い》でのバランスが悪い人は倒れないように注意します

首を上下左右に動かす

首の動きが悪いと、寝返りや起き上がりなどの姿勢の転換もうまくいかなくなります。この運動で首の動く範囲を維持・拡大しましょう

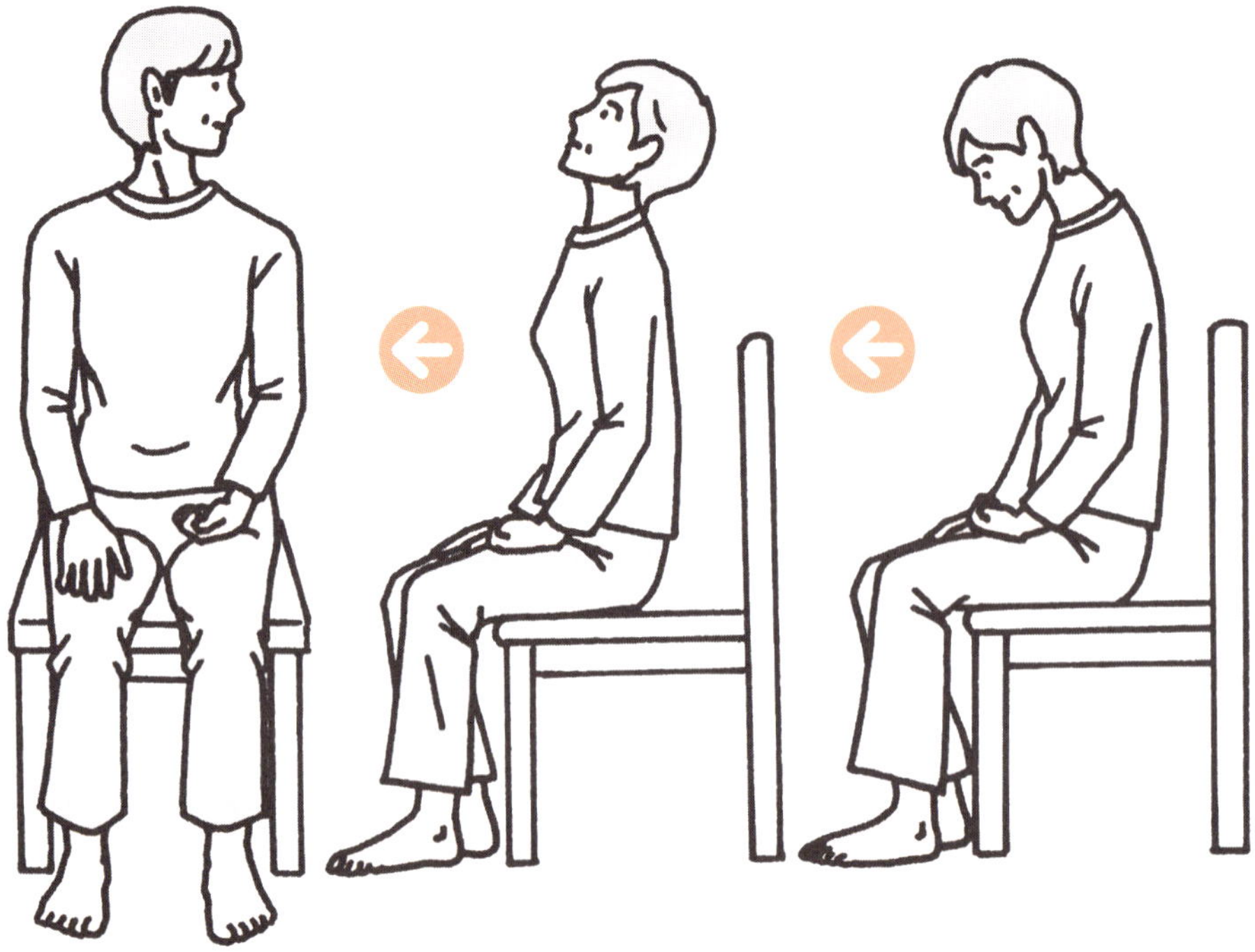

首を前に倒す

あごを引きつけるように首をゆっくり前へ倒します

首を後ろに倒す

あごを上げるように首をゆっくり後ろへ倒します

顔を左へ向ける

首筋を伸ばして顔をできるだけ左側へ向けます

下肢《かし》の屈曲《くっきょく》とバランス運動

この運動が楽々とできるようになると、トイレの処置などが楽になり、正座も楽になります。体力も向上してくるでしょう

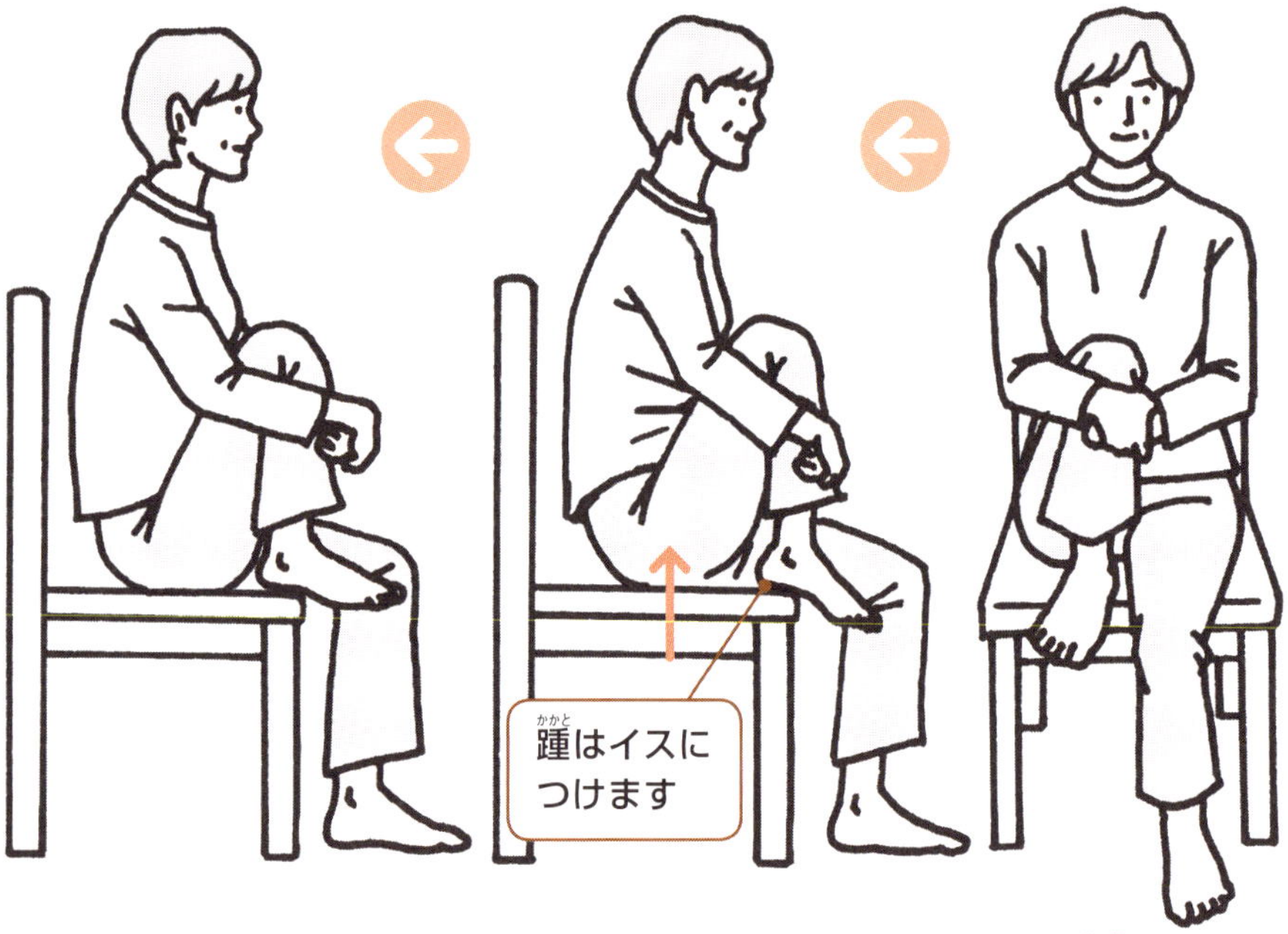

立て膝《ひざ》になる

健側《けんそく》の脚をイスの座面に上げて立て膝になり、健側の手で患側《かんそく》の手首を握り、両手でしっかり膝を抱え込みます

体重を移しお尻を上に

体重を患側に移して、健側の骨盤《こつばん》を持ち上げる感じでお尻を上げます

もとの姿勢に戻す

お尻を下ろしてもとの姿勢に戻しますが、お尻を下ろすときに腰を曲げないように注意します

目的

首の運動範囲を拡大し、首の周囲筋をストレッチします。138～139ページの首の運動は首をまわしましたが、ここでは前後《ぜんこう》屈《くつ》、左右への側屈《そっくつ》、左右へのねじれに分解した運動を行います

各方向とも曲げるという気持ちより、反対側のスジを伸ばすという気持ちで。めまいがする人は、目線をあまり動かさないでください

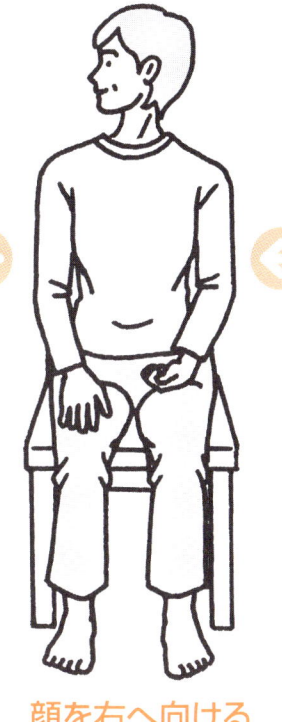

顔を右へ向ける

首筋を伸ばして顔をできるだけ右側へ向けます

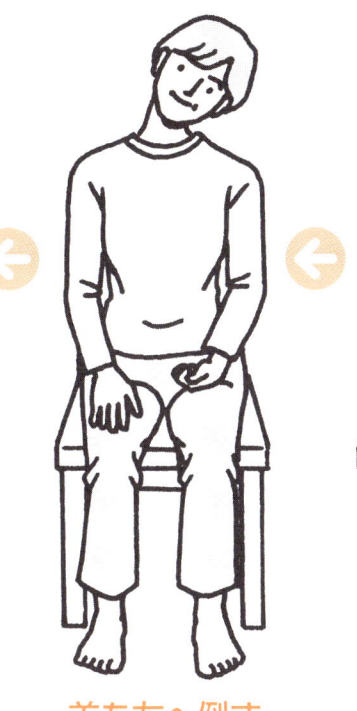

首を左へ倒す

顔は正面を向いたまま首をできるだけ左へ倒します

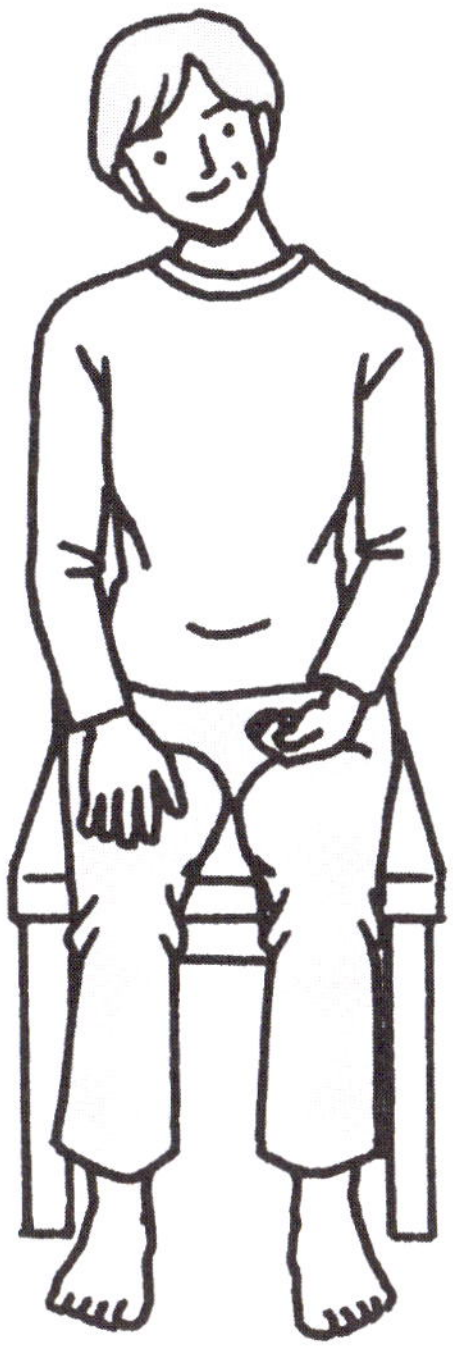

首を右へ倒す

顔は正面を向いたまま首をできるだけ右へ倒します

目的

股関節《こかんせつ》と膝関節《ひざかんせつ》を十分に屈曲《くっきょく》させ、腰の筋肉と骨盤挙《こつばんきょ》上筋群《じょうきんぐん》を強化し、体重を移動させることでバランスも強化できます

お尻を上げるとき、骨盤《こつばん》を持ち上げる感じで上げ、両肩を天井のほうにつり上げるような気持ちで行うのがコツです

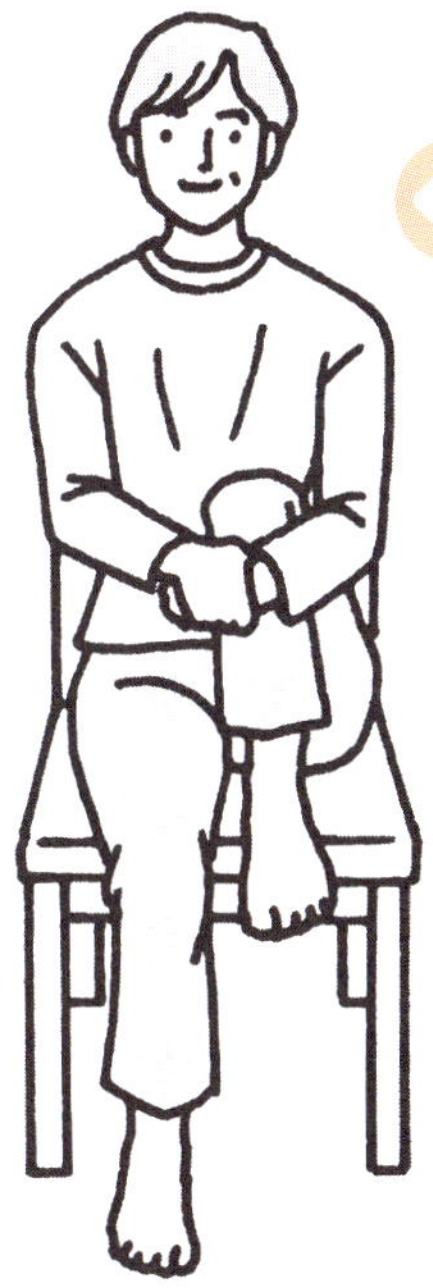

患側の膝にかえる

患側の脚をイスの座面に上げて立て膝になり、健側の手で患側の手首を握り、両手でしっかり膝を抱え込みます

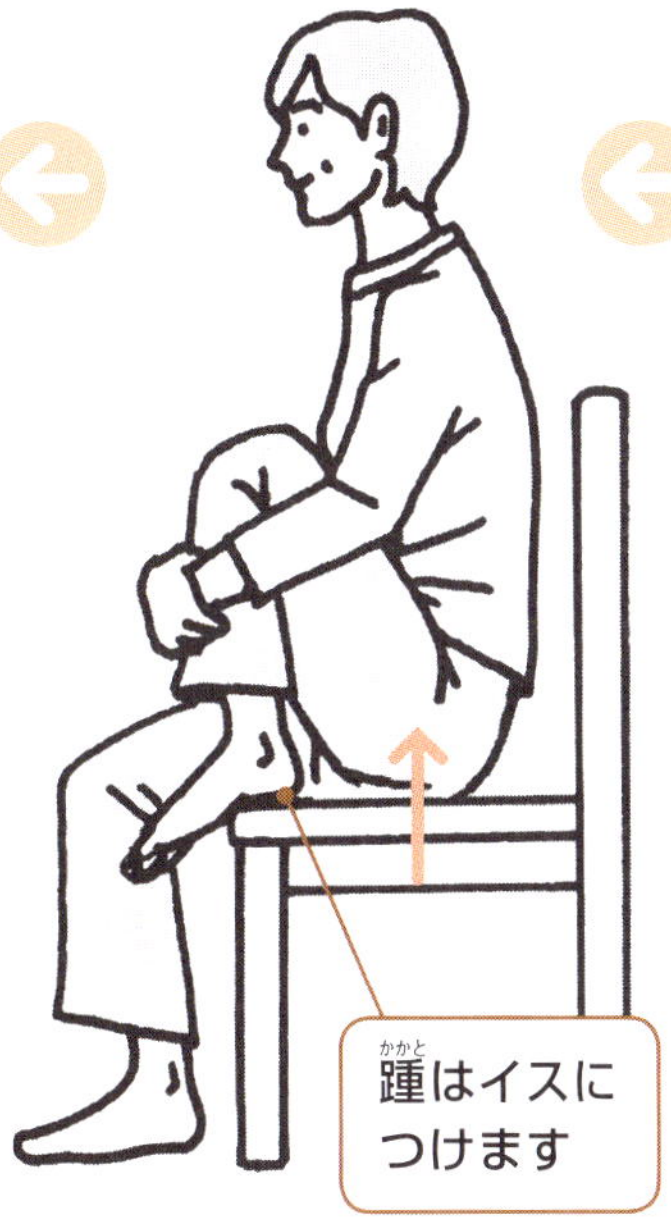

体重を移しお尻を上げる

体重を健側に移して、患側のお尻を上げます。このとき姿勢がくずれないように両手でしっかり膝を抱えます

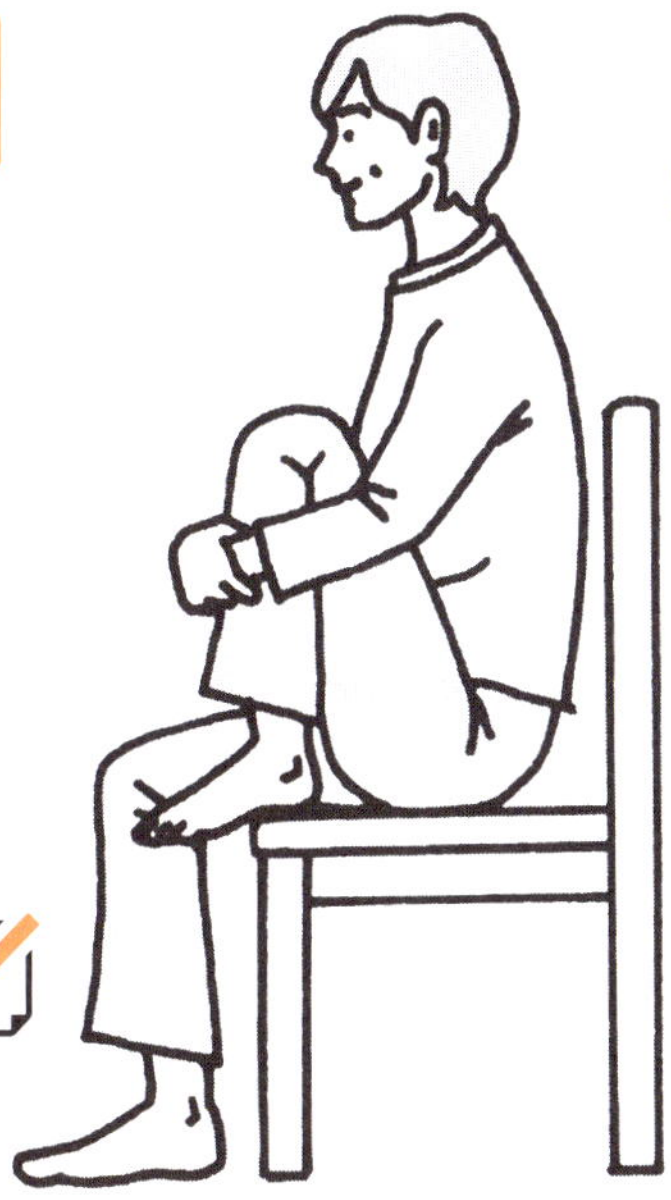

もとの姿勢に戻す

お尻を下ろしてもとの姿勢に戻します

イスでする体操 7

膝《ひざ》を屈曲《くっきょく》してバランスをとる運動で
下肢《かし》の筋力を強化します

この運動が余裕を持ってできるようになると、日常での移動動作や、立ったりイスに座ったりの動作が楽になります

下肢《かし》の筋力強化とバランス運動❶

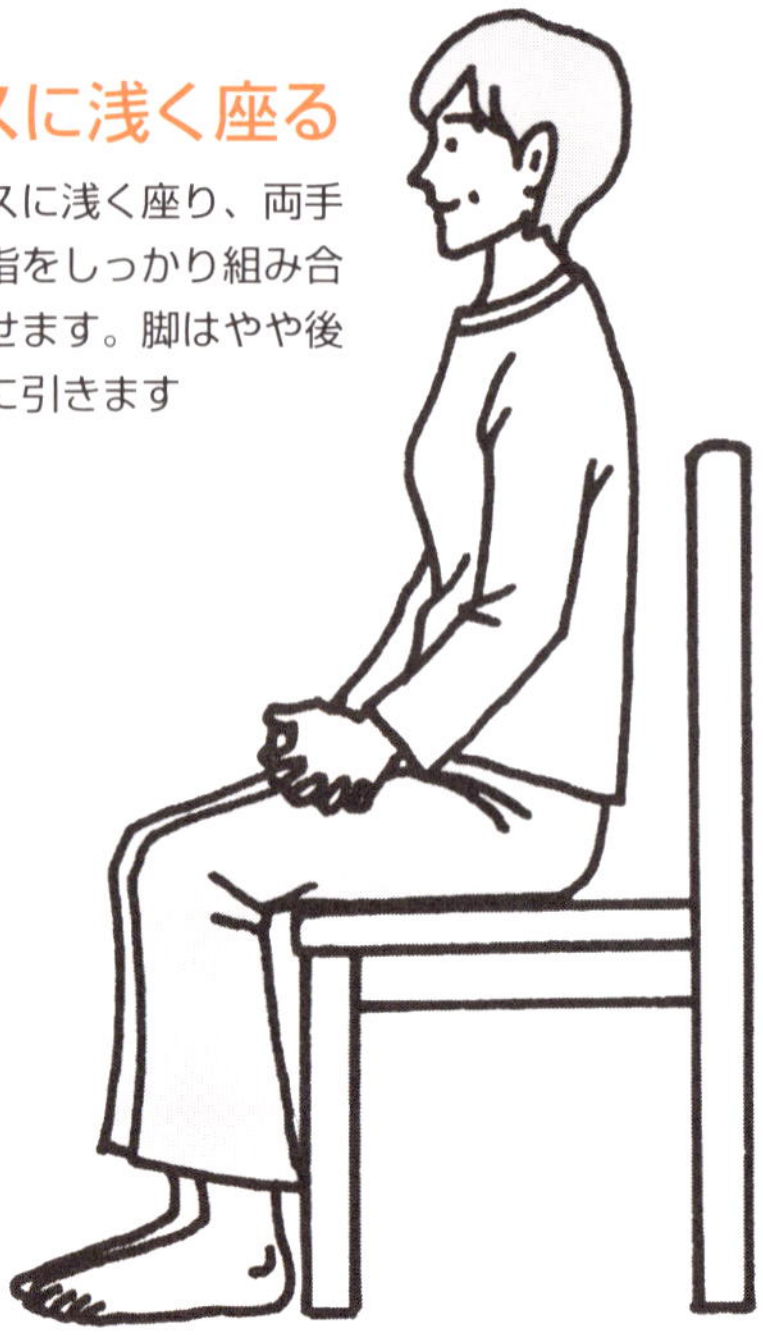

イスに浅く座る

イスに浅く座り、両手の指をしっかり組み合わせます。脚はやや後方に引きます

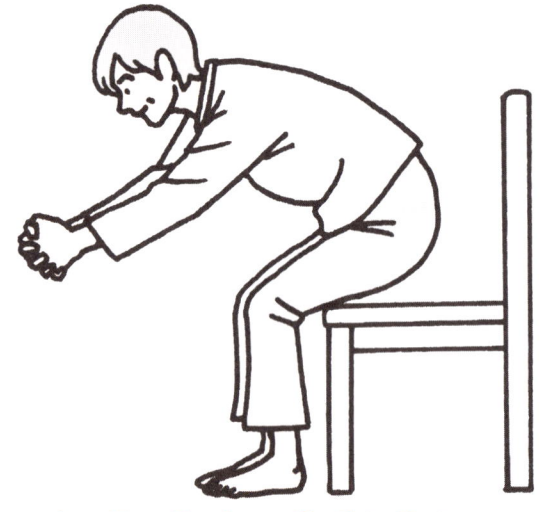

腕を前に伸ばして体重を移す

指を組んだまま腕を前に伸ばし、体重を前に移します。踵《かかと》は床につけたままです

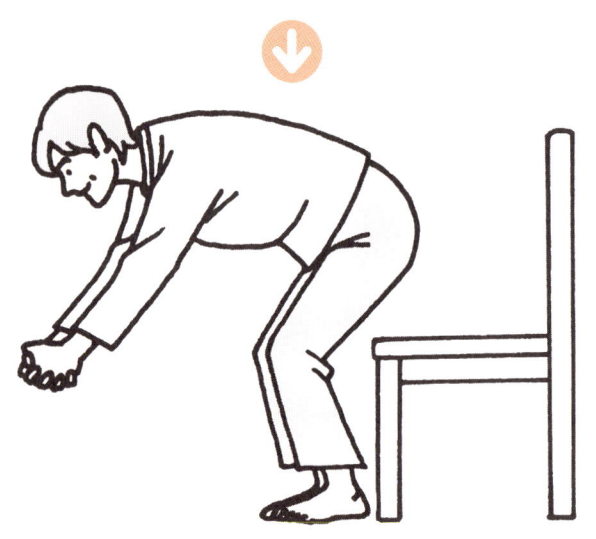

お尻を浮かせる

さらに前に体重を移動して、お尻を少し浮かせて５秒間静止します。もとの姿勢に戻したら、もう１回同様の動作を繰り返します

前にイスをおくと安全

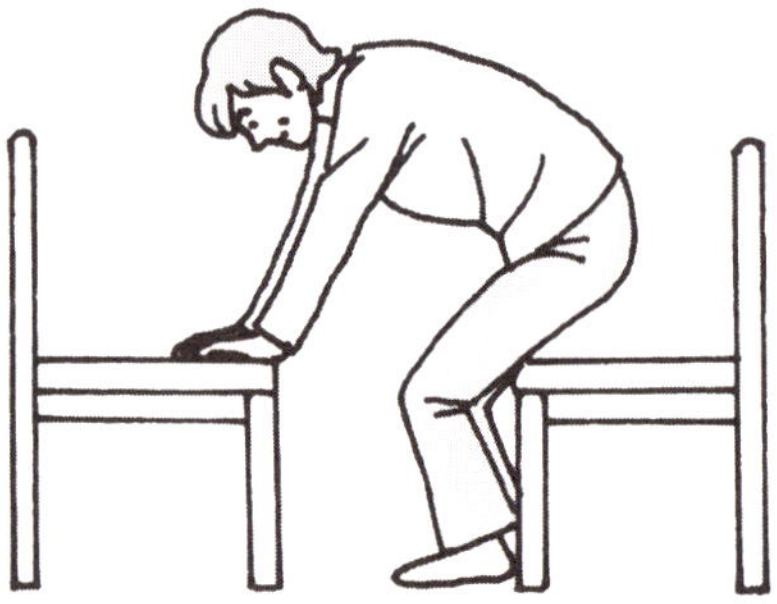

お尻を上げるとバランスが不安定になる人は、前にイスをおいて、その座面をつかんでお尻を浮かせると安定します。介助者がいれば、そっと手をかしてあげてもけっこうです

お尻を高く上げず、少し浮かせるぐらいが、足首、膝《ひざ》、股関節《こかんせつ》を曲げてバランスをとる運動になります。患側《かんそく》の踵《かかと》が浮く人は、脚を少し前に出しておきます

目的

下肢《かし》全体の筋力を強化します。とくに大《だい》腿四頭筋《たいしとうきん》には非常に力がかかり、同時にバランスをとることは難しい動作ですが、上手にできるまで繰り返してください

下肢《かし》の筋力強化とバランス運動❷

右ページの運動に、腰を左右にふる動作を加えています。この動作が上達すれば、ベッドからイスへの移動などが楽になります

イスに浅く座る

イスに浅く座り、両手の指をしっかり組み合わせます

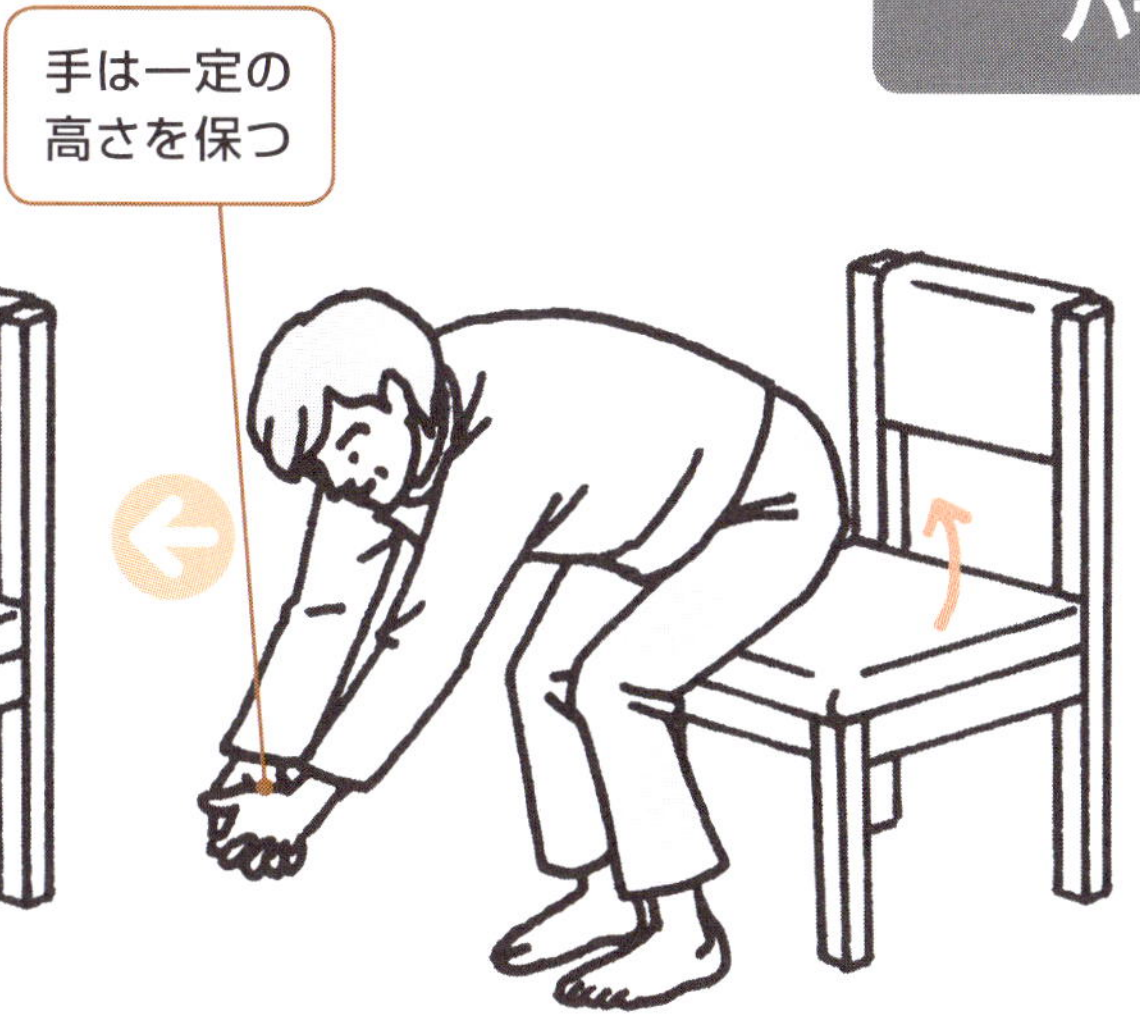

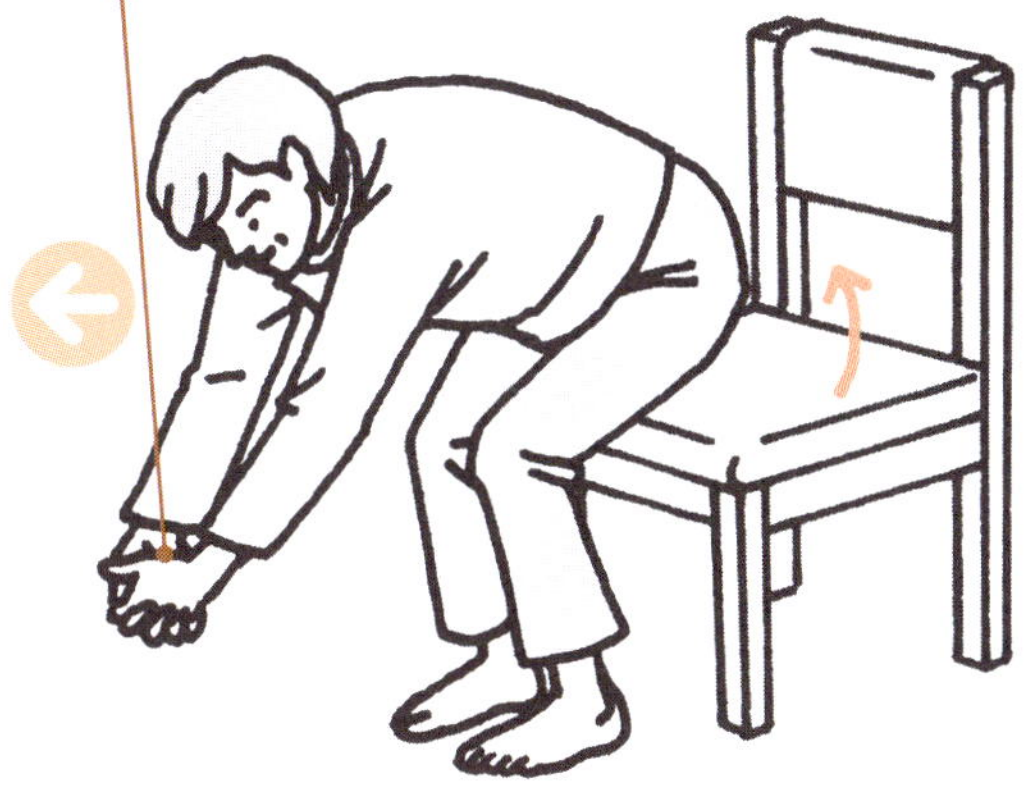

腕を前に伸ばして体重を移す

指を組んだまま腕を前に伸ばしながら体重を前に移します

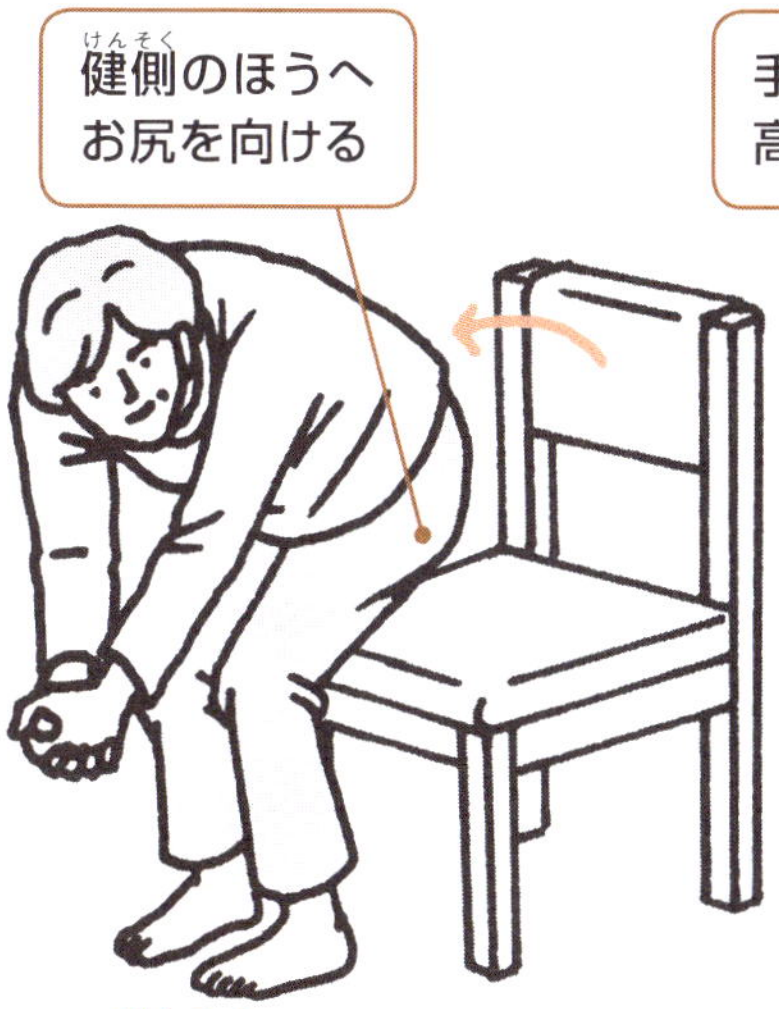

健側《けんそく》にお尻をふる

浮かせたお尻を健側にふってください

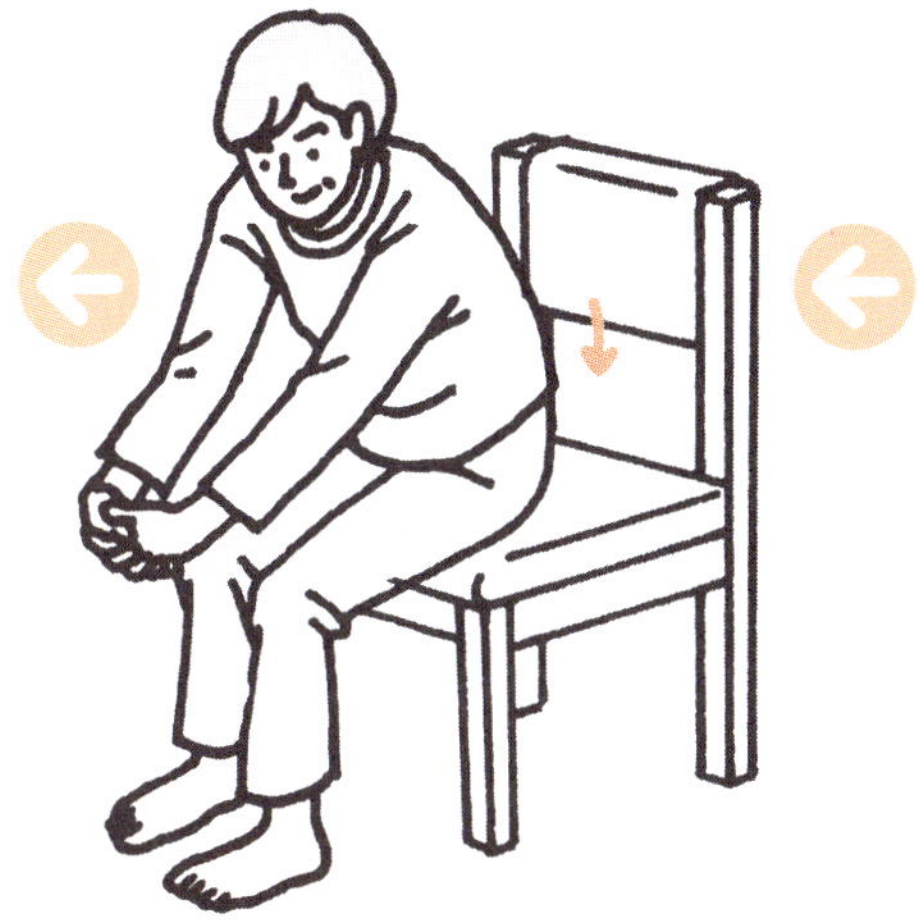

お尻を下ろす

健側にふったお尻をイスに下ろします

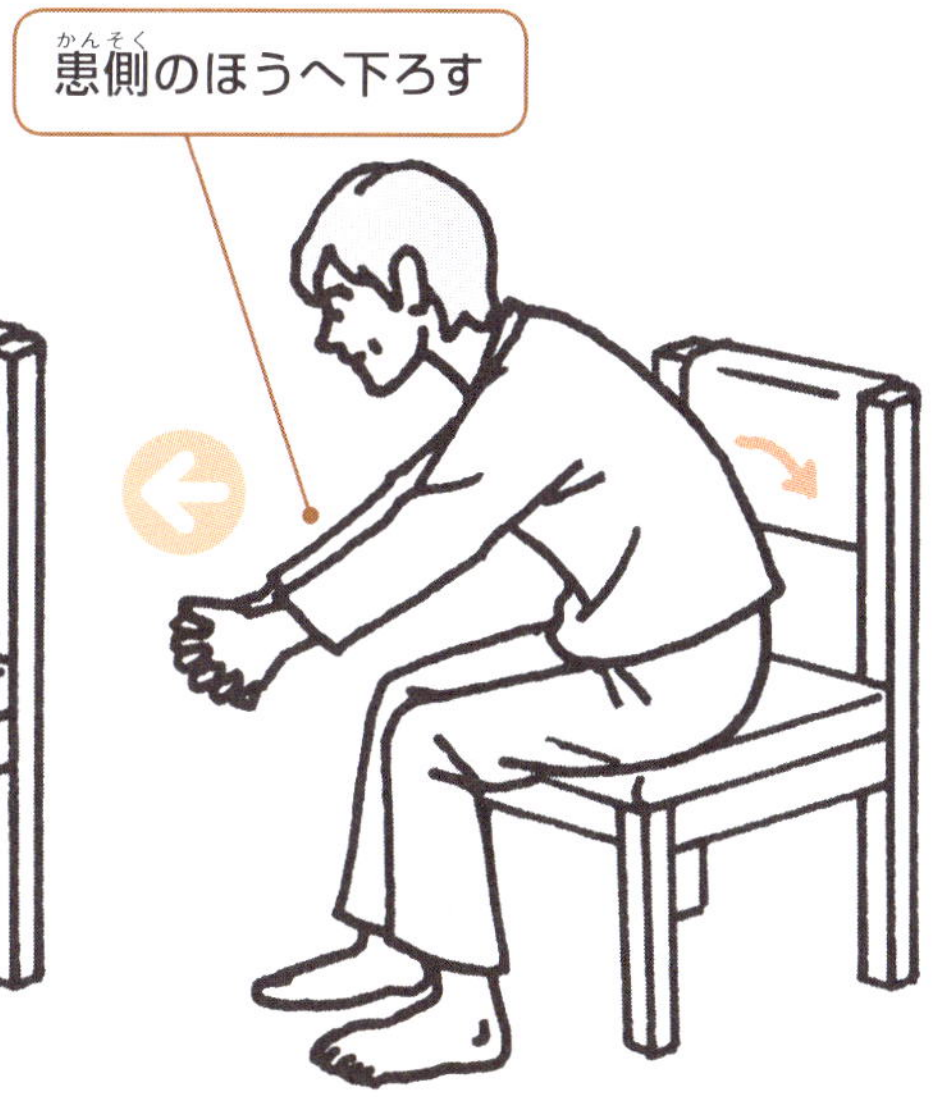

患側《かんそく》にお尻をふって下ろす

浮かせたお尻を患側にふって下ろし、次に浮かせたお尻を真ん中に下ろします

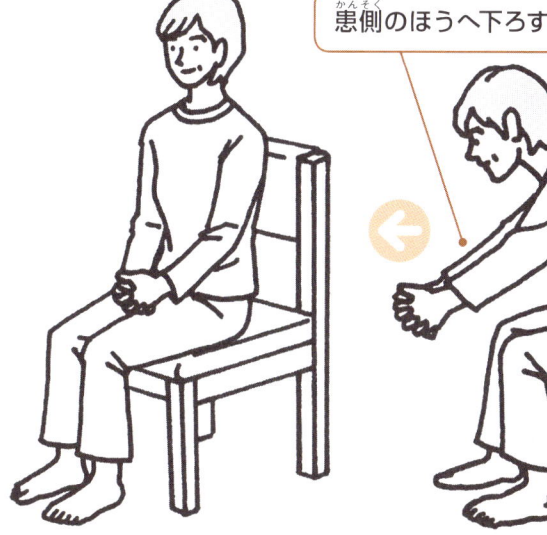

もとの姿勢に戻す

健側、患側、真ん中にお尻を下ろす動作をもう１回繰り返してもとの姿勢に

図解では動作を分解していますが、お尻を右または左に持っていく動作と考えてください。お尻をふるときに手の位置がずれないように気をつけましょう

目的

下肢《かし》全体の筋力を強化し、腰をひねることでバランスがよくなります。患側《かんそく》と健《けん》側《そく》への腰のひねりをゆっくり確実に行うことが大切です

イスでする体操 8

体操の最後は腹式呼吸で息を整えましょう

腹式呼吸に慣れると呼吸が楽になり、発声も明瞭になります

腹式呼吸

目的
腹式呼吸は胸式呼吸の約3倍の換気（肺のガス交換）が可能です。腹式呼吸を習得することで、呼吸機能を改善させましょう

1. 手を組んでお腹に当てる

あごを少し引き、背中はイスの背もたれから離し、両手の指を組んでお腹に当てて呼吸を整えます

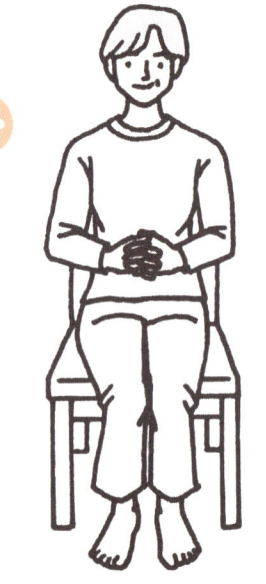

2. 口から息をはき出す

口をすぼめてお腹の底からゆっくり息をはききります

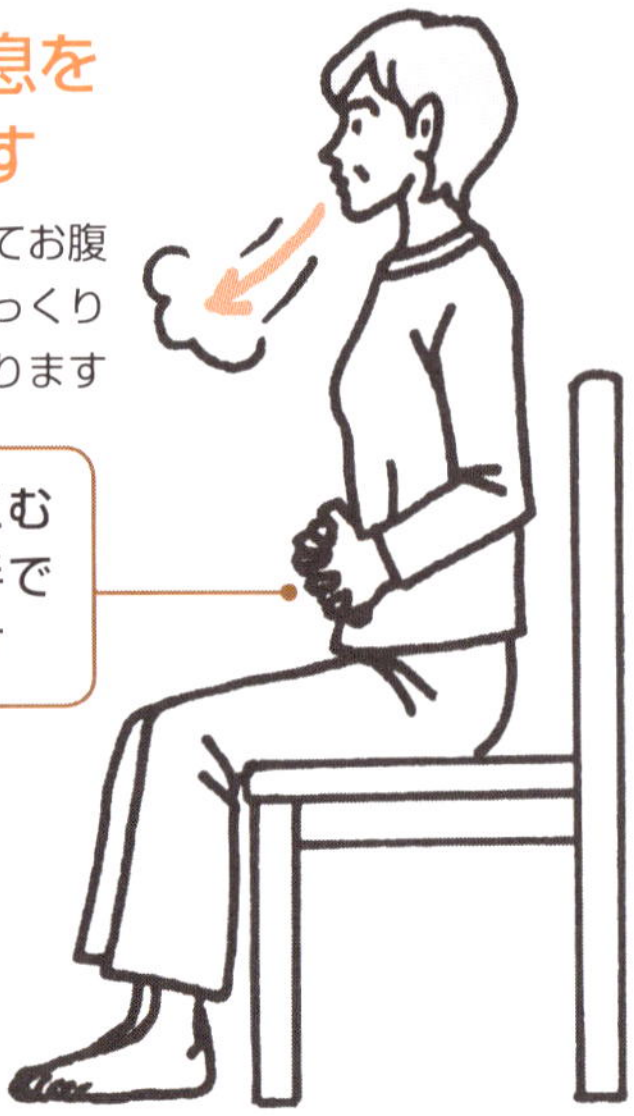

お腹がへこむことを両手で確かめます

3. お腹に息を吸い込む

お腹に空気をため込む感じで、鼻から大きく息を吸い込みます

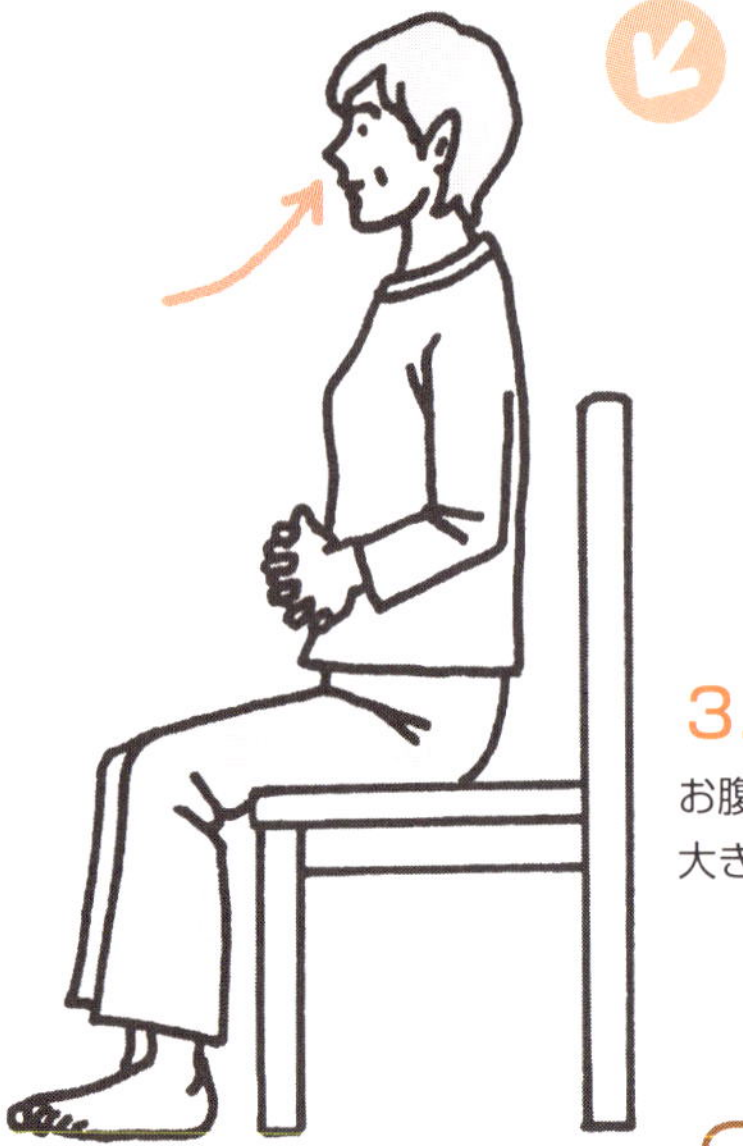

4. 口から息をはき出す

お腹がへこむことを両手で確かめながら、口をすぼめてすべての息をゆっくりはき出します

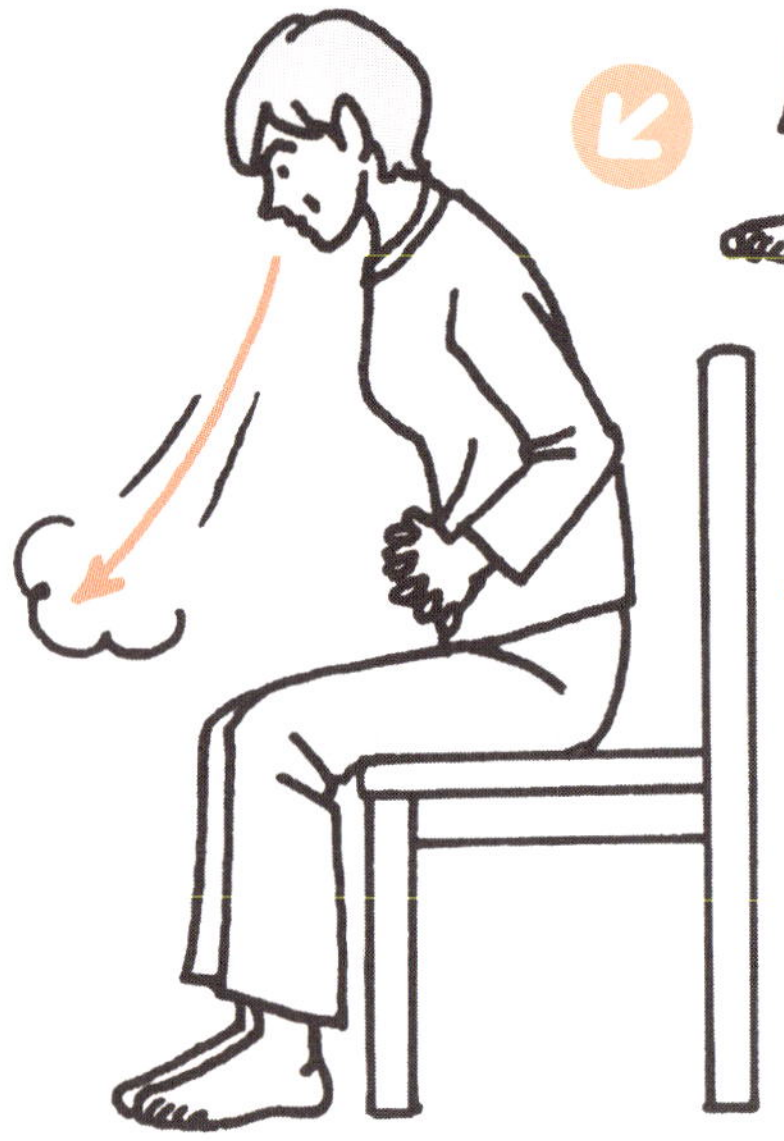

腹式呼吸は息を吸うときよりはくときが重要で、体内の空気を全部はき出すつもりで、ゆっくり時間をかけて息をはききってください

腹式呼吸と胸式呼吸の違い

呼吸には腹式呼吸と胸式呼吸があります。胸式呼吸は主に胸郭《きょうかく》（肋骨《ろっこつ》など胸の骨）を使ってする呼吸で、女性に多いようです。腹式呼吸は横隔膜《おうかくまく》（胸と腹の間にある呼吸筋）によって行い、肺全体を使って大きく呼吸できます。腹式呼吸をゆっくり行うことは健康全般によいといわれていて、ぜん息や慢性気管支炎など呼吸器疾患を改善します

膝《ひざ》の筋力を強化する

足首の力や下肢《かし》の筋肉（大腿四頭筋《だいたいしとうきん》など）を強化して歩行を楽にします

立ち上がる

指を組んだ腕を前に出しながら立ち上がります

両膝《ひさ》を曲げる

両膝を少し曲げて５秒間静止し、膝を伸ばします

もう少し曲げる

今度はもう少し深く膝を曲げ、５秒間静止してからもとの姿勢に戻ります

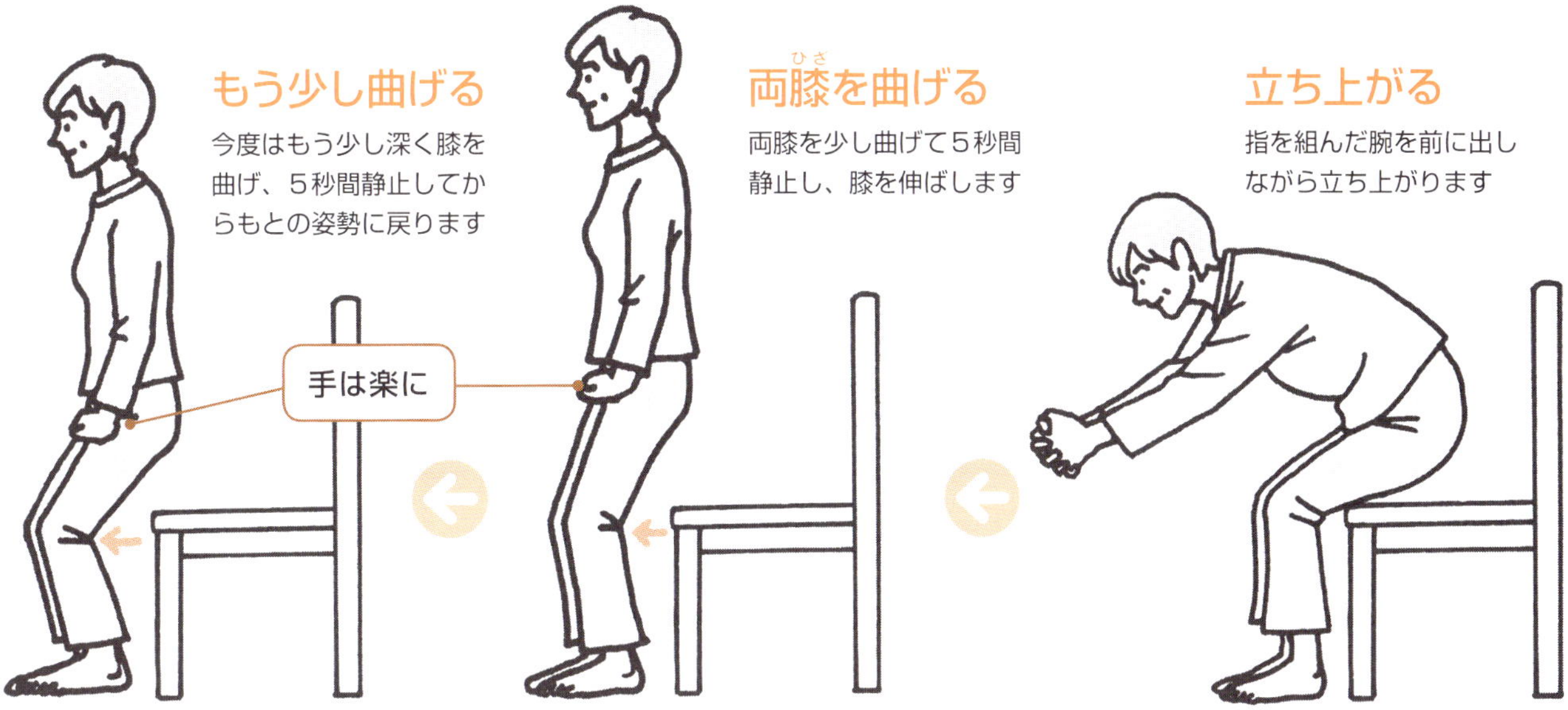
手は楽に

踵《かかと》をつけたまま、お尻が出ないように気をつけながら膝《ひざ》をゆっくり曲げます

目的　立つと患側《かんそく》の膝《ひざ》が伸びる、踵《かかと》が浮くという片マヒの人に多い姿勢を改善します

目的　「足踏み」は歩くために必要な動作で、心肺機能の向上にも役立ちます。「壁に字を書く」は肩の運動で、バランス感覚も養います

「足踏み」は下肢《かし》がしっかりした人は10～20回続けてください。「壁に字を書く」では丸を右まわりと左まわりの2回ずつ書きます

壁に字を書く

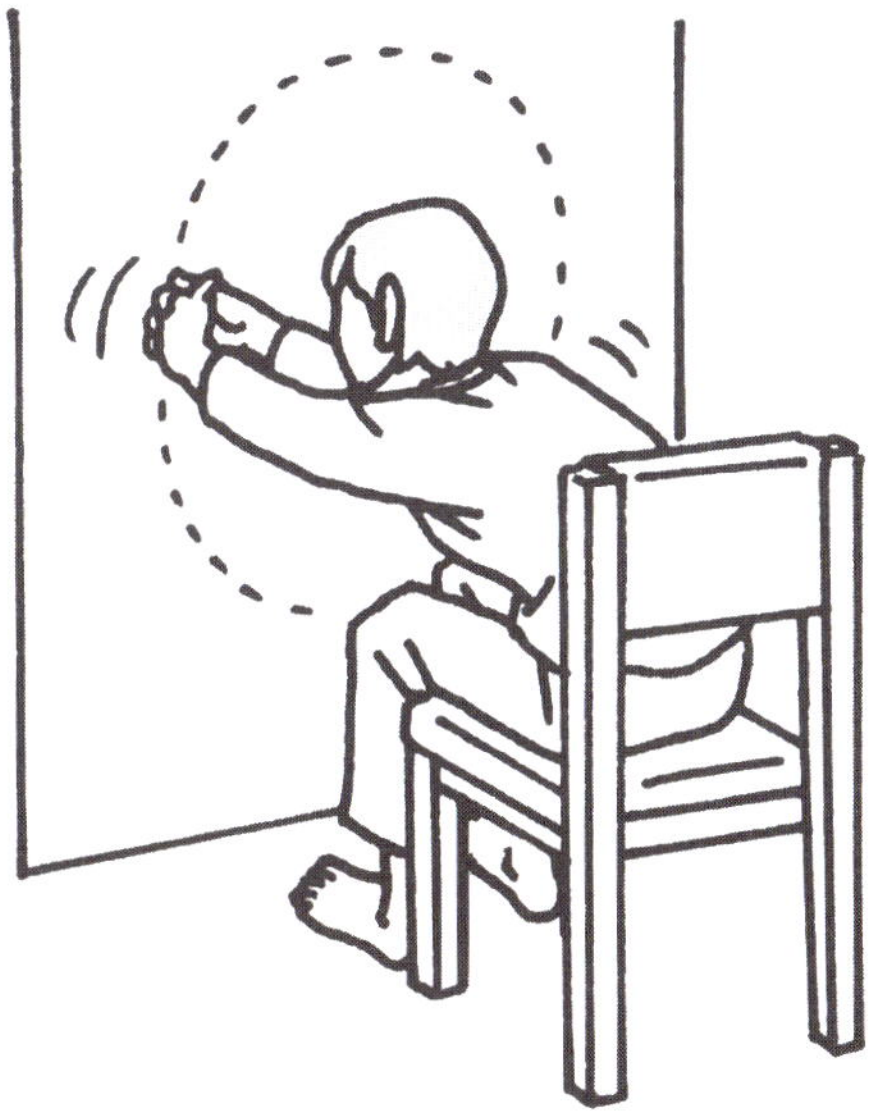

イスに浅く座り、両手を組んで前方にお尻が浮く寸前まで伸ばし、そこに壁があるつもりで大きな丸、または字を書きます

足踏み

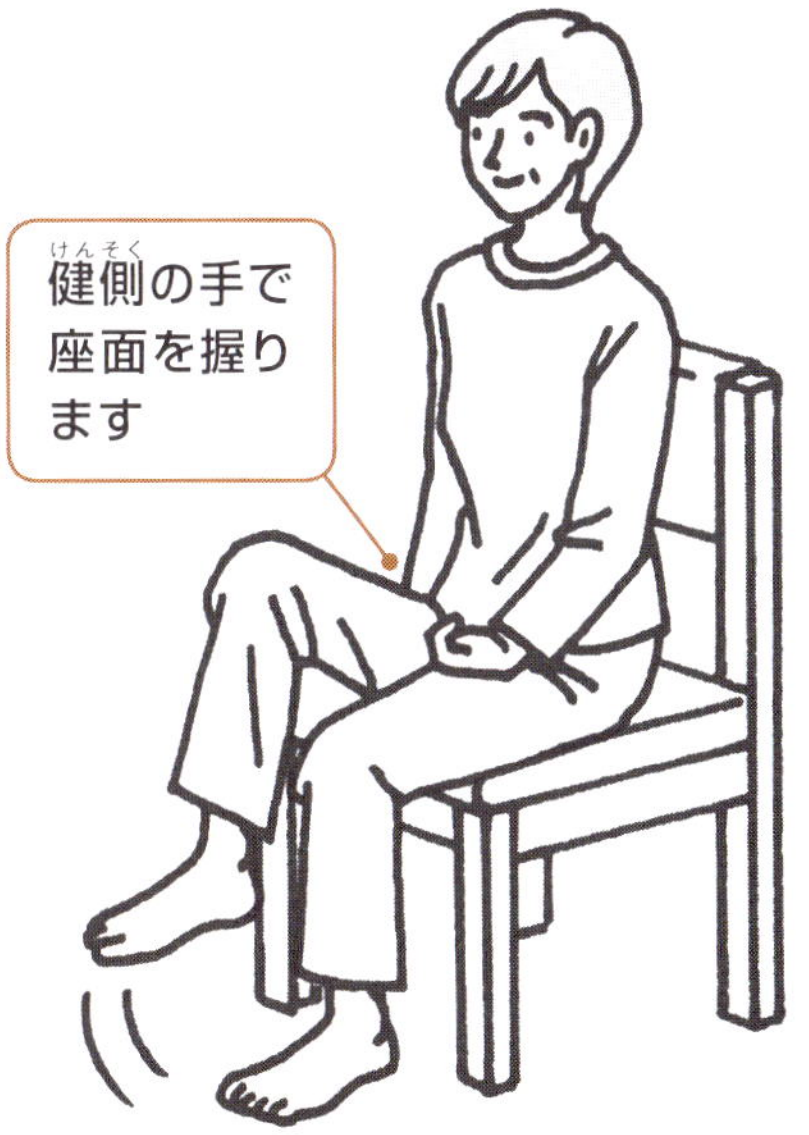
健側《けんそく》の手で座面を握ります

イスに深く座って座面を握り、背筋を伸ばして足踏みをします。膝《ひざ》は真上に上げ、脚はもとの位置に踵《かかと》から静かに下ろす気持ちで行います。連続して10～20回行ってください

姿勢別

生活動作の改善体操

立ってする体操①

健側《けんそく》にイスの背もたれをおいて行う体操です

立ってする体操は「ラジオ体操」のように足腰が丈夫な人がするものと思われるかもしれませんが、片マヒで杖《つえ》やイスの支えがないと立っていられない人でもできます（一部を除く）。むしろ、ここで紹介する体操は足腰の弱っている人にやっていただくためにつくっています。立ってする体操は転倒する危険があるので、イスを使うことでその危険を避けています。家庭でやるときは、イスの代わりにタンスやテーブル、手すりなどを利用してもかまいません。

立位でのバランス運動

腰を左右に動かして重心を移動させる動作は、自力で歩くときにバランスをとるために欠かせない動きです

まっすぐ立つ

肩幅に脚を開き、踵《かかと》をしっかり床につけてまっすぐ立ちます

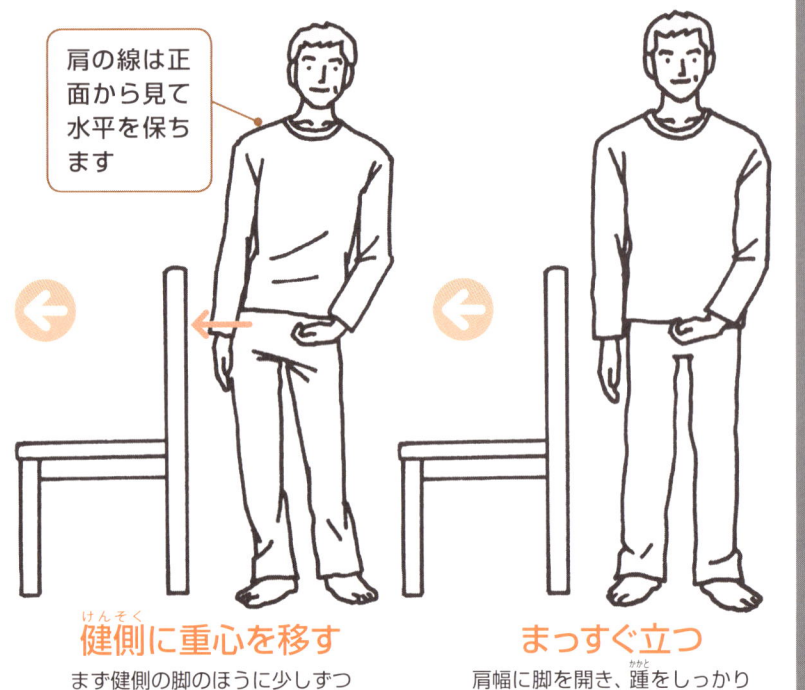

健側《けんそく》に重心を移す

まず健側の脚のほうに少しずつ重心を移し、腰をはり出します

膝《ひざ》の屈《くつ》伸《しん》運動

立ってする体操では代表的な運動です。とくに脳卒中《のうそつちゅう》で片マヒになった人の歩行練習には欠かせない運動といえるでしょう

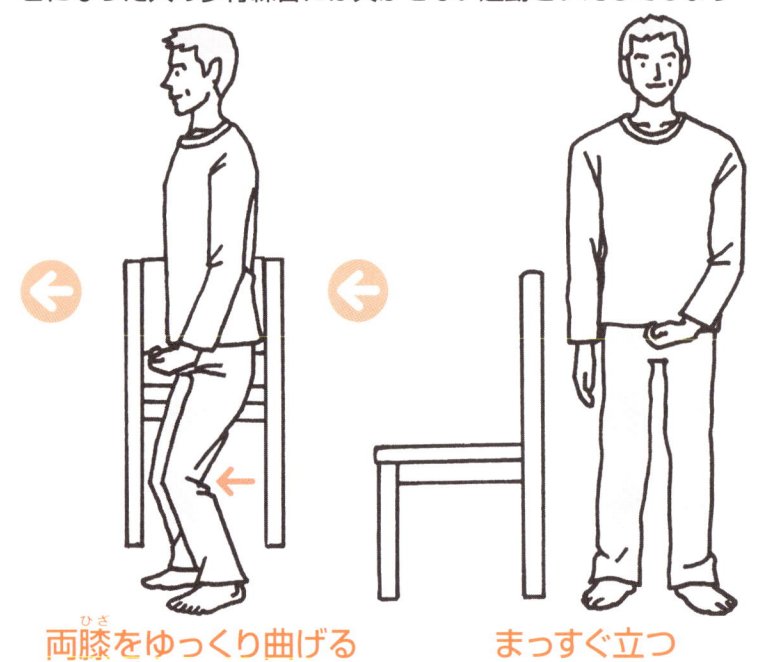

まっすぐ立つ

肩幅に脚を開き、踵《かかと》をしっかり床につけてまっすぐ立ちます

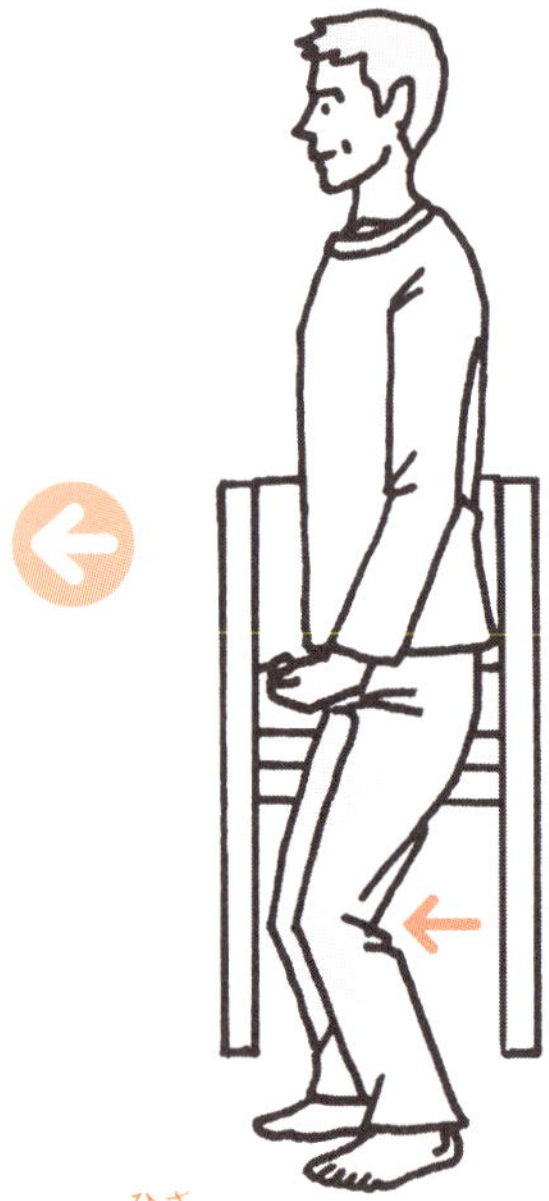

両膝《ひざ》をゆっくり曲げる

両膝をゆっくり曲げ、少し曲げたら止まります。お尻が出ないように注意します

目的

この運動では、一方の脚に重心を移したときに、きちんと腰をはれるかをみます。腰をはる中臀筋《ちゅうでんきん》の働きを改善して、バランス感覚を養います

患側《かんそく》に重心を移すとバランスがくずれることが多いので、よろめいたらイスやテーブルを使って安全を確保します。無理をせずに少しずつ行います

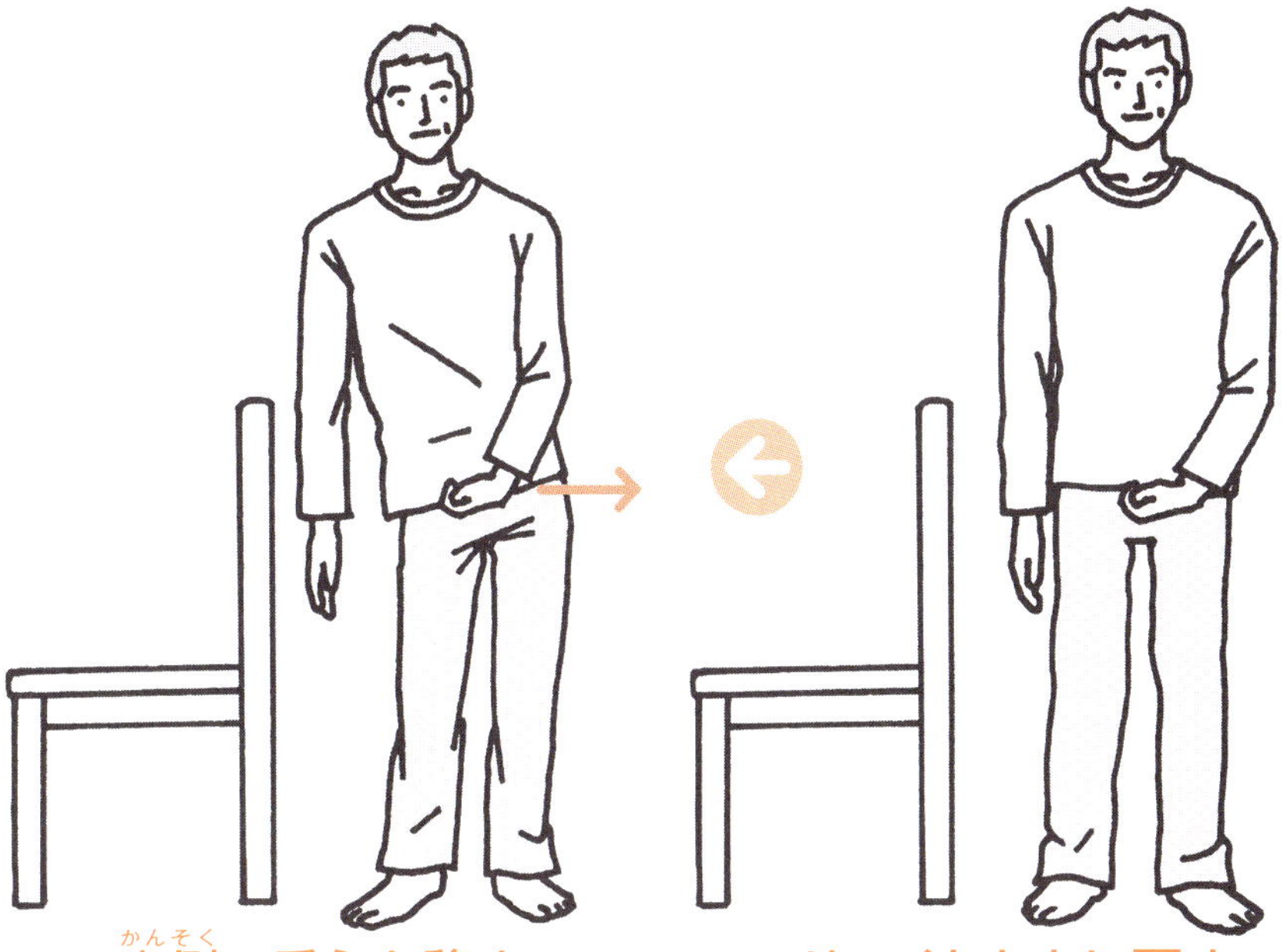

ゆっくりもとに戻す

からだをゆっくりもとに戻してまっすぐ立ちます

患側《かんそく》に重心を移す

患側の脚のほうに少しずつ重心を移して腰をはり出します

目的

脳卒中《のうそっちゅう》で片マヒになった人は患側《かんそく》に重心を移すと膝《ひざ》が伸びて、歩行中に膝が逆にそる危険があります。膝の屈伸《くっしん》運動でそれをコントロールできるようにします

運動中は踵《かかと》を浮かせないでください。それがつらいようなら、患側《かんそく》の脚を少し前に出してもかまいません。不安定ならイスにつかまります

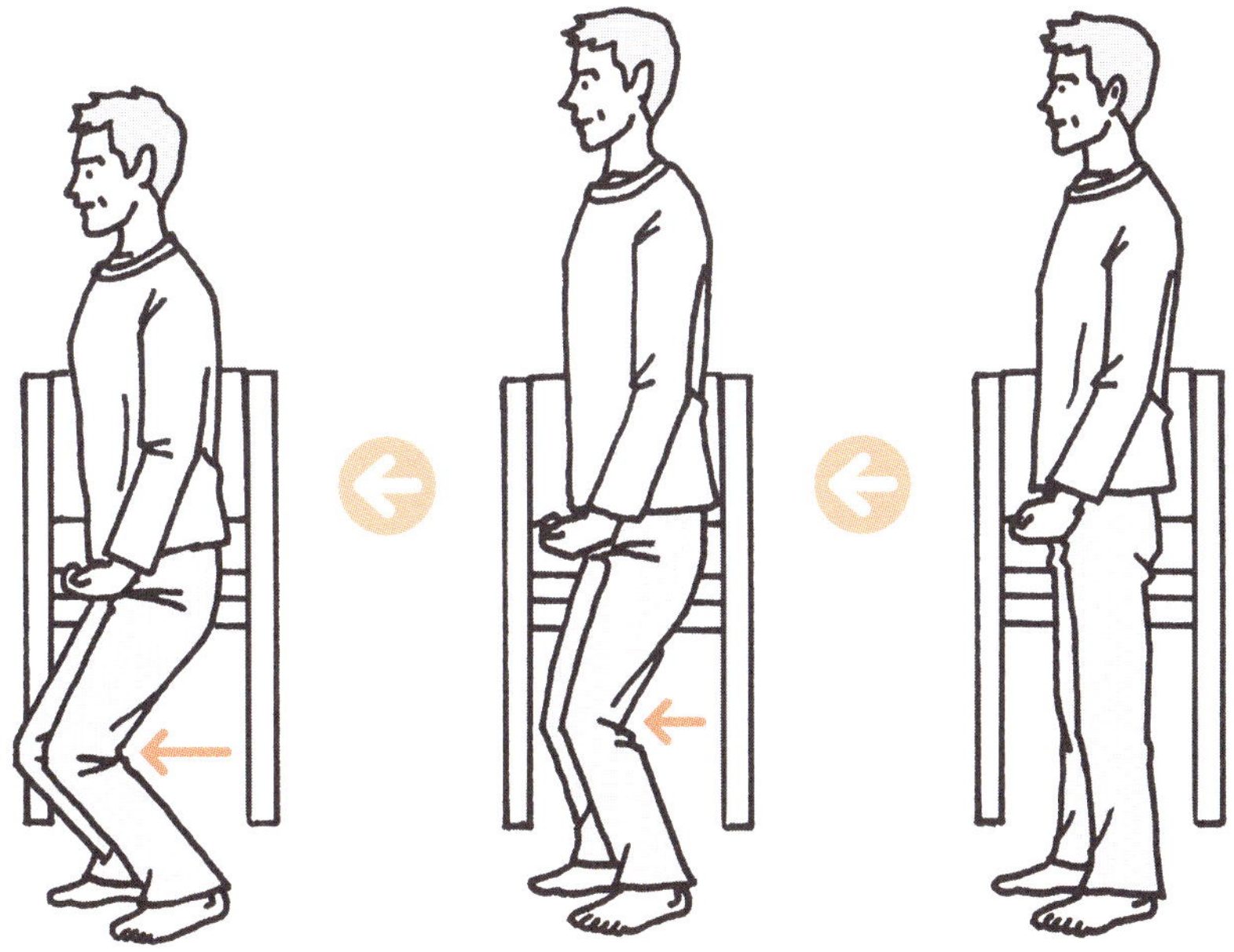

ゆっくりもとに戻す

ゆっくり膝を伸ばしてもとの姿勢に戻します

再び両膝を曲げる

もう一度、先ほどのところまで膝を曲げて止まります

もう少し曲げる

今度はもう少し深く曲げて5秒間静止し、ゆっくり膝を伸ばしてもとに戻します

片脚立ちのバランス運動

片脚に重心を移し、反対側の脚を上げるバランス運動です

立ってする体操❷

健常者には簡単でも、片マヒの人には難しい運動です

患側《かんそく》の場合

イスのわきに立つ

不安定な姿勢をとるので、イスの背もたれに手をおいて立ちます。つかむというよりは押すようにします

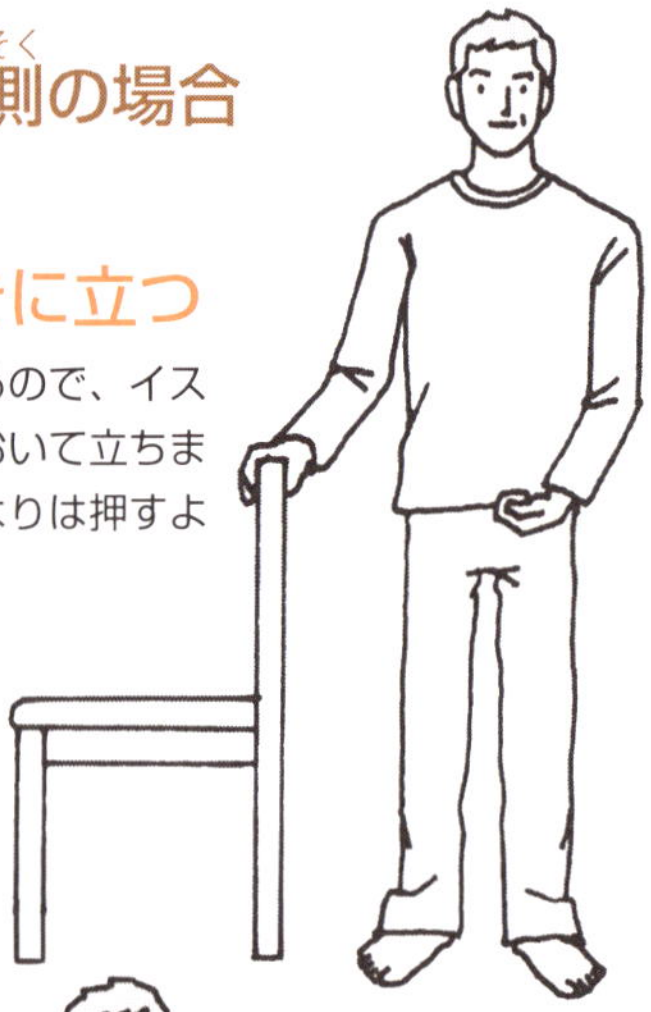

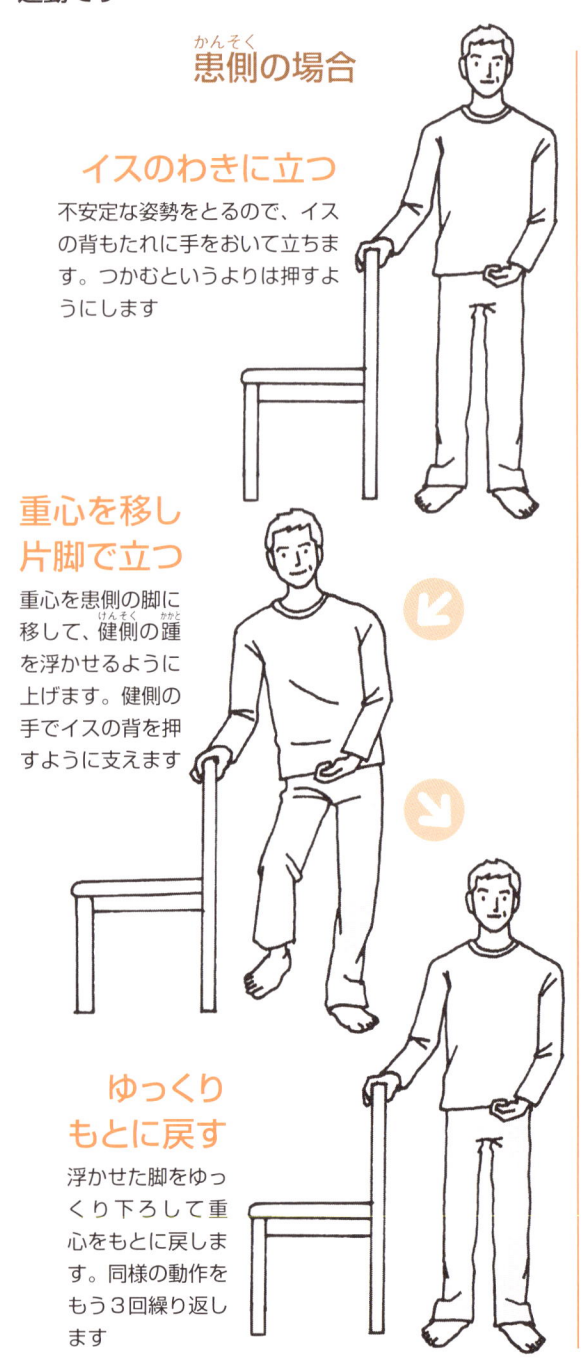

重心を移し片脚で立つ

重心を患側の脚に移して、健側《けんそく》の踵《かかと》を浮かせるように上げます。健側の手でイスの背を押すように支えます

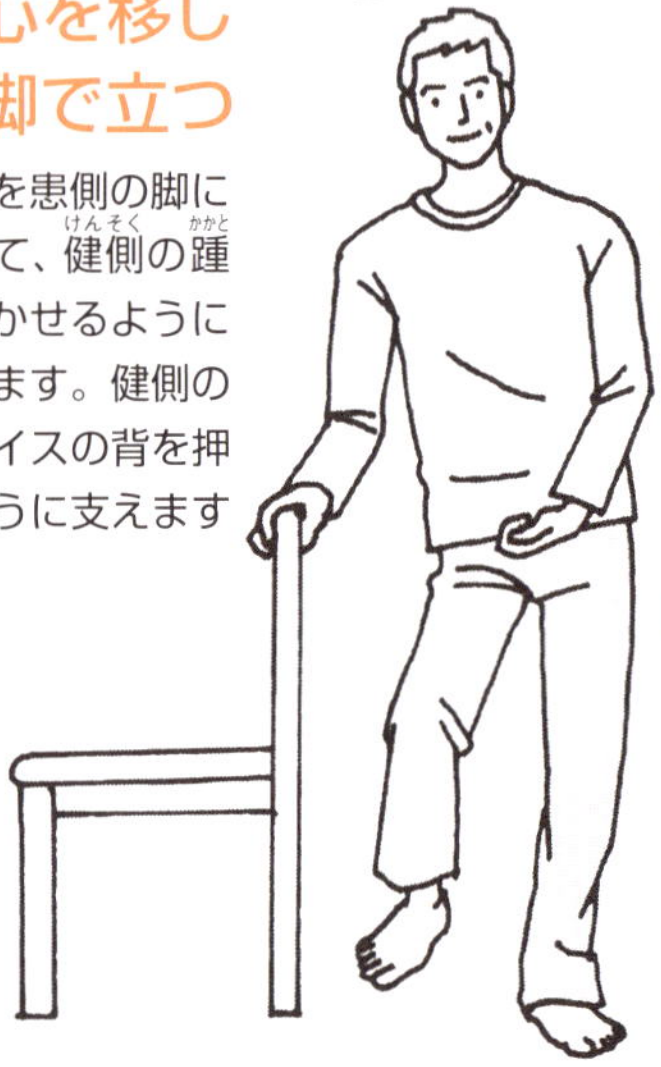

ゆっくりもとに戻す

浮かせた脚をゆっくり下ろして重心をもとに戻します。同様の動作をもう3回繰り返します

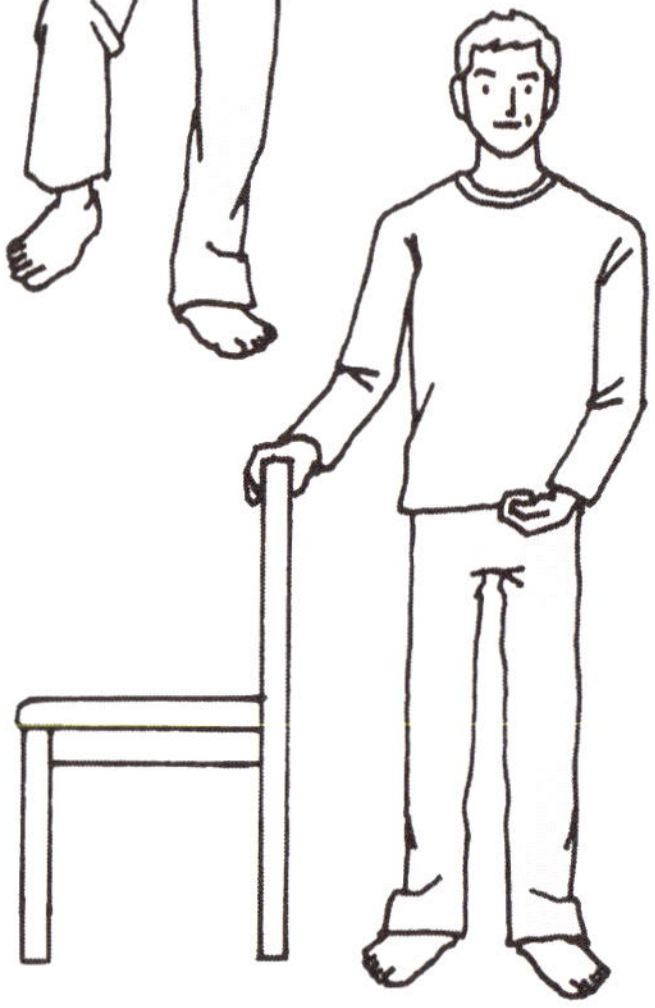

健側《けんそく》の場合

イスのわきに立つ

健側にイスの背もたれをおき、肩幅に脚を開いて立ちます。安定性に乏しい人はイスの背もたれに手を添えて支えてください

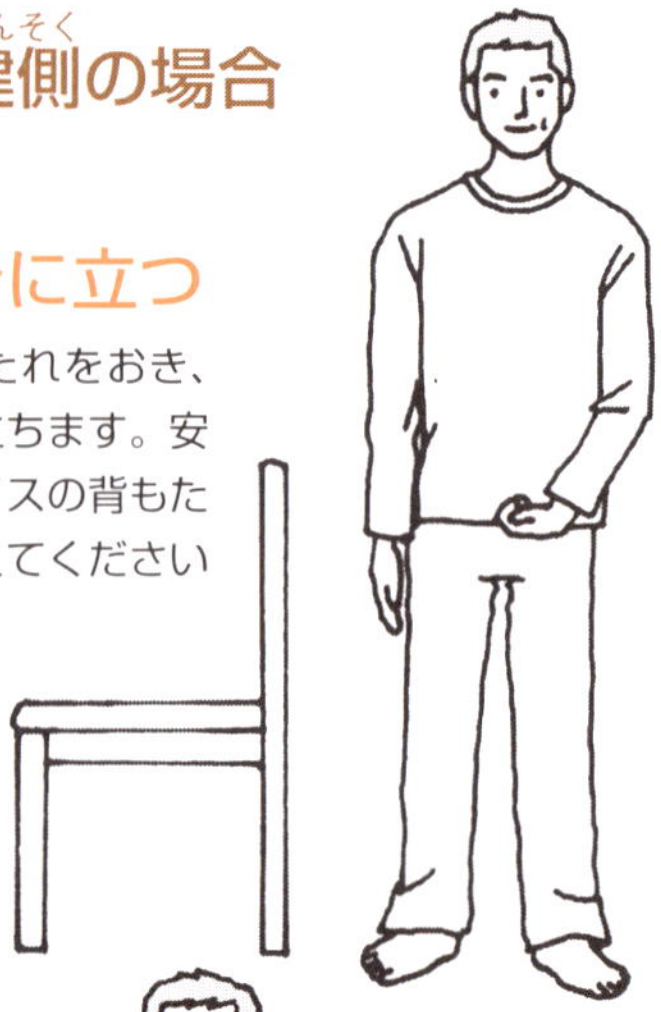

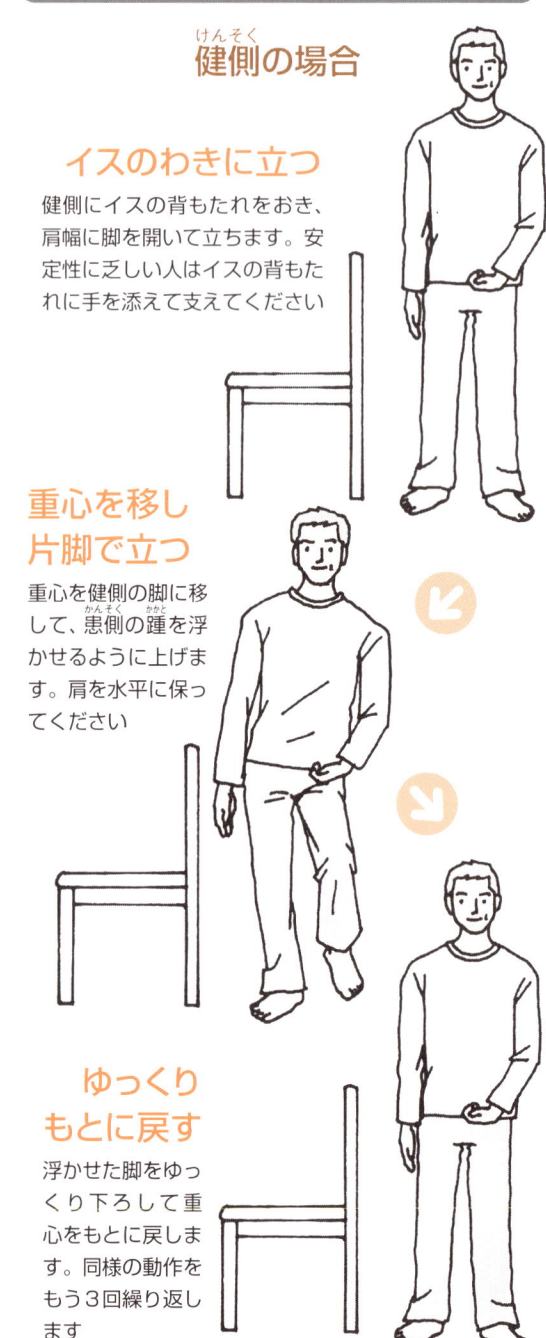

重心を移し片脚で立つ

重心を健側の脚に移して、患側《かんそく》の踵《かかと》を浮かせるように上げます。肩を水平に保ってください

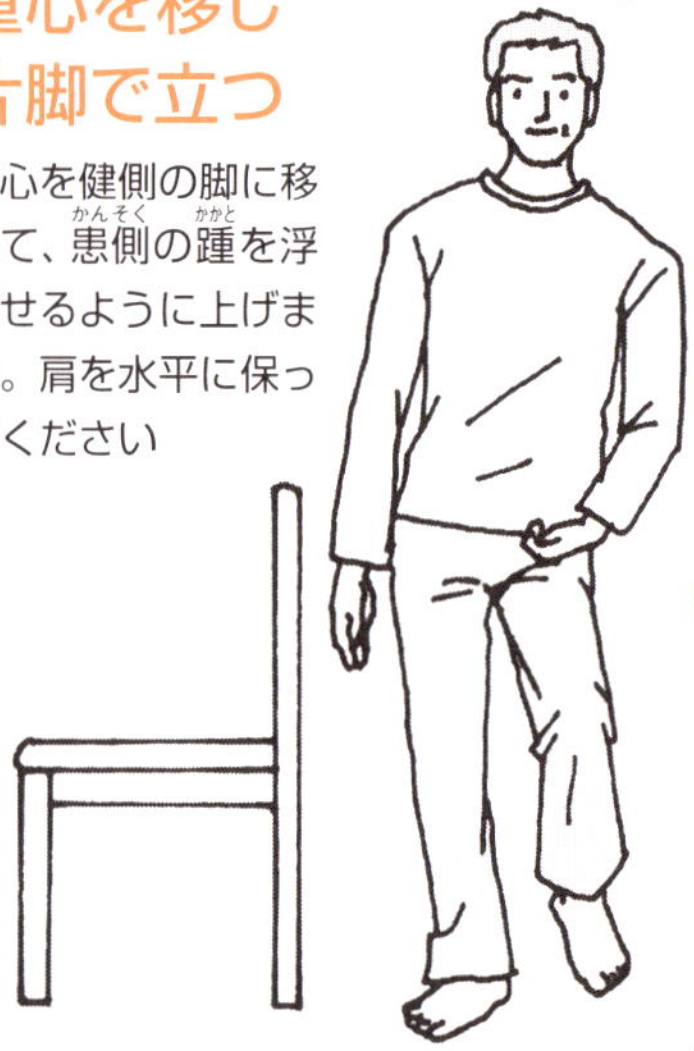

ゆっくりもとに戻す

浮かせた脚をゆっくり下ろして重心をもとに戻します。同様の動作をもう3回繰り返します

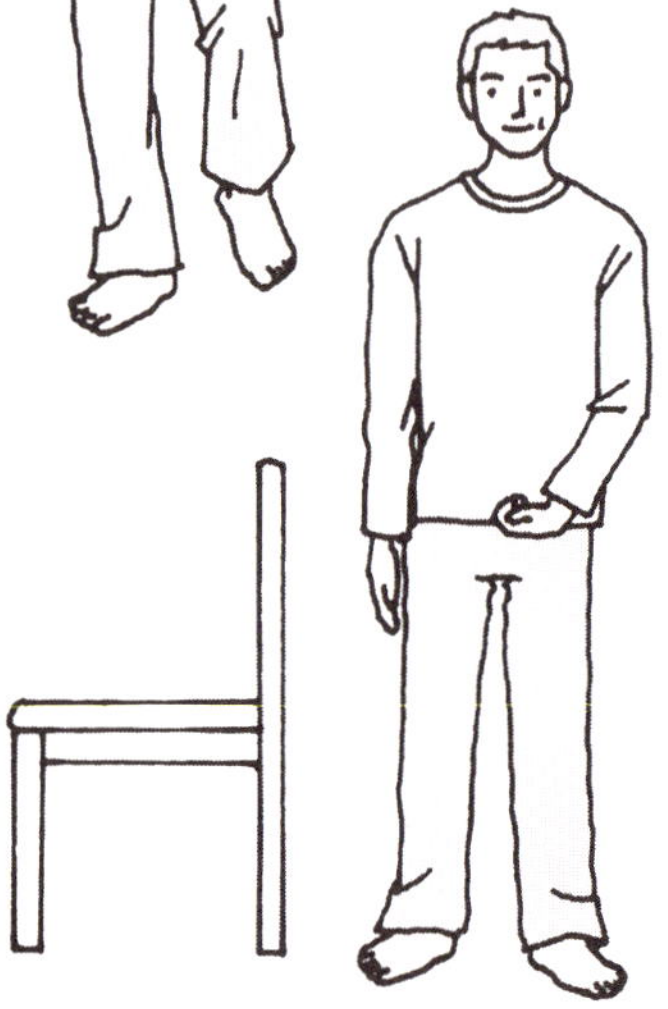

安定性に乏しい人は必ずイスの背を支えにしてください。どちらの脚を上げたときも肩の線をできるだけ水平にして、立っている脚側の腰がはるようにします

目的 歩くときは必ず瞬間的に片脚で立つ姿勢をとりますから、片脚で立つ力を強化し、片脚立ちのバランスを保つ必要があります。これはそのための運動です

その場でしゃがみ込む

しゃがんで立ち上がることで脚の筋力を強化し、バランス感覚を養う運動です

目的
この運動では脚の力と前傾姿勢、十分伸びるアキレス腱《けん》を強化します。この動作ができれば、床のものを拾ったり、和式トイレなど日常の動作が楽になります

アキレス腱《けん》の伸展《しんてん》を兼ねている運動なので、踵《かかと》が浮かないように注意します。患《かん》側《そく》の踵が浮くようなら、脚を少し前に出します

イスのわきに立つ

脚を肩幅に開いて安定した姿勢をとります

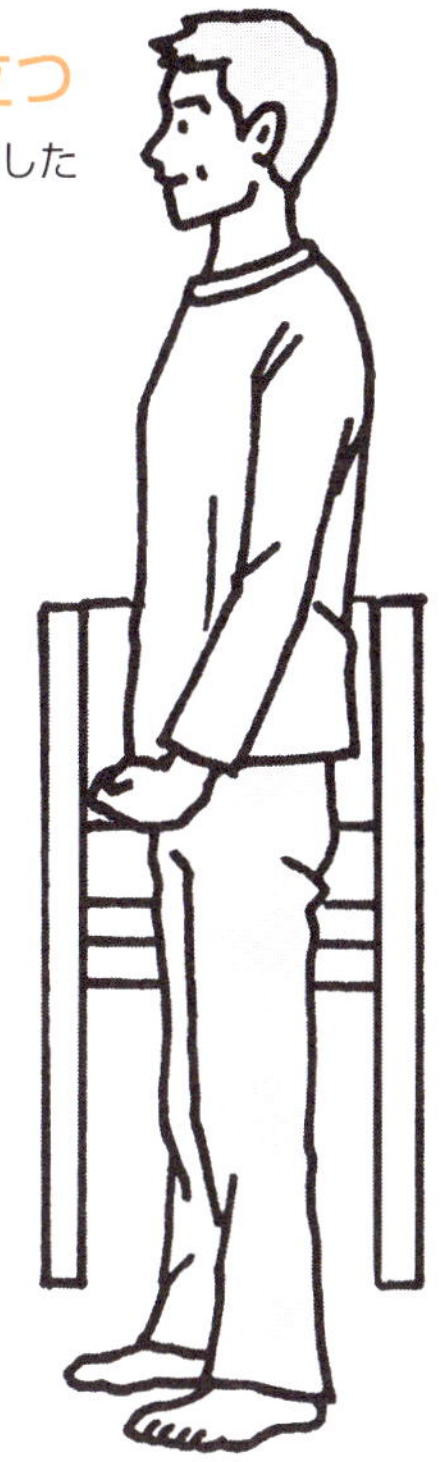

両手を伸ばしてしゃがむ

両手を前に伸ばしながら、膝《ひざ》を曲げてゆっくりしゃがみ込みます

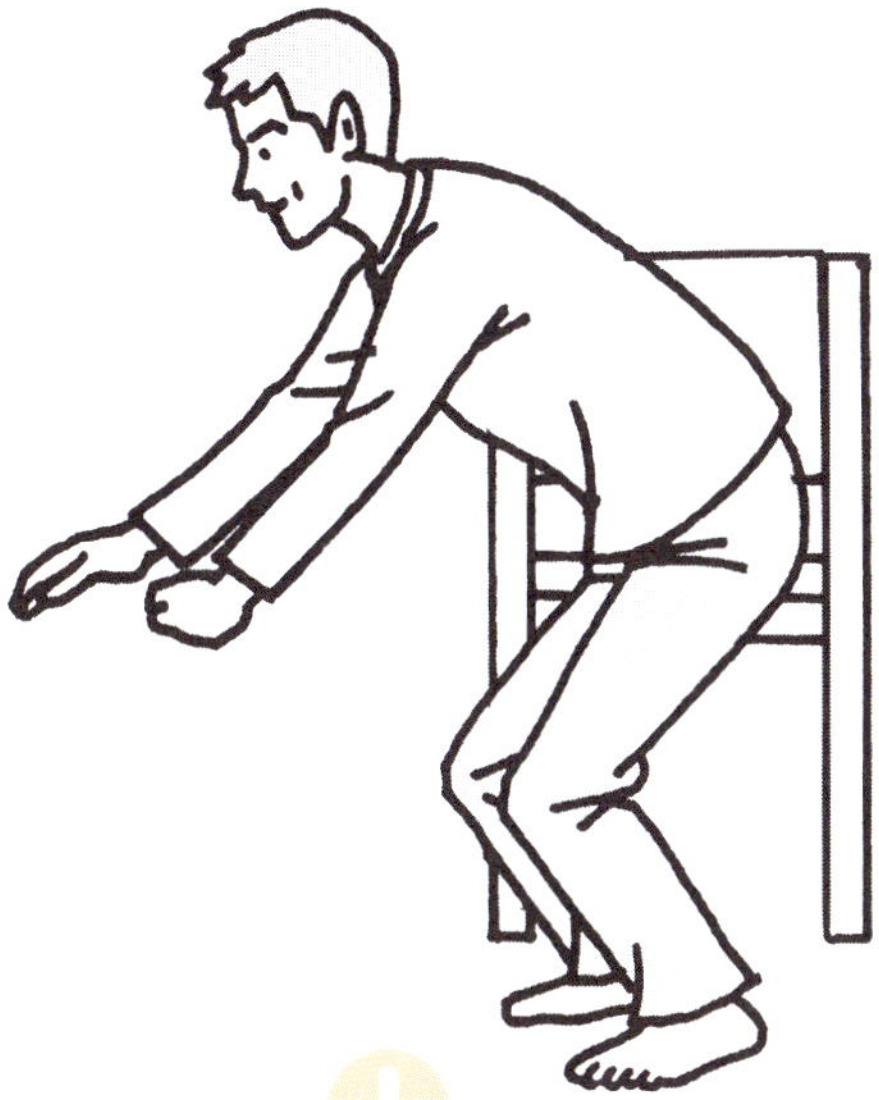

しゃがむ

無理のない程度までしゃがみ込みます。踵《かかと》を床から離してはいけません

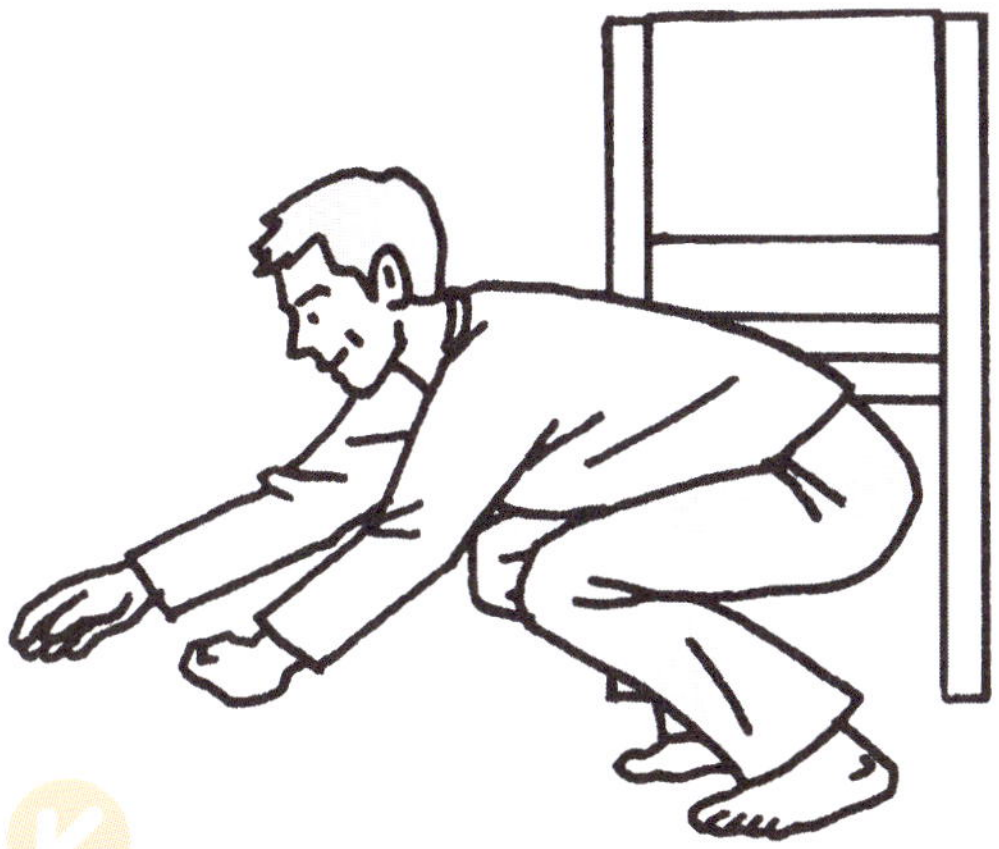

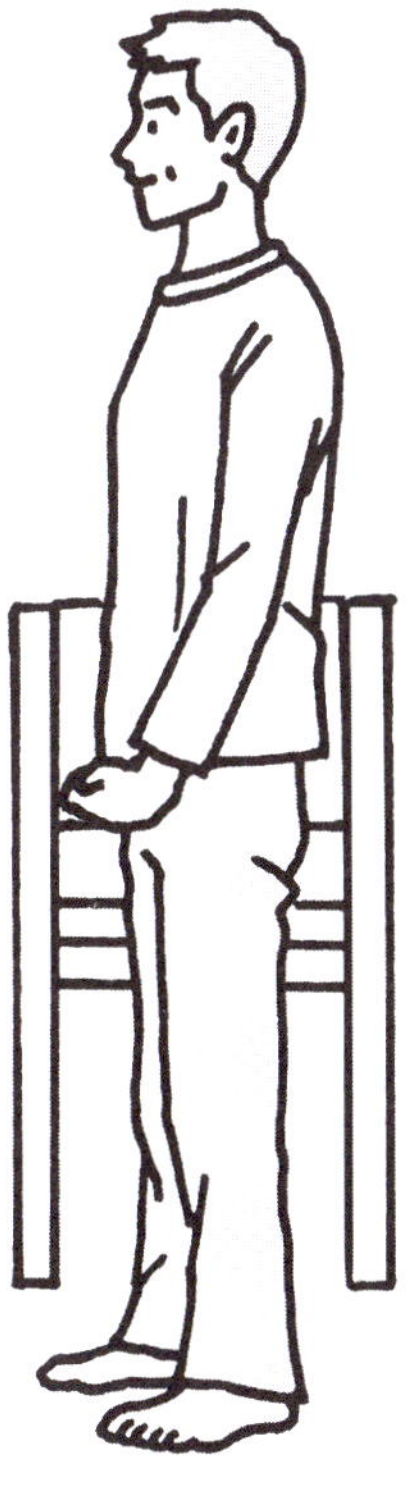

ゆっくり立ち上がる

しゃがみ込んだ姿勢で５秒間静止したら、ゆっくり立ち上がります

イスがあれば安心

立ってする体操の多くでイスを使います。右ページの「片脚立ちのバランス運動」（患側《かんそく》の場合）のようにイスの背もたれに手をおいてからだを支えるだけでなく、このページの「その場でしゃがみ込む」のようにイスを横においておくだけで触れないこともあります。イスを近くにおくのは、からだのバランスがくずれて倒れそうになったときにからだを支えるためです。立ってする体操は転倒する危険があり、転倒して骨折したら元も子もありません。骨折が治るまでからだを動かせなければ筋肉も関節も衰える一方です。そうならないよう用心のためにイスを用意するのです。イラストではイスに手を添えずにやる運動でも、からだがふらつくようならイスの背もたれに手を添えてやってもかまいません

立ってする体操③

どんな姿勢でも腹式呼吸ができるようにしてください

立った姿勢で腹式呼吸をするコツを身につけます。一連の運動の最後に必ず行ってください

腹式呼吸

目的

立ってする一連の運動の最後に行ってください。少々きつい運動をしてハアハア息をしているときも腹式呼吸ができるようにします

立ったままでお腹をへこませ、ヘソを見るような姿勢で静かに息をはいたら、鼻から一気に空気を吸い込みます

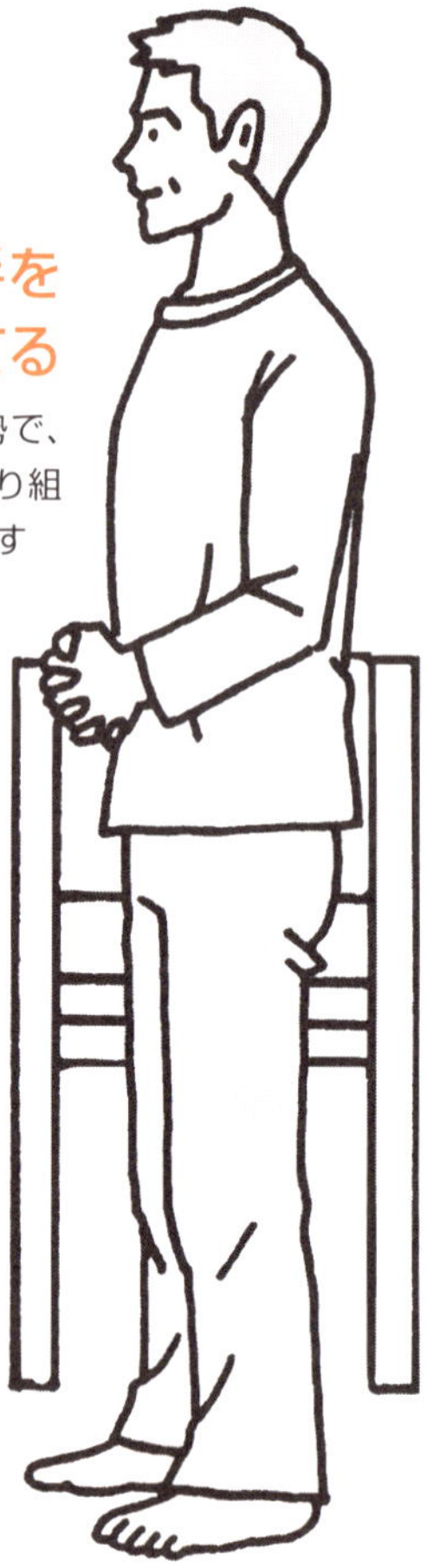

組んだ手をお腹に当てる

立ったままの姿勢で、両手の指をしっかり組んでお腹に当てます

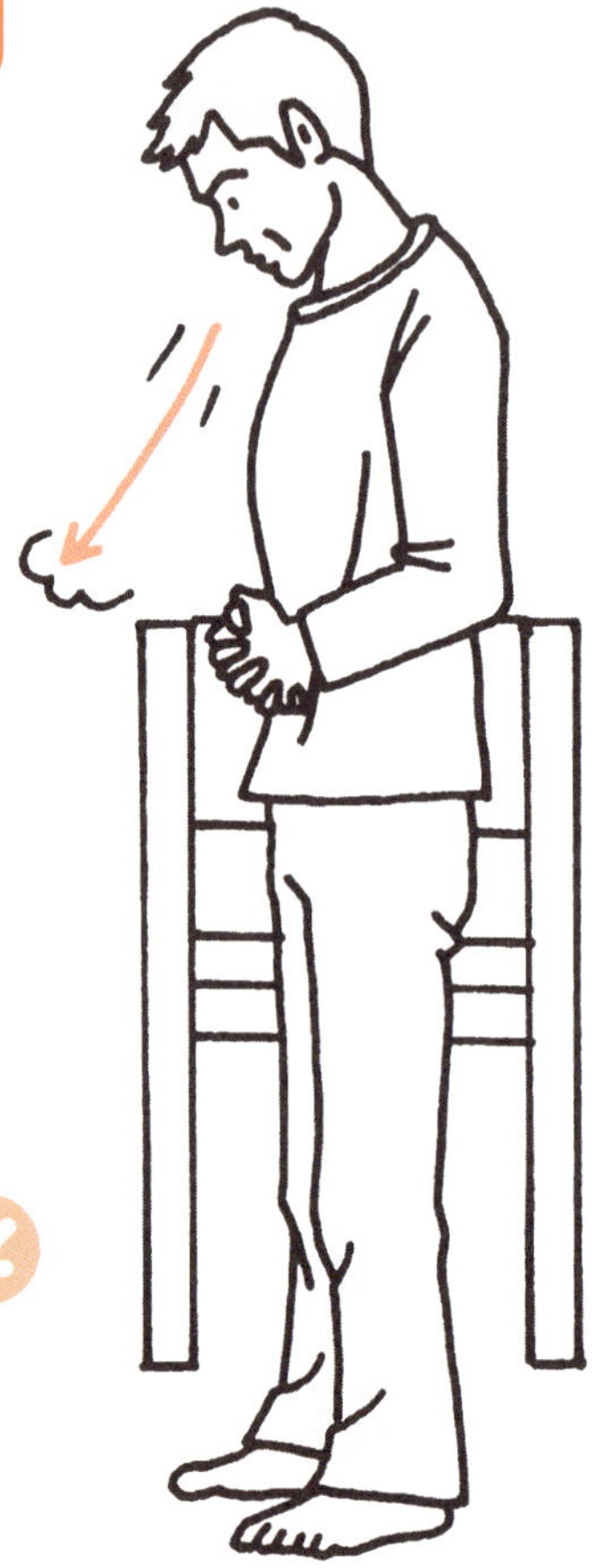

口をすぼめて息をはく

ヘソを見るようにあごを引き、口をすぼめてゆっくり息をはき出します。お腹がへこむことを両手で確かめます。息をはききる最後の数秒間肛門を締めます

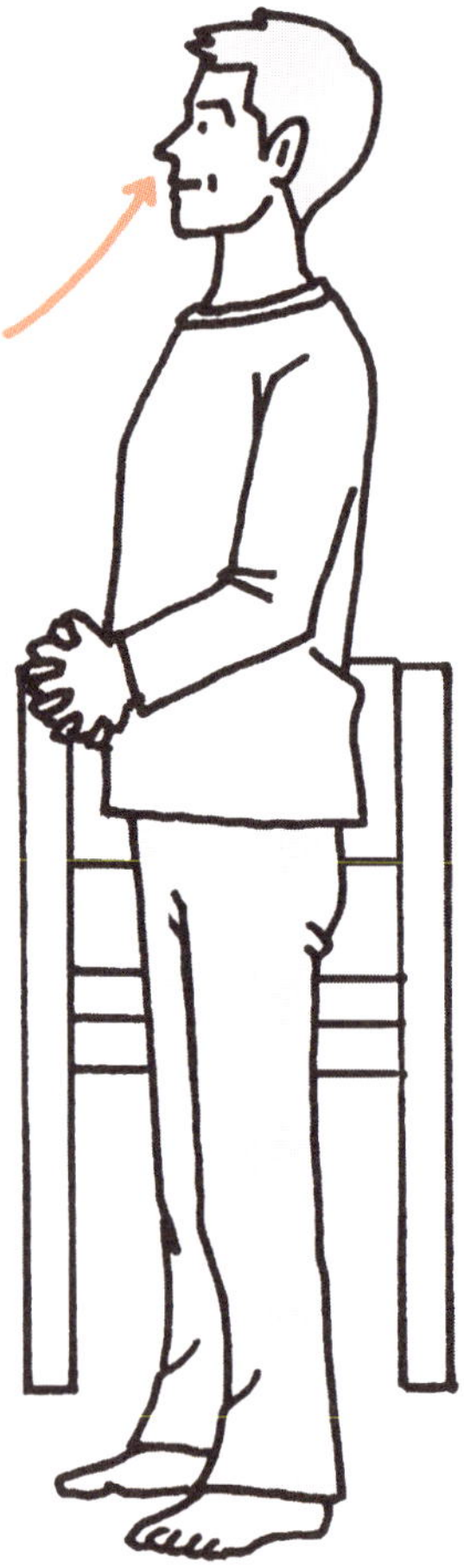

鼻から息を吸う

お腹の空気をはききったら、顔を上げて、鼻から大きく空気を吸い込みます。お腹がふくらむことを両手で確かめます

さまざまな効用がある腹式呼吸

お腹をゆっくりへこませながら息をはき、お腹をふくらませながら大きく息を吸う呼吸法です。これによって横隔膜《おうかくまく》が上下して腹圧が変化し、内臓周辺の血行がよくなります。意識的に行うことで自律神経系の調整、血圧の正常化、免疫力の向上などの効果が期待できるため、呼吸器疾患の改善だけでなく、疲労回復や手軽なリラクセーション、いつでもどこでもできる健康法としても効果的です

片脚交互バランス運動

片脚立ちでバランスをとりながら左右の脚で行う足踏み運動です

目的
片マヒの人は患側《かんそく》の脚で立つのはもちろん、思うように浮かせることも容易ではありません。患側の脚力強化とバランス運動です

「1、2、3」で踵《かかと》を浮かせ、「4」で踵を下ろします。どちらの踵を上げたときも、肩はできるだけ水平を保ちます

まっすぐ立つ

肩幅に脚を開いてまっすぐ立ちます。安定性に乏しい人はイスの背を握ります

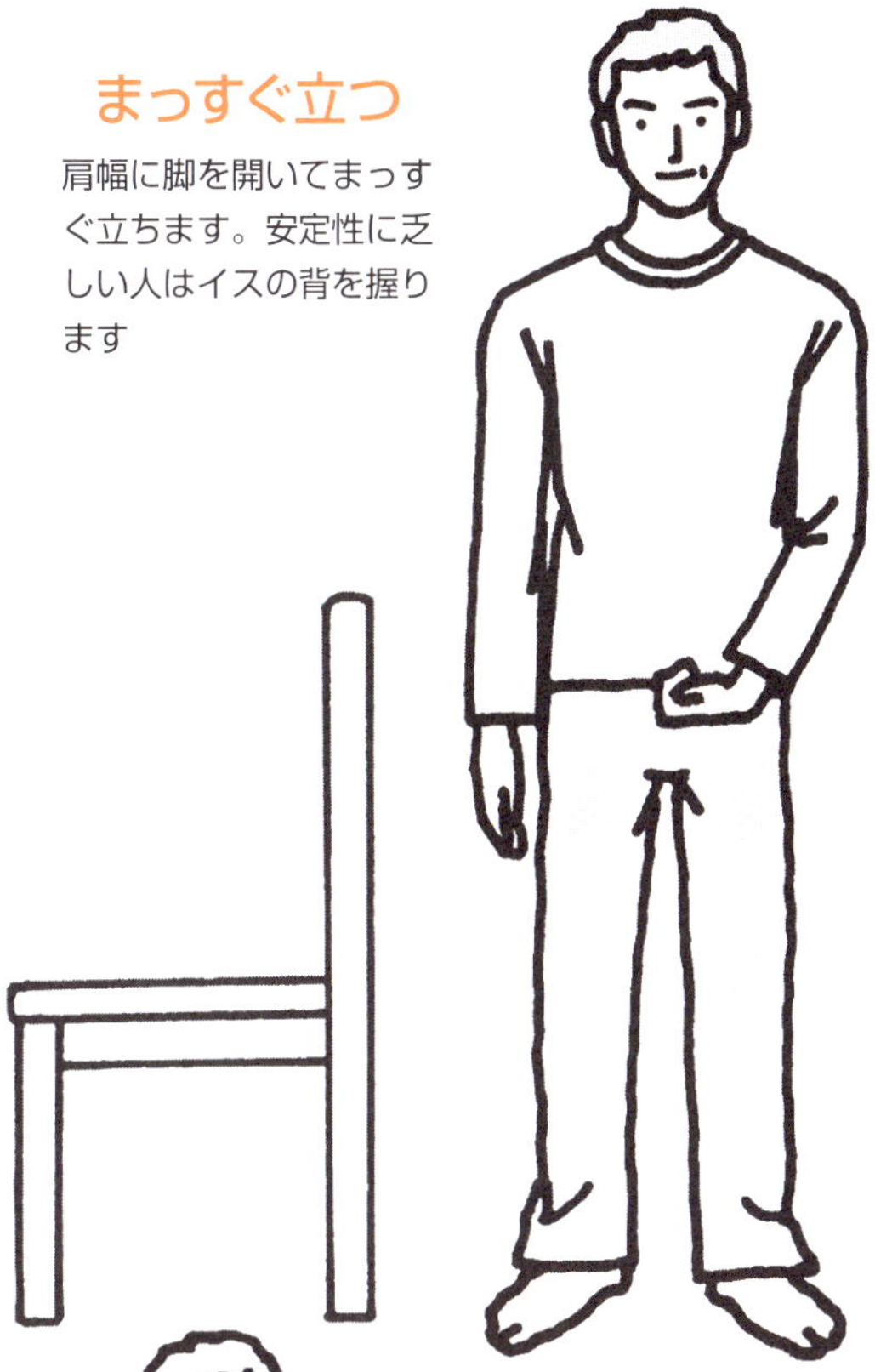

健側《けんそく》の脚で立つ

健側に重心を移しながら患側《かんそく》の踵《かかと》を浮かせるように上げて下ろします

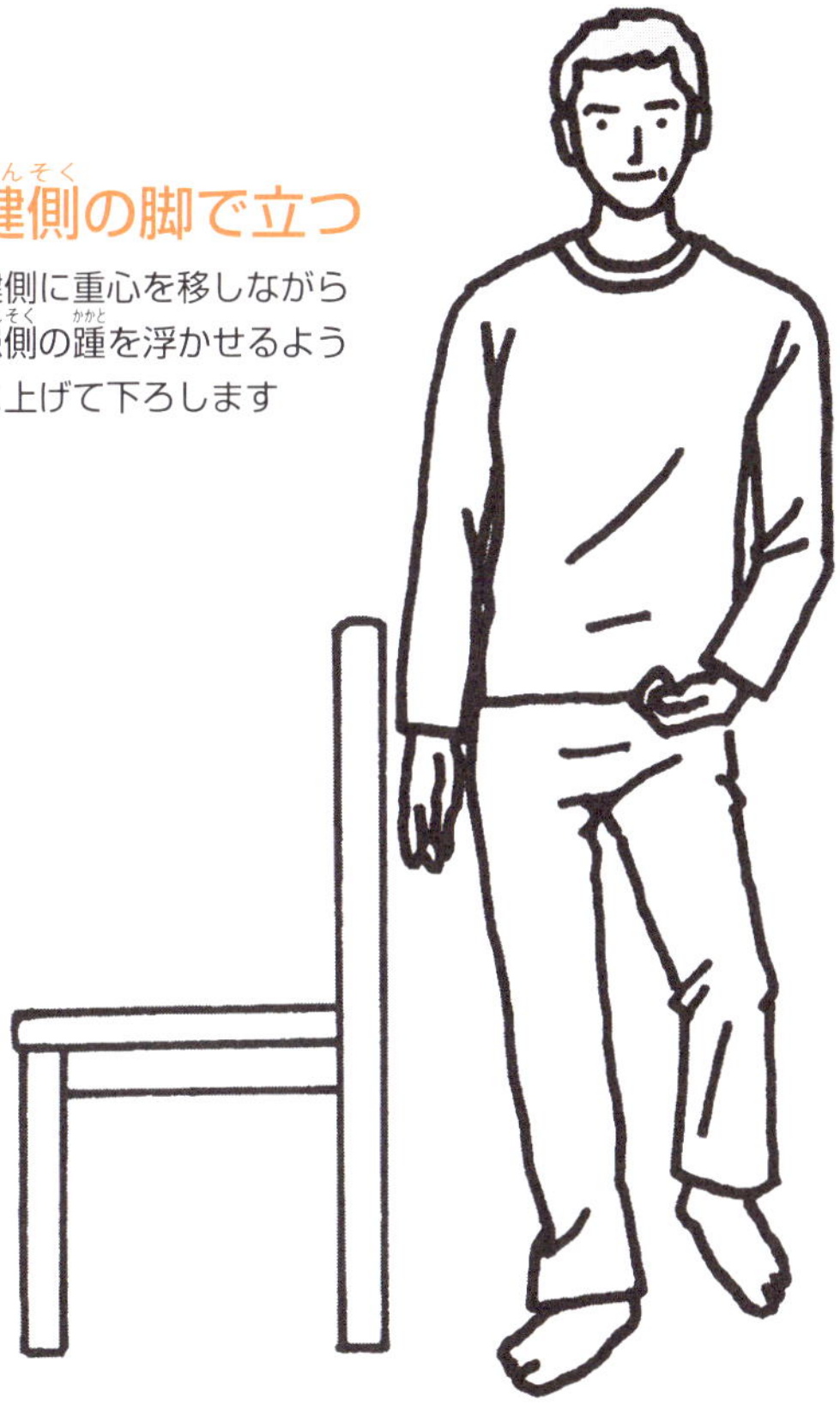

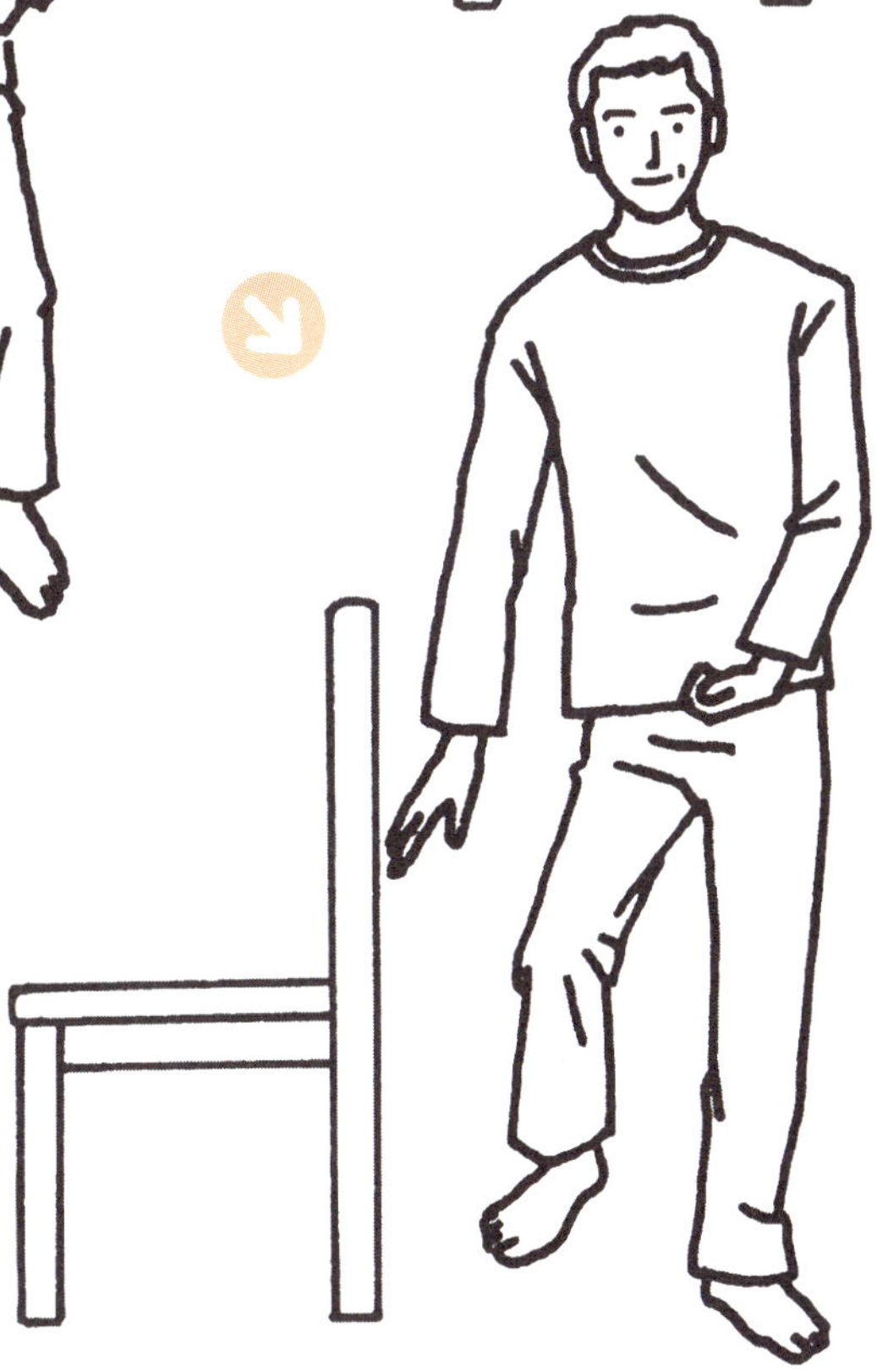

患側《かんそく》の脚で立つ

患側の脚に重心を移しながら健側の踵を浮かせるように上げて下ろします

姿勢別 生活動作の改善体操

立ってする体操④

しっかり歩けるようにするための運動です

膝《ひざ》を曲げて歩く

膝《ひざ》を曲げて歩くことで大腿四頭筋《だいたいしとうきん》（太ももの表側）を強化して上手に体重を支えられるようにする運動です

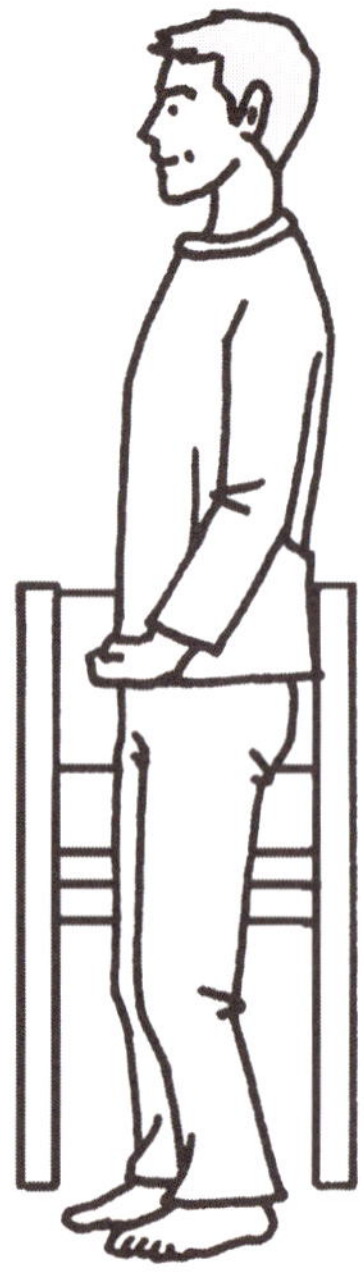

膝《ひざ》にゆとりを持たせて立つ

脚は肩幅に開き、膝にゆとりを持って立ちます

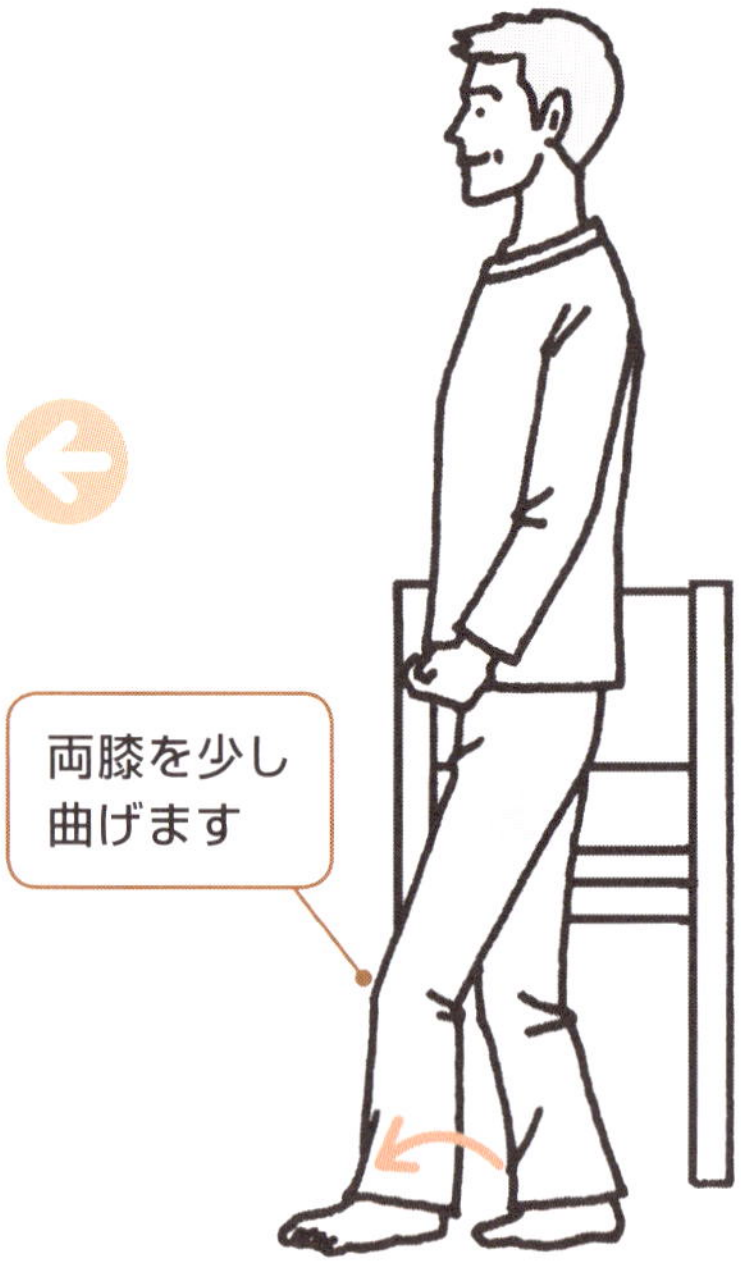

患側《かんそく》の脚を前に出す

両膝を少し曲げて、「1、2」で患側の脚を前に出します

横歩き

片マヒの人が患側《かんそく》の脚を開くと、膝《ひざ》と股関節《こかんせつ》が屈曲《くっきょく》し、真横ではなく斜めに行きそうになります。それをコントロールする運動です

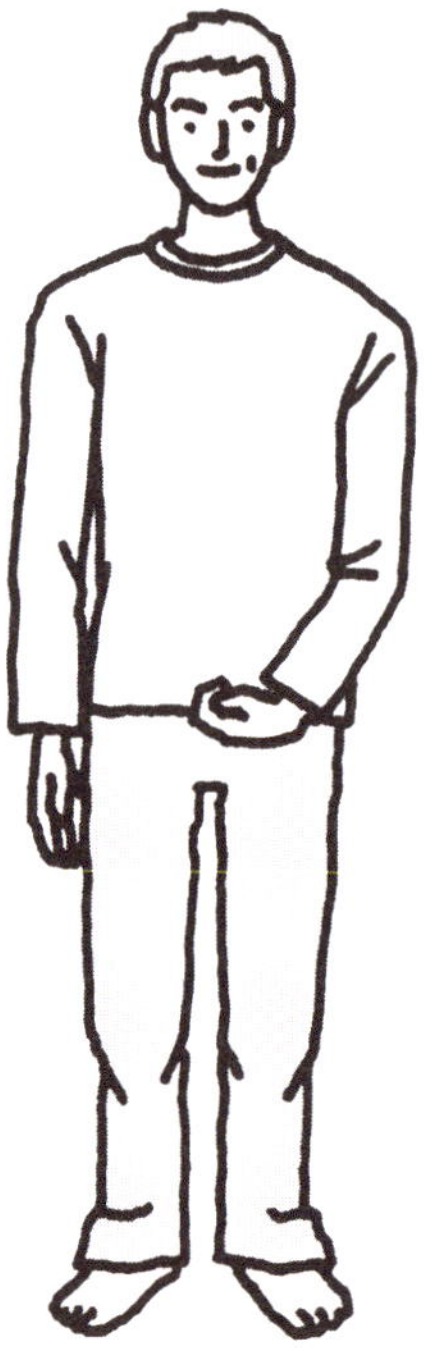

脚を肩幅に開いて立つ

両膝《ひざ》に少しゆとりを持って立ちます。脚の装具や杖《つえ》が必要な人は使ってけっこうです

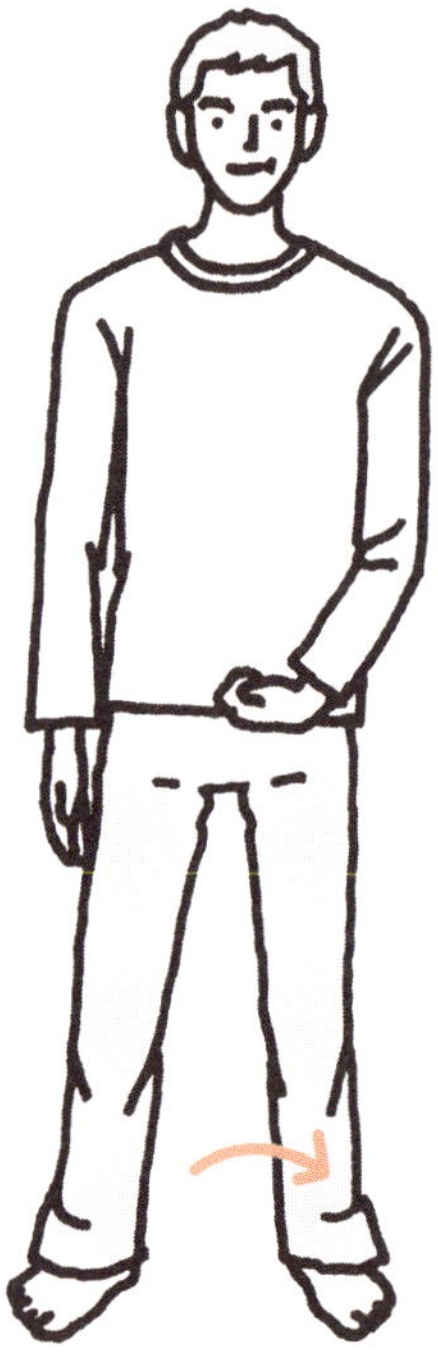

患側《かんそく》の脚を横に出す

両膝を少し曲げて、「1、2」で患側の脚を横に開きます

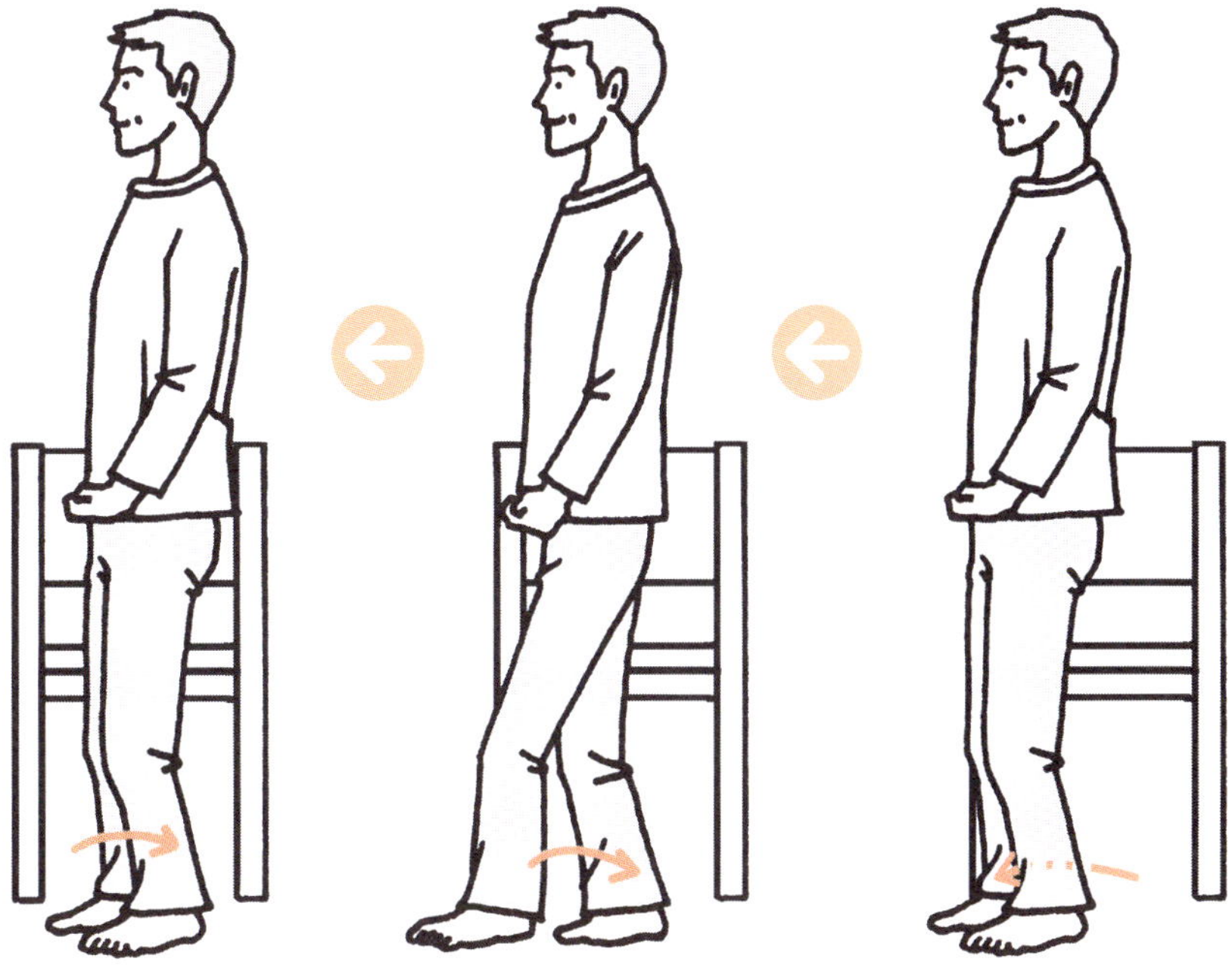

健側《けんそく》の脚をそろえる

次に「3、4」で健側の脚を前に出して両脚をそろえます。同様の動作をもう1回行います

健側の脚を後ろに出す

今度は少し膝を曲げたまま「1、2」で健側の脚を後ろへ出します

患側の脚をそろえる

次に「3、4」で患側の脚を後ろへ出して両脚をそろえます。同様の動作をもう1回行います

目的
片マヒの人は歩くときに患側《かんそく》の膝《ひざ》が伸びきりがちです。大腿四頭筋《だいたいしとうきん》を強化する運動でそれを予防し、歩く姿勢を改善します

膝《ひざ》を曲げるとガクンと膝折れするのは筋力不足か上手な歩き方ができないため。その場合は杖《つえ》を使ってください

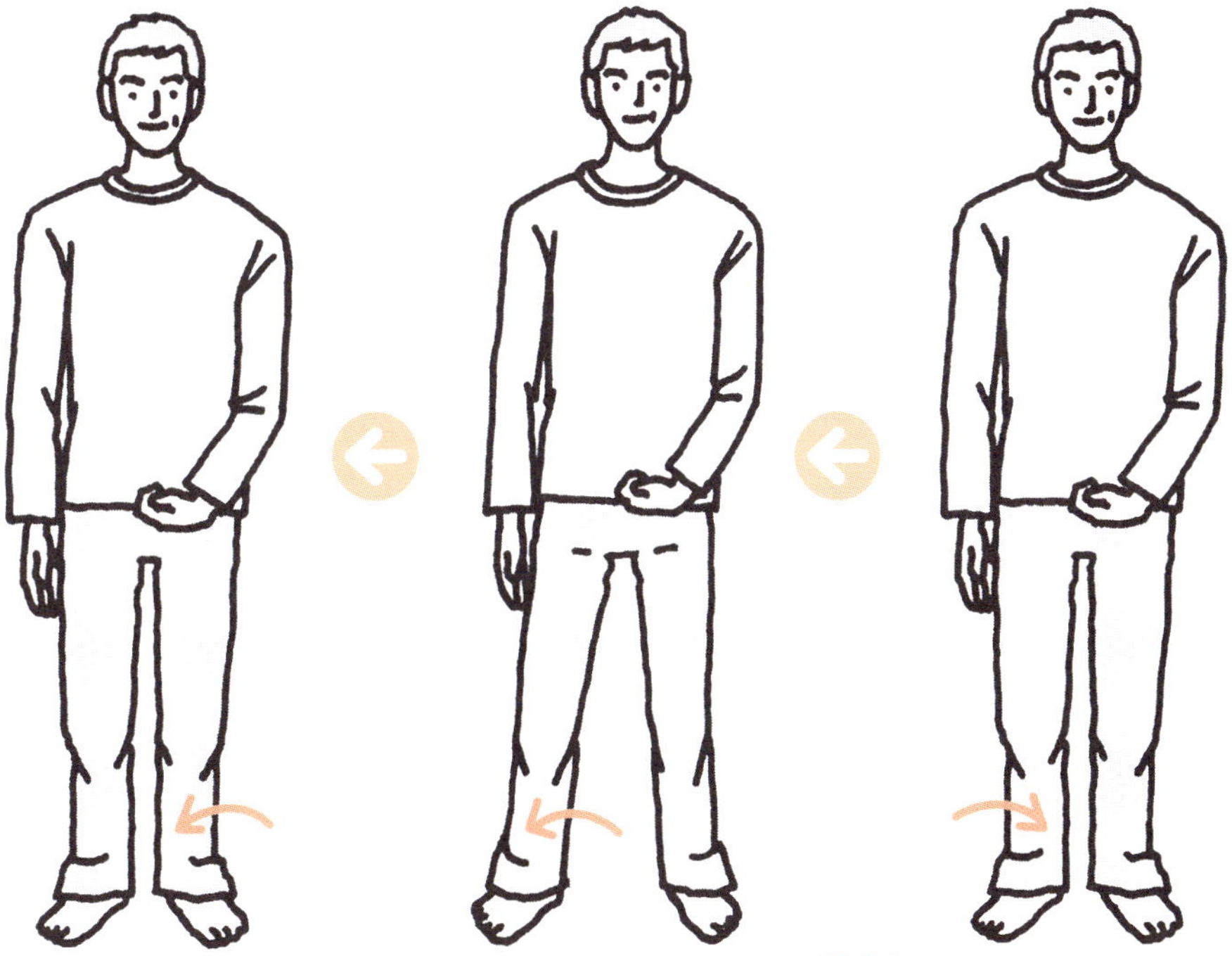

健側《けんそく》の脚をそろえる

次に「3、4」で健側の脚を同じ方向に出して両脚をそろえます。同様の動作をもう1回行います

健側の脚を横に出す

今度は「1、2」で健側の脚を横に開きます

患側の脚をそろえる

次に「3、4」で患側の脚を同じ方向に出して両脚をそろえます。同様の動作をもう1回行います

目的
患側《かんそく》の脚を横に出そうとしても斜めに出るのは膝《ひざ》や股《こ》関節《かんせつ》が屈曲《くっきょく》する「共同運動」のためです。そんな不自然な動きを横歩きで改善します

図にはイスが描かれていませんが、立ってする体操を行う際はつかまることのできる家具を用意しましょう

姿勢別 生活動作の改善体操

立ってする体操⑤

立った姿勢でからだの向きを変える運動です

その場で回転する

狭いところでからだの向きを変える動作は片マヒの人にとって容易ではありません。この回転運動で練習してください

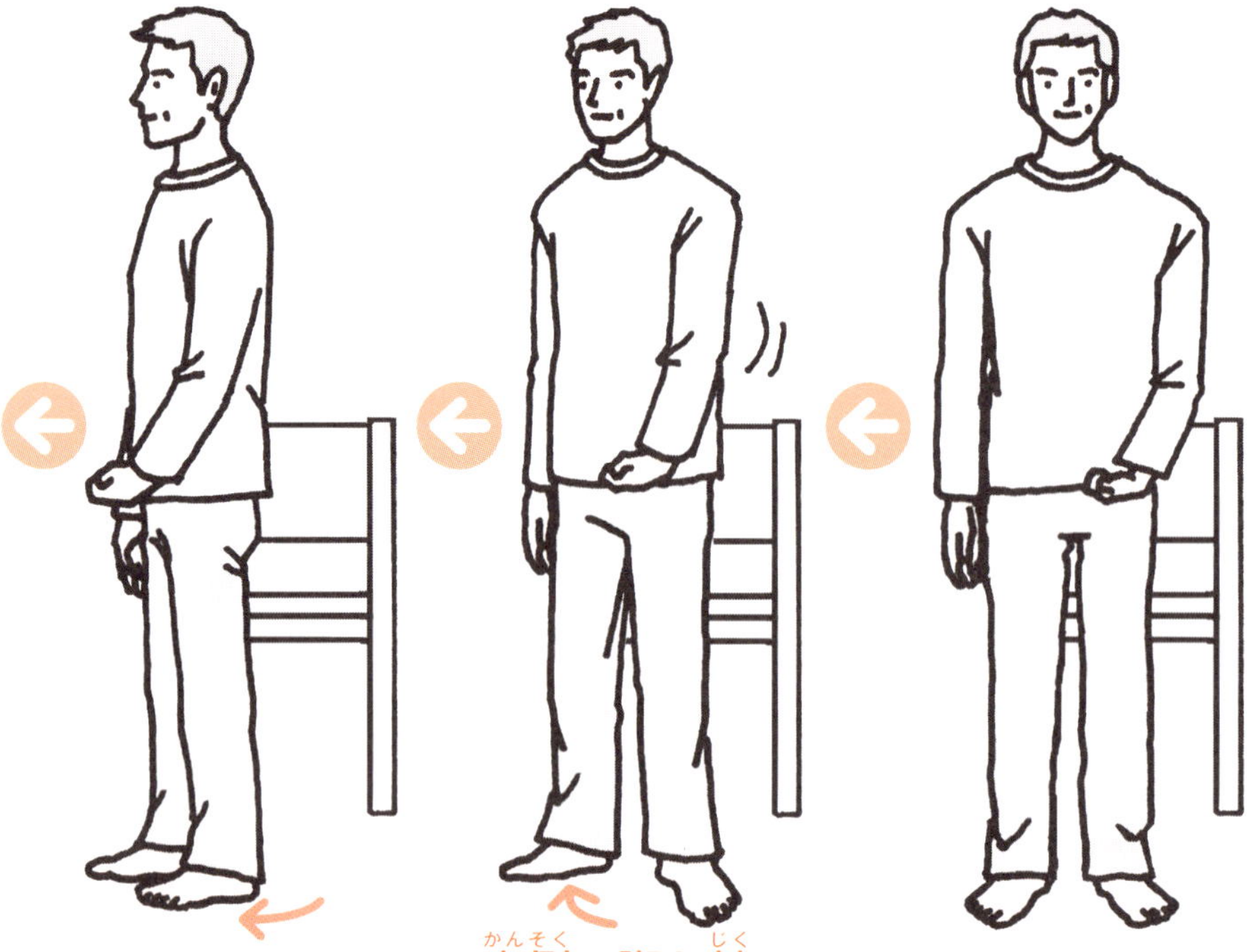

脚を少し開いて立つ

安定できる範囲で足幅を狭くとって立ちます

患側《かんそく》の脚を軸《じく》に健側《けんそく》の脚を開く

患側の脚を軸にして、健側の脚を「1、2」で少し外側（45度くらい）に開きます

患側の脚をそろえる

次に「3、4」で患側の脚を健側の脚に引き寄せて両足をそろえます

深くしゃがみ込む

深くしゃがみ込むことで足首を曲げ、アキレス腱《けん》を伸ばし、腹筋を強化します

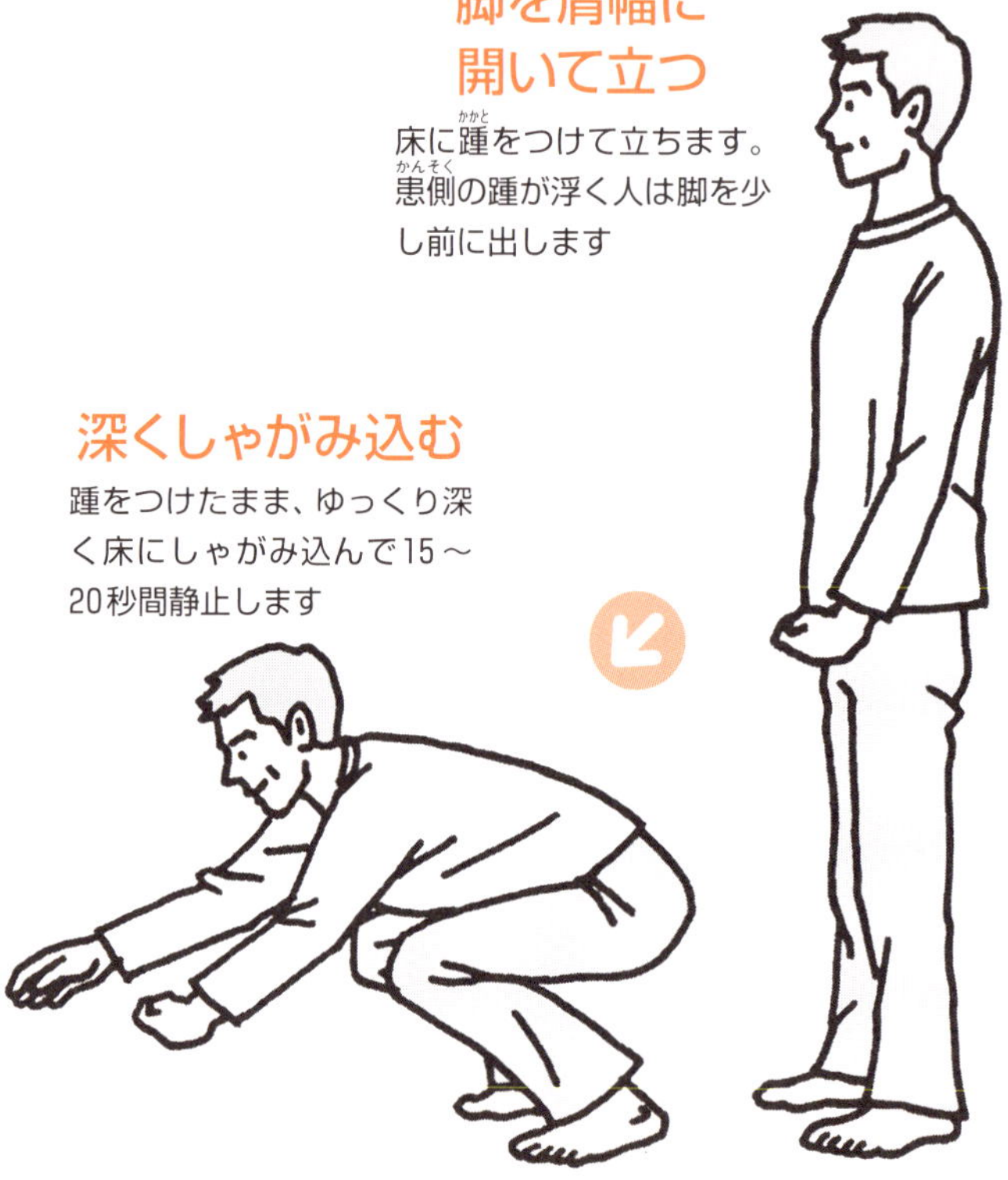

脚を肩幅に開いて立つ

床に踵《かかと》をつけて立ちます。患側《かんそく》の踵が浮く人は脚を少し前に出します

深くしゃがみ込む

踵をつけたまま、ゆっくり深く床にしゃがみ込んで15～20秒間静止します

目的

深くしゃがみ込むことで、足首を屈曲《くっきょく》させ、アキレス腱《けん》を伸ばし、太ももの大腿四頭筋《だいたいしとうきん》を強化します

図にはイスが描かれていませんが、立ってする体操を行う際はつかまることのできる家具を用意しましょう

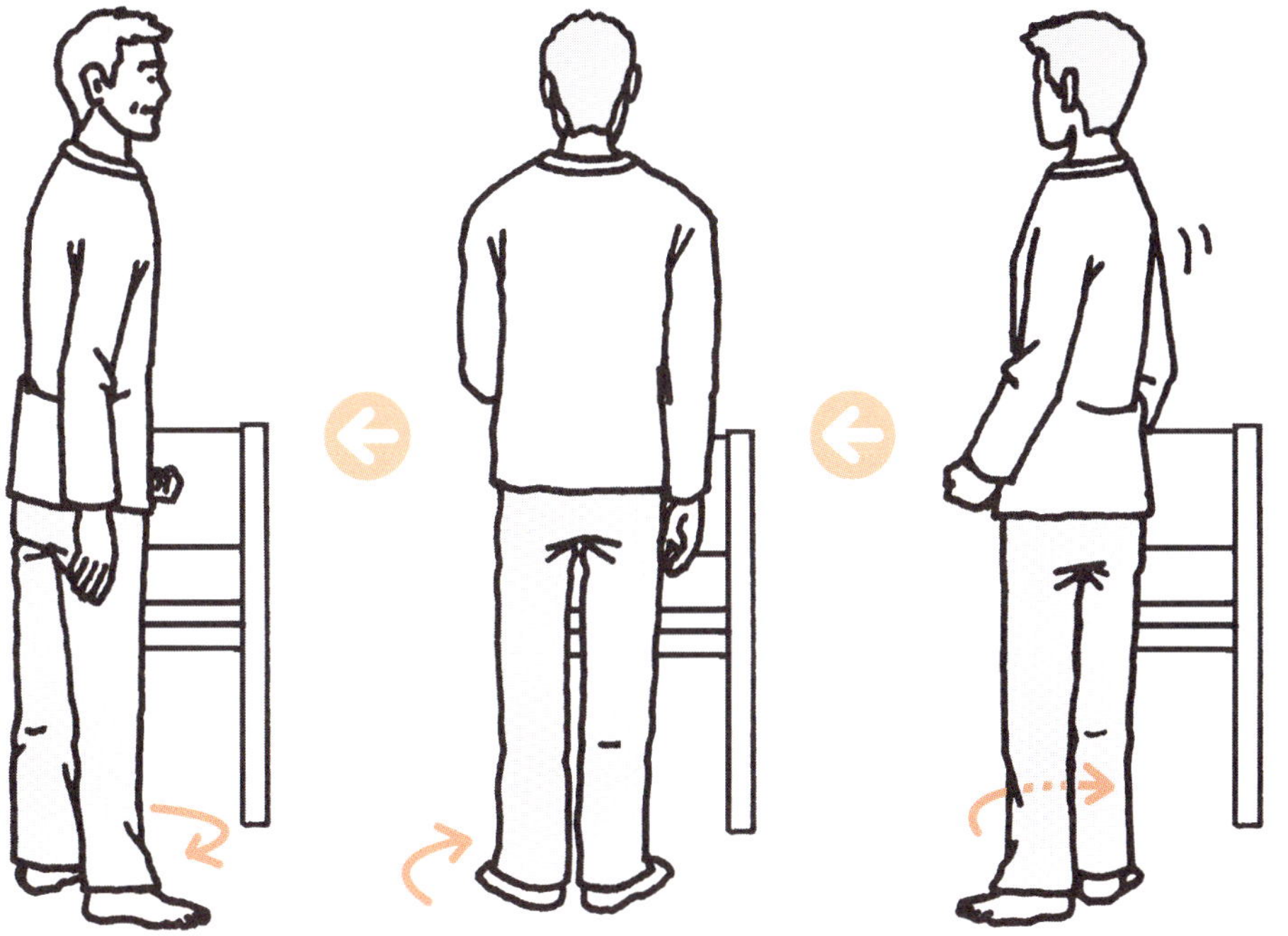

健側の脚を開く

再び患側の脚を軸にして、健側の脚を「1、2」で少し外側（45度くらい）に開きます

患側の脚をそろえる

次に「3、4」で患側の脚を健側の脚に引き寄せて両脚をそろえます

繰り返して最初の位置に

同様の動作を繰り返して最初の位置に戻り、今度は健側を軸にして逆向きに1回転します

目的

日常生活で方向を変える場面は多いものです。患側《かんそく》の脚を軸《じく》にまわる練習もしてください

健側《けんそく》の脚の外ねじりは難しいですが、患側《かんそく》の脚の内ねじりは比較的容易です。脚の装具や杖《つえ》が必要なら使います

患側《かんそく》の脚に体重をかけてみましょう

片マヒの人は、健側《けんそく》に体重を移すことができても、患側に体重を移すのは不安があり、思い切ってできないのがふつうです。なんとか体重を移しても患側の肩が下がってしまい、腰がはれません。歩行が十分にできる人でもそうです。患側の脚をかばうように、肩を下げて体重をかけるクセが身についてしまっているのです。

股関節《こかんせつ》周囲筋が弱くてやむを得ないケースもあるのですが、思い切って挑戦してください。転倒の危険があるようなら、イスの背に手を添えたり、杖《つえ》を使ってもかまいません。自信をもって患側に体重を移せるようになると、歩容（歩く姿）は一段とよくなるはずです。

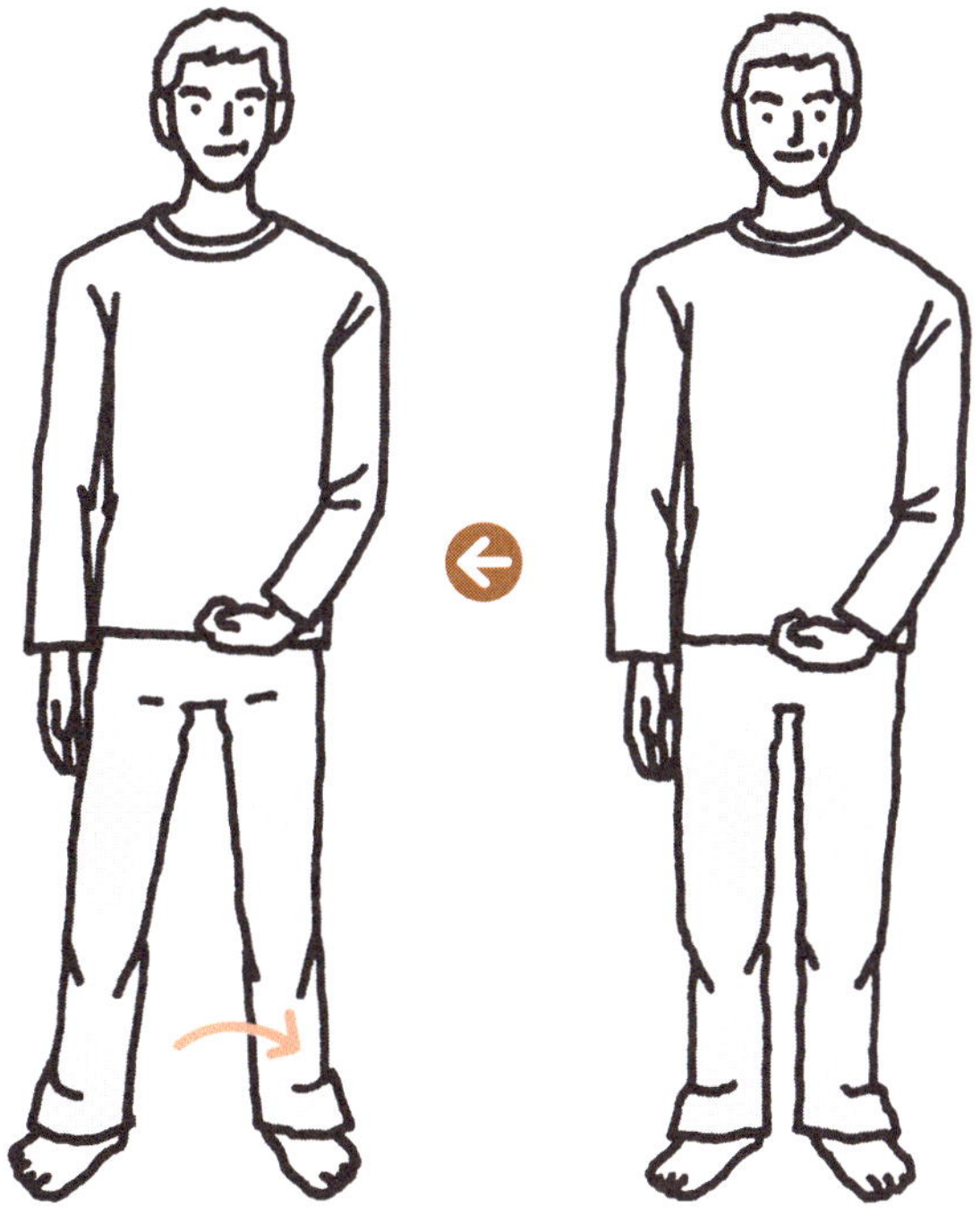

第2部資料❶

高齢者が寝たきりになる典型的なパターン

高齢になると体力が低下し、病気を抱える人も少なくありません。入院が長期に及んだり、家から外に出なくなると体力はますます衰え、最終的に寝たきりになります。しかし人のからだは可逆的で、各自の身体機能に合った運動をすれば低下した筋力が回復したり、動かない関節が動くようになるのです。介護予防リハビリ体操で、寝たきりに向かう下り坂を引き返してください

介護予防リハビリ体操で 寝たきりへの「負の連鎖」を断ち切る

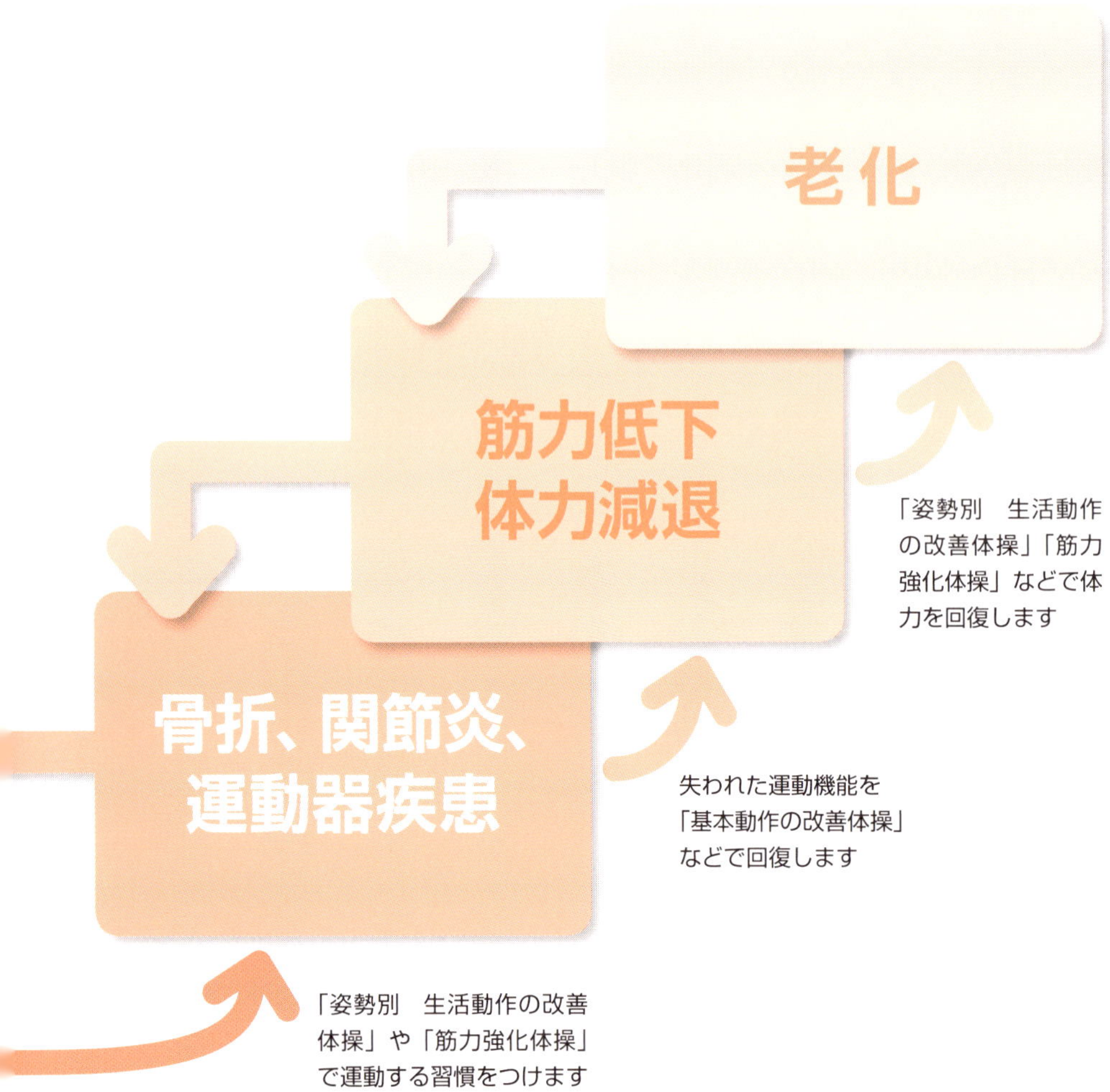

老化
筋力低下
体力減退
骨折、関節炎、
運動器疾患
「姿勢別　生活動作の改善体操」「筋力強化体操」などで体力を回復します
失われた運動機能を「基本動作の改善体操」などで回復します
「姿勢別　生活動作の改善体操」や「筋力強化体操」で運動する習慣をつけます

介護予防リハビリ体操

- 第1部 基本動作の改善体操
- 第2部 姿勢別　生活動作の改善体操
- 第3部 筋力強化体操
- 第4部 拘縮《こうしゅく》予防体操
- 第5部 介護・疾病予防体操

年をとっても寝たきり状態にならないためにも、それぞれの状態にあった介護予防リハビリ体操を実践することで、症状を改善することが可能です

寝たきりになった原因

（東京都、2005年度）
出典：山内広世ほか、Pharma　Medica
26（6）37-42,2008

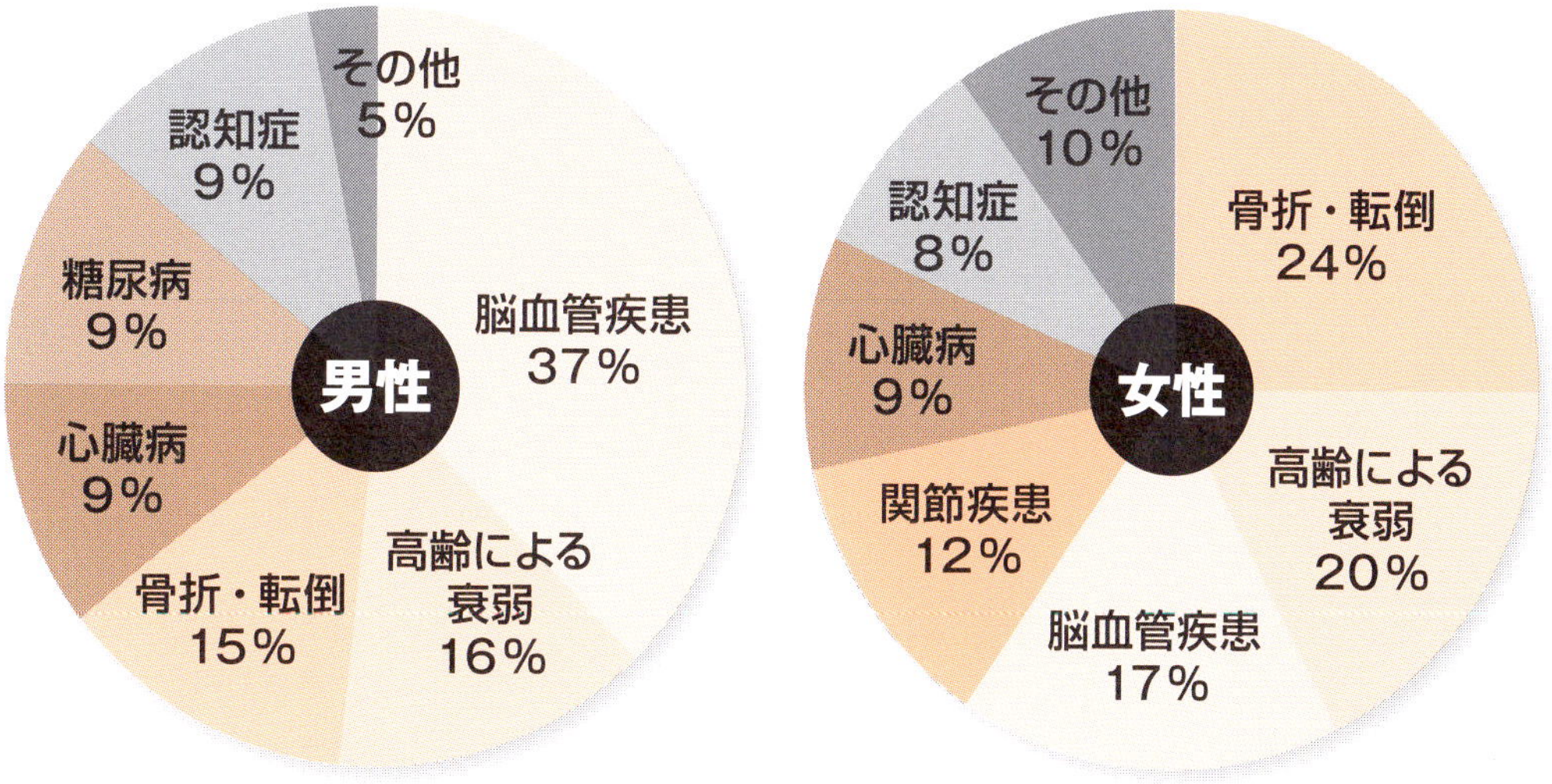
男性
脳血管疾患
37％
高齢による
衰弱
16％
骨折・転倒
15％
心臓病
9％
糖尿病
9％
認知症
9％
その他
5％
女性
骨折・転倒
24％
高齢による
衰弱
20％
脳血管疾患
17％
関節疾患
12％
心臓病
9％
認知症
8％
その他
10％

日本人の死亡原因トップ３は、１位悪性新生物（がん）、２位心疾患（心臓病）、３位脳血管疾患（脳卒中《のうそつちゅう》）ですが、寝たきりになる原因は、これとは大きく違い、しかも男女で大きく異なります。注目すべきは、男性は、脳血管疾患が、女性は、骨折・転倒といった運動器の障害が原因で、寝たきりになる人が多いことです

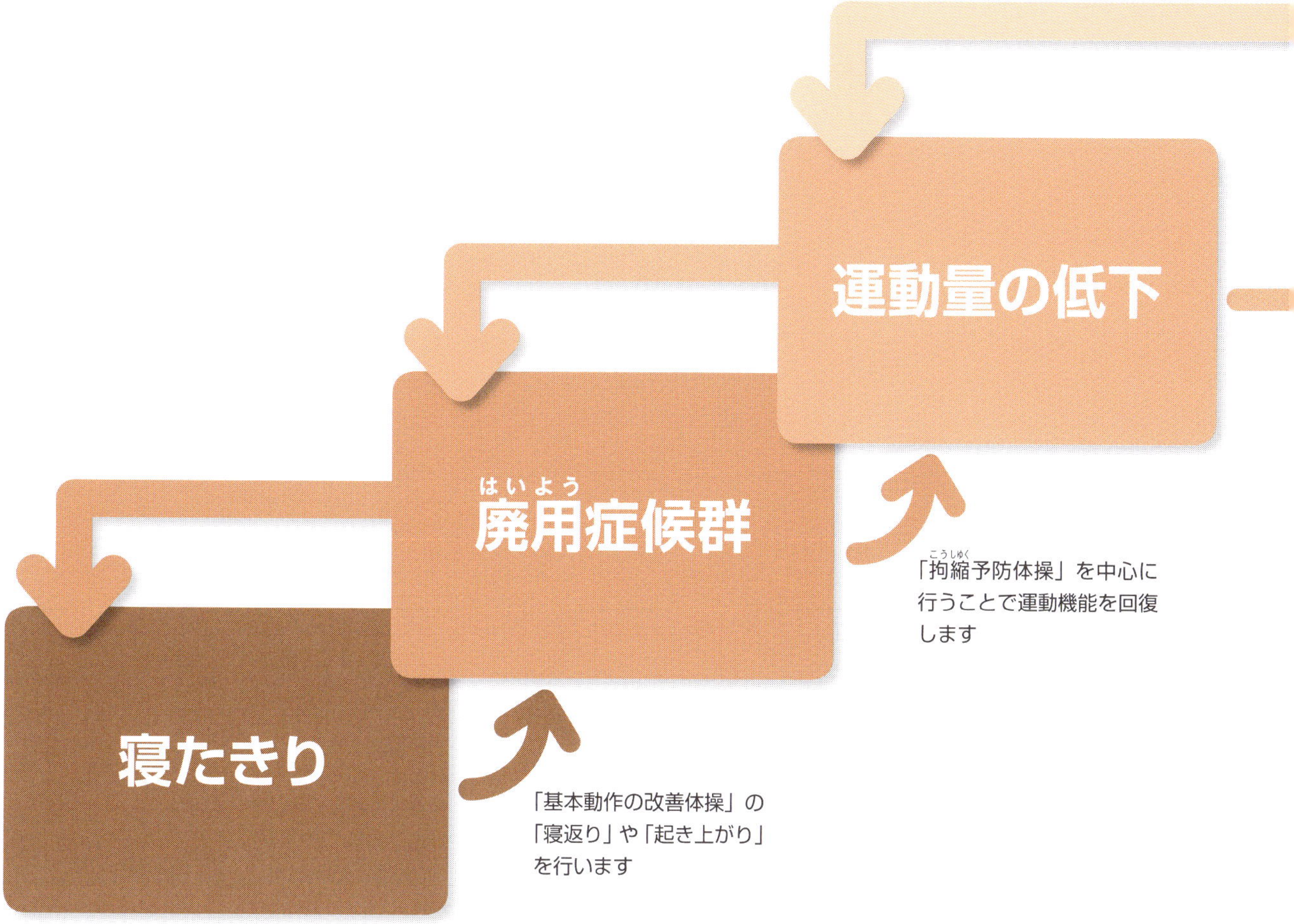
運動量の低下
廃用《はいよう》症候群
寝たきり
「拘縮《こうしゅく》予防体操」を中心に行うことで運動機能を回復します
「基本動作の改善体操」の「寝返り」や「起き上がり」を行います

第2部資料❷

廃用《はいよう》症候群と運動マヒ

廃用《はいよう》症候群とは、からだと精神を使わないでいたために、その機能が低下してしまった状態を指します。高齢者が寝たきりになる直接的な原因は、脳卒中《のうそっちゅう》などによる片マヒなどからだの障害によるのではなく、病気や障害などをきっかけとして廃用症候群にいたるためです。認知症も精神機能の廃用症候群が原因であるものが多いと考えられます

身体機能低下のきっかけ

泌尿器 頻尿《ひんにょう》

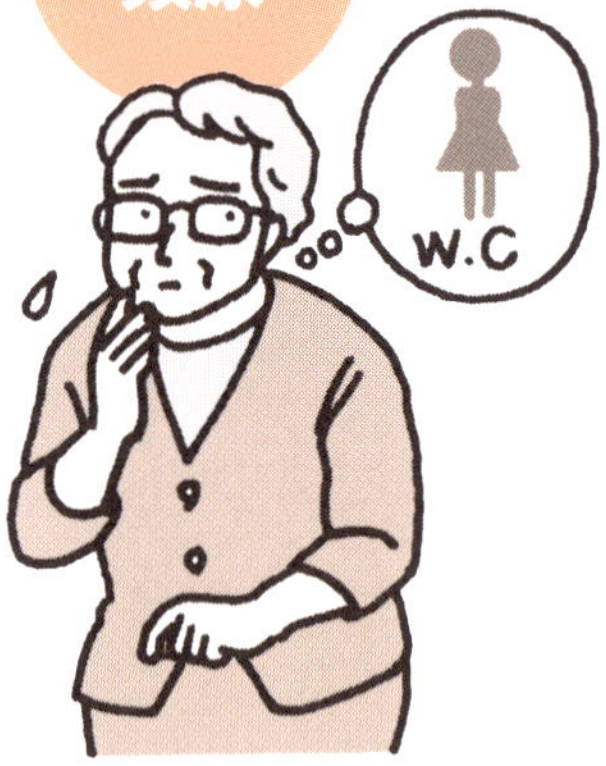

解決策：夜眠れずに尿意をもよおす場合は、昼間はからだを動かして昼夜のリズムをつくります

認知症

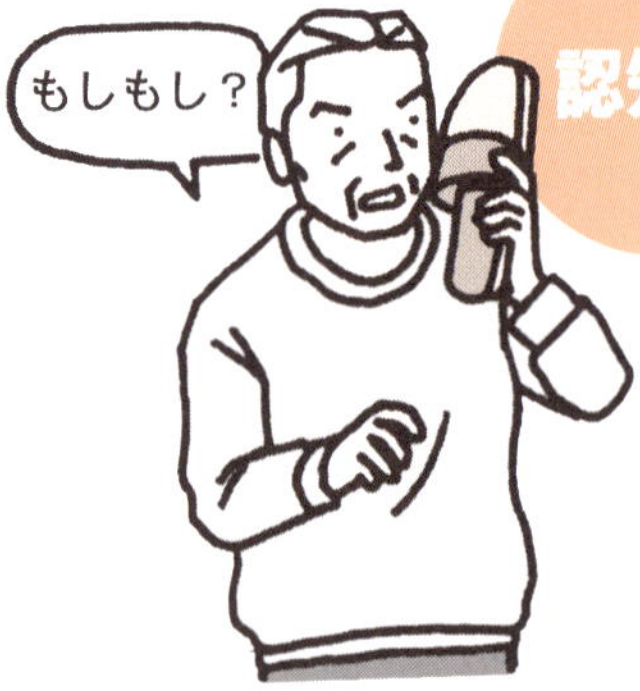

解決策：家のなかにばかりいずに、デイケアのレクリエーションなどでからだを動かします

褥瘡《じょくそう》

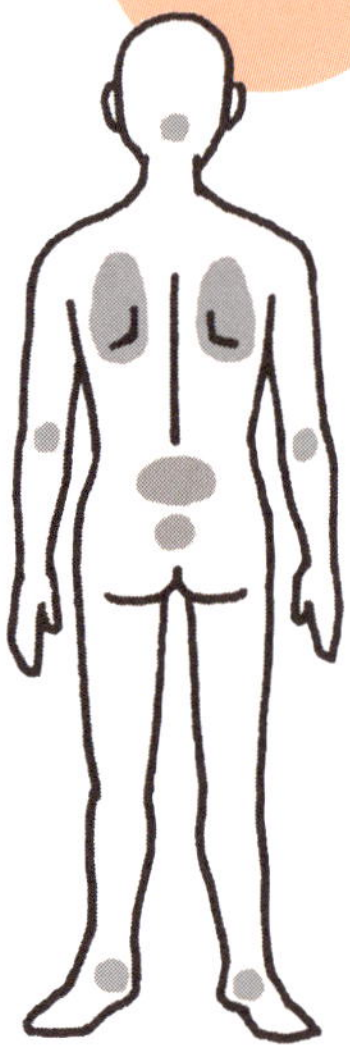

解決策：こまめな体位変換だけでなく、自力で寝返りをうったり、昼間は座って生活することを心がけます

寝かせきり

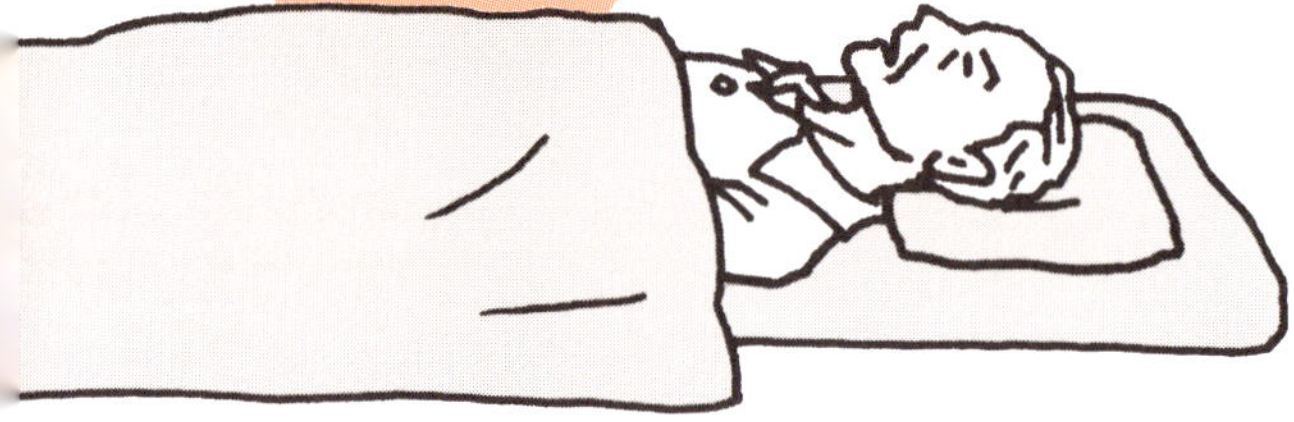

解決策：できるだけ食事は食卓で、排泄はトイレで、入浴は浴室で行うことで寝たきりを防ぎます

関節《かんせつ》拘縮《こうしゅく》

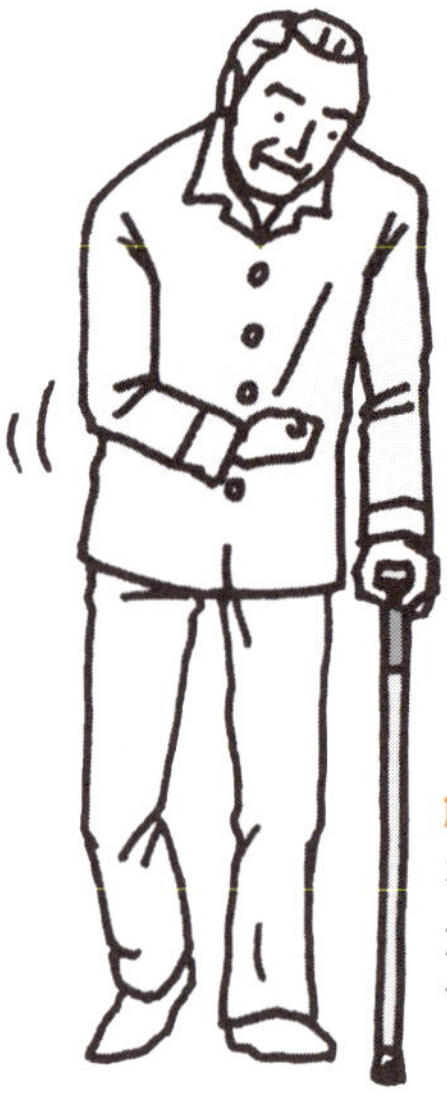

解決策：生活動作で関節を動かしたり、マヒで動かない場合は介助や体操で動かすようにします

起立性低血圧 たちくらみ

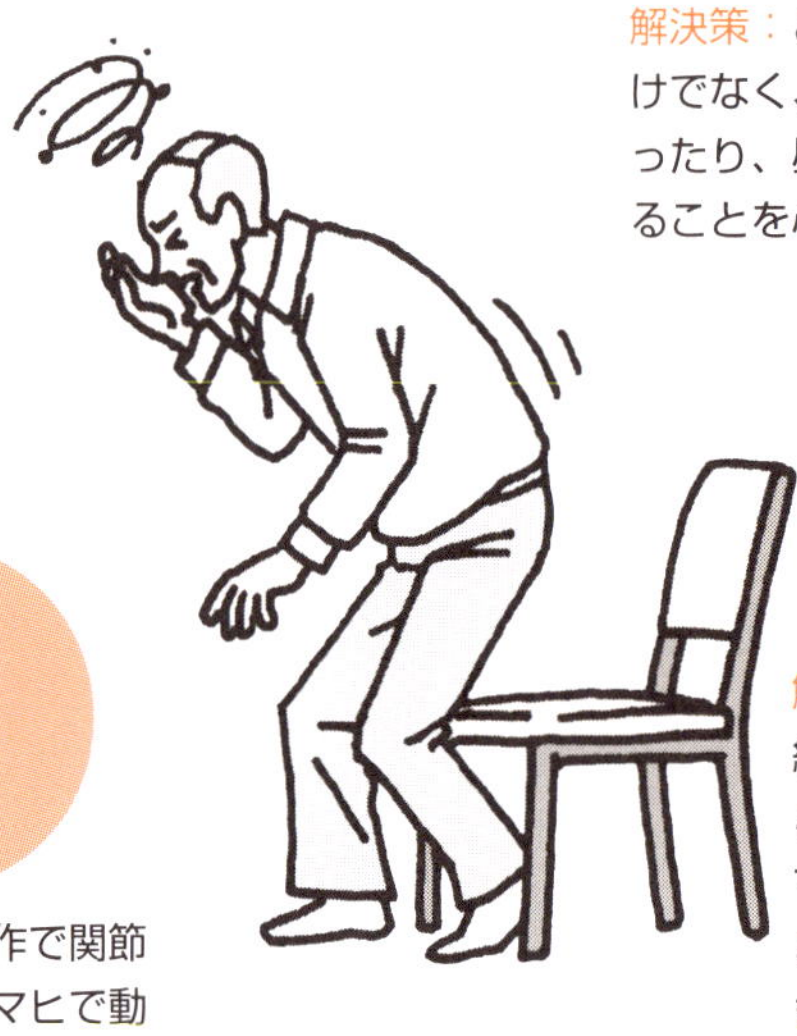

解決策：寝たきりが続いているために起こることが多いので、積極的に起きることで症状は軽減します

ブルンストロームの回復ステージ

脳卒中《のうそつちゅう》による運動マヒの段階をブルンストロームの回復ステージといいます

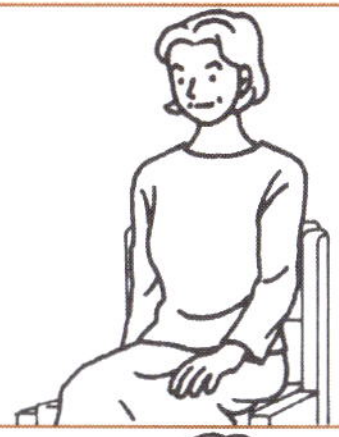

ステージⅠ〈弛緩期《しかんき》〉

筋肉がブラブラ弛緩して、まったく動かせない状態です。もっとも重度のマヒで、専門的には弛緩期といいます

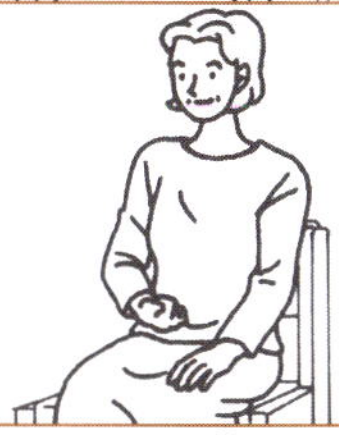

ステージⅡ〈痙性期《けいせいき》〉

くしゃみをしたとたん、動かなかった指を握るなど、何らかの拍子に勝手に動いてしまう段階です。筋肉がつっぱるので痙性期といいます

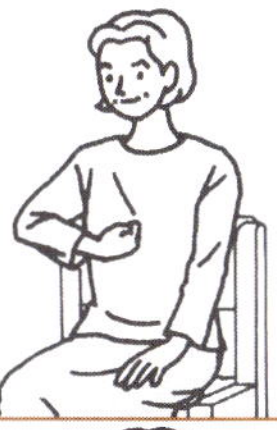

ステージⅢ〈①屈筋《くっきん》共同運動〉

自分で動かせるものの、一定のパターンでしか動かせず、ほかの筋肉がつられて一緒に動く段階です。これを「共同運動」といい、主に屈筋の共同運動が起こります

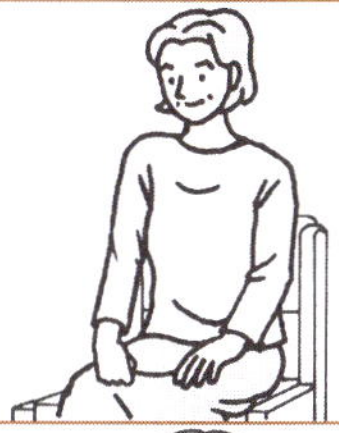

ステージⅢ〈②伸筋《しんきん》共同運動〉

伸ばす動きもできるようになりますが、やはり一定のパターンでしか動かせません。上肢《じょうし》では屈曲《くつきょく》共同運動が、下肢《かし》では伸展《しんてん》共同運動が強く出ます

ステージⅣ

共同運動が改善して、ひとつひとつの関節が分離して動きます。上肢《じょうし》なら腕を前に上げられる段階、下肢《かし》なら膝《ひざ》の動きを自分でコントロールできる段階です

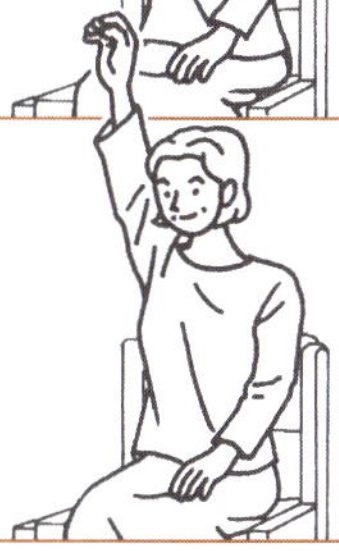

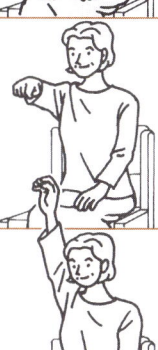

ステージⅤ

共同運動からかなり分離した動きができる段階です。上肢《じょうし》なら腕を頭まで上げられる段階、下肢《かし》なら足首を一人で動かせる段階です

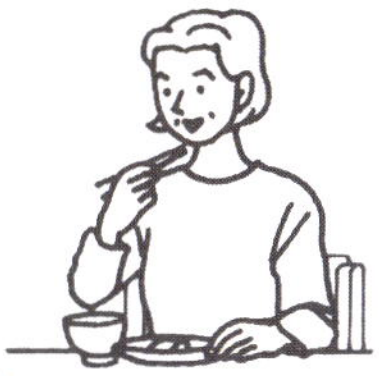

ステージⅥ

共同運動がほとんどあらわれず、正常に近い動作ができる段階で、もっとも軽いマヒです。マヒした側の手で食事をしたり字を書くことも可能です

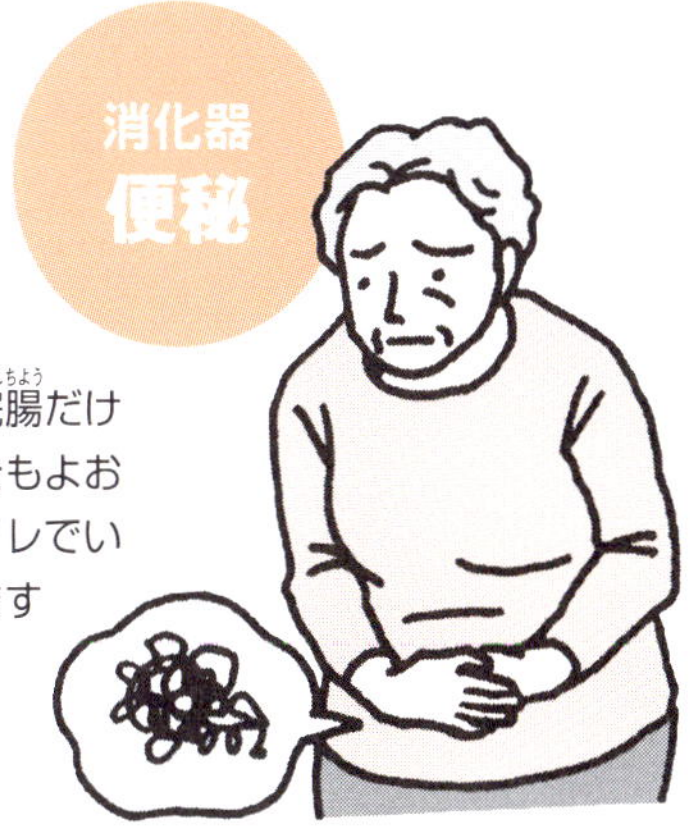

解決策：下剤や浣腸《かんちょう》だけに頼らず、便意をもよおしたらすぐにトイレでいきむ習慣をつけます

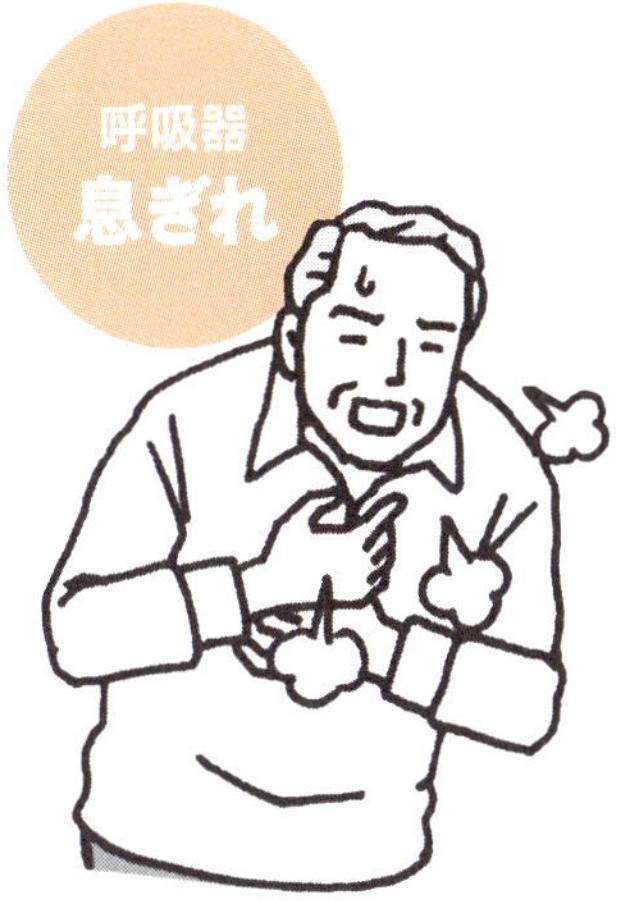

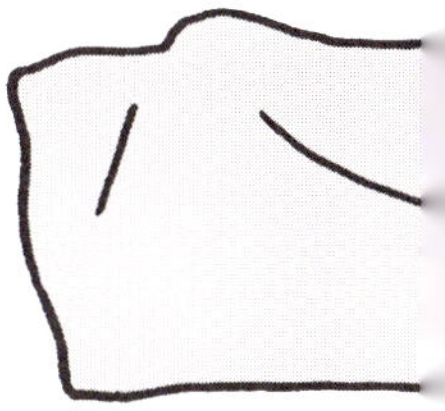

解決策：腹式呼吸で酸素摂取量をふやします。心臓や呼吸器の疾患がある場合は治療します

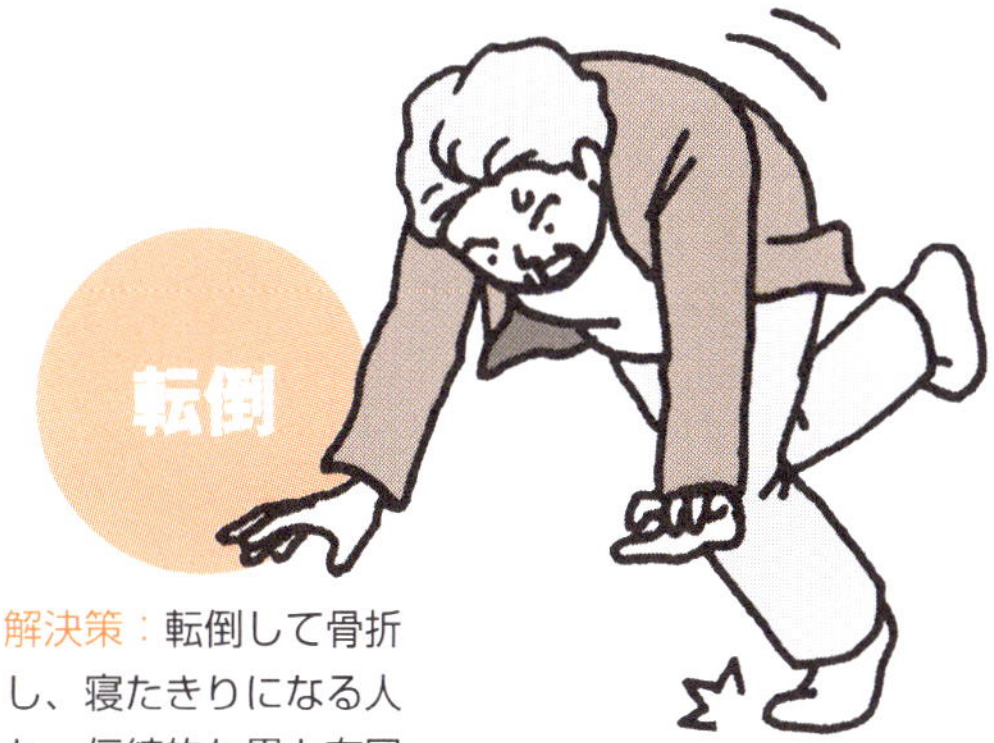

解決策：転倒して骨折し、寝たきりになる人も。伝統的な畳と布団なら転倒の危険を減らせます

第2部資料③

寝たきりを防ぐための最後の一線にこだわる

寝たきりを防ぐには、必要以上に寝かせないことが大切です。病気やケガで安静を強いられても、できるだけ早く起き上がり、イスの背もたれがなくても座れるように努力してください。高齢者になってたとえ体力が低下して歩けなくなっても、座って骨盤《こつばん》が立てられる状態を最後まで維持できるように努力しましょう。これが寝たきりを防ぐ最後の一線になります

なぜ骨盤《こつばん》を立てなければならないのか？

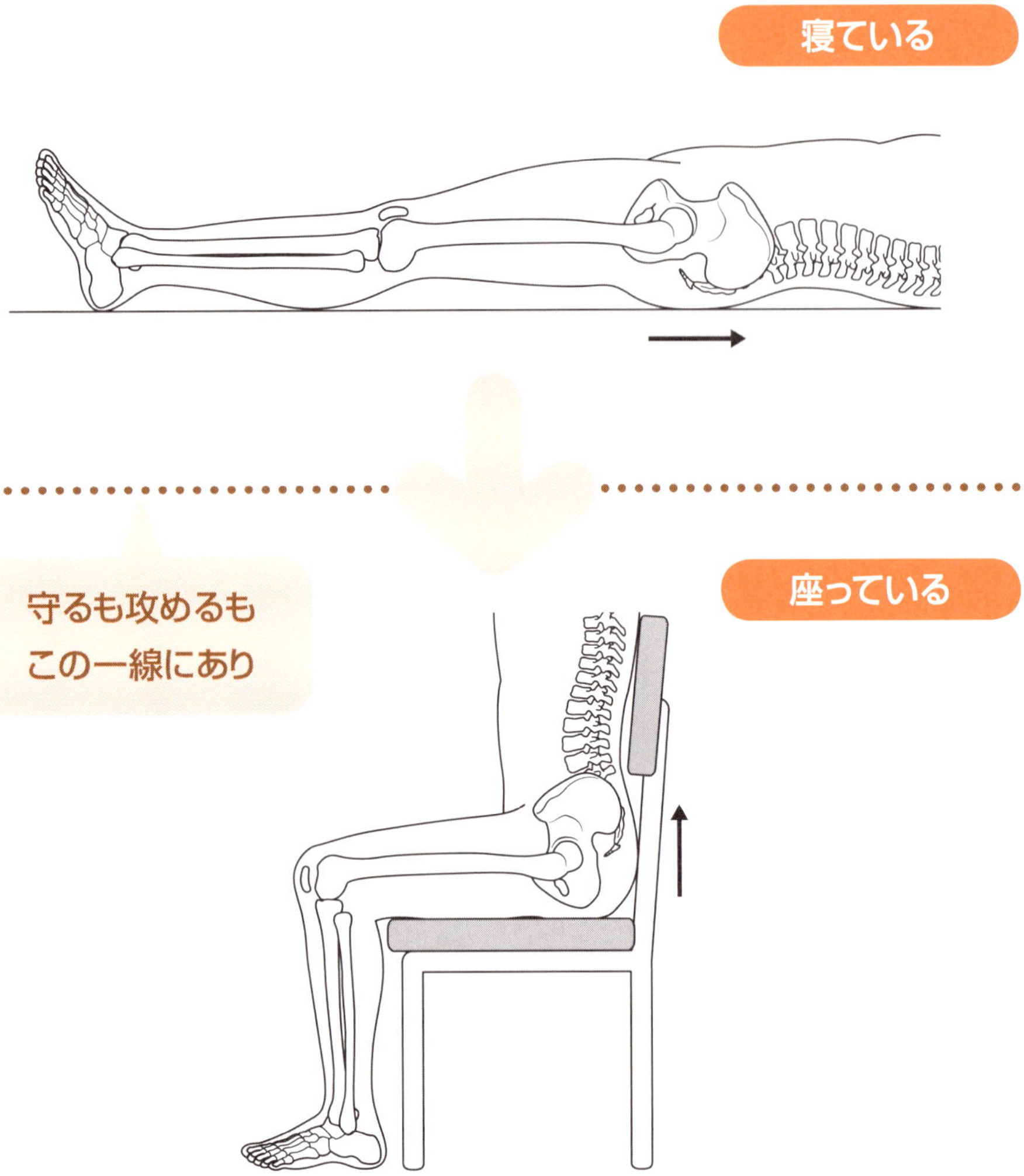
寝ている
座っている
守るも攻めるも
この一線にあり

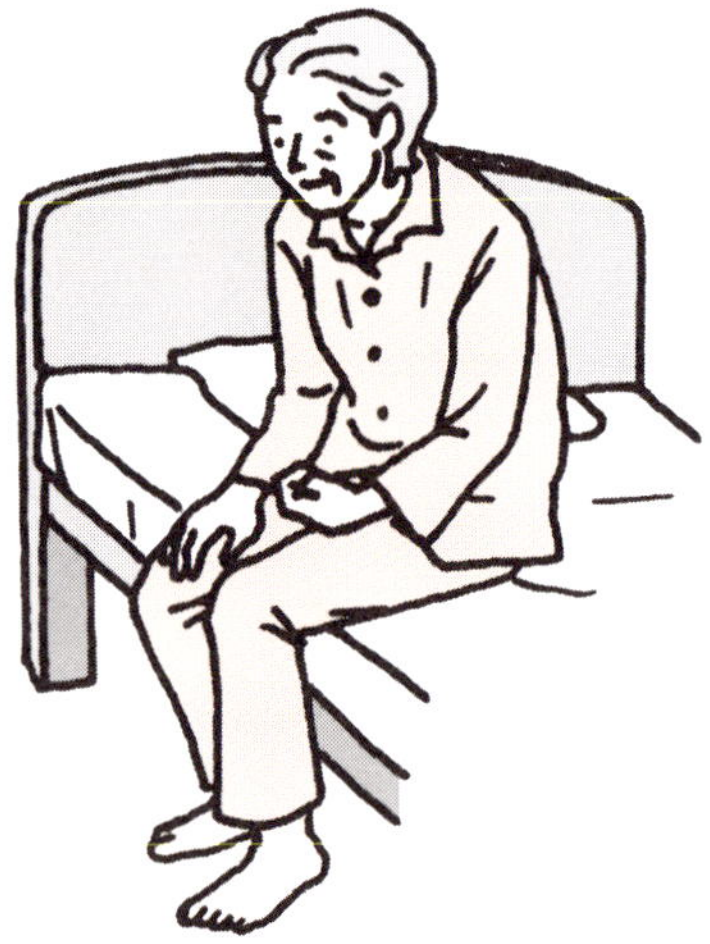

1日1ミリ、1グラム

茨城県では「いつでも、どこでも、ひとりでも、1日1ミリ、1グラム」をキャッチコピーに掲げ、住民主体でできるリハビリ体操の普及を図っている。

「1ミリ」とは関節をやわらかくするため、1日に1ミリメートルずつ筋や関節を伸ばそうというもの。本当に1日1ミリずつ伸ばし続けたら相撲の股割りのようになるが、その気持ちで、ということ。「1グラム」は筋力。高齢者にはなかなか力がつかないので、そのくらいのゆったりした気持ちで、ということだ。「貯筋」という新語があるが実際に、純金を1日1グラム「貯金」すれば大金が貯まる

第3部

筋力強化体操

高齢者になると筋力や関節の働きが急激に衰えます。第３部では、高齢者でも無理なく実践できる体操を通じて、関節の柔軟性を確保・維持するとともに、日常生活に必要な筋力を強化します

筋力強化やストレッチのための目的の体操がわかるクイック見出し

第3部では筋肉を重点的に強化する体操を紹介します。このクイック見出しでは、強化したい筋肉名から、それに対応する体操が一目でわかるようになっています

筋骨格（正面）

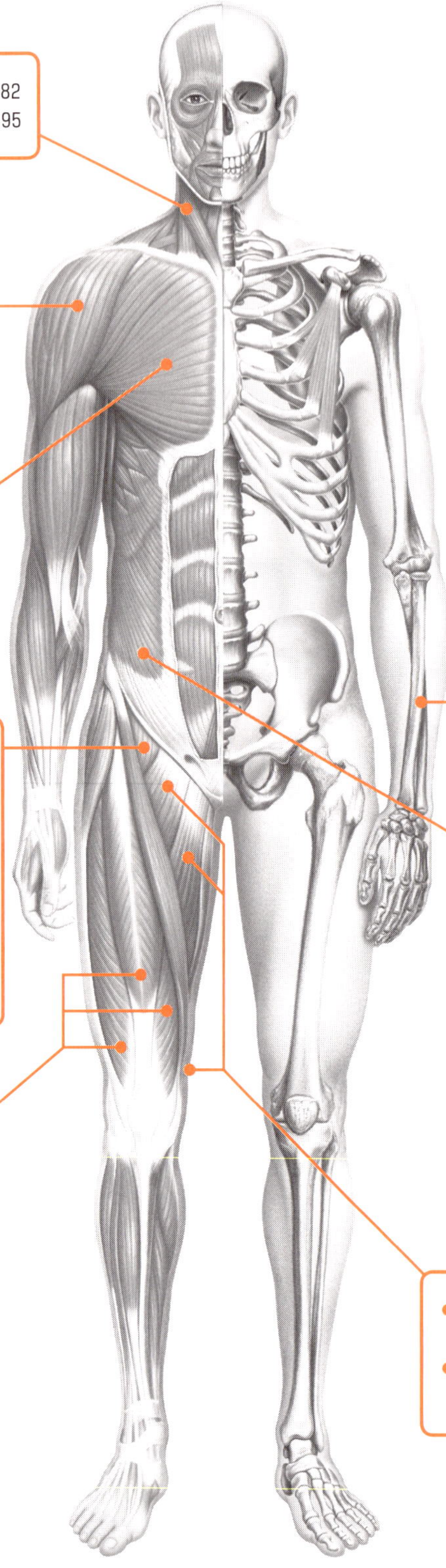

胸鎖《きょうさ》乳突筋《にゅうとつきん》

- 額《ひたい》とあごを両手で押し合う…P.182
- 伸ばしてゆっくり首まわし…P.195

三角筋《さんかくきん》

- 指のかけ引き……P.172
- 「シェー！」のポーズで肩の安全運動……P.198

大胸筋《だいきょうきん》

- バストアップ…………P.169
- うつぶせ肘《ひじ》立て………P.173
- 腕を組んで押し合う…P.194

腸腰筋《ちょうようきん》

- 膝《ひざ》を伸ばしてゆっくり水平移動……………………P.189
- 片膝《ひざ》押さえて足底をアップ……………P.191
- 肘《ひじ》と膝《ひざ》を空中でタッチ…P.192
- 上体ひねって肘膝《ひじひざ》空中タッチ……………P.193
- 一歩踏み出し筋肉を伸ばす……………P.204

大腿《だいたい》四頭筋《しとうきん》

- 脚引っかけ …………P.184
- 膝《ひざ》を伸ばしてゆっくり水平移動 ……………P.189
- 一歩踏み出し筋肉を伸ばす…………P.204
- 上体まっすぐ膝《ひざ》をゆっくり曲げる ………………P.208
- 脚の前後運動を徐々にスピードアップ ……P.209

前腕《ぜんわん》の関節

- 鍵開け閉め…P.170

腹筋《ふっきん》（腹直筋《ふくちょくきん》＋腹斜筋《ふくしゃきん》）

- 立て膝《ひざ》に両手を伸ばして1、2、3 ………P.176
- 立て膝《ひざ》倒しの「悩まし」ポーズ …P.177
- ヘソをのぞき込んで腹筋カチカチ ……P.180
- 脚を組んで上体ひねり………P.186
- 上体ひねって肘膝《ひじひざ》空中タッチ ……………P.193

股関節《こかんせつ》内転筋群《ないてんきんぐん》

- 手のひらを合わせて膝頭《ひざがしら》をキュッ …………………P.188
- まっすぐの意識でモデル歩行……………P.205

筋骨格（側面）

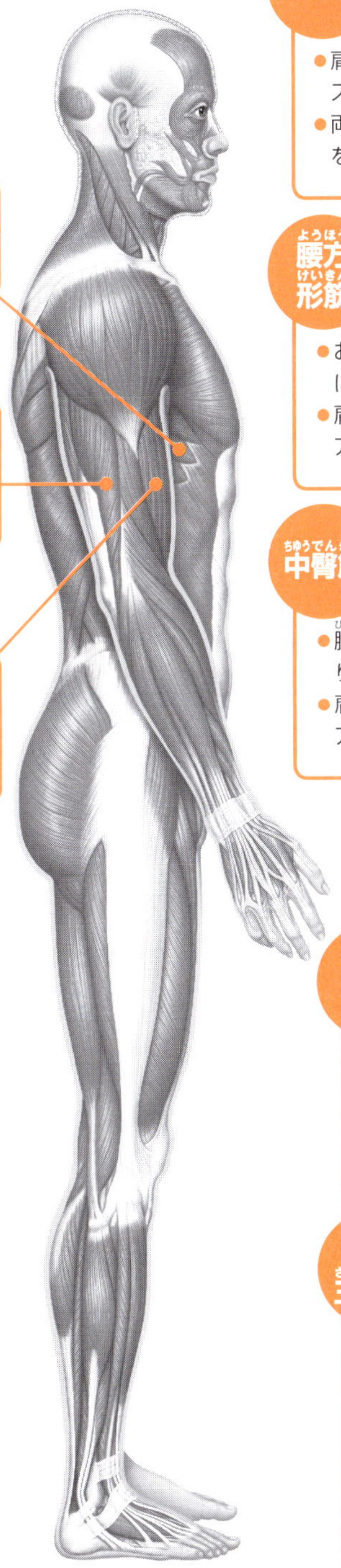

前鋸筋《ぜんきよきん》

- うつぶせ肘《ひじ》立《だ》て………P.173

上腕《じょうわん》三頭筋《さんとうきん》

- 手首を押さえて５秒間グーッ……P.179

上腕《じょうわん》二頭筋《にとうきん》

- 手首を押さえて５秒間グーッ……P.179

筋骨格（背面）

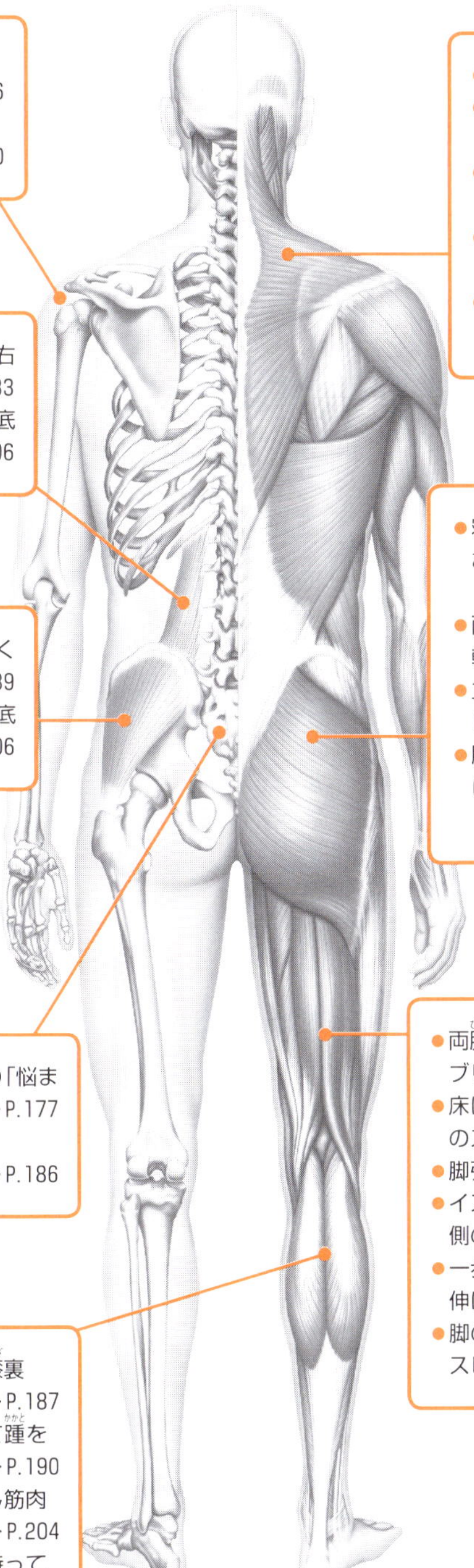

肩関節《かたかんせつ》

- 肩と胸を伸び伸びストレッチ…P.196
- 両肩抱いて肩甲骨《けんこうこつ》をグイッ！…P.200

腰方《ようほう》形筋《けいきん》

- お尻を浮かして左右に体重移動 …P.183
- 肩の水平保って足底アップ ………P.206

中臀筋《ちゅうでんきん》

- 膝《ひざ》を伸ばしてゆっくり水平移動 …P.189
- 肩の水平保って足底アップ ………P.206

脊柱《せきちゅう》

- 立て膝《ひざ》倒しの「悩まし」ポーズ…P.177
- 脚を組んで上体ひねり…P.186

下腿《かたい》三頭筋《さんとうきん》

- 自分の力で膝《ひざ》裏伸ばし………P.187
- 片膝《ひざ》押さえて踵《かかと》をアップ………P.190
- 一歩踏み出し筋肉を伸ばす……P.204
- イスの背を持って踵《かかと》をアップ…P.207
- 脚の前後運動を徐々にスピードアップ………P.209

僧帽筋《そうぼうきん》

- お迎え体操…P.168
- うつぶせ肘《ひじ》立て………P.173
- 伸ばしてゆっくり首まわし……P.195
- 両肩抱いて肩甲骨《けんこうこつ》をグイッ！…P.200
- 胸をそらして肩を上げ下ろす…P.202

大臀筋《だいでんきん》

- 寝たまま片膝《ひざ》抱えてお尻ストレッチ…………P.174
- 両膝《ひざ》（片膝）立てて軽いブリッジ…P.175
- 立て膝《ひざ》組んで「悩まし」ポーズ ……P.178
- 脚の前後運動を徐々にスピードアップ…………P.209

ハムストリングス

- 両膝《ひざ》（片膝）立てて軽いブリッジ…………P.175
- 床に座って太もも裏側のストレッチ……P.181
- 脚引っかけ………P.184
- イスに座って太もも裏側のストレッチ…P.185
- 一歩踏み出し筋肉を伸ばす……………P.204
- 脚の前後運動を徐々にスピードアップ…P.209

お迎え体操

背中にある僧帽筋《そうぼうきん》をストレッチします

ここでは肩関節の外旋《がいせん》と内転《ないてん》を行い、僧帽筋《そうぼうきん》をストレッチします

僧帽筋《そうぼうきん》

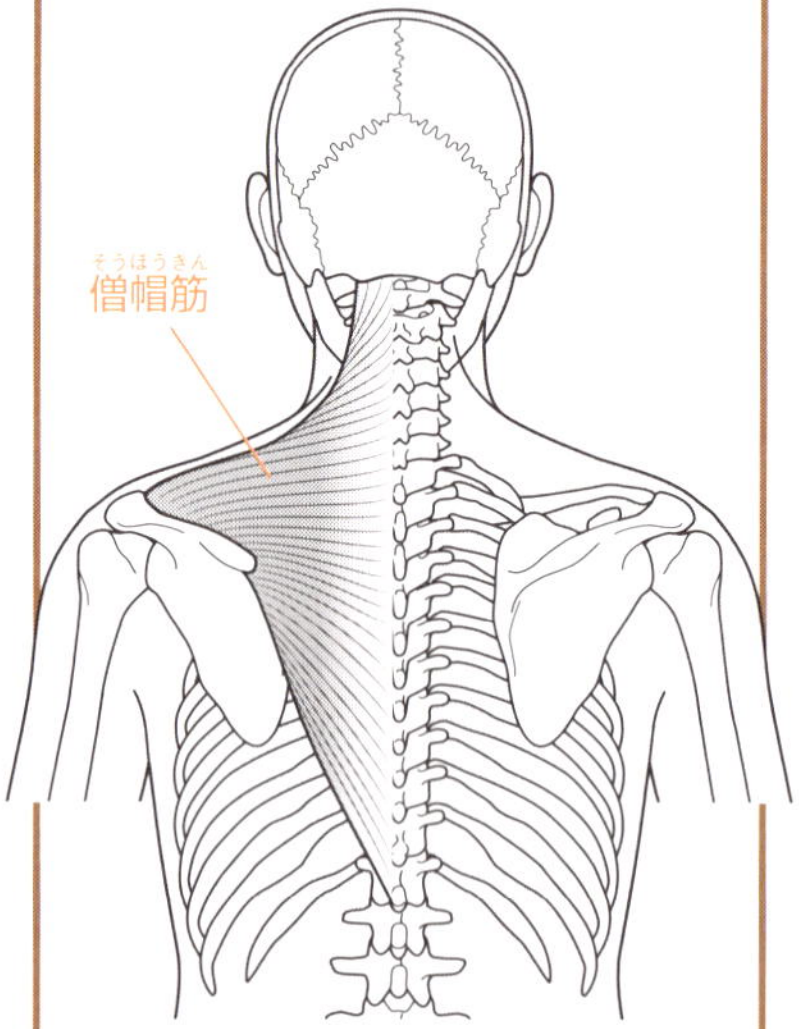

背中に広がっている筋肉で、頭を後ろに倒したり、胸をはるときに働く。頭蓋骨や背骨から肩《けん》甲骨《こうこつ》へ広がり、左右を合わせた形がキリスト教の司祭のかぶる帽子に似ているためこの名がついた

指を組む

お祈りをするようなポーズで指を組みます

肘《ひじ》を寄せる

指を組んだ状態で、左右の肘が触れるところまで、肘を寄せます。背中にある筋肉（僧帽筋）が伸びているのを感じてください。強く肘をつけた状態を約３秒間維持します

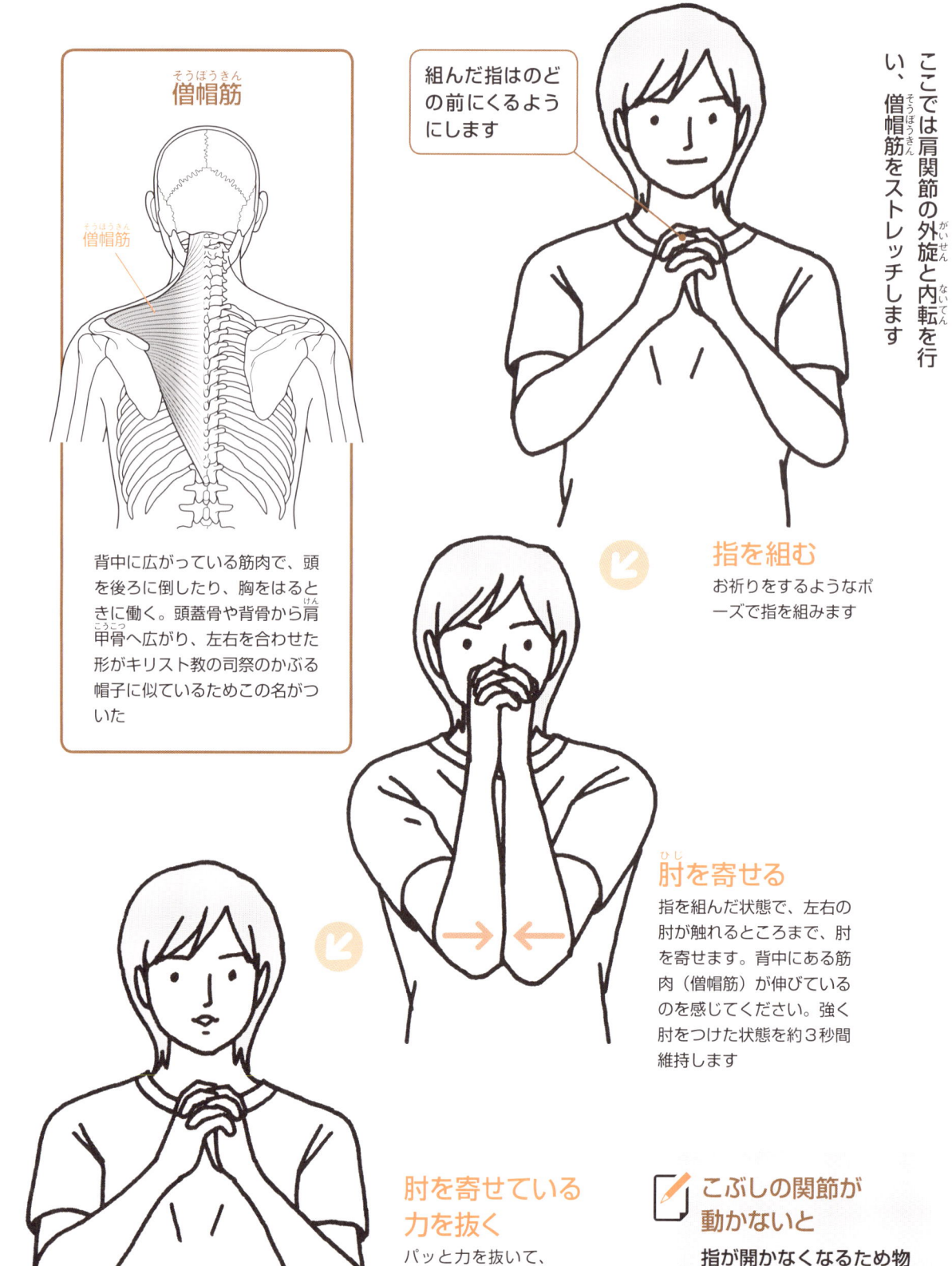

肘を寄せている力を抜く

パッと力を抜いて、肘を開きます

こぶしの関節が動かないと

指が開かなくなるため物をつかむことはもちろんできなくなります。指間が汚くなります

筋力強化体操

バストアップ

大胸筋《だいきようきん》を強化します

手のひらを押しつけるようにして力を入れると、大胸筋《だいきようきん》の筋力がアップします。女性の場合はバストアップにもつながります。大きく息を吸ってはきながら5～6秒間力を入れます

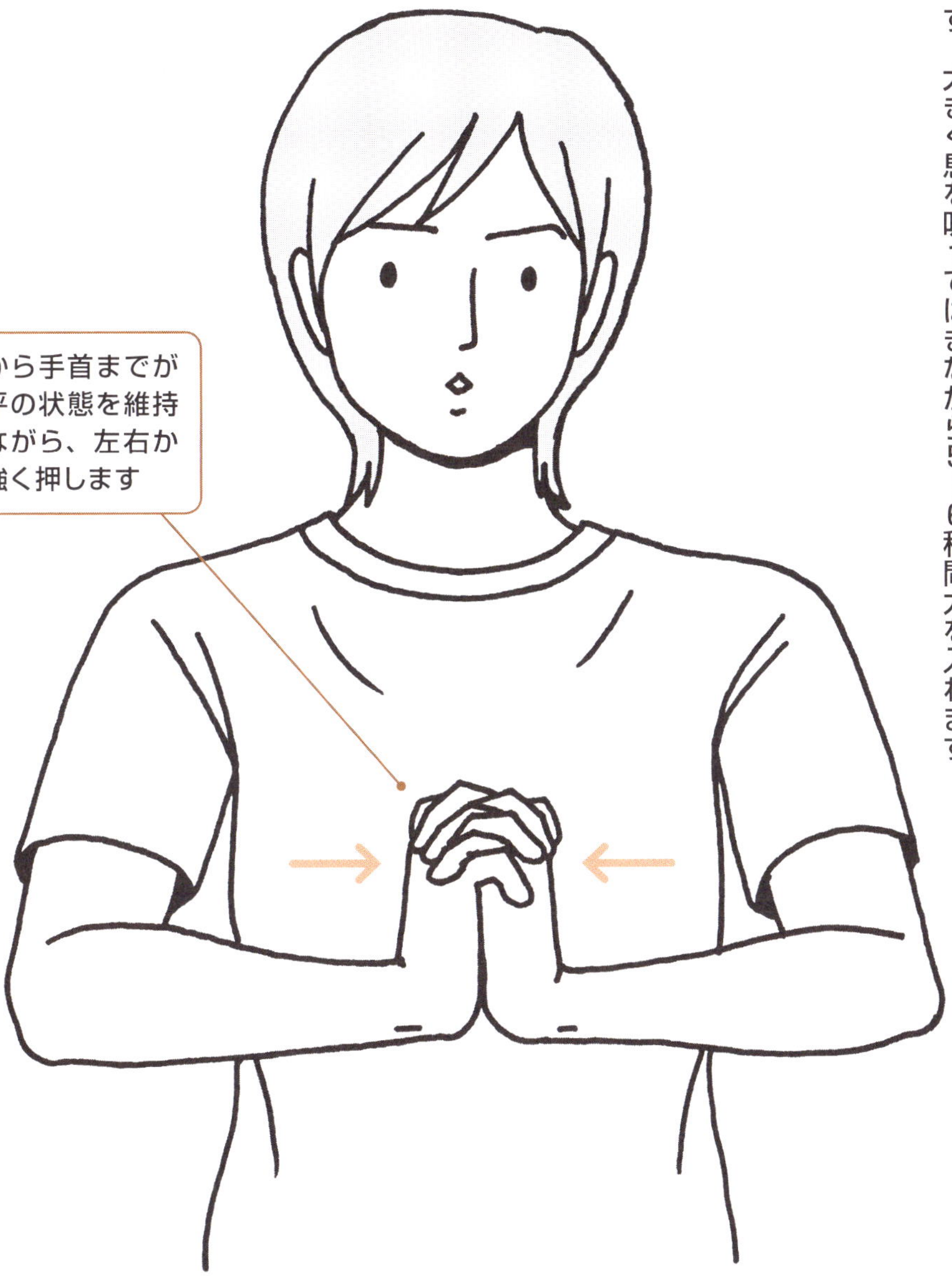
肘《ひじ》から手首までが水平の状態を維持しながら、左右から強く押します

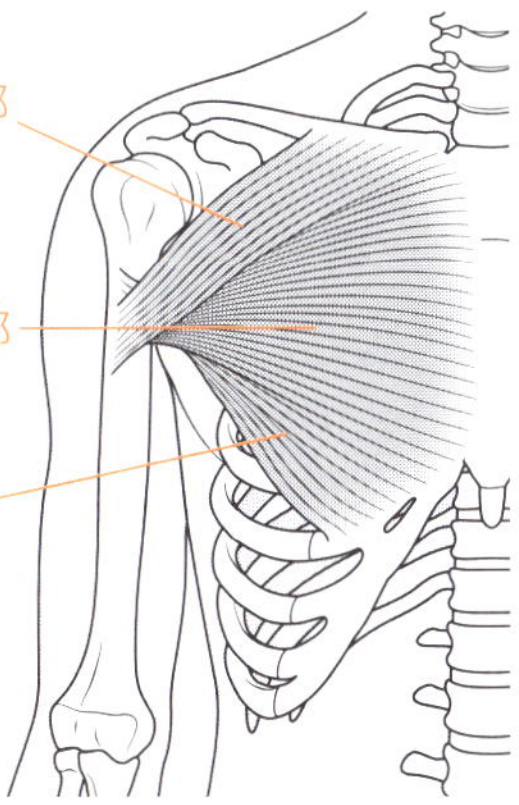

大胸筋《だいきようきん》

胸郭《きようかく》の前面にある扇状の形をした筋肉。鎖骨部《さこつぶ》、胸肋部《きようろくぶ》、腹部《ふくぶ》の３つの部分に分かれて、３つの筋束が重なり合っている。主に腕を内側にまわす働きをする

大胸筋《だいきようきん》が衰えると

大胸筋は、腕を内側に動かしたり、物を横に引っ張ったりする際に働く筋肉です。大胸筋が衰えると、物をつかんで動かすなどの日常的な動作に支障が出てきます

筋力強化体操

鍵開け閉め

前腕部《ぜんわんぶ》の回内《かいない》・回外《かいがい》の力を強化します

鍵を鍵穴に差し込んで回転させる運動です。ドアノブをひねる際には、前腕部《ぜんわんぶ》の回内《かいない》・回外《かいがい》という動作が行われます。ここでは、回内・回外を行う力を強化するための体操を紹介します

指を組み、肘《ひじ》を軽く脇腹に

指を組んだ状態で、両腕を水平にして前方に伸ばします。その際、肘を軽く締めて、脇腹におくようにします

手の指はしっかり組んで、左右いずれかに傾《かたむ》かないように注意します

指を組んだ状態で右手の甲を上に向ける

指を組んだ状態で左右の肘の位置がかわらないように注意して、右手の甲を上に向けます

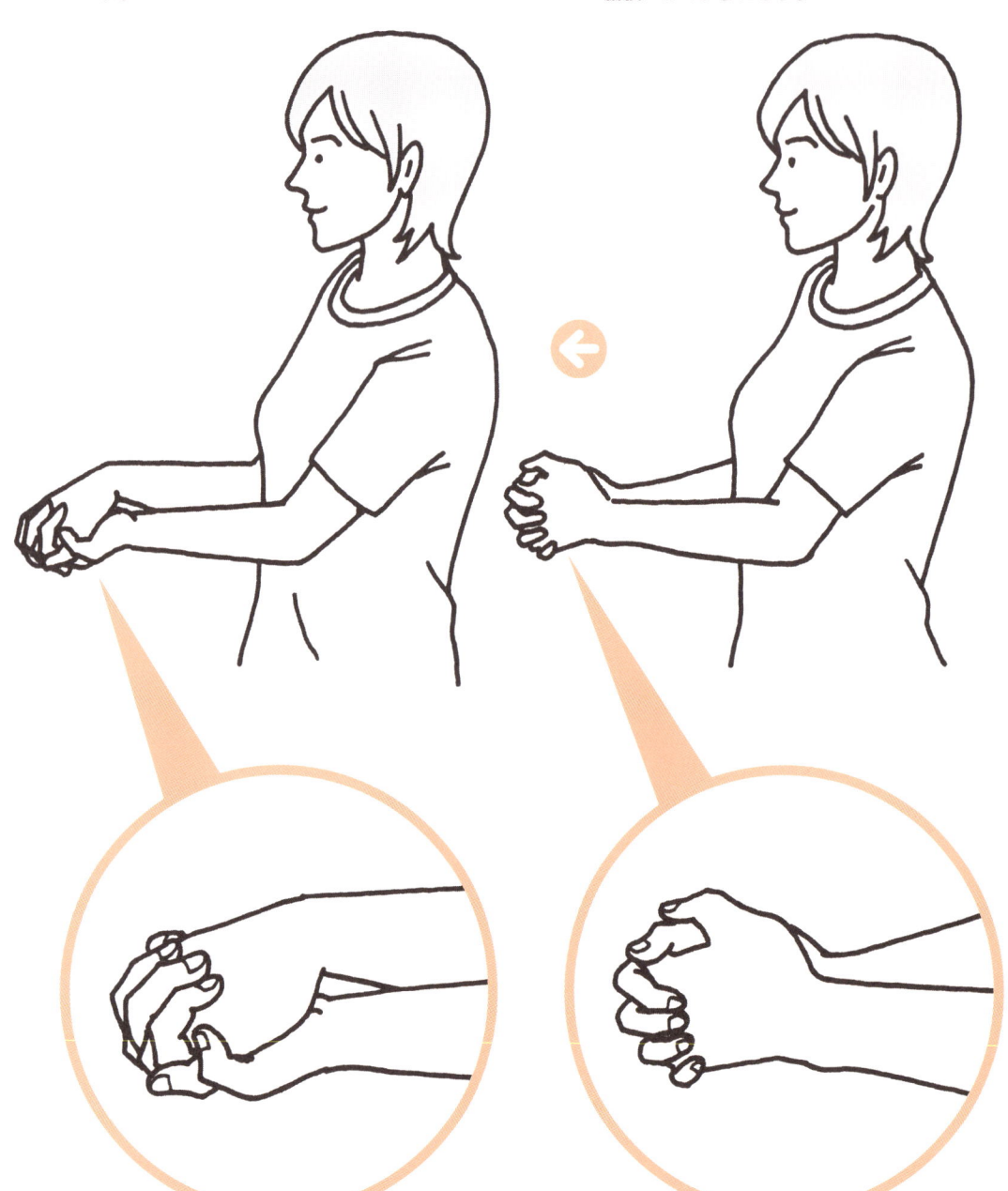

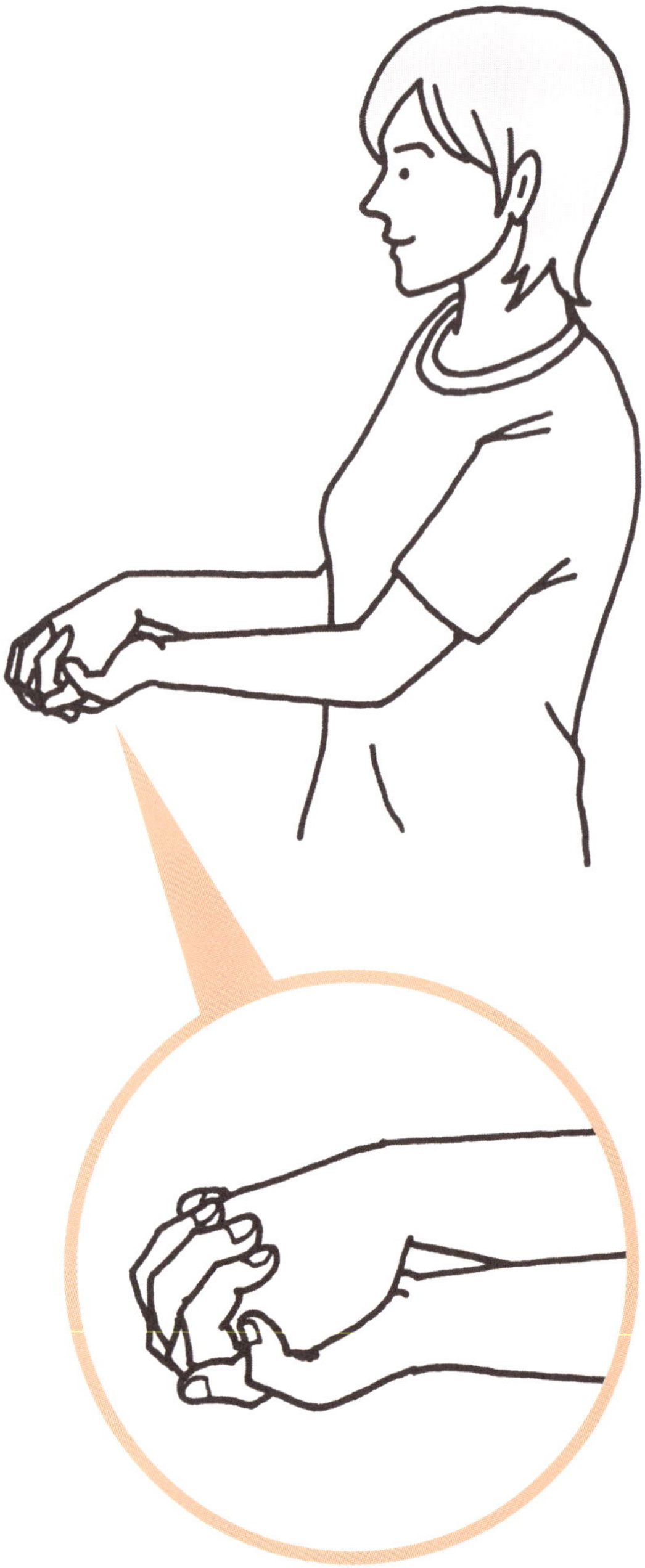

右手の甲が左の手のひらにおおいかぶさった状態になります

回内《かいない》・回外《かいがい》とはなにか

肘《ひじ》を曲げて手のひらを下に向ける動作を回内、上に向ける動作を回外といいます。ドアノブをまわしたり、鍵をまわすときにこの動作が必要になります。片マヒの人も両手を組めば回内・回外の運動をすることができます

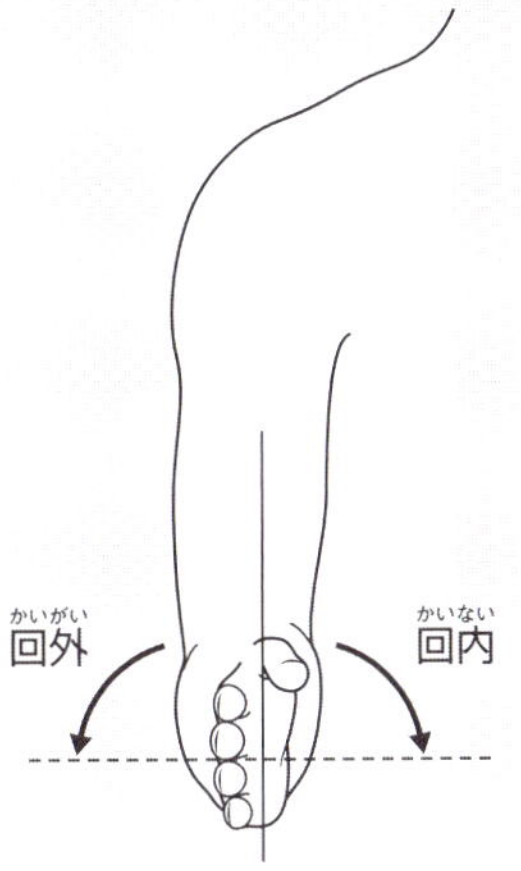

肘関節《ひじかんせつ》

肘関節は、上腕《じょうわん》と前腕《ぜんわん》を連結する関節である。具体的には、上腕骨と前腕の橈骨《とうこつ》および尺骨《しゃっこつ》の間に３つの関節がある。肘関節の運動は屈曲《くっきょく》と伸展《しんてん》である。これに対して前腕の運動は回内《かいない》・回外《かいがい》である。文字を書くときは回内となり、手のひらに物をのせるときには回外となる

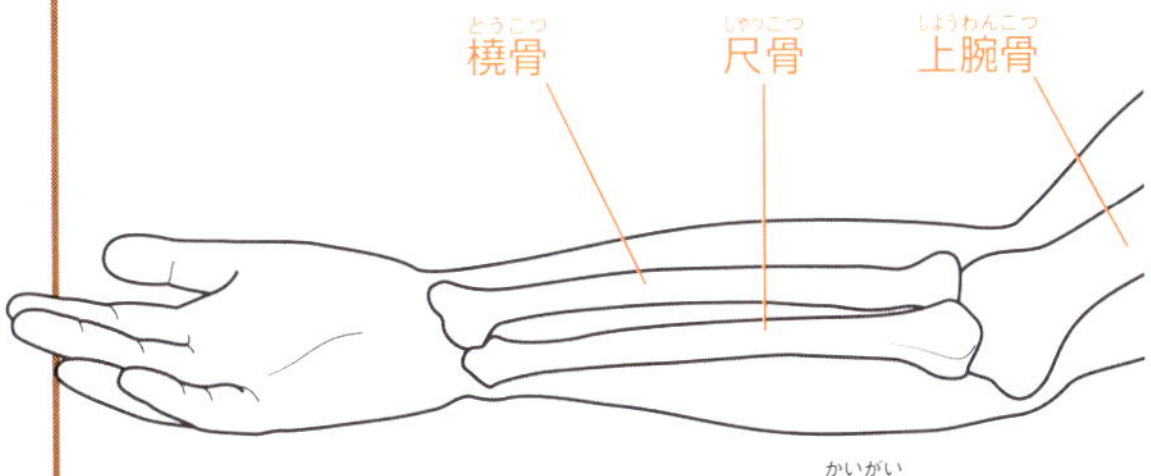

手のひらを上にしたとき（回外《かいがい》）

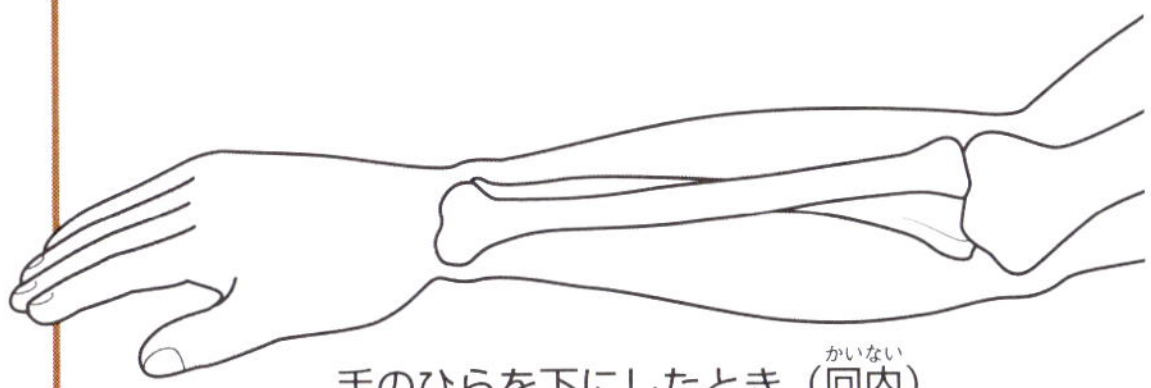

手のひらを下にしたとき（回内《かいない》）

指を組んだ状態で左手の甲を上に向ける

指を組んだ状態で左右の肘の位置が変わらないように注意して、左手の甲を上に向けます

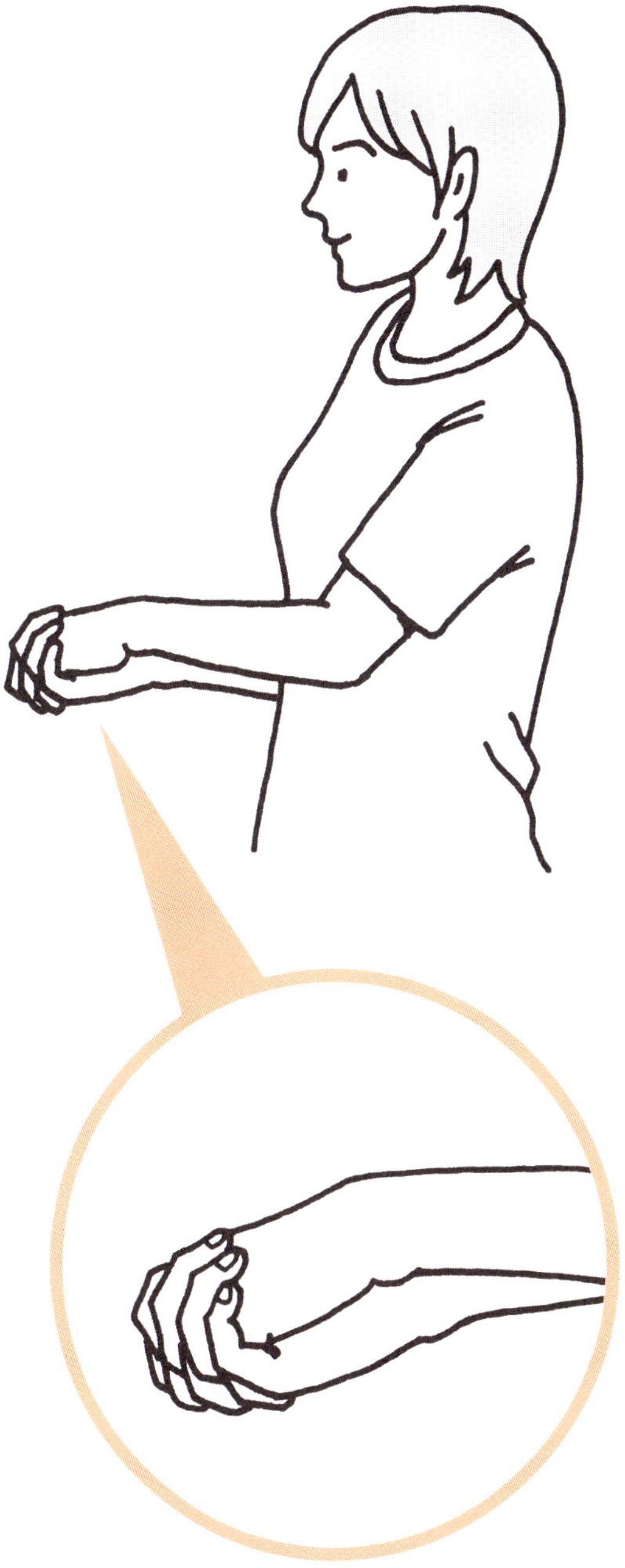

左手の甲が右の手のひらにおおいかぶさった状態になります

筋力強化体操

指のかけ引き

三角筋《さんかくきん》を強化し、腕の上げ下げを楽にします

年をとると徐々に握力が低下して、腕を上げたり、下げたりする力が衰えます。ここでは、握力を強化し、また三角筋《さんかくきん》を強化することで腕の上げ下げを楽に行えるようにする体操を紹介します

イスに座って左右の指を引っかけ、左右に引っ張る

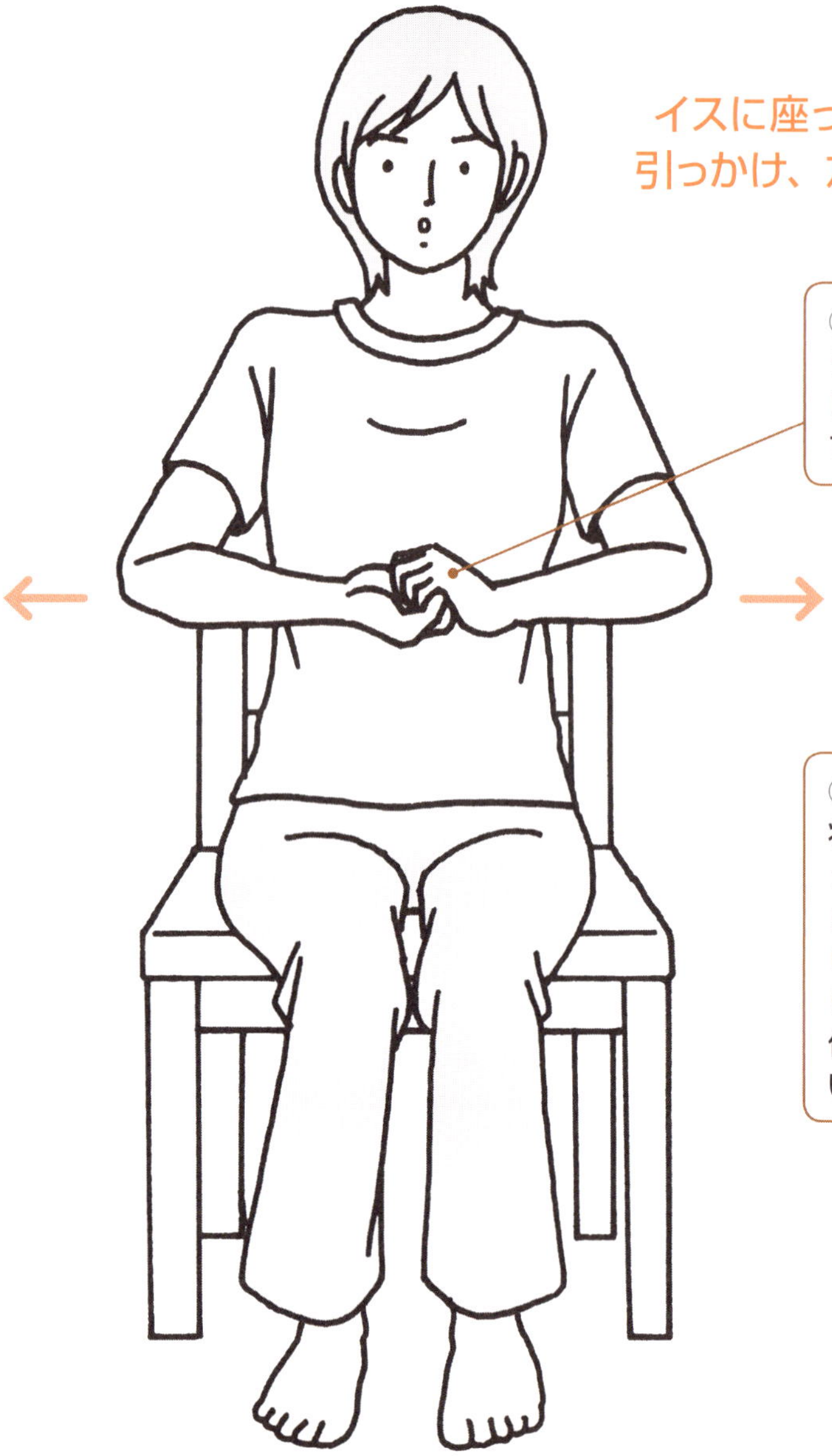

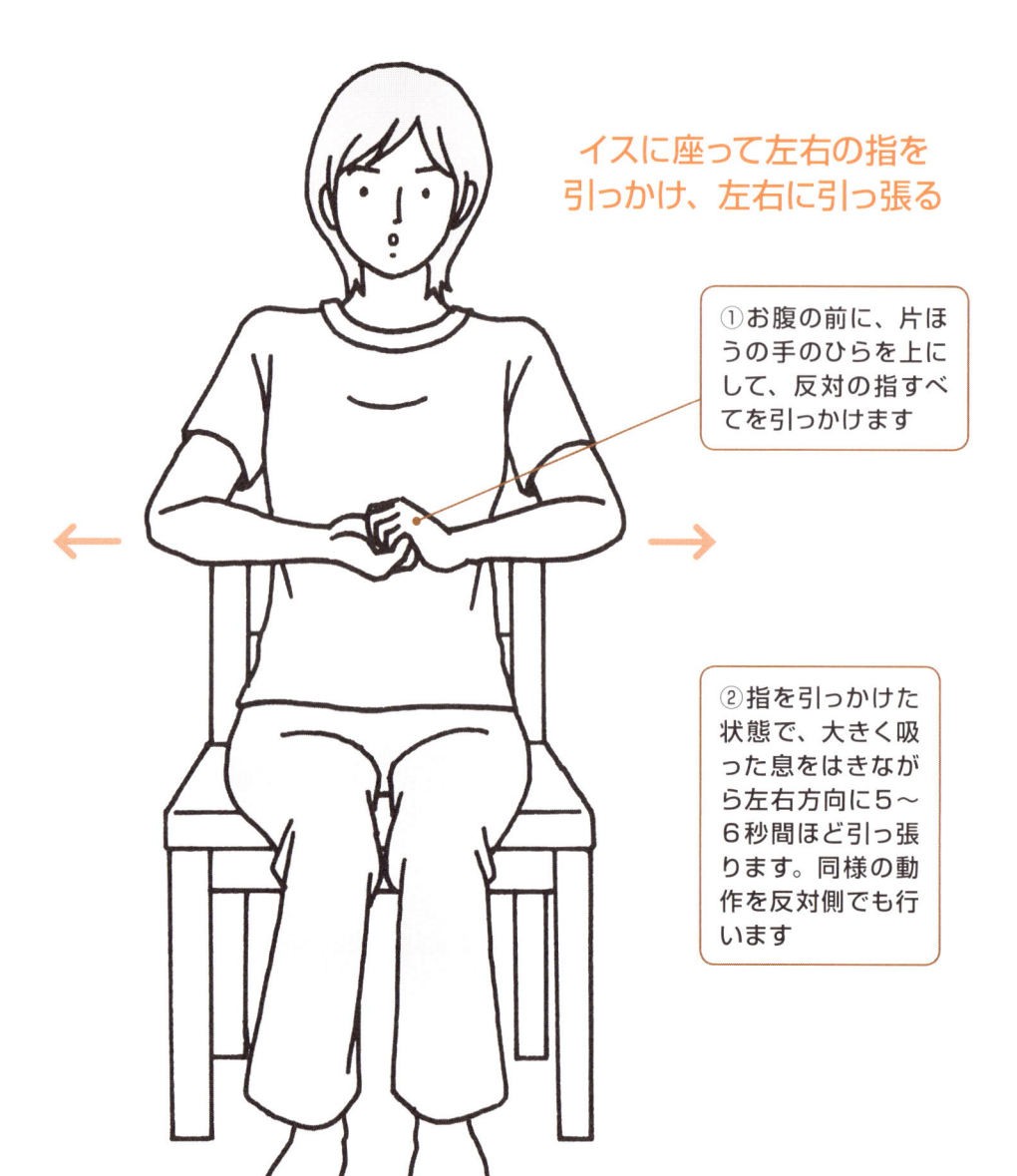

①お腹の前に、片ほうの手のひらを上にして、反対の指すべてを引っかけます

②指を引っかけた状態で、大きく吸った息をはきながら左右方向に5～6秒間ほど引っ張ります。同様の動作を反対側でも行います

三角筋《さんかくきん》

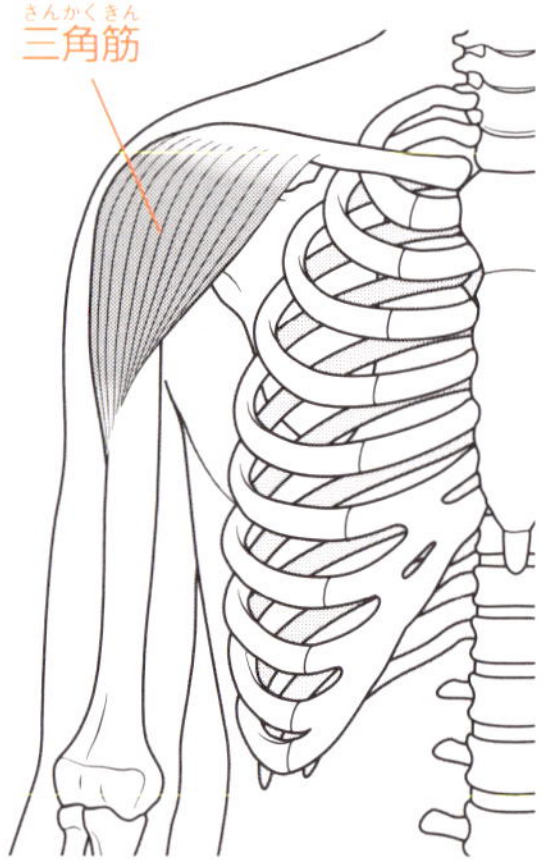

三角筋とは、肩の丸みを作る筋肉で、肩関節の外面、前面、後面をおおう。その名の通り、三角形の形状をしている。上《じょう》腕《わん》を外転（真ん中でからだを左右に分ける正中線から離れていく動き）させたり、前方、後方に動かす際に働く

息をはくことを意識する

左右に指を引っ張るときには、息をはきながら5～6秒間ほど連続して力を入れるようにしてください。体操の指導者は、いきなり体操を始めないように注意してください。指を引っ張る前に、「軽く息をはいたら大きく息を吸い、その息をはきながら、1、2、3、4、5。はい、楽にしてください」などと、声をかけるとよいでしょう

うつぶせ肘《ひじ》立《だ》て

肩甲骨《けんこうこつ》周辺の筋肉を強化します

うつぶせ状態から起き上がるときには、肩を固定する力と肘《ひじ》を伸ばす力が必要になります。ここでは、肩甲骨《けんこうこつ》周辺の筋肉（前鋸筋《ぜんきょきん》、小胸筋《しょうきょうきん》）や大胸筋《だいきょうきん》を強化する体操を紹介します

腹這《ば》いになり、肘《ひじ》を直角に曲げる

腹這いになった状態で、息を吸いながら、肘を床面に対して直角に曲げて上体を支えます

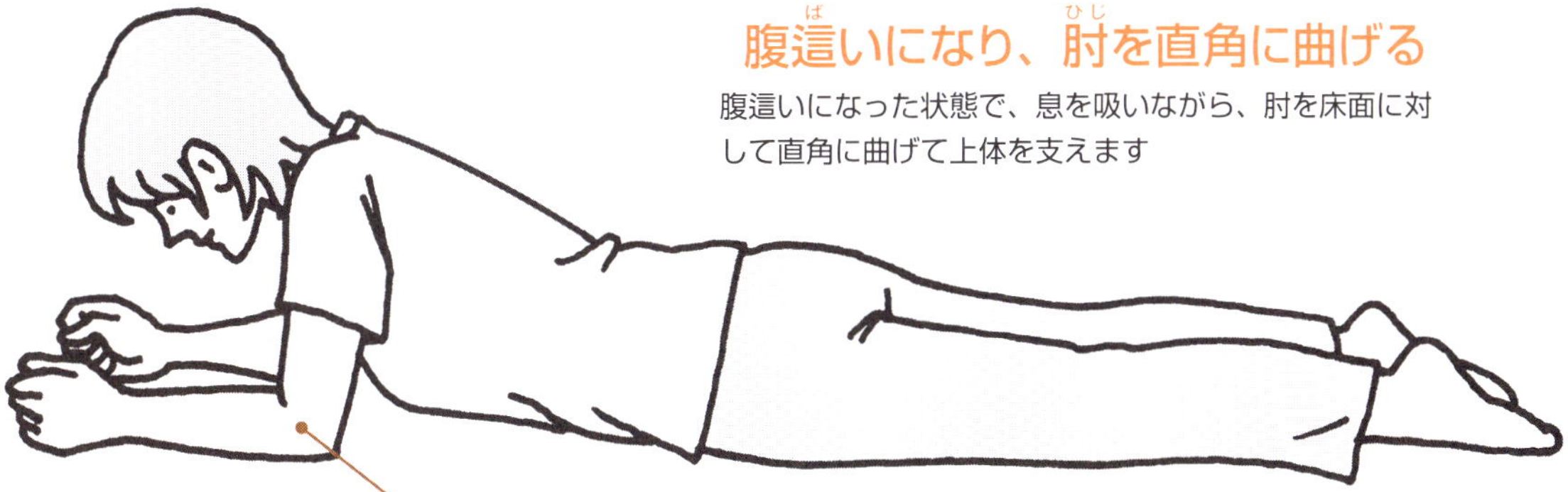

肩を上げて胸をはり、5～6秒間保つ

息をはきながら肩を上げて、胸をはった状態のまま５～６秒間保ちます

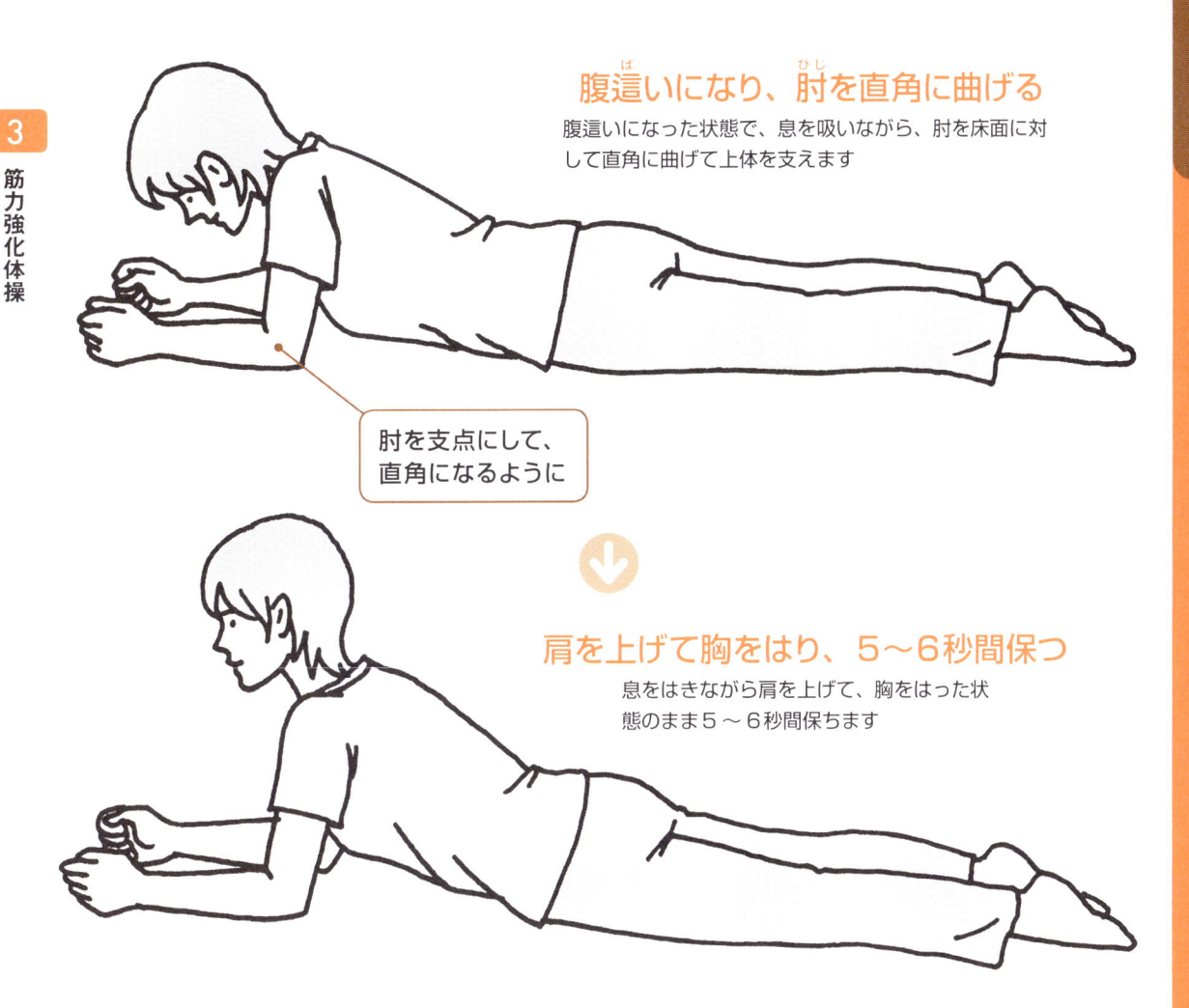

やりにくい場合は、座布団を利用

胸をそらすときは首だけを後ろに傾《かたむ》けると、首を痛めるので要注意。肩甲骨《けんこうこつ》を押し下げるような意識で、ゆっくりと上体を起こします。胸から腹部にかけて座布団を入れると、首や腰への負担が軽減されます

前鋸筋《ぜんきょきん》

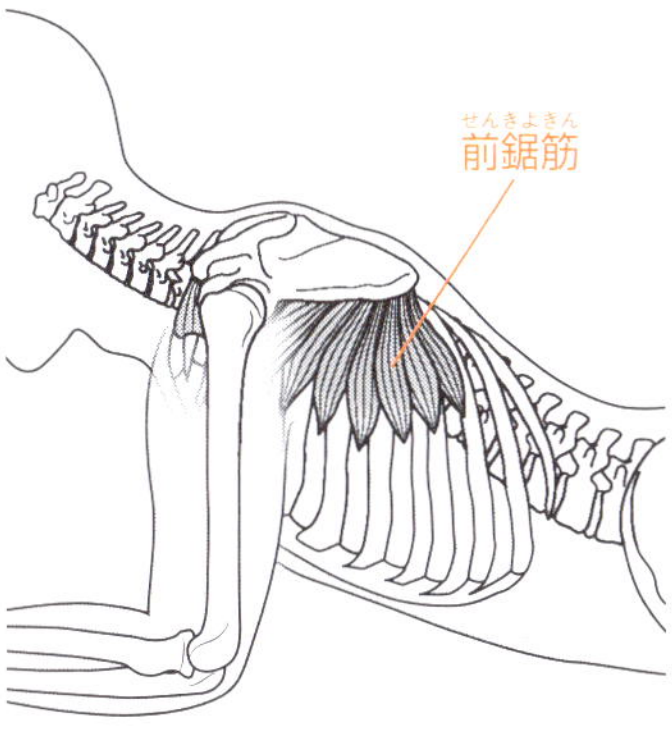

前鋸筋は肩甲骨《けんこうこつ》を前方に押し出す筋肉で、物を押すときに使う。ここで紹介した体操では、肩甲骨を固定する前鋸筋を強化し、僧帽筋《そうぼうきん》などをストレッチする効果がある

寝たまま片膝《ひざ》抱えてお尻ストレッチ

大臀筋《だいでんきん》をストレッチします

高齢者や介護従事者は、腰痛《ようつう》の悩みを抱える人が少なくありません。
大臀筋《だいでんきん》をストレッチすることで、腰痛を予防することができます

仰《あお》向《む》けになり全身リラックス

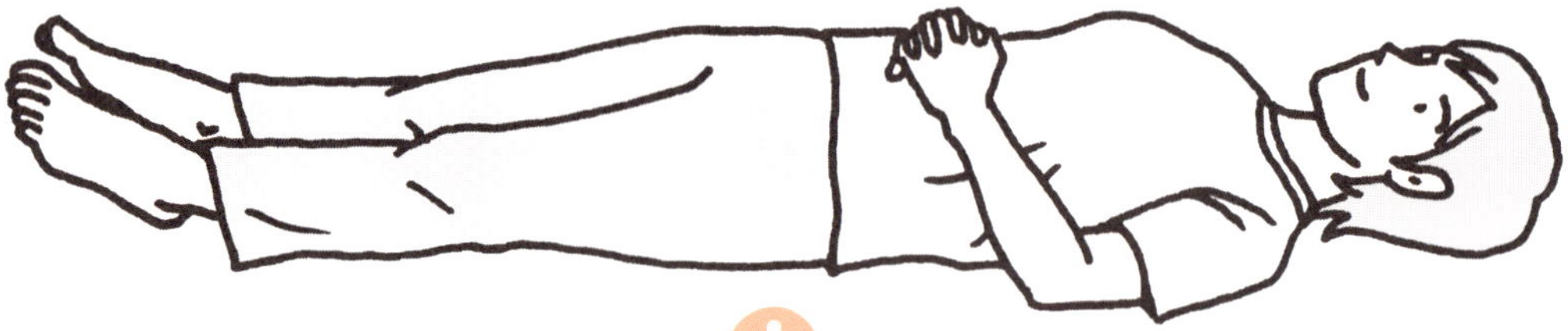

右脚の膝《ひざ》を抱えて胸に引き寄せる

息を止めずに、右膝をまっすぐに胸まで引き寄せて、15～20秒間を維持します。余裕のある人は、抱えた膝を内側に倒すと、大臀筋がさらに伸びます

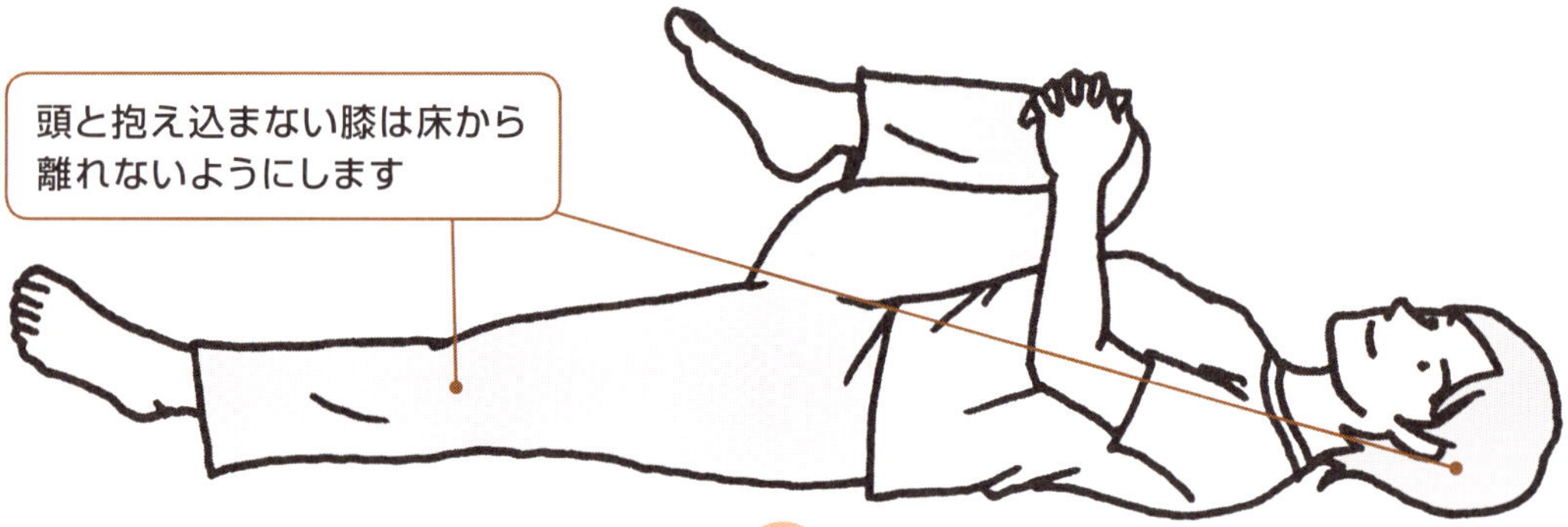
頭と抱え込まない膝は床から
離れないようにします

左脚の膝を抱えて、同様にリラックス

同様に左膝を胸まで引き寄せて、その姿勢を15～20秒間維持します。
終わったら仰向けの姿勢に戻ります。同様の動作をもう１回行います

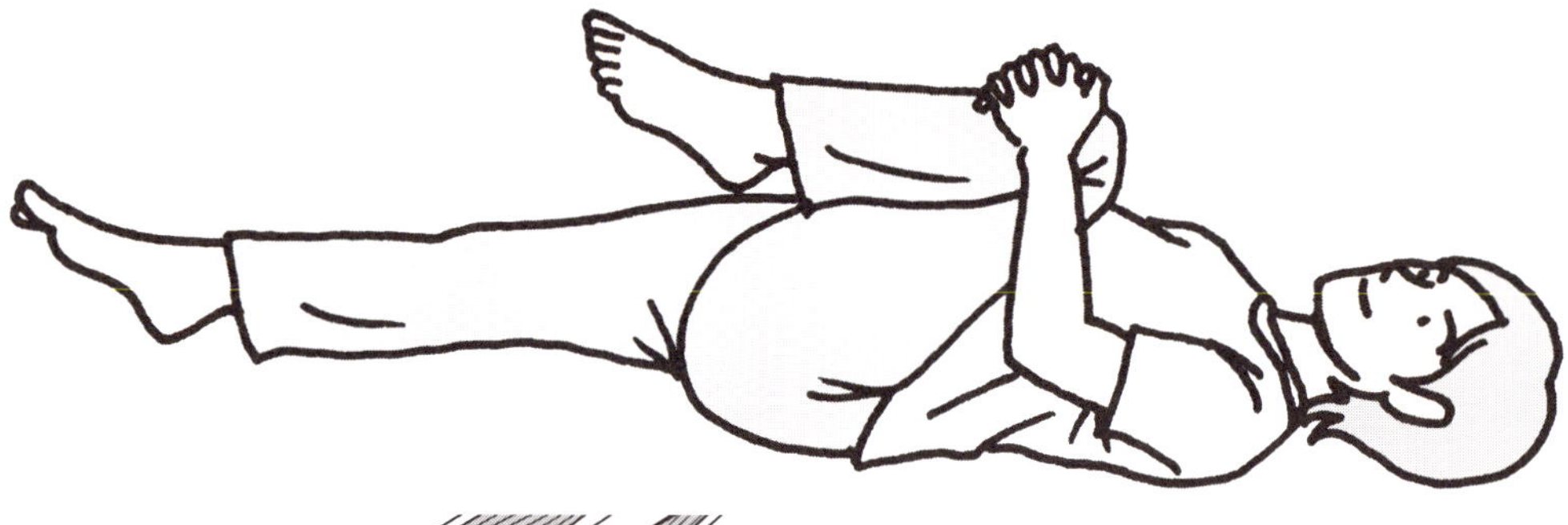

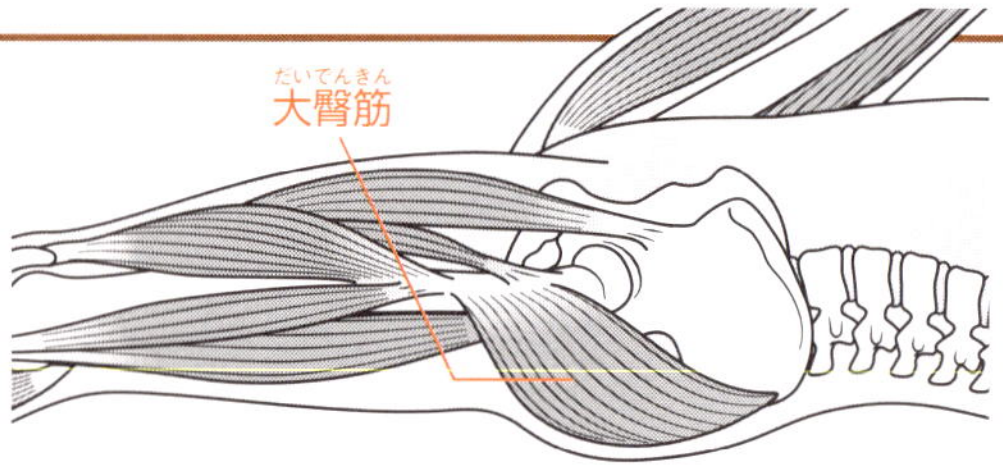
大臀筋《だいでんきん》

大臀筋《だいでんきん》

臀部《でんぶ》（お尻）にある分厚くて強い筋肉。股関節《こかんせつ》や膝関節《ひざかんせつ》を動かす。大臀筋が衰えると、歩行能力が衰えるだけでなく、腰痛《ようつう》などの原因にもなる

両膝《ひざ》（片膝）立てて軽いブリッジ

骨盤《こつばん》周辺の筋肉を強化します

両膝《ひざ》立てブリッジ

股関節《こかんせつ》を伸ばし、骨盤《こつばん》周辺の筋力を強化する体操です。慣れないうちは両膝立てから始めましょう

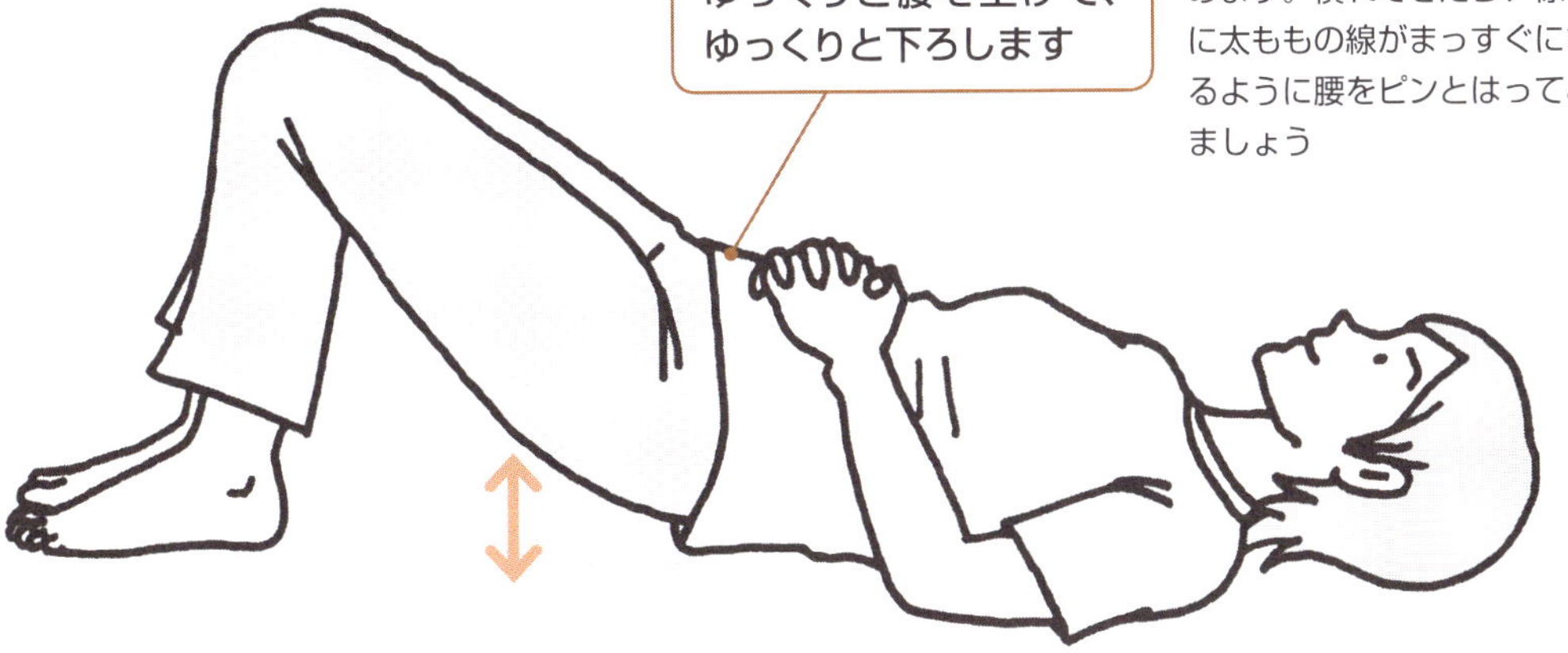

両膝を立てた状態から、ゆっくりと腰を上げて、ゆっくりと下ろします

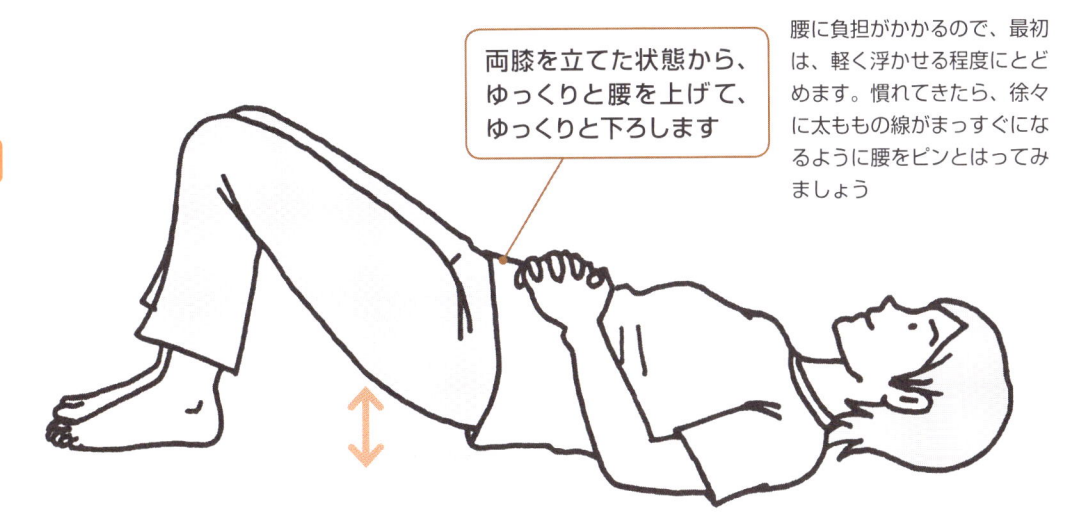

腰に負担がかかるので、最初は、軽く浮かせる程度にとどめます。慣れてきたら、徐々に太ももの線がまっすぐになるように腰をピンとはってみましょう

片膝《ひざ》立てブリッジ

両膝立てブリッジに慣れてきたら、片膝立てブリッジで、筋力強化とバランスアップに努めましょう

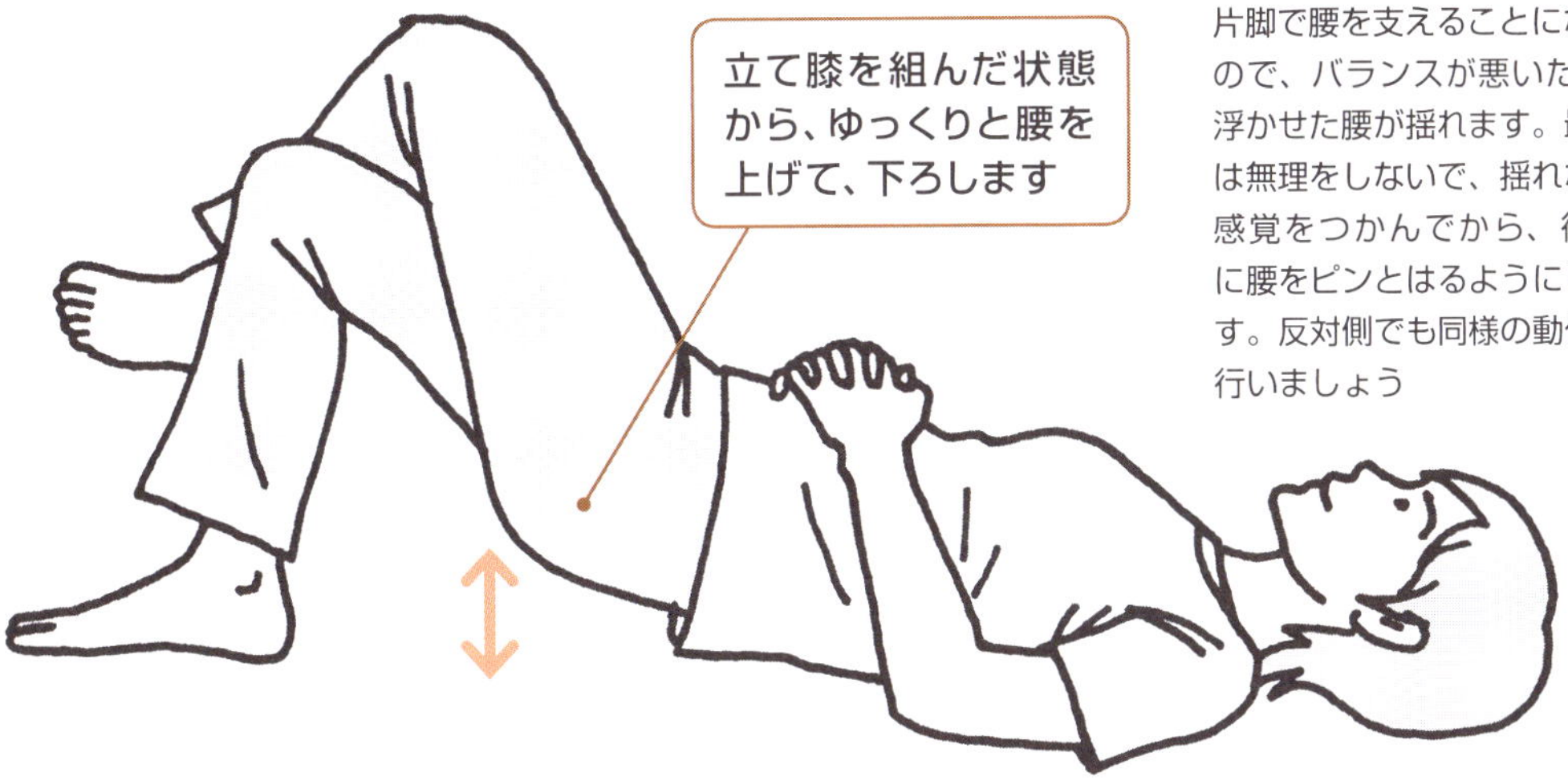

立て膝を組んだ状態から、ゆっくりと腰を上げて、下ろします

片脚で腰を支えることになるので、バランスが悪いため、浮かせた腰が揺れます。最初は無理をしないで、揺れない感覚をつかんでから、徐々に腰をピンとはるようにします。反対側でも同様の動作を行いましょう

息は楽にして、止めずに行う

体操するときは、リラックスした状態で、息を止めずに行います。一連の動作は、それぞれのペースに合わせて、無理のない範囲で進めてください

骨盤《こつばん》周辺の筋肉

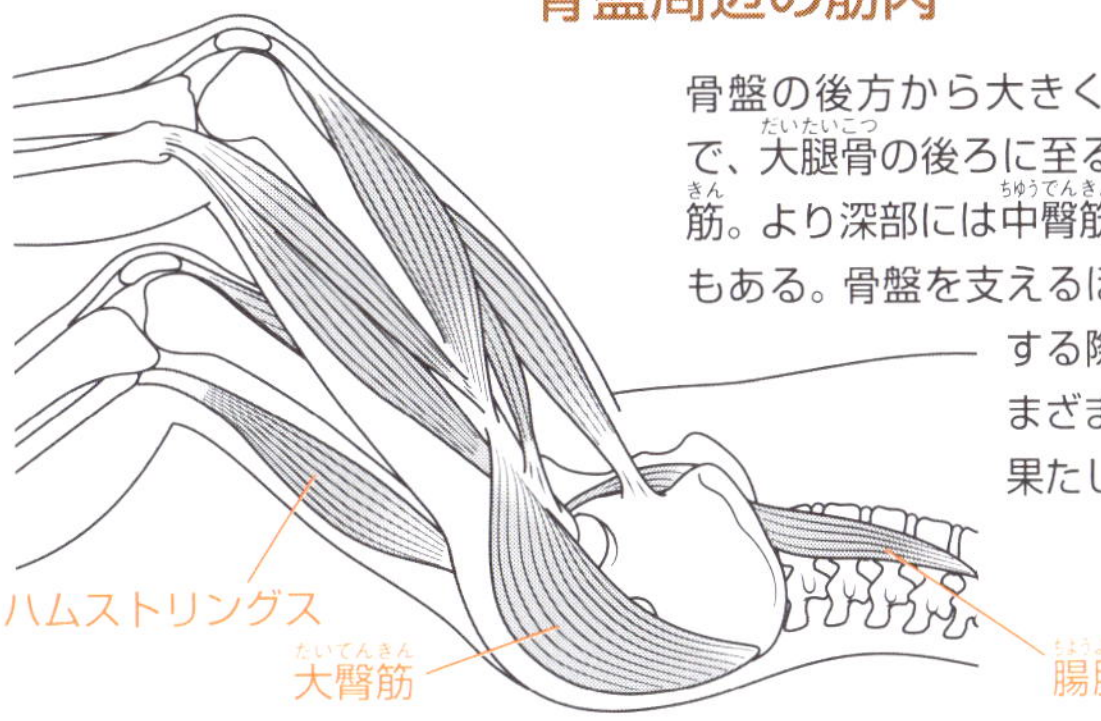

骨盤の後方から大きくふくらんで、大腿骨《だいたいこつ》の後ろに至るのが大臀《だいでん》筋《きん》。より深部には中臀筋《ちゅうでんきん》と小臀筋《しょうでんきん》もある。骨盤を支えるほか、歩行する際には、さまざまな役割を果たしている

腰痛《ようつう》を予防するためにもっとも効果的な方法は腹筋を強化することです。お腹の前にある腹直筋《ふくちょくきん》、左右にある腹斜筋《ふくしゃきん》を意識して体操を行います

筋力強化体操

立て膝《ひざ》に両手を伸ばして1、2、3

腹直筋《ふくちょくきん》、腹斜筋《ふくしゃきん》を強化します

腹筋

（腹直筋《ふくちょくきん》と腹斜筋《ふくしゃきん》）

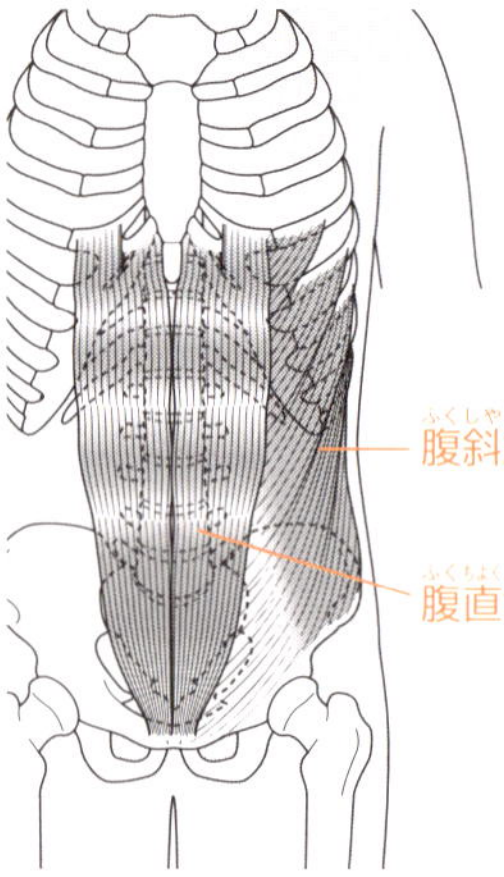

腹筋は腹直筋や腹斜筋などからなり、筋力が衰えると腰痛《ようつう》や便秘になる

両膝《ひざ》を立てる

仰向《あおむ》けになった姿勢から両膝を立てて、両手を大腿部《だいたいぶ》におきます

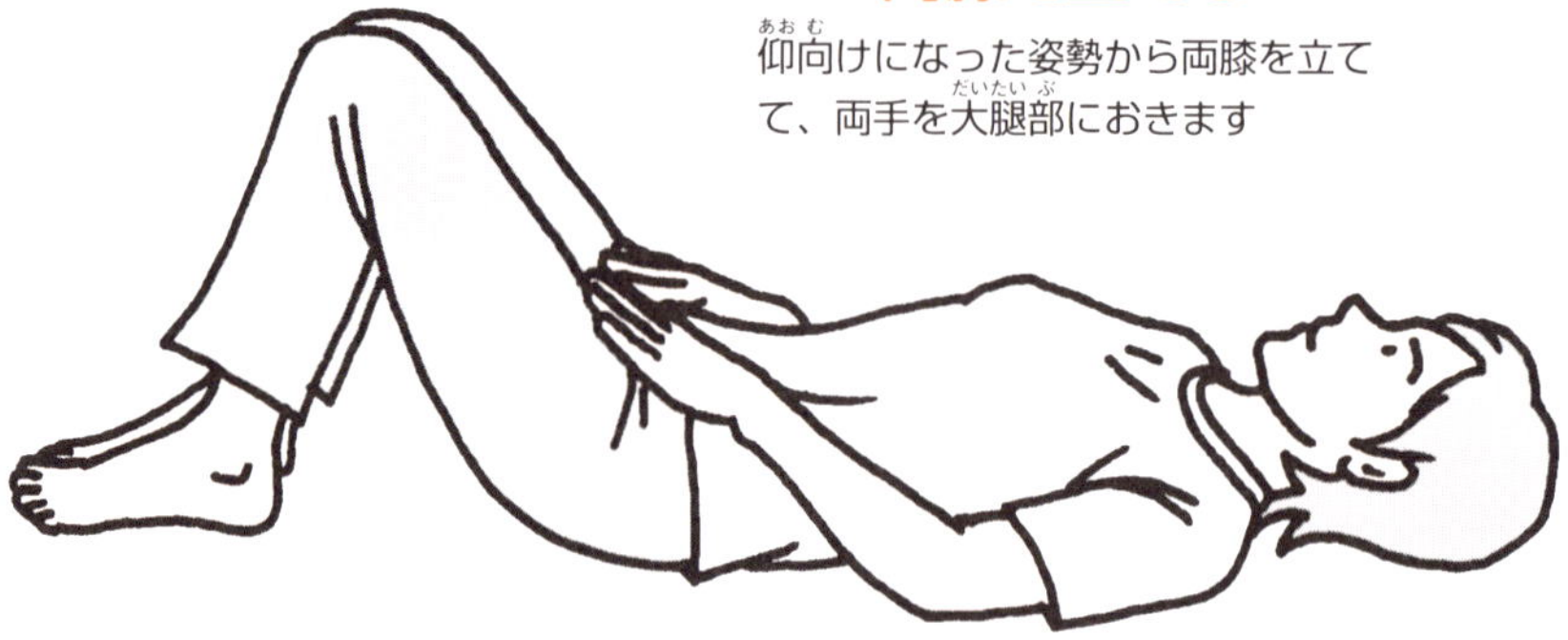

頭を起こして、5～6秒間保つ

大腿部のある両手を膝頭に向けて滑らせるようにしながら、腹筋に力を入れて頭を起こします

手を膝頭《ひざがしら》に向かって滑らせるようにして這《は》わせます。息をはきながら頭を起こした状態で5～6秒間保ちます

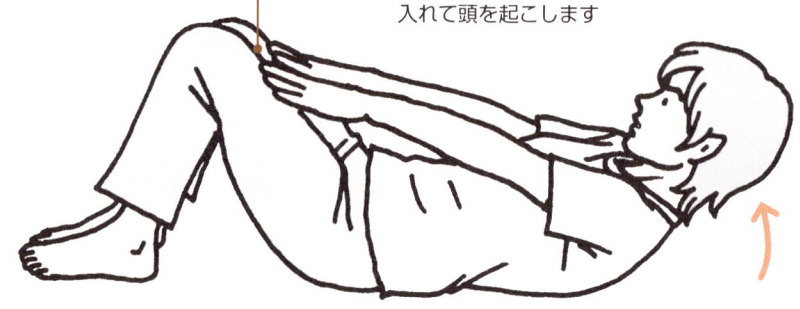

ゆっくりと頭を下ろす

起こした頭をゆっくりと下ろしてリラックスします

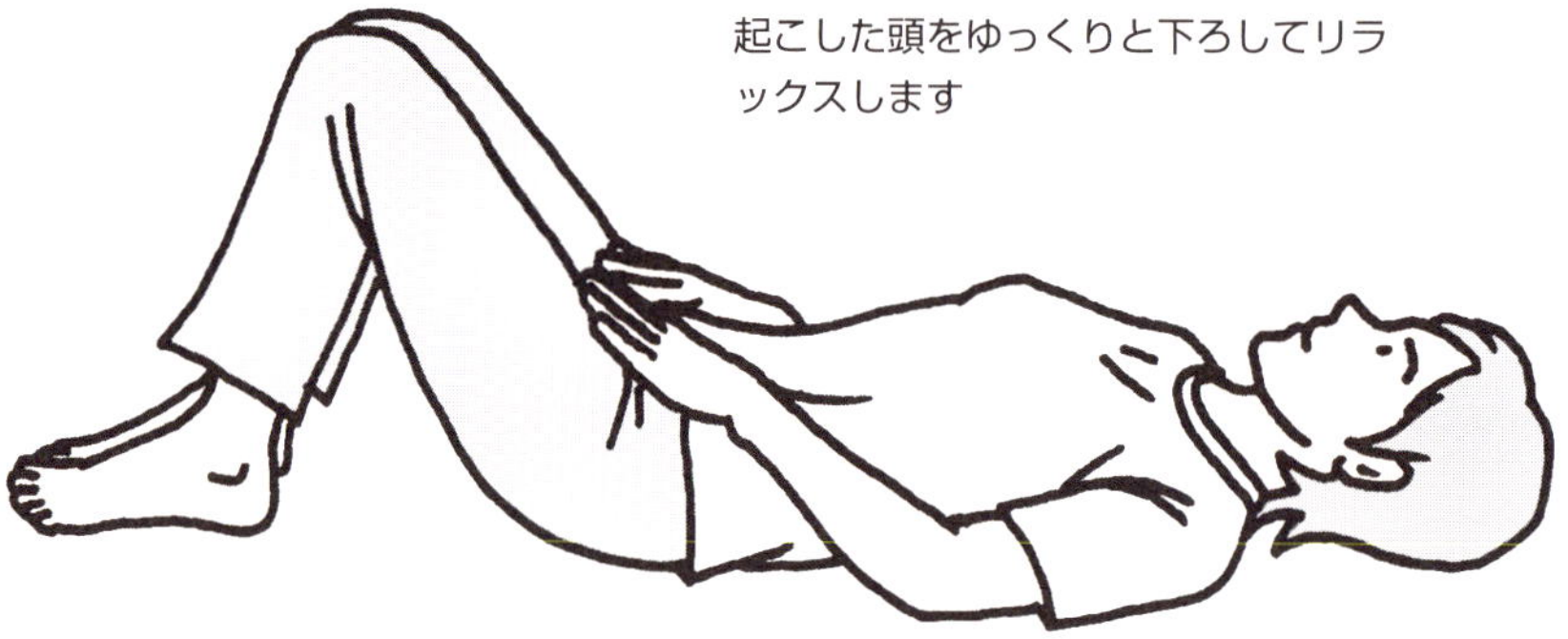

腹筋を意識して腹式呼吸

呼吸はほかの体操と同様に腹式呼吸で。息をはきながら、腹筋に力が入っていることを意識して、頭を起こしていきましょう。頭を下ろしてから息を吸います

筋力強化体操

立て膝《ひざ》倒しの「悩まし」ポーズ

脊柱《せきちゅう》のひねりと腹筋を強化します

腹筋を強化し脊柱《せきちゅう》のひねりの範囲を拡大する体操を紹介します

立て膝の形をくずさないように注意します

両膝《ひざ》を立てる

仰向《あおむ》けになり、膝頭《ひざがしら》をそろえるようにして両膝を立てます

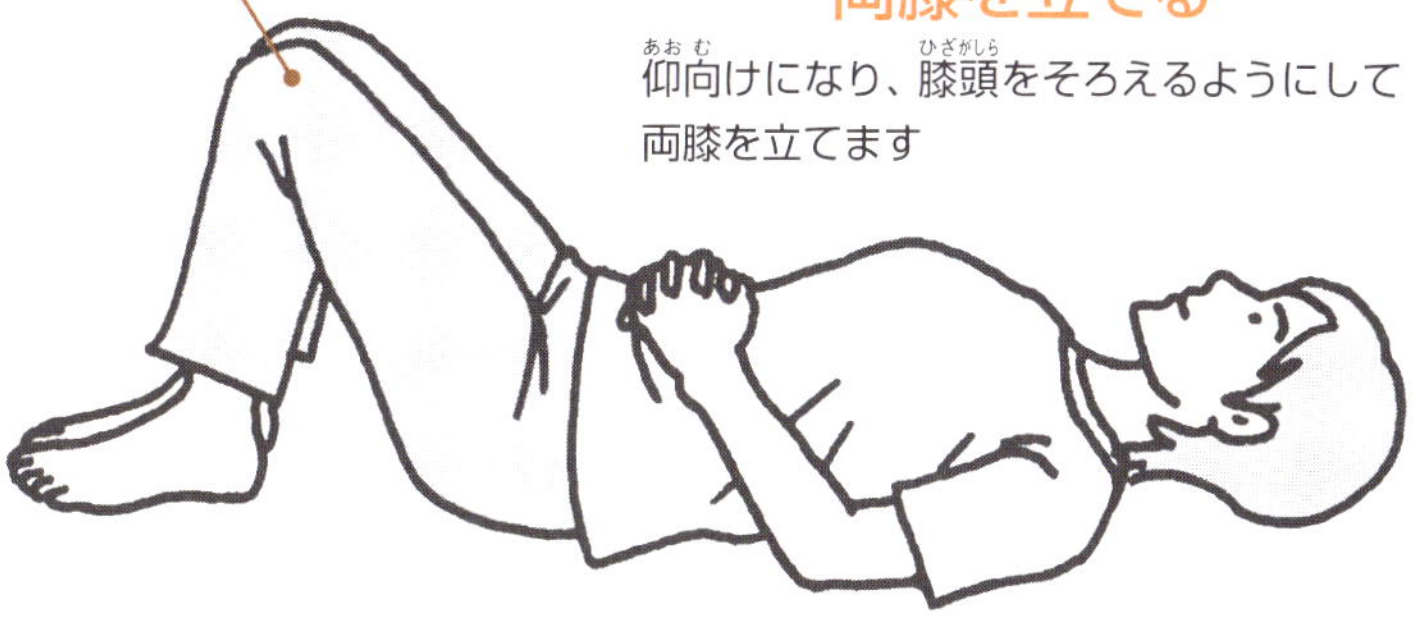

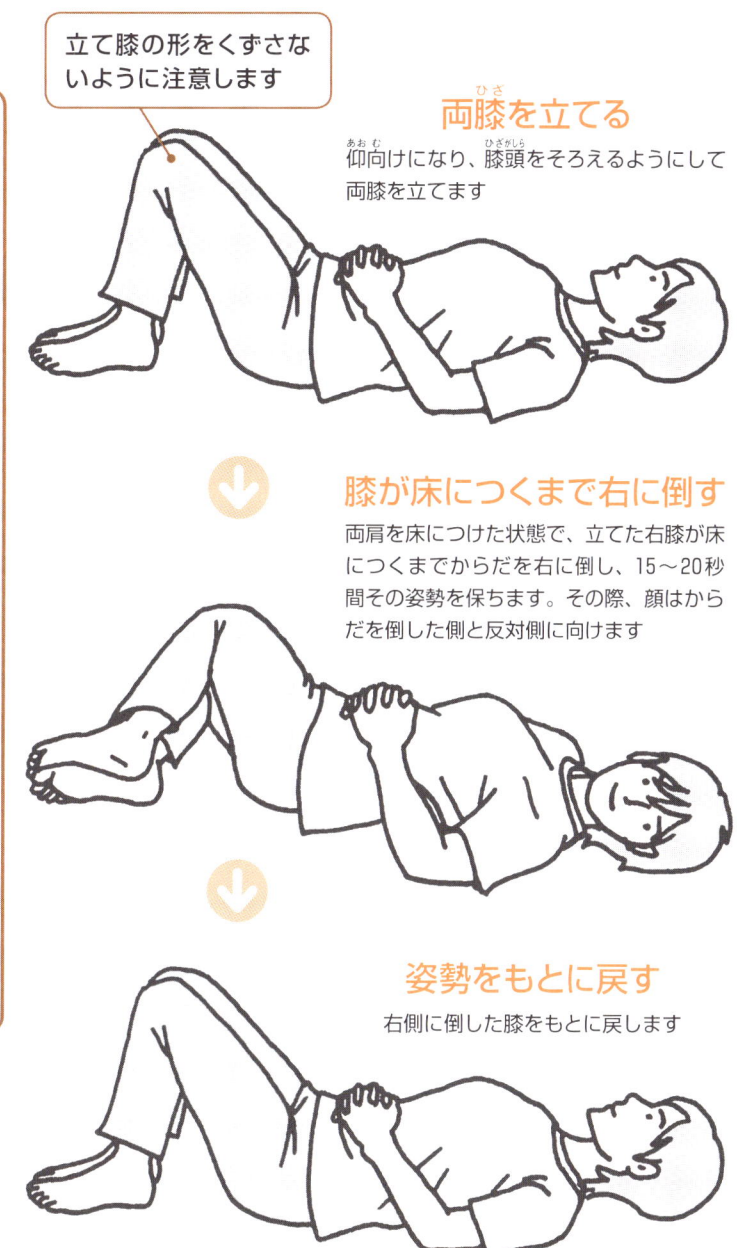

膝が床につくまで右に倒す

両肩を床につけた状態で、立てた右膝が床につくまでからだを右に倒し、15～20秒間その姿勢を保ちます。その際、顔はからだを倒した側と反対側に向けます

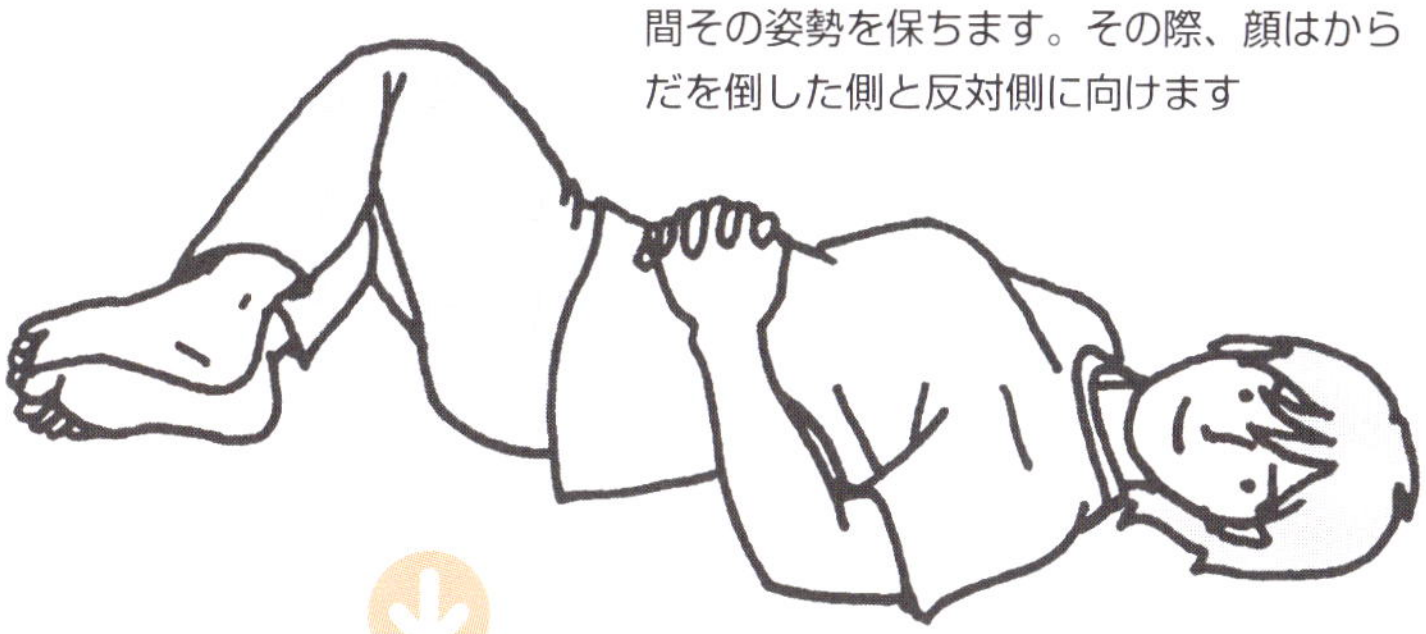

姿勢をもとに戻す

右側に倒した膝をもとに戻します

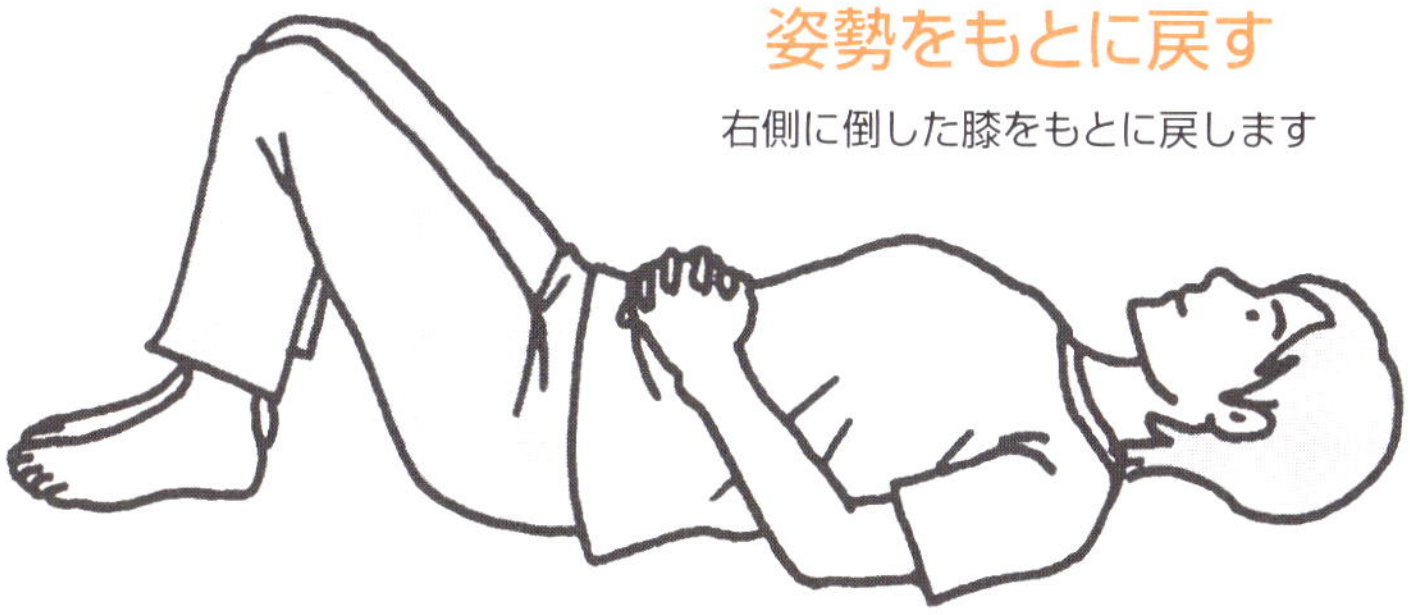

同じ動作を左でも

同様の動作を左側でも行います

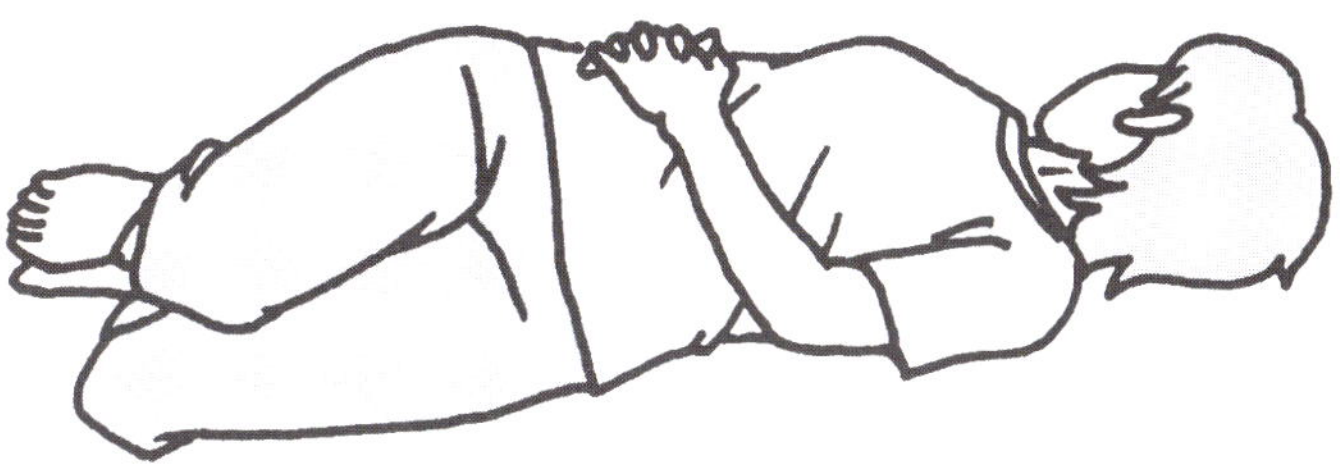

腹筋と脊柱《せきちゅう》

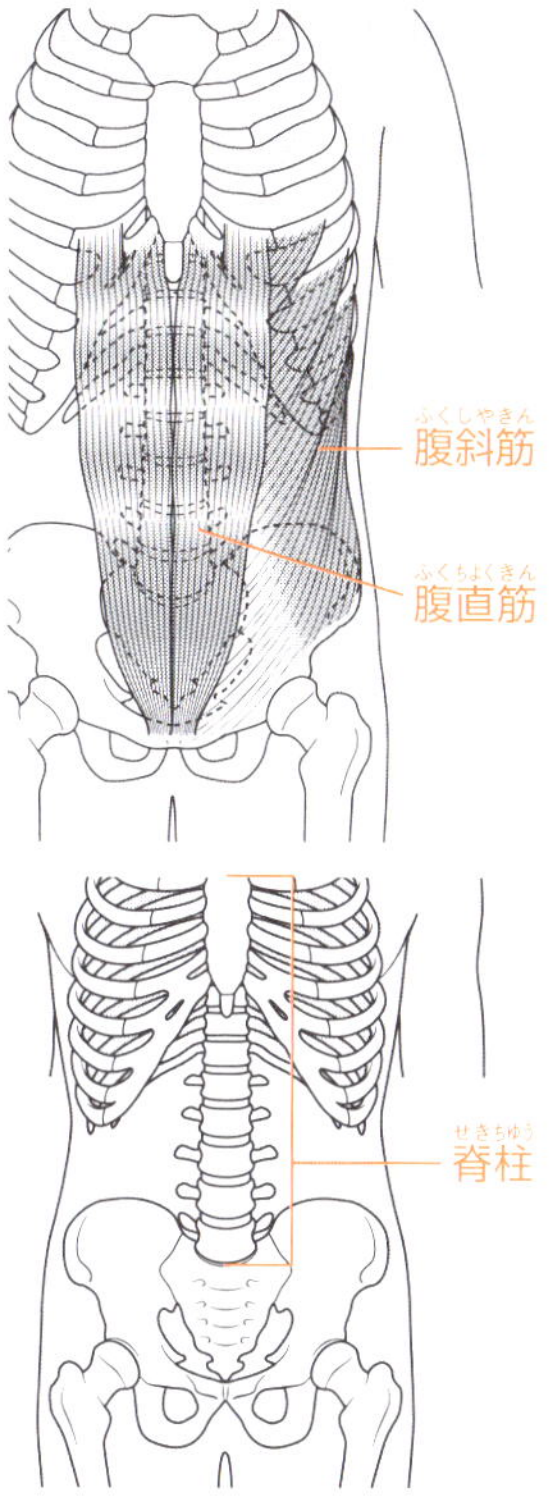

この体操は脊柱のひねりと腹筋を強化する

立てた膝《ひざ》の形をくずさないで倒す

膝を倒すときは、立てた膝の形をくずさないようにゆっくりと動かします。リラックスして腹式呼吸を行いましょう。からだを動かすときは軽く息をはきながら行います

立て膝《ひざ》組んで「悩まし」ポーズ

腰の筋力を強化して腰痛《ようつう》を予防します

「悩ましポーズ」（177ページ）のひねりをさらに強化した体操です。膝《ひざ》を組んだ分だけ、脊柱《せきちゅう》のひねりや股関節《こかんせつ》の動きが大きくなるため、腰からお尻にかけての筋肉がストレッチされ、腰痛《ようつう》予防に効果があります

腹筋
（腹直筋《ふくちょくきん》と腹斜筋《ふくしゃきん》）

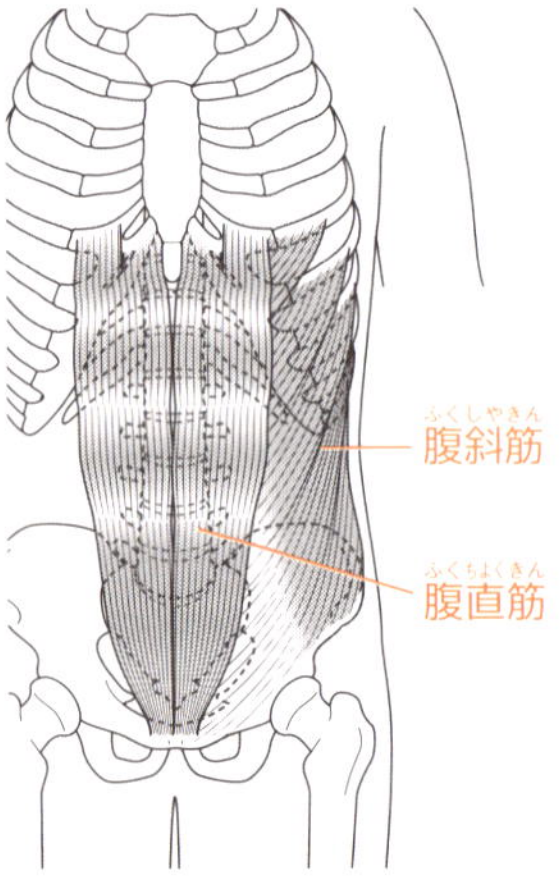

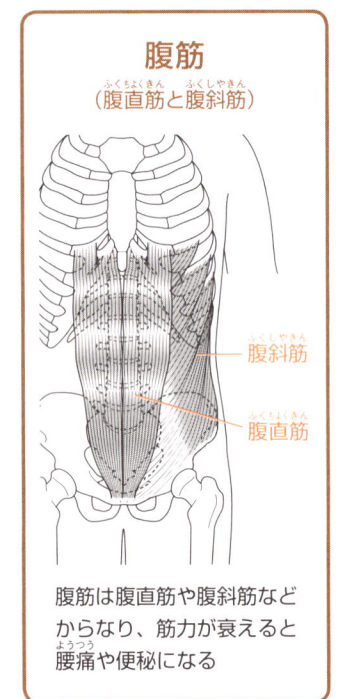

腹筋は腹直筋や腹斜筋などからなり、筋力が衰えると腰痛《ようつう》や便秘になる

膝《ひざ》を立てて組む

仰向《あおむ》けになり、右脚を上にして立てた膝を組みます。その際、両肩が床から浮かないようにします

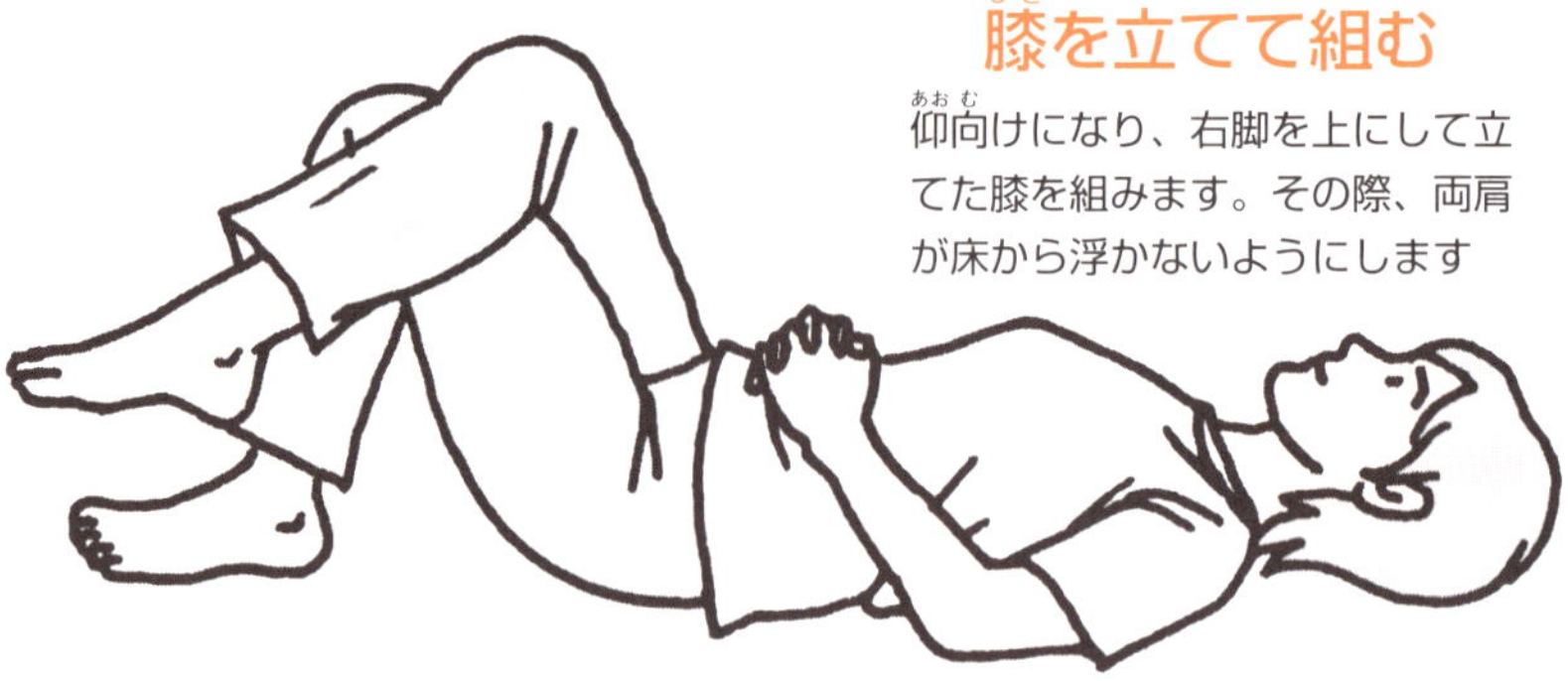

組んだ膝を右に倒す

倒す側と反対側に顔を向けて組んだ膝を右側に倒します。その姿勢を15〜20秒間維持します

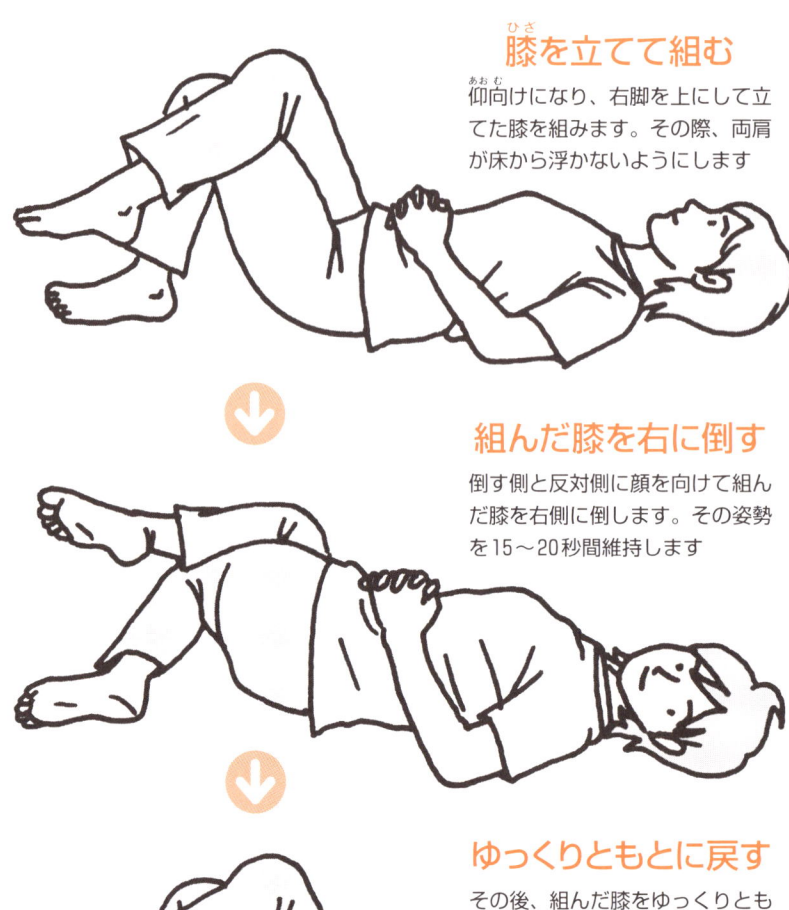

ゆっくりともとに戻す

その後、組んだ膝をゆっくりともとの位置に戻します

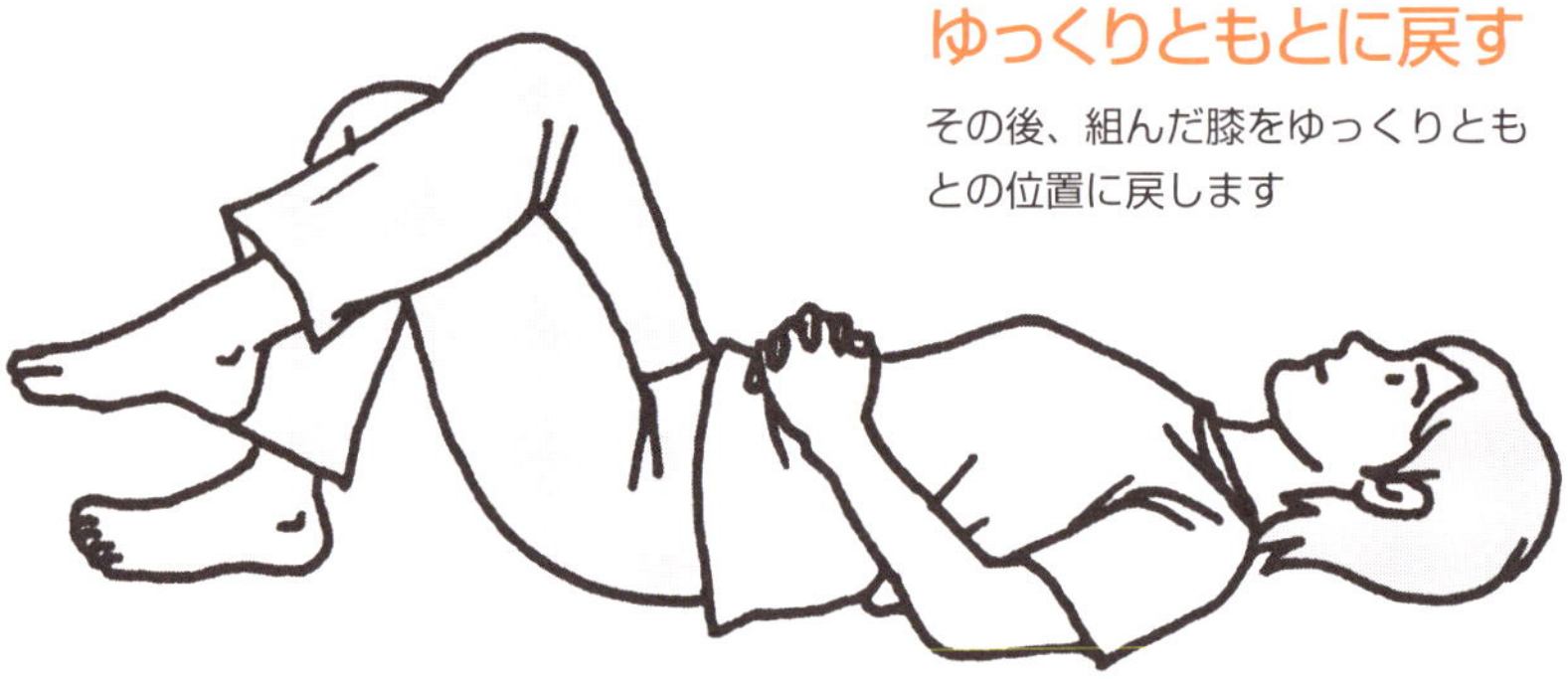

同じ動作を左でも

同様の動作を左側でも行います。無理のない範囲で同じ動作を繰り返します

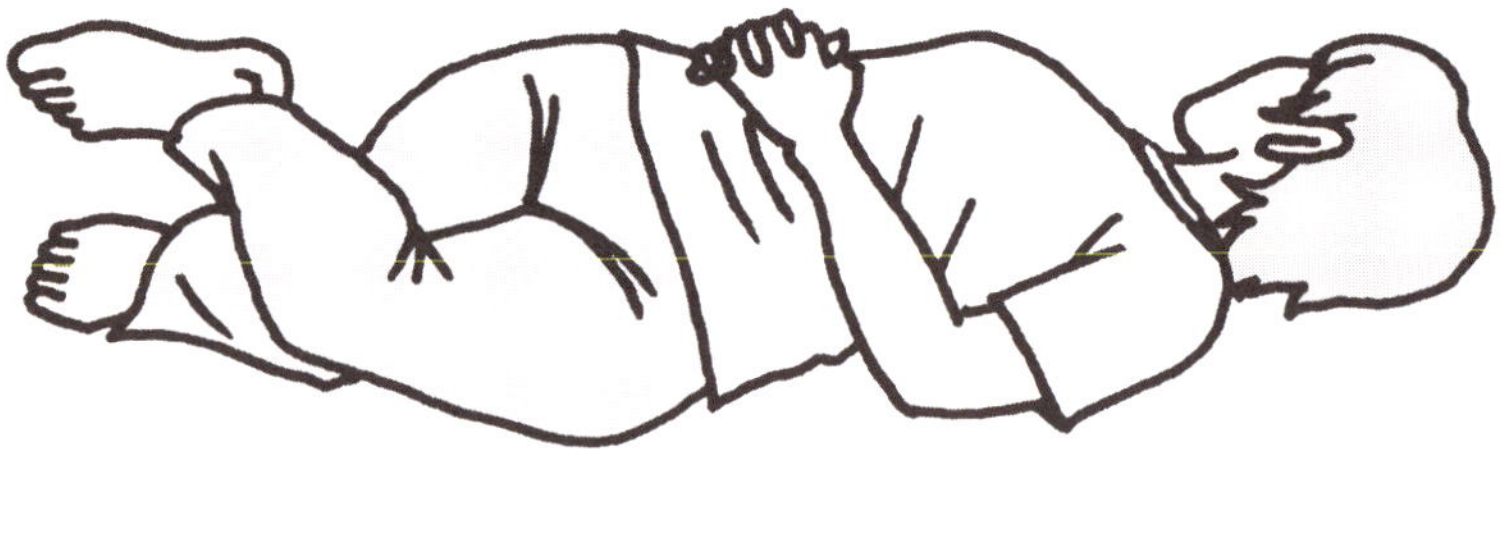

腰の痛みがある人は無理をしないこと

「悩ましポーズ」のひねりをさらに強化した体操なので、すでに腰の痛みがある人は注意が必要です。痛みを感じた場合は、無理をせずに途中で体操を中断しましょう

筋力強化体操

手首を押さえて5秒間グーッ

上腕《じょうわん》の筋力を強化します

寝た姿勢からからだを起こす際には、腹筋のほか上体を支える両腕の筋肉を使います。ここでは起きあがりに必要な上腕《じょうわん》二《に》頭筋《とうきん》と上腕三頭筋《じょうわんさんとうきん》の筋力を高める体操を紹介します

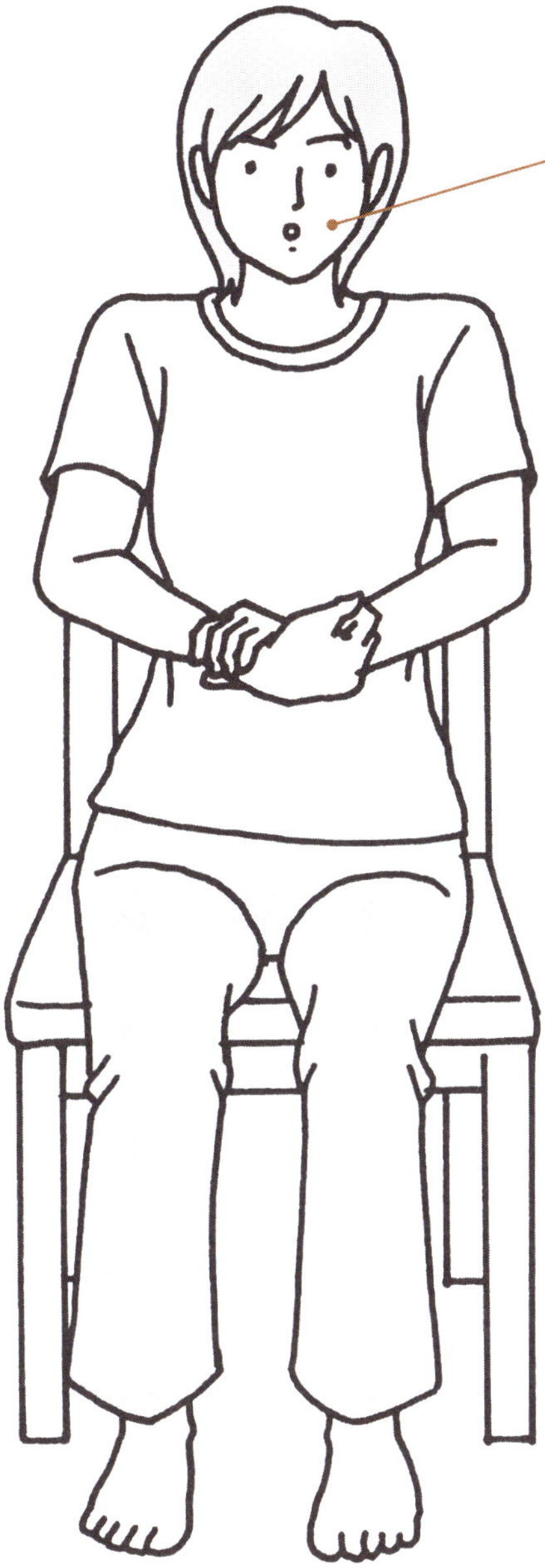

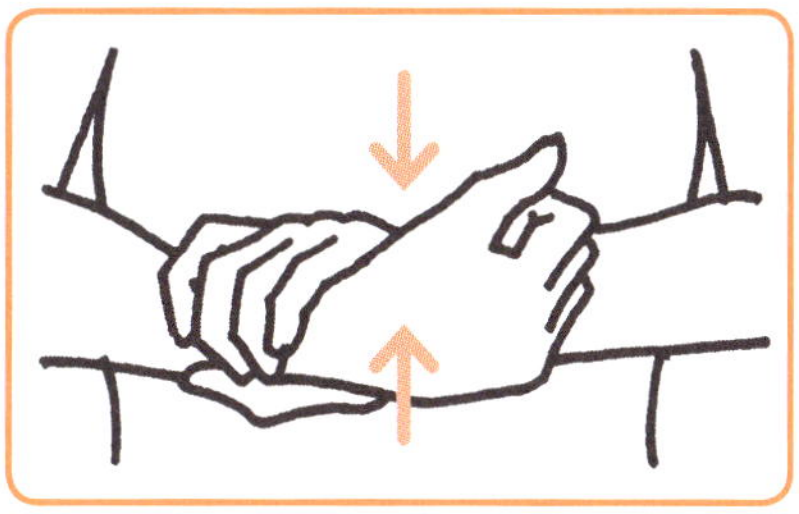

左手で右手首をおさえる

左右の肘《ひじ》を軽く曲げます。左手で右手首をおさえて、息をはきながら、5～6秒間思いっきり押し合います

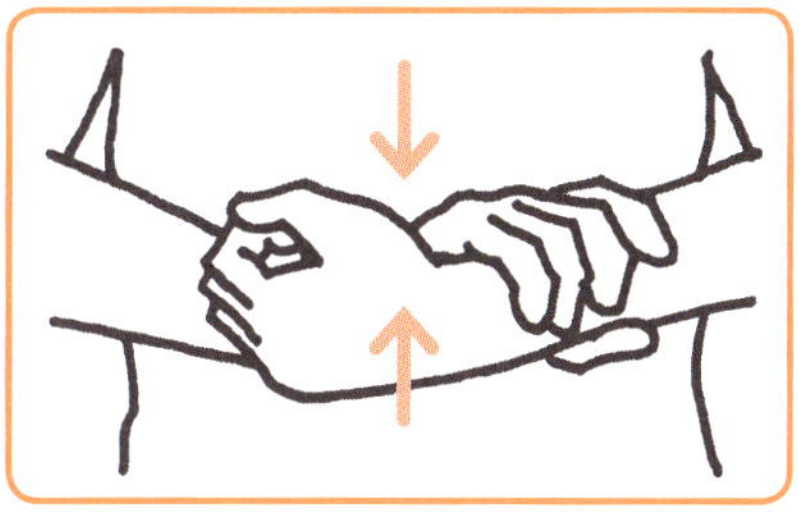

右手で左手首をおさえる

左右の手を入れかえて、同様の動作を行います

筋肉を意識して、押し合う

上腕《じょうわん》二《に》頭筋《とうきん》と上腕三《じょうわんさん》頭筋《とうきん》を意識して押し合います。力を入れるときは、息をゆっくりとはきながら行います

上腕《じょうわん》二《に》頭筋《とうきん》、上腕三頭筋《じょうわんさんとうきん》

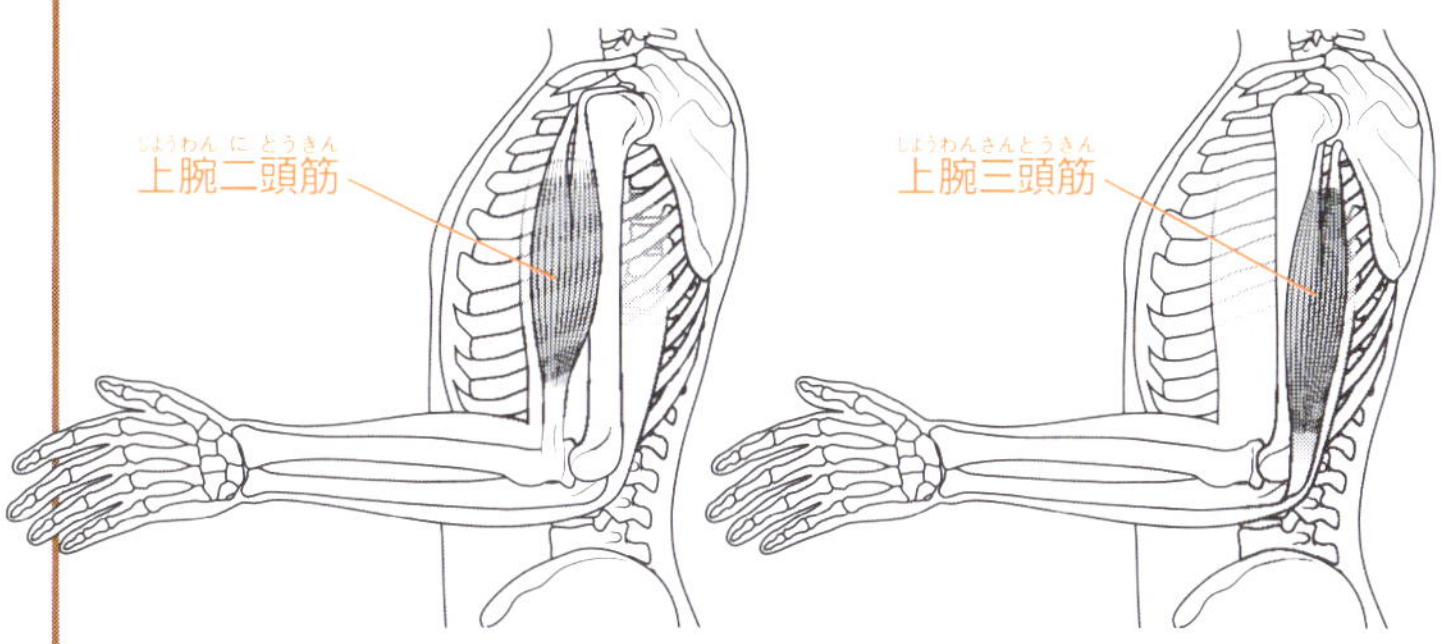

上腕二頭筋は肘《ひじ》を屈曲《くつきよく》する際に使い、
上腕三頭筋は肘を伸展《しんてん》する際に使う

ヘソをのぞき込んで腹筋カチカチ

腹筋強化で起き上がりを楽にします

寝た姿勢からからだを起こす際には、腹直筋《ふくちょくきん》や腹斜筋《ふくしゃきん》などの腹筋を使います。ここでは、腹筋を強化して、起き上がりが楽になる体操を紹介します

イスに座り、背筋を伸ばす

イスの前方に座り、背筋を伸ばします。目は前方を向き、手は太ももの上におきます

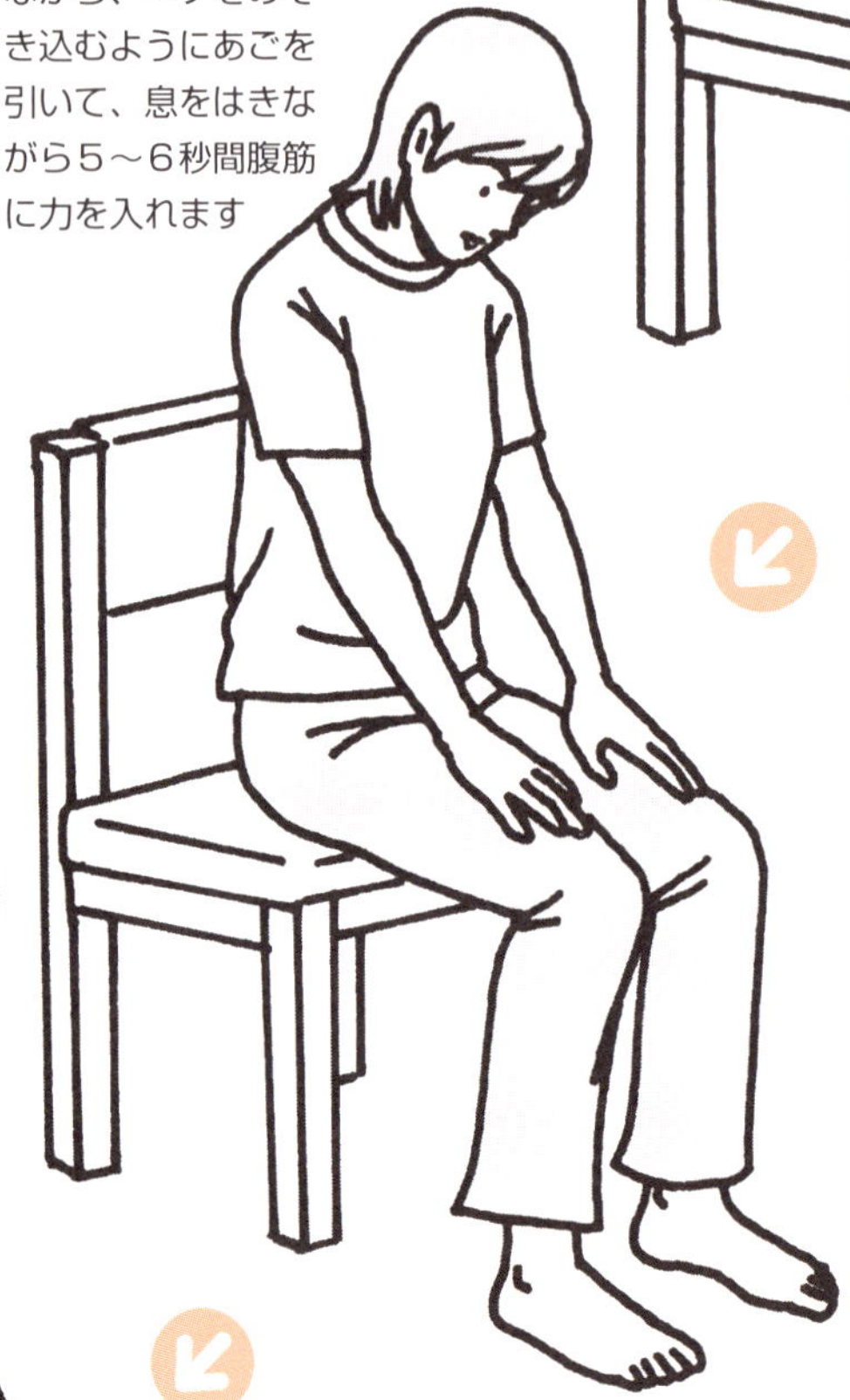

腹筋に力を入れる

息をゆっくりとはきながら、ヘソをのぞき込むようにあごを引いて、息をはきながら5～6秒間腹筋に力を入れます

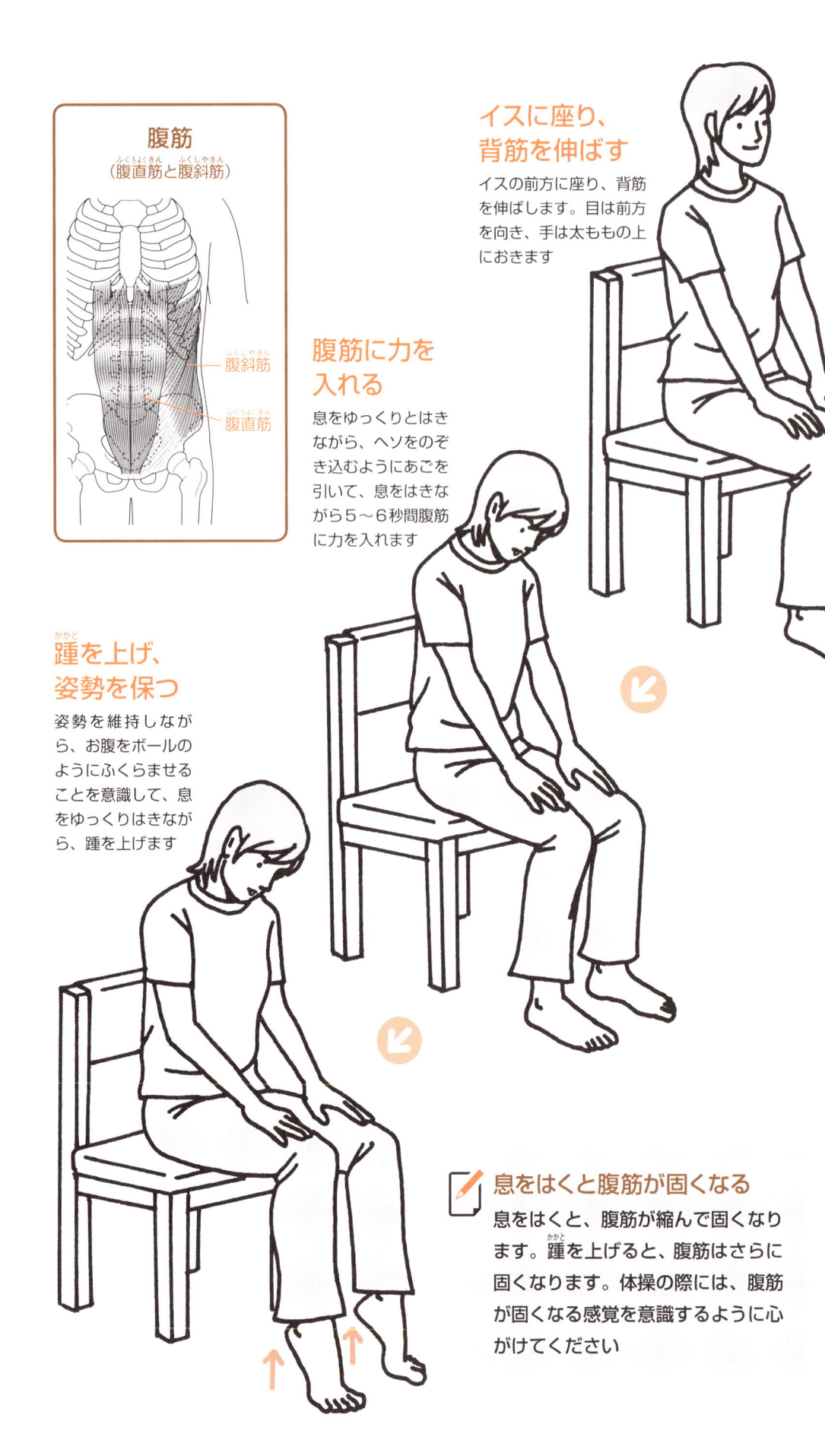

踵《かかと》を上げ、姿勢を保つ

姿勢を維持しながら、お腹をボールのようにふくらませることを意識して、息をゆっくりはきながら、踵を上げます

腹筋

(腹直筋《ふくちょくきん》と腹斜筋《ふくしゃきん》)

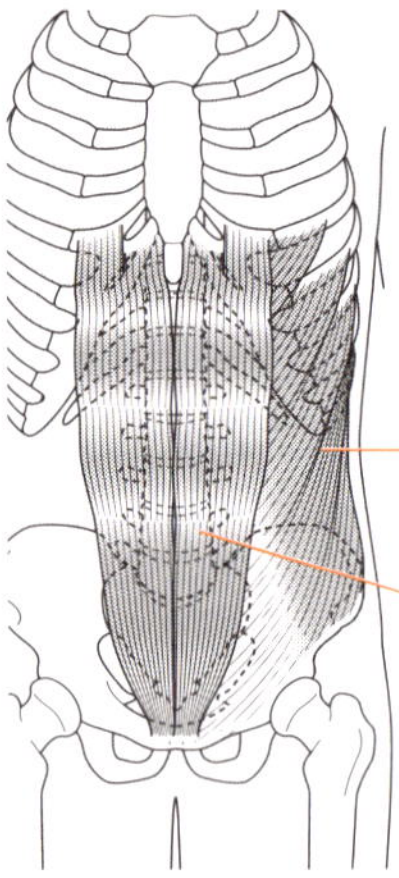

息をはくと腹筋が固くなる

息をはくと、腹筋が縮んで固くなります。踵《かかと》を上げると、腹筋はさらに固くなります。体操の際には、腹筋が固くなる感覚を意識するように心がけてください

床に座って太もも裏側のストレッチ

ハムストリングスを伸ばします

膝《ひざ》を曲げるときには、太ももの裏側にあるハムストリングス（大腿屈筋群《だいたいくっきんぐん》）という筋肉を使います。ここではハムストリングスをストレッチして、膝や腰の痛みを緩和する体操を紹介します

右脚を前方に伸ばして、左脚は右膝《ひざ》の下へ

床に座って、右脚を前方に伸ばします。左脚は曲げて、右膝の下に入れます。両手は膝の上におきます

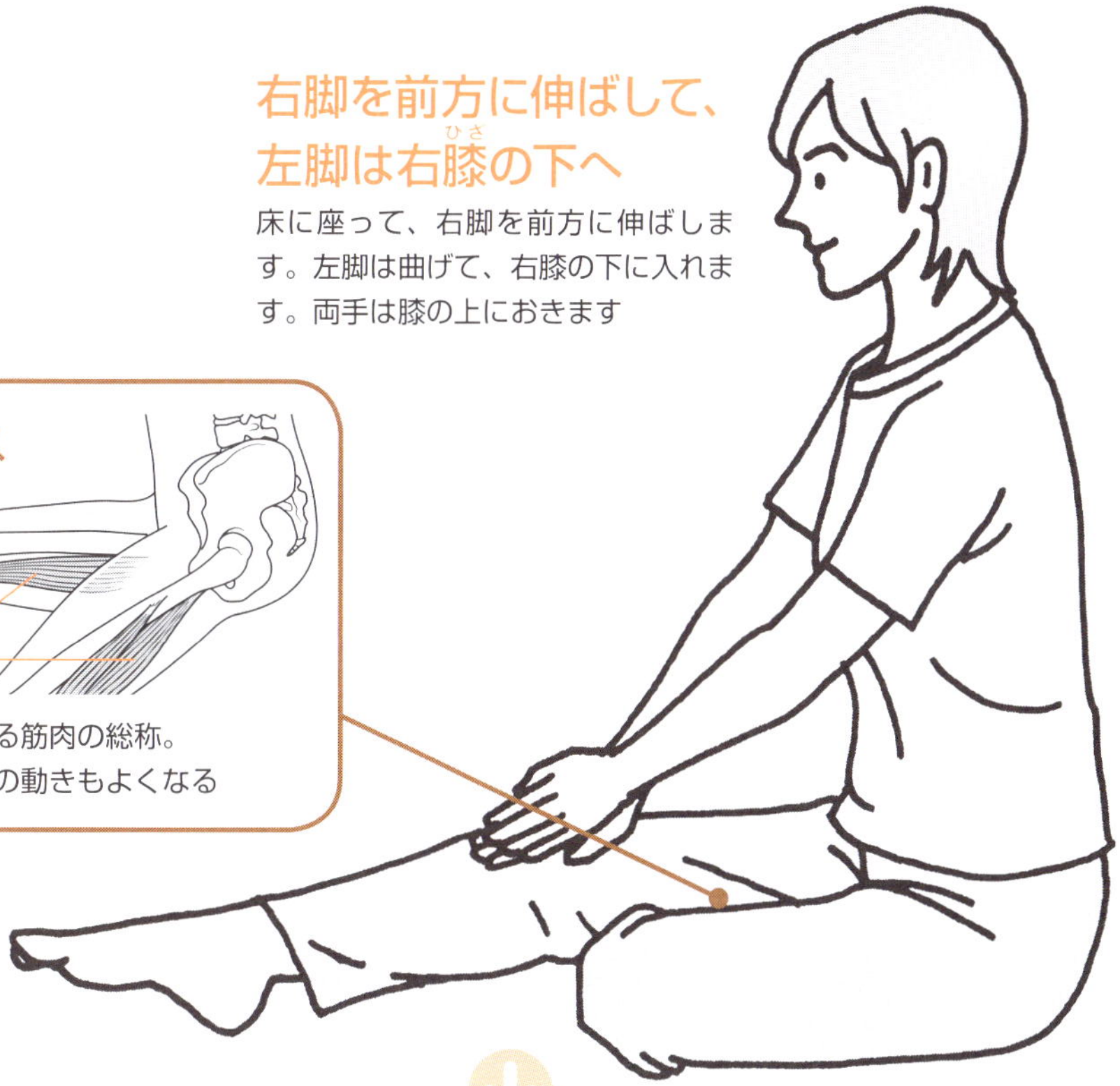

ハムストリングス

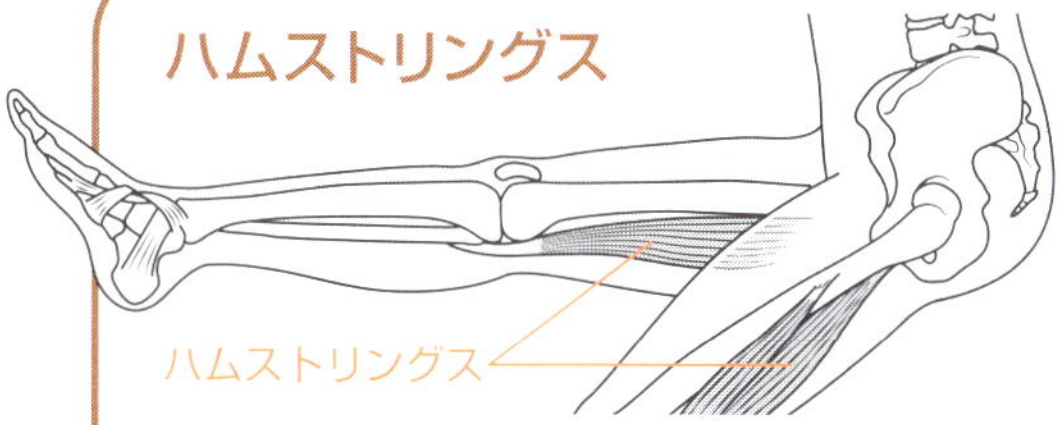

太ももの裏側にある筋肉の総称。
ここを伸ばすと脚の動きもよくなる

膝の上の手を前方に伸ばし、からだを前に倒す

息をはきながら、膝の上の手を前方に伸ばします。お腹を太ももに近づけるようにして、からだを前に押し出すように倒します。15～20秒間前屈したら、ゆっくりと息を吸いながらもとの姿勢に戻します。同様の運動を反対側でも行います

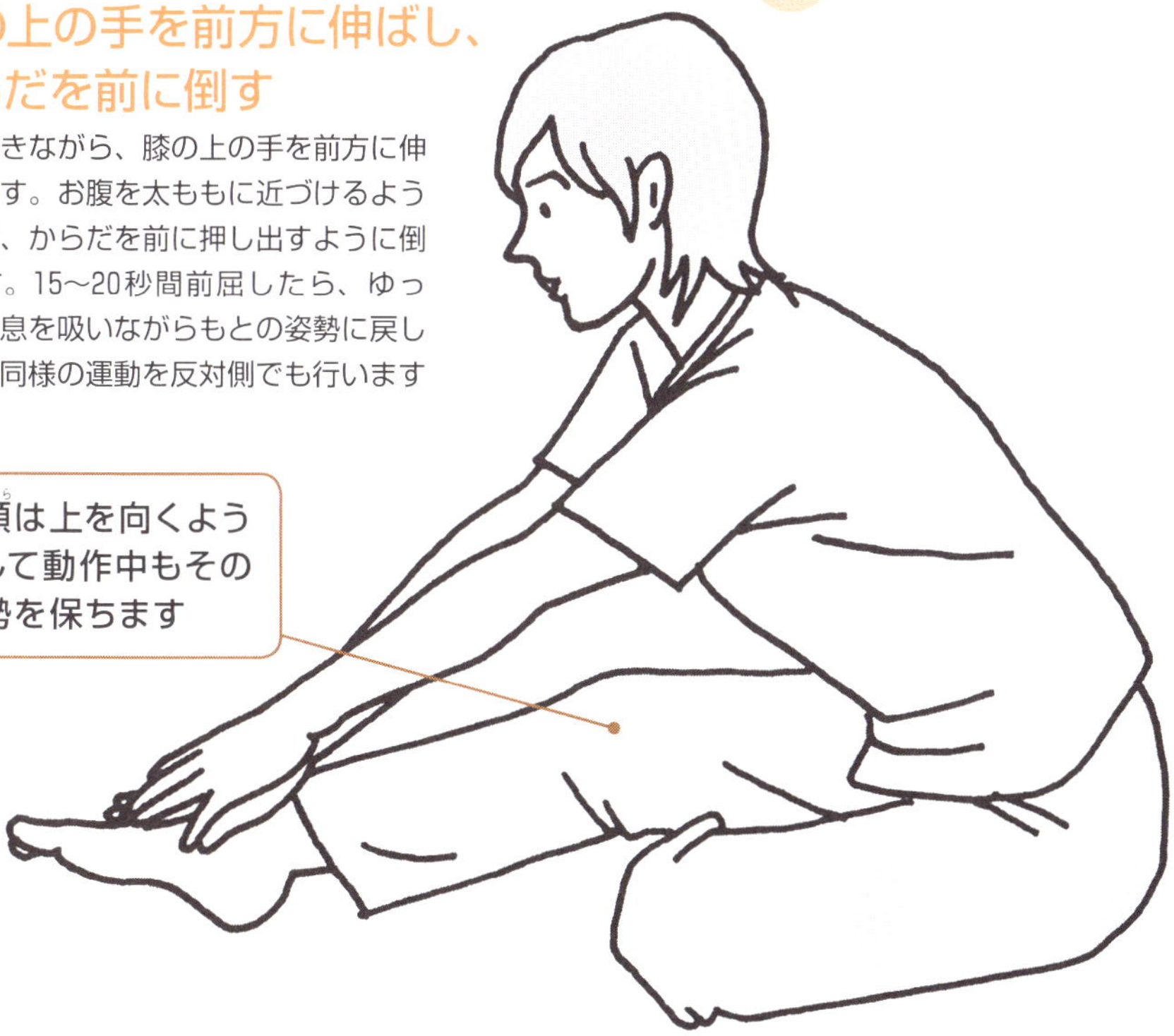

膝頭《ひざがしら》は上を向くようにして動作中もその姿勢を保ちます

必ず片脚ずつ行う

脚を伸ばすときは、必ず片脚ずつ行いましょう。膝《ひざ》の裏は無理に伸ばす必要はありません。つま先を伸ばして行います

筋力強化体操

額《ひたい》とあごを両手で押し合う

頸椎《けいつい》にある筋力が強化されます

頸部《けいぶ》には、首の運動や嚥下《えんげ》に深く関与している筋肉が集中しています。強化するのが難しそうに見える筋肉群ですが、実は簡単な体操があります。また舌骨《ぜっこつ》についた筋肉は嚥下《えんげ》に深く関係しています

胸鎖乳突筋《きょうさにゅうとつきん》

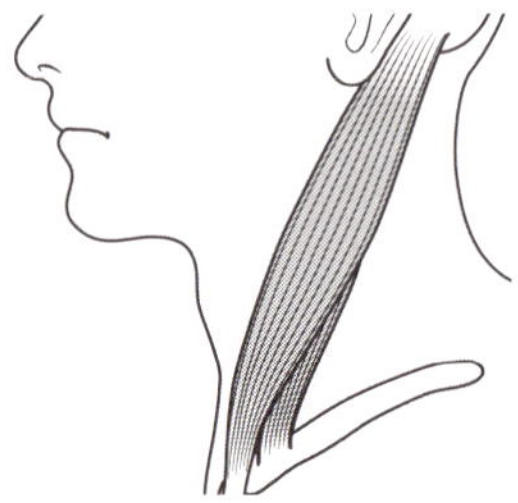

首を支えたりまわしたりする筋肉。胸骨《きょうこつ》と鎖骨《さこつ》から始まり首の横を通って耳の後ろにある頭蓋骨の乳様突起《にゅうようとつき》に至る

両手で額《ひたい》をぐっと押す

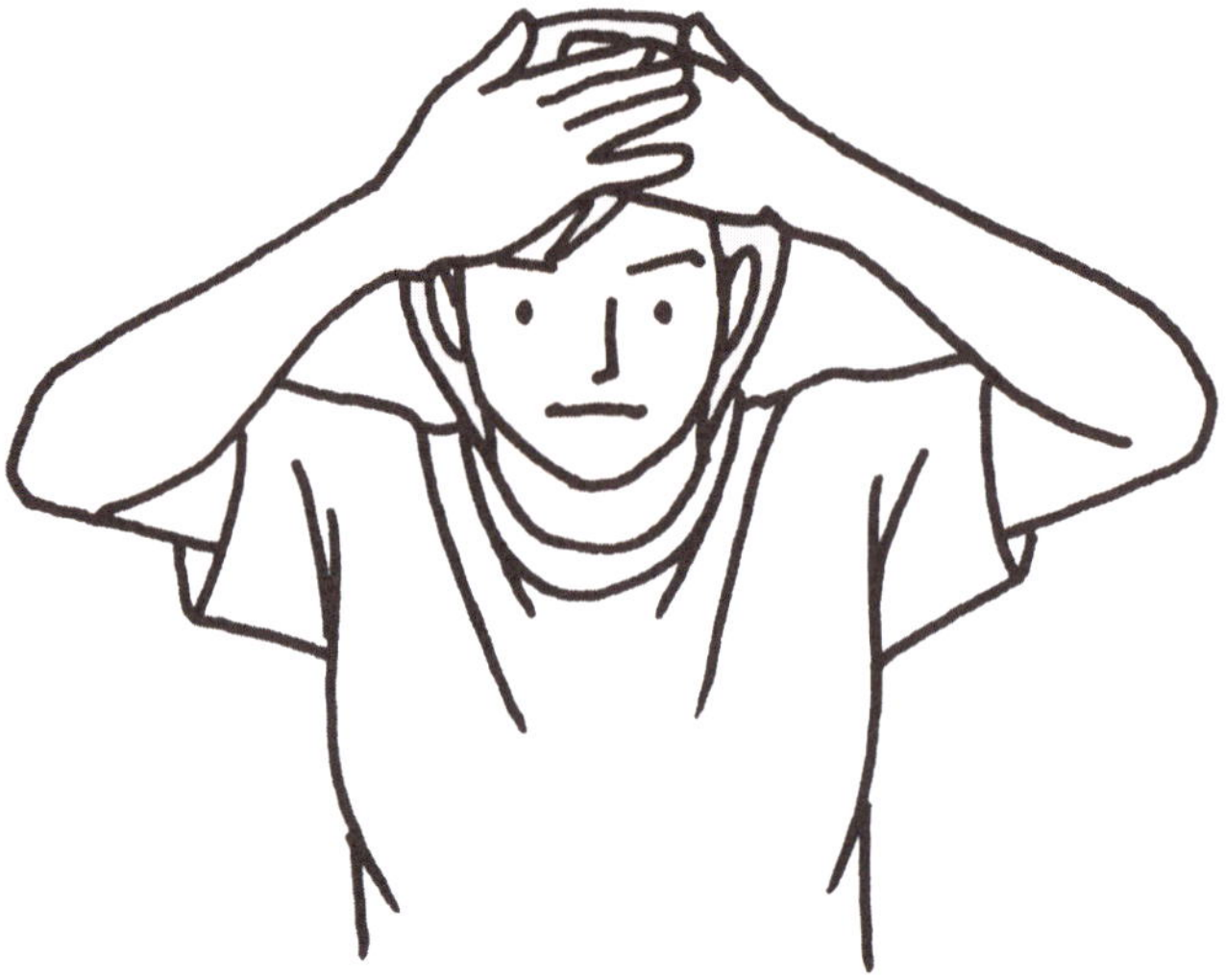

首の力で両手の圧力を跳ね返す

両手の手のひらを重ねて額の上において、ゆっくりと力を入れます。その際、両手の圧力を跳ね返すつもりで、頸椎《けいつい》に力を入れて、5～6秒間、その姿勢を維持します。頸椎を痛めないように注意しましょう

あごに力を入れて押す

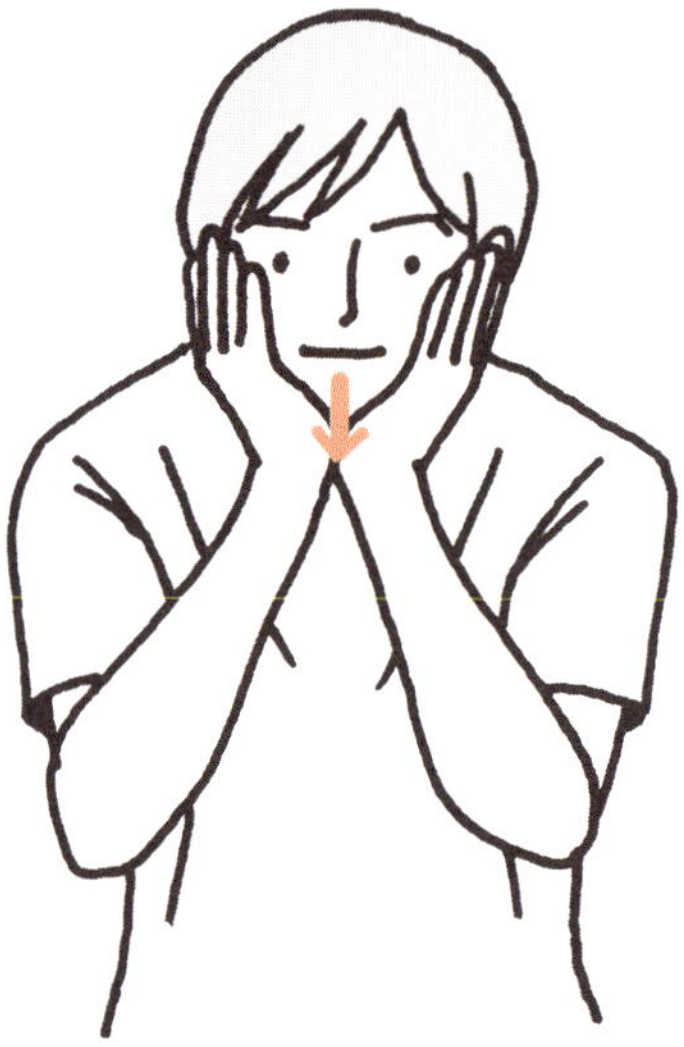

手にあごをのせて、力を入れる

頬杖《ほおづえ》をつく要領で、両手にあごをのせます。次に、あごで手を下に押しつけるようにゆっくりと力を入れます

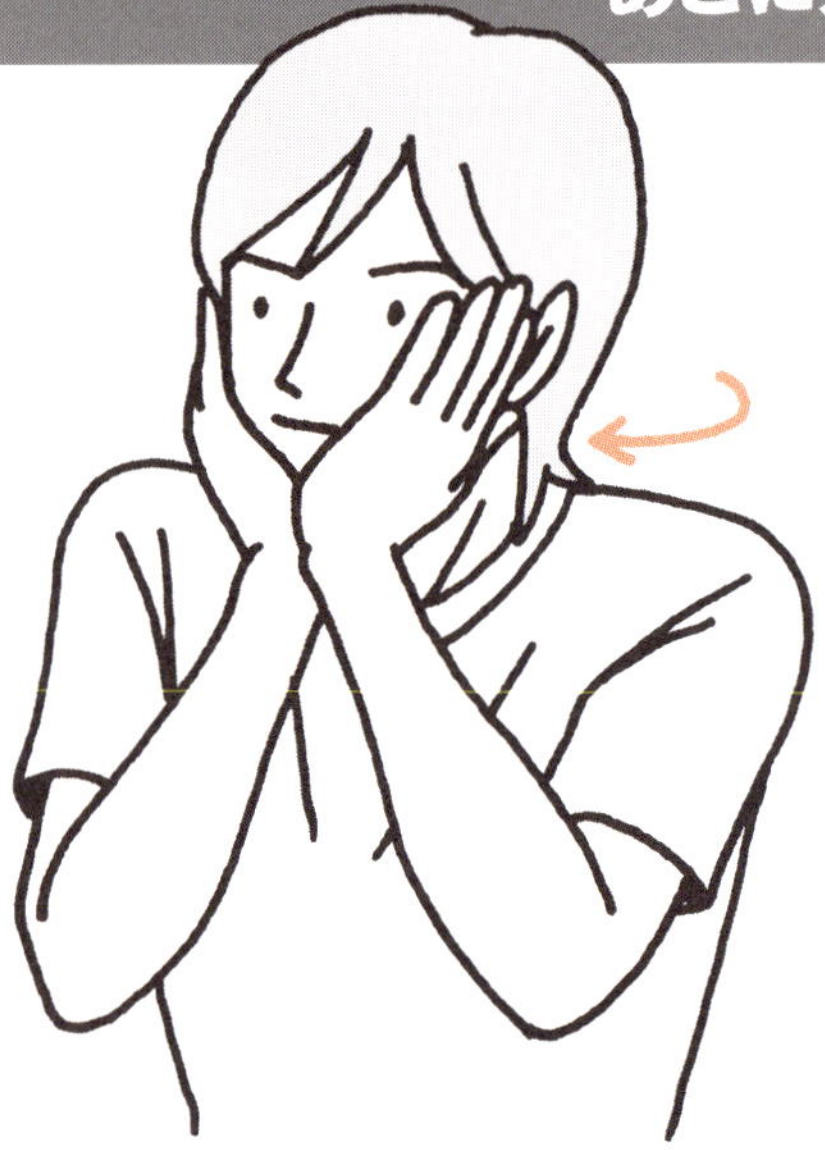

あごに力を入れたまま左右に

あごで両手を押しつけるような姿勢を維持しながら、首を左右にひねります。胸鎖乳突筋《きょうさにゅうとつきん》が緊張しているのを意識してください

筋力強化体操

お尻を浮かして左右に体重移動

腰方《ようほう》形筋《けいきん》を強化します

骨盤《こつばん》の動きをコントロールする腰方形筋《ようほうけいきん》の運動です。骨盤は上半身と下半身をつなぐからだのカナメなので、腰方形筋はからだのバランスを保つ、うまく歩くなど大切な働きをしています

イスに座り背筋を伸ばす

イスに座り、手は膝《ひざ》におき、背筋をまっすぐ伸ばします

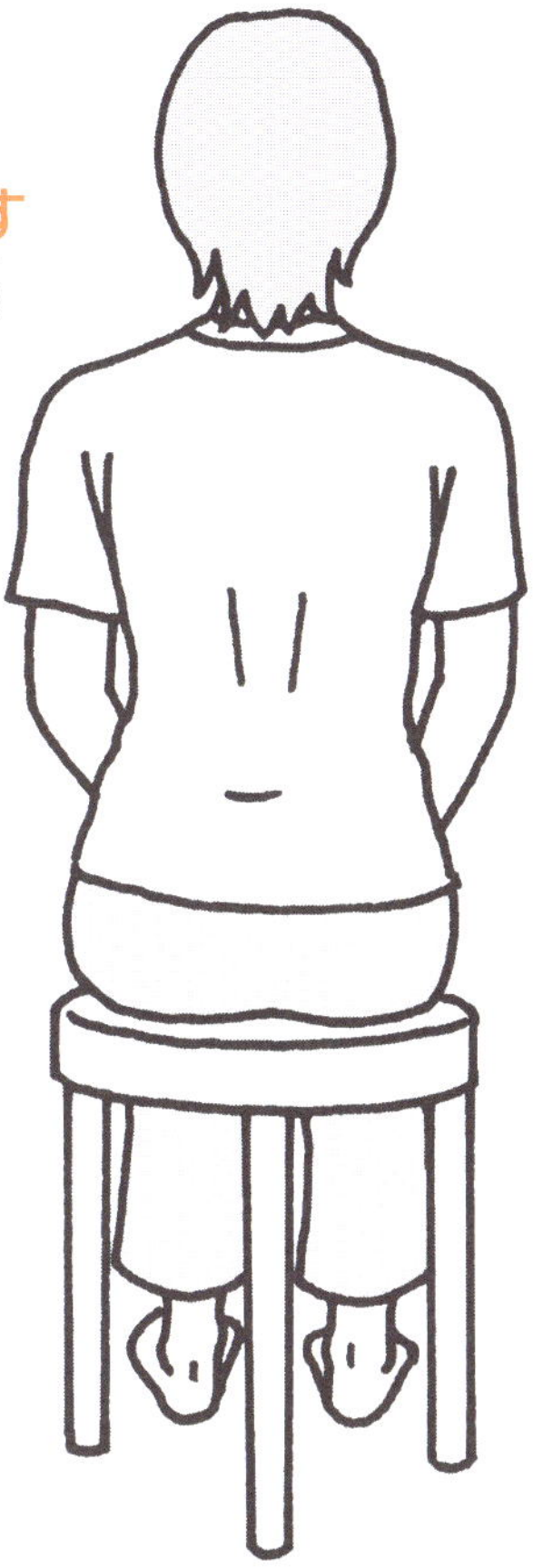

お尻を浮かして体重移動

片方のお尻を浮かして、反対側に体重を移動します。からだが傾《かたむ》かないよう肩の線を水平に保ちます

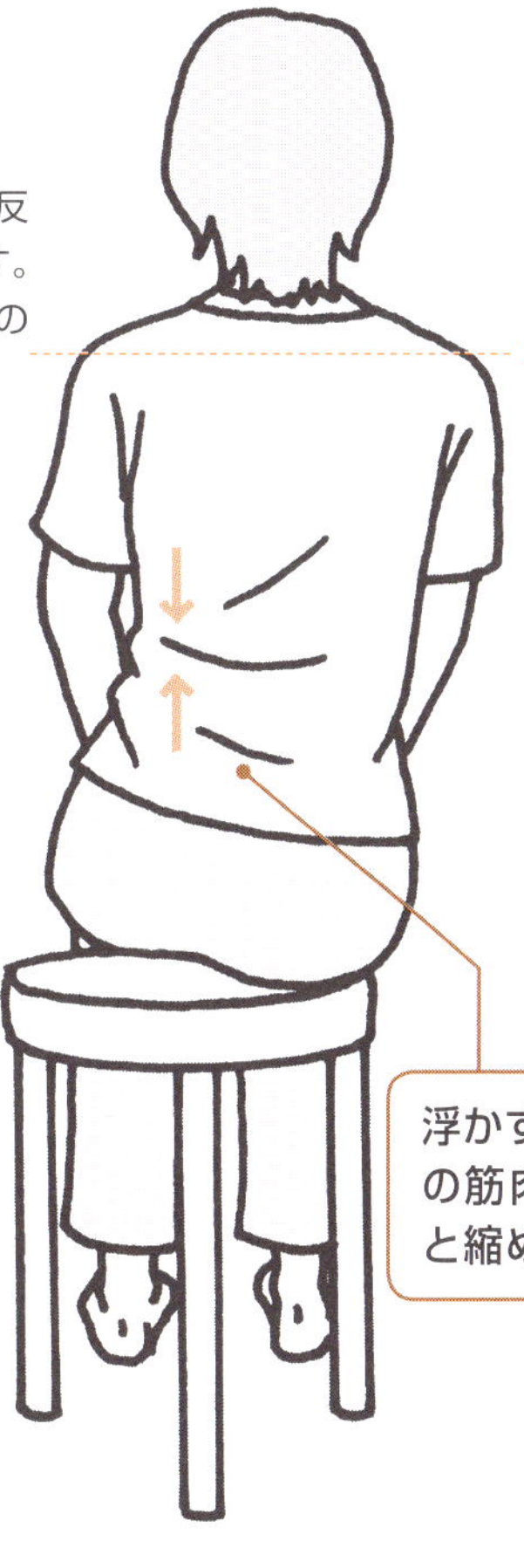
水平
浮かす側の脇腹の筋肉をギュッと縮める感じで

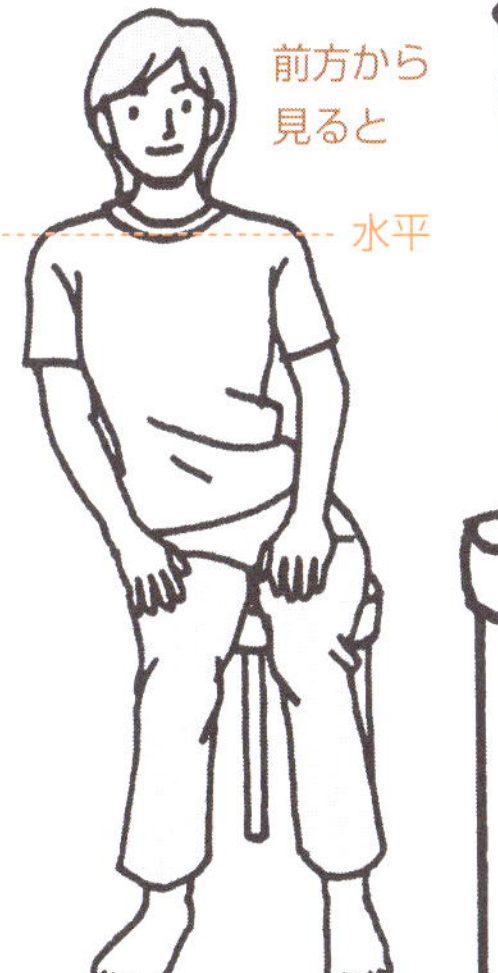

上体を前後に倒さないで

上体を左右に倒すと簡単にお尻が浮きますが、これは腰方《ようほう》形筋《けいきん》を使って腰椎《ようつい》を引き上げる運動なので、上体を立てた姿勢を保ってください

腰方形筋《ようほうけいきん》

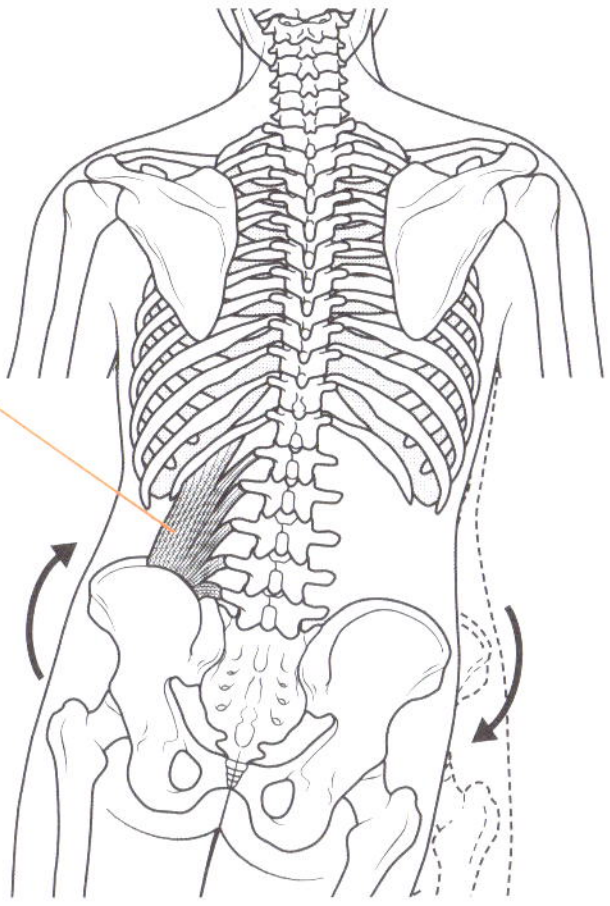

腰方形筋は一番下の肋骨《ろっこつ》と腰椎《ようつい》を骨《こつ》盤《ばん》につないでいる筋肉で、歩くときにからだのバランスをとるために大切な働きをする

坐骨《ざこつ》結節の位置を確認

お尻の下をさわって触れるのが坐骨結節です。恥骨《ちこつ》（股間《こかん》部《ぶ》の骨）および腸骨《ちょうこつ》（いわゆる腰骨）や坐骨などが合わさって骨盤《こつばん》を形成しています

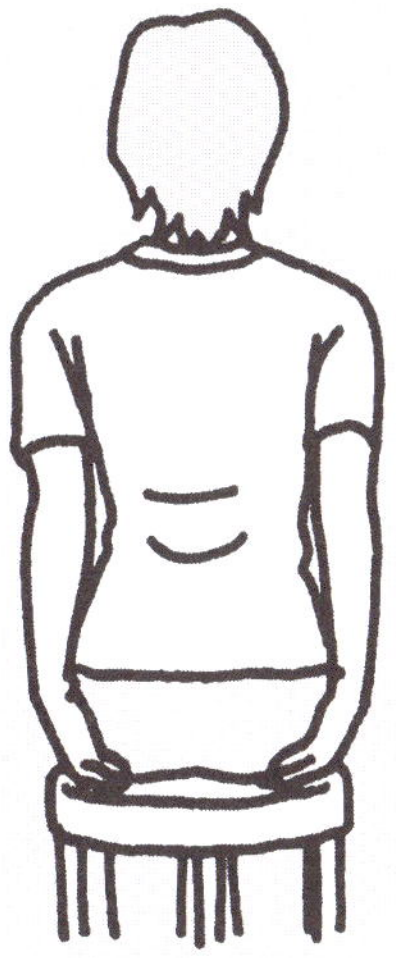

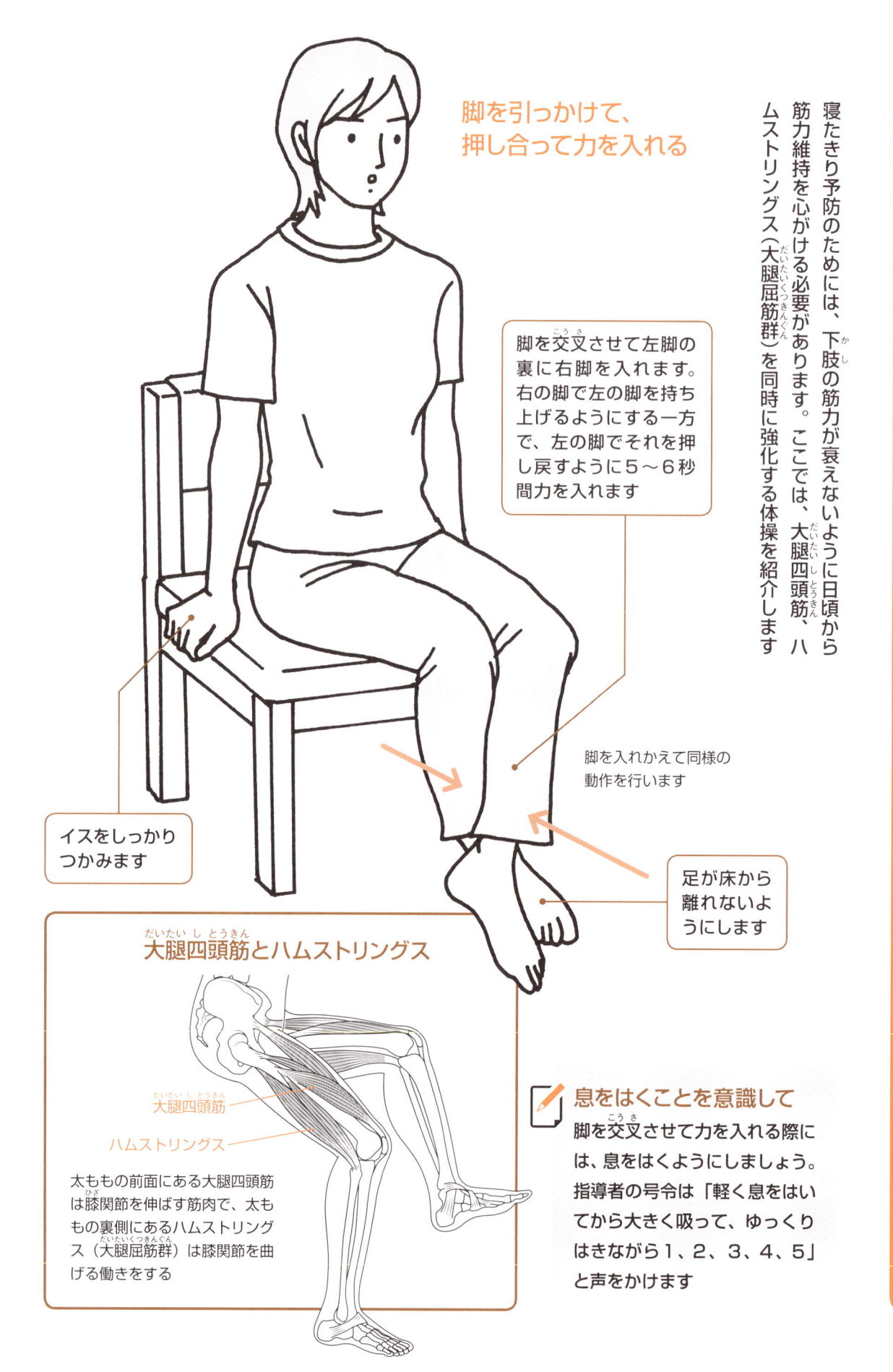

脚引っかけ

大腿《だいたい》四《し》頭筋《とうきん》とハムストリングスを同時に強化します

寝たきり予防のためには、下肢《かし》の筋力が衰えないように日頃から筋力維持を心がける必要があります。ここでは、大腿《だいたい》四《し》頭筋《とうきん》、ハムストリングス（大腿屈筋群《だいたいくつきんぐん》）を同時に強化する体操を紹介します

脚を引っかけて、押し合って力を入れる

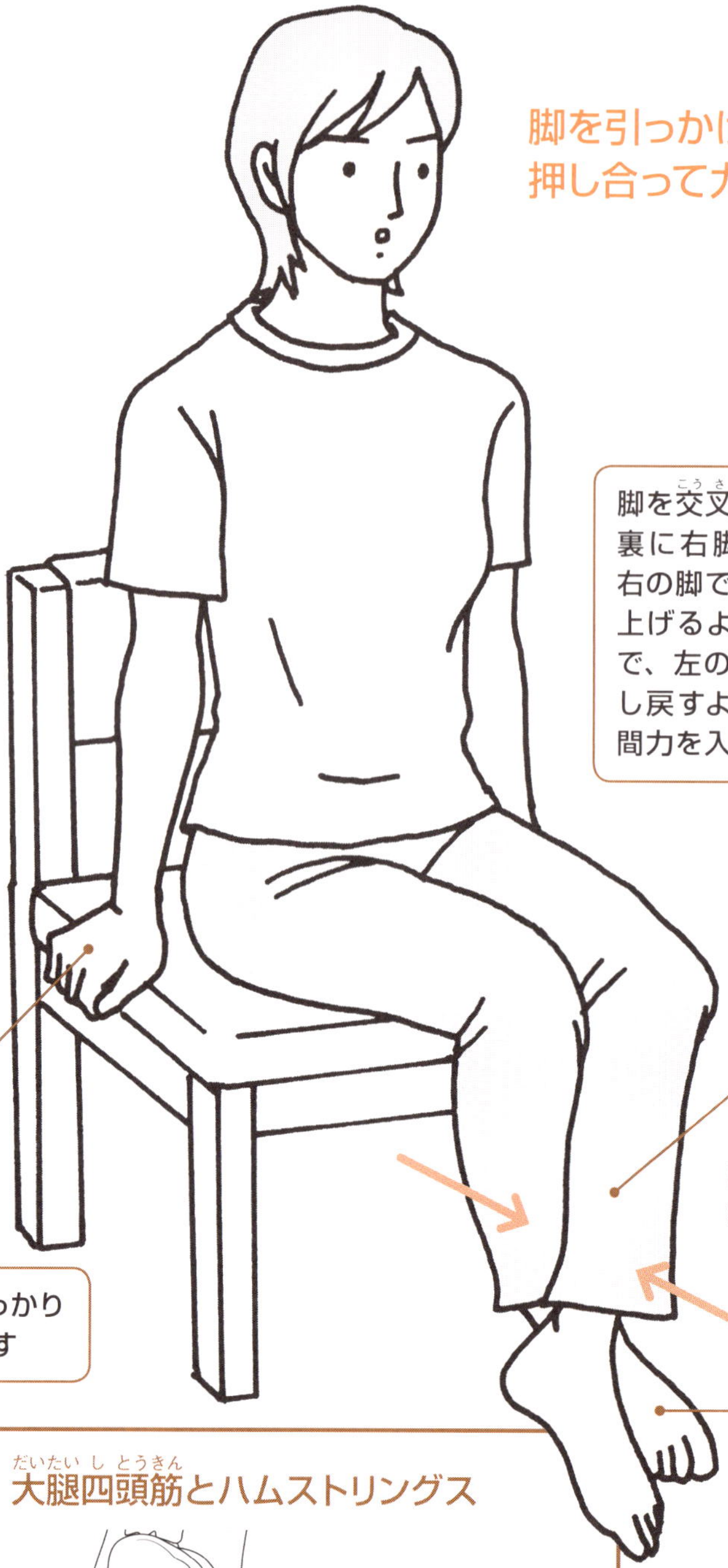
脚を交叉《こうさ》させて左脚の裏に右脚を入れます。右の脚で左の脚を持ち上げるようにする一方で、左の脚でそれを押し戻すように5～6秒間力を入れます
脚を入れかえて同様の動作を行います
イスをしっかりつかみます
足が床から離れないようにします

大腿《だいたい》四《し》頭筋《とうきん》とハムストリングス

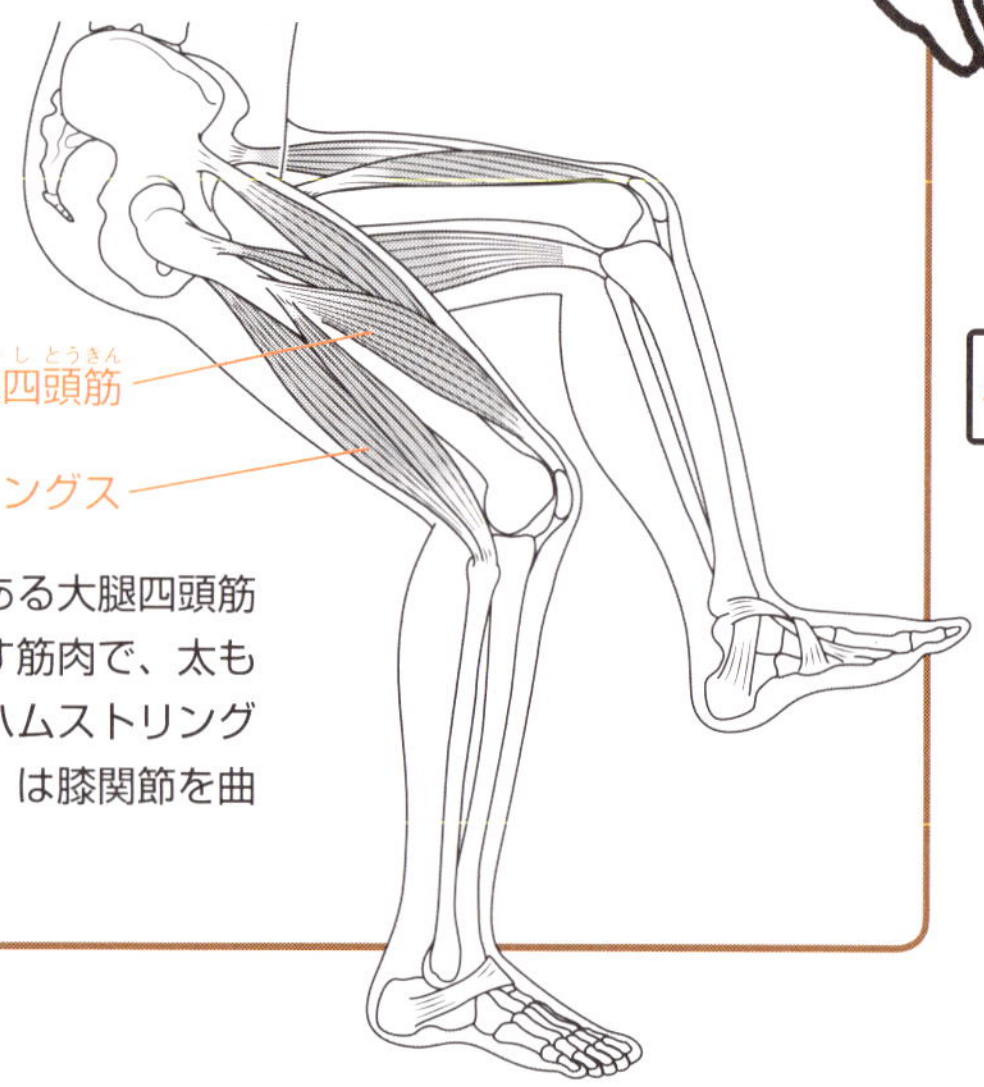

太ももの前面にある大腿四頭筋は膝《ひざ》関節を伸ばす筋肉で、太ももの裏側にあるハムストリングス（大腿屈筋群《だいたいくつきんぐん》）は膝関節を曲げる働きをする

息をはくことを意識して

脚を交叉《こうさ》させて力を入れる際には、息をはくようにしましょう。指導者の号令は「軽く息をはいてから大きく吸って、ゆっくりはきながら1、2、3、4、5」と声をかけます

筋力強化体操

イスに座って太もも裏側のストレッチ

ハムストリングスを伸展《しんてん》させます

太ももの裏側にあるハムストリングスのストレッチをイスに座って行います。床で行うストレッチよりも、膝《ひざ》の裏側がよく伸びるので、ハムストリングスの伸展《しんてん》が大きくなります

右脚をイスの上にのせる

イスに座り、右脚を補助イスの上にのせます。座っているイスと補助イスの距離を調整して膝《ひざ》に負担がかからないようにして足首は伸ばします

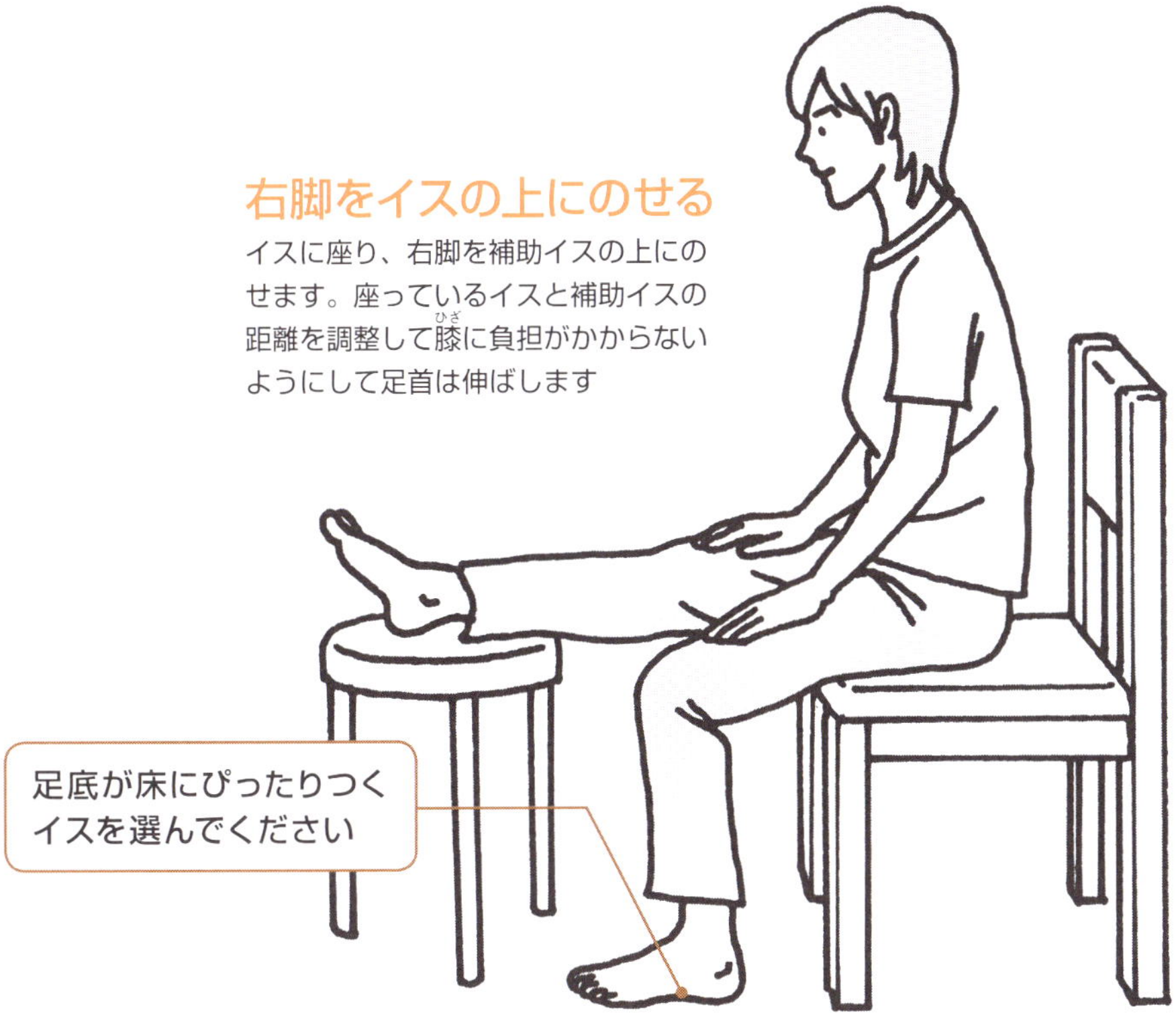

息をはきながら、前傾

目線をつま先において、ゆっくりと息をはきながら前傾していきます。ハムストリングスが伸びているのを感じたら、15～20秒間その姿勢を維持します。足をかえて同様の動作を行います

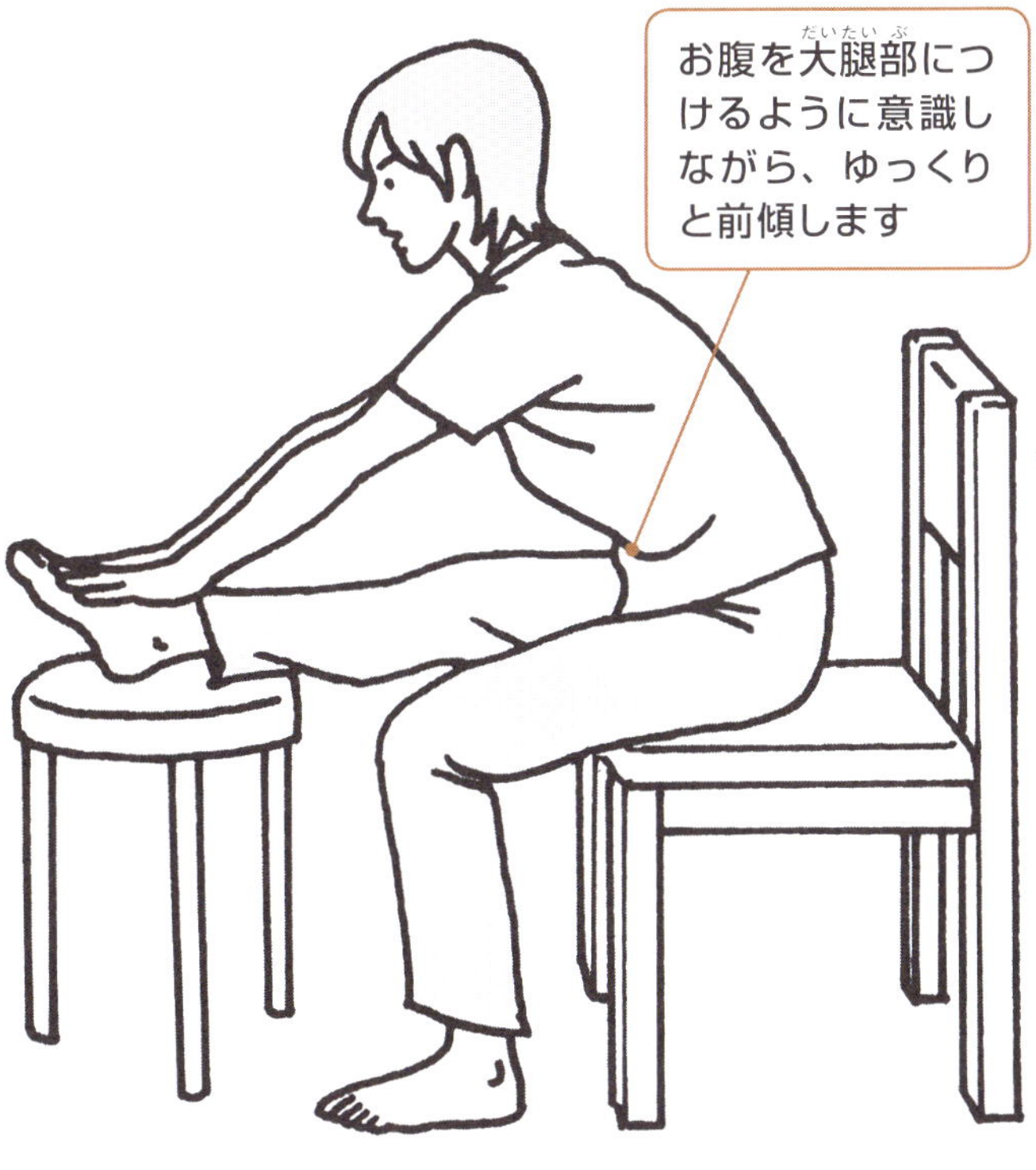

補助イスを使わずに、大腿部《だいたいぶ》裏側をストレッチする体操

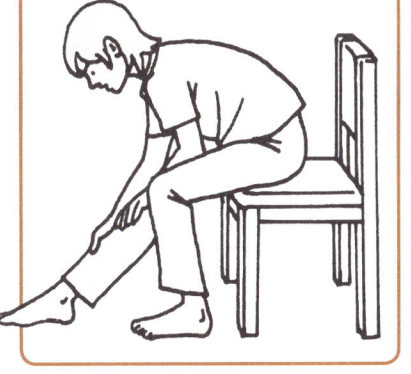

無理をしない

脚をイスの上にのせた時点で、膝《ひざ》の裏側が伸びている状態なので、前傾の角度は無理のない範囲にとどめましょう。つま先に手の指がつかなくてもかまいません

脚を組んで上体ひねり

腹筋や腰の筋肉をやわらかくする体操です

腰周辺の筋肉が硬直していると、腰痛《ようつう》の原因になります。ここでは、脊柱《せきちゅう》のひねりと股関節《こかんせつ》の内側の動きをスムーズにすることで、腹筋や腰の筋肉をやわらかくする体操を紹介します

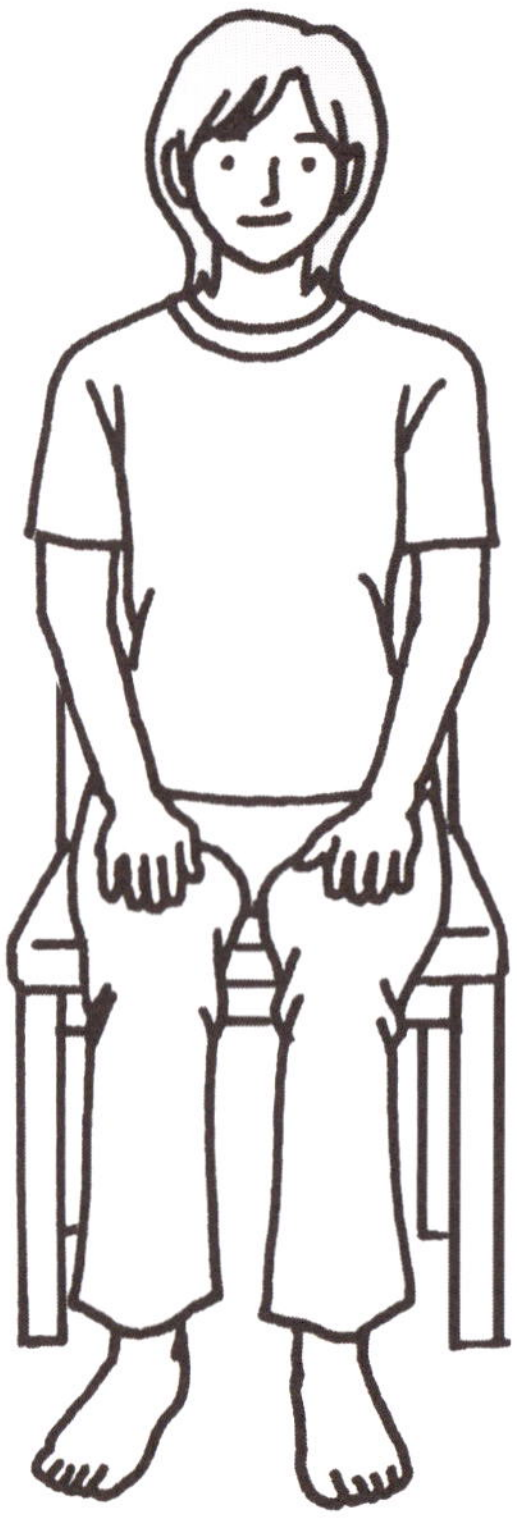

イスに座り、背筋を伸ばす

イスに深く座り、背筋を伸ばします。その際、視線は前方を見すえるように、手は太ももの上におきます

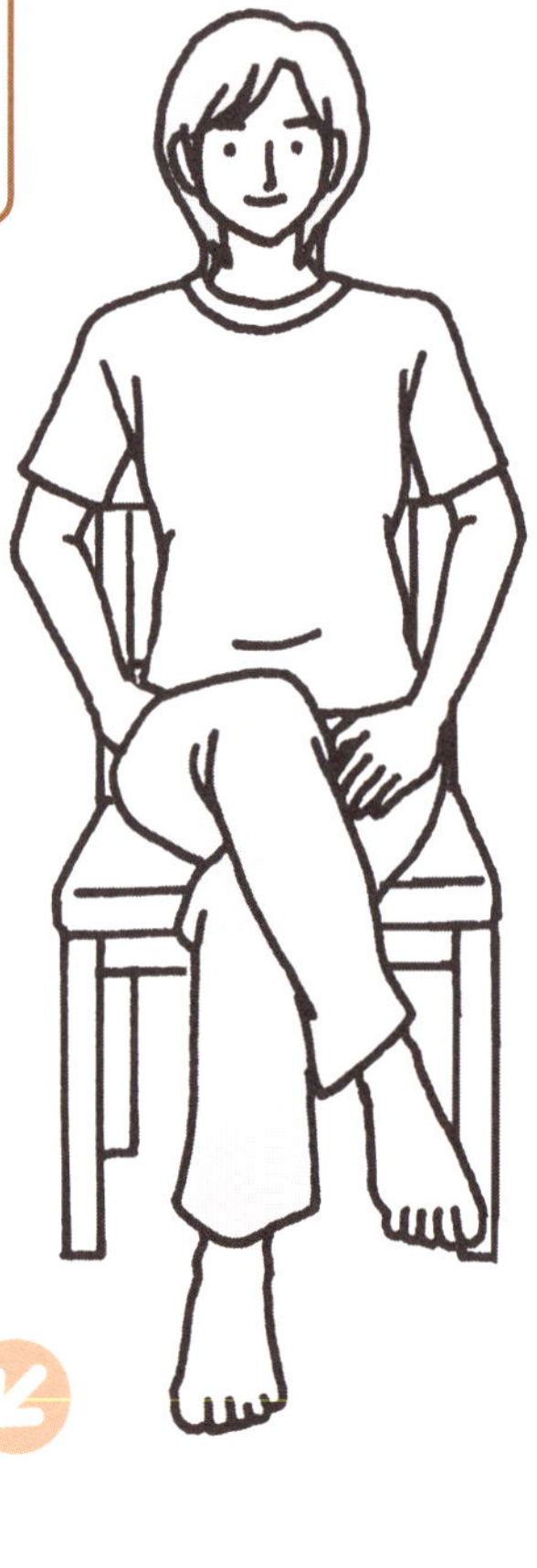

右脚を組む

右脚を左脚の上にのせます。続いて、右後方にゆっくりとひねり始めます

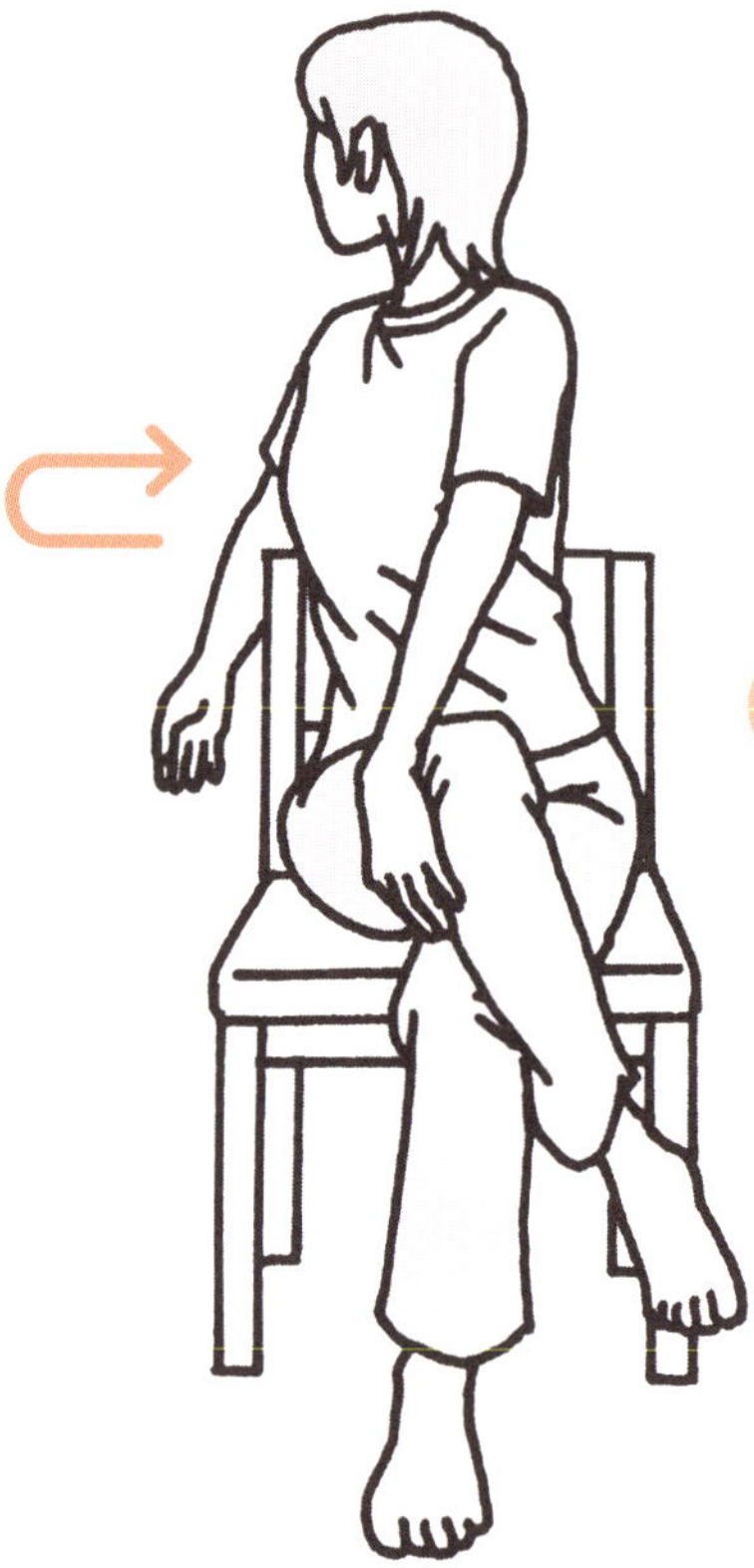

膝《ひざ》を押さえて、からだをひねる

左手で右膝を押さえて、右手をからだの後ろにまわし、からだをぐっとひねります。からだは真後ろを向くようにして15～20秒間、その姿勢を維持します。脚を組みかえて同様に

気持ちよくひねる

からだをひねるときは、息を止めずにゆっくりと行います。後ろにまわした手の力で、腰の筋肉が伸びて気持ちがよいと感じるところまでひねりましょう。脚が組めないときは反対の手で膝を押さえてひねります

腹筋と脊柱《せきちゅう》

（腹直筋《ふくちょくきん》と腹斜筋《ふくしゃきん》）

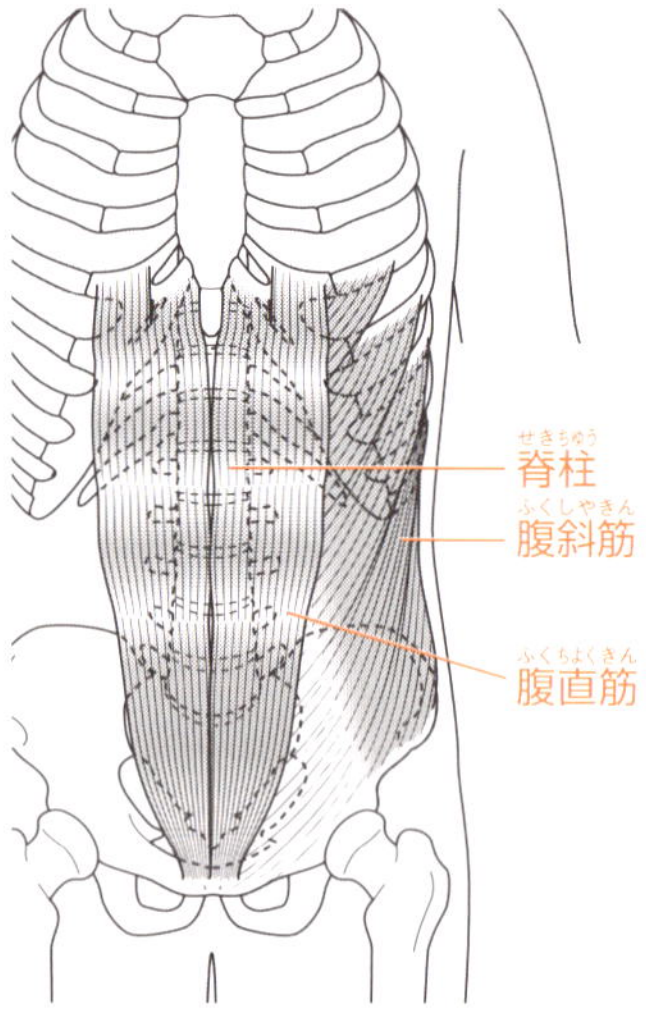

筋力強化体操

自分の力で膝《ひざ》裏伸ばし

下腿三頭筋《かたいさんとうきん》を伸ばす体操です

年をとると、膝《ひざ》の関節や周辺の筋力が弱くなり、階段の上り下りがつらくなってきます。ここでは、膝裏を伸ばして膝の関節をやわらかくする体操を紹介します

左脚をイスの上にのせる

イスの前のほうに座って、背筋を伸ばします。次に後方に手を伸ばして上半身を支えながら、踵《かかと》を補助イスにのせます

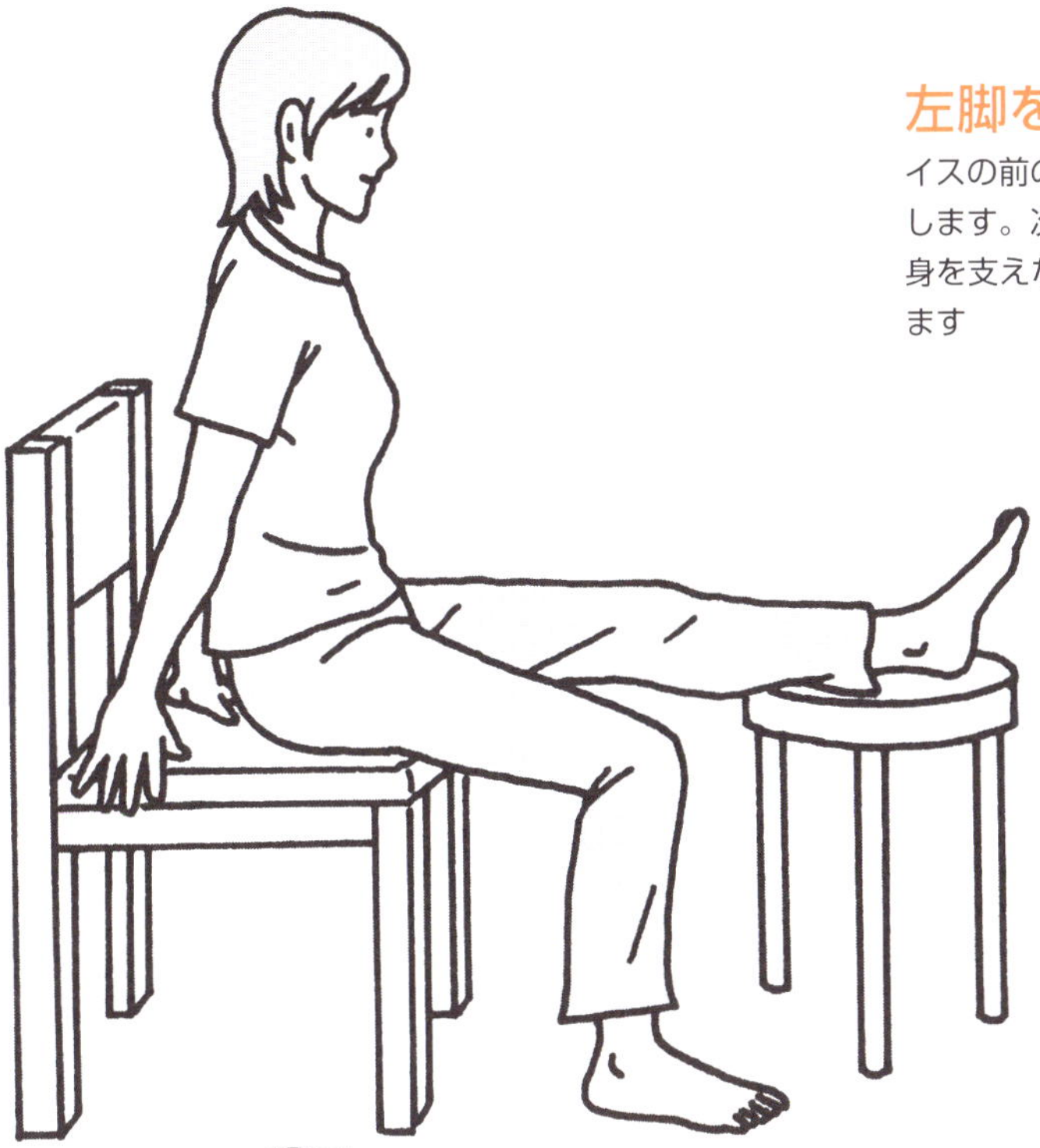

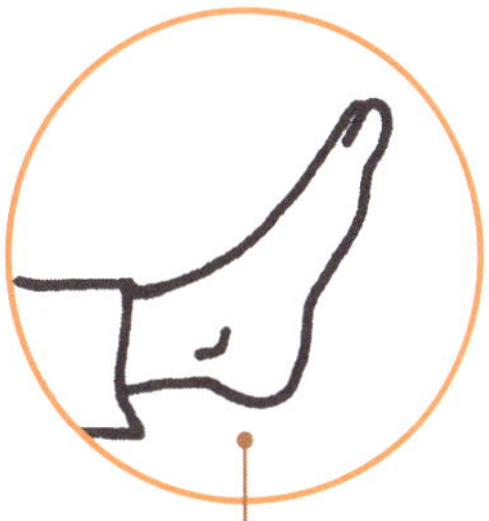

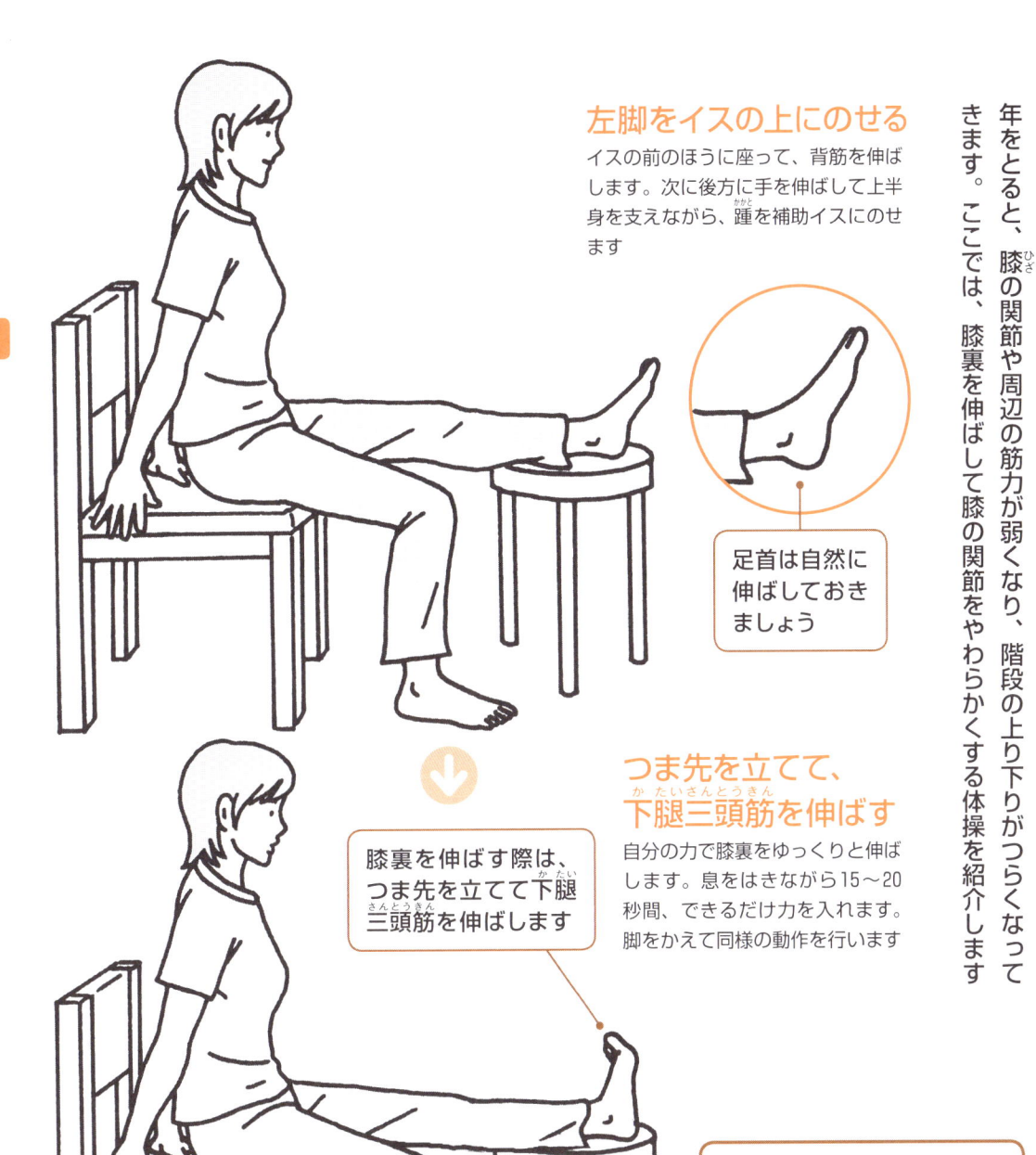

足首は自然に伸ばしておきましょう

つま先を立てて、下腿三頭筋《かたいさんとうきん》を伸ばす

自分の力で膝裏をゆっくりと伸ばします。息をはきながら15～20秒間、できるだけ力を入れます。脚をかえて同様の動作を行います

膝裏を伸ばす際は、つま先を立てて下腿《かたい》三頭筋《さんとうきん》を伸ばします

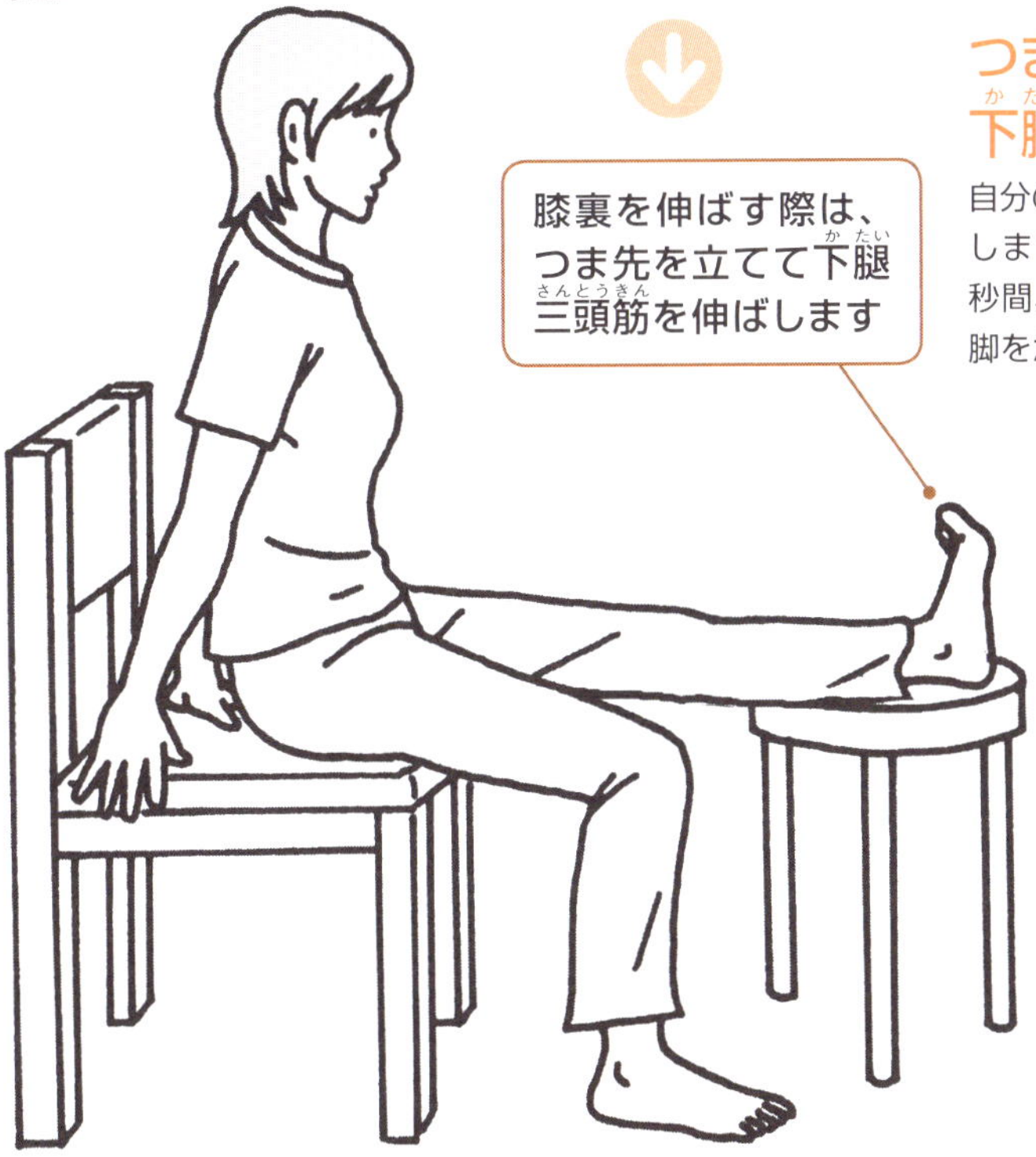

補助イスを使わずにストレッチする体操

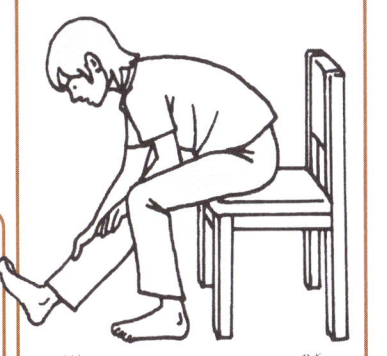

踵《かかと》をつけつま先を立て、膝《ひざ》を伸ばして前傾します

下腿三頭筋《かたいさんとうきん》

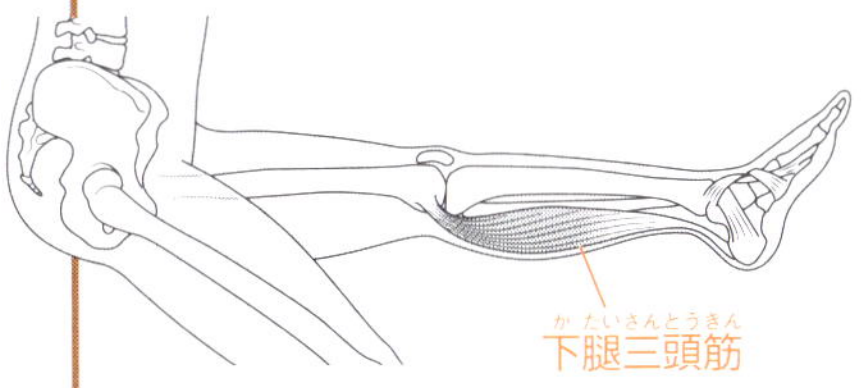

ふくらはぎにある筋肉の総称で、腓腹筋《ひふくきん》とヒラメ筋からなり、足首を上方に曲げると伸びる

筋力強化体操

手のひらを合わせて膝頭《ひざがしら》をギュッ

股関節内転筋群《こかんせつないてんきんぐん》を強化します

股関節内転筋群《こかんせつないてんきんぐん》が弱ると、膝《ひざ》が外側を向いてしまうため、膝痛《しつう》の原因になります。ここではイスに座ったままで股関節内転筋群を強化する体操を紹介します

股関節内転筋群《こかんせつないてんきんぐん》

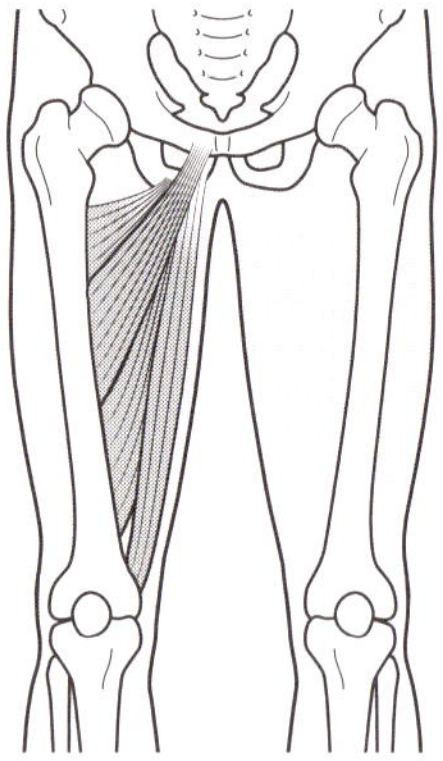

脚を内側に寄せる筋肉。この筋肉が弱くなると歩くときに脚が外側に出てしまう

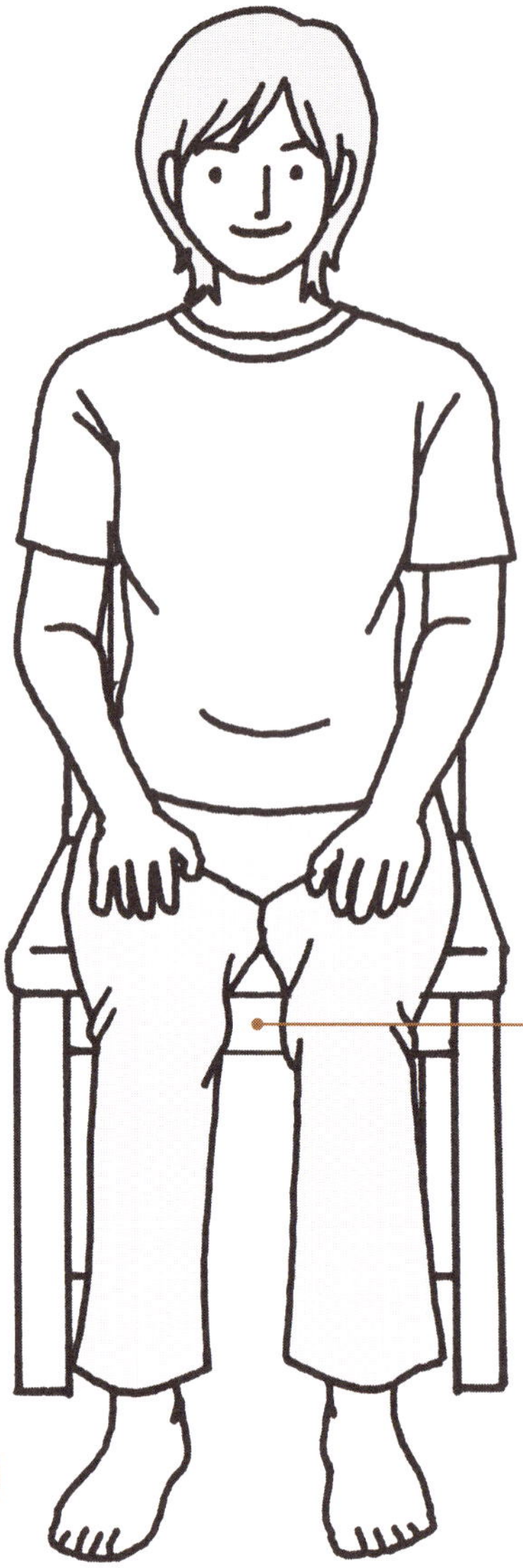
膝《ひざ》の間は、握りこぶしひとつ分あけます

イスに座り、背筋を伸ばす

イスに深く座り、背筋を伸ばします。その際、両膝《ひざ》と左右の足を握りこぶしひとつ分あけます

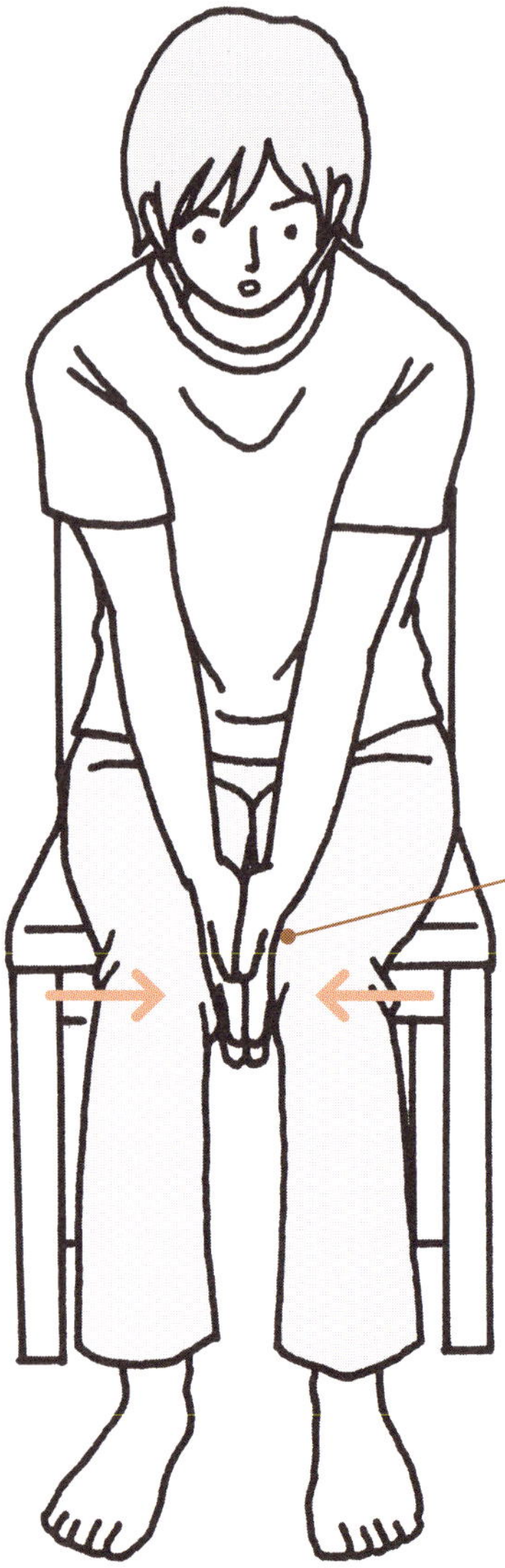
手のひらを押しつけるように力を入れます

手のひらを合わせて両膝《ひざ》の間に入れて、はさむ

合わせた手を両膝の間に入れます。続けて、息をはきながら、両膝で手のひらを押すように5～6秒間膝頭《ひざがしら》をギュッと締めつけます

膝《ひざ》で押す際は息をはく

両膝で手のひらを押すときは十分に息を吸い、5～6秒間両膝で手のひらを押し合う際にゆっくりと息をはくようにします

膝《ひざ》を伸ばしてゆっくり水平移動

膝痛《しつう》予防に効果のある筋肉をまとめて強化します

中臀筋《ちゅうでんきん》、大腿四頭筋《だいたいしとうきん》、大腿筋膜張筋《だいたいきんまくちょうきん》、腸《ちょう》腰筋《ようきん》などの筋肉をまとめて強化する体操です。膝痛《しつう》予防に効果があります

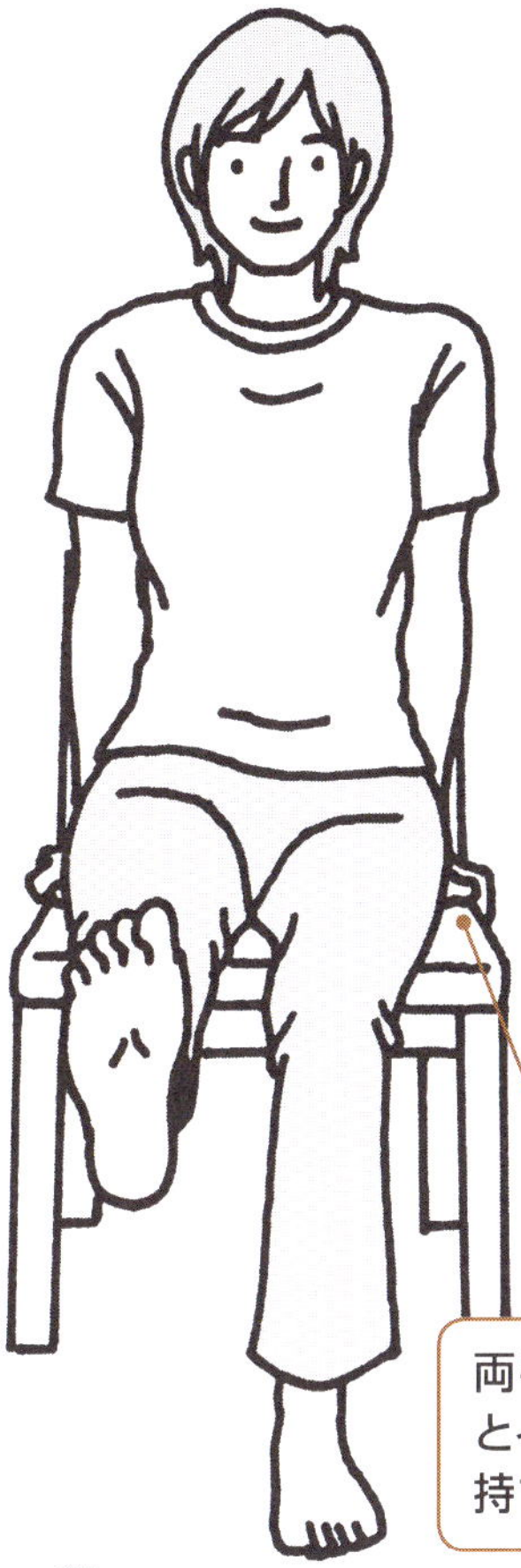

両手でしっかりとイスの座面を持ちます

イスに座り、片脚を上げる

イスに深く座り、背筋を伸ばします。両手でイスの左右を押さえながら、右の踵《かかと》を手前に向けて、脚が水平になるまで持ち上げます

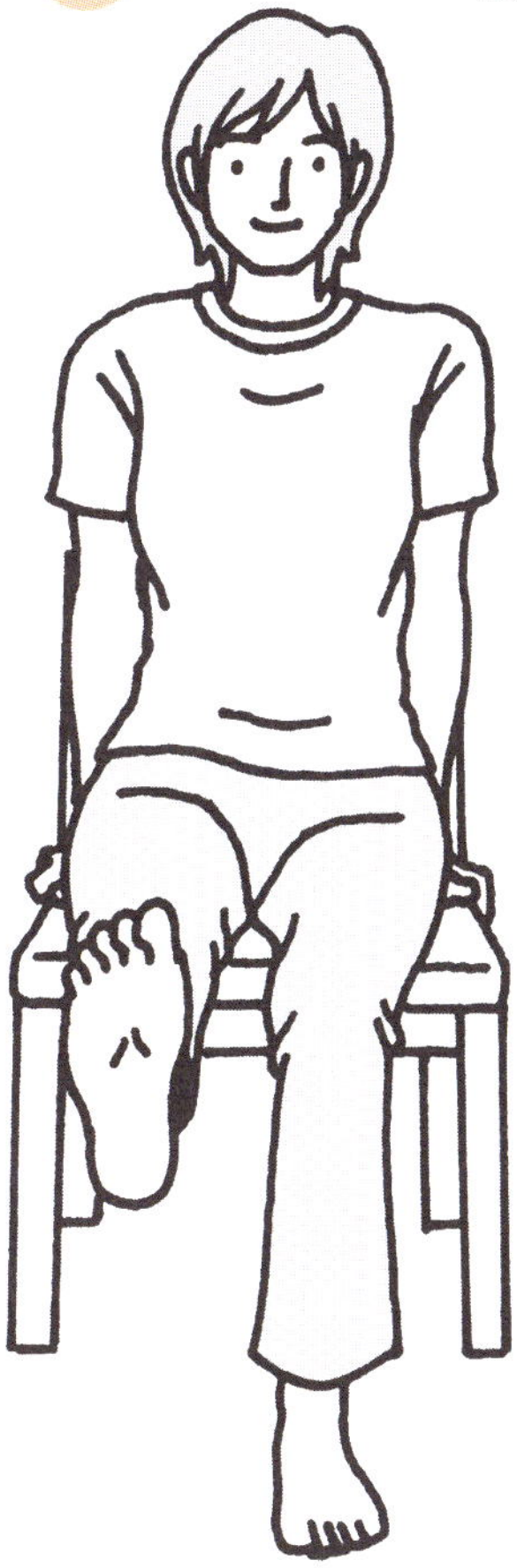

上げた脚を水平に動かす

膝頭《ひざがしら》が上に向いた状態を保ちながら、ゆっくりと横方向へ水平移動させます

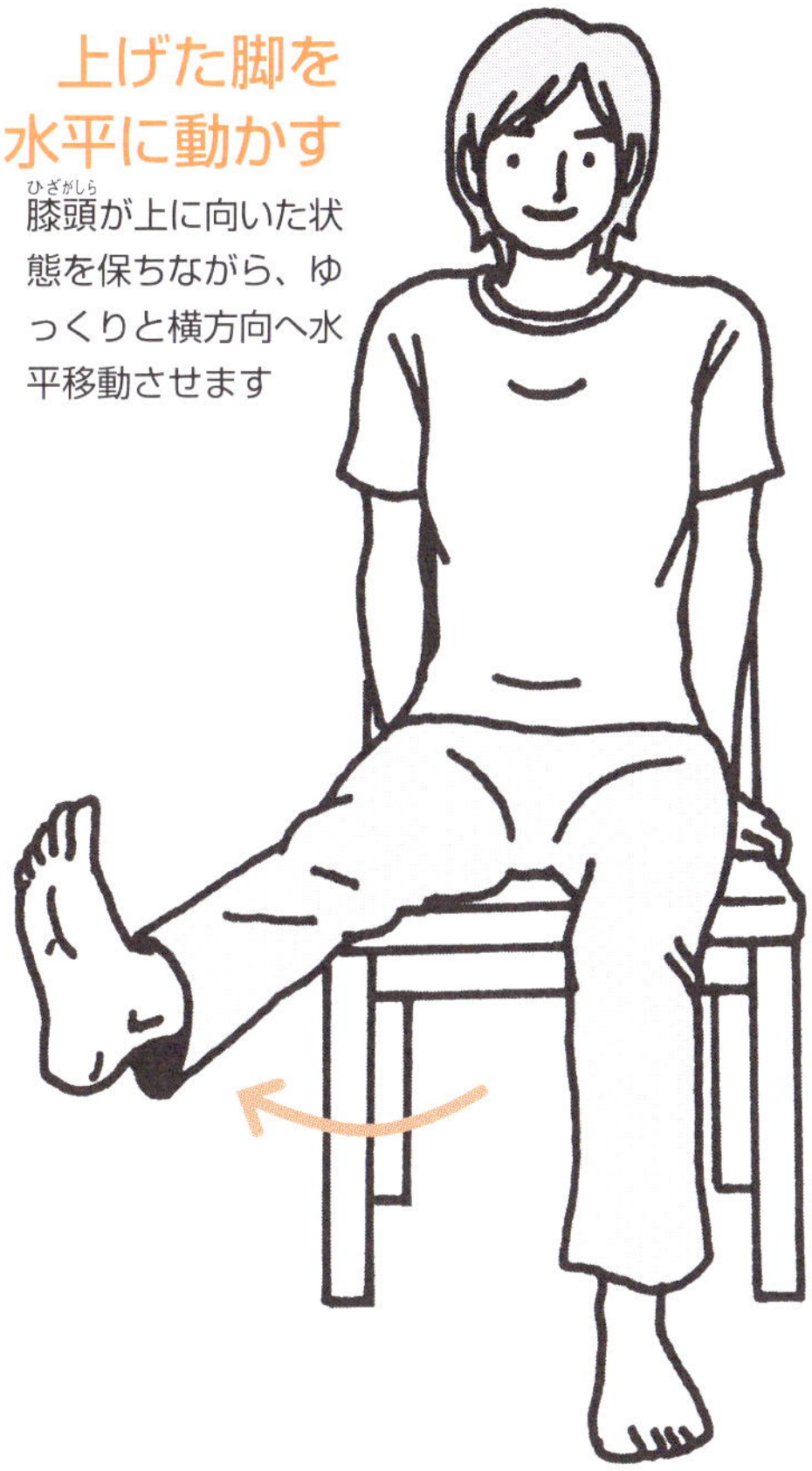

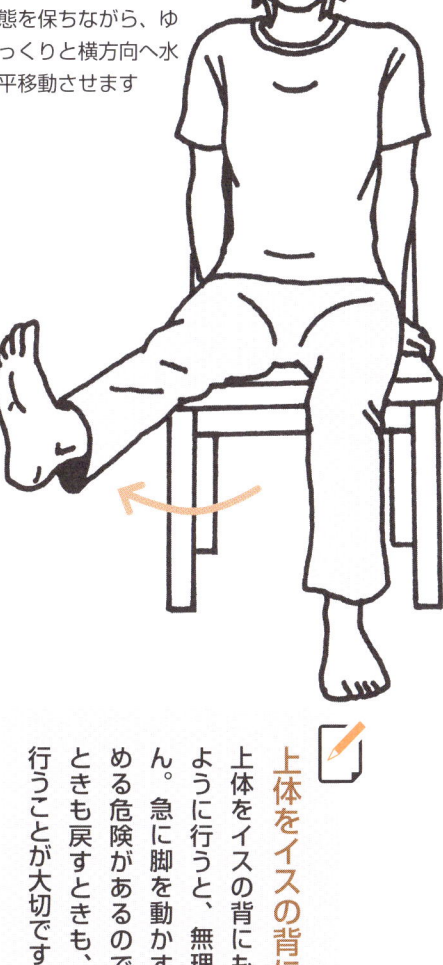

ゆっくりともとに戻す

無理のない位置まで開いたら、ゆっくりともとの位置まで脚を戻します。反対の脚も同様に行います

上体をイスの背に

上体をイスの背にもたせかけるように行うと、無理がありません。急に脚を動かすと、膝《ひざ》を痛める危険があるので、脚を開くときも戻すときも、ゆっくりと行うことが大切です

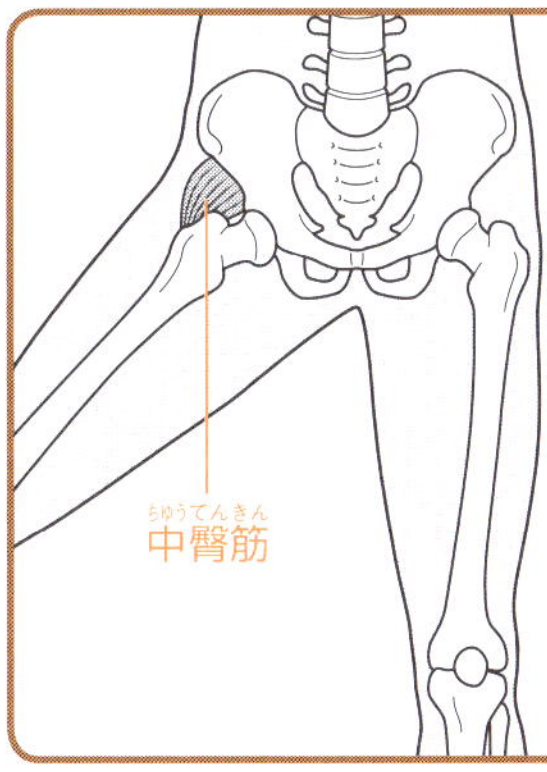

中臀筋《ちゅうでんきん》

脚を横に開く働きをする筋肉。この筋肉が弱いと歩行時に、反対側の脚を上げたときに骨《こつ》盤《ばん》が動くため、肩を揺する動きになる

筋力強化体操

片膝《ひざ》押さえて踵《かかと》をアップ

ふくらはぎの下腿三頭筋《かたいさんとうきん》を強化します

つまずいたり、転ばないようにするには、地面をける筋肉を強くして、歩く能力を高める必要があります。ここでは、両手で膝《ひざ》を押さえることによって下腿三頭筋《かたいさんとうきん》の筋力を高める体操を紹介します

下《か》腿《たい》三頭筋《さんとうきん》

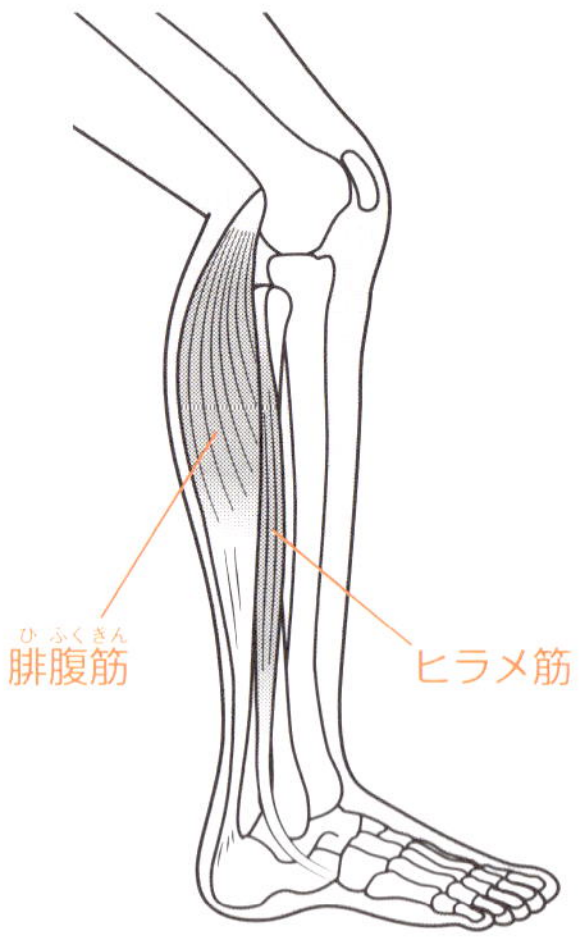

腓《ひ》腹筋《ふくきん》とヒラメ筋からなり、足首の動きをコントロールして立位の姿勢を保つ

イスに座り、片膝《ひざ》に両手を重ねる

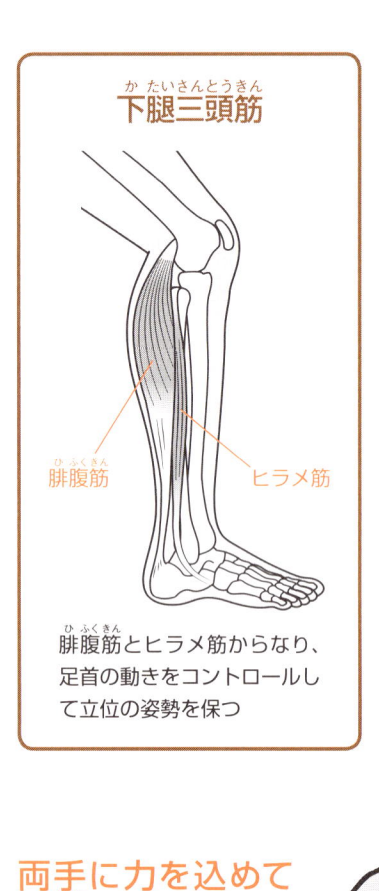

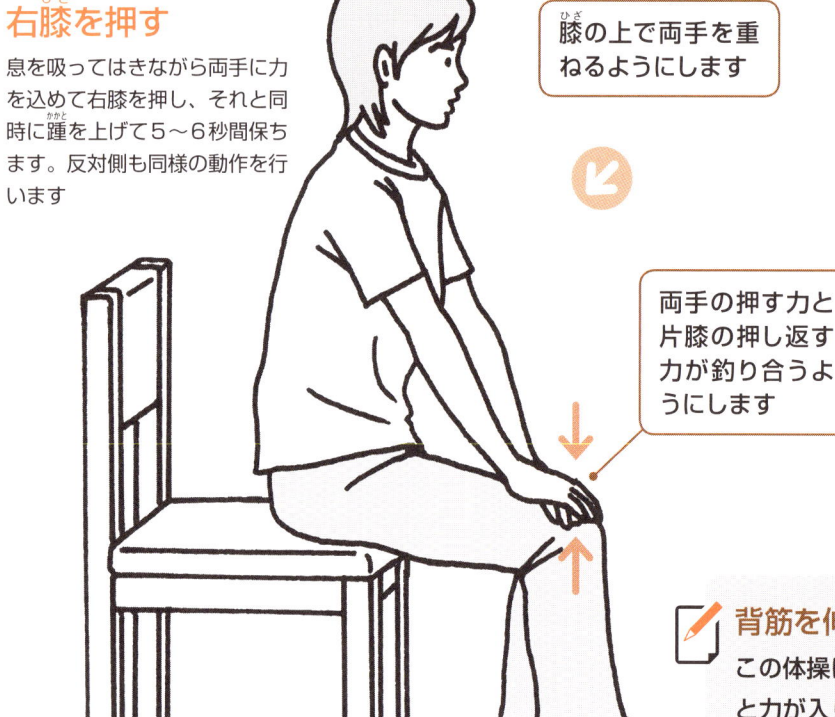

イスの前方に座って、片方の膝の上に両手を重ねておきます

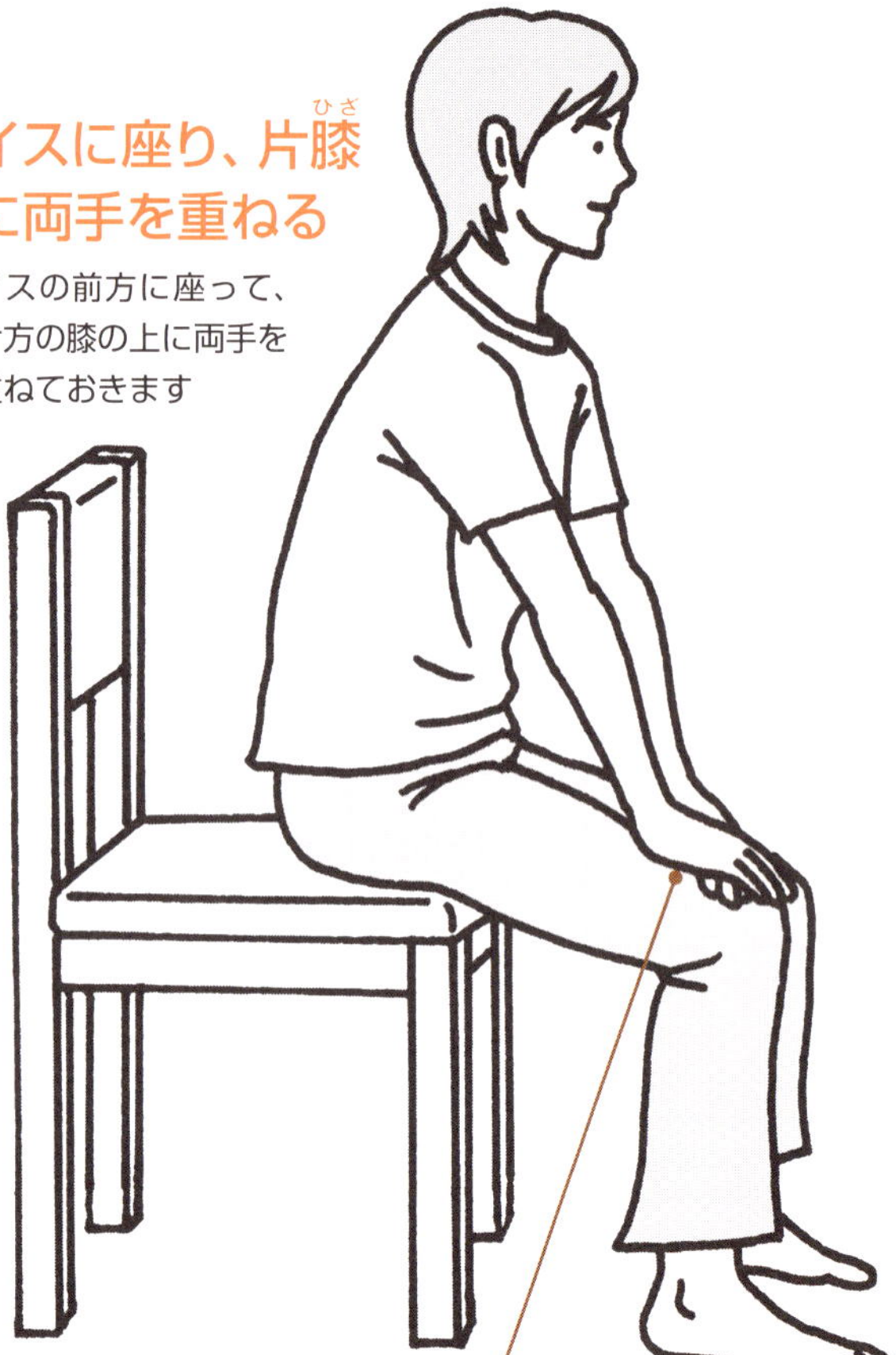

膝《ひざ》の上で両手を重ねるようにします

両手に力を込めて右膝《ひざ》を押す

息を吸ってはきながら両手に力を込めて右膝を押し、それと同時に踵《かかと》を上げて５～６秒間保ちます。反対側も同様の動作を行います

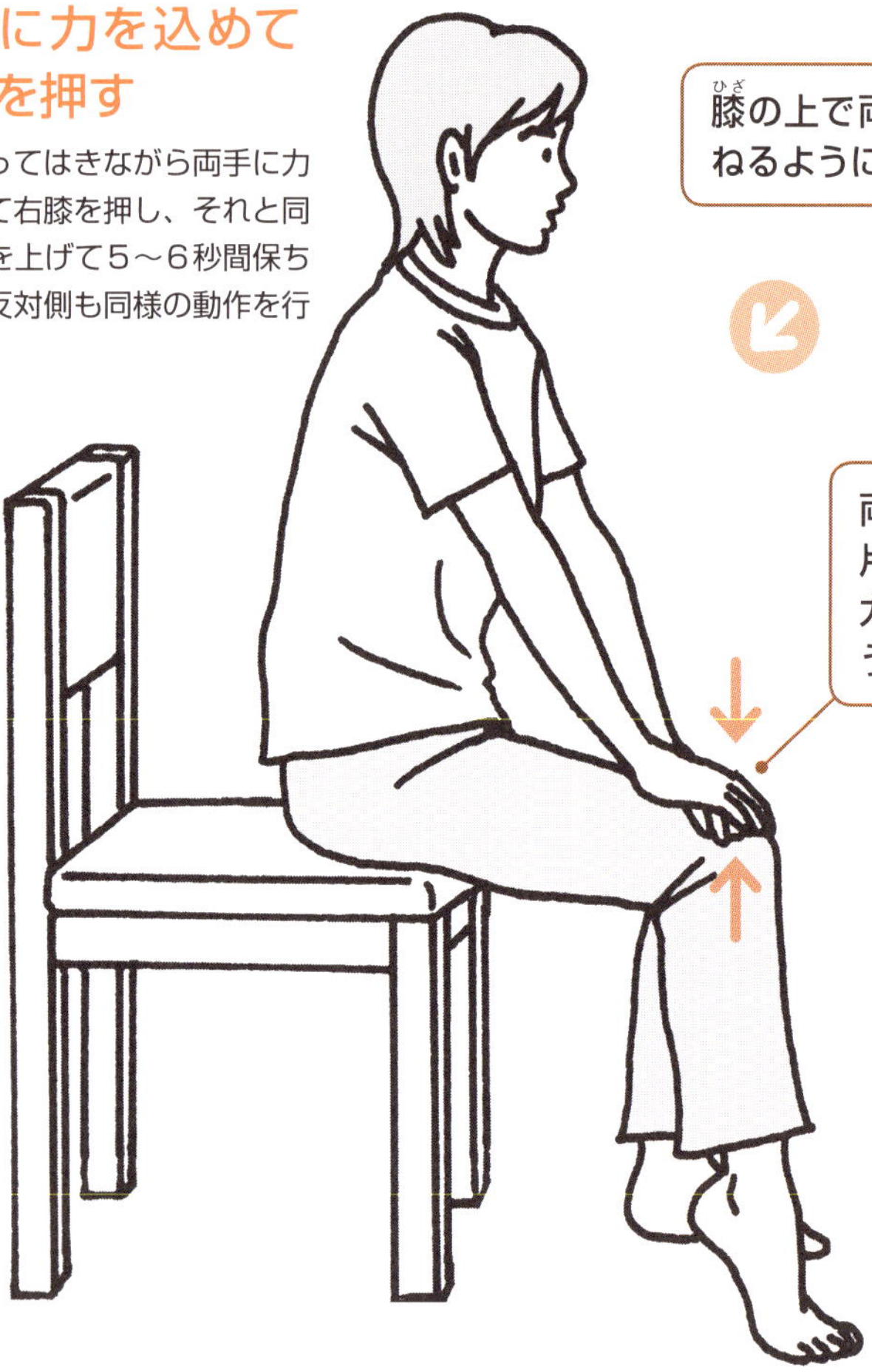

両手の押す力と片膝の押し返す力が釣り合うようにします

背筋を伸ばさなくてもよい

この体操は背筋を伸ばして行うと力が入らないので、前方に少し曲げるつもりで力を入れるとよいでしょう

筋力強化体操

片膝《ひざ》押さえて足底をアップ

脚を上げるときに働く腸腰筋《ちょうようきん》を強化します

つまずいたり、転ばないようにするには、脚を上げる筋力を強化する必要があります。ここでは、脚を上げる際に働く腸腰《ちょうよう》筋《きん》の筋力を高める体操を紹介します

腸腰筋《ちょうようきん》

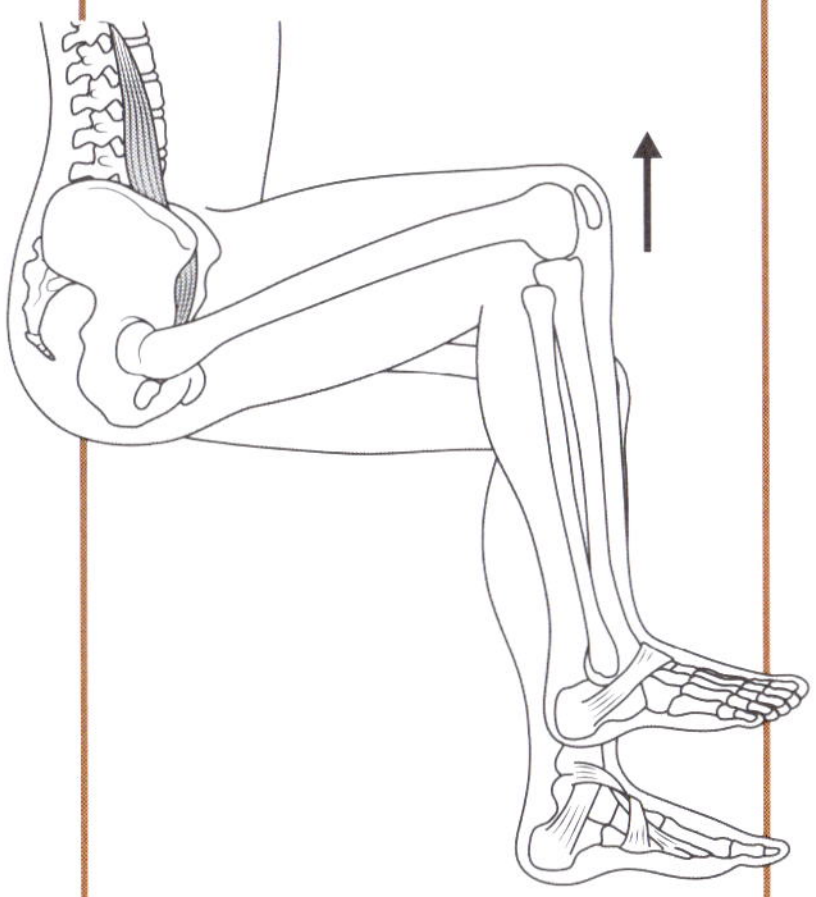

骨盤《こつばん》の奥にある筋肉で、歩くときに膝《ひざ》を持ち上げて転倒を防止する働きをする

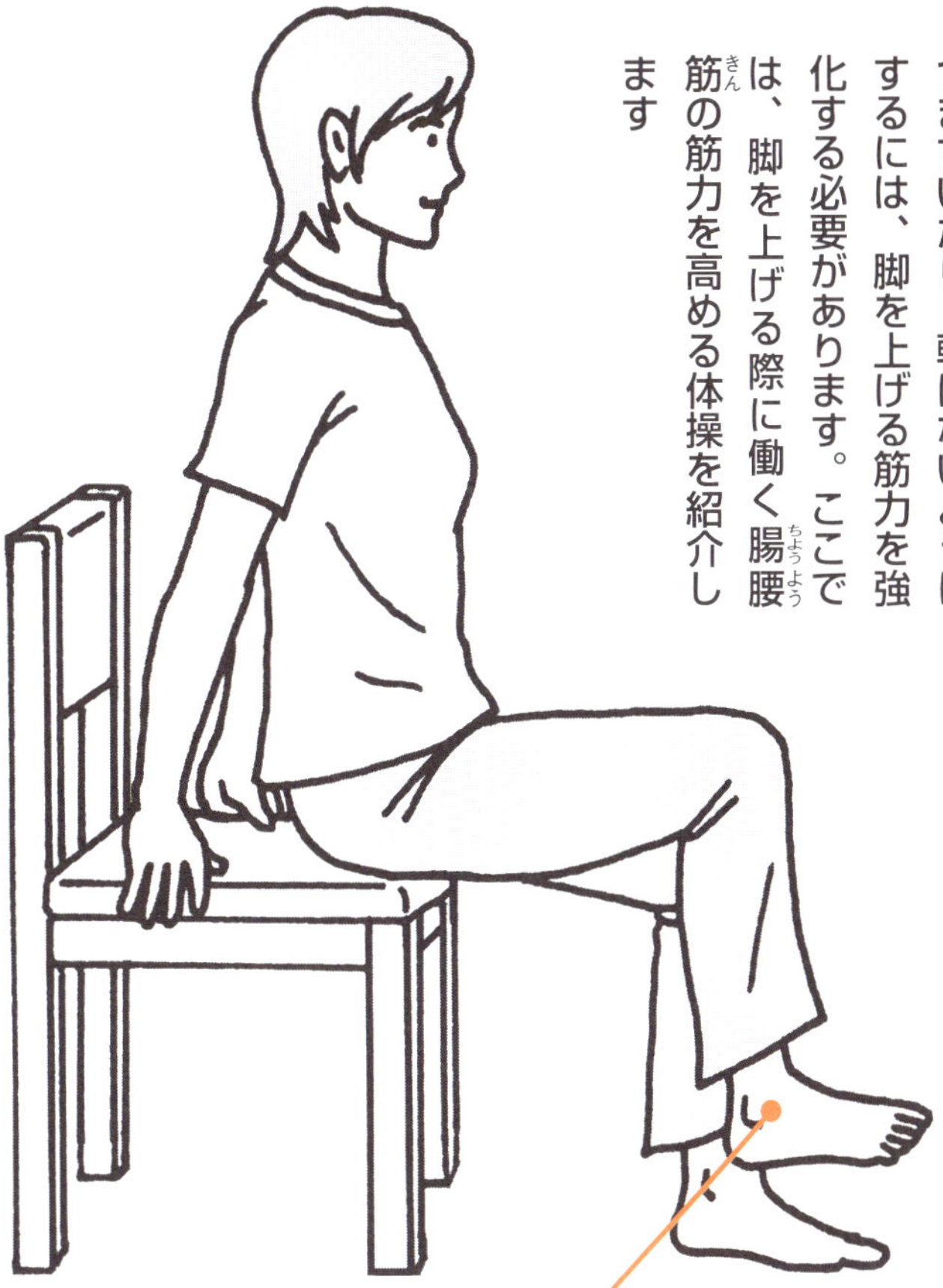

イスに座って、右脚を上げる

イスの前のほうに座って、背筋を伸ばします。次に後方に手を伸ばして上半身を支えながら、右脚を上げます。足底は床と平行になるようにします

足底は床と平行を保つ

上げた脚の上に両手を重ねて押す

上げた脚の上に両手を重ねて、上から強く押します。これと同時に、脚で押し返し、そのまま5～6秒間維持します。反対側の脚でも同様の動作を行います

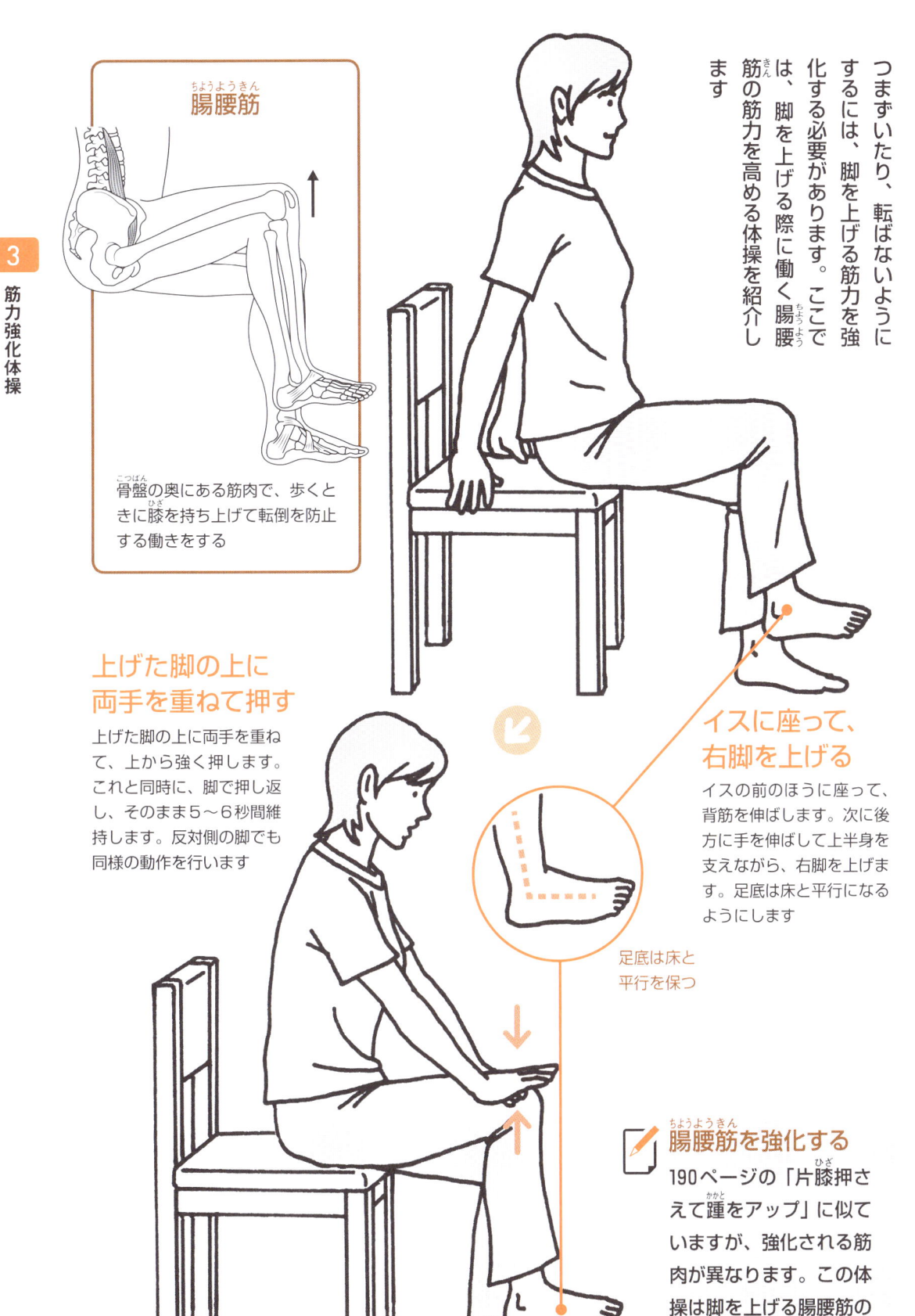

腸腰筋《ちょうようきん》を強化する

190ページの「片膝《ひざ》押さえて踵《かかと》をアップ」に似ていますが、強化される筋肉が異なります。この体操は脚を上げる腸腰筋の筋力アップが望めます

筋力強化体操

肘《ひじ》と膝《ひざ》を空中でタッチ

膝を持ち上げる腸腰筋《ちょうようきん》を強化する体操です

高齢者が転倒しやすい原因のひとつは、脚が上がらないことです。脚を高く上げる体操で腸腰筋《ちょうようきん》を強化し、転倒を防止します

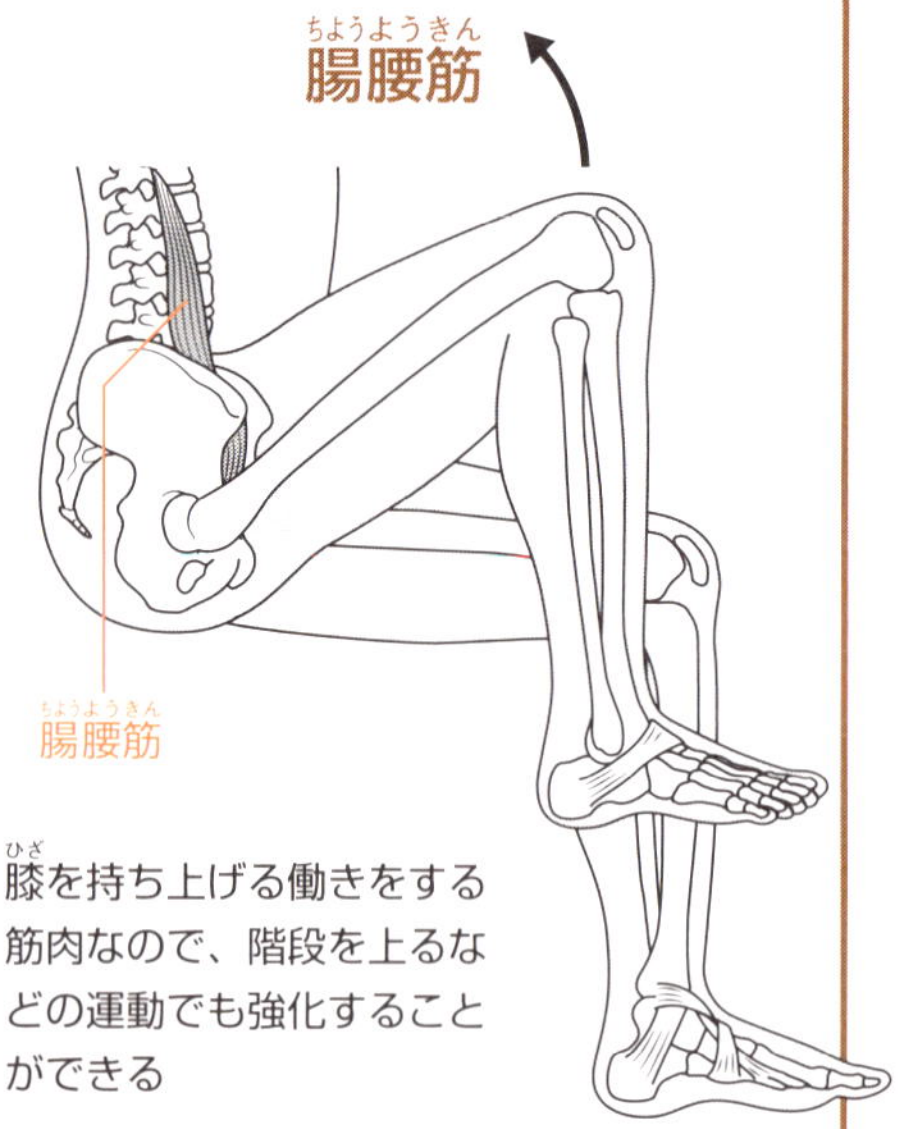

膝《ひざ》を持ち上げる働きをする筋肉なので、階段を上るなどの運動でも強化することができる

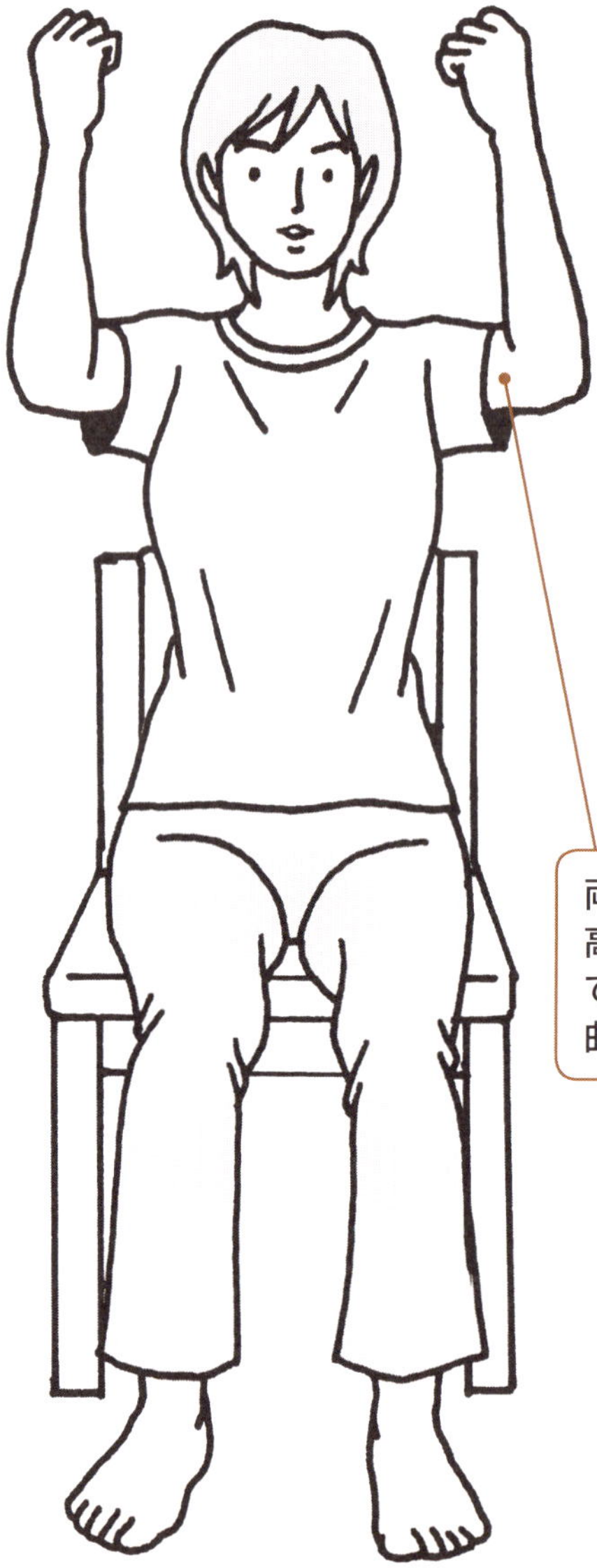

両腕を胸の高さに上げて、90度に曲げます

イスに座り、両腕を胸の高さに

イスに深く座り、両脚を肩幅に開きます。次に両腕を胸の高さまで上げて、肘《ひじ》を90度に曲げます

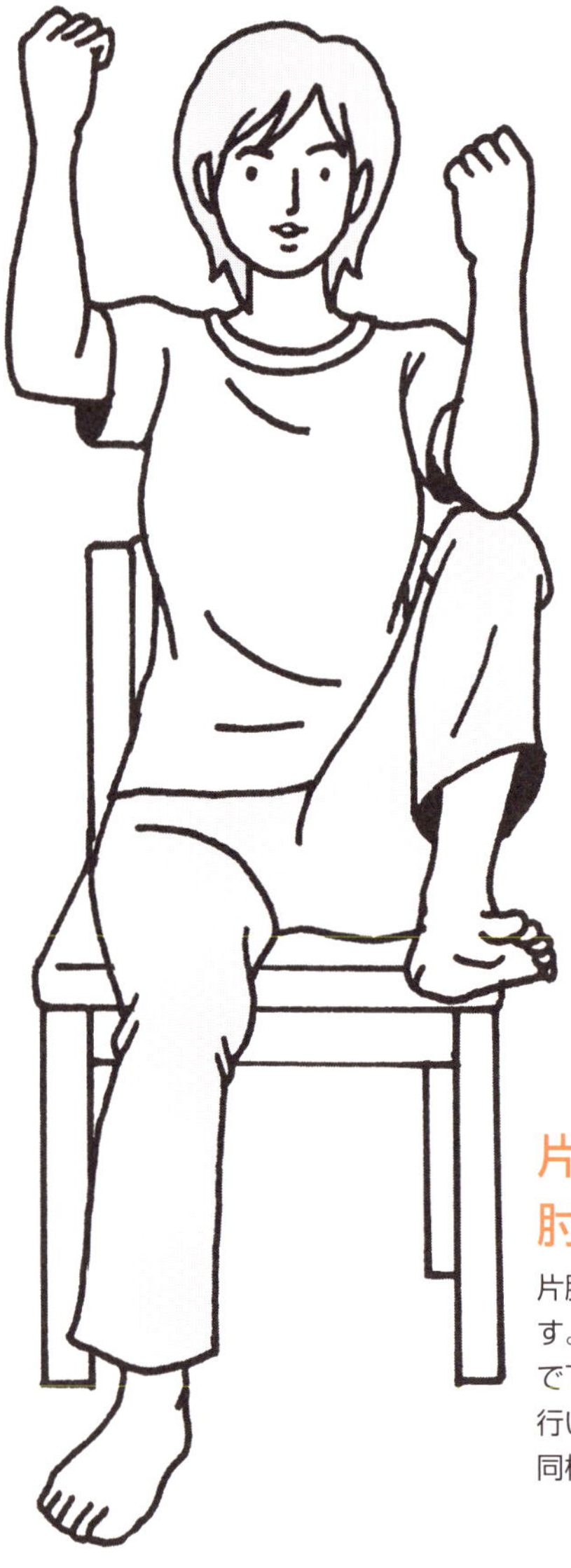

片脚を上げて、肘に膝《ひざ》をつける

片脚を上げて、肘につけます。「1」で持ち上げ、「2」で下ろし、1動作1号令で行います。反対側の脚でも同様の動作を繰り返します

呼吸は止めないで

呼吸は止めないで、指導者が号令をかけながら行います。「上げて1、下ろして2」と号令します。回数を多くすると、エアロビックな運動になりますから、それぞれ4～5回行います

筋力強化体操

上体ひねって肘《ひじ》膝《ひざ》空中タッチ

腸腰筋《ちょうようきん》と腹斜筋《ふくしゃきん》を強化する体操です

「肘《ひじ》と膝《ひざ》を空中でタッチ」にさらにひねりを加えた体操です。脚を上げる腸腰筋《ちょうようきん》が強化されると同時に、腹斜《ふくしゃ》筋《きん》も強化されて、バランス感覚を養うことができます

腹筋（腹斜筋《ふくしゃきん》）

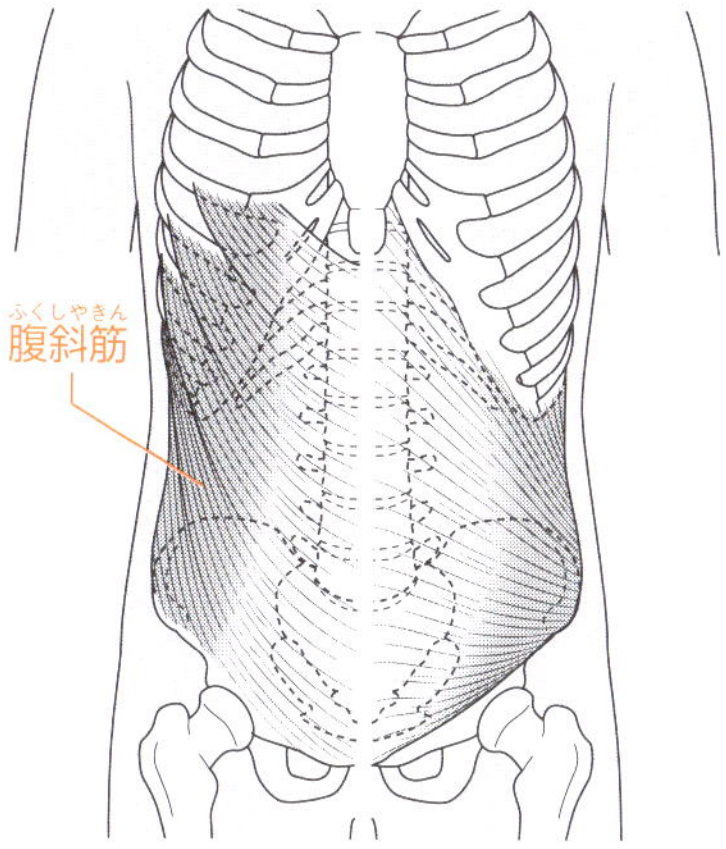

脇腹のあたりにある筋肉で、上体を曲げたりまわしたりする働きをする

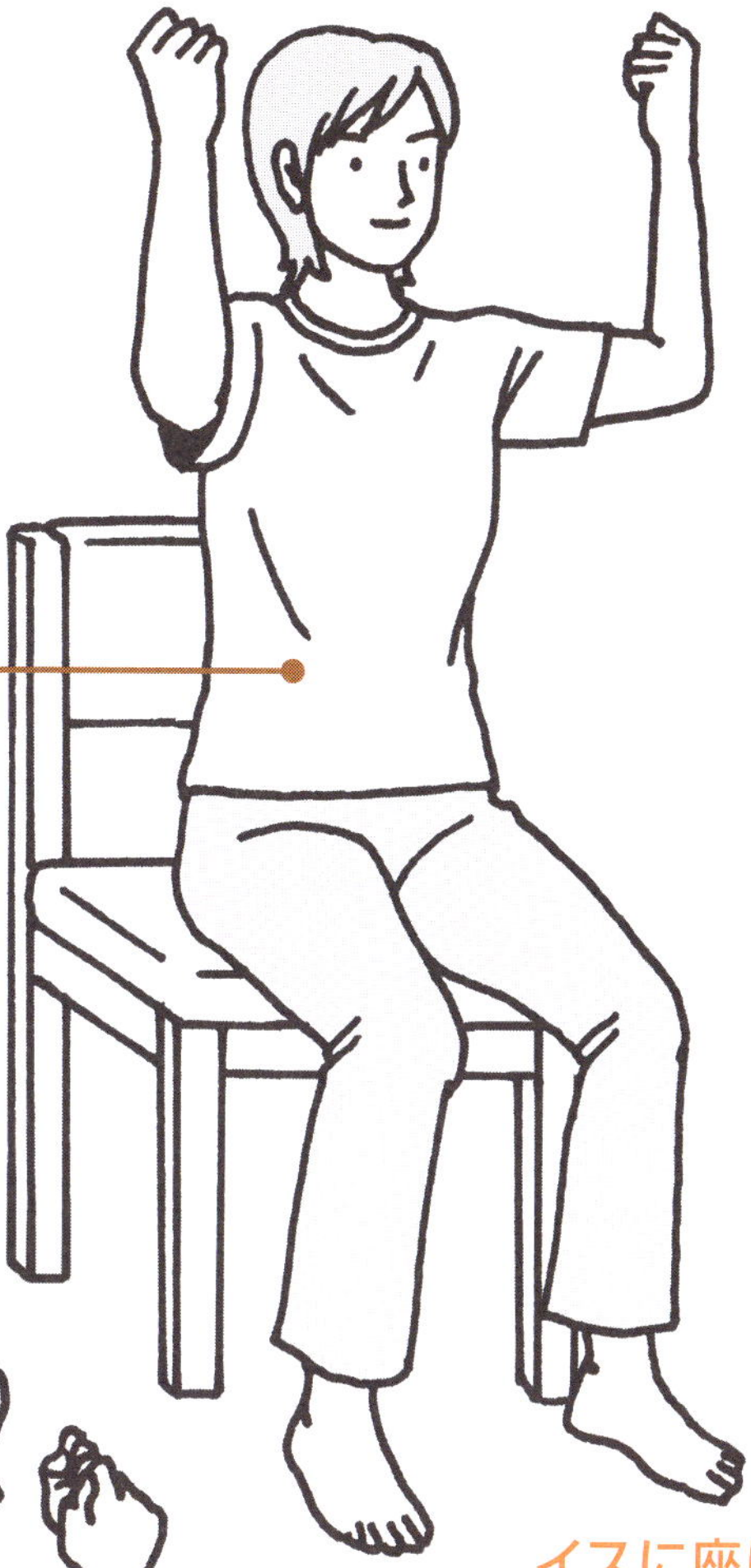

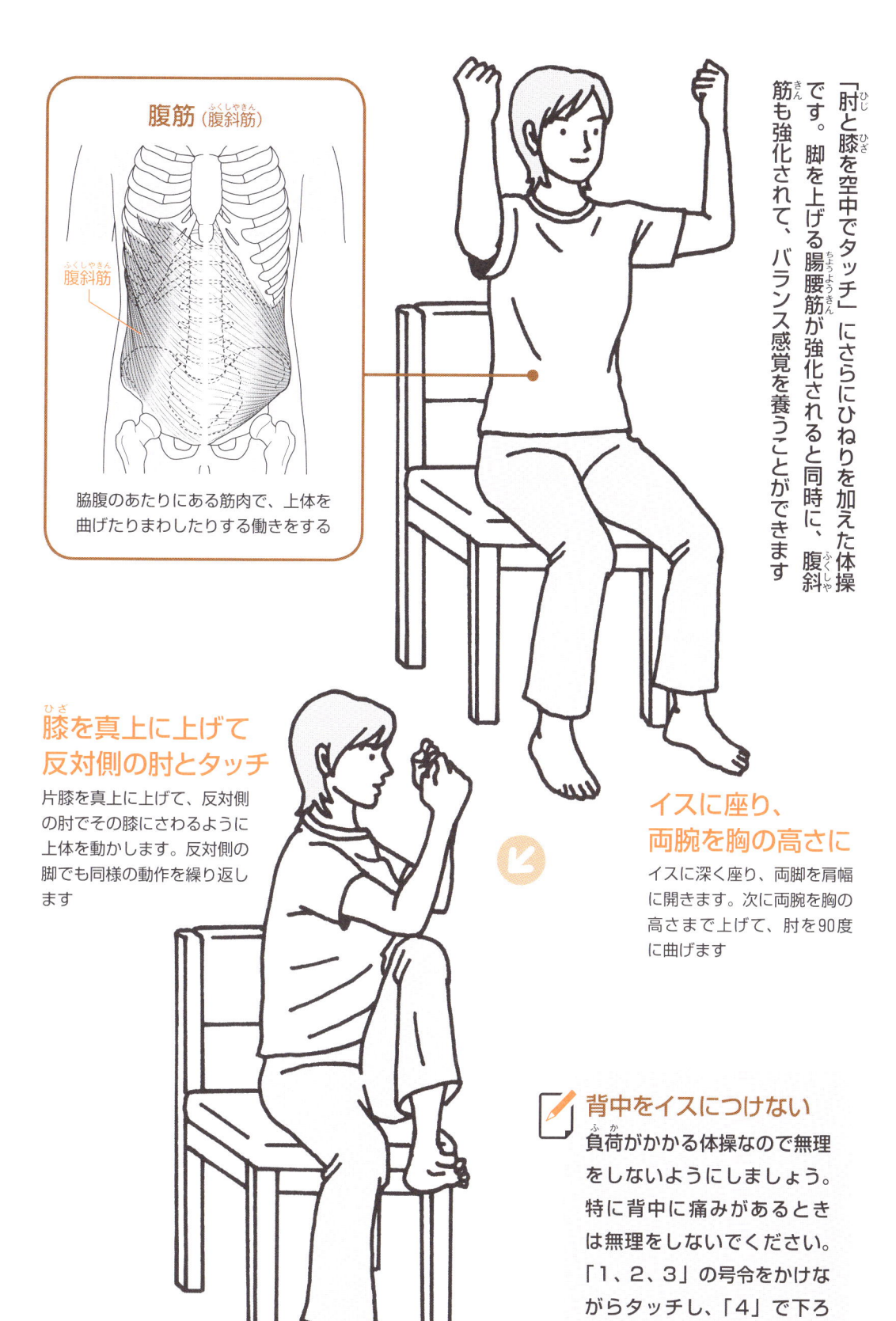

イスに座り、両腕を胸の高さに

イスに深く座り、両脚を肩幅に開きます。次に両腕を胸の高さまで上げて、肘を90度に曲げます

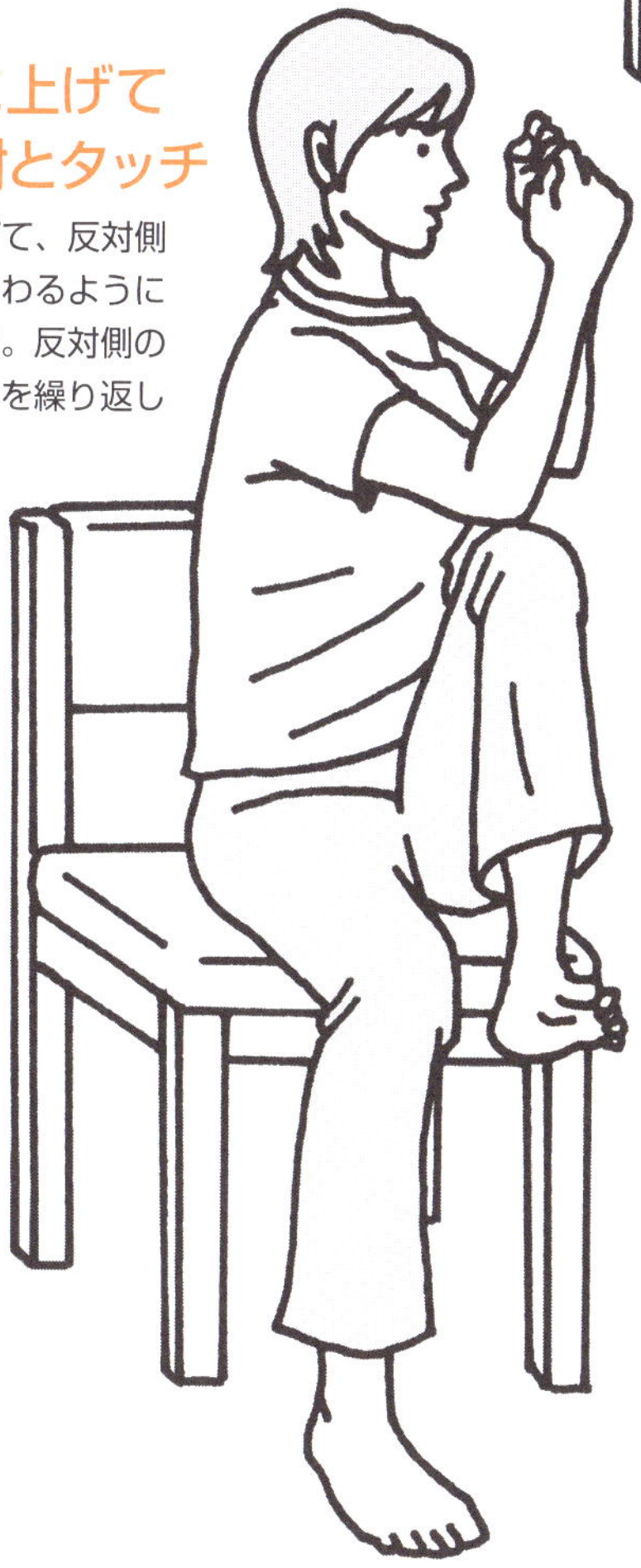

膝《ひざ》を真上に上げて反対側の肘とタッチ

片膝を真上に上げて、反対側の肘でその膝にさわるように上体を動かします。反対側の脚でも同様の動作を繰り返します

背中をイスにつけない

負荷《ふか》がかかる体操なので無理をしないようにしましょう。特に背中に痛みがあるときは無理をしないでください。「1、2、3」の号令をかけながらタッチし、「4」で下ろします。この動作をそれぞれ2回ずつ行います

筋力強化体操

腕を組んで押し合う

加齢とともに衰える大胸筋《だいきょうきん》を強化します

胸の大胸筋《だいきょうきん》は腕を内側に動かす筋肉で、手すりなどにつかまってからだを支えたり、握った物を引き寄せるときに大切な働きをします。若い頃には胸を隆起させていた筋肉ですが、年とともに衰えます。この体操で大胸筋を強化しましょう

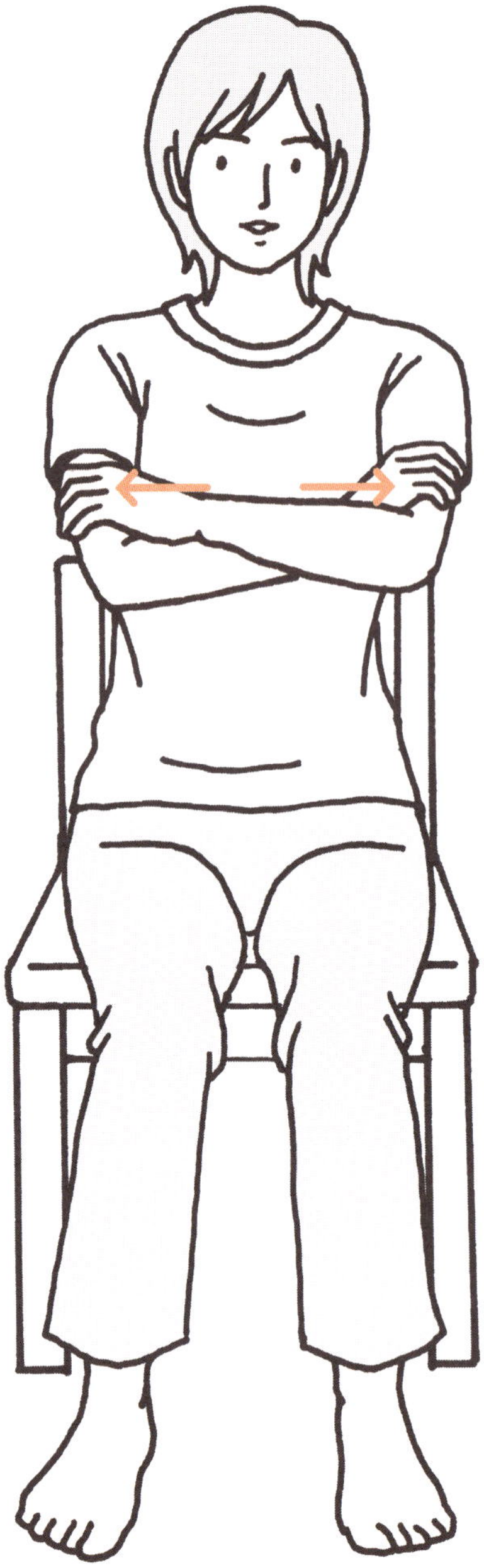

上腕《じようわん》をつかんで押し合う

イスに深く座って背筋を伸ばし、腕を組んで左右の手で反対側の上腕を押し合います

声かけの方法

体操を集団で行う場合、指導者は「この体操は胸の大《だい》胸筋《きようきん》を強化する体操です」などと体操の目的を説明してから、自分の大胸筋の位置を指して「ここに力を入れることを意識しながらやりましょう」と注意を喚起すると効果的です。号令は「軽く息をはいてから大きく吸ってゆっくりはきながら1、2、3、4、5。はい、楽にしてください」と声をかけます

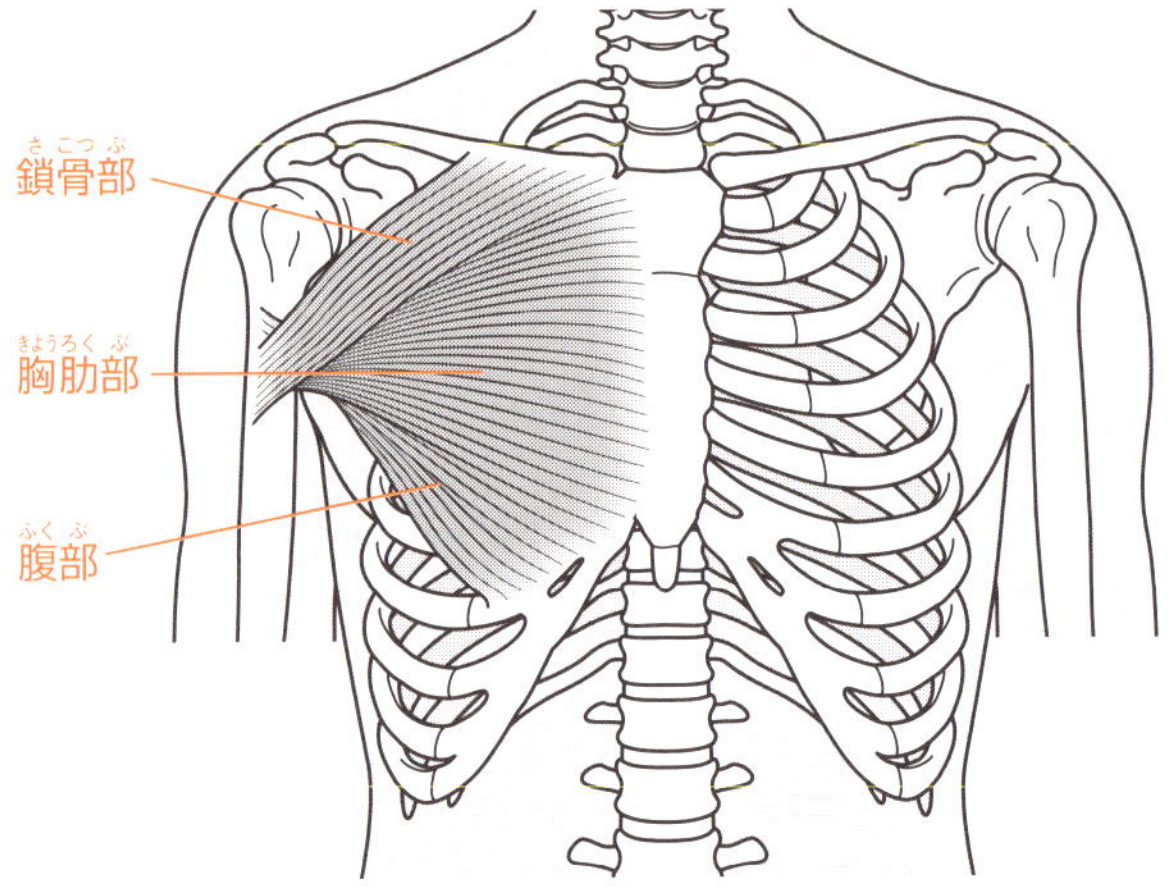

大胸筋《だいきようきん》

胸にある大きな筋肉で、鎖骨《さこつ》、胸骨《きようこつ》、肋骨《ろつこつ》などから外に向かって腋《わき》の下を経て上腕骨《じようわんこつ》についている。大胸筋は上から鎖骨部、胸肋部《きようろくぶ》、腹部《ふくぶ》の3つに分けられ、主に腕を内側に動かす働きをする

伸ばしてゆっくり首まわし

胸鎖乳突筋《きょうさにゅうとつきん》と僧帽筋《そうぼうきん》を強化します

首のまわりには胸鎖乳突筋《きょうさにゅうとつきん》や僧帽筋《そうぼうきん》などの筋肉があります。ここでは、ゆっくりと首をまわして、こうした首のまわりにある筋肉をやわらかくする体操を紹介します

1. イスに座り両手は膝《ひざ》に

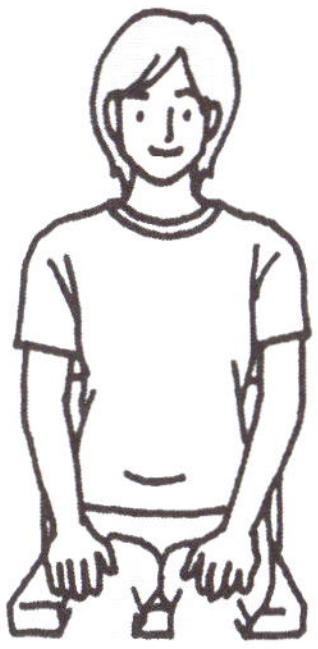

イスに深く座り、両手を膝の上におきます

2. 首を右に倒す

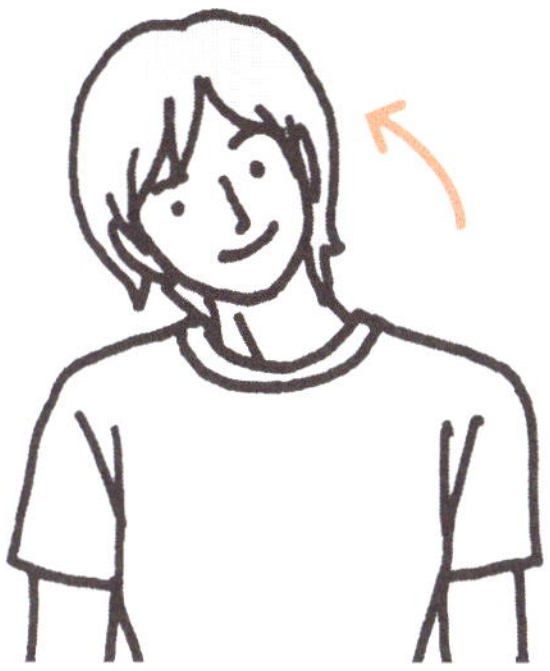

首を右に倒します

3. 半円を描くようにまわす

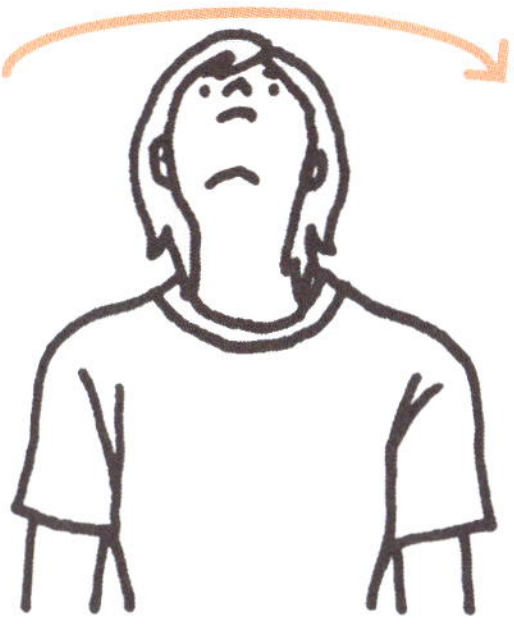

そのまま後ろにあごを上げてゆっくりとまわします

4. 首を左に倒す

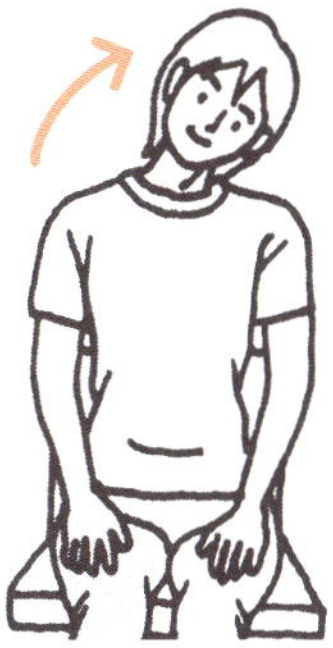

首筋が伸びていることを意識します

5. 正面を向く

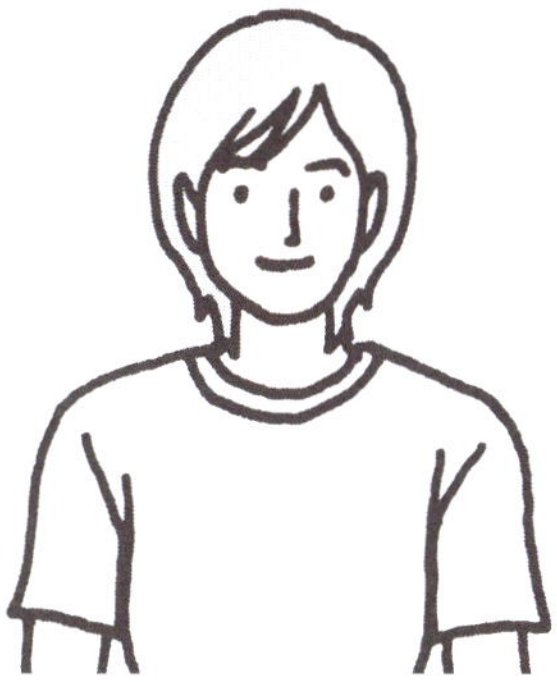

正面を向きます

6. 首を左右にふる

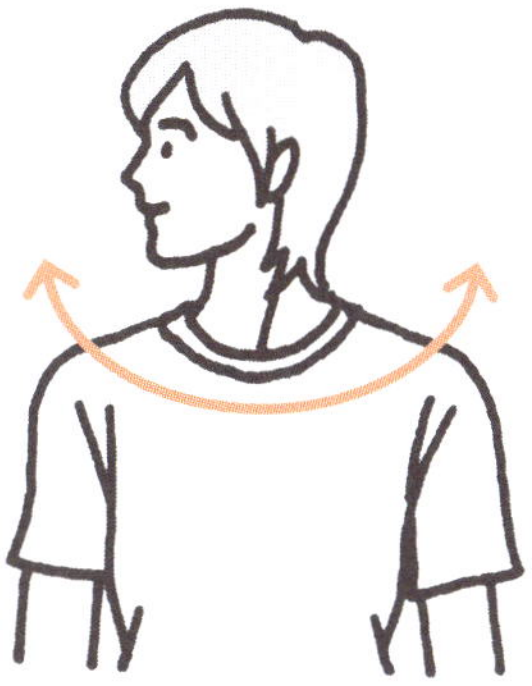

左右に首をふります。同様の動作を反対側でも行います

胸鎖乳突筋《きょうさにゅうとつきん》と僧帽筋《そうぼうきん》

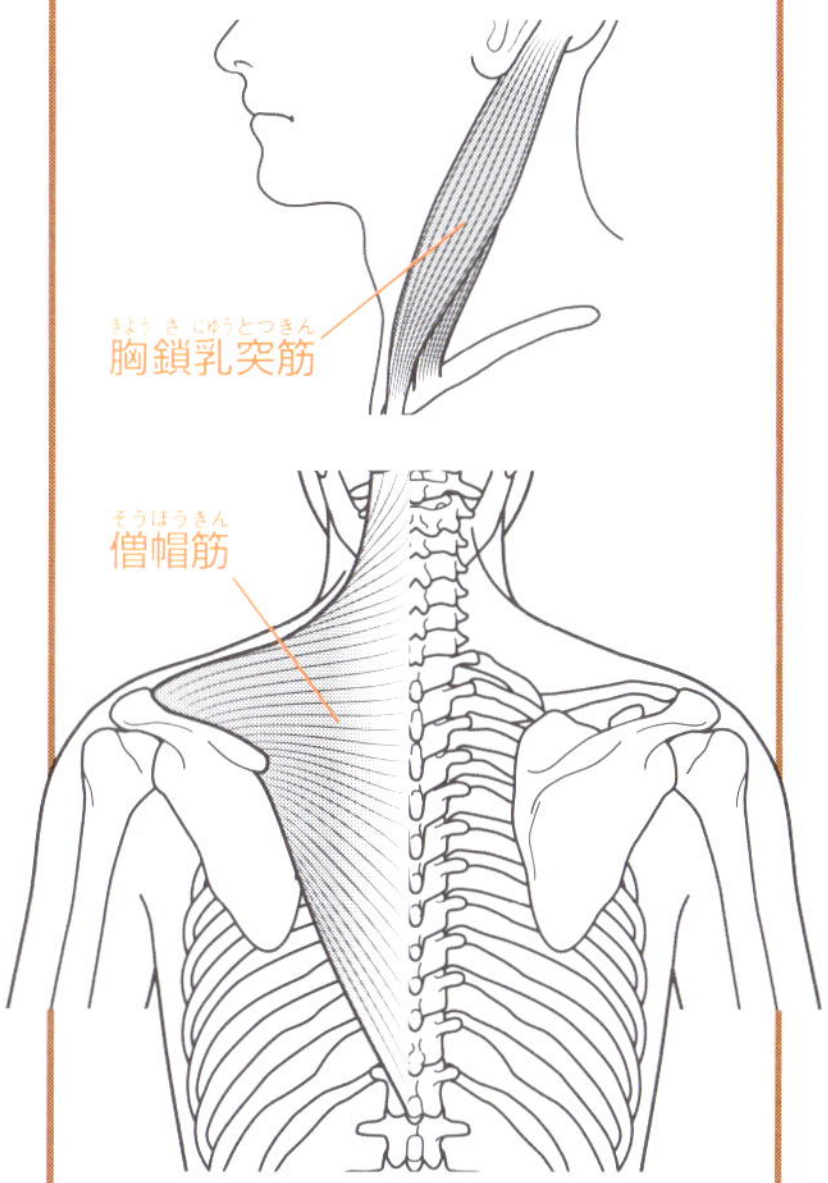

胸鎖乳突筋は、首を支えたりまわしたりする筋肉。胸骨《きょうこつ》と鎖骨《さこつ》から始まり首の横を通って耳の後ろにある頭蓋骨の乳様突起《にゅうようとつき》に至る。重い首を支えているため、首筋のこりを起こしやすい。僧帽筋は、背中に広がっている筋肉で、頭を後ろに倒したり、胸をはるときに働く

伸ばすことを意識

首の運動は急いで行うと、頸椎《けいつい》を痛めることがあるのでゆっくりと行いましょう。胸鎖乳突筋《きょうさにゅうとつきん》などの筋肉を伸ばすことを強く意識してください。気持ちのいいところで止めて、筋肉が十分伸びていることを感じてください。首を後ろにまわすときは口を閉じておくこと。口をあけたままにすると頸椎を痛めることがあります

肩と胸を伸び伸びストレッチ

肩甲骨《けんこうこつ》を動かして、周囲の筋肉を伸ばします

脳卒中《のうそつちゅう》では患側《かんそく》の肩関節《かたかんせつ》の動きが悪くなりがちです。ひとたび固くなると運動時の痛みが強く、衣服の着脱や寝返りのときも苦痛をともなうので、動きをよくしておくことが必要です。

肩関節は球面の関節なので、本来はあらゆる方向に動きますが、拘縮《こうしゅく》を起こすと動きが制限されます。内側への動きは比較的保たれますが、拘縮が進むと可動範囲は狭くなります。また、肩関節のまわりの筋肉が固くなると肩こりの原因になるので、この体操で左右の肩甲骨《けんこうこつ》を十分に動かして周囲の筋肉をほぐします

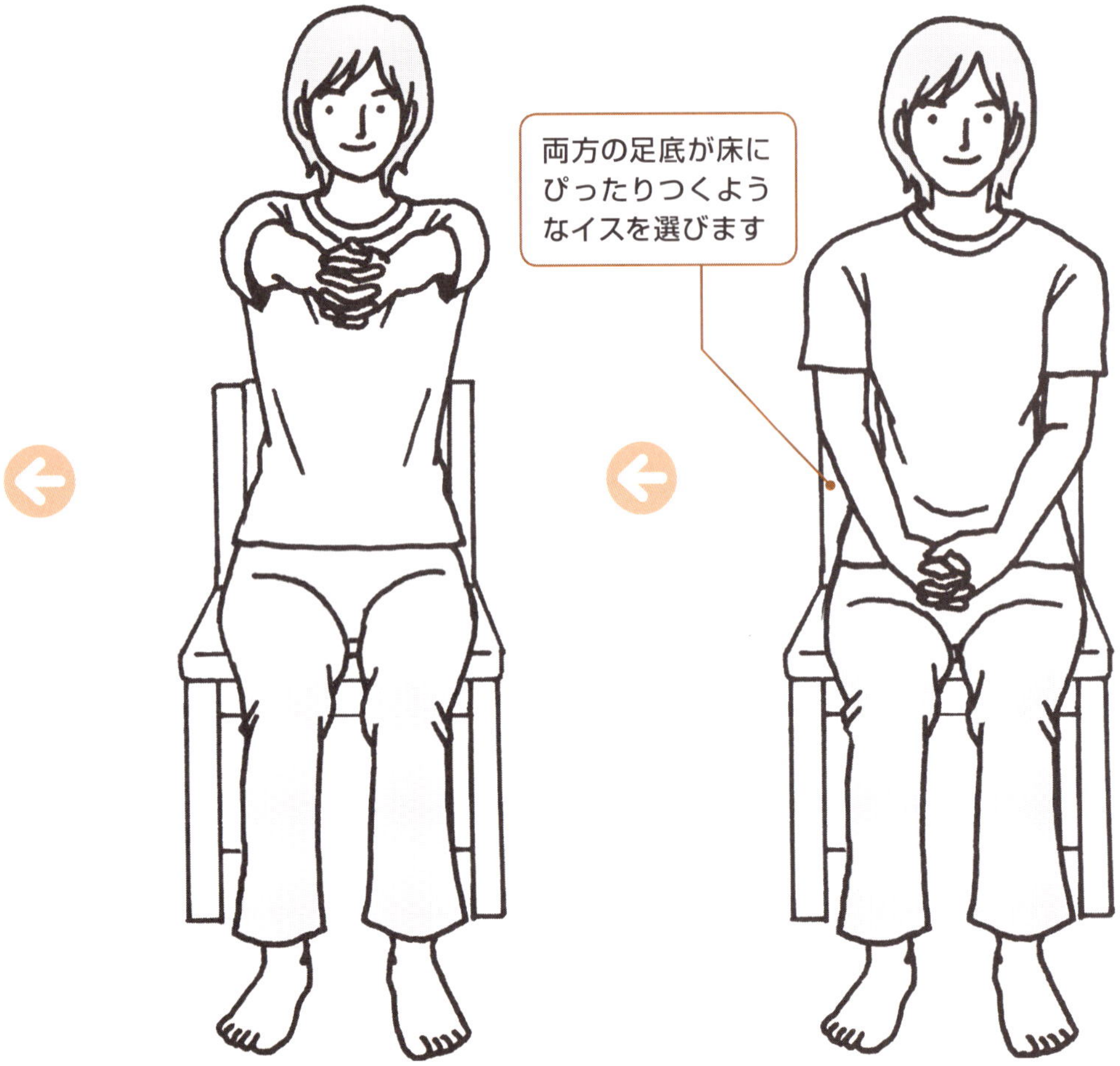
両方の足底が床にぴったりつくようなイスを選びます

イスに座り、背筋を伸ばす

両方の足底をしっかりと床につけ、イスに深く座って、背筋を伸ばします

指を組み、前に伸ばす

手のひらがぴたりと合うように指を組み、前方に伸ばして、肩のラインまで上げます

肩甲骨《けんこうこつ》が動くように背筋を伸ばす

猫背の姿勢では、肩甲骨がうまくまわらないので、背筋はまっすぐに伸ばしましょう。また、足底をぴたりと床につけないと、力がよく入らないので、自分の身長に合ったイスを選んでください

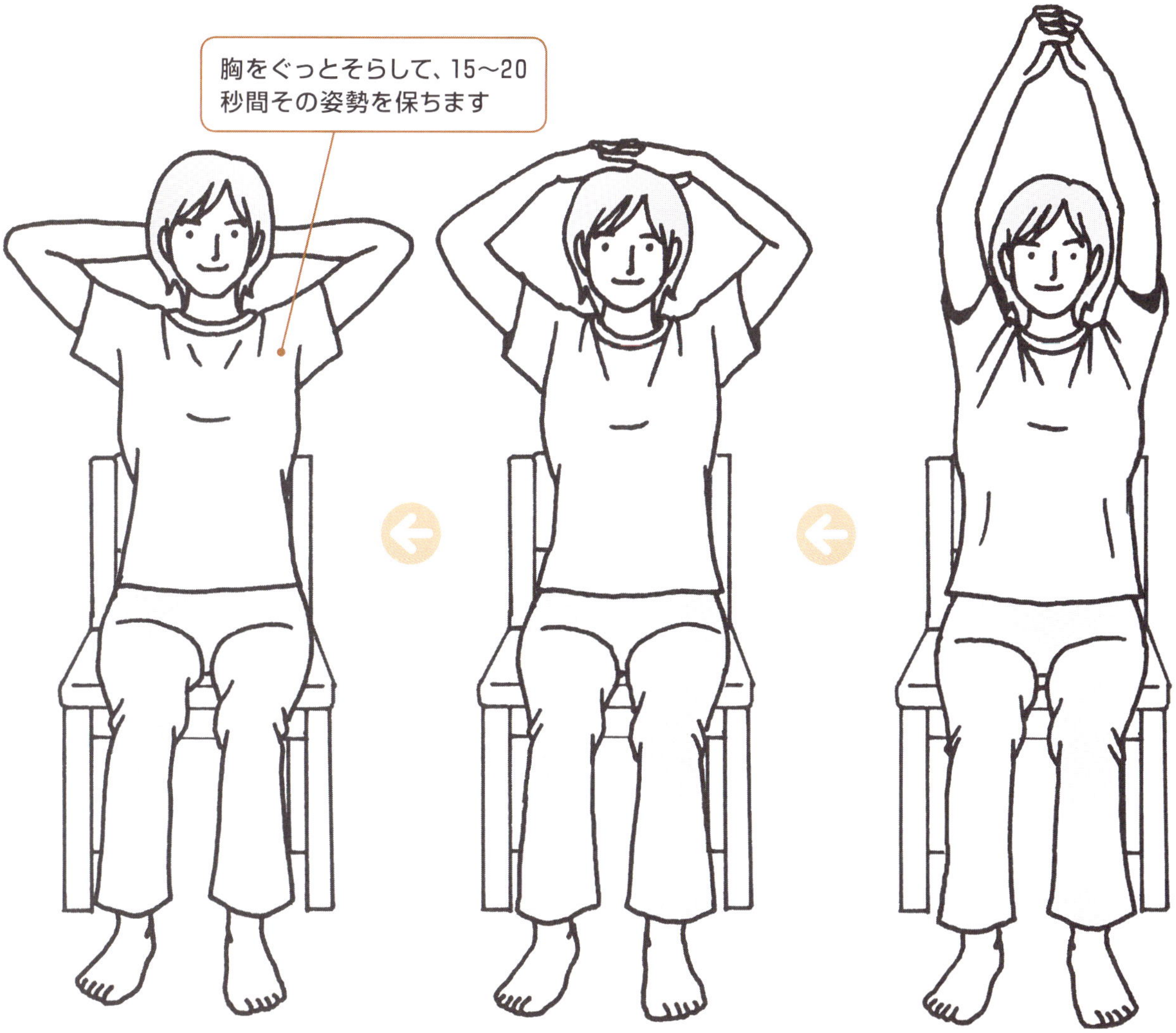
胸をぐっとそらして、15～20秒間その姿勢を保ちます

両腕を頭上に伸ばす

息を吸いながら、両腕をゆっくりと頭上に上げ、気持ちよくなるまで伸ばします

手のひらを頭の上に

頭上の組んだ手のひらをそのまま頭の上に下ろします

手のひらを後ろに

そのまま頭をなでるように手のひらを後ろにまわします。肘《ひじ》を開き胸をぐっとそらして15～20秒間保ちます

肩関節《かたかんせつ》と肩甲骨《けんこうこつ》

肩関節は、背中の上部に左右一対ずつある肩甲骨と上腕骨《じょうわんこつ》とでできている。上腕骨の上端（上腕骨頭《じょうわんこつとう》）が半球状で、それが肩甲骨のお椀状のくぼみ（関節窩《かんせつか》）にはまっているため、人体最大の運動範囲を持ち、屈《くっ》曲《きょく》・伸展《しんてん》、外転《がいてん》（腕を横に上げる）・内転《ないてん》（腋《わき》の下を閉じる）、外旋《がいせん》（肘《ひじ》を伸ばして水平に上げた状態で手のひらを上にする）・内旋《ないせん》（手のひらを下にする）という６方向の動きができる。ただし、片マヒがあると動きが制限され、五十肩《ごじゅうかた》では手を後頭部や腰にまわそうとすると痛みをともなう

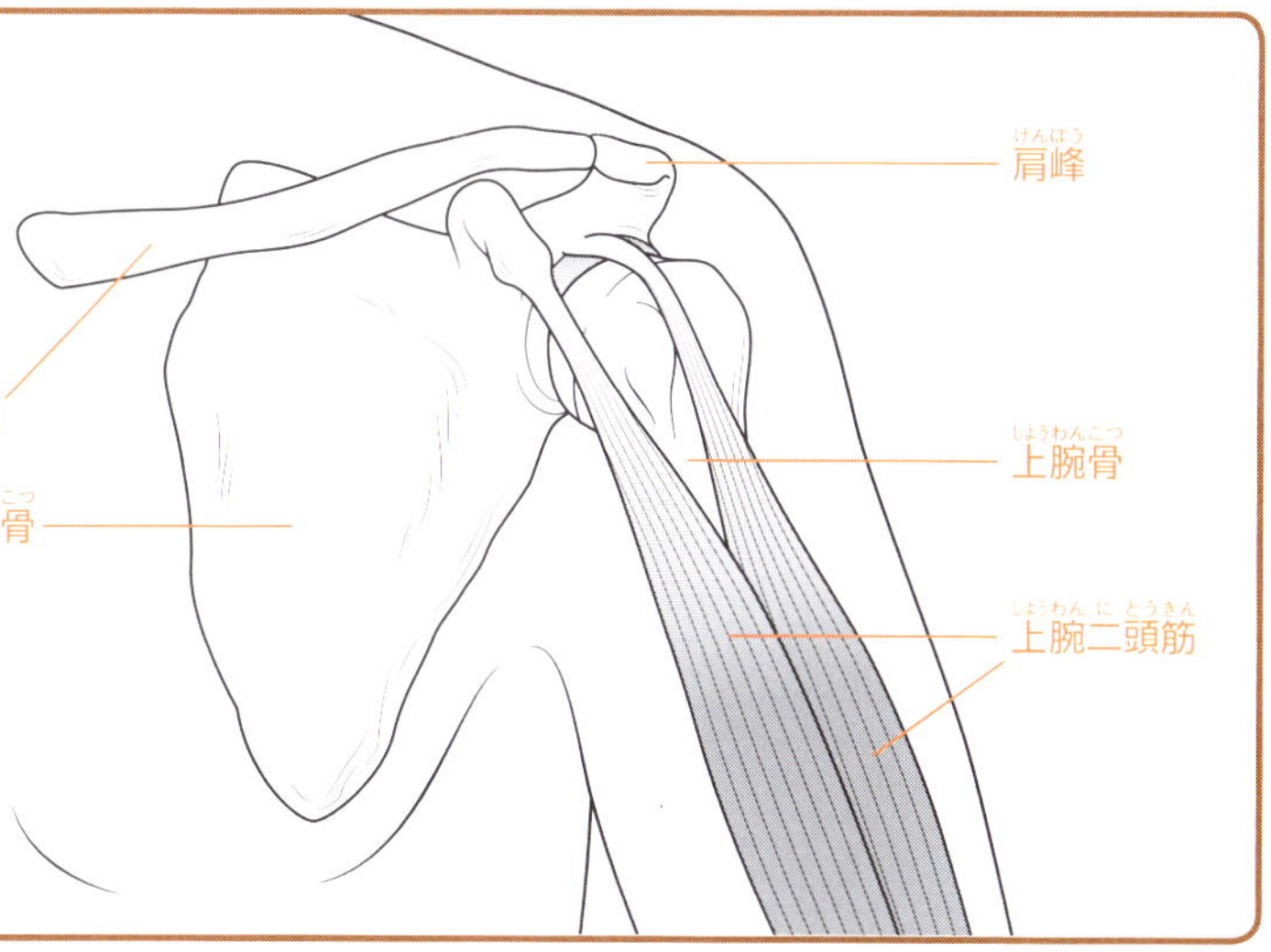
肩峰《けんぽう》
鎖骨《さこつ》
上腕骨《じょうわんこつ》
肩甲骨《けんこうこつ》
上腕二頭筋《じょうわんにとうきん》

筋力強化体操

「シェー！」のポーズで肩の安全運動

三角筋《さんかくきん》を強化します

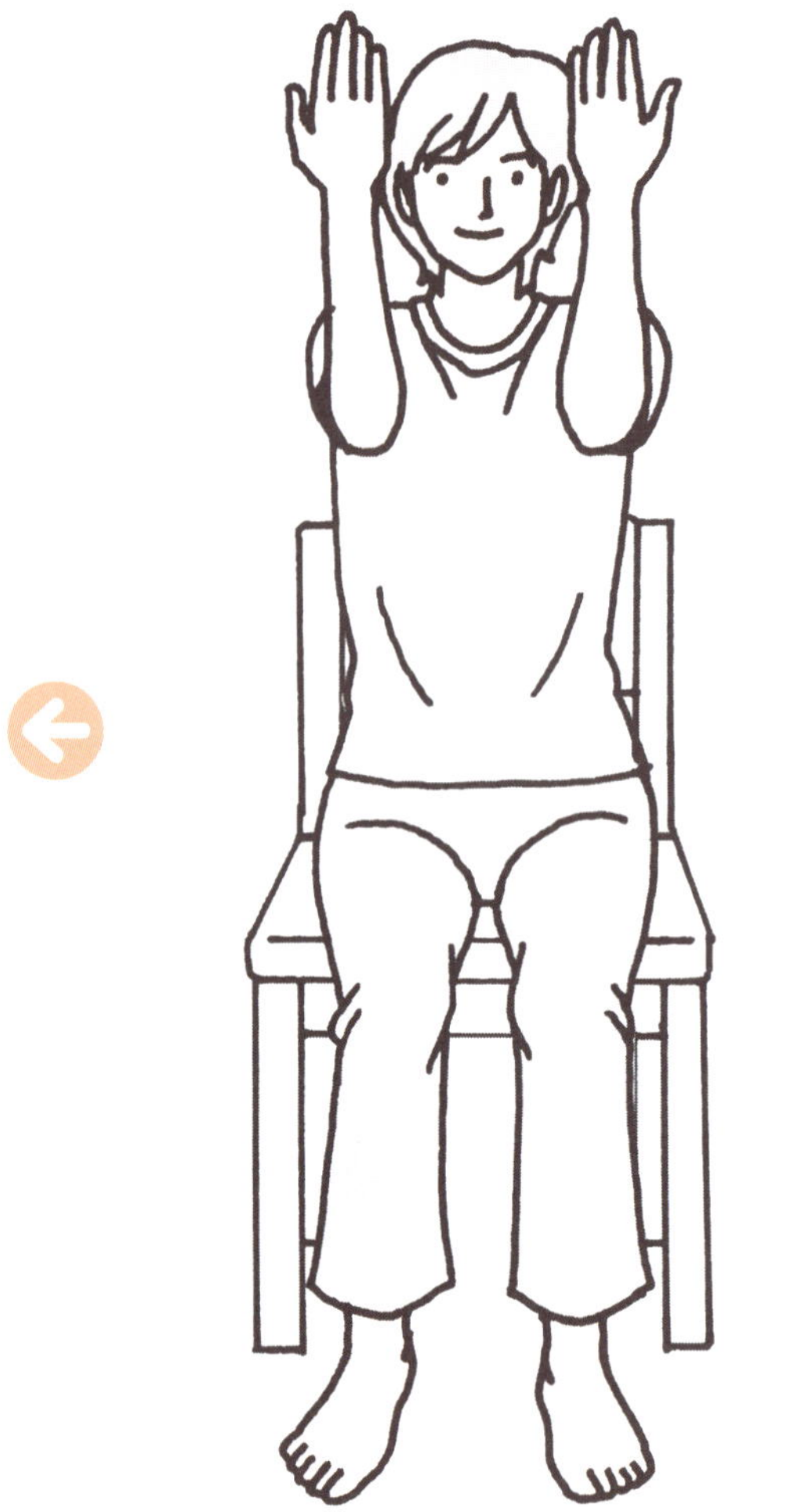

手のひらを顔に向ける

イスに深く座って、背筋を伸ばします。手のひらが顔の横にくるように肘《ひじ》を直角に立てます

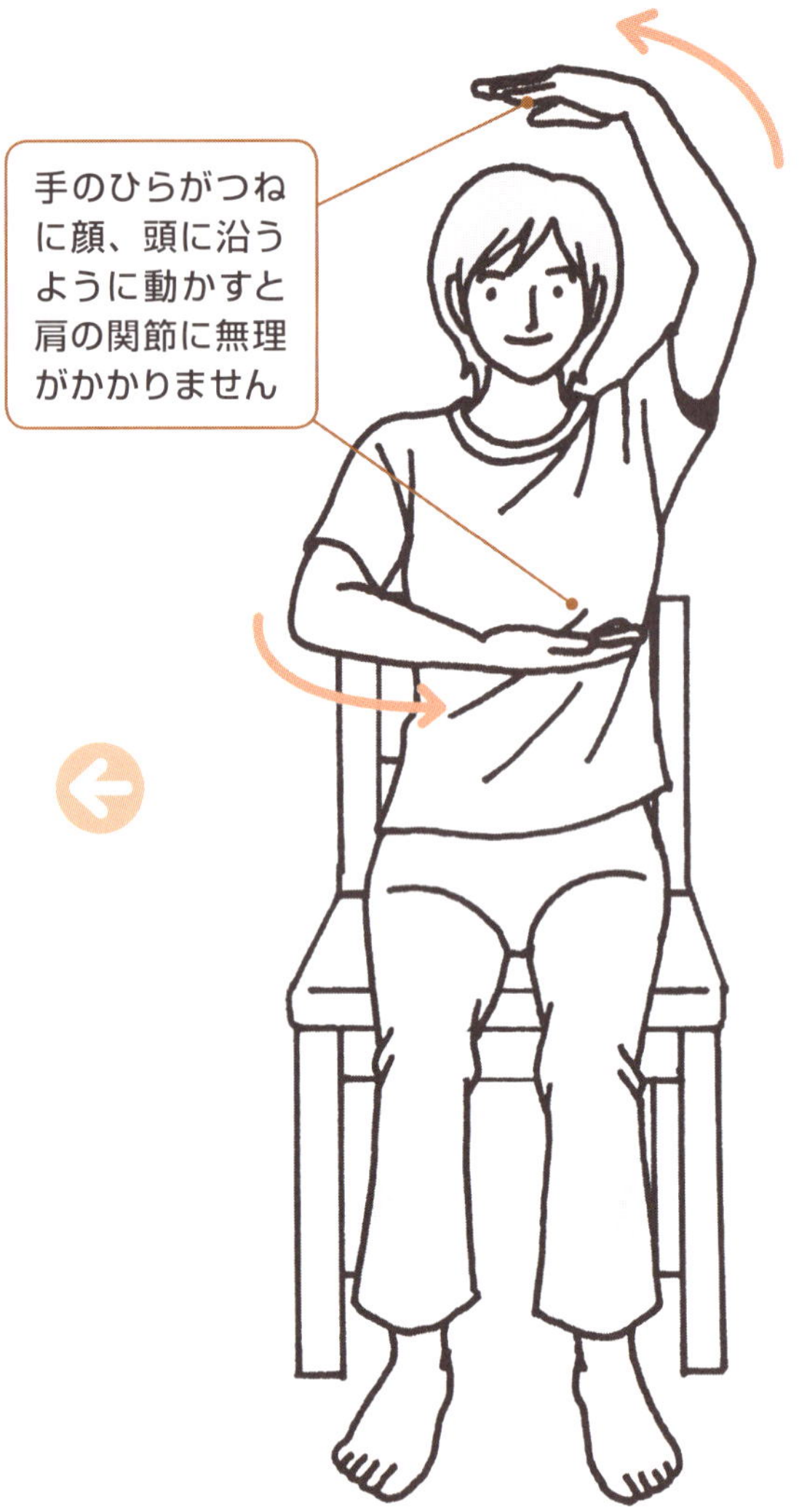
手のひらがつねに顔、頭に沿うように動かすと肩の関節に無理がかかりません

「シェー！」のポーズをする

手のひらを内側に向けたまま、左右の手がからだに沿うように動かします

肩関節《かたかんせつ》の動きを主に司っているのが三角筋《さんかくきん》です。この三角筋の筋力アップを日頃から行い、肩関節をやわらかく保つよう心がければ、肩の痛みを予防することが可能です。ここでは、「シェー！」のポーズによく似た肩関節をゆっくりと回転させる体操を紹介します。

手のひらをつねに内側（顔、頭のほう）に向けて、からだのまわりに円を作るようにゆっくりと肩をまわしましょう。

ちなみに「シェー！」とは赤塚不二夫の漫画『おそ松くん』に登場するイヤミが驚いたときにとるポーズです。肩をまわす運動になるのでリハビリ体操に取り入れさせてもらいました

肩こりの原因はさまざま

肩こりは、変形性脊椎症《へんけいせいせきついしょう》や椎間板《ついかんばん》ヘルニアなどさまざまな病気の症状として現れることがあります。突如として激しい痛みを覚えた場合は、まずは医師に相談してみてください。また痛みがある場合に無理に体操を行うと症状を悪化させる恐れがあるので、決して無理をしないようにしてください

手のひらを後ろに向ける

これはダメ

水泳のバタフライをするように手のひらを後ろ向きにすると、肩関節《かたかんせつ》の構造上、これ以上は腕を上げることができません。この体操をするときは、つねに手のひらがからだの内側を向くように注意しましょう

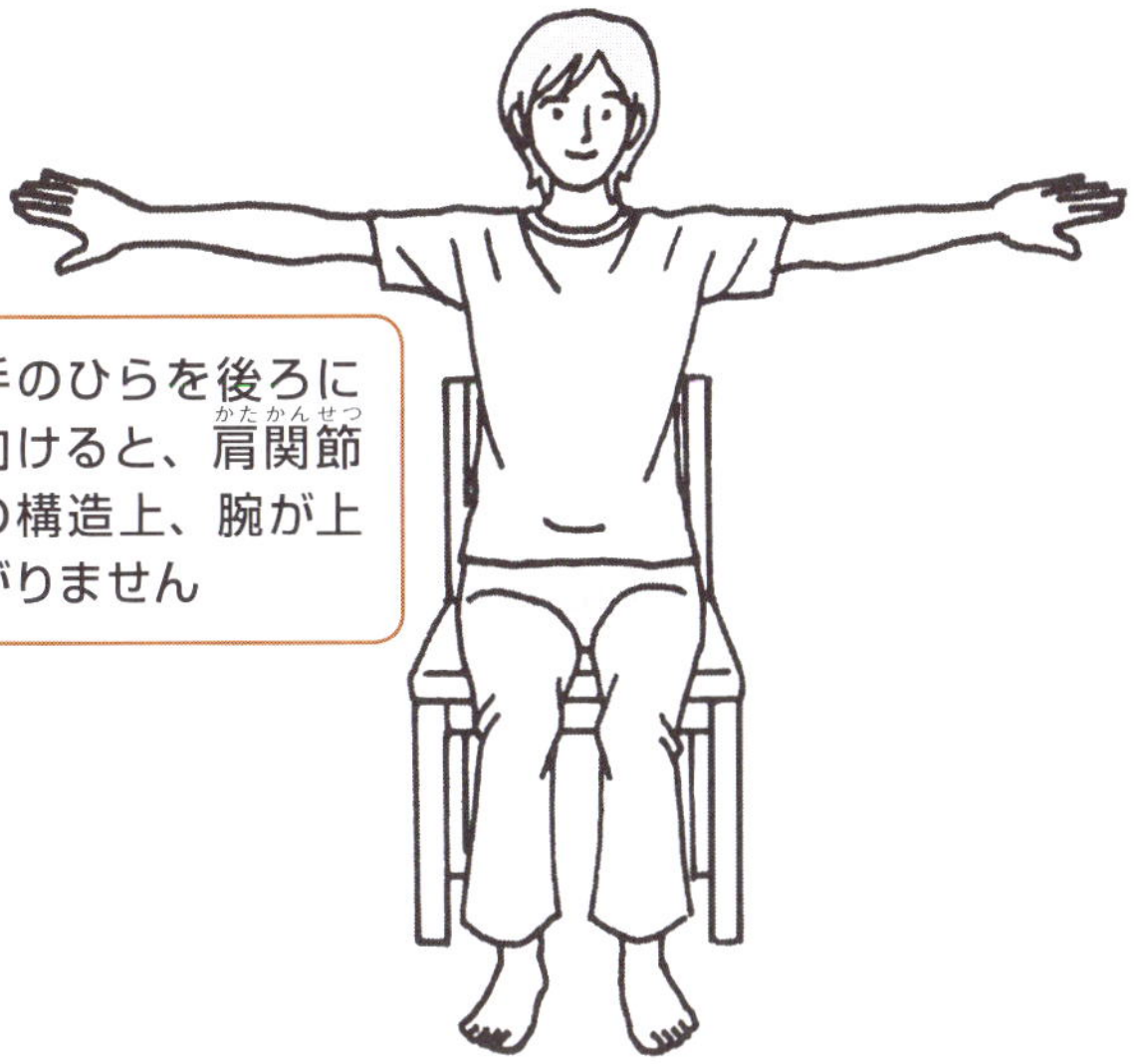

手のひらを後ろに向けると、肩関節《かたかんせつ》の構造上、腕が上がりません

手のひらを内側に向ける

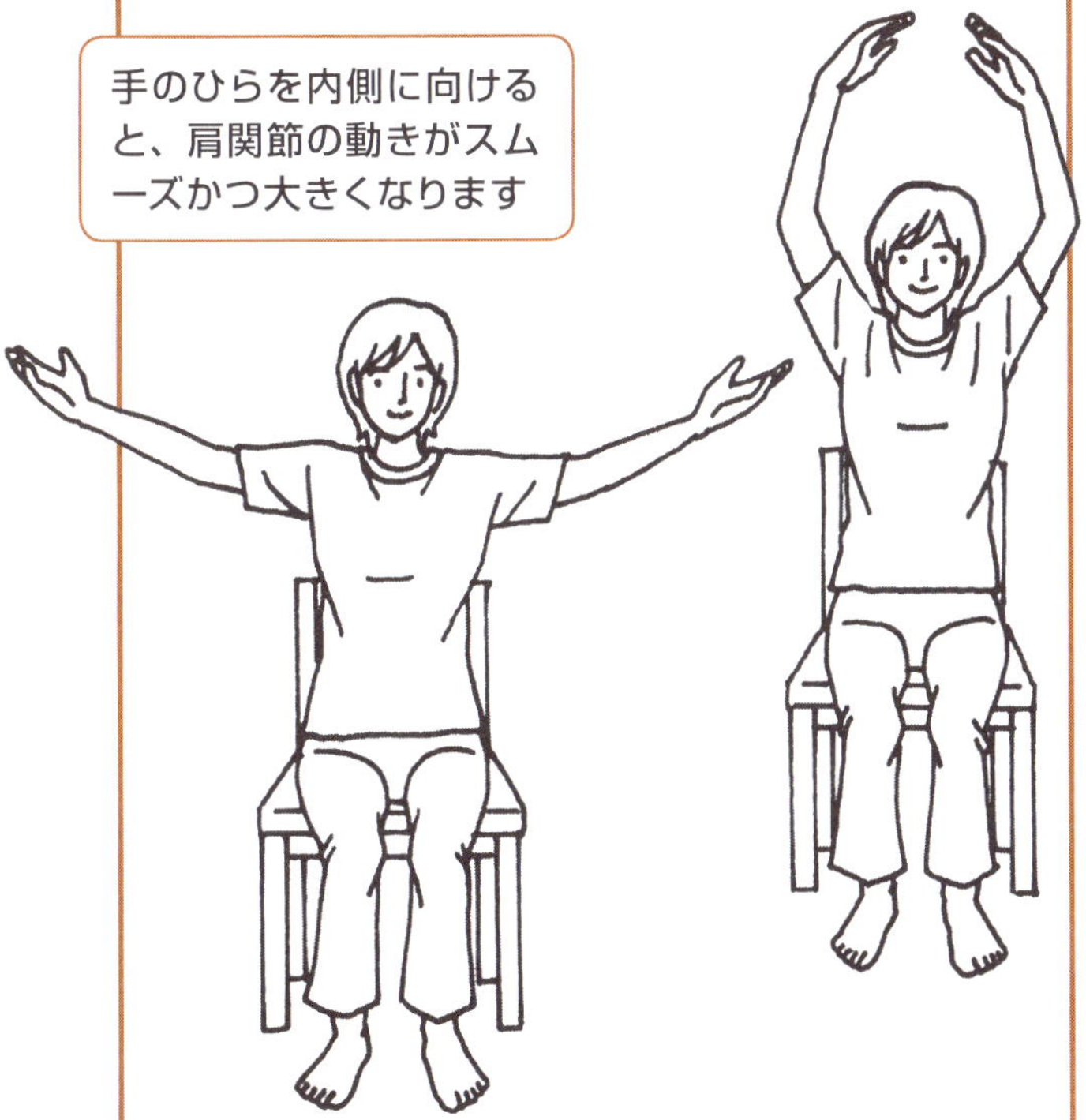

手のひらを内側に向けると、肩関節の動きがスムーズかつ大きくなります

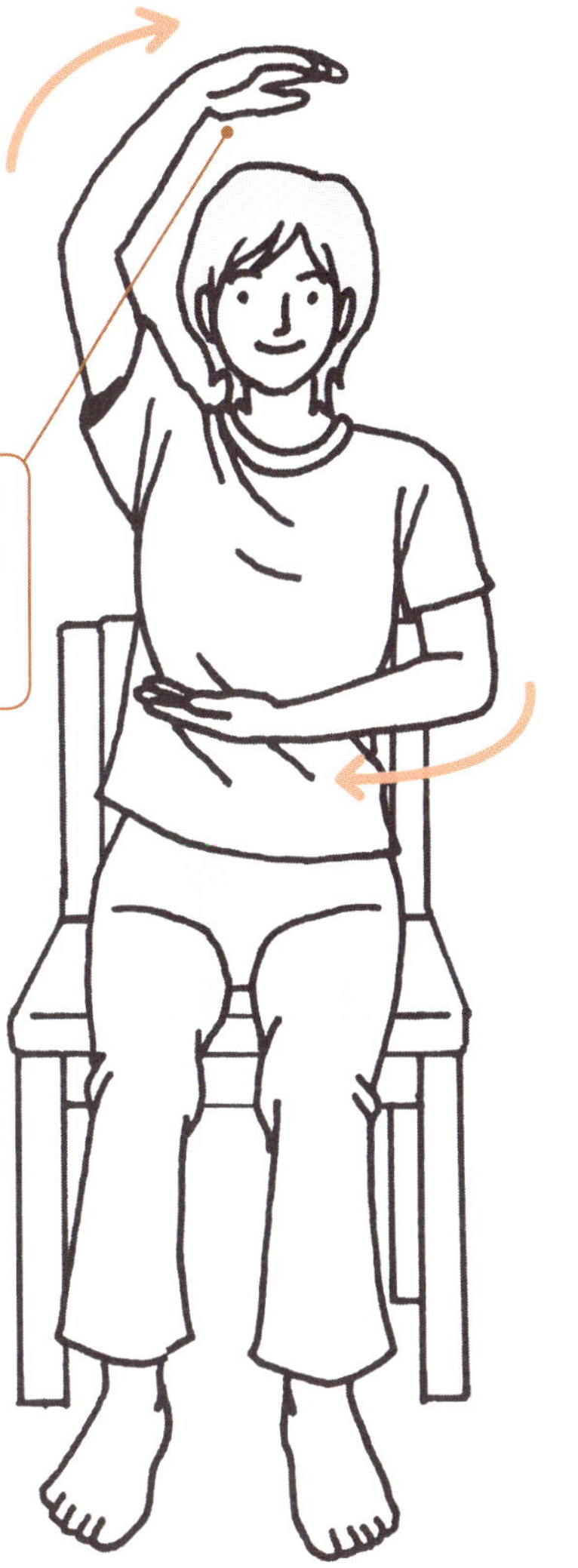

頭の上にある手は頭の後方に沿うようにスライドさせます

手のひらを内側に向けて回転

上下の手が入れかわったら、今度は逆向きに、手のひらを内側に向けた状態を維持しながら回転させます

三角筋《さんかくきん》

肩関節《かたかんせつ》の動きを主に司っているのが三角筋

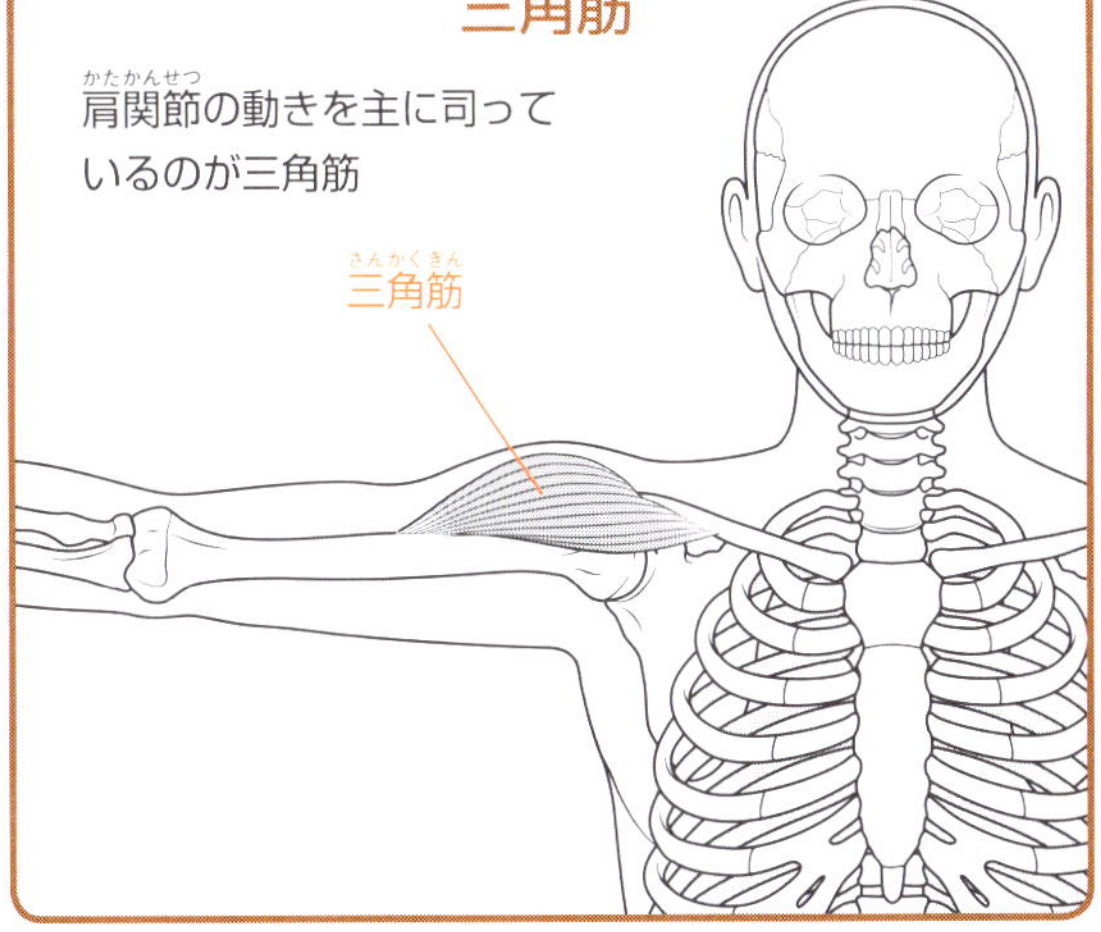

両肩抱いて肩甲骨《けんこうこつ》をグイッ！

肩甲骨の動きをスムーズにします

肩甲骨《けんこうこつ》周辺の筋肉をやわらかくほぐすと、肩関節の内向きの動きがよくなります。両肩をそれぞれ反対側の手で抱くようにつかむと肩甲骨の可動範囲が広がり、肩の動きをスムーズにすることができます

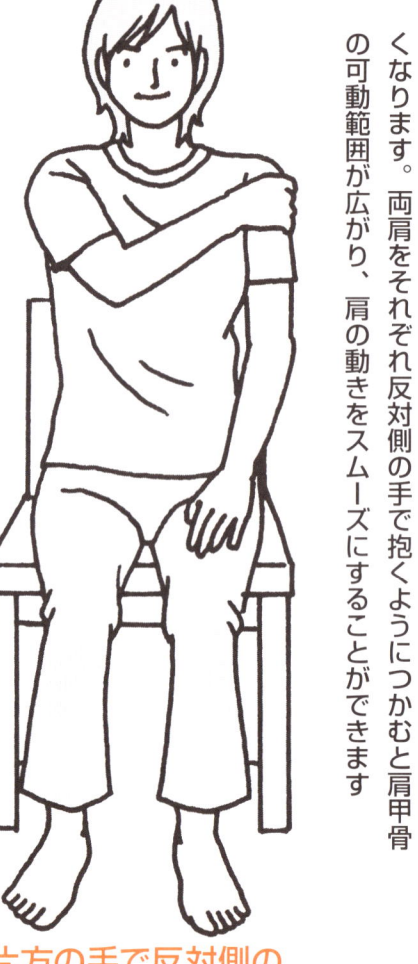

片方の手で反対側の肩を抱く

イスに深く座り、背筋を伸ばします。片方の手で、反対側の肩を抱きます

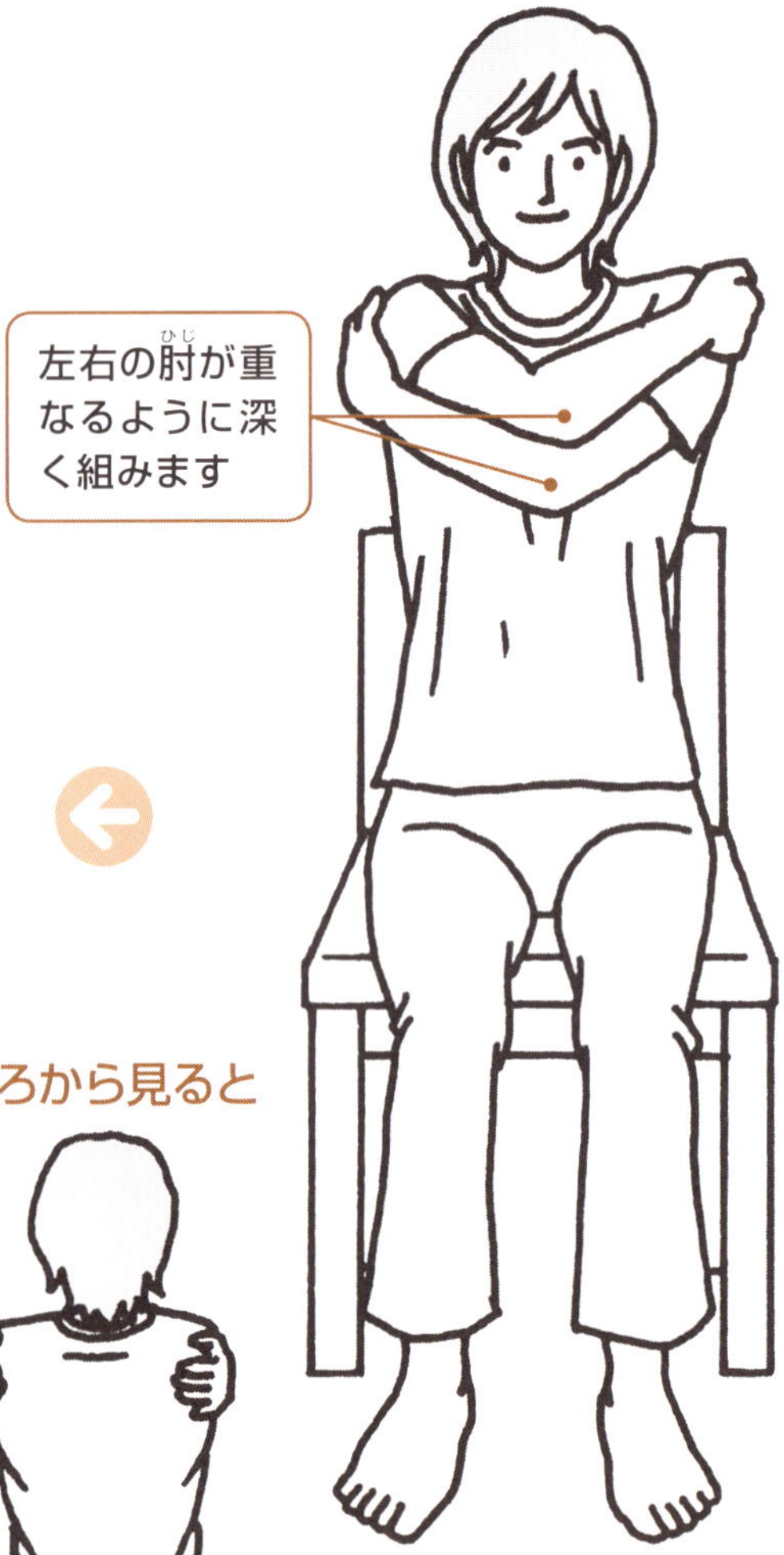

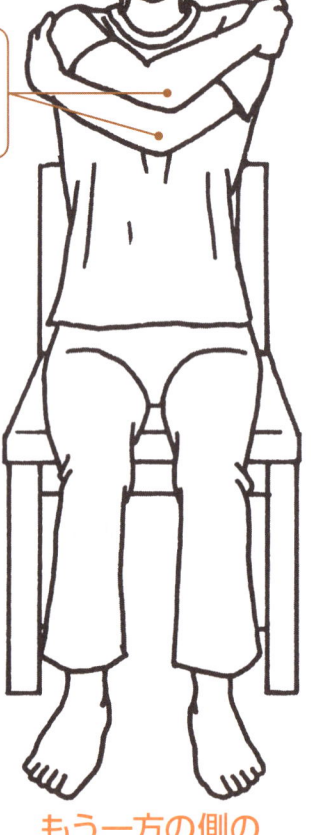

もう一方の側の肩を抱く

片腕で肩を抱いている状態で、もう片方の手を肘の下から入れて、肩を抱くようにしてつかみます

後ろから見ると

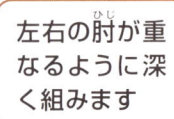

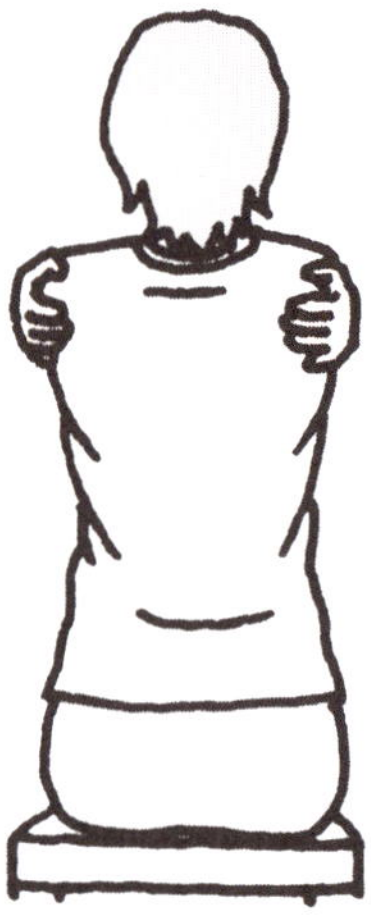

胸の前で両手を組む

これはダメ

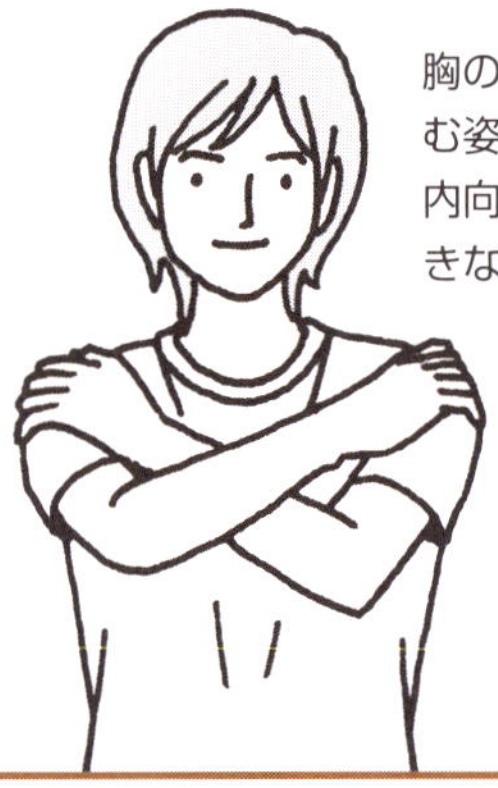

胸の前で両手を組む姿勢だと、肩は内向きの動きができないので要注意

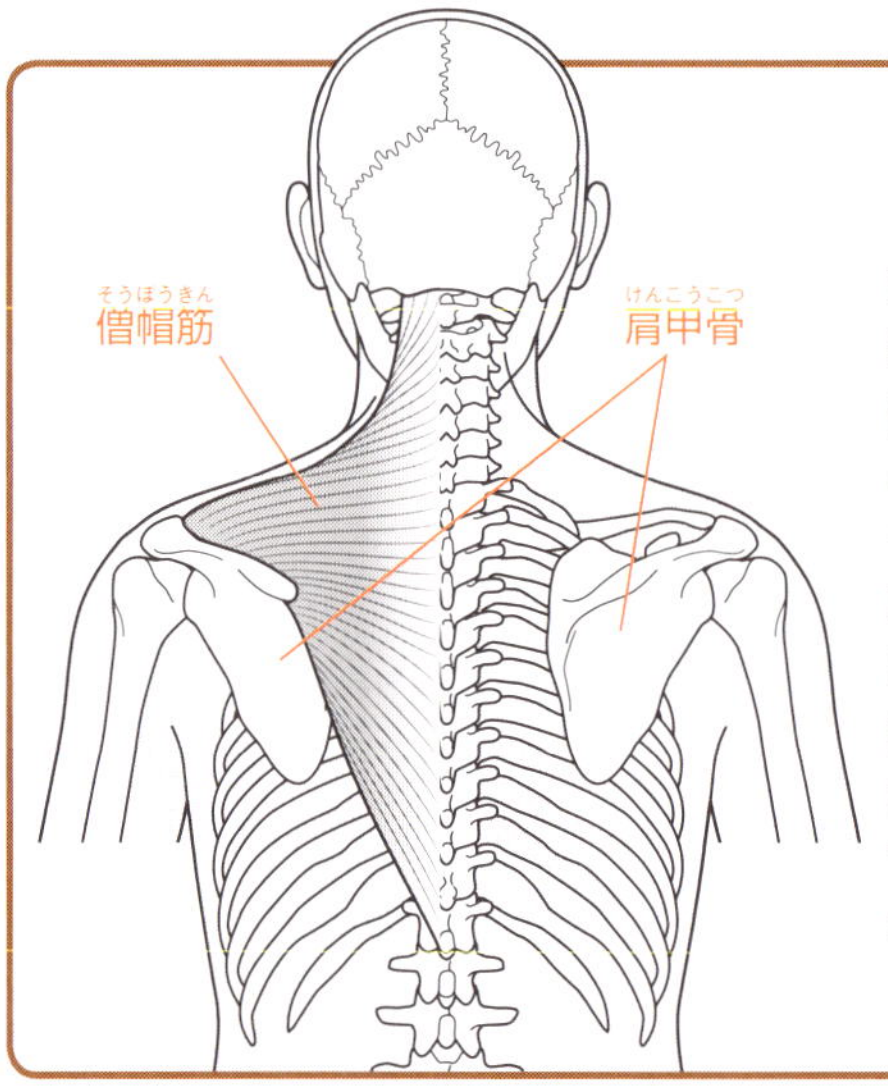

僧帽筋《そうぼうきん》

背中に広がっている筋肉で、頭を後ろに倒したり、胸をはるときに働く。頭蓋骨や背骨から肩甲骨《けんこうこつ》へ広がっている。「肩こり」の原因となる筋のひとつである僧帽筋を強化することで肩甲骨が下がるのを防ぐ

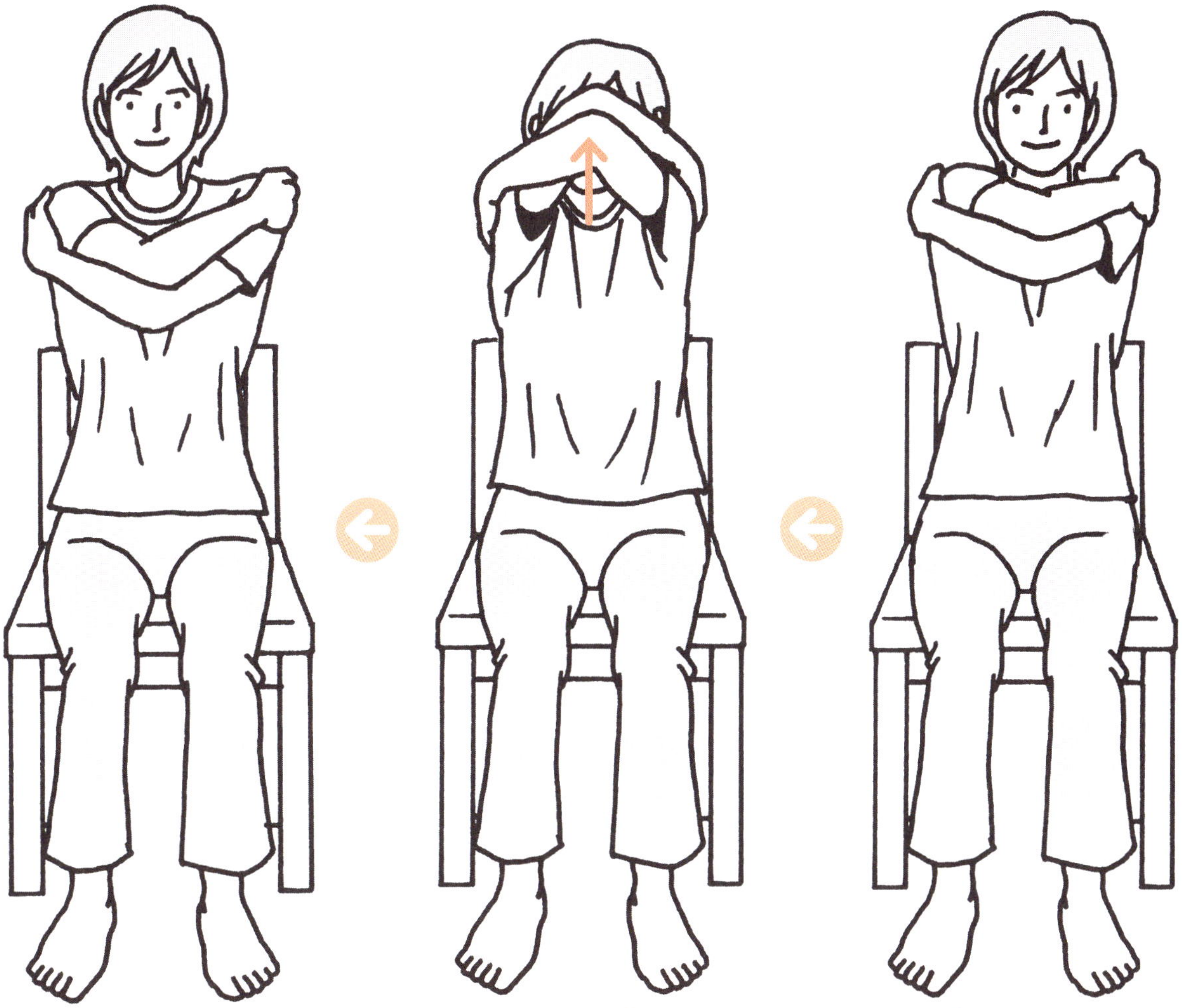

水平にして上げる

肘が上下に重なったら、そのまま水平に上げます

組んだ腕を顔の高さに

組んだ腕を顔の高さまで上げます

上げた腕を下ろす

顔の高さに達したら、徐々に組んだ腕をもとの高さまで下ろして、肩を抱いた姿勢に戻します

肩が内側に動く感じとは

肩が内側に動く感じが実感できない人は、介助者の手を借りて、肘《ひじ》を引いてみましょう。ゆっくりと肘を引くと、肩関《かたかん》節《せつ》が大きく動きます

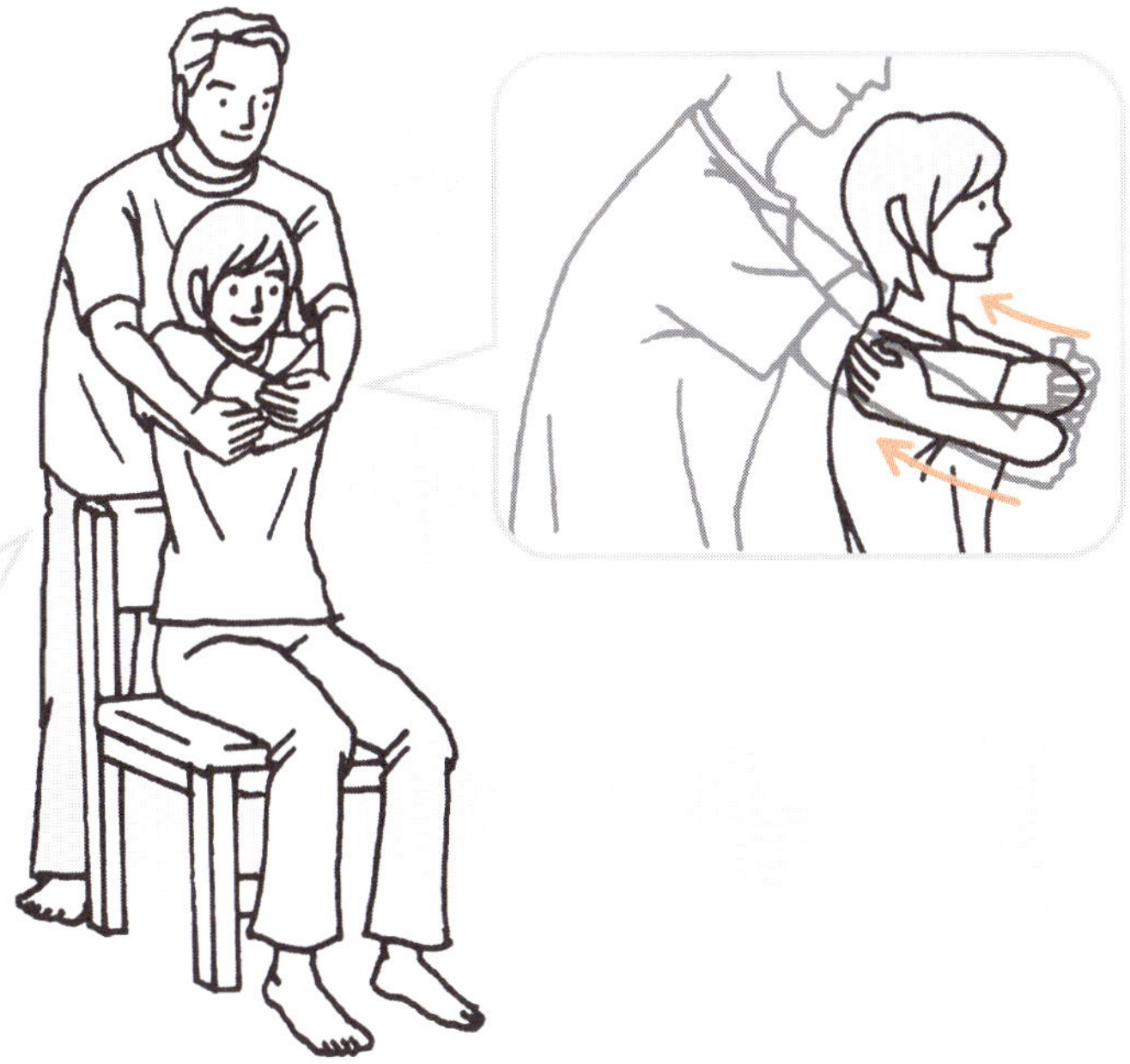

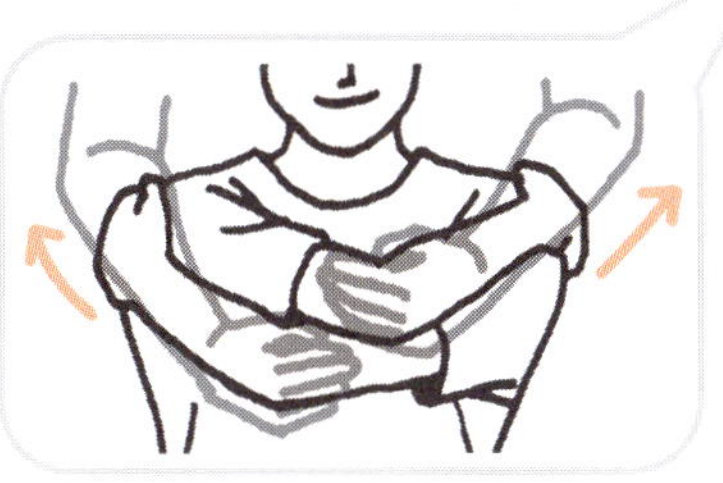

胸をそらして肩を上げ下ろす

僧帽筋《そうぼうきん》をストレッチする体操です

肩を上げる際には背中にある僧帽筋《そうぼうきん》という筋肉が働きます。ここでは肩を上げて胸をそらすことで僧帽筋を緊張させ、力を抜いてリラックスさせる体操を紹介します。僧帽筋など肩周辺の筋肉がリラックスすれば、肩こりがやわらぎます

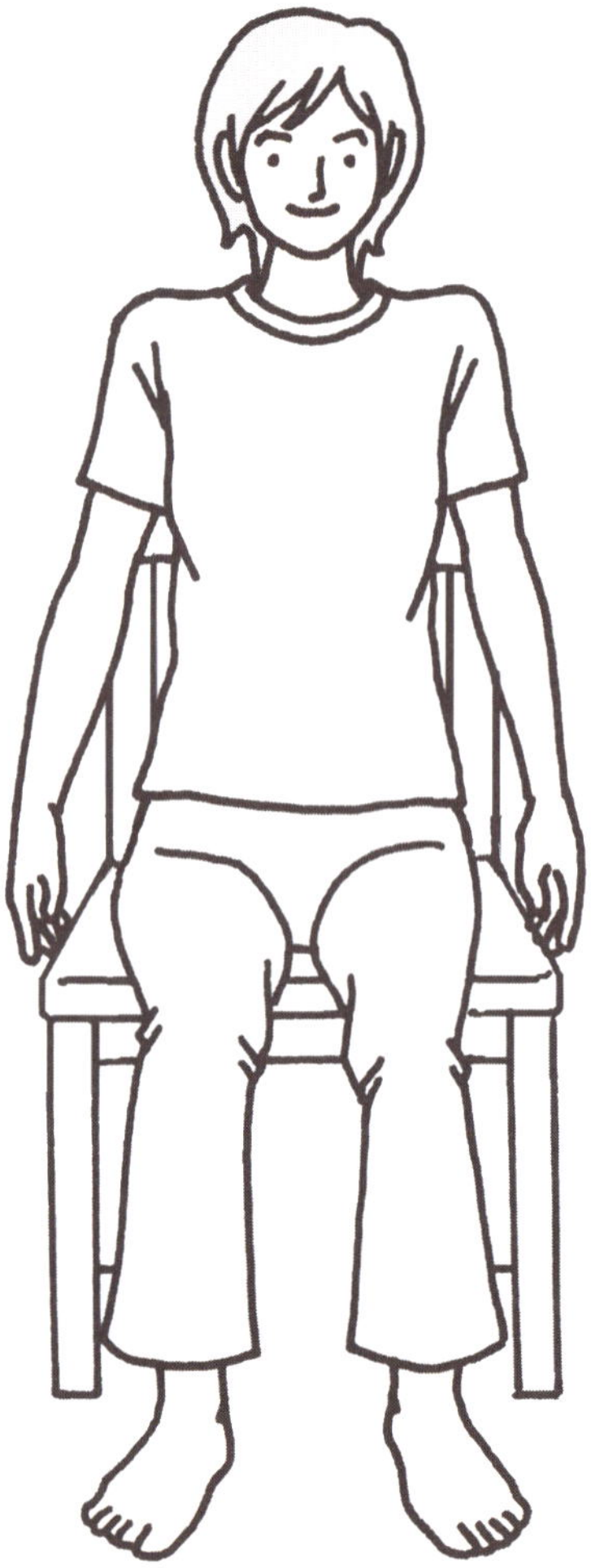

胸を少しそらし、肩を上げる

イスに座り、息を吸いながら、胸を少し後ろにそらし、肩を上げます。僧帽筋《そうぼうきん》が働いているのを意識してください

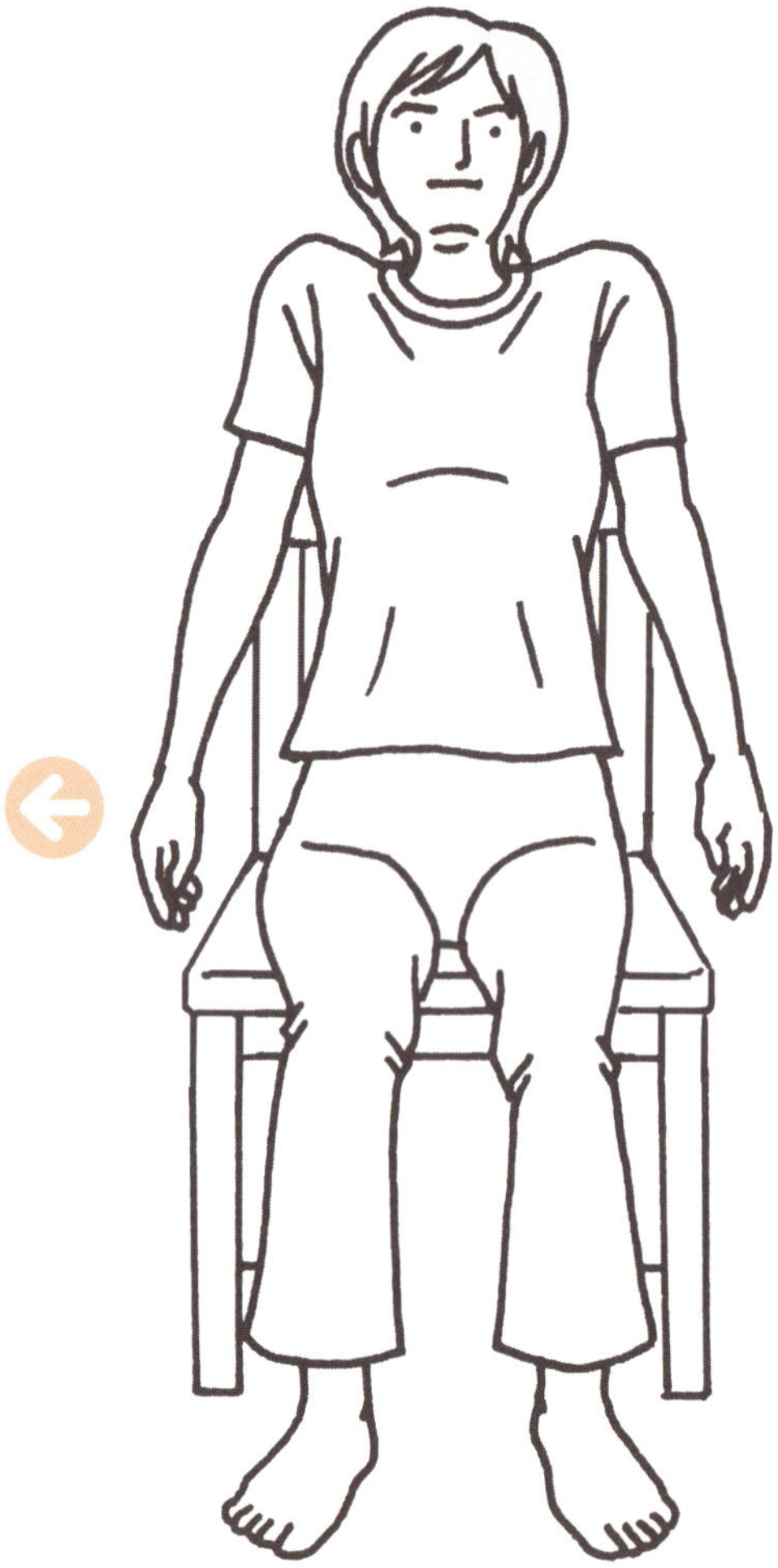

胸をそらす

息を思いっきり吸って、肩を上げた状態から、さらに後ろ側に胸をそらします

横から見ると

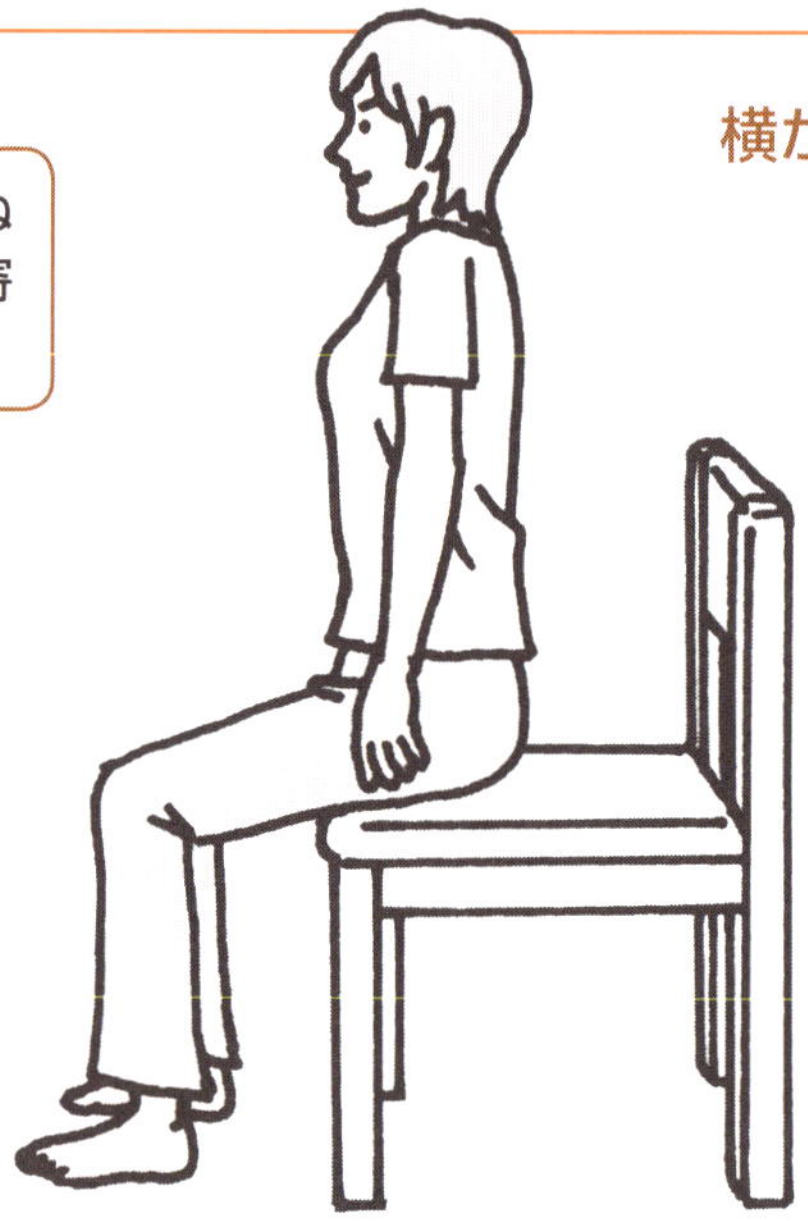

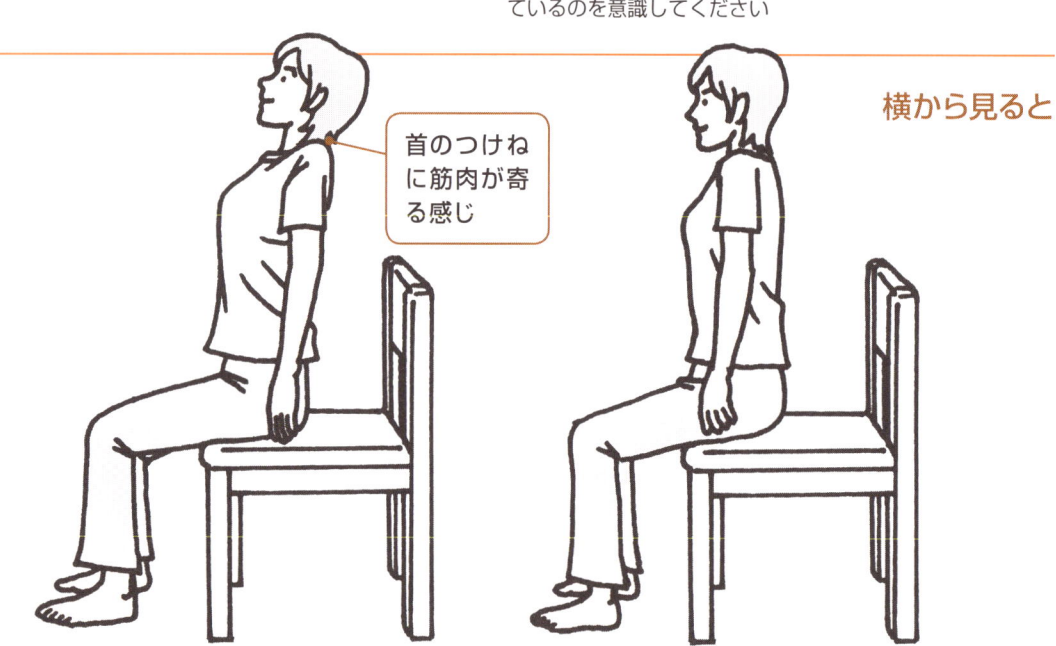

僧帽筋《そうぼうきん》

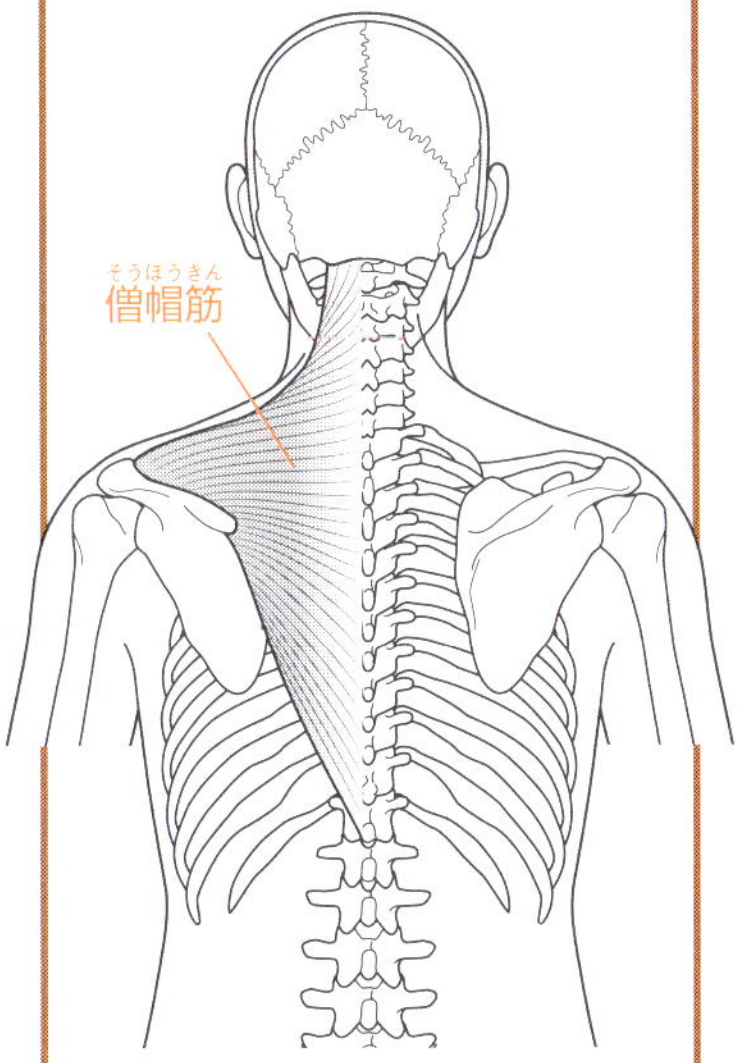

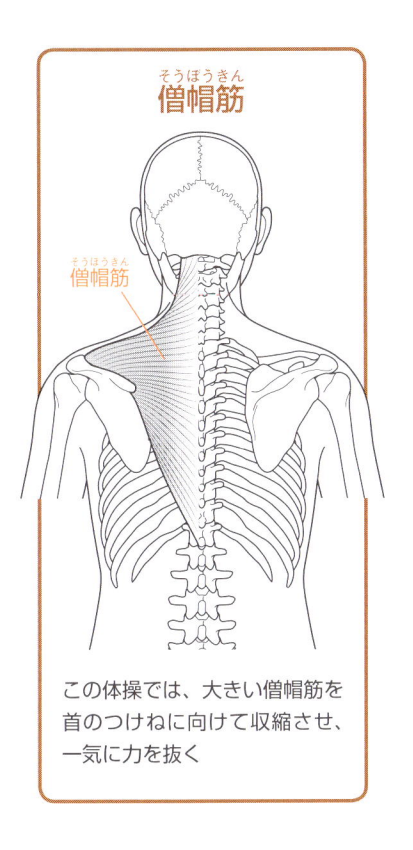

この体操では、大きい僧帽筋を首のつけねに向けて収縮させ、一気に力を抜く

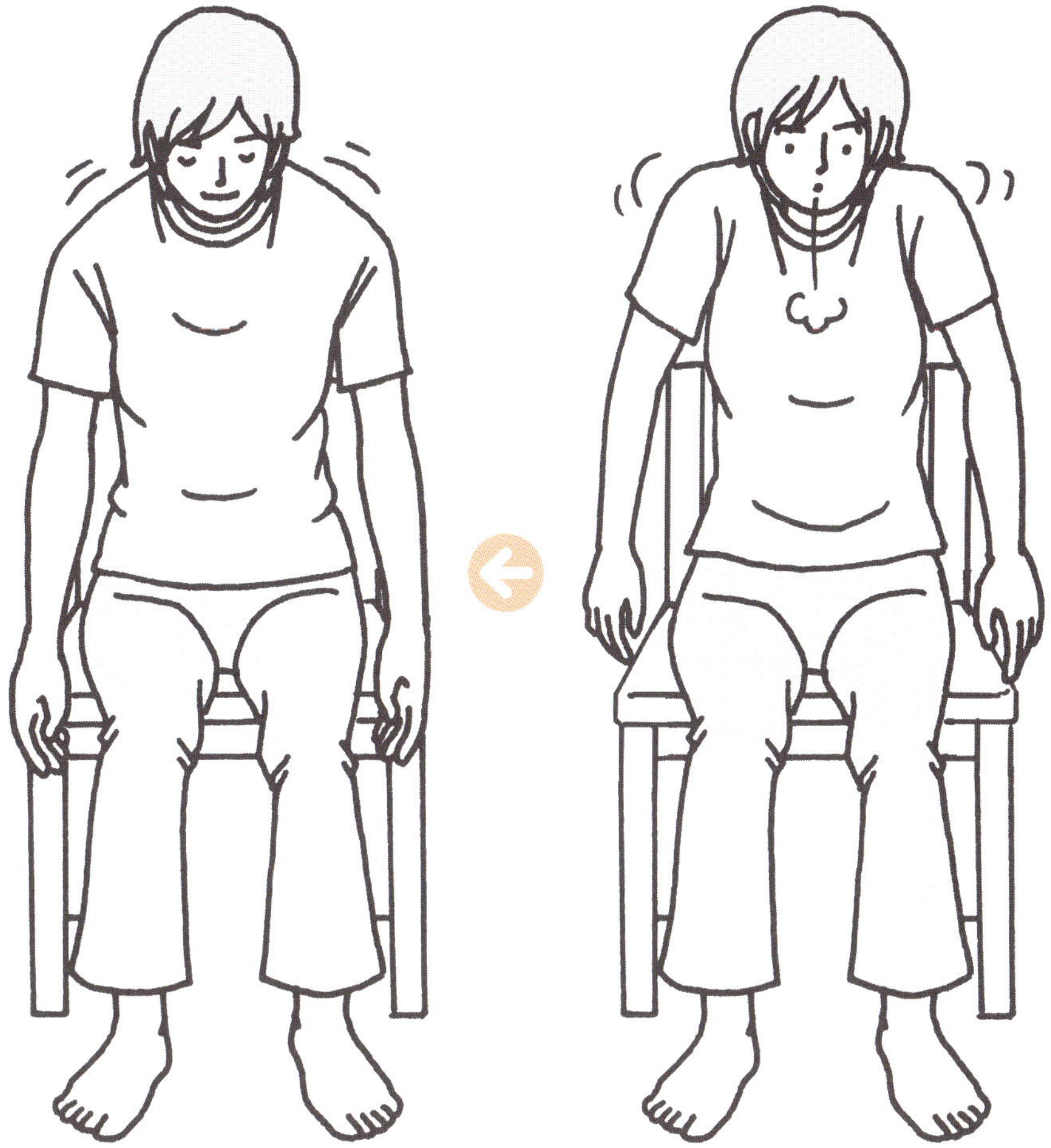

息をはきながら肩を落とす

息を一気にはきながら、そらした胸をすぼめるようにして肩を落とします

ストンと肩を落とす

ストンと肩が落ち、リラックスした状態になります

腹式呼吸でリラックス

肩を上げるときは、息をゆっくりと大きく吸います。肩を落とすときは肺に吸い込んだ息を一気にはき出します。肩だけではなく全身に入った力が一気に抜けるので、筋肉がリラックスします。号令は、「1、2、3」で肩を上げ、「4」で落とすようにします

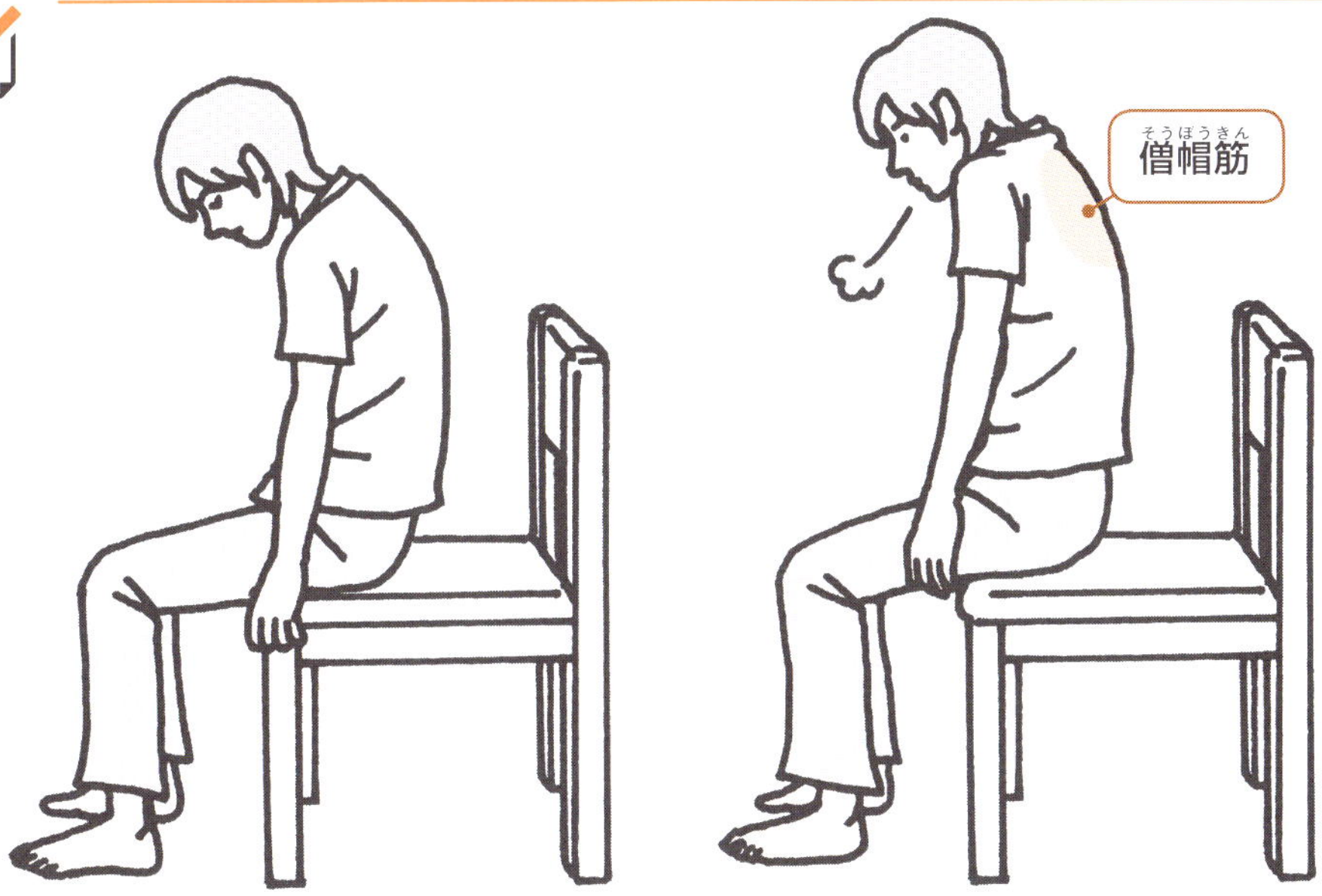

一歩踏み出し筋肉を伸ばす

大腿四頭筋《だいたいしとうきん》、腸腰筋《ちょうようきん》のストレッチと下肢《かし》の筋肉全体を伸ばす体操です

脚をあまり使わないと筋肉が固くなり十分に伸びなくなります。すると歩行が不安定になり、歩くのがおっくうになるという悪循環におちいります。これは下肢《かし》の筋肉を伸ばす体操です

腸腰筋《ちょうようきん》、ハムストリングス、大腿四頭筋《だいたいしとうきん》、下腿三頭筋《かたいさんとうきん》

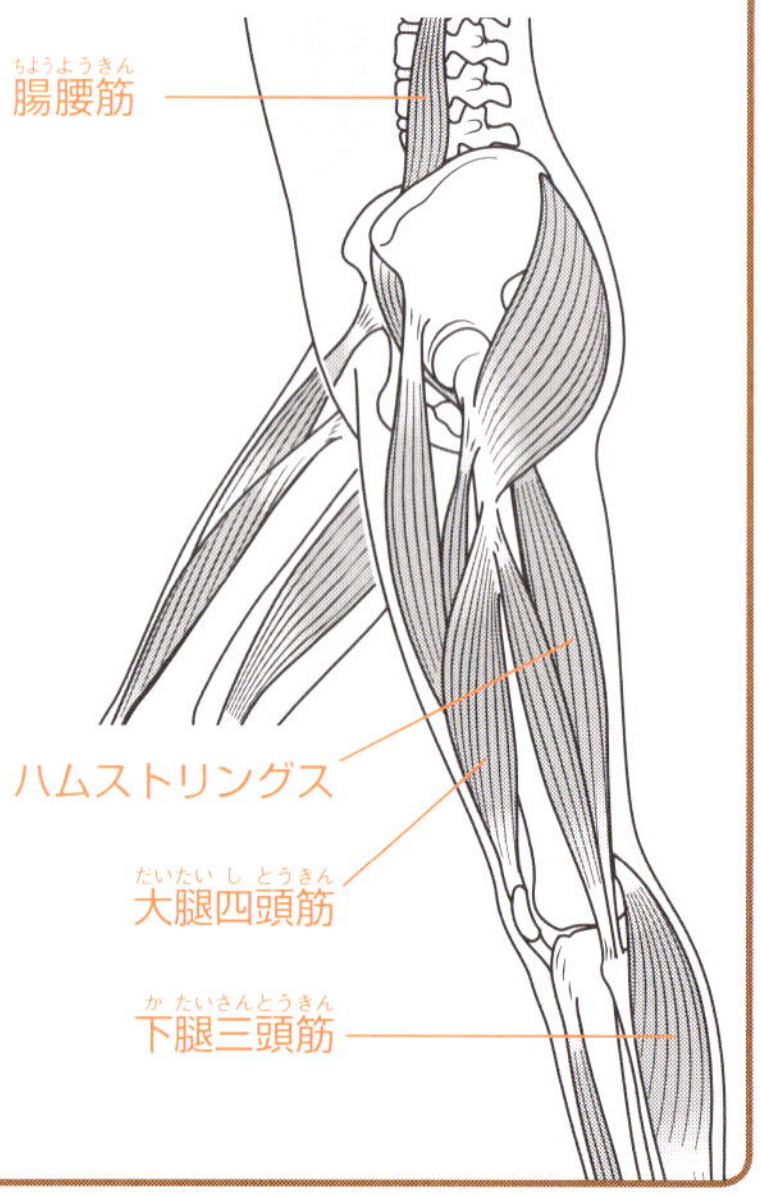

腰に手を当てて踏み出す

腰に手を当て腰を伸ばして片脚を前に踏み出します。立った姿勢が安定している人は、なるべく歩幅を広げてください

後ろ脚の膝裏《ひざ》を伸ばす

前に出した脚を曲げて後ろ脚の膝裏（腓腹筋《ひふくきん》）を十分に伸ばします。このとき後ろ脚の踵《かかと》は床につけたままです

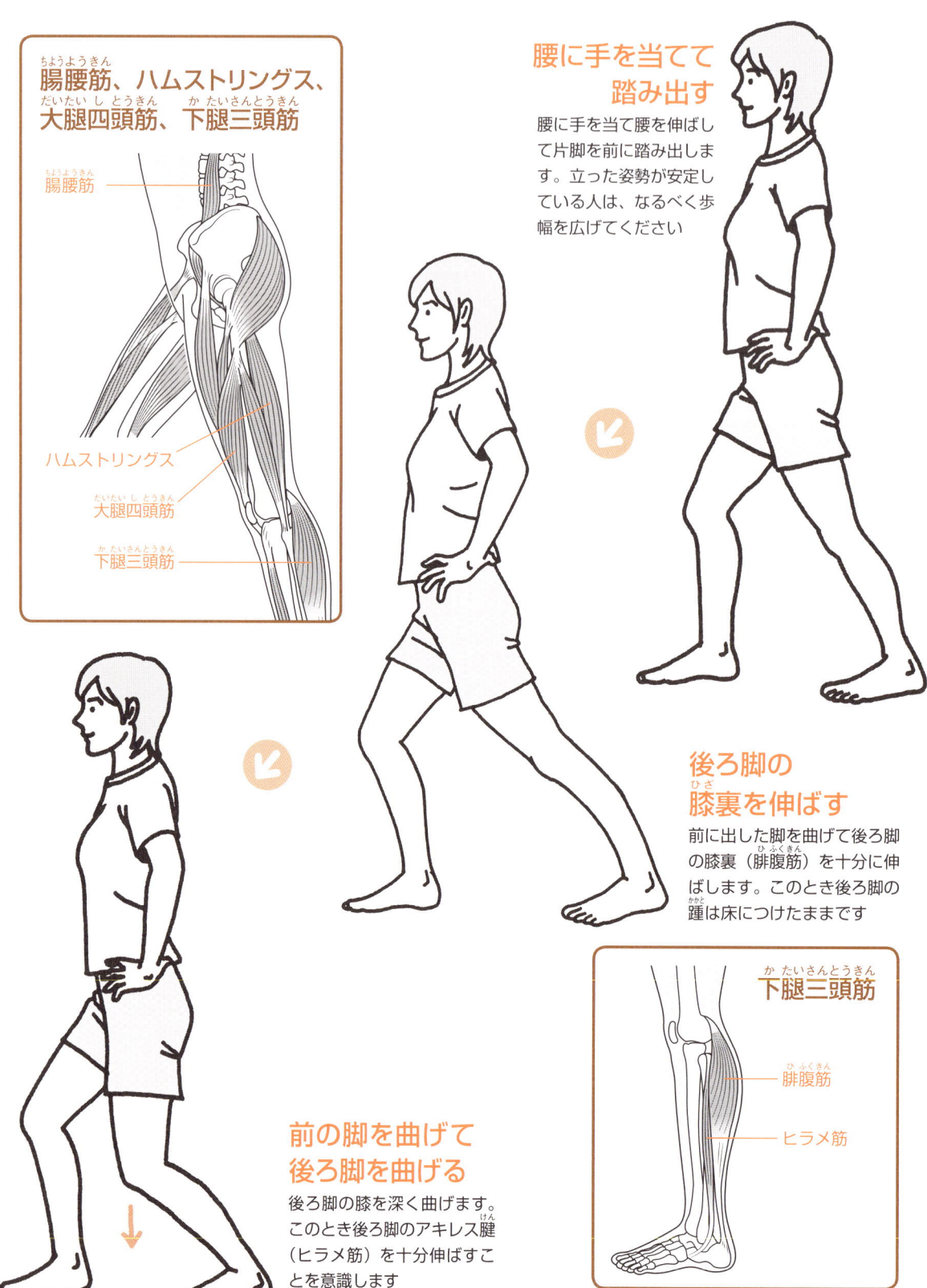

前の脚を曲げて後ろ脚を曲げる

後ろ脚の膝を深く曲げます。このとき後ろ脚のアキレス腱《けん》（ヒラメ筋）を十分伸ばすことを意識します

下腿三頭筋《かたいさんとうきん》

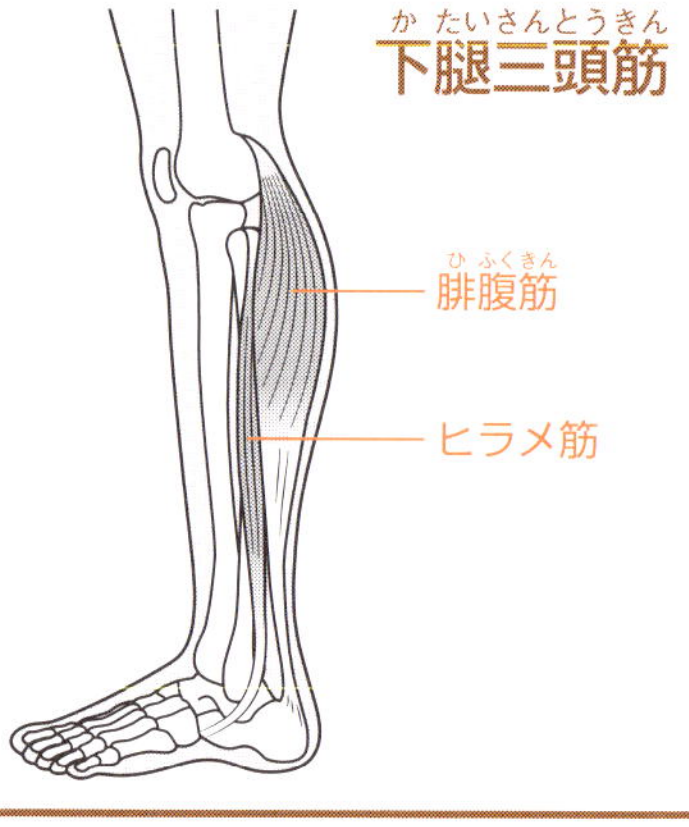

まっすぐの意識でモデル歩行

股《こ》関節《かんせつ》内転《ないてん》筋群《きんぐん》を強化します

人間は歩行をする際に、腕をふることによってからだをひねり、からだを前に押し出します。骨盤《こつばん》をきちんと立て、ヘソから前に進むような意識で歩くと、まっすぐにきれいに歩くことができます

これはダメ

脚を大きく開く

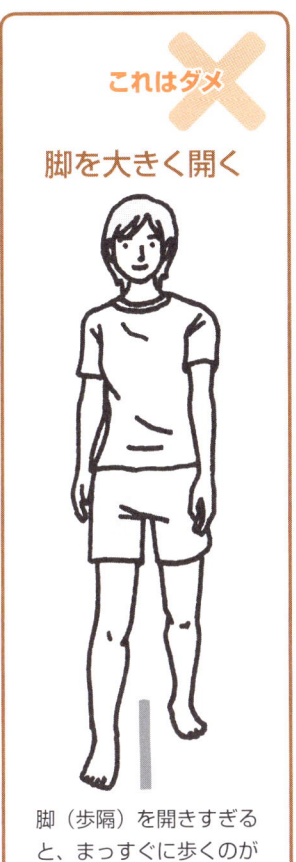

脚（歩隔）を開きすぎると、まっすぐに歩くのが難しくなり、膝《ひざ》の内側に力がかかります

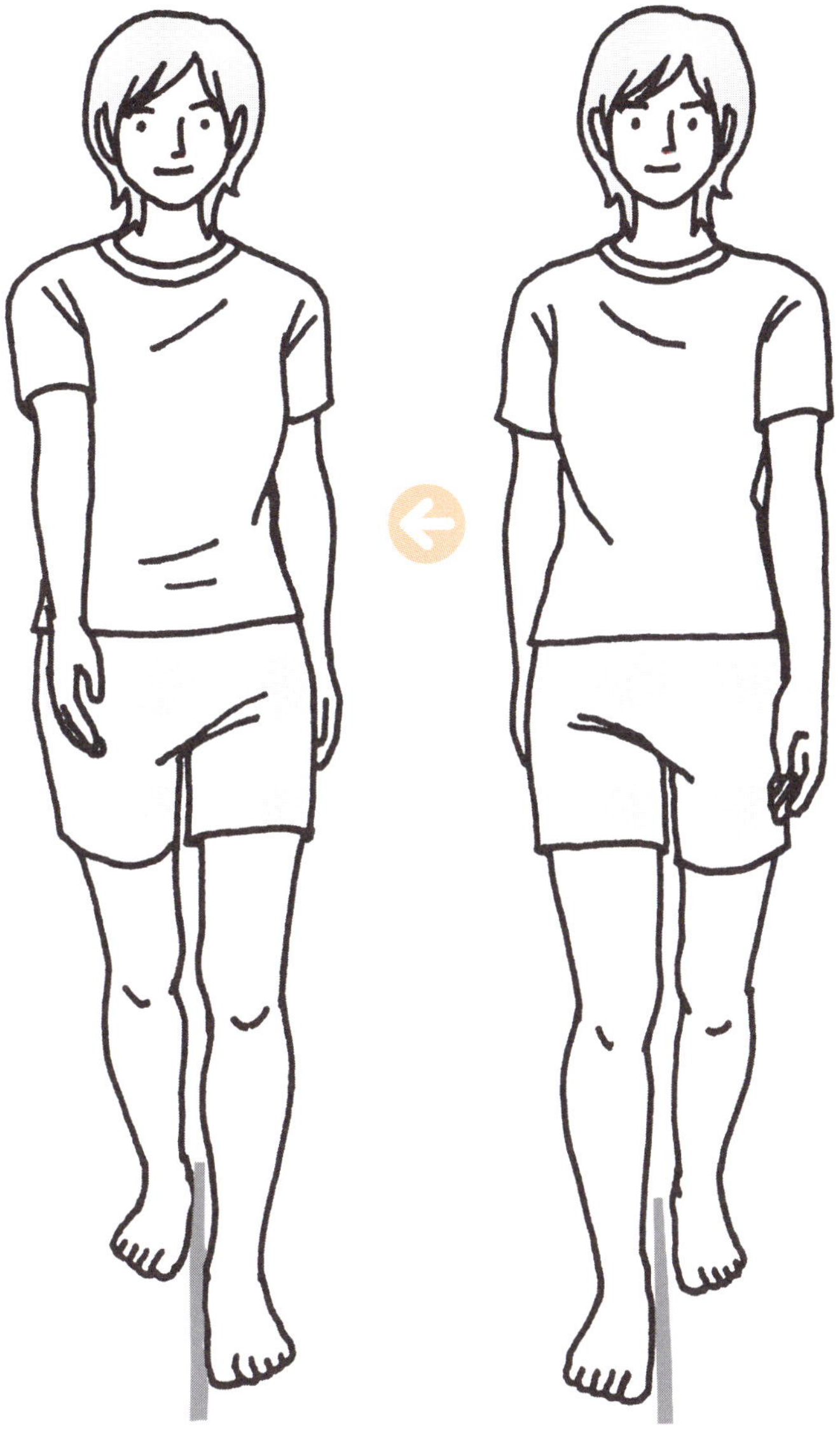

左脚を踏み出す

からだがひねられていることを意識して、さらに一歩前に左脚を踏み出します

右脚を踏み出す

右脚を前に踏み出します。その際に左側の肩から腕が前に出ることを意識します

股《こ》関節《かんせつ》内転《ないてん》筋群《きんぐん》

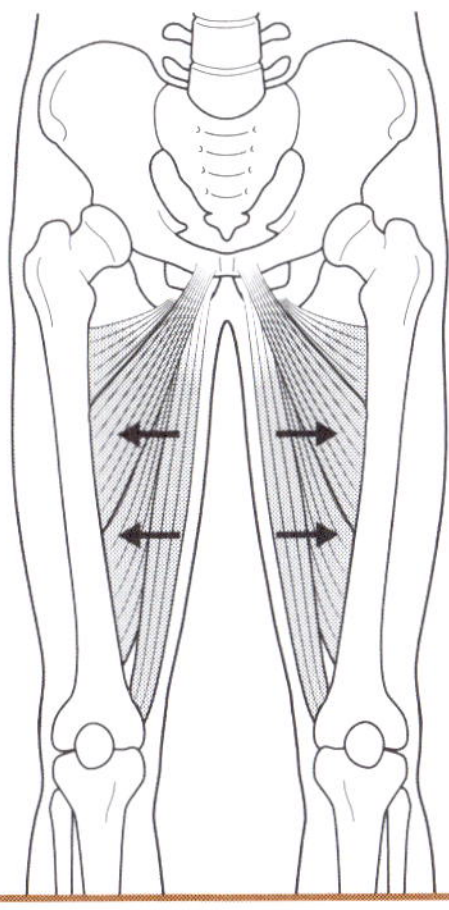

加齢とともに衰える股《こ》関節《かんせつ》内転《ないてん》筋群《きんぐん》

年をとると、多くの人は、左右の足幅を広げて歩くようになります。これは股関節内転筋群が衰えるからです。膝《ひざ》が外側に開き膝痛《しつう》を助長します

肩の水平保って足底をアップ

骨盤《こつばん》周辺の筋力を強化する体操です

この体操は骨盤《こつばん》周辺の筋力を強くして、からだのバランスを保つ筋力を高めます。骨盤周辺にある腰方形筋《ようほうけいきん》と中臀筋《ちゅうでんきん》を意識して行いましょう

背筋を伸ばして立ち、イスに手をおく

背筋を伸ばして立ち、イスの背に手をおきます。このとき腹式呼吸で息を吸います

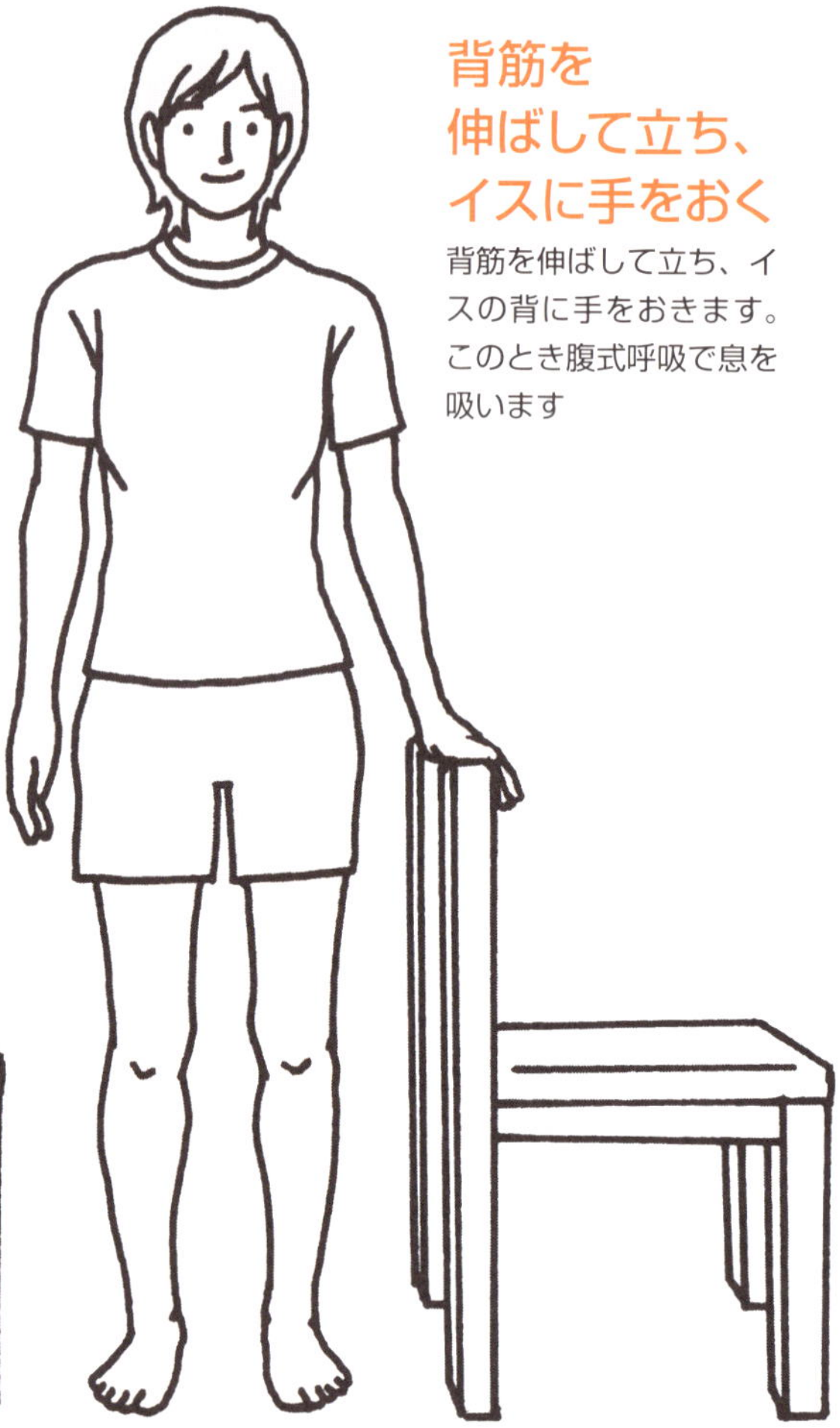

肩の水平を保ったまま片脚を浮かせる

肩は水平のままイスに近いほうの脚を10センチほど浮かせ、息をはきながらその姿勢を5～6秒間保ちます

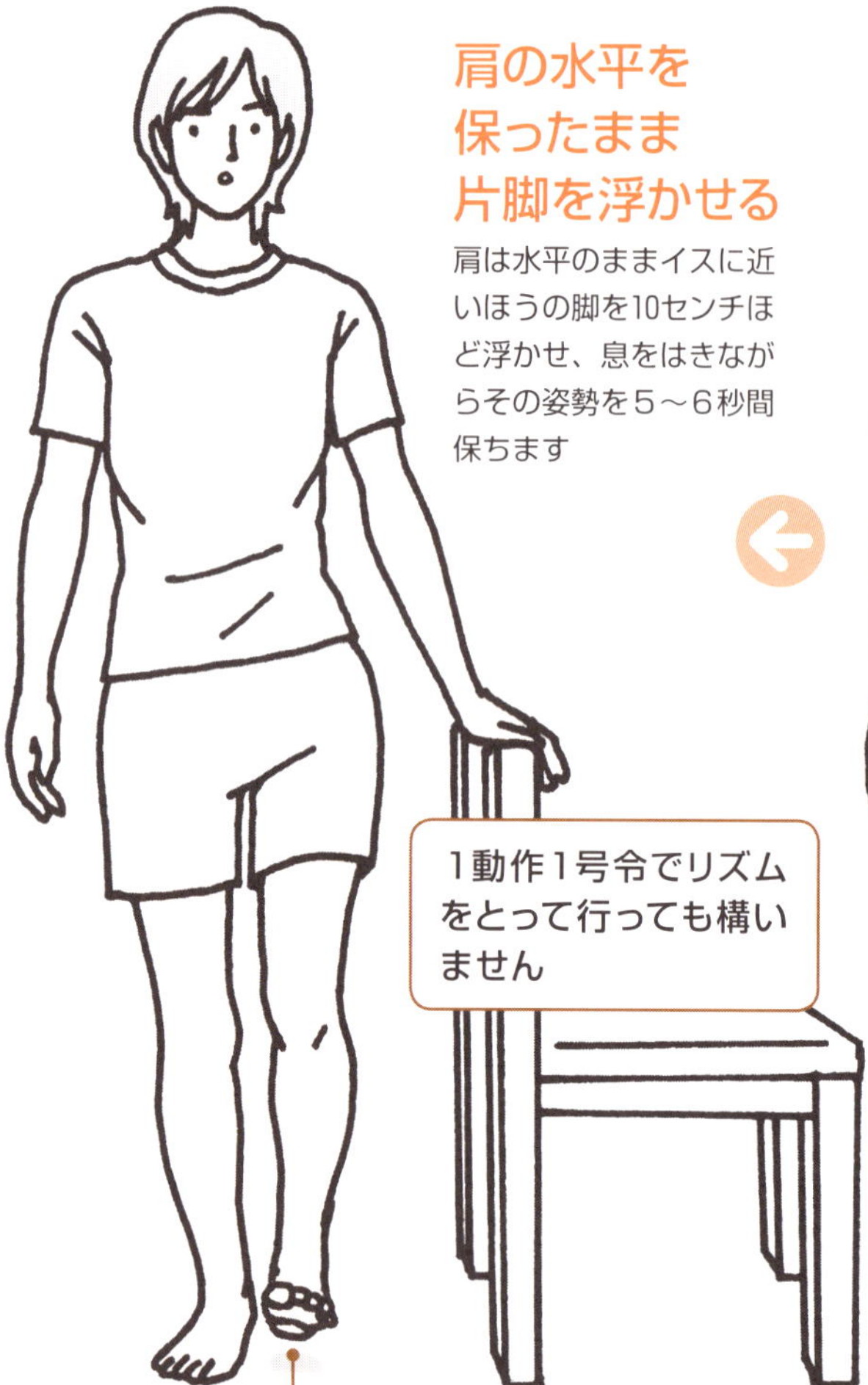

1動作1号令でリズムをとって行っても構いません

足底も床に対して平行に保ちます

後ろから見ると

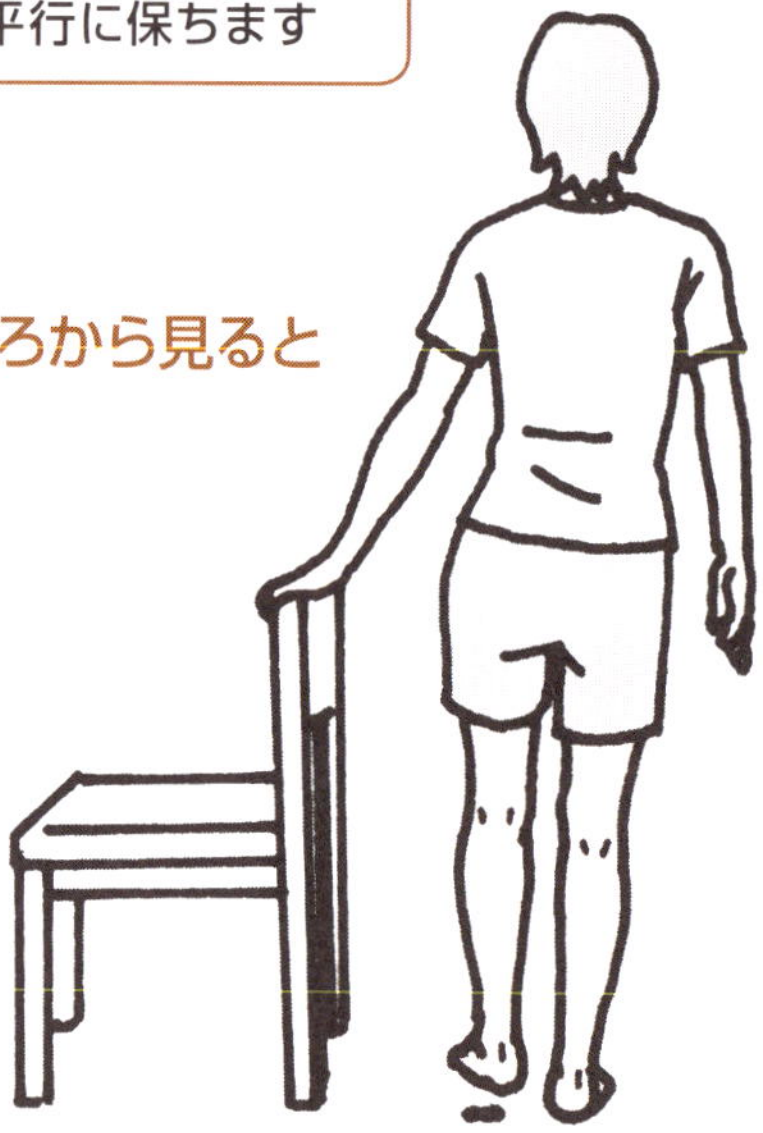

中臀筋《ちゅうでんきん》と腰方形筋《ようほうけいきん》

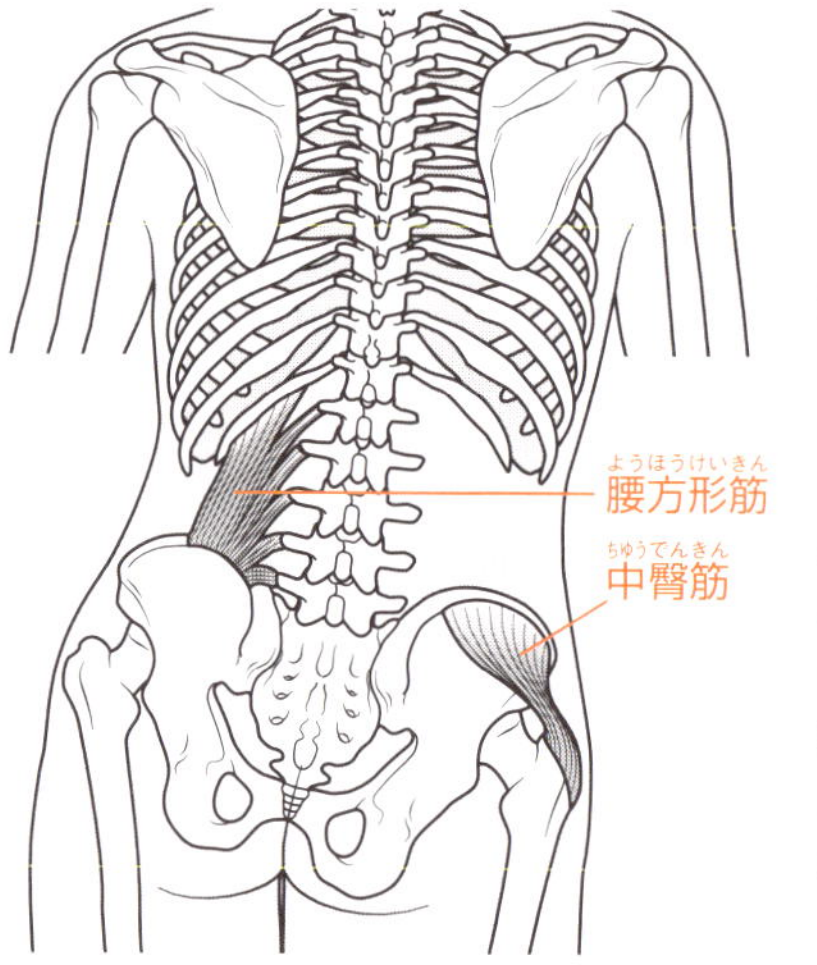

中臀筋は股関節《こかんせつ》を横に開く筋肉で、歩くときは骨盤《こつばん》を左右水平に保つ働きをする。この筋肉が弱いと骨盤が不安定になって肩を揺する独特の歩き方になる。転倒予防のために強化したい。同様に腰方形筋もバランスをとるうえで重要な役割をはたしている

筋力強化体操

イスの背を持って踵《かかと》をアップ

下腿三頭筋《かたいさんとうきん》を強化します

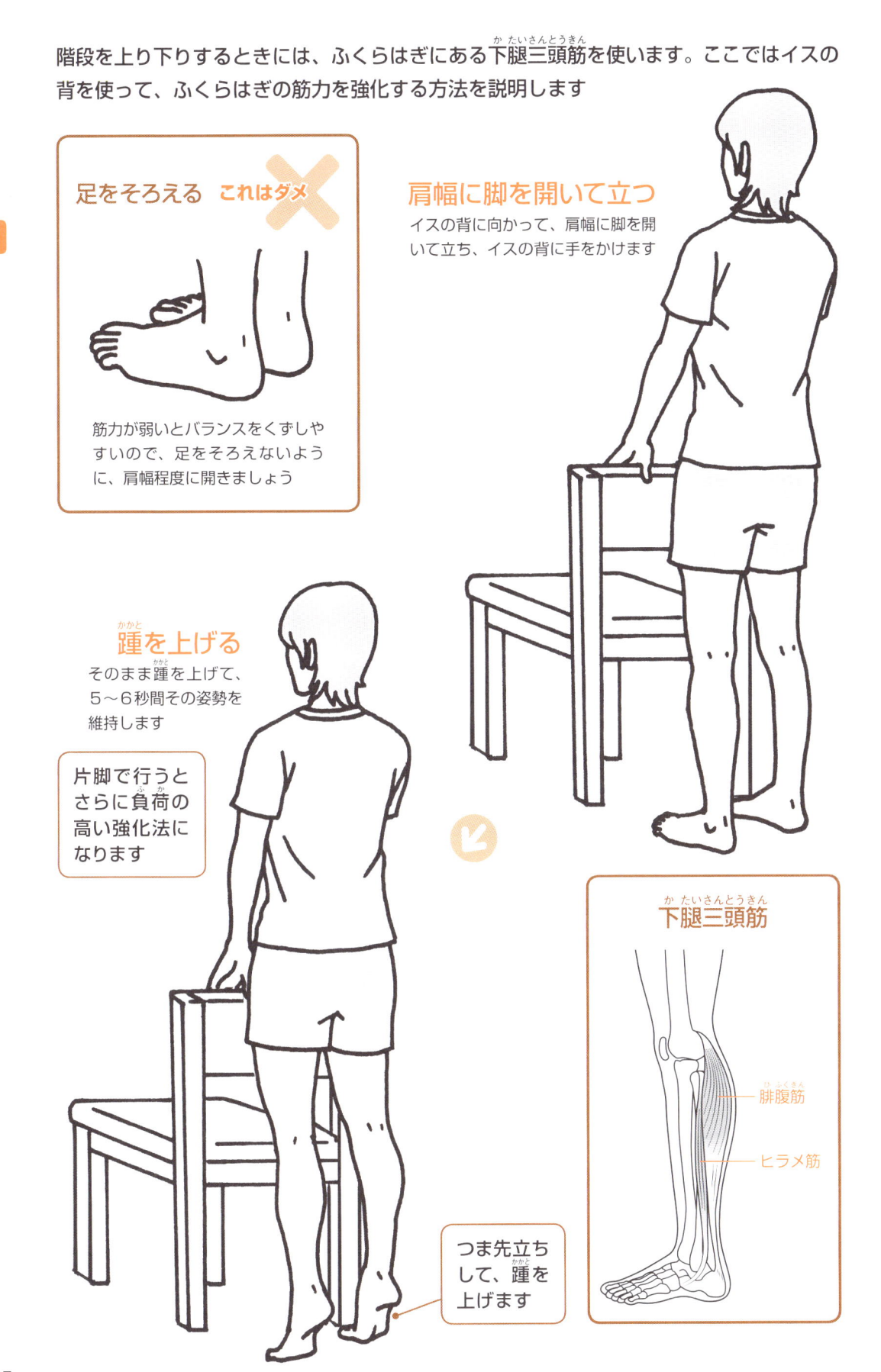

階段を上り下りするときには、ふくらはぎにある下腿三頭筋《かたいさんとうきん》を使います。ここではイスの背を使って、ふくらはぎの筋力を強化する方法を説明します

足をそろえる　これはダメ

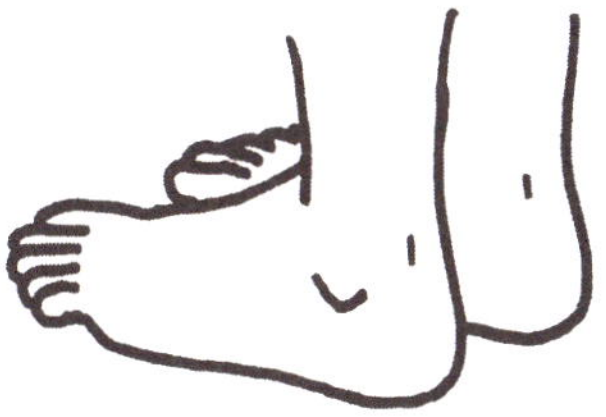

筋力が弱いとバランスをくずしやすいので、足をそろえないように、肩幅程度に開きましょう

肩幅に脚を開いて立つ

イスの背に向かって、肩幅に脚を開いて立ち、イスの背に手をかけます

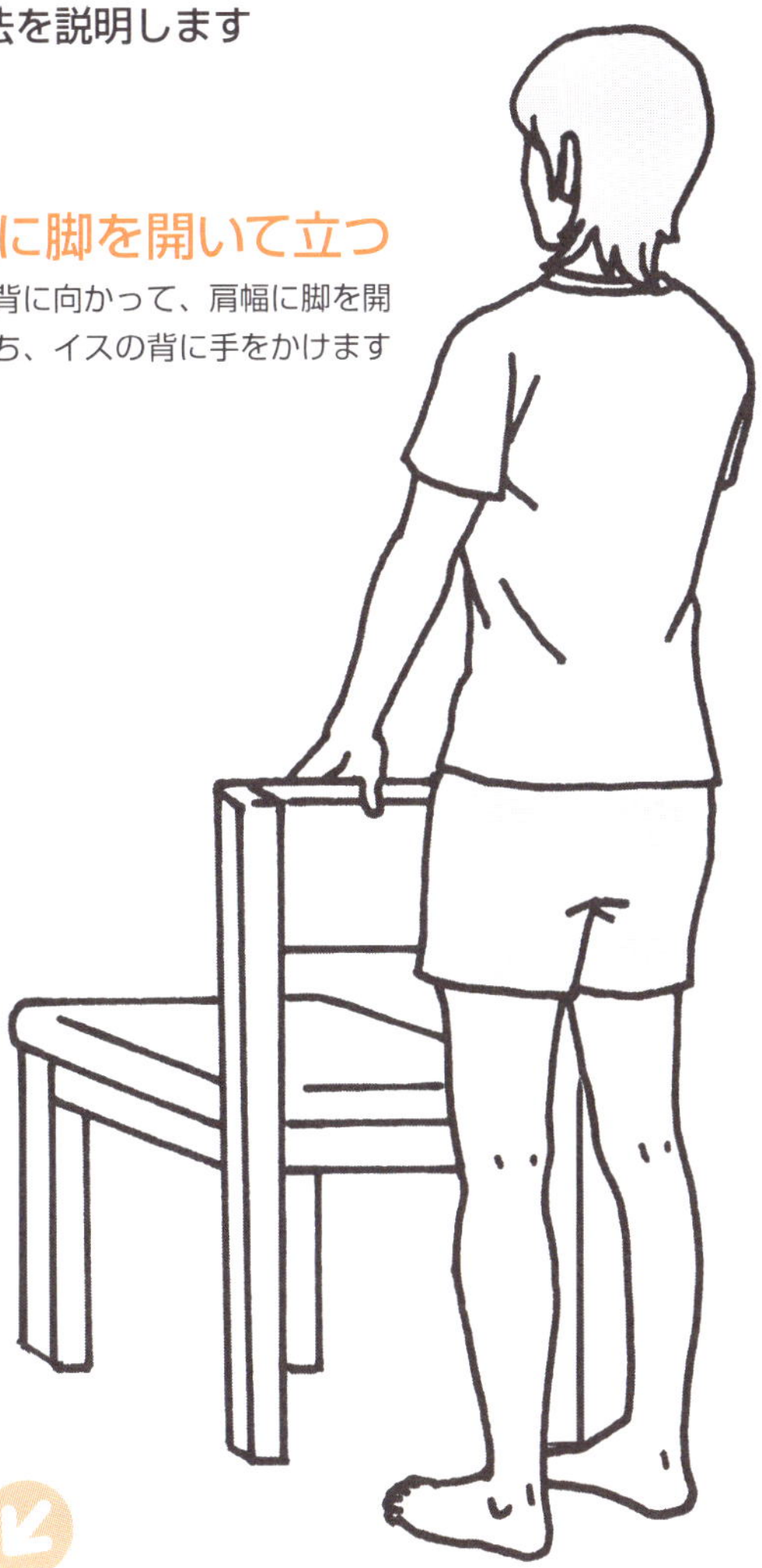

踵《かかと》を上げる

そのまま踵《かかと》を上げて、5～6秒間その姿勢を維持します

片脚で行うとさらに負《ふ》荷《か》の高い強化法になります

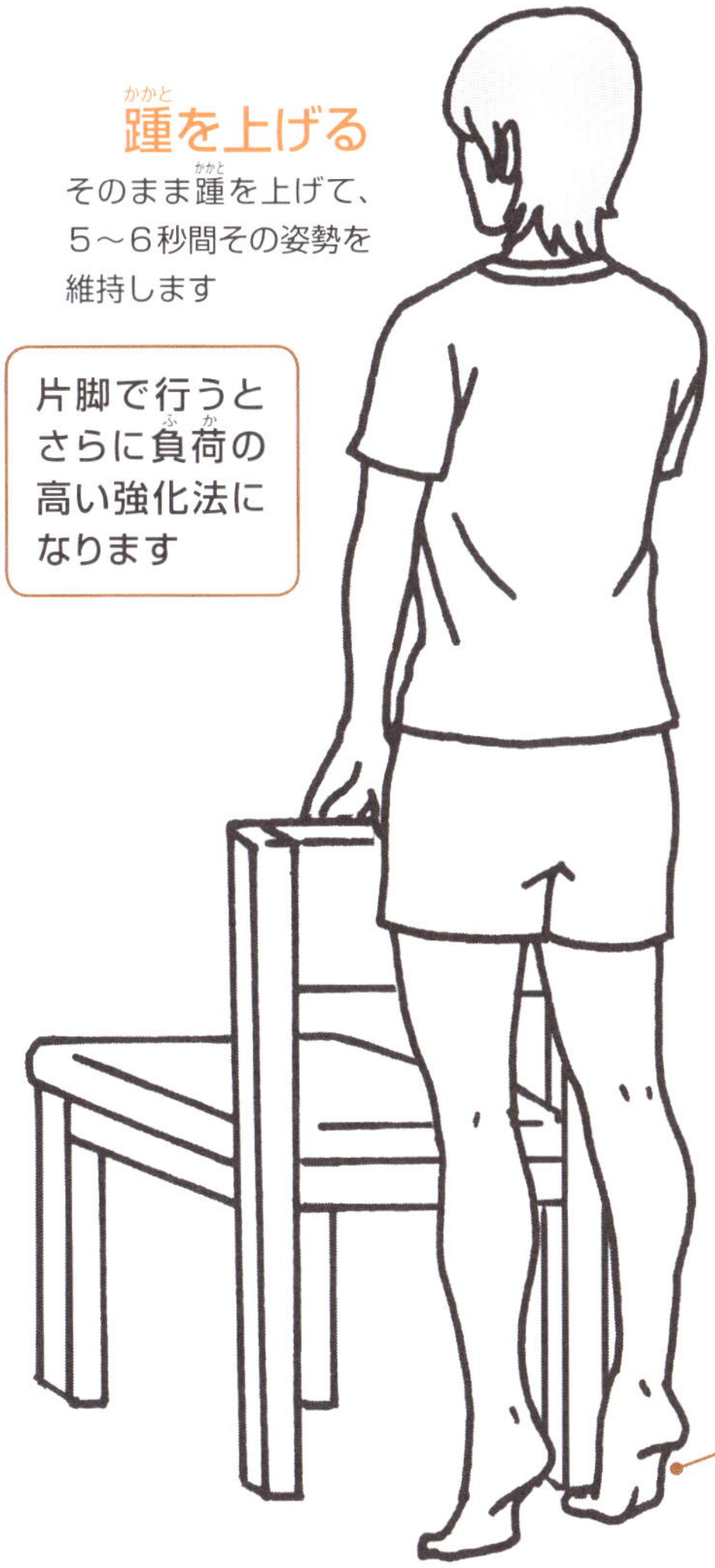

つま先立ちして、踵《かかと》を上げます

下腿三頭筋《かたいさんとうきん》

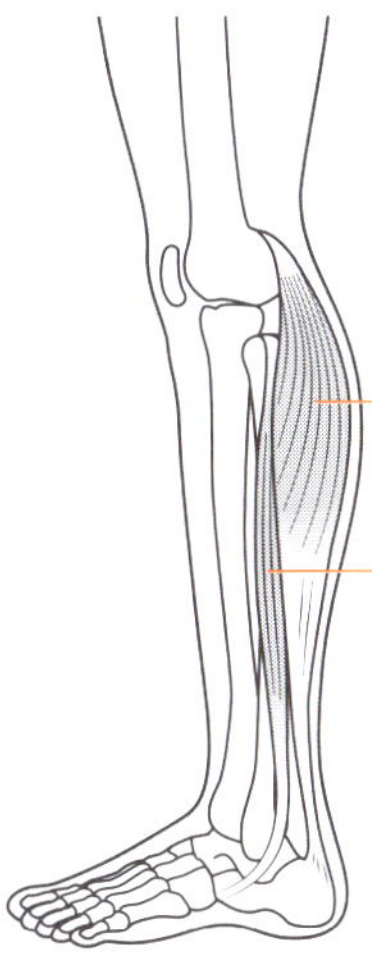

上体まっすぐ膝《ひざ》をゆっくり曲げる

床からの立ち上がりを楽にします

大臀筋《だいでんきん》、大腿四頭筋《だいたいしとうきん》、前脛骨筋群《ぜんけいこつきんぐん》を強化することで、床からの立ち上がりを楽にする体操を紹介します

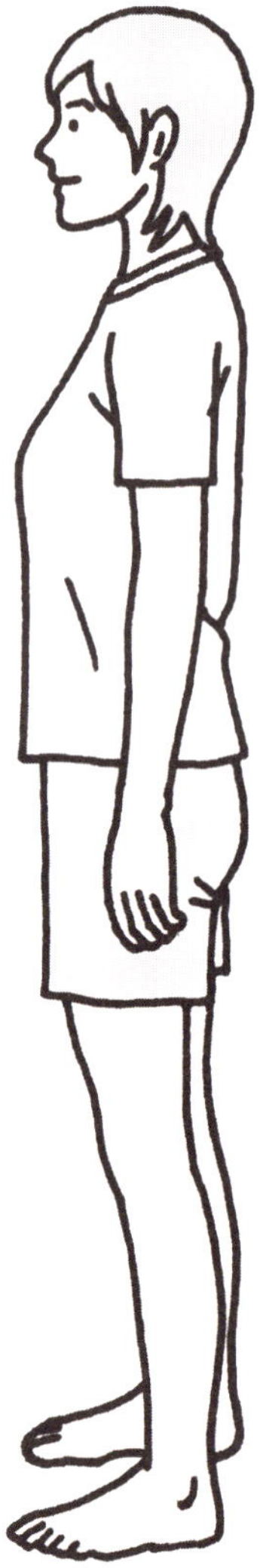

脚を開いて安定姿勢

背筋を伸ばして、脚を肩幅くらいに開き、安定した姿勢をとります

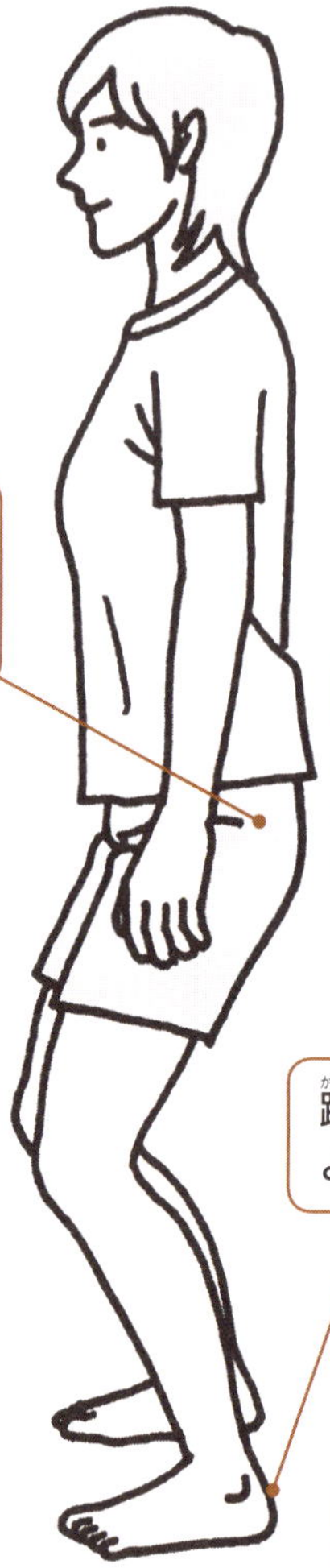

膝《ひざ》を軽く曲げる

背中からお尻のラインをまっすぐに保ったまま、膝を軽く曲げます

骨盤《こつばん》を前傾させず、お尻が後ろに突き出さないように注意します

踵《かかと》が床から離れないように注意します

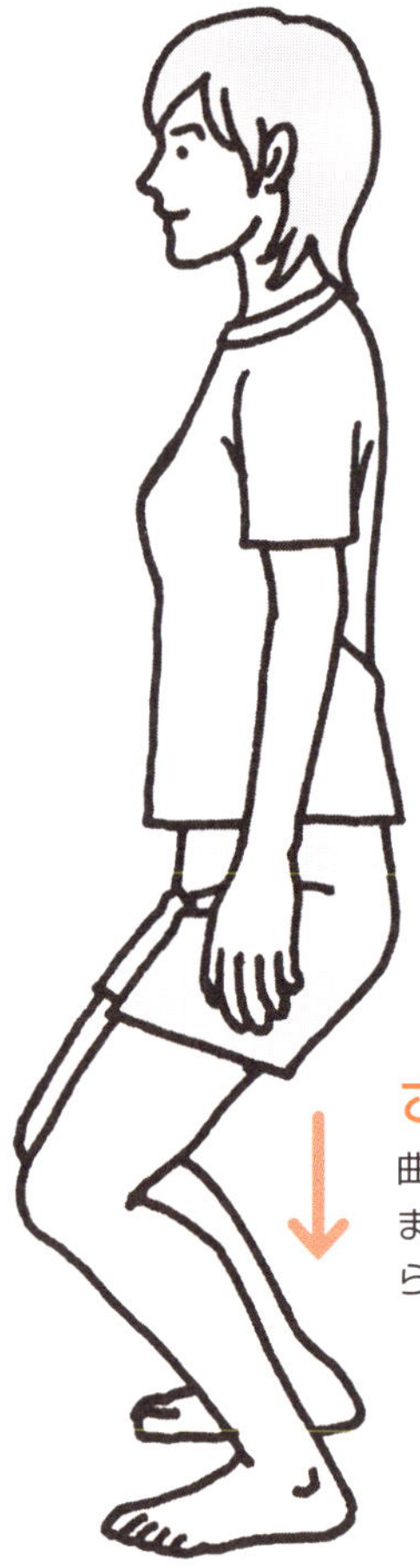

さらに曲げる

曲げた膝を、無理のない角度までさらにゆっくり曲げてから、最初の姿勢に戻ります

余裕がある人は

ここで紹介した体操では物足りない人は、床にしゃがみ込むような姿勢まで膝《ひざ》を曲げて、腰を落とします。しゃがんだときにバランスをくずさないように足幅を開き、前に出した手で調整します。この際、踵《かかと》が床から離れないようにしましょう。膝関節に大きな力がかかるので膝痛《しつつう》のある人は気をつけて行ってください

大腿四頭筋《だいたいしとうきん》

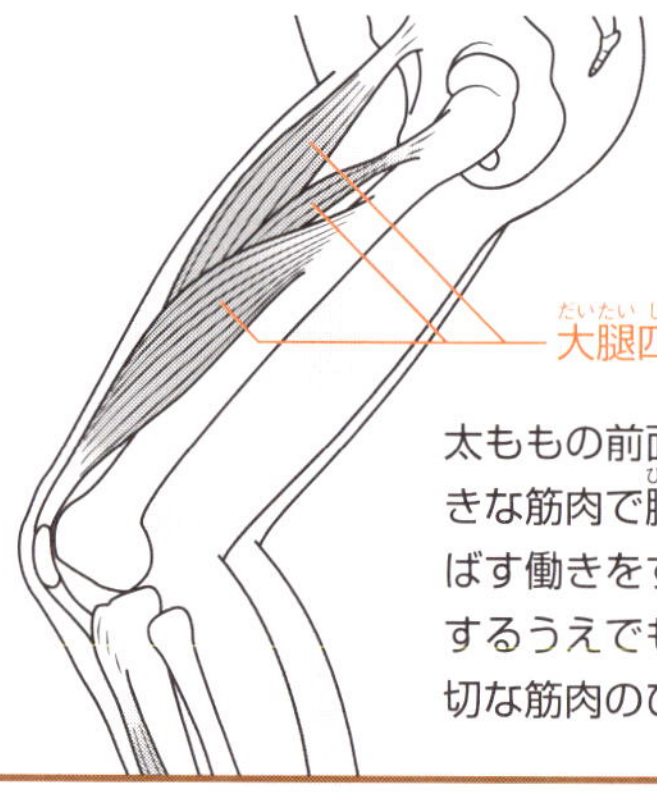

太ももの前面にある大きな筋肉で膝関節《ひざかんせつ》を伸ばす働きをする。歩行するうえでもっとも大切な筋肉のひとつ

筋力強化体操

脚の前後運動を徐々にスピードアップ

下肢《かし》の動きを速くします

つまずいたり、転んだりする人は、下肢《かし》を敏速に動かすことが困難になっている可能性があります。この体操は足元の線を踏まないように注意しながら、徐々にスピードを上げて10～30秒間続けます

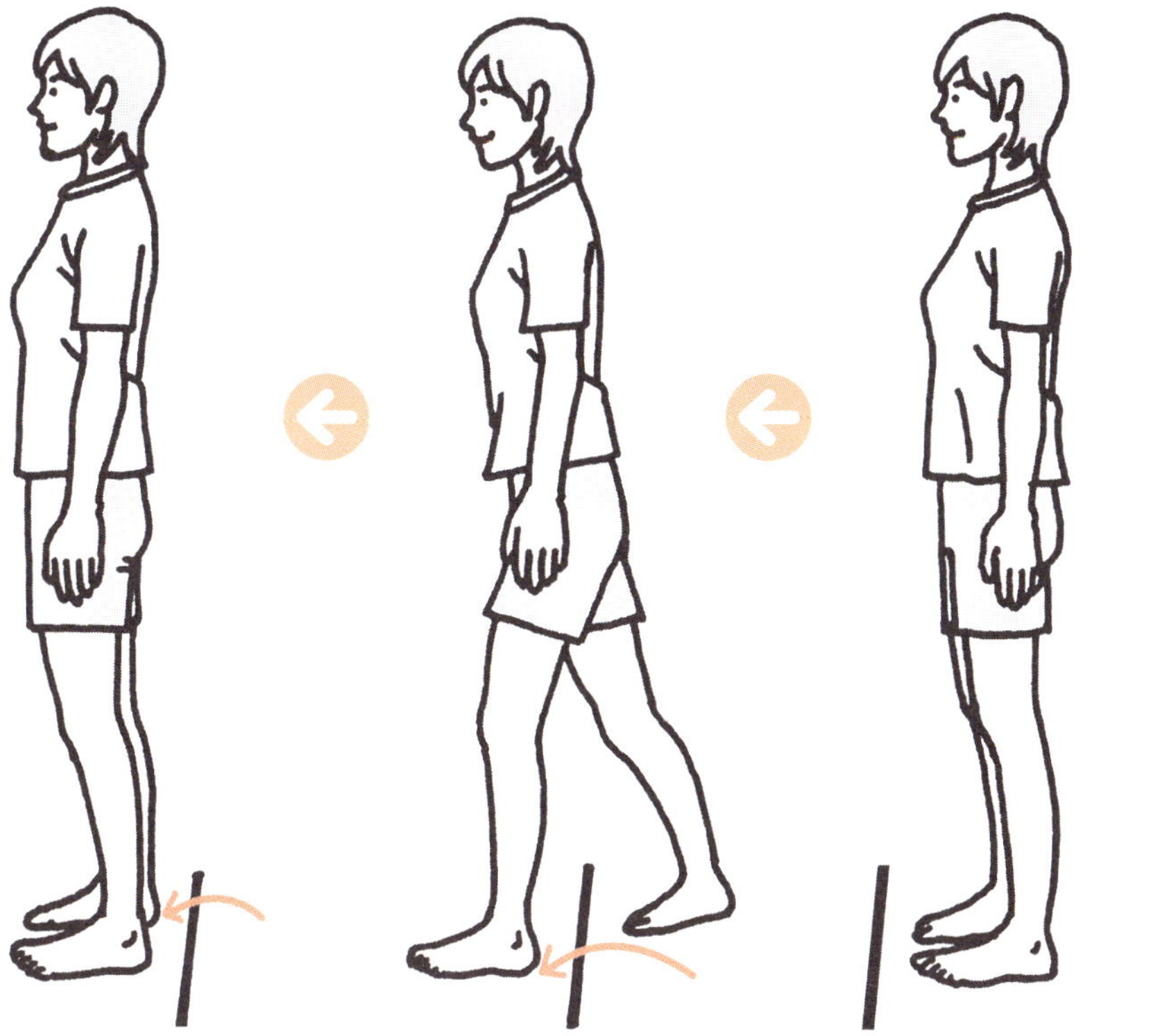

1. 線の手前に立つ

床にビニールテープなどで線を引き、その前に立ちます

2. 一歩踏み出す

片方の脚を一歩前に踏み出します。線は踏まないように

3. 脚をそろえる

もう一方の脚も前に踏み出して、両脚をそろえます

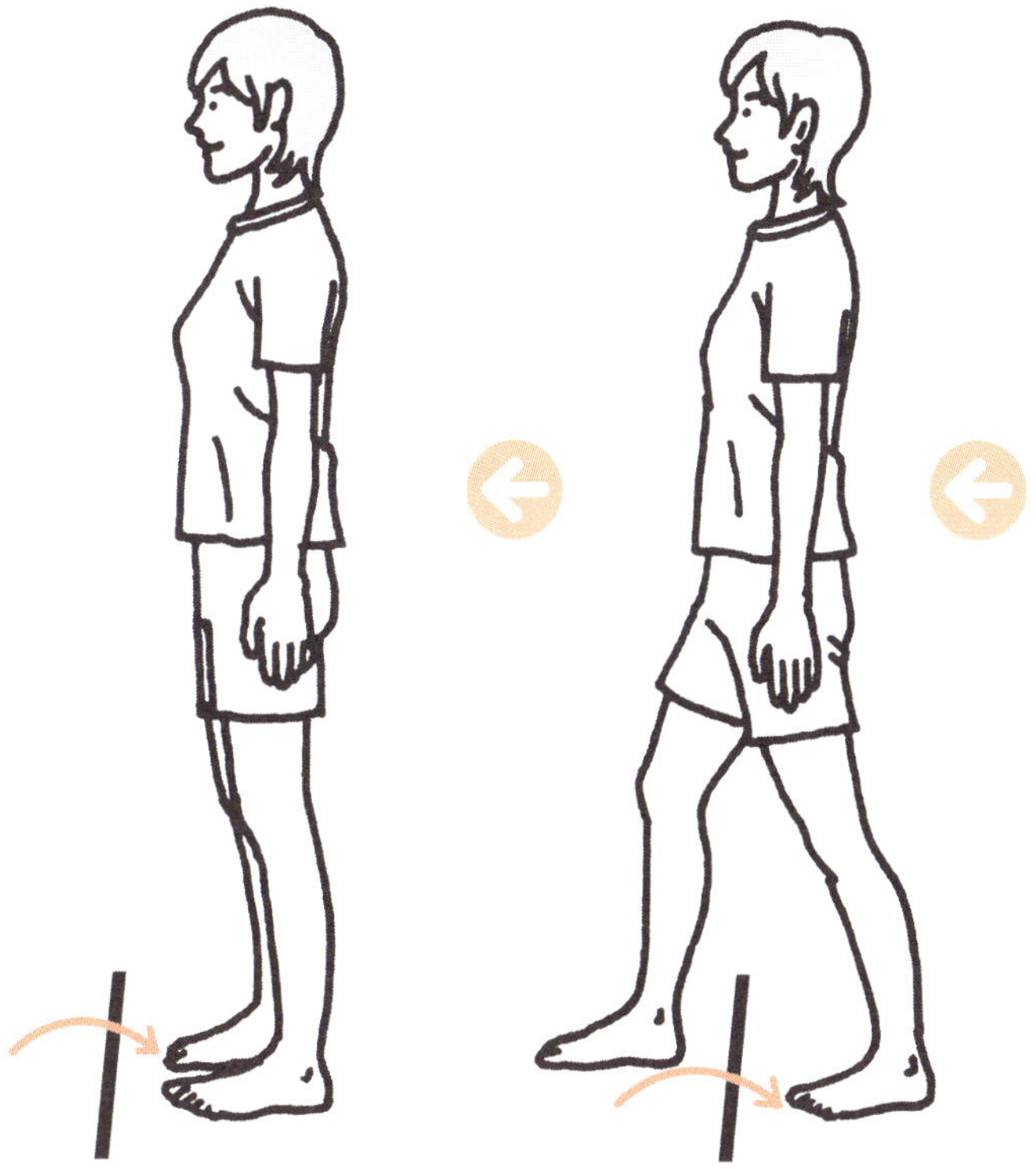

4. 踏み出した脚を戻す

最初に踏み出した脚を、線をまたいでもとの位置に戻します

5. 脚をそろえる

前に残った脚も線をまたいで引き、両脚をそろえます

大臀筋《だいでんきん》、ハムストリングス、大腿四頭筋《だいたいしとうきん》、下腿三頭筋《かたいさんとうきん》

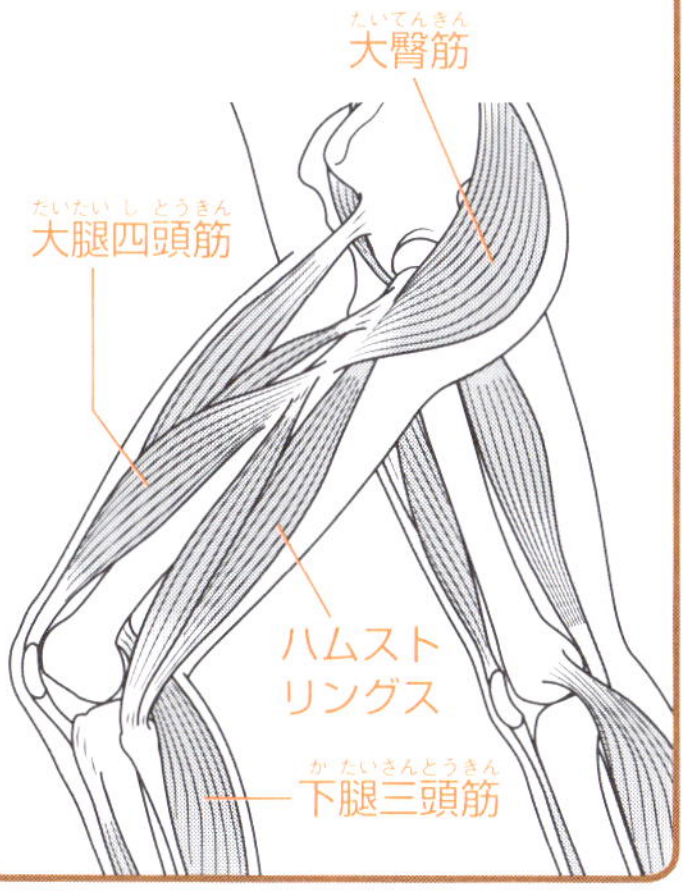

筋力強化体操

正しい階段の上り下り

膝《ひざ》に痛みのある場合の階段の歩き方にはコツがあります

年をとると、筋力低下や膝《ひざ》の痛みなどが原因で階段の上り下りが負担になってきます。また、膝が十分に上がっていないと階段につまずいて転倒したり、転落する危険もあります。ここでは正しい階段の上り下りの方法と、膝に痛みのある場合の脚の動かし方の注意点について説明します。

階段を上る

階段を上る際には、膝《ひざ》を十分高く上げて、段の縁につま先を引っかけないように注意しましょう

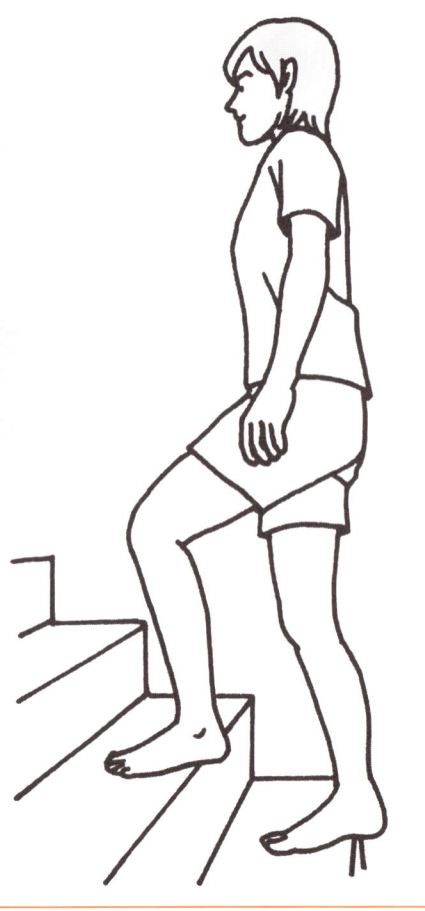

膝《ひざ》が痛いときには

①痛みの少ないほうの脚を先に上の段にのせます
②痛みを強く感じるほうの脚を引き上げ、左右そろえて立ちます
③以上の動作を一段ずつ繰り返して、ゆっくりと上っていきます

それでも痛いときには

痛みの少ないほうの脚を上の段にのせて、痛みの強いほうの脚を腕の力で引っ張り上げます。杖《つえ》や手すりを使うなどの補助方法も検討します

階段を下りる

階段を下りる際には、つま先を段の縁より前に出し、つまずかないようにします

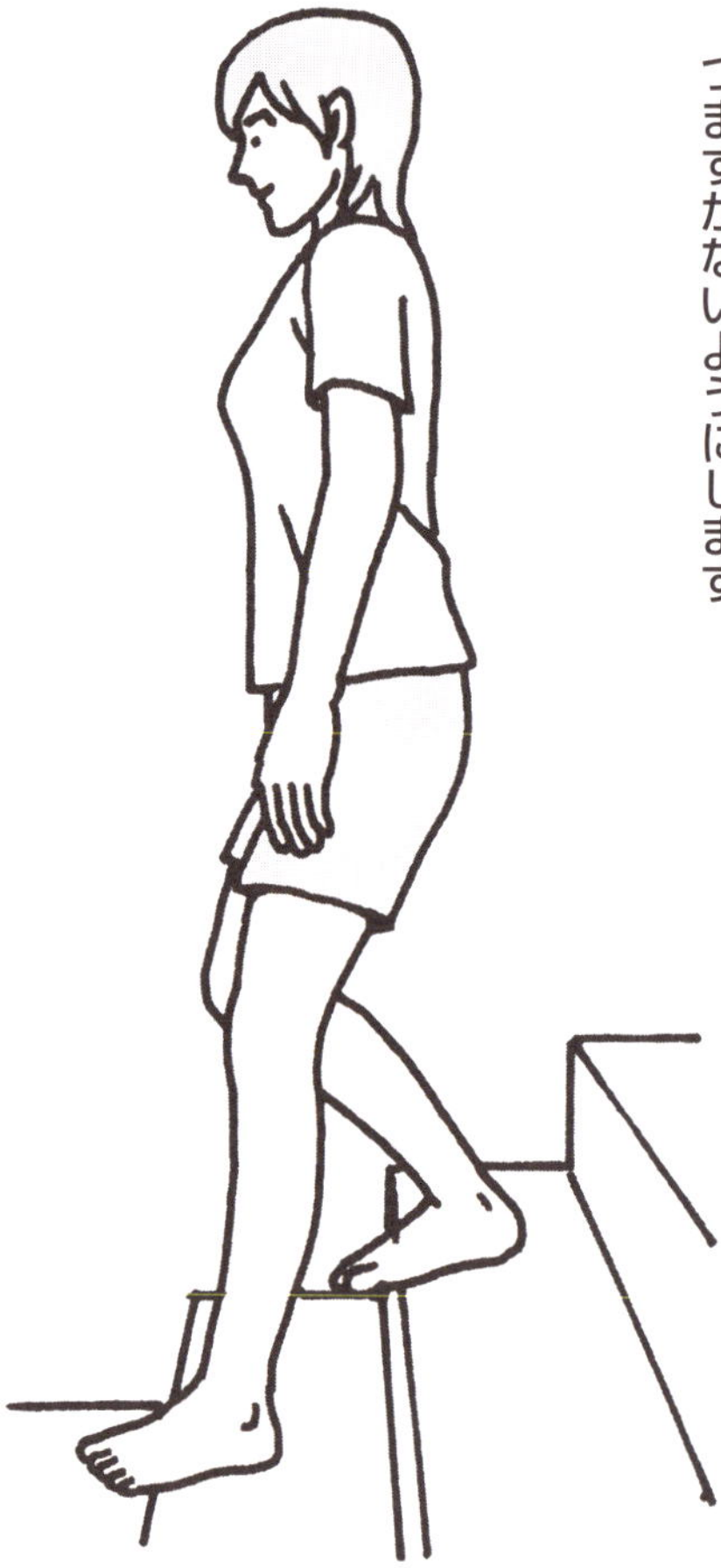

膝《ひざ》が痛いときには

①痛みが強いほうの脚を先に下の段に下ろします
②痛みの少ないほうの脚を下ろし、左右そろえて立ちます
③以上の動作を一段ずつ繰り返して、ゆっくりと下りていきます

それでも痛いときには

手すりを持ち後ろ向きになって、痛みの強いほうの脚を先に下ろし、次に痛みの少ないほうを下ろして、そろえます

踵《かかと》を次の段におく

次の段に踵《かかと》をおくときも、段の端から出る位置におき、踏み込まないようにします

次の一歩を踏み出す

つまずかないように注意して次の一歩を踏み出します

踵《かかと》を1～2センチ出す

踵を段の端から出る位置におきます

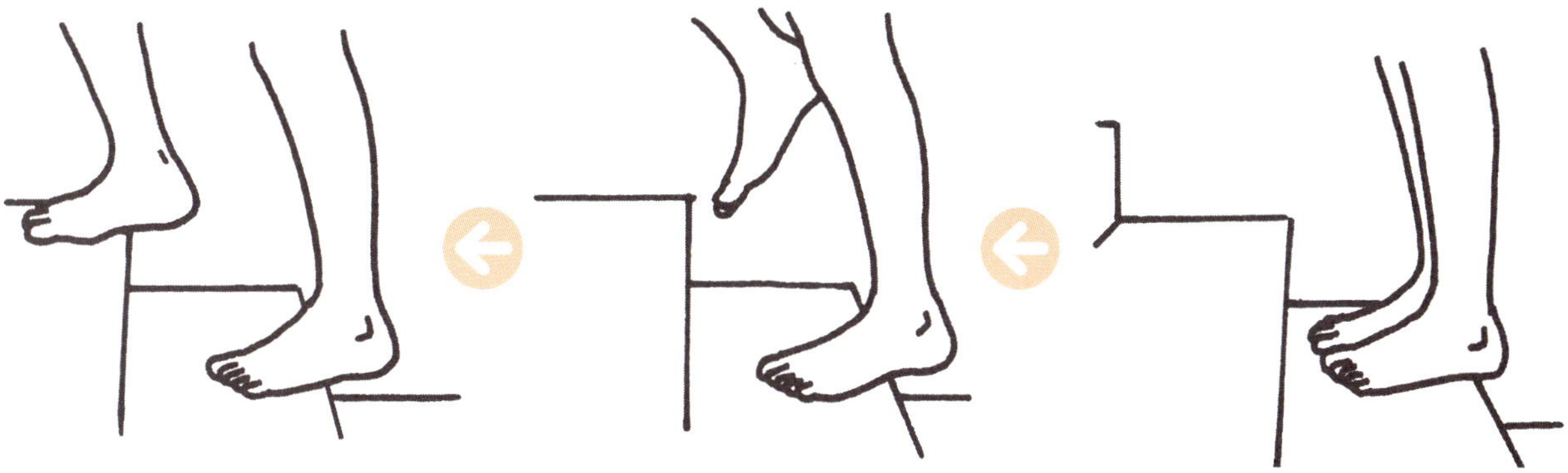

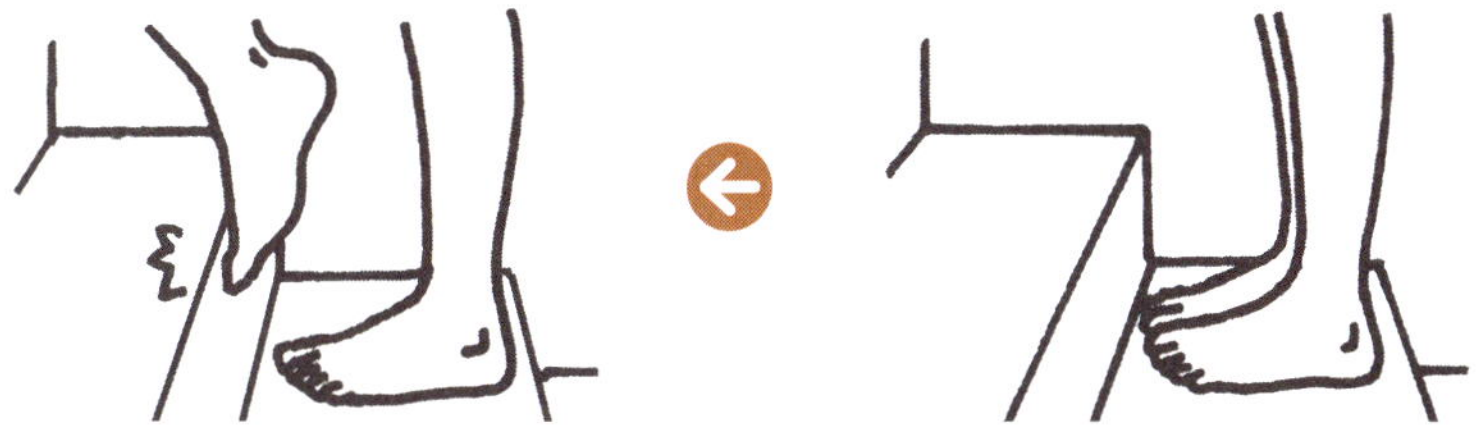

これはダメ

階段の奥に踏み込む

脚を段の奥に踏み込みすぎると、次の段に進むときにつま先が引っかかります

つま先をおく

次の段につま先をおく際も、段の端から１～２センチほど出る位置におきます

次の一歩を踏み出す

つまずかないように注意して次の一歩を踏み出します

つま先を１～2センチ出す

つま先を段の端から１～２センチほど出します

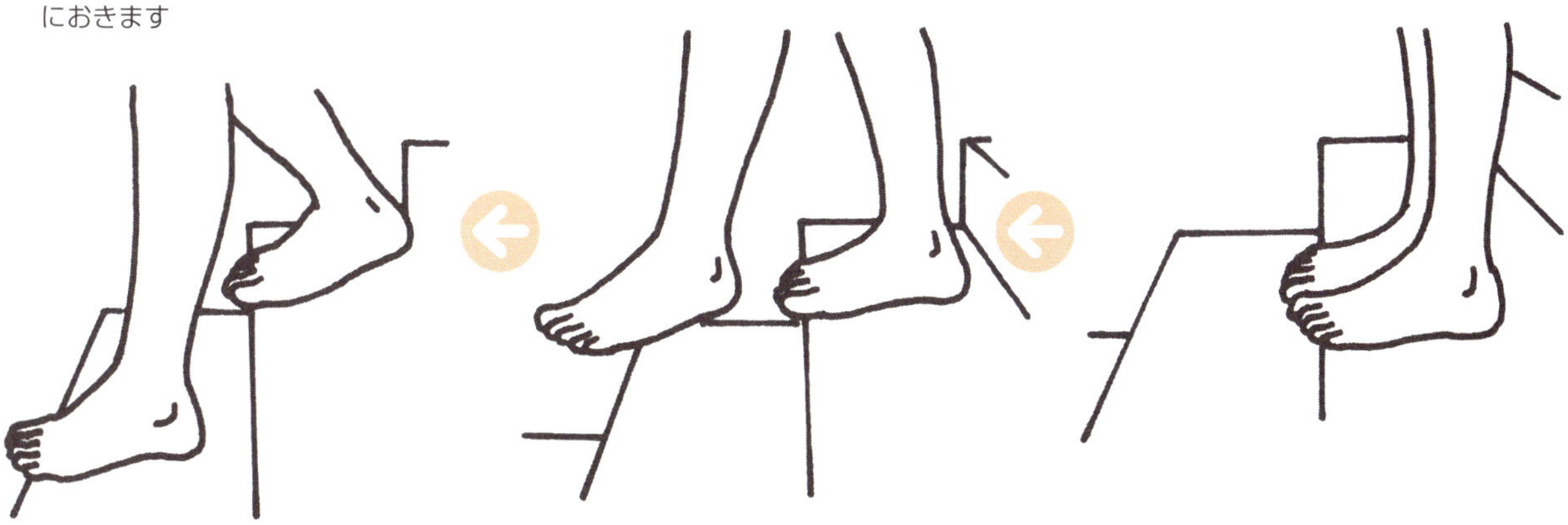

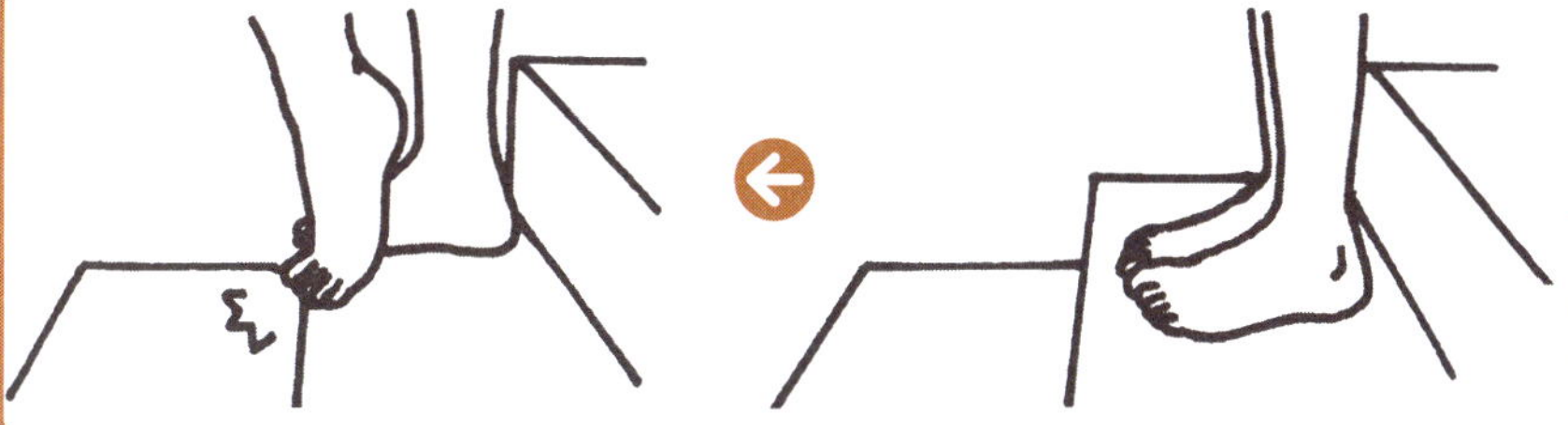

これはダメ

つま先が段の端から出ていない

踵《かかと》を後ろにつけすぎると、下ろすつま先が引っかかって危険です

第3部資料①

これだけは知っておきたい からだの部位の名称

からだの部位をさす医学用語を知っていると、医師や理学療法士などの専門家の話がずいぶんと理解しやすくなります。ここでは「介護関係者なら最低限これだけは知っておきたい」と思われるからだの部位と関節の名称を一覧にしました

からだの部位の名称（前面）

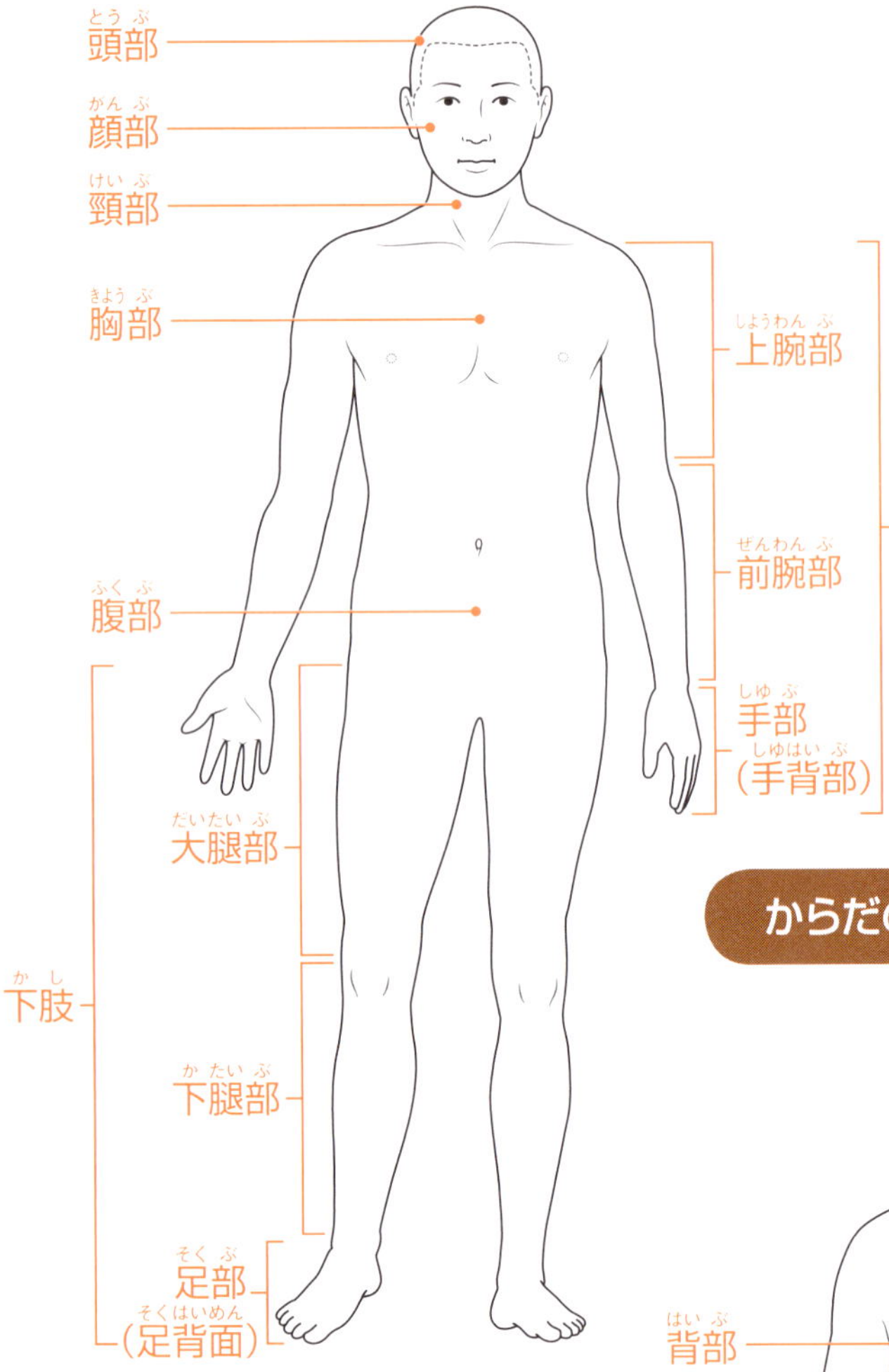
頭部《とうぶ》
顔部《がんぶ》
頸部《けいぶ》
胸部《きようぶ》
腹部《ふくぶ》
上腕部《しようわんぶ》
前腕部《ぜんわんぶ》
手部《しゆぶ》
（手背部《しゆはいぶ》）
上肢《しようし》
大腿部《だいたいぶ》
下腿部《かたいぶ》
足部《そくぶ》
（足背面《そくはいめん》）
下肢《かし》

からだの部位の名称（後面）

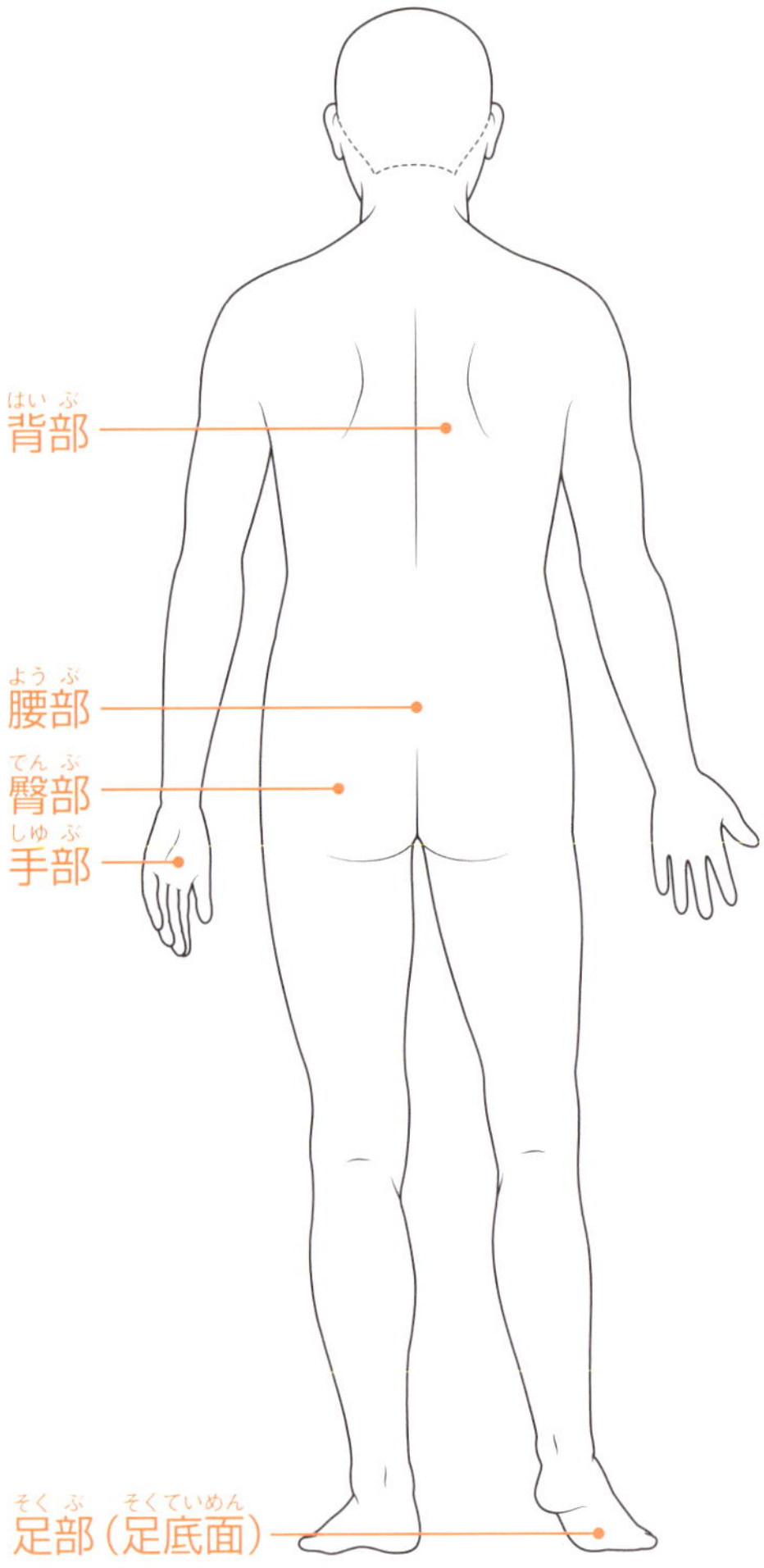
背部《はいぶ》
腰部《ようぶ》
臀部《でんぶ》
手部《しゆぶ》
足部《そくぶ》（足底面《そくていめん》）

主な関節の名称

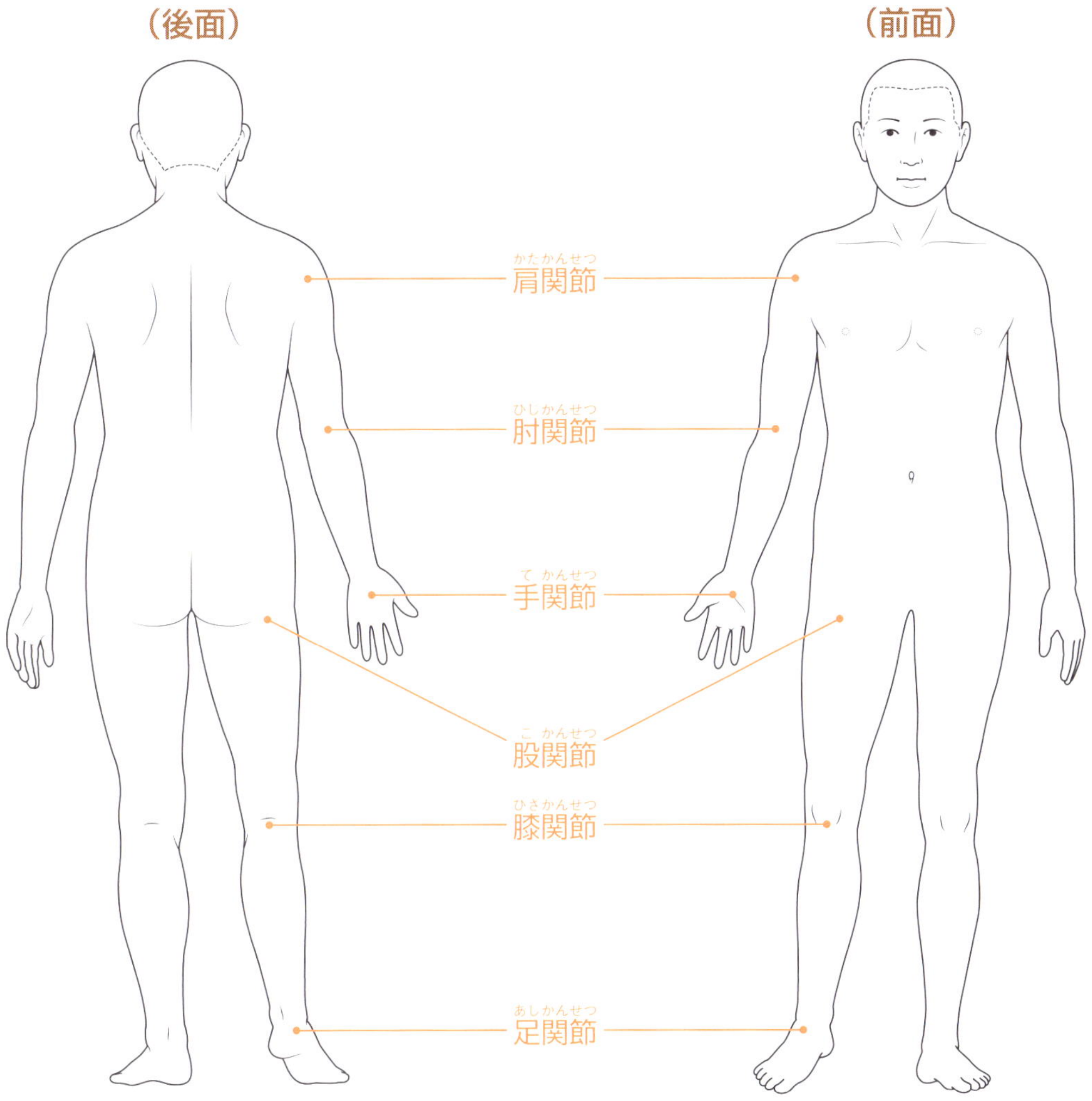
（後面）
（前面）
肩関節《かたかんせつ》
肘関節《ひじかんせつ》
手関節《てかんせつ》
股関節《こかんせつ》
膝関節《ひざかんせつ》
足関節《あしかんせつ》

医学用語には難読語が多い

医学用語は、もともと日本語に存在しなかった解剖学や生理学の術語に、江戸時代の蘭学者や明治時代の医学者が無理矢理に漢字を当てたケースが多く、馴染みのない難読語が少なくありません。たとえば僧帽筋《そうぼうきん》は、キリスト教の司祭がかぶる帽子にその筋肉の形が似ていることからつけられた名称ですが、日本人にはそのような帽子が知られていないため、イメージがなかなかわきません。しかも、日本では「僧」といえば仏教僧を連想するのが一般的なので、わかりにくさに拍車をかけています。

さらに、使用する漢字に難読字が多く、常用外漢字が多いのも、初学者にはつらいところです。頚椎《けいつい》の「頚」、臀部《でんぶ》の「臀」、脛骨《けいこつ》の「脛」、橈骨《とうこつ》の「橈」、「嚥下《えんげ》」の「嚥」などはいずれも常用外です。本によっては、こうした常用外漢字を使用せず、常用漢字に置き換えているものもあれば、常用外漢字を用いるものもあります。こうした表記ルールは、書籍によってばらつきがあるため、結果として同一の筋肉や骨格の名称に複数の表記が併存しています。本書では、常用外漢字、常用漢字の厳密な使い分けをせず、比較的一般的と思われる表記基準にて統一しています。

第3部資料②-1

主な筋肉と骨の名称

人間のからだは、約200個の骨と約650個の筋肉によって構成されています。このすべてを覚える必要はありませんが、代表的な筋肉や関節の名称を理解しておくと、医師や理学療法士との会話を理解したり、専門書を読むのに役立ちます。必要に応じて参照しながら、徐々に語彙《ごい》を増やしていきましょう（最低限覚えていただきたい用語は強調表示しています）

前面から見た上肢《じょうし》の筋肉と骨

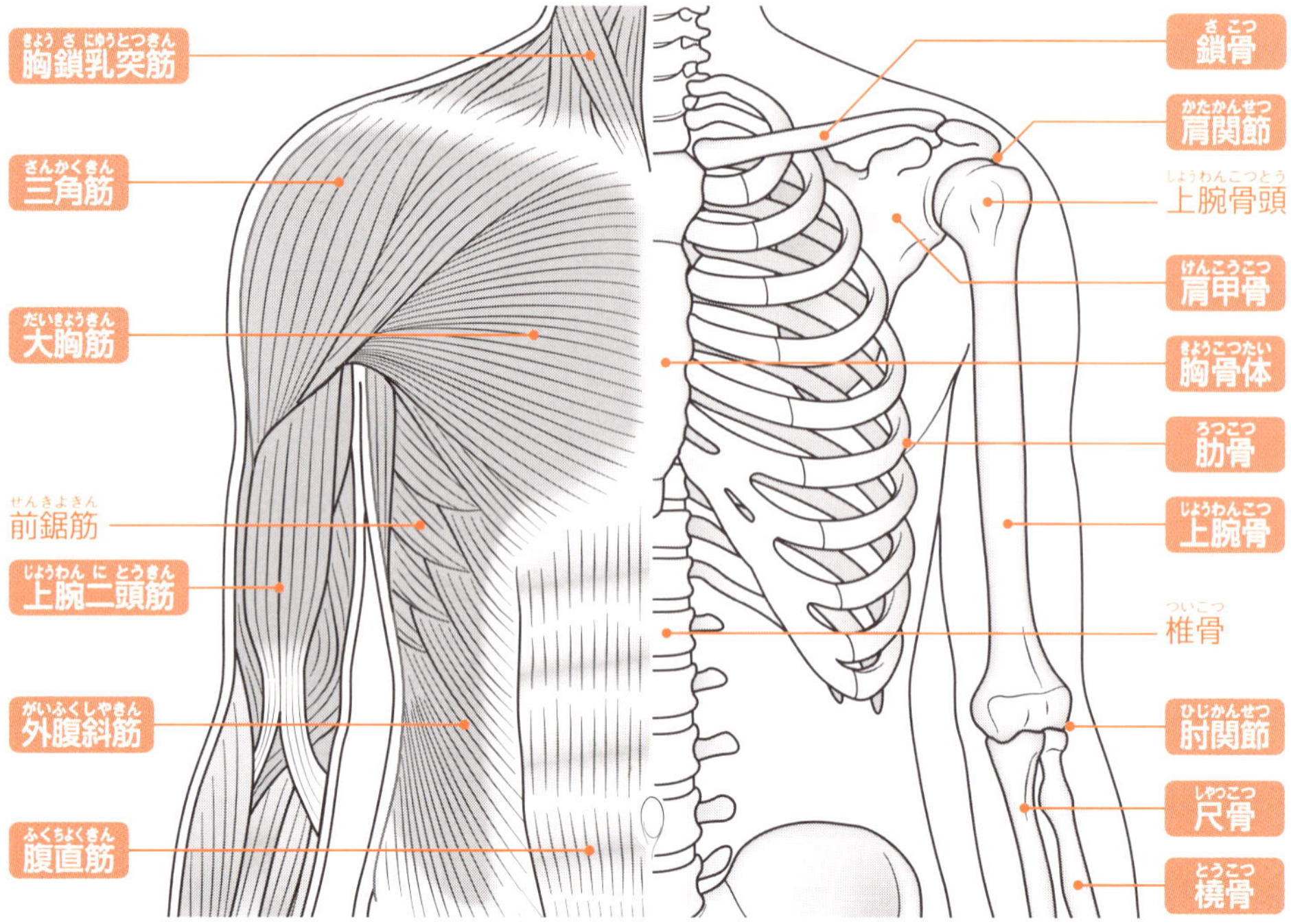

胸鎖乳突筋《きょうさにゅうとつきん》
三角筋《さんかくきん》
大胸筋《だいきょうきん》
前鋸筋《せんきょきん》
上腕二頭筋《じょうわんにとうきん》
外腹斜筋《がいふくしゃきん》
腹直筋《ふくちょくきん》
鎖骨《さこつ》
肩関節《かたかんせつ》
上腕骨頭《しょうわんこつとう》
肩甲骨《けんこうこつ》
胸骨体《きょうこつたい》
肋骨《ろっこつ》
上腕骨《じょうわんこつ》
椎骨《ついこつ》
肘関節《ひじかんせつ》
尺骨《しゃっこつ》
橈骨《とうこつ》

上肢帯《じょうしたい》の筋肉（肩甲下筋《けんこうかきん》）

右腕の上肢帯をからだの前面から見た図

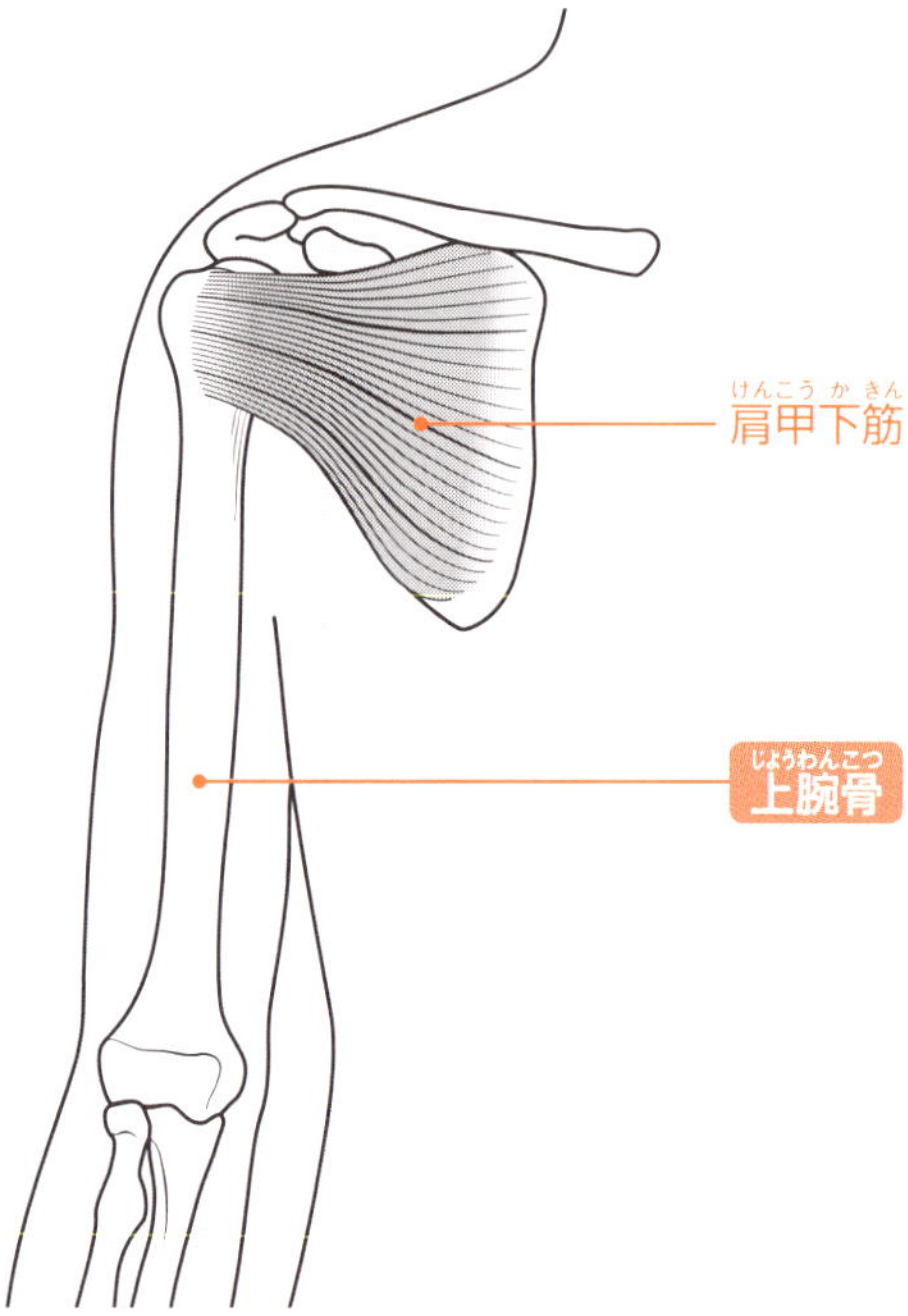

肩甲下筋《けんこうかきん》
上腕骨《じょうわんこつ》

上腕《じょうわん》の屈筋《くつきん》（上腕二頭筋《じょうわんにとうきん》ほか）

右腕の上腕をからだの前面から見た図

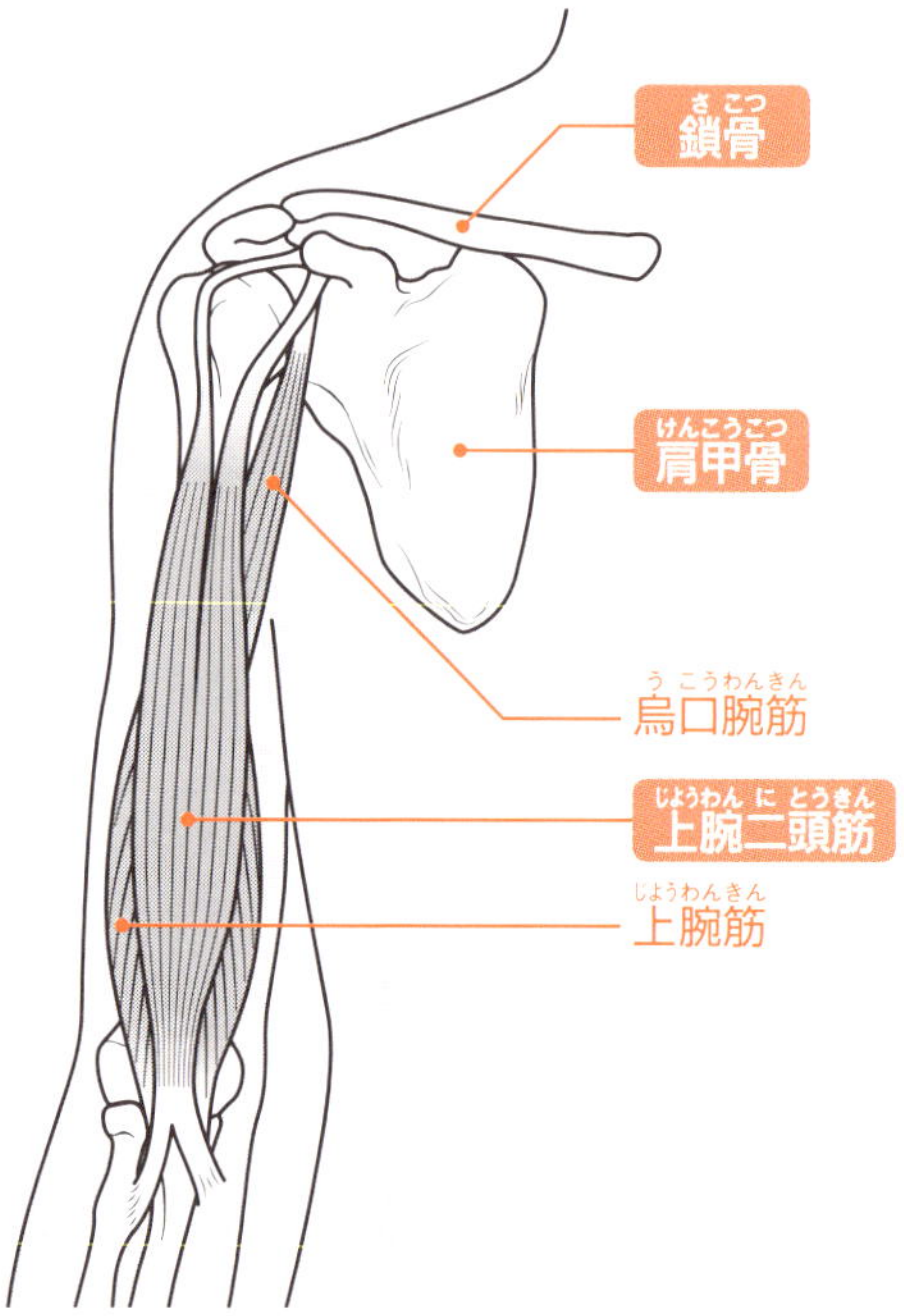

鎖骨《さこつ》
肩甲骨《けんこうこつ》
烏口腕筋《うこうわんきん》
上腕二頭筋《じょうわんにとうきん》
上腕筋《じょうわんきん》

前腕《ぜんわん》の屈筋《くっきん》（深指屈筋《しんしくっきん》ほか）

右腕の前腕（深層）をからだの前面から見た図

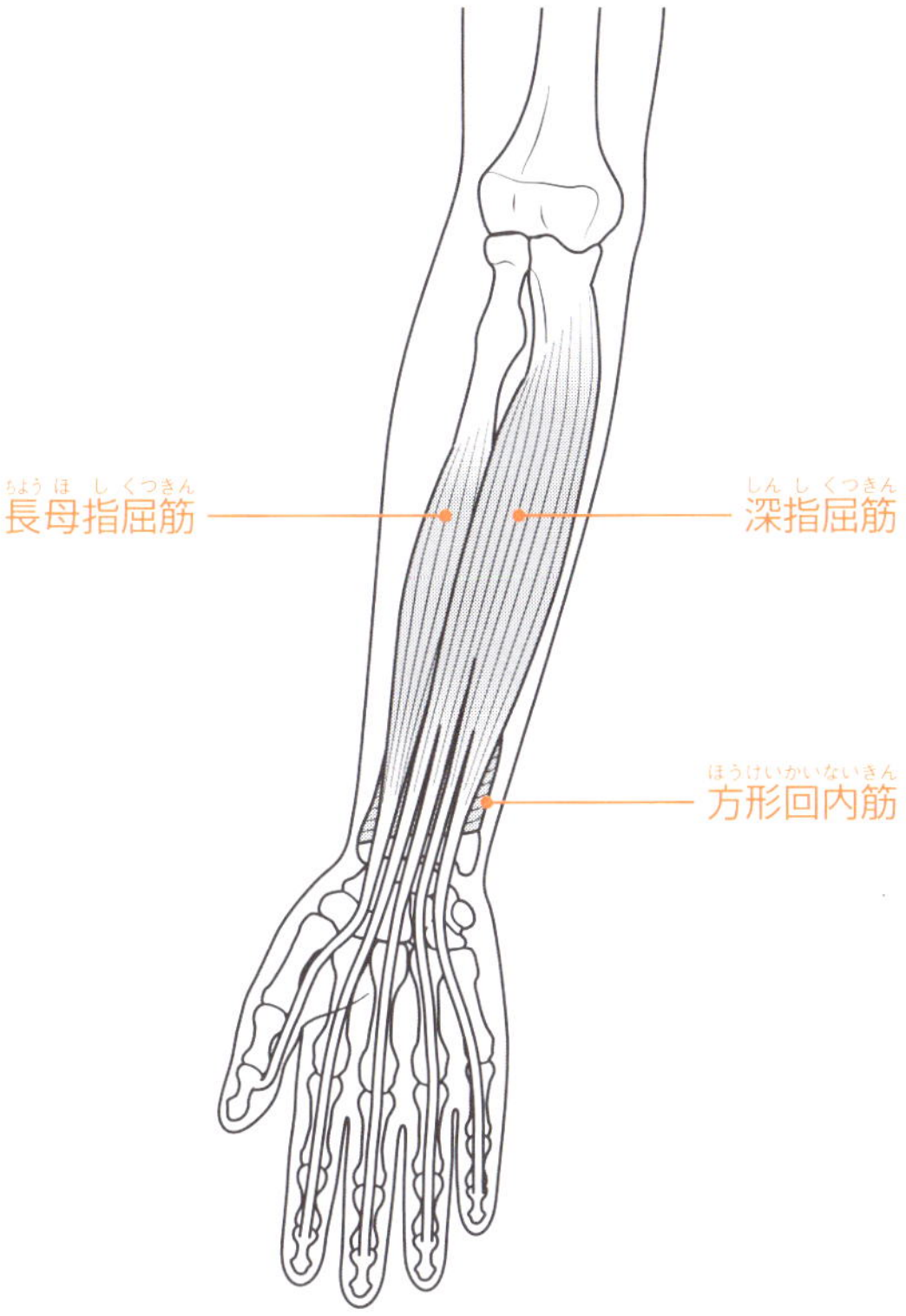
長母指屈筋《ちょうほしくっきん》
深指屈筋《しんしくっきん》
方形回内筋《ほうけいかいないきん》

前腕《ぜんわん》の屈筋《くっきん》（長掌筋《ちょうしょうきん》ほか）

右腕の前腕（浅層）をからだの前面から見た図

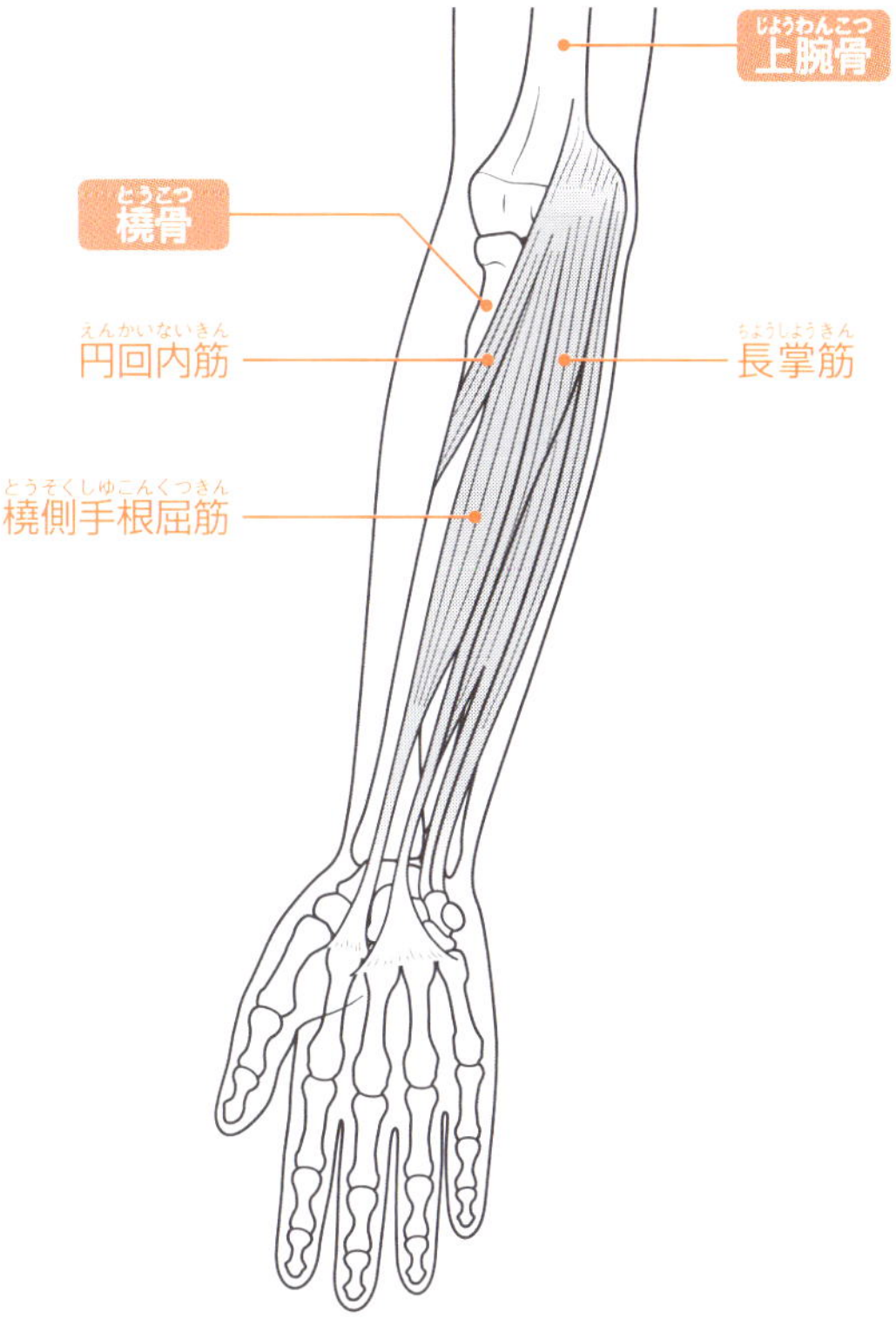
上腕骨《じょうわんこつ》
橈骨《とうこつ》
円回内筋《えんかいないきん》
長掌筋《ちょうしょうきん》
橈側手根屈筋《とうそくしゅこんくっきん》

肩関節《かたかんせつ》の構造

左肩の肩関節をからだの前面から見た図

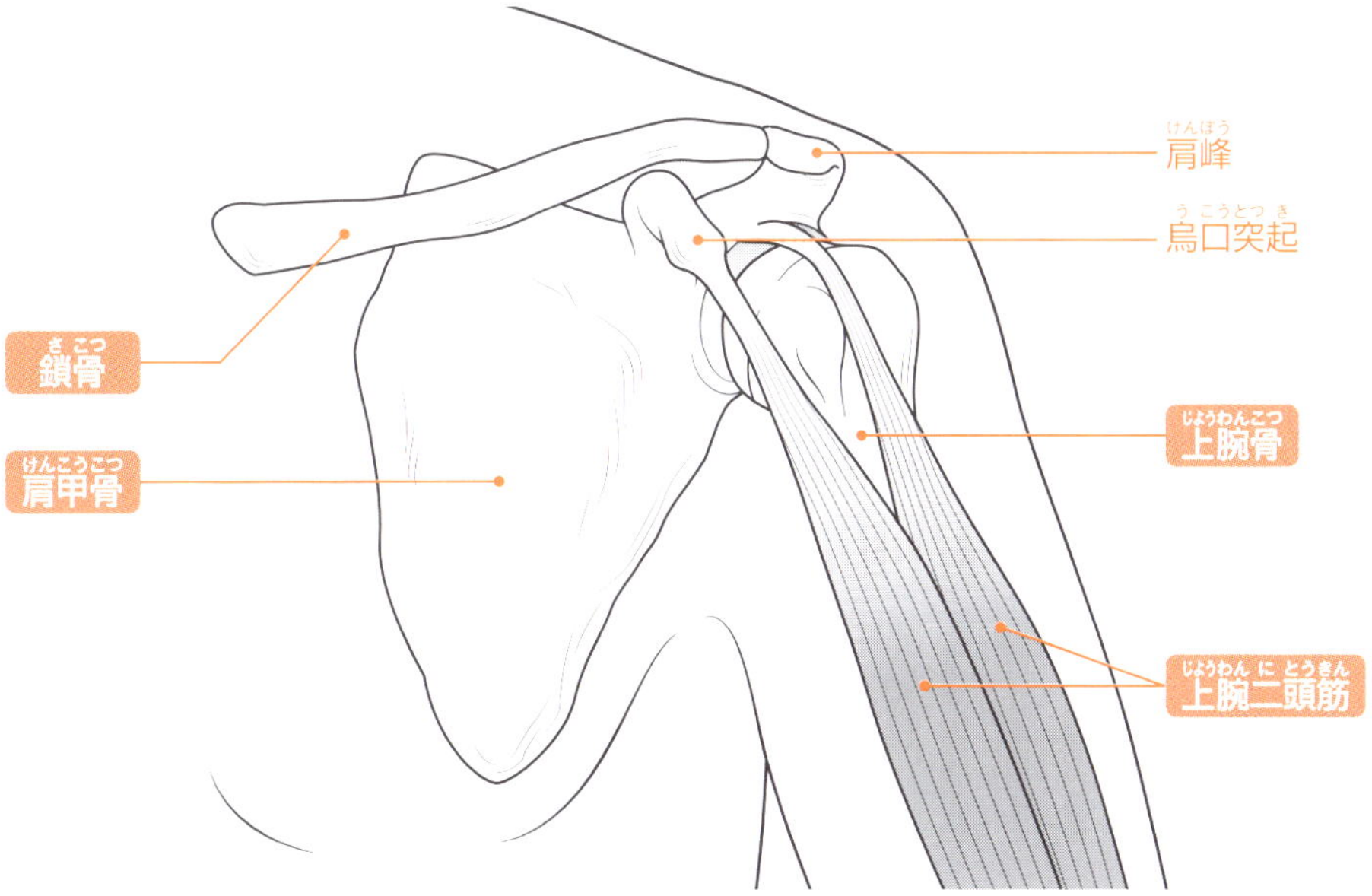
肩峰《けんぽう》
烏口突起《うこうとっき》
鎖骨《さこつ》
肩甲骨《けんこうこつ》
上腕骨《じょうわんこつ》
上腕二頭筋《じょうわんにとうきん》

後面から見た上肢《じょうし》の筋肉と骨

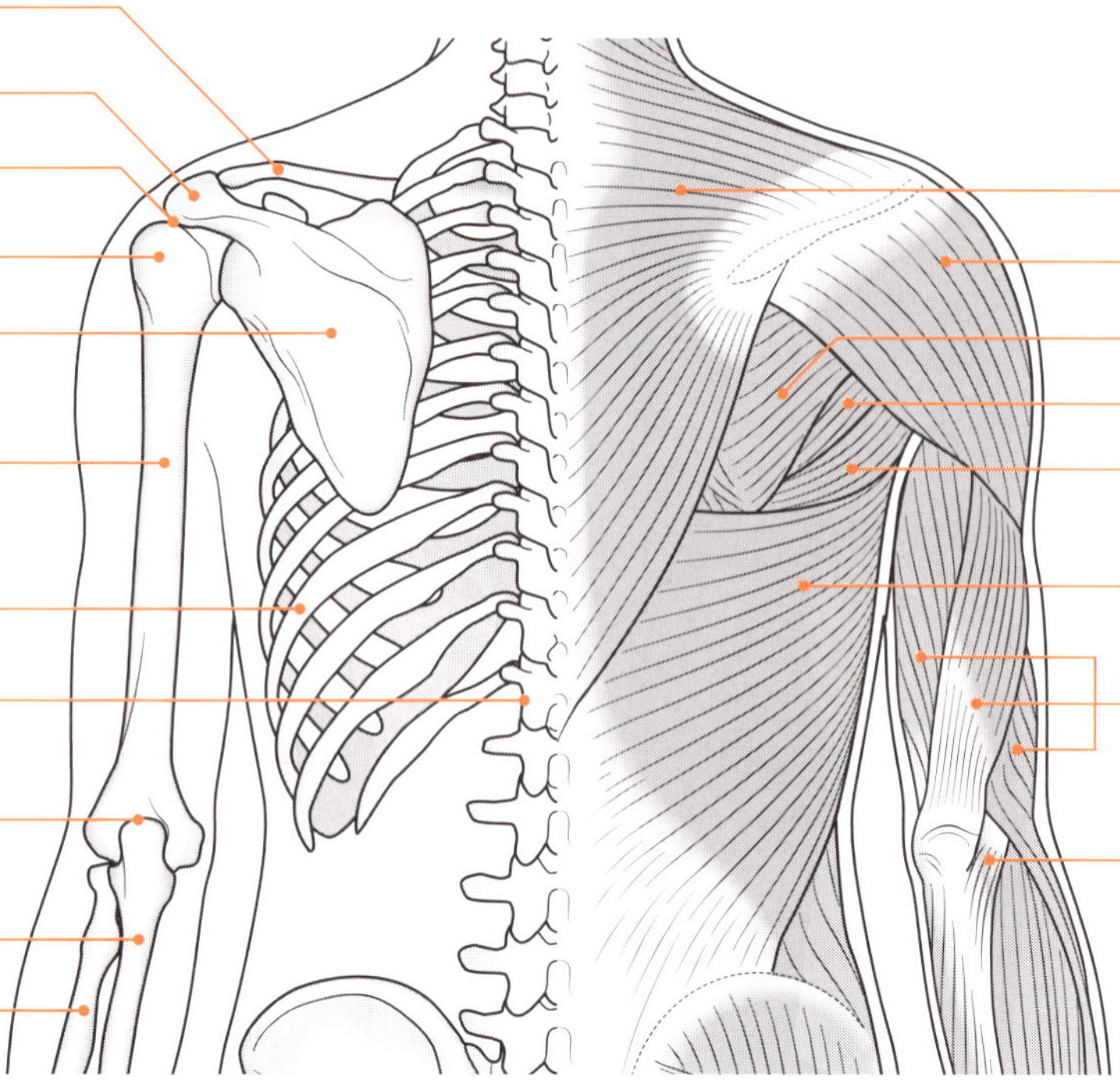
鎖《さ》骨《こつ》
肩峰《けんぽう》
肩関節《かたかんせつ》
上腕骨頭《しょうわんこつとう》
肩甲骨《けんこうこつ》
上腕骨《じょうわんこつ》
肋骨《ろっこつ》
椎骨《ついこつ》
肘関節《ひじかんせつ》
尺骨《しゃっこつ》
橈骨《とうこつ》
僧帽筋《そうぼうきん》
三角筋《さんかくきん》
棘《きょく》下《か》筋《きん》
小円筋《しょうえんきん》
大円筋《たいえんきん》
広背筋《こうはいきん》
上腕三頭筋《じょうわんさんとうきん》
肘筋《ちゅうきん》

肩関節《かたかんせつ》の筋肉（棘上筋《きょくじょうきん》ほか）

右腕の肩関節をからだの後面から見た図

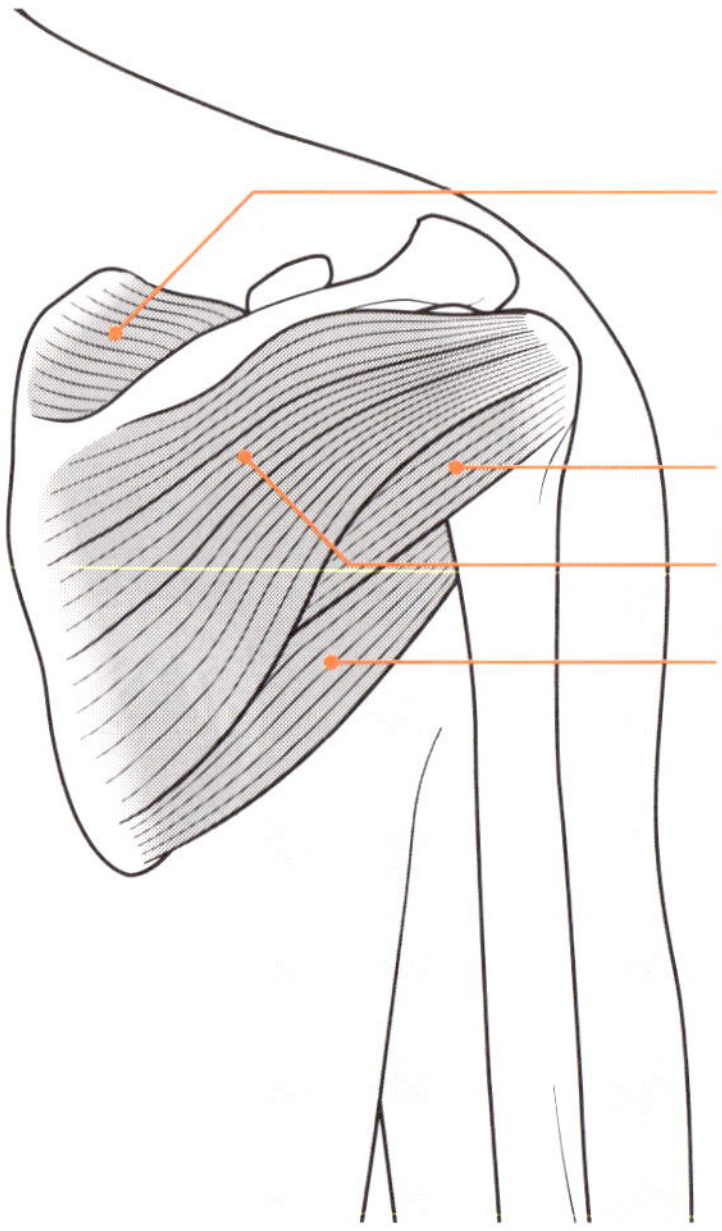
棘上筋《きょくしょうきん》
小円筋《しょうえんきん》
棘《きょく》下《か》筋《きん》
大円筋《たいえんきん》

肩関節《かたかんせつ》の屈筋《くつきん》（三角筋《さんかくきん》）

右腕の肩関節をからだの後面から見た図

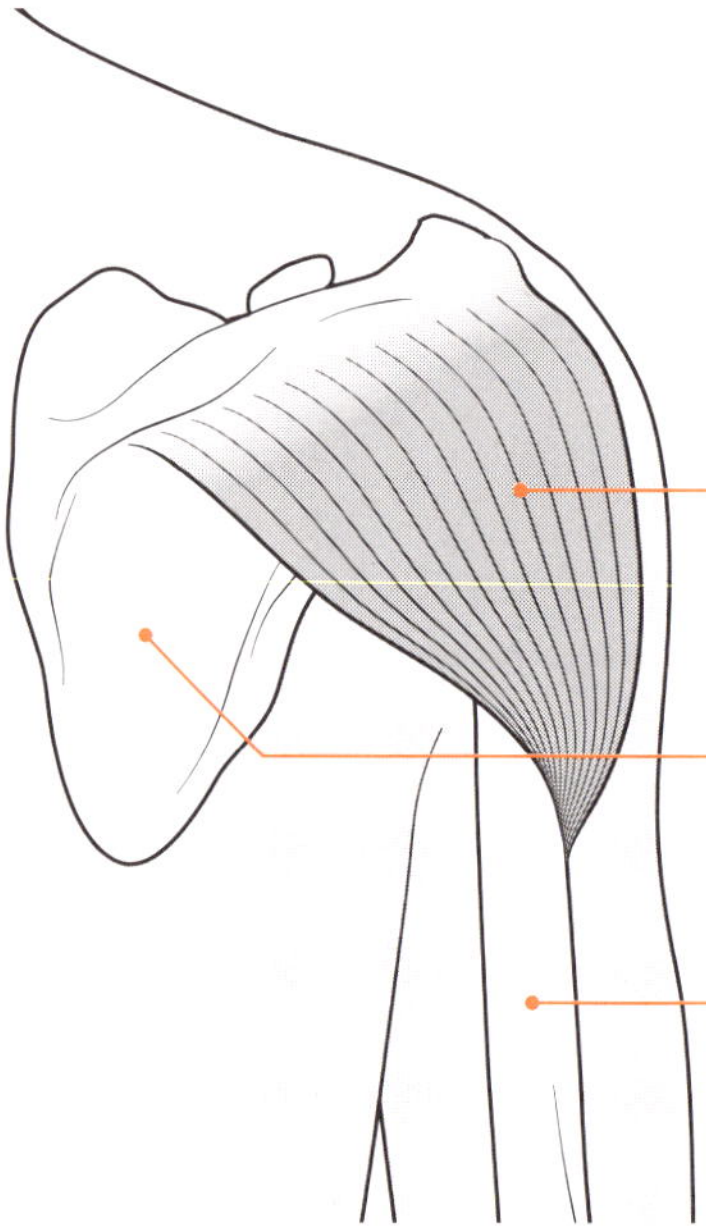
三角筋《さんかくきん》
肩甲骨《けんこうこつ》
上腕骨《じょうわんこつ》

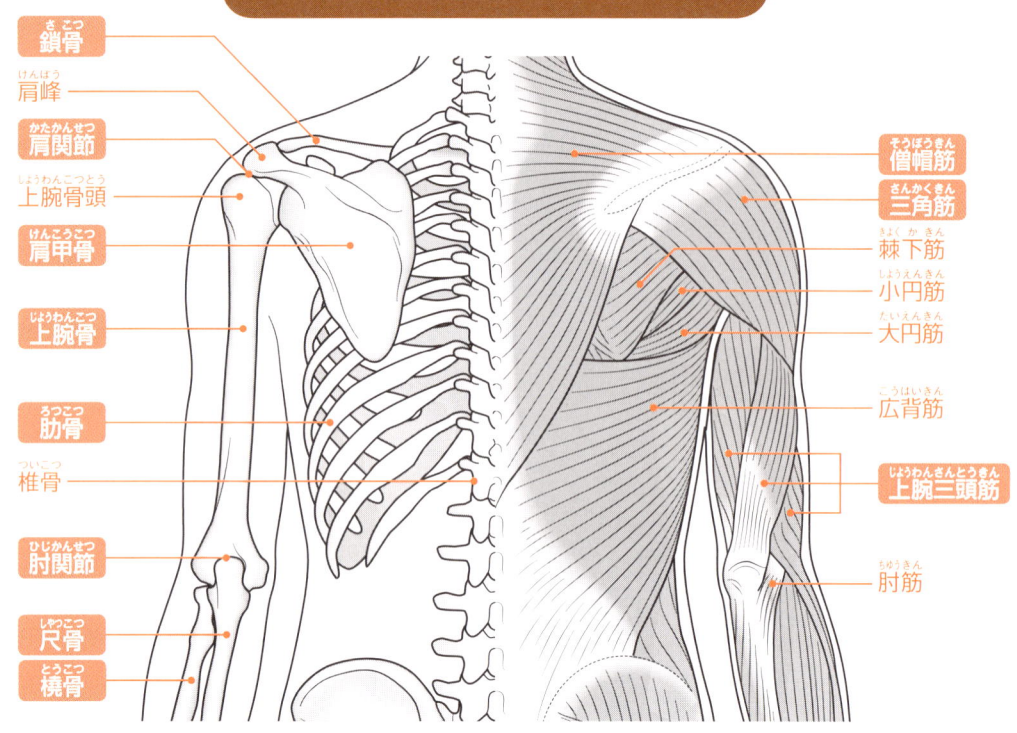

前腕《ぜんわん》の筋肉（腕橈骨筋《わんとうこつきん》ほか）

右腕の前腕《ぜんわん》をからだの後面から見た図

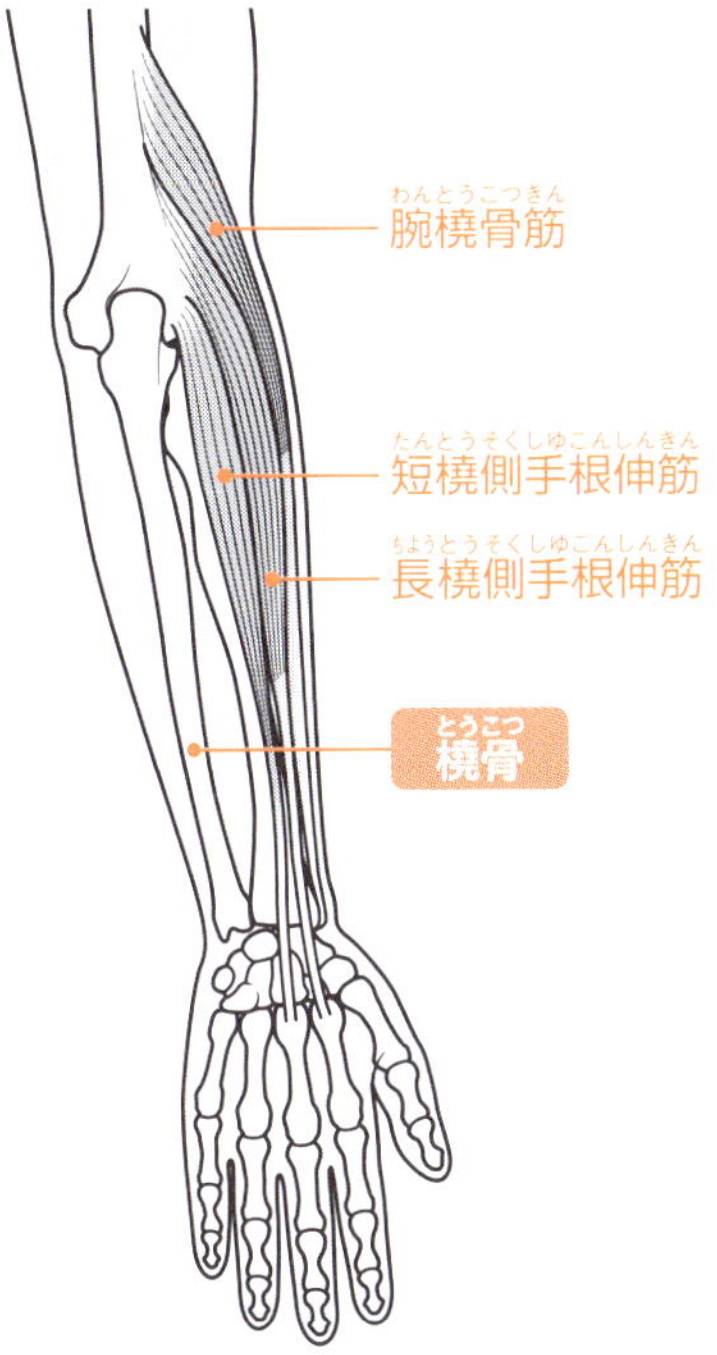
腕橈骨筋《わんとうこつきん》
短橈側手根伸筋《たんとうそくしゅこんしんきん》
長橈側手根伸筋《ちょうとうそくしゅこんしんきん》
橈骨《とうこつ》

前腕《ぜんわん》の筋肉（長《ちょう》母《ぼ》指《し》外転筋《がいてんきん》ほか）

右腕の前腕《ぜんわん》をからだの後面、尺骨《しゃっこつ》側（深層）から見た図

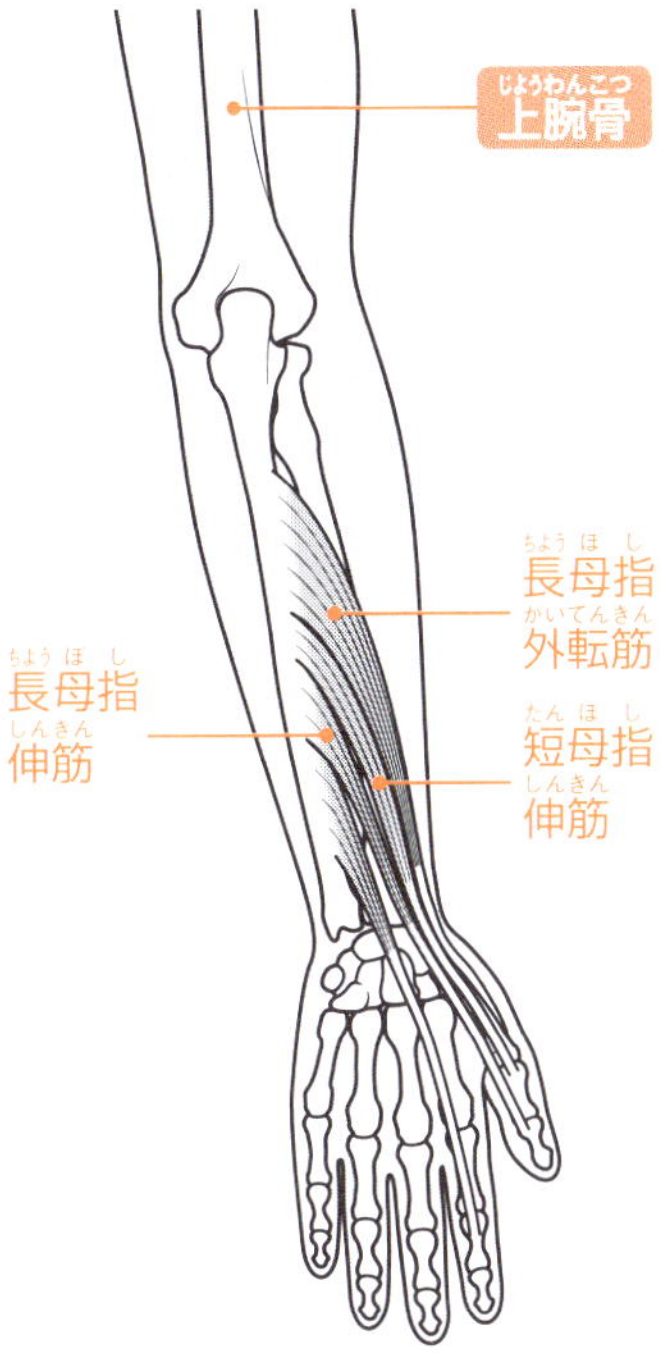
上腕骨《じょうわんこつ》
長《ちょう》母《ぼ》指《し》外転筋《がいてんきん》
長《ちょう》母《ぼ》指《し》伸筋《しんきん》
短《たん》母《ぼ》指《し》伸筋《しんきん》

前腕《ぜんわん》の筋肉（小《しょう》指《し》伸筋《しんきん》ほか）

右腕の前腕《ぜんわん》をからだの後面、尺骨《しゃっこつ》側（浅層）から見た図

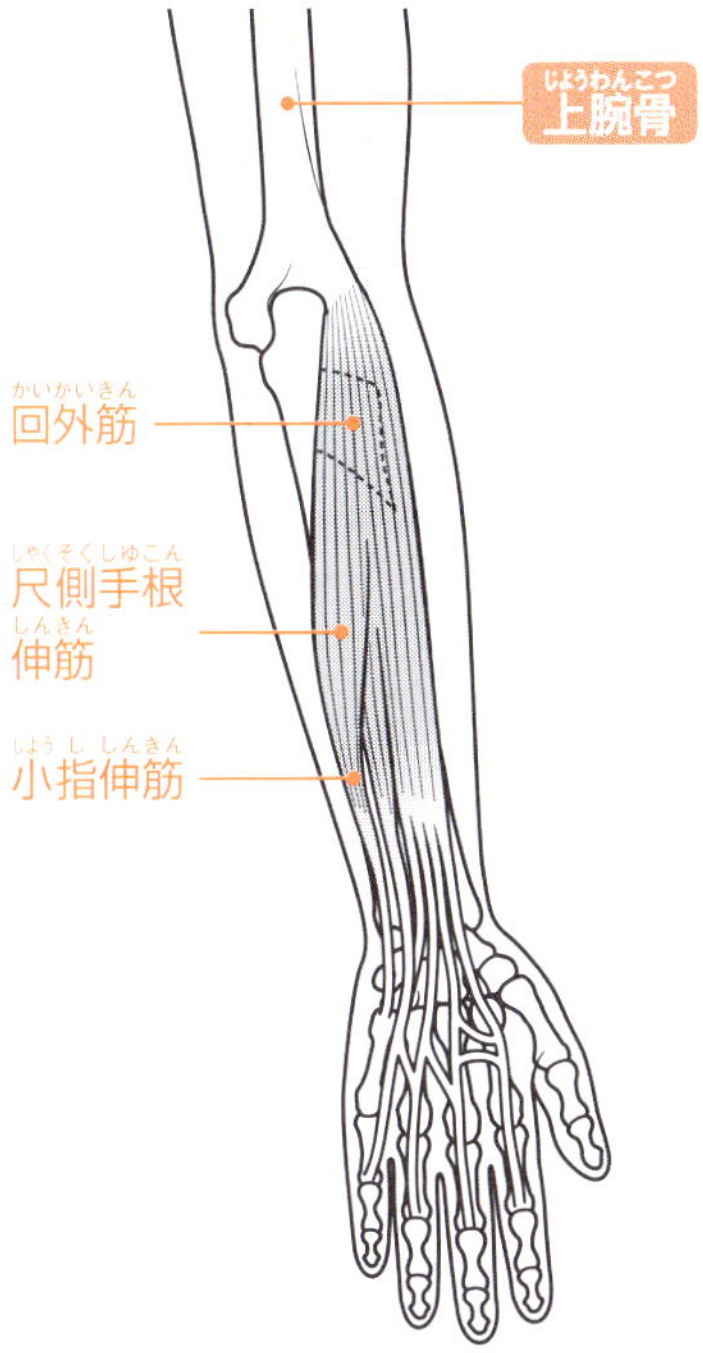
上腕骨《じょうわんこつ》
回外筋《かいがいきん》
尺側手根《しゃくそくしゅこん》伸筋《しんきん》
小指伸筋《しょうししんきん》

肘関節《ひじかんせつ》の構造

左腕の肘関節をからだの前面から見た図

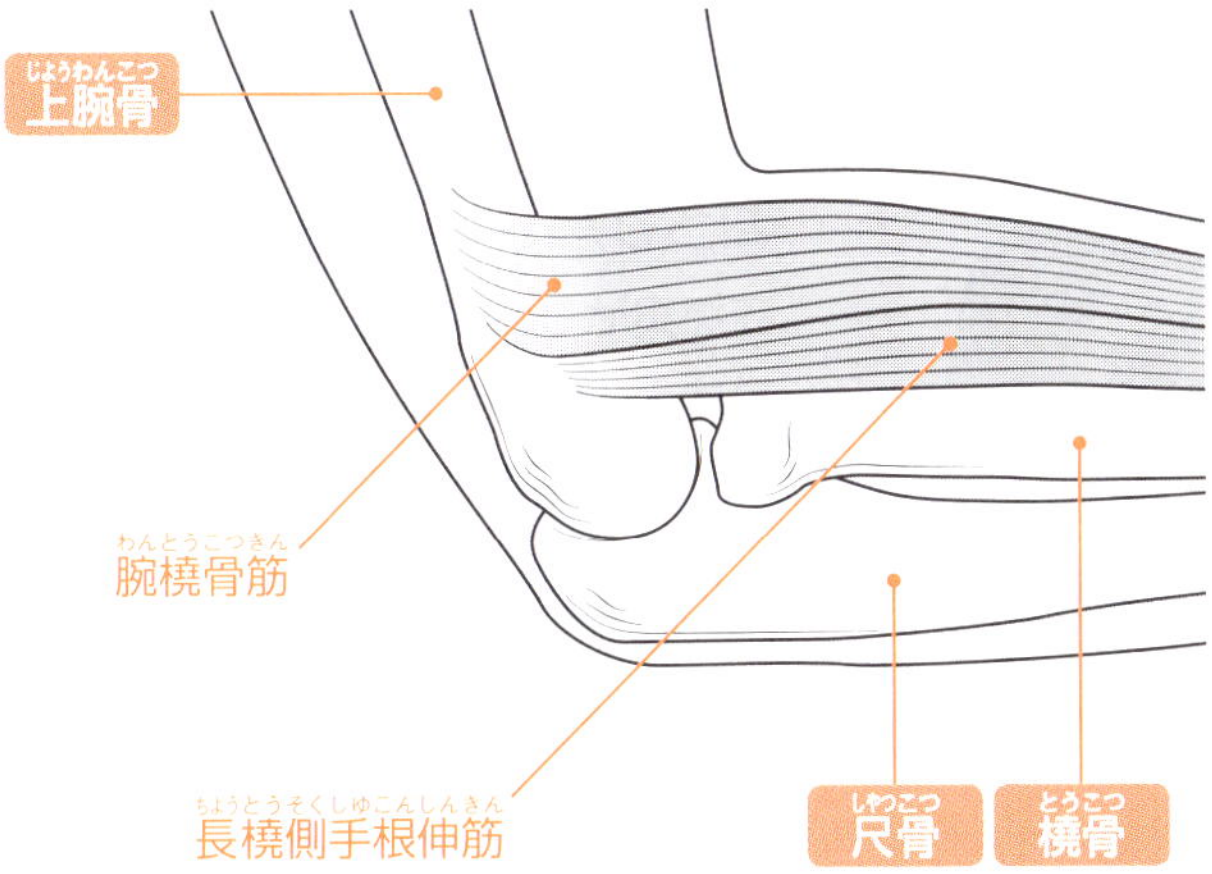
上腕骨《じょうわんこつ》
腕橈骨筋《わんとうこつきん》
長橈側手根伸筋《ちょうとうそくしゅこんしんきん》
尺骨《しゃっこつ》
橈骨《とうこつ》

肘《ひじ》の伸筋《しんきん》（上腕三頭筋《じょうわんさんとうきん》ほか）

右腕の上腕をからだの後面から見た図

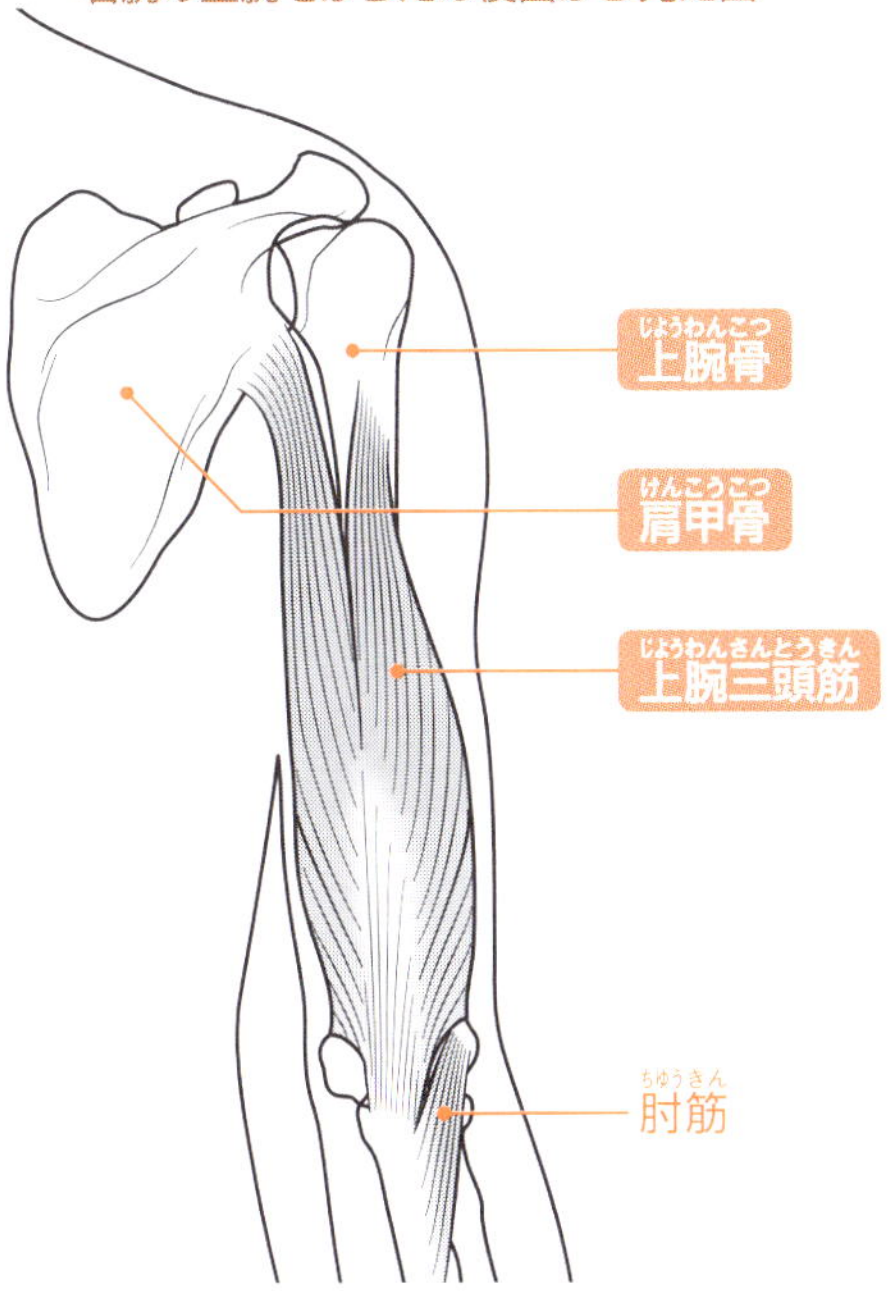
上腕骨《じょうわんこつ》
肩甲骨《けんこうこつ》
上腕三頭筋《じょうわんさんとうきん》
肘筋《ちゅうきん》

前面から見た骨盤《こつばん》周辺の筋肉と骨

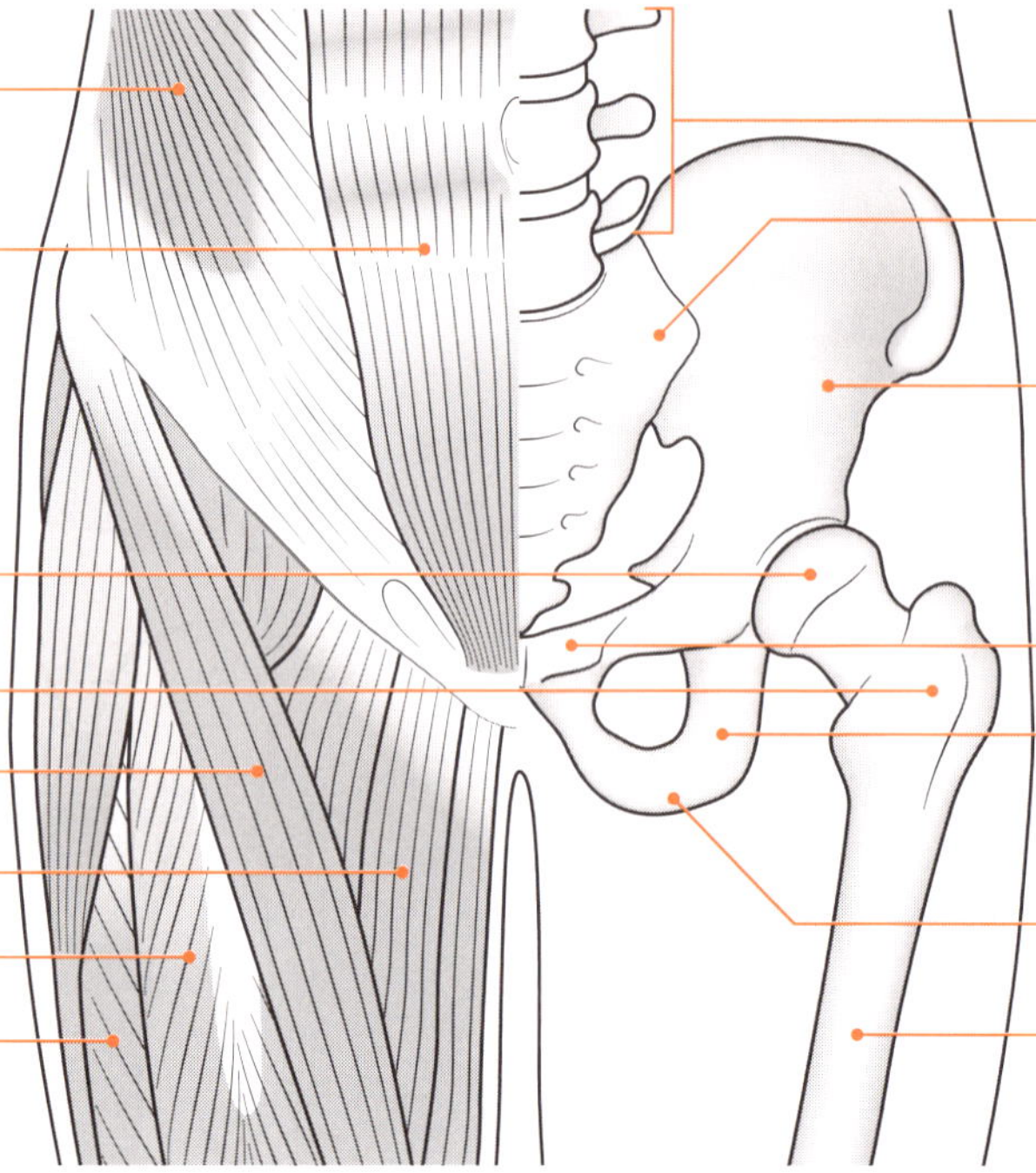
外腹斜筋《がいふくしゃきん》
腹直筋《ふくちょくきん》
大腿骨頭《だいたいこつとう》
大転子《だいてんし》
縫工筋《ほうこうきん》
長内転筋《ちょうないてんきん》
大腿直筋《だいたいちょくきん》
外側広筋《がいそくこうきん》
腰椎《ようつい》
仙骨《せんこつ》
腸骨《ちょうこつ》
寛骨《かんこつ》
恥骨《ちこつ》
坐骨《ざこつ》
坐骨結節《ざこつけっせつ》
大腿骨《だいたいこつ》

後面から見た骨盤《こつばん》周辺の筋肉と骨

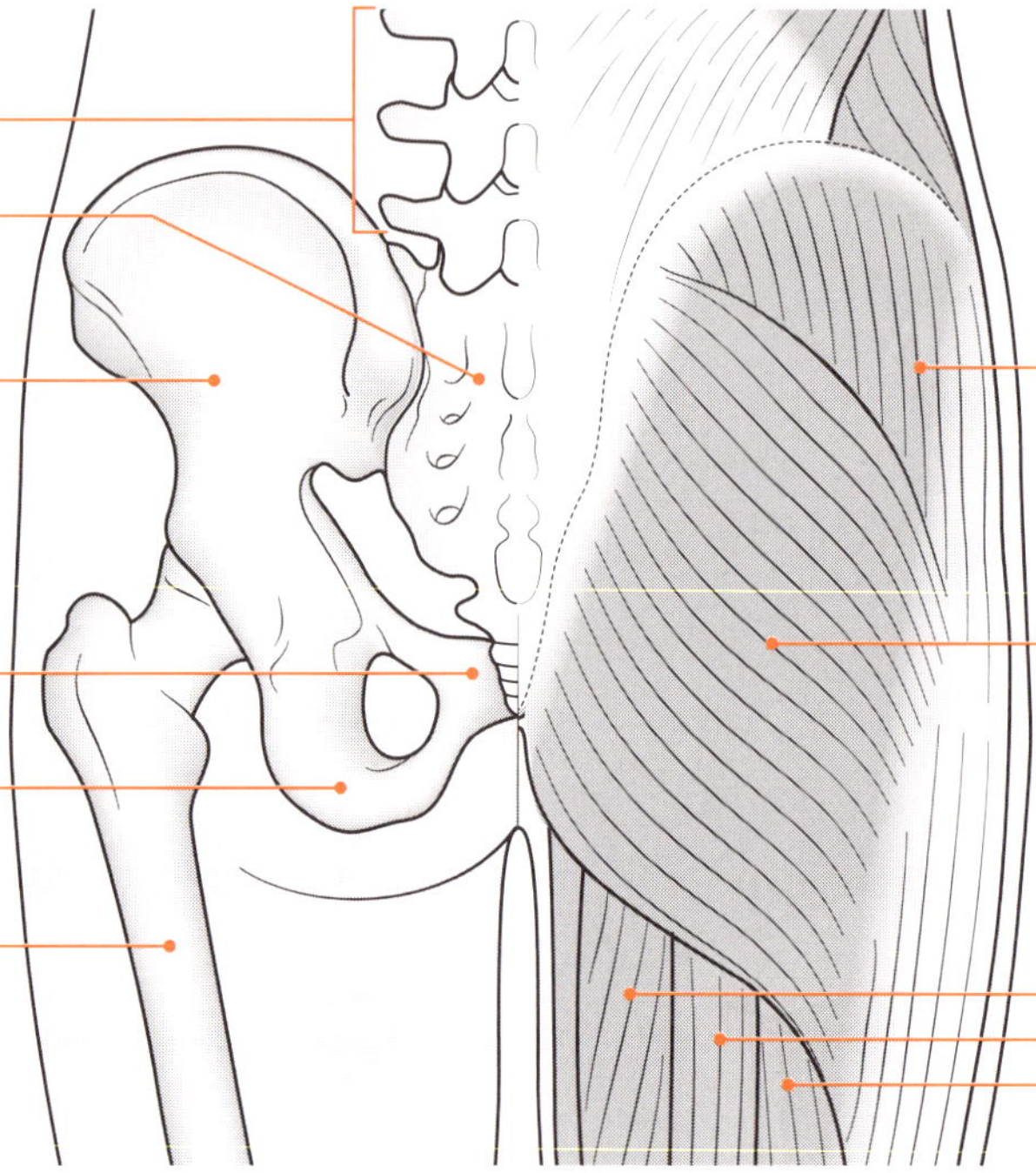
腰椎《ようつい》
仙骨《せんこつ》
腸骨《ちょうこつ》
寛骨《かんこつ》
恥骨《ちこつ》
坐骨《ざこつ》
大腿骨《だいたいこつ》
中臀筋《ちゅうでんきん》
大臀筋《だいでんきん》
ハムストリングス
(大腿《だいたい》二《に》頭筋《とうきん》・半腱様筋《はんけんようきん》・半膜様筋《はんまくようきん》)

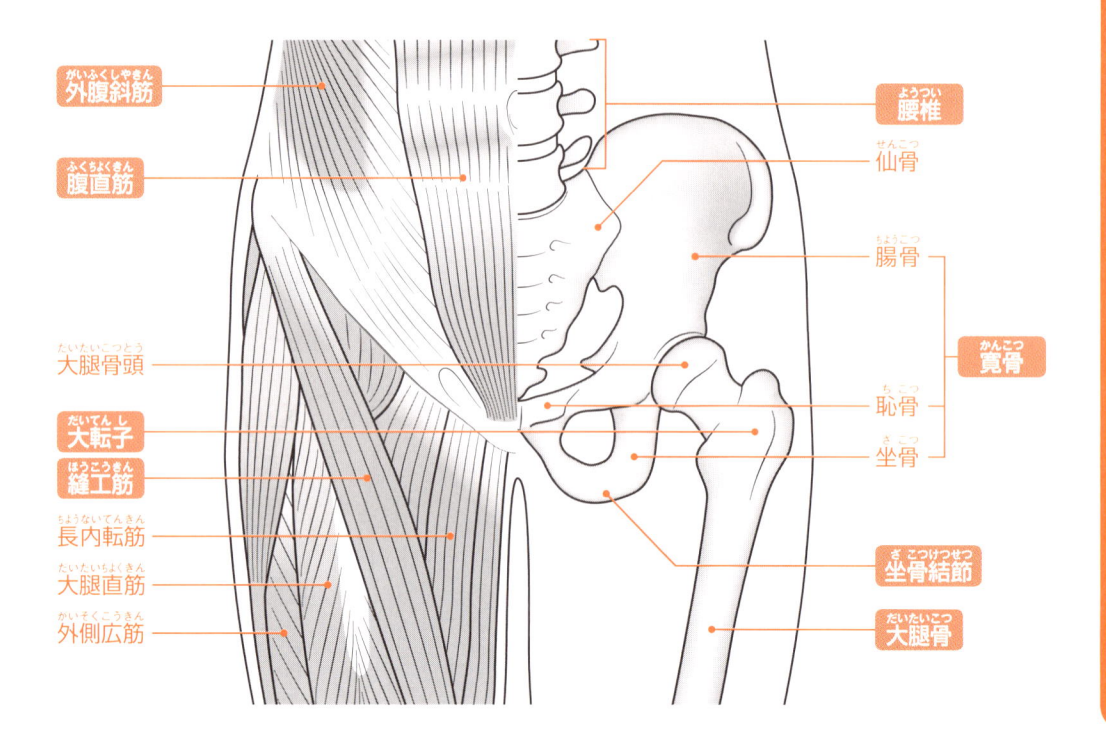

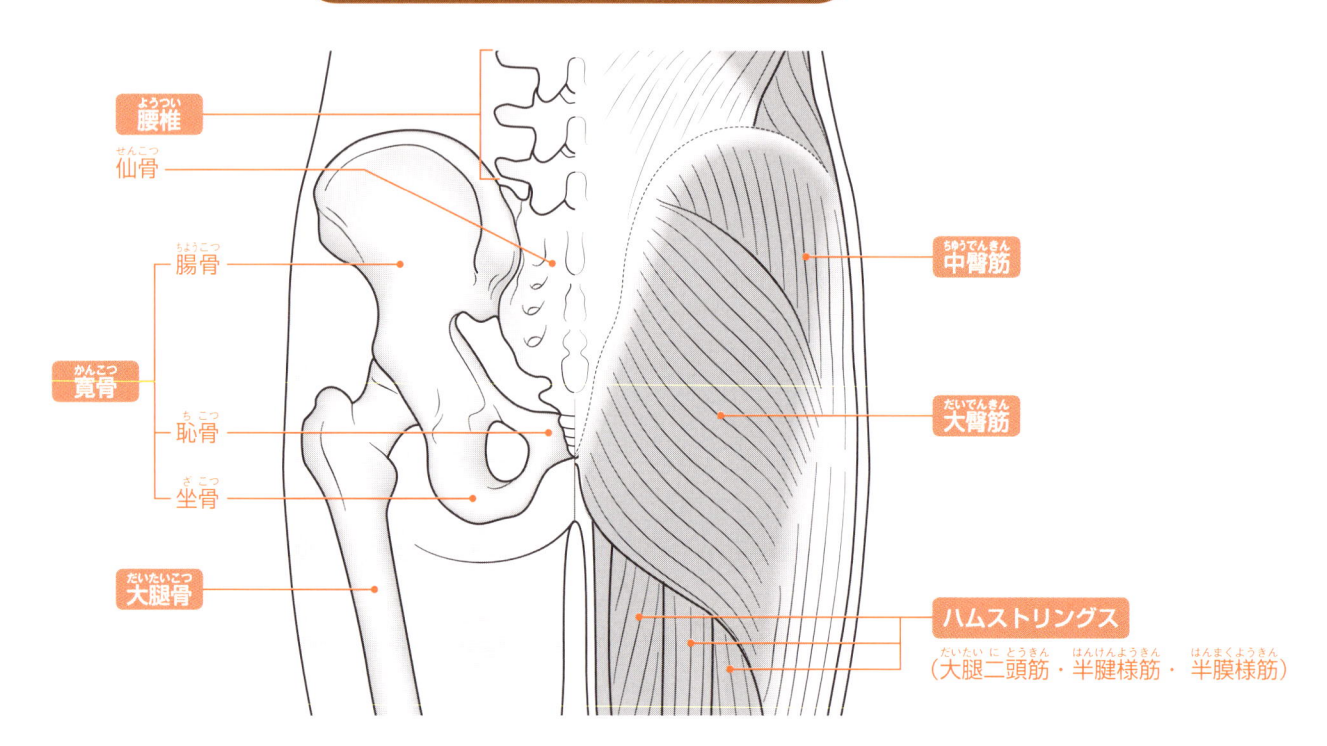

内寛骨筋《ないかんこつきん》と骨

前面から骨盤《こつばん》周辺を見た図

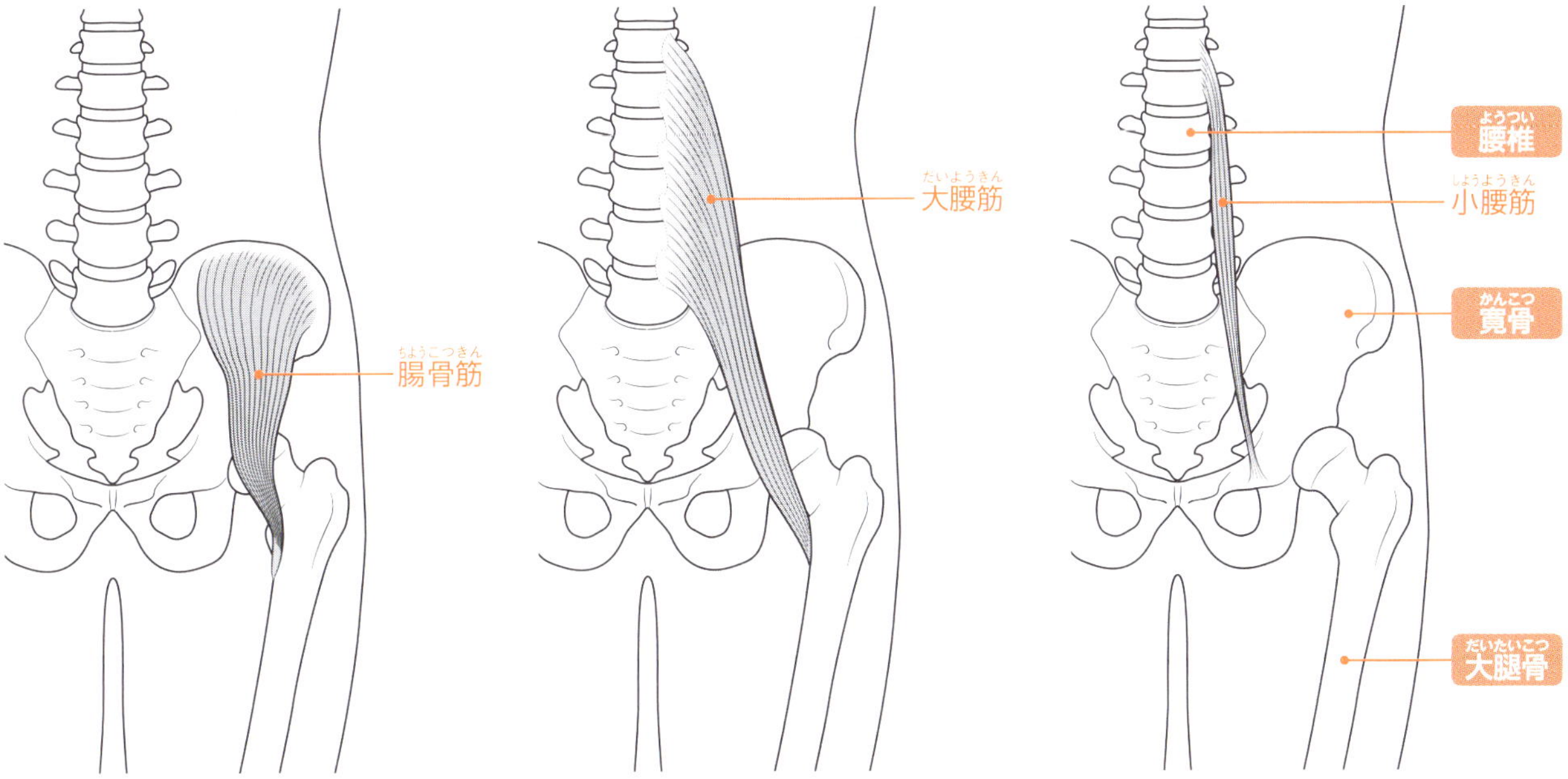
腸骨筋《ちょうこつきん》
大腰筋《だいようきん》
腰椎《ようつい》
小腰筋《しょうようきん》
寛骨《かんこつ》
大腿骨《だいたいこつ》

外寛骨筋《がいかんこつきん》と骨

後面から骨盤《こつばん》周辺を見た図

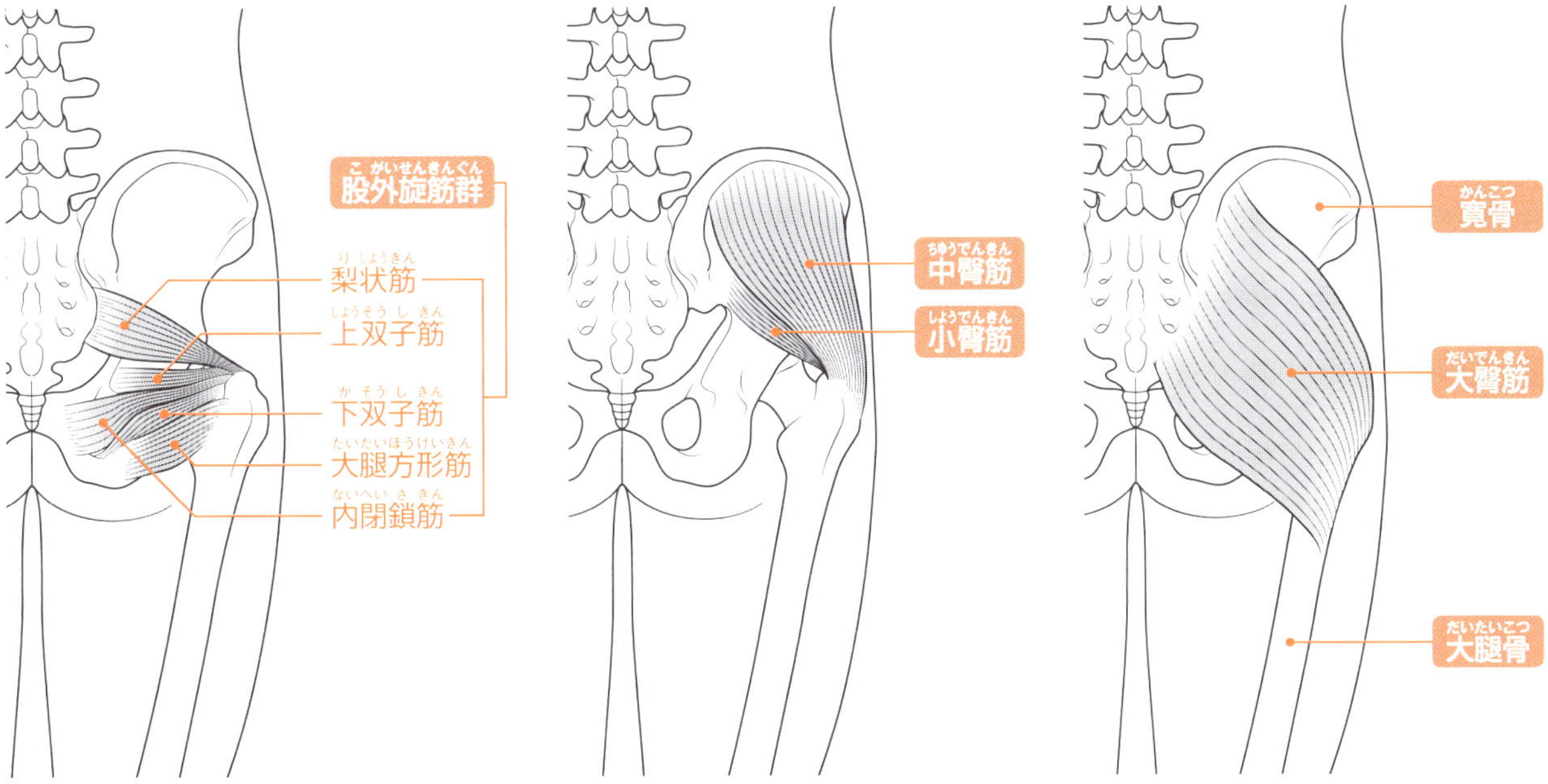
股外旋筋群《こがいせんきんぐん》
梨状筋《りしょうきん》
上双子筋《じょうそうしきん》
下双子筋《かそうしきん》
大腿方形筋《だいたいほうけいきん》
内閉鎖筋《ないへいさきん》
中臀筋《ちゅうでんきん》
小臀筋《しょうでんきん》
寛骨《かんこつ》
大臀筋《だいでんきん》
大腿骨《だいたいこつ》

主な筋肉と骨の名称

大腿部《だいたいぶ》の内転筋

前面から右脚の大腿部を見た図

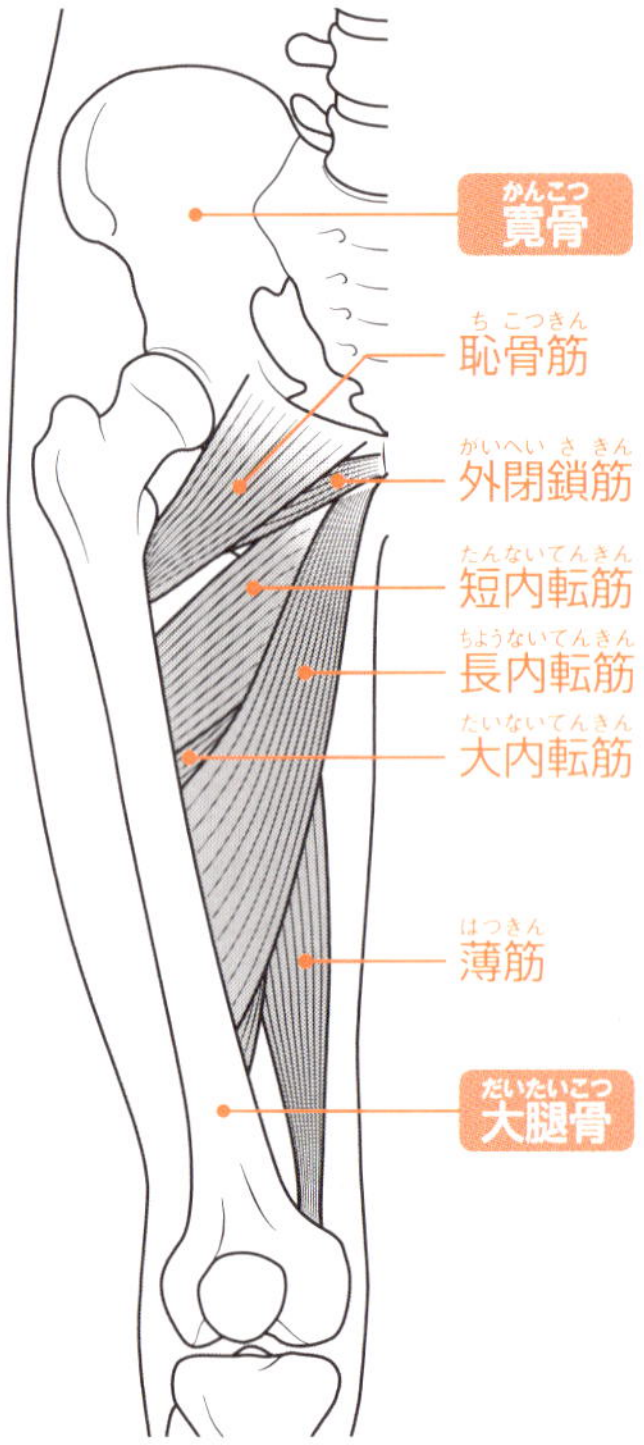
寛骨《かんこつ》
恥骨筋《ちこつきん》
外閉鎖筋《がいへいさきん》
短内転筋《たんないてんきん》
長内転筋《ちょうないてんきん》
大内転筋《たいないてんきん》
薄筋《はっきん》
大腿骨《だいたいこつ》

前面から見た下肢《かし》の筋肉と骨

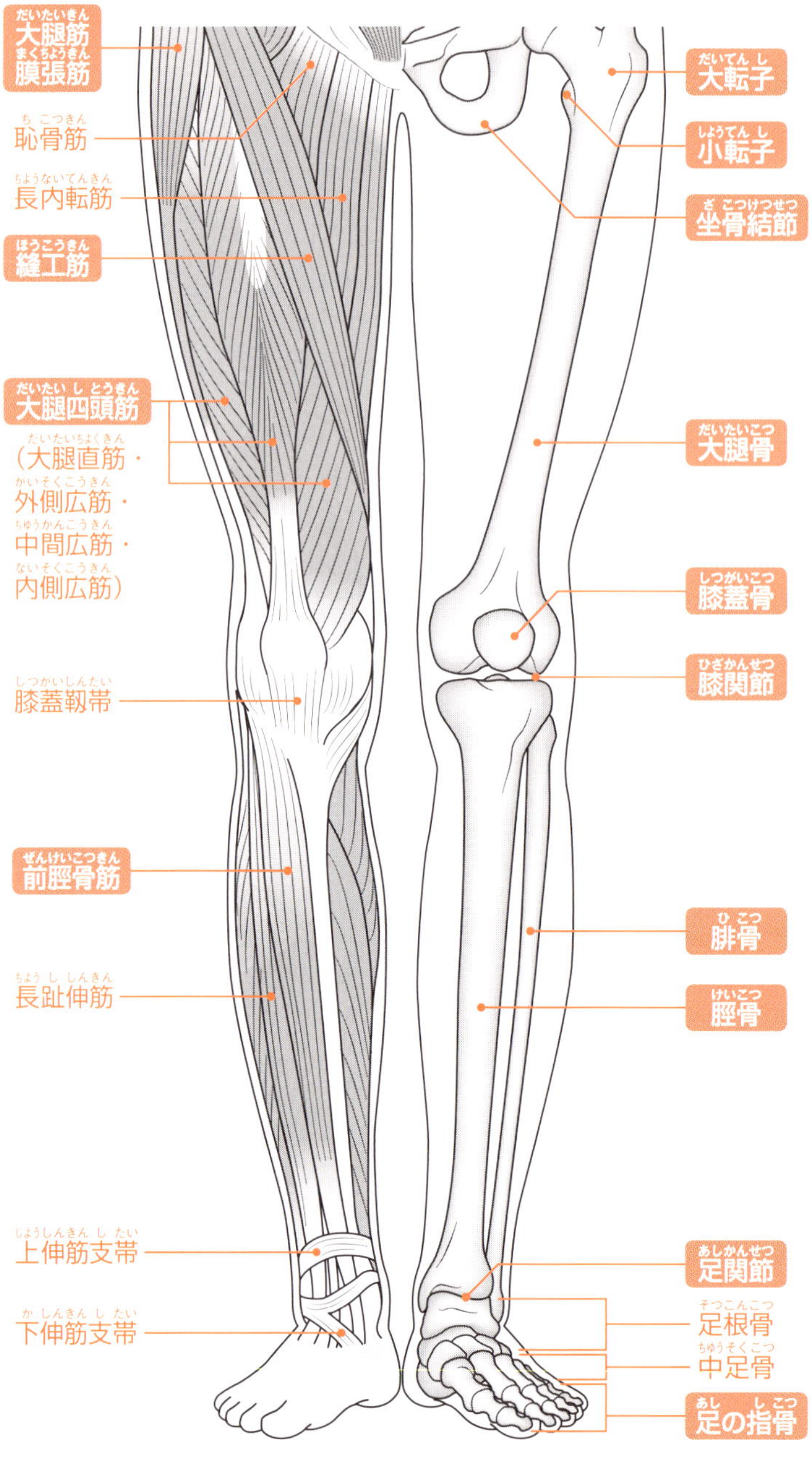
大腿筋《だいたいきん》
膜張筋《まくちょうきん》
恥骨筋《ちこつきん》
長内転筋《ちょうないてんきん》
縫工筋《ほうこうきん》
大腿四頭筋《だいたいしとうきん》
（大腿直筋《だいたいちょくきん》・
外側広筋《がいそくこうきん》・
中間広筋《ちゅうかんこうきん》・
内側広筋《ないそくこうきん》）
膝蓋靭帯《しつがいじんたい》
前脛骨筋《ぜんけいこつきん》
長趾伸筋《ちょうししんきん》
上伸筋支帯《じょうしんきんしたい》
下伸筋支帯《かしんきんしたい》
大転子《だいてんし》
小転子《しょうてんし》
坐骨結節《ざこつけつせつ》
大腿骨《だいたいこつ》
膝蓋骨《しつがいこつ》
膝関節《ひざかんせつ》
腓骨《ひこつ》
脛骨《けいこつ》
足関節《あしかんせつ》
足根骨《そっこんこつ》
中足骨《ちゅうそくこつ》
足《あし》の指骨《しこつ》

下腿部《かたいぶ》の筋肉と骨

前面から右脚の下肢帯《かしたい》を見た図

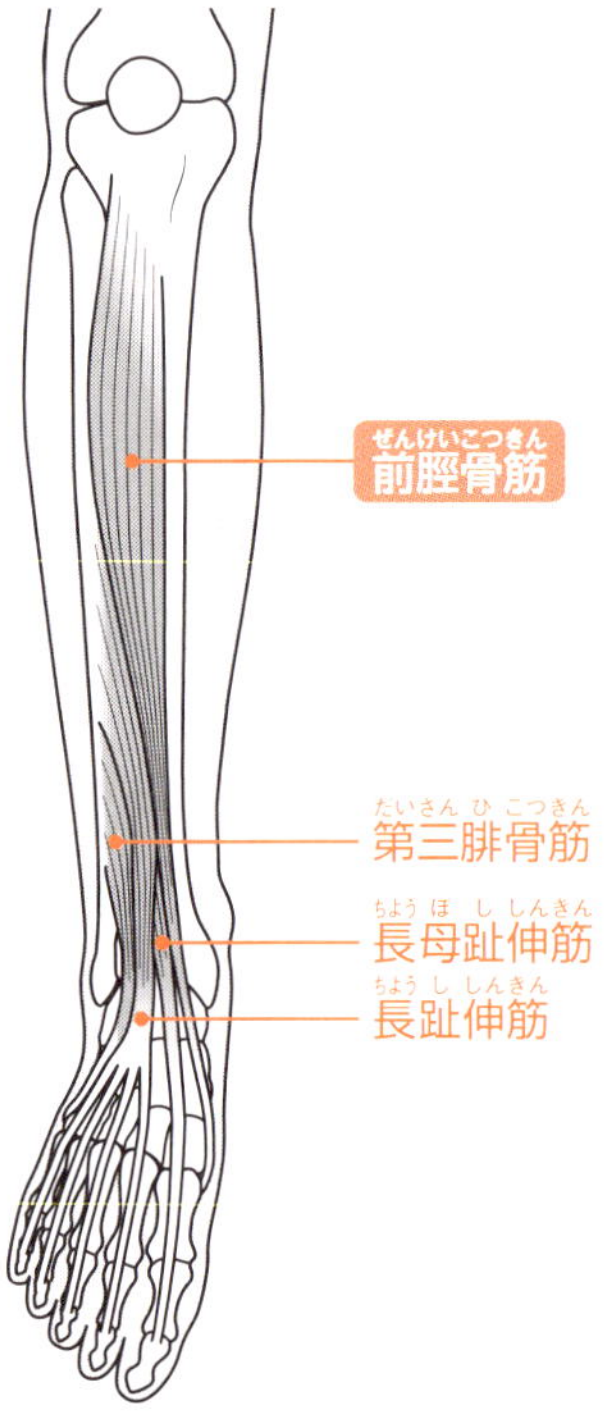
前脛骨筋《ぜんけいこつきん》
第三腓骨筋《だいさんひこつきん》
長母趾伸筋《ちょうぼししんきん》
長趾伸筋《ちょうししんきん》

大腿《だいたい》部《ぶ》の伸筋①

前面から右脚の大腿部を見た図

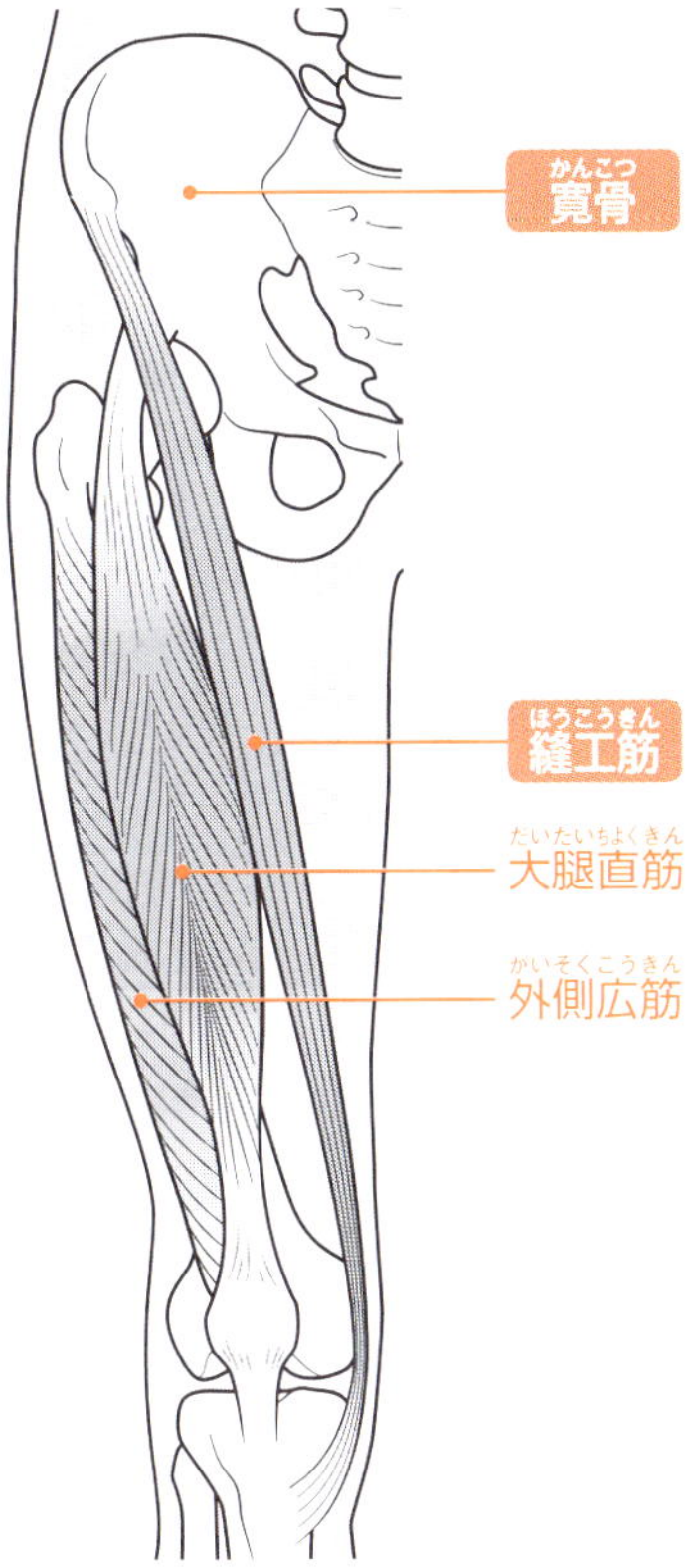
寛骨《かんこつ》
縫工筋《ほうこうきん》
大腿直筋《だいたいちょくきん》
外側広筋《かいそくこうきん》

大腿《だいたい》部《ぶ》の伸筋②

前面から右脚の大腿部を見た図

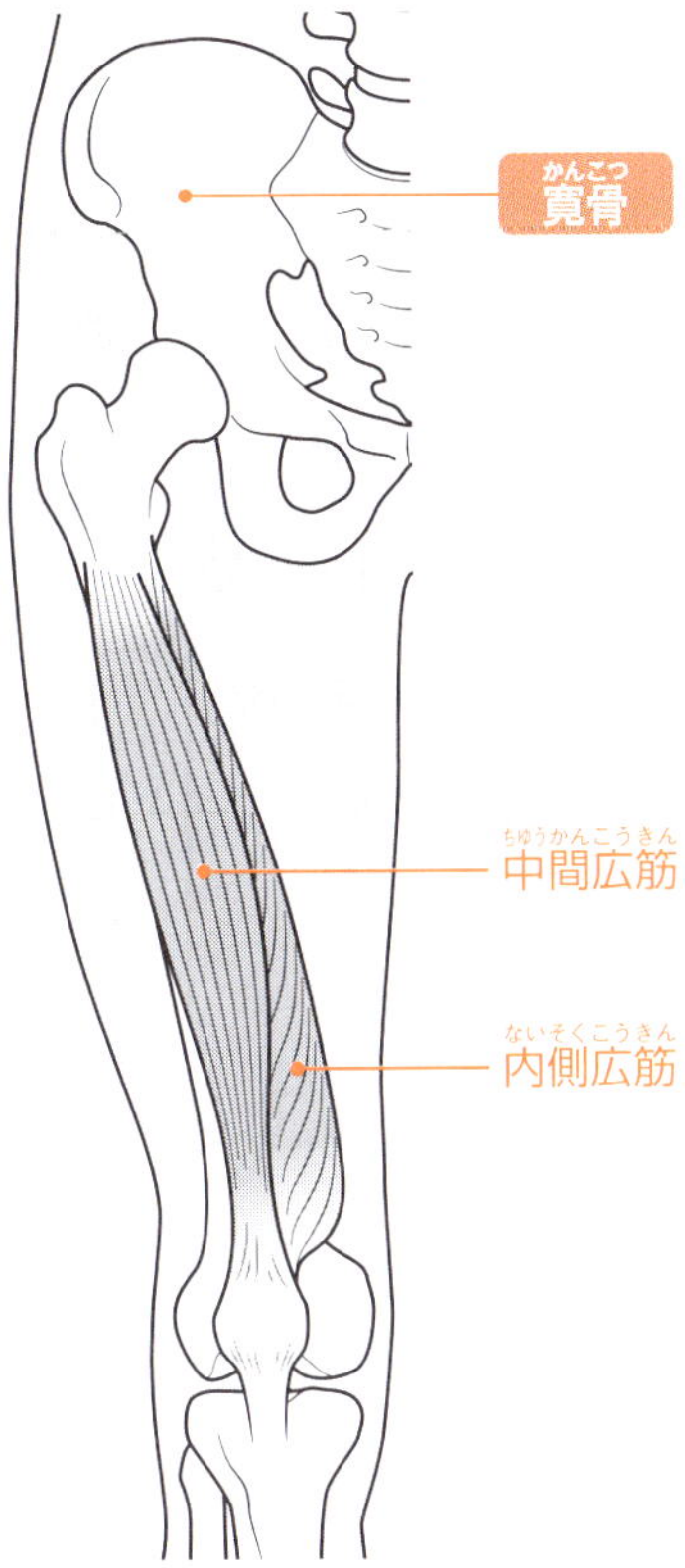
寛骨《かんこつ》
中間広筋《ちゅうかんこうきん》
内側広筋《ないそくこうきん》

膝関節《ひざかんせつ》①

曲げた右膝《ひざ》を正面から見た図

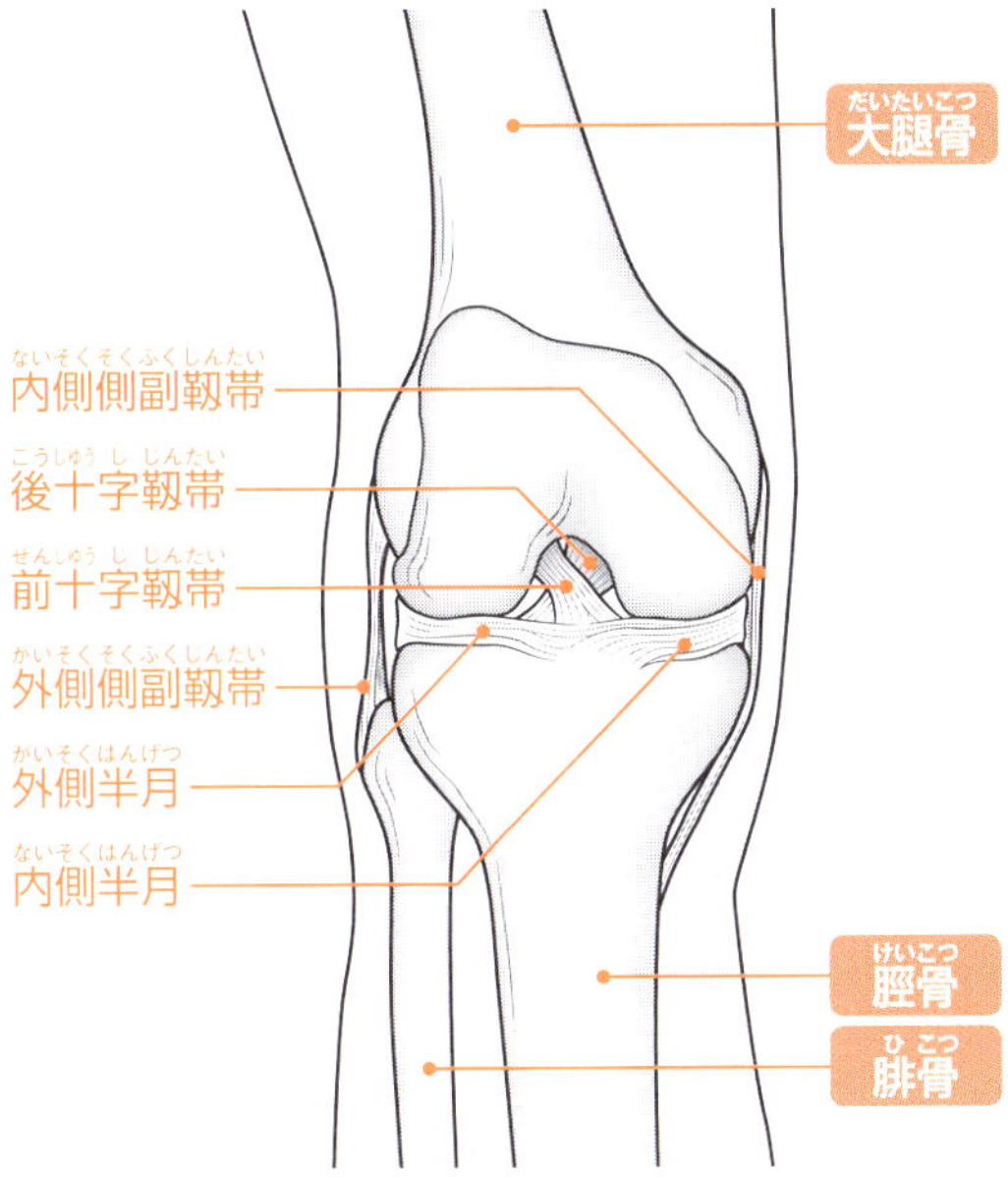
大腿骨《だいたいこつ》
内側側副靭帯《ないそくそくふくしんたい》
後十字靭帯《こうしゅうしじんたい》
前十字靭帯《ぜんしゅうしじんたい》
外側側副靭帯《かいそくそくふくしんたい》
外側半月《かいそくはんげつ》
内側半月《ないそくはんげつ》
脛骨《けいこつ》
腓骨《ひこつ》

膝関節《ひざかんせつ》②

曲げた右膝《ひざ》を側面から見た図

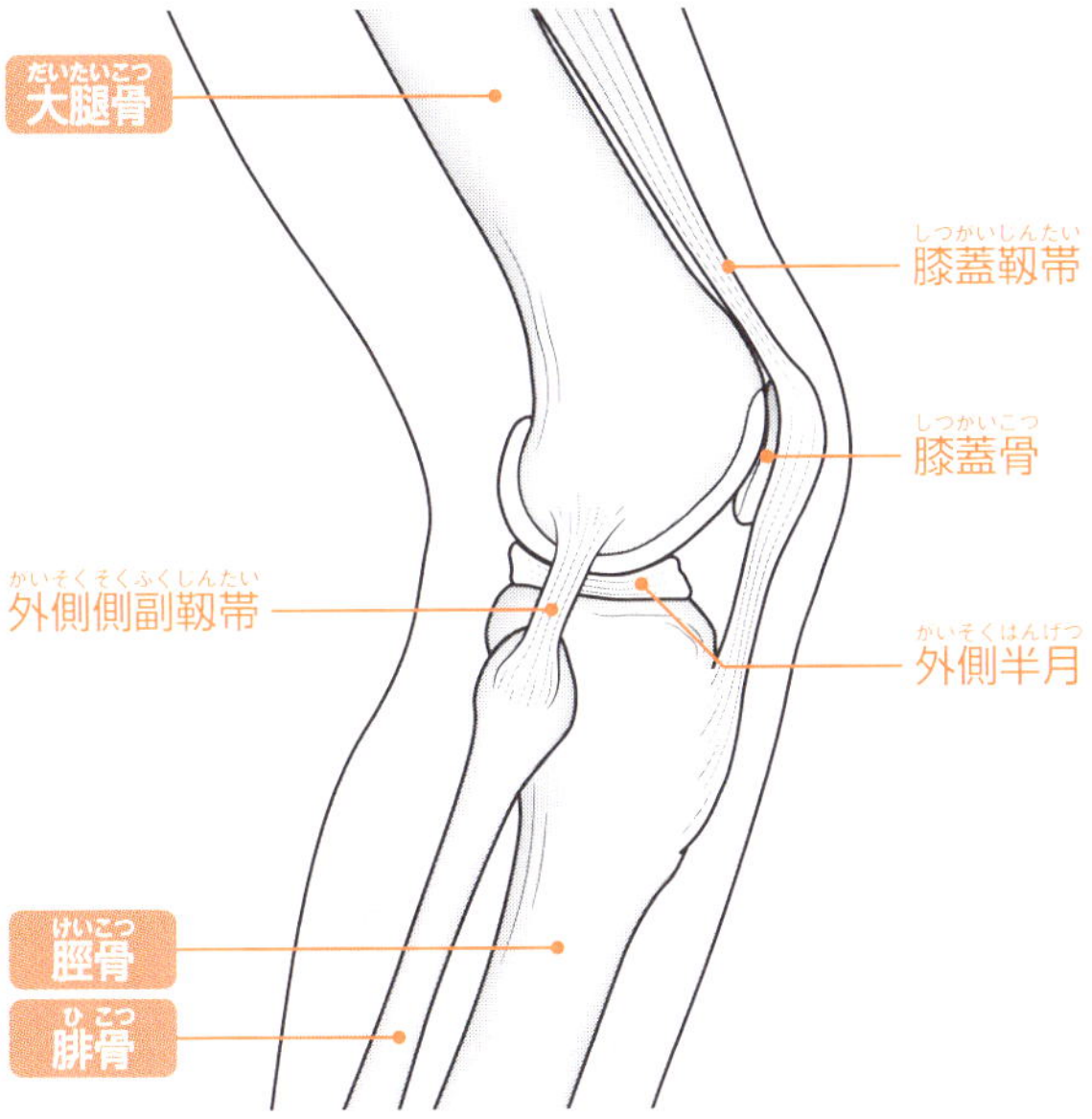
大腿骨《だいたいこつ》
膝蓋靭帯《しつかいしんたい》
膝蓋骨《しつかいこつ》
外側側副靭帯《かいそくそくふくしんたい》
外側半月《かいそくはんげつ》
脛骨《けいこつ》
腓骨《ひこつ》

後面から見た下肢《かし》の筋肉と骨

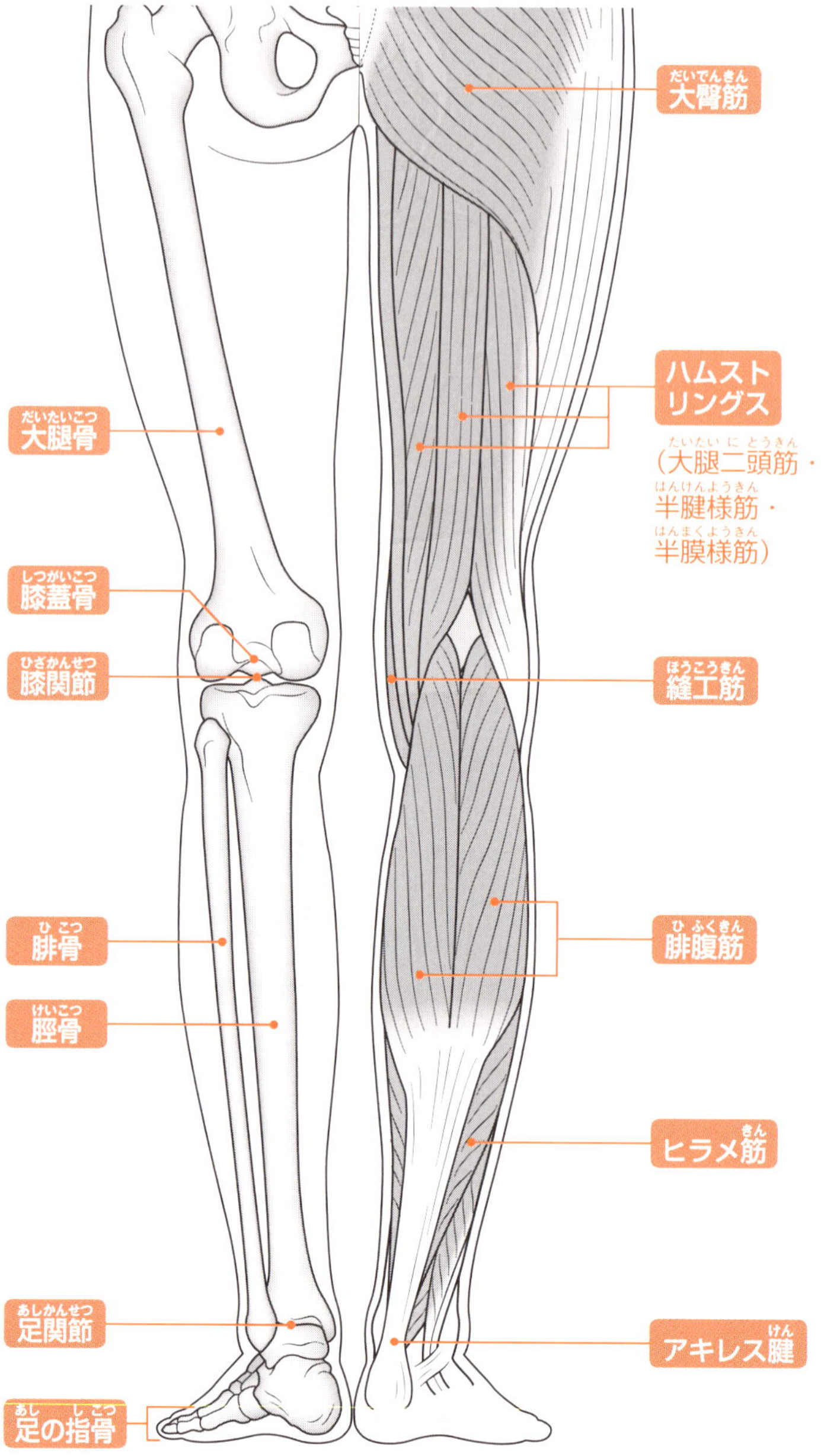
大臀筋《だいでんきん》
ハムストリングス
（大腿《たいたい》二《に》頭筋《とうきん》・
半腱様筋《はんけんようきん》・
半膜様筋《はんまくようきん》）
大腿骨《だいたいこつ》
膝蓋骨《しつがいこつ》
膝関節《ひざかんせつ》
縫工筋《ほうこうきん》
腓《ひ》骨《こつ》
脛骨《けいこつ》
腓《ひ》腹筋《ふくきん》
ヒラメ筋《きん》
足関節《あしかんせつ》
アキレス腱《けん》
足《あし》の指骨《しこつ》

大腿《だいたい》の屈筋《くつきん》
（ハムストリングス）

後面から右脚の大腿部を見た図

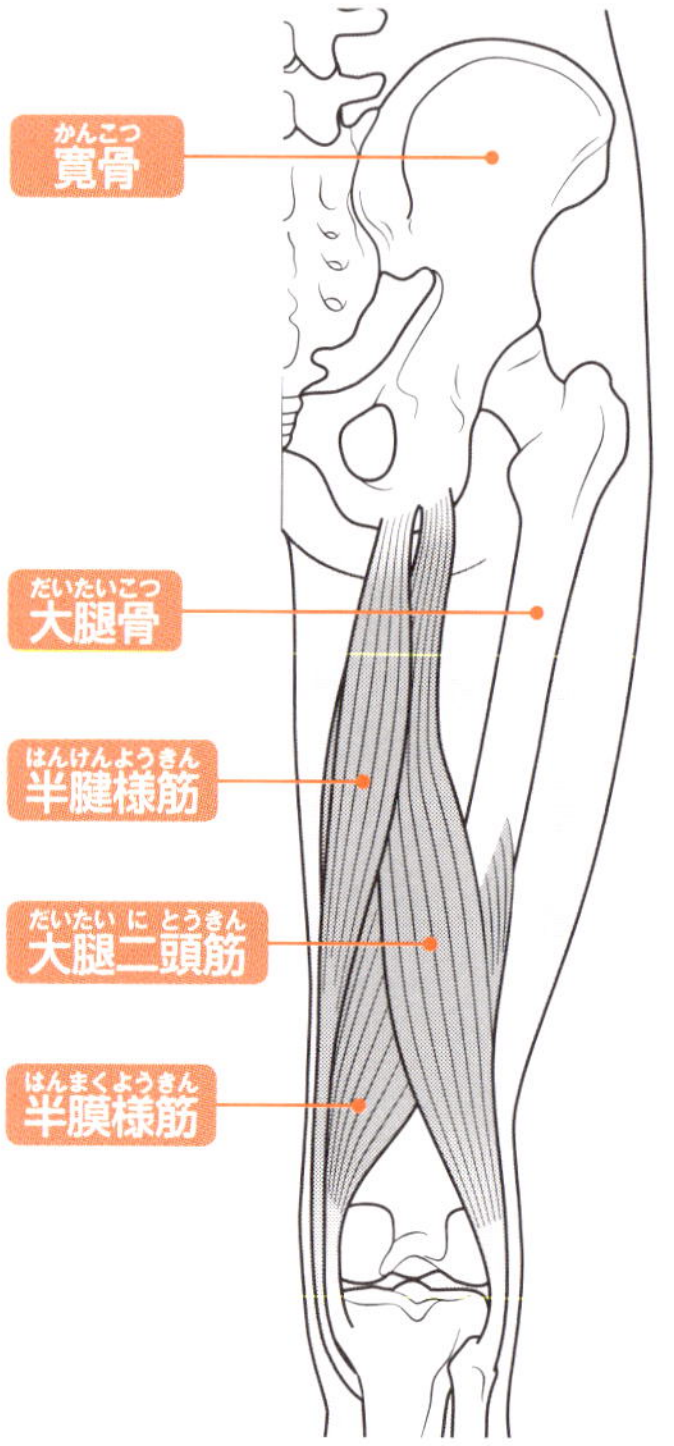
寛骨《かんこつ》
大腿骨《だいたいこつ》
半腱様筋《はんけんようきん》
大腿《だいたい》二《に》頭筋《とうきん》
半膜様筋《はんまくようきん》

下腿《かたい》の腓骨筋群《ひこつきんぐん》（長腓骨筋《ちょうひこつきん》ほか）

後面から右脚の下腿部を見た図

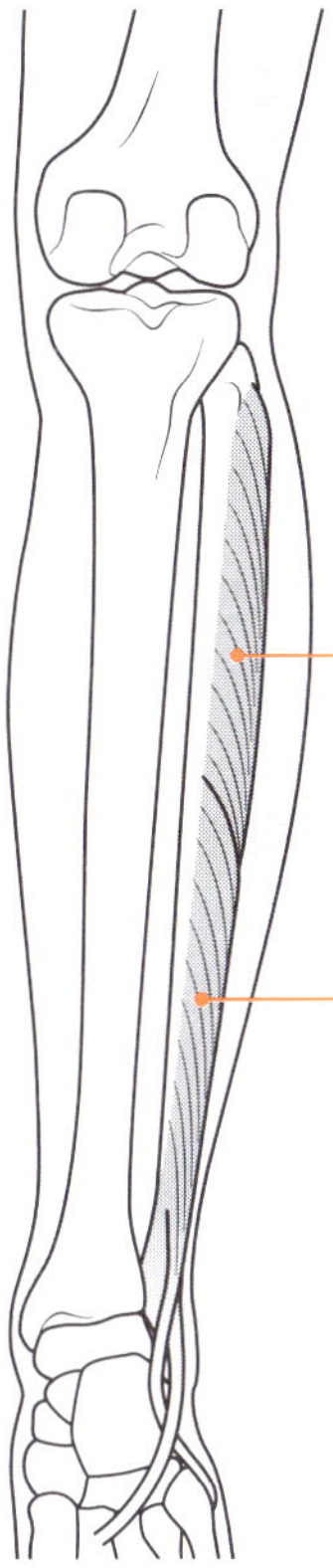
長腓骨筋《ちょうひこつきん》
短腓骨筋《たんひこつきん》

下腿《かたい》の屈筋《くつきん》（ヒラメ筋《きん》ほか）

後面から右脚の下腿部（浅層）を見た図

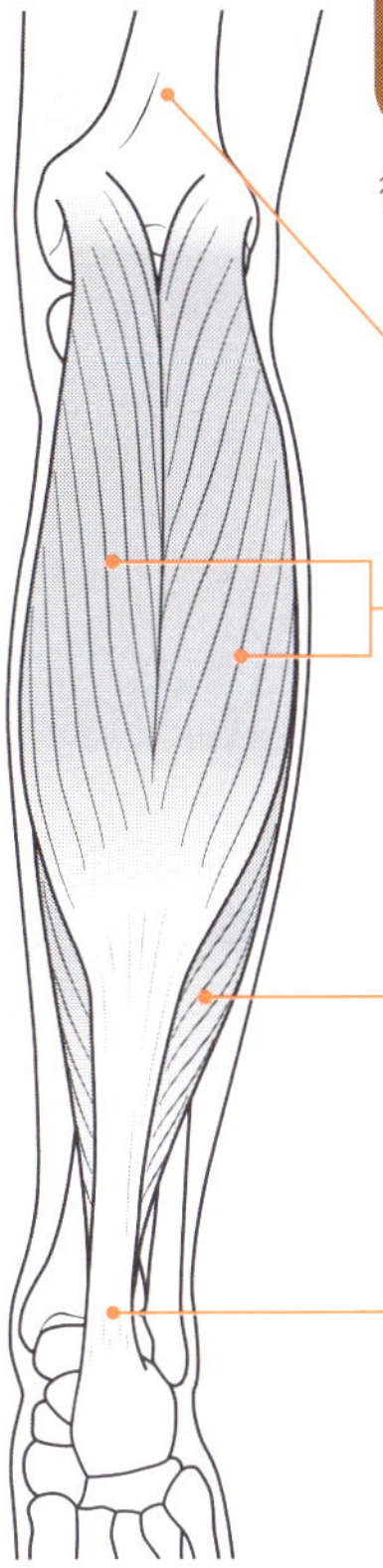
大腿骨《だいたいこつ》
腓腹筋《ひふくきん》
ヒラメ筋《きん》
アキレス腱《けん》

下腿《かたい》の屈筋《くつきん》（長趾屈筋《ちょうしくつきん》ほか）

後面から右脚の下腿部（深層）を見た図

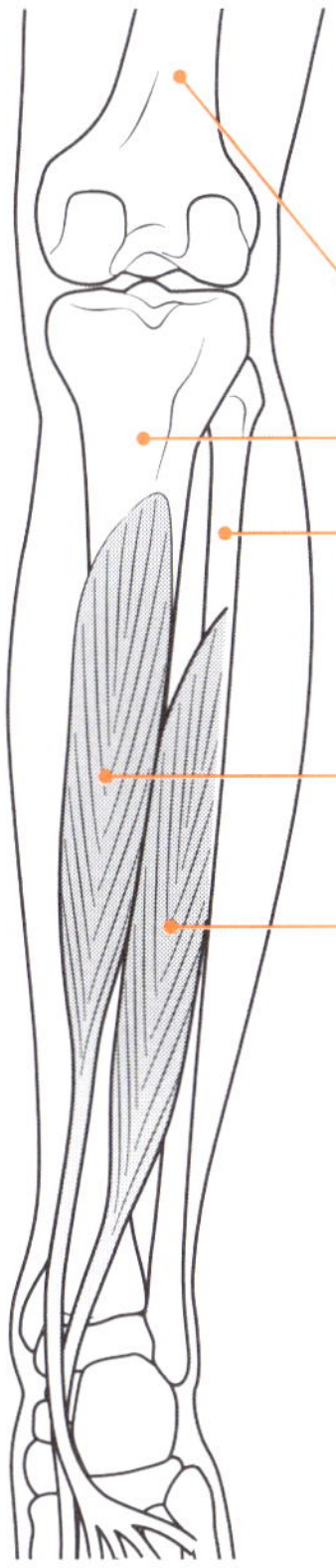
大腿骨《だいたいこつ》
脛骨《けいこつ》
腓骨《ひこつ》
長趾屈筋《ちょうしくつきん》
長母趾屈筋《ちょうほしくつきん》

下腿《かたい》の屈筋《くつきん》（後脛骨筋《こうけいこつきん》ほか）

後面から右脚の下腿部（深層）を見た図

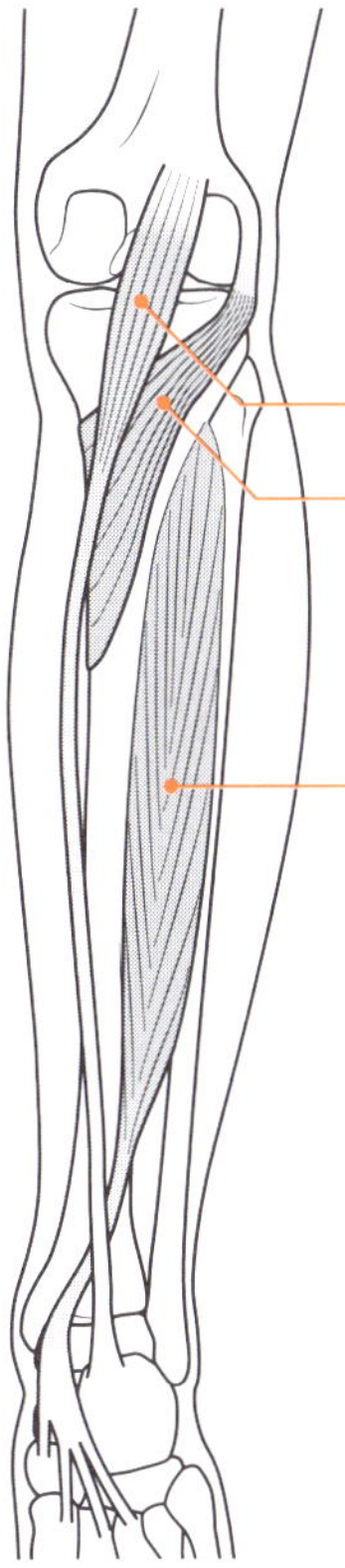
足底筋《そくていきん》
膝窩筋《しつかきん》
後脛骨筋《こうけいこつきん》

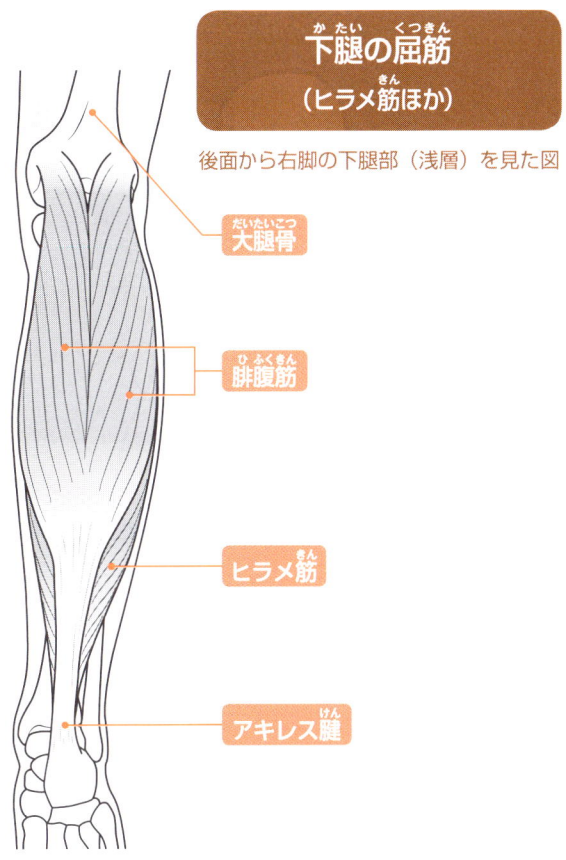

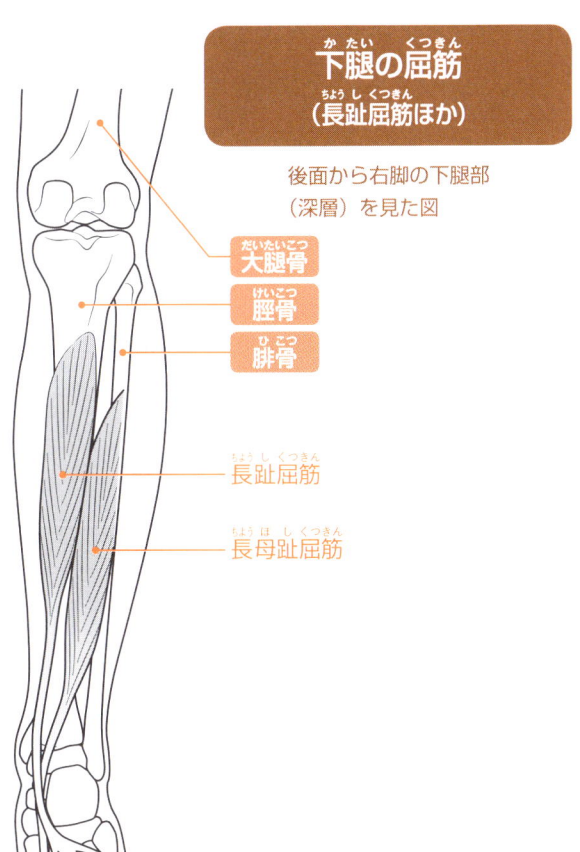

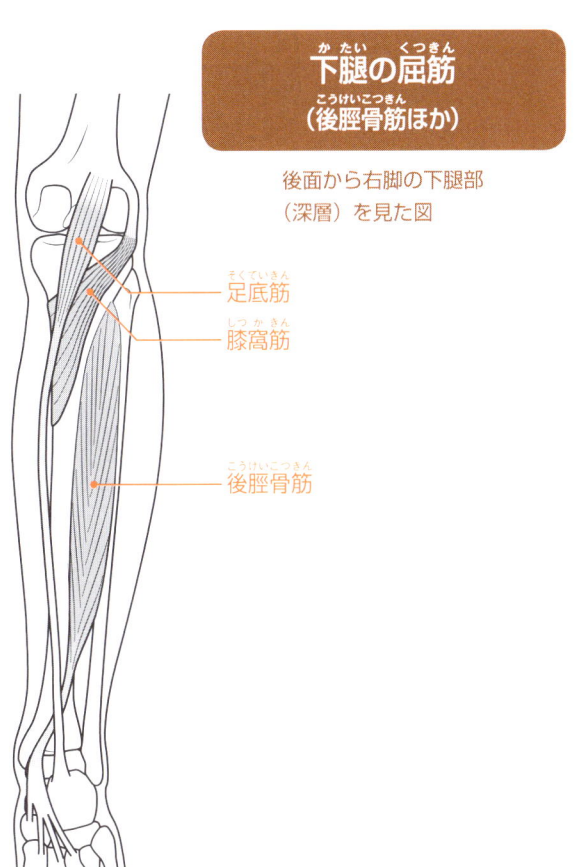

手の筋肉と骨

手の筋肉と骨（母指内転筋《ほしないてんきん》ほか）

右手を手のひら側から見た図（深層）

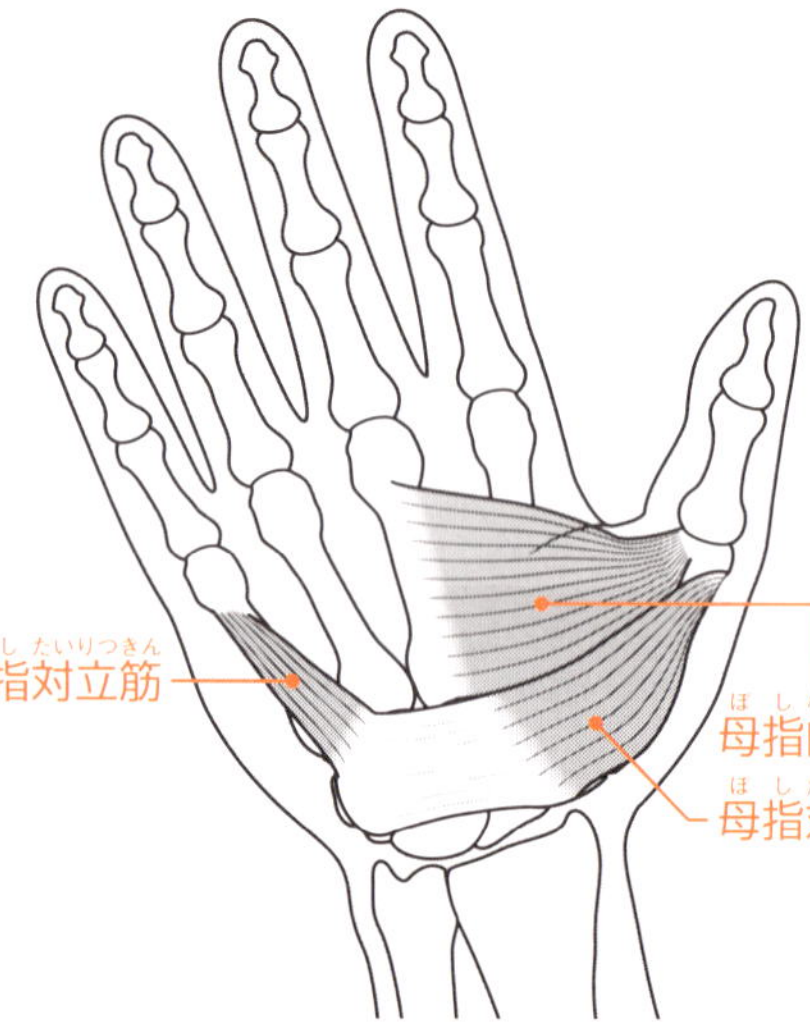
小指対立筋《しょうしたいりつきん》
母指内転筋《ほしないてんきん》
母指対立筋《ほしたいりつきん》

手の筋肉と骨（小指外転筋《しょうしがいてんきん》ほか）

右手を手のひら側から見た図（浅層）

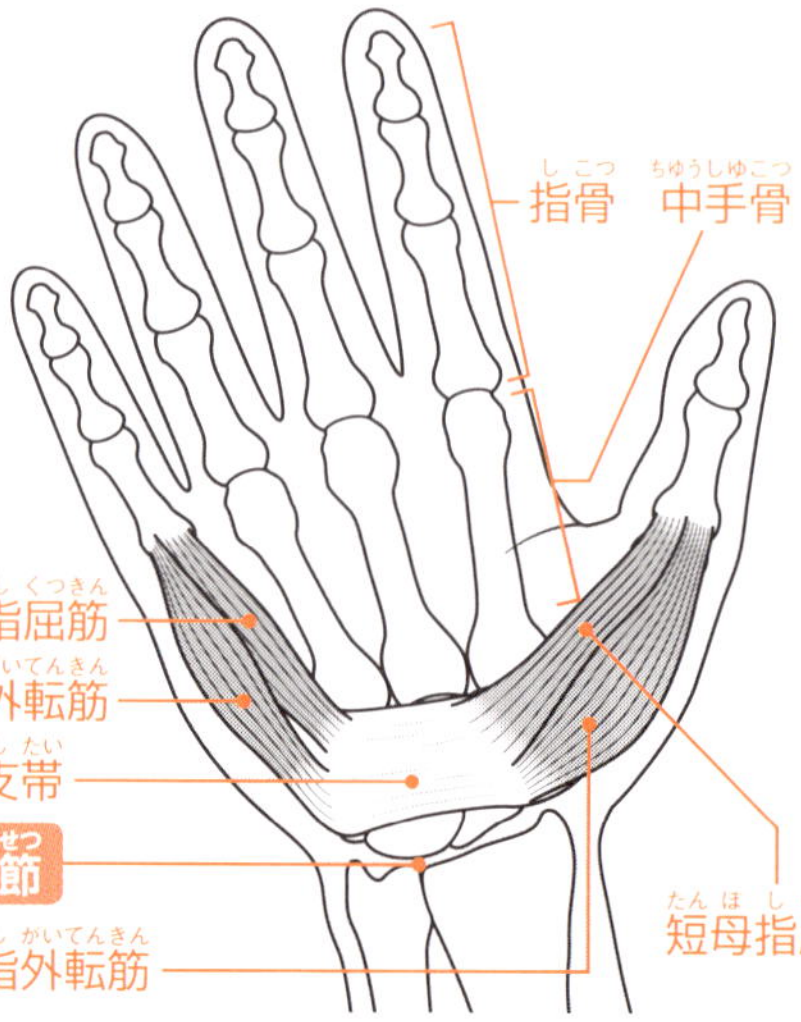
指骨《しこつ》
中手骨《ちゅうしゅこつ》
短小指屈筋《たんしょうしくっきん》
小指外転筋《しょうしがいてんきん》
屈筋支帯《くっきんしたい》
手関節《てかんせつ》
短母指外転筋《たんほしがいてんきん》
短母指屈筋《たんほしくっきん》

手の筋肉と骨（背側骨間筋《はいそくこつかんきん》）

右手を手の甲側から見た図

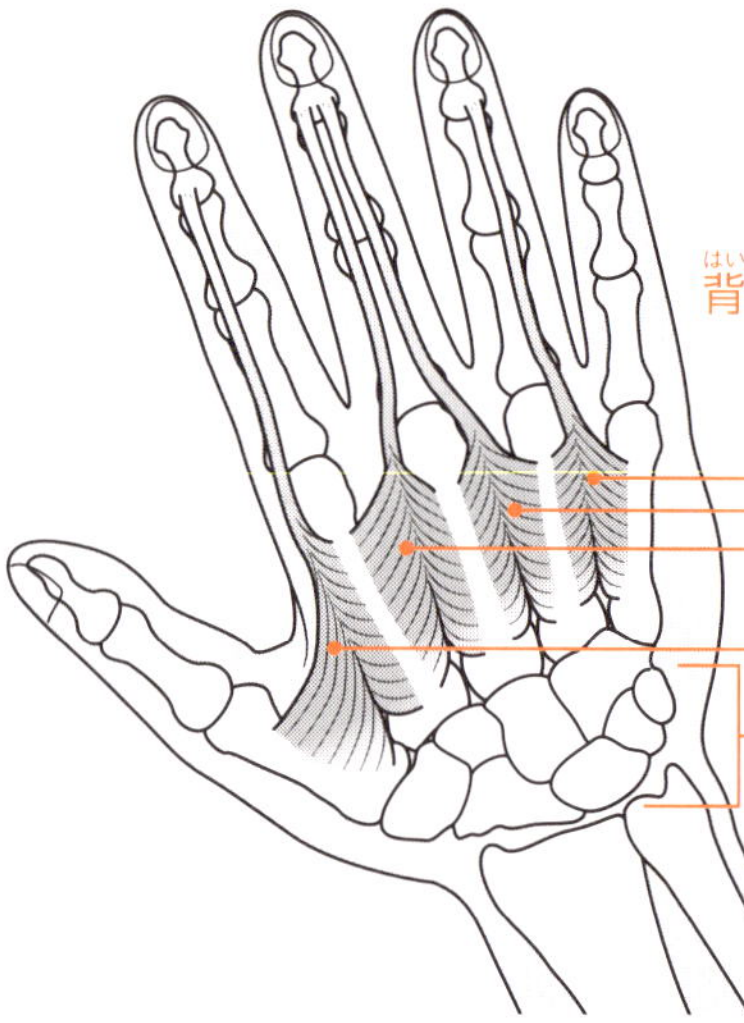
背側骨間筋《はいそくこつかんきん》
手根骨《しゅこんこつ》

手の筋肉と骨（掌側骨間筋《しょうそくこつかんきん》ほか）

右手を手のひら側から見た図

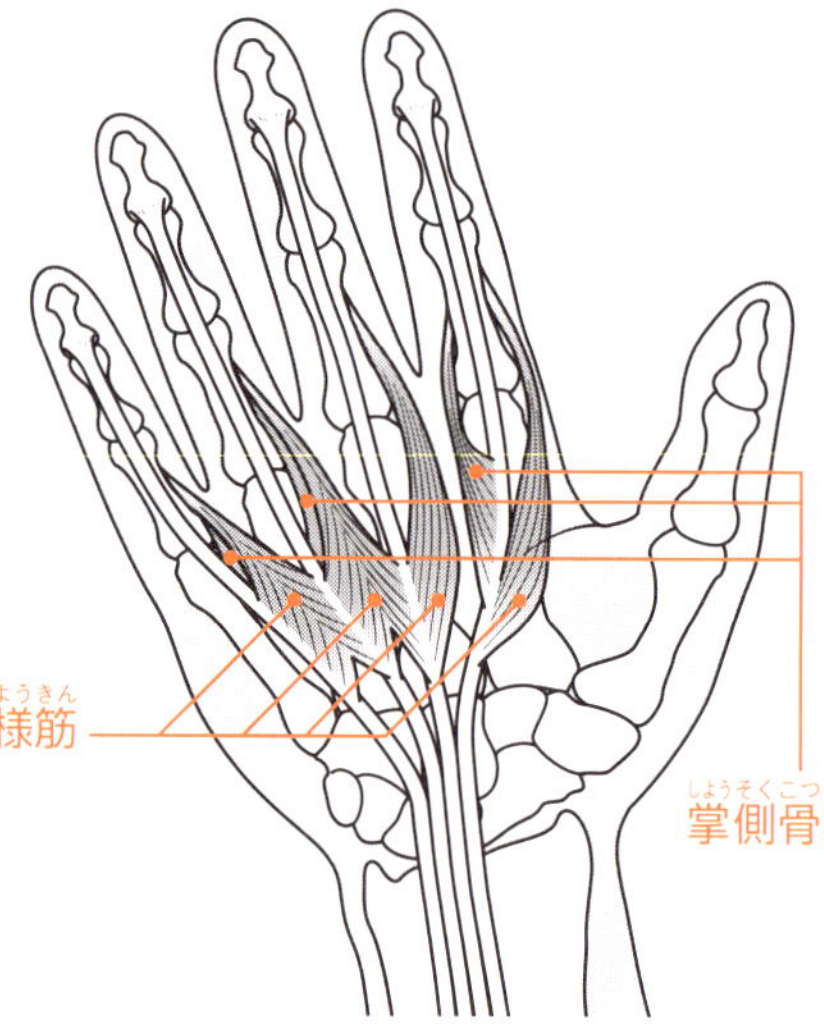
虫様筋《ちゅうようきん》
掌側骨間筋《しょうそくこつかんきん》

足の筋肉と骨

足の筋肉と骨（背側骨間筋《はいそくこつかんきん》ほか）

右足を背側から見た図

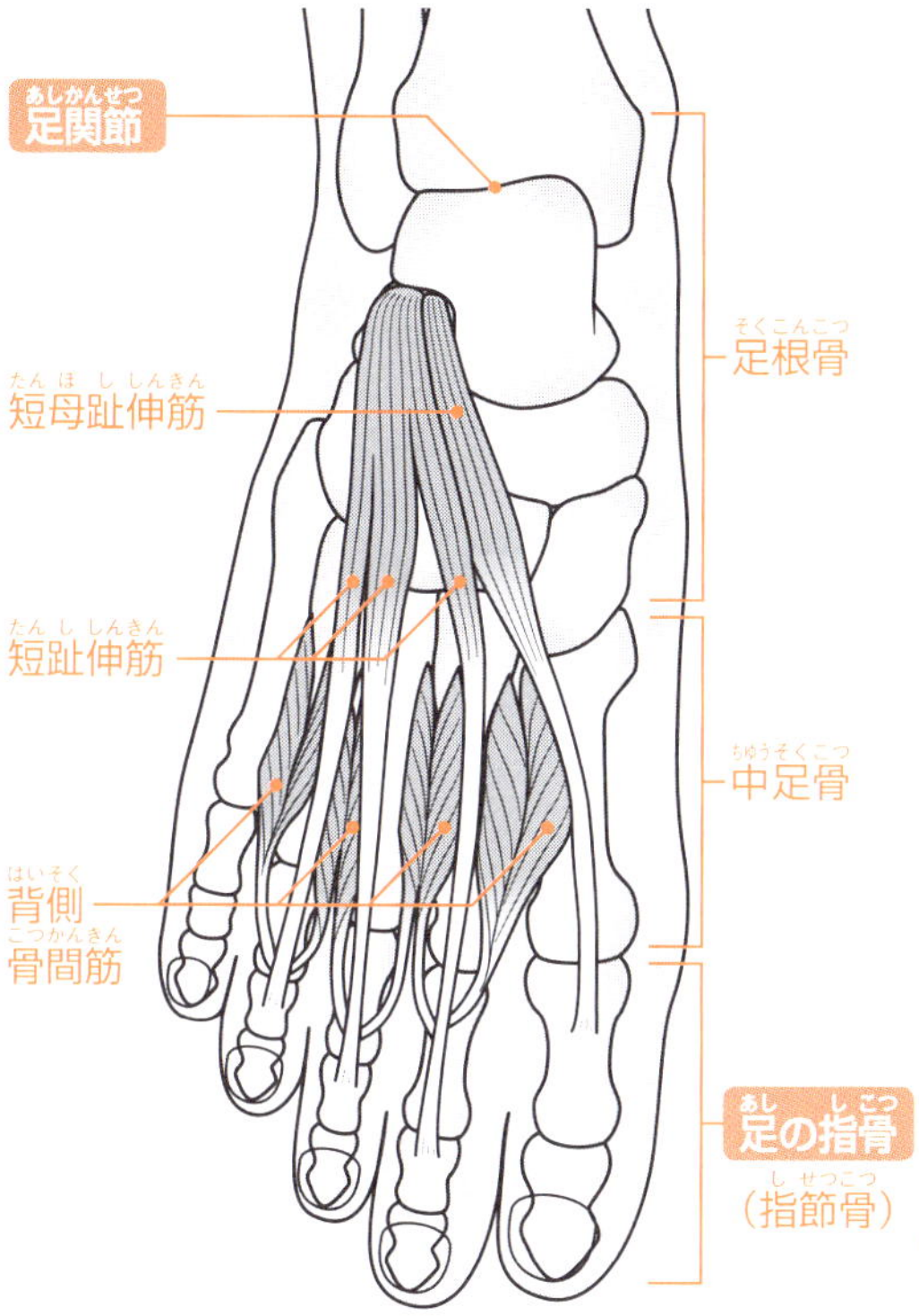
足関節《あしかんせつ》
短母趾伸筋《たんぼししんきん》
短趾伸筋《たんししんきん》
背側《はいそく》
骨間筋《こつかんきん》
足根骨《そくこんこつ》
中足骨《ちゅうそくこつ》
足《あし》の指骨《しこつ》
（指節骨《しせつこつ》）

足の筋肉と骨（前脛腓靭帯《ぜんけいひじんたい》ほか）

右足を小指側から見た図

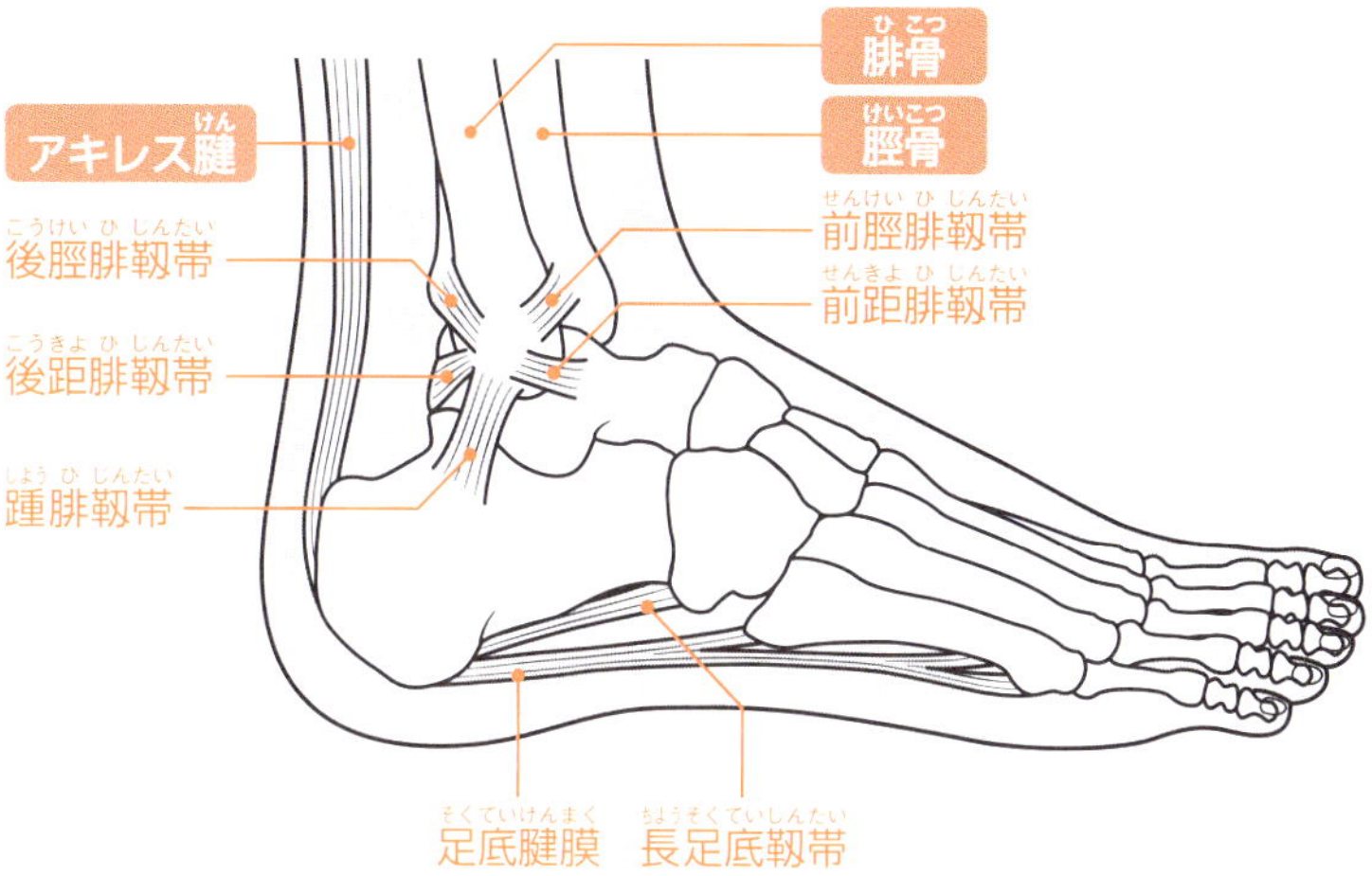
腓骨《ひこつ》
アキレス腱《けん》
脛骨《けいこつ》
後脛腓靭帯《こうけいひじんたい》
前脛腓靭帯《ぜんけいひじんたい》
前距腓靭帯《ぜんきょひじんたい》
後距腓靭帯《こうきょひじんたい》
踵腓靭帯《しょうひじんたい》
足底腱膜《そくていけんまく》
長足底靭帯《ちょうそくていじんたい》

足の筋肉と骨（内側三角靭帯《ないそくさんかくじんたい》ほか）

右足を母指側から見た図

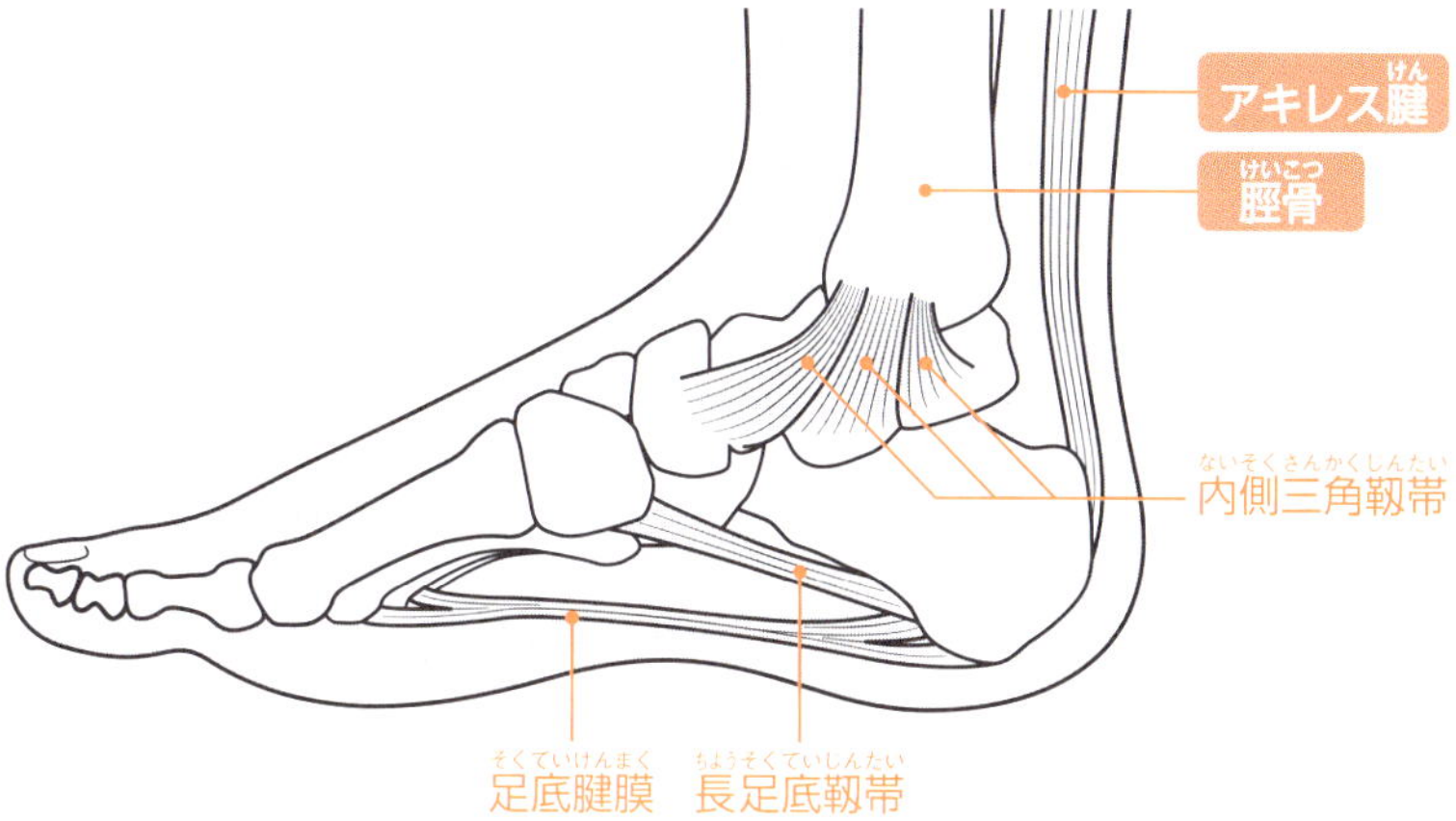
アキレス腱《けん》
脛骨《けいこつ》
内側三角靭帯《ないそくさんかくじんたい》
足底腱膜《そくていけんまく》
長足底靭帯《ちょうそくていじんたい》

背部の筋肉（外側筋列《がいそくきんれつ》）

（深背筋第２層）

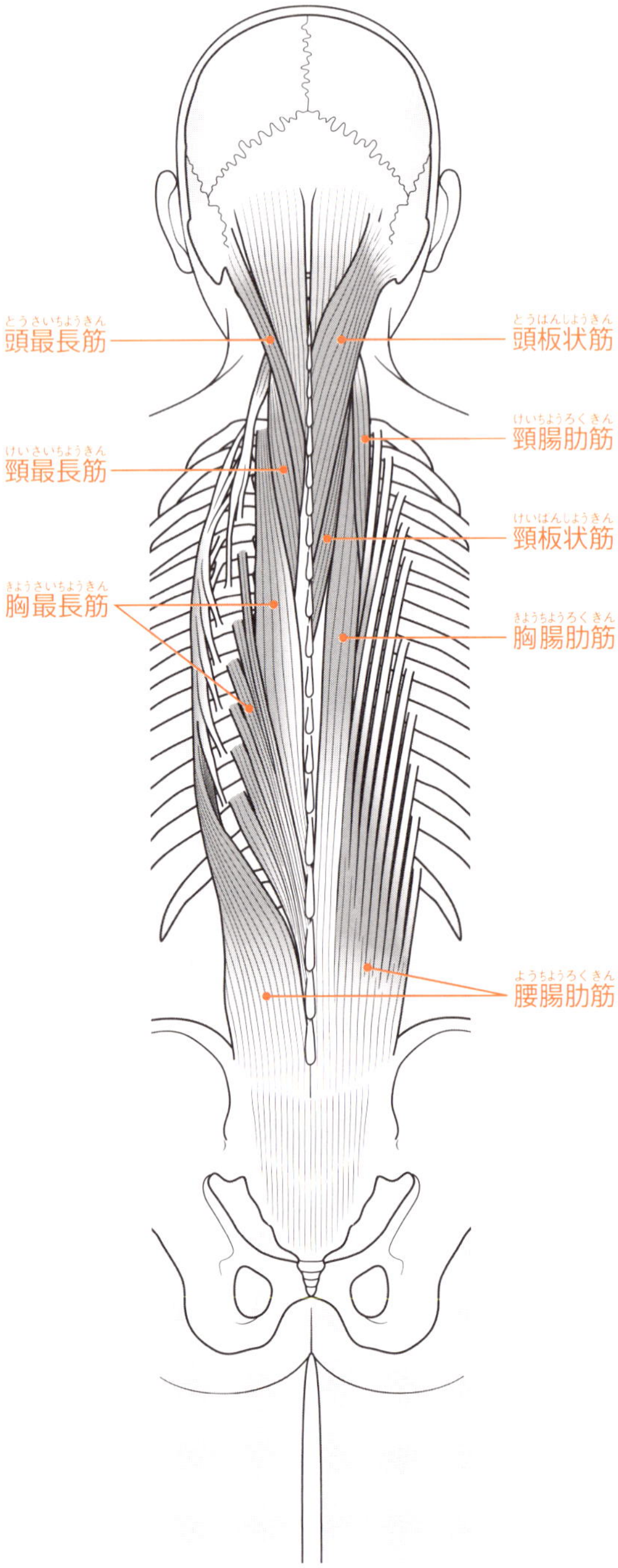
頭最長筋《とうさいちょうきん》
頭板状筋《とうはんじょうきん》
頸腸肋筋《けいちょうろくきん》
頸最長筋《けいさいちょうきん》
頸板状筋《けいはんじょうきん》
胸最長筋《きょうさいちょうきん》
胸腸肋筋《きょうちょうろくきん》
腰腸肋筋《ようちょうろくきん》

背部の筋肉（上後鋸筋《じょうこうきょきん》ほか）

（深背筋第１層）

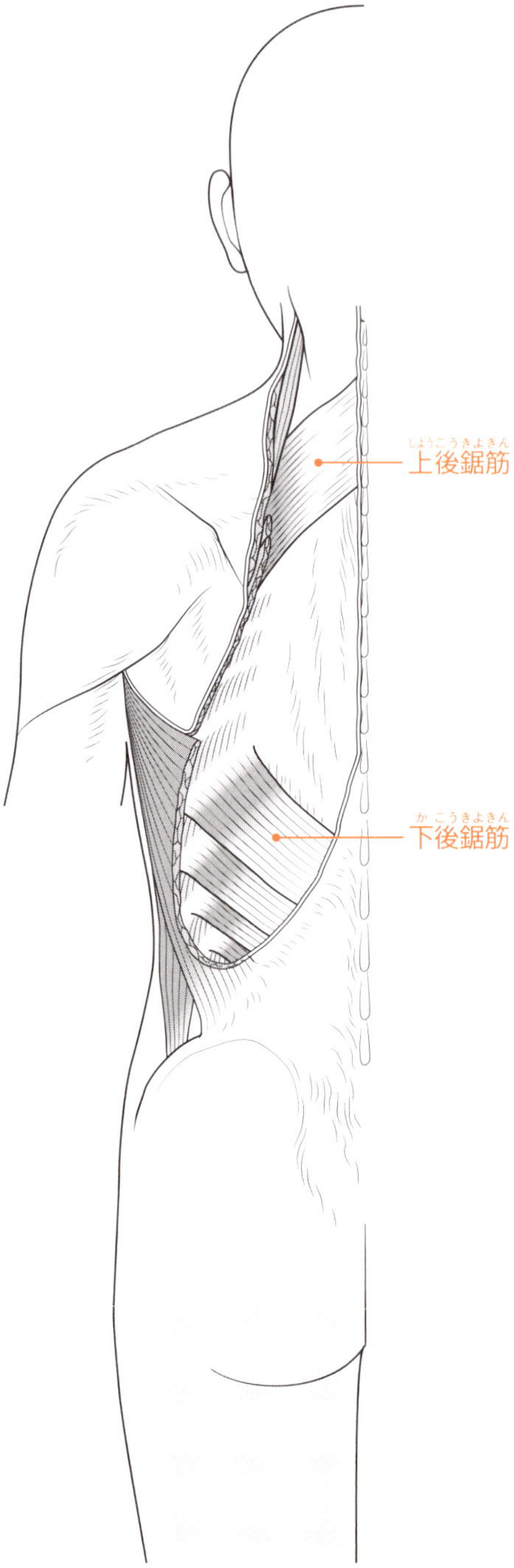
上後鋸筋《じょうこうきょきん》
下後鋸筋《かこうきょきん》

背部の筋肉（僧帽筋《そうぼうきん》）

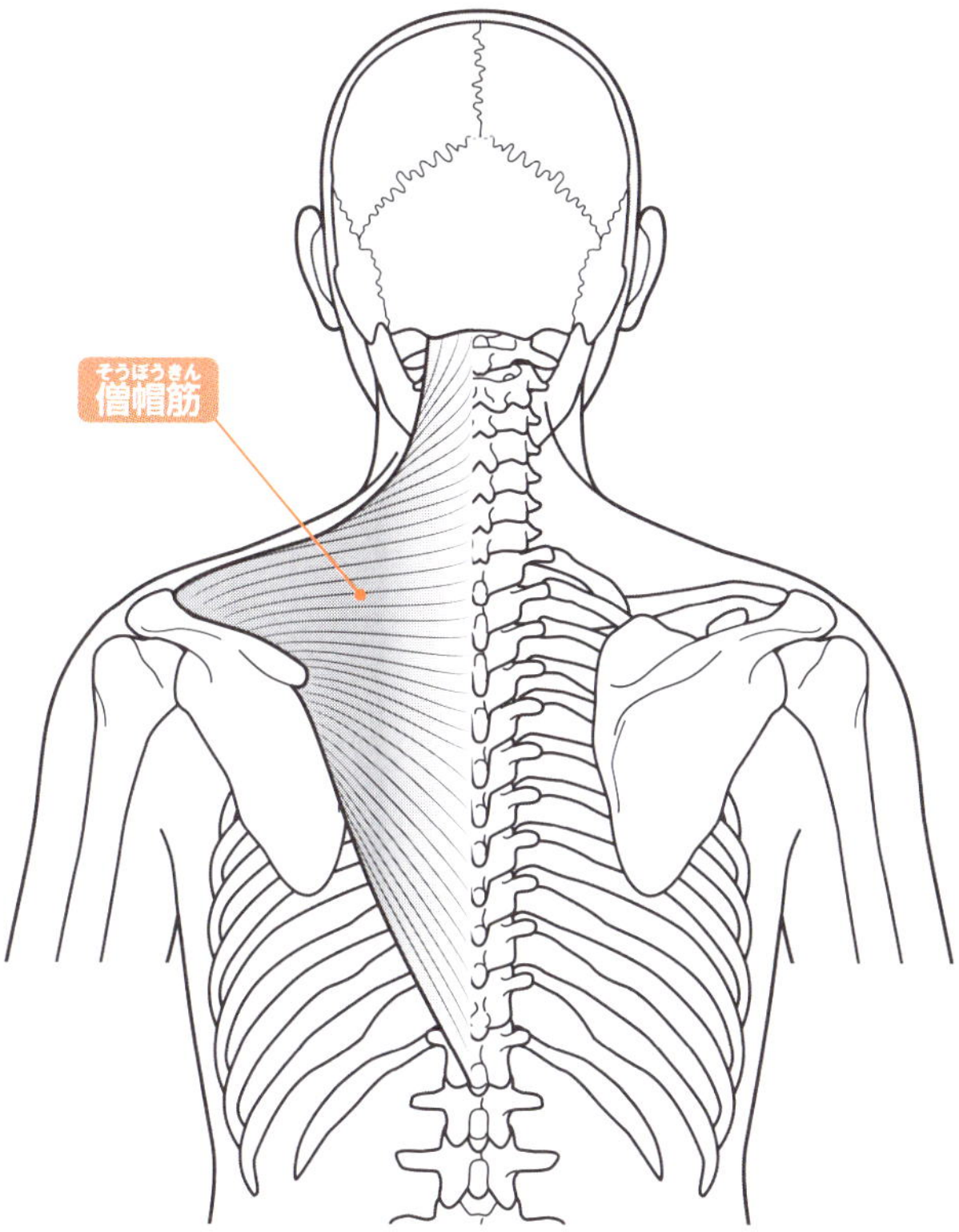
僧帽筋《そうぼうきん》

背部の筋肉（内側筋列《ないそくきんれつ》）

（深背筋第３層）

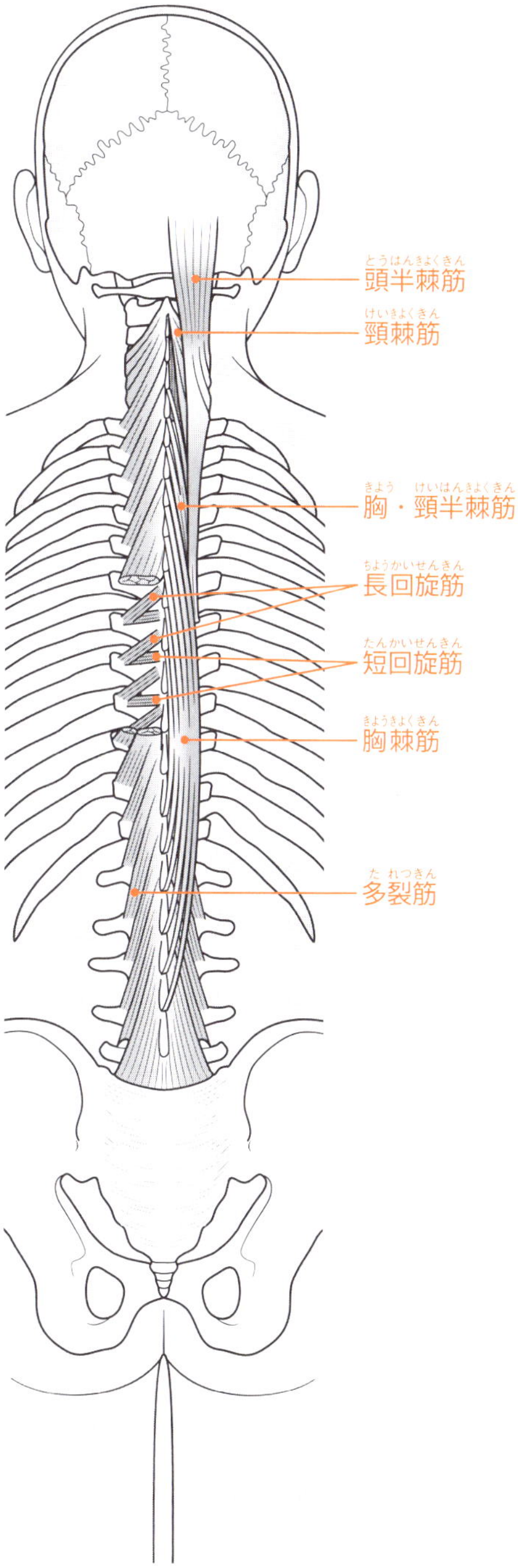
頭半棘筋《とうはんきょくきん》
頸棘筋《けいきょくきん》
胸《きょう》・頸半棘筋《けいはんきょくきん》
長回旋筋《ちょうかいせんきん》
短回旋筋《たんかいせんきん》
胸棘筋《きょうきょくきん》
多裂筋《たれつきん》

腹部の筋肉（腹直筋《ふくちよくきん》ほか）

（男性）

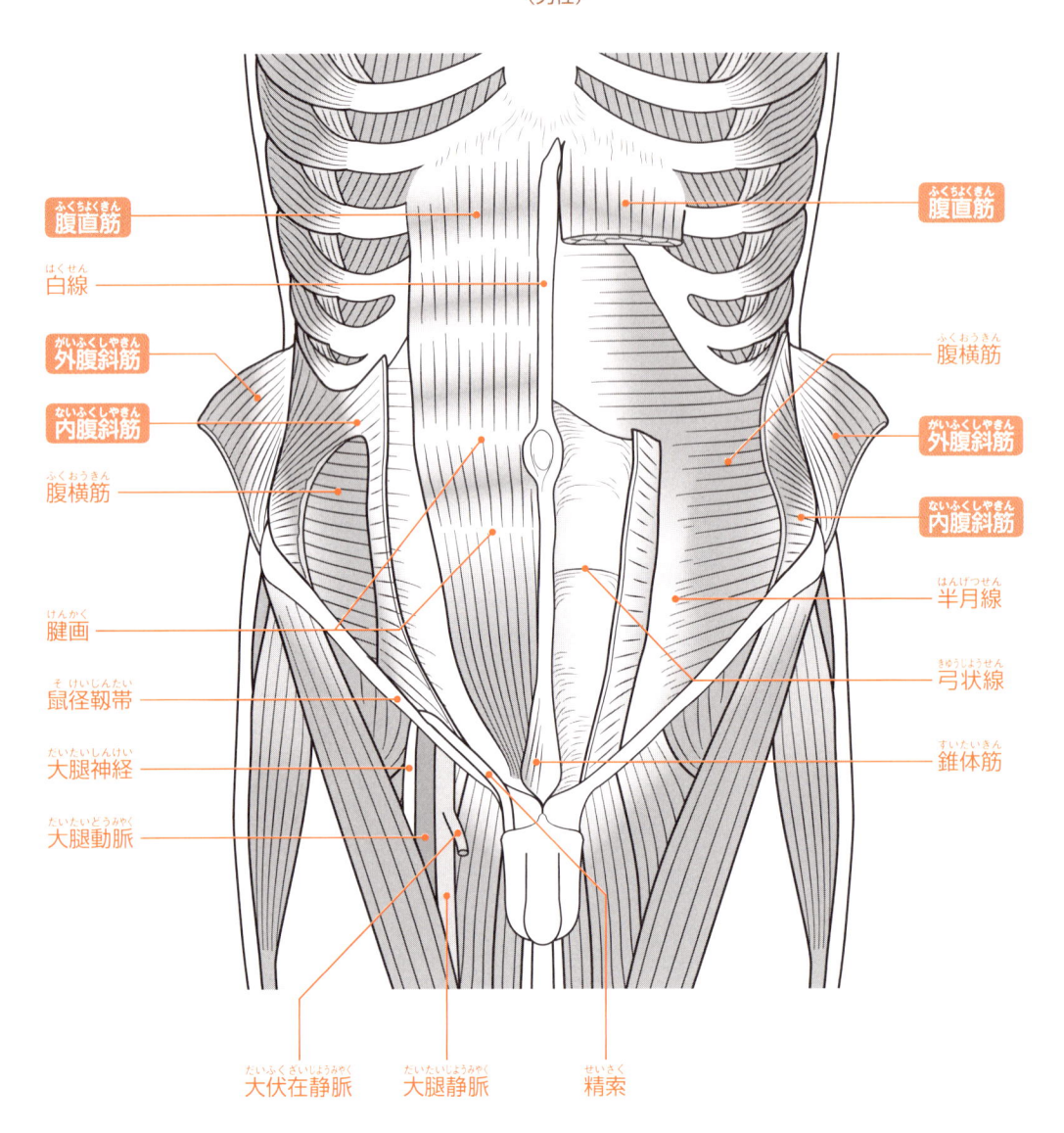

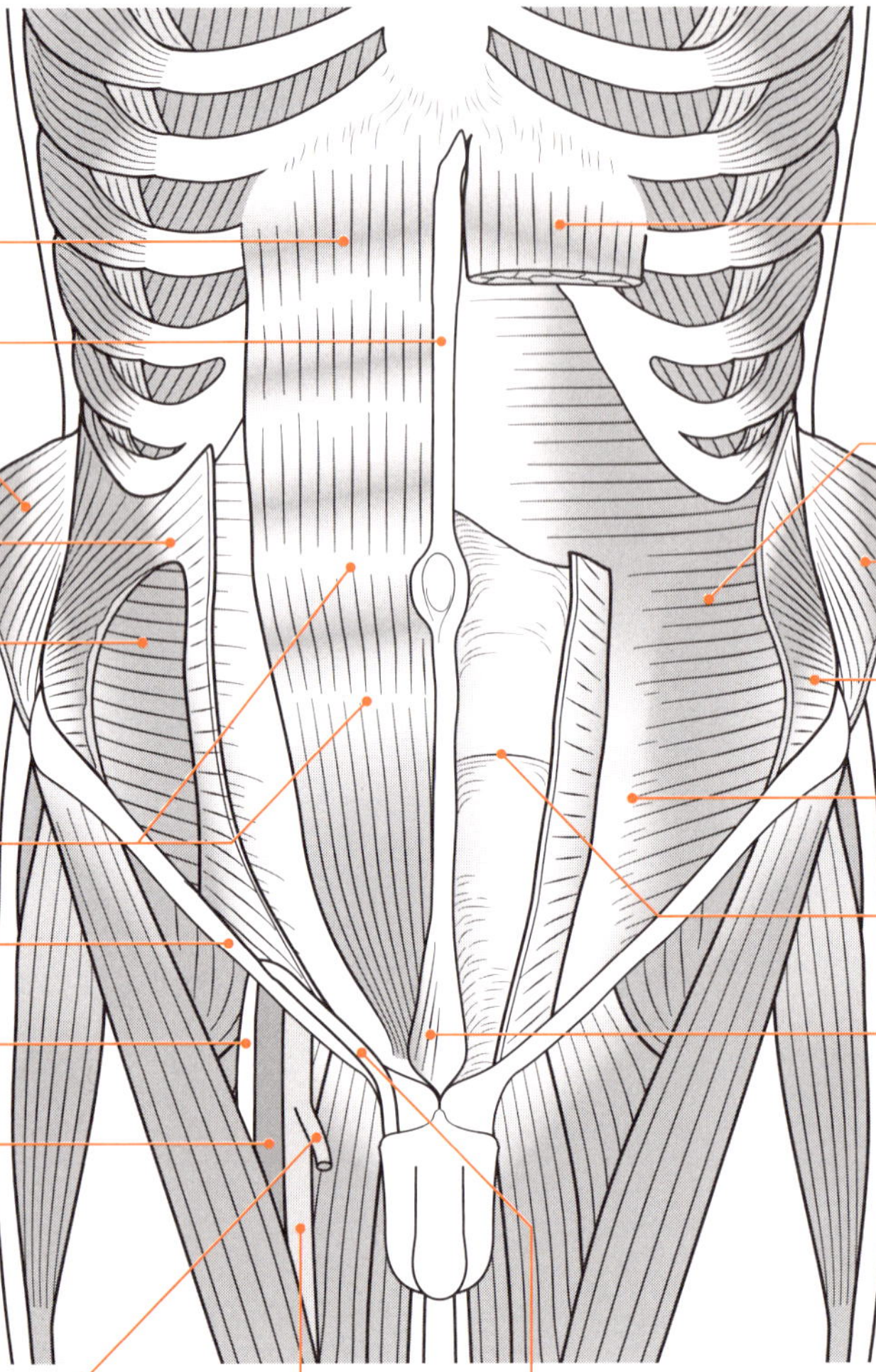

胸部の筋肉（大胸筋《だいきょうきん》と前鋸筋《ぜんきょきん》）

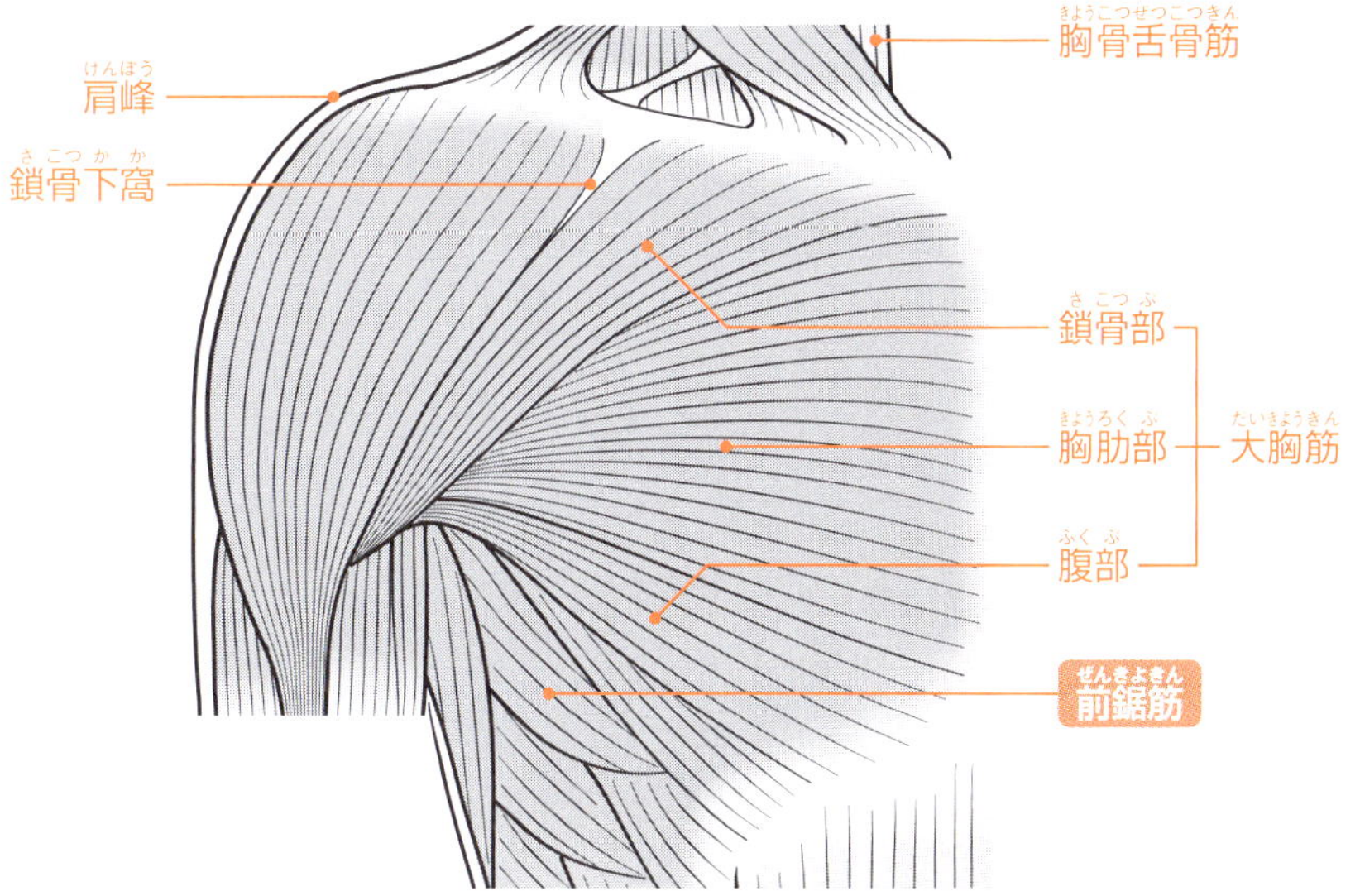
肩峰《けんぽう》
鎖《さ》骨《こつ》下《か》窩《か》
胸骨舌骨筋《きょうこつぜつこつきん》
鎖骨部《さこつぶ》
胸肋部《きょうろくぶ》
大胸筋《だいきょうきん》
腹部《ふくぶ》
前鋸筋《ぜんきょきん》

胸部の筋肉と骨（小胸筋《しょうきょうきん》と肋間筋《ろつかんきん》）

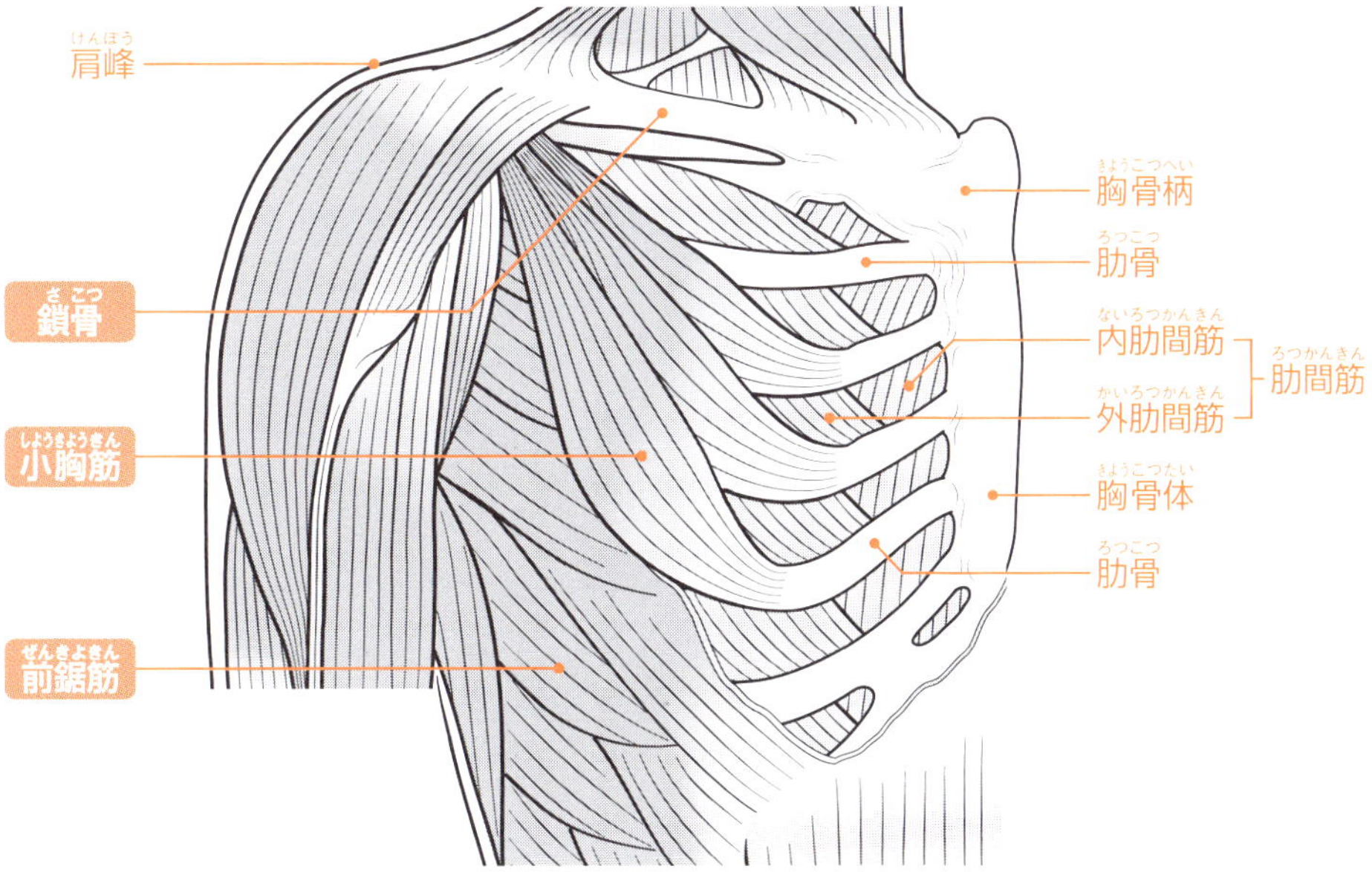
肩峰《けんぽう》
鎖骨《さこつ》
小胸筋《しょうきょうきん》
前鋸筋《ぜんきょきん》
胸骨柄《きょうこつへい》
肋骨《ろつこつ》
内肋間筋《ないろつかんきん》
肋間筋《ろつかんきん》
外肋間筋《がいろつかんきん》
胸骨体《きょうこつたい》
肋骨《ろつこつ》

神経系の構造

一般に、神経系は、感覚器や臓器など全身のさまざまな部位から出た情報を受け取り、処理する中枢神経系《ちゅうすうしんけいけい》（脳《のう》・脊髄《せきずい》）と、からだの各部位と中枢神経の間で情報を相互に伝達する末梢神経系《まつしょうしんけいけい》から構成されます。さらに末梢神経系は、内臓や血管、皮膚などに分布して意思にかかわらず調整する機能がある自律神経系《じりつしんけいけい》と、骨格・筋など意思によってコントロールできる運動神経および感覚神経の体性神経《たいせいしんけい》系《けい》に大別されます

全身の神経系

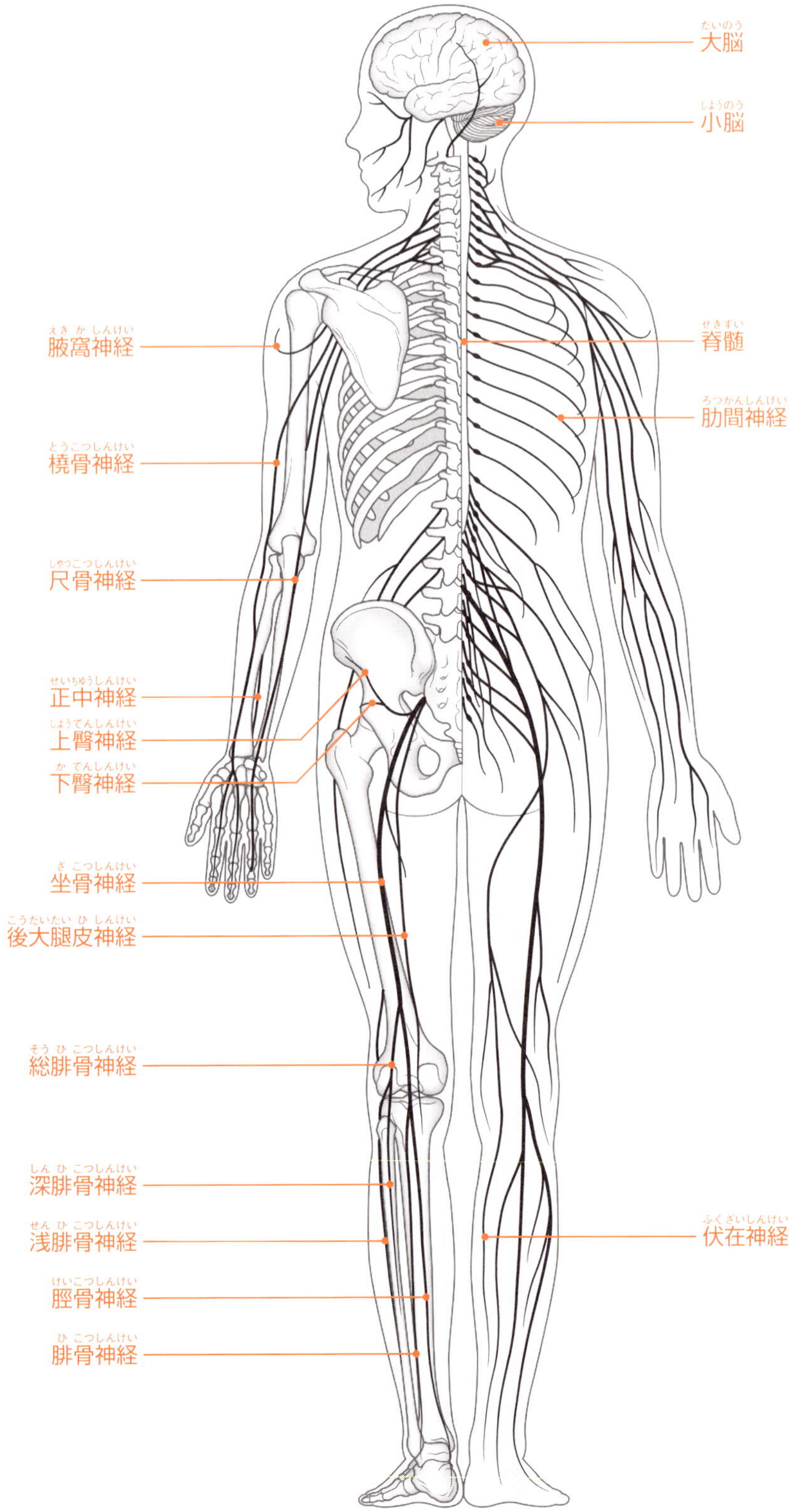
大脳《だいのう》
小脳《しょうのう》
腋窩神経《えきかしんけい》
脊髄《せきずい》
肋間神経《ろっかんしんけい》
橈骨神経《とうこつしんけい》
尺骨神経《しゃっこつしんけい》
正中神経《せいちゅうしんけい》
上臀神経《じょうでんしんけい》
下臀神経《かでんしんけい》
坐骨神経《ざこつしんけい》
後大腿皮神経《こうだいたいひしんけい》
総腓骨神経《そうひこつしんけい》
深腓骨神経《しんひこつしんけい》
浅腓骨神経《せんひこつしんけい》
伏在神経《ふくざいしんけい》
脛骨神経《けいこつしんけい》
腓骨神経《ひこつしんけい》

中枢神経《ちゅうすうしんけい》、末梢神経《まつしょうしんけい》

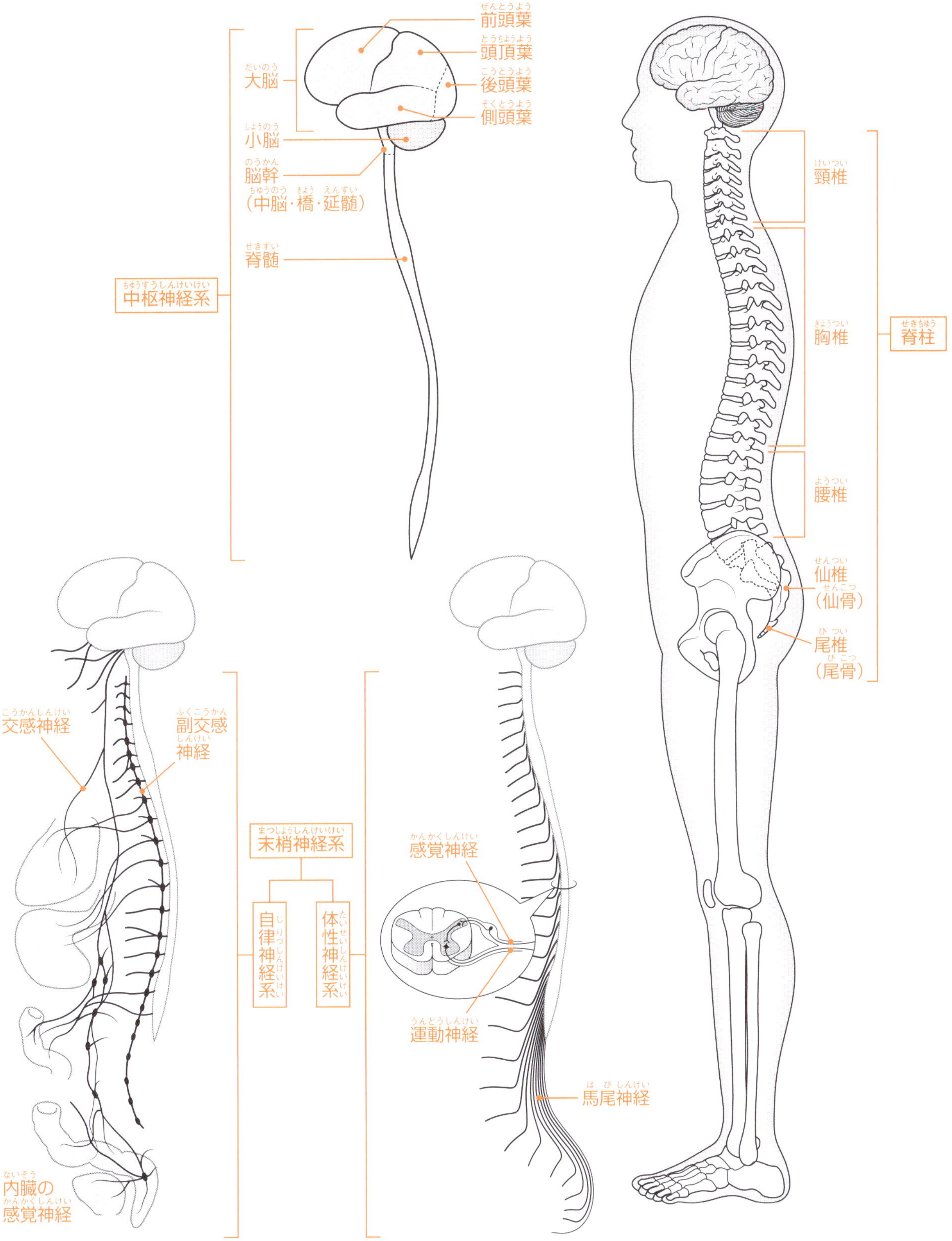
中枢神経系《ちゅうすうしんけいけい》
大脳《だいのう》
前頭葉《ぜんとうよう》
頭頂葉《とうちょうよう》
後頭葉《こうとうよう》
側頭葉《そくとうよう》
小脳《しょうのう》
脳幹《のうかん》
(中脳《ちゅうのう》・橋《きょう》・延髄《えんずい》)
脊髄《せきずい》
頸椎《けいつい》
胸椎《きょうつい》
腰椎《ようつい》
仙椎《せんつい》
(仙骨《せんこつ》)
尾椎《びつい》
(尾骨《びこつ》)
脊柱《せきちゅう》
交感神経《こうかんしんけい》
副交感《ふくこうかん》
神経《しんけい》
末梢神経系《まつしょうしんけいけい》
自律神経系《じりつしんけいけい》
体性神経系《たいせいしんけいけい》
感覚神経《かんかくしんけい》
運動神経《うんどうしんけい》
馬尾神経《ばびしんけい》
内臓《ないぞう》の
感覚神経《かんかくしんけい》

1年で365歩、歩ければいい

大事なのは、しがみついてでも20～30秒間立つ脚力

「1日に1万歩歩きなさい」と厚生労働省は言うが、これは若い人や中年のメタボ予防の話で、高齢者や膝《ひざ》が痛いとか腰が痛いという人にはムリな話だ。「1日1万歩」に驚かされて、「どのくらい歩けばいいのでしょうか」と時々お年寄りに尋ねられる。高齢者がどのくらい歩けばいいかなどの基準はないから、そのようなとき、筆者は上の見出しのように答えることにしている。もちろんこれは水前寺清子さんの「1日1歩、3日で3歩、3歩進んで2歩下がる」の世界である。

人が最期の最期まで守ってほしいのは、しがみついてでも20～30秒間立っていられる力である。そうすれば、パンツの上げおろしができるので、車イスを使える洋式トイレさえあれば外出できる。飛行機のトイレも使えるので海外旅行もできる。2歩も下がることができれば、自分でトイレに出入りすることも不可能ではない。

たくさん歩かなくてもいい。歩くということを大切にしてほしいのである。

第4部

拘縮《こうしゅく》予防体操

高齢者が病気やケガで長期間、関節や筋肉を動かさないと拘縮《こうしゅく》が進み、関節の動きが制限されて、生活に支障をきたすようになります。介護予防リハビリ体操を継続することで拘縮を予防できます

拘縮《こうしゅく》とはなにか

廃用《はいよう》症候群によって拘縮が進みます

関節拘縮《かんせつこうしゅく》はなぜ起きるのか

屈曲拘縮《くっきょくこうしゅく》が起きる仕組み

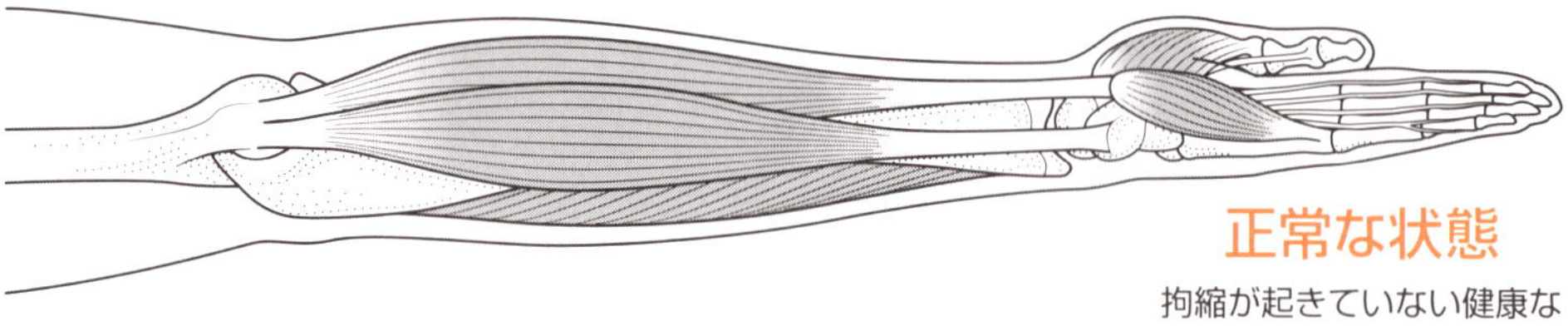

正常な状態

拘縮が起きていない健康な人の腕です

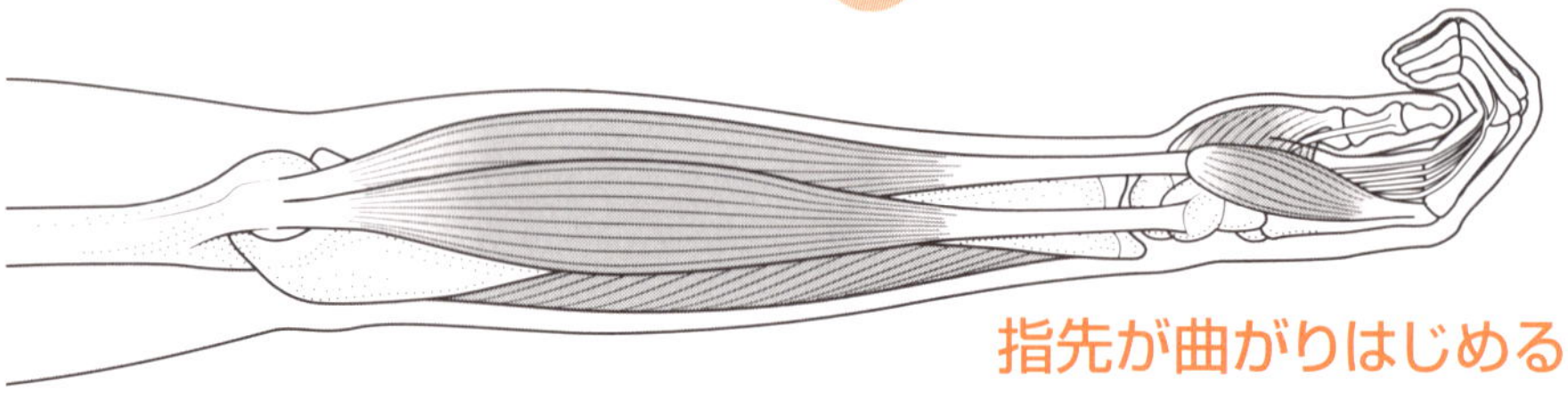

指先が曲がりはじめる

病気やケガで長時間、腕や手を動かさないと、筋肉や関節が縮まりはじめます。最初は、手指関節が内側に曲がってきます

前腕部《ぜんわんぶ》の構造

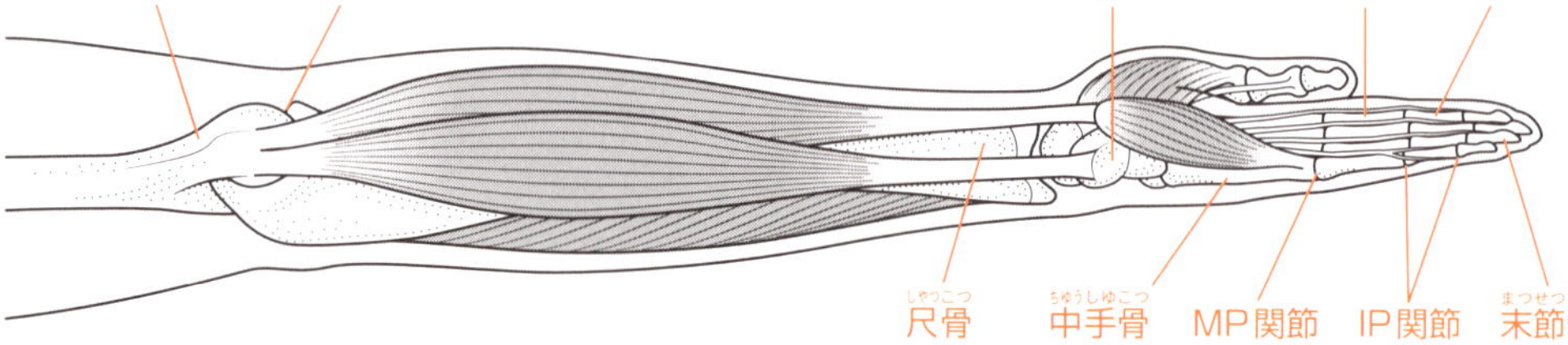
上腕骨《じょうわんこつ》
肘関節《ひじかんせつ》
手関節《てかんせつ》
基節骨《きせつこつ》
中節骨《ちゅうせつこつ》
尺骨《しゃっこつ》
中手骨《ちゅうしゅこつ》
MP関節
IP関節
末節骨《まつせつこつ》

末節骨《まつせつこつ》にくっついている腱《けん》は、指関節や手首の関節を越えて肘《ひじ》の関節の手前で筋肉につながります。脳卒中《のうそっちゅう》などで片マヒになると、腕や関節を動かすことがなくなるため廃用《はいよう》症候群が起きて、筋肉と腱が縮まってしまいます。このままの状態が続くと、筋肉が切れてしまうので、短くなった腱が切れないように関節が曲がっていき、固まった状態になります

関節拘縮《かんせつこうしゅく》とは、関節の動きが制限された状態のことを指します。関節拘縮が起きる直接的な原因としては、筋肉のつっぱりや短縮、関節周囲の靱帯《じんたい》や腱《けん》、皮膚の短縮などがあげられます。こうした症状は病気やケガがきっかけで現れることが多いようです。病気やケガで筋肉や関節を長期間動かさないでいると、徐々に機能が低下します（これを廃用《はいよう》症候群といいます。詳細は162ページ）。

関節拘縮には、関節が曲がった状態で伸びなくなる屈曲《くっきょく》拘縮、伸びた状態で曲がらなくなる伸展《しんてん》拘縮の2種類があります。介助者には、寝たきりやからだを動かさないことによる拘縮が起きないように、拘縮した手足に合った介護を工夫することが求められます。

伸展拘縮《しんてんこうしゅく》とは

拘縮《こうしゅく》には、関節が伸びきった状態が固定化する伸展拘縮もあります。脳卒中《のうそっちゅう》などで片マヒになると、上肢《じょうし》は屈曲《くっきょく》拘縮、下《か》肢《し》は伸展拘縮を起こしやすいといわれます。伸展拘縮を起こすと歩行が困難になります

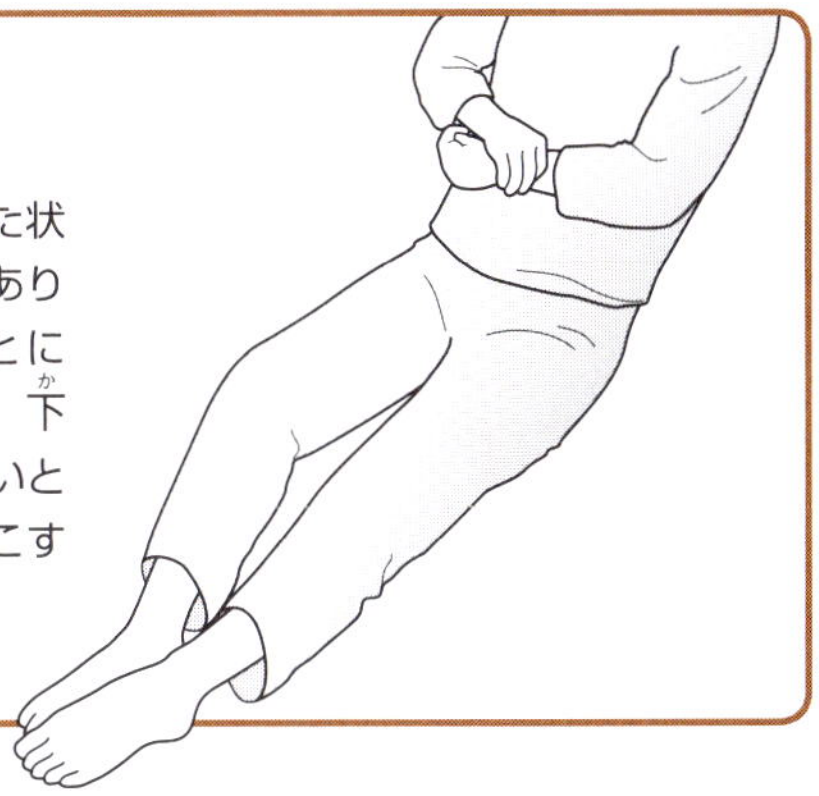

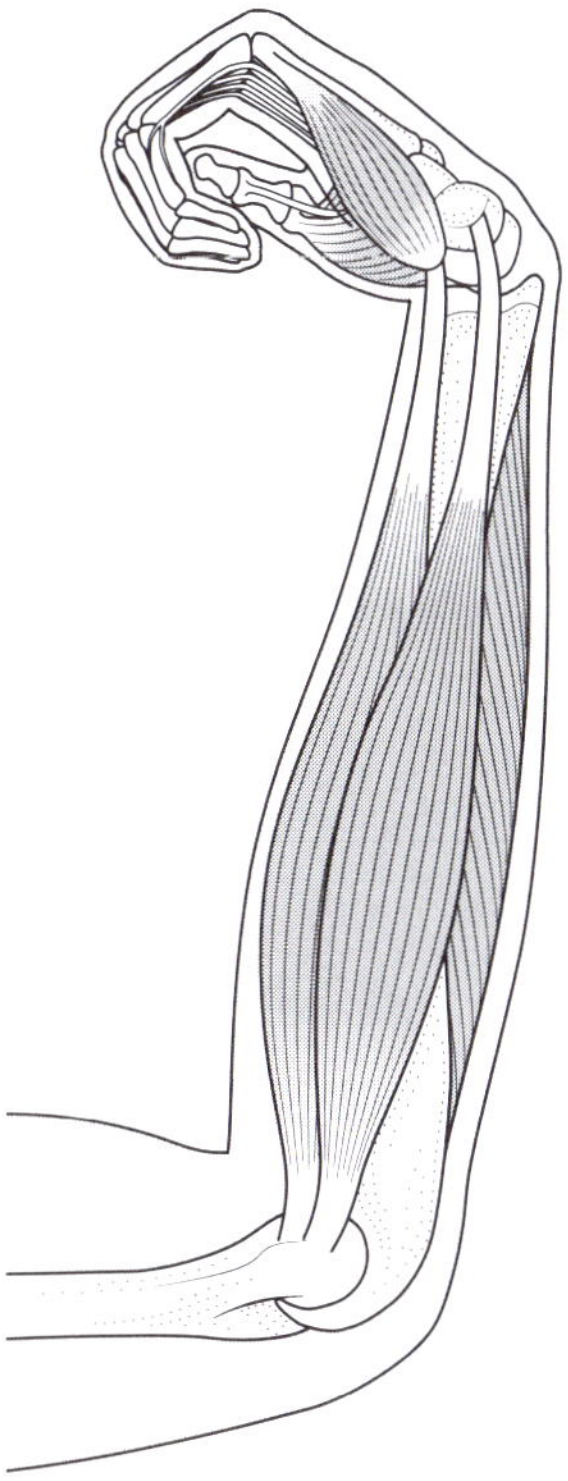

肘《ひじ》が曲がった状態で固定化する

肘が直角に曲がった状態になり、肘を伸ばすことが難しくなります

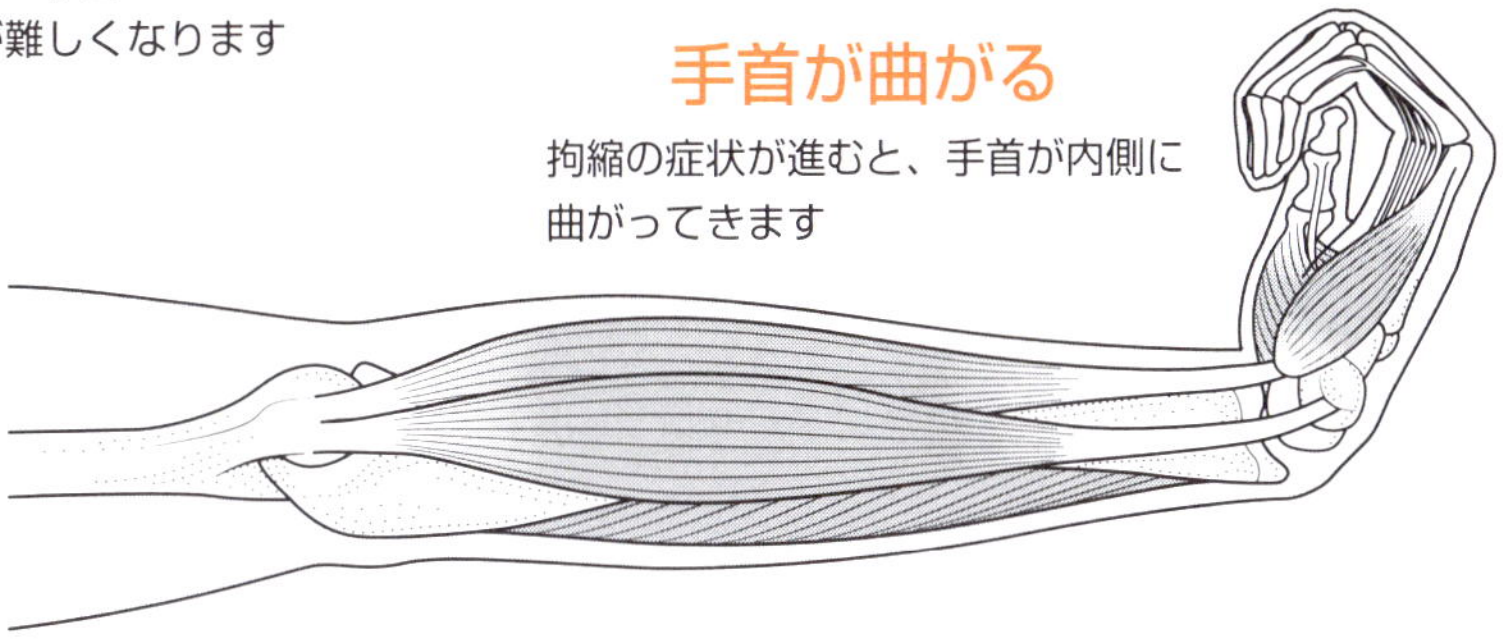

手首が曲がる

拘縮の症状が進むと、手首が内側に曲がってきます

拘縮《こうしゅく》を防ぐ

緊張すると、手足も固くなりがちです。片マヒは緊張によって進行することもあるので、介助者は要介護者をリラックスさせる工夫が必要です。また、拘縮が進んでいる人の手を無理に開こうとしても、痛みを与えるだけです。関節拘縮の進行を食い止めるには、就寝時以外はできるだけイスに座ることが重要です。座るだけで、筋力の低下を食い止めることができます。

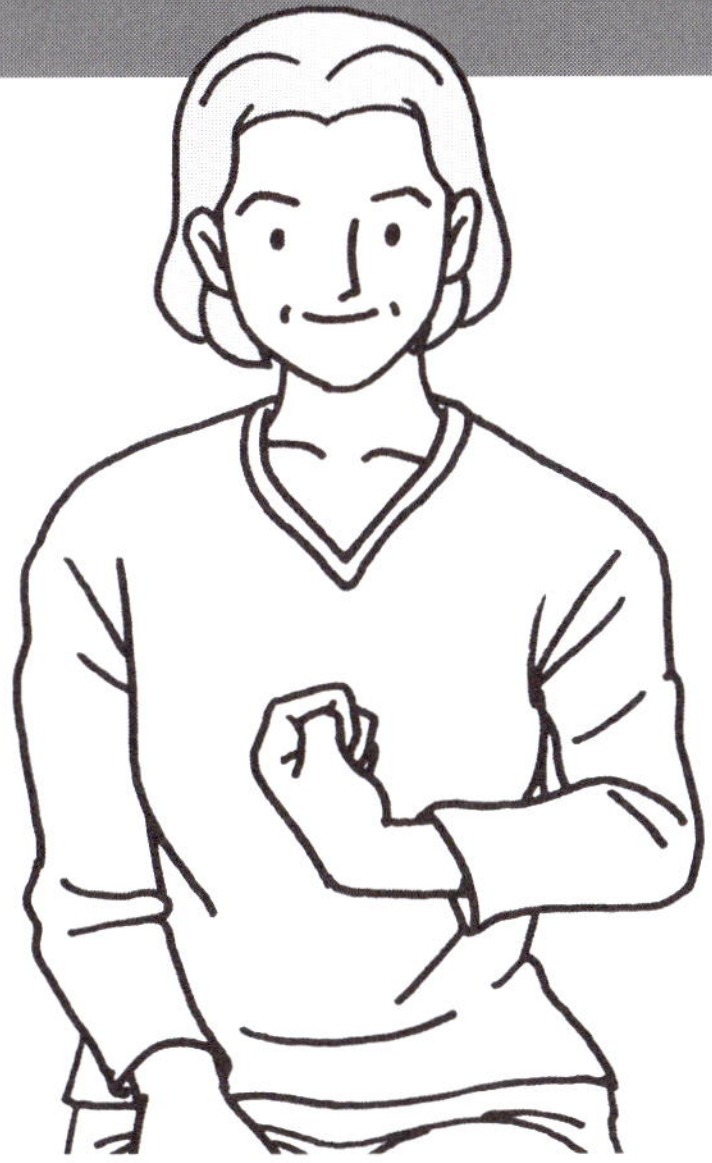

座る姿勢をとるだけで、肩・肘《ひじ》・手首・指に拘縮とは反対方向に作用する重力が働くので、座って何もしなくても拘縮予防になります

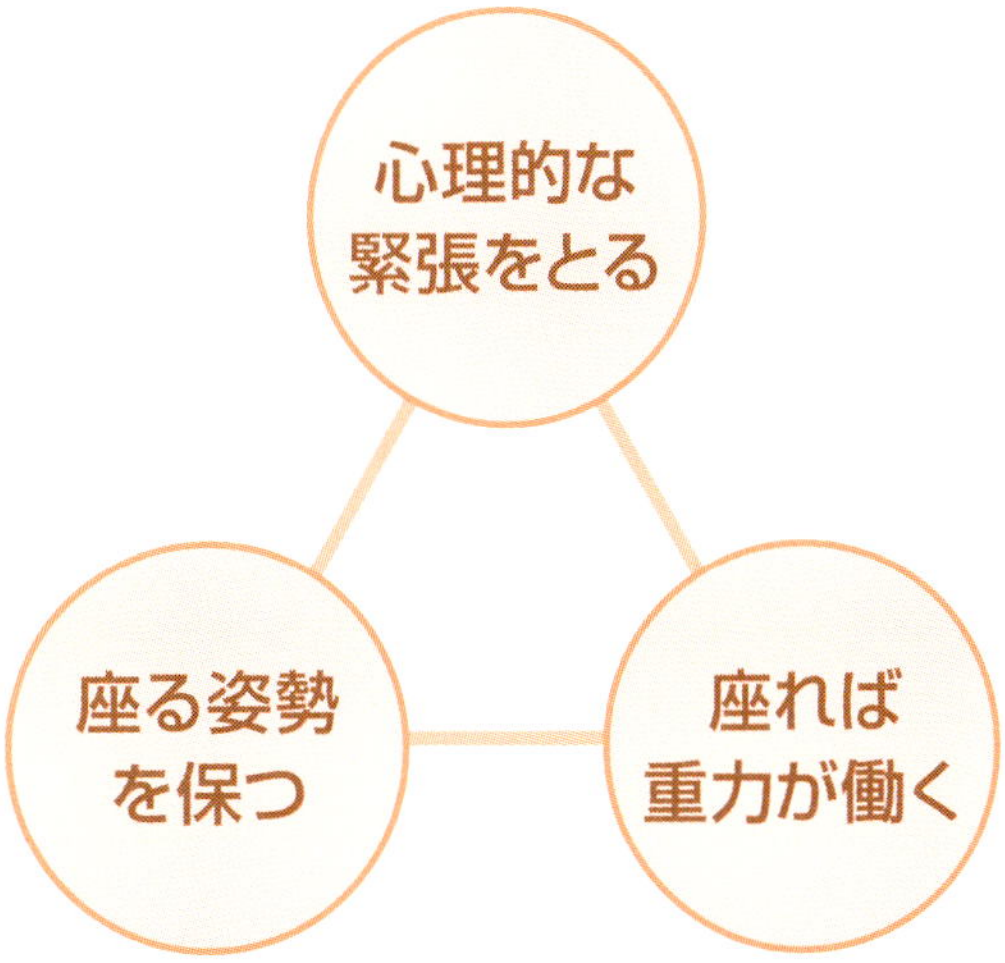
心理的な緊張をとる
座る姿勢を保つ
座れば重力が働く

拘縮を防ぐ３つのポイント

まずは関節の動きを知ろう❶

肩関節《かたかんせつ》の運動

肩関節《かたかんせつ》

肩関節は、体幹部《たいかんぶ》と上肢《じょうし》をつなぐ関節です。人間の関節のなかで、もっとも可動範囲が大きく、複雑な動きをします。一見すると肘《ひじ》関節の運動に思えるものでも、肩関節が動いていることもあるので、体操の際にどの関節が動いているのか意識するよう心がけましょう

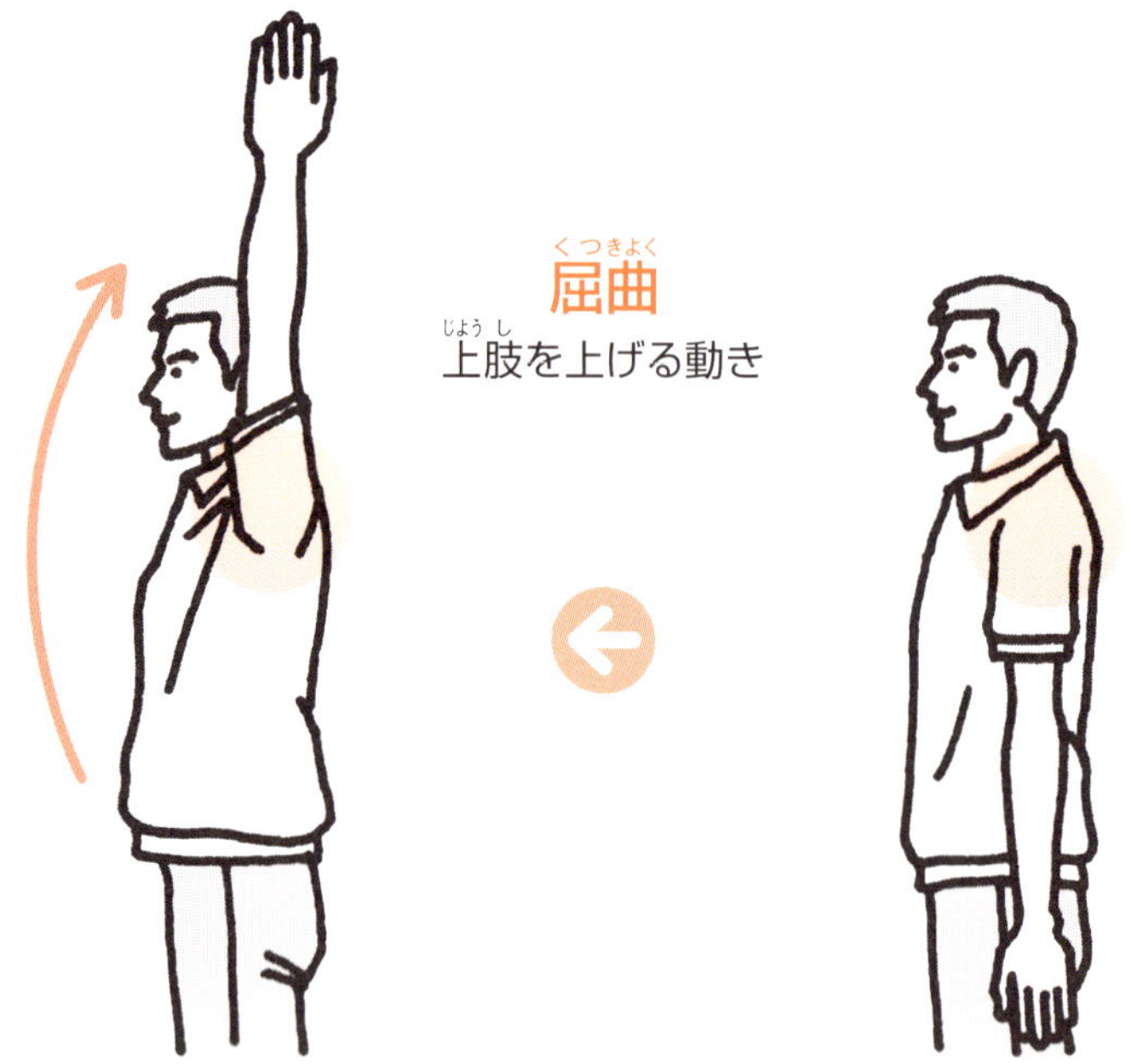
屈曲《くつきょく》
上肢《じょうし》を上げる動き

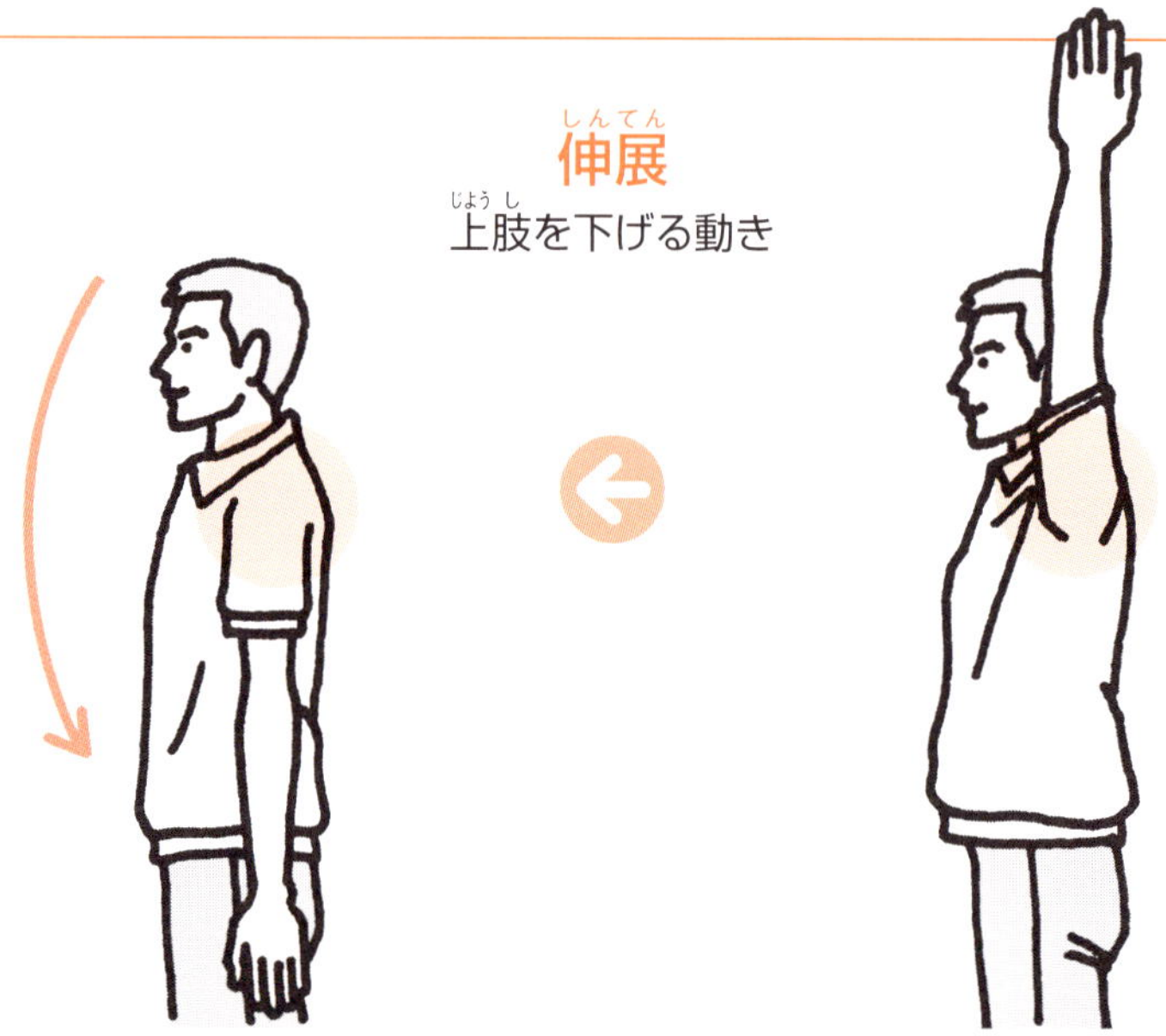
伸展《しんてん》
上肢《じょうし》を下げる動き

関節運動の名称を覚えよう

人のからだには、さまざまな関節があります。関節運動は、関節の種類や運動の軸《じく》の方向などによって分類されます。ここでは肩、肘《ひじ》、前腕《ぜんわん》、股、膝《ひざ》など主な関節の運動の種類と名称を図解します（正確な用語の解説は240〜241ページを参照）。関節運動の名称は、一般には馴染みがありませんが、専門家との会話では頻繁に登場するので、覚えておいたほうが何かと便利です。

これも肩関節《かたかんせつ》の運動

肩関節の外旋《がいせん》・内旋《ないせん》運動は、肩関節がねじれる運動です。左のような運動は、一見すると、肘《ひじ》関節の運動のように見えますが、肩関節の運動です。片方の手を肩に当てて、運動してみると、肩関節が動いているのが実感できるはずです。教科書や参考書を読むだけではわかりにくい関節運動も、動いている関節の上に手をそえると、関節の軸《じく》運動の方向や可動範囲が体感できるはずです。ちなみに肩関節の外旋運動の最大可動域は60度、内旋運動の最大可動域は80度です（268ページ参照）。

内転《ないてん》

肩関節をからだの真ん
中に近づける動き

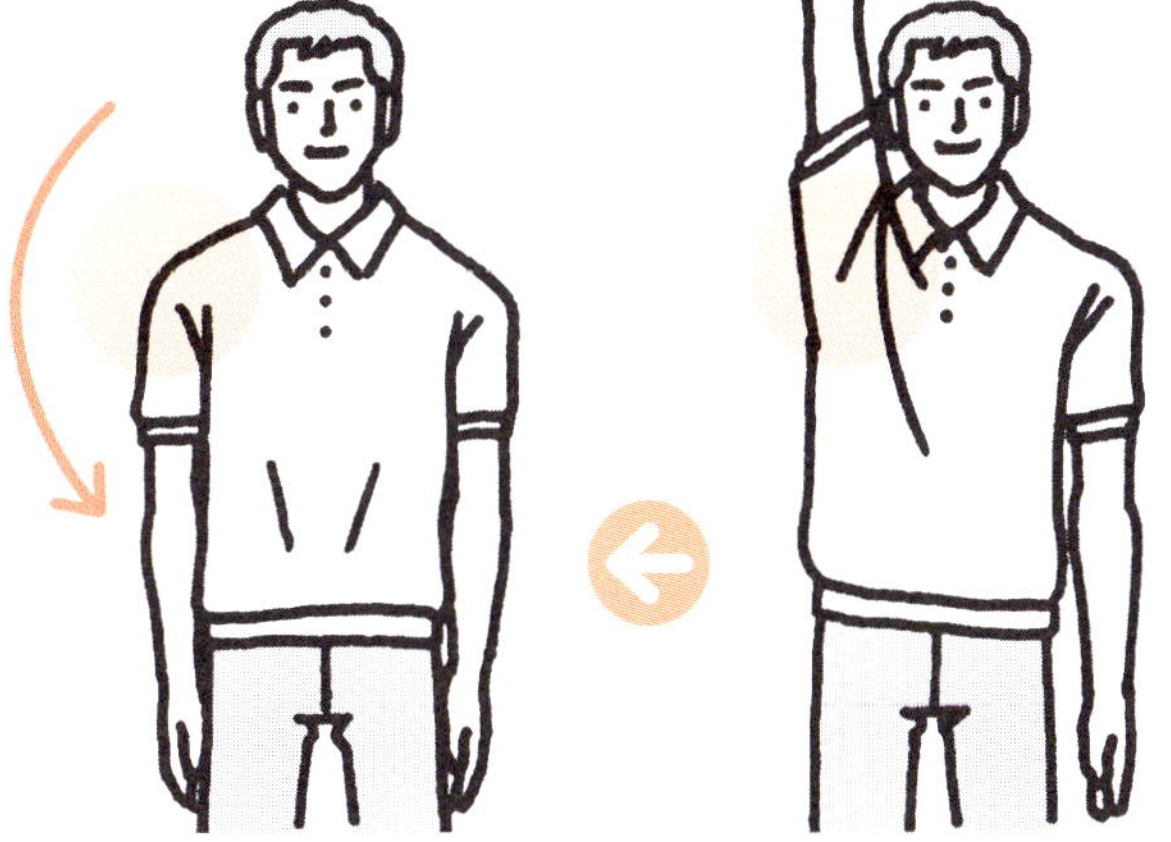

外転《がいてん》

肩関節をからだの真ん
中から離す動き

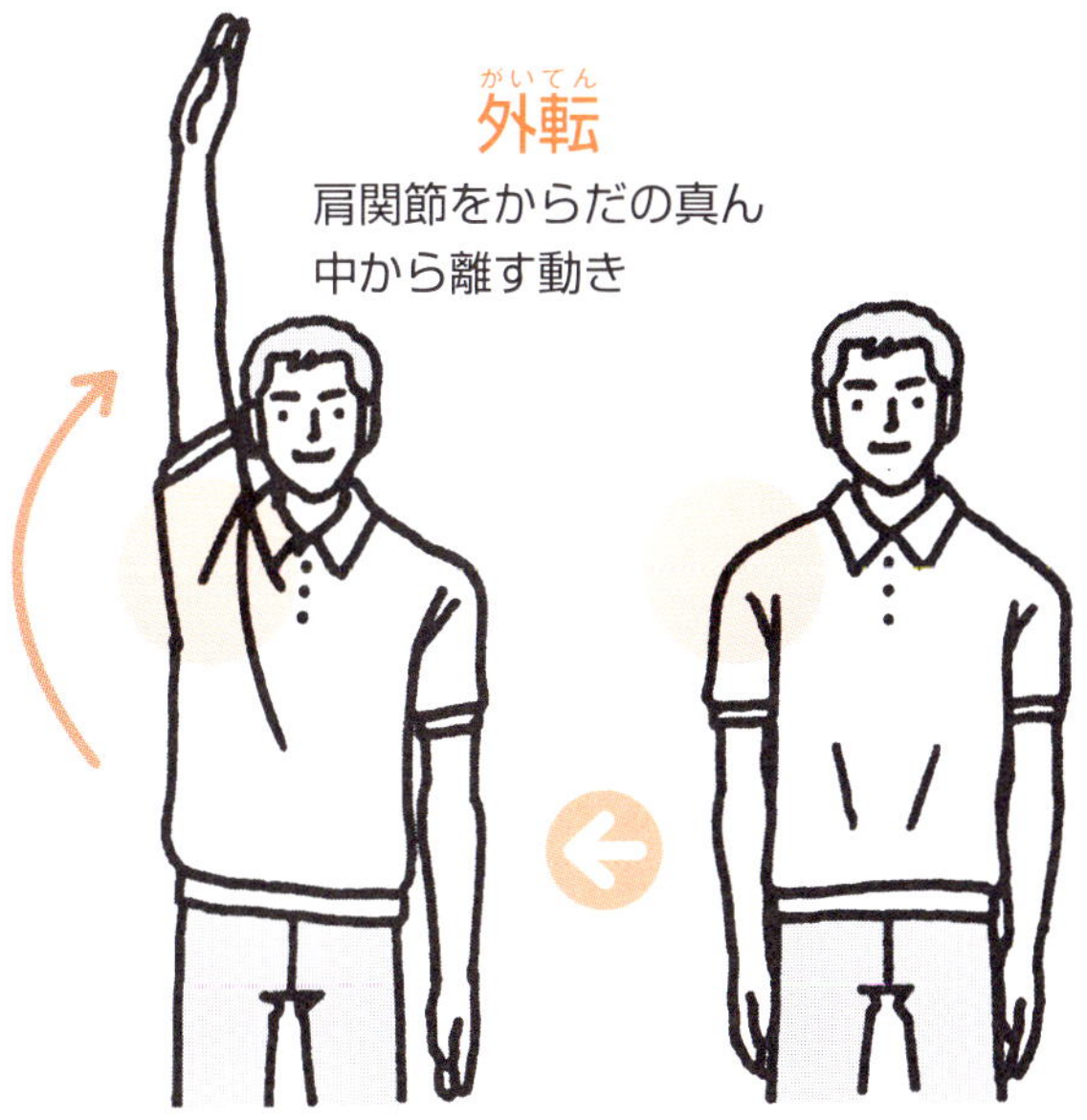

内旋《ないせん》

肩関節を内側へまわす動き

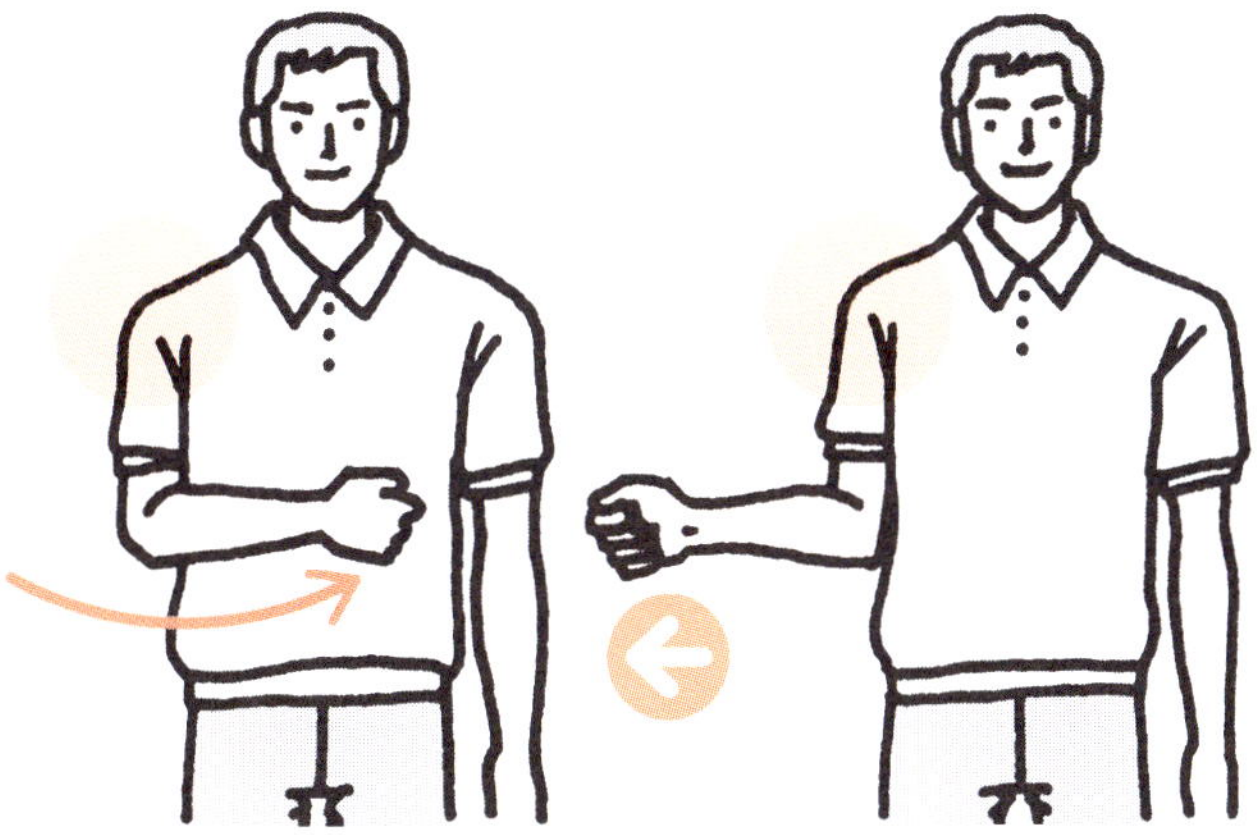

外旋《がいせん》

肩関節を外側へまわす動き

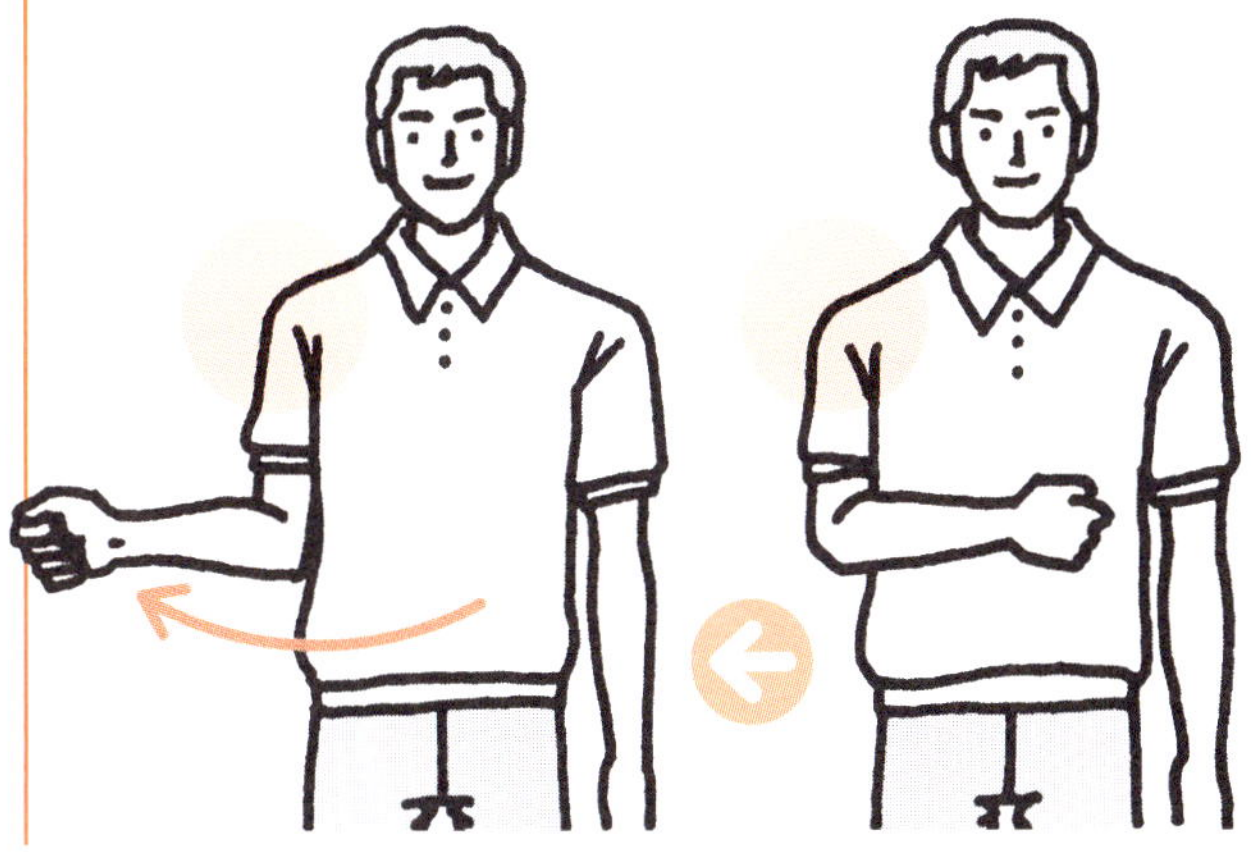

内旋《ないせん》

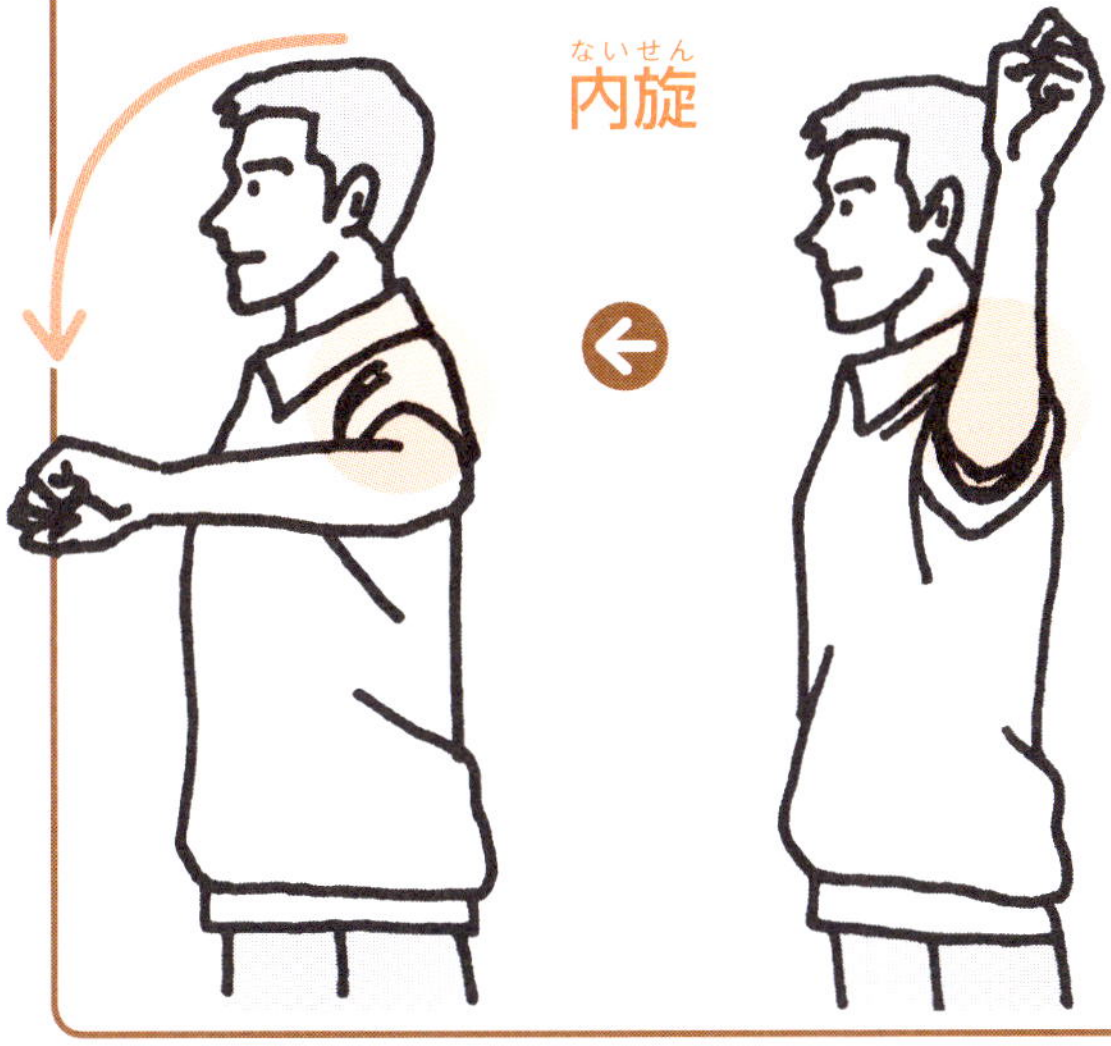

外旋《がいせん》

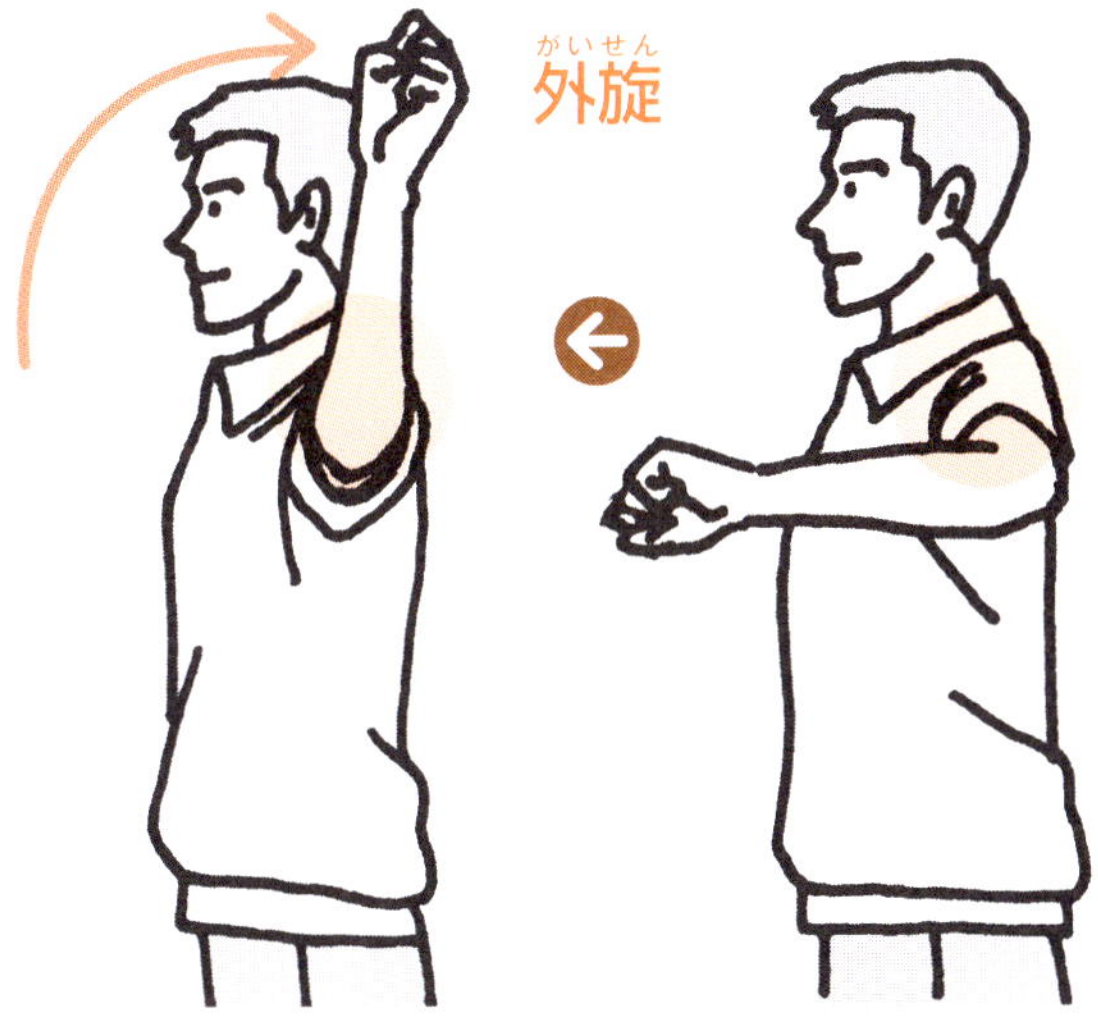

まずは関節の動きを知ろう②

肘関節《ひじかんせつ》、前腕《ぜんわん》、手関節《てかんせつ》、股関節《こかんせつ》の運動

肘関節《ひじかんせつ》

肘関節は、上腕《じょうわん》(二の腕)と前腕《ぜんわん》をつなぐ関節です。肘関節の関節運動は、肘を曲げる屈曲《くつきょく》運動と肘を伸ばす伸《しん》展《てん》運動の2種類があります

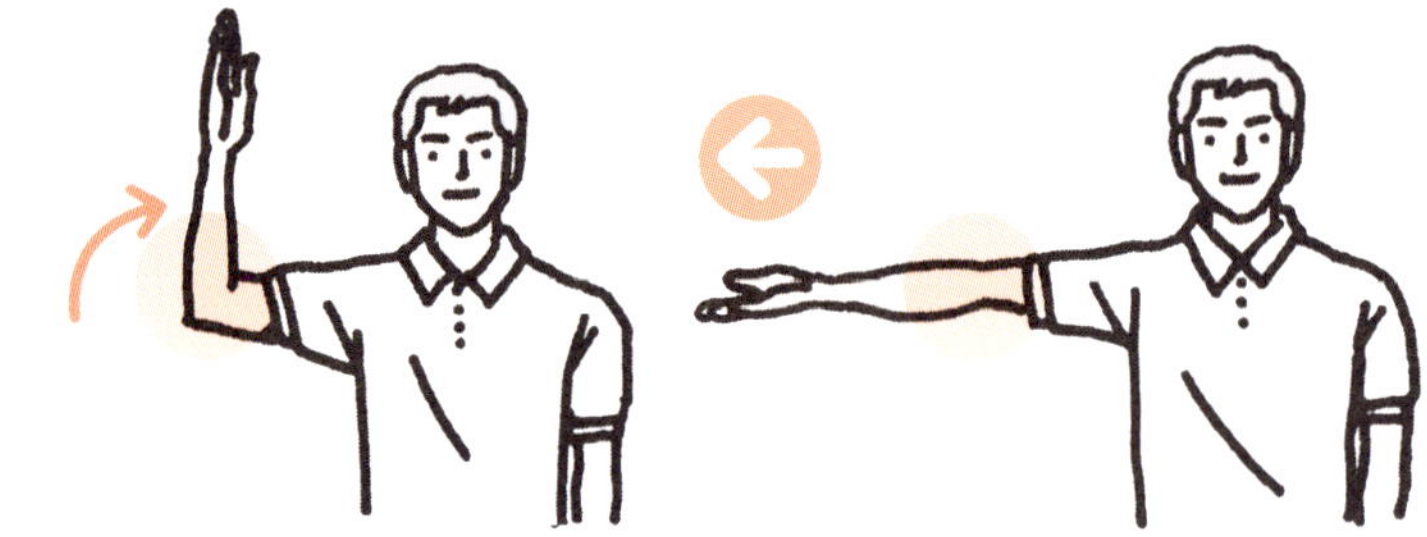

屈曲《くつきょく》

手を頭に近づける動き

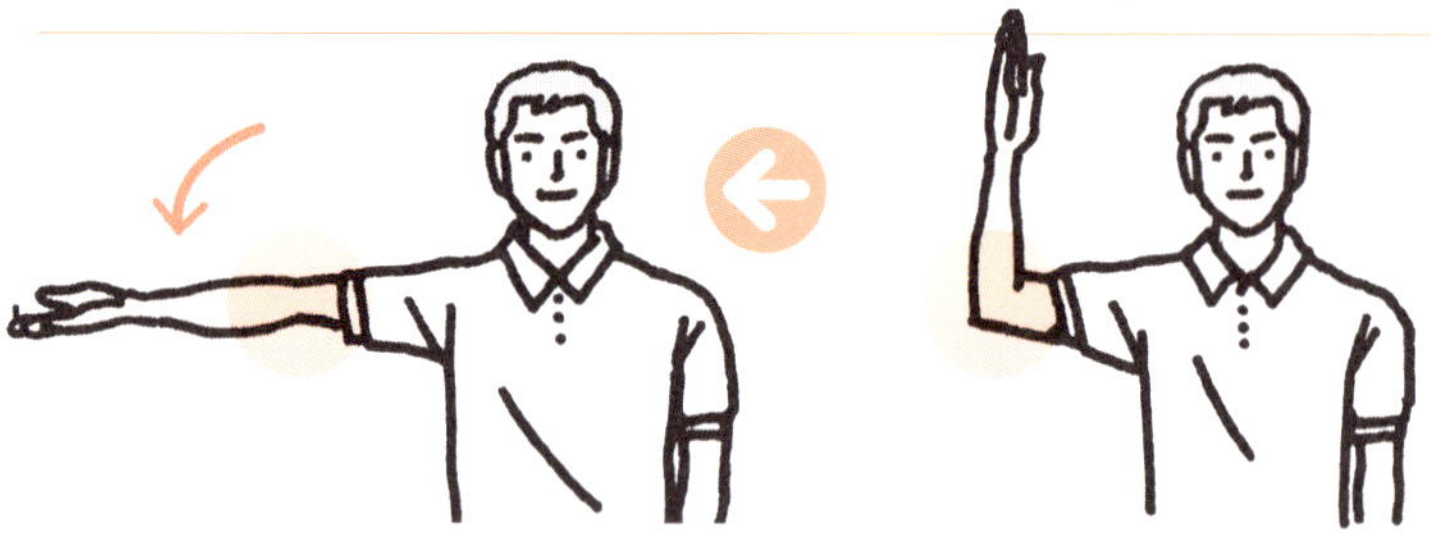

伸展《しんてん》

手を頭から遠ざける動き

前腕《ぜんわん》

前腕部とは、肘《ひじ》から手首までをいいます。肘を固定した状態で、手のひらを下に向ける動きを回内《かいない》、手のひらを上に向ける動きを回外《かいがい》といいます

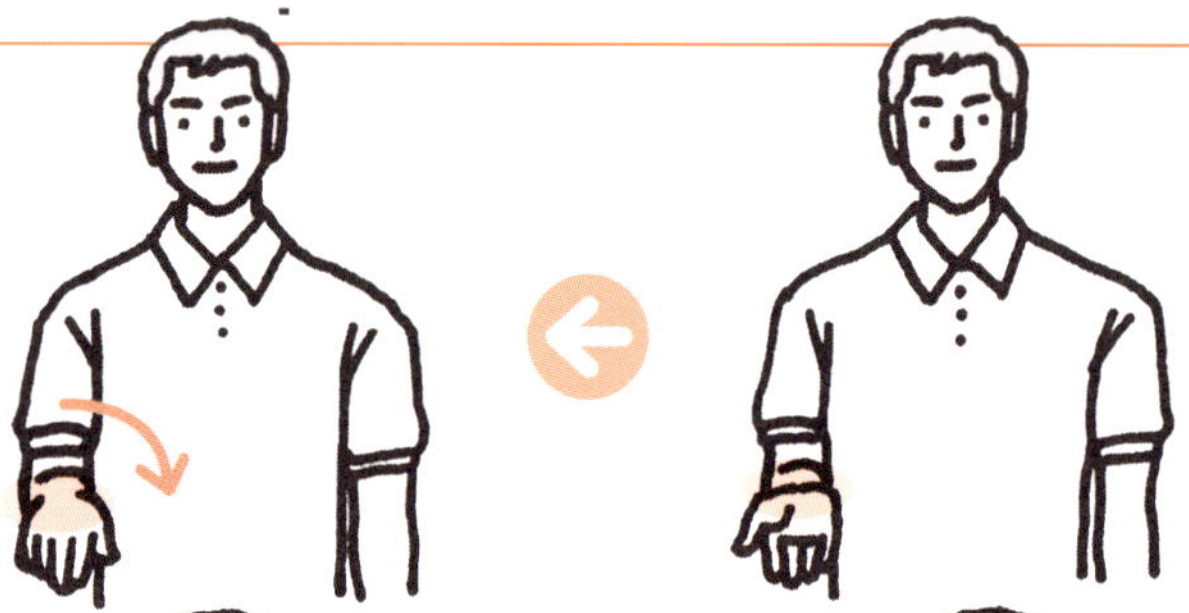

回内《かいない》

手のひらを下に向ける際の前腕の動き

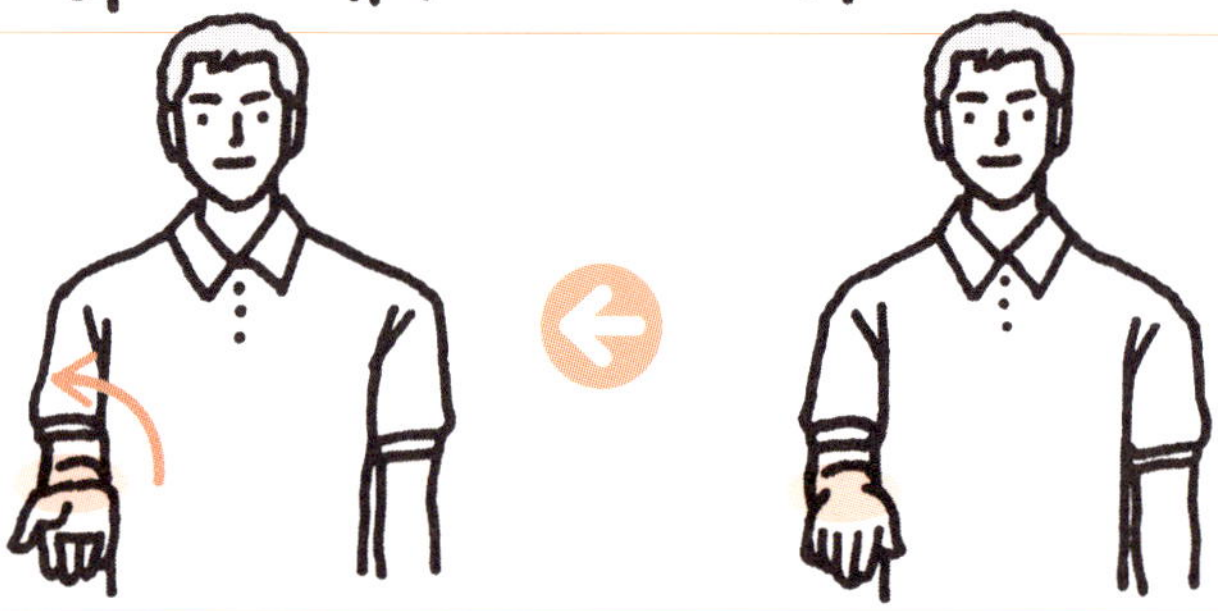

回外《かいがい》

手のひらを上に向ける際の前腕の動き

手関節《てかんせつ》

手関節は、前腕《ぜんわん》と手をつなぐ関節です。複雑な構造の関節で、背屈《はいくつ》・掌《しょう》屈《くつ》以外にも、橈屈《とうくつ》・尺屈《しゃっくつ》という関節運動もできます

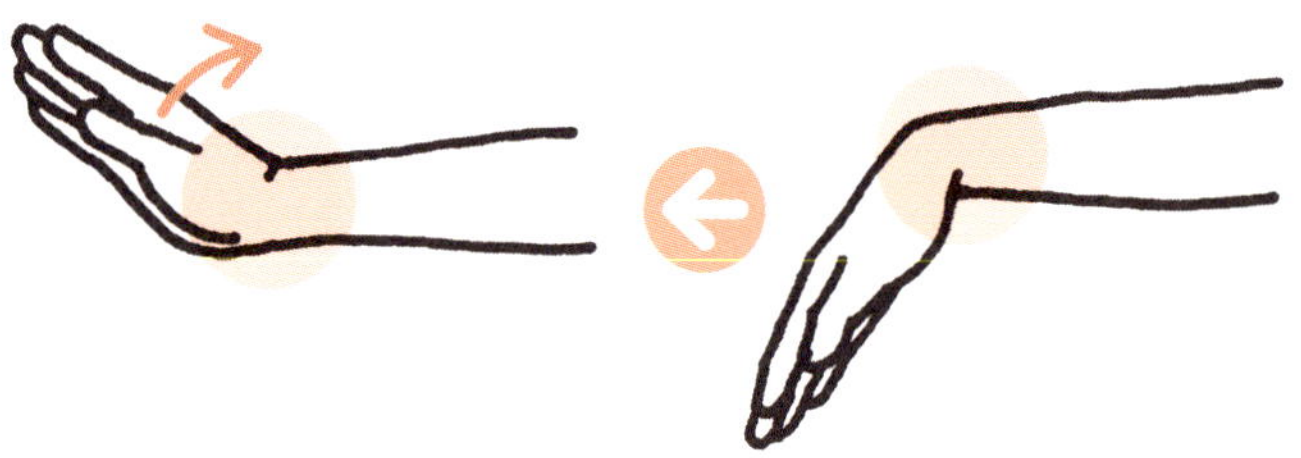

背屈《はいくつ》

手首を甲のほうに曲げる際の手関節の動き

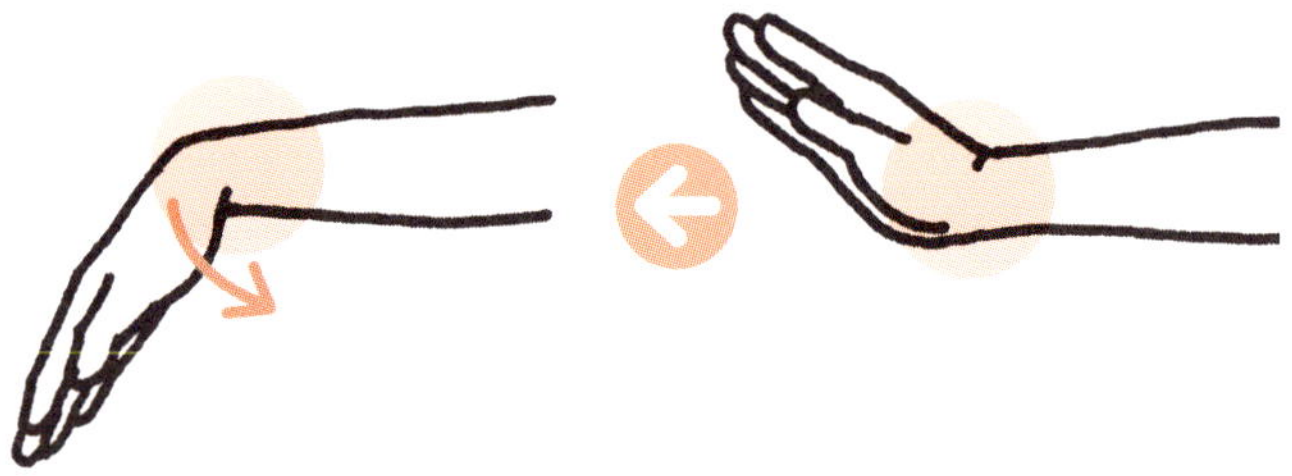

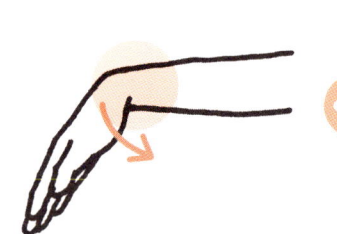

掌屈《しょうくつ》

手首を手のひらのほうに曲げる際の手関節の動き

股関節《こかんせつ》

股関節《こかんせつ》は、体幹《たいかん》と下肢《かし》をつなぐ関節です。屈曲《くつきよく》・伸展《しんてん》、外転《がいてん》・内転《ないてん》、外旋《がいせん》・内旋《ないせん》の6方向の関節運動ができます。股関節の拘縮《こうしゆく》が進むと、スムーズな起き上がりの動作が難しくなります

伸展《しんてん》

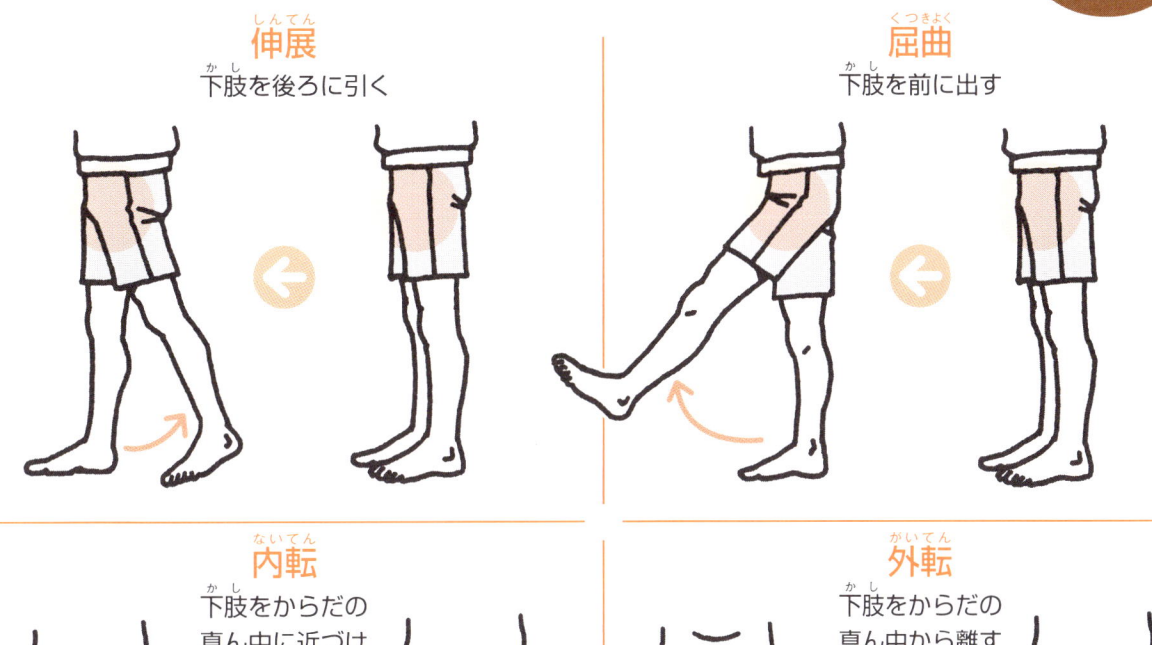

下肢《かし》を後ろに引く

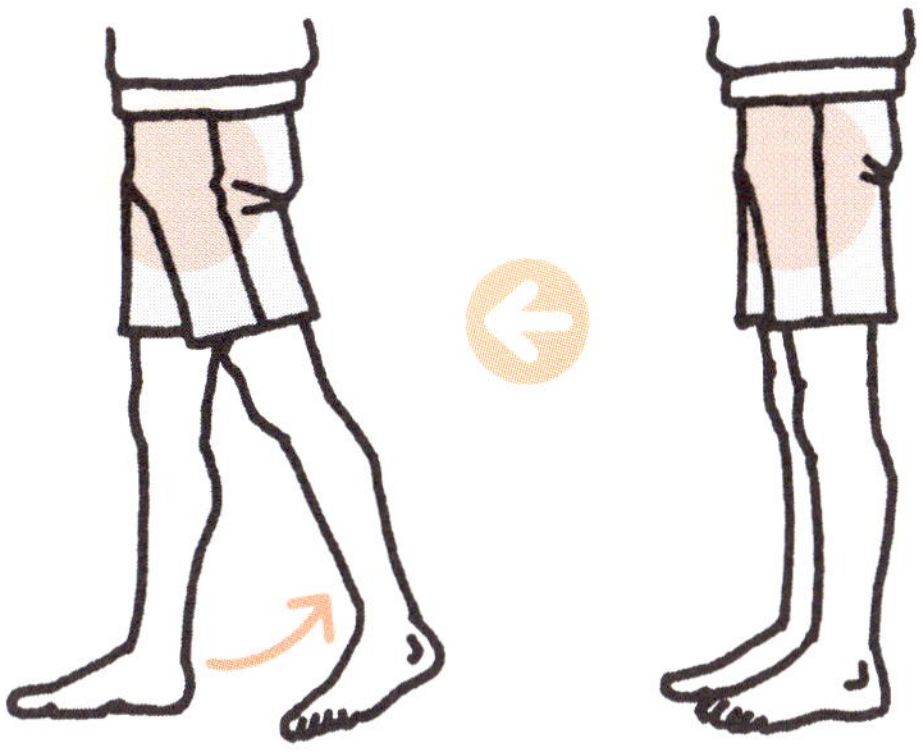

屈曲《くつきよく》

下肢《かし》を前に出す

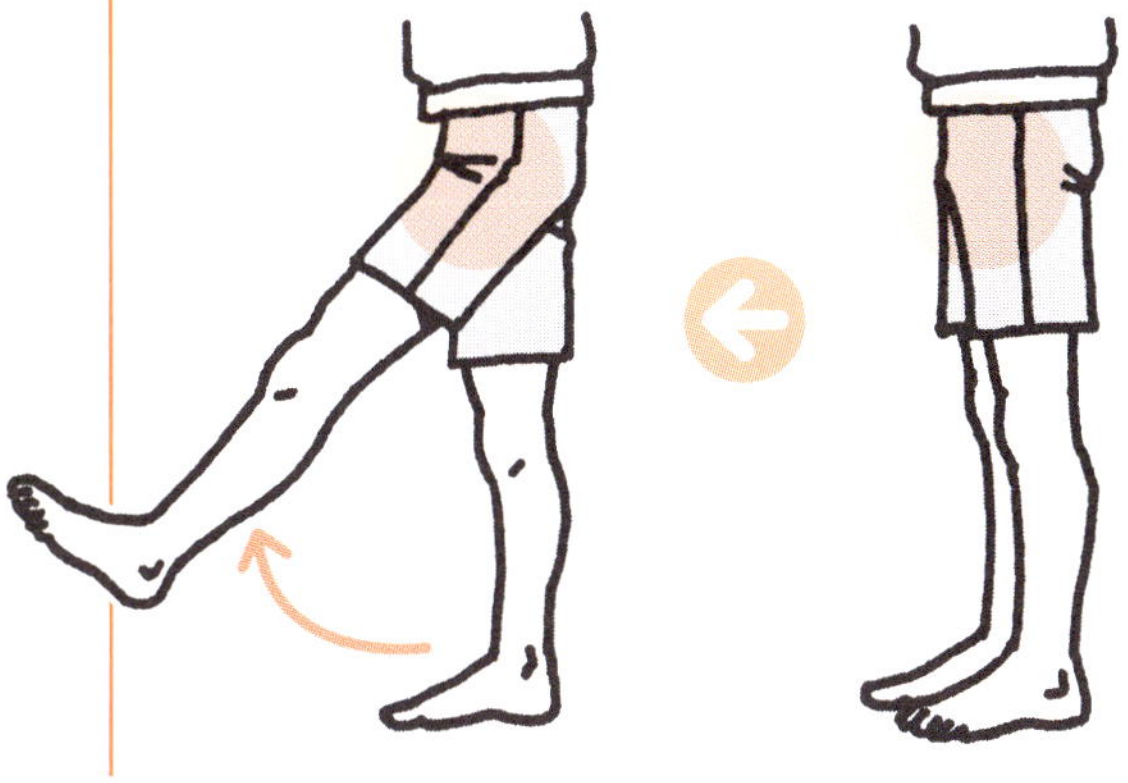

内転《ないてん》

下肢《かし》をからだの真ん中に近づける動き

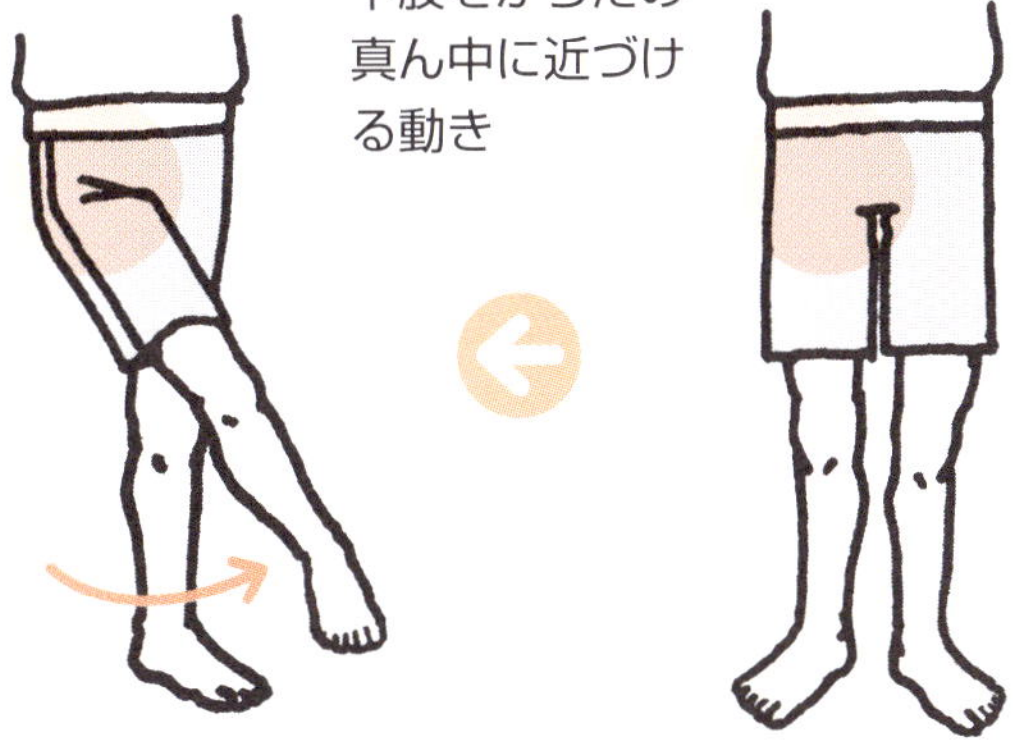

外転《がいてん》

下肢《かし》をからだの真ん中から離す動き

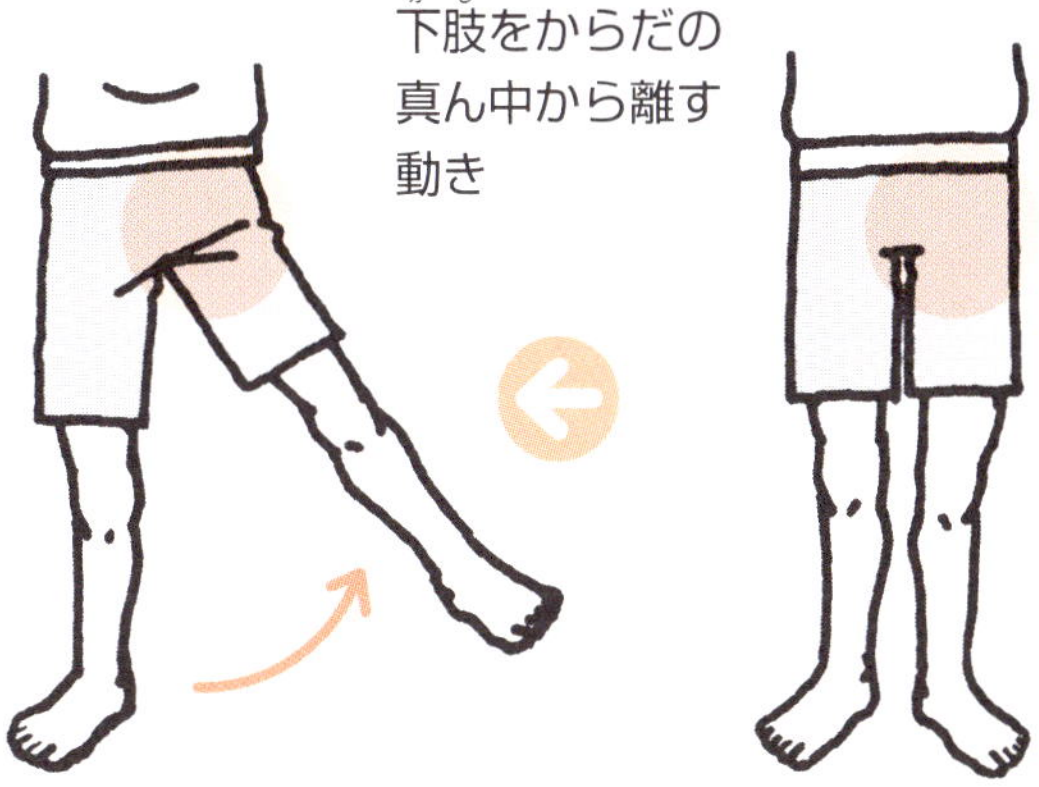

内旋《ないせん》

股関節《こかんせつ》を内側へまわす動き

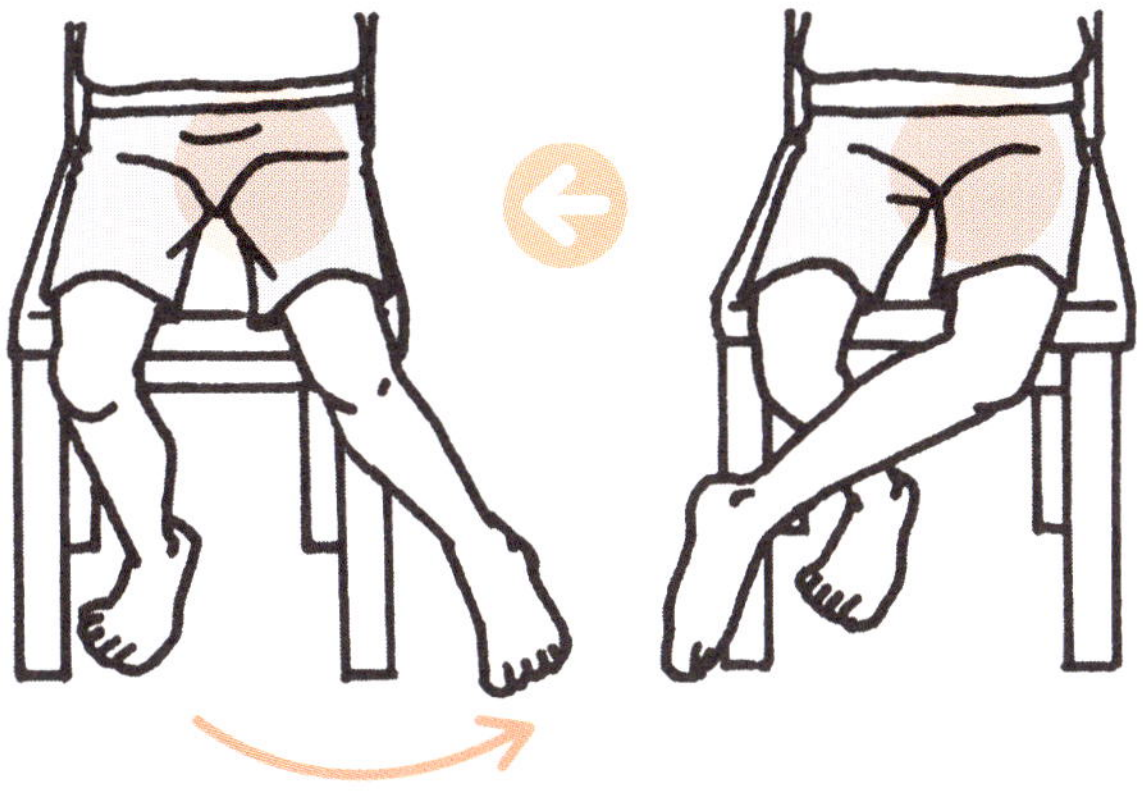

外旋《がいせん》

股関節《こかんせつ》を外側へまわす動き

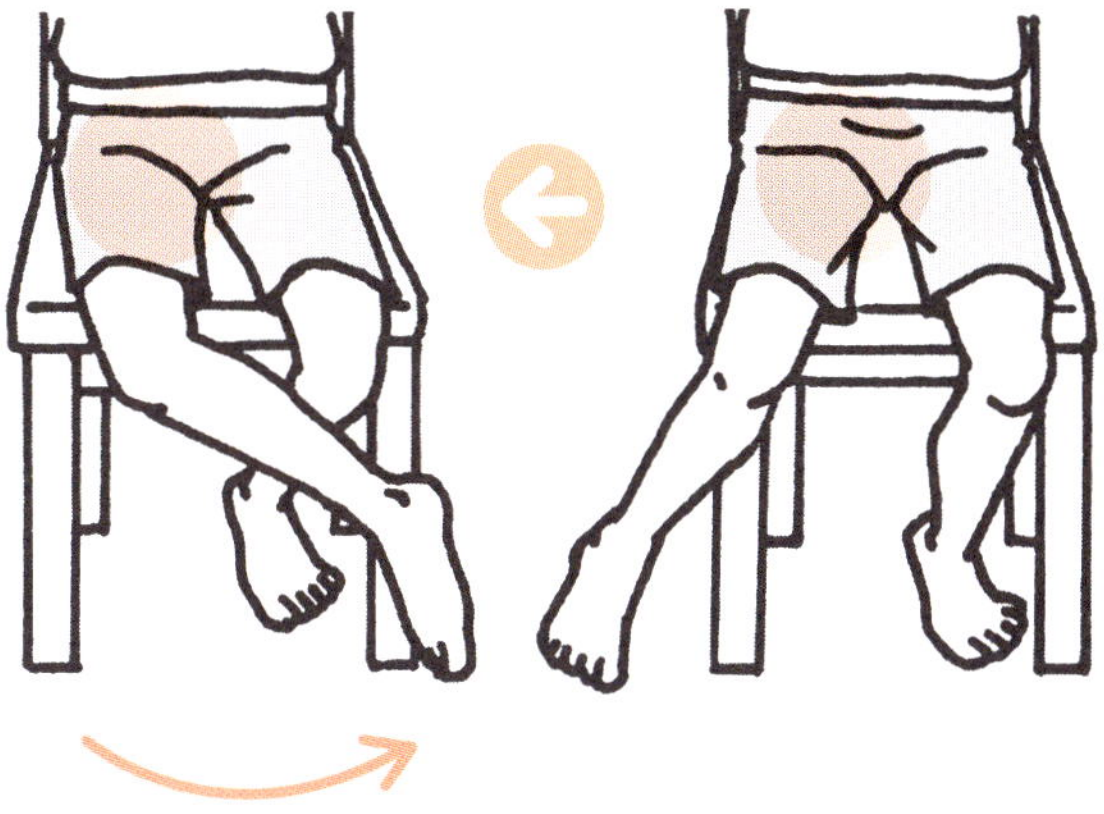

まずは関節の動きを知ろう③

膝関節《ひざかんせつ》、足関節《あしかんせつ》の運動

膝関節《ひざかんせつ》

膝関節は、下肢《かし》(足)の大腿《だいたい》と下腿《かたい》をつなぐ関節です。膝関節の関節運動は、膝を曲げる屈曲《くつきょく》運動と膝を伸ばす伸展《しんてん》運動の2種類があります

伸展《しんてん》

膝関節《ひざかんせつ》を伸ばす動き

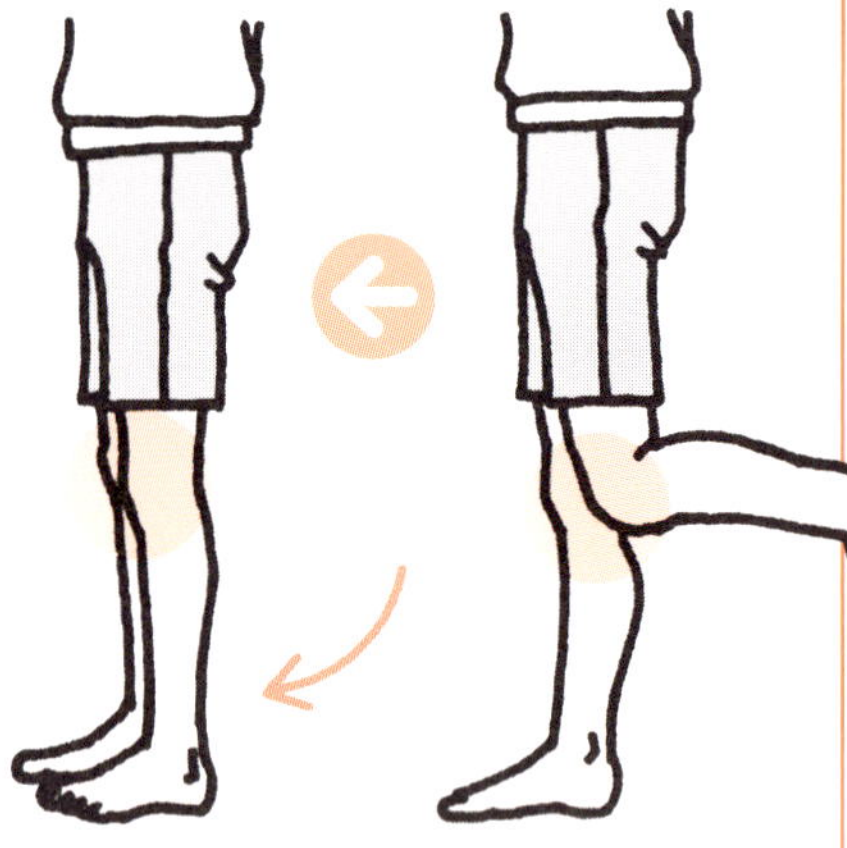

屈曲《くつきょく》

膝関節《ひざかんせつ》を曲げる動き

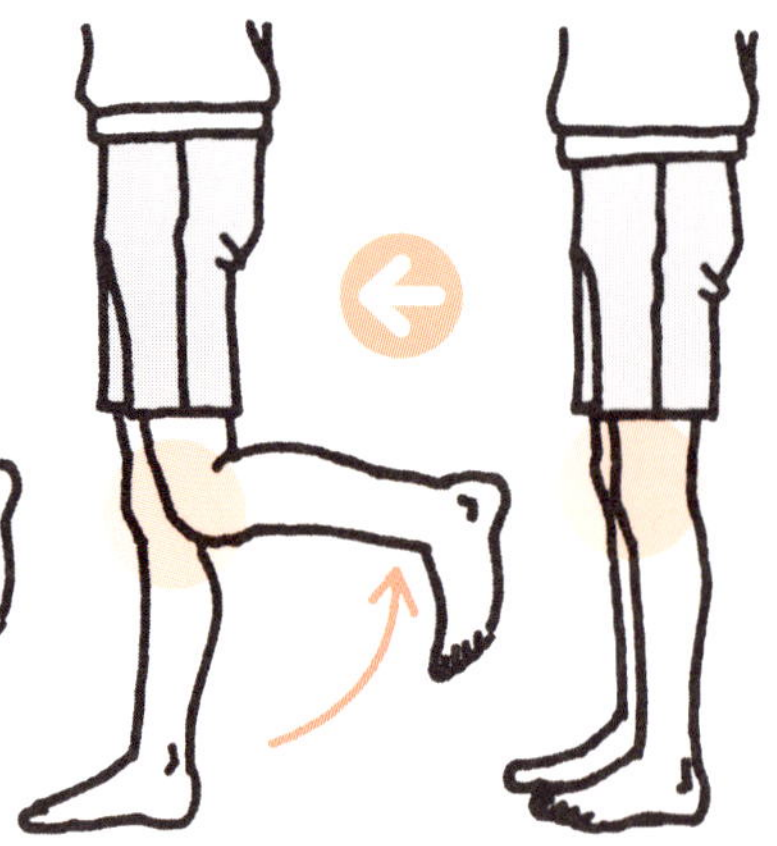

関節運動用語集

『実用介護事典』(講談社)より　一部改変

肩関節【かたかんせつ】 shoulder joint

体幹部《たいかんぶ》と上肢《じょうし》とをつなぐ関節。ふつうは肩甲骨《けんこうこつ》と上《じょう》腕骨《わんこつ》とでつくられる肩甲上腕関節のことをいうが、肩の動きは上腕上方関節(上腕骨と肩峰《けんぽう》)、肩鎖《けんさ》関節(肩甲骨と鎖骨)、胸鎖《きょうさ》関節(胸骨《きょうこつ》と鎖骨)、さらに肩甲骨そのものの動きが加わることによって行われ、人体最大の運動範囲を持っている。そのため、これらの関節も含めて肩関節と呼ぶことが多い。屈曲《くつきょく》・伸展《しんてん》、外転《がいてん》・内転《ないてん》、外旋《がいせん》・内旋《ないせん》という6方向の動きができる。ただし、脳卒中《のうそっちゅう》による片マヒがあると動きが制限されるほか、五十肩《ごじゅうかた》では外転や外旋・内旋を行おうとすると痛みをともなう

肘関節【ひじかんせつ】 elbow joint

上腕《じょうわん》(二の腕)と前腕《ぜんわん》をつなぐ関節。医学用語では肘《ちゅう》関節という。上腕にある上腕骨《じょうわんこつ》と、前腕の尺《しゃっ》骨《こつ》および橈骨《とうこつ》の三つの骨がたがいに組み合わさって形成され、それぞれ腕尺《わんしゃく》関節、上橈尺《じょうとうしゃく》関節、腕《わん》橈《とう》関節と呼ばれる。肘関節の動きは屈曲《くつきょく》および伸《しん》展《てん》の二つで、これは腕尺関節によって行われる。上橈尺関節は、手関節《てかんせつ》のひとつである下《か》橈尺関節とともに橈尺関節を形成し、前腕全体をまわす運動(回《かい》外《がい》・回内《かいない》)に関わっている

前腕(部)【ぜんわん(ぶ)】 forearm

上肢《じょうし》のうち肘関節《ひじかんせつ》から手関節《てかんせつ》の間の部分、すなわち肘から手首までをいう。ただし、手関節より先の手部も含んで前腕ということもある。橈骨《とうこつ》と尺骨《しゃっこつ》の2本の骨があり、手首や手指を動かす多くの筋肉や腱《けん》がある

屈曲【くっきょく】 flexion

関節を曲げること。正式には関節を動かしたときに、関節より末梢部頭《まっしょうぶとう》に近づいてくる動きを屈曲という。肩、肘《ひじ》、股、膝《ひざ》の4大関節や指について使う

伸展【しんてん】 extension

関節を伸ばすこと。正式には関節を動かしたときに、関節より末梢部頭《まっしょうぶとう》から遠ざかる動きを伸展という。肩、肘《ひじ》、股、膝《ひざ》の4大関節や指について使う

外転【がいてん】 abduction

上肢《じょうし》および下肢《かし》がからだの正中線(からだを真ん中で左右に分ける線のこと)から離れていく動きのこと。指の関節および肩関節《かたかんせつ》と股関節《こかんせつ》にこの動きがあり、肩関節では腕を横に上げる動き、股関節では脚部を横に開く動きをいう

内転【ないてん】 adduction

上肢《じょうし》および下肢《かし》がからだの正中線(からだを真ん中で左右に分ける線のこと)に近づいていく動きのこと。肩関節《かたかんせつ》と股関節《こかんせつ》および指にこの動きがあり、肩関節では腋《わき》の下を閉じる動き、股関節では脚部を閉じる動きをいう

外旋【がいせん】 external rotation

上肢《じょうし》と下肢《かし》を、それぞれの軸《じく》に対して外側へまわす動きのこと。肩関節《かたかんせつ》と股関節《こかんせつ》にこの動きがあり、肩関節では左手の場合、肘《ひじ》を伸ばして水平に上げた状態では反時計まわりに手のひらを上にする動きをいう。また、股関節ではいわゆる外股《そとまた》になる動きをいい、あぐら座りをするときに使う

足関節《あしかんせつ》

足関節は、下腿《かたい》と足先をつなぐ足首の関節です。複雑な多くの骨から構成され、背屈《はいくつ》・底屈《ていくつ》以外にも、内反《ないはん》・外反《がいはん》という2種類の関節運動ができます

底屈《ていくつ》

足首の関節を足の裏のほうに曲げる動き

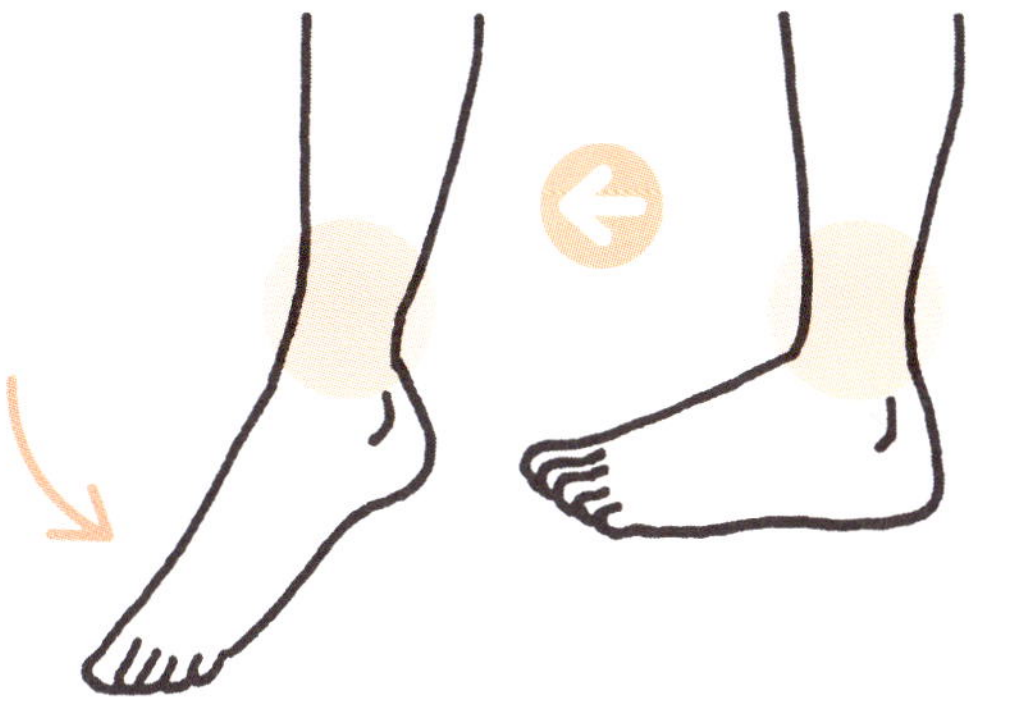

背屈《はいくつ》

足首の関節を甲のほうに曲げる動き

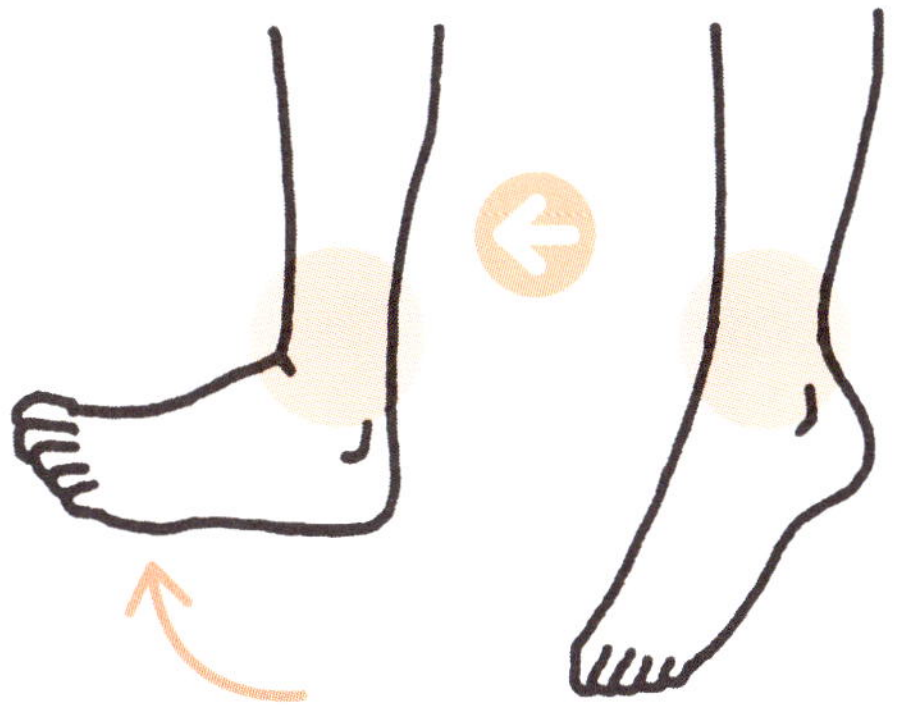

手関節【てかんせつ】wrist joint

一般的には手の関節を指すが、医学用語では手《しゅ》関節といい、前腕《ぜんわん》と手をつなぐ関節のこと。つまり手首の関節。前腕部の橈骨《とうこつ》および尺骨《しゃっこつ》、手首に2列に並ぶ手根骨《しゅこんこつ》、手のひらの中手骨《ちゅうしゅこつ》とが、複雑な関節を形成している。掌屈《しょうくつ》および背屈《はいくつ》、橈屈《とうくつ》（手首を母《ぼ》指《し》〔親指〕側に曲げる）および尺屈《しゃっくつ》（小指側に曲げる）という4方向の動きができる

股関節【こかんせつ】hip joint

体幹《たいかん》と下肢《かし》をつなぐ関節。寛骨《かんこつ》（腸骨《ちょうこつ》、坐骨《ざこつ》、恥骨《ちこつ》が一体化したもの）の寛骨臼《かんこつきゅう》と、大腿骨《だいたいこつ》の大腿骨《だいたいこつ》頭《とう》とで形成されている。屈曲《くっきょく》・伸展《しんてん》、外転《がいてん》・内転《ないてん》、外旋《がいせん》・内旋《ないせん》という6方向の動きができる。寝たきりの状態が長く続いたり、大腿骨骨折の後遺症《こういしょう》によって動きが制限されることがあるが、股関節《こかんせつ》が十分曲がらなくても腰椎《ようつい》の動きと組み合わせて座位《ざい》（座った姿勢）をとることが可能なケースは多い。股関節の動きに制限があるというだけで寝たきりにすることがないよう注意したい

膝関節【ひざかんせつ】knee joint

下肢《かし》（脚）の大腿《だいたい》と下腿《かたい》をつなぐ関節。医学用語では膝《しつ》関節という。大腿骨と脛骨《けいこつ》、前面の膝蓋骨《しつがいこつ》の三つの骨で形成され、屈曲《くっきょく》および伸展《しんてん》という動きができる。体重の大半を支えながら、正座まで可能な広い運動範囲を持つだけに、肥満の人は老化とともに痛みを生じることが多い。さらに変形性膝関節《へんけいせいひざかんせつ》症《しょう》に至ることもある

足関節【あしかんせつ】ankle joint

下腿《かたい》と足先とをつなぐ足首の関節。医学用語では足《そく》関節と読む。下腿の脛骨《けいこつ》、腓骨《ひこつ》と、踵骨《しょうこつ》など七つの足根骨《そっこんこつ》がつくる複雑な多くの関節から構成されている。背屈《はいくつ》および底屈《ていくつ》と、内反《ないはん》および外反《がいはん》という動きができる。片マヒ者では底屈と内反の位置で拘縮《こうしゅく》することがあり、これを内反尖足《ないはんせんそく》と呼ぶ

内旋【ないせん】internal rotation

上肢《じょうし》および下肢《かし》を、それぞれの軸《じく》に対して内側へまわす動きのこと。肩関節《かたかんせつ》と股関節《こかんせつ》にこの動きがあり、肩関節では左手の場合、肘《ひじ》を伸ばして水平に上げた状態では時計まわりに手のひらを下にする動きをいう。また、股関節ではいわゆる内股《うちまた》になる動きをいい、とんび座りをするときに使う

回内【かいない】pronation

前腕《ぜんわん》にある橈骨《とうこつ》と尺骨《しゃっこつ》によって形成される、橈尺《とうしゃく》関節の動きのひとつ。肘《ひじ》を曲げて前腕を前に出したときでは、手のひらを下に向ける動きのこと。たとえば、右手でドアノブを反時計まわりにまわすときに使う動きで、正常可動域は90度

回外【かいがい】supination

前腕《ぜんわん》にある橈骨《とうこつ》と尺骨《しゃっこつ》によって形成される、橈尺《とうしゃく》関節の動きのひとつ。肘《ひじ》を曲げて前腕を前に出したときでは、手のひらを上に向ける動きのこと。たとえば、右手でドアノブを時計まわりにまわすときに使う動きで、正常可動域は90度

背屈【はいくつ】dorsiflexion

手関節《てかんせつ》や足関節《あしかんせつ》、すなわち手首や足首を甲のほうに曲げること。手の甲を手背《しゅはい》、足の甲を足背《そくはい》と呼ぶのでこの名がついた

掌屈【しょうくつ】palmar flexion

手関節《てかんせつ》、すなわち手首を手のひらのほうに曲げること

底屈【ていくつ】plantar flexion

足関節《あしかんせつ》（医療現場では足首の関節を指す）、すなわち足首を足の裏のほうに曲げること。立って力を入れて行うとつま先立ちになる。片マヒ者では患側《かんそく》（マヒのある側）の足首がこの方向に固まることが多く、そうなった状態を尖足《せんそく》と呼ぶ

拘縮《こうしゅく》予防体操

指関節の運動❶

無理に拘縮《こうしゅく》をとかず、筋肉の縮む方向にさらに曲げます

片マヒの進行が進むと、腕や手指が曲がる屈曲拘縮《くつきよくこうしゆく》が起きるため、手のなかが汚れて不潔な状態になりがちです。しかし、手のなかを洗うために急に肘《ひじ》を伸ばしたり、指を開こうとしてはいけません。無理に拘縮をとくのではなく、逆に筋肉が縮もうとしている方向にさらに曲げることで、肘や指の関節に余裕が生まれ、開きやすくなります。

指を開く（基本の開き方）

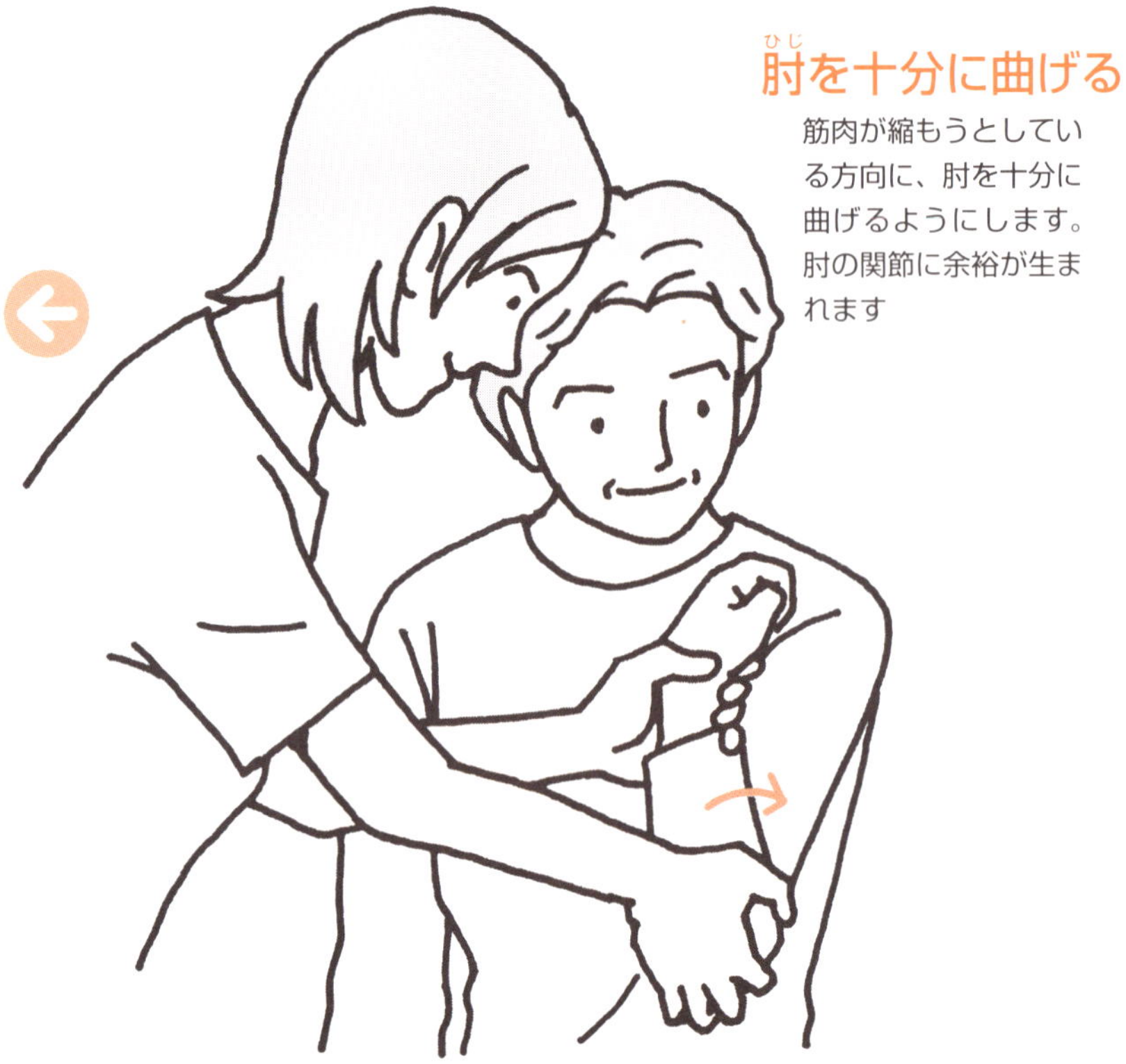

肘《ひじ》を十分に曲げる

筋肉が縮もうとしている方向に、肘を十分に曲げるようにします。肘の関節に余裕が生まれます

こぶしの関節（MP関節）を曲げて指の関節（IP関節）を開く

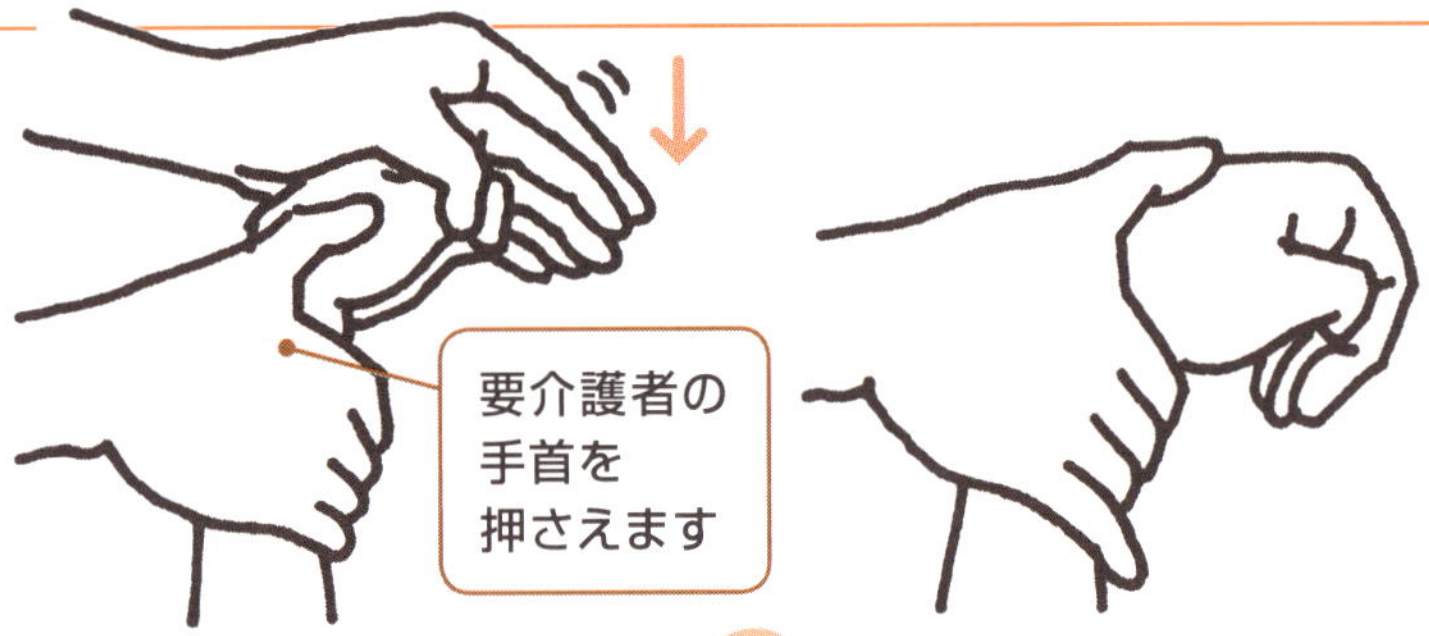
要介護者の手首を押さえます

手首を固定する

介助者は右手で手首を固定し、親指で要介護者の手の甲を押さえ、手首が上を向かないようにします

こぶしの関節を重ねる

介助者のこぶしの関節（MP関節）を要介護者のこぶしの関節の上に重ねます

指を開く（なかなか開かない場合）

指の関節（IP関節）を曲げてこぶしの関節（MP関節）を開く

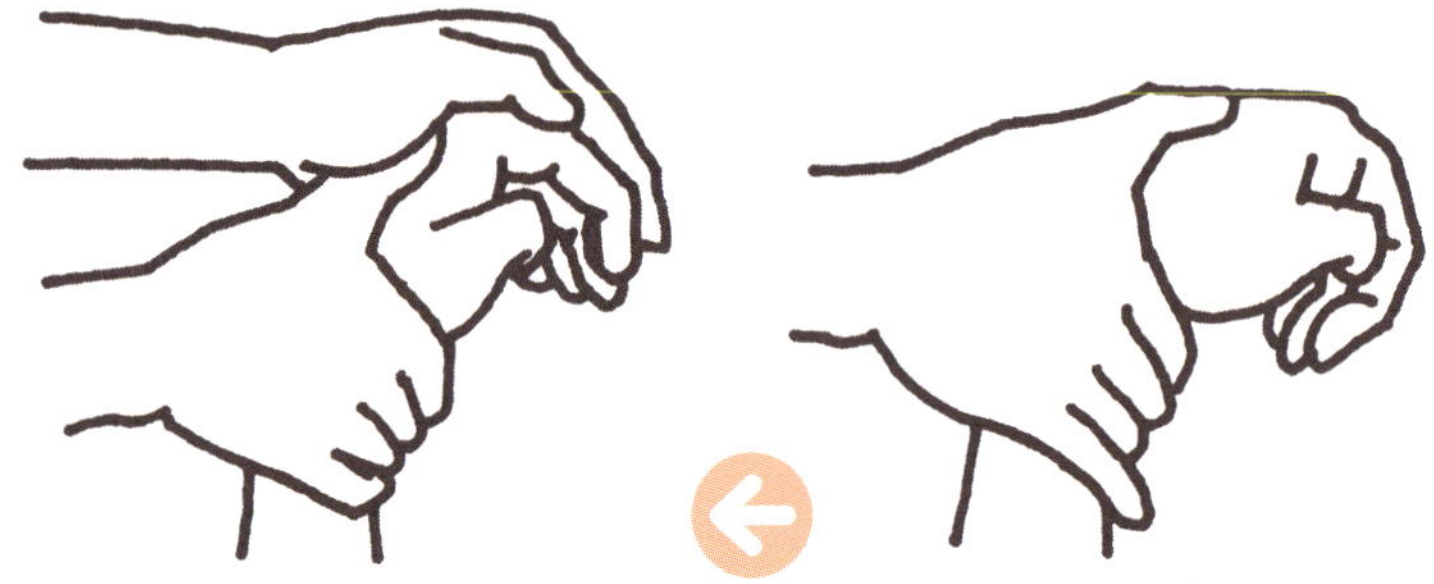

手首を固定する

介助者は右手で手首を固定し、親指で要介護者の手の甲を押さえ、手首が伸びないようにします

こぶしの関節を重ねる

介助者のこぶしの関節（MP関節）を要介護者のこぶしの関節の上に重ねます

これはダメ

腕を引っ張ったり、指をこじあける

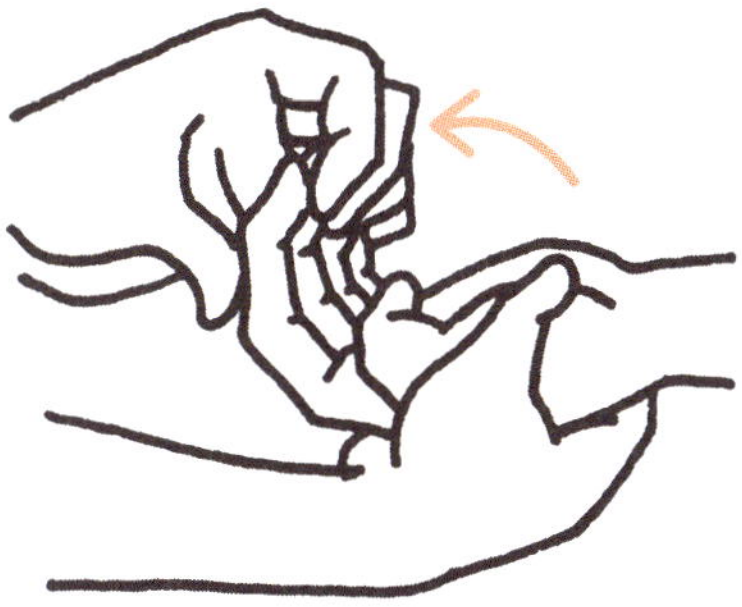

腕を引っ張ったり、指をこじあけようとしても、要介護者に痛い思いをさせるだけです。無理に開くのではなく、逆方向にいったん向けることで関節に余裕を持たせるのが鉄則です

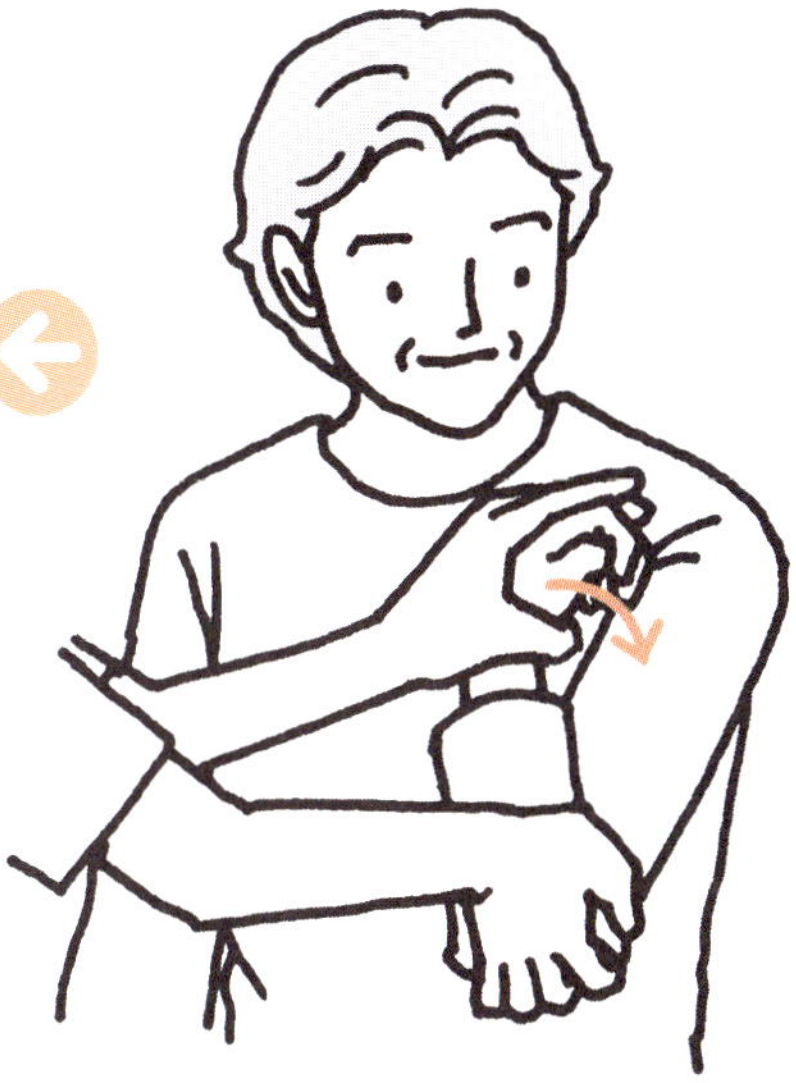

手首をさらに曲げる

肘を曲げた状態を保ったまま、手首を手のひらの方向に深く曲げます。手首の関節に余裕が生まれます

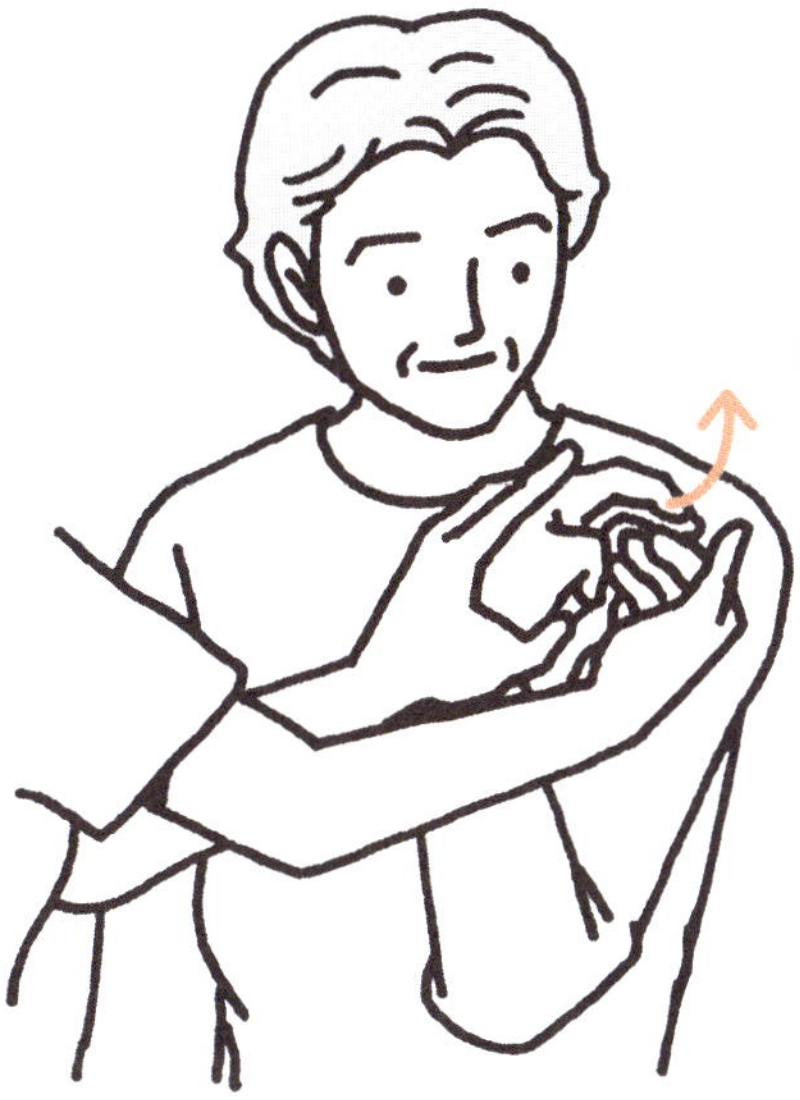

指を開く

手首が曲がった状態を保ったまま、ゆっくりと指を開きます。指の下から手を入れて、開いた手の指を洗います

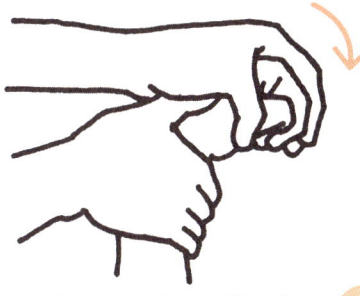

こぶしの関節を曲げる

重ねた手を内側に向けて、要介護者のこぶしの関節を十分に内側に曲げます

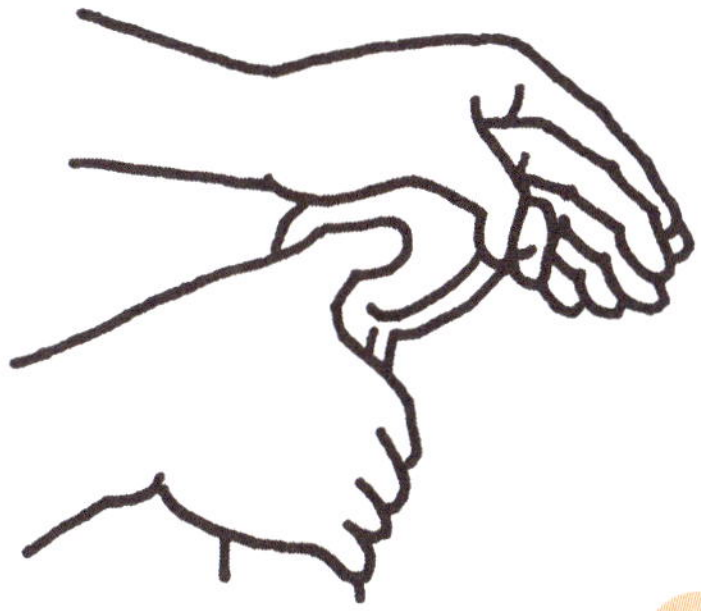

指の関節を開く

介助者は、重ねた手に入れていた力を抜きます。要介護者の指の関節（ＩＰ関節）に余裕が生まれます

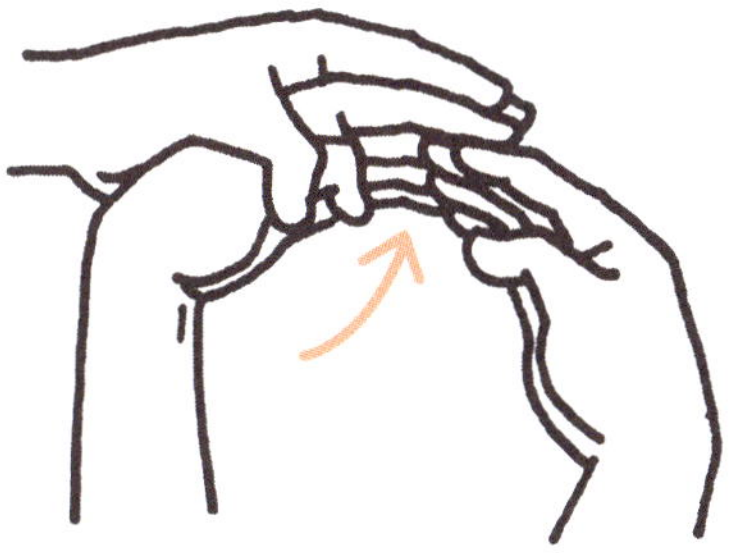

指の関節を洗う

下から指を入れて、要介護者の指の関節を開き、開いた指の関節を洗います

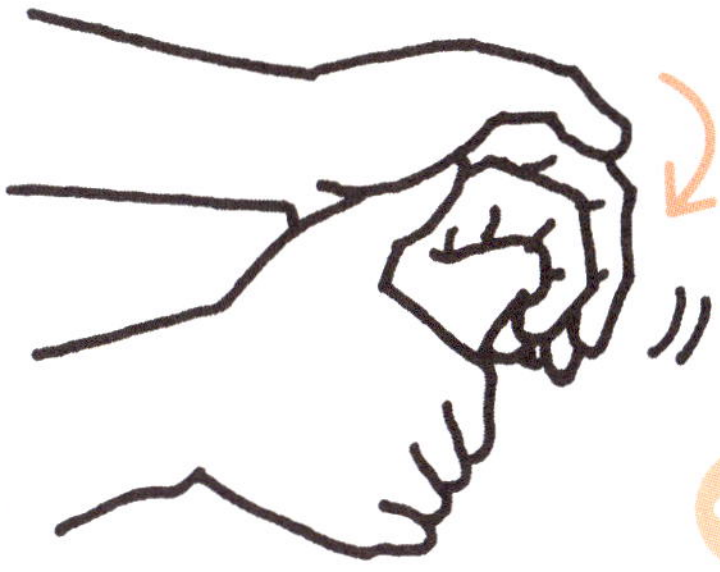

指の関節を曲げる

重ねた手を内側に向けて、要介護者の指の関節（ＩＰ関節）を内側に曲げます。関節に余裕が生まれます

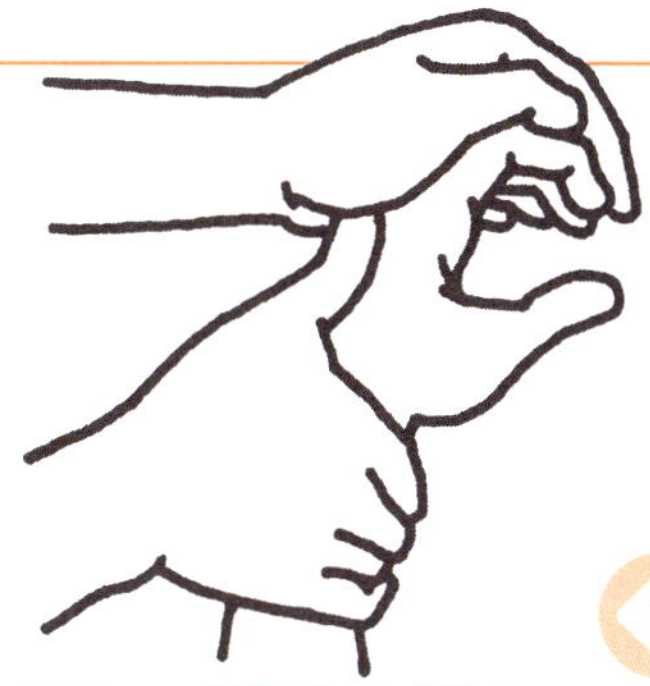

こぶしの関節を開く

指の関節を曲げた状態で、こぶしの関節を開きます

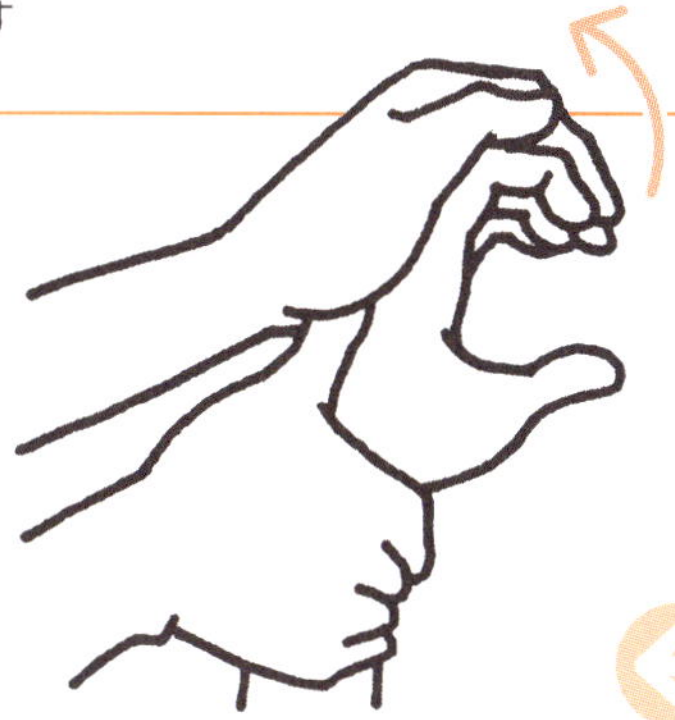

こぶしの関節を洗う

下から指を入れて、要介護者のこぶしの関節を洗います

指関節の運動 ②

指関節に余裕ができたら、1本ずつゆっくりと開きます

マヒのために手の関節が拘縮《こうしゅく》を起こしている状態では、指と指の間も密着して不潔になりがちです。介助者に手伝ってもらい、指を開き、つねに清潔な状態を心がけましょう

指の間を開く運動

あらかじめ指を伸ばしておく

肘《ひじ》と手首を十分曲げておいて、指が伸びた状態にしておきます。指の間を開くにあたっては、242ページで紹介したやり方にしたがって、指の関節を曲げて、余裕をつくります

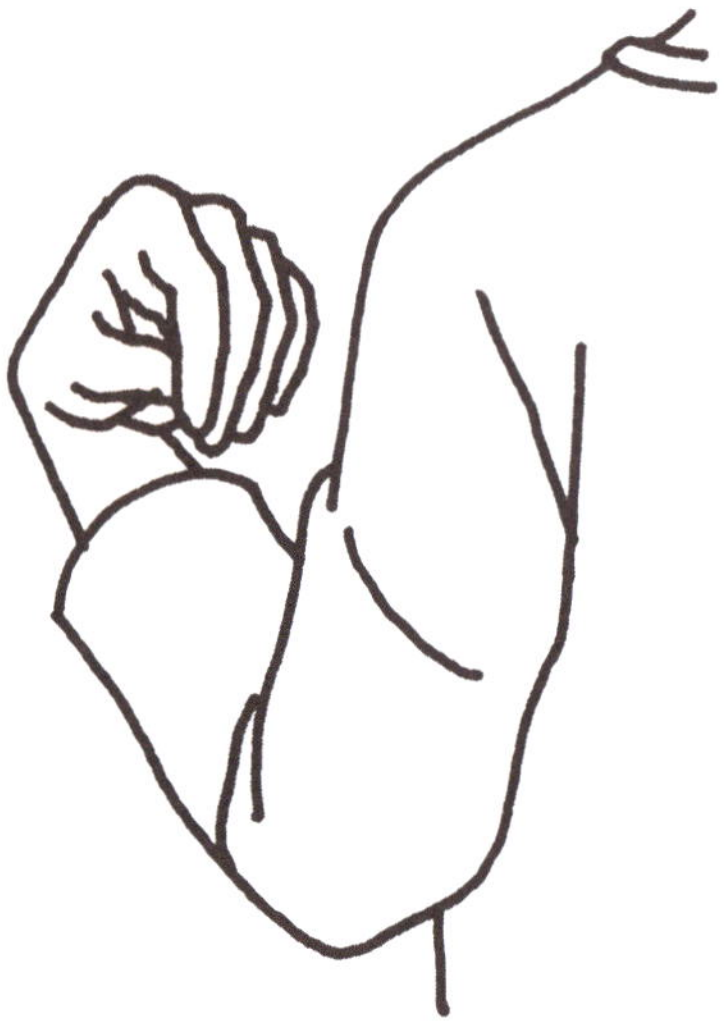

中指と人差し指の間を開く

手首を曲げた状態を保ったまま、MP関節（中手《ちゅうしゅ》指節関節《しせつかんせつ》）を伸ばし中指から人差し指を遠ざけるようにして開きます

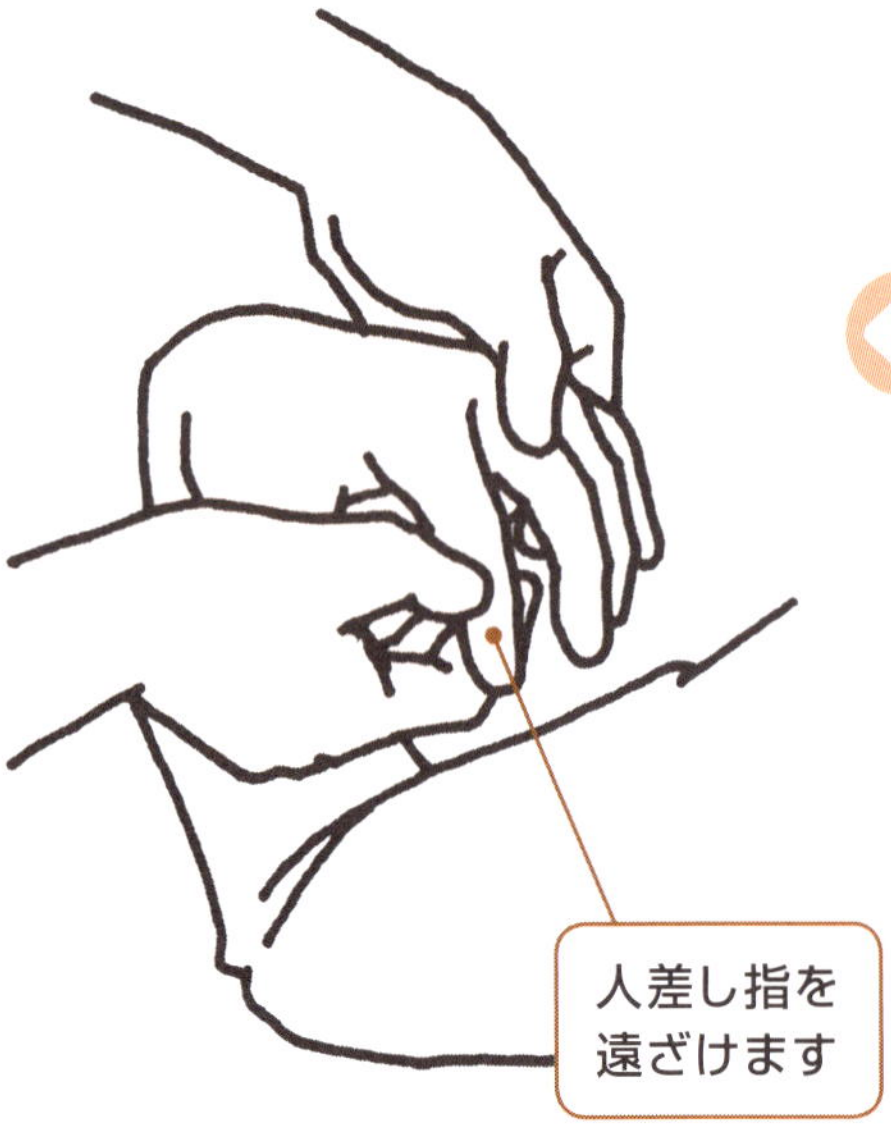
人差し指を
遠ざけます

指の間を開くにはコツがある

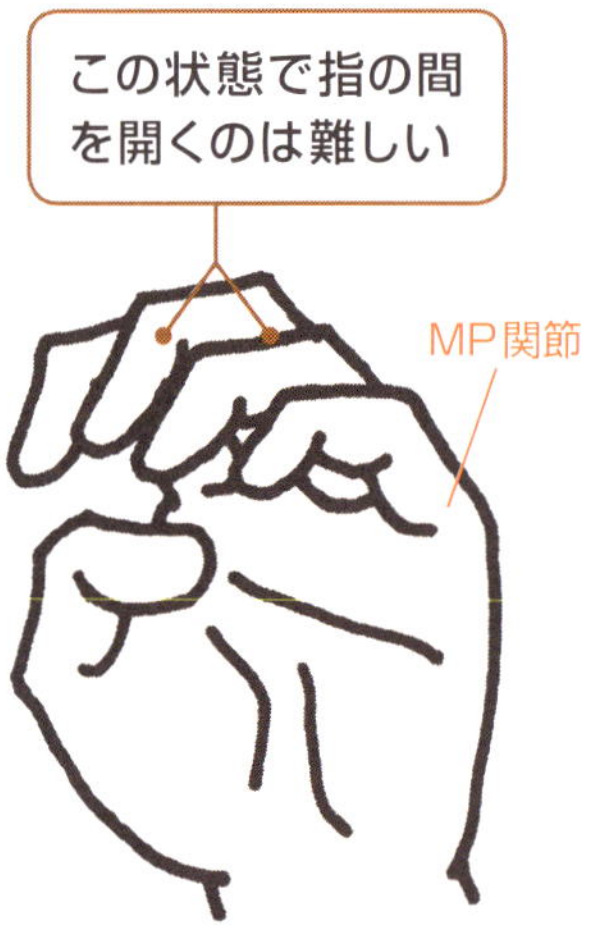
この状態で指の間
を開くのは難しい
MP関節

指の間を開くのは難しい

指（MP関節＝中手《ちゅうしゅ》指《し》節関節《せつかんせつ》）を曲げた状態で、指の間を開くのは、マヒのない人でも困難です。指と指の間を開く際には、その前にまずMP関節を伸ばします

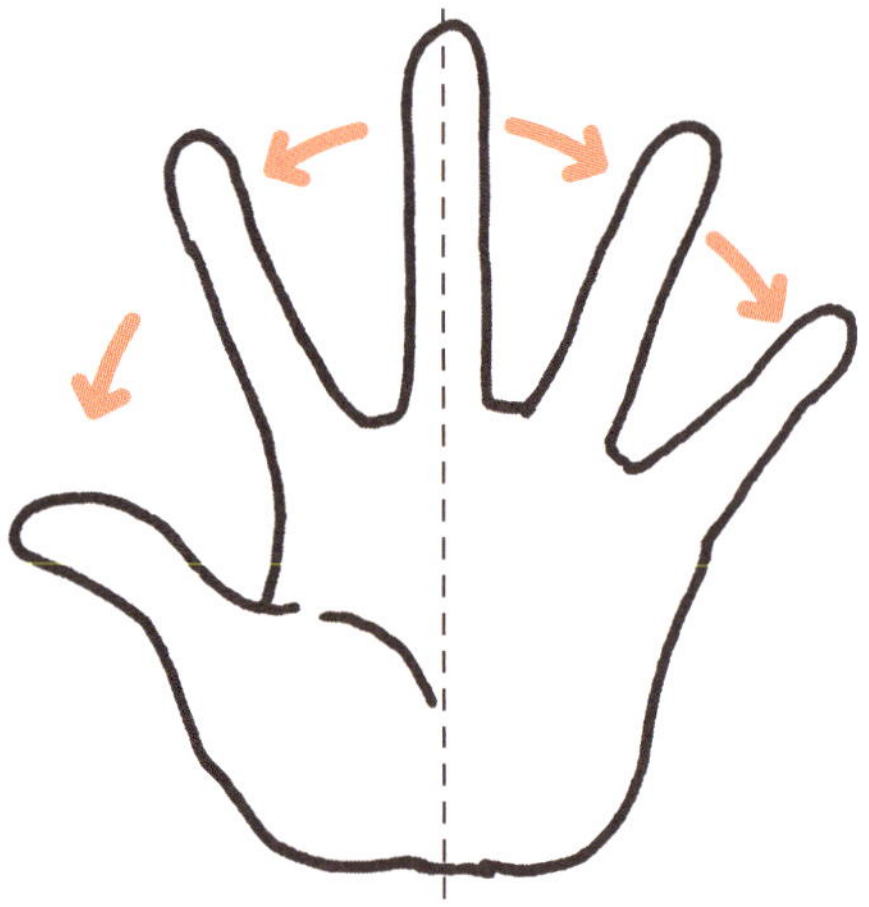

中指を中心に開く

MP関節を伸ばしたら、中指を中心にほかの指を１本ずつ外側に開くようにします

背屈《はいくつ》・掌屈《しょうくつ》とは

手関節や足関節、すなわち手首や足首を甲のほうに曲げることを背屈といいます。これに対して手関節、すなわち手首を手のひらのほうに曲げることを掌屈といいます。背屈の最大可動域は70度、掌屈の最大可動域は90度ですが、片マヒで拘縮《こうしゅく》が進んでいる場合は、ほとんど曲がらない場合もあるので、介助者は無理をしないでください

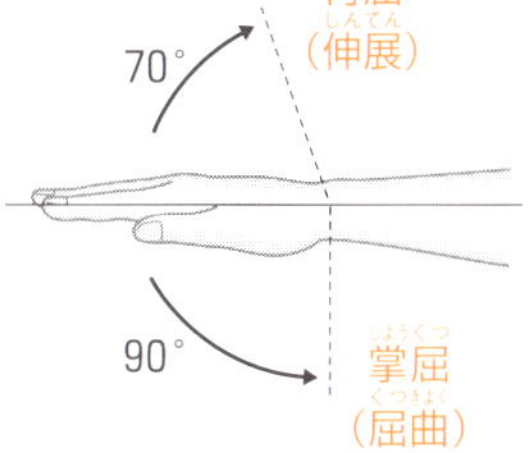

薬指と小指の間を開く

手首を曲げた状態を保ったまま、薬指から小指を遠ざけるようにして開きます

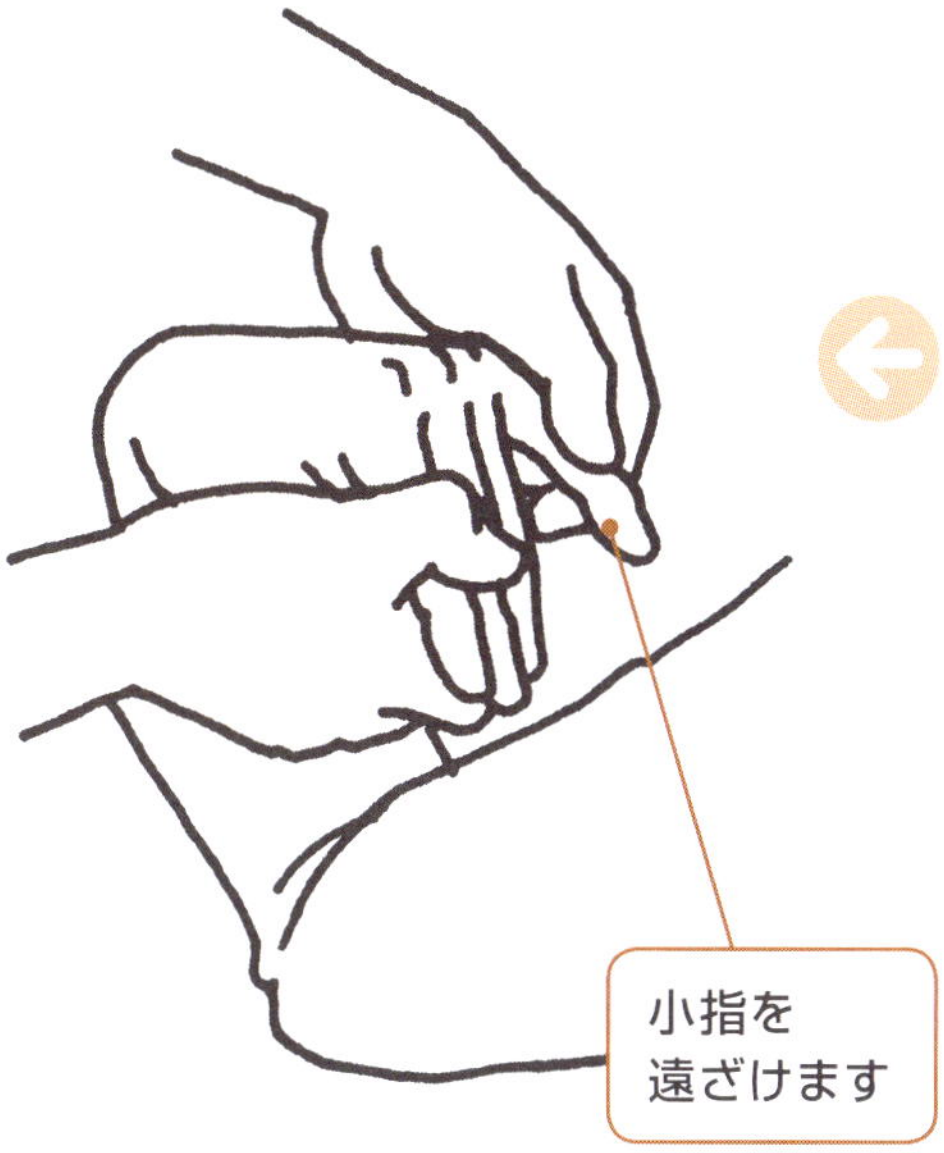

中指と薬指の間を開く

手首を曲げた状態を保ったまま、中指から薬指を遠ざけるようにして開きます

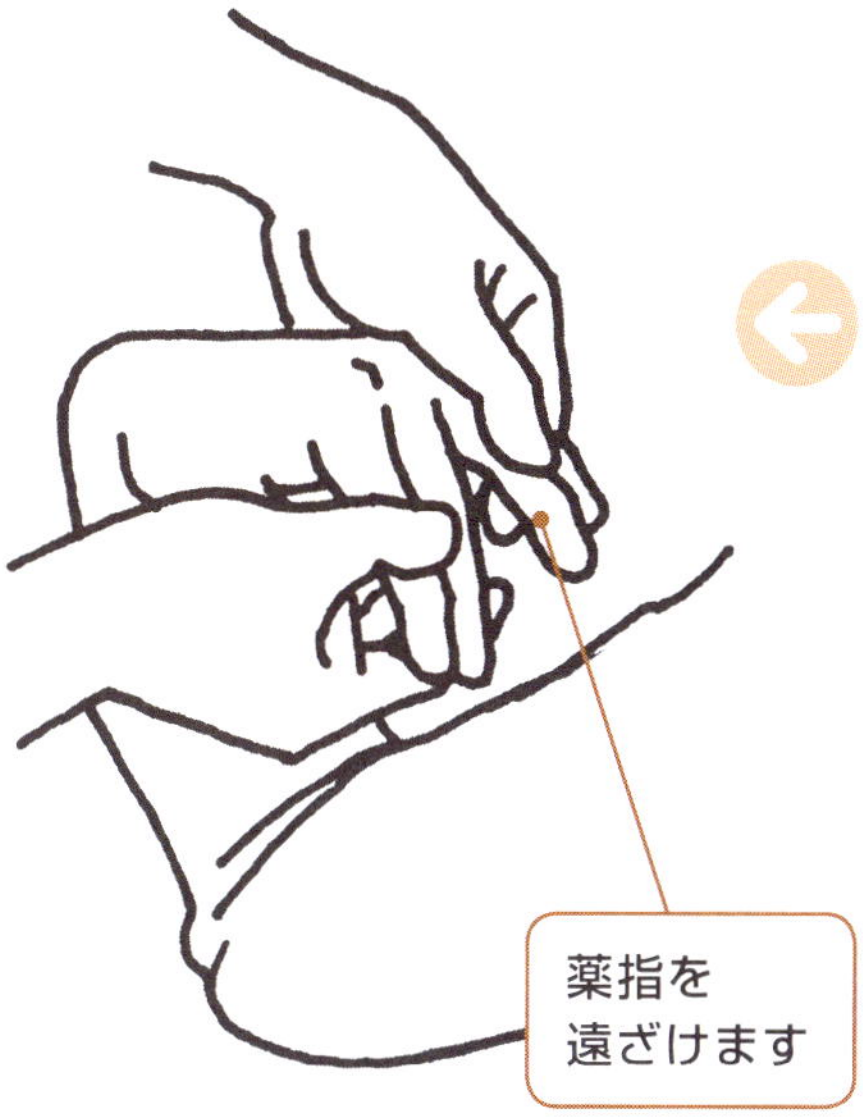

日常生活のなかでもできる指の拘縮《こうしゅく》予防

片マヒの症状が軽い人は、日常の生活動作のなかでも訓練が可能です。「生活行為にまさる訓練なし」です。

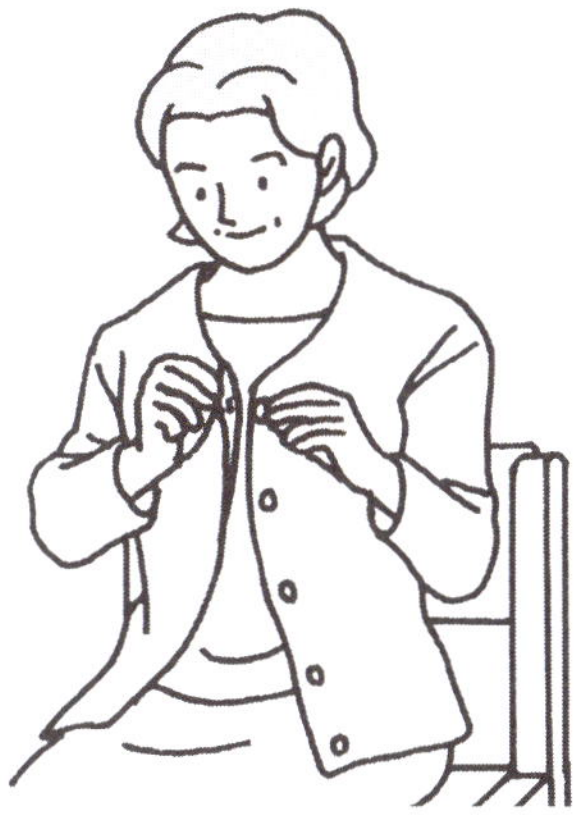

ボタンかけ

毎日行う着替え、とくにボタンかけは手を使うよい機会になります。マヒがあると難しい動作ですが、時間をかけてゆっくりとやりましょう

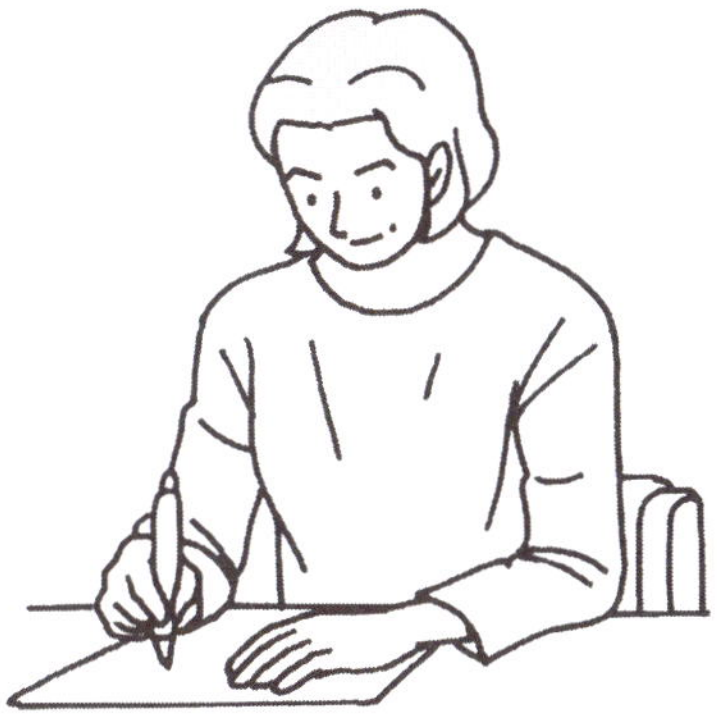

書字

手紙や日記など、字を書くという生活行為のなかでマヒしている手をできるだけ使うようにします

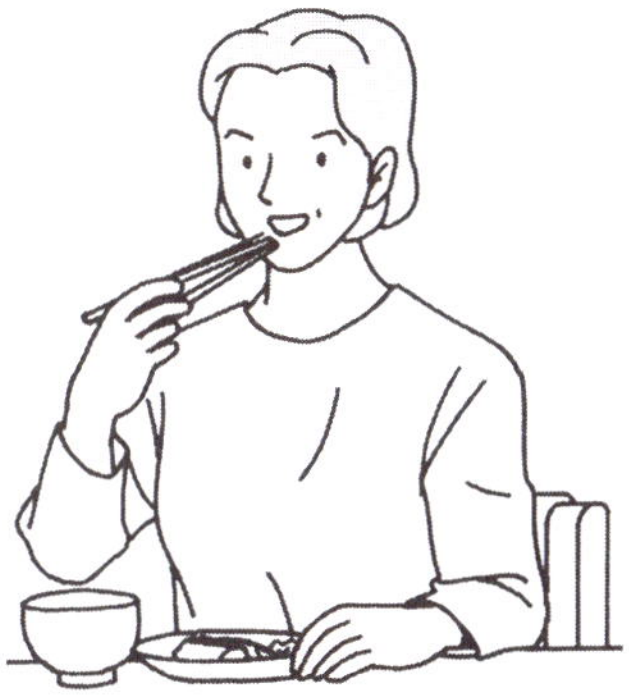

食事

食事は１日３回、毎日繰り返される生活行為です。介護用の箸やフォークなども利用して、マヒしている手を積極的に使いましょう

拘縮《こうしゅく》予防体操

手首の関節の運動（屈曲《くつきょく》〈掌屈《しょうくつ》〉・伸展《しんてん》〈背屈《はいくつ》〉）

手首の関節は拘縮《こうしゅく》を起こしやすいので注意しましょう

片マヒの人の手首の関節は拘縮《こうしゅく》を起こしやすいので予防が大切です。拘縮が固定化しないように、定期的に介助者が手首を前後左右に動かしてあげましょう。

前腕《ぜんわん》を固定して指をつかむ

要介護者に横たわってもらい、前腕の手首に近いところで固定し、指をやさしくつかみます

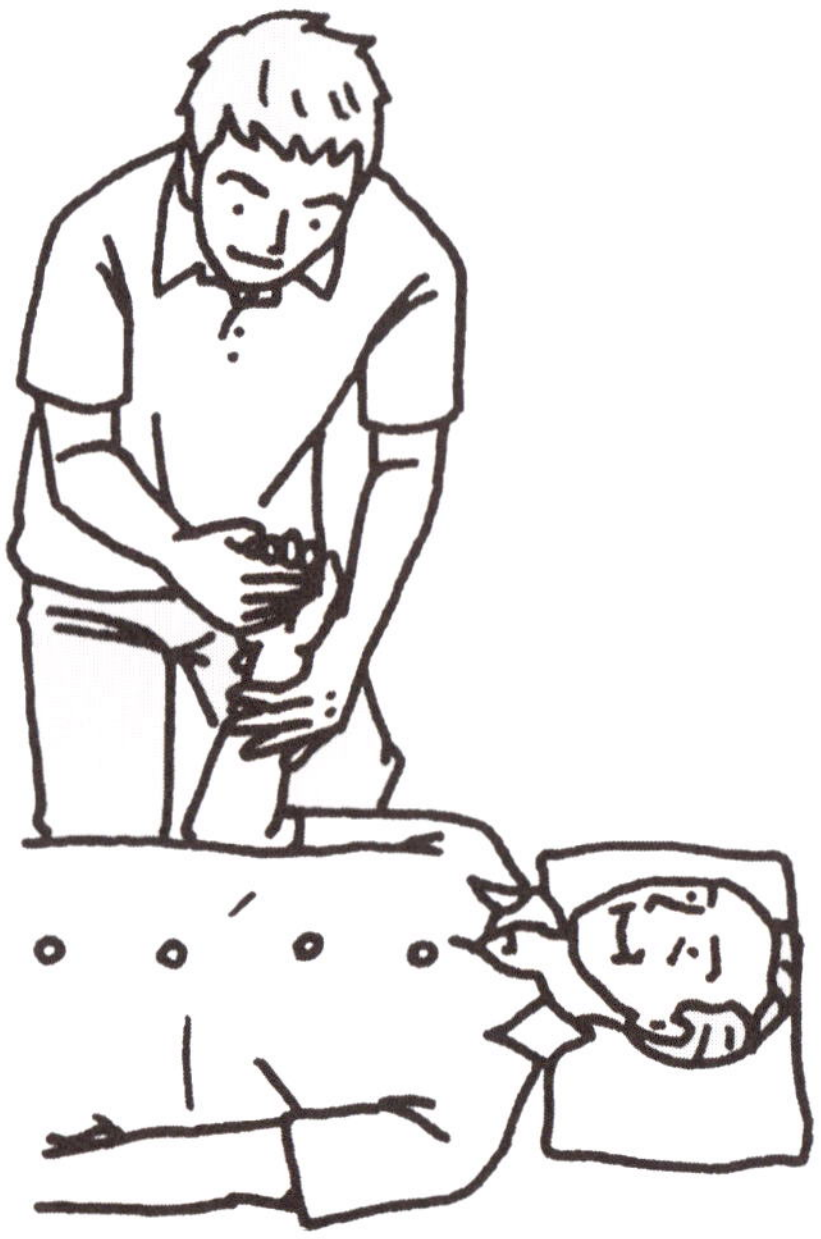

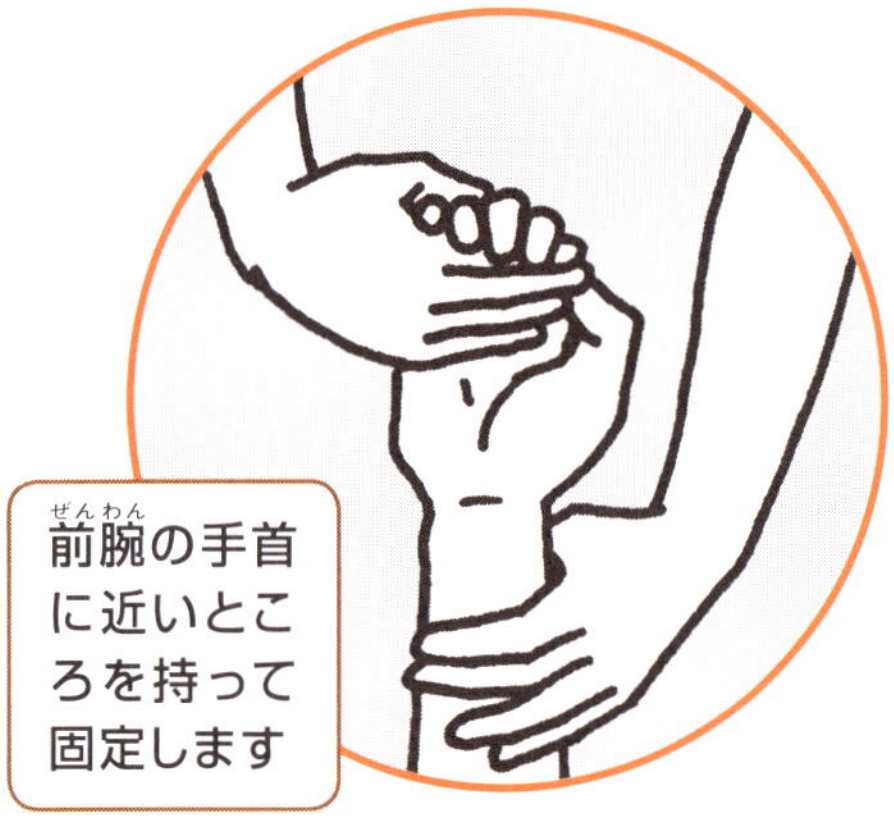

手のひらのほうに曲げる

前腕を固定した状態で、手首を手のひらのほうにゆっくりと曲げます。これを屈曲《くつきょく》（掌屈《しょうくつ》）と呼びます

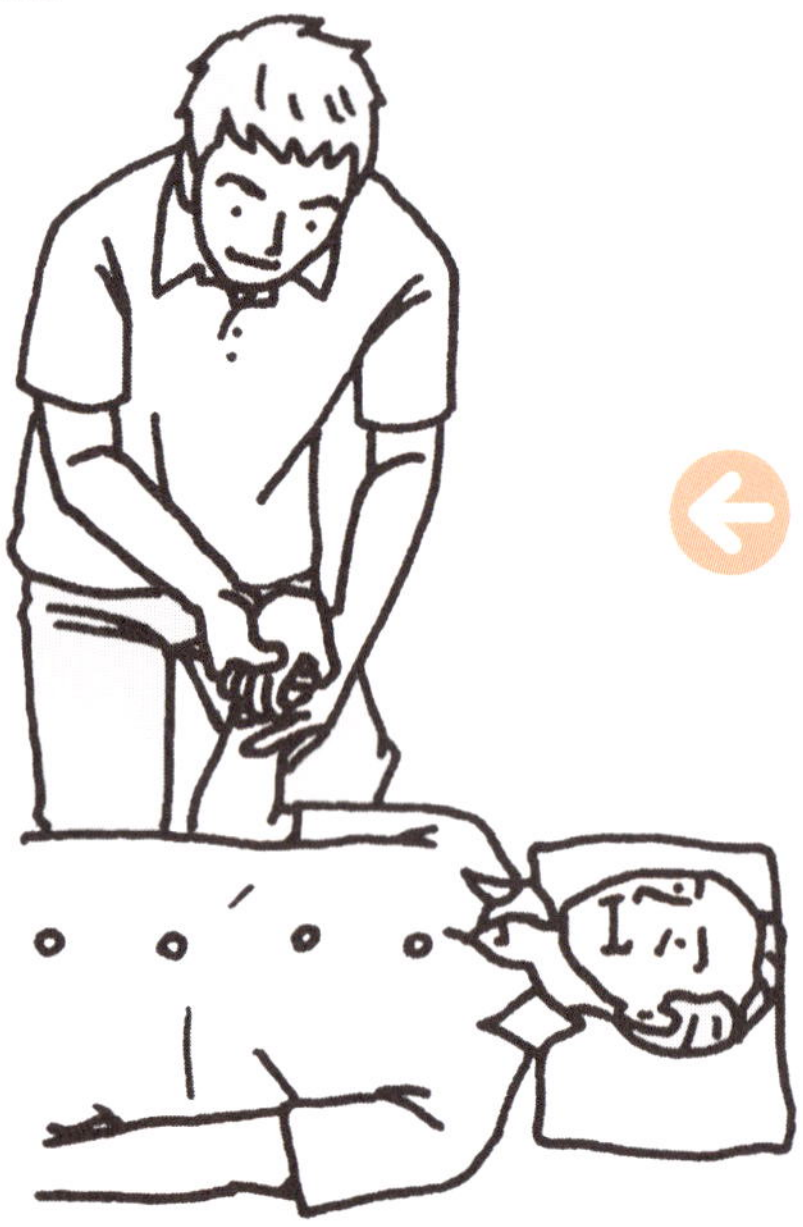

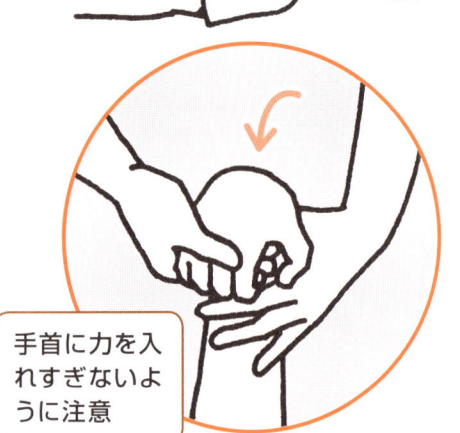

1人でできる運動

指を組んで上下に動かす。

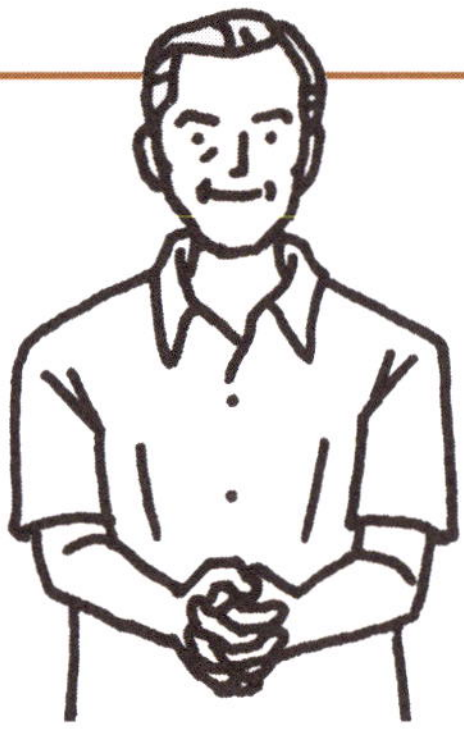

①肘《ひじ》を直角に曲げて、腕を前方に伸ばして指を組みます

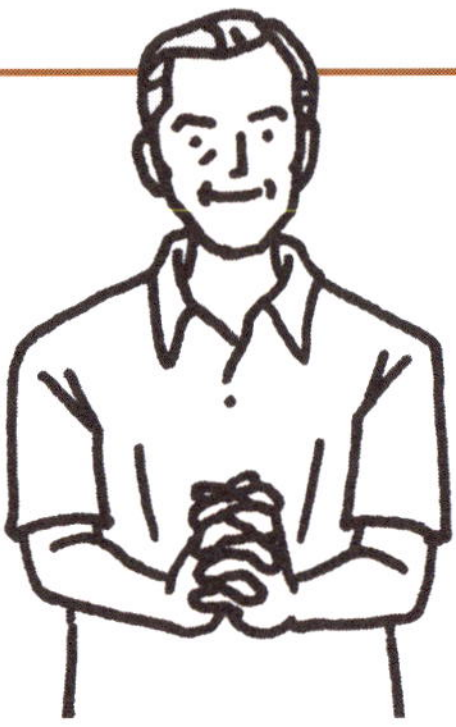

②指を組んだ状態で、上方向に動かします

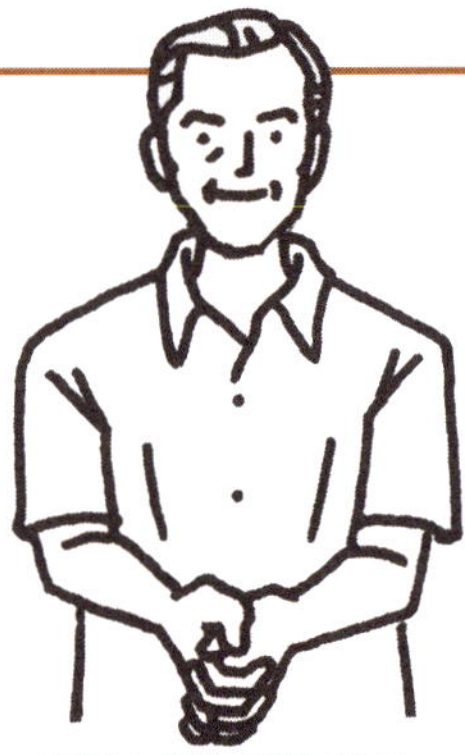

③指を組んだ状態で、下方向に動かします

手首を小指方向に曲げる

引き続き前腕を固定し、手首を小指方向に曲げます。これを尺屈《しゃっくつ》と呼びます

手首を親指方向に曲げる

引き続き前腕を固定し、手首を親指方向に曲げます。これを橈屈《とうくつ》と呼びます

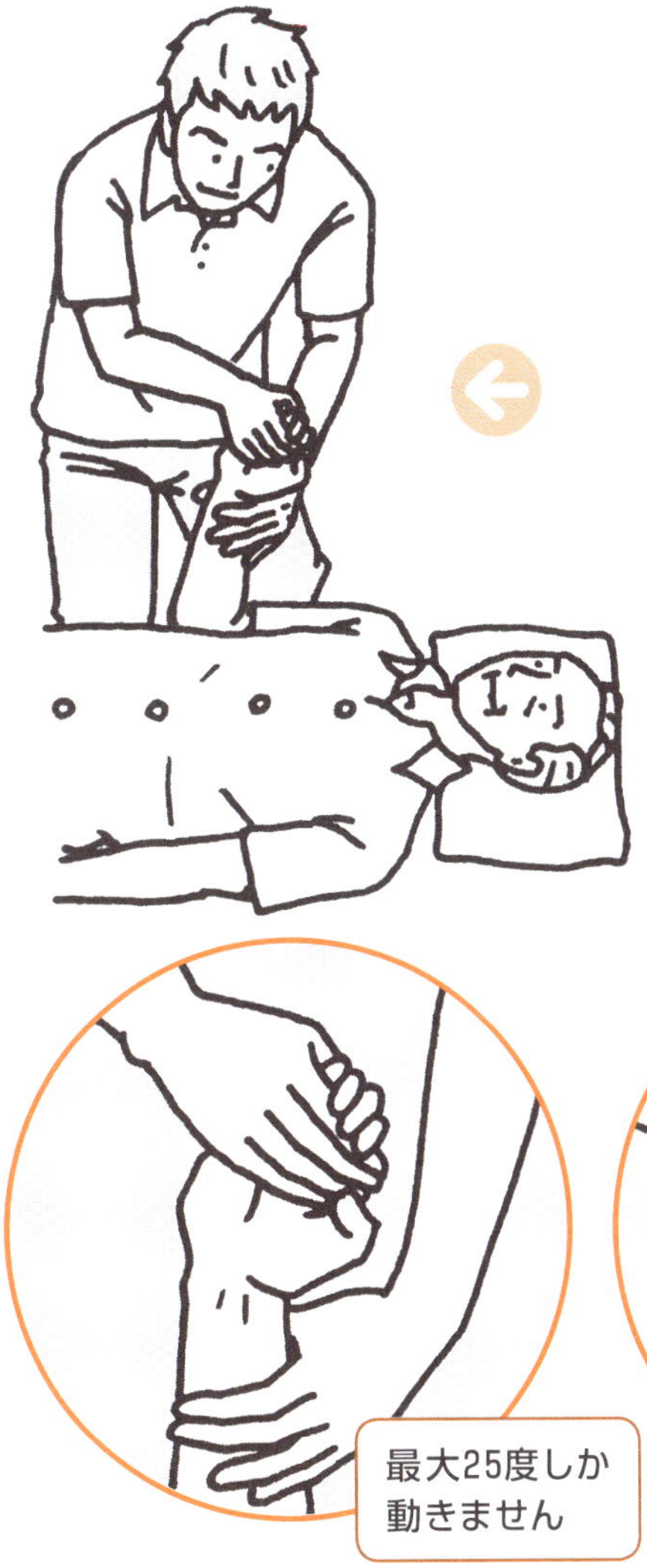

手首を手の甲に向ける

手首を手の甲のほうにゆっくりと曲げます。これを伸展《しんてん》（背屈《はいくつ》）と呼びます

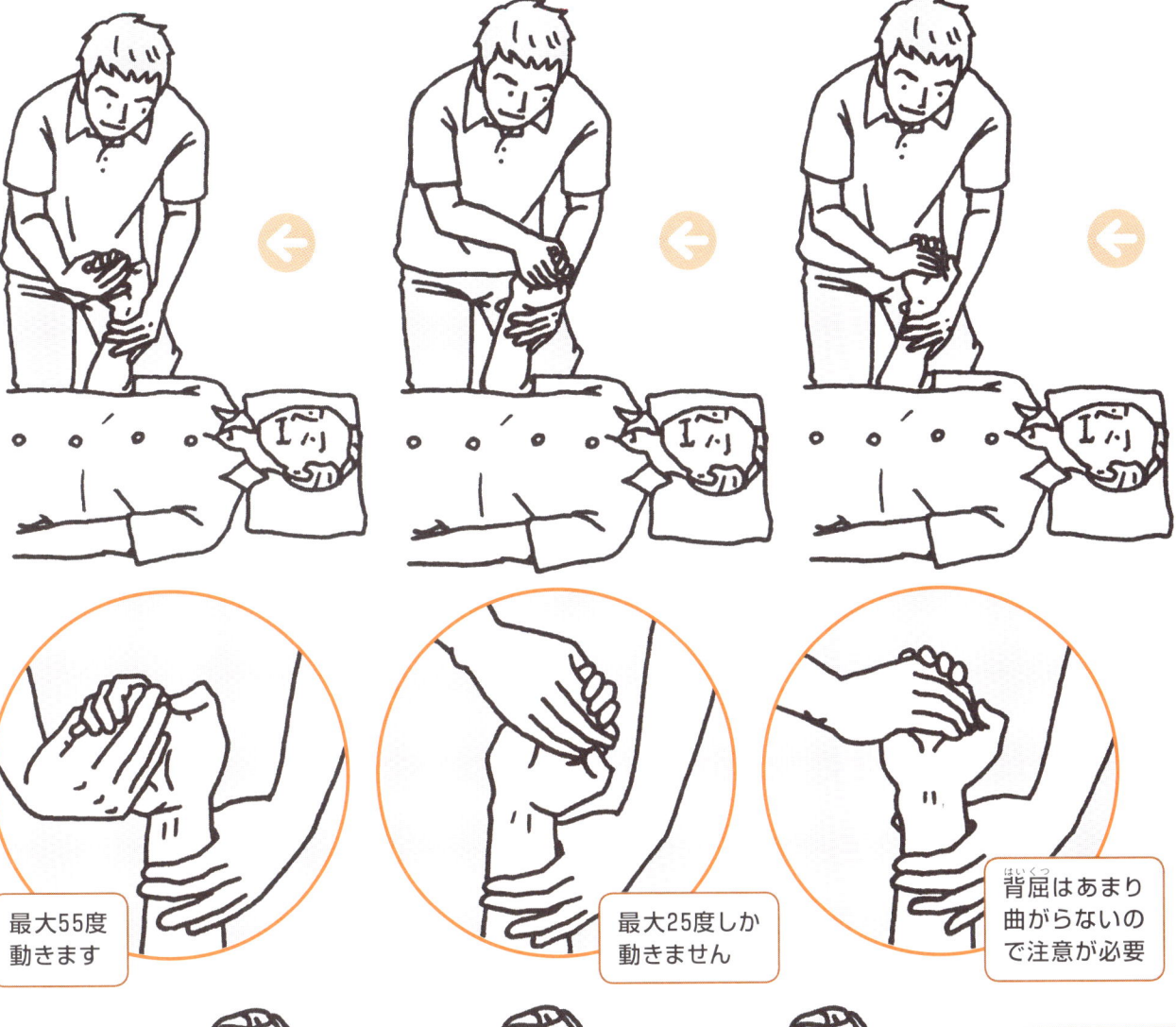

指を組んで左右に動かす。

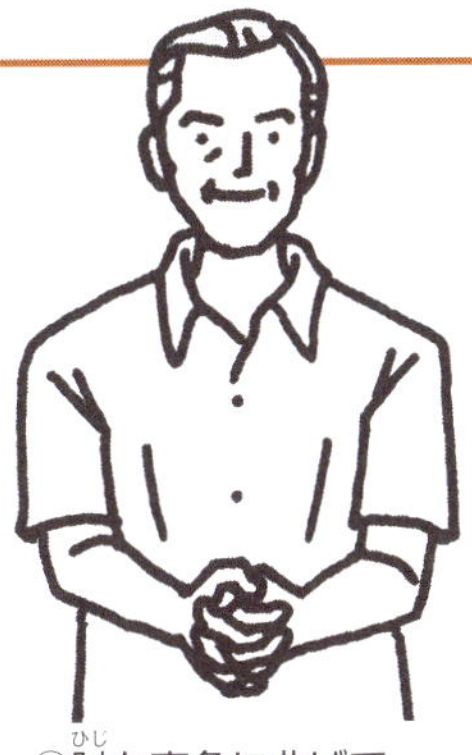

①肘《ひじ》を直角に曲げて、腕を前方に伸ばして指を組みます

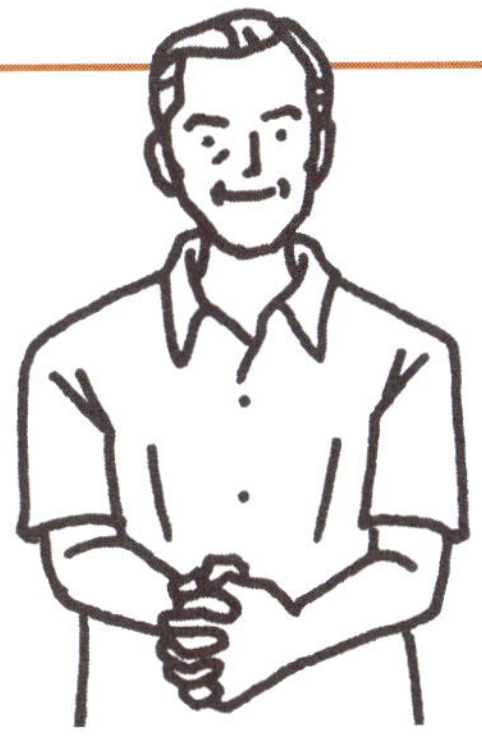

②組んだ指を右方向にふります

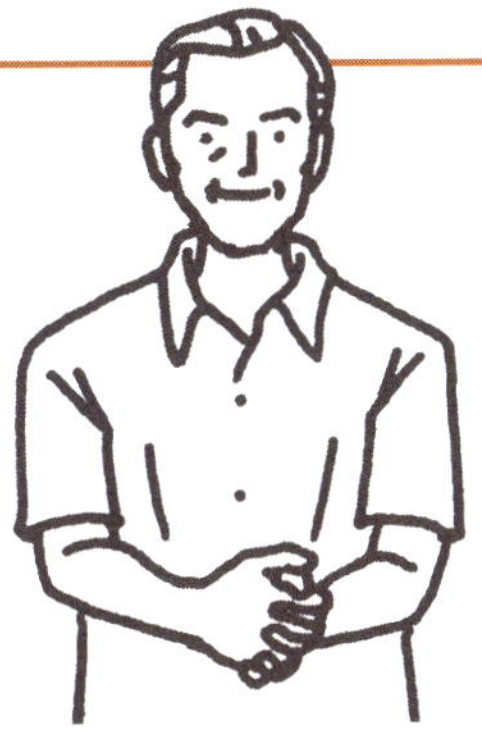

③組んだ指を左方向にふります

拘縮《こうしゅく》予防体操

前腕《ぜんわん》の運動（回外《かいがい》・回内《かいない》）

ドアノブをまわす際には橈尺関節《とうしゃくかんせつ》が働きます

ドアノブをまわすような動きでは、前腕《ぜんわん》にある橈骨《とうこつ》と尺骨《しゃっこつ》によって構成される橈尺関節《とうしゃくかんせつ》が働きます。手のひらを上に向ける動きのことを「回外《かいがい》」と呼び、手のひらを下に向ける動きのことを「回内《かいない》」と呼びます。

肘《ひじ》を固定して手首をつかむ

要介護者に横たわってもらい、右腕の手首をつかみます

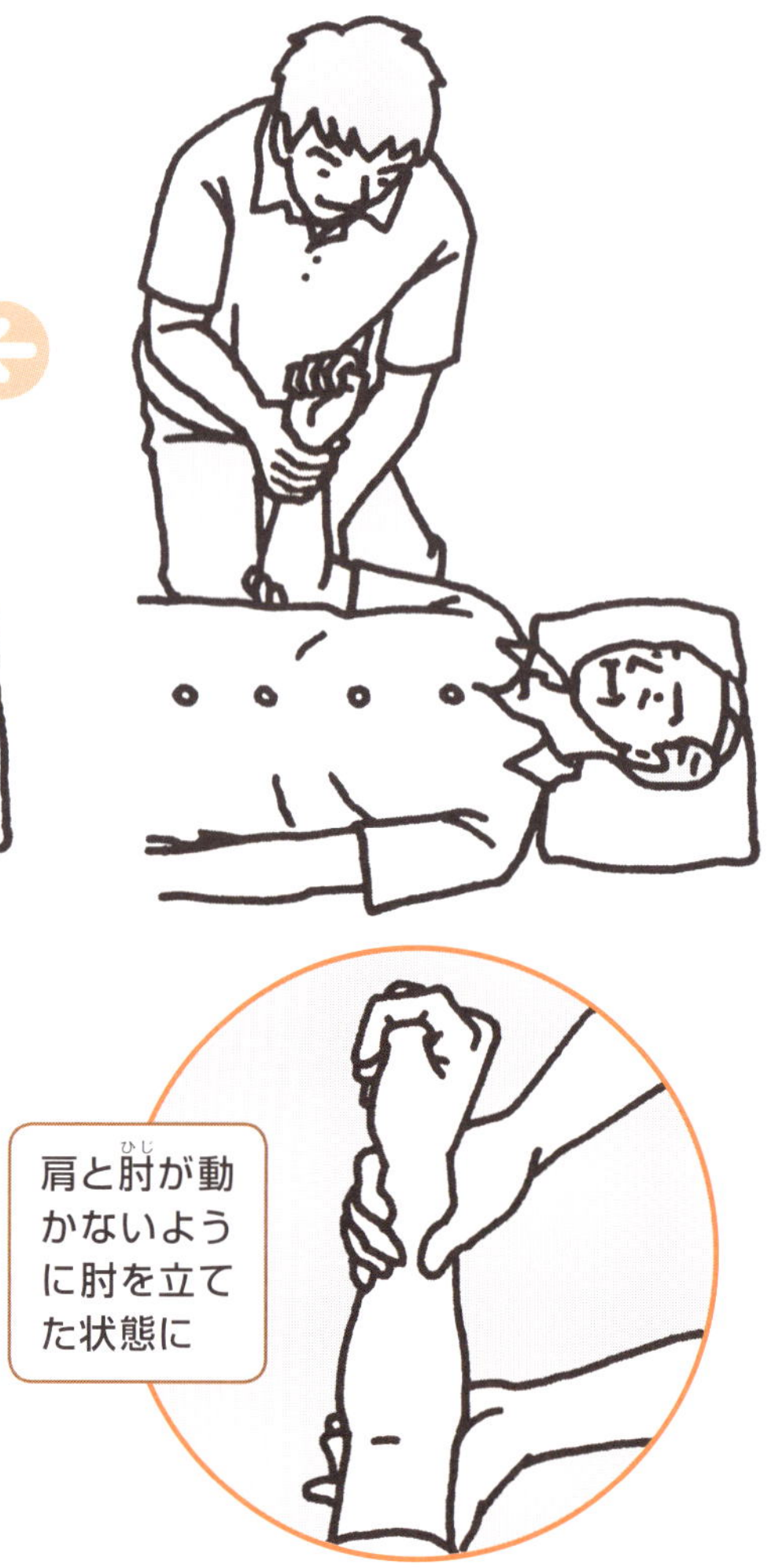

肩と肘《ひじ》が動かないように肘を立てた状態に

手のひらを外側にまわす

手のひらが上になるように前腕《ぜんわん》を回転させます。これを「回外《かいがい》」と呼びます

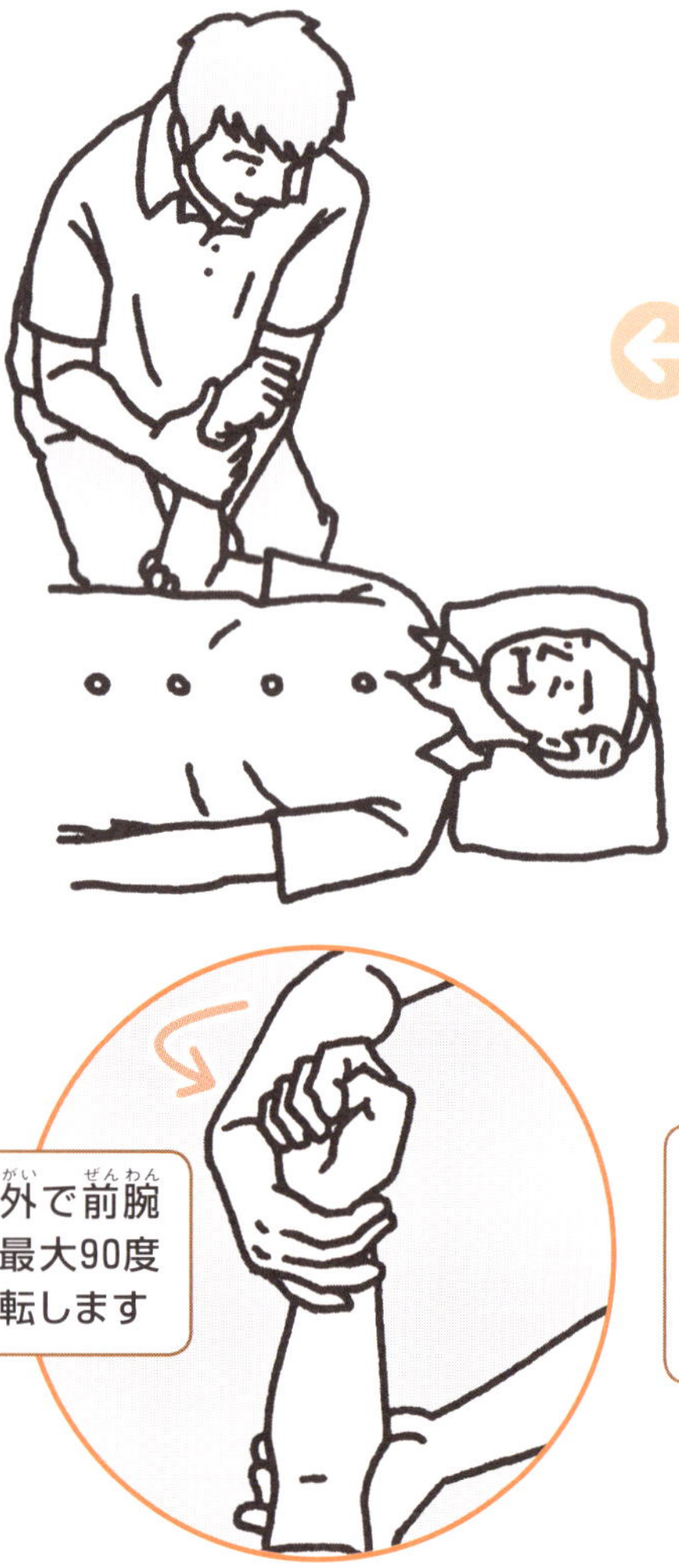

回外《かいがい》で前腕《ぜんわん》は最大90度回転します

1人でできる運動

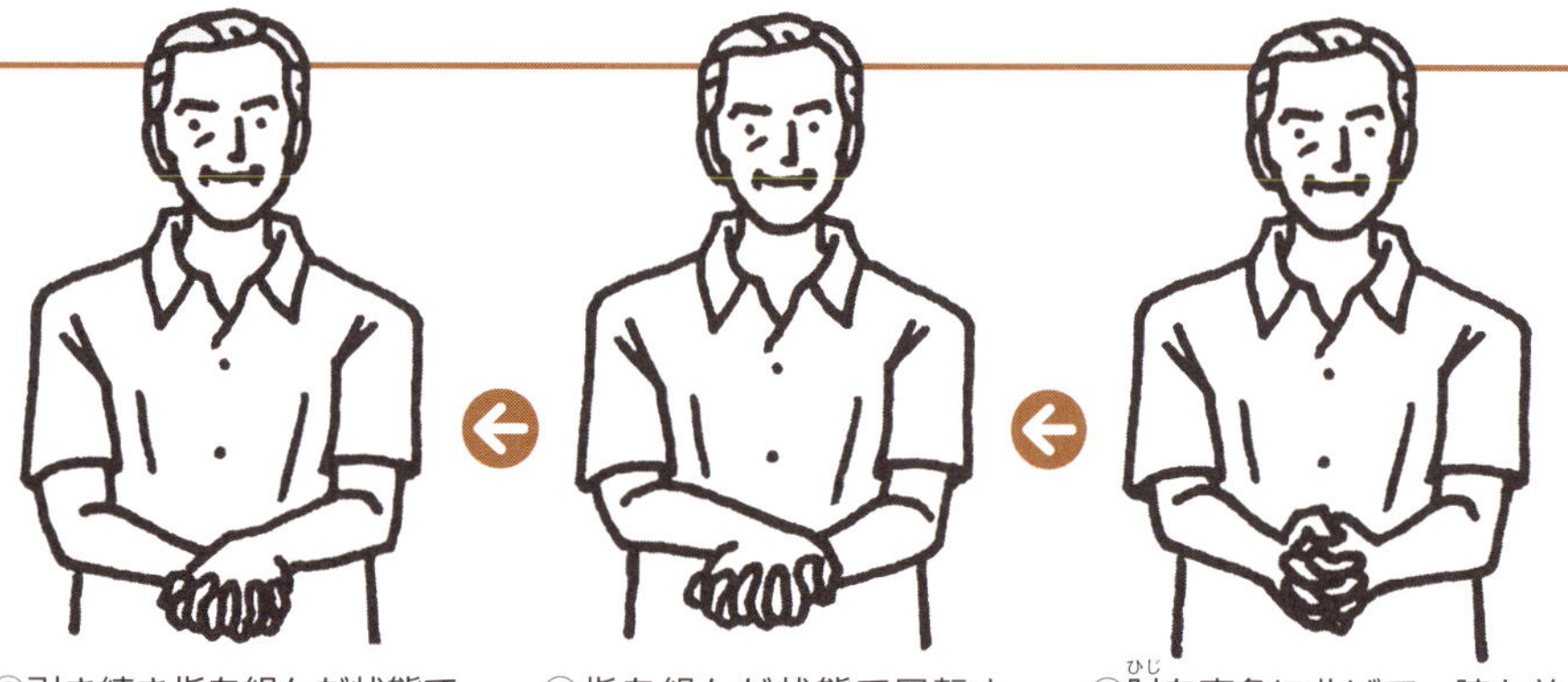

①肘《ひじ》を直角に曲げて、腕を前方に伸ばして指を組みます

②指を組んだ状態で回転させ、右手の甲が上を向く状態にします

③引き続き指を組んだ状態で反対方向に回転させ、左手の甲が上を向く状態にします

回外《かいがい》・回内《かいない》とは

前腕《ぜんわん》にある橈骨《とうこつ》と尺骨《しやっこつ》によって形成される、橈尺関節《とうしやくかんせつ》の動きのひとつ。

肘《ひじ》を曲げて前腕を前に出したとき、手のひらを上に向ける動きを回外という。たとえば、右手でドアノブを時計まわりにまわすときに使う動きで、最大可動域は90度。逆に手のひらを下に向ける動きは回内という。

回内では2つの骨を交叉《こうさ》させるのに対し、回外では平行になる

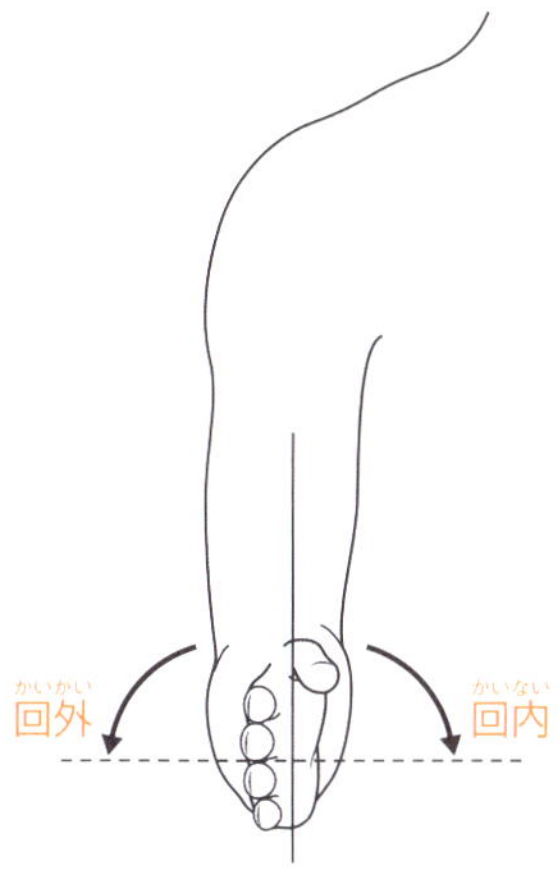

手のひらを内側にまわす

手のひらが内側になるように前腕を回転させます。これを「回内《かいない》」と呼びます。

もとの位置に戻す

引き続き肘を固定した状態で、最初の位置にゆっくり回転させます

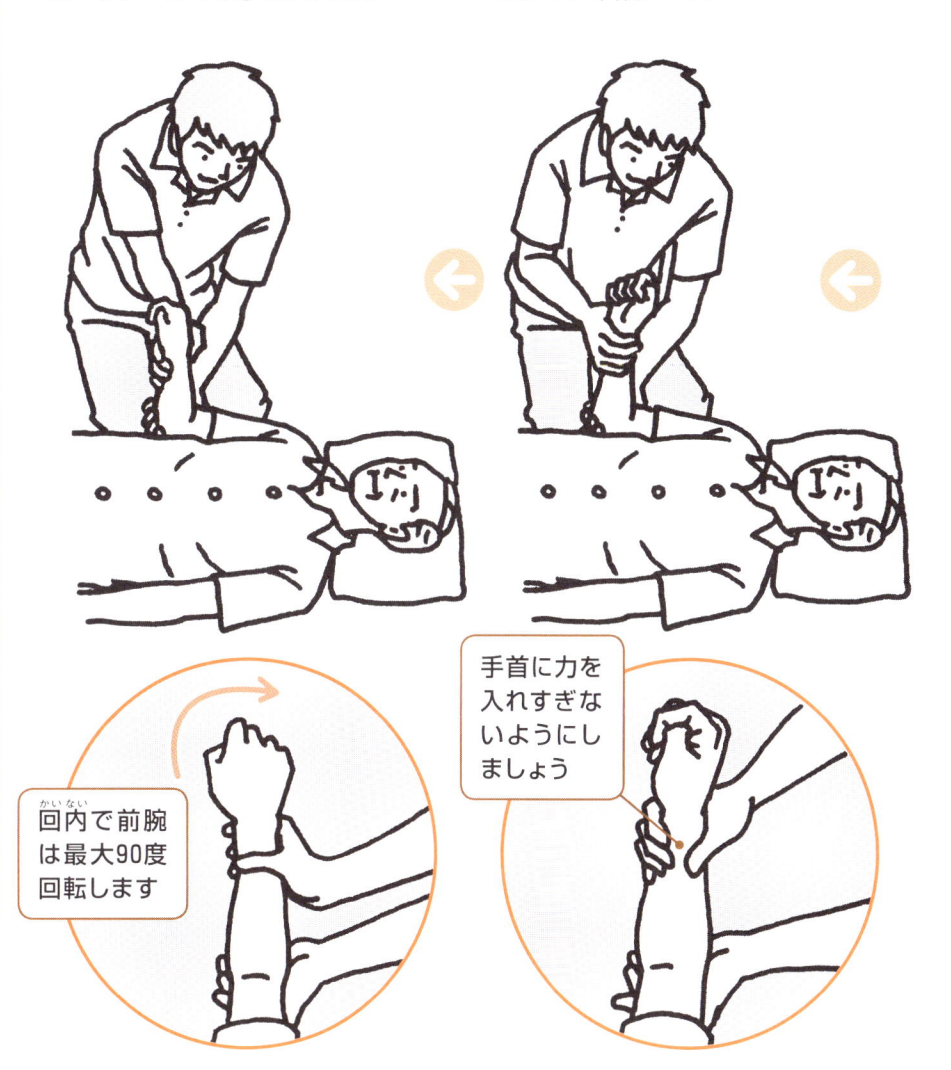

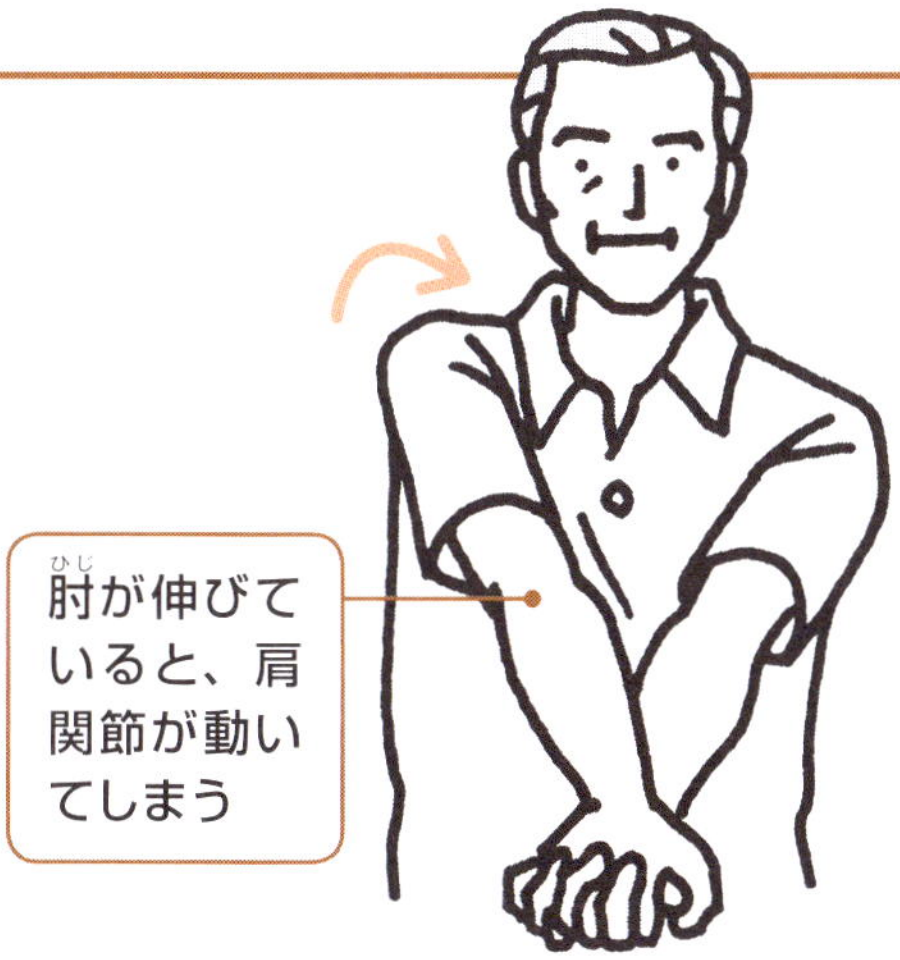

これはダメ

肘《ひじ》を伸ばして指を組む

肘を伸ばした状態で指を組んではいけません。肘を直角に曲げて、肩関節《かたかんせつ》が動かない状態にしてください。肘を伸ばした状態でこの運動を行うと肩関節が動いてしまい、肩の外旋《がいせん》・内旋《ないせん》運動になってしまうためです

拘縮《こうしゅく》予防体操

肘《ひじ》関節《かんせつ》の運動（屈曲《くっきょく》・伸展《しんてん》）

肘関節は蝶番《ちょうつがい》のついたドアのような動きをします

ものを持ち上げるときなどに、肘《ひじ》を曲げたり、伸ばしたりする関節運動のことを「肘の屈曲《くっきょく》・伸展《しんてん》運動」と呼びます。関節を動かしたときに、前腕《ぜんわん》が頭に近づく動きが「屈曲」、その逆が「伸展」です。肘の関節も拘縮《こうしゅく》を起こしやすいので、日頃から屈曲と伸展を反復する予防体操を行いましょう。

上腕《じょうわん》を固定して手首をつかむ

要介護者に横たわってもらい、左手で右手の上腕を固定し、右手で手首をやさしくつかみます

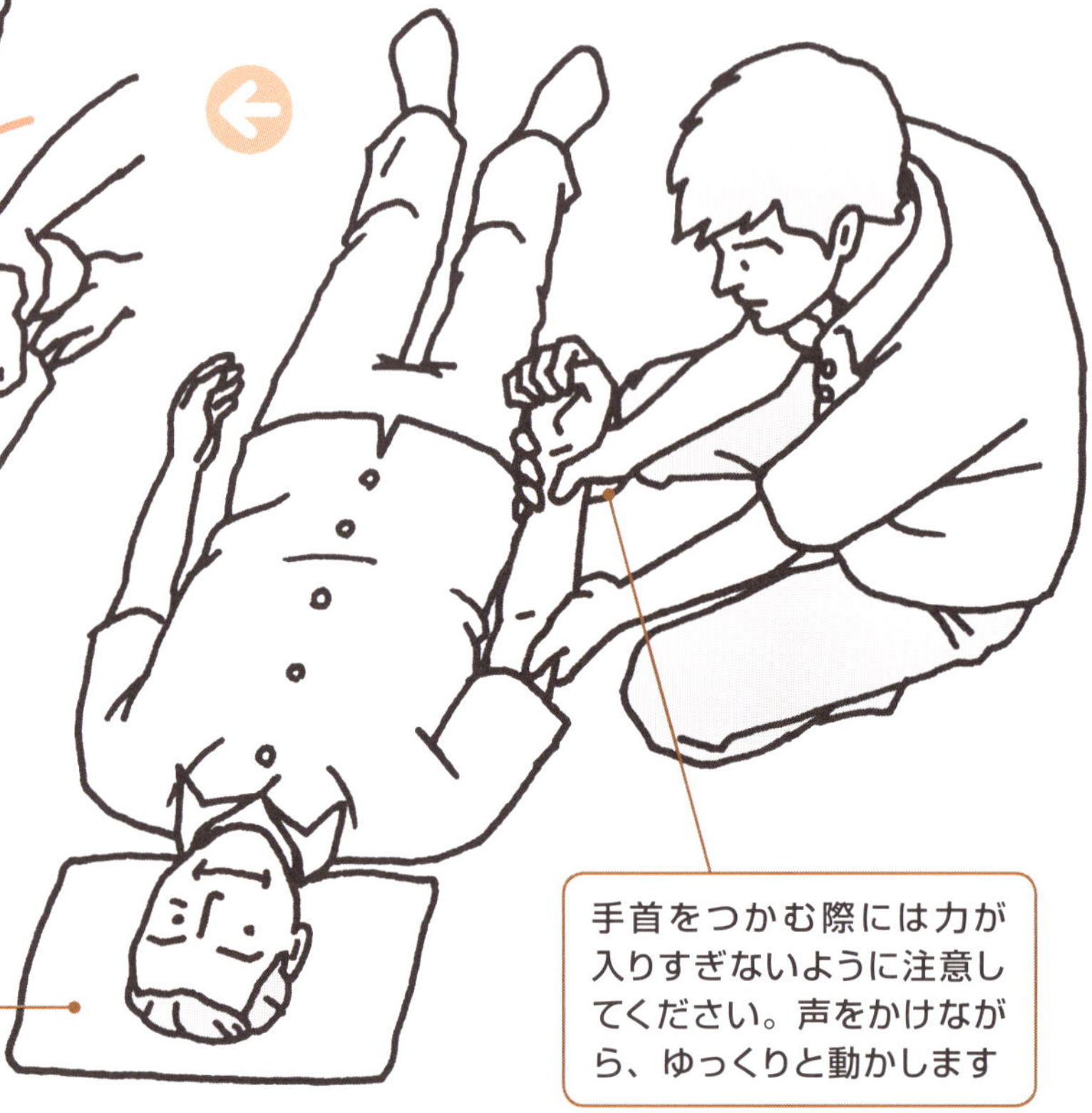

座布団を敷いておくと、首に負担がかかりません

手首をつかむ際には力が入りすぎないように注意してください。声をかけながら、ゆっくりと動かします

前腕《ぜんわん》を頭の方向に曲げる

肘《ひじ》を固定した状態で、前腕を頭の方向にゆっくりと曲げます

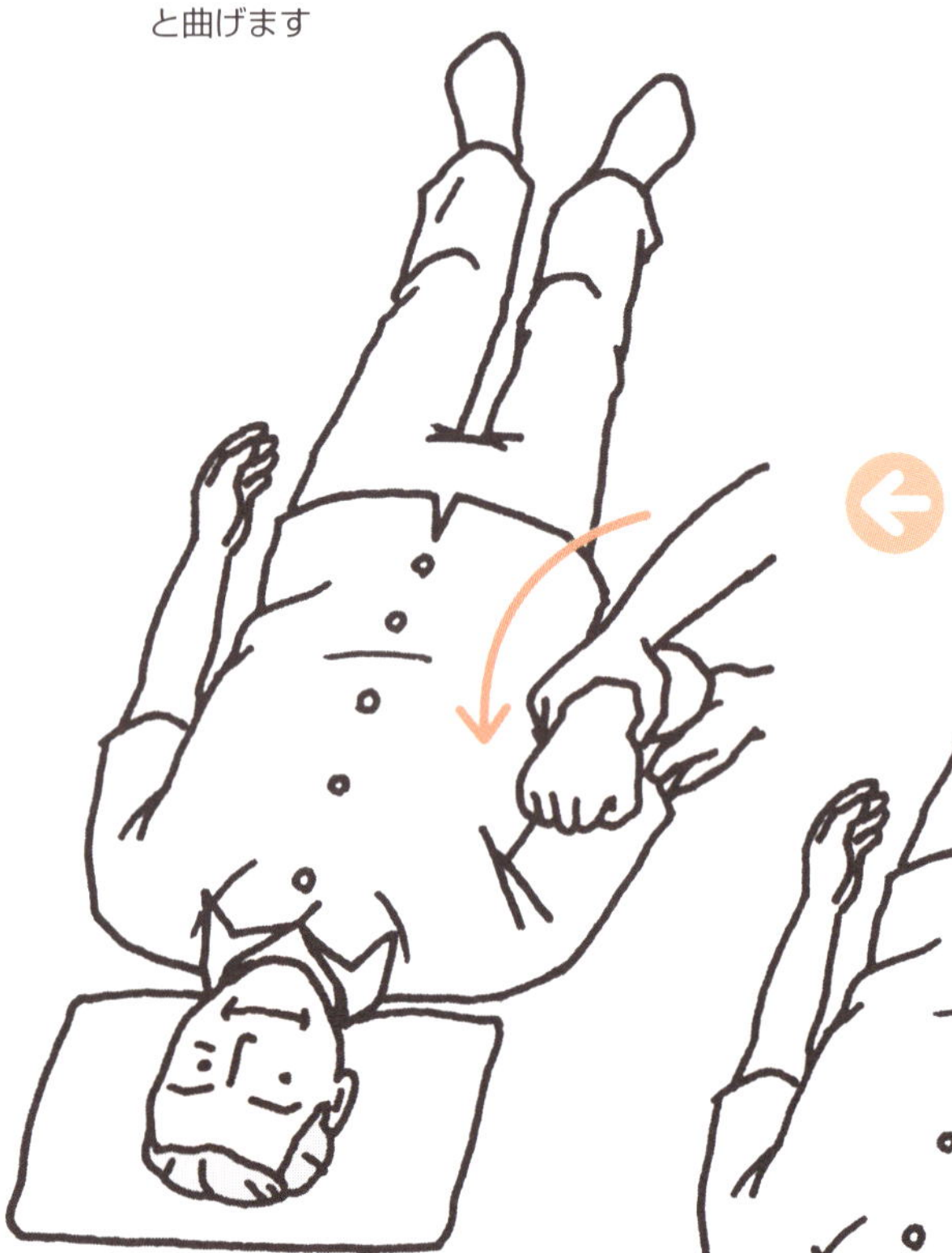

肘《ひじ》関節《かんせつ》の可動域に注意

肘関節は蝶番《ちょうつがい》関節

肘関節（腕尺《わんしゃく》関節）は蝶番《ちょうつがい》のついたドアのように一方向のみに動く蝶番関節です（266ページ参照）。屈曲《くっきょく》では最大145度関節が動きますが、伸展《しんてん》では最大5度しか動きません。この可動域以上には関節は動かないので、介助者は注意が必要です。

肘関節《ひじかんせつ》の可動域

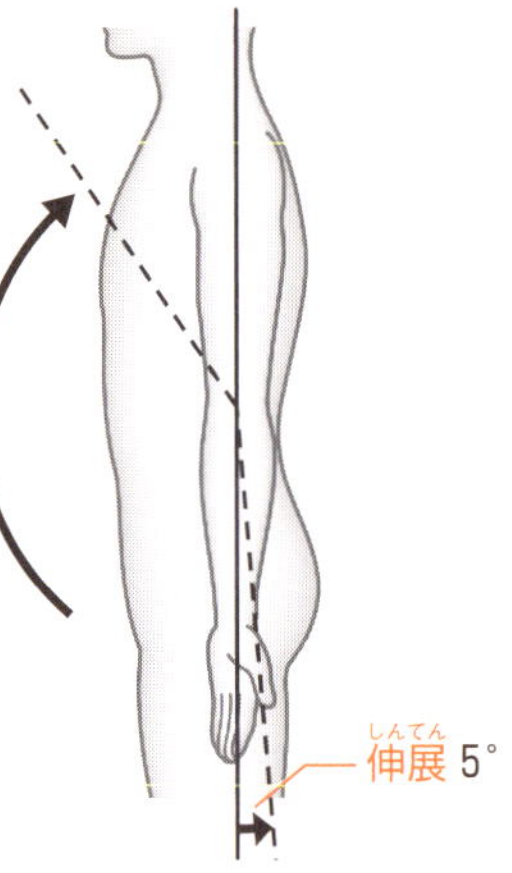

前腕と上腕を一直線にする

ゆっくりと腕を伸ばして、前腕と上腕が一直線になるようにします。要介護者が痛がるようなら無理をしないでください

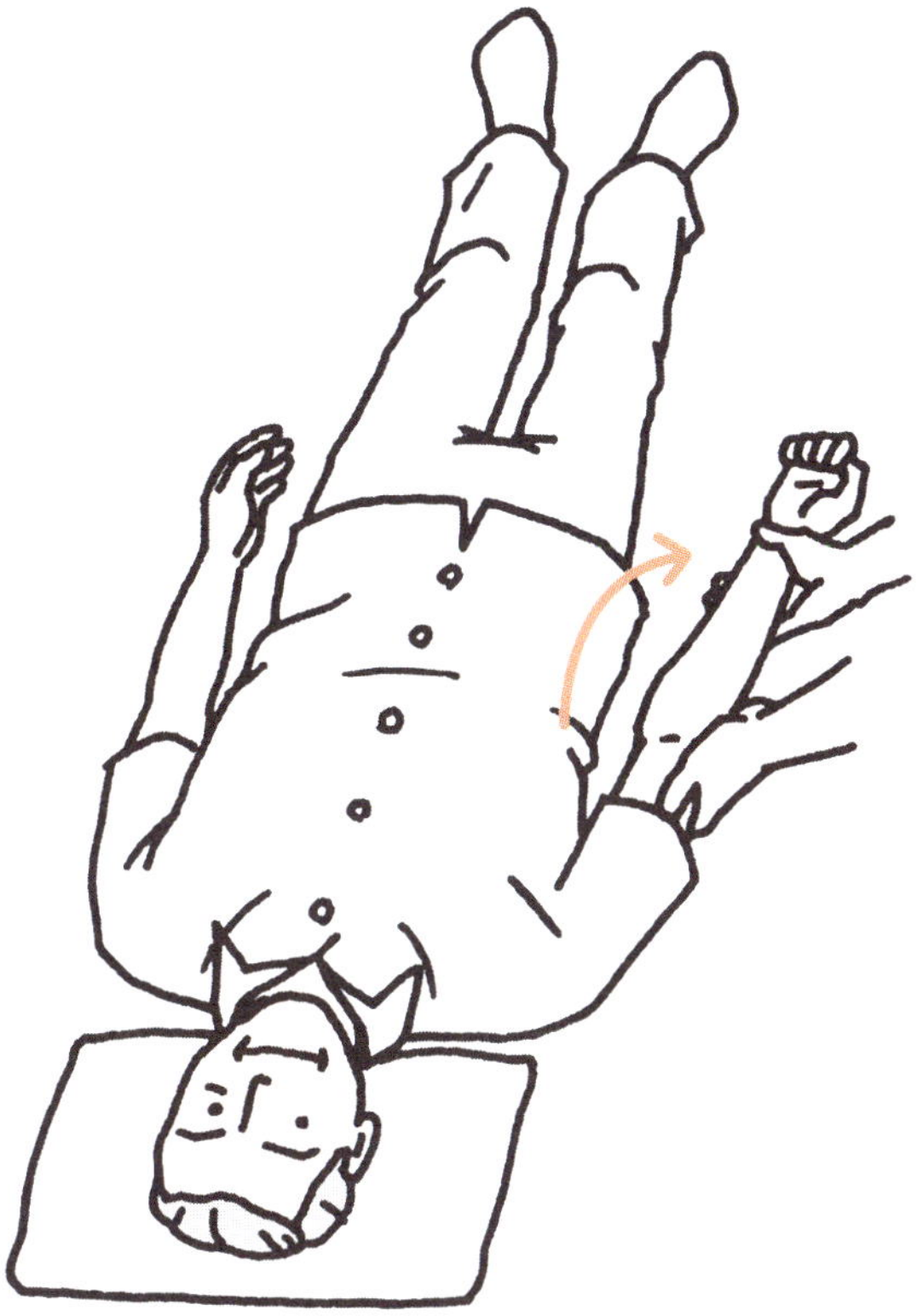

前腕を頭から遠ざける

肘を支点にして、前腕を頭から遠ざけるように伸ばしていきます

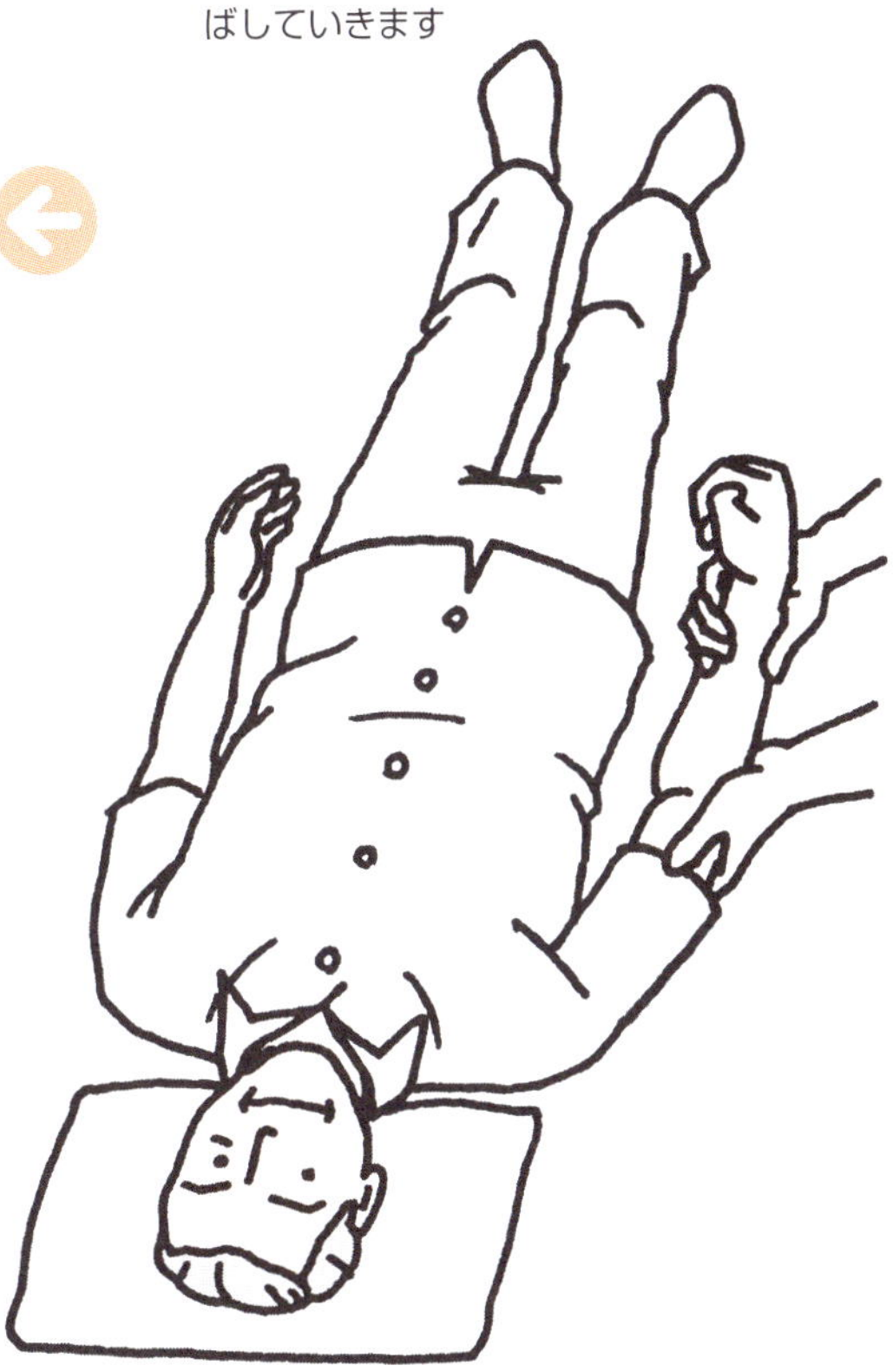

1人でできる運動

介助を受けずに1人で体操を行う際には肘《ひじ》の位置が動かないように注意しましょう。若い人なら関節や筋肉も柔軟なので、伸展《しんてん》するときは、腕をそらせるように関節を伸ばします。

①健側《けんそく》の手でマヒした手の手首を握ります

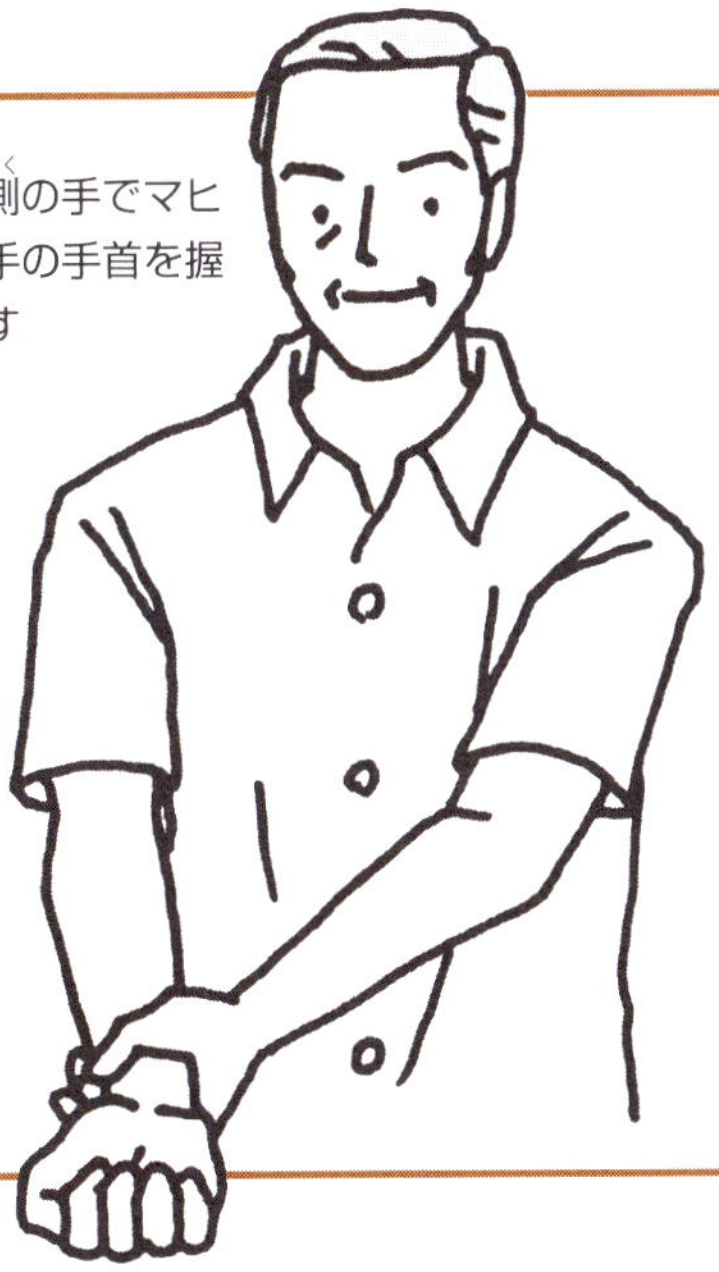

②健側の手でマヒした手を上のほうに引き上げます

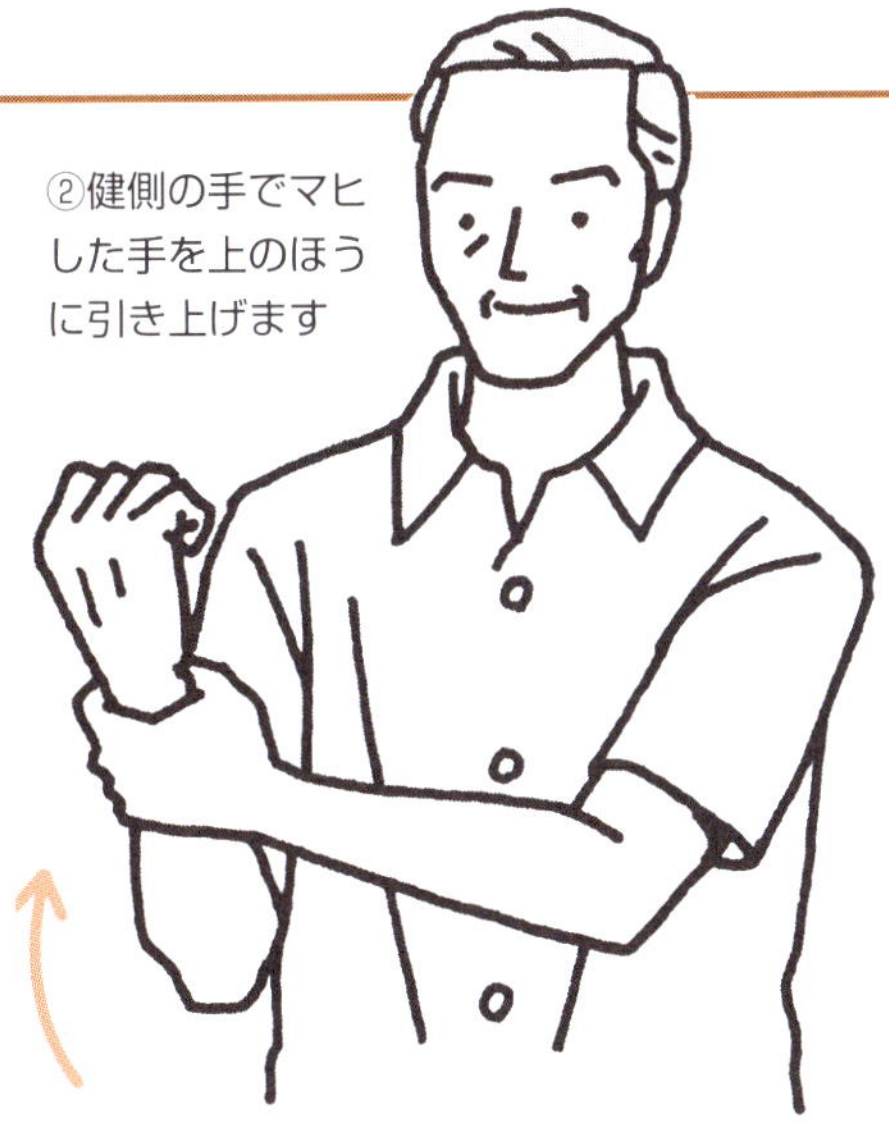

拘縮《こうしゅく》予防体操

肩関節《かたかんせつ》の運動①（屈曲《くっきょく》、外転《がいてん》）

肩関節は球関節で可動範囲が大きいのが特徴です

肩関節《かたかんせつ》は、体幹部《たいかんぶ》と上肢《じょうし》をつなぐ関節です。肩関節は、人間の関節のなかで、もっとも可動範囲が大きくなっています。腕を前に上げる運動を屈曲《くっきょく》、腕をからだの正中線《せいちゅうせん》（からだを真ん中で左右に分ける線のこと）から遠ざける動きを「外転《がいてん》」と呼びます。

前に上げる（屈曲《くっきょく》）

1. 肘《ひじ》を固定して手首をつかむ

介助者は要介護者のわきに座ります。左手で要介護者の右腕の肘を固定してから、右手でやわらかく手首をつかみます

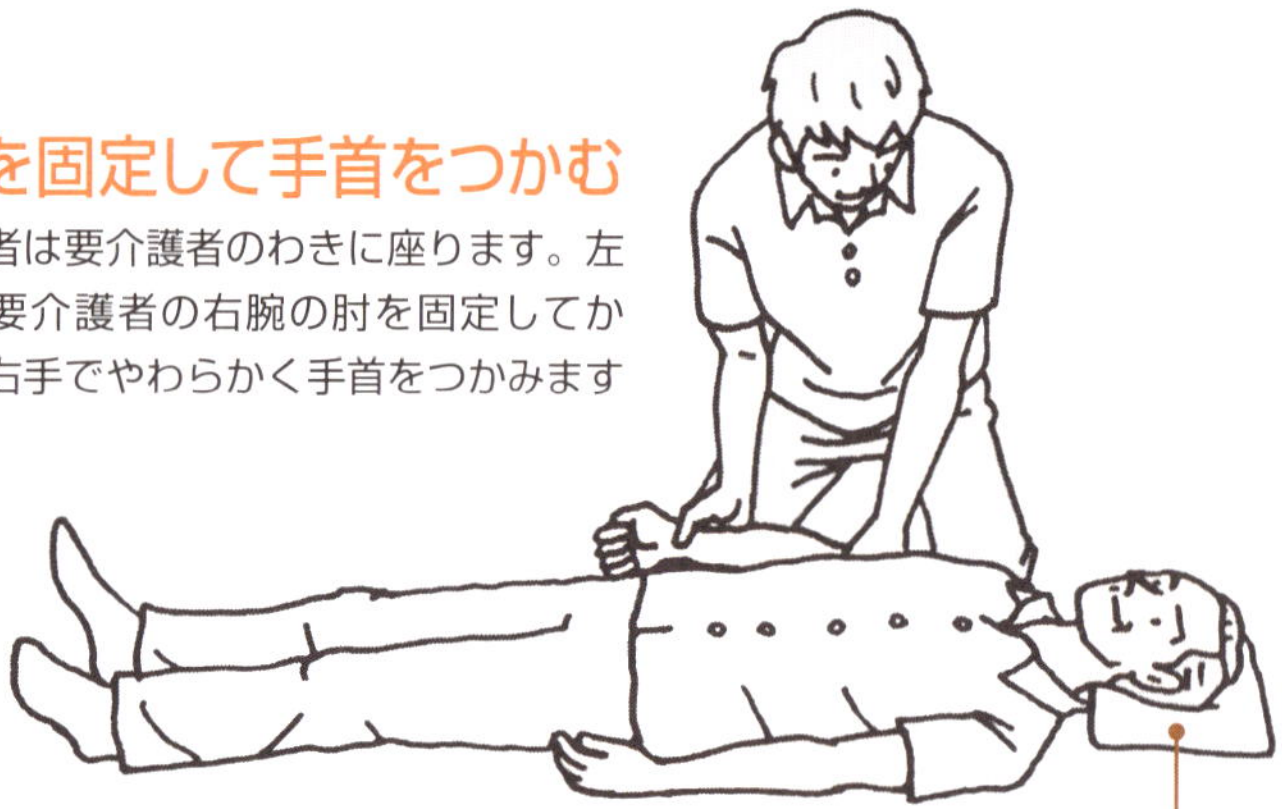

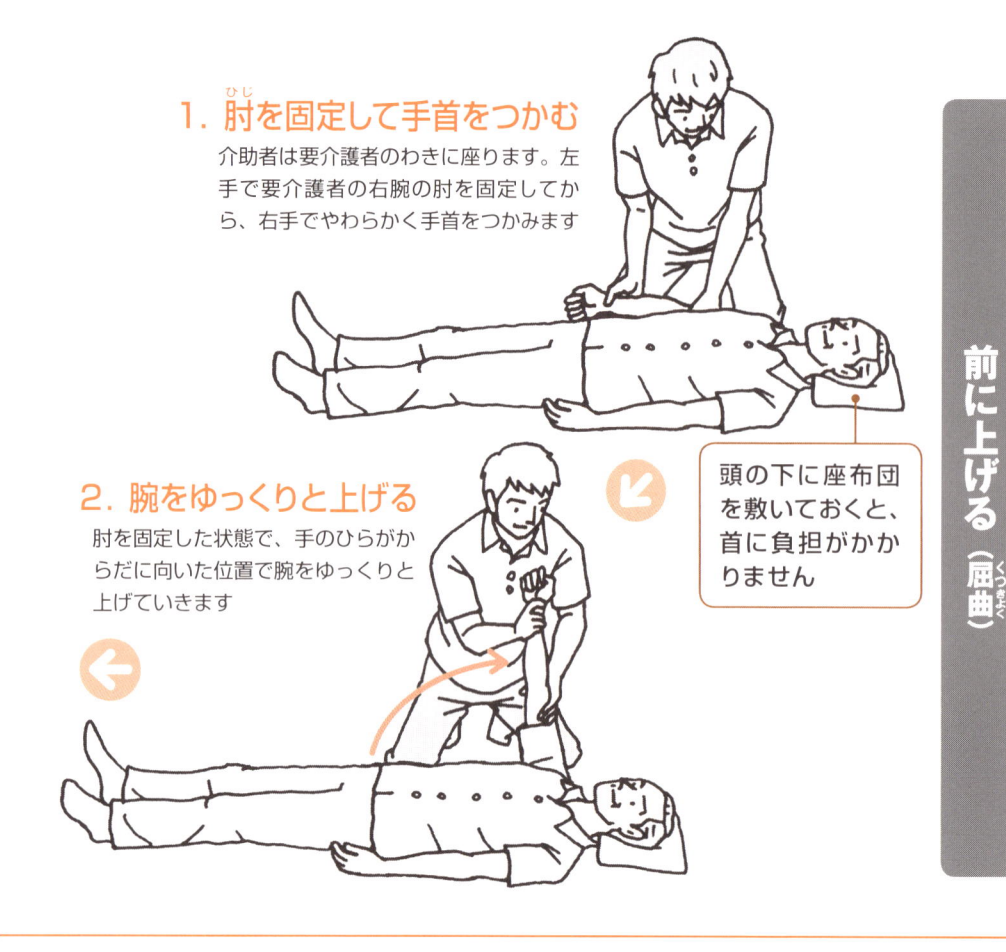

頭の下に座布団を敷いておくと、首に負担がかかりません

2. 腕をゆっくりと上げる

肘を固定した状態で、手のひらがからだに向いた位置で腕をゆっくりと上げていきます

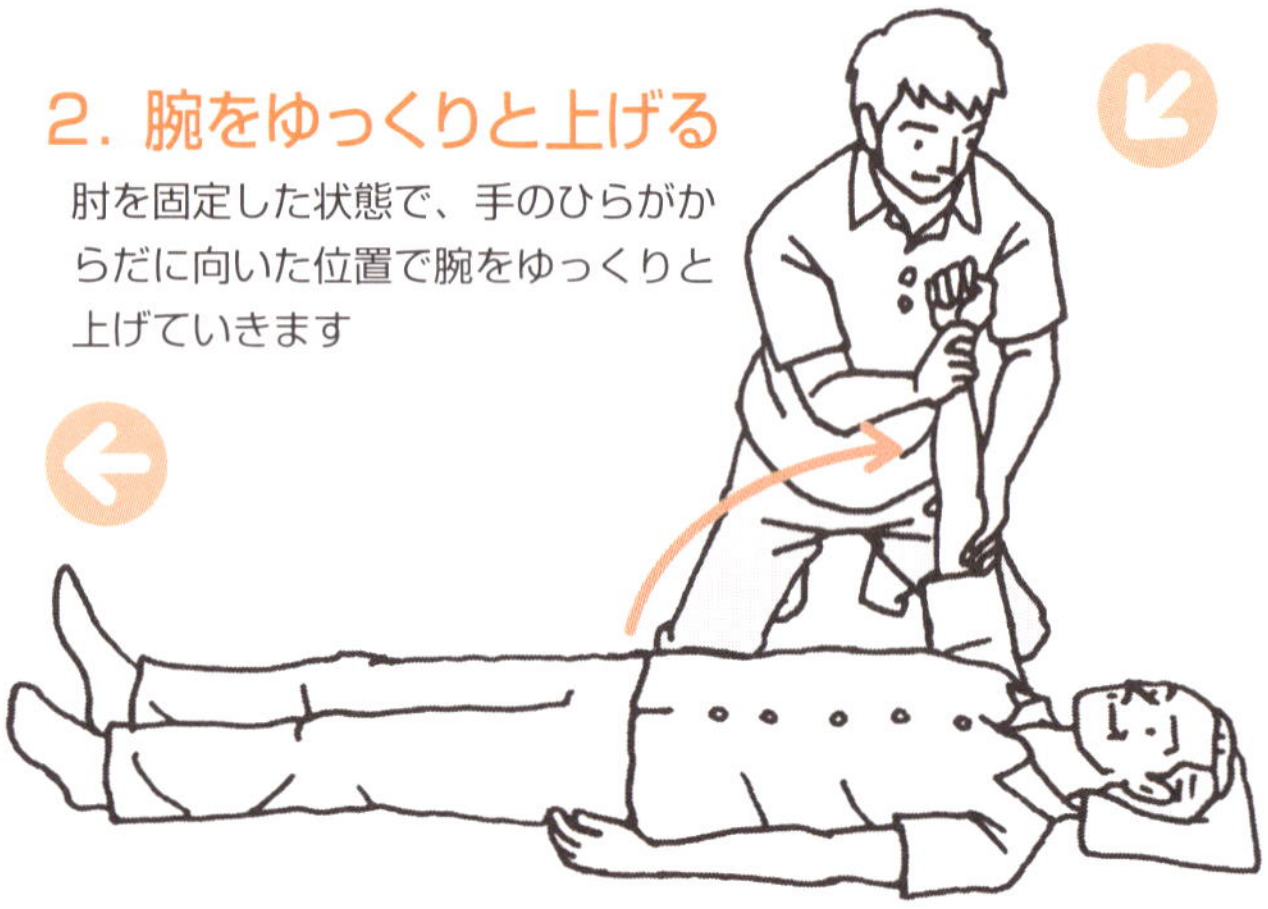

横に上げる（外転《がいてん》）

1. 肘《ひじ》を固定して手首をつかむ

介助者は要介護者のわきに座ります。右手で要介護者の肘を固定し、左手でやわらかく手首をつかみます

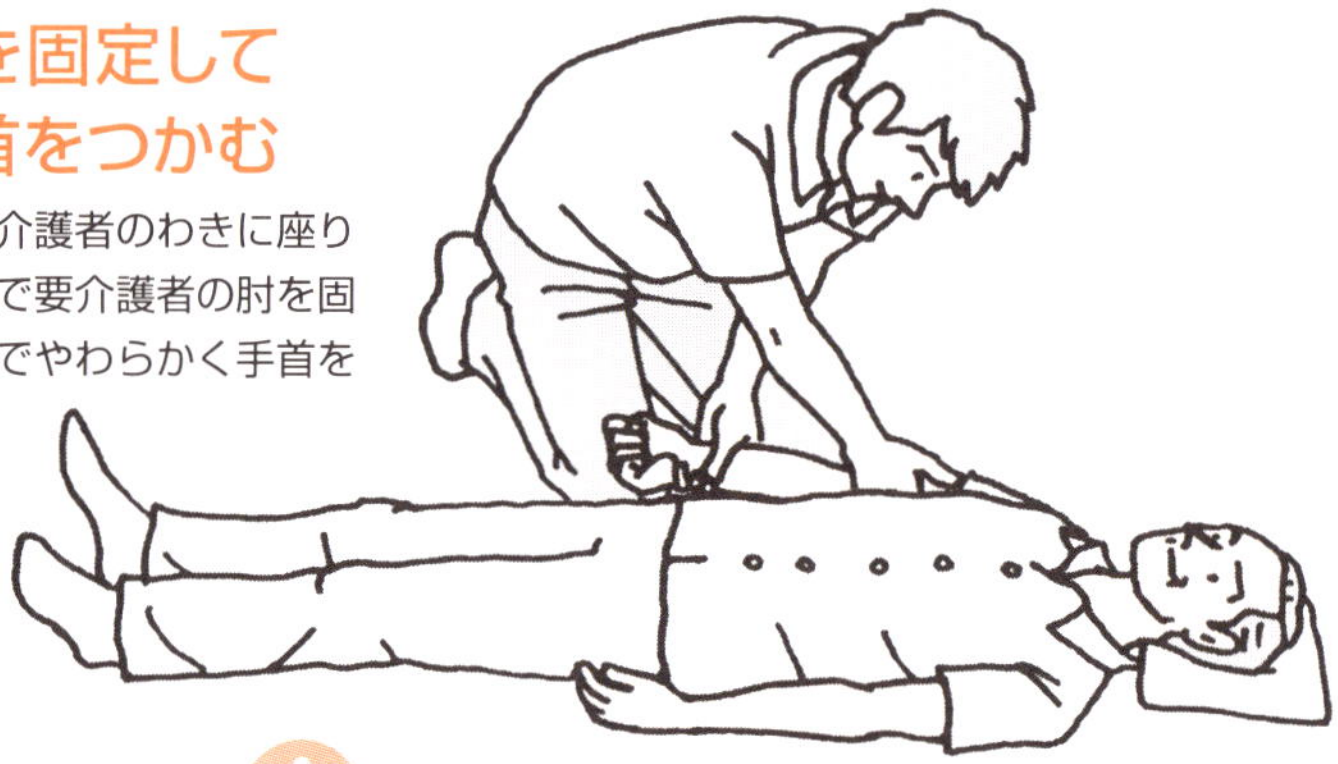

2. 腕を横方向にゆっくり動かす

肘を固定した状態で腕をゆっくりと横方向に動かします。手のひらがからだに向いた位置で行うと肩を痛める心配がありません

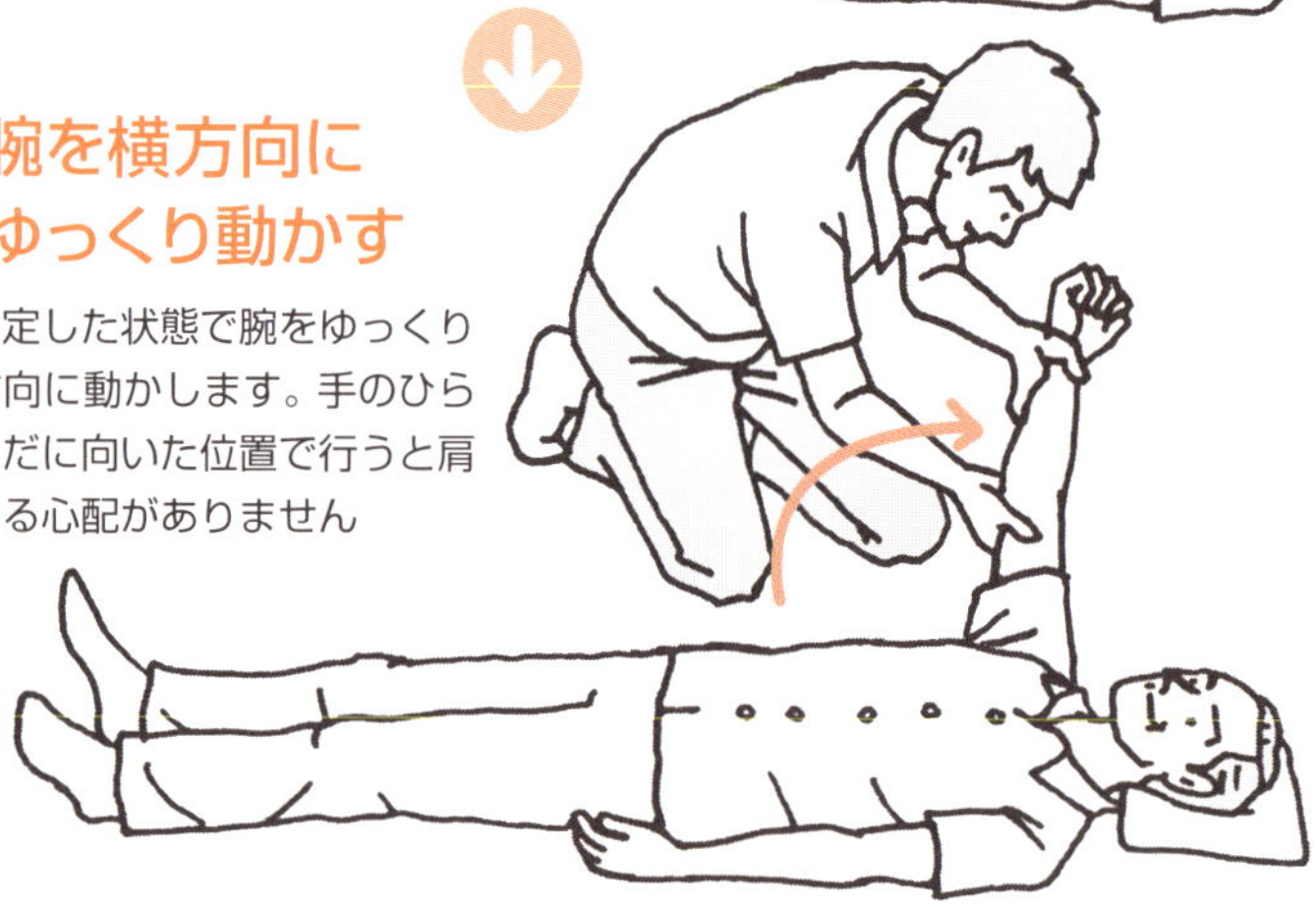

1人でできる運動

①マヒしている手を健側《けんそく》の手で支えます。その際に親指をマヒしている手の手のひらのなかに入れます

②①の状態を維持しながら、そのまま上に引き上げます

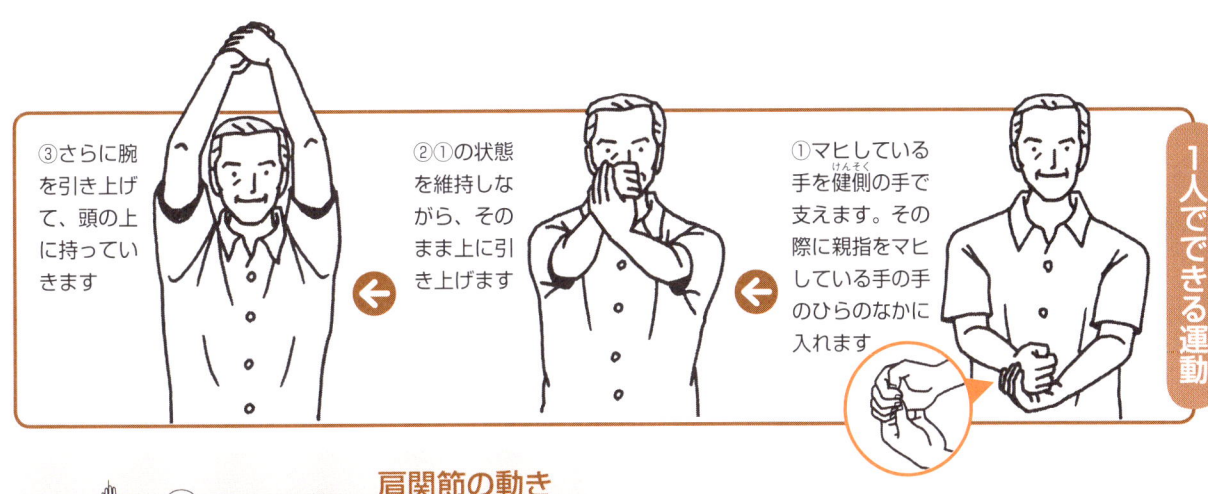

③さらに腕を引き上げて、頭の上に持っていきます

肩関節の動き

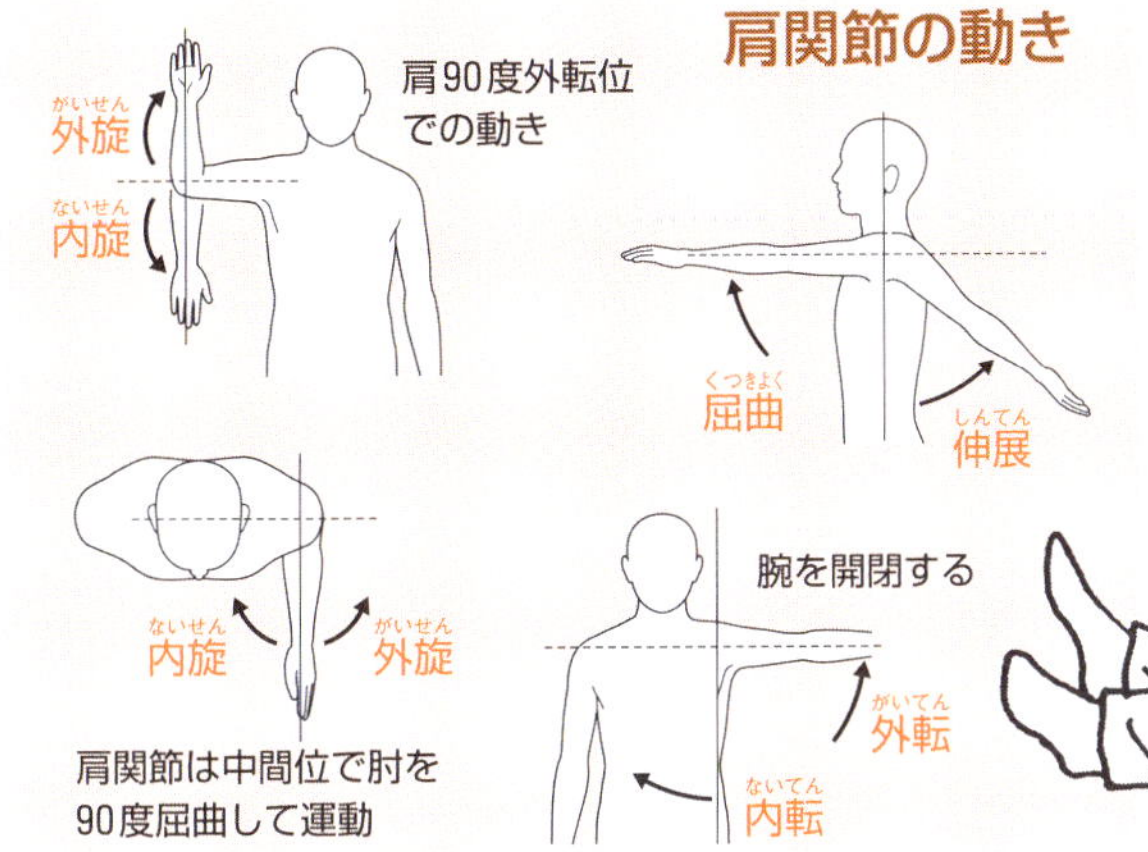

3. 腕を一直線に伸ばす

上腕《じょうわん》と前腕《ぜんわん》が一直線になるように腕を伸ばします。要介護者が痛がるようなら無理をしないでください。一連の動きを屈《くっ》曲《きょく》といいます

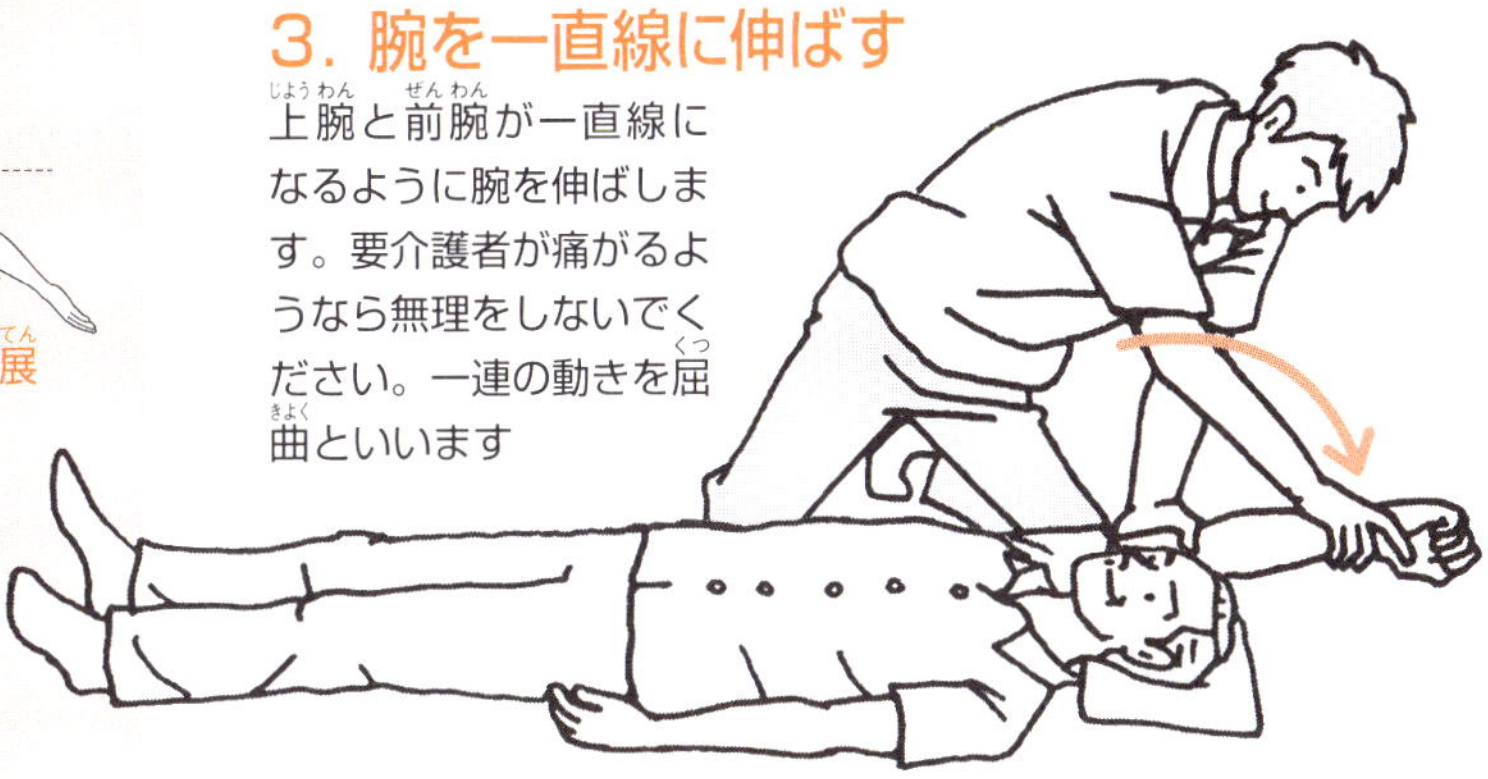

1人でできる運動

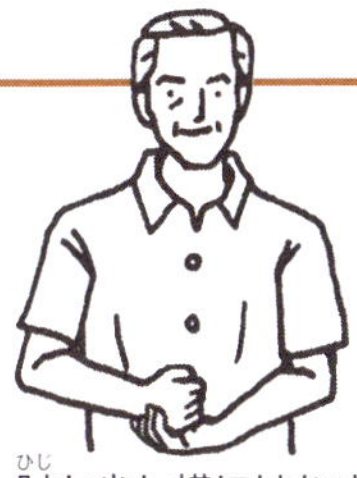

①まず、肘《ひじ》を少し横にはります。次にマヒしている手を健側《けんそく》の手で支えます。その際に親指をマヒしている手の手のひらのなかに入れます

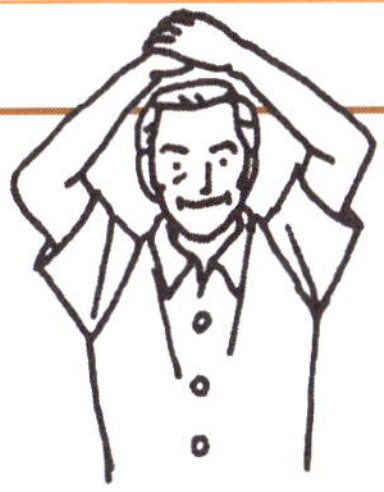

②肘を横にはった状態で、そのまま腕を引き上げます

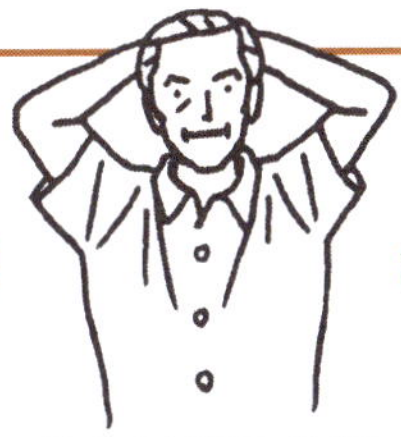

③②の状態を維持して、腕を頭の後ろに持っていきます

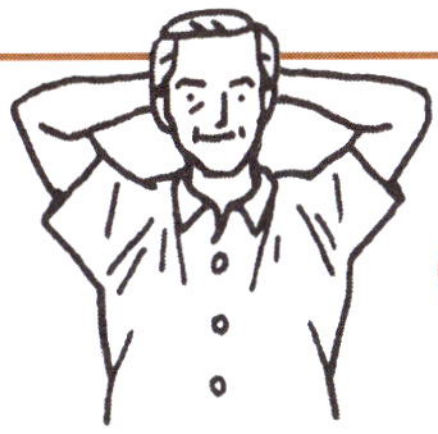

④両肘を頭の後ろに持っていくようにして、胸をそらせます。その際、大胸筋《だいきょうきん》がストレッチされます

3. 腕を外転させて、上腕と前腕を一直線に

腕を外転させて最終的に上腕と前腕が一直線になるようにします。要介護者が痛がるようなら無理をしないでください

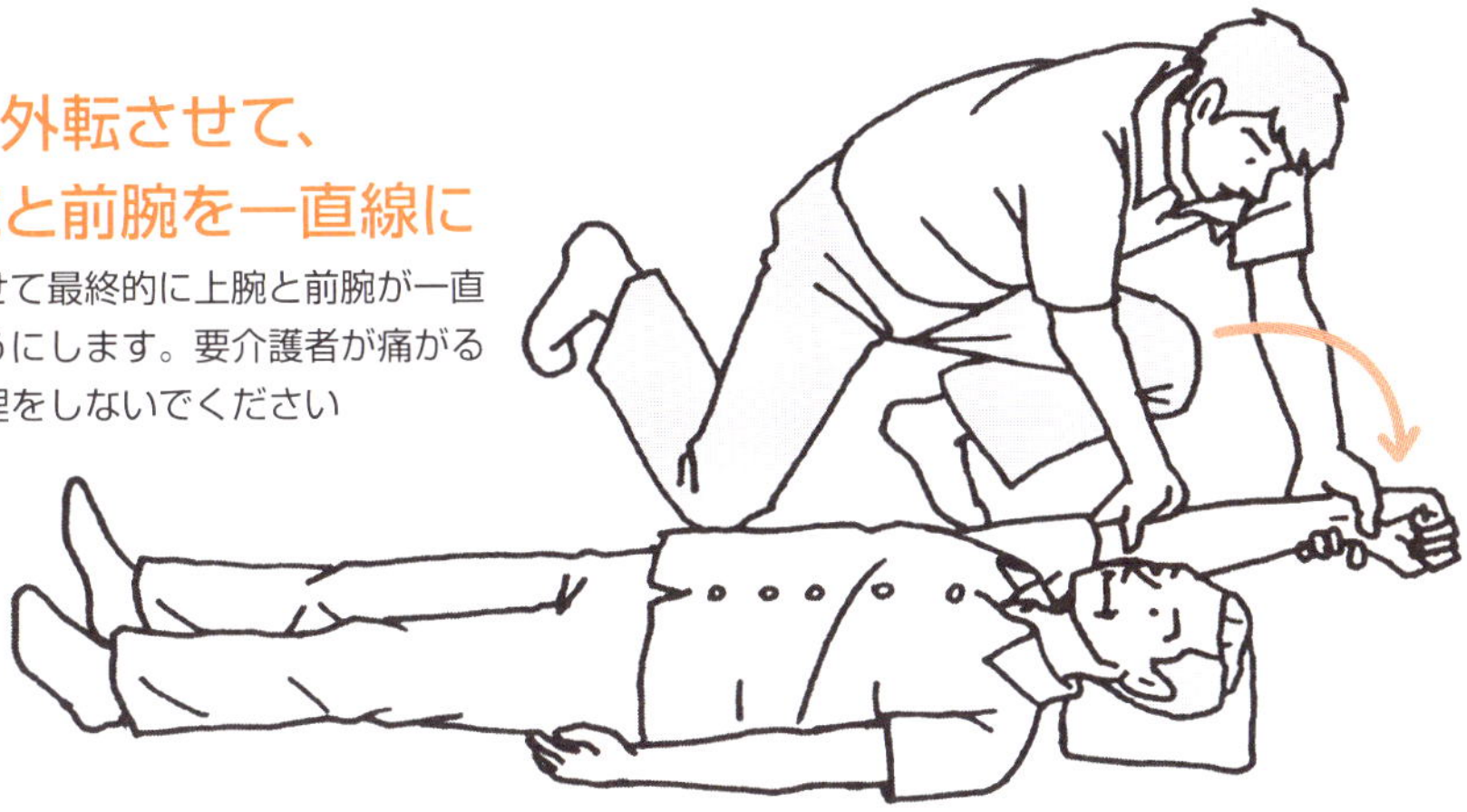

肩《かた》関《かん》節《せつ》の運動❷（内旋《ないせん》・外旋《がいせん》）

肘《ひじ》を固定して、肩関節を動かします

手および足を、回転軸に対して内側にまわすことを内旋《ないせん》、外側にまわすことを外旋《がいせん》といいます

肘《ひじ》を軸《じく》にして上下に

1. 肘《ひじ》を固定して手首をつかむ

介助者は要介護者のわきに座ります。左手で要介護者の肘を固定し、右手でやわらかく手首をつかみます

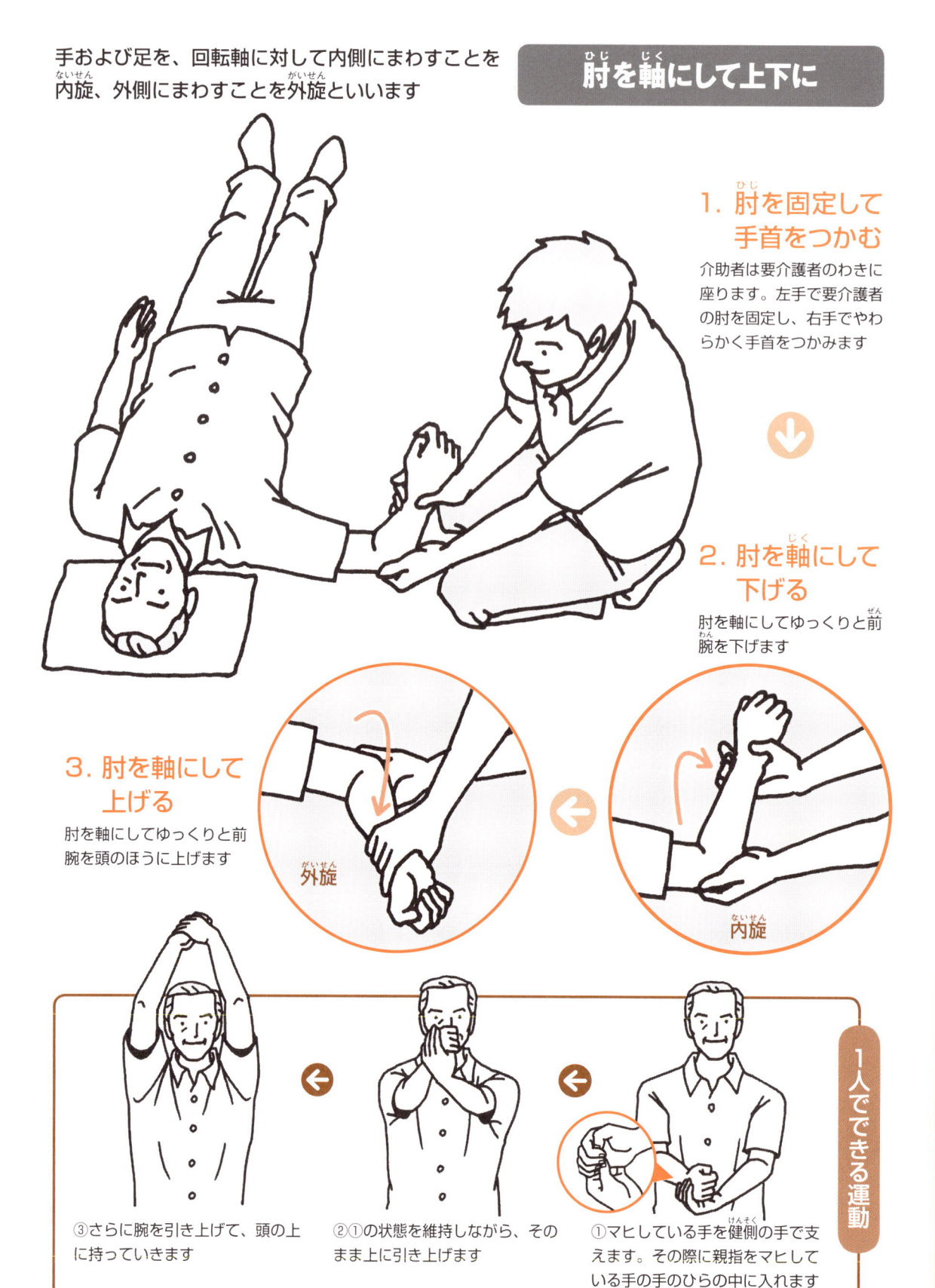

2. 肘を軸《じく》にして下げる

肘を軸にしてゆっくりと前《ぜん》腕《わん》を下げます

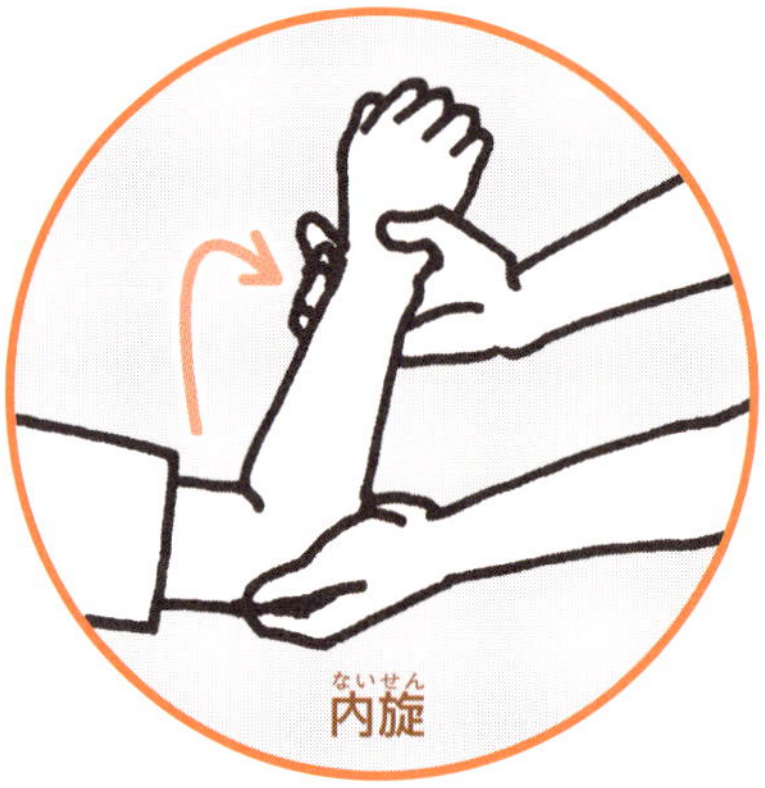

3. 肘を軸にして上げる

肘を軸にしてゆっくりと前腕を頭のほうに上げます

1人でできる運動

①マヒしている手を健側《けんそく》の手で支えます。その際に親指をマヒしている手の手のひらの中に入れます

②①の状態を維持しながら、そのまま上に引き上げます

③さらに腕を引き上げて、頭の上に持っていきます

肘《ひじ》を軸《じく》にして左右に

一見すると肘関節《ひじかんせつ》の運動のように見えますが、肩関節《かたかんせつ》が動いています

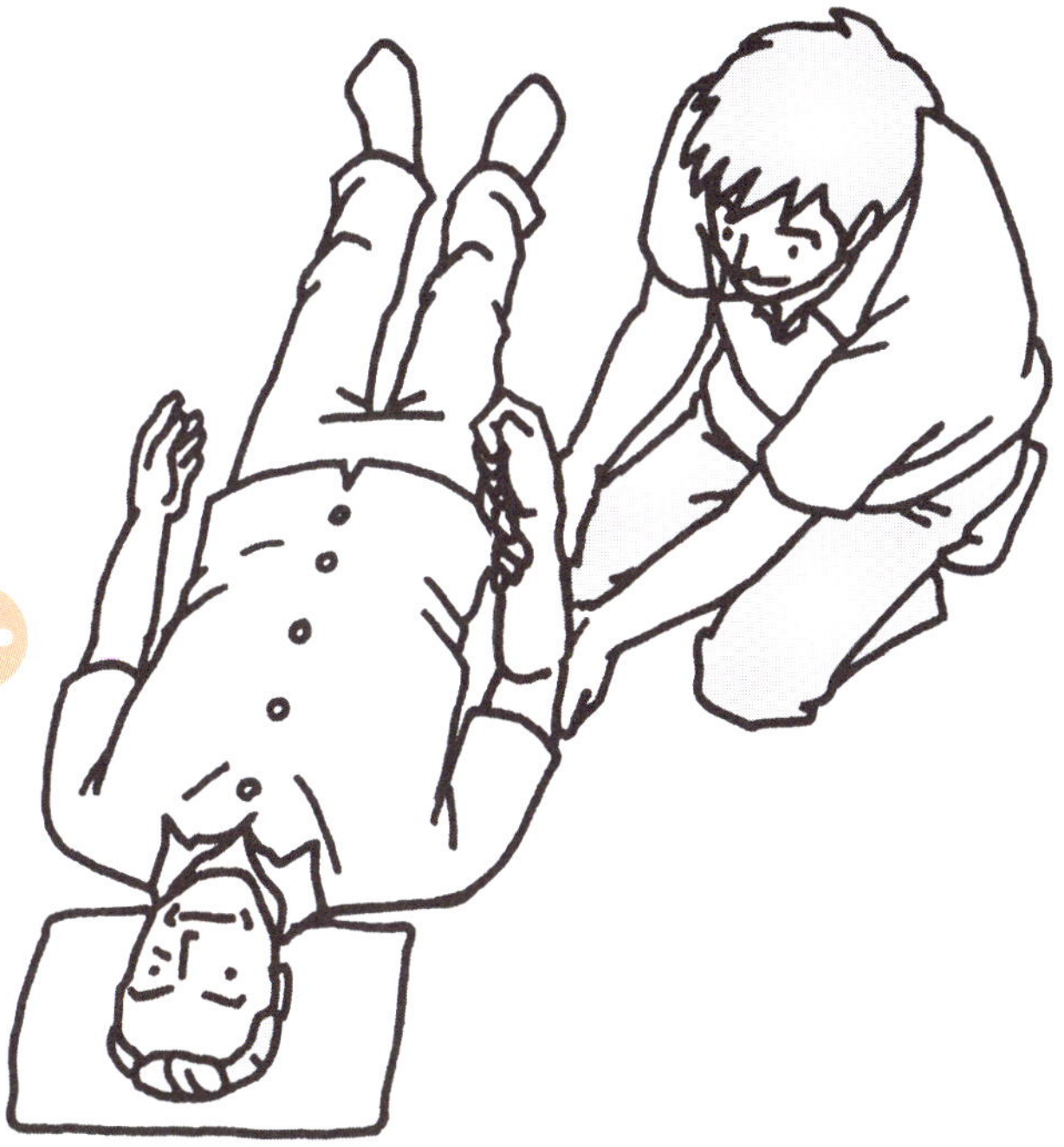

1. 肘《ひじ》を固定して手首をつかむ

介助者は要介護者のわきに座ります。左手で要介護者の肘を固定し、右手でやわらかく手首をつかみます

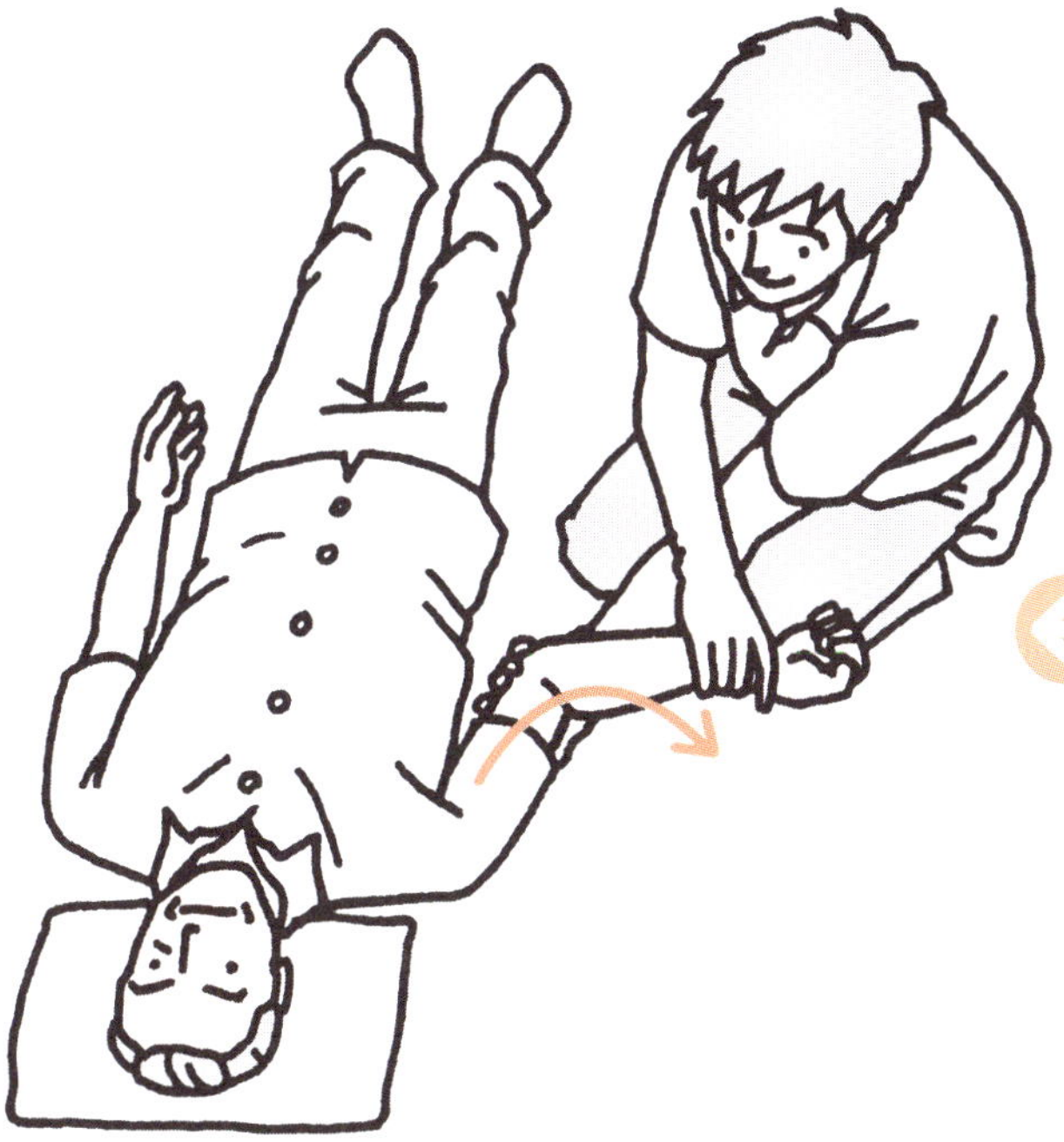

2. 肘を軸《じく》にして右にまわす

肘を軸にして、ゆっくりと右側にまわします。この動きを外旋《がいせん》といいます

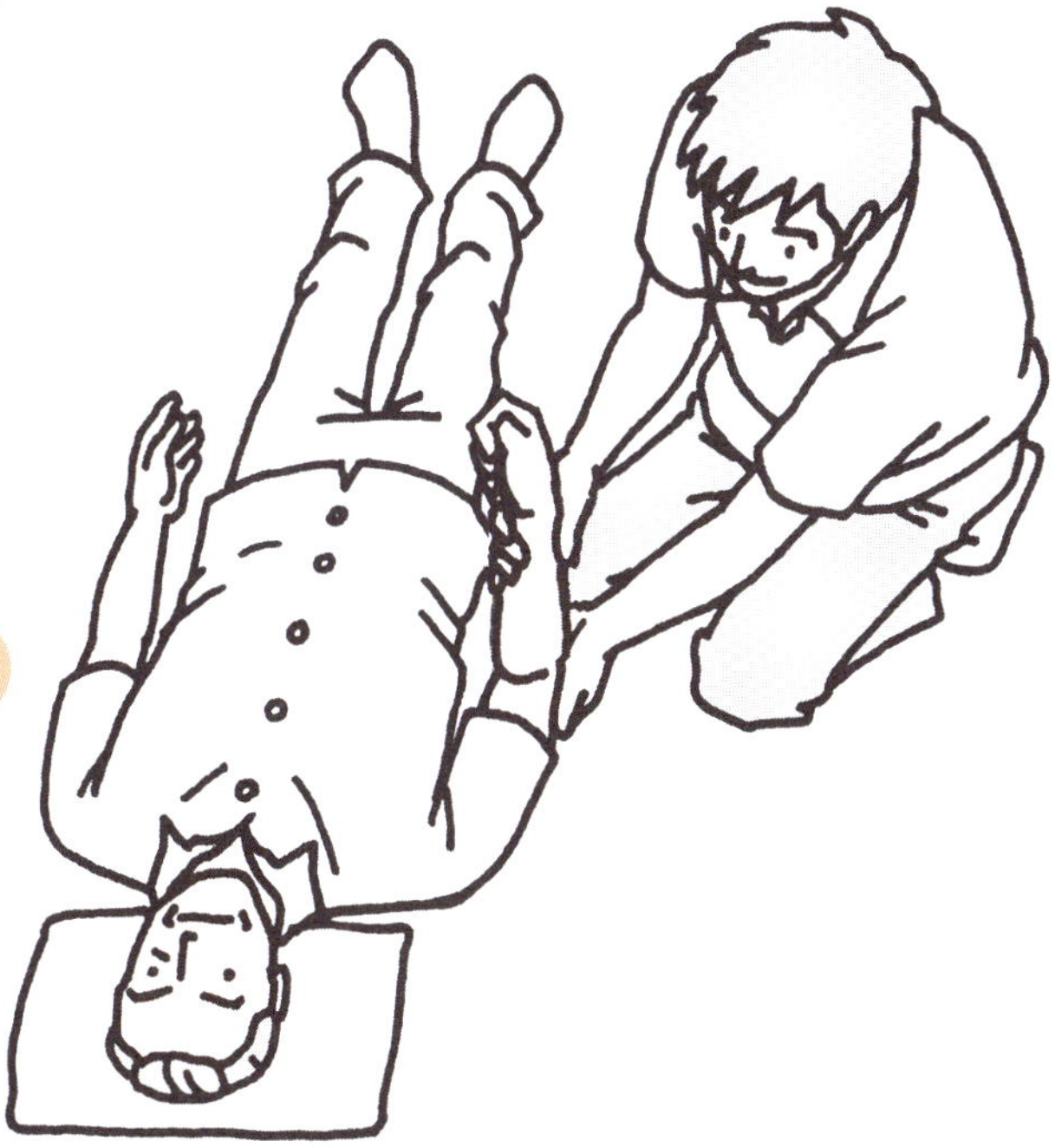

3. もとの位置に戻す

肘を軸にして、もとの位置に戻します

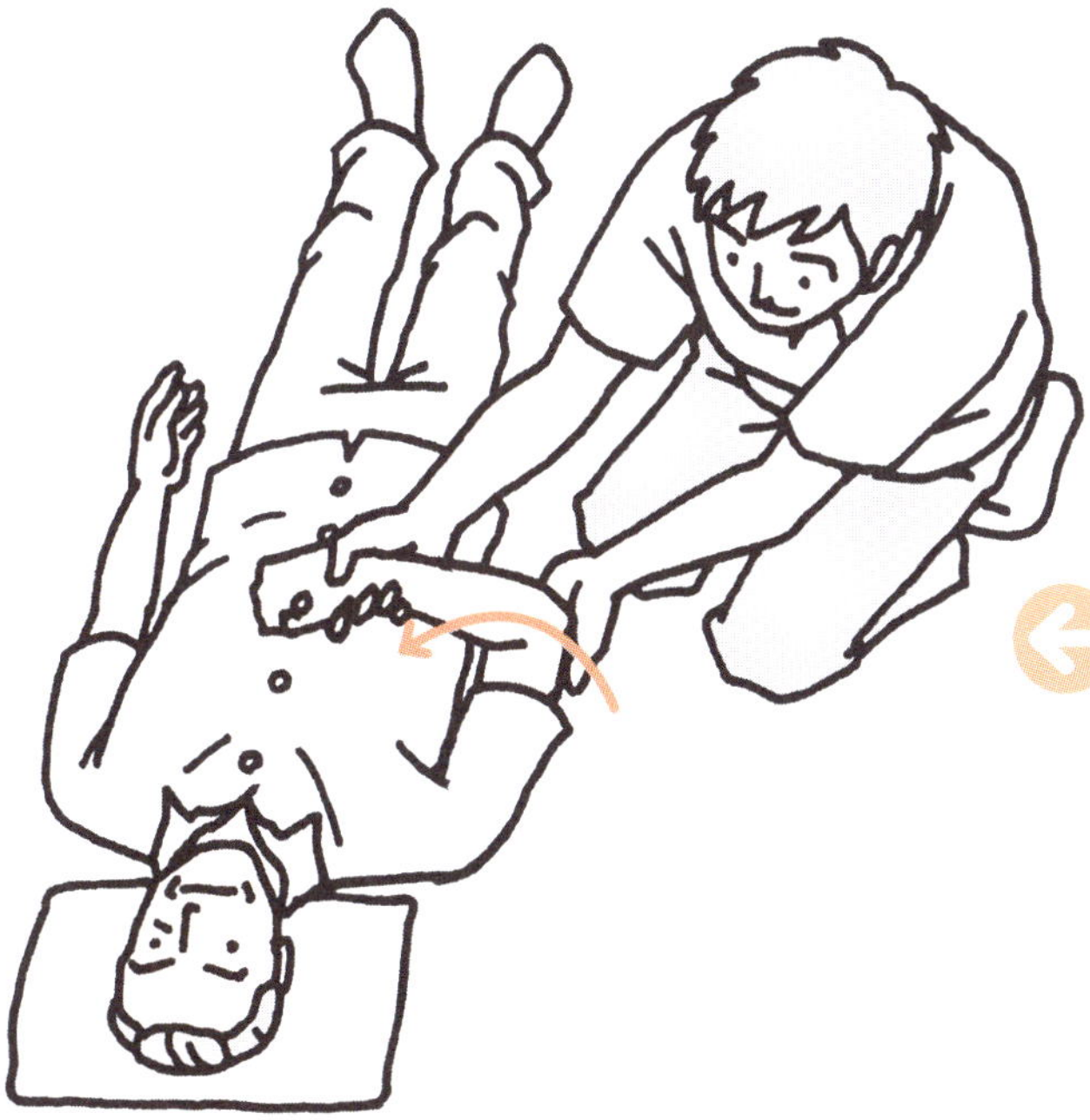

4. 肘を軸にして左にまわす

肘を軸にして、ゆっくりと左側にまわします。この動きを内旋《ないせん》といいます

イスや車イスに長時間座っていると股関節《こかんせつ》と膝関節《ひざかんせつ》が拘縮《こうしゅく》を起こして、２つの関節の上にあるハムストリングスが短縮し、膝を伸ばして脚を上げる動きが難しくなります。ここでは、ハムストリングスをストレッチすることで拘縮を防ぐ運動を紹介します。

脚を伸ばして上げる

下肢《かし》に両手をそえる

介助者は、両膝《ひざ》をついて、仰向《あおむ》けになった要介護者の右脚に両手をそえます

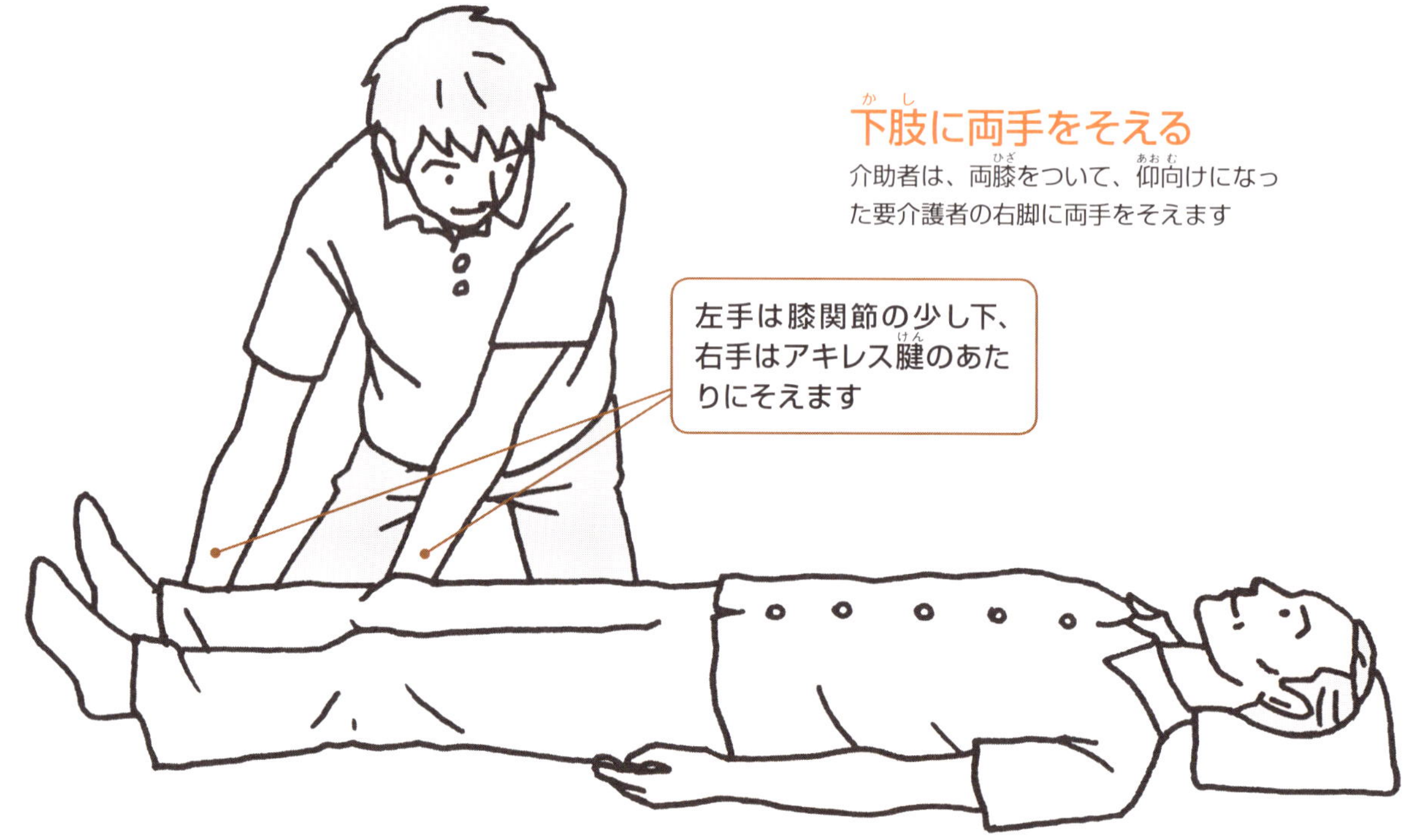

左手は膝関節の少し下、右手はアキレス腱《けん》のあたりにそえます

1人でできる運動

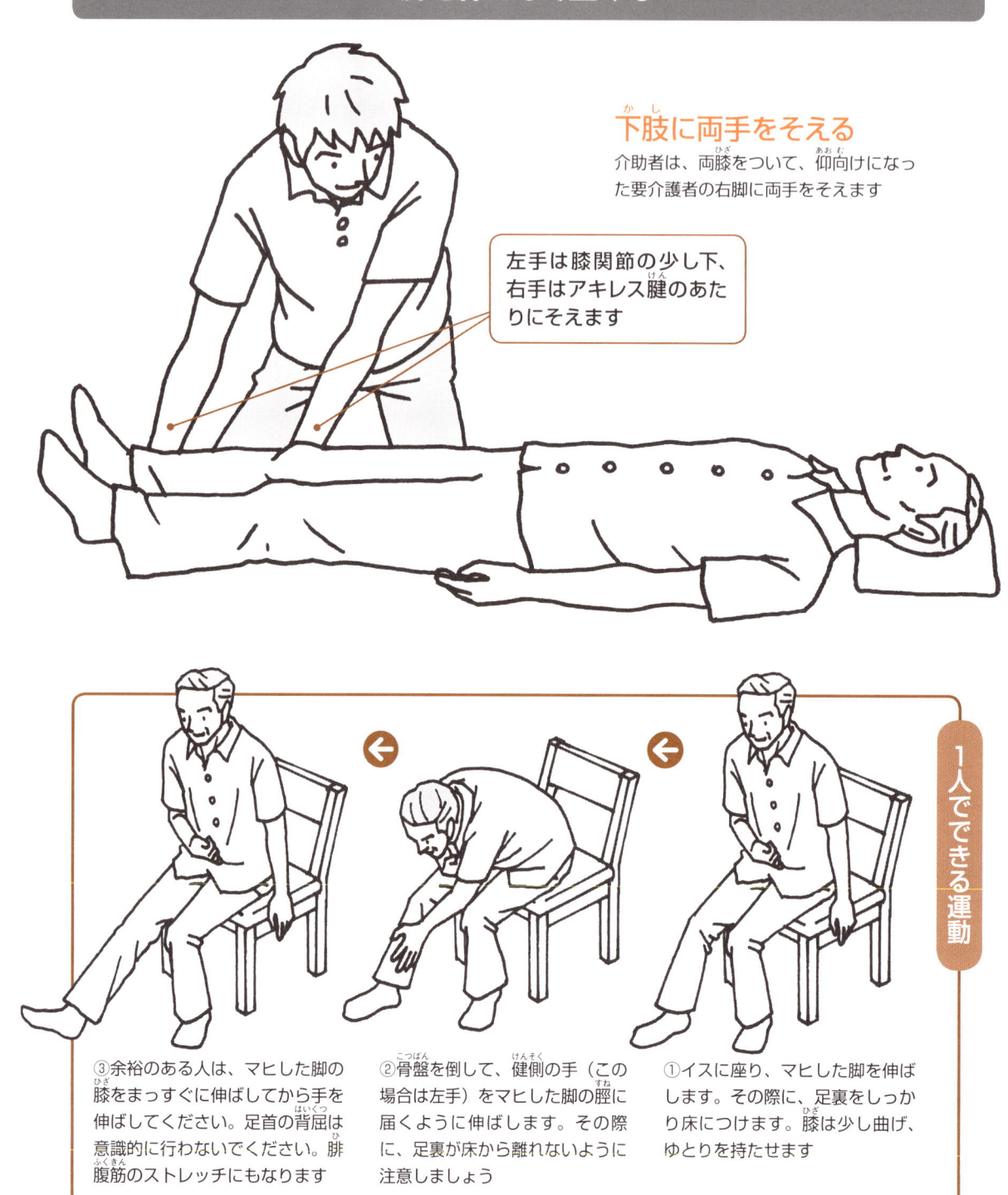

①イスに座り、マヒした脚を伸ばします。その際に、足裏をしっかり床につけます。膝《ひざ》は少し曲げ、ゆとりを持たせます

②骨盤《こつばん》を倒して、健側《けんそく》の手（この場合は左手）をマヒした脚の脛《すね》に届くように伸ばします。その際に、足裏が床から離れないように注意しましょう

③余裕のある人は、マヒした脚の膝《ひざ》をまっすぐに伸ばしてから手を伸ばしてください。足首の背屈《はいくつ》は意識的に行わないでください。腓《ひ》腹筋《ふくきん》のストレッチにもなります

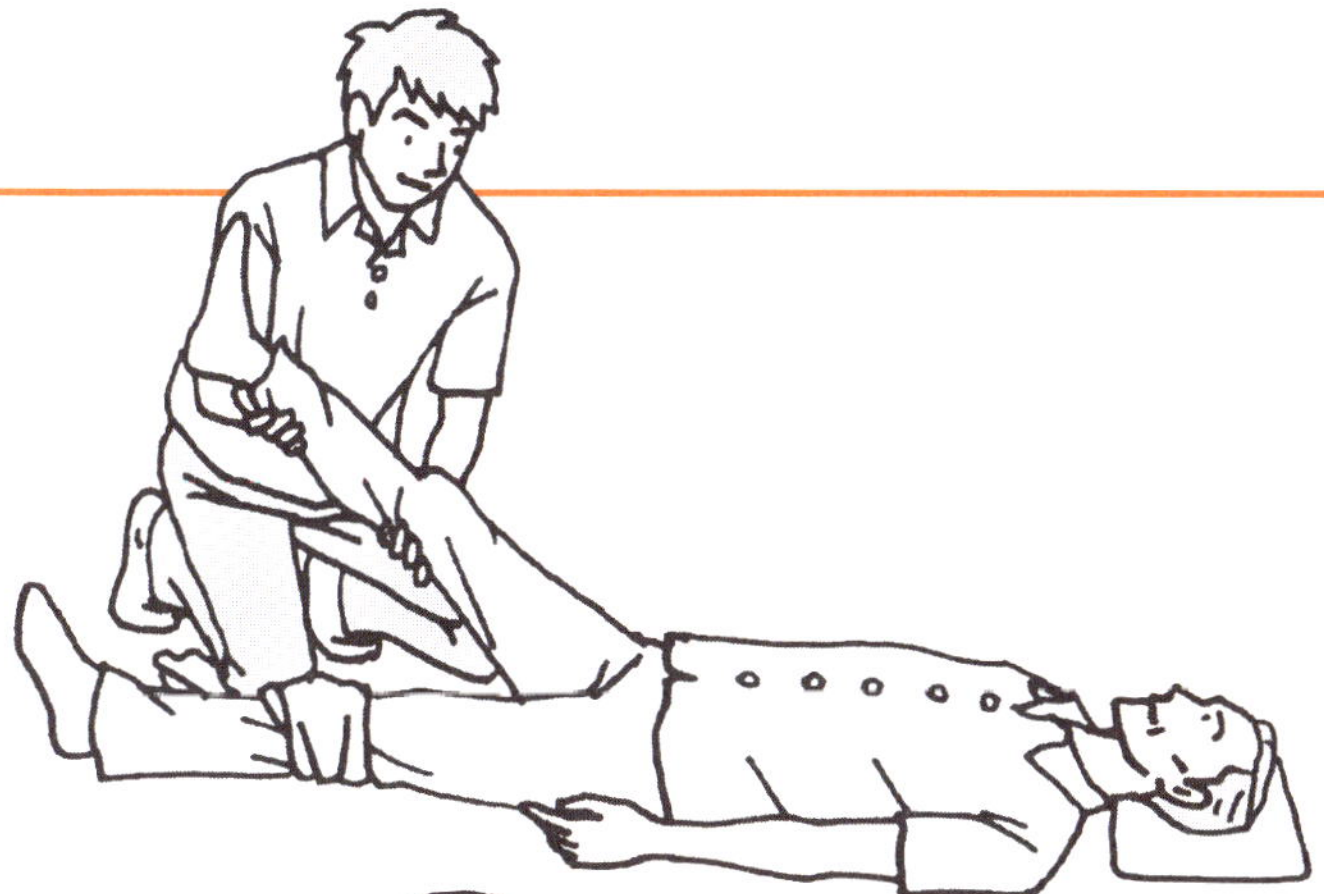

反対側の膝《ひざ》を固定する

膝関節《ひざかんせつ》を伸展《しんてん》させようとすると、反対側の膝が曲がってしまうことがあります。そのような場合には、要介護者の膝をタオルで巻いて、介助者の膝で押さえるようにします。

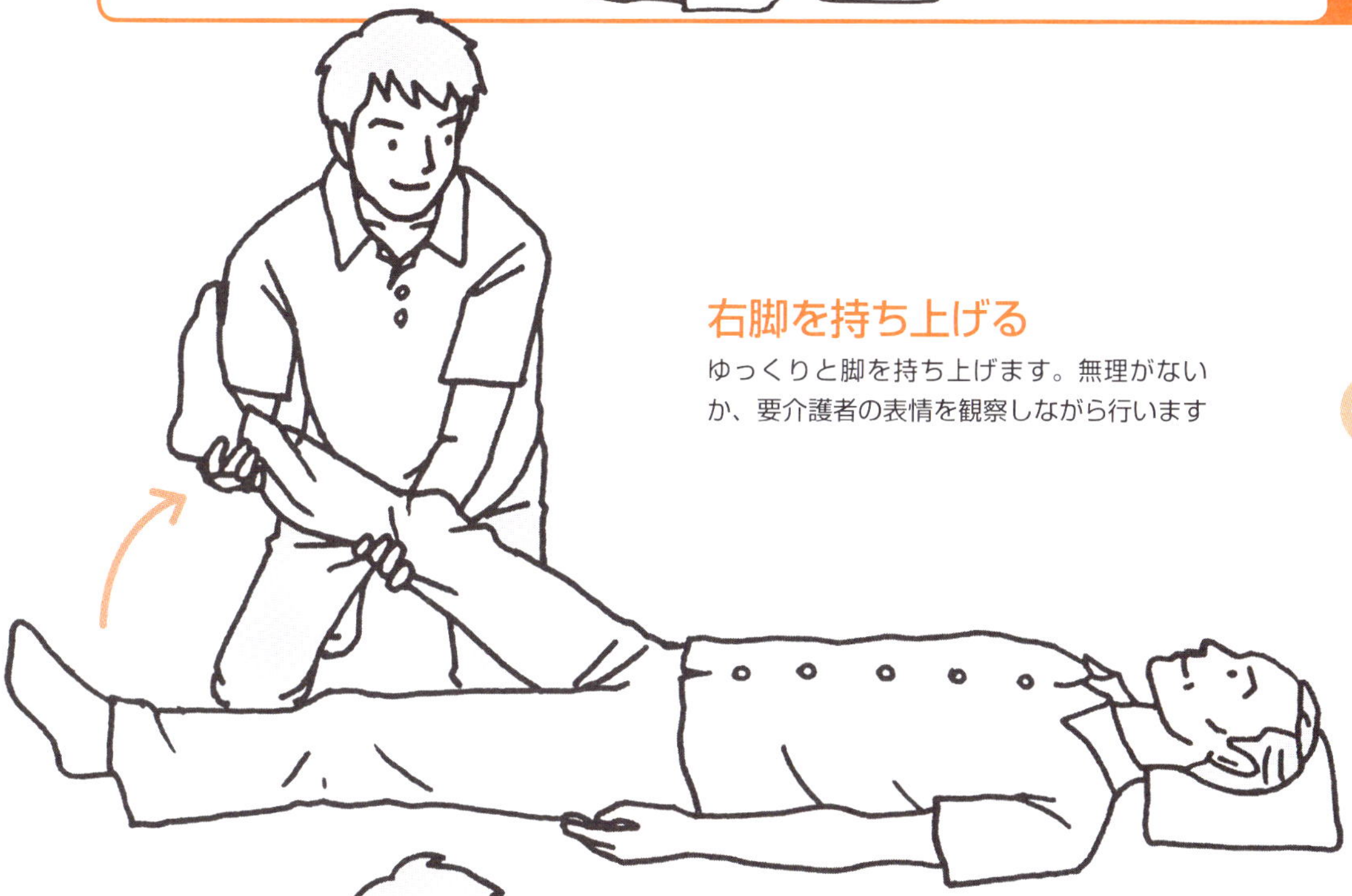

右脚を持ち上げる

ゆっくりと脚を持ち上げます。無理がないか、要介護者の表情を観察しながら行います

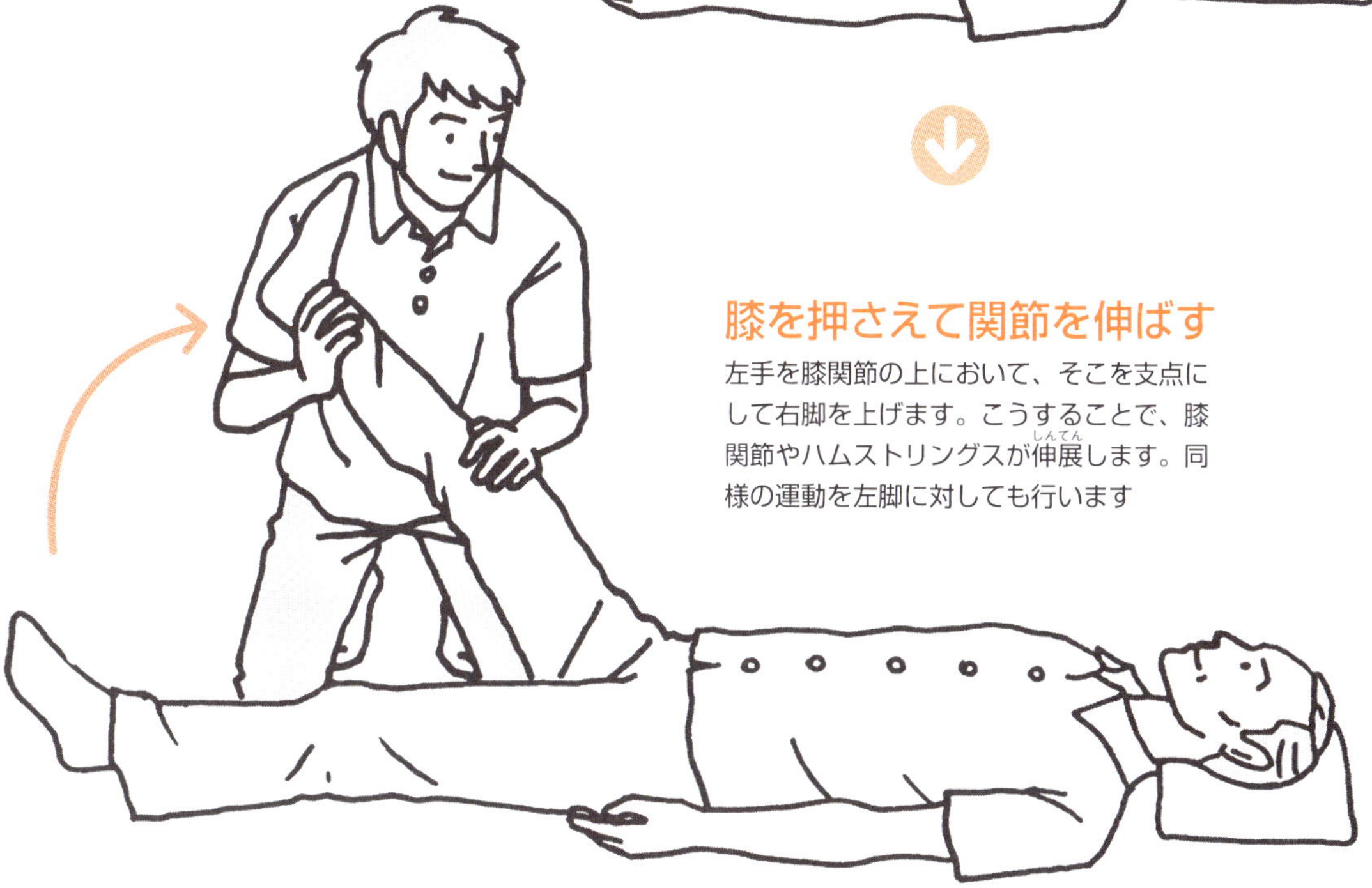

膝を押さえて関節を伸ばす

左手を膝関節の上において、そこを支点にして右脚を上げます。こうすることで、膝関節やハムストリングスが伸展《しんてん》します。同様の運動を左脚に対しても行います

股関節《こかんせつ》の運動（外転《がいてん》、内旋《ないせん》・外旋《がいせん》）

股関節は6方向に動く柔軟な関節です

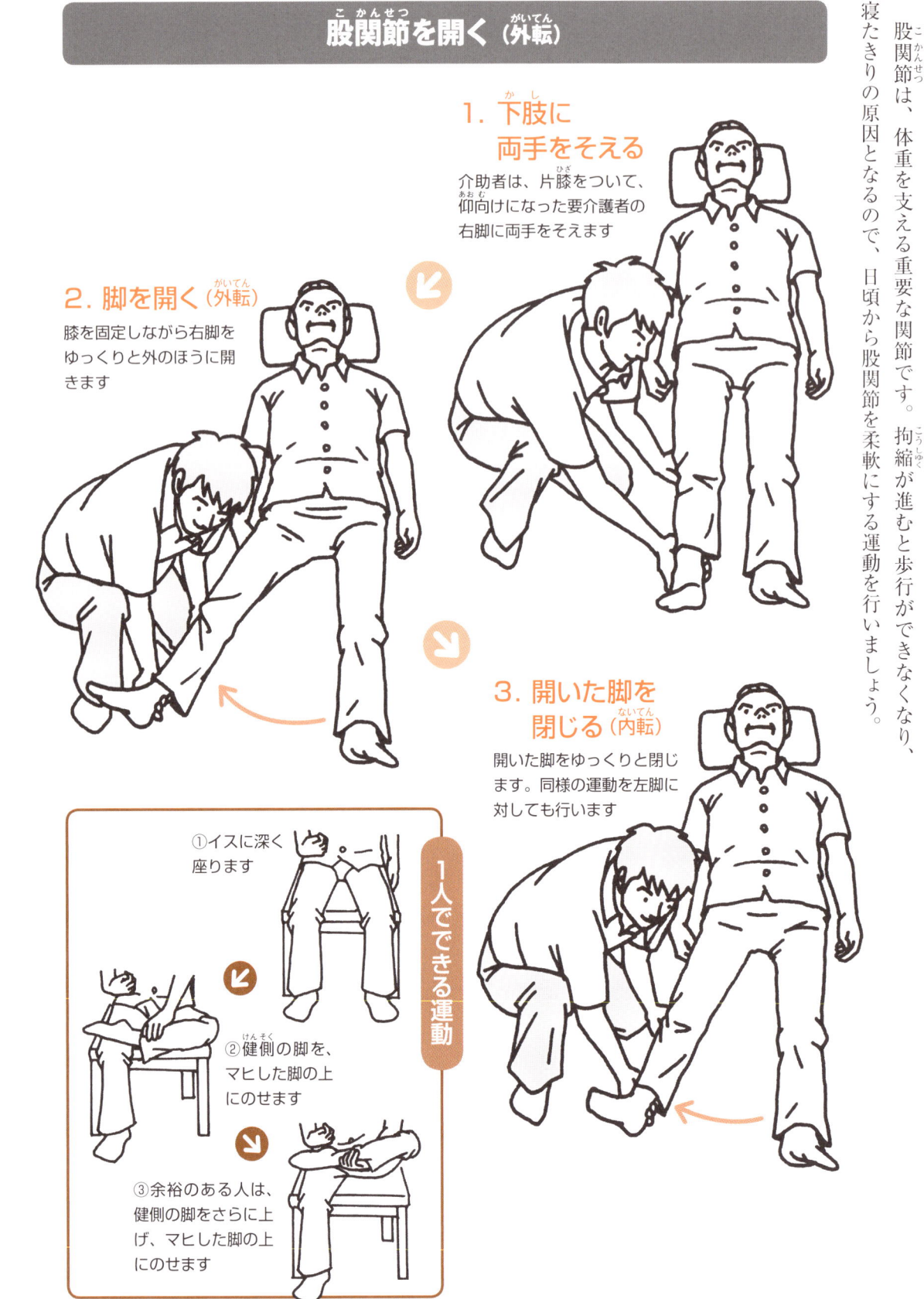

股関節《こかんせつ》は、体重を支える重要な関節です。拘縮《こうしゅく》が進むと歩行ができなくなり、寝たきりの原因となるので、日頃から股関節を柔軟にする運動を行いましょう。

股関節《こかんせつ》を開く（外転《がいてん》）

1. 下肢《かし》に両手をそえる

介助者は、片膝《ひざ》をついて、仰向《あおむ》けになった要介護者の右脚に両手をそえます

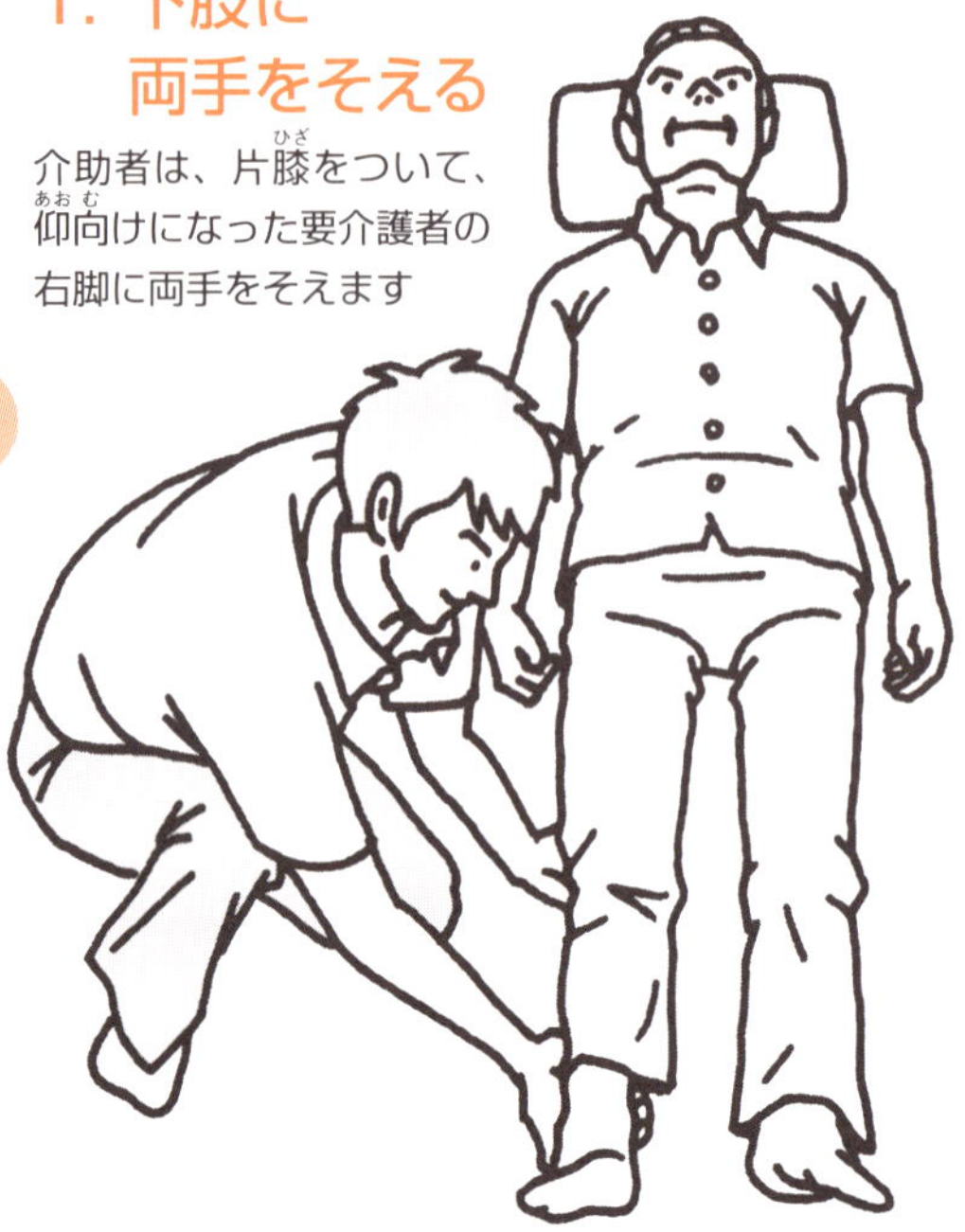

2. 脚を開く（外転《がいてん》）

膝を固定しながら右脚をゆっくりと外のほうに開きます

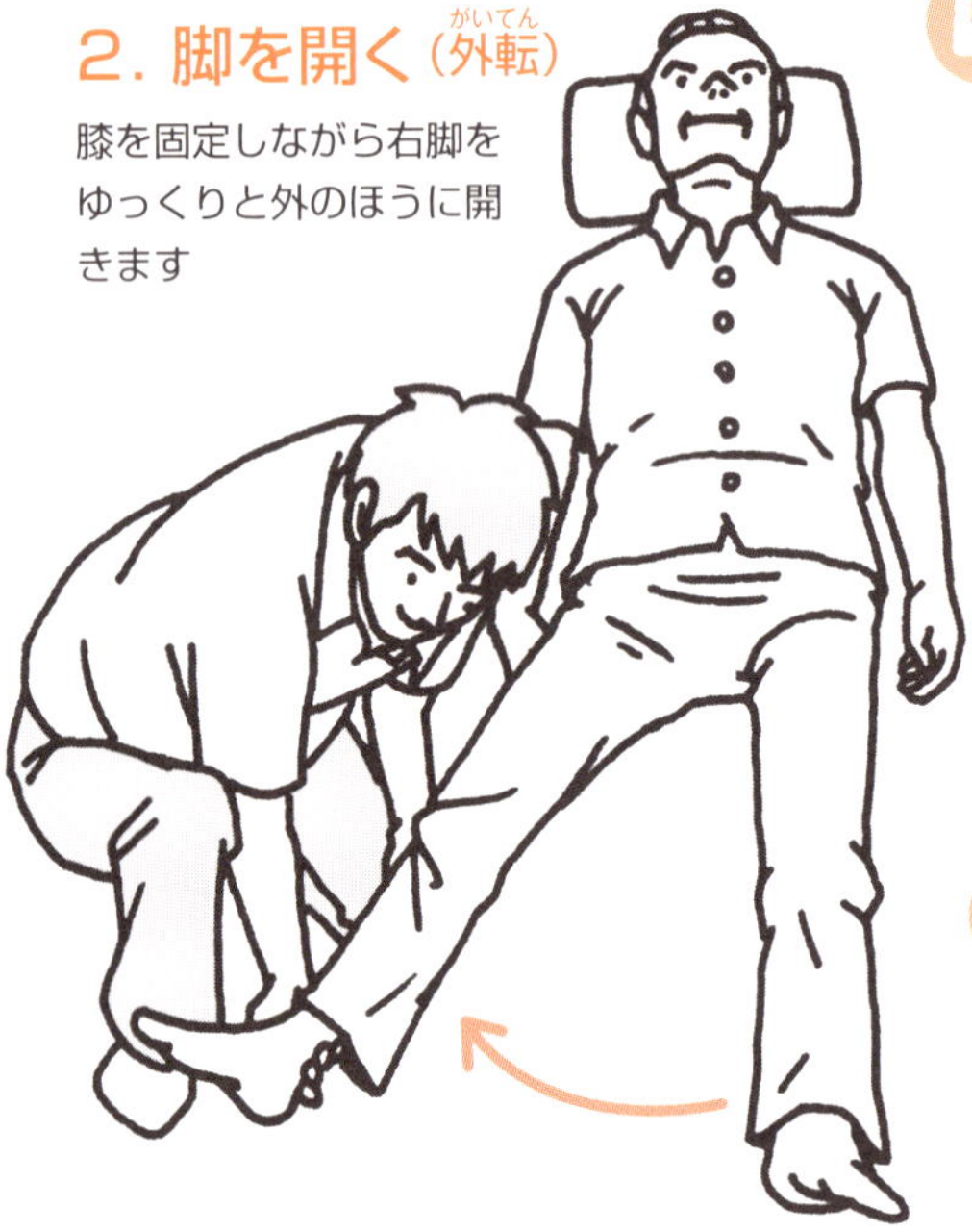

3. 開いた脚を閉じる（内転《ないてん》）

開いた脚をゆっくりと閉じます。同様の運動を左脚に対しても行います

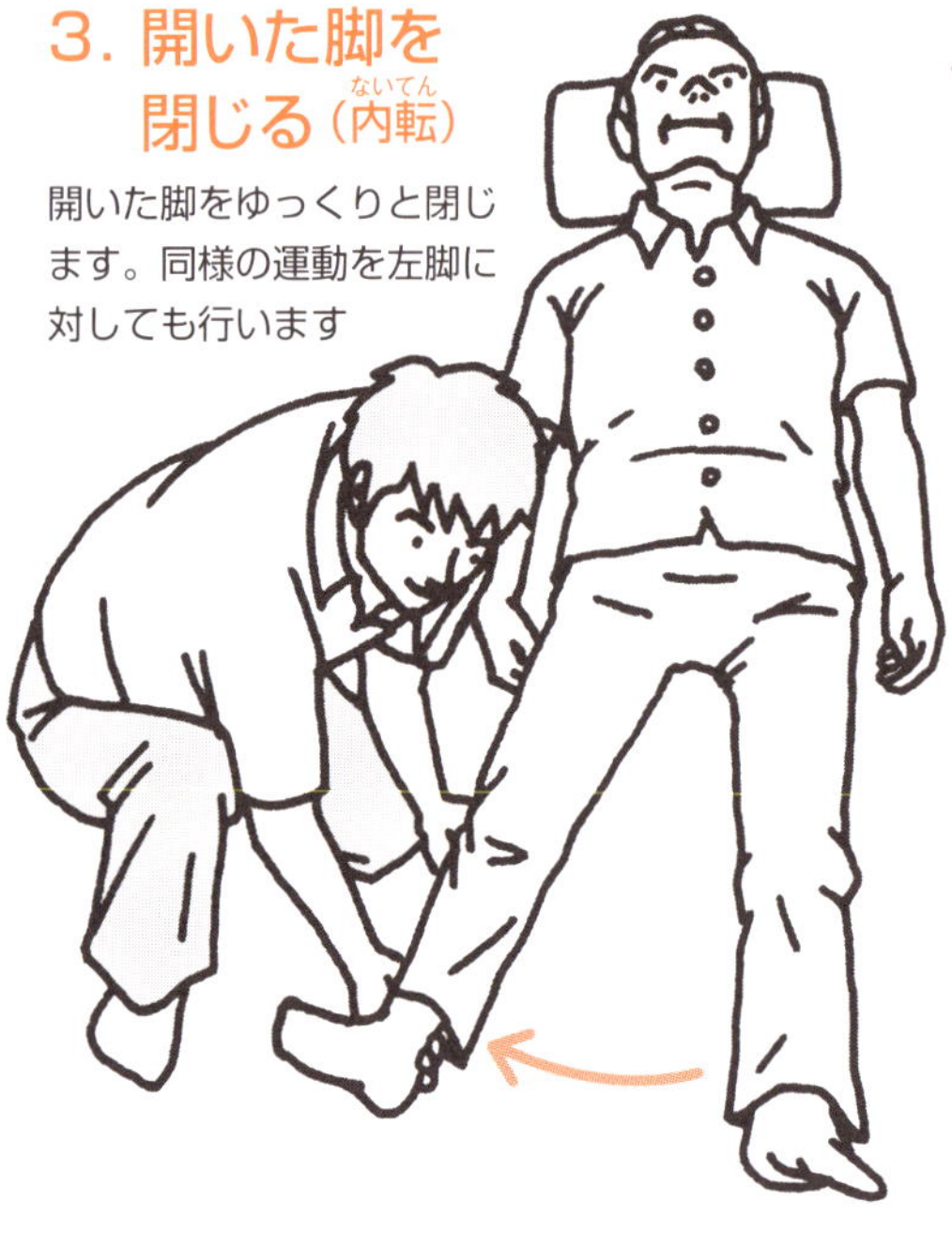

1人でできる運動

①イスに深く座ります

②健側《けんそく》の脚を、マヒした脚の上にのせます

③余裕のある人は、健側の脚をさらに上げ、マヒした脚の上にのせます

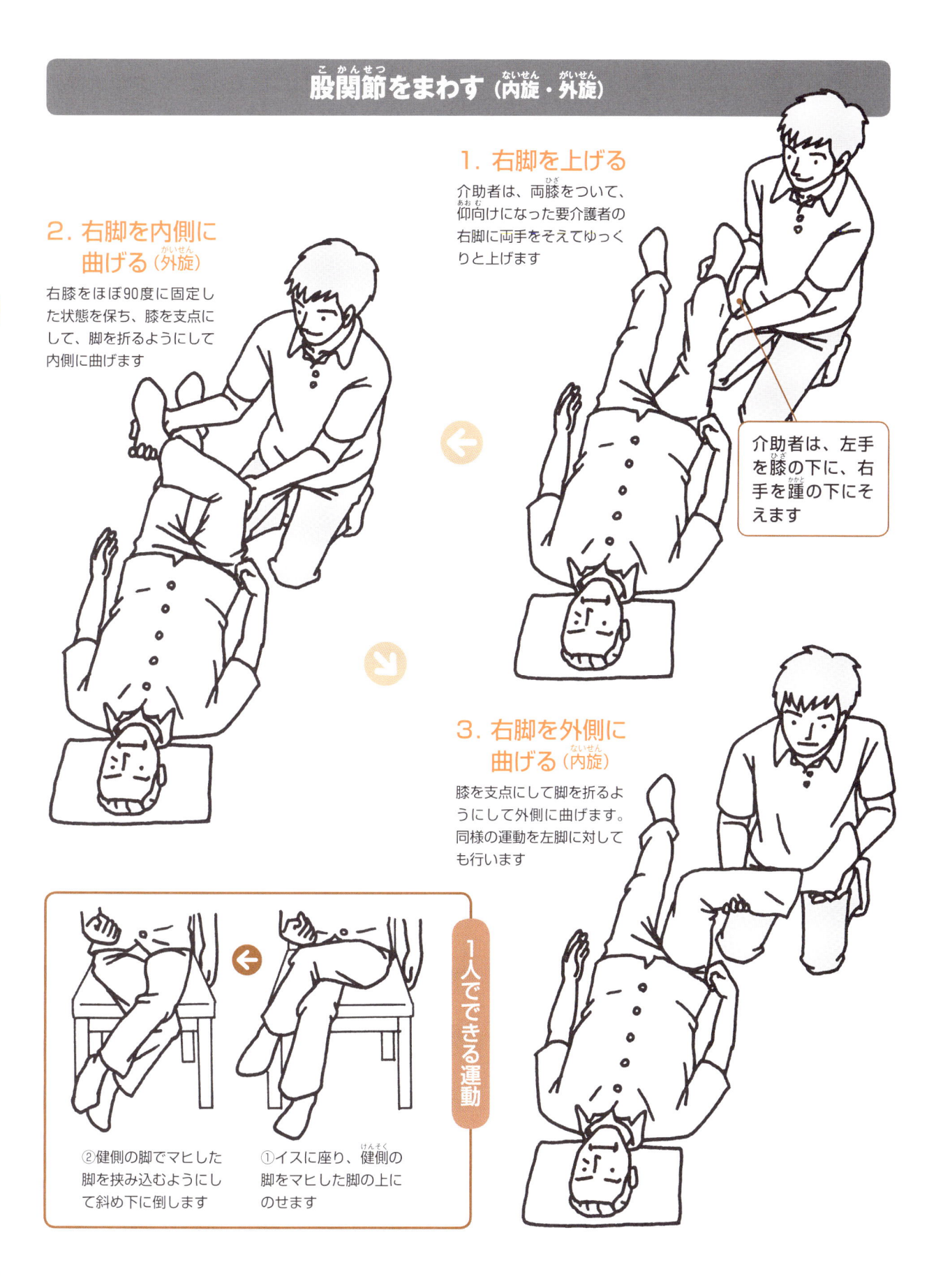

股関節《こかんせつ》をまわす（内旋《ないせん》・外旋《がいせん》）

1. 右脚を上げる

介助者は、両膝《ひざ》をついて、仰向《あおむ》けになった要介護者の右脚に両手をそえてゆっくりと上げます

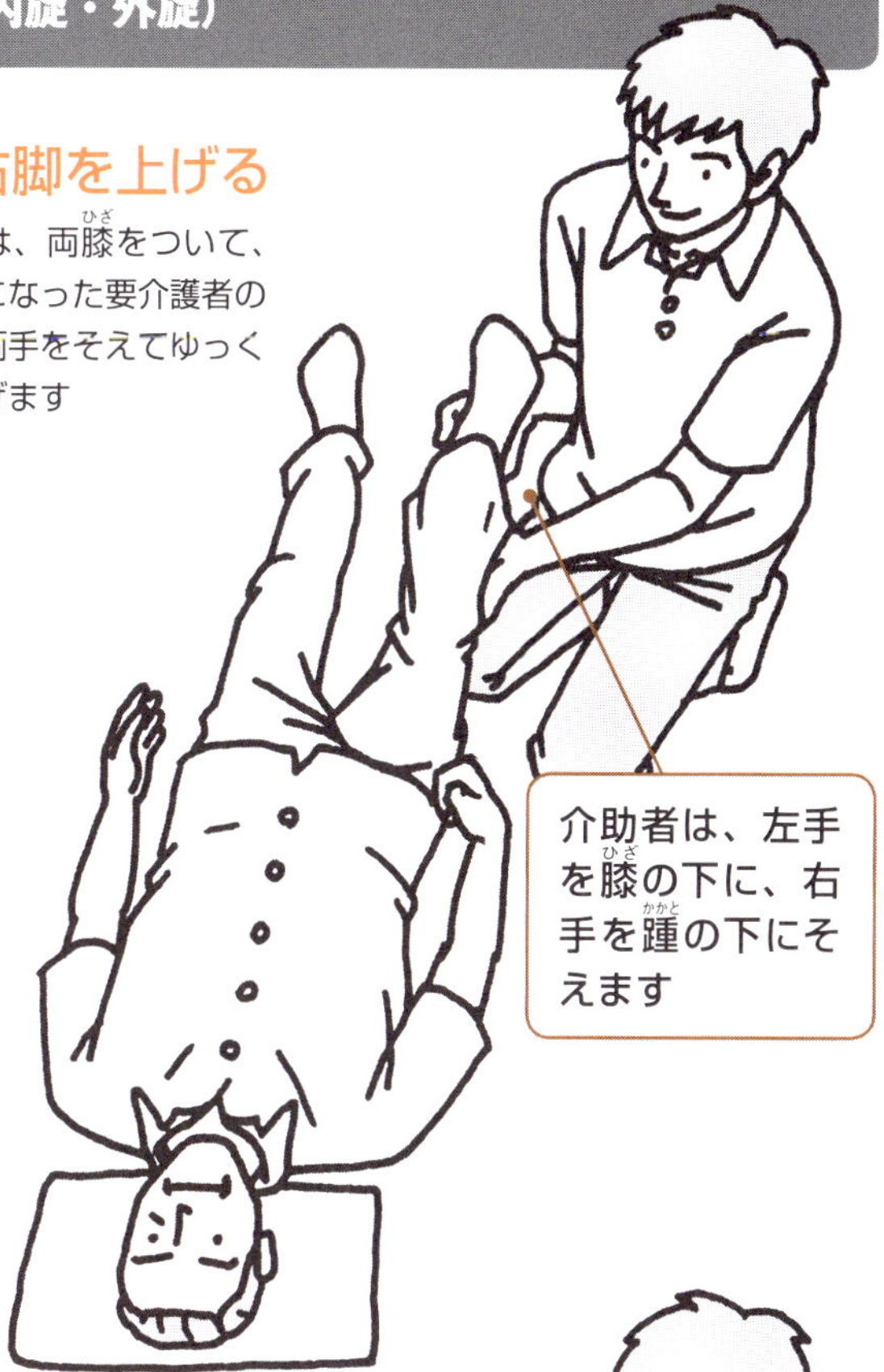

介助者は、左手を膝《ひざ》の下に、右手を踵《かかと》の下にそえます

2. 右脚を内側に曲げる（外旋《がいせん》）

右膝をほぼ90度に固定した状態を保ち、膝を支点にして、脚を折るようにして内側に曲げます

3. 右脚を外側に曲げる（内旋《ないせん》）

膝を支点にして脚を折るようにして外側に曲げます。同様の運動を左脚に対しても行います

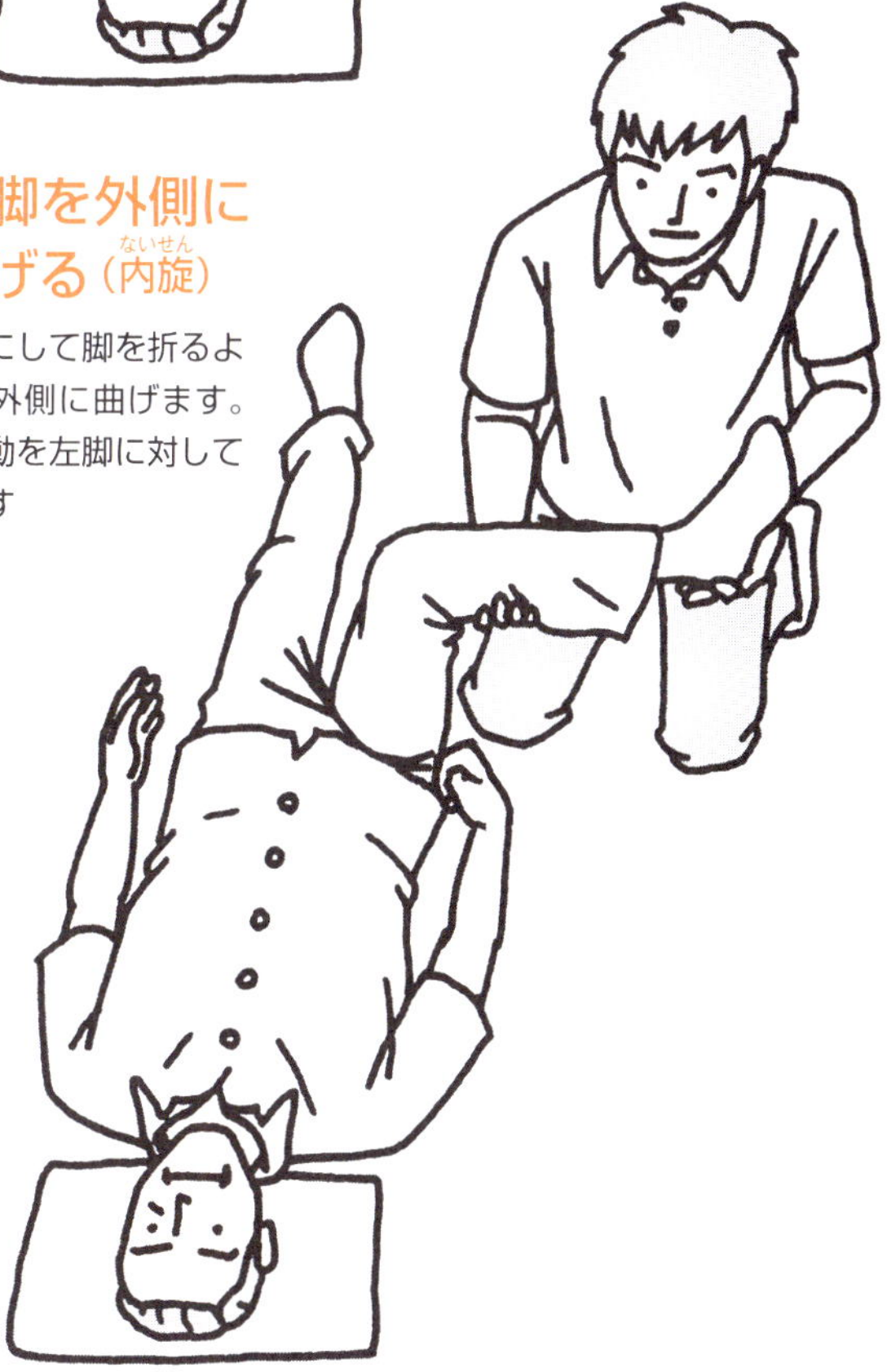

1人でできる運動

①イスに座り、健側《けんそく》の脚をマヒした脚の上にのせます

②健側の脚でマヒした脚を挟み込むようにして斜め下に倒します

拘縮《こうしゅく》予防体操

膝《ひざ》関節《かんせつ》の運動（屈曲《くっきょく》・伸展《しんてん》）

膝関節《ひざかんせつ》は、脚が曲がった状態で固まる「屈曲拘縮《くっきょくこうしゅく》」と脚が伸びきった状態で固まる「伸展拘縮《しんてんこうしゅく》」のいずれにもなる恐れがあります。運動で膝関節の拘縮を予防しましょう。

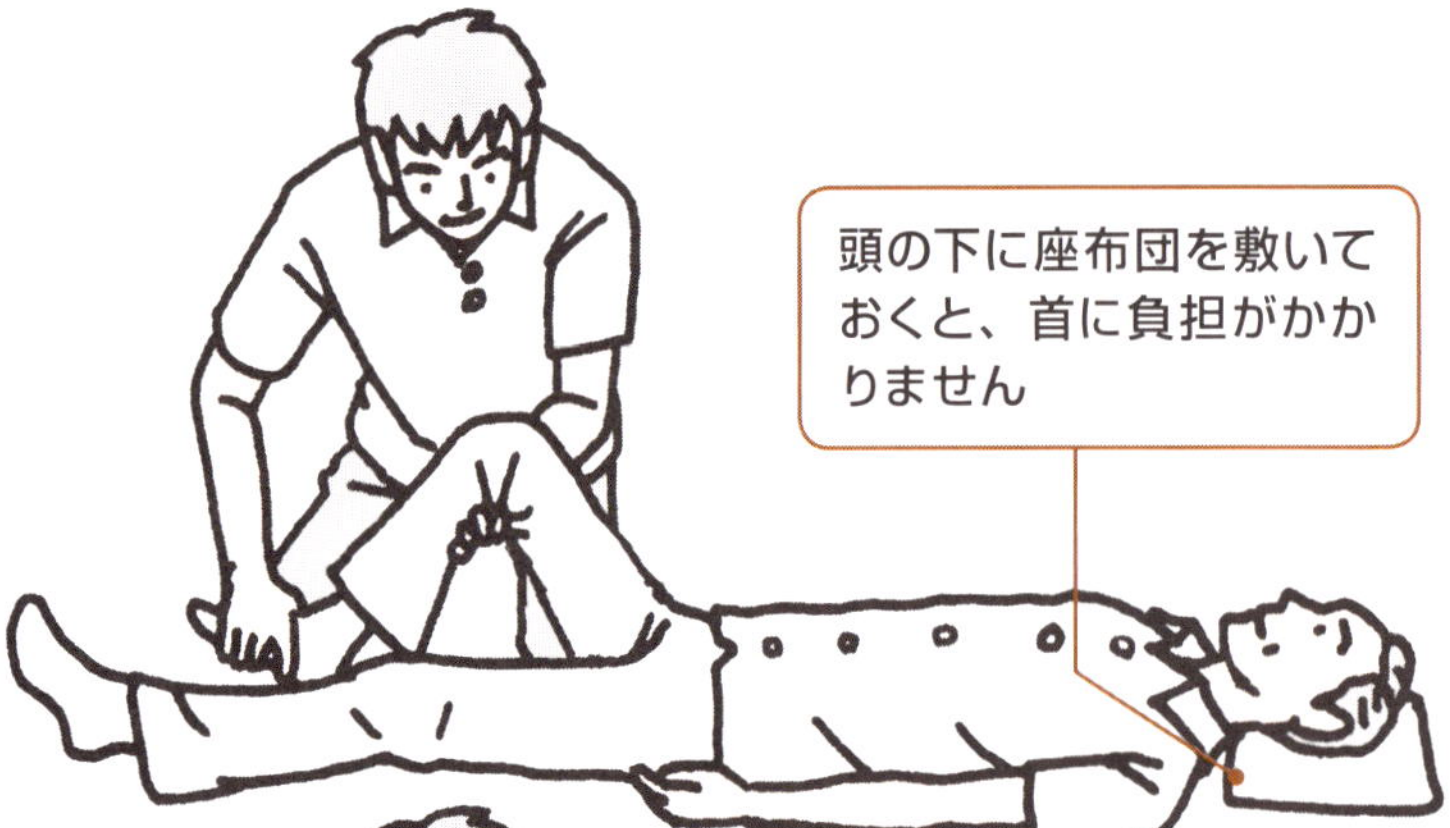

脚を固定して膝《ひざ》を曲げる

介助者は要介護者のわきに座ります。要介護者の右脚を曲げて、左手を要介護者の膝の下に入れ、右手で足のつま先をやさしくつかみます

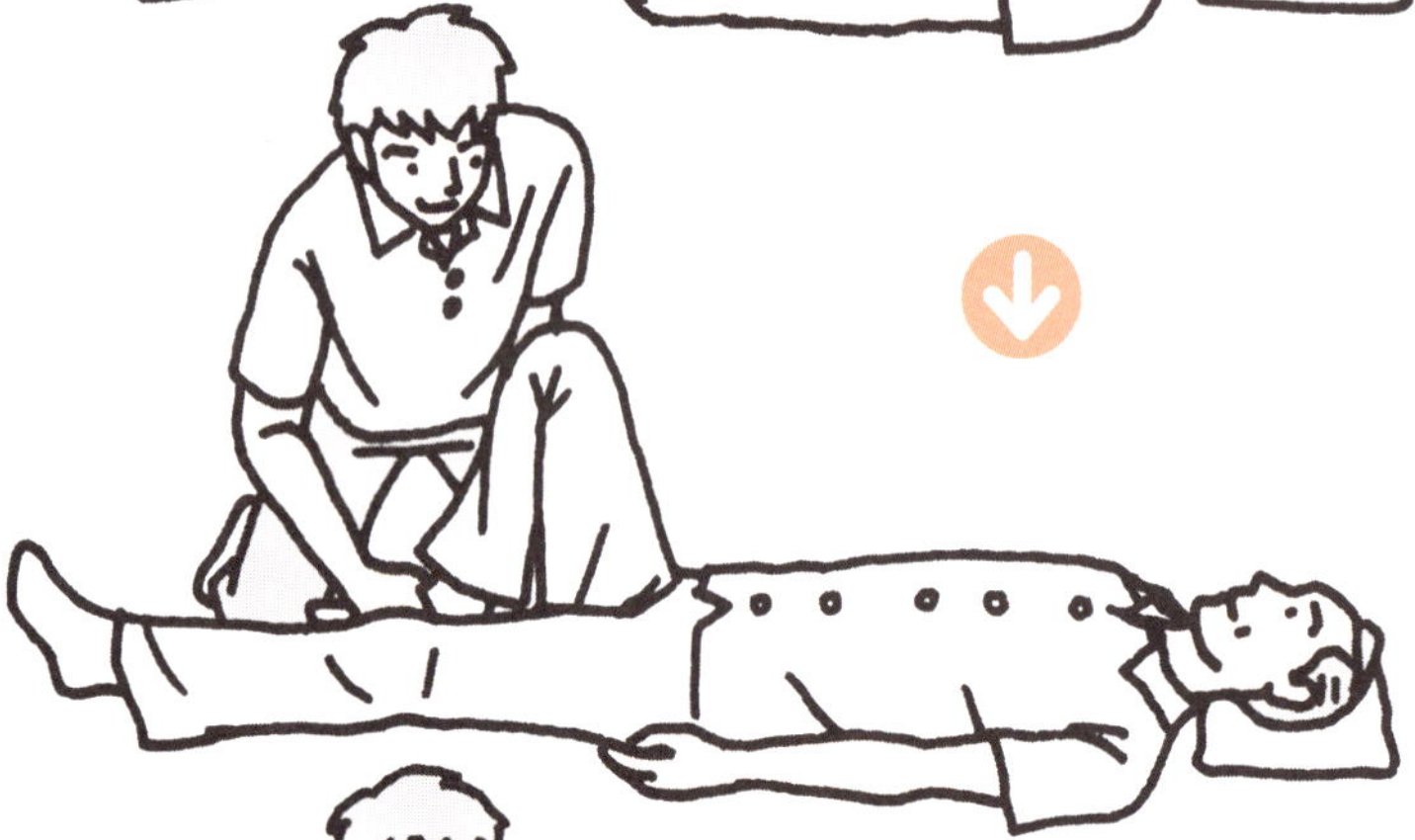

膝を曲げる

膝の下に入れた左手を抜いて、膝を立てるように曲げます

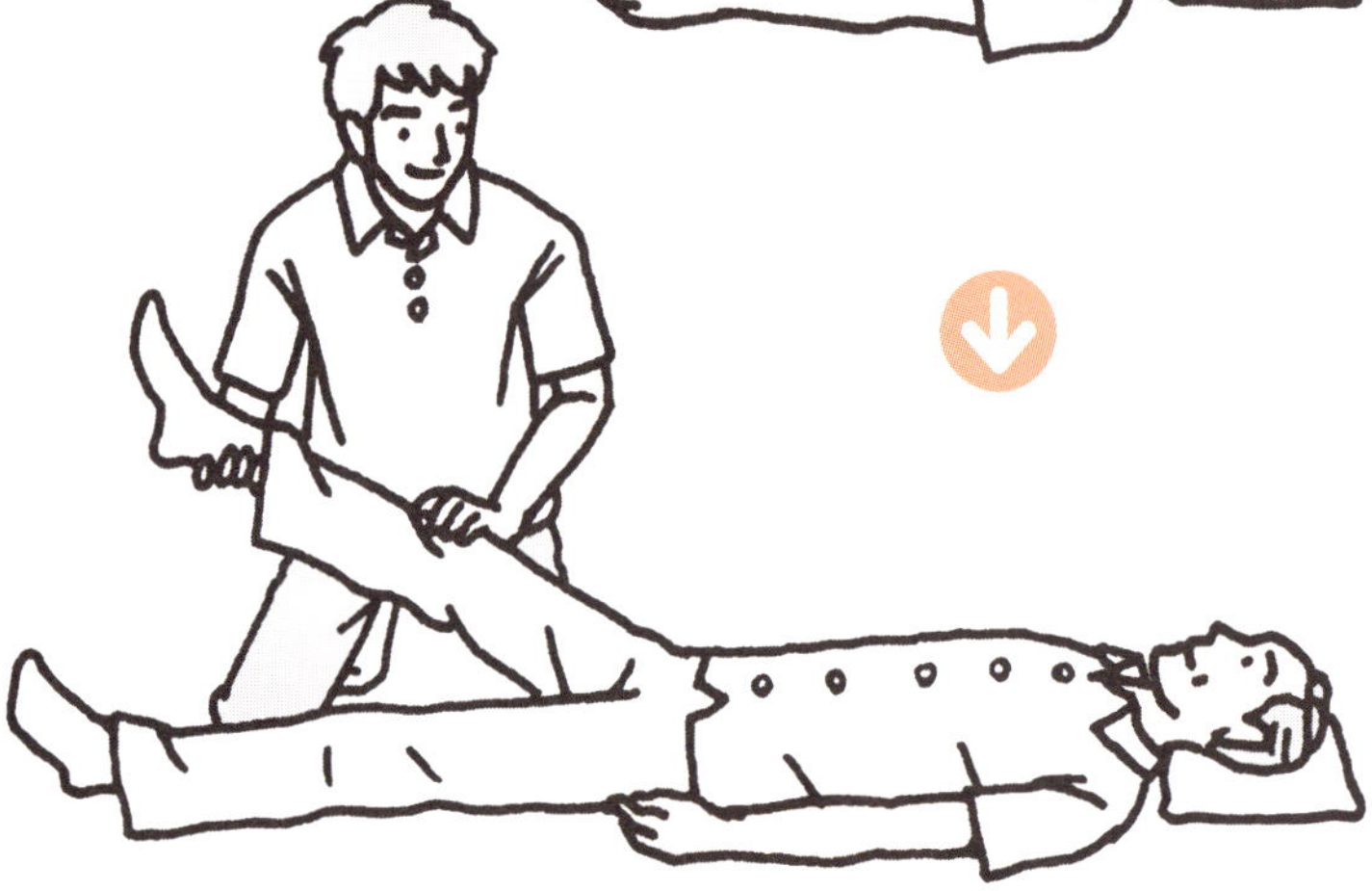

膝を伸ばす

左手を要介護者の膝の上にのせて固定し、膝を支点にして上方向に伸ばします

1人でできる運動

①イスに深く座ります

②マヒした脚の膝《ひざ》を曲げて抱え込んで、イスの上にのせます

③イスの上に脚をのせることができない場合は、宙に浮いたままでも十分です。無理をしないようにしてください

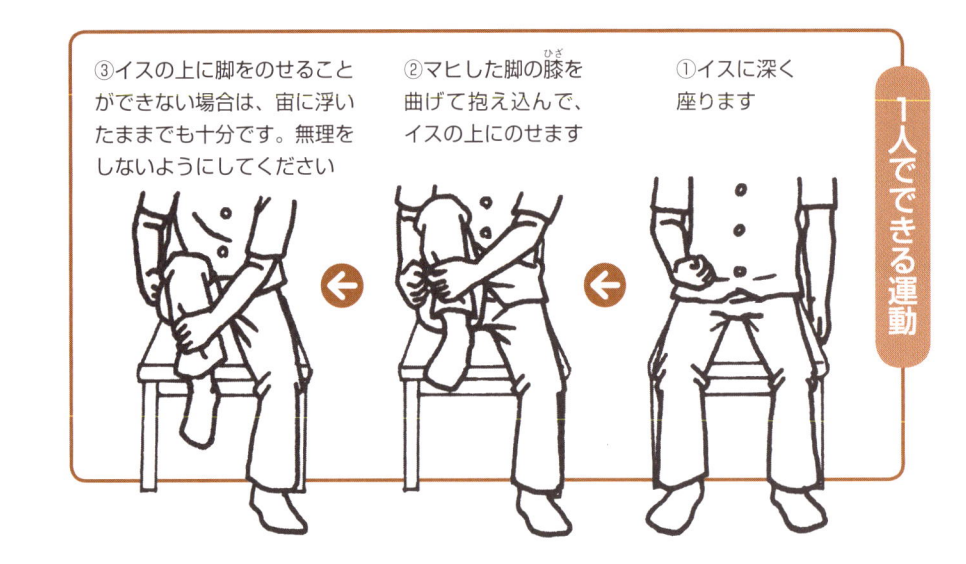

肥満の人は、膝痛《しつう》が生じることが多いといわれます

膝関節《ひざかんせつ》の役割

下肢《かし》（脚）の大腿《だいたい》と下腿《かたい》をつなぐ関節。大腿骨《だいたいこつ》と膝蓋《しつがい》骨《こつ》、脛骨《けいこつ》の3つの骨で形成される。屈曲《くっきょく》（膝《ひざ》を曲げる）および伸展《しんてん》（膝を伸ばす）という動きにかかわる。からだのなかで、もっとも体重がかかる。老化にともなって、骨の表面をおおう関節軟骨《なんこつ》がすり減ってくると、骨と骨とが直接すり合うようになるため、膝の痛みに悩む人が増える。とくに肥満の人は、体重を支える膝への負担が大きいため、膝の痛みに悩む人が多い。症状が悪化して、変形性膝関節症《へんけいせいひざかんせつしょう》などに至るケースも少なくない。

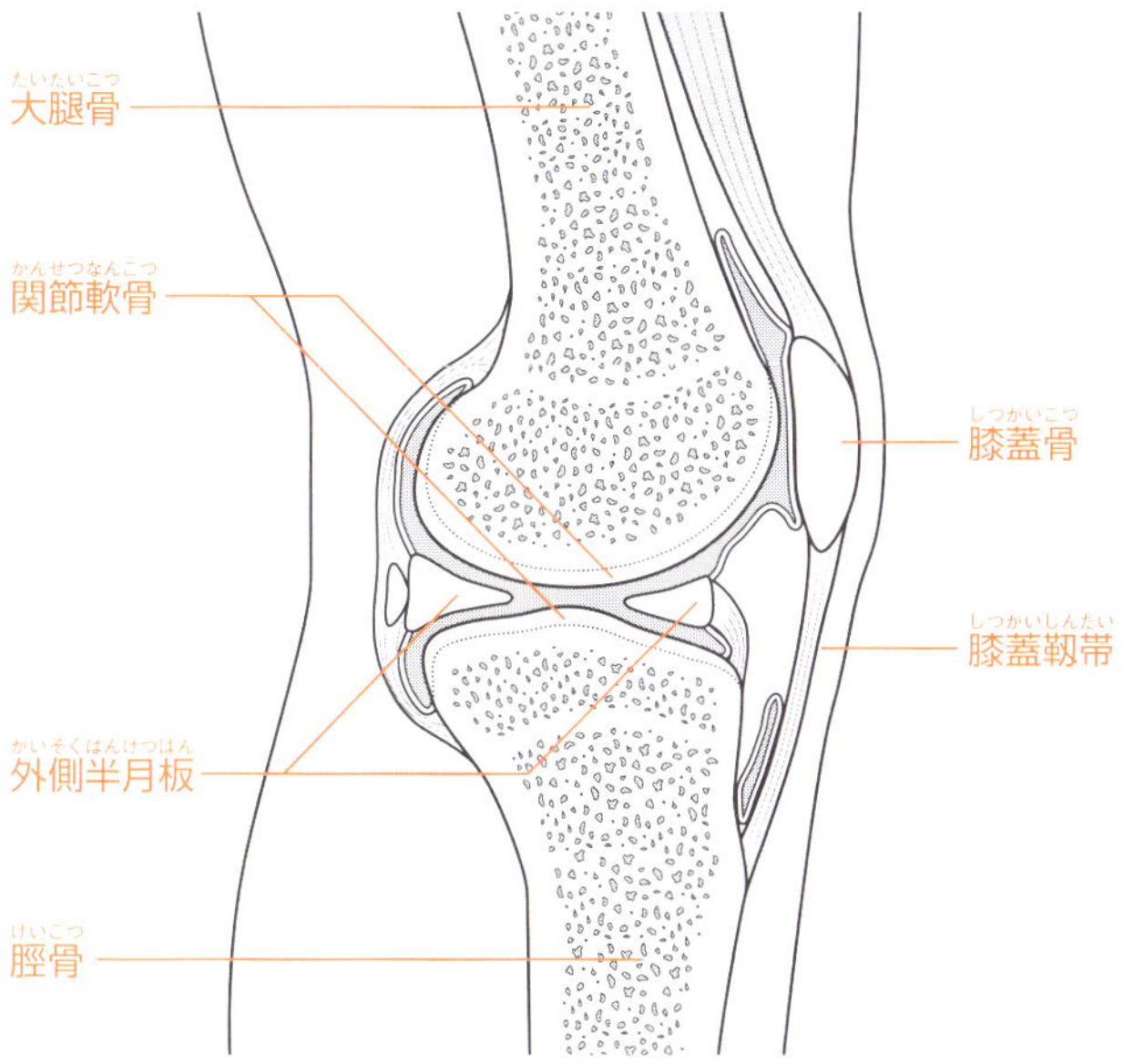

膝関節《ひざかんせつ》と正座

正座を日常生活に取り入れているのは世界広しといえども日本だけです。その起源は諸説ありますが、江戸時代に各大名が将軍に拝謁《はいえつ》するために正座が取り入れられ、明治から大正時代にかけて庶民に広まったという説が有力です。茶道《さどう》や華道《かどう》をやる人だけでなく、誰もが法事などで正座をする機会があるでしょう。子どもの頃から正座をしていれば、股関節《こかんせつ》、膝《ひざ》関節、足関節の3つの関節の可動域が広がることになります。しかし、最近はイスにテーブルの生活が一般化して正座をする習慣が減り、正座が苦手な人も少なくありません。

そこで正座をしても脚がしびれないコツは——。足首を床から浮かせ（足背動脈《そくはいどうみゃく》の圧迫を避ける）、お尻を踵《かかと》に直接のせないように、足を外側に倒して踵を開き、その上に座る。足の親指同士を少し重ね、ときどき左右を入れかえる。からだの重心は正座をしている間、左右前後に微妙に移動させる。膝はくっつけず、少し間を開けて、ときどき両足のつま先を立てる。これで長時間の正座をしても脚がしびれにくくなります。

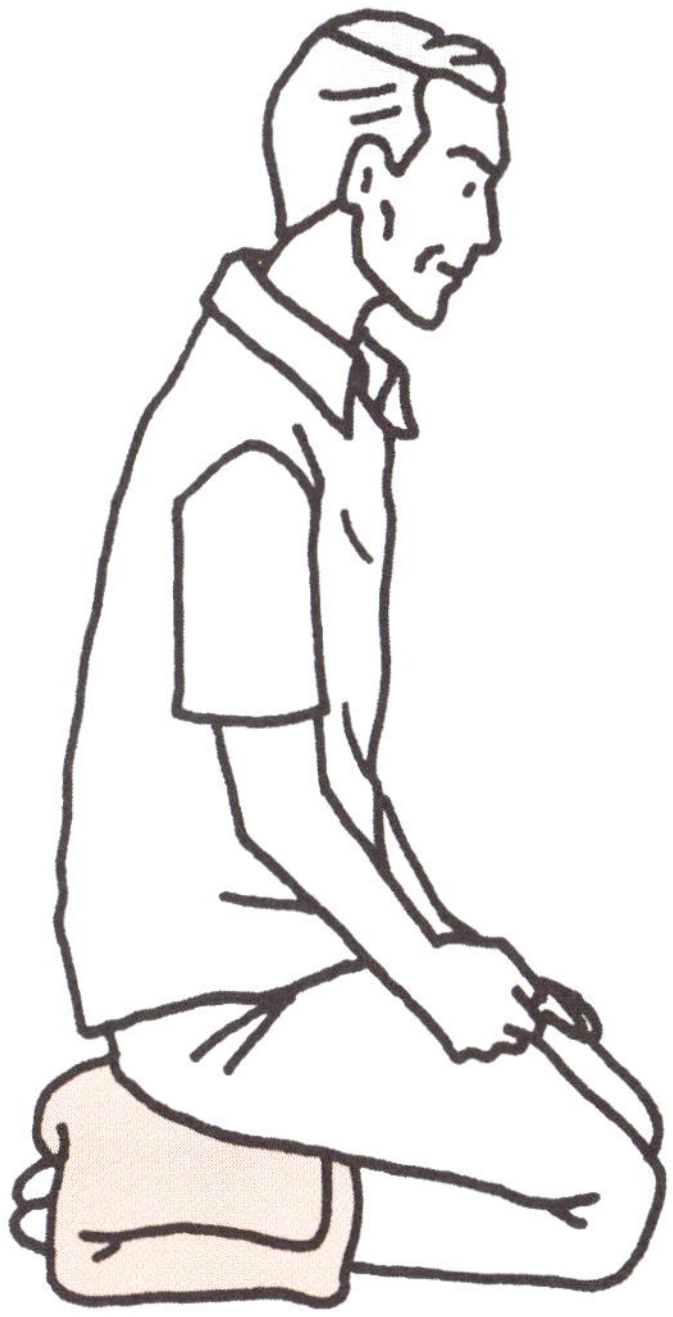

膝《ひざ》を折り、脚をくずさずに座る「正座」は、膝に痛みのある人や片マヒの人、正座の習慣のない外国人には苦痛をともないます。一方で、正座ができるということは、膝の屈曲《くっきょく》が最大限できるということを意味します。すなわち、正座をしている人は、膝関節の最大可動域である130度まで、膝を曲げていることになります

拘縮《こうしゅく》予防体操

足関節《あしかんせつ》の運動（屈曲《くっきょく》〈底屈《ていくつ》〉・伸展《しんてん》〈背屈《はいくつ》〉）

足関節が拘縮《こうしゅく》すると、転倒しやすくなります

足首（足関節）が固くなると、歩き方が不自然になり、転倒しやすくなります。ここでは足関節と、足指の関節（指間関節）を柔軟にする運動を紹介します。

足を前後に曲げる

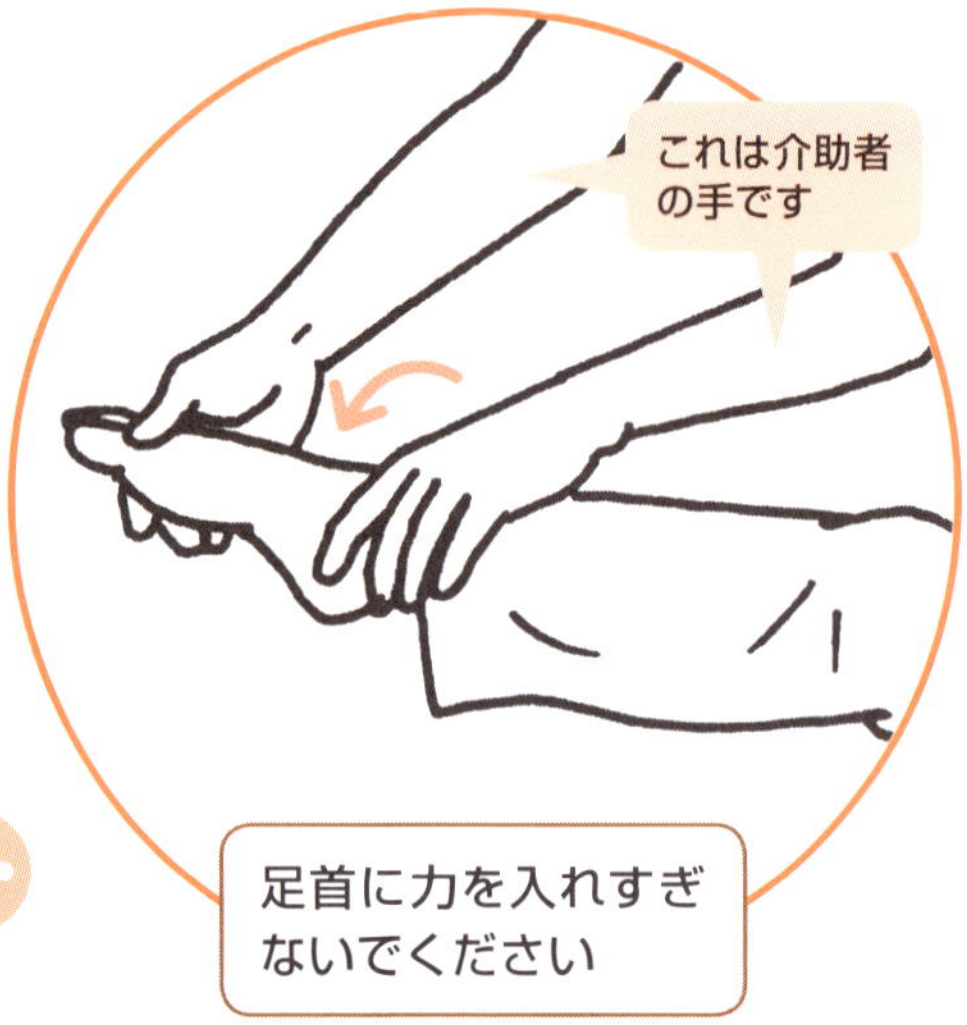

これは介助者の手です
足首に力を入れすぎないでください

足首をつかむ

介助者は左手で要介護者の右足の足首を押さえ、右手で足のつま先をつかみます

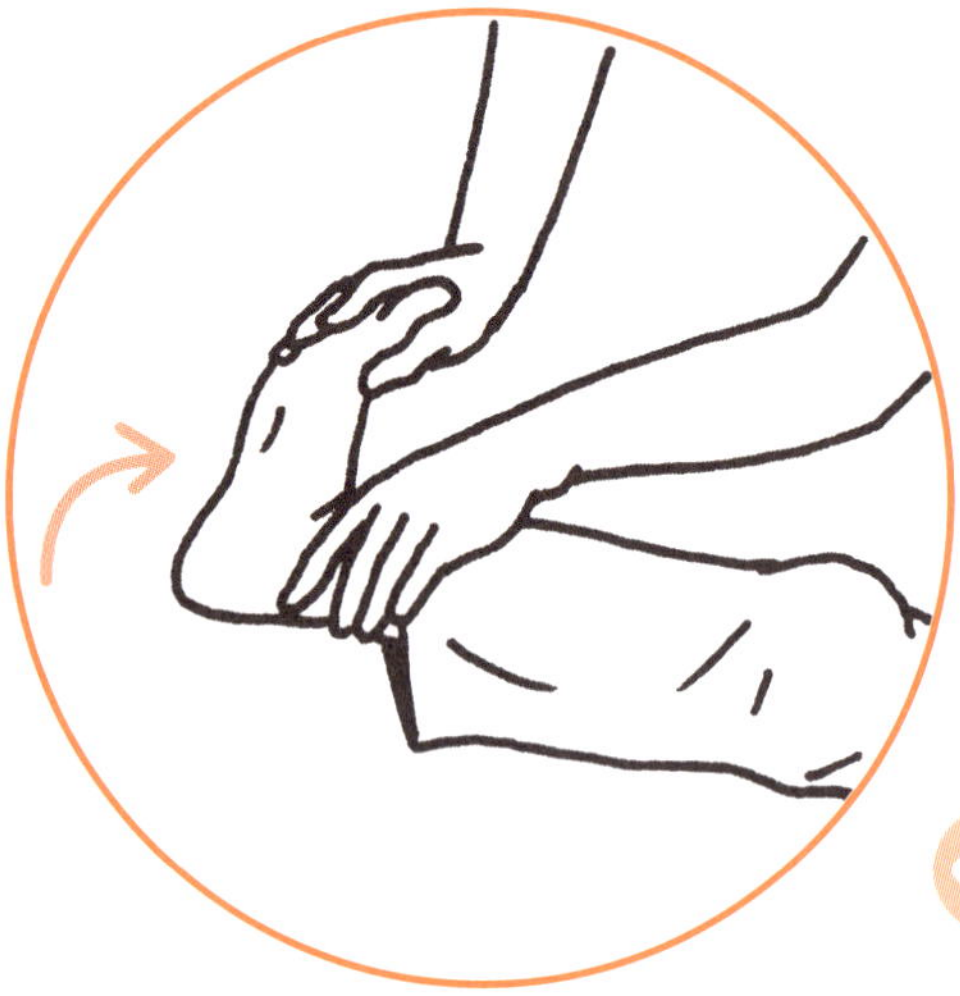

足を手前に曲げる

足を固定した状態で、手前に足をゆっくりと曲げます

アキレス腱《けん》を伸ばす

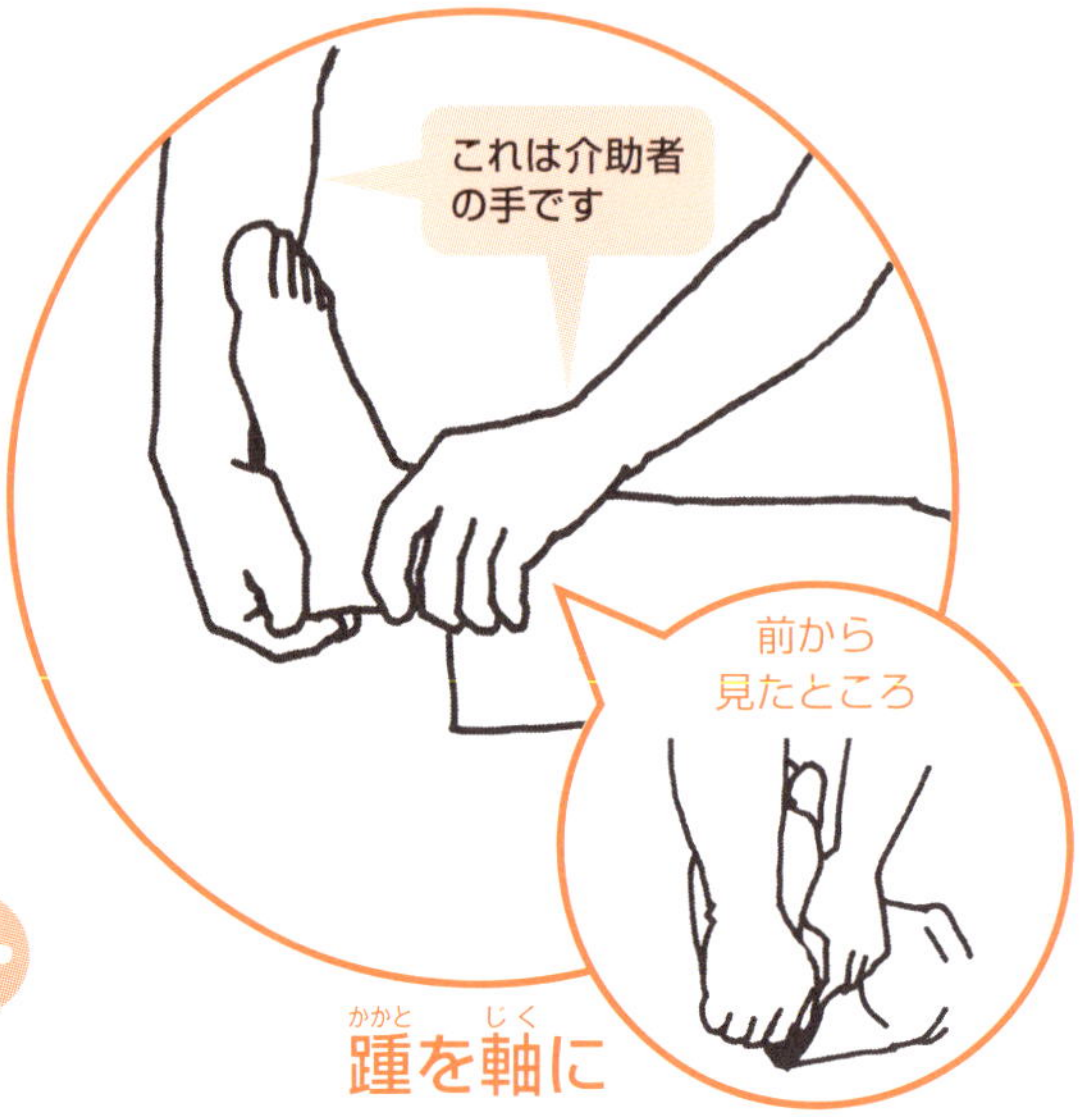

これは介助者の手です
前から見たところ

踵《かかと》を軸《じく》に足を頭側に曲げる

介助者は左手で要介護者の右足の足首を固定し、右手で踵を押さえ、つま先が頭側を向くように、踵を支点として足を曲げます。膝《ひざ》を曲げた状態と伸ばした状態で行います（イラストは膝を曲げた状態です）

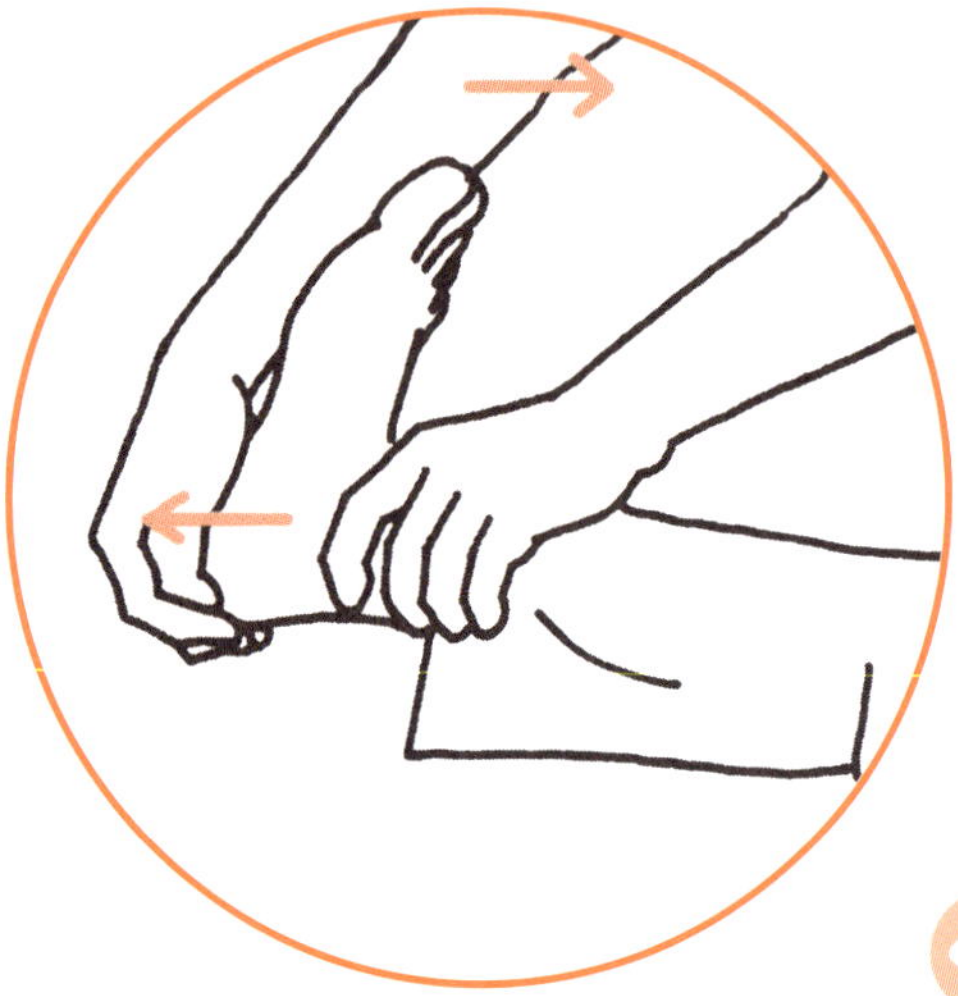

踵を引くように足を曲げる

介助者は引き続き左手で足首を固定した状態で、要介護者の踵を引くように足を曲げます。膝を曲げた状態と伸ばした状態で行います（イラストは膝を曲げた状態です）

つま先を左右に動かす

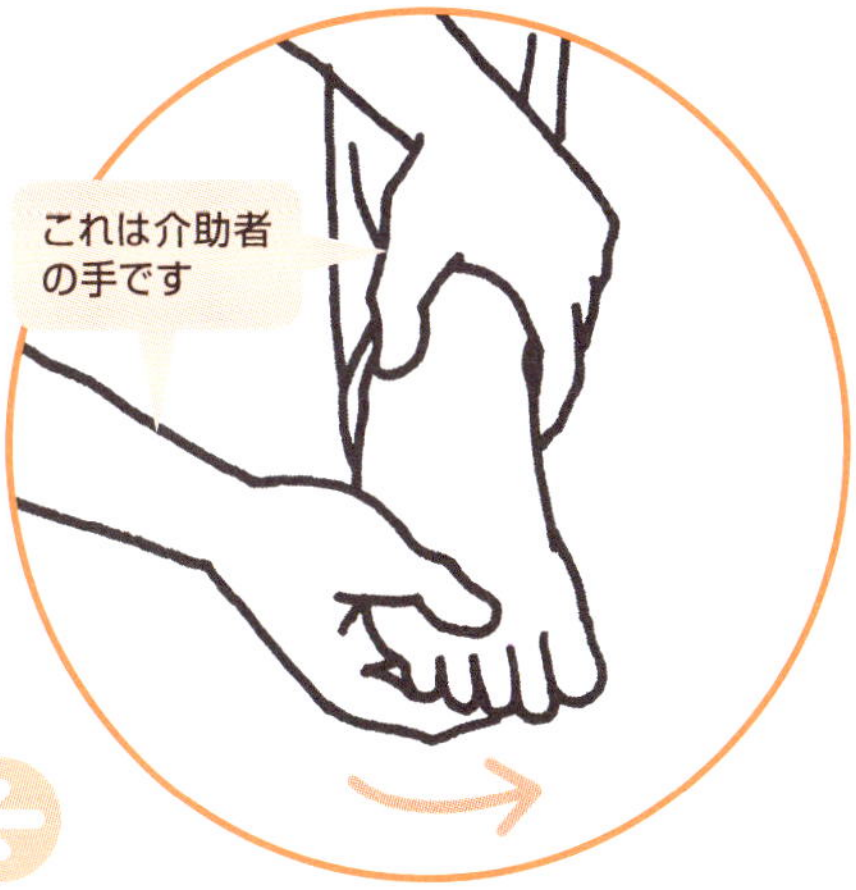
これは介助者
の手です

つま先を左側に曲げる

介助者は左手で要介護者の右足の足首を固定した状態で、右手でつま先をつかんで左側に曲げます

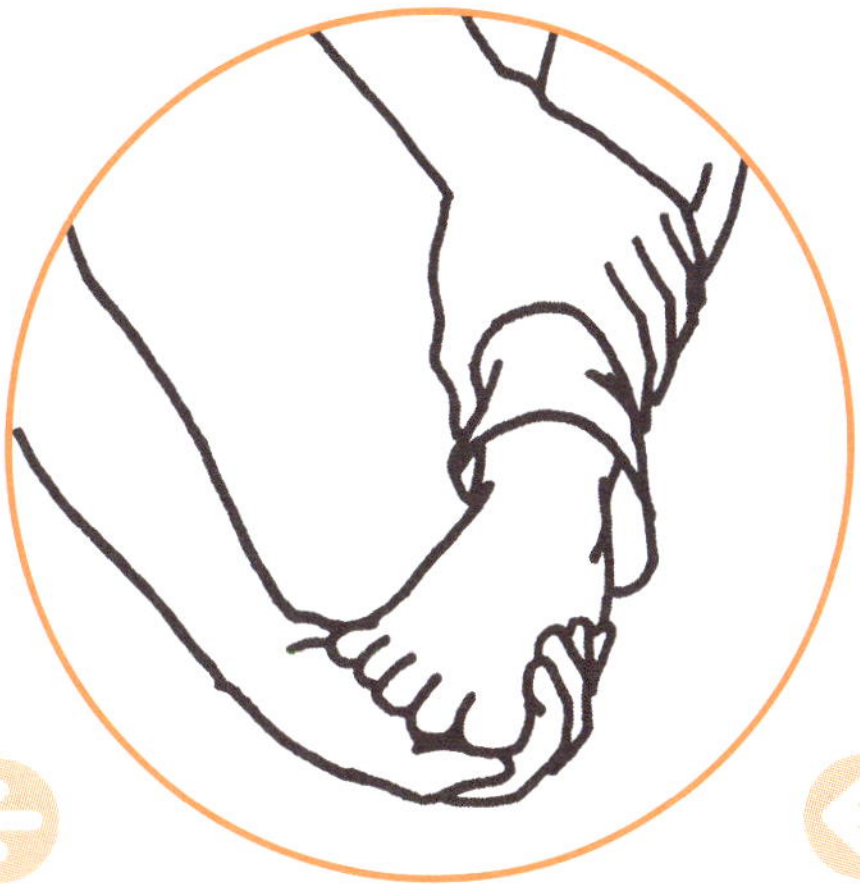

つま先をもとの位置に戻す

介助者は引き続き要介護者の足首を固定した状態で、曲げたつま先をもとの位置に戻します

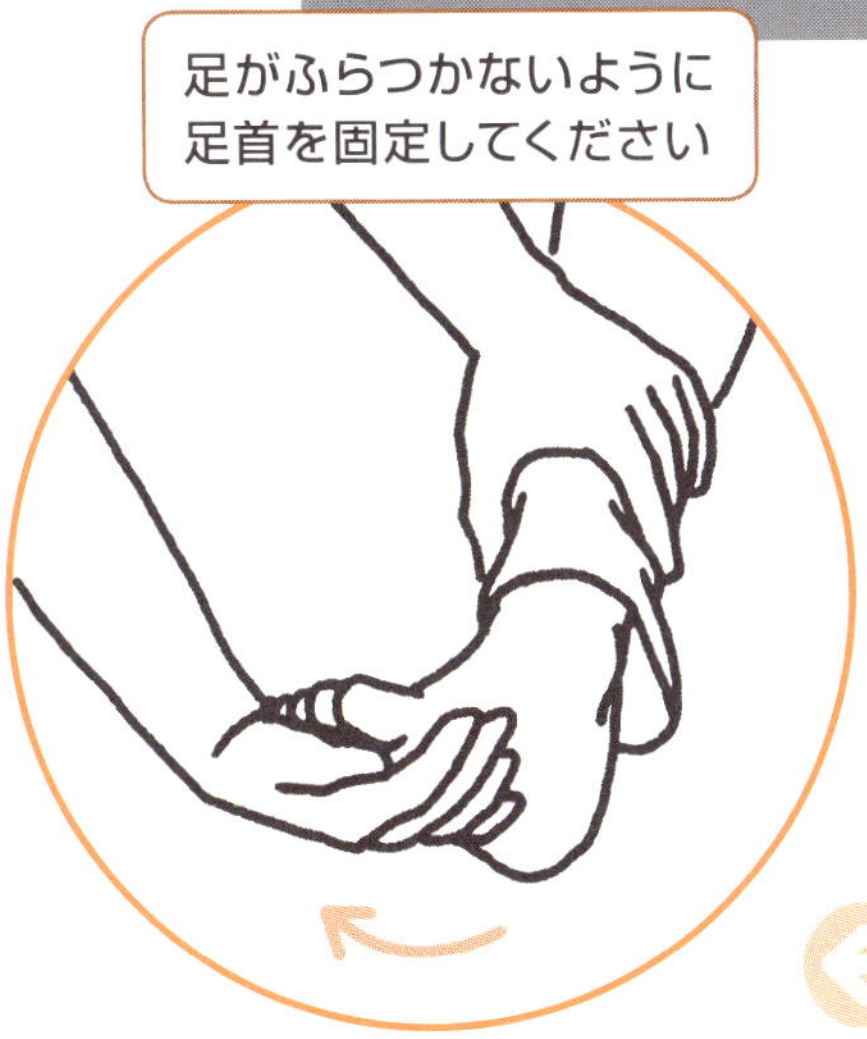
足がふらつかないように
足首を固定してください

つま先を右側に曲げる

今度は要介護者のつま先を右側に曲げます。左足でも同様に行います

足指を曲げて伸ばす

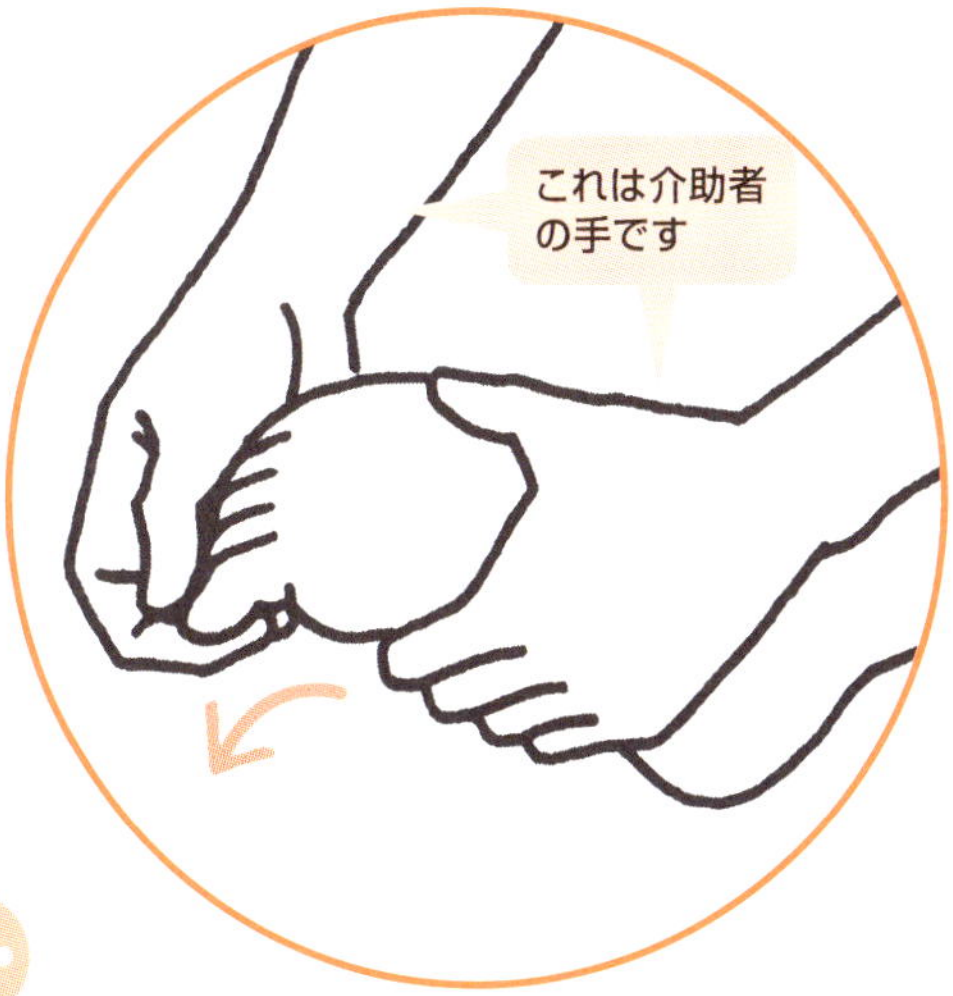
これは介助者
の手です

足指を足底側に曲げる

介助者は左手で要介護者の右足を固定し、右手で足指を足底に向け曲げます

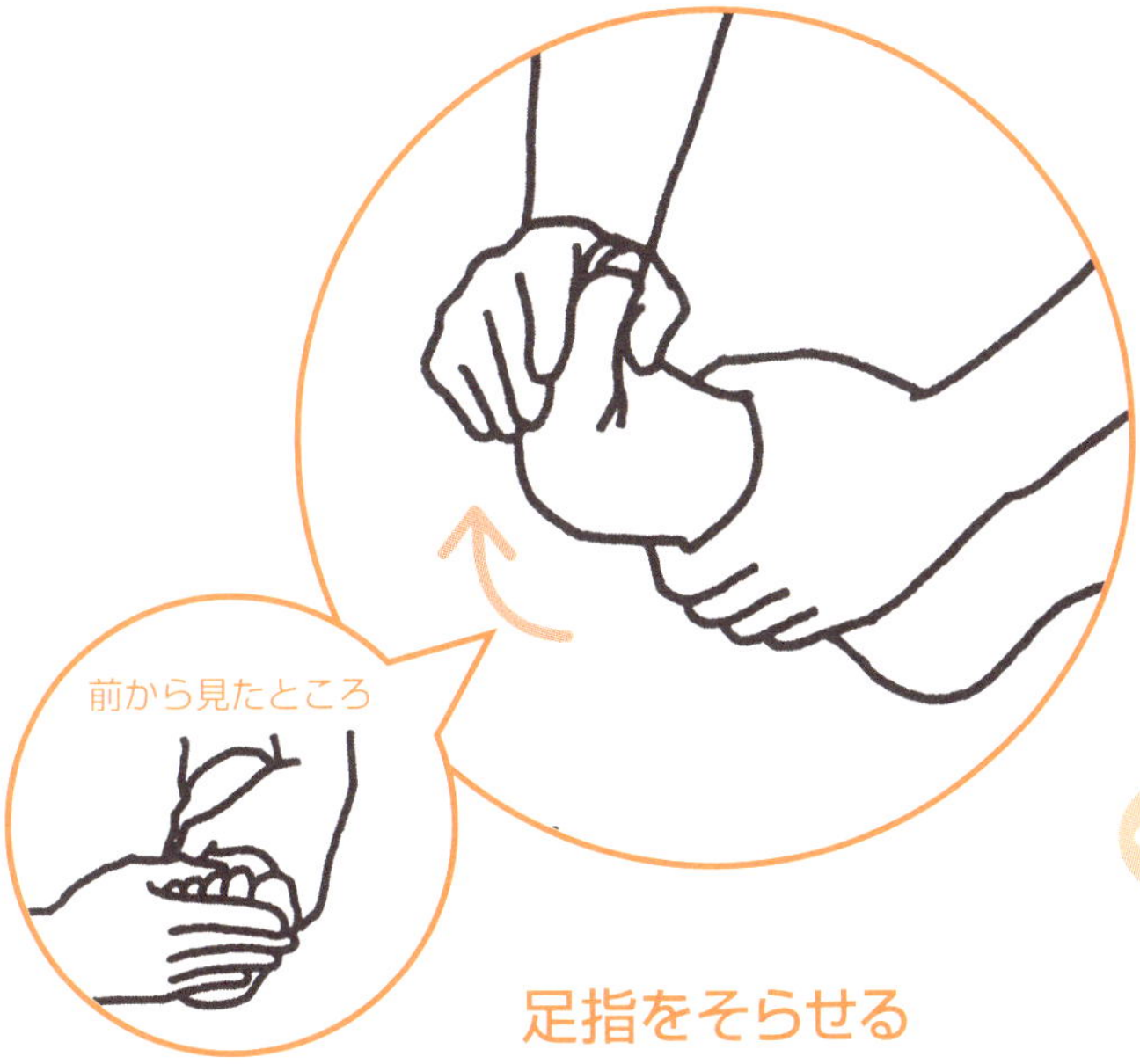
前から見たところ

足指をそらせる

介助者は引き続き左手で要介護者の足を固定した状態で、足指をそらせるように曲げます。左足でも同様に行います

首（頸椎《けいつい》）の運動（屈曲《くっきょく》・伸展《しんてん》）

首に痛みがある場合は無理にやらないでください

首（頸椎《けいつい》）が拘縮《こうしゅく》を起こすと、頭を少し動かしただけで激しい痛みが走ります。拘縮を予防するためには、関節が固まらないように、軽度の運動を継続的に行う必要があります。ただし、高齢者は頸椎などに障害を抱えている人も多いので、痛みなどがある場合は無理に運動をしないでください。急に首を動かすと、痛めている頸椎をさらに痛める恐れもあります。集団で体操を行う場合は、無理に同じテンポに合わせるのではなく、それぞれのペースに合わせて行うよう心がけてください。

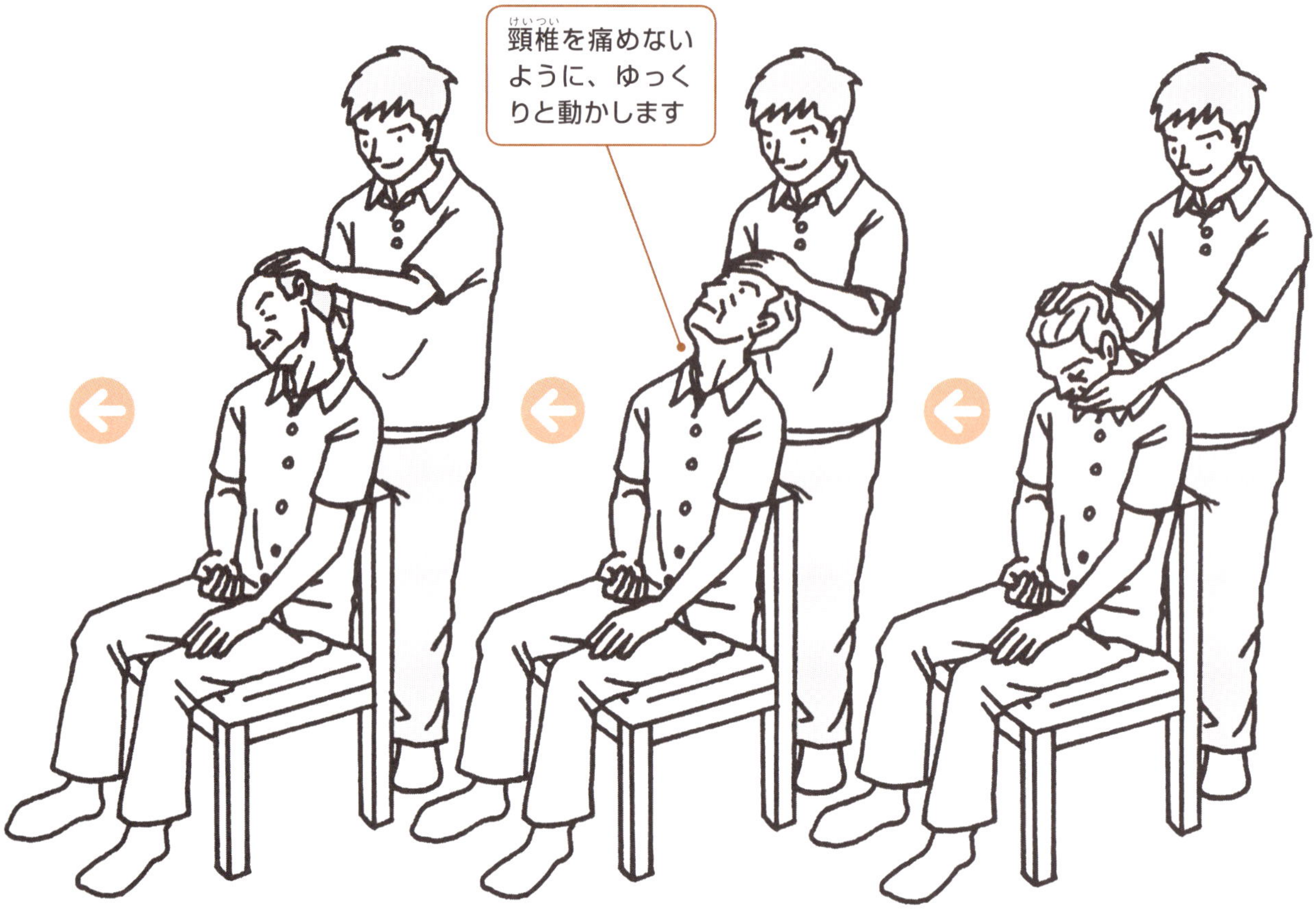
頸椎《けいつい》を痛めないように、ゆっくりと動かします

頭を前方に倒す

イスに座った要介護者の背面に立ちます。左手は要介護者のあごに、右手は後頭部にそえます。ゆっくりと頭を前方に倒します

頭を後方に倒す

右手を要介護者の後頭部にそえたまま、左手を要介護者の額《ひたい》にのせて、ゆっくりと後ろに倒します

頭を右に傾《かたむ》ける

手のひらを要介護者のこめかみにそえます。頭を固定した状態でゆっくりと右側に傾けていきます

口を開けたまま首を後ろにそらす

これはダメ

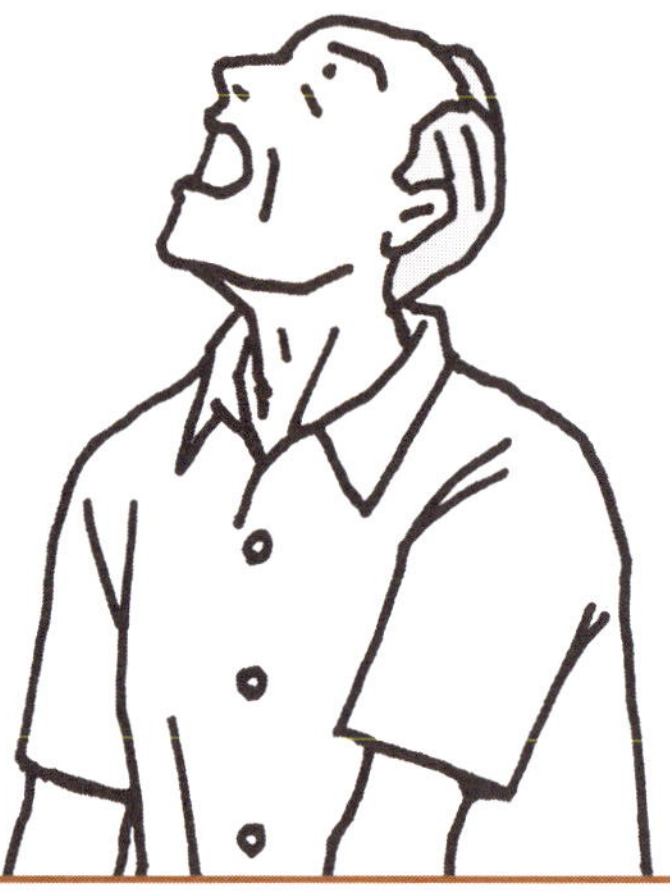

口を開けた状態で首を後ろのほうにそらせると、頸椎《けいつい》の上部が過剰に伸びてしまい、筋肉や骨、神経などを痛める恐れがあります。運動する際は、必ず口を閉じるようにしましょう

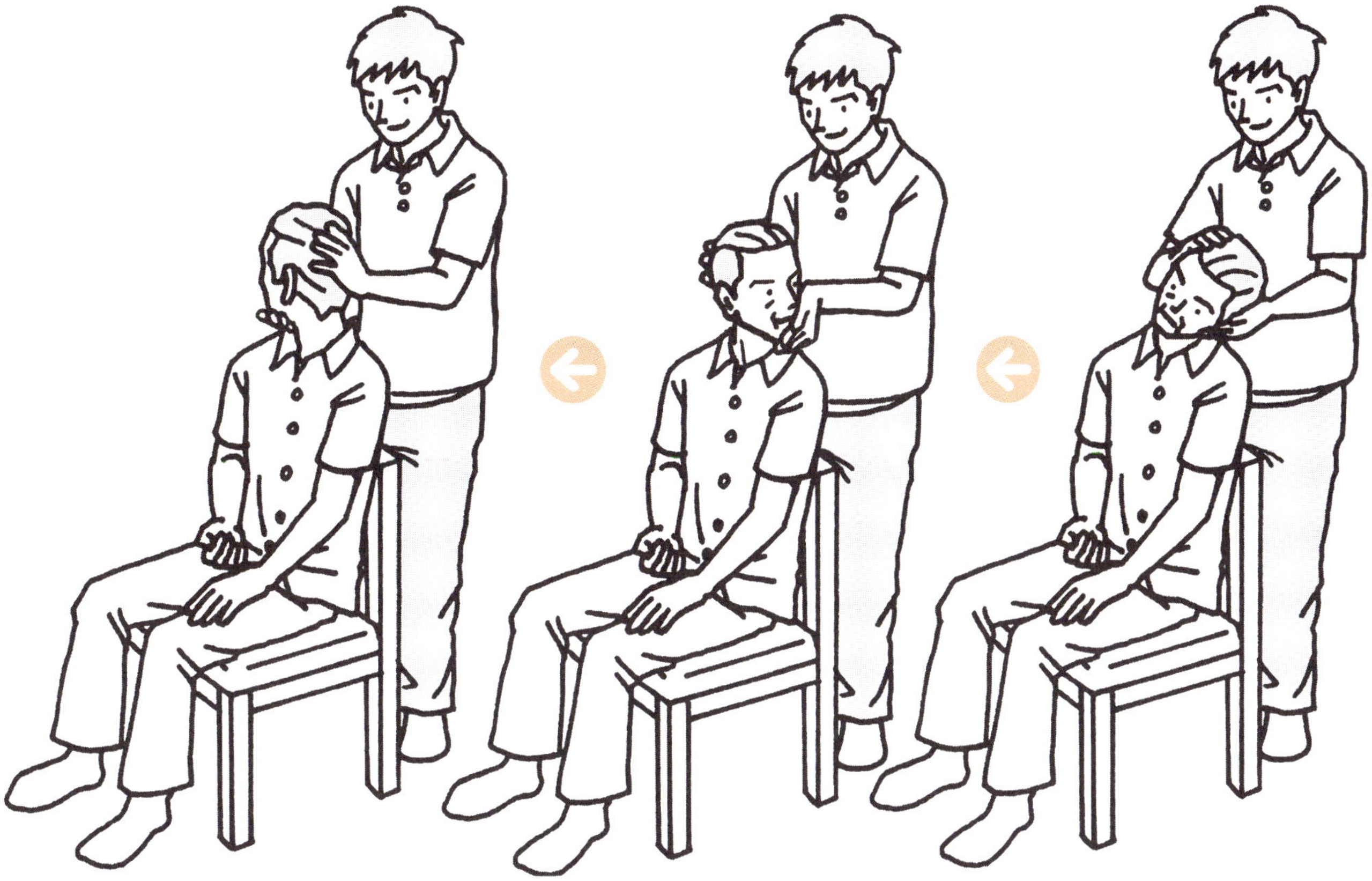

首を右にまわす

左右の手を入れかえます。右手を要介護者のあごの下におき、左手を頭の後ろにそえて、右方向にゆっくりとまわしていきます

首を左にまわす

左手を要介護者のあごの下におき、右手を頭の後ろにそえます。首を固定したら、左方向にゆっくりとまわしていきます

頭を左に傾ける

引き続き、手のひらで頭を固定した状態でゆっくりと左側に傾けていきます

1人でできる運動

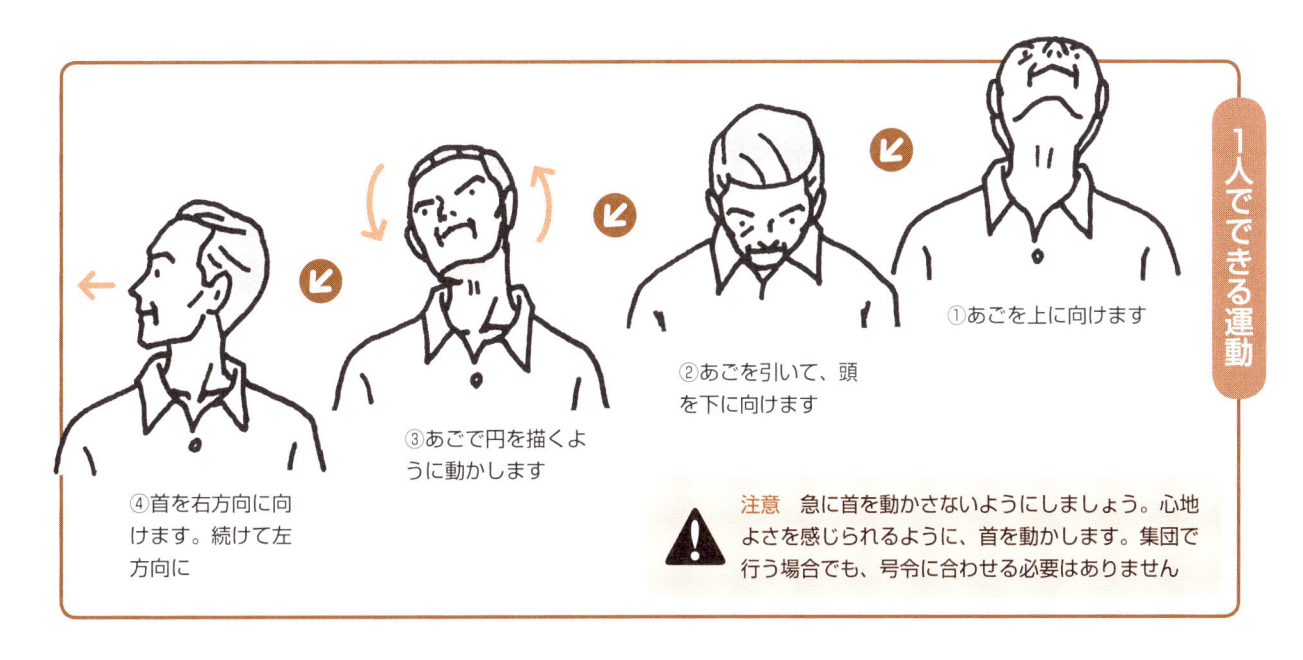

①あごを上に向けます

②あごを引いて、頭を下に向けます

③あごで円を描くように動かします

④首を右方向に向けます。続けて左方向に

注意　急に首を動かさないようにしましょう。心地よさを感じられるように、首を動かします。集団で行う場合でも、号令に合わせる必要はありません

関節の種類と可動域

関節は、関節面の構造からいくつかのタイプに分類されます。また、関節の可動範囲は、関節の種類によって異なり、その運動の名称も異なります。体操によってどのような関節の動きが強化されるのかを理解しておくと、介護予防リハビリ体操の意義や狙いが理解できるはずです

蝶番関節《ちょうつがいかんせつ》

腕尺関節《わんしゃくかんせつ》

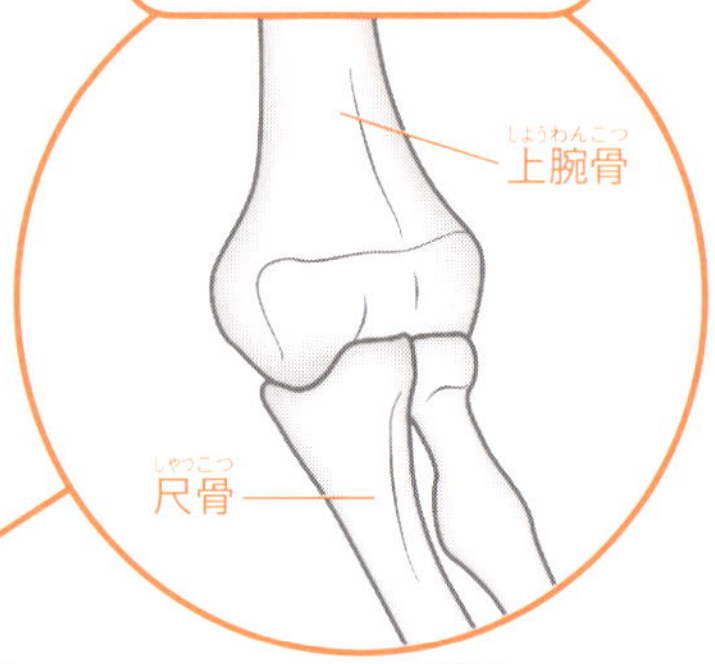

上腕《じょうわん》にある上腕骨と前腕《ぜんわん》の尺骨《しゃっこつ》が組み合わさった関節。肘《ひじ》関節の屈曲・伸展運動はこの関節によって行われる

蝶番関節の構造

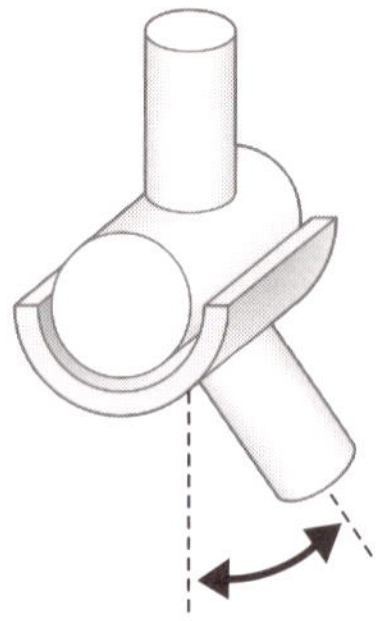

凸状になった骨とそれを受ける凹面が組み合わさった関節。蝶番《ちょうつがい》のついたドアのように一方向にのみ動くことができる

車軸関節《しゃじくかんせつ》

上橈尺《じょうとうしゃく》関節

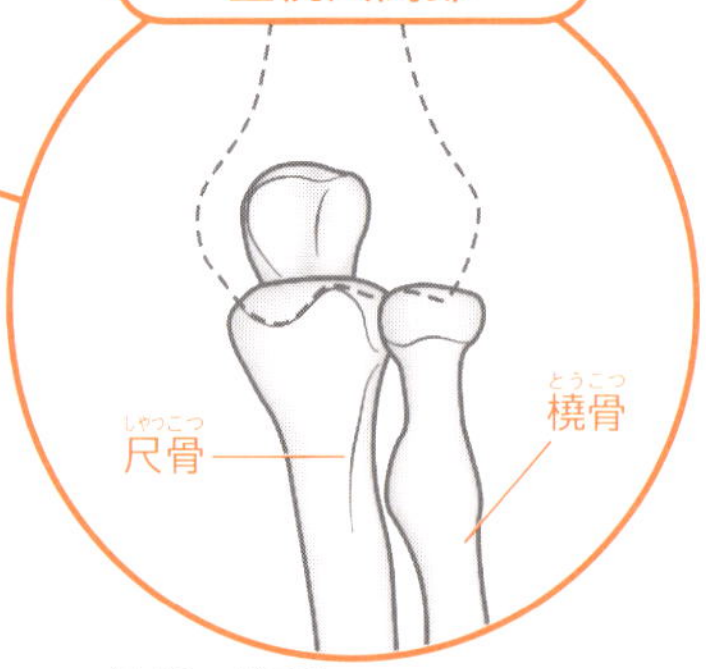

前腕《ぜんわん》にある橈骨《とうこつ》と尺骨《しゃっこつ》が組み合わさった関節。手関節のひとつである下橈尺《かとうしゃく》関節とともに橈尺関節を形成し、前腕を動かす運動に関わっている

車軸関節の構造

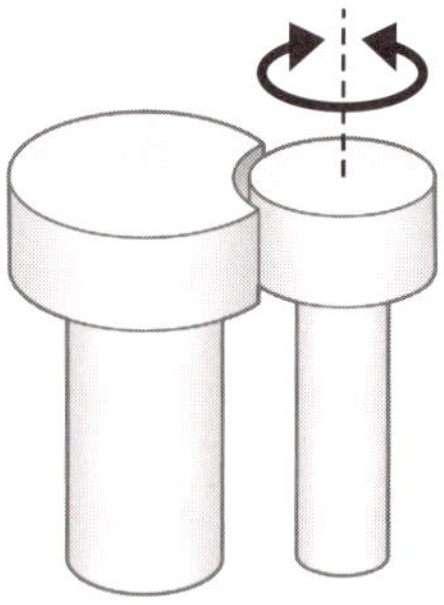

車軸のようにひとつの軸を中心にした回転運動を行う関節。軸状の骨がそれを受ける軸受け状の骨のなかで回転運動をする

鞍関節《あんかんせつ》

母指《ぼし》の手根中手《しゅこんちゅうしゅ》関節

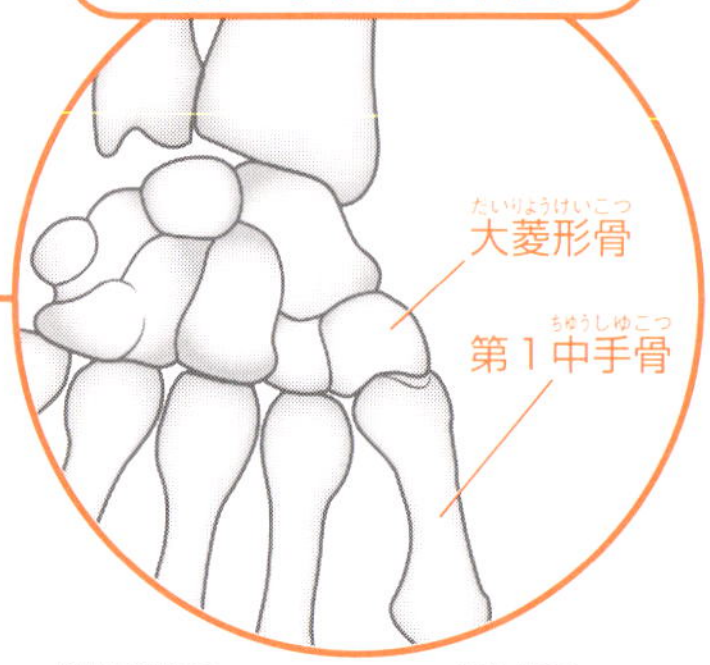

手首の大菱形骨《だいりょうけいこつ》と親指の第１中手骨《ちゅうしゅこつ》が組み合わさった関節。母指《ぼし》の屈曲《くっきょく》・伸展《しんてん》、内転《ないてん》・外転《がいてん》、円を描く運動などができる２軸《じく》性の関節

鞍関節の構造

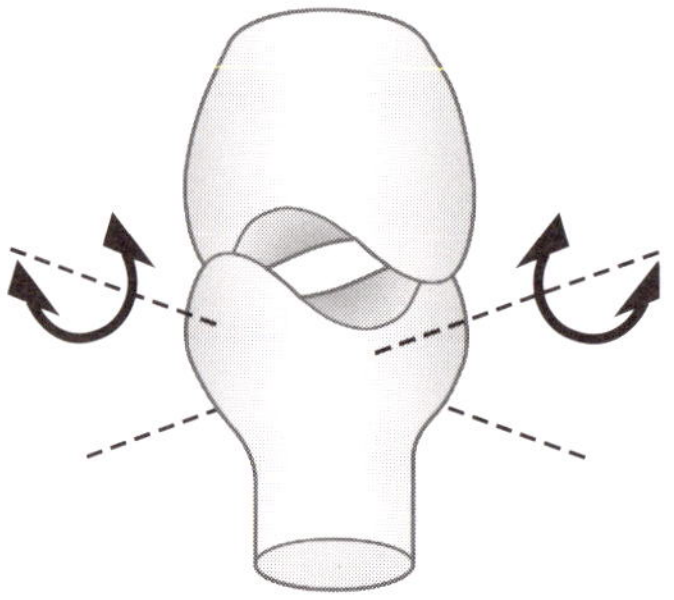

鞍《くら》のように凹凸がある関節面が組み合わさった関節。骨は前後方向と左右方向に動かすことができる

球関節《きゅうかんせつ》

球関節の構造

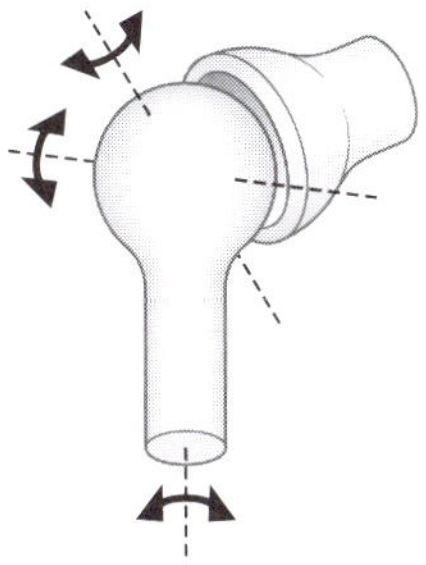

球形をした関節頭がそれと対をなす関節窩《かんせつか》(関節のくぼみ)に入った関節。可動範囲が広い多軸《たじく》関節で、肩関節や股関節《こかんせつ》がこれに該当する

肩関節《かたかんせつ》（肩甲上腕《けんこうじょうわん》関節）

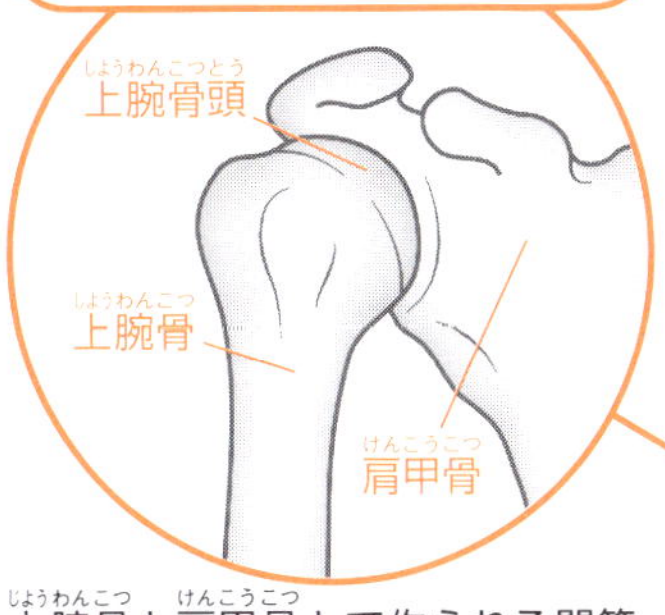
上腕骨頭《じょうわんこつとう》
上腕骨《じょうわんこつ》
肩甲骨《けんこうこつ》

上腕骨《じょうわんこつ》と肩甲骨《けんこうこつ》とで作られる関節。球形をした上腕骨頭《じょうわんこつとう》が肩甲骨の外側にある関節窩《かんせつか》に入る。肩関節は人体最大の可動範囲を持っている

楕円関節《だえんかんせつ》

楕円関節の構造

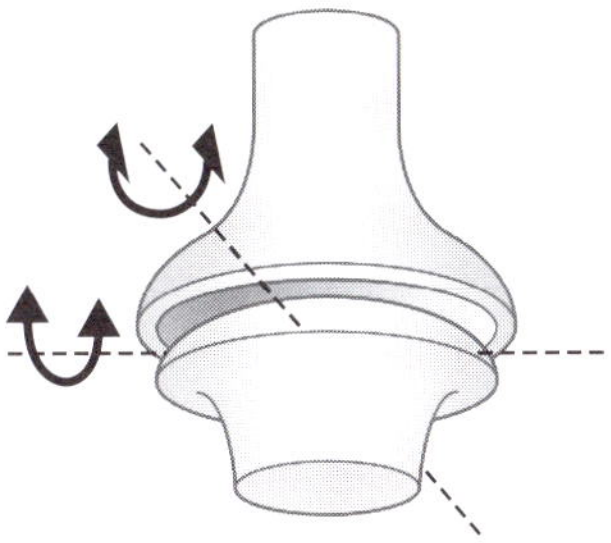

関節面が楕円状になった関節が組み合わさった関節。楕円の長軸《じく》と短軸の２つの軸運動ができる

橈骨手根《とうこつしゅこん》関節

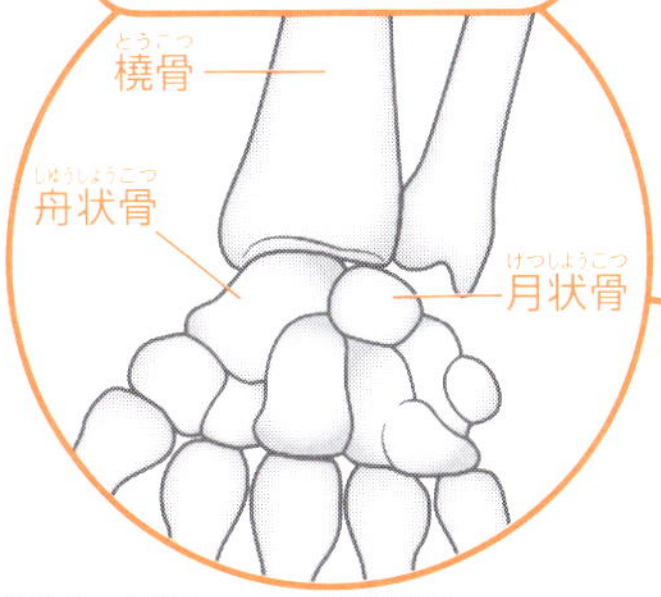
橈骨《とうこつ》
舟状骨《しゅうしょうこつ》
月状骨《げつしょうこつ》

前腕《ぜんわん》の橈骨《とうこつ》と手の舟状骨《しゅうじょうこつ》が組み合わさった関節。手首の屈曲《くっきょく》・伸展《しんてん》、内《ない》転《てん》・外転《がいてん》、円を描く運動などができる２軸性の楕円関節

平面関節《へいめんかんせつ》

平面関節の構造

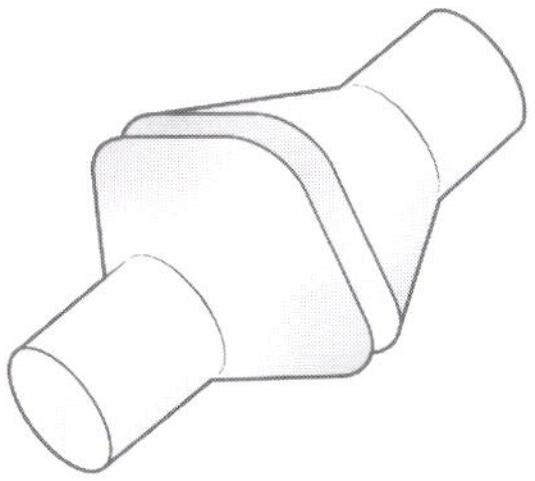

平らな関節面が向き合ってできる関節で、関節面がずれるようにして動く。垂直な軸《じく》を中心とした回転運動もできるが、強い靭帯《じんたい》に保護されているため、可動範囲は狭い

足根中足《そっこんちゅうそく》関節

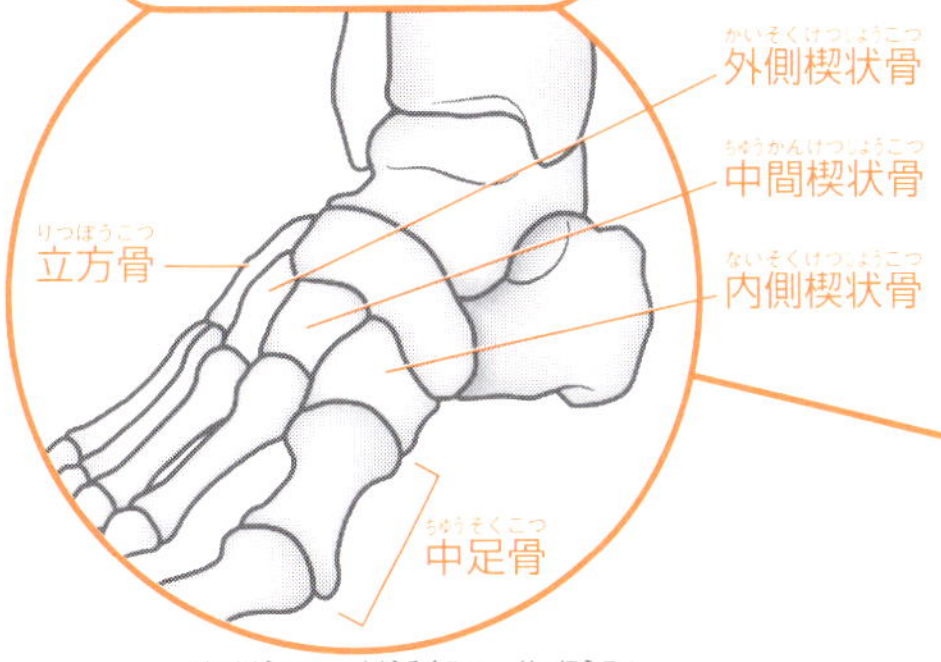
外側楔状骨《がいそくけつじょうこつ》
中間楔状骨《ちゅうかんけつじょうこつ》
内側楔状骨《ないそくけつじょうこつ》
立方骨《りっぽうこつ》
中足骨《ちゅうそくこつ》

３種類の楔状骨《けつじょうこつ》と中足骨《ちゅうそくこつ》、立方骨《りっぽうこつ》などで構成される複雑な関節。平面関節のひとつ

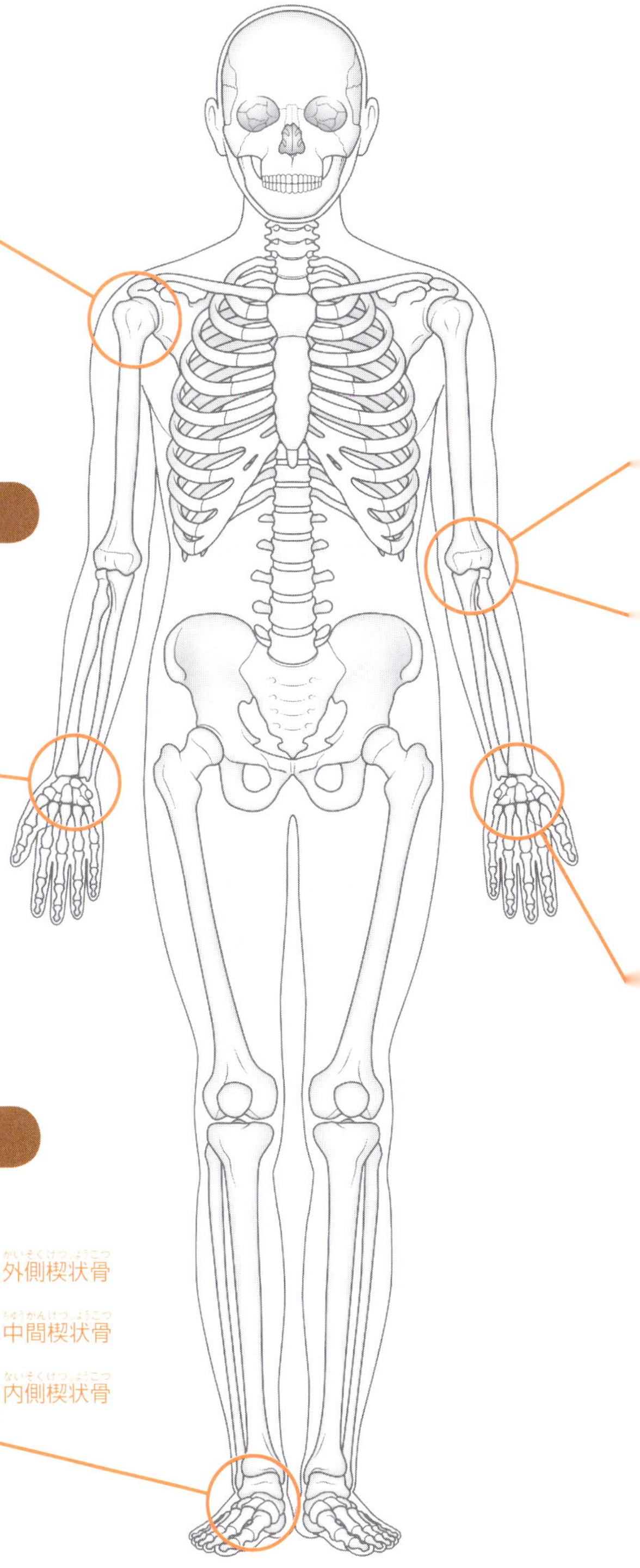

1. 上肢《じょうし》測定の部位別可動域

<table>
<tr><th>参考図</th><th>参考最大可動域角度</th><th>運動方向</th><th>部位名</th></tr>
<tr><td rowspan="2">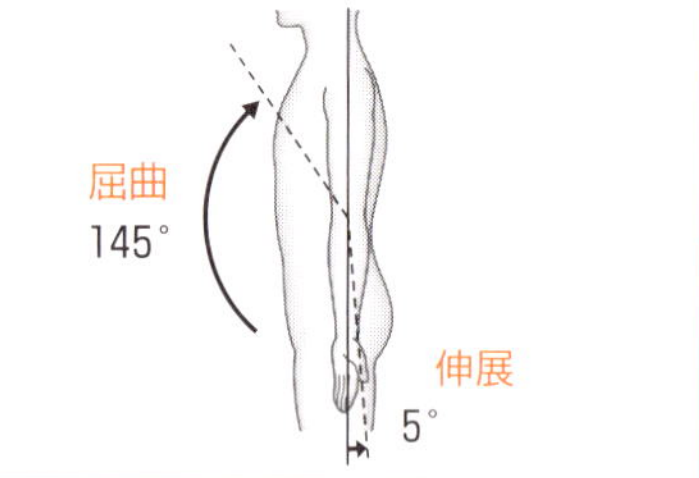
屈曲
145°
伸展
5°</td><td>145</td><td>屈曲</td><td rowspan="4">肘《ひじ》・前腕《ぜんわん》</td></tr>
<tr><td>5</td><td>伸展</td></tr>
<tr><td rowspan="2">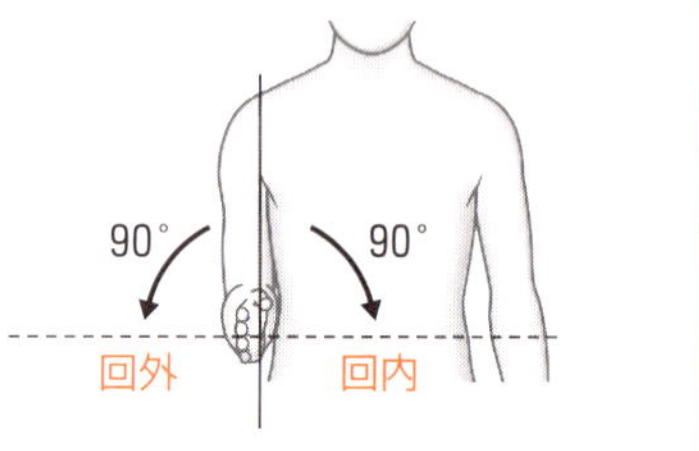
90°
90°
回外
回内</td><td>90</td><td>回内《かいない》</td></tr>
<tr><td>90</td><td>回外《かいがい》</td></tr>
<tr><td rowspan="2">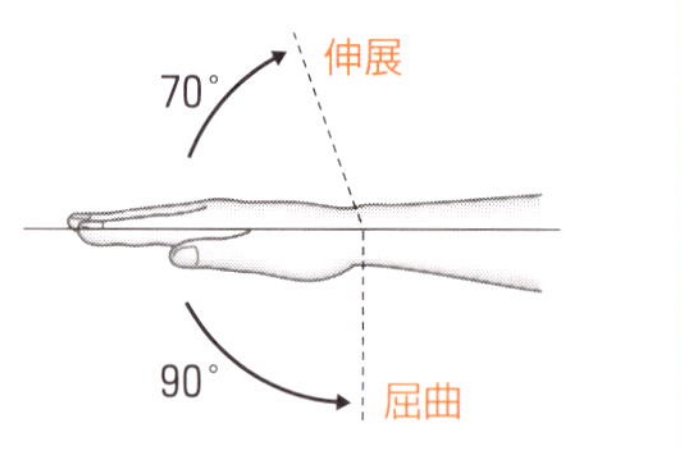
70°
伸展
90°
屈曲</td><td>90</td><td>屈曲
（掌屈《しょうくつ》）</td><td rowspan="4">手</td></tr>
<tr><td>70</td><td>伸展
（背屈《はいくつ》）</td></tr>
<tr><td rowspan="2">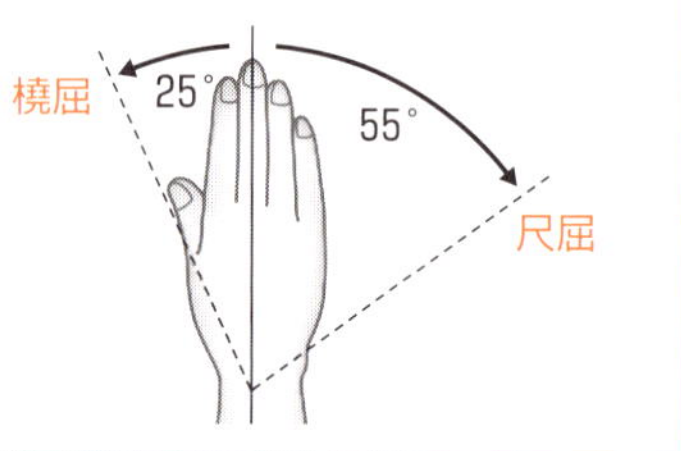
橈屈
25°
55°
尺屈</td><td>25</td><td>橈屈《とうくつ》</td></tr>
<tr><td>55</td><td>尺屈《しゃっくつ》</td></tr>
</table>

<table>
<tr><th>参考図</th><th>参考最大可動域角度</th><th>運動方向</th><th>部位名</th></tr>
<tr><td rowspan="2">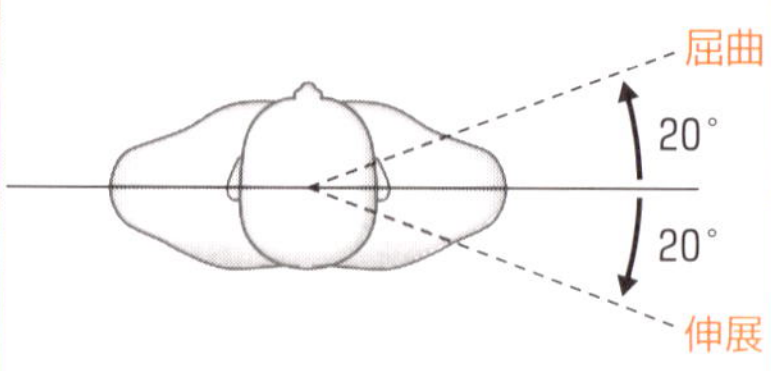
屈曲
20°
20°
伸展</td><td>20</td><td>屈曲</td><td rowspan="4">肩甲帯</td></tr>
<tr><td>20</td><td>伸展</td></tr>
<tr><td rowspan="2">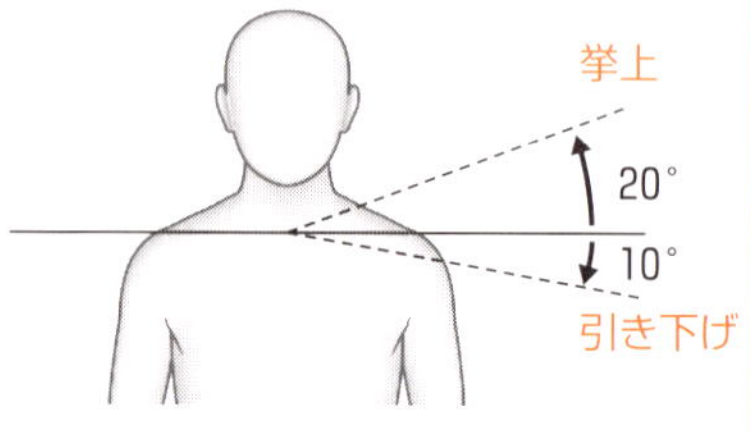
挙上
20°
10°
引き下げ</td><td>20</td><td>挙上《きょじょう》</td></tr>
<tr><td>10</td><td>引き下げ
（下制《かせい》）</td></tr>
<tr><td rowspan="2">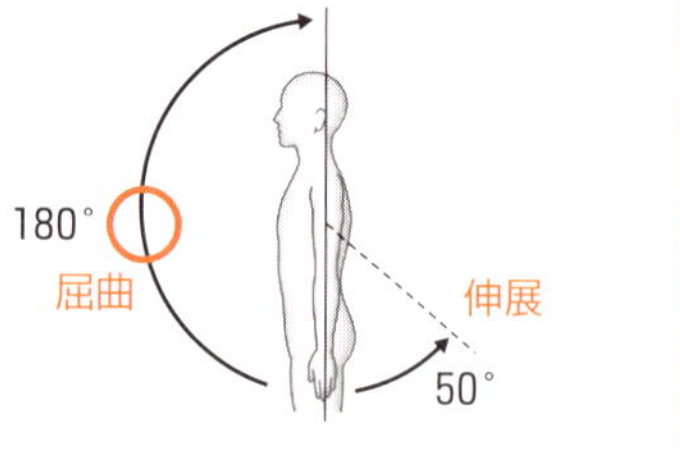
180°
屈曲
伸展
50°</td><td>180</td><td>屈曲
（前方挙上《きょじょう》）</td><td rowspan="8">肩（肩甲帯の動きを含む）</td></tr>
<tr><td>50</td><td>伸展
（後方挙上《きょじょう》）</td></tr>
<tr><td rowspan="2">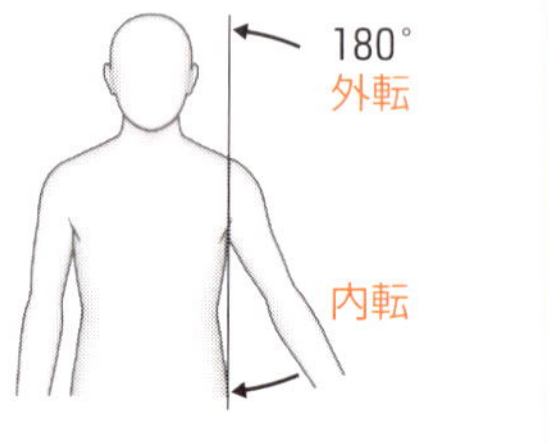
180°
外転
内転</td><td>180</td><td>外転
（側方挙上《きょじょう》）</td></tr>
<tr><td>0</td><td>内転</td></tr>
<tr><td rowspan="2">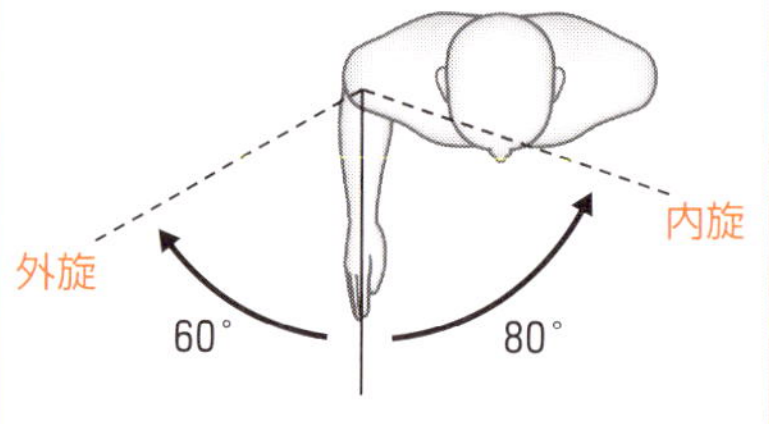
内旋
外旋
60°
80°</td><td>60</td><td>外旋</td></tr>
<tr><td>80</td><td>内旋</td></tr>
<tr><td rowspan="2">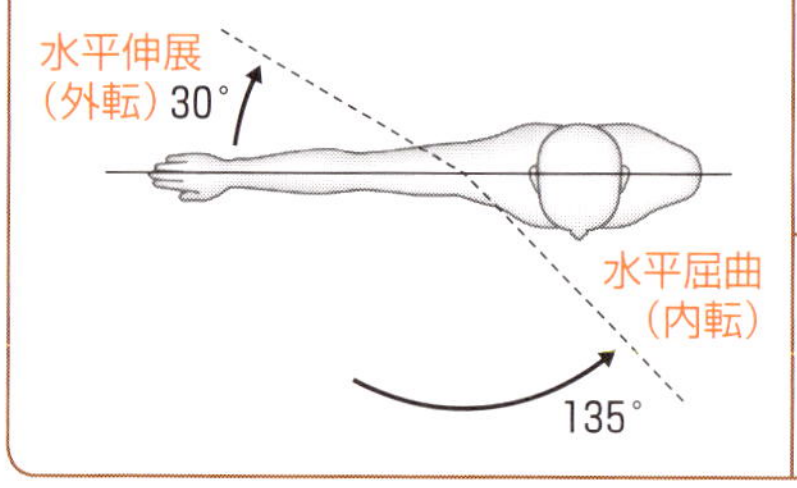
水平伸展
（外転）30°
水平屈曲
（内転）
135°</td><td>135</td><td>水平屈曲</td></tr>
<tr><td>30</td><td>水平伸展</td></tr>
</table>

社団法人　日本リハビリテーション医学会『関節可動域表示ならびに測定法』
をもとに作成（平成7年2月9日）

2. 手指《しゅし》測定の部位別可動域

<table>
<tr><th>参考図</th><th>参考最大可動域角度</th><th>運動方向</th><th>部位名</th></tr>
<tr><td rowspan="2">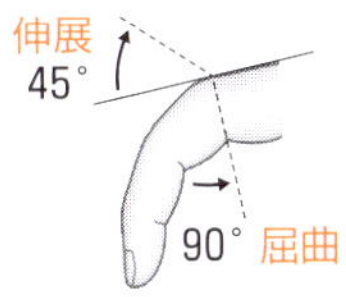伸展
45°
90°
屈曲</td><td>90</td><td>屈曲</td><td rowspan="8">指</td></tr>
<tr><td>45</td><td>伸展</td></tr>
<tr><td rowspan="2">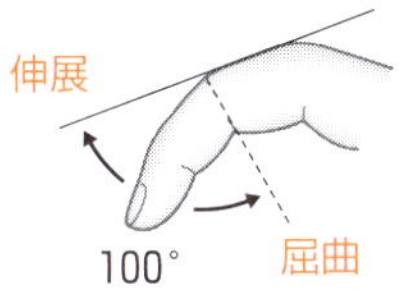伸展
100°
屈曲</td><td>100</td><td>屈曲</td></tr>
<tr><td>0</td><td>伸展</td></tr>
<tr><td rowspan="2">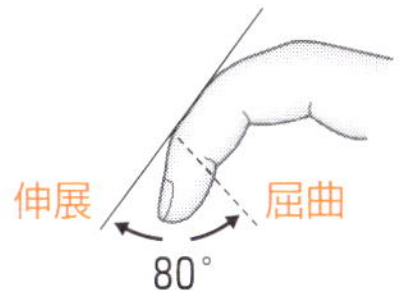伸展
屈曲
80°</td><td>80</td><td>屈曲</td></tr>
<tr><td>0</td><td>伸展</td></tr>
<tr><td rowspan="2">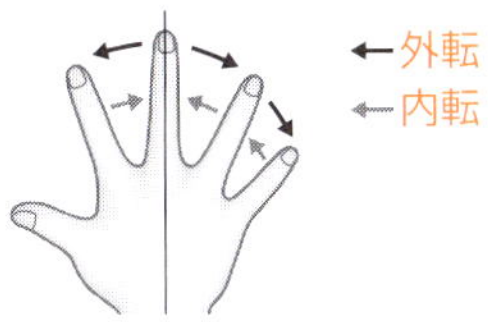外転
内転</td><td>－</td><td>外転</td></tr>
<tr><td>－</td><td>内転</td></tr>
</table>

<table>
<tr><th>参考図</th><th>参考最大可動域角度</th><th>運動方向</th><th>部位名</th></tr>
<tr><td rowspan="2">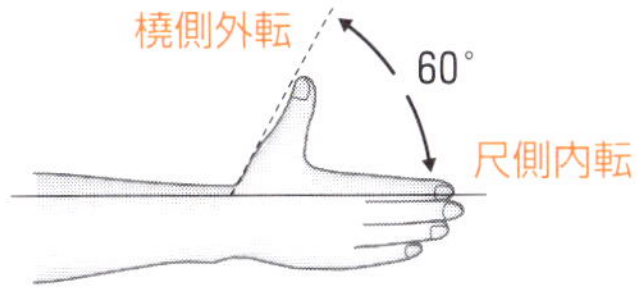橈側外転
60°
尺側内転</td><td>60</td><td>橈側《とうそく》外転</td><td rowspan="8">母指</td></tr>
<tr><td>0</td><td>尺側《しゃっそく》内転</td></tr>
<tr><td rowspan="2">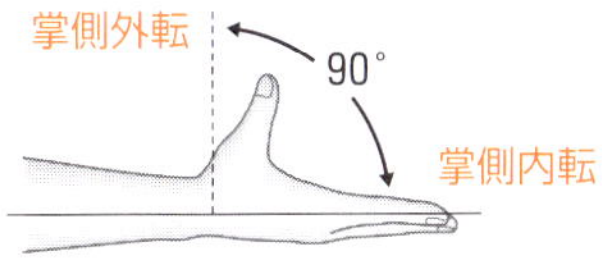掌側外転
90°
掌側内転</td><td>90</td><td>掌側《しょうそく》外転</td></tr>
<tr><td>0</td><td>掌側《しょうそく》内転</td></tr>
<tr><td rowspan="2">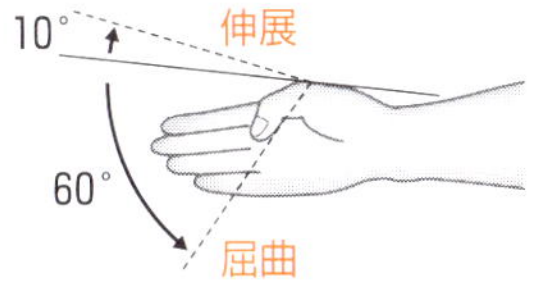10°
伸展
60°
屈曲</td><td>60</td><td>屈曲</td></tr>
<tr><td>10</td><td>伸展</td></tr>
<tr><td rowspan="2">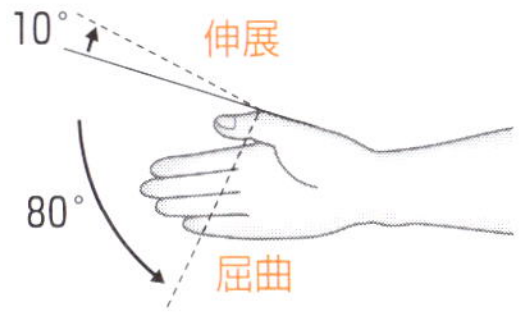10°
伸展
80°
屈曲</td><td>80</td><td>屈曲</td></tr>
<tr><td>10</td><td>伸展</td></tr>
</table>

3. 下肢《かし》測定の部位別可動域

参考図	参考最大可動域角度	運動方向	部位名
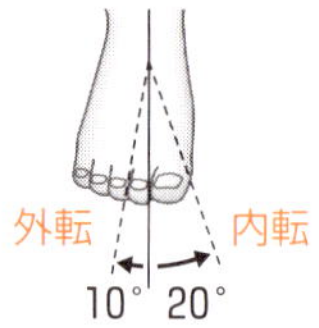	10	外転	足部
	20	内転	
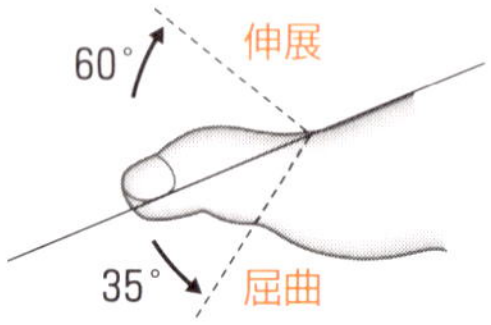	35	屈曲	母指（趾）
	60	伸展	
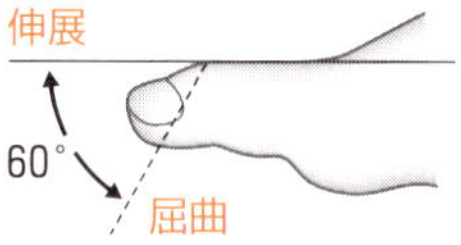	60	屈曲	
	0	伸展	
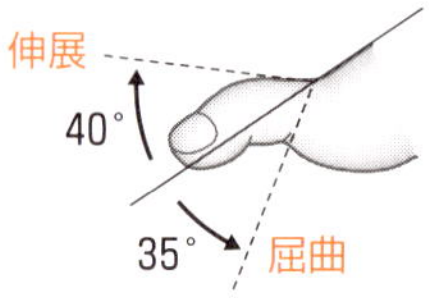	35	屈曲	足指
	40	伸展	
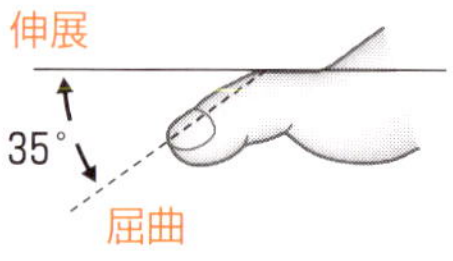	35	屈曲	
	0	伸展	
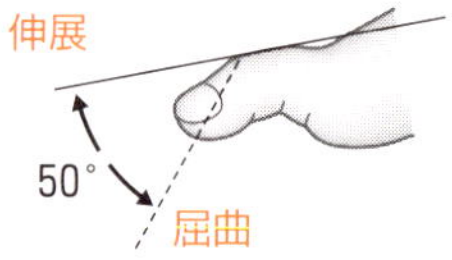	50	屈曲	
	0	伸展	

参考図	参考最大可動域角度	運動方向	部位名
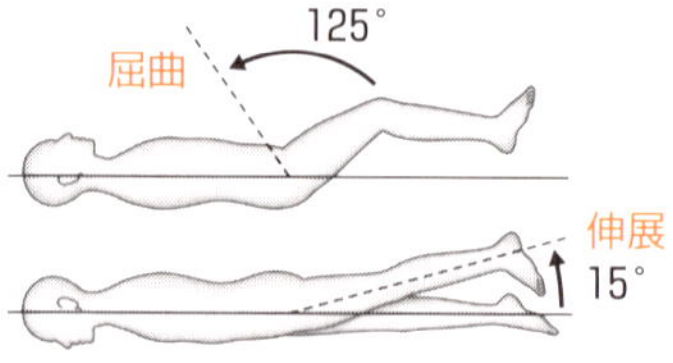	125	屈曲	股
	15	伸展	
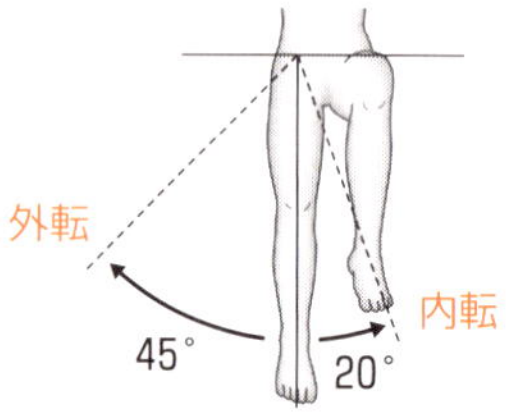	45	外転	
	20	内転	
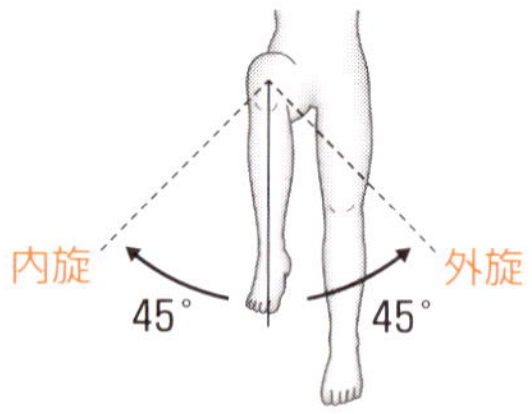	45	外旋《がいせん》	
	45	内旋《ないせん》	
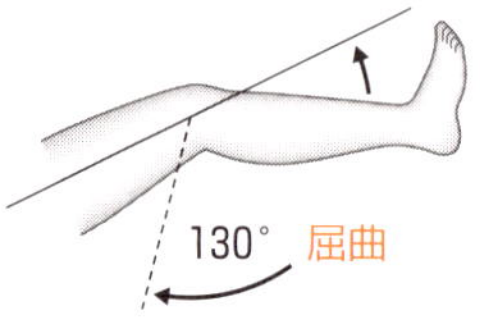	130	屈曲	膝
	0	伸展	
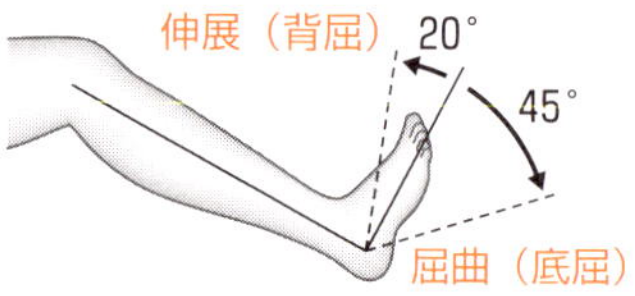	45	屈曲（底屈《ていくつ》）	足
	20	伸展（背屈《はいくつ》）	
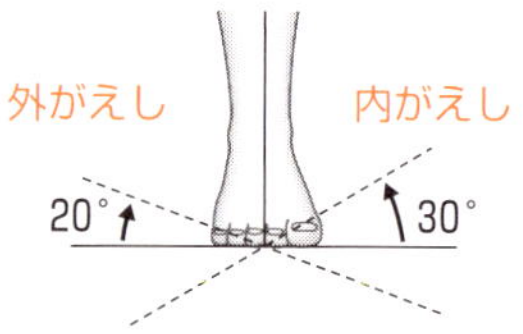	20	外がえし	足部
	30	内がえし	

4. 体幹《たいかん》測定の部位別可動域

<table>
<tr><th>参考図</th><th>参考最大可動域角度</th><th colspan="2">運動方向</th><th>部位名</th></tr>
<tr><td rowspan="2">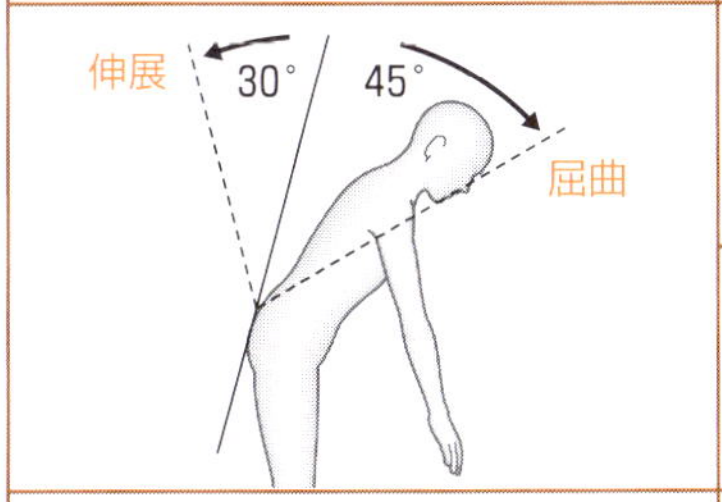
伸展
30°
45°
屈曲</td><td>45</td><td colspan="2">屈曲（前屈）</td><td rowspan="6">胸腰《きょうよう》部</td></tr>
<tr><td>30</td><td colspan="2">伸展（後屈）</td></tr>
<tr><td rowspan="2">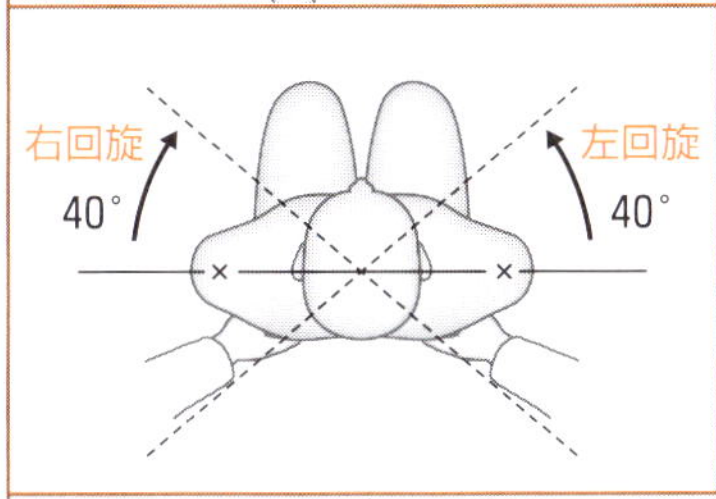
右回旋
40°
左回旋
40°</td><td>40</td><td>左回旋《かいせん》</td><td rowspan="2">回旋《かいせん》</td></tr>
<tr><td>40</td><td>右回旋《かいせん》</td></tr>
<tr><td rowspan="2">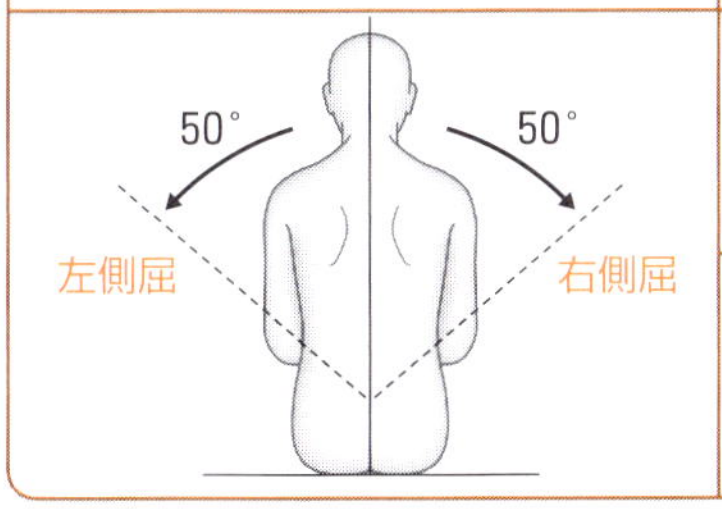
50°
50°
左側屈
右側屈</td><td>50</td><td>左側屈《そっくつ》</td><td rowspan="2">側屈《そっくつ》</td></tr>
<tr><td>50</td><td>右側屈《そっくつ》</td></tr>
</table>

<table>
<tr><th>参考図</th><th>参考最大可動域角度</th><th colspan="2">運動方向</th><th>部位名</th></tr>
<tr><td rowspan="2">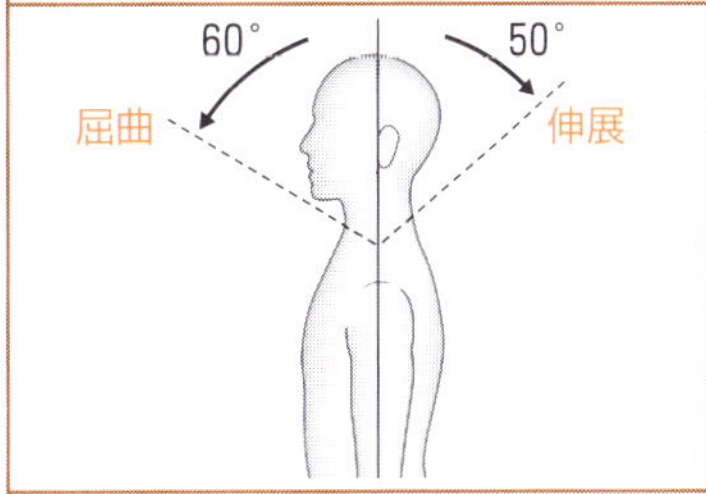
60°
50°
屈曲
伸展</td><td>60</td><td colspan="2">屈曲（前屈）</td><td rowspan="6">頸部</td></tr>
<tr><td>50</td><td colspan="2">伸展（後屈）</td></tr>
<tr><td rowspan="2">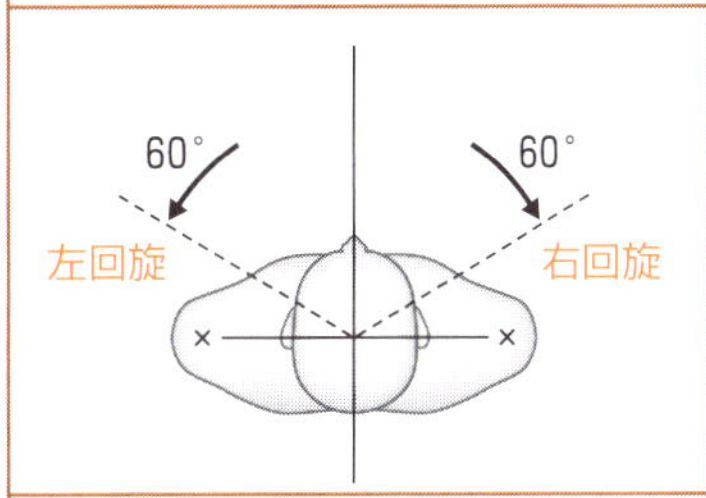
60°
60°
左回旋
右回旋</td><td>60</td><td>左回旋《かいせん》</td><td rowspan="2">回旋《かいせん》</td></tr>
<tr><td>60</td><td>右回旋《かいせん》</td></tr>
<tr><td rowspan="2">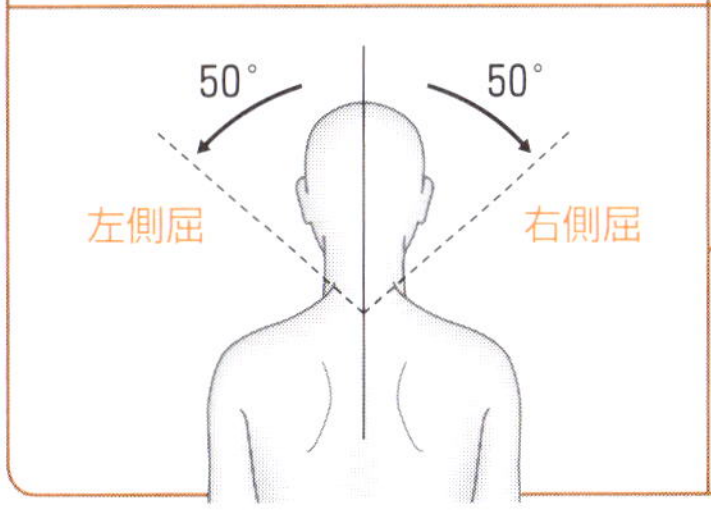
50°
50°
左側屈
右側屈</td><td>50</td><td>左側屈《そっくつ》</td><td rowspan="2">側屈《そっくつ》</td></tr>
<tr><td>50</td><td>右側屈《そっくつ》</td></tr>
</table>

老人力

「老い」を素直に受け止めよう

「老人力」という言葉をつくったのは赤瀬川原平さんで、物忘れをするようになったのを「老人力がついた」と笑い飛ばして、アンチエージングの風潮を軽く揶揄したのである。しかし、世の中はこれを誤解して、ガンバリズムで何かの能力を高めるのに「力」をつけた本が出回った。それは、たいしたことではないのでどちらでもいいのだが、大切なのは歳をとれば年相応のことを考えてあまり無理をせず、歳に逆らわずむしろ上手に歳を重ねることだ。上手にとは、道具や人の力を上手に借りるということだ。

有名な仙厓和尚の老人六歌仙に、老人の特徴が実にうまく表現されている。あまりに当たっているのでユーモアを感じてしまうほどである。「皺はよる黒子《ほくろ》はできる腰曲がる　頭ははげる髭白くなる」などぴったりではないか。

アンチエージングの考えにとりつかれると、しわとりや毛はえ薬に惑わされて余計な金を使ってしまうのである。老いをうまく受け止める。これが「老人力」の原点である。

第5部

介護・疾病予防体操

第5部では、高齢者が要介護状態にならないようにするために、各種の運動機能の向上や誤嚥《ごえん》などを予防する体操と高齢者に多い疾病の予防・症状改善に役立つ体操を、目的別・状態別に紹介します

疾病・介護予防体操の選び方

目的・状態に応じて体操を選びましょう

状態別・症状別チャート

こんな症状がある人はすぐはじめよう!	予防体操の種類	掲載ページ
●食事中にむせたことがある ●食べ物を飲み込みにくい ●固形食ではなく流動食をとっている ●脳卒中《のうそっちゅう》の経験がある	誤嚥《ごえん》予防体操	P.276～281
●くしゃみで尿がもれる ●排尿後パンツが濡れる ●知らない間に下着が濡れている	失禁《しっきん》予防体操	P.282～283
●腰をかがめて歩く ●急に立ち上がると腰が痛い ●イスに長時間座っていると腰が痛む	腰痛《ようつう》予防体操	P.284～287
●最近転んだことがある ●足がよろける ●壁や家具に手をそえて歩く	転倒予防体操	P.288～291
●物忘れが多くなった ●人の名前を思い出せない ●最近やる気が出ない ●表情が乏《とぼ》しくなった	認知症予防体操	P.292～295

- 下り階段がつらい
- 少し歩くと膝が痛む
- 歩くと膝《ひざ》が腫《は》れる

↓

膝《しつ》痛《つう》予防体操

P.296～299

- 肩こりがある
- 腕が重く感じる
- 首があまりまわらない

↓

肩《かた》痛《つう》予防体操

P.300～305

- 排便時に股が開きにくい
- 歩くと股関節《こかんせつ》が痛む

↓

股《こ》関《かん》節《せつ》痛《つう》予防体操

P.306～311

- タバコを吸う
- 坂道や階段で息苦しい
- 痰《たん》が出る
- 声が小さくなった

↓

呼吸困難予防体操

P.312～317

- 自動車を運転する
- 運転後は疲れが出る
- 足の動きが遅くなった

↓

安全運転体操

P.318～321

- 朝起きたとき手がこわばる（手に力が入らない）
- 関節があちこち痛む

↓

リウマチ体操

P.322～329

- がんなどで痛みがある
- 気分が優れない
- 痛みによる精神的ストレスがある
- 体調が優れない

↓

緩和ケア体操

P.330～335

誤嚥《ごえん》予防体操①

高齢者は誤嚥から肺炎になりやすい。予防体操で誤嚥を防ぎましょう

誤嚥《ごえん》は空気が流れるはずの気管や肺に間違って食べ物などが入ることです。誤嚥は、咀《そ》しゃく力の低下、嚥下筋《えんげきん》の筋力低下、注意力の低下などが原因で起こります。

口すぼめ運動

誤嚥《ごえん》を起こしやすい人は、呼吸機能が低下していることも多いので、力強く呼吸する練習をします

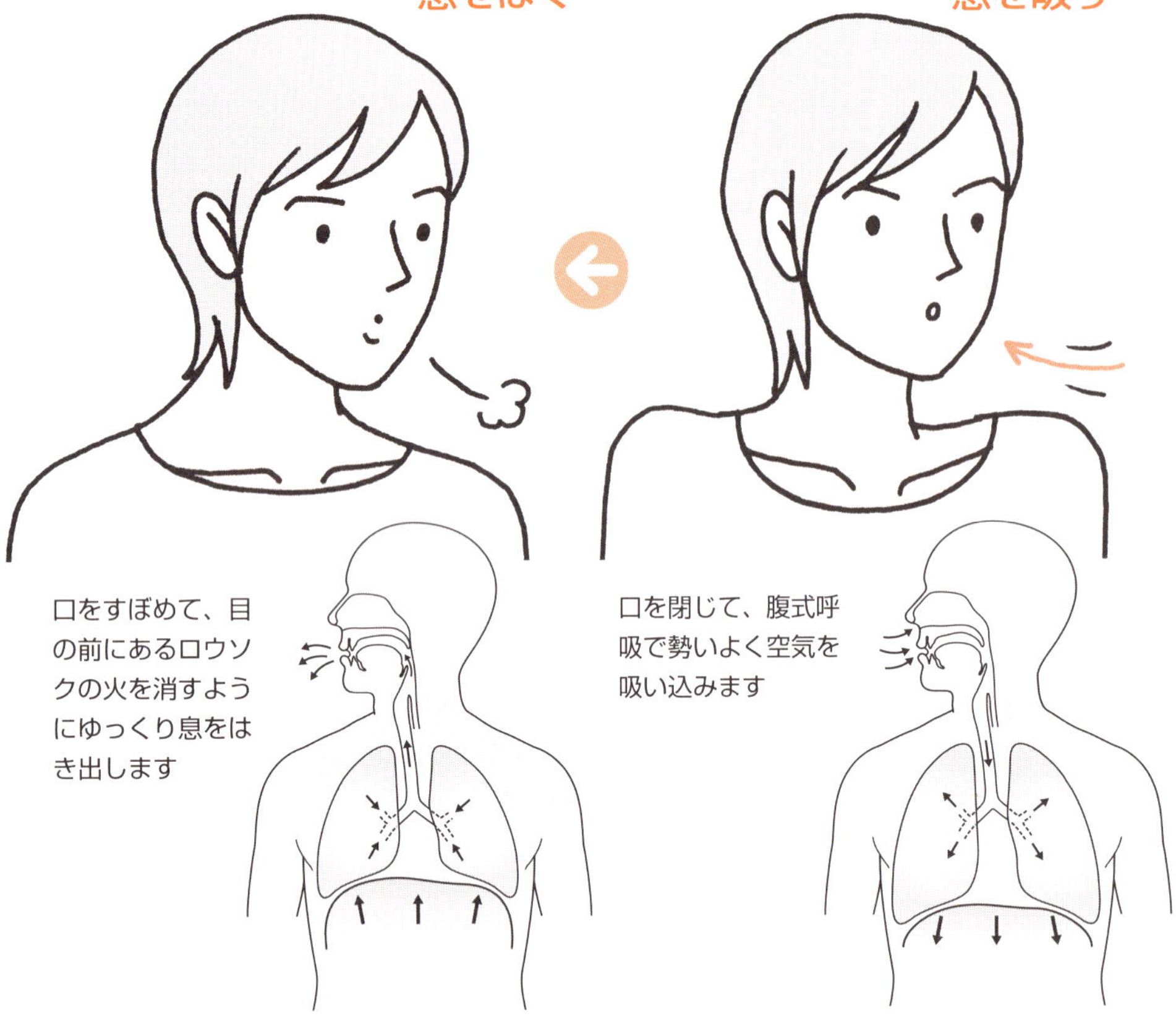
息をはく
息を吸う
口をすぼめて、目の前にあるロウソクの火を消すようにゆっくり息をはき出します
口を閉じて、腹式呼吸で勢いよく空気を吸い込みます

上の運動のほかにも、間違って食べ物が気管に入ったときには「むせる」反応が大事なので、「ゴホン、ゴホン」とセキをする練習をしてください

嚥下《えんげ》テスト

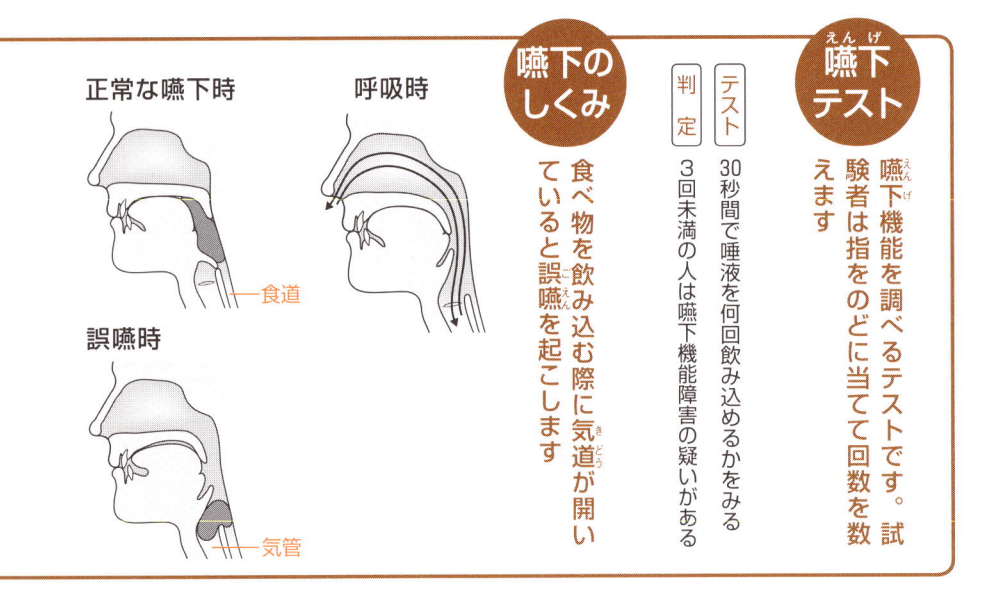

嚥下《えんげ》機能を調べるテストです。試験者は指をのどに当てて回数を数えます

テスト　30秒間で唾液を何回飲み込めるかをみる

判定　3回未満の人は嚥下機能障害の疑いがある

嚥下のしくみ

食べ物を飲み込む際に気道《きどう》が開いていると誤嚥《ごえん》を起こします

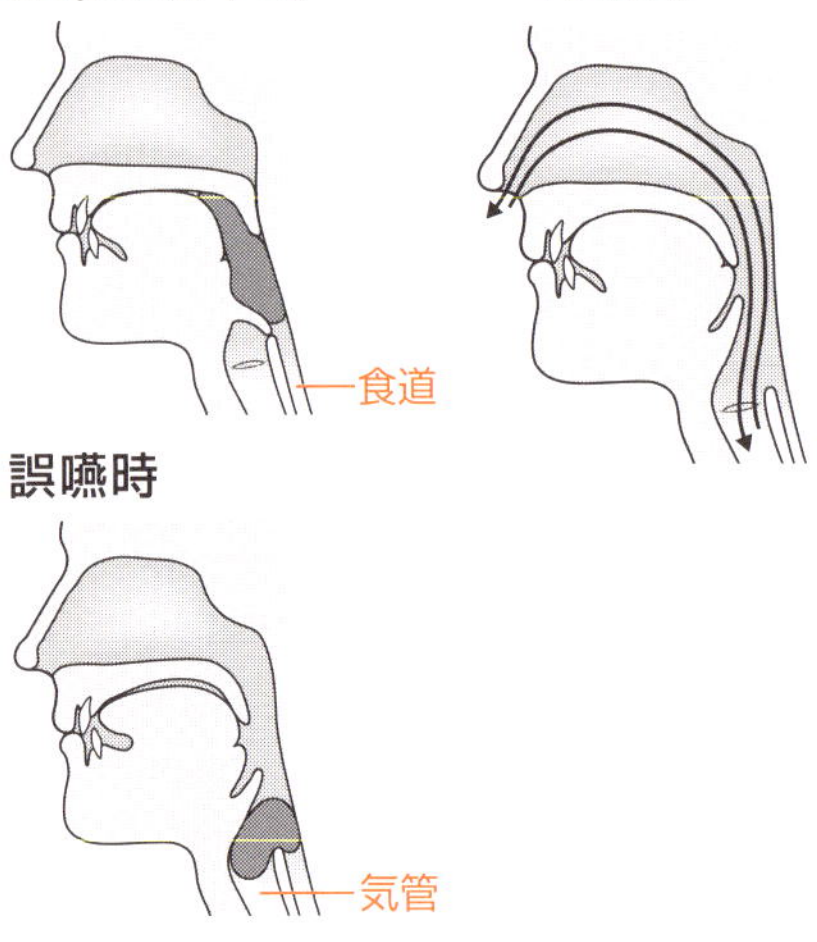
正常な嚥下時
食道
呼吸時
誤嚥時
気管

日頃から首や肩、口や舌の体操をすることで、食べ物を正しく飲み込む機能を回復して、誤嚥《ごえん》を予防しましょう

首の運動

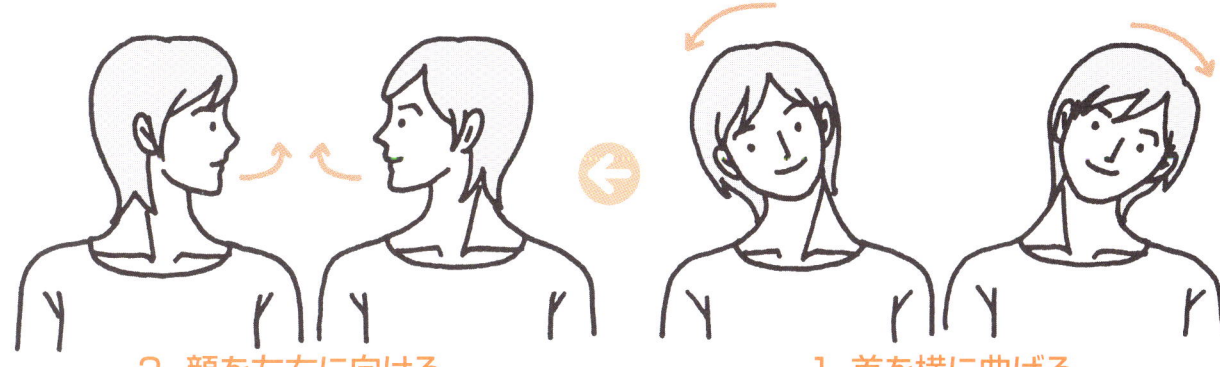

1. 首を横に曲げる

首の動きはゆっくりと、首筋が伸びていることを意識しながら行います

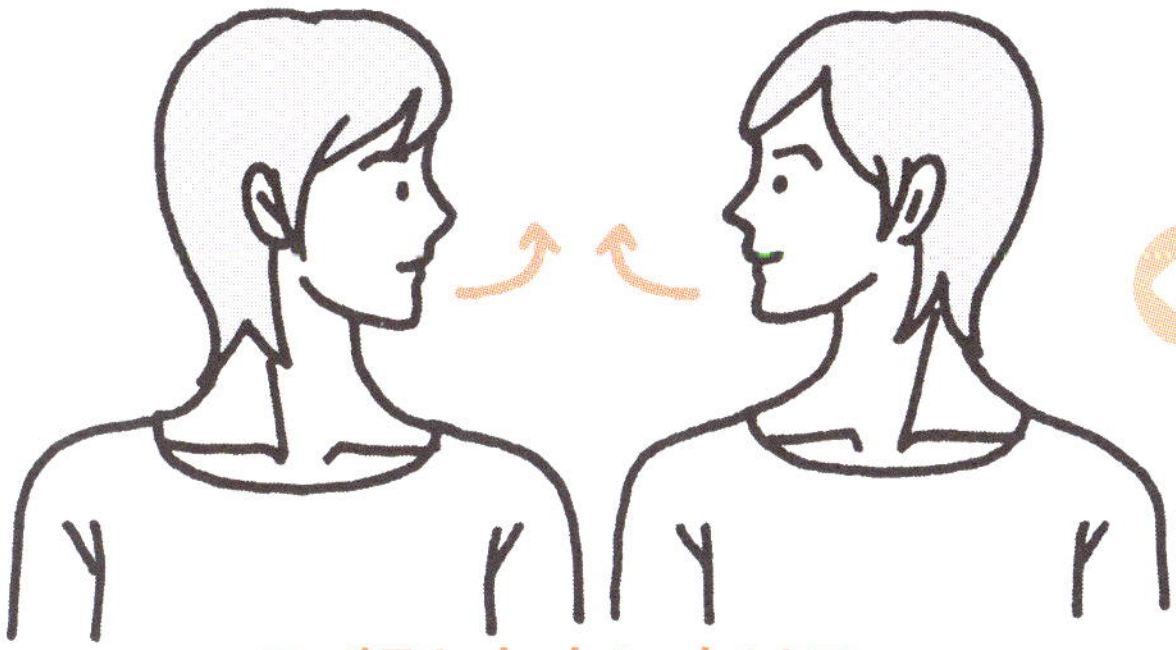

2. 顔を左右に向ける

自分が気持ちいいと感じるところまで顔を向けます。けっして無理しないでください

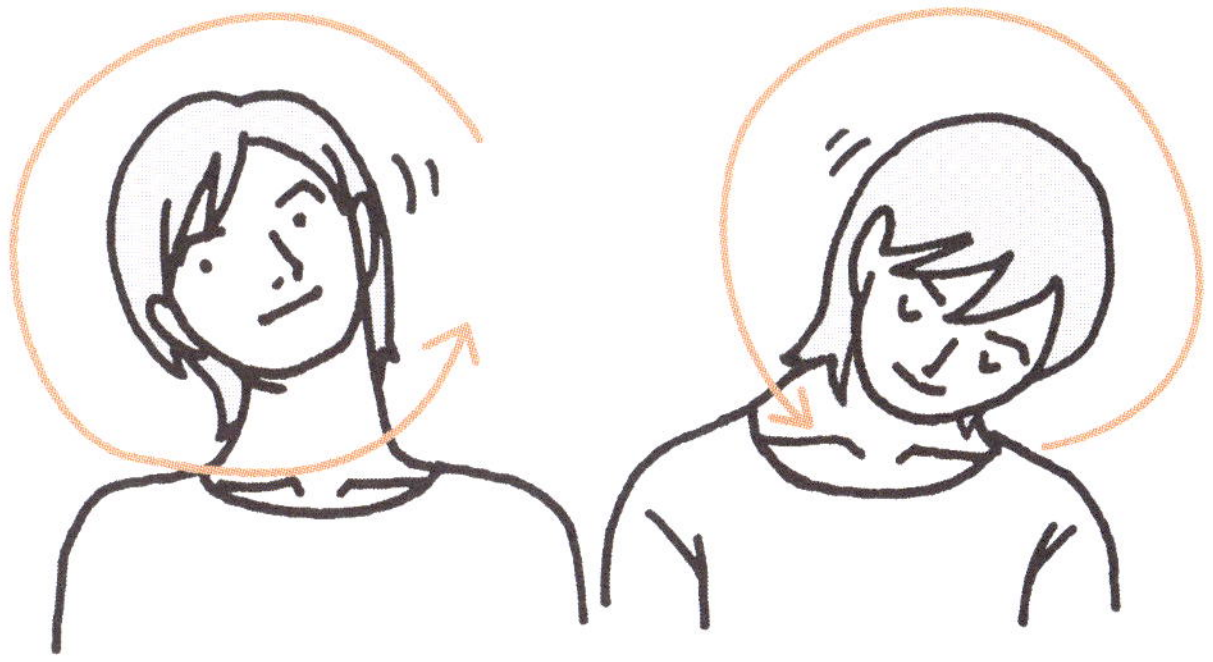

3. 首をまわす

頭の先で円を描くように首を右まわり、左まわりに、ゆっくりまわします

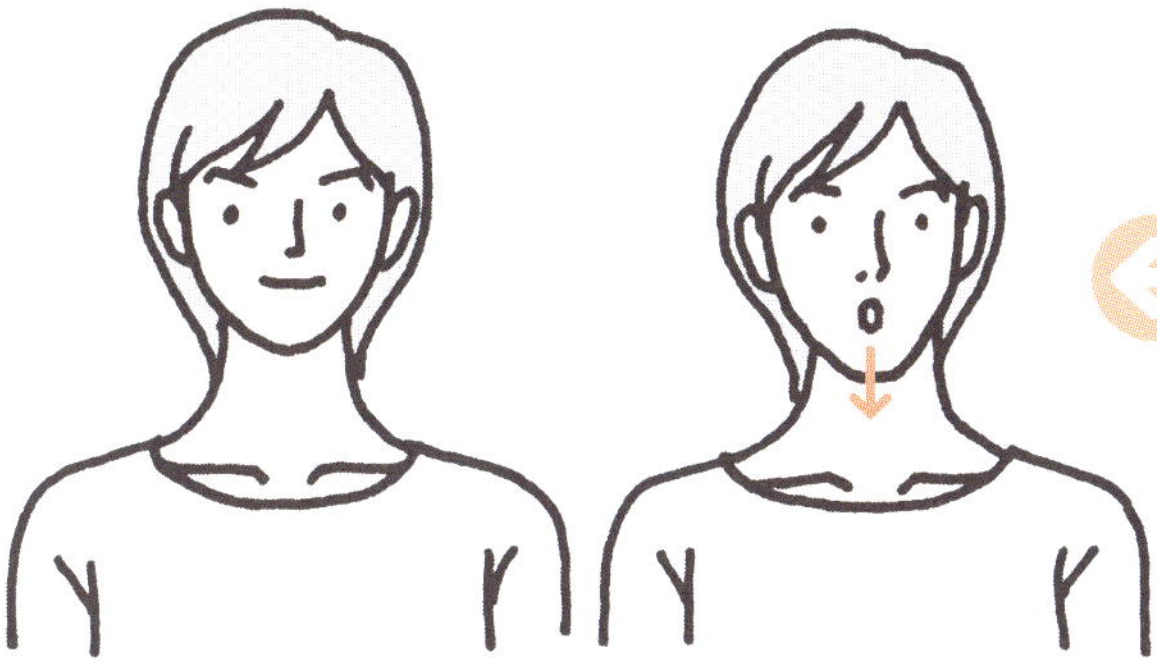

4. 下あごを伸ばす

口をとがらすようにして、下あごを大きく伸ばし、もとに戻します。同様の動きを５回繰り返します

誤嚥《ごえん》と「むせ」は違う

誤嚥と「むせ」は同じことだと思っている人が多いようですが、それは誤解です。誤嚥は、飲食物や唾液の一部が食道ではなく、気管に入ることによって起きるのに対して、「むせ」は飲食物などが気管に入りかけたときに、これを排出しようとして起きる反射運動です。すなわち、むせている人は必ずしも誤嚥を起こしているとは限らないのです

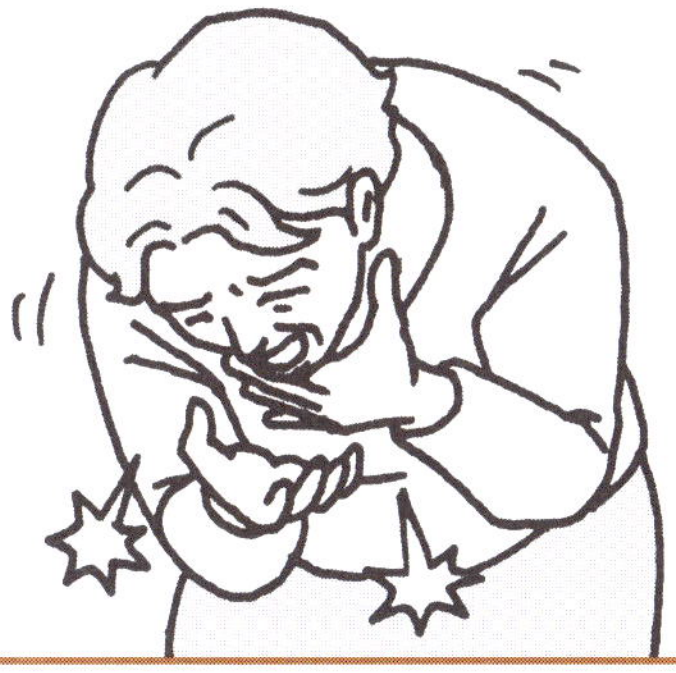

嚥《えん》下《げ》反射

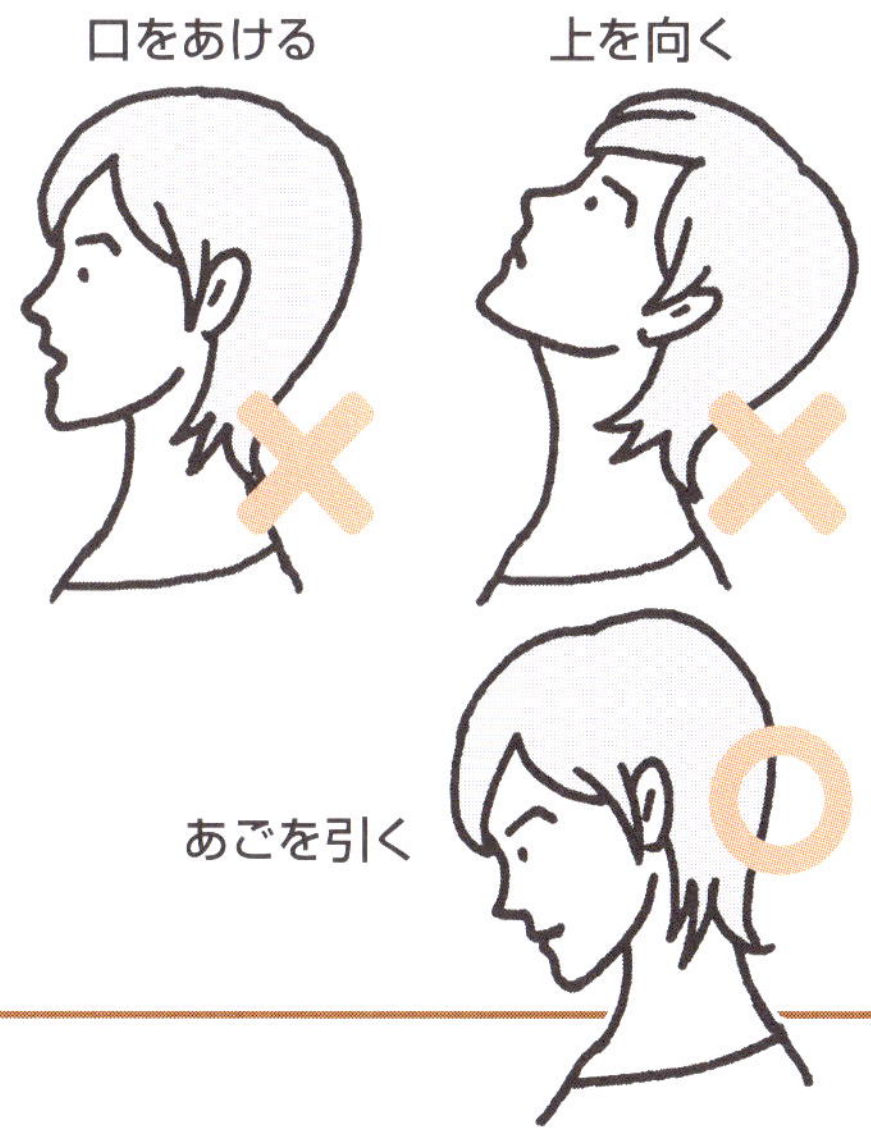

上を向いたり、口をあけた姿勢では唾液が飲み込めません

肩の体操

肩を上下に動かしたり、上体を左右に倒すことで首の周囲の筋肉（胸《きょう》鎖《さ》乳突筋《にゅうとつきん》や僧帽筋《そうぼうきん》など）が衰えるのを防ぎます

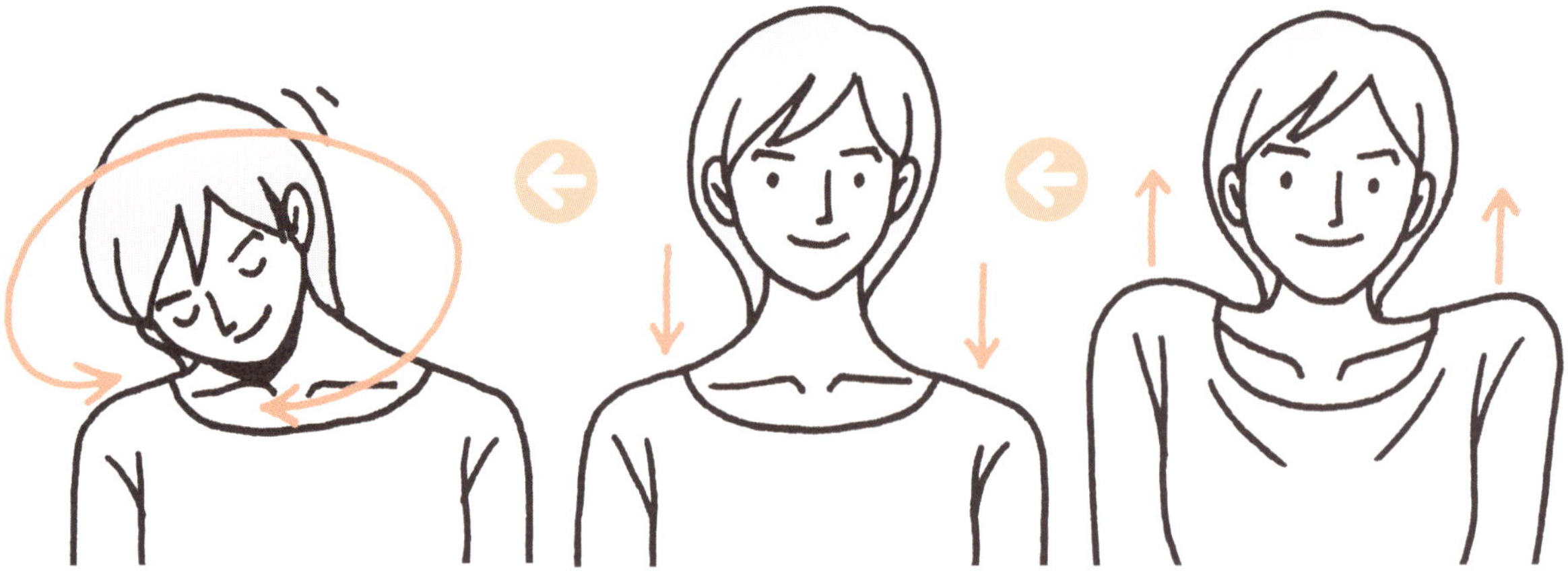

首をまわす

力を抜いて首をまわします。伸ばす側を意識してまわします

肩を下げる

両肩を上げて、「1、2、3」と数えたらスッと力を抜きます。このとき肩はカクンという感じで下がります

肩を上げる

両肩に力を入れてすぼめるようにすると、肩は自然に上がります。少し胸をそらし加減ですぼめます

肩を上下させると固かった僧帽筋《そうぼうきん》がほぐれて、肩こり予防にもなります

舌の体操

舌は食べ物を飲み込むだけでなく、動きをよくすることで味覚を敏感にし、唾液の分泌も促します

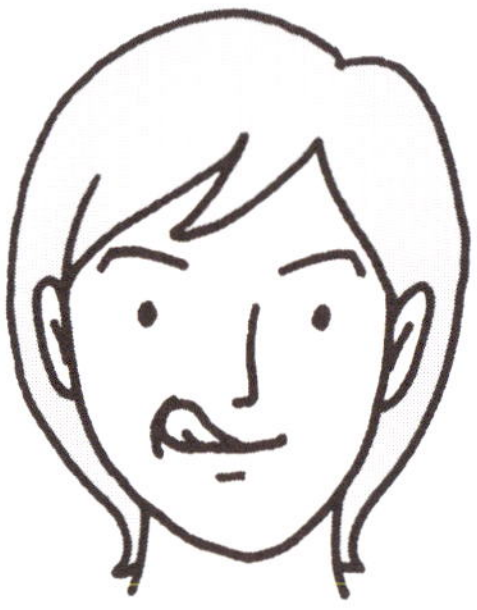

1. 舌を右へ

舌を右の口角《こうかく》（口の端）から外に突き出します。不二家のペコちゃんのお馴染みのポーズです

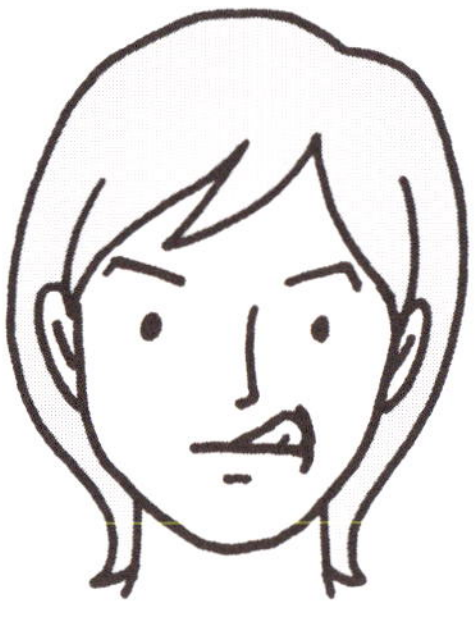

2. 舌を左へ

舌を左の口角から外に突き出します。どれだけ舌が出ているか、鏡を見ながら確かめてください

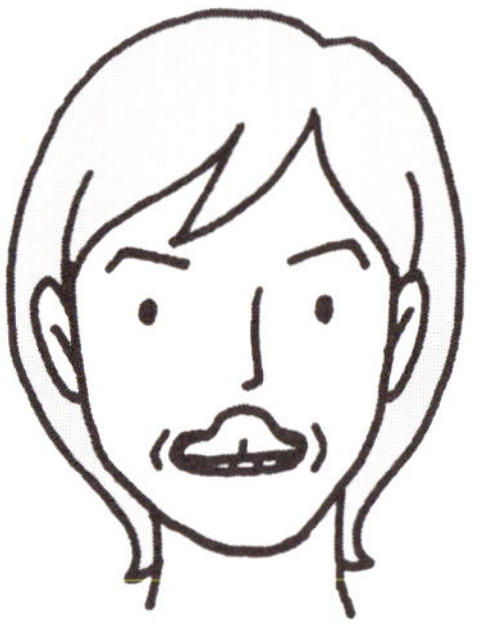

3. 舌を上に出す

舌を上に突き出します。鼻の頭を目指して、できるだけ舌を伸ばします

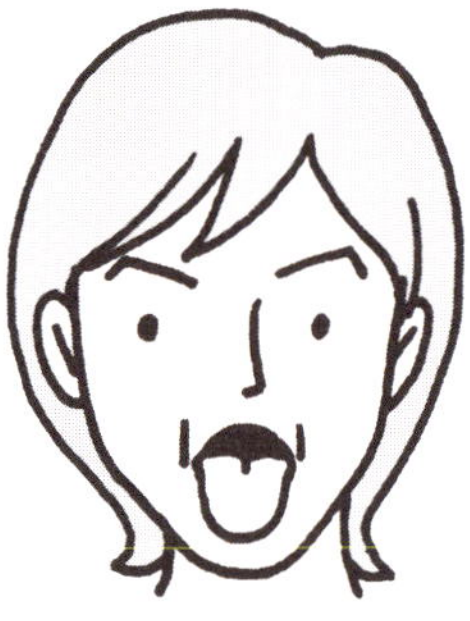

4. 舌を下に出す

できるだけ舌を下に伸ばします。「あっかんベー」をするときの舌の動きです

誤嚥を防ぐために、のどの周辺の筋肉をよく動かすようにします

顔の体操

食べ物を咀《そ》しゃくするときは咬筋《こうきん》などあごのまわりの筋肉を使います。咀しゃくするときの筋肉を顔の体操で回復します

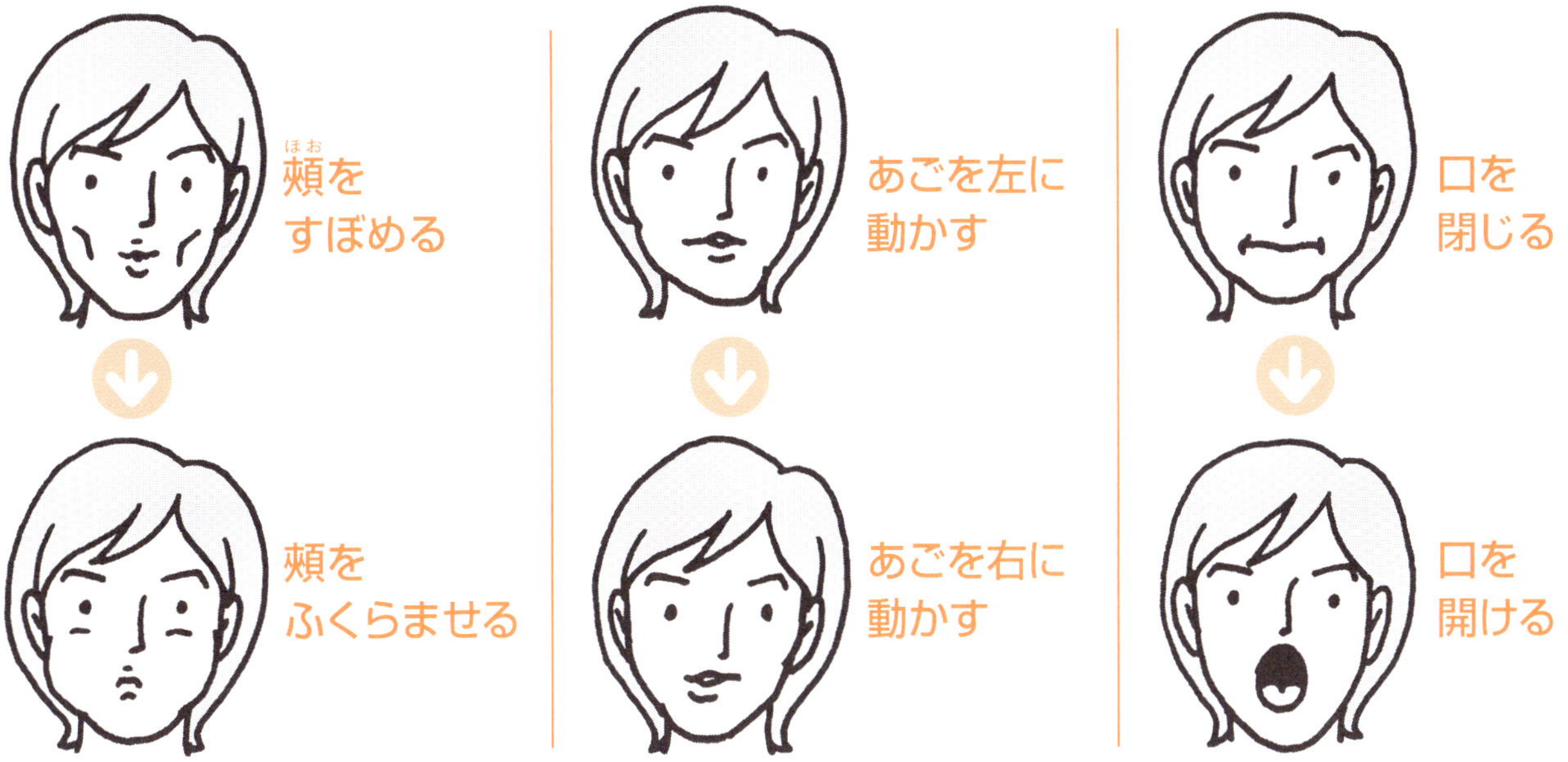
頬《ほお》をすぼめる
頬をふくらませる
あごを左に動かす
あごを右に動かす
口を閉じる
口を開ける

食べ物を十分に噛まないまま飲み込むと誤嚥《ごえん》を起こしやすいので注意が必要です

のどの筋肉を強くする

あごを両手で支え、首を曲げるように力を入れ、そのまま5～6秒間保ちます。この動作を3回行います

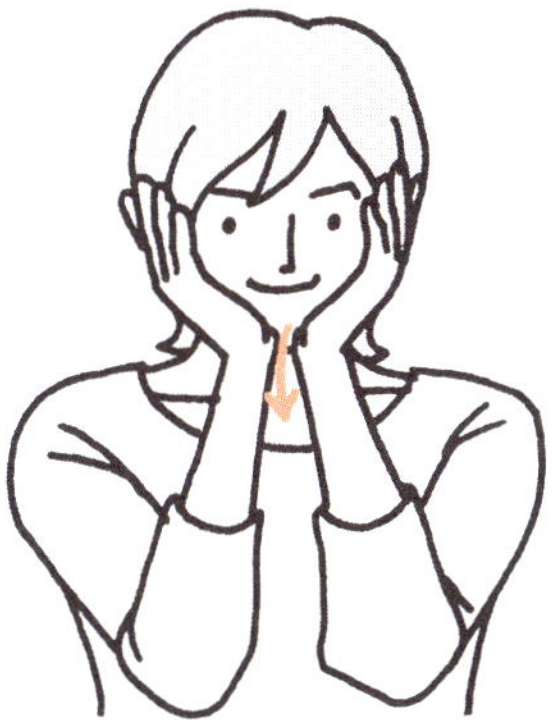

両手の手のひらを重ねて額《ひたい》の上において、ゆっくりと力を入れ、その姿勢を5～6秒間保ちます。この動作を3回行います

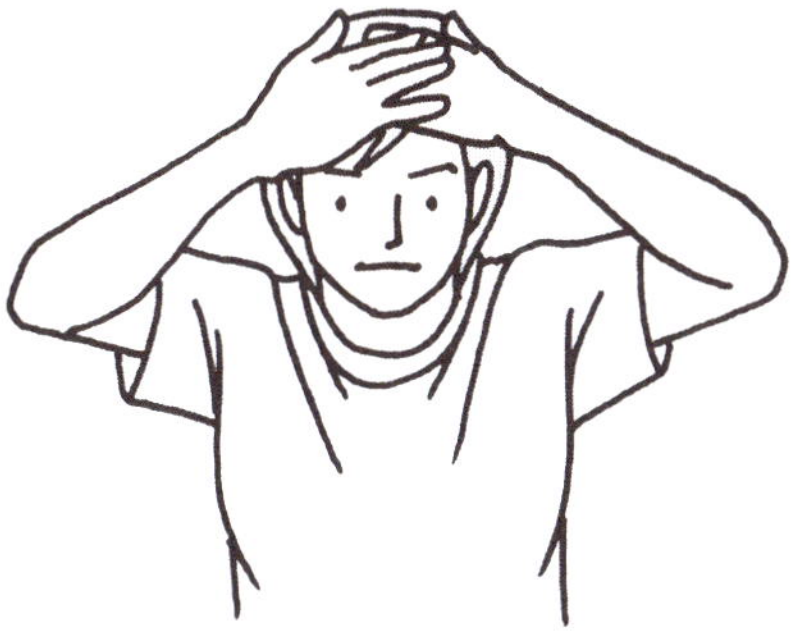

食べ物の咀《そ》しゃくや嚥下《えんげ》を促す舌は筋肉でできていて、本来は自在に動かすことができます。しかし、高齢になって会話が減る、食欲が衰えるなどで舌をあまり動かさなくなると、咀しゃくが不十分になったり、舌の動きにともなって分泌する唾液が減るなどスムーズな嚥下ができなくなります。食事をする前に舌の体操を行いましょう

5. 口の中で歯ぐきをなめる

口を閉じ、舌の先で内側の歯ぐきをなめます。舌を傷つけないように歯に軽く触れる程度で

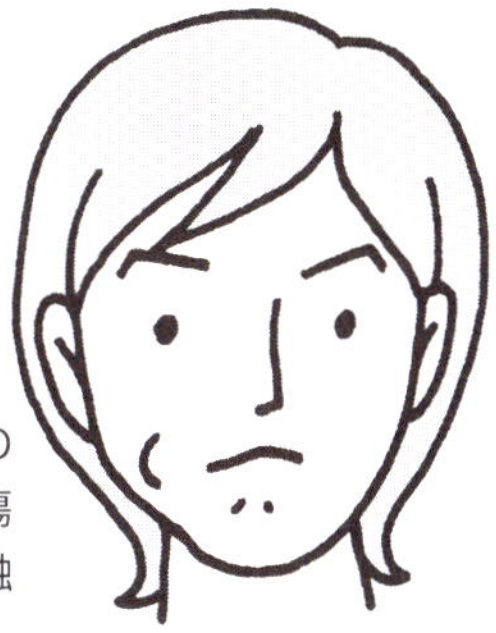

誤嚥《ごえん》予防体操 ③

誤嚥を防ぐために、つば飲みや食道の入り口を広げる体操を行います

つば飲み体操

呼吸をするときは気道《きどう》が開き、食べ物を飲み込むときは食道が開くので、その切りかえを練習します

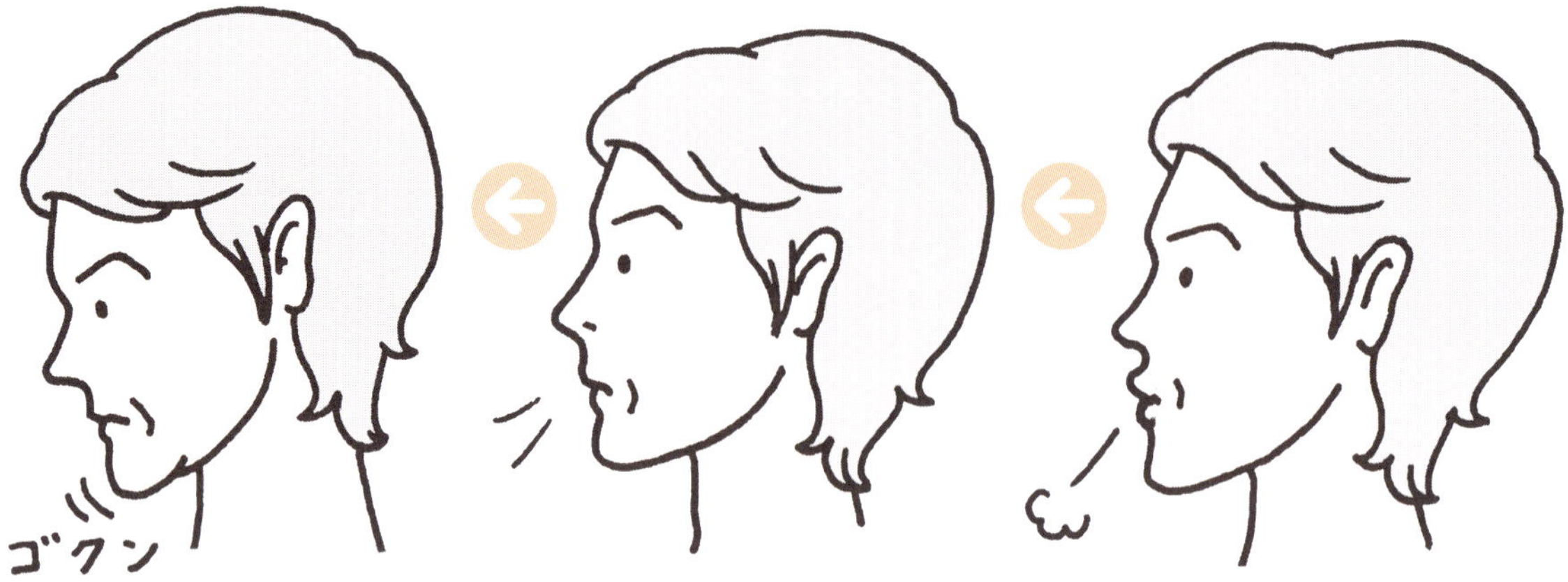

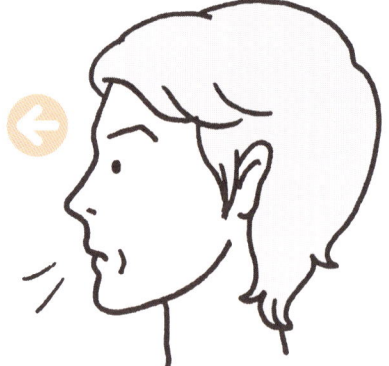

息を止め、あごを引いてつばを飲み込む

やや下を向き、あごを引いてつばを飲み込みます。このとき気道がふさがれ、つばは食道に流れます

息を軽く吸う

口から息を軽く吸い込みます。このとき空気は口から気道を通って、肺に流れ込みます

息をはく

口から息をはき出します。このとき肺の空気は気道を通って口から外に出て行きます

食道の入り口を広げる

食道の入り口が十分に開くと、食べ物をスムーズに飲み込めます。寝たままの姿勢でできる体操です

仰向《あおむ》けに寝る

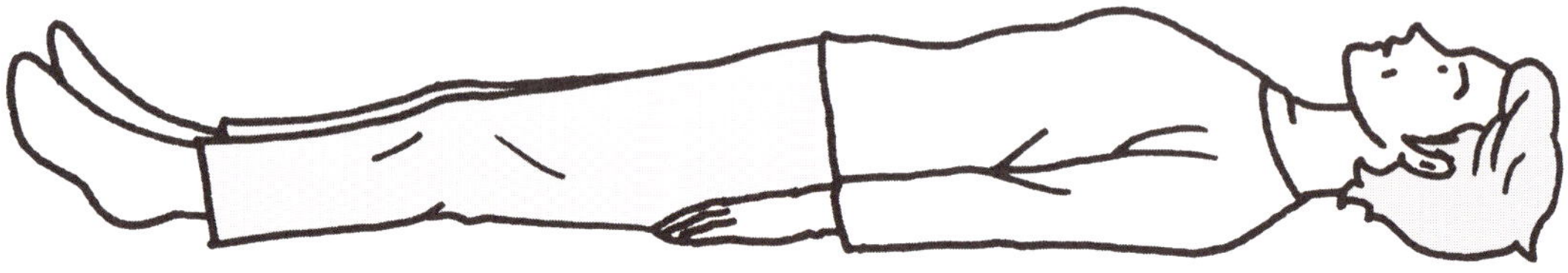

頭を持ち上げる

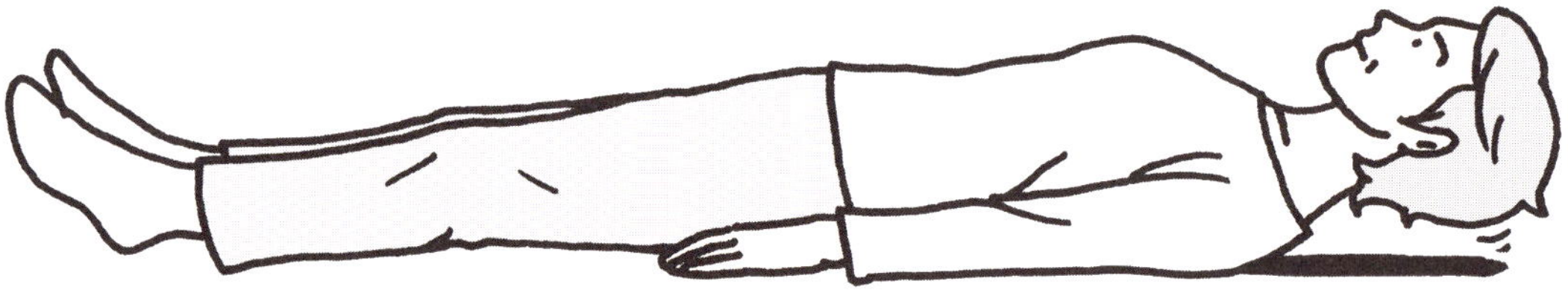

仰向けに寝た姿勢からあごを引き、頭を床から指２本分の間隔があくように持ち上げます。その姿勢で５つ数えて頭を下げます。この動作を４回繰り返します

頭を上げると食道の入り口の筋肉を引く力が働き、食道の入り口が広がります

発声練習

発声練習を続けると舌や唇の動きが滑らかになり、食べ物をしっかり噛んだり、スムーズに飲み込めるようになります

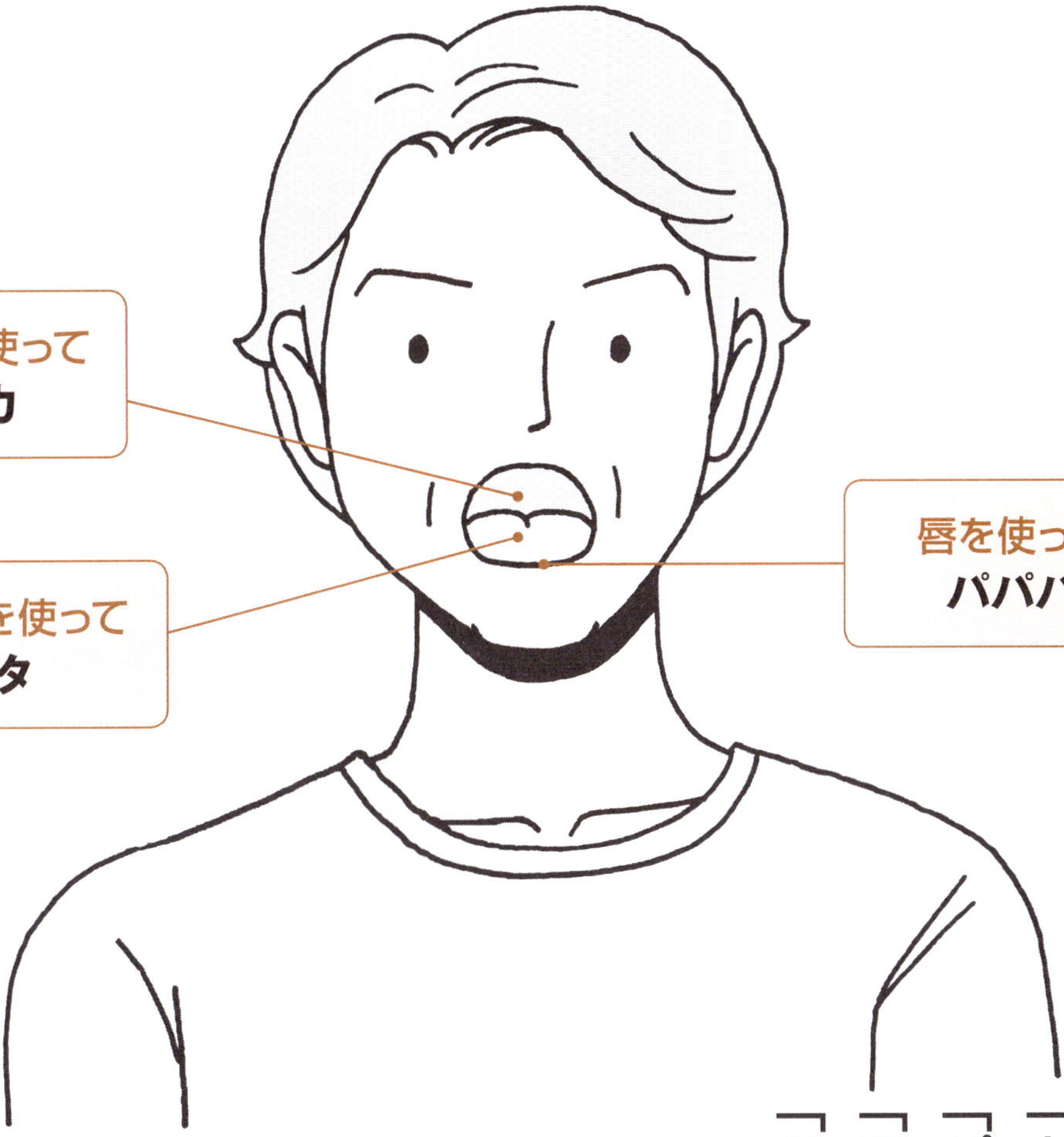
舌の奥を使って
カカカ
舌の中央を使って
タタタ
唇を使って
パパパ

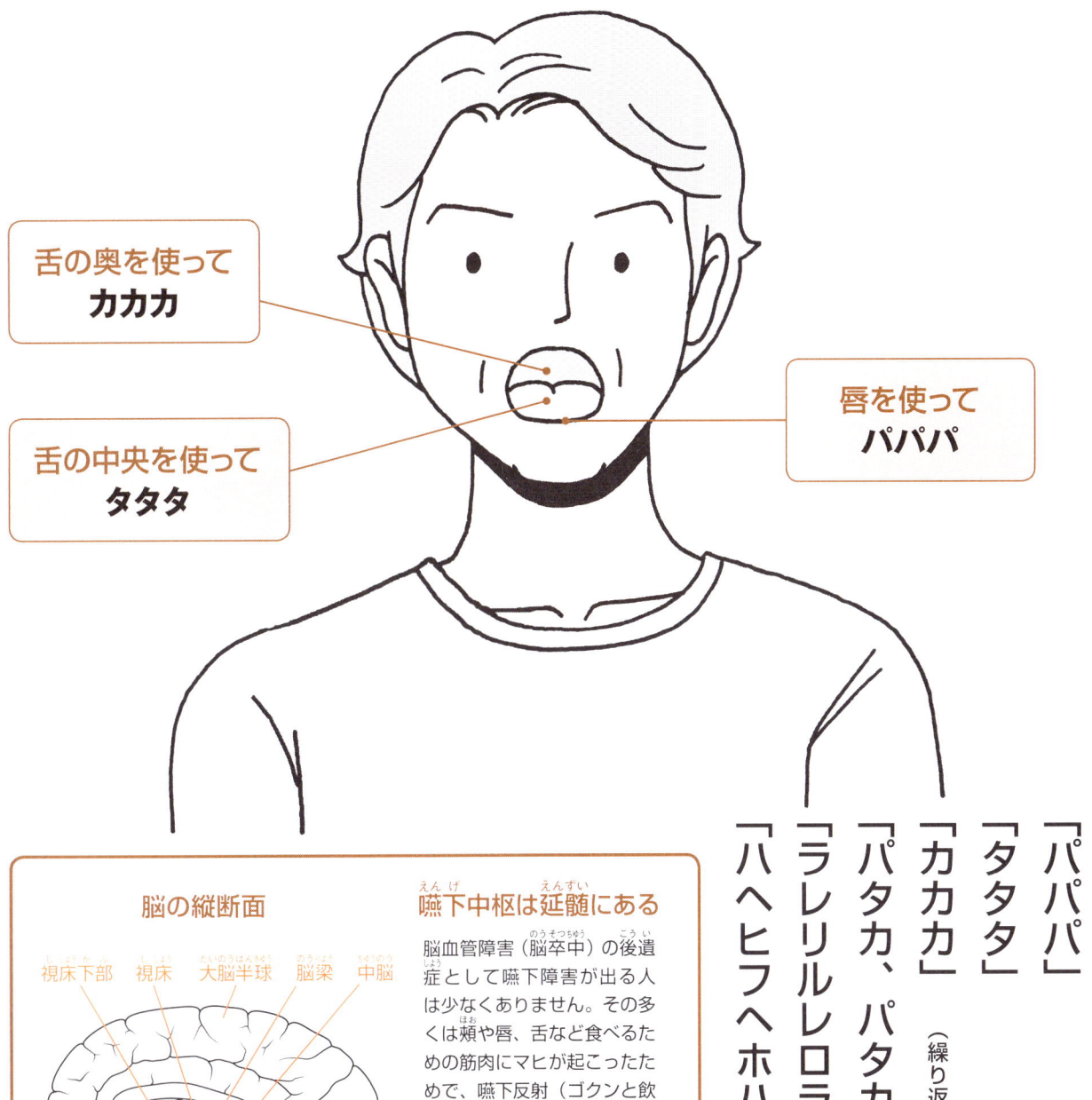

「パパパ」
「タタタ」
「カカカ」
（繰り返す）
「パタカ、パタカ」
「ラレリルレラロ」
「ハヘヒフヘホハホ」

「パ」は唇、「タ」は舌の中央、「カ」は舌の奥を使います。ここに選んだ言葉には意味があるのです

脳の縦断面

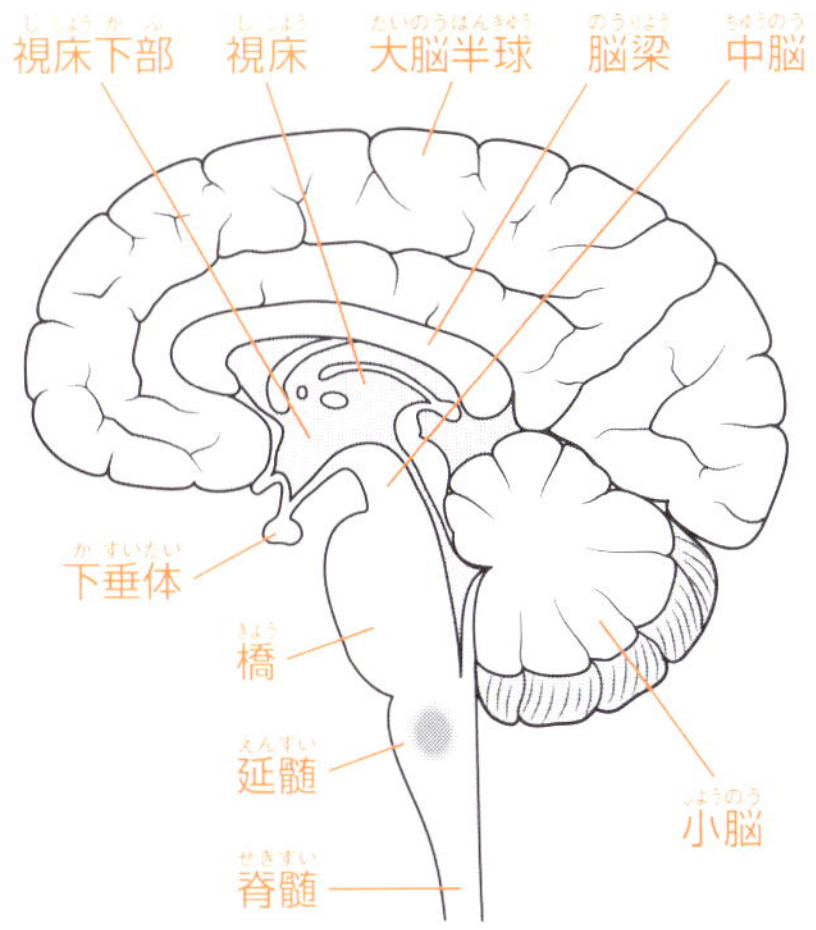
視床下部《ししょうかぶ》
視床《ししょう》
大脳半球《たいのうはんきゅう》
脳梁《のうりょう》
中脳《ちゅうのう》
下垂体《かすいたい》
橋《きょう》
延髄《えんずい》
脊髄《せきずい》
小脳《しょうのう》

嚥下《えんげ》中枢は延髄《えんずい》にある

脳血管障害（脳卒中《のうそつちゅう》）の後遺《こうい》症《しょう》として嚥下障害が出る人は少なくありません。その多くは頬《ほお》や唇、舌など食べるための筋肉にマヒが起こったためで、嚥下反射（ゴクンと飲み込む機能）そのものは残されています。この場合、舌や唇などの体操をすることで誤《ご》嚥《えん》を防ぐことが可能です。一方、嚥下中枢のある延髄に障害があると、嚥下反射が失われるので、口からものを食べることはできません

失禁《しっきん》予防体操

失禁を恐れて外出を控える人は少なくありませんが、体操で改善できます

骨盤底筋体操《こつばんていきんたいそう》

失禁《しっきん》を予防する骨盤底筋《こつばんていきん》を強化する体操は、女性や高齢者に多くみられる腹圧性尿失禁《ふくあつせいにょうしっきん》や切迫性尿失禁《せつぱくせいにょうしっきん》の予防に効果的です

膣《ちつ》や肛門《こうもん》の筋肉を締める

イスに座り、膣《ちつ》や肛《こう》門《もん》の筋肉を強く締め、そのまま5〜6秒間保ち、ゆっくりゆるめてもとに戻します

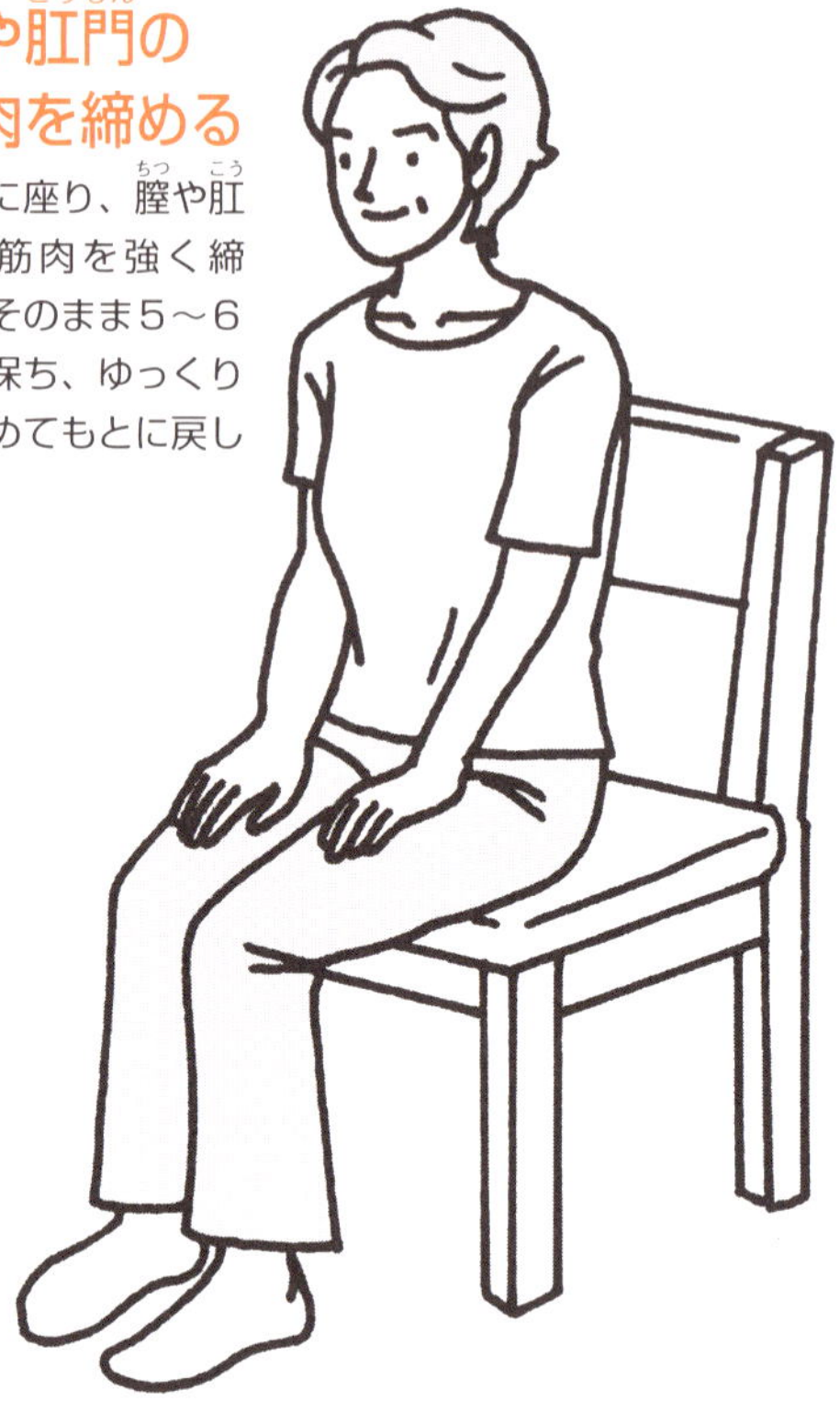

踵《かかと》を上げる

踵を上げると膣や肛門に力を入れやすくなります。車イスでもできます

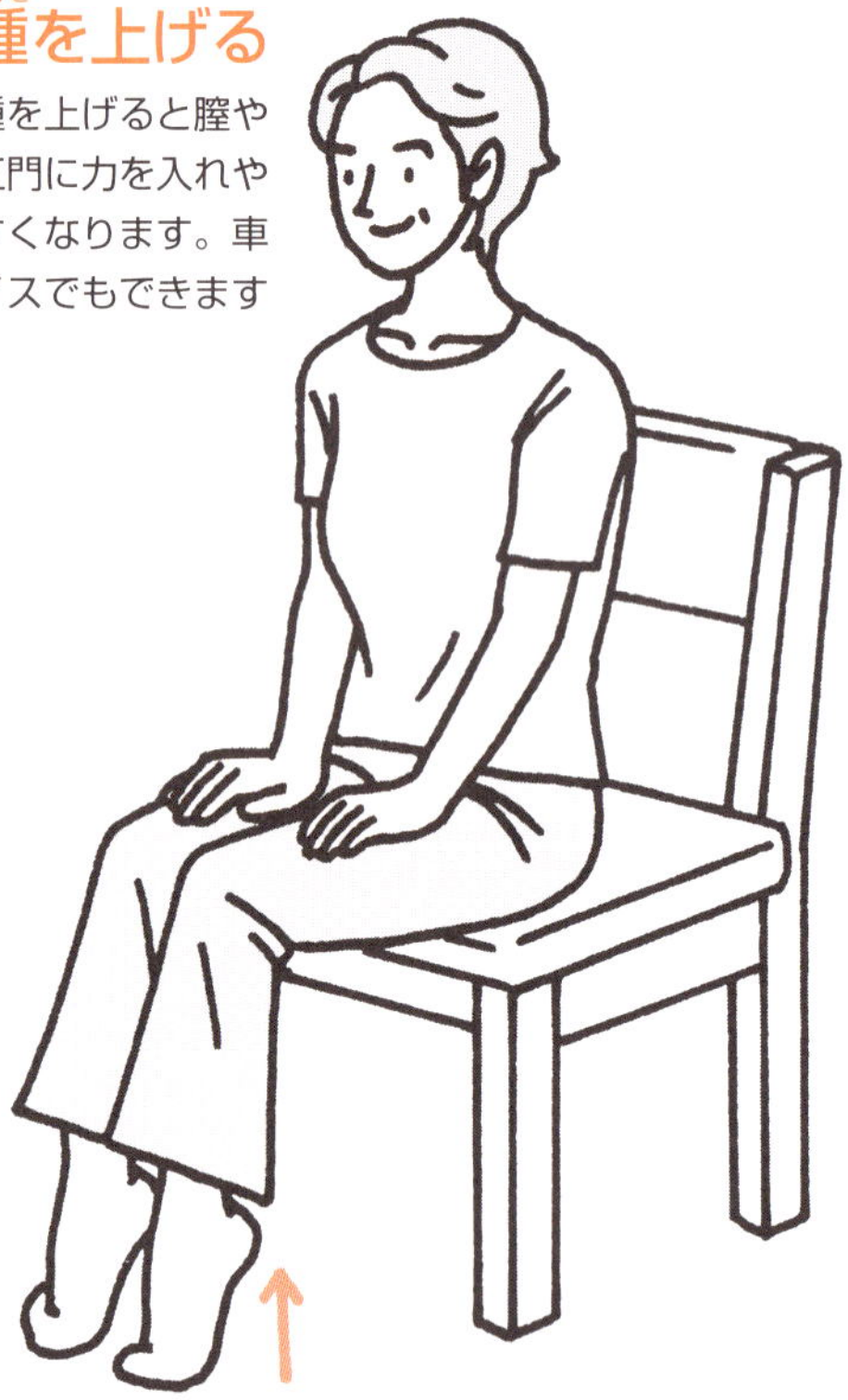

膣《ちつ》や肛門《こうもん》の筋肉を締める

いずれの姿勢も、①膣や肛門の筋肉をギューッと強く締めて5〜6秒間ほど保ち、②ゆっくりゆるめてもとに戻すことが基本。朝夕10回ずつから始めます

骨盤底筋《こつばんていきん》を強化して失禁《しっきん》を防ぐ

失禁とは自分の意志とは関係なく、尿または便がもれてしまうことです。男性より女性に多くみられるのは、女性は尿道が短いからです。失禁するようになると、外出先で尿や便がもれるのを恐れて、外出するのを控える人が少なくありません。

尿失禁は、①膀胱《ぼうこう》や尿道を支える骨盤底筋《こつばんていきん》がゆるんだり、尿道括《にょうどうかつ》約筋《やくきん》の締まりが悪くなって起こるもの、②認知症やADL（日常生活動作）の低下によって排尿がうまくできずに起こるもの、③排尿をコントロールする大脳・脊髄《せきずい》・末梢神経《まっしょうしんけい》が損傷して起こるもの（神経因性膀胱）などに分けられます。高齢者の場合、原因は一つではなく、いろいろな要因が重なって起こることが多いので、失禁がみられたら医師に相談してみてください。

いろいろな姿勢でできる骨盤底筋《こつばんていきん》体操

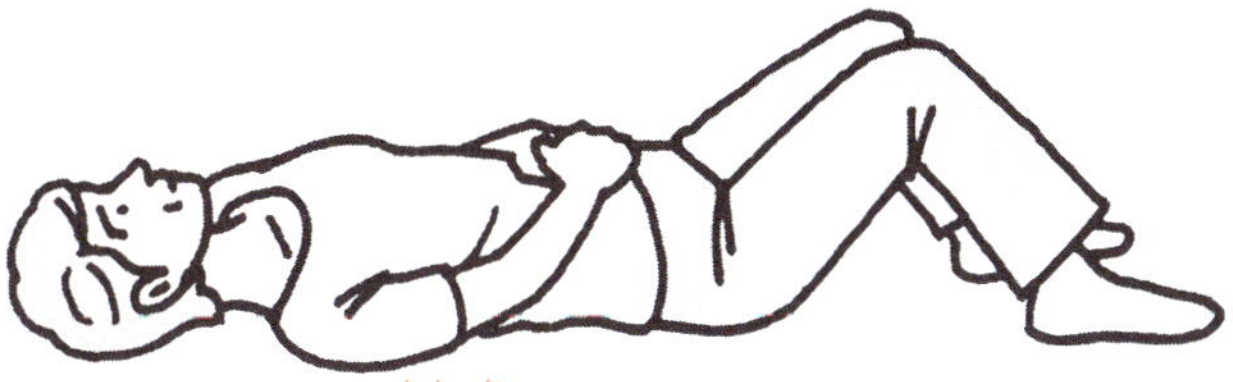

仰向《あおむ》けになる

仰向けになり、両脚を少し広げて膝《ひざ》を曲げた姿勢で膣《ちつ》や肛門《こうもん》を締めます。踵《かかと》を膝に近づけると肛門周囲に力が入ります

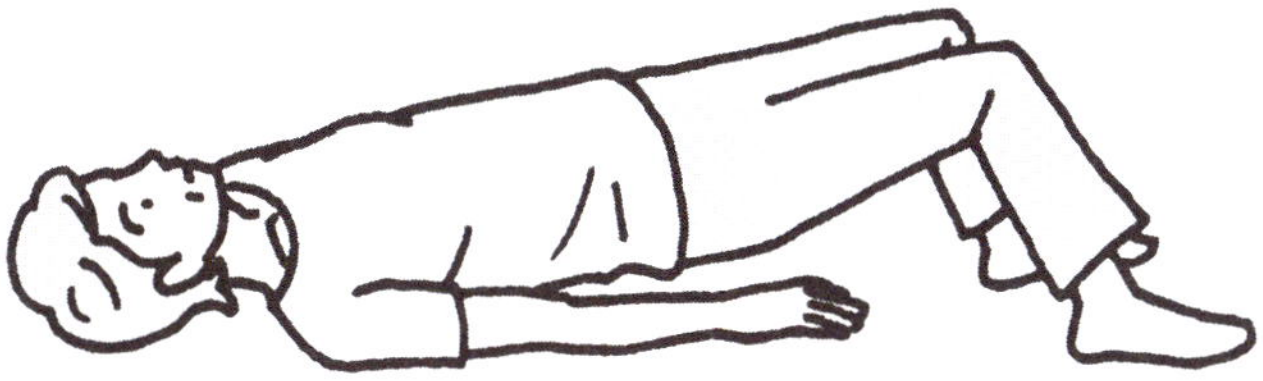

腰を持ち上げる

両手を床について背中を伸ばし、腰を持ち上げて膣や肛門を締めます。肛門周囲の筋肉および大臀筋《だいでんきん》や背筋も強化します

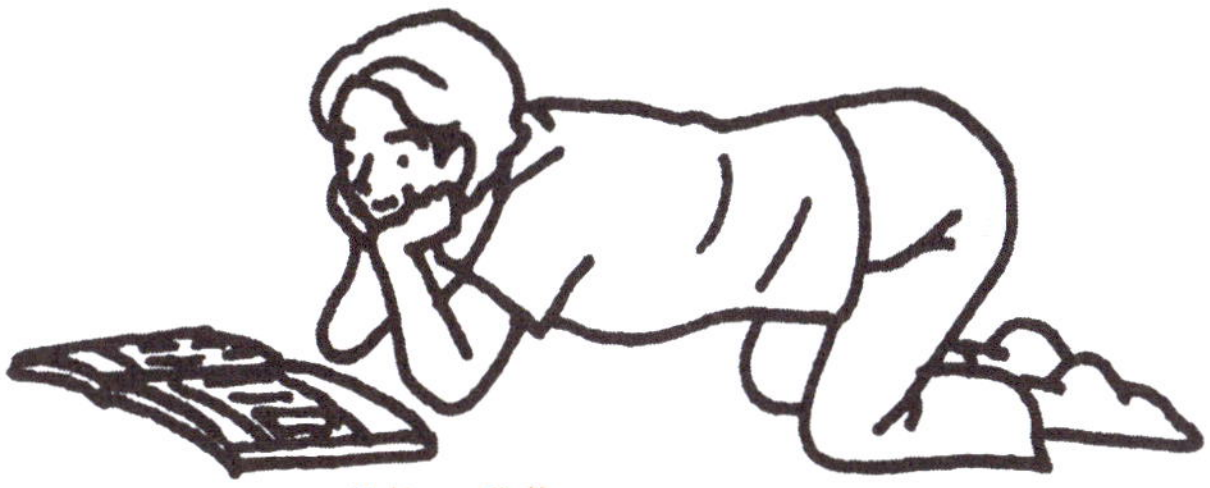

肘《ひじ》と膝《ひざ》をつける

頬杖《ほおづえ》をつき、少しお尻を後ろに突き出して膣《ちつ》や肛門《こうもん》を締めます。新聞や雑誌を見ながらできます

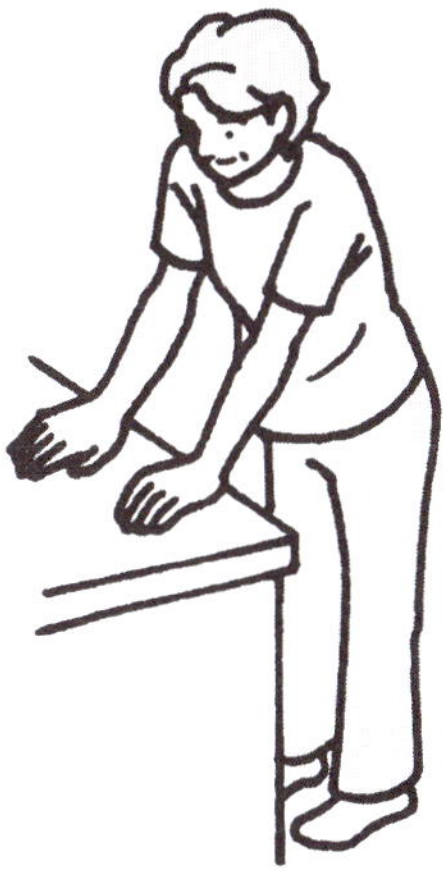

机に手をつく

食堂のテーブルや流し台などに手をついて行います

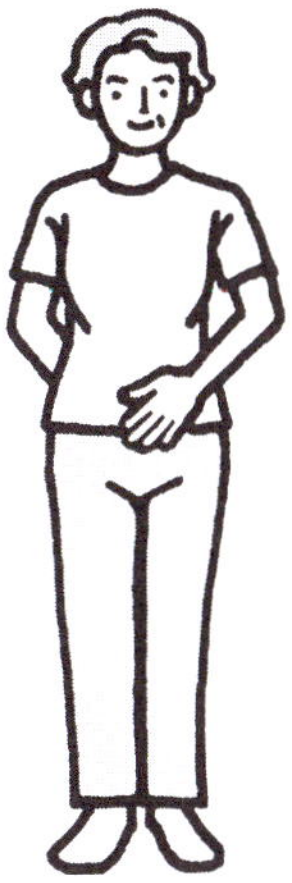

立った姿勢

姿勢を正し、お腹と背中に手を当てて行います

失禁《しっきん》にもいくつかタイプがある

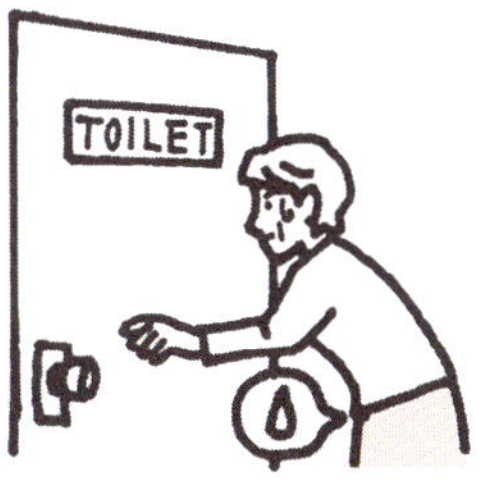
TOILET

切迫性尿失禁《せっぱくせいにょうしっきん》

尿意をもよおしトイレに行こうとしても間に合わず、尿がもれてしまうタイプ。女性に多い失禁だが、70歳以上は男女問わずに多い

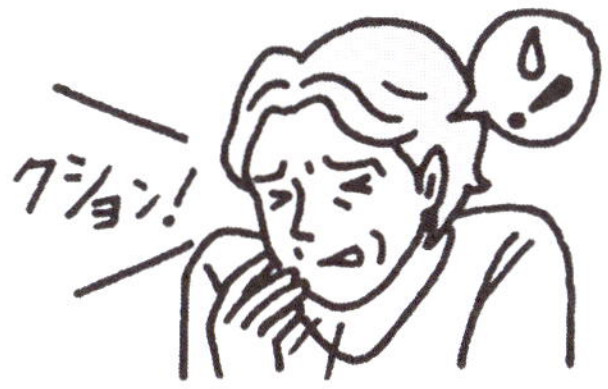
クション!

腹圧性尿失禁《ふくあつせいにょうしっきん》

突然のくしゃみやセキ、笑ったとき、または、重い荷物などを持ったり、力んだりしたときに腹圧がかかると少量の尿がもれるタイプ

骨盤底筋《こつばんていきん》とは

骨盤《こつばん》の底にあり、内臓を支えている筋肉の総称で、尿《にょう》道《どう》や肛門《こうもん》を締める尿道括約筋《にょうどうかつやくきん》や肛門括約筋《こうもんかつやくきん》もそのひとつです。女性や高齢者に多い腹圧性尿失禁《ふくあつせいにょうしっきん》や切迫性尿《せっぱくせいにょう》失禁《しっきん》は、これらの筋肉が衰えたために起こるので、骨盤底筋を強化することで改善が望めます

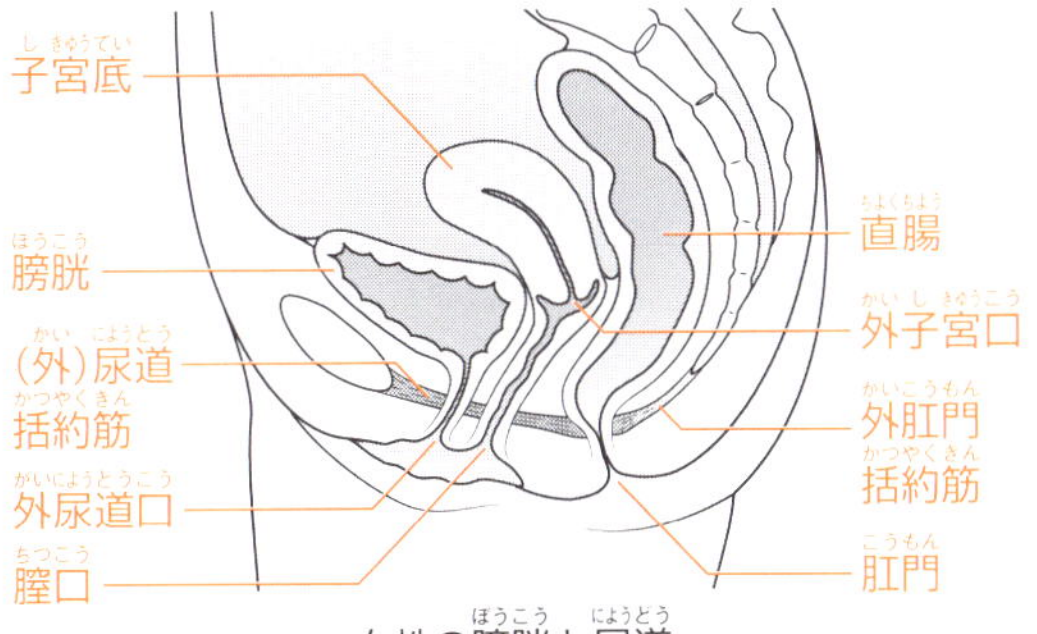
子宮底《しきゅうてい》
膀胱《ぼうこう》
(外《がい》)尿道《にょうどう》
括約筋《かつやくきん》
外尿道口《がいにょうどうこう》
膣口《ちつこう》
直腸《ちょくちょう》
外子宮口《がいしきゅうこう》
外肛門《がいこうもん》
括約筋《かつやくきん》
肛門《こうもん》

女性の膀胱《ぼうこう》と尿道《にょうどう》

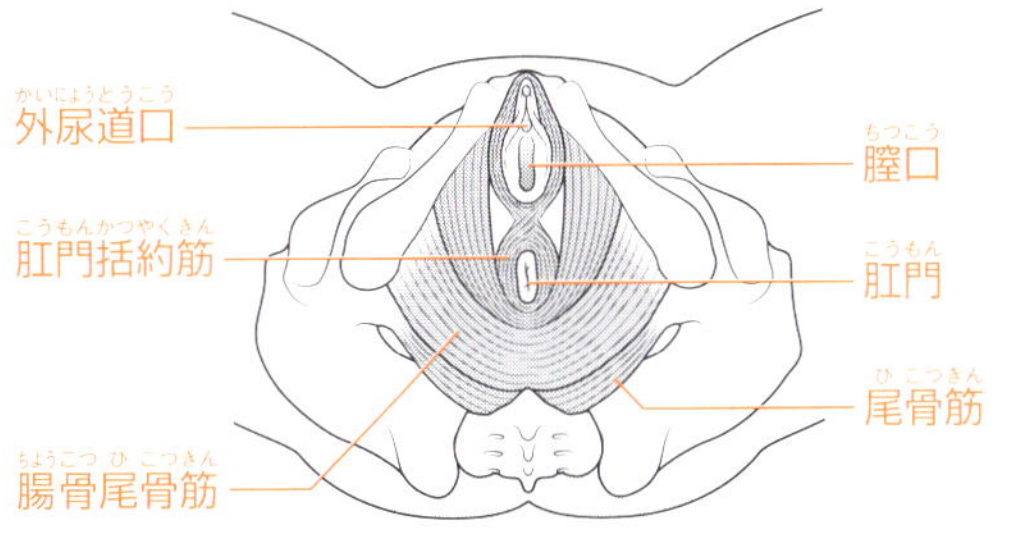
外尿道口《がいにょうどうこう》
肛門括約筋《こうもんかつやくきん》
腸骨尾骨筋《ちょうこつびこつきん》
膣口《ちつこう》
肛門《こうもん》
尾骨筋《びこつきん》

女性の骨盤底《こつばんてい》

腰痛《ようつう》予防体操 1

腰の筋肉を強化することで、高齢者に起こりやすい腰痛を予防します

腰を支えている主な筋肉は背筋と腹筋です。
腹筋を強くすることで腰痛《ようつう》を予防します

踵《かかと》を上げてヘソのぞき

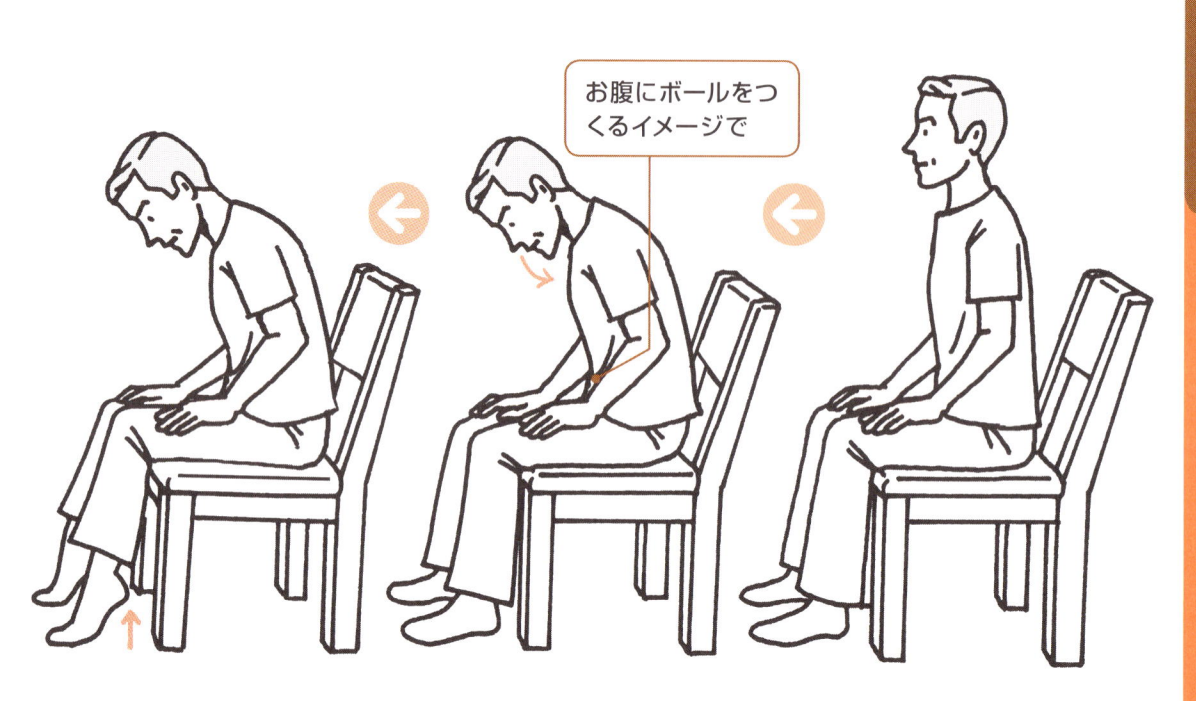

背中と背もたれの間をあける

イスに深く座り、背中と背もたれの間をこぶし1つ分あけます。背中が前傾しないように確かめます

あごを引いてヘソをのぞく

あごを引いてヘソをのぞくようにします。少し息を吸い、お腹を丸めて腹筋に力を入れます

踵《かかと》を上げる

踵を上げて腹筋に力を入れ、そのまま5～6秒間保ちます。立っているときも腹筋に力を入れる習慣を

筋肉の疲労による痛み

腰痛《ようつう》の大半は腰を支える筋肉の疲労が原因です。疲労した筋肉は反射的に短縮し、血行不良や全身のバランスに障害を起こし、ほかの部位にも痛みをもたらします。老化による筋力、とくに腹圧の低下によることが多いのですが、片マヒの人における左右のバランスの変化による腰痛、パーキンソン病の人における前かがみの姿勢による腰痛もあります。

腰痛予防の基本は、腹筋を固くして動く習慣をつけることにあります。そのため腹筋を瞬間的に固くする練習をします。

こんなにある腰痛《ようつう》の原因

血管の病気

腹部《ふくぶ》大動脈瘤《だいどうみゃくりゅう》破裂、解離性《かいりせい》大動脈瘤《だいどうみゃくりゅう》など

筋・骨・関節の病気

腰部変形性脊椎症《ようぶへんけいせいせきついしょう》、腰部脊《ようぶせき》柱管狭窄症《ちゅうかんきょうさくしょう》、骨粗鬆症《こつそしょうしょう》など

消化器の病気

胆石症《たんせきしょう》、胆嚢炎《たんのうえん》、胃《い》・十二《じゅうに》指腸潰瘍《しちょうかいよう》、急性膵炎《きゅうせいすいえん》など

骨盤は背骨が受ける荷重《かじゆう》を二分して左右の脚に伝えます。この骨盤の動きをよくして腰痛《ようつう》を防ぎます

仰向《あおむ》けで骨盤《こつばん》ごそごそ

骨盤《こつばん》を動かすことで腰痛《ようつう》を予防する

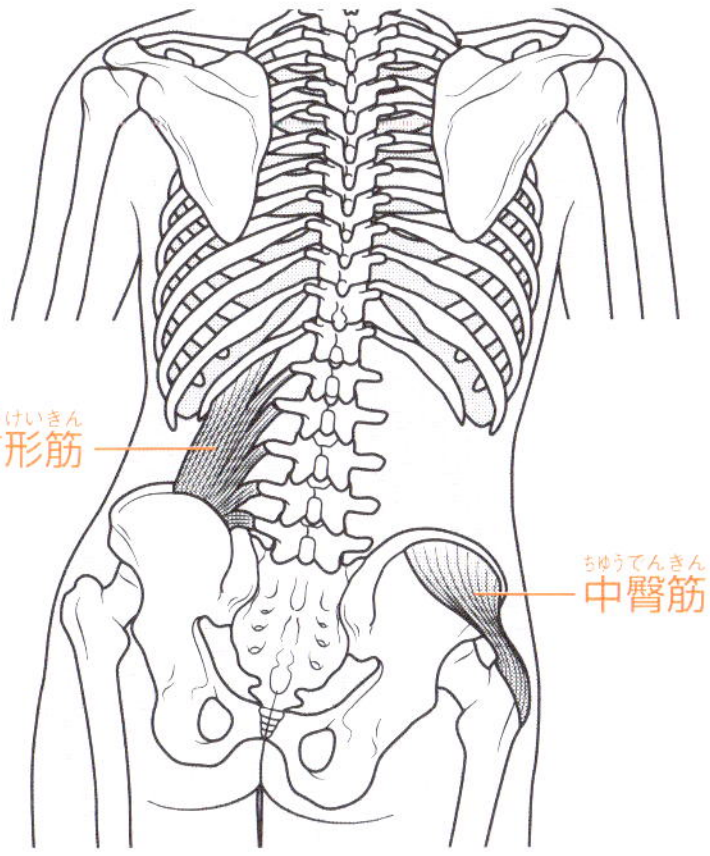

骨盤を上下に動かす筋肉を強化することで腰痛を予防します

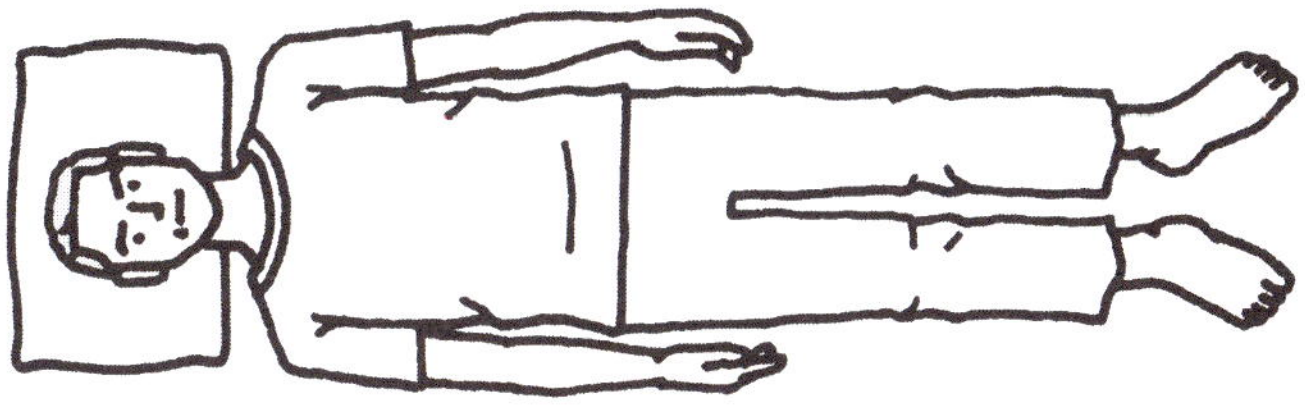

仰向けに寝る

仰向けに寝て左右の腕はからだにそって伸ばし、リラックスします

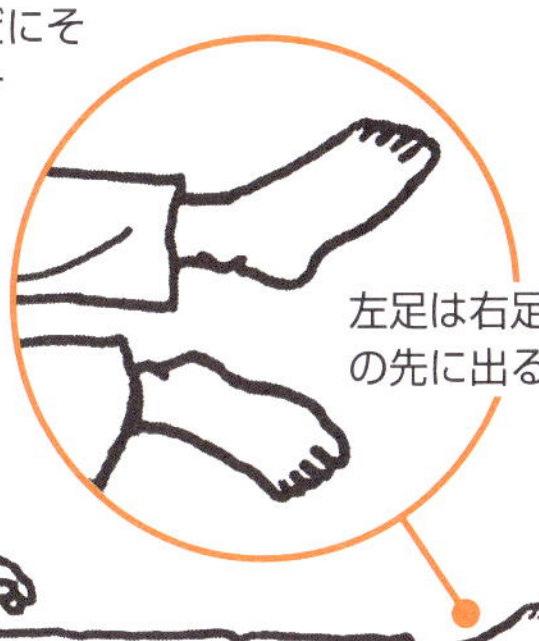

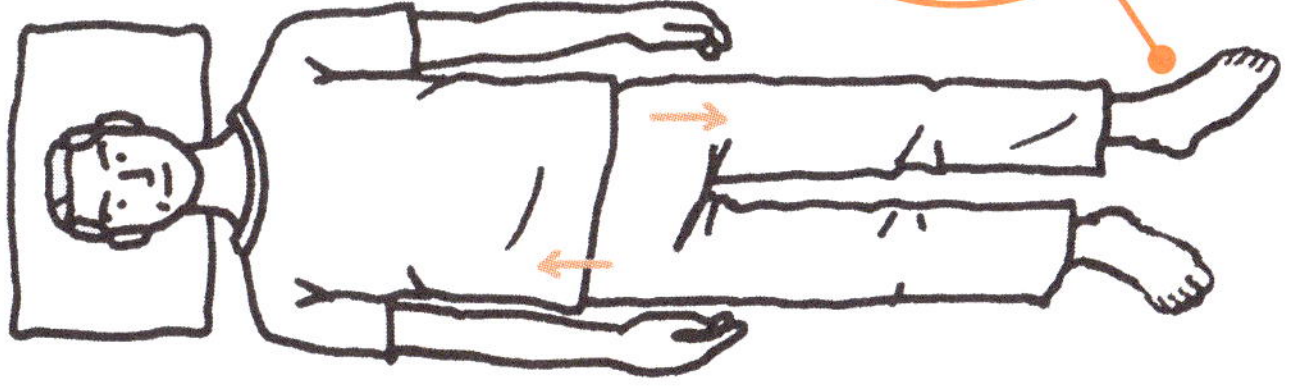

骨盤の右側を上げる

骨盤の左側を下げます。このとき左足は右足の先に出ます

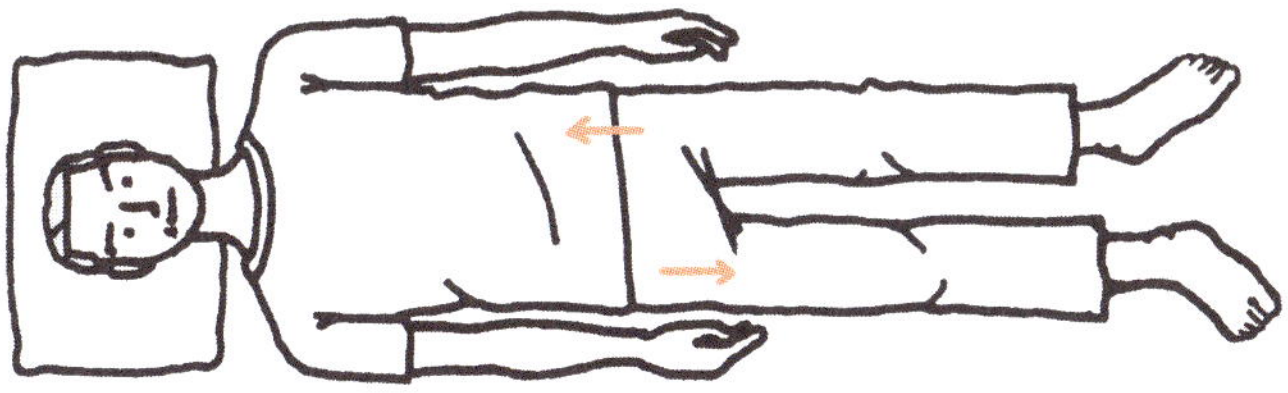

骨盤の左側を上げる

次に骨盤の右側を下げます。このとき右足は左足の先に出ます

腹筋の動きを覚えてもらう

腹筋はからだを支える重要な筋肉で、この筋肉が弱くなると腰痛《ようつう》の原因になるだけでなく、脊椎《せきつい》の圧迫骨折や便秘につながるなど、とくに高齢者に与える影響が大きくなります。

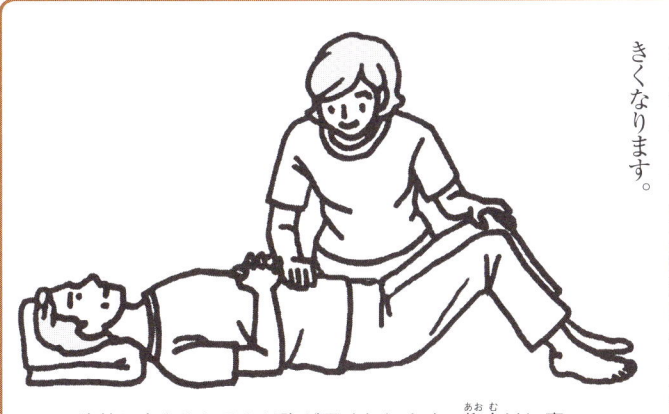

腹筋に力を入れるとお腹が固くなります。仰向《あおむ》けに寝て両手をお腹の上におき、この動きを確認します。介助者はお腹の筋肉が固くなっているか確かめます

泌尿器の病気

腎結石《じんけつせき》、尿管結石《にようかんけつせき》、腎盂腎炎《じんうじんえん》、腎臓《じんぞう》がんなど

婦人科の病気

子宮《しきゆう》がん、卵巣《らんそう》がん、子宮内膜症《しきゆうないまくしよう》など

ウイルスの病気

帯状疱疹《たいじようほうしん》など

心の病気

心身症《しんしんしよう》、ストレスなど

腰痛《ようつう》予防体操②

ハムストリングスは太ももの裏側の筋肉の総称。腰を安定させる働きもあります

腰を支えるハムストリングスを伸ばすことは腰痛《ようつう》の症状を緩和し、予防効果につながります。ここでは、ハムストリングスを強化しストレッチする体操を紹介します

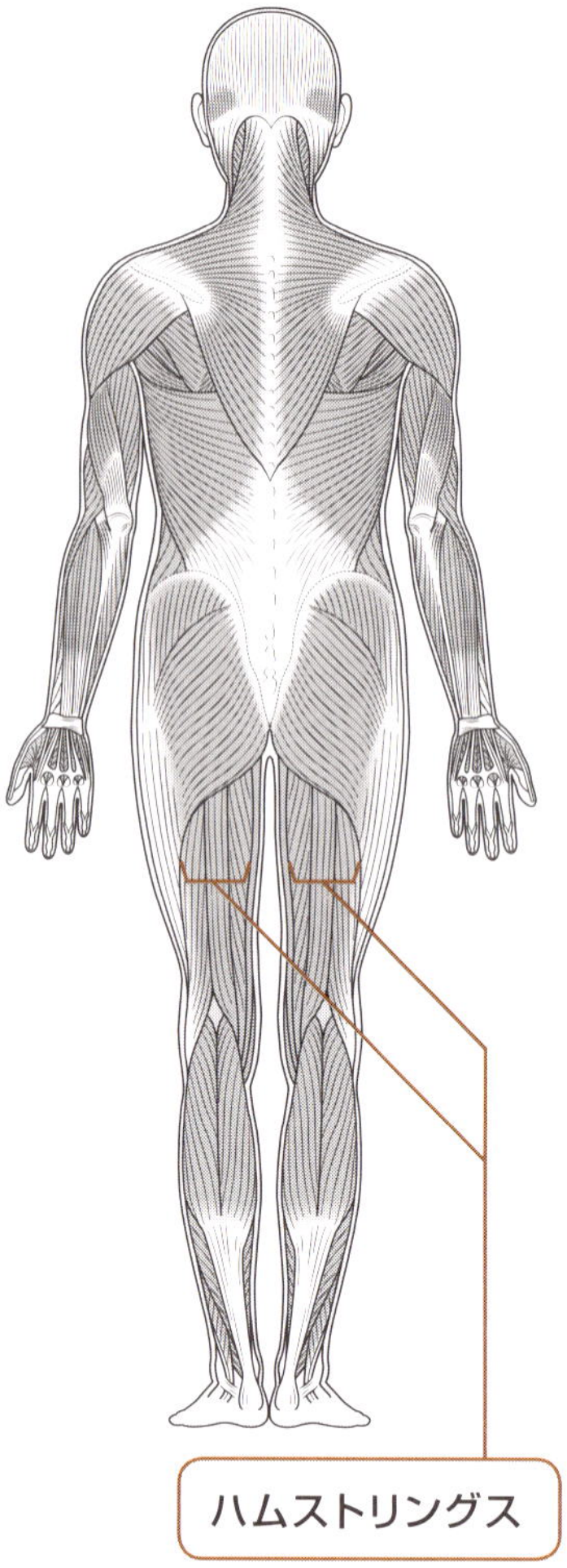
ハムストリングス

イスや車イスなどに座った姿勢のまま長時間いると、ハムストリングスが短縮して、膝《ひざ》を伸ばして脚を上げる動き（伸展《しんてん》挙上《きょじょう》）が難しくなることがあります

腰を支えるハムストリングス

ハムストリングスは太ももの裏側にある大腿二頭筋《だいたいにとうきん》と、内側にある半腱様筋《はんけんようきん》および半膜様筋《はんまくようきん》からなり、膝《ひざ》を曲げる働きのほか、大臀筋《だいでんきん》（お尻の筋肉）とともに股関節《こかんせつ》を伸ばし、骨盤《こつばん》を固定する役割もあります。

股関節と膝関節の２関節を越えているので、２関節筋と呼ばれることもあります。ハムストリングスが伸びないと十分に脚が上がらず、前かがみの姿勢になって転びやすくなったり、腰に過大な負担をかけたりします。

床でハムストリングス伸ばし

縮まったハムストリングスを無理に伸ばすと切れることがあるので手加減をします

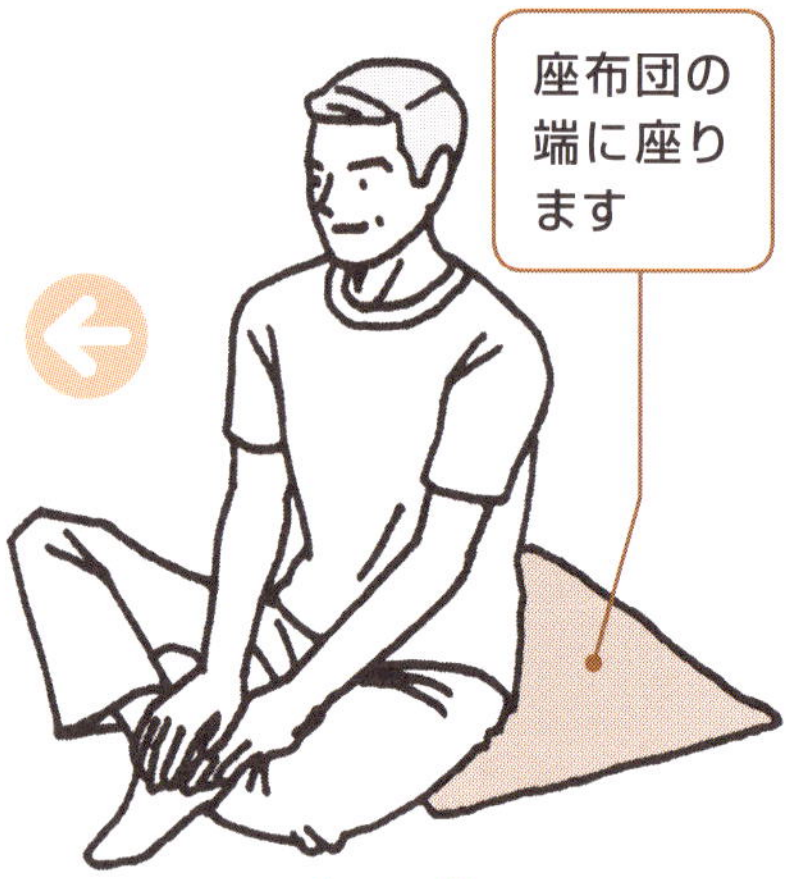
座布団の端に座ります

床に座る

座布団の端にお尻をのせてあぐらをかきます

イスでハムストリングス伸ばし

イスに座ったままでもハムストリングス伸ばしができます

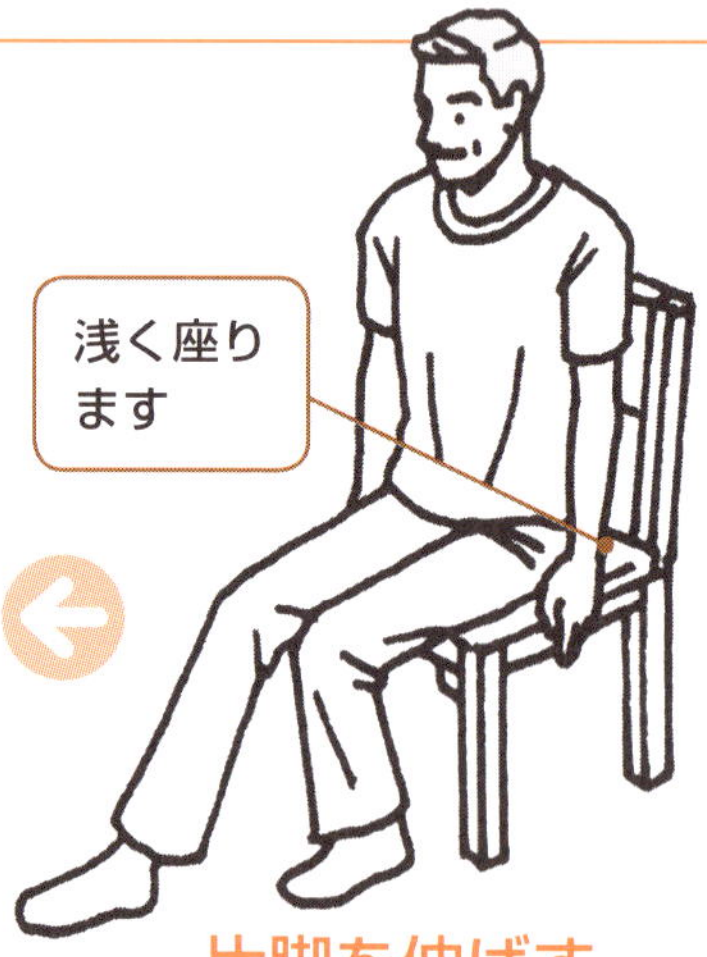
浅く座ります

片脚を伸ばす

イスに浅く座って片脚を前に出し足底をつけます

立ってハムストリングス伸ばし

ふらつくなど立った姿勢が安定しない人は、手すりなどにつかまって行います

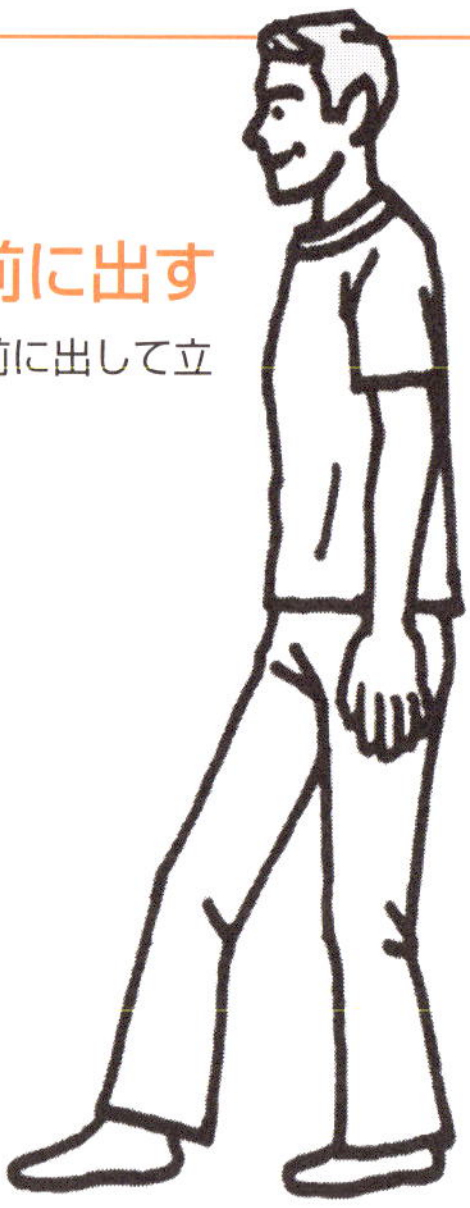

片脚を前に出す

片脚を少し前に出して立ちます

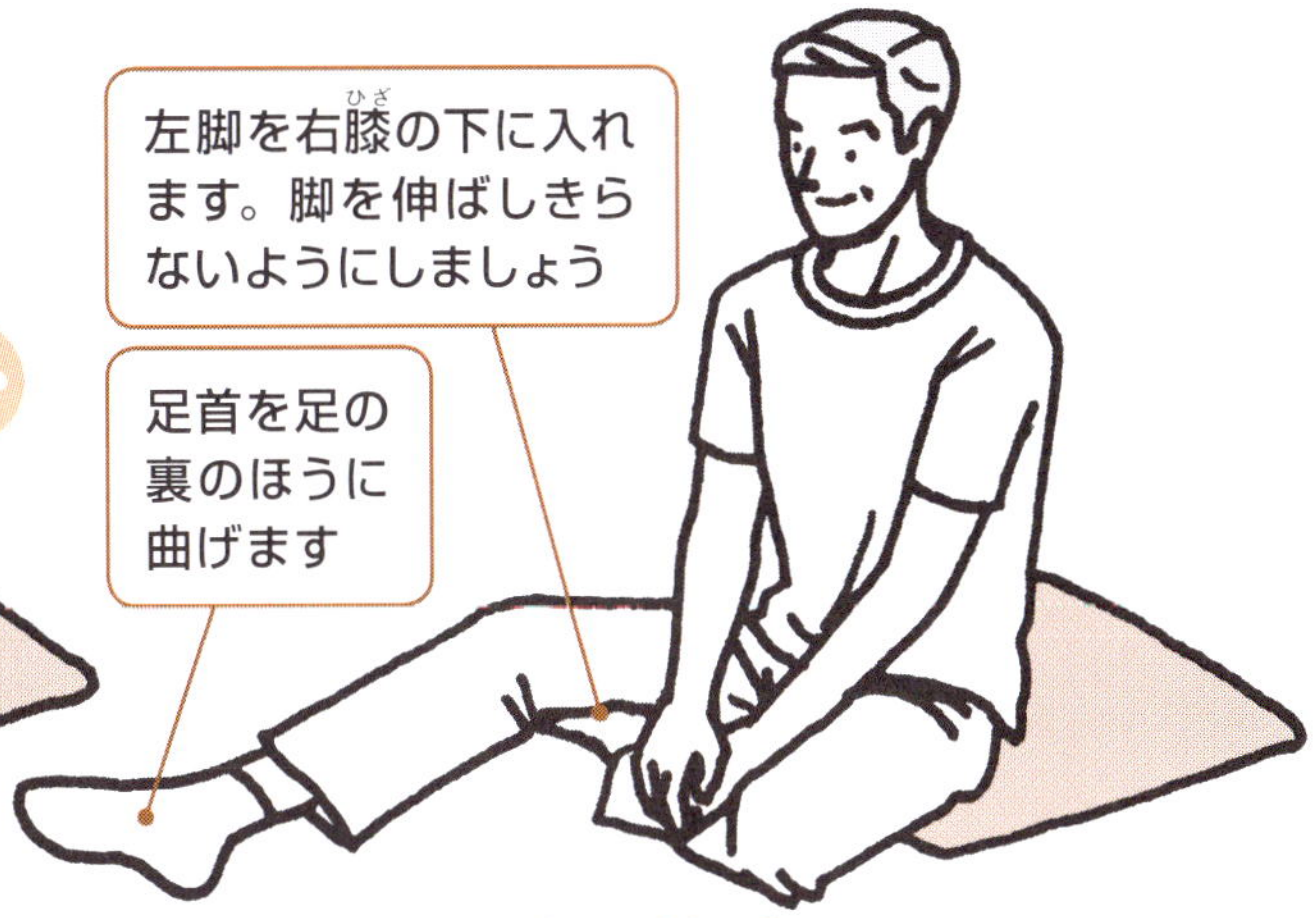
左脚を右膝《ひざ》の下に入れます。脚を伸ばしきらないようにしましょう
足首を足の裏のほうに曲げます

片脚を伸ばす

片脚を伸ばしますが、膝《ひざ》は少し曲げておきます。伸ばしきるとハムストリングスに負担をかけてしまいます

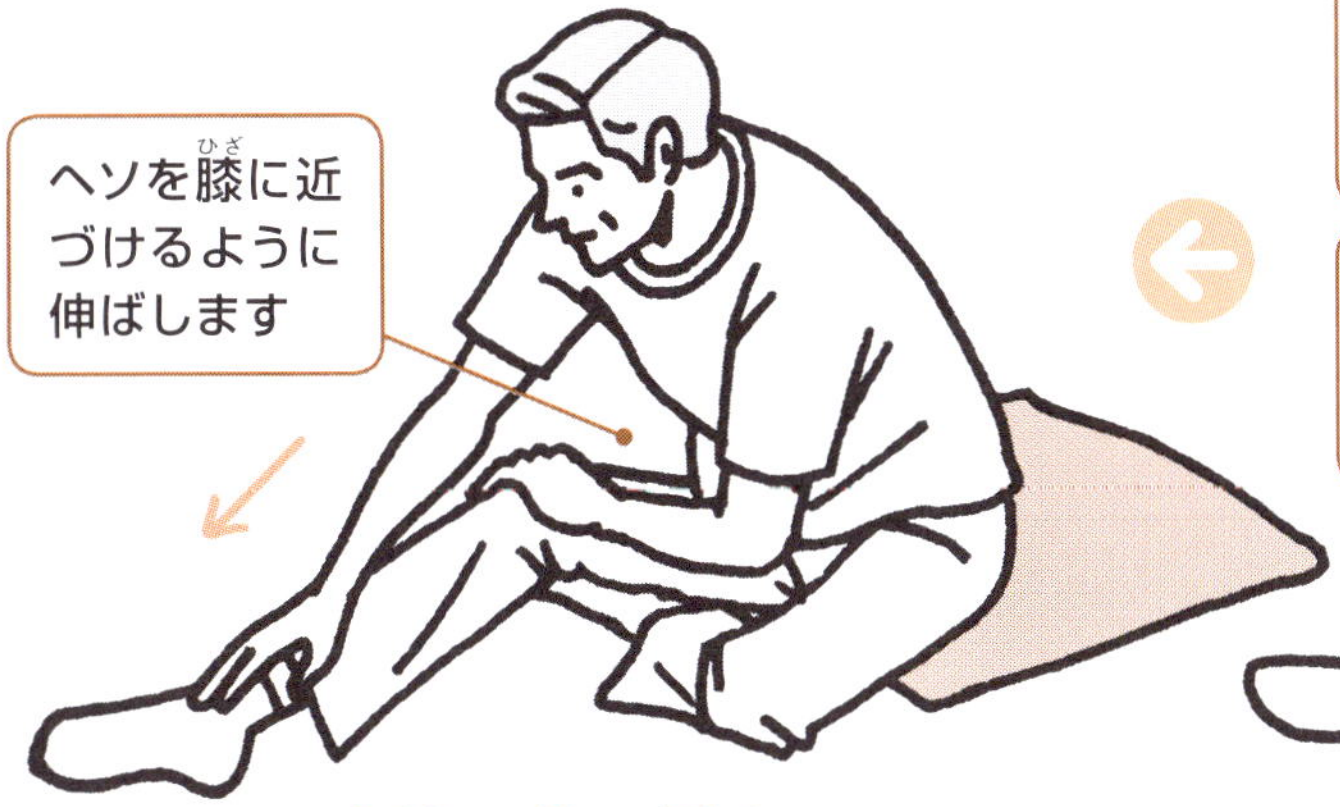
ヘソを膝《ひざ》に近づけるように伸ばします

上体を前に倒す

足首は底屈（足首を足の裏のほうに曲げる）し、膝《ひざ》が真上を向くように押さえ、15～20秒間ストレッチします

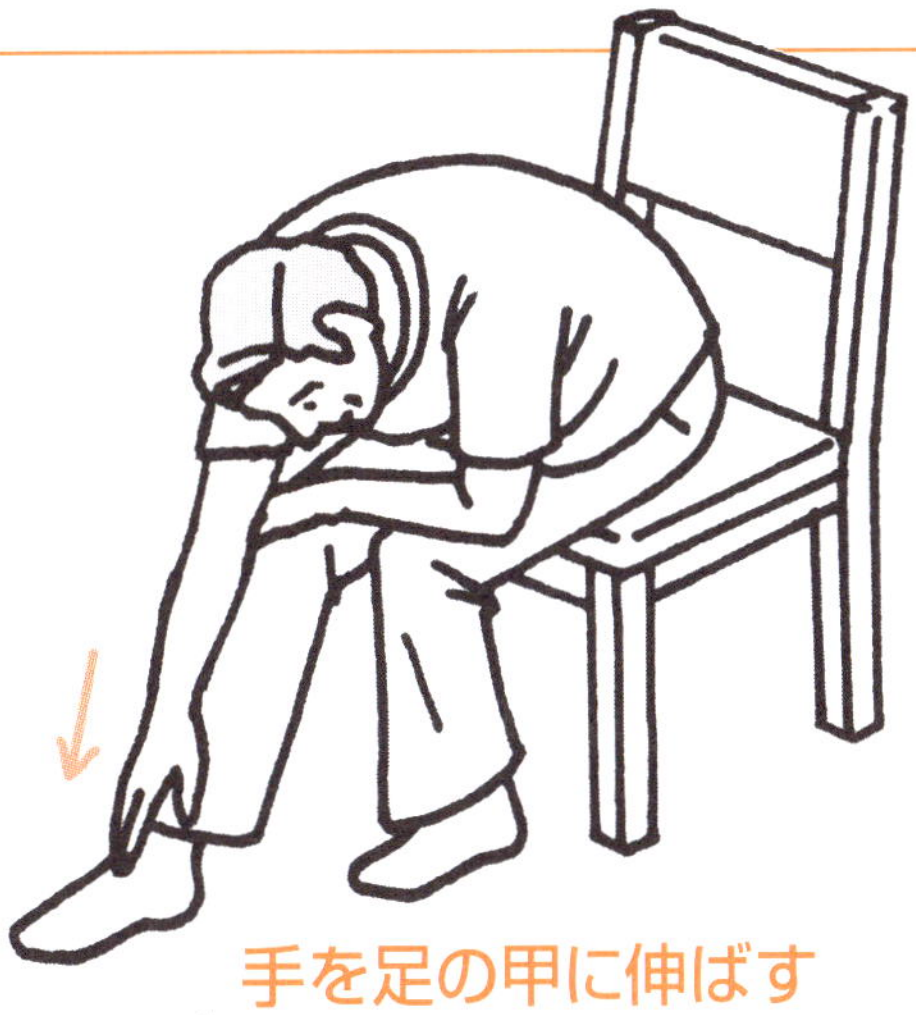

手を足の甲に伸ばす

ヘソを膝《ひざ》に近づけるように伸ばし、15～20秒間ストレッチします

2つのイスを使う

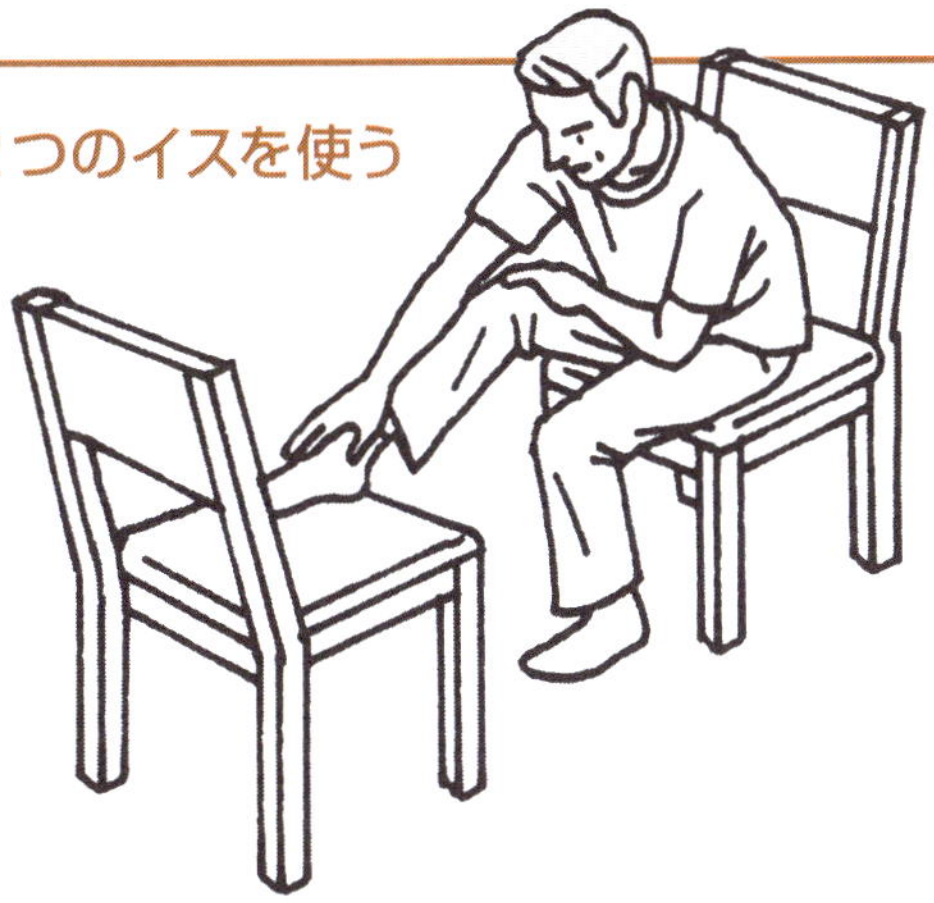

イスに座ってかがむのが難しいようなら、もうひとつのイスを用意して、そのイスに脚をのせて行います

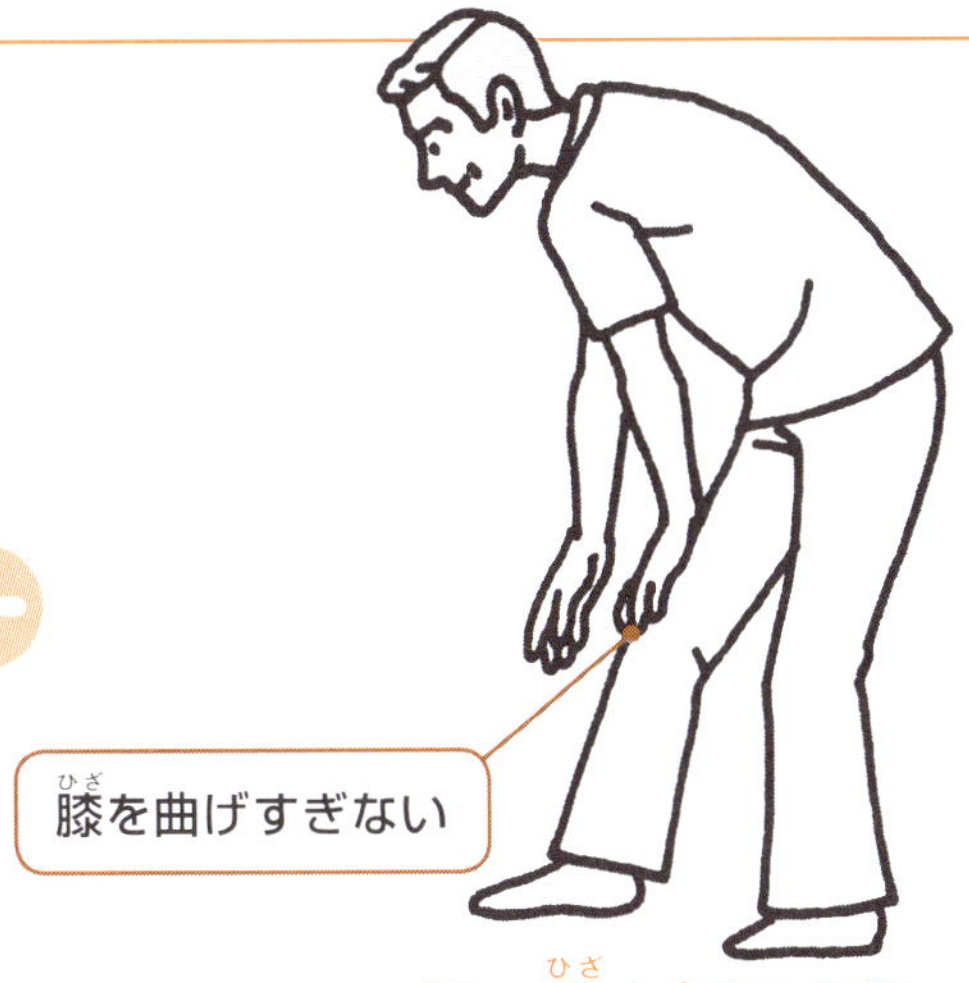

手で膝《ひざ》を押さえる

前に出した脚の膝《ひざ》を反対側の手で押さえますが、このとき膝を曲げすぎないようにします

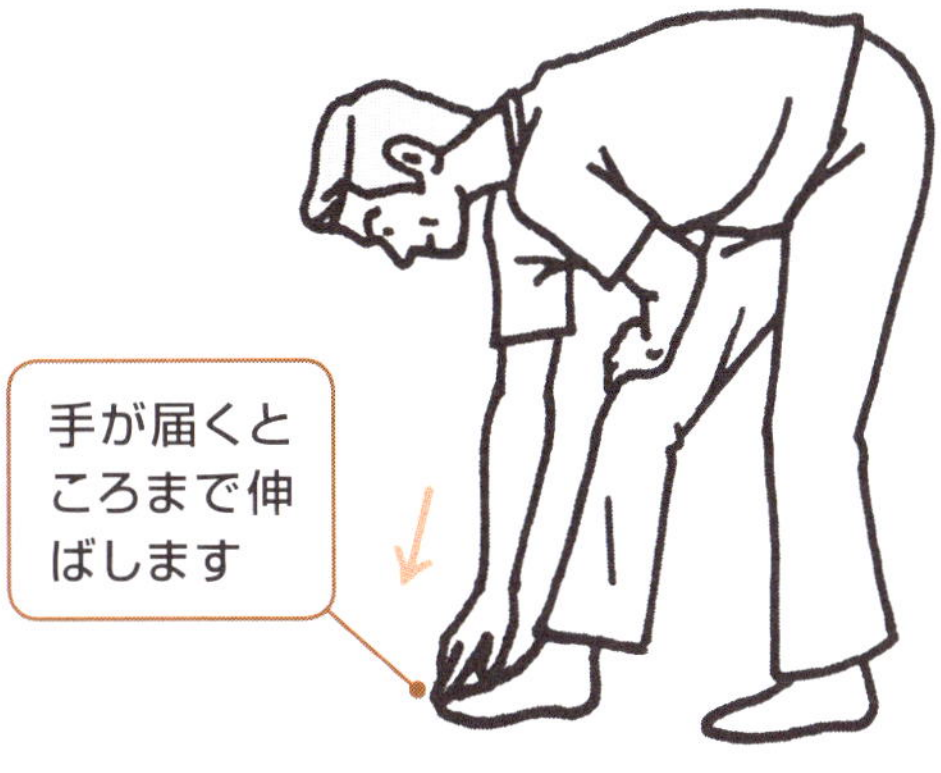
手が届くところまで伸ばします

手をつま先まで伸ばす

前に出した脚と同じ側の手を膝《ひざ》にあて、ゆっくりつま先のほうに伸ばし、15～20秒間ストレッチします

転倒予防体操①

高齢者が転倒すると骨折して寝たきりになりかねません

足腰を強化して手の力をつける

　転倒の原因は、運動不足による筋力の低下やバランス力、片マヒやパーキンソン病による痙性《けいせい》や固縮《こしゅく》などの神経症状のほか、すべりやすい床や履きもの、床の上においた掃除道具や電気コードなどの障害物、段差、不十分な照明、薬の副作用などもあります。大きな段差よりも、カーペットの端や廊下と畳の間の小さな段差に足をつまずかせて転倒することが多いので注意が必要です。

　高齢者が転倒して骨折し、それがきっかけで寝たきりや認知症になるケースは少なくありません。しかし、そのために高齢者が運動したり、外出することを禁止し、安静を強制するのは本末転倒です。バランス力は自分で立ったり座ったりすることで維持・向上し、安静にしているとむしろ低下するからです。転倒を予防するには、先にあげた転倒の原因を減らし、体操で足腰を強くして、転倒しそうになったら近くのものにつかまれるように手や腕の力をつけます。

転倒時の大ケガを防ぐには上半身の強化が重要

転倒予防と同時に、転倒しそうになったときに、危険を回避する能力を日頃から養いましょう。よろめいたときにとっさに近くのものをつかむ握力、転倒した際にとっさに地面に手をつきからだを支える筋力など、いざというときには上半身の強化が重要です

握力をつける

転びそうになったら近くのものにつかまれる握力をつけます

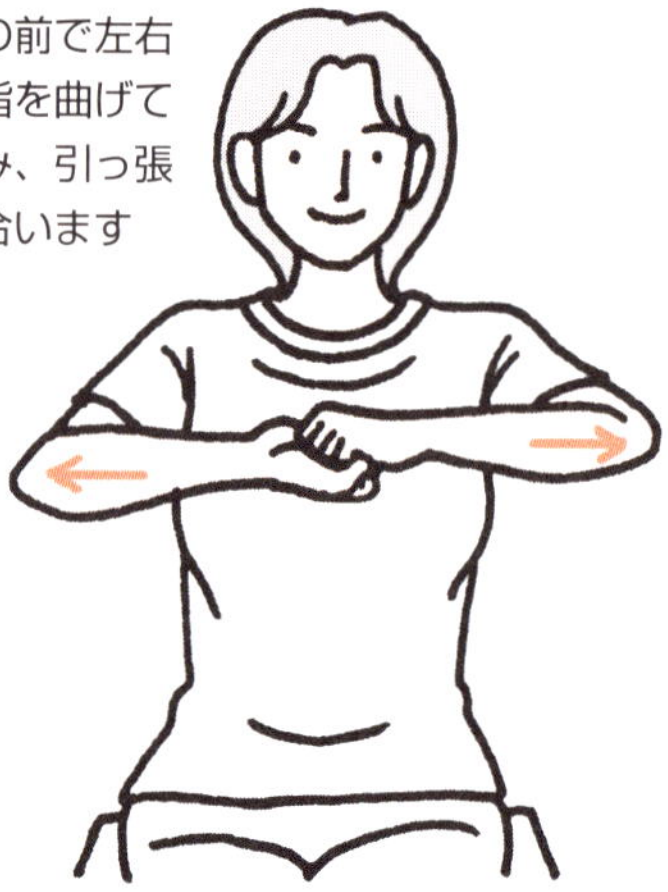

胸の前で左右の指を曲げて組み、引っ張り合います

大胸筋《だいきょうきん》を強くする

からだを支えられるように大胸筋を強化し腕力をつけます

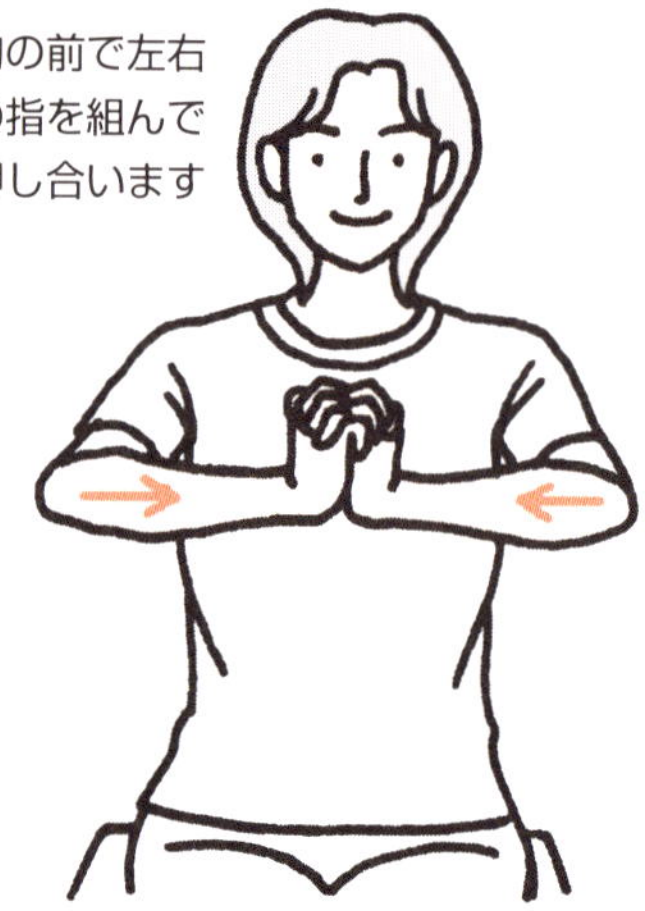

胸の前で左右の指を組んで押し合います

上腕《じょうわん》二《に》頭筋《とうきん》を強くする

上腕二頭筋（二の腕の内側の筋肉）だけでなく、上腕三頭筋《じょうわんさんとうきん》（二の腕の外側の筋肉）も強くなります

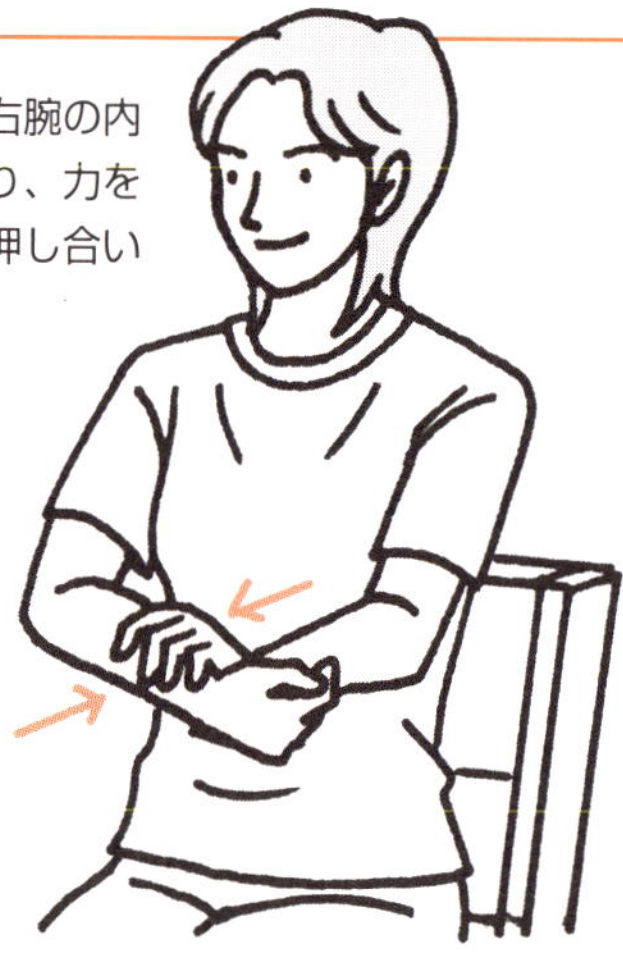

左手で右腕の内側を握り、力を入れて押し合います

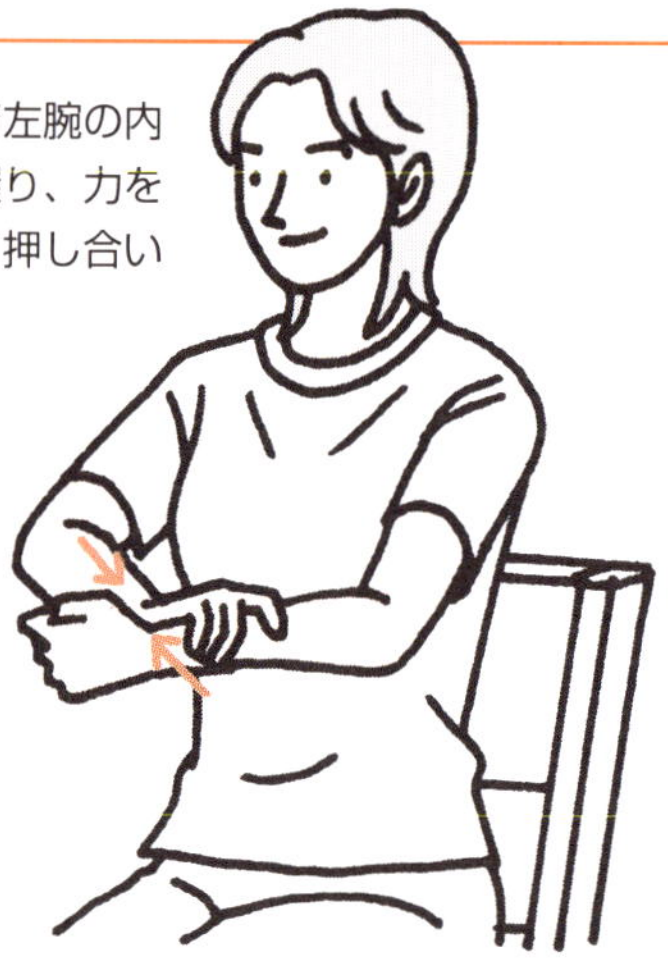

右手で左腕の内側を握り、力を入れて押し合います

脚の筋力を強化して転倒を予防

転ばない、つまずかないために脚の筋肉は大切です。とくに強化したいのは、太ももを引き上げる腸腰筋《ちょうようきん》、脚を前にふり出す大腿四《だいたいし》頭筋《とうきん》、からだのバランスを保つのに重要な役割をするハムストリングス、膝《ひざ》から下の筋肉の下腿三頭筋《かたいさんとうきん》です。これらの筋力を強化して、歩くときは意識してつま先を上げましょう。

大腿四頭筋《だいたいしとうきん》のストレッチ

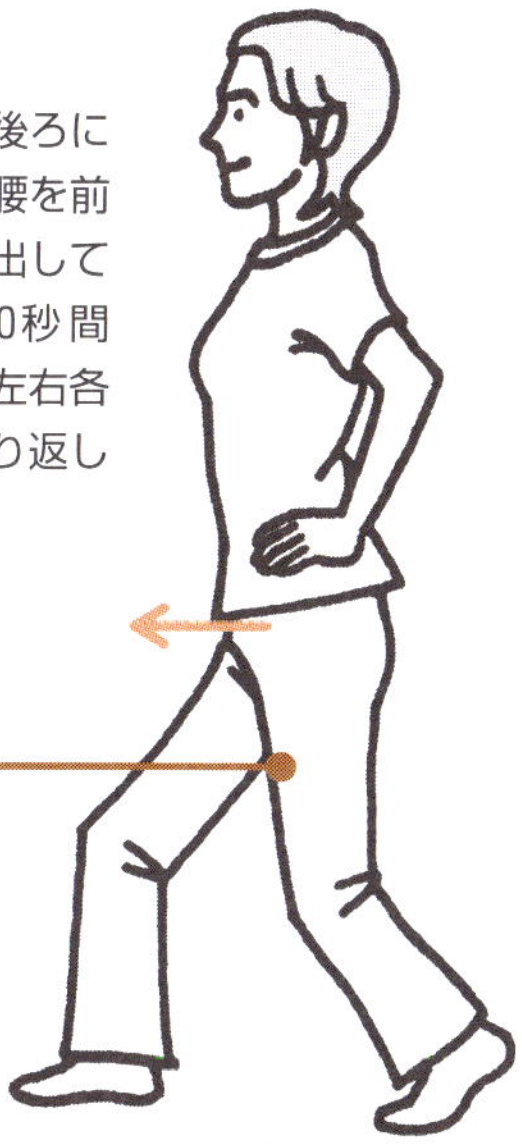

片脚を後ろに引き、腰を前に突き出して15～20秒間静止。左右各２回繰り返します

大腿四頭筋《だいたいしとうきん》を伸ばす

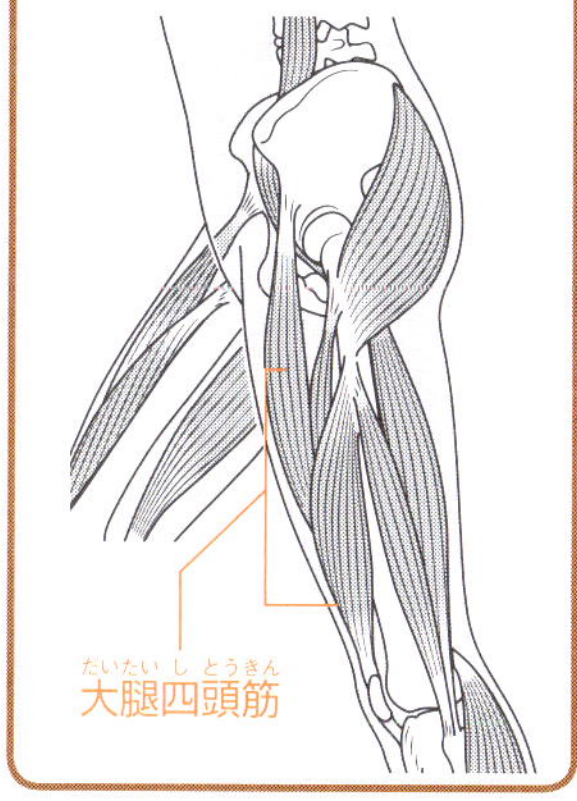

下腿三頭筋《かたいさんとうきん》のストレッチ

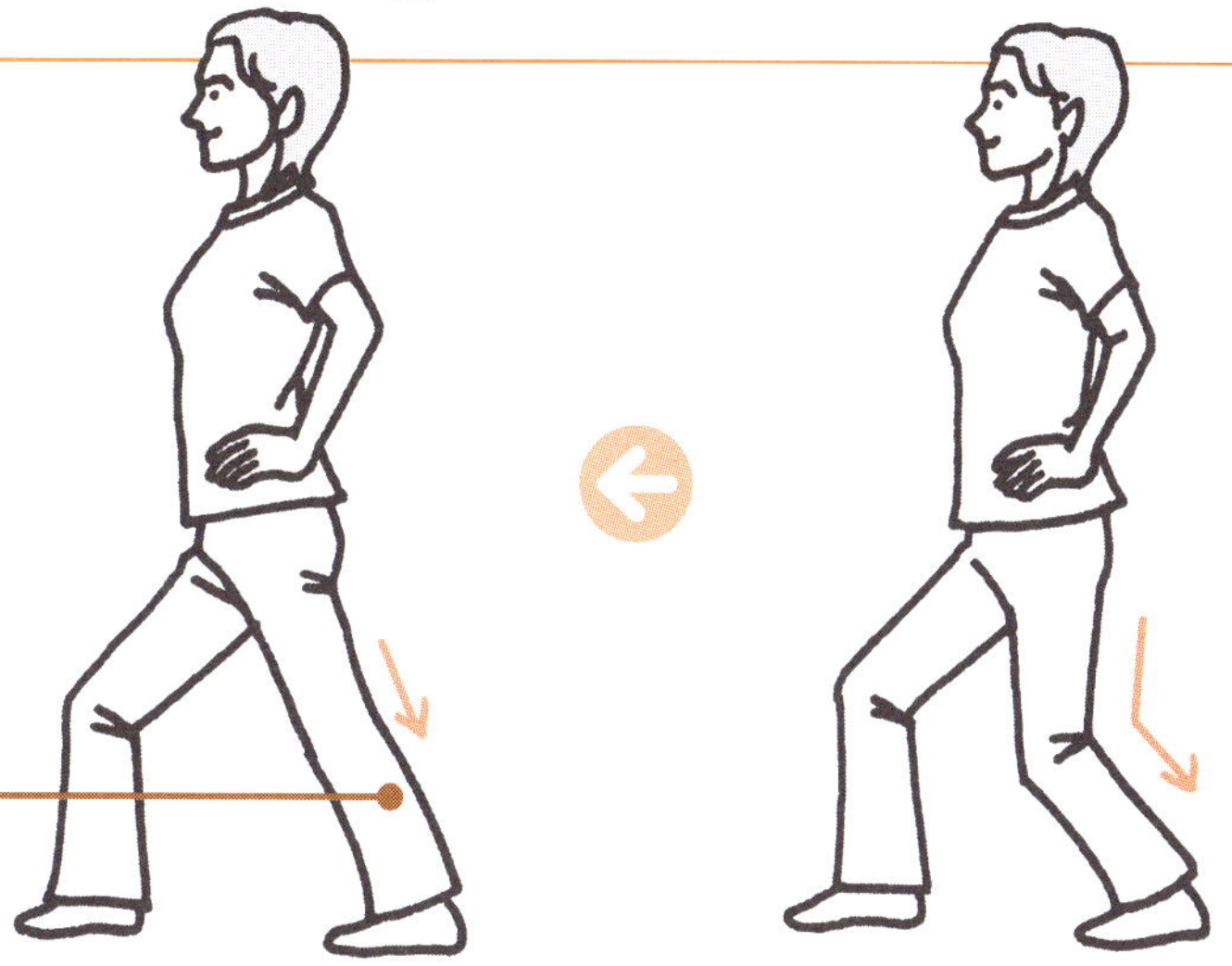

片脚を後ろに引きます。引いた脚は膝《ひざ》を曲げ、踵《かかと》を床につけます

後ろ脚のふくらはぎを伸ばして15～20秒間静止。左右２回繰り返します

下腿三頭筋《かたいさんとうきん》を伸ばす

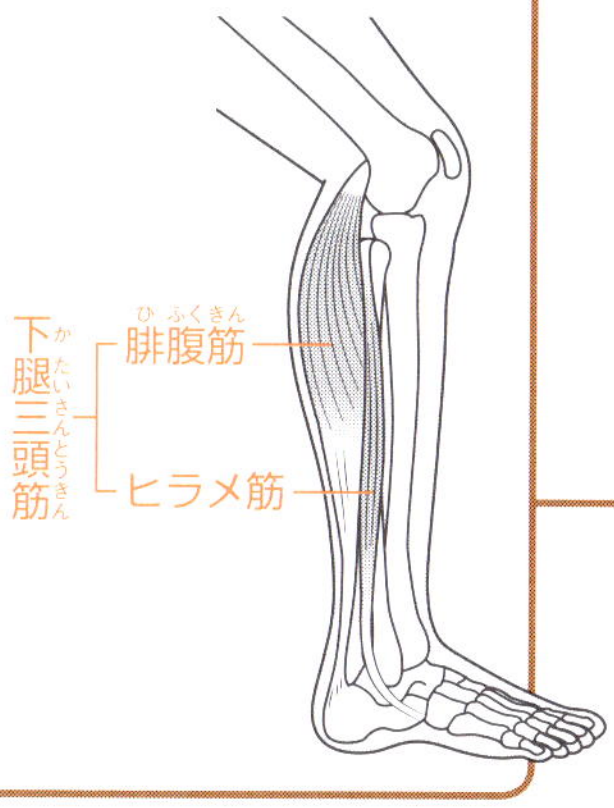

座ってお尻上げ

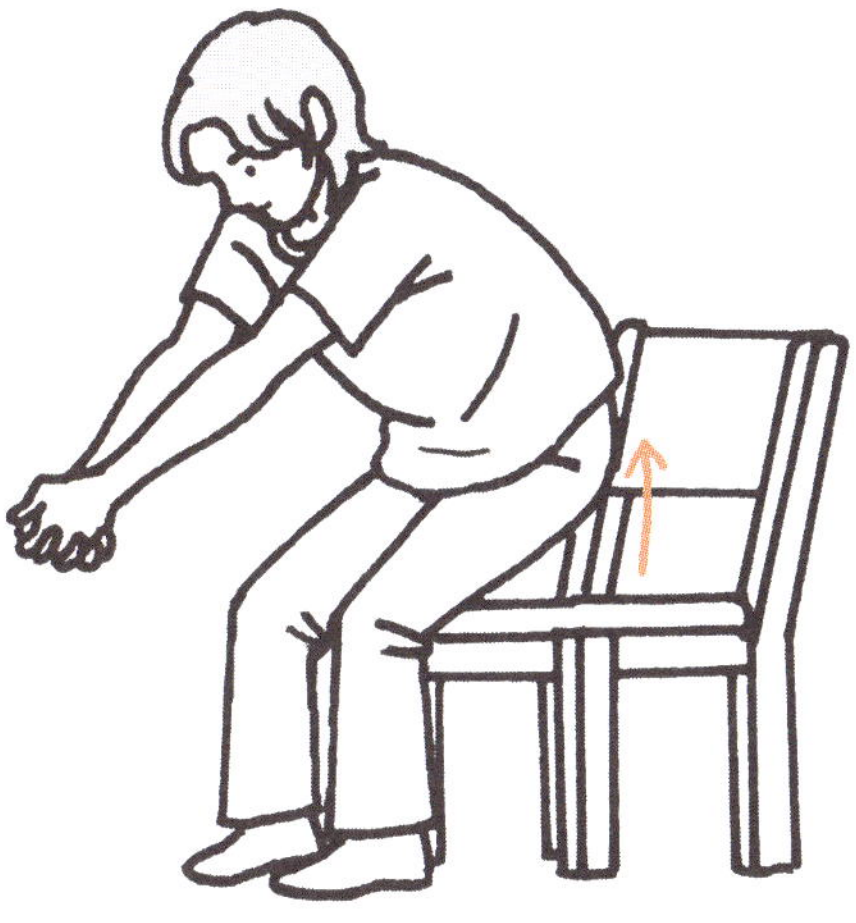

イスに座った姿勢から両手を前に伸ばし、お尻を上げたまま５～６秒間静止します

筋力強化以前にやるべきこと

転倒に対する用心深さ

筋力強化やバランス訓練は転倒予防に有効ですが、それだけでは十分ではありません。もっとも大切なのは転倒に対する用心深さを身につけることです。筋力やバランス力だけが転倒の原因なら、若い人は転ばず高齢者は皆転ぶことになるからです。

※隠れた神経症状のためつまずいたり階段を下りるときに下ろす足が内側に寄ってきたりすることがありますから、個別的な対応も必要です

転倒予防体操②

足腰の筋力を強化して転倒を予防します

脚を上げてバランスを保つ

ちょっとした段差につま先をひっかける。平坦な場所でもつまずいて転びそうになる。そんなときにからだが敏感に反応して体勢を立て直せるように、脚を上げる体操をしましょう。

立って片脚上げ

骨盤《こつばん》周辺の筋肉を強くしてからだのバランスを保つ筋力を高める体操です

踵《かかと》を上げる

背筋を伸ばして立ち、イスの背に手をおきます。肩の水平を保ったまま、イスに寄ったほうの足の踵を上げます

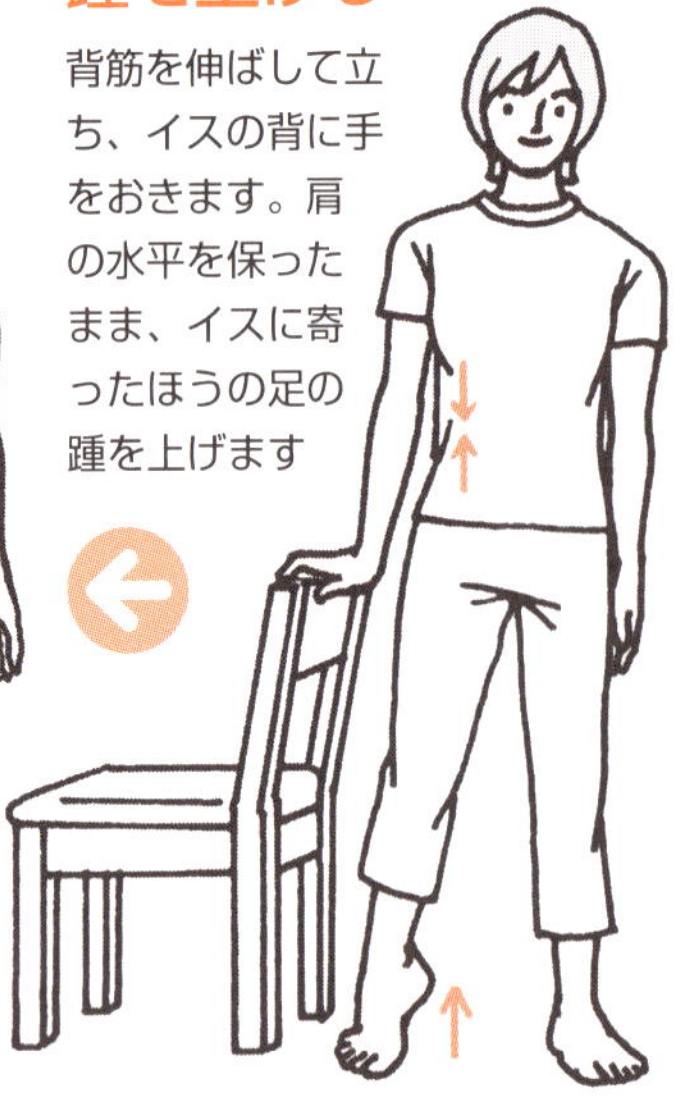

足を浮かせる

踵を上げた足のつま先を浮かせて足底を平行に保ち5～6秒間静止し、腰方形《ようほうけい》筋《きん》を強化します

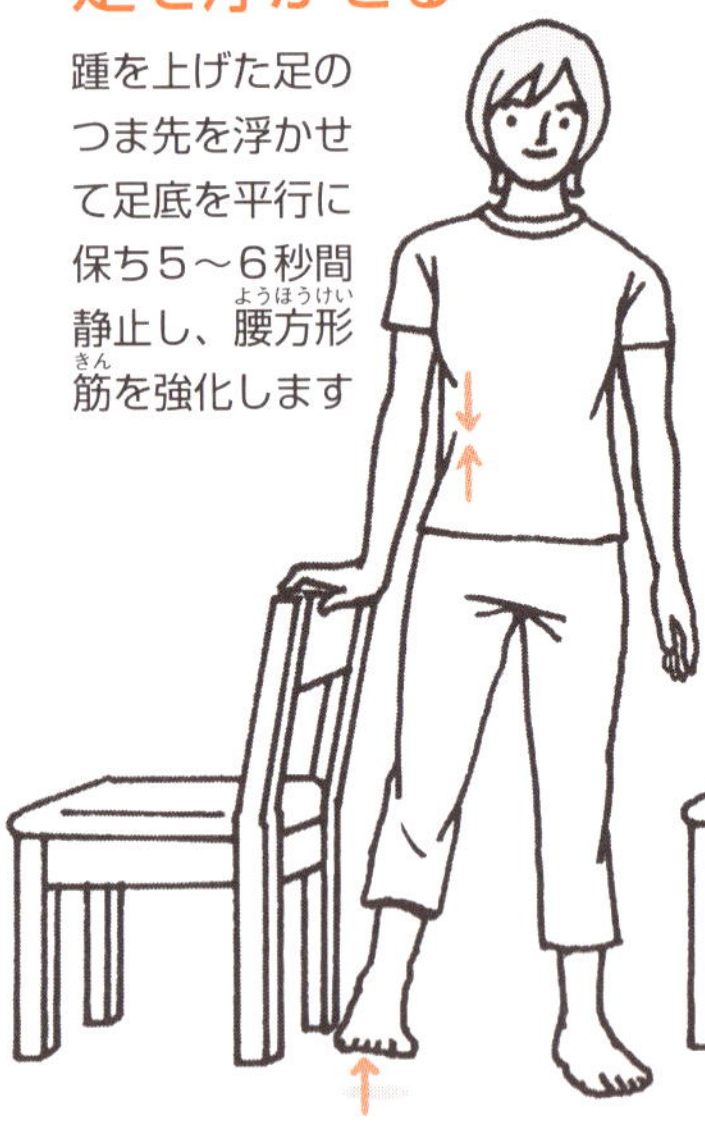

肘《ひじ》と膝《ひざ》のタッチ❶

脚を上げる筋力を強くして歩行能力を高める体操です。ダイナミックな動きが下肢《かし》全体の筋力をアップします

イスに座る

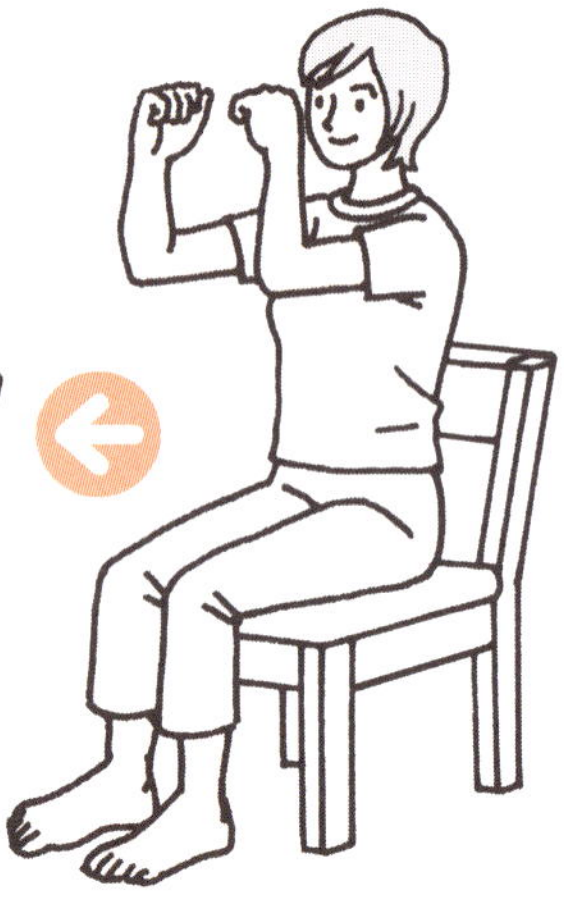

脚を肩幅に開き、両腕は90度に曲げ胸の高さに上げます

片脚を上げる

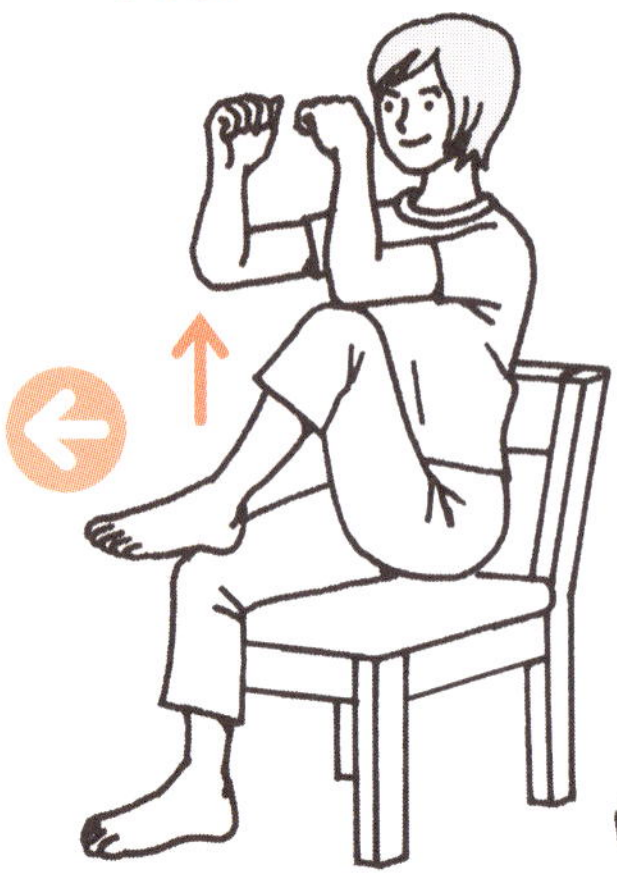

腕の位置はそのまま片脚を上げて肘に膝をつけます

もとに戻す

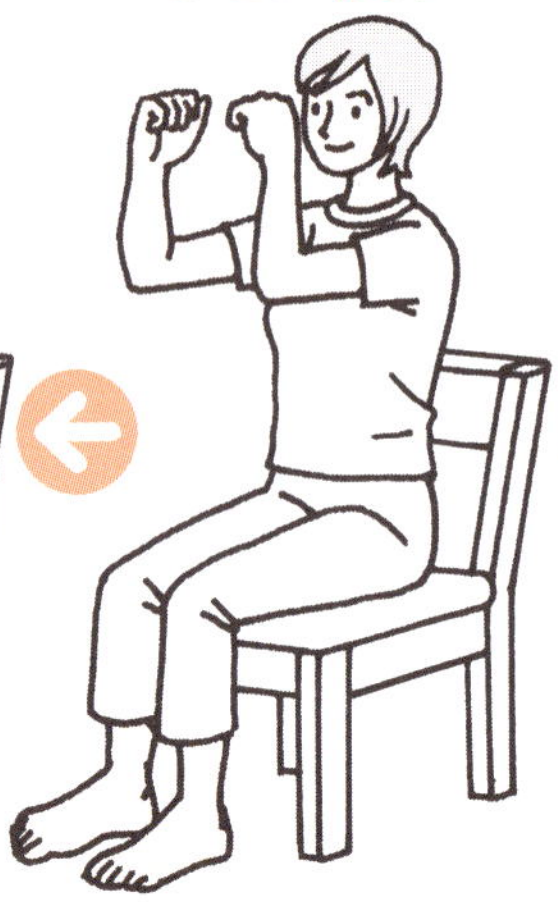

呼吸は肘膝タッチではき、もとの姿勢に戻るときに吸います

反対の脚を上げる

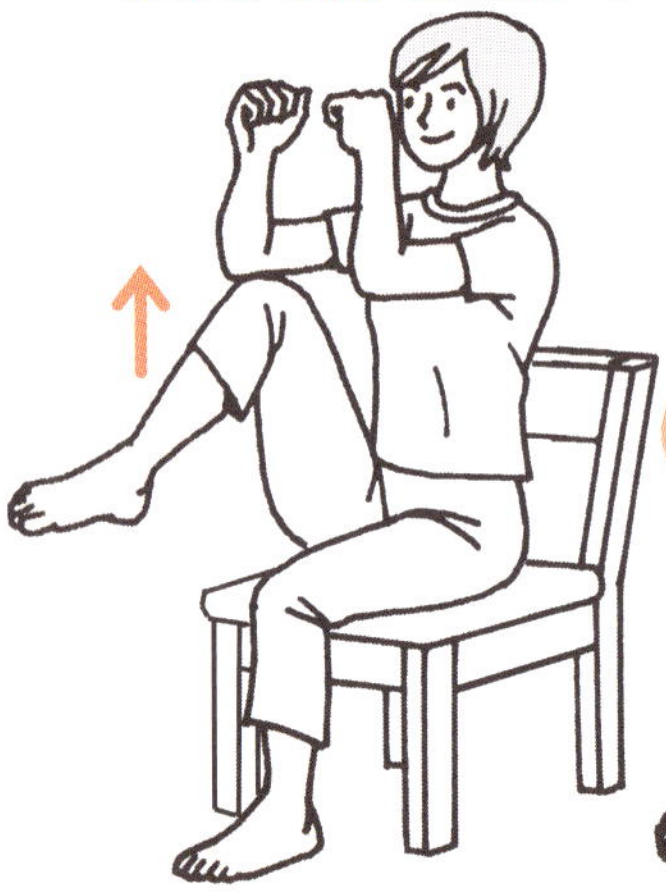

反対側の脚も同様に上げて肘にタッチします

「1動作1号令」は、高齢者に負担になることがあるので、回数は少なめがよいでしょう

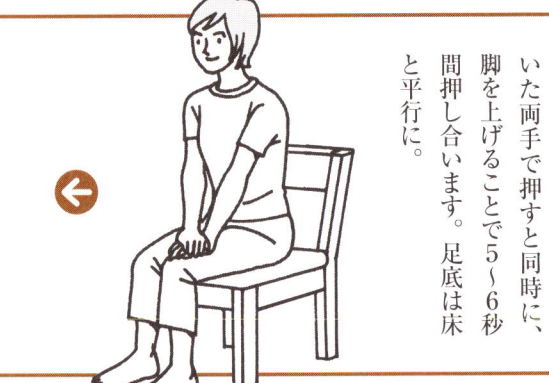

手と膝《ひざ》の押し合い

片方の脚の膝に重ねておいた両手で押すと同時に、脚を上げることで5～6秒間押し合います。足底は床と平行に。

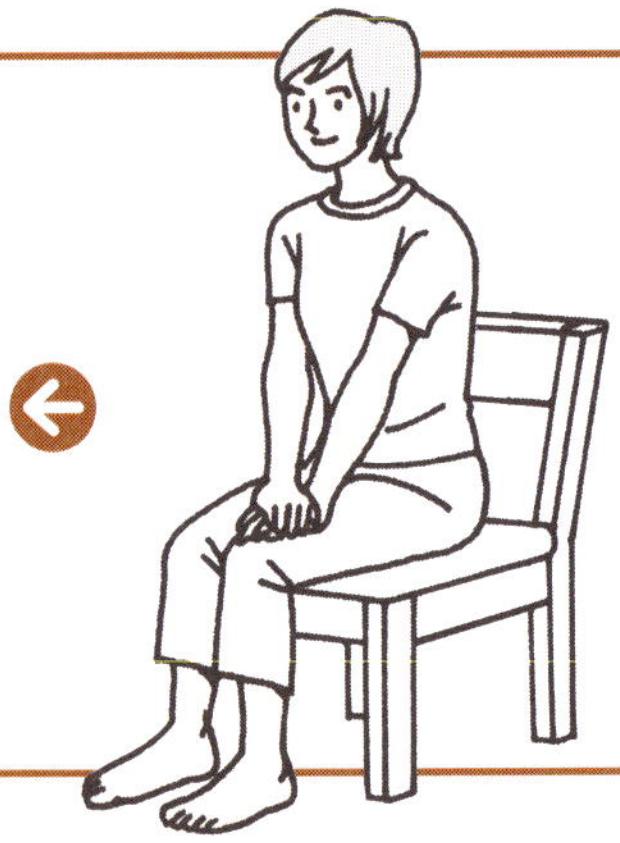

イスに座ってラインまたぎ

脚をスムーズに動かすことによって、つまずきによる転倒を防ぐ体操です

両脚を線の手前でそろえる

床にテープを貼るなどして線を引きます。イスに浅く座り、両脚を線の手前でそろえます

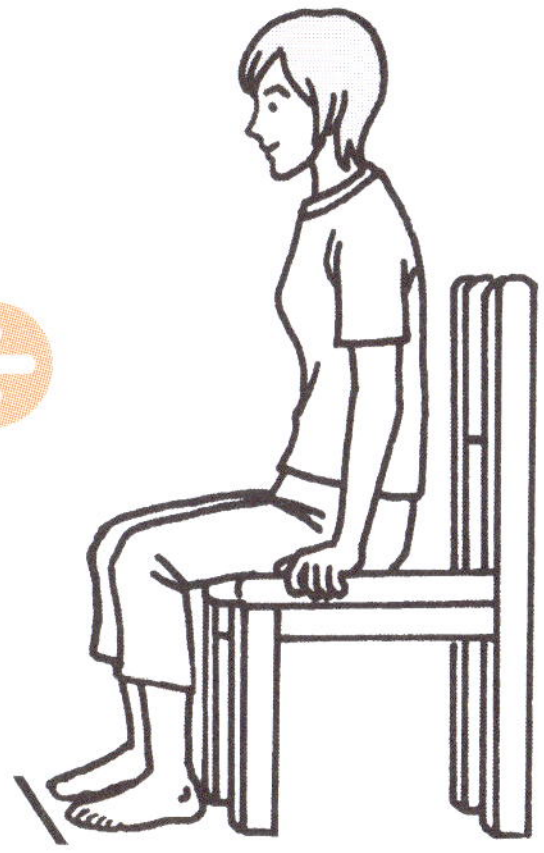

片脚の脚を奥に

片方の脚を線よりも奥に出します

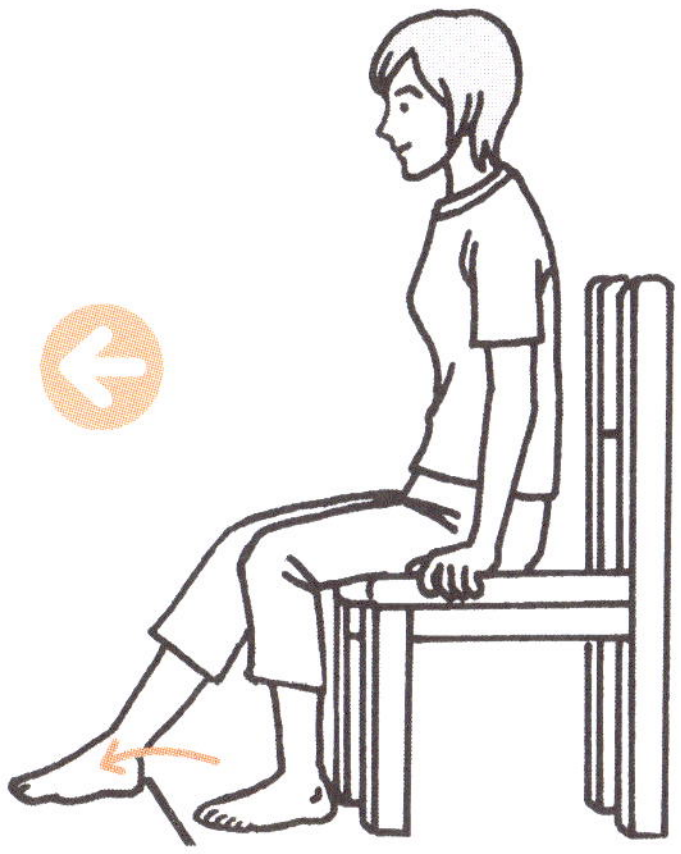

反対の脚を奥に

もう一方の脚を線よりも奥に出してそろえます。一連の動作が終わったら、今度は順番に線の手前に脚を引きます

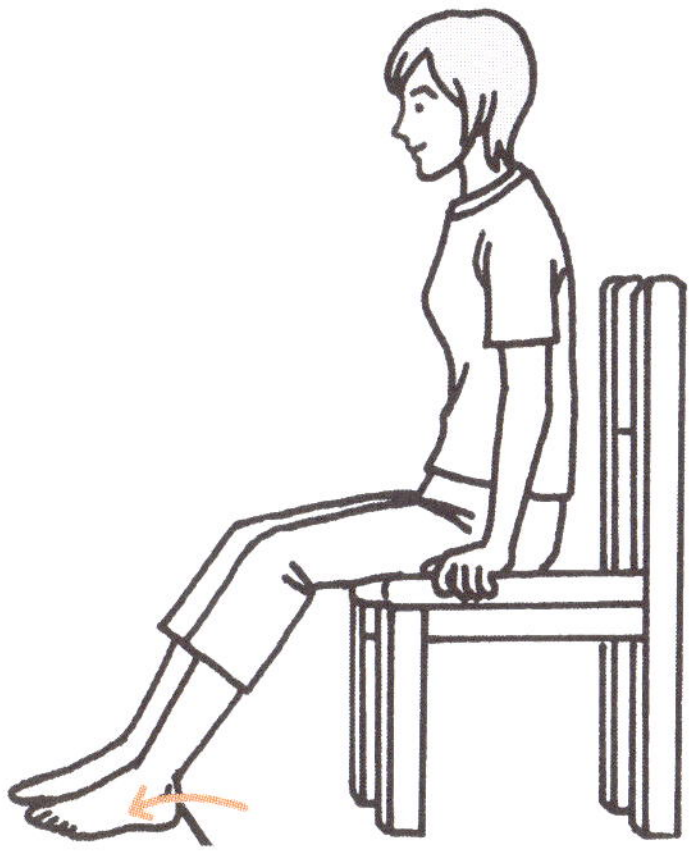

肘《ひじ》と膝《ひざ》のタッチ❷

右の体操に脊柱《せきちゅう》（背骨）のひねりを加えることで、からだのバランス感覚を養うとともに、横腹にある腹斜筋《ふくしゃきん》も強化します

イスに座る

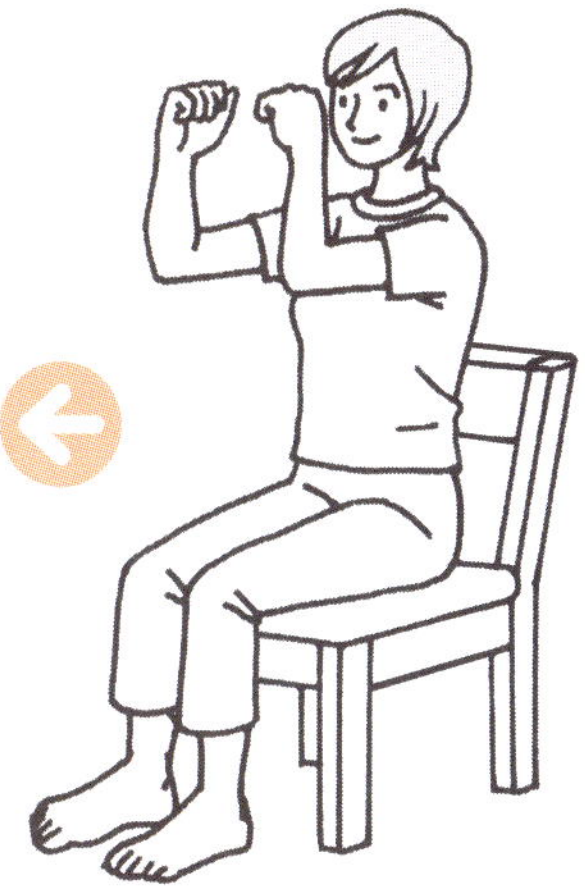

脚を肩幅に開き、両腕は90度に曲げ胸の高さに上げます

片脚を上げる

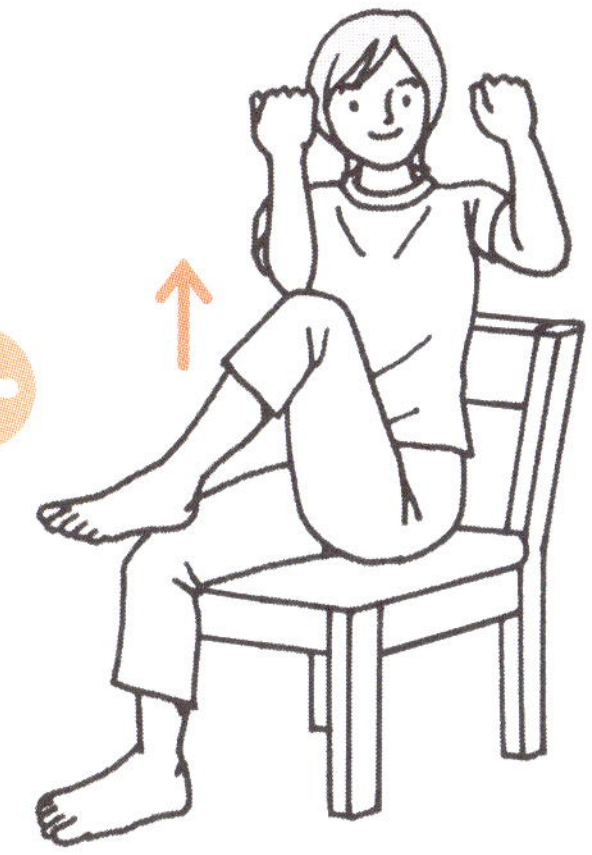

片脚を真上に上げ、からだをひねって反対側の肘に膝をタッチします

もとに戻す

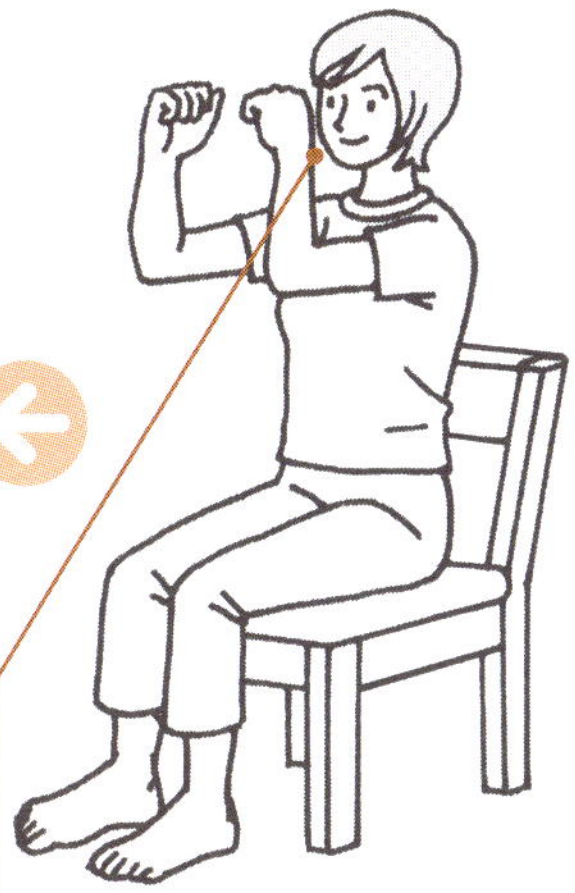

バランスをくずさないよう背中をイスの背につけます

反対の脚を上げる

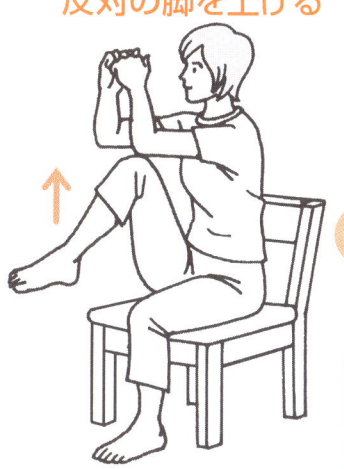

反対側の脚も真上に上げ反対側の肘をタッチします

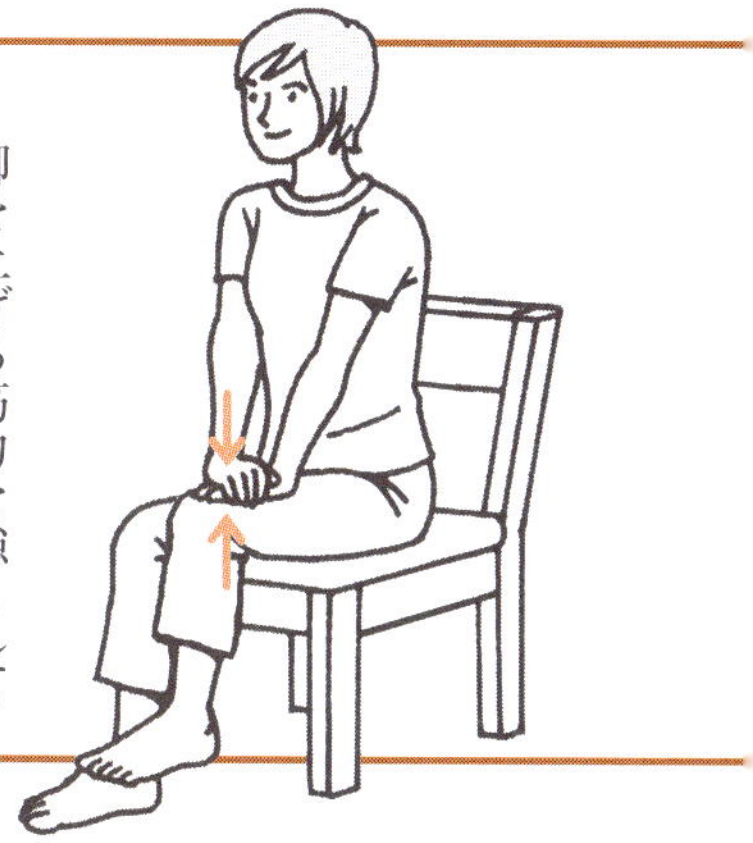

脚を上げる筋力を強くして歩行能力を高める体操です。足底を床から平行に上げて膝を押さえることによって、骨盤《こつばん》を支える腸腰筋《ちょうようきん》の筋力が高まります。つま先を段差などに引っかけて転倒しないために重要な運動です。

体操をするときは呼吸法も大切です。肘と膝をタッチするときに口から息をはき、もとの姿勢に戻ったときに鼻から息を吸います

号令は、1、2、3で上げて4で下ろすようにします。2回ずつぐらいがいいでしょう

介護・疾病
予防体操

認知症予防体操①

認知症も心身の刺激を受けることで予防できるのです

「痴《ち》呆《ほう》」という言葉も健在

「ボケ」「痴呆」「痴呆症」にかわる表現として認知症が登場しました。2004年に厚生労働省が新しい表現の検討を行った結果、いくつかの案からこの言葉が採用されました。行政の文書などはすべてこの言葉にかわりつつありますが、認知症という呼称がまだ一般に認知されず、また「脳の病変を原因とする病気」というイメージが強く、介護の現場では「痴呆」「痴呆性老人」という言葉が使われることがあります。

好きな歌を歌う

認知症の予防には、本人が好きなことを意欲的に行うのが効果的です。若かった頃によく口ずさんだ歌を歌うといいでしょう

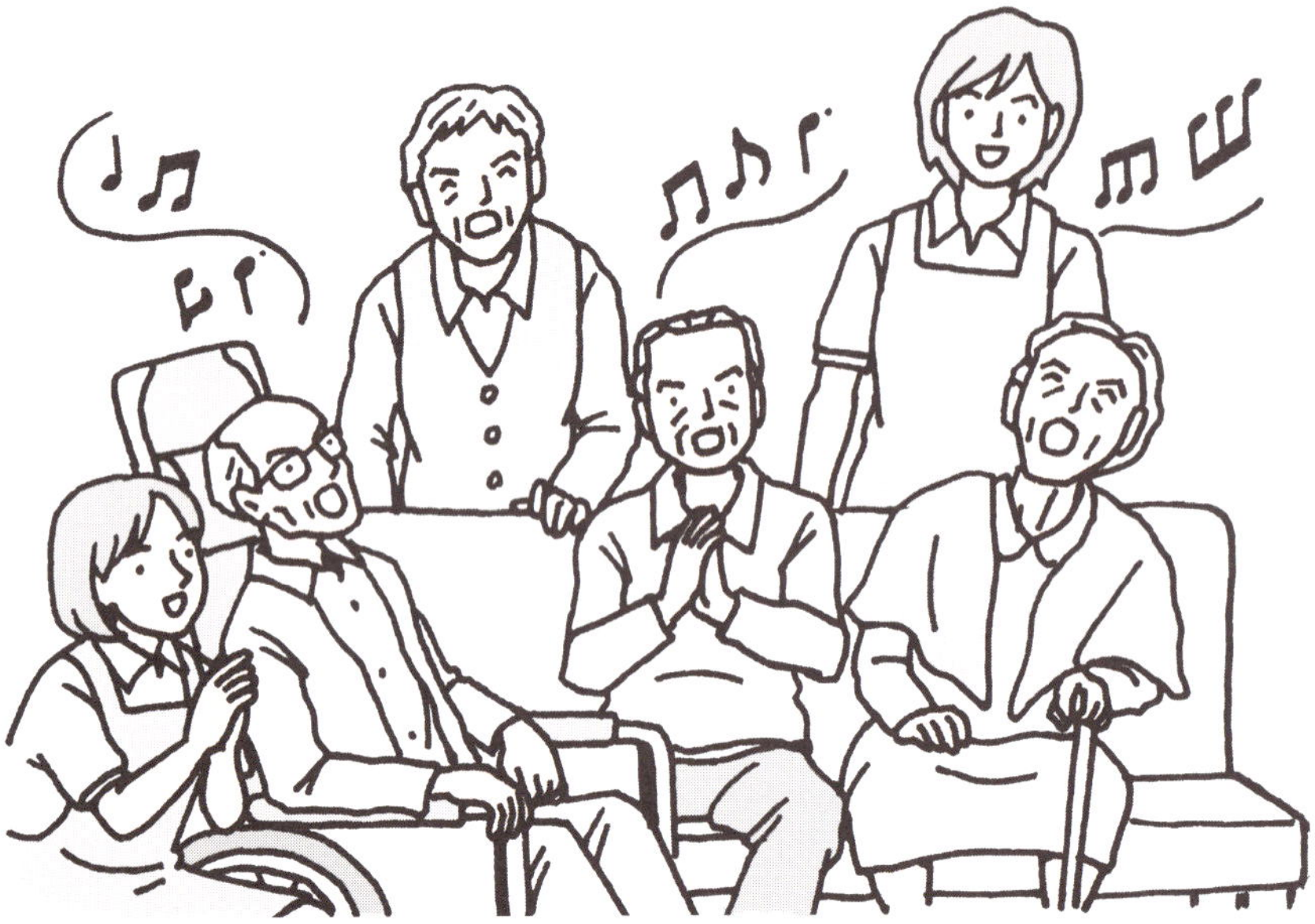

グーパー体操

手を動かすのも認知症の予防には効果があります。簡単なことより、少し複雑な動作をすることで脳は活性化されます

伸ばした手はパー、胸の手はグー

右手は伸ばして「パー」、
左手は胸に当てて「グー」

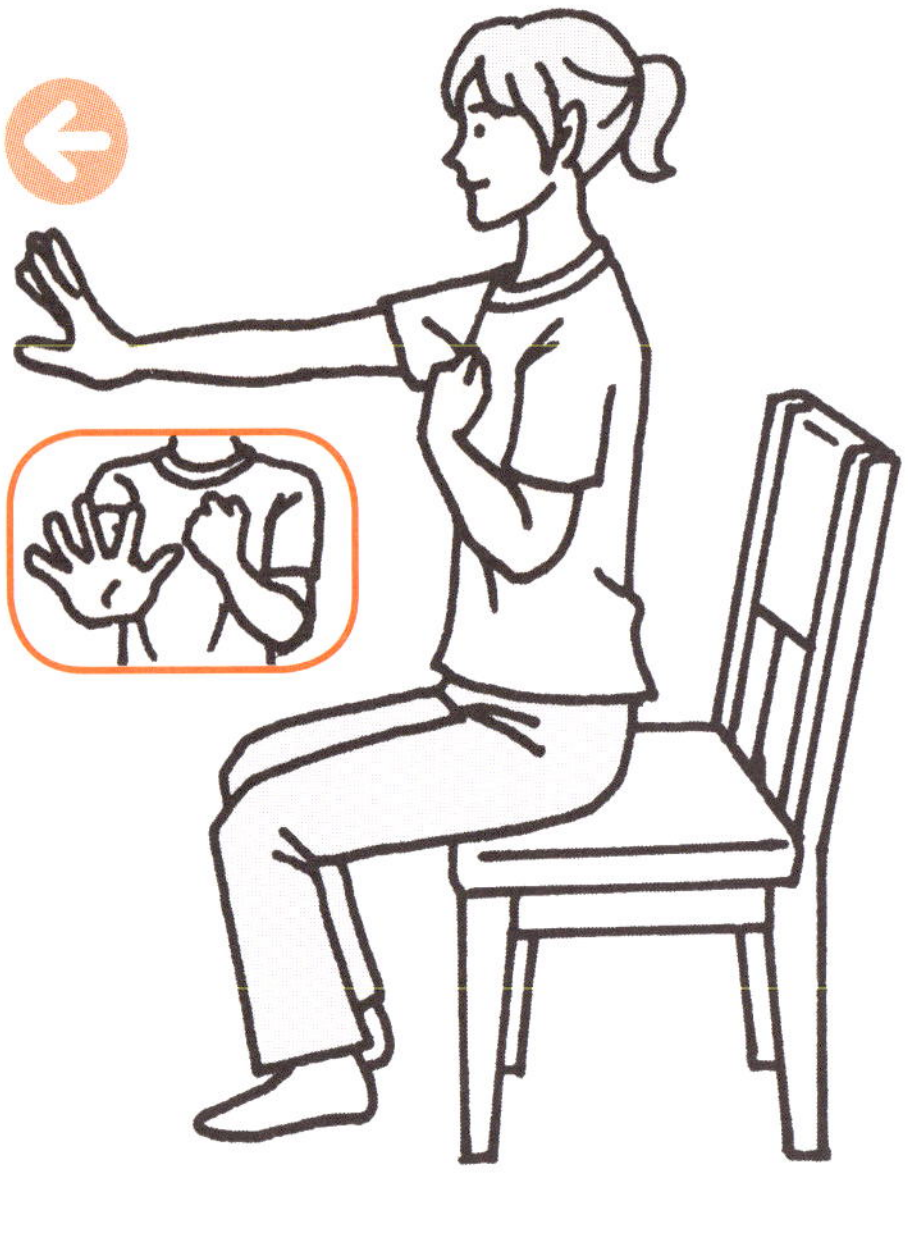

イスに座る

イスに座って背筋を伸ばします

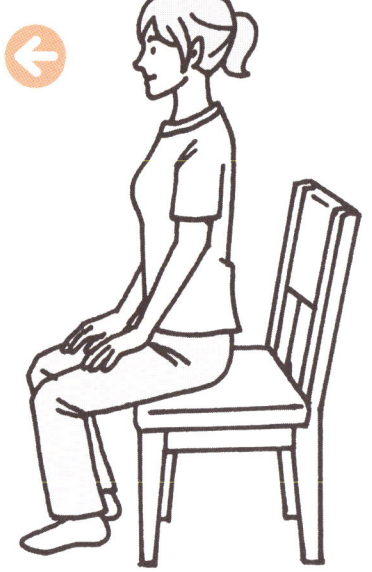

昭和20年代と30年代の流行歌一覧

昭和21年	リンゴの歌（並木路子・霧島昇）、かえり船（田端義夫）
昭和22年	啼くな小鳩よ（岡晴夫）、とんがり帽子（川田正子）
昭和23年	東京ブギウギ（笠置シズ子）、憧れのハワイ航路（岡晴夫）
昭和24年	青い山脈（藤山一郎・奈良光枝）、銀座カンカン娘（高峰秀子）
昭和25年	夜来香（山口淑子）、イヨマンテの夜（伊藤久男）
昭和26年	野球小僧（灰田勝彦）、メダカの学校（唱歌）
昭和27年	リンゴ追分（美空ひばり）、テネシーワルツ（江利チエミ）
昭和28年	君の名は（織井茂子）、雪の降る街を（高英男）
昭和29年	お富さん（春日八郎）、高原列車は行く（岡本敦郎）
昭和30年	別れの一本杉（春日八郎）、ちいさい秋みつけた（伴久美子）
昭和31年	ここに幸あり（大津美子）、哀愁列車（三橋美智也）
昭和32年	俺は待ってるぜ（石原裕次郎）、チャンチキおけさ（三波春夫）、バナナ・ボート（浜村美智子）
昭和33年	有楽町で逢いましょう（フランク永井）、ダイアナ（ポール・アンカ）
昭和34年	南国土佐を後にして（ペギー葉山）、黒い花びら（水原弘）
昭和35年	アカシヤの雨が止む時（西田佐知子）、誰よりも君を愛す（松尾和子・和田弘とマヒナスターズ）
昭和36年	上を向いて歩こう（坂本九）、王将（村田英雄）、スーダラ節（植木等）
昭和37年	いつでも夢を（橋幸夫・吉永小百合）、赤いハンカチ（石原裕次郎）、下町の太陽（倍賞千恵子）
昭和38年	こんにちは赤ちゃん（梓みちよ）、東京五輪音頭（三波春夫）、高校三年生（舟木一夫）
昭和39年	愛と死をみつめて（青山和子）、アンコ椿は恋の花（都はるみ）、ああ上野駅（井沢八郎）

最初はゆっくりでかまいませんが、慣れてきたらスピードを徐々に速くします

左右の手をかえる
左右の手をかえ左手は
「グー」、右手は「パー」

伸ばした手はグー、胸の手はパー
右手を伸ばして「グー」、
左手は胸に当てて「パー」

左右の手をかえる
左右の手をかえ左手は
「パー」、右手は「グー」

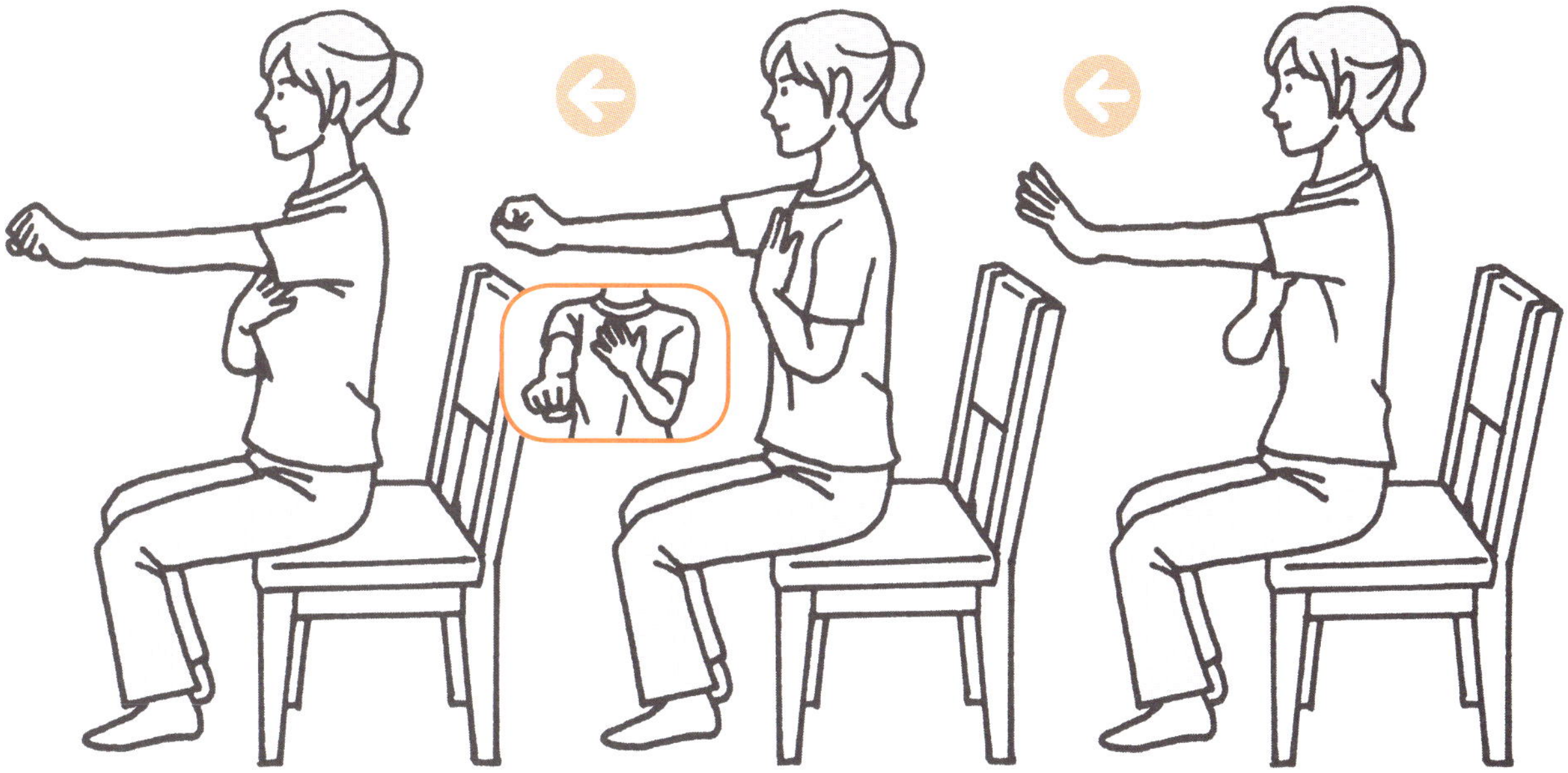

認知症予防体操②

介護施設などで楽しみながら体操をすると効果的です

座って足踏み

歩くときには左右一方の脚を出したら腕は反対側を前に出します。こうすることによってからだのバランスをとっているのです

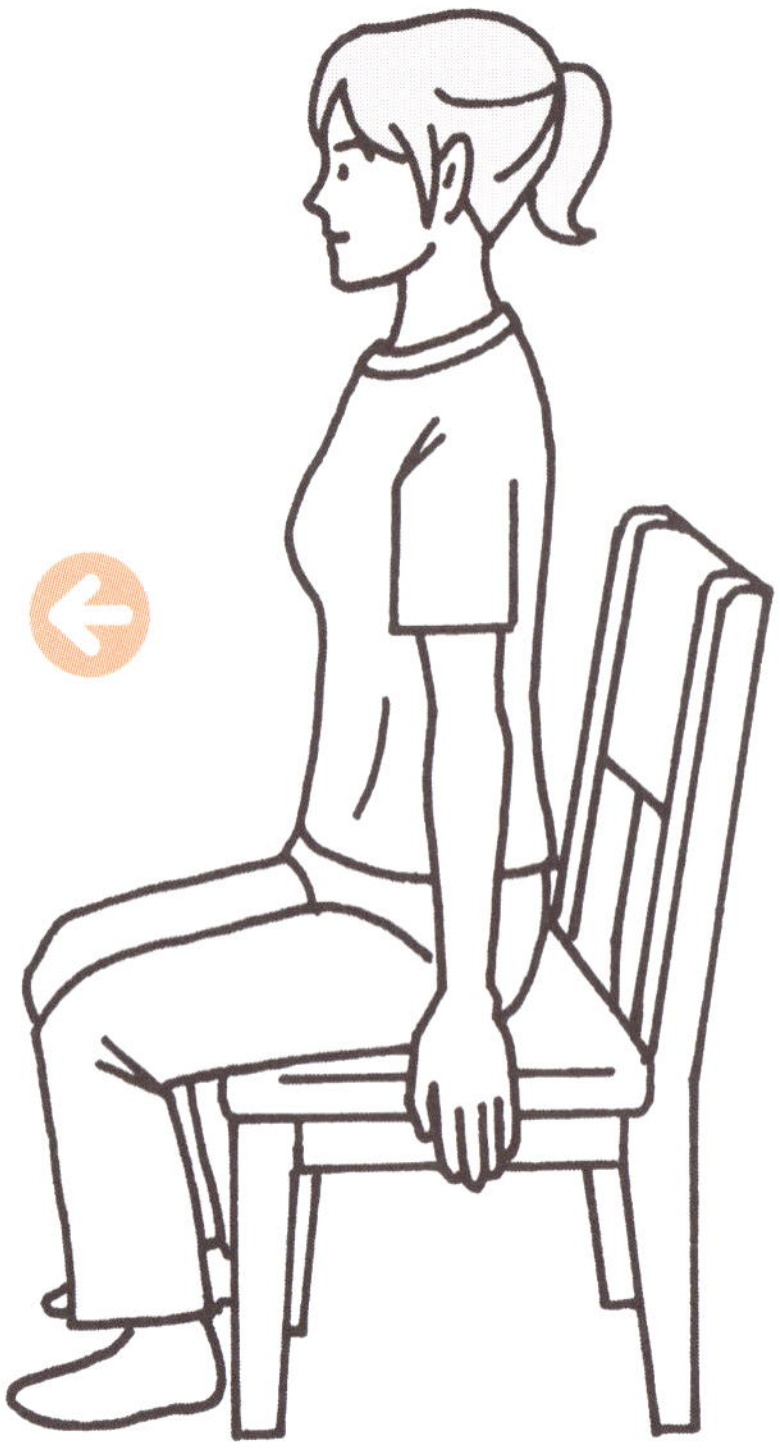

イスに深く座る

肘《ひじ》掛けのないイスに深く座り両腕は下に垂らします

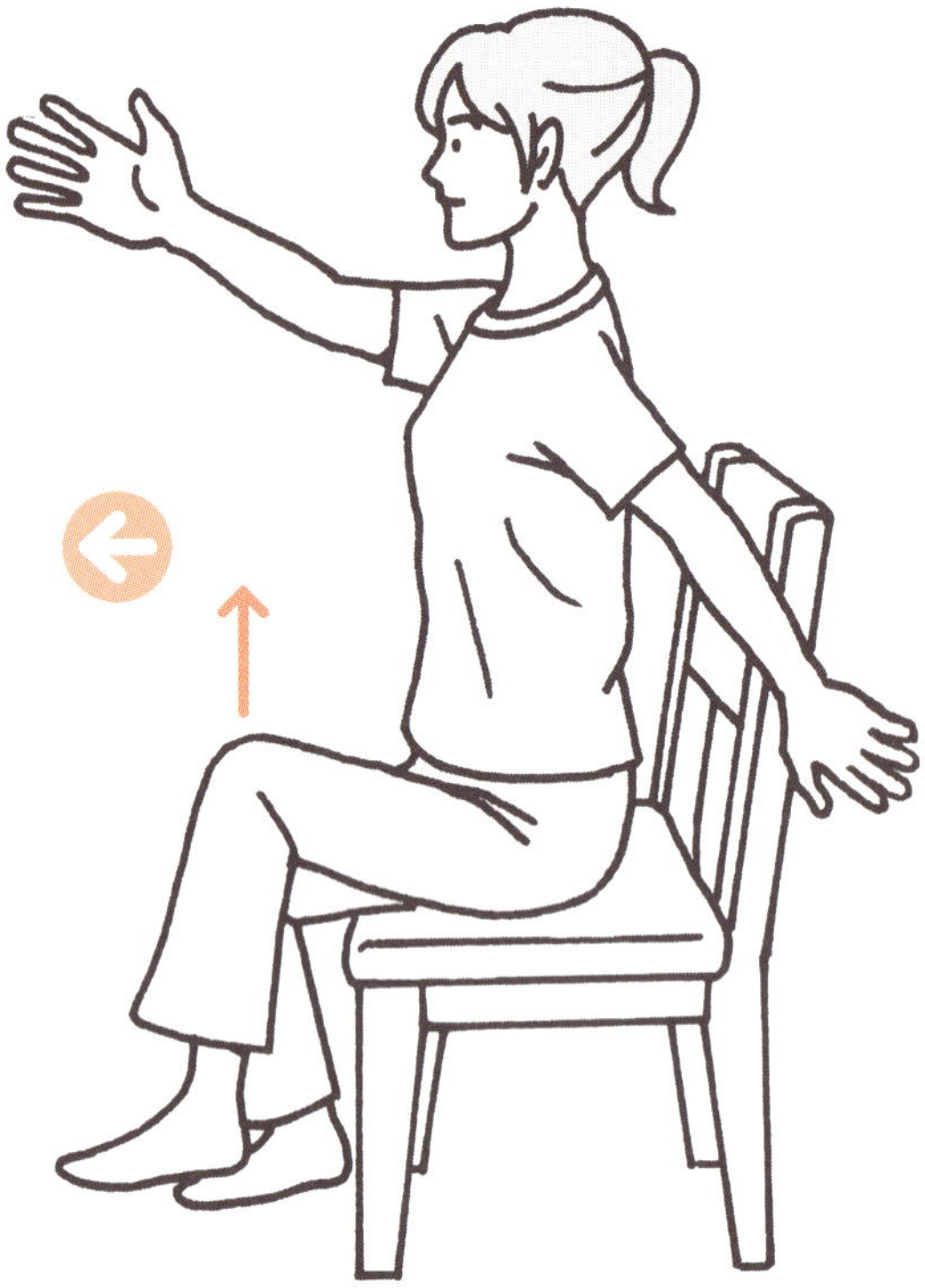

左脚を高く上げ、右腕をふり上げる

イスに座ったまま左脚を高く上げ、脚と反対側の右腕をふり上げます

モンキーダンス

からだを上下に揺さぶり全身を刺激することで、脳も刺激を受けて活性化されます。足腰の弱った人もできる簡単な体操です

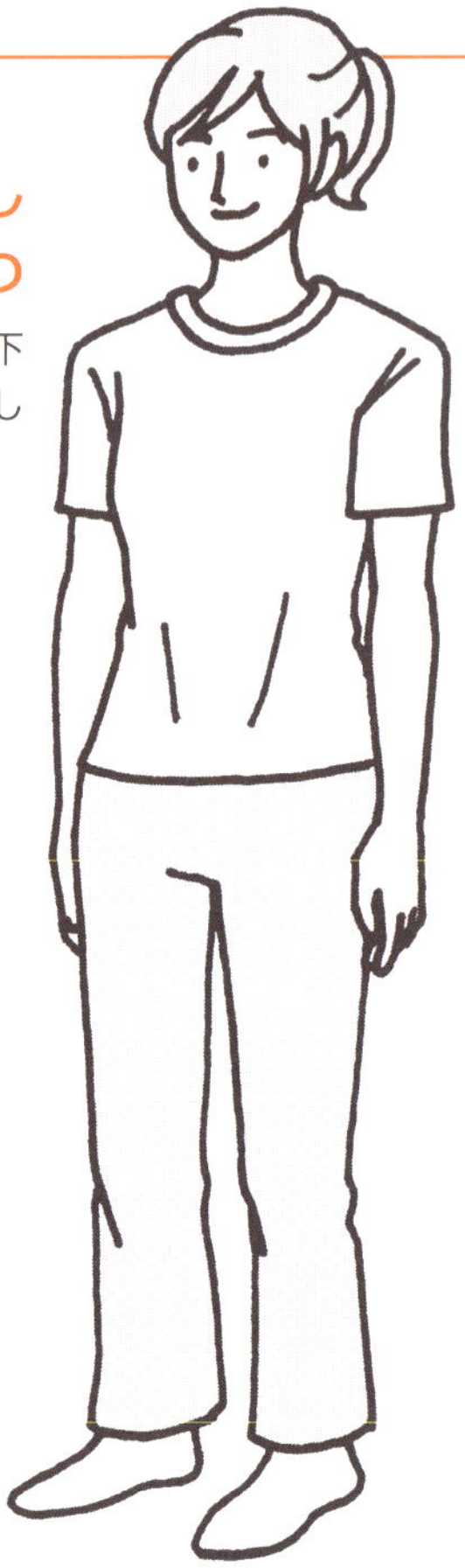

両脚を少し開いて立つ

両腕はだらりと下げてリラックスします

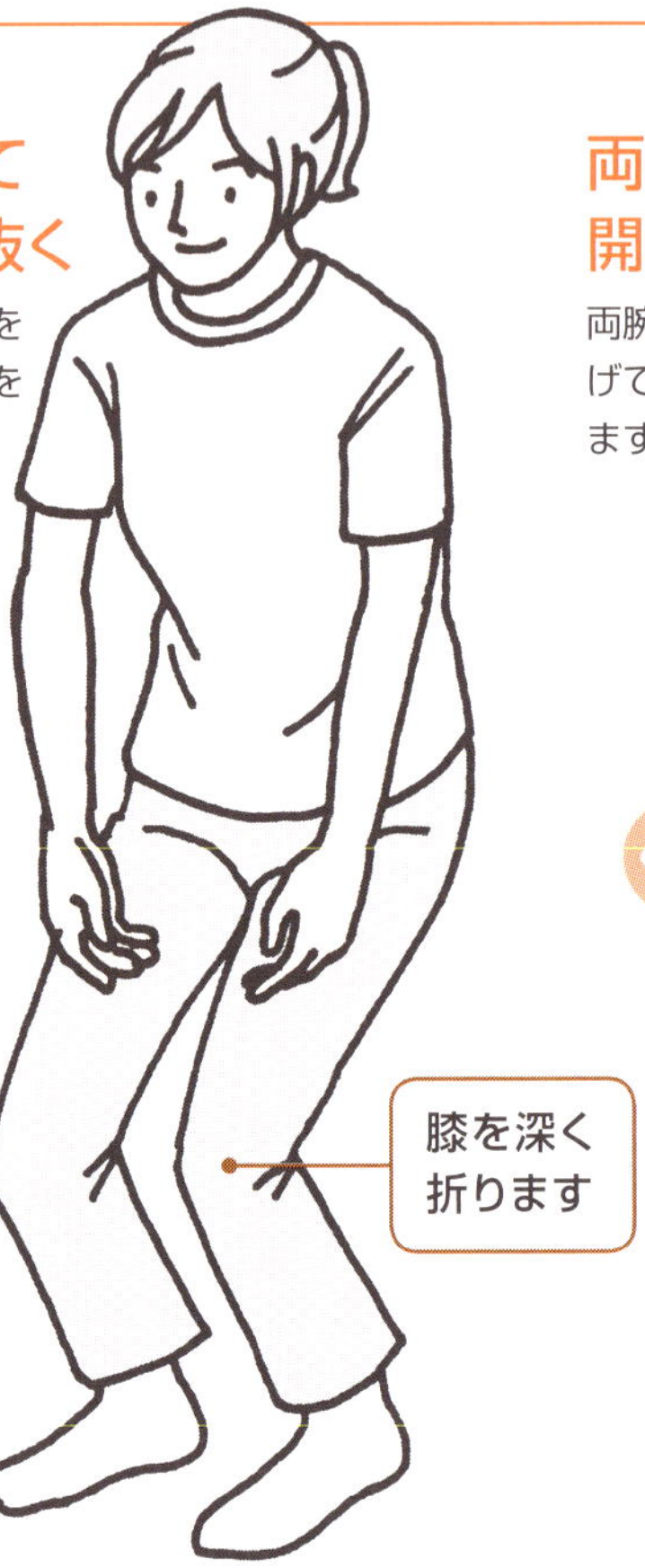

膝《ひざ》を曲げて腕の力を抜く

膝を曲げて上体を前方に傾《かたむ》け、腕を下に垂らします

同手同足の「なんば歩き」　これはダメ

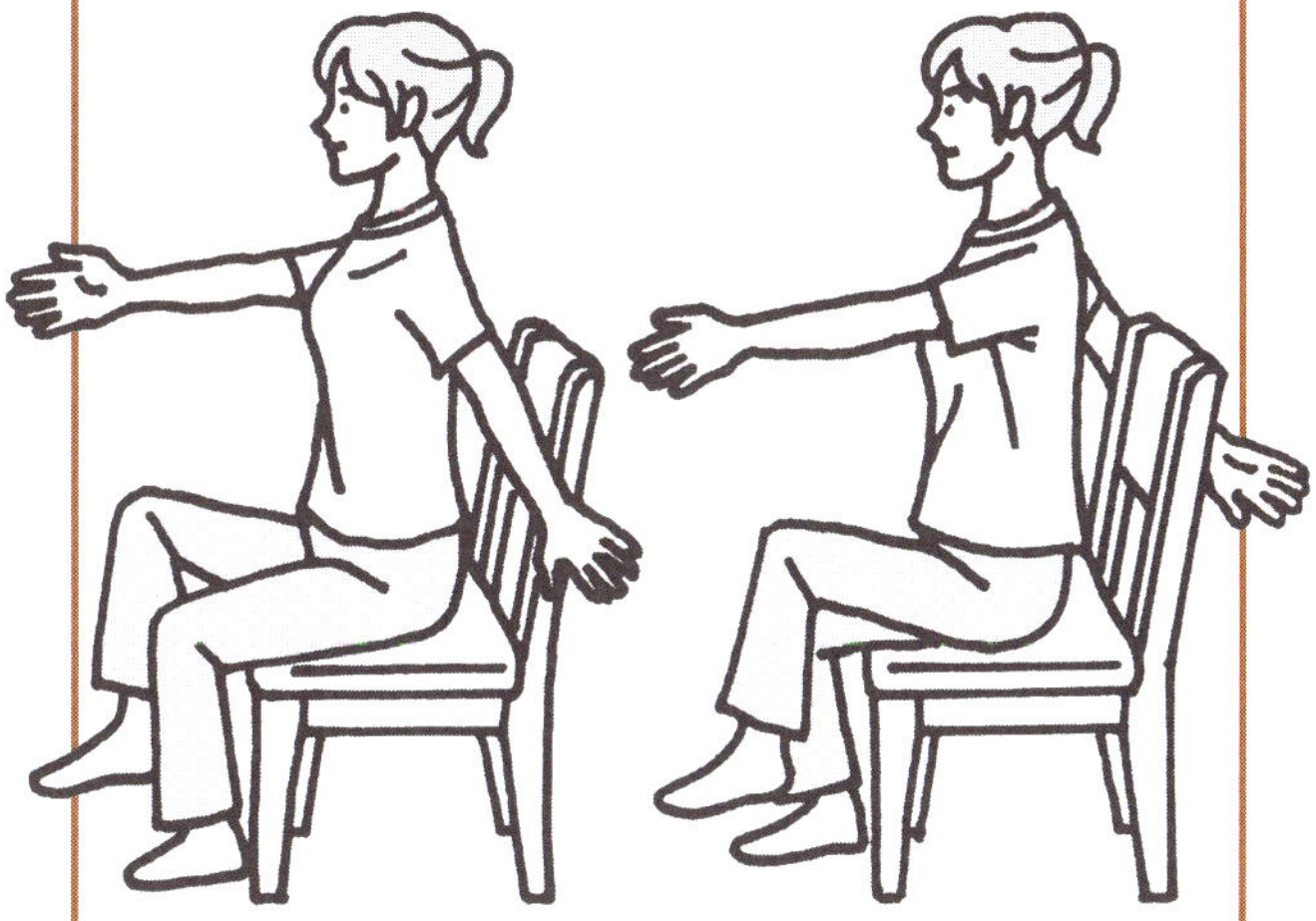

左右の同じ側の手と脚を出して歩く「なんば歩き」にならないようにしましょう。昔の日本人はこの歩き方をしていたと言われますが、からだのバランスが悪いことから明治初期の軍事教練の導入ですたれたとされます

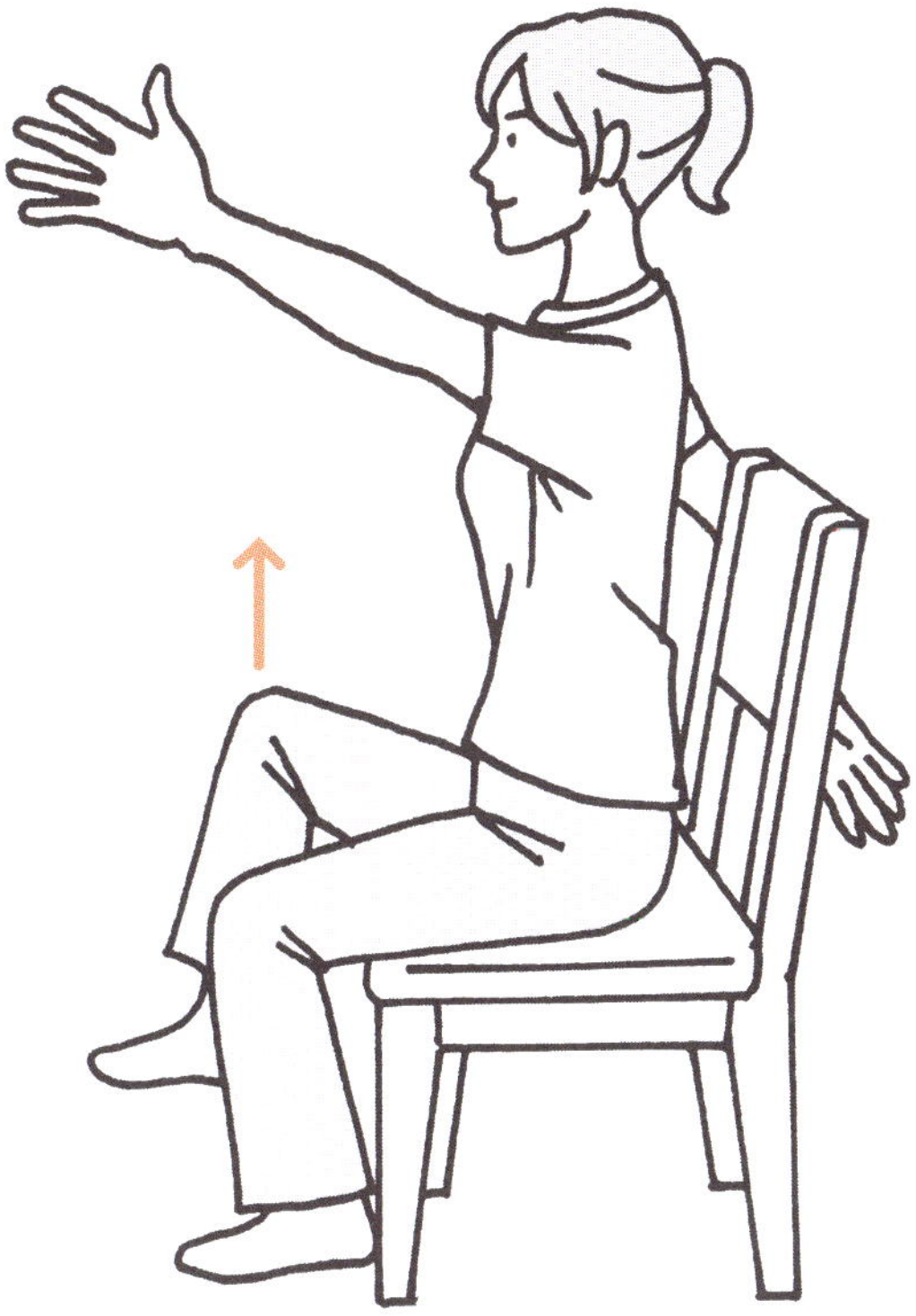

右脚を高く上げ、左腕をふり上げる

次に右脚を高く上げて、左腕をふり上げます。この動作を声を出して号令をかけながら20回繰り返します

認知症と決めつけない

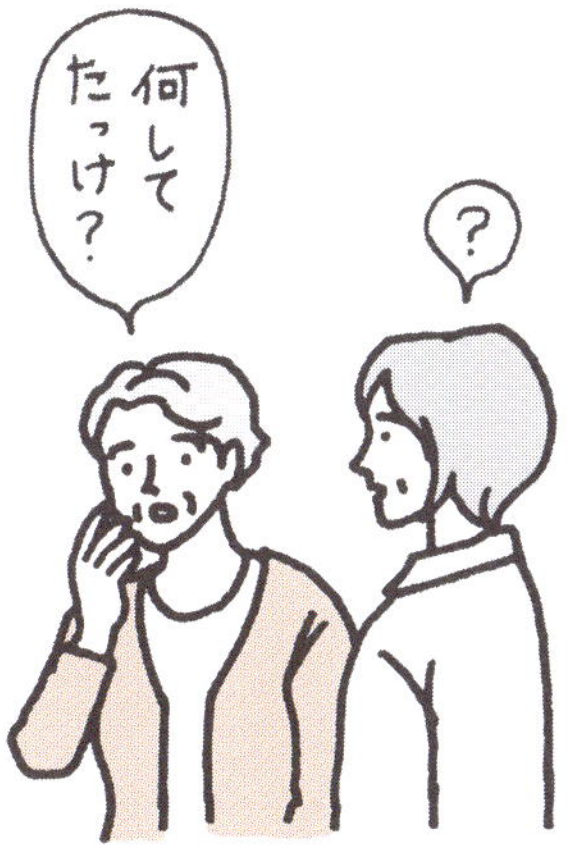

高齢になると、記憶力が衰えて、ひどい物忘れをしたり、つじつまの合わない言動をすることがあります。このような症状が出る場合に最初に疑われるのが認知症ですが、それ以外の原因も考えられます。便秘や脱水症、発熱、薬の副作用などでも認知症によく似た症状が現れることがあるのです。早急な対応が求められる場合もありますので、専門医の診察を受けたほうがよいでしょう

日常にはない動作ですが、全身を刺激する体操です。「ホッ、ホッ、ホッ」というかけ声をかけながら20～30秒間続けます

上体を上下に揺らす

膝を曲げ伸ばして上体を揺する。腕を軽く曲げると反動がつきやすい

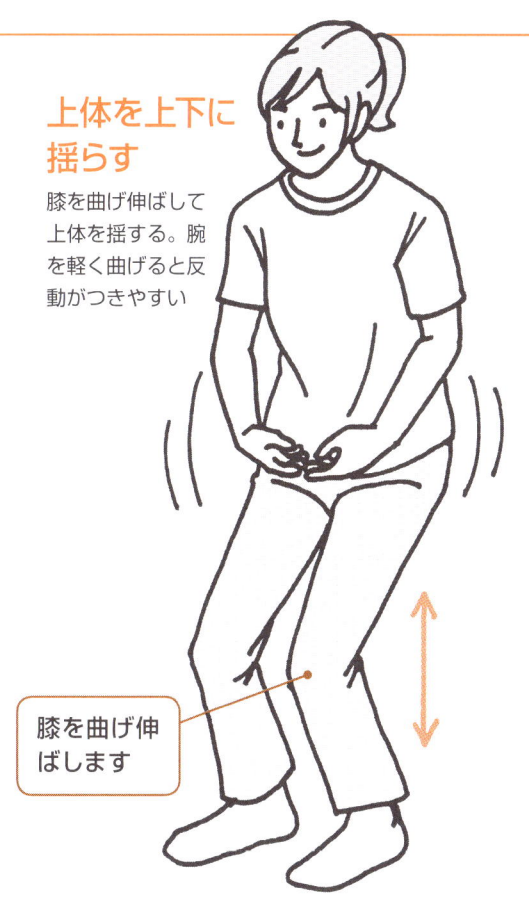

膝を曲げ伸ばします

膝痛《しっつう》予防体操①

膝関節《ひざかんせつ》を痛めて歩けない高齢者は少なくありません

膝《ひざ》周辺の筋肉を強化して膝痛《しっつう》を予防

膝関節《ひざかんせつ》は大腿骨《だいたいこつ》と脛骨《けいこつ》、そして膝蓋骨《しつがいこつ》（膝の皿）の３つの骨で形成されています。体重の大半を支えながら、あぐらや正座まで可能な幅広い運動範囲を持つだけに、肥満傾向にある人は老化とともに痛みを感じることが多いものです。高齢になると膝関節の軟骨がすり減って変形《へんけい》性膝関節症《せいひざかんせつしょう》に至ることもありますが、最近は80代になっても人工関節を使って再び歩けるようになる人もいます。

膝《ひざ》ばさみ体操

股関節内転筋群《こかんせつないてんきんぐん》を強くしてガニ股（O脚）を防ぐ体操です。イスに深く座り、両手を合わせて膝の間に入れ、両膝を思いっきり押し合います

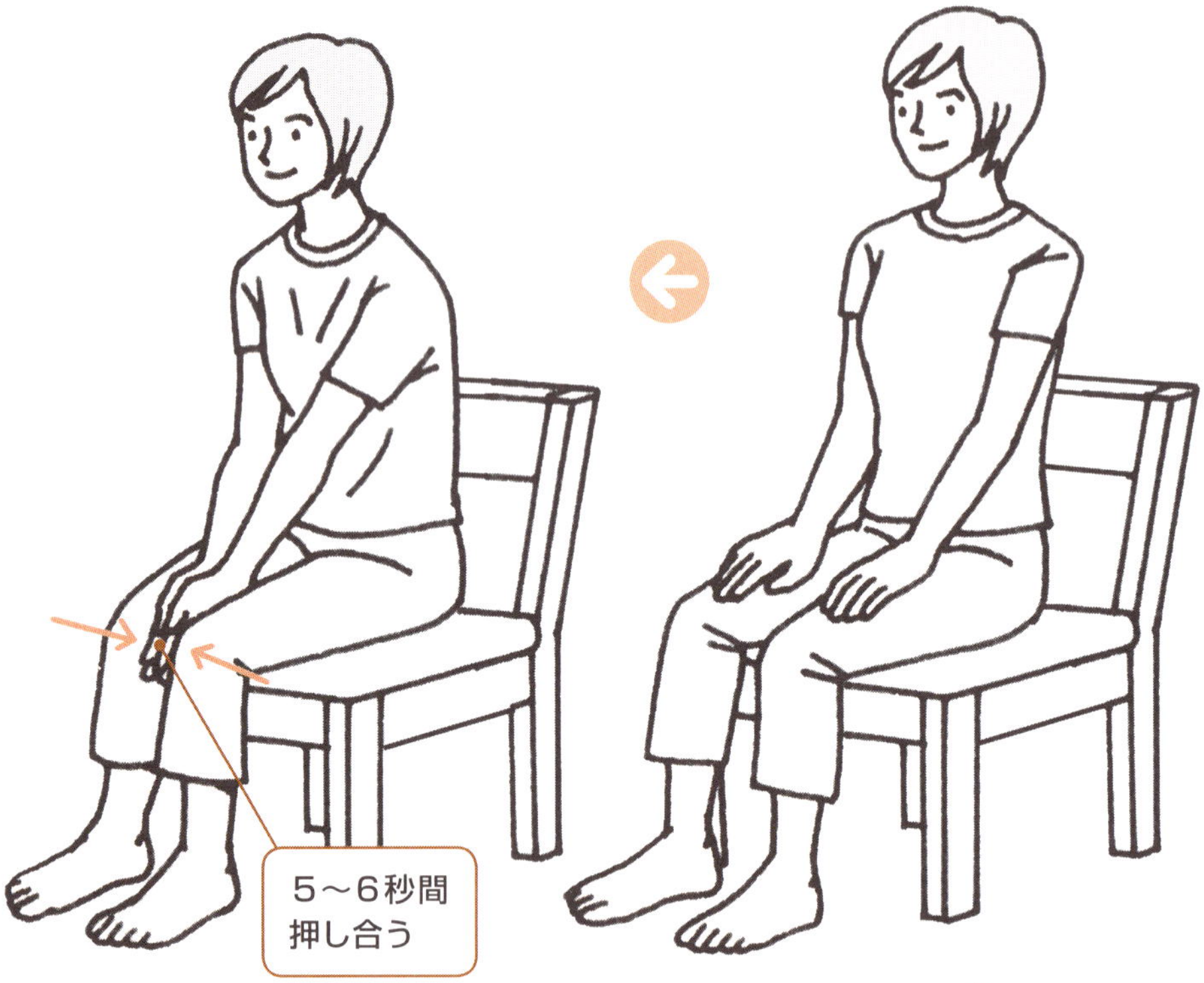
手を両膝で押し合う
イスに深く座る

呼吸法も大切です。息をはいて吸った後、5～6秒間息をはきながら両膝《ひざ》を押し合います

ガニ股を予防する

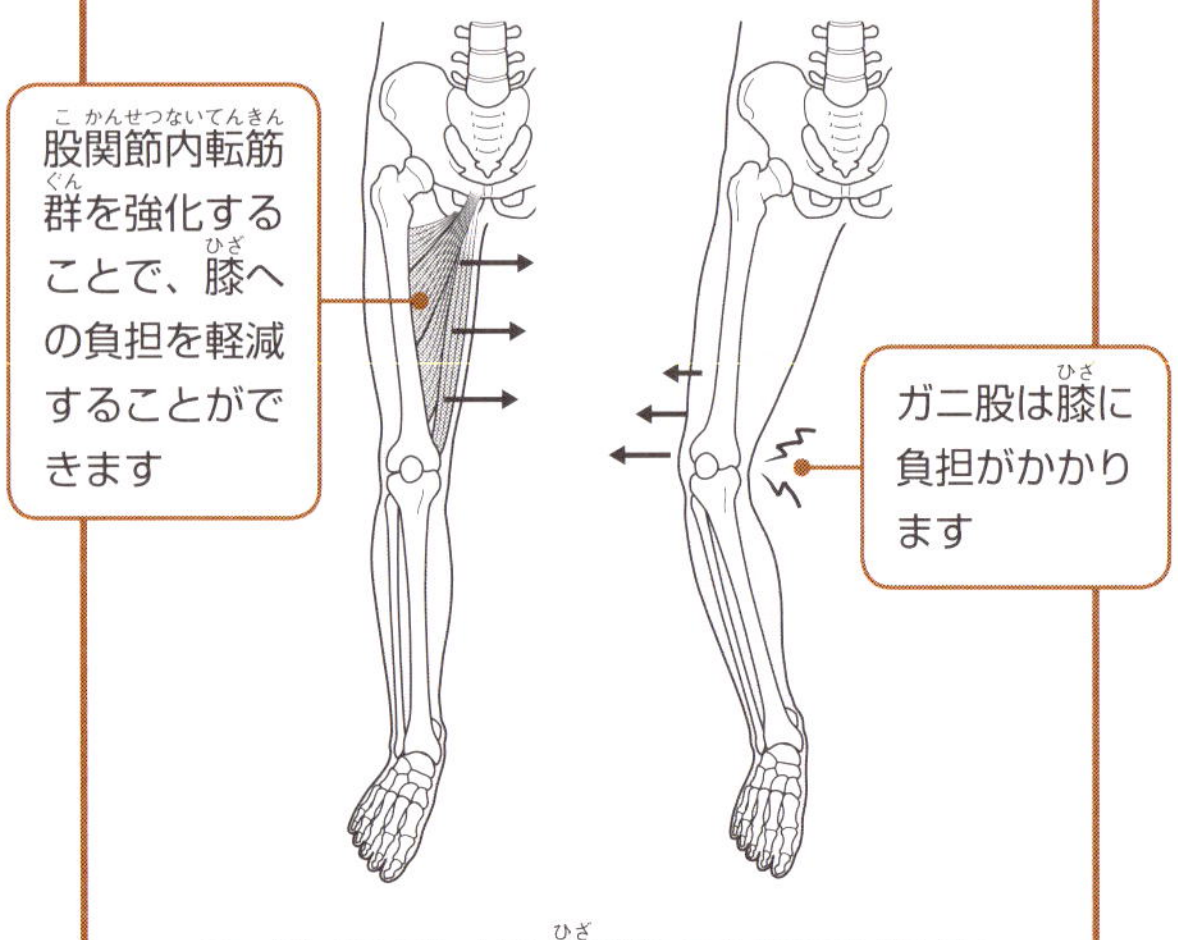

ガニ股（O脚）だと膝《ひざ》関節の内側に負担がかかって変形性膝関節症《へんけいせいひざかんせつしょう》になりやすいのです

脚ひっかけ体操

膝《ひざ》周辺の筋力を強くする体操です。イスに深く座り、左脚の下に右脚を入れ、両脚で5～6秒間押し合います

右脚を上にして押し合う　　左脚を上にして押し合う

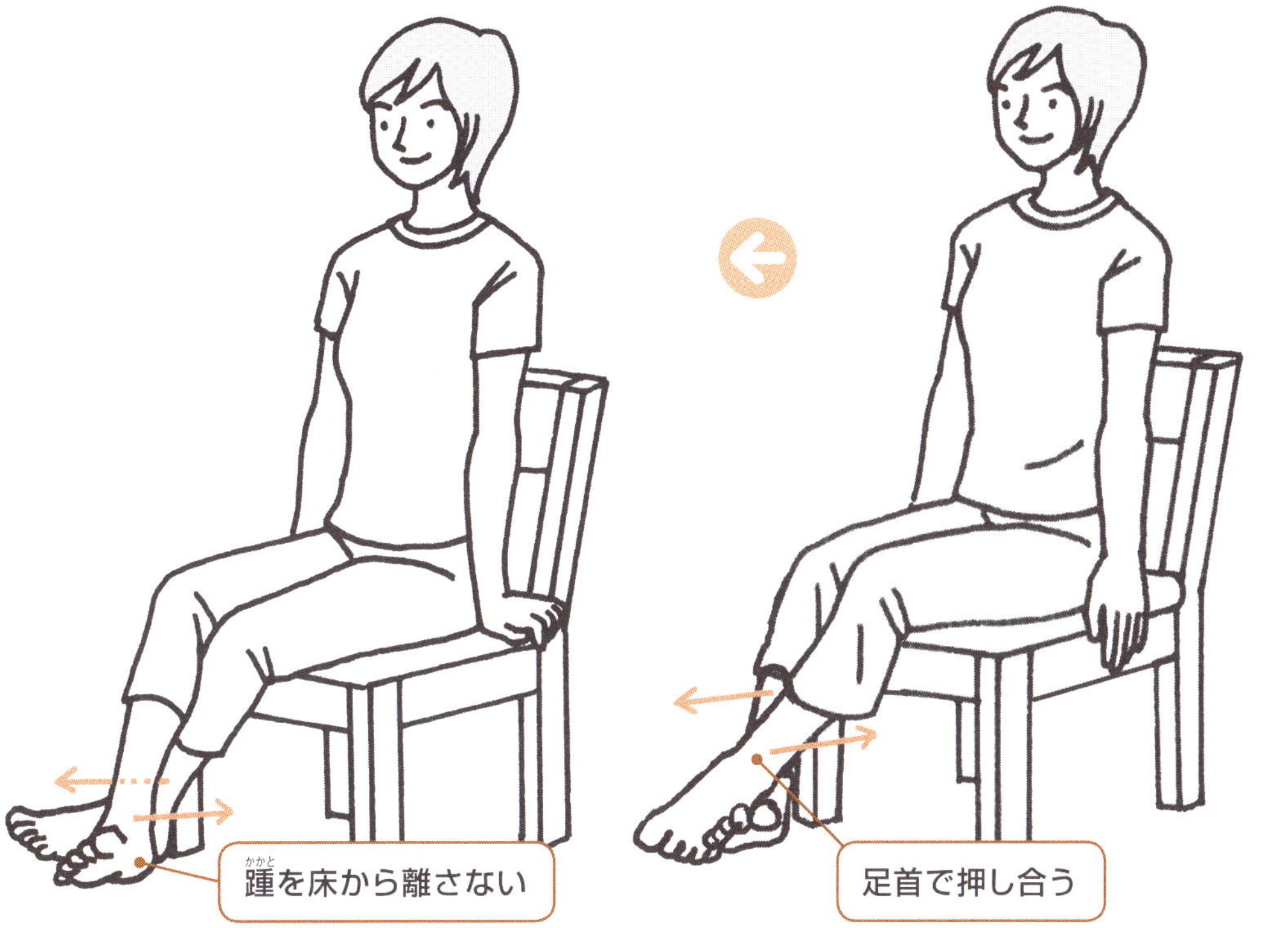
踵《かかと》を床から離さない
足首で押し合う

両手でイスの座面を握り、両脚があまり上に浮かないように注意します

大腿四頭筋《だいたいしとうきん》を強化しよう

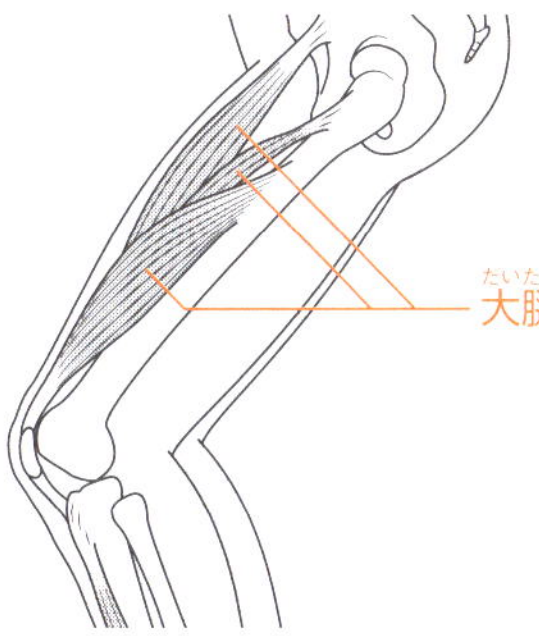
大腿四頭筋《だいたいしとうきん》

体重が重くなると膝関節《ひざかんせつ》に負担がかかります。このような状態が長期にわたると関節軟骨の摩耗が進み、激しい痛みをともなう変形性膝関節症《へんけいせいひざかんせつしょう》になることもあります。適正体重にダイエットするとともに、関節の安定性を高めるために太ももの表側の筋肉（大腿四頭筋）を体操で強化するようにしましょう

膝《ひざ》を固定する筋肉を強くする

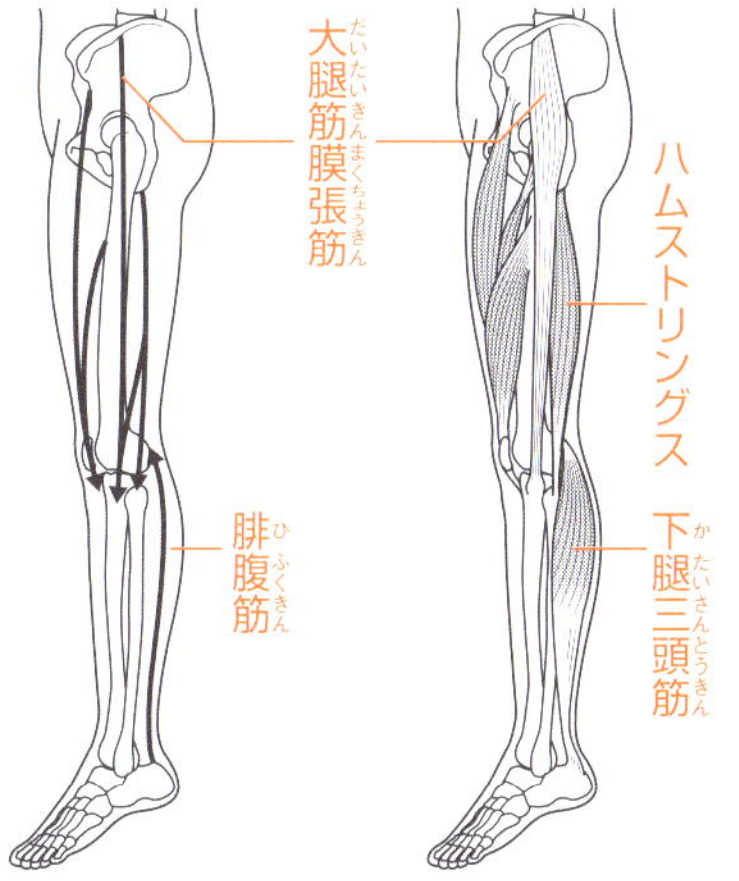
大腿筋膜張筋《だいたいきんまくちょうきん》
ハムストリングス
腓腹筋《ひふくきん》
下腿三頭筋《かたいさんとうきん》

ハムストリングスや腓腹筋《ひふくきん》など膝《ひざ》につながるさまざまな筋肉を強化して膝痛《しつつう》を予防します

介護・疾病予防体操

膝痛《しっつう》予防体操 ②

膝《ひざ》周囲の筋肉を強化して膝痛を予防します

膝《ひざ》伸ばし開脚体操

膝を伸ばす大腿四頭筋《だいたいしとうきん》、股関節《こかんせつ》を動かす筋肉（腸腰筋《ちょうようきん》・中臀筋《ちゅうでんきん》）を強化します。膝痛《しっつう》予防には重要な体操です

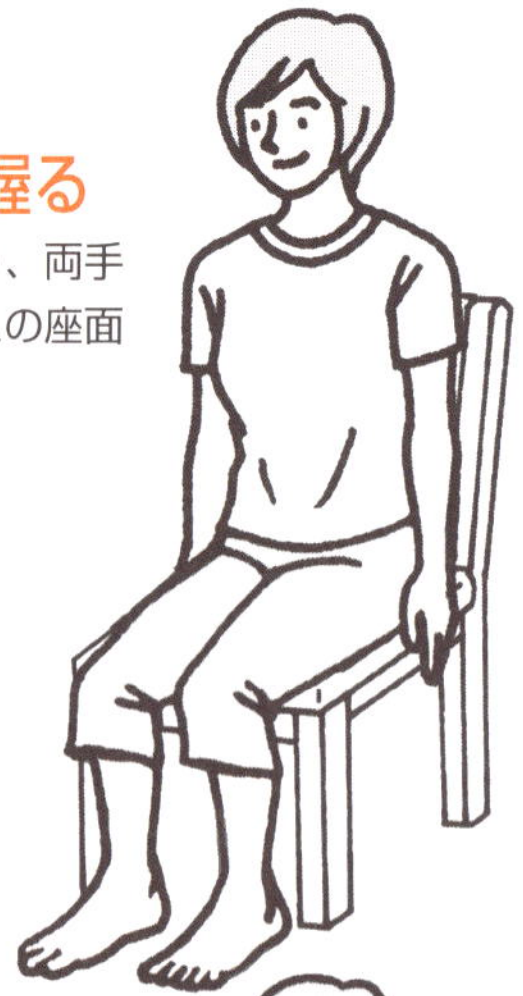

1. イスを握る

イスに深く座り、両手でしっかりイスの座面を握ります

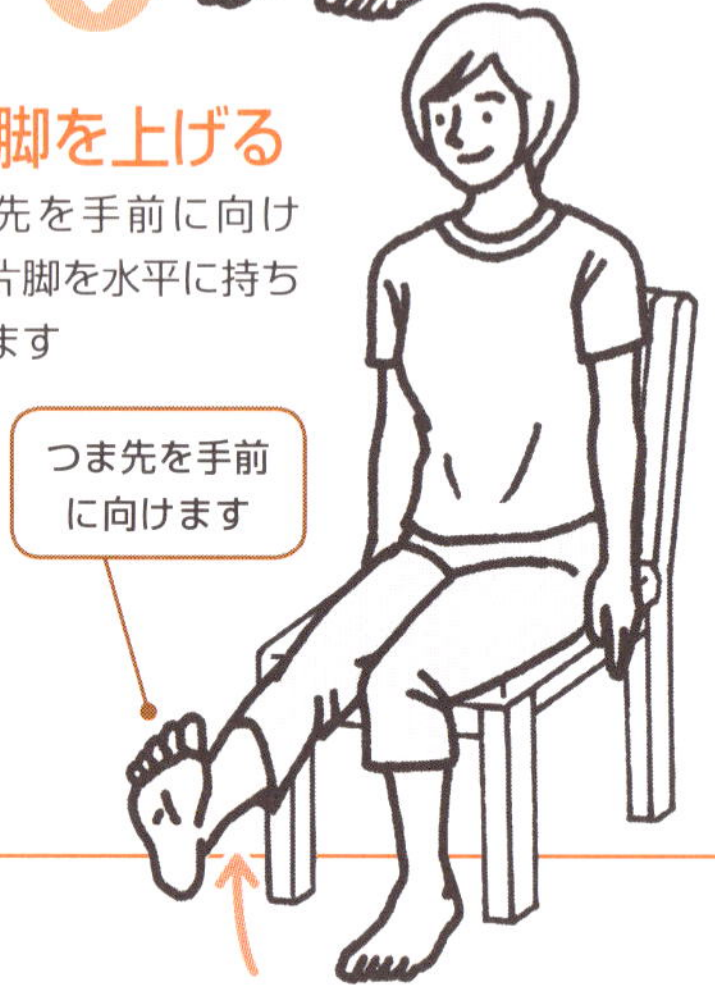
つま先を手前に向けます

2. 脚を上げる

つま先を手前に向けて、片脚を水平に持ち上げます

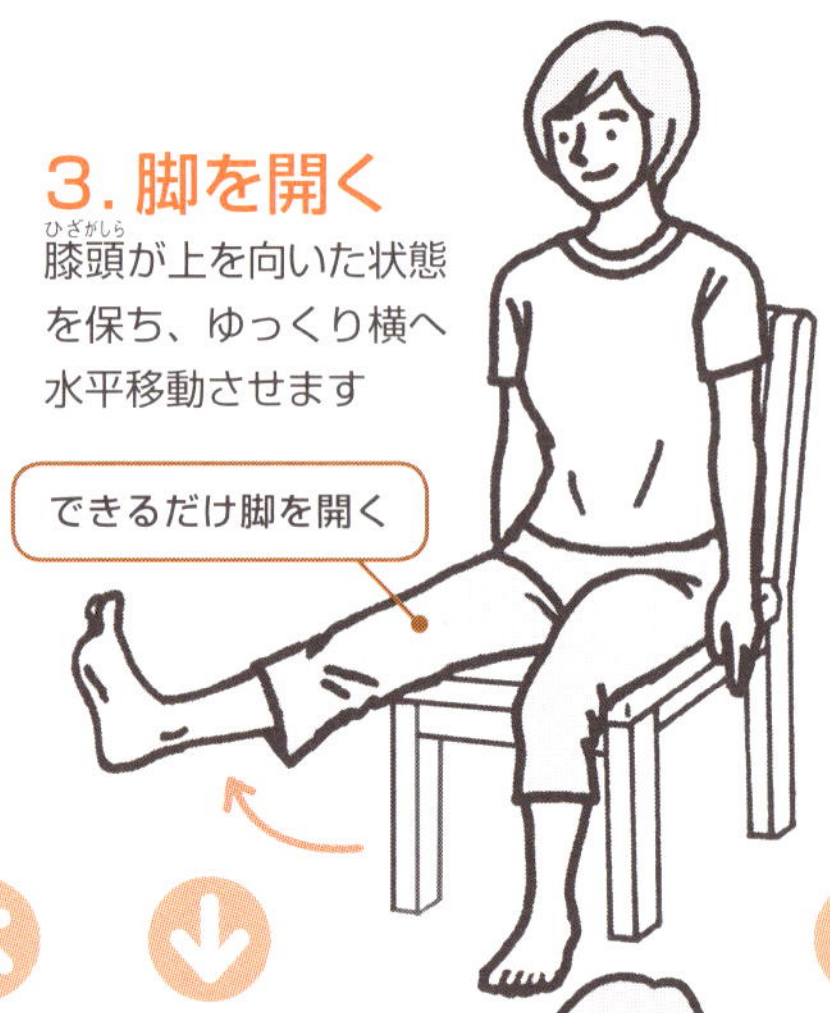
できるだけ脚を開く

3. 脚を開く

膝頭《ひざがしら》が上を向いた状態を保ち、ゆっくり横へ水平移動させます

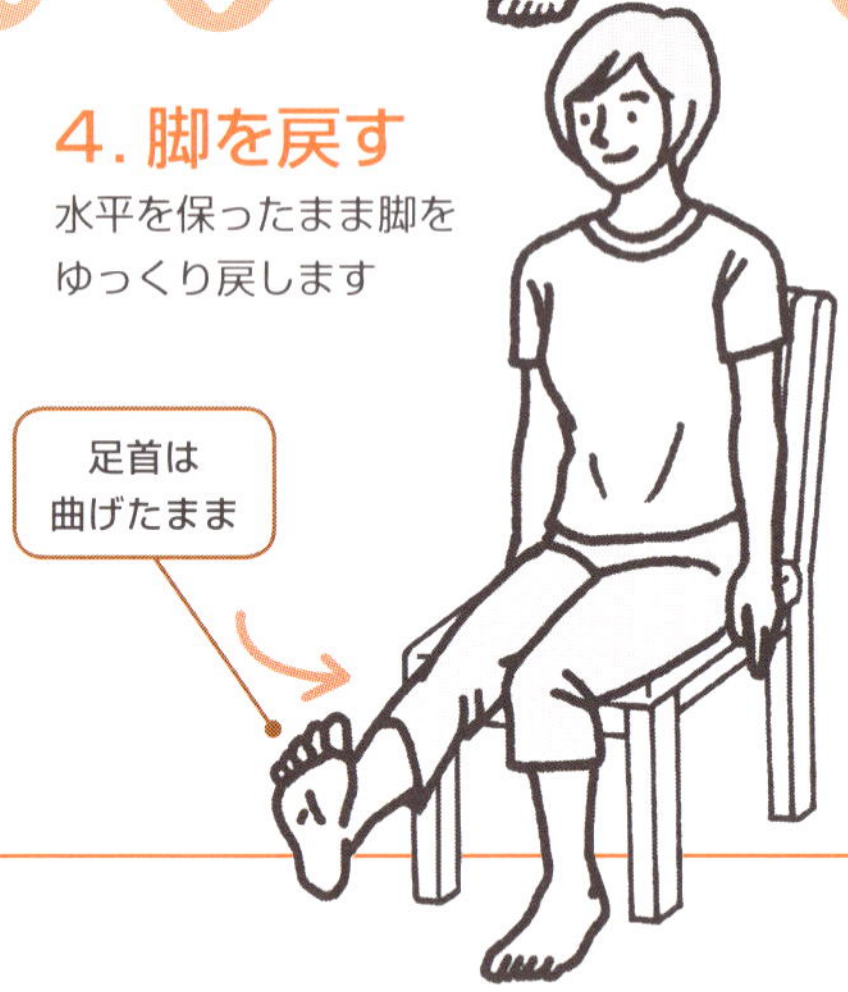
足首は曲げたまま

4. 脚を戻す

水平を保ったまま脚をゆっくり戻します

膝《ひざ》裏伸ばし体操

膝の関節が曲がって固くなることを予防する体操です。大腿四頭《だいたいしとう》筋《きん》（太ももの表側）に力を入れることを意識して行います

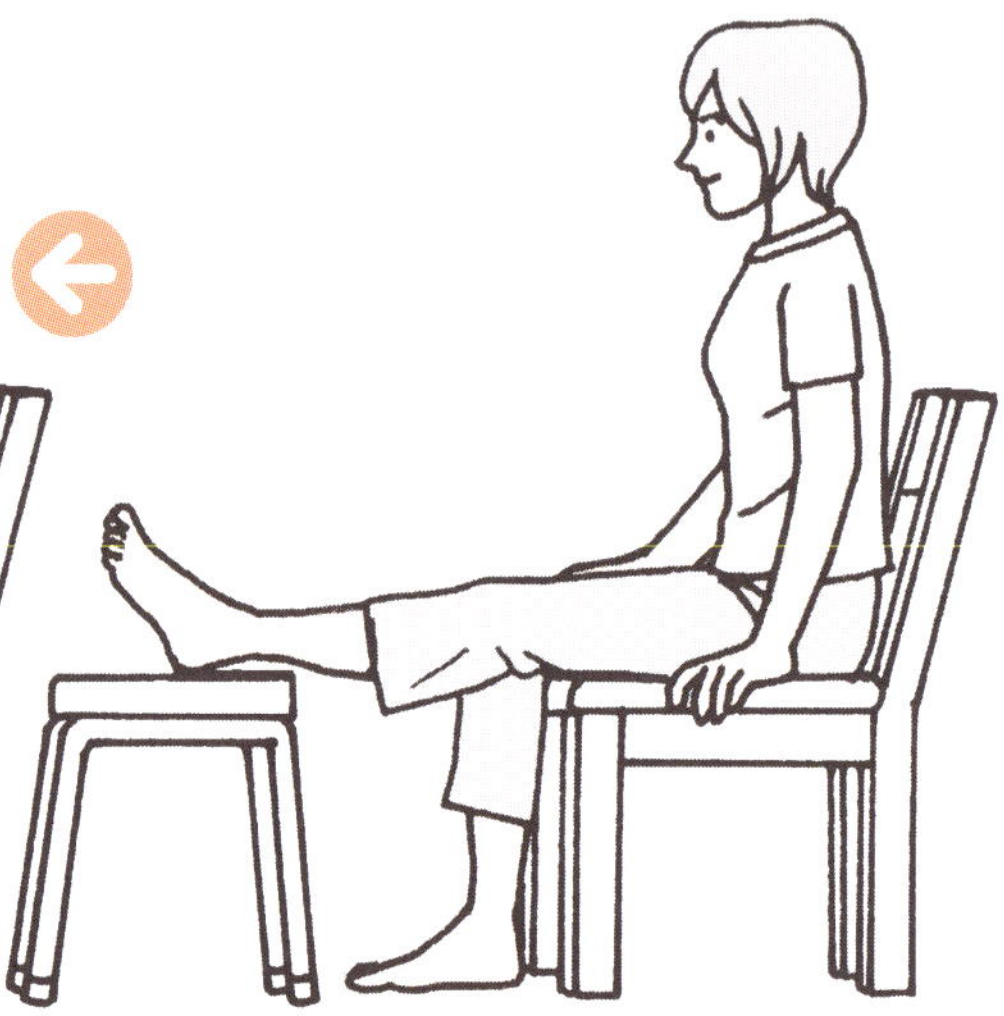

イスに踵《かかと》をのせる

イスに座って背筋を伸ばし、前においたイスに踵をのせます。このとき足首は自然に伸ばしておきます

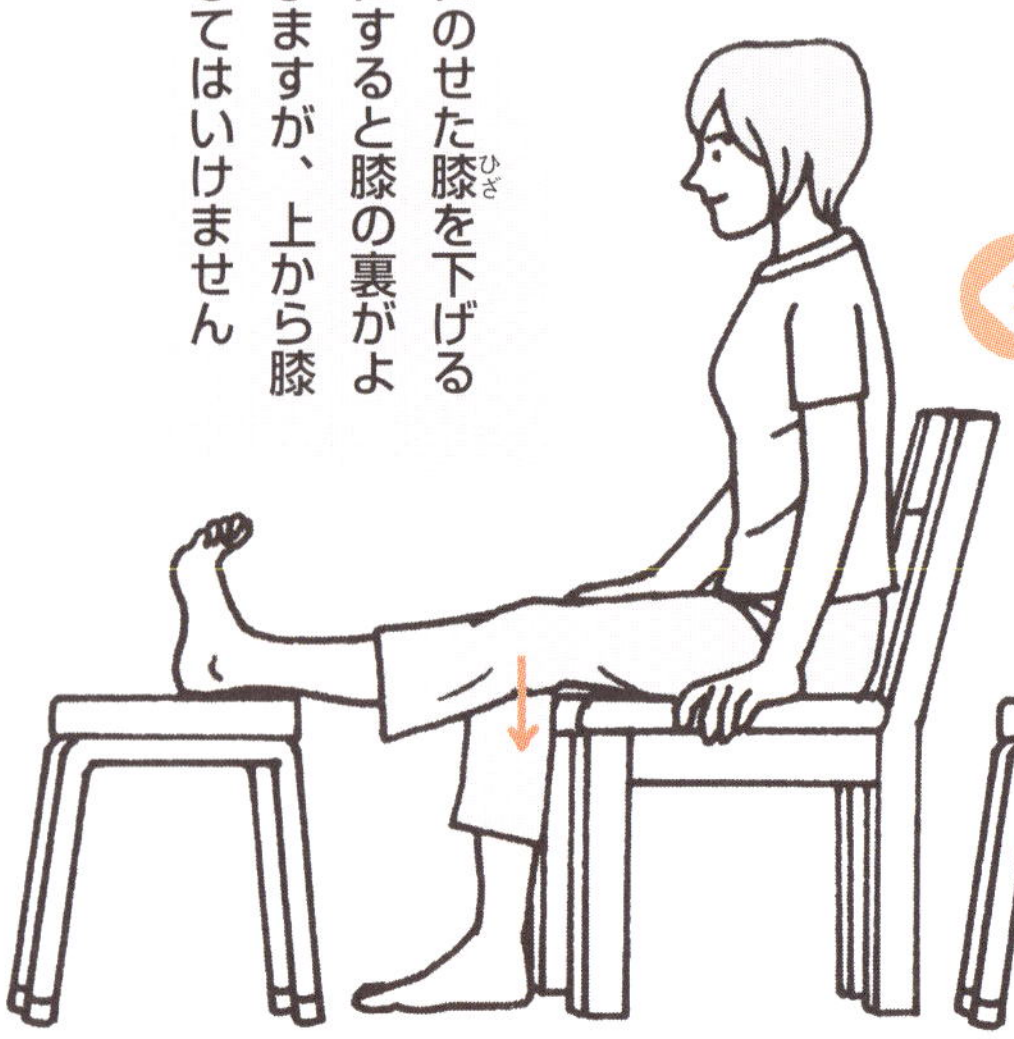

膝を伸ばす

膝をゆっくり伸ばし、つま先を立て、膝の裏を伸ばして15～20秒間静止。左右の脚をかえて同様に行います

イスにのせた膝《ひざ》を下げるようにすると膝の裏がよく伸びますが、上から膝を押してはいけません

5. 脚を下ろす

上げていた脚をゆっくり床に下ろしてもとの姿勢に戻ります

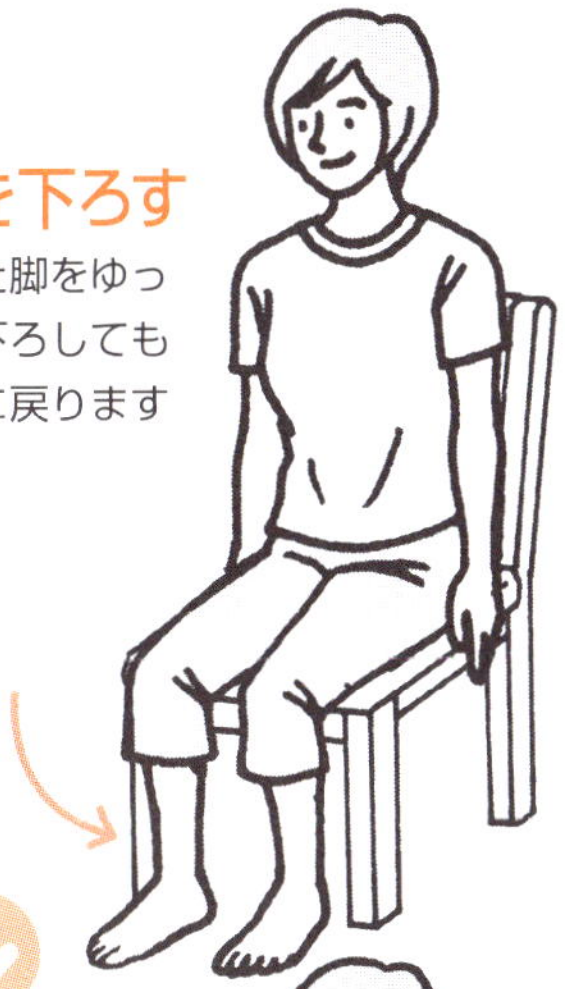

6. 脚を上げる

反対側の脚を水平に持ち上げます

つま先を手前に向けます

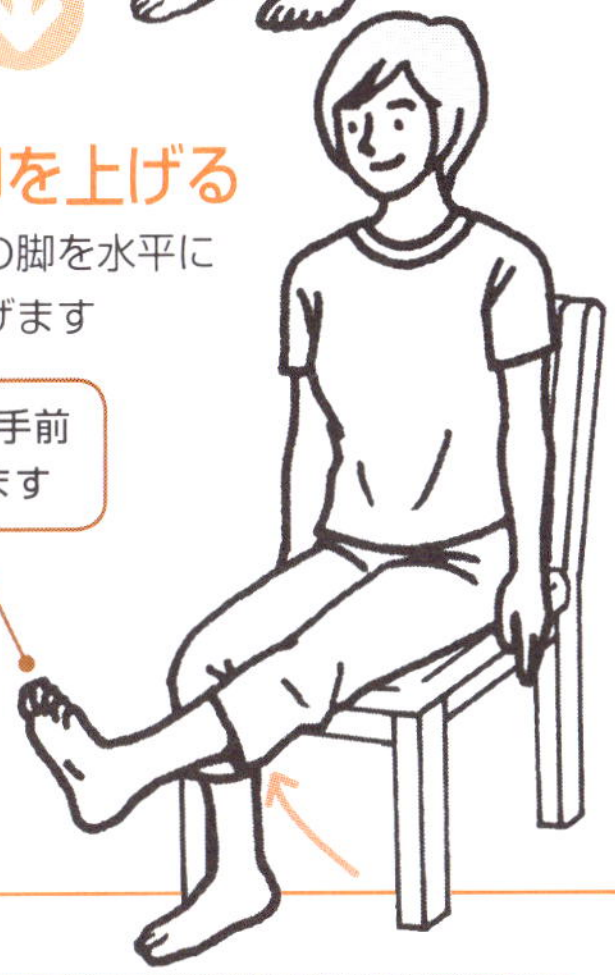

7. 脚を開く

上げた脚を無理のない位置までゆっくり開きます

床につけた足底は動かさない

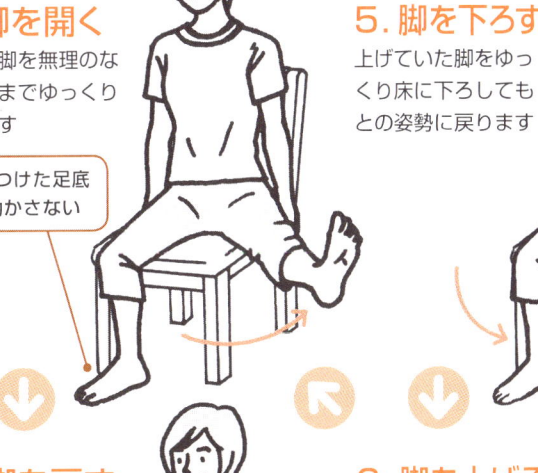

8. 脚を戻す

水平を保ったまま脚をゆっくり戻し、上げていた脚を床につけます

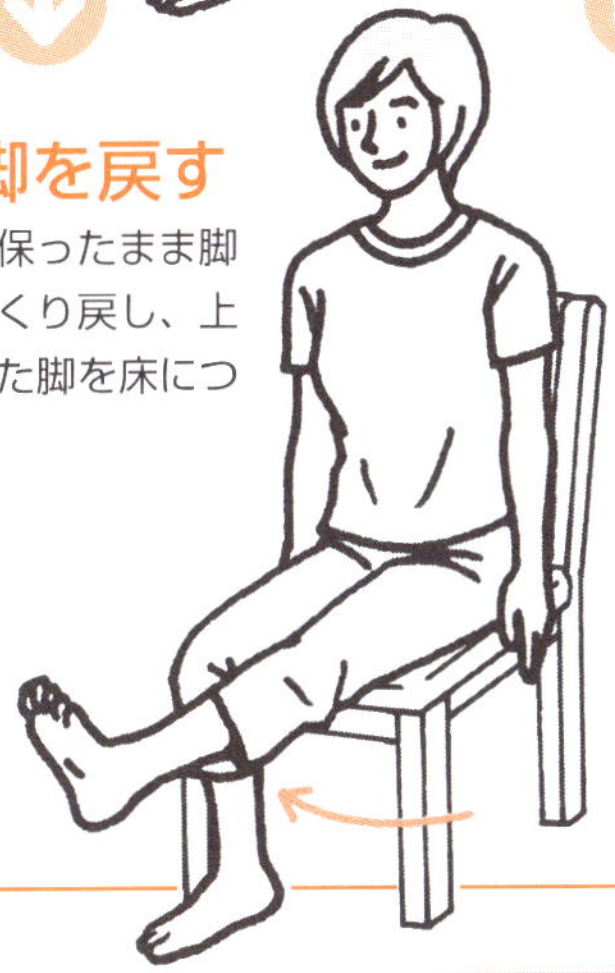

つま先を倒して脚を開く

これはダメ

脚を開く際に、つま先を倒してはいけません。また脚を開く際に股関節《こかんせつ》が外旋《がいせん》しないように注意しましょう

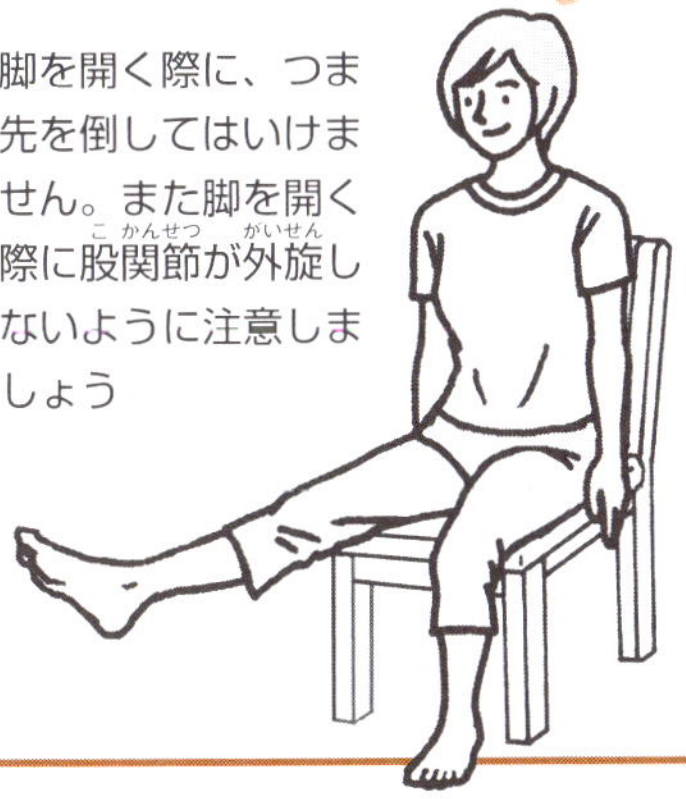

膝《ひざ》関節の動きは前後に曲げ伸ばし（屈曲《くっきょく》・伸展《しんてん》）するだけですが、体重の大半を支えられるように複雑な構造をしています。それだけ故障が多いので、無理せずゆっくり、慎重に行います

モデルウォーク

年をとると多くの人は左右の脚幅（歩隔）を広げて歩くようになります。これは内股《うちまた》の股関節内転筋群《こかんせつないてんきんぐん》が衰えはじめるからです。その結果、膝《ひざ》が外側に開き（O脚）、膝の内側にかかる負担が大きくなります。ときには一本の線の上を歩くファッションモデルのように歩いてみましょう。またできるだけ歩隔を狭くして歩くことを心がけましょう

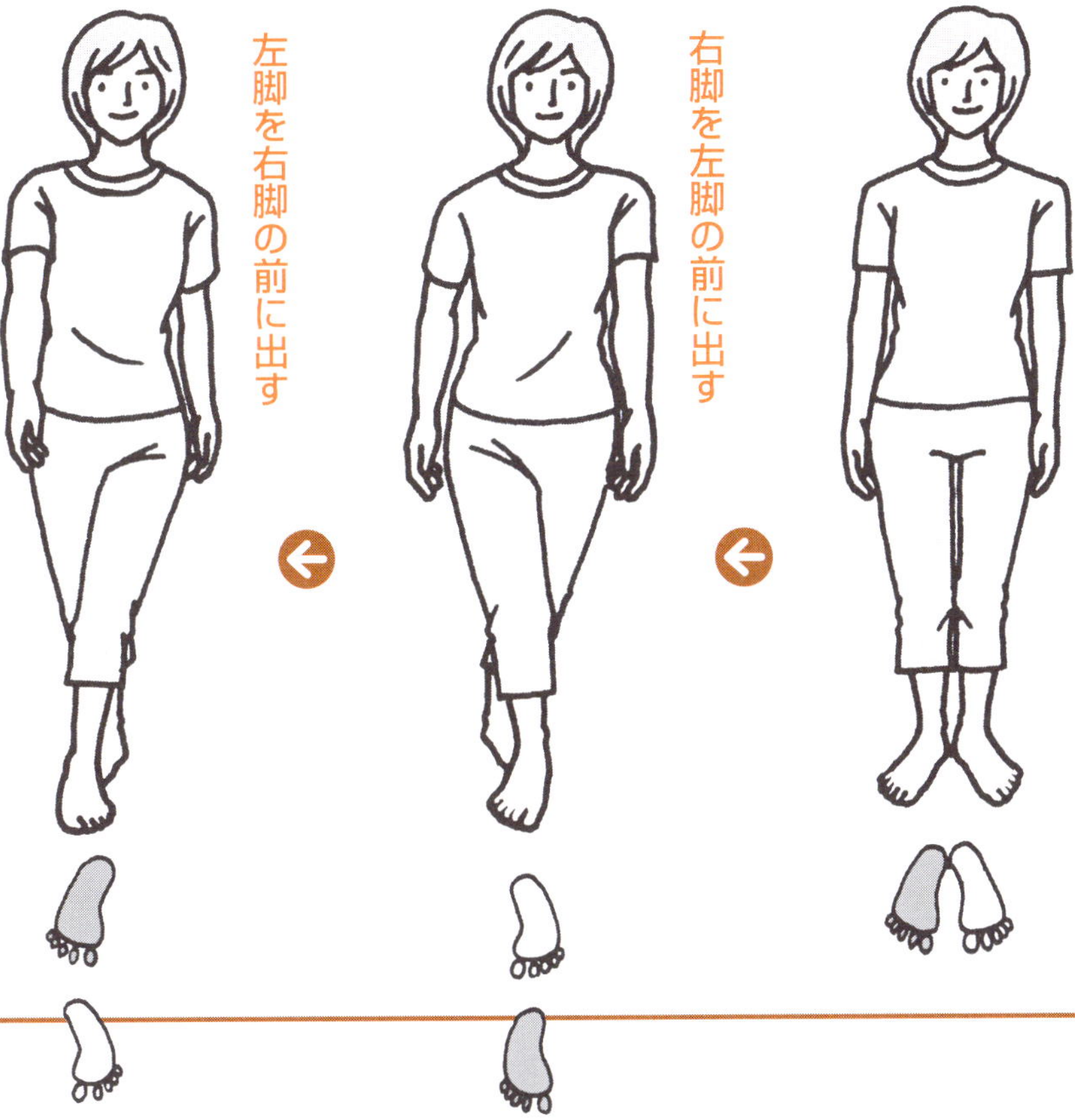

右脚を左脚の前に出す
左脚を右脚の前に出す

介護・疾病予防体操

肩《かた》痛《つう》予防体操①

からだのなかでもっとも大きく動く肩《かた》関節《かんせつ》。体操でこの関節を柔軟にします

腕や手の動きと関連している

肩関節《かたかんせつ》はからだのなかでもっとも大きく動く関節で、腕や手を使う動作と関連しています。腕を前後にふる（屈曲《くっきょく》・伸展《しんてん》）、腕を左右にふる（外転《がいてん》・内転《ないてん》）、手のひらを上下に向ける（外旋《がいせん》・内旋《ないせん》）という6つの動きも肩関節の働きによるものです。そのため、肩に痛みが生じたときは、腕や手の動きも制限されてしまいます。たとえば洋服を着替える、物を持ち上げる、高いところから物を下ろすといった基本的な動作がスムーズにいかなくなります。中高年に多い肩関節周囲炎（五十肩《ごじゅうかた》）は、肩関節周囲の組織における炎症のために肩関節に痛みが起こり動きが悪くなります。

肘《ひじ》合わせ

ここでは肩関節の外旋《がいせん》と内転《ないてん》を行い、僧帽筋《そうぼうきん》をストレッチします

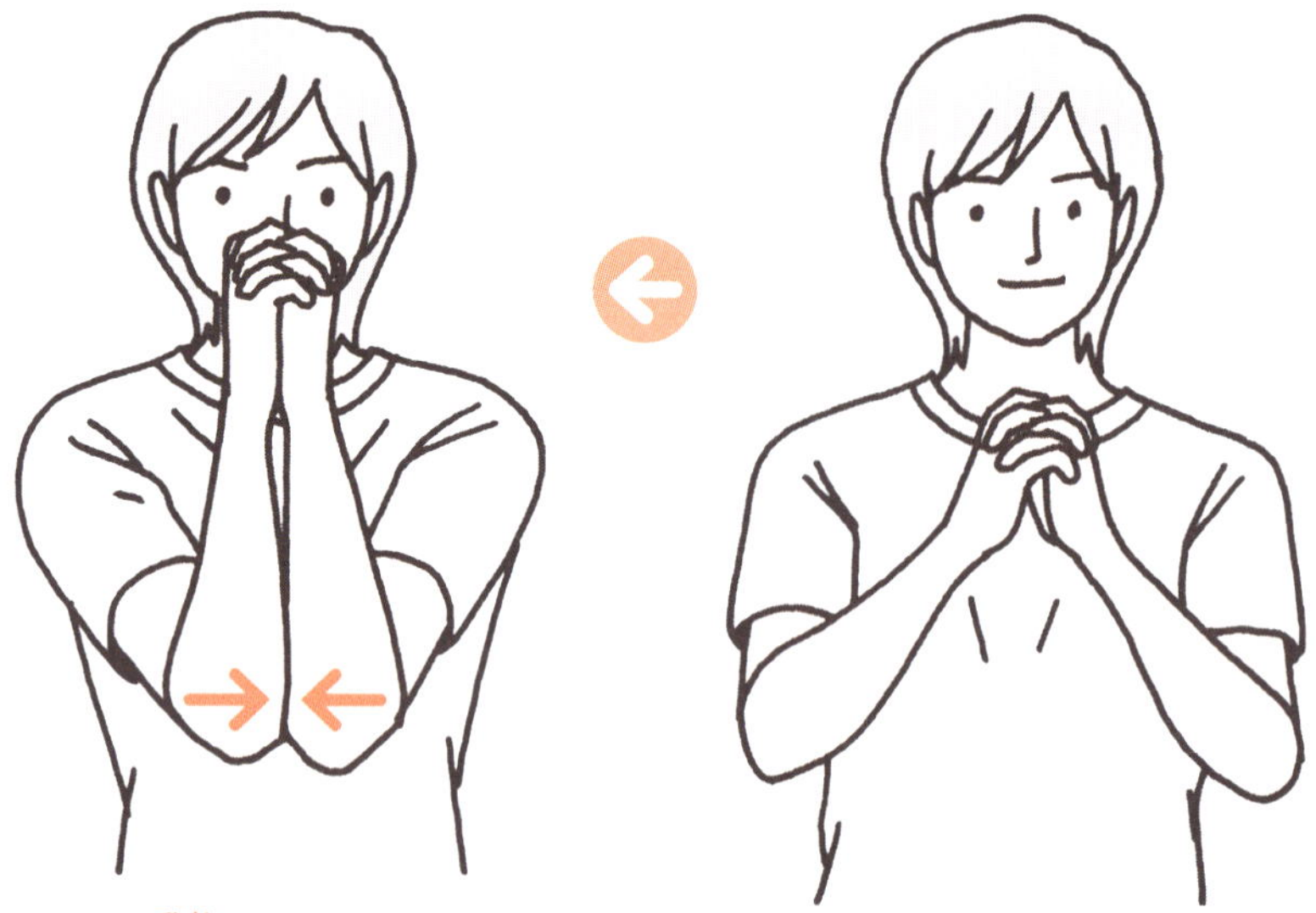

指を組む

お祈りをするようなポーズで指を組みます

肘《ひじ》を寄せる

指を組んだ状態で、左右の肘が触れるところまで、肘を寄せます。強く肘をつけた状態を約3秒間維持します

指組み腕伸ばし

肩の関節と背中の肩甲骨《けんこうこつ》を動かし、胸の大胸筋《だいきょうきん》をストレッチします

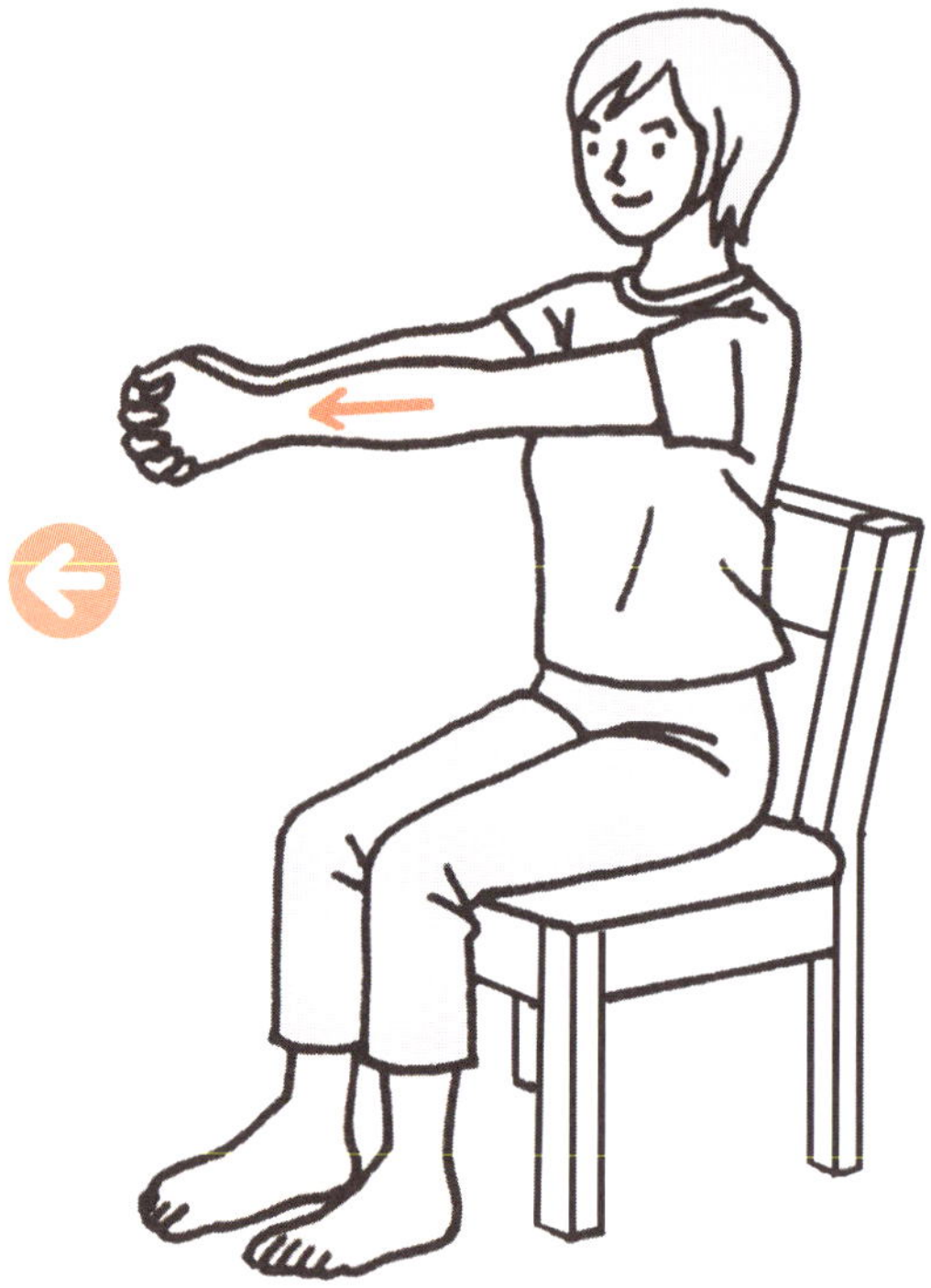

指を組んで肘《ひじ》を伸ばす

イスに深く座って背筋を伸ばし、指を組んで肘を伸ばします

ストレッチで伸ばす部位

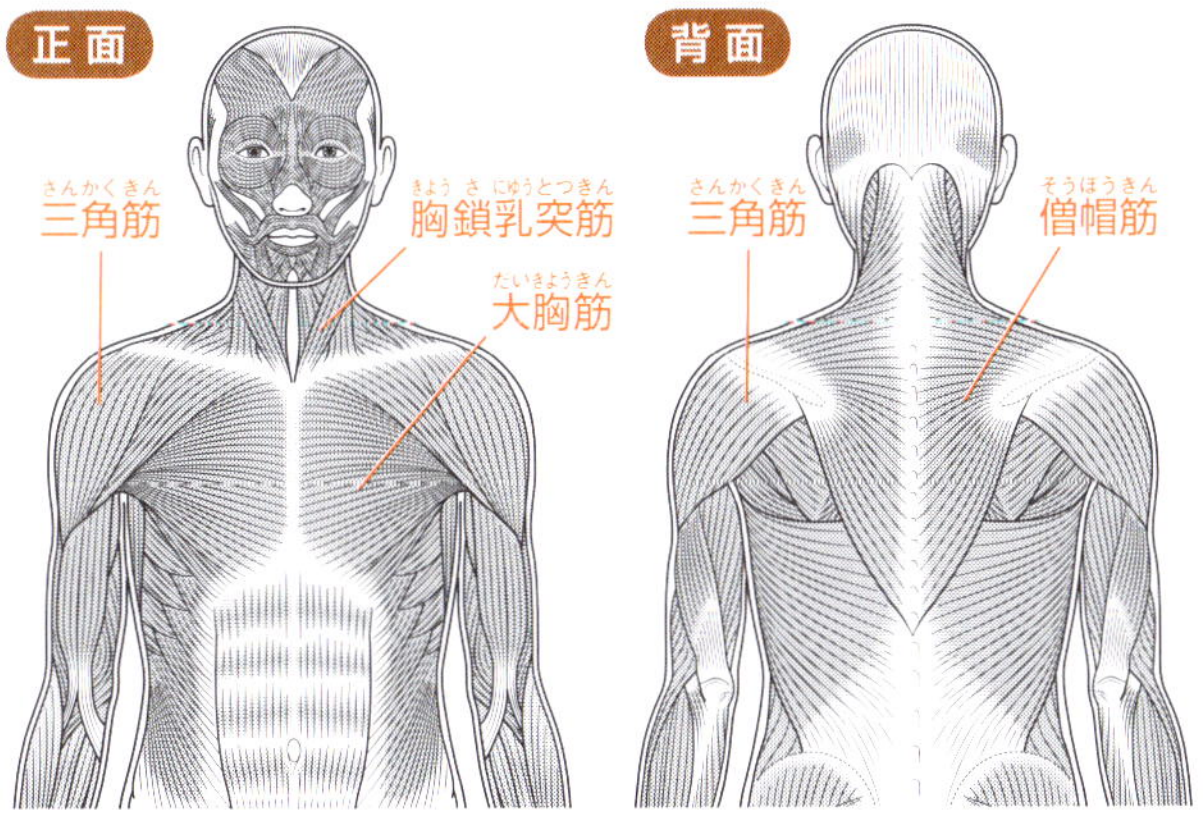

肩関節の動きを司っている筋肉は大きく分けて４つあります。物を持ち上げたり、腕を前後左右に動かす「三角筋《さんかくきん》」、肩をまわしたり、物を持ち上げたりするのに欠かせない「僧帽筋《そうぼうきん》」、腕を前に出したり、手のひらを上下に向けるときに働く「大胸筋《だいきようきん》」、首をまわす筋肉である「胸鎖乳突筋《きようさにゆうとつきん》」が衰えれば肩の痛みを誘発することがあります。体操をするときは、これらの筋肉を十分に動かすことを意識しましょう

最初の基本姿勢では、組んだ指はのどの前にくるようにします

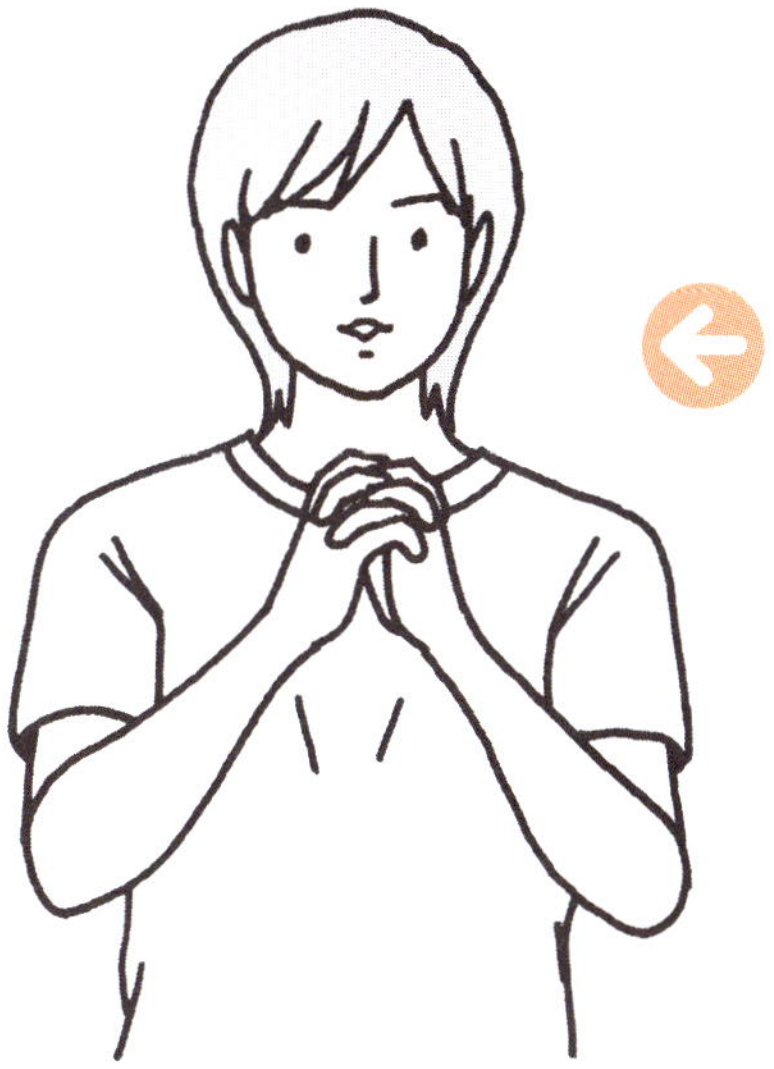

肘を寄せている力を抜く

パッと力を抜いて、肘を開きます

両腕を頭上に

両腕をゆっくり頭上に上げて十分に伸ばし、10～20秒間静止します

手のひらを頭上に

両腕をゆっくり下ろして手のひらを頭にのせます

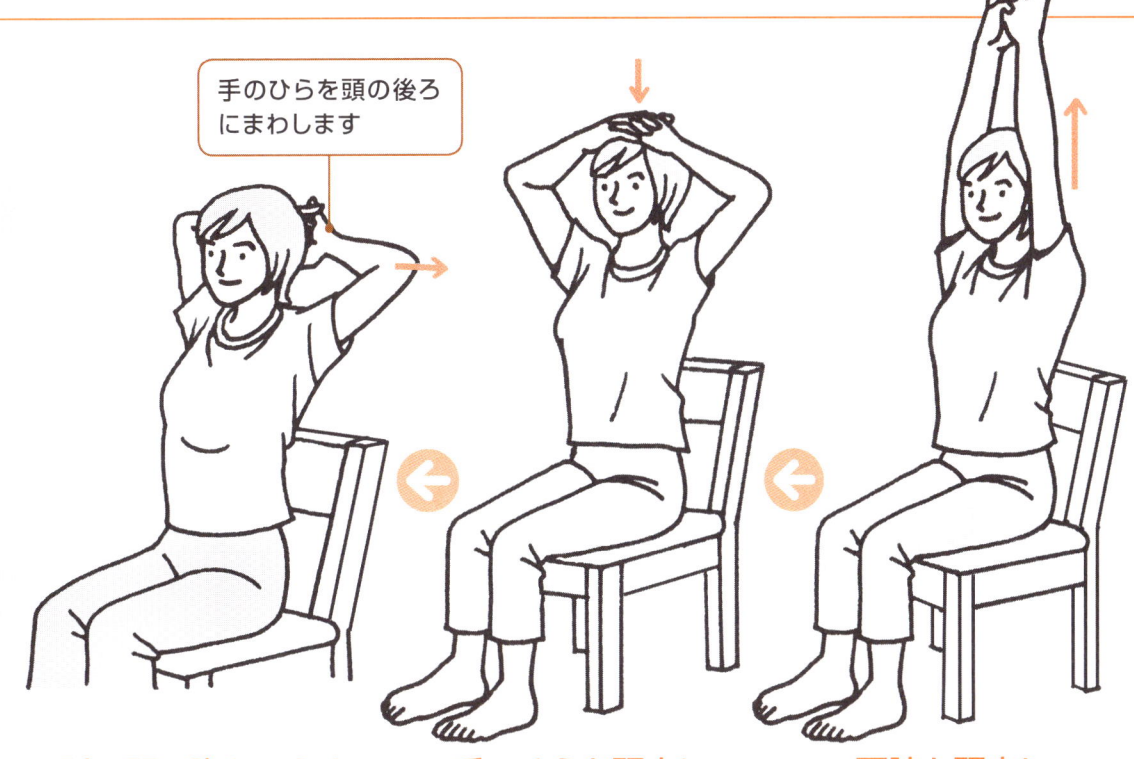

肘を開き胸をそらす

手のひらを頭の後ろにまわし、肘を開き胸をそらします

最後に胸をそらすときはあごを上げないように気をつけながら20秒以上静止します

介護・疾病予防体操

肩痛《かたつう》予防体操②

肩関節《かたかんせつ》と周辺の筋力を強化しましょう

肩を抱きしめ腕上げ下げ

両腕で自分を抱きしめるようにすると肩関節が内転《ないてん》し、背中の肩《けん》甲骨《こうこつ》も大きく広がります

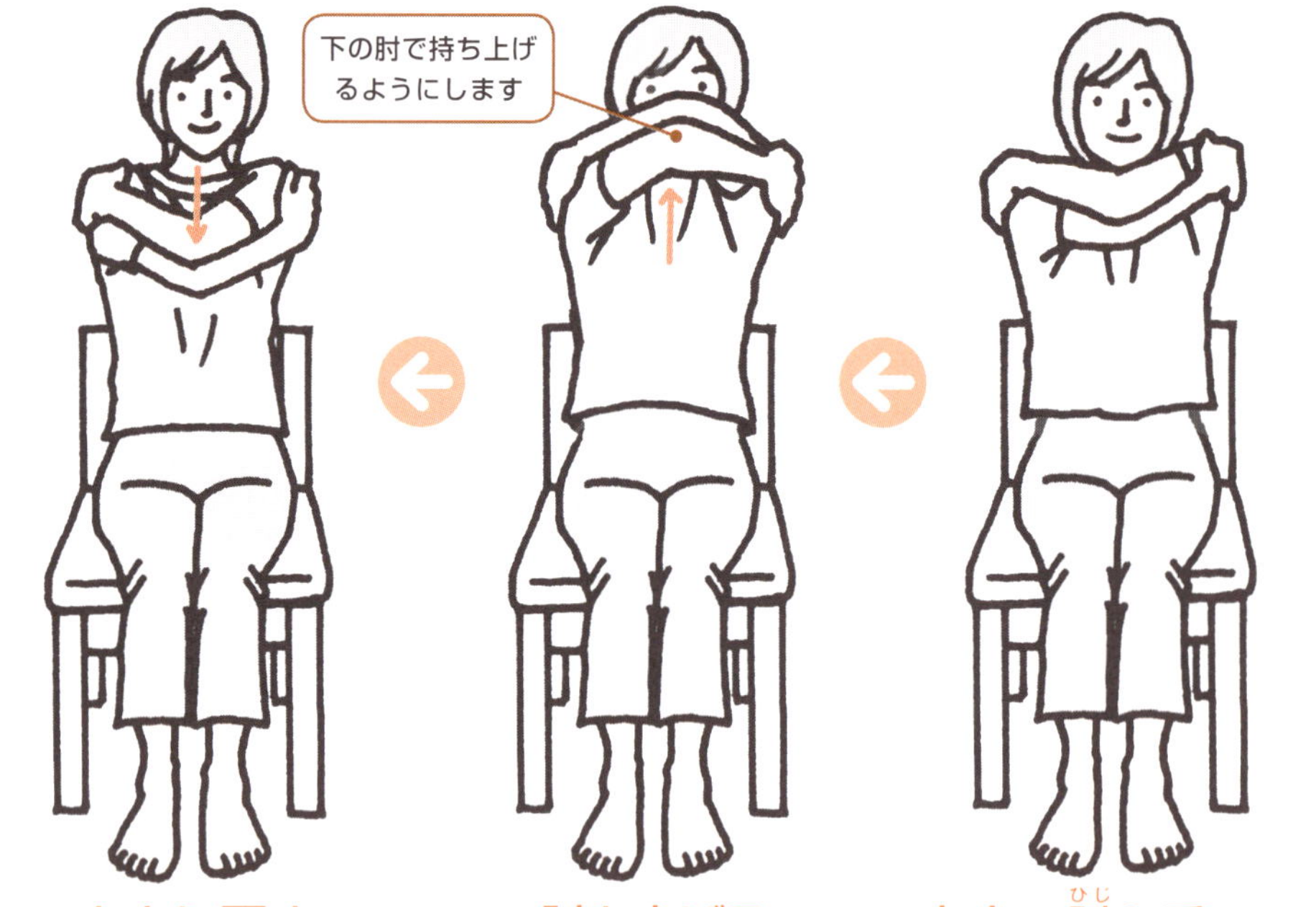

下の肘で持ち上げるようにします

左右の肘《ひじ》を重ねる
両腕で自分を抱きしめ、左右の腕の肘を重ねます

肘を上げる
両肘を顔の前にくるようにグッと持ち上げます

もとに戻す
力を抜いてもとに戻し、腕をかえて同様の動作を行います

ポイントは腕の組み方で、左右の肘《ひじ》を重ねます。いわゆる腕組みをしたのでは肩は寄ってきません

肩を抱きしめからだひねり

肩の動きにからだのひねりを加えます。人間のあらゆる基本姿勢の転換には、からだのひねりが必要です。からだのひねりが不十分だと動作がぎこちなくなるばかりか、ムダなエネルギーを使います

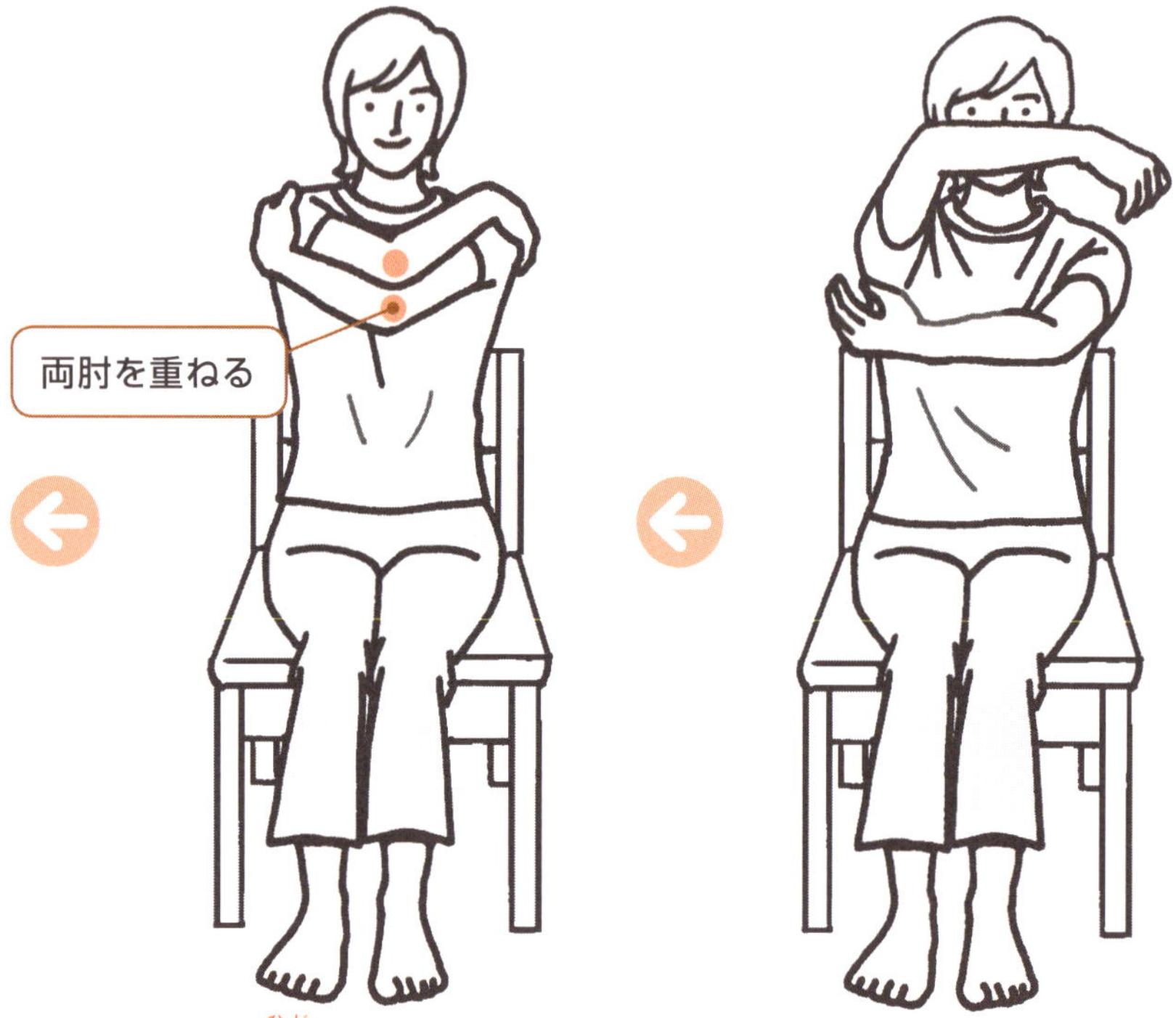

両肘を重ねる

左右の腕をまわす
腕を組むのではなく、自分のからだを抱きしめるように腕を深くまわします

肘《ひじ》を重ねる
両肘が上下に重なるまで肩を深くつかむようにします

肩上げ下げ

肩を上げる筋肉を動かして、後頭部から背中にかけて広がる僧帽《そうぼう》筋《きん》をリラックスさせ、肩甲骨《けんこうこつ》の動きをよくします。肩周囲の筋肉をほぐして肩こりをやわらげます

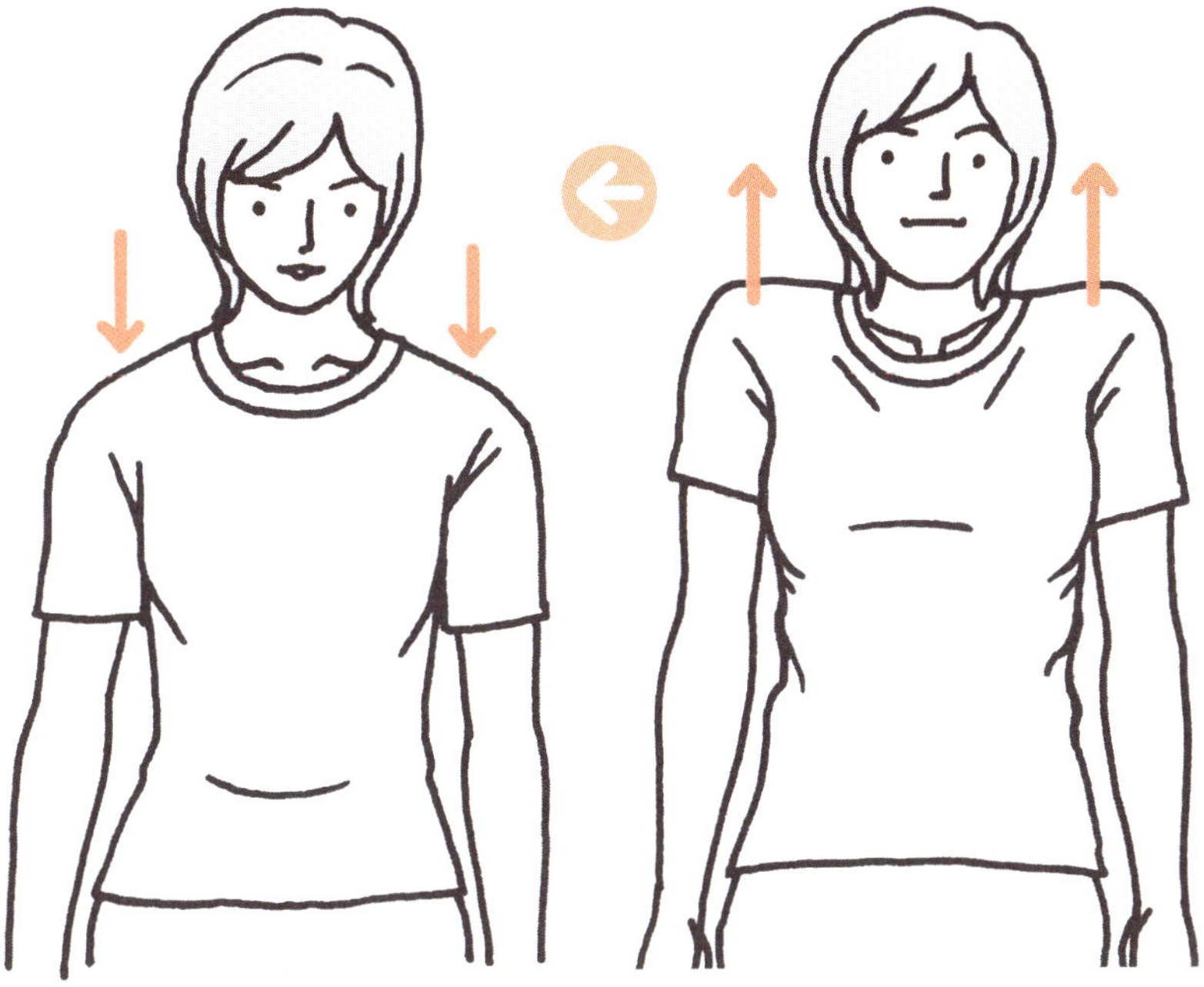

両肩を上げる

少し胸をそらし加減で両肩を上げます

力を抜いて肩を下げる

両肩を上げたら、ストンと前方に落とすように力を抜きます

肩を上げながら息をゆっくり吸い、肩を下ろすときは一気にはくことで筋肉をリラックスさせます

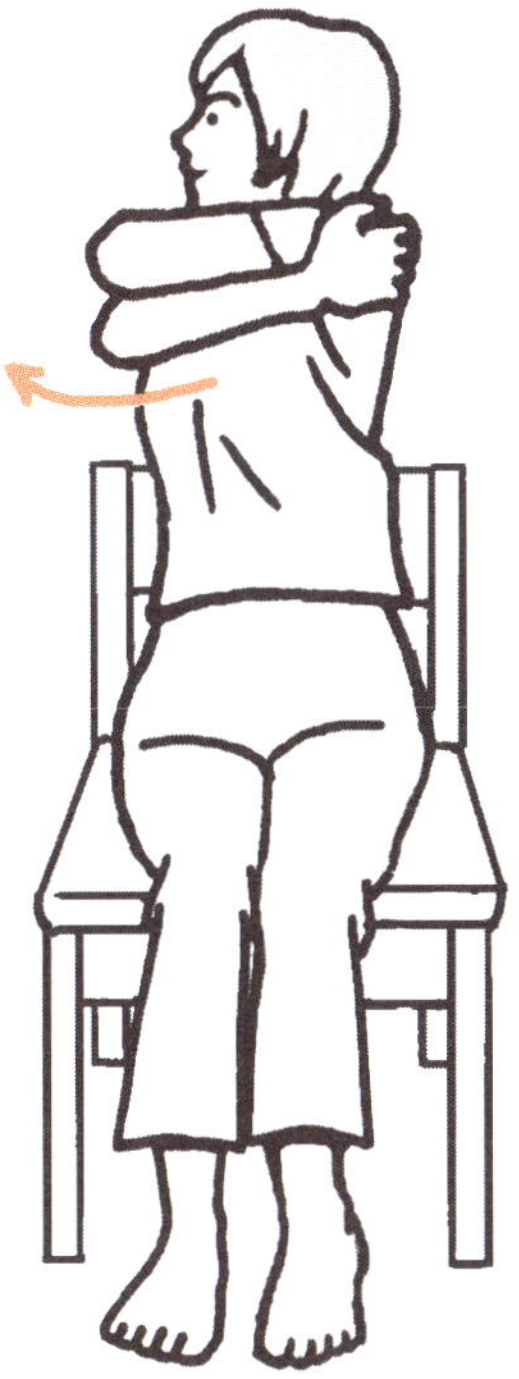

からだをひねる

顔を後ろに向けてからだをひねり10秒間静止します。反対側も同様に

年をとると関節や筋肉の柔軟性が失われますが、脊柱《せきちゅう》（背骨）はひねりの動きから悪くなります

左右の肘《ひじ》の位置がずれる　これはダメ

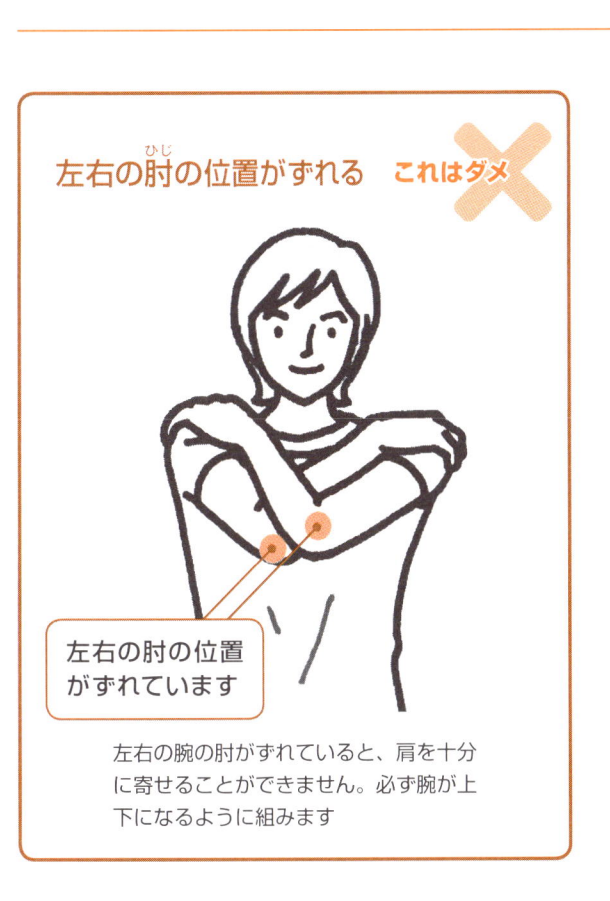

左右の腕の肘がずれていると、肩を十分に寄せることができません。必ず腕が上下になるように組みます

肩《かた》痛《つう》予防体操③

首や腕をまわす体操で肩痛を予防します

首まわし

首をまわすときは、伸ばすほうを意識してゆっくりとまわします

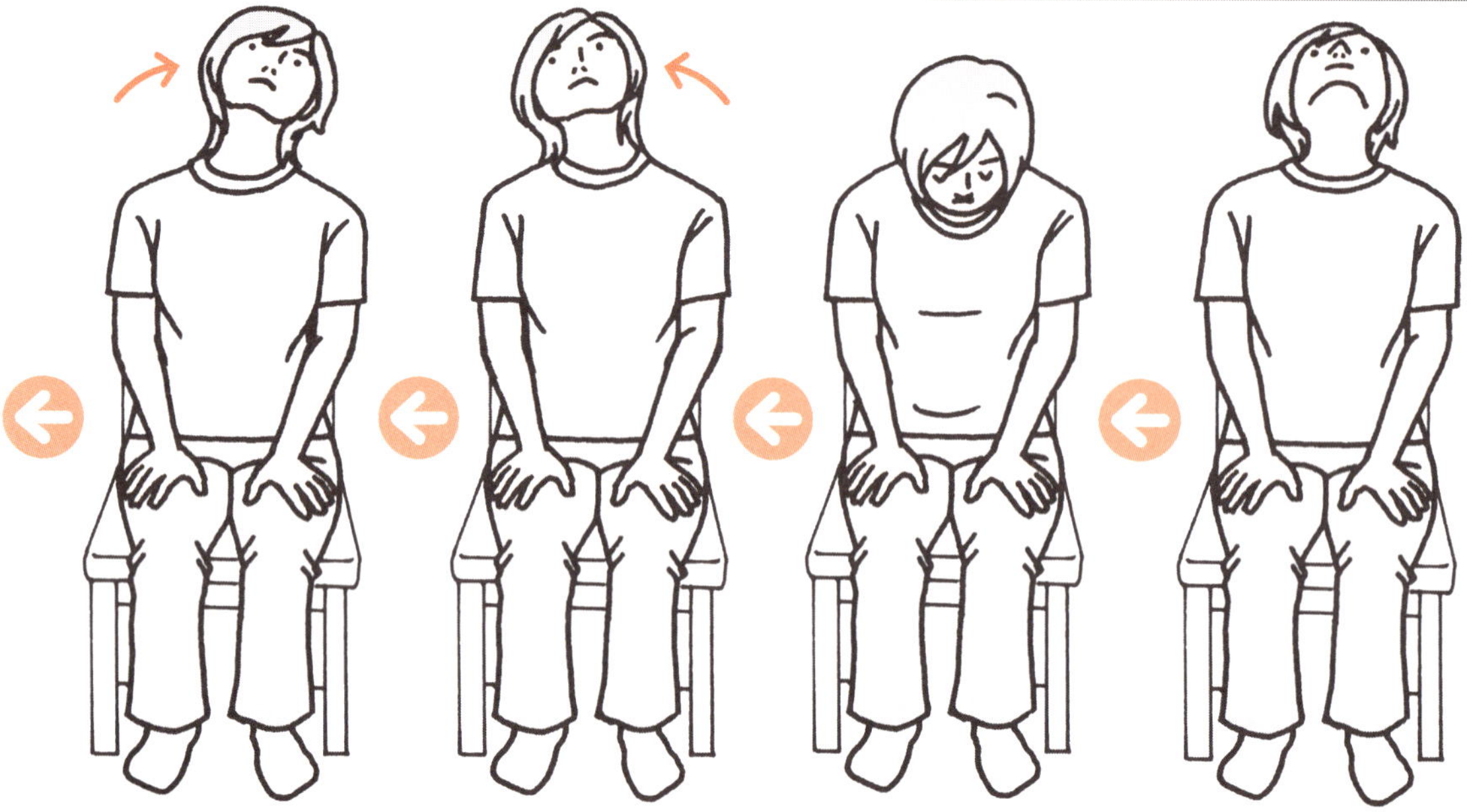

左に倒す
首の右側が伸びていることを意識しながら左に倒します

右に倒す
首の左側が伸びていることを意識しながら右に倒します

前に曲げる
首の後ろが伸びていることを意識しながら曲げます

後ろに曲げる
口を閉じたまま、ゆっくり首を曲げます

頭のまわりで腕まわし

手のひらがつねに顔・頭を向くようにし、からだのまわりにボールをつくるようにゆっくり大きく動かします

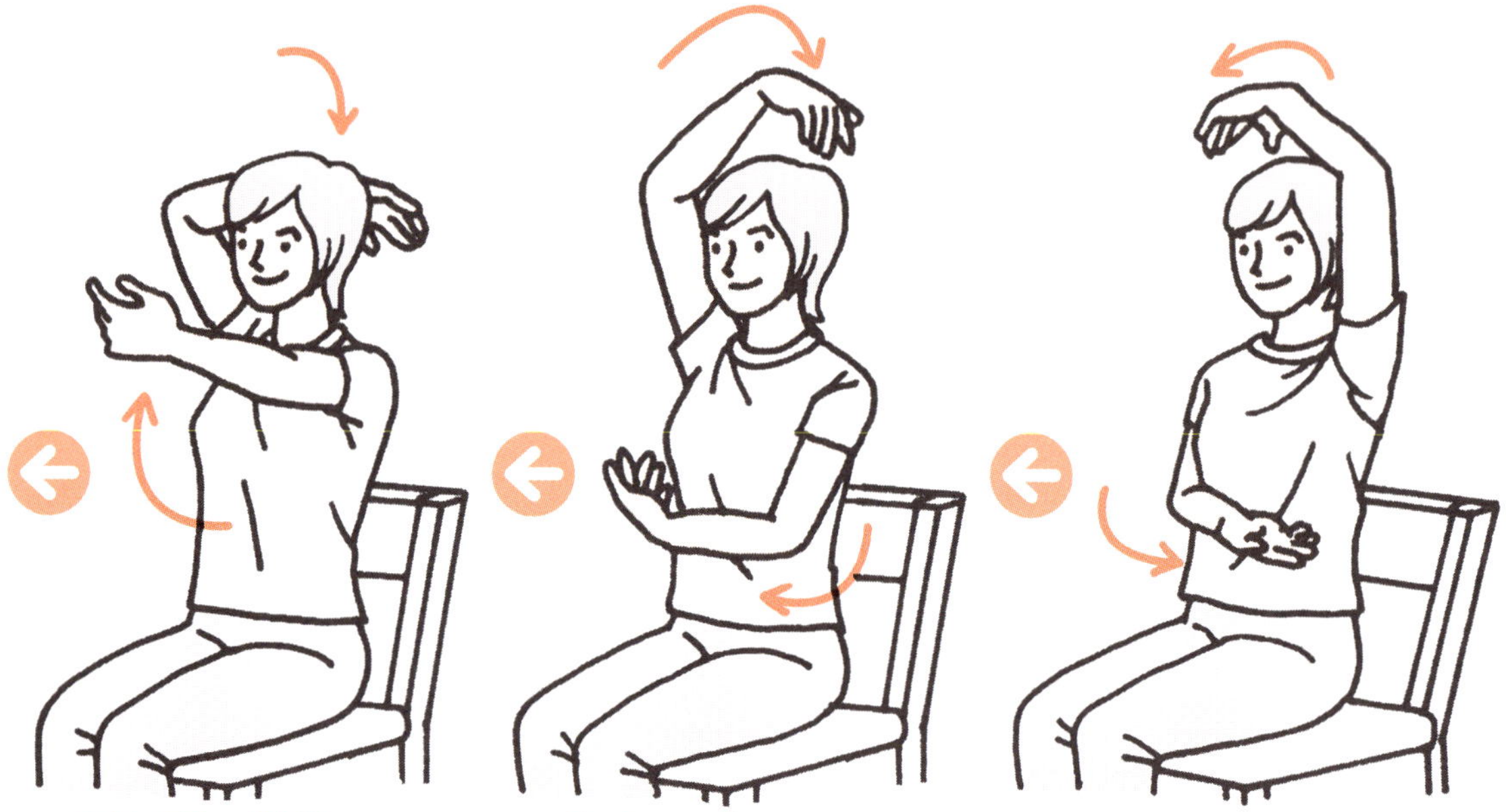

手を頭の前後に
頭の上の手を頭の後ろに、胸の前の手を顔の前にスライドさせます

左右の手をかえる
左右の手をかえて頭の上、胸の前にスライドさせます

手をスライドさせる
左右の手をからだにそうように頭の上、胸の前にスライドさせます

口を開けたまま首を後ろにそらす

これはダメ

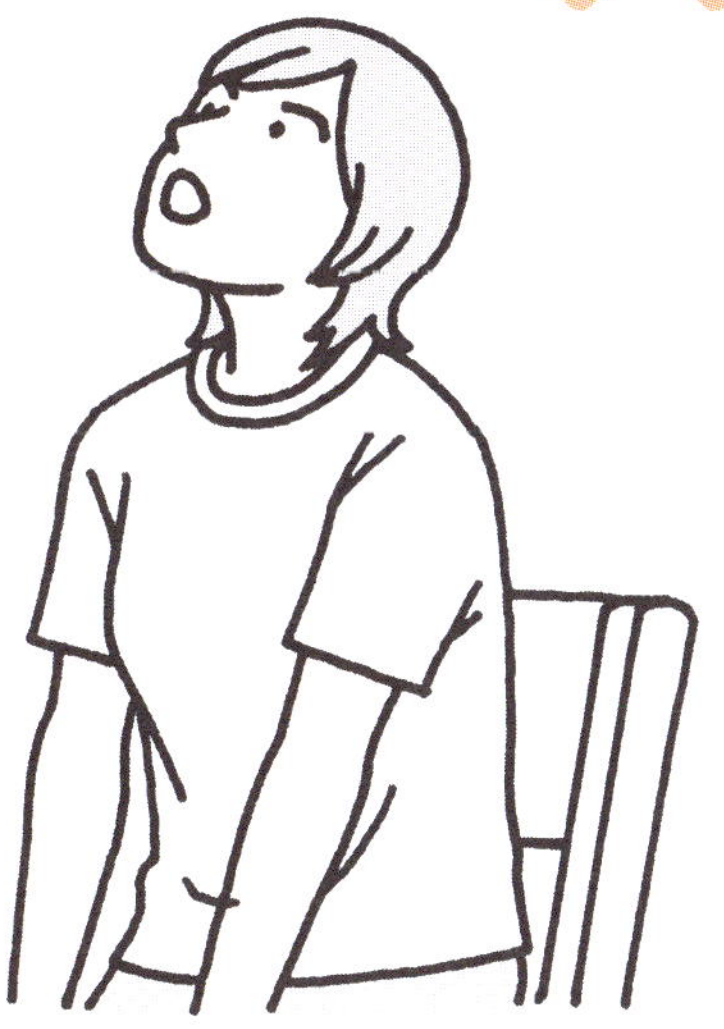

首を後ろに曲げるときは、しっかり口を閉じてください。口を開けたまま行うと首が倒れすぎて、首の後ろの頸椎《けいつい》という骨を痛めることがあります

首の運動はゆっくり行うことがポイントです。気持ちがいいところで止め、筋肉が十分伸びていることを感じましょう

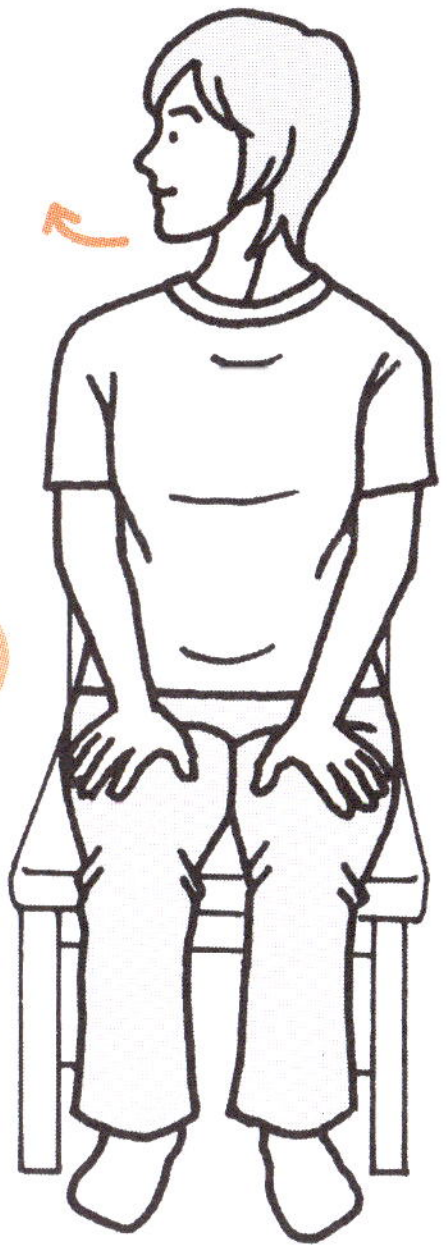

右を向く

首がまわるところまで顔を右に向けます

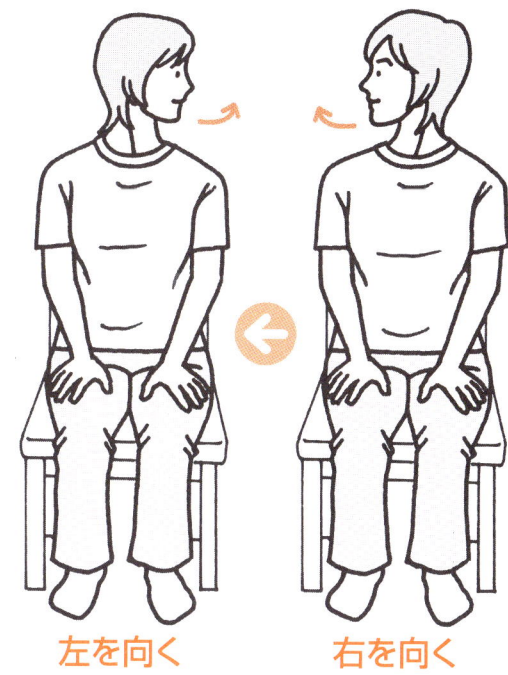

左を向く

首がまわるところまで顔を左に向けます

肩痛から疑われる病気

肩痛の原因で多いのが「肩関節周囲炎」（五十肩《ごじゅうかた》）です。肩関節周囲の組織に炎症が起きて痛みを感じ、腕が上がらないなど動きが悪くなります。このほかにも肩の関節がずれる「肩関節脱臼《だっきゅう》」、肩のまわりの鎖骨《さこつ》や上腕骨《じょうわんこつ》が折れる「骨折」もあります。なお、外傷や脳卒中《のうそっちゅう》の発作後に肩から腕全体にかけて不快な痛みや腫《は》れ、運動障害が起こることが知られており、「肩手症候群《けんしゅ》」と総称されています

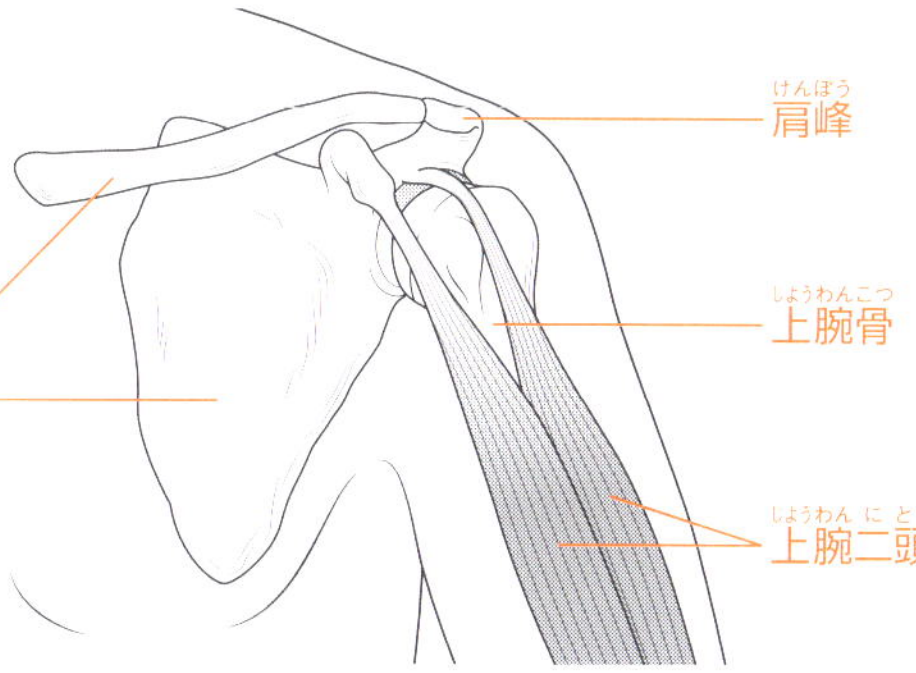

右肩を後ろから見た図

肩関節は可動域が大きいものの安定性に乏しいため、多くの筋や腱《けん》で補強されています。そのため、さまざまな原因から肩痛になります

手のひらをつねに内側（顔や頭のほう）に向けます。日頃腕を動かすときも、手のひらを内側に向けることを意識します

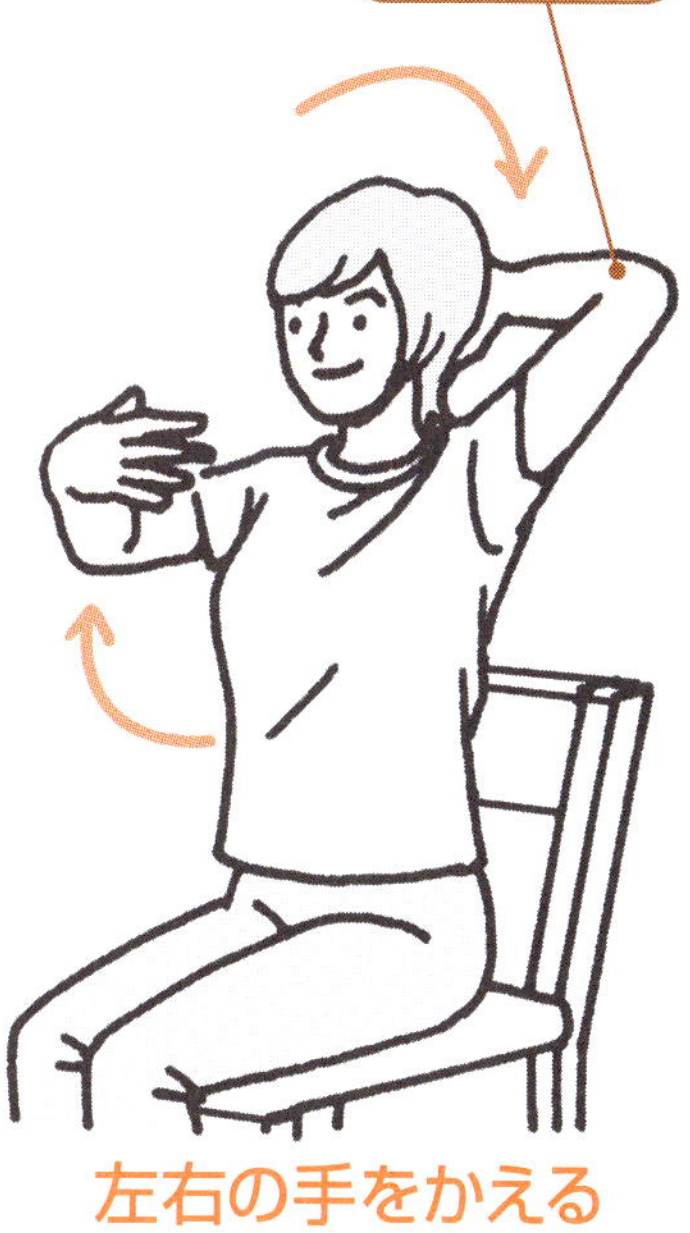

左右の手をかえる

左右の手をかえて頭の前後に手をスライドさせます

介護・疾病予防体操

股関節《こかんせつ》痛《つう》予防体操❶

股関節が痛んだり動きが制限されると、歩行が困難になります

股関節《こかんせつ》は6方向に動く

股関節は体幹《たいかん》と下肢《かし》をつなぐ大事な関節です。寛骨《かんこつ》（腸骨《ちょうこつ》、坐骨《ざこつ》、恥骨《ちこつ》が一体化したもの）にある寛骨臼《かんこつきゅう》の丸いくぼみに、大腿骨上部《だいたいこつ》の球形をした大腿骨頭《だいたいこっとう》がはまっています。そのため、股関節は屈曲《くっきょく》・伸展《しんてん》（脚を前後に動かす）、外転《がいてん》・内転《ないてん》（脚を横に開いたり閉じたりする）、外旋《がいせん》・内旋《ないせん》（外股《そとまた》になったり内股《うちまた》になったりする）という6方向の動きができます。

これだけ自在に動く股関節ですが、高齢になると股関節の変形や大腿骨骨折の後遺症《こういしょう》などで、歩行時に痛みが出たり、歩幅が狭くなる結果、股関節の動きが著しく悪くなることがあります。股関節周辺の筋力を強化することで、そうした痛みや動きの制限を緩和することが可能です。

人工骨頭や全関節置換術を受けた人は、動かしてはいけない方向がありますから主治医とよく相談しましょう。

膝《ひざ》かかえ

股関節《こかんせつ》と膝関節《ひざかんせつ》を屈曲《くっきょく》させてやわらかくする体操です

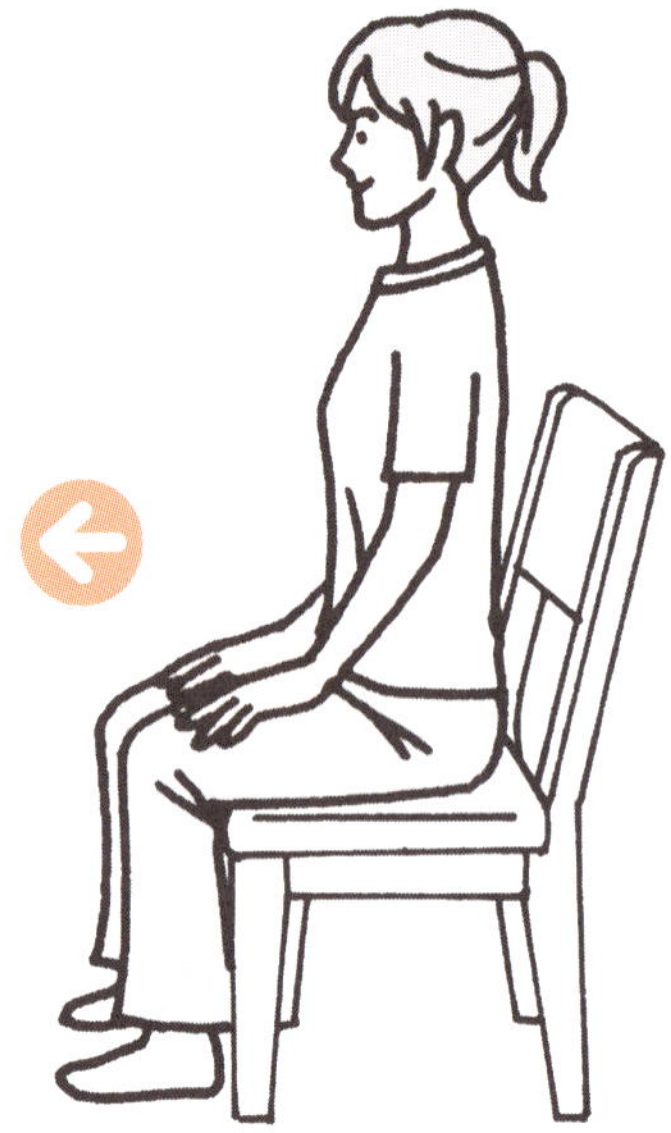

イスに座る

イスに深く座り、背筋をピンと伸ばします

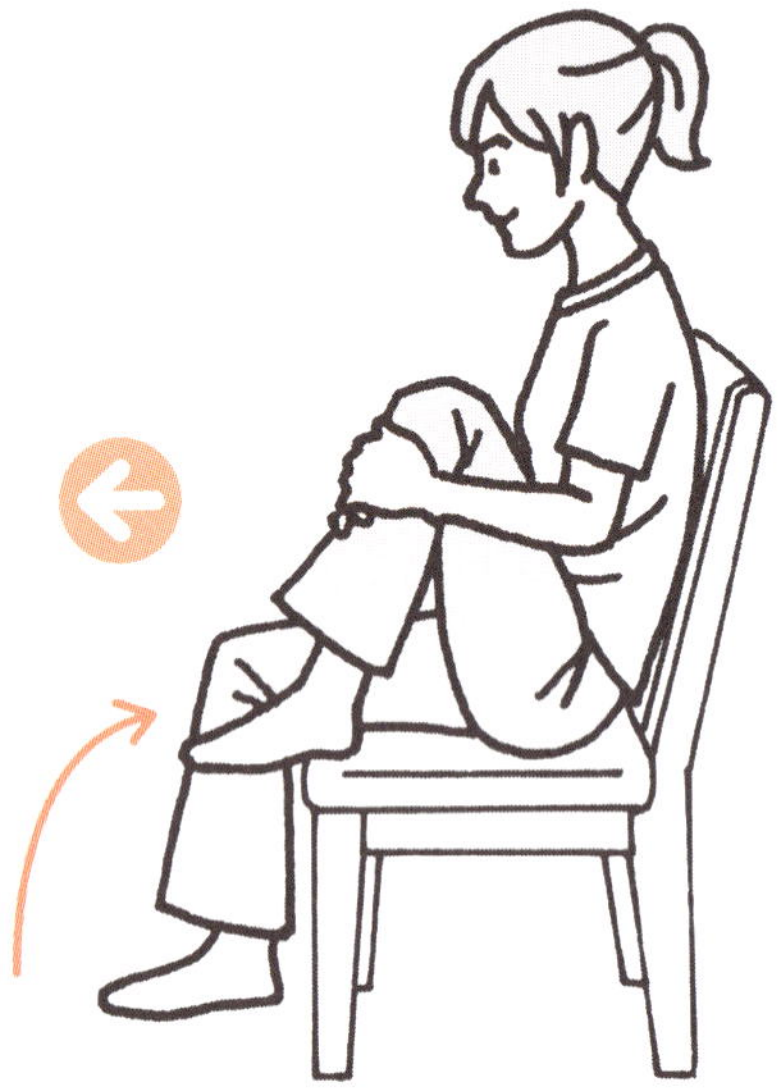

脚をイスにのせる

左脚を両手で持ち上げてイスの座面にのせます

イスあぐら

股関節《こかんせつ》を外旋《がいせん》、膝関節《ひざかんせつ》を屈曲《くっきょく》させてやわらかくする体操です

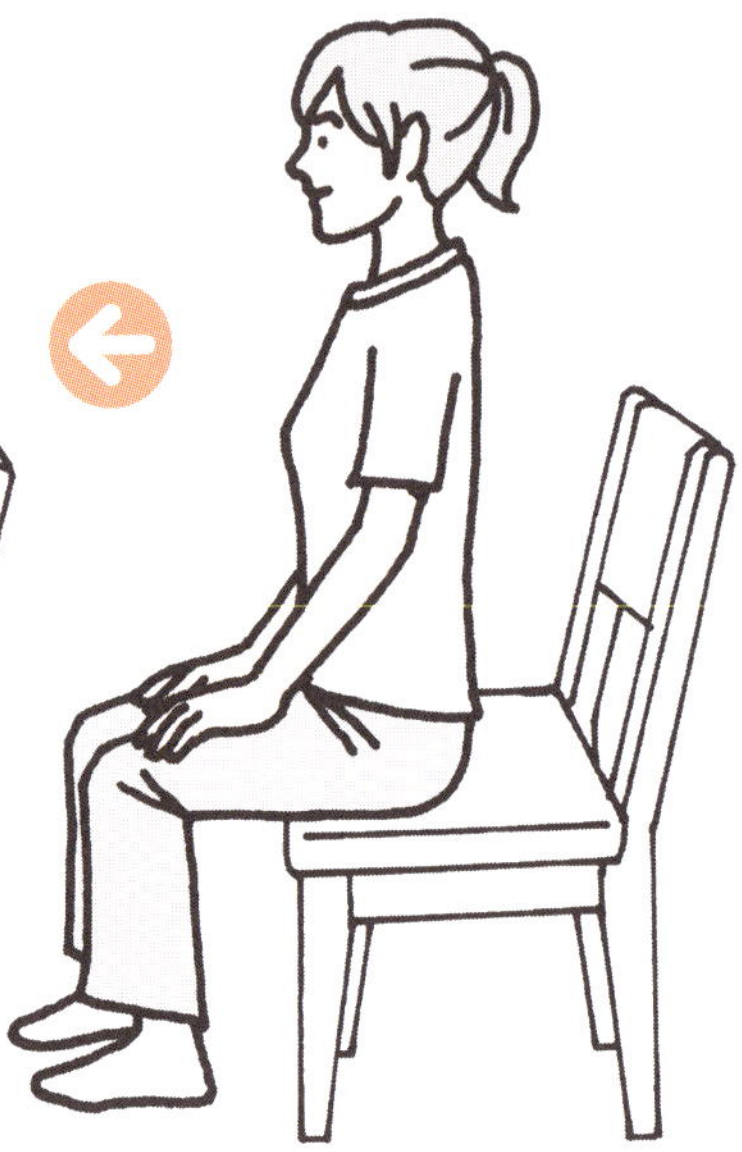

イスに座る

イスに浅く座り背筋をピンと伸ばします

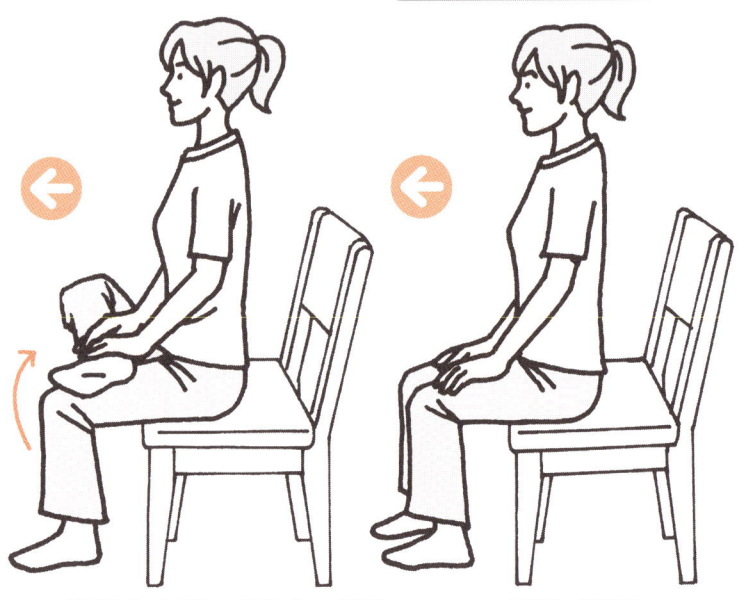

右脚を左膝に浅くのせる

右脚を両手で持ち上げて左脚の膝にのせます

毎日すると関節がやわらかくなるので１日１回以上行います

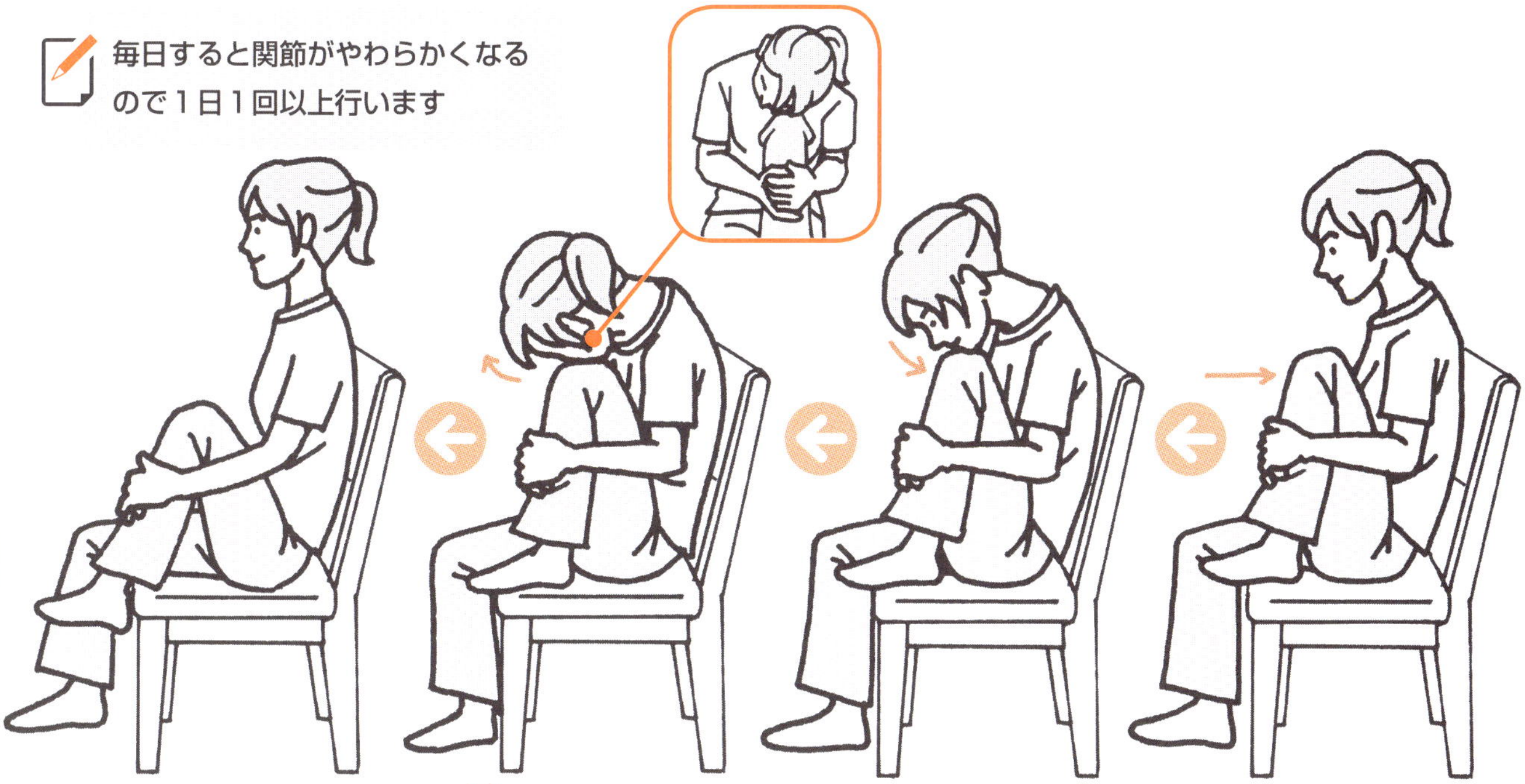

膝を引く
左脚を両手でかかえて引き寄せます

あごを膝にのせる
あごが膝にのるように股関節と膝を十分に曲げます

頬《ほお》を膝にのせる
余裕があれば頬を膝にのせて15～20秒間静止します

もとに戻す
もとに戻したら脚をかえて同様の動作を行います

女性は日常生活であまりとらない姿勢ですが、あぐらは股関節《こかんせつ》を十分に開いてやわらかくします

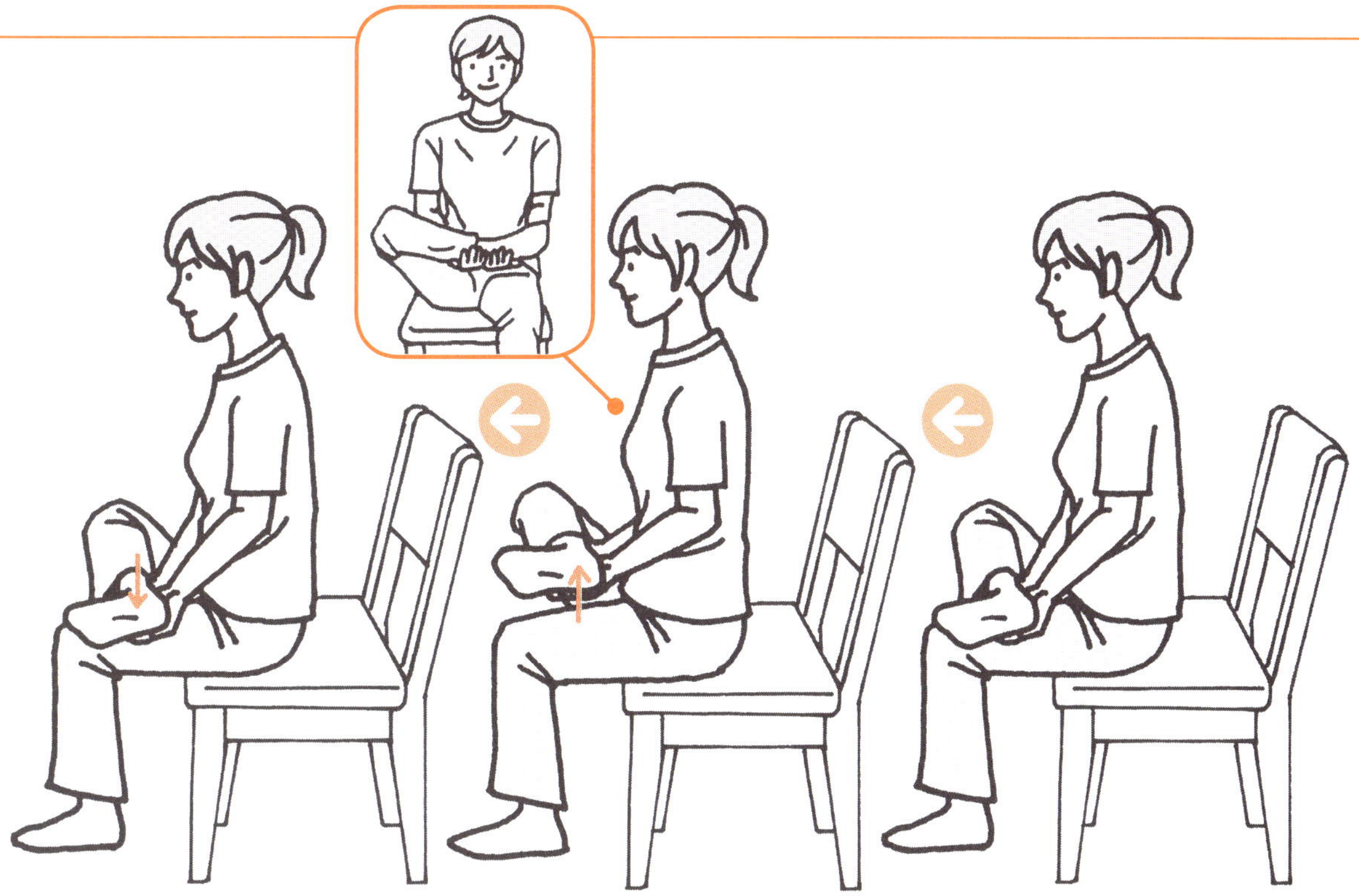

両手を右脚の下に
両手を右脚の足首の下に差し入れます

右脚を持ち上げる
両腕に力を入れて右脚を持ち上げて15～20秒間静止します

もとに戻す
もとに戻したら、脚をかえて同様の動作を行います

股関節痛《こかんせつつう》予防体操❷

股関節はさまざまな向きに動くので体操も多様です

脚組み脚引き

股関節《こかんせつ》を内旋《ないせん》させる筋力を強化する体操です。脚を組んで、上の脚で下の脚を横に押すように力を入れると上の脚の内旋筋が強化され、下の脚も内旋します

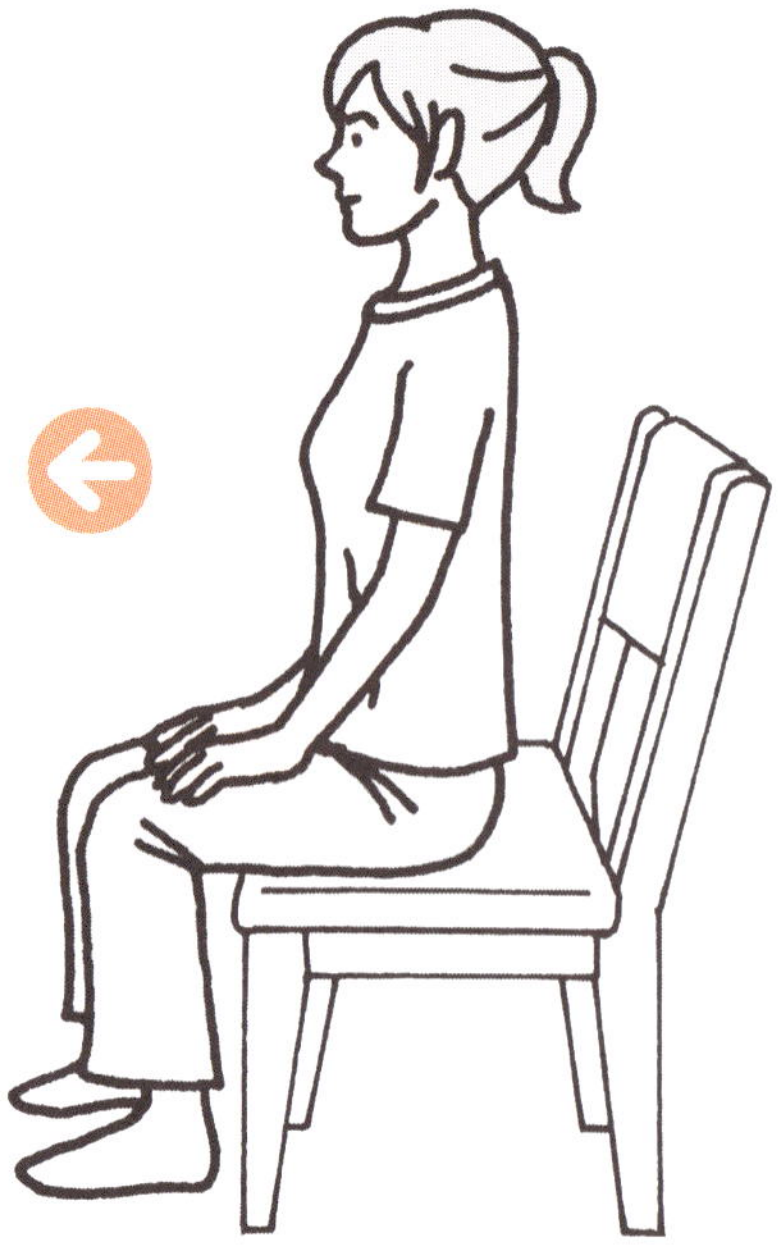

イスに座る

イスに浅く座って背筋を伸ばします

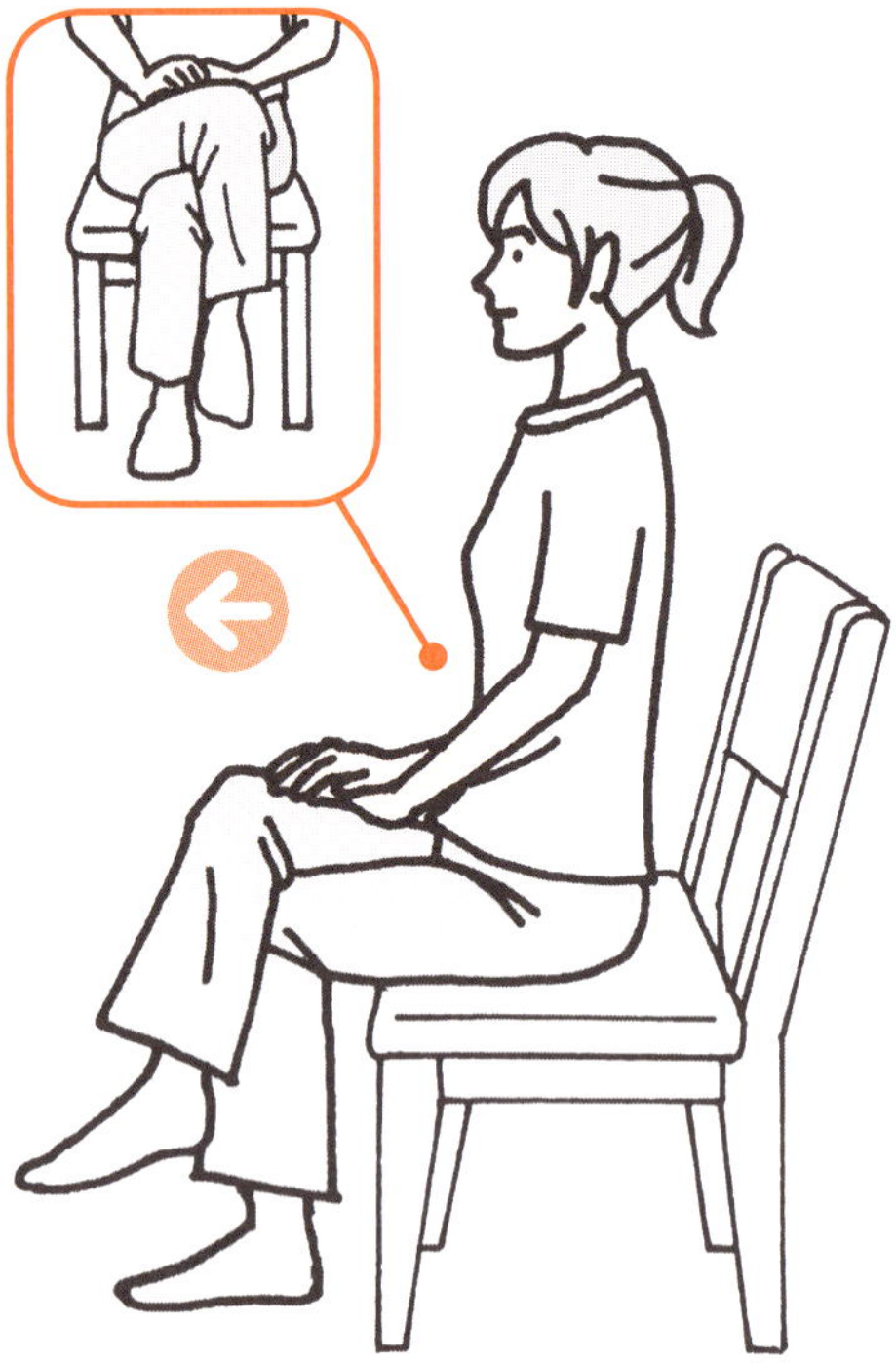

脚を組む

右脚を左脚の上にのせて組みます。両手は上の脚にそえます

脚開き膝《ひざ》倒し

股関節《こかんせつ》を内旋《ないせん》（外股《そとまた》になる）させる筋肉をやわらかくする体操です

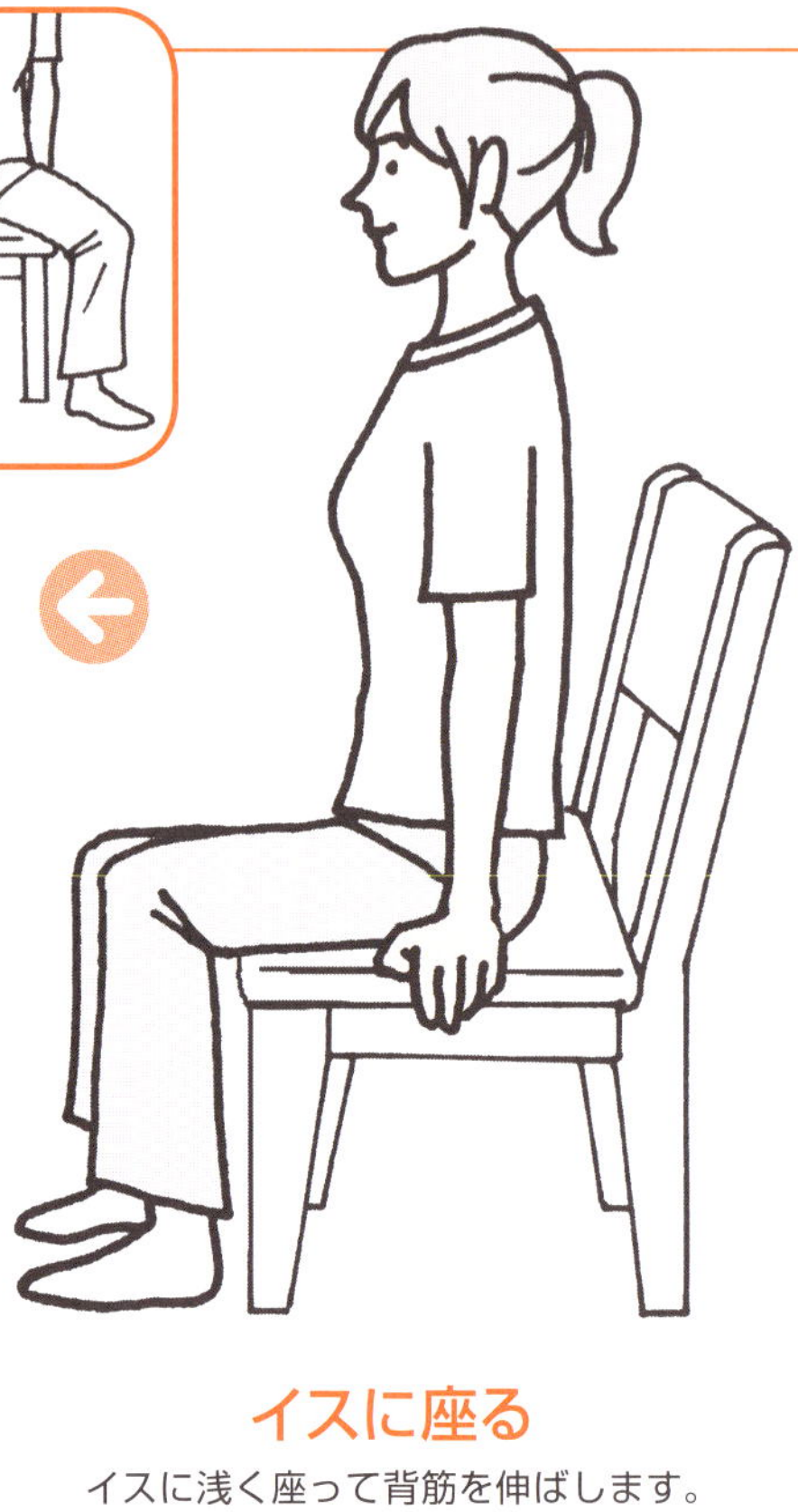

イスに座る

イスに浅く座って背筋を伸ばします。両手でイスの座面を握ります

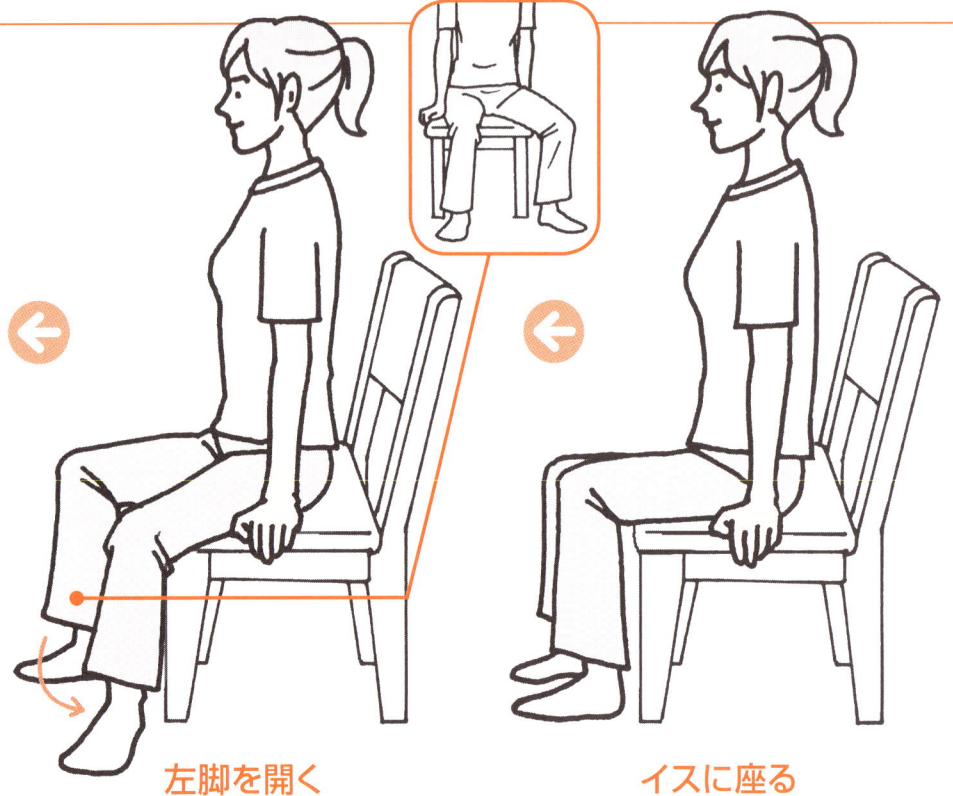

左脚を開く

右脚はそのままで、左脚をできるだけ左側に開きます

優雅なポーズに見えますが、力を入れて脚を引くと案外疲れる体操です

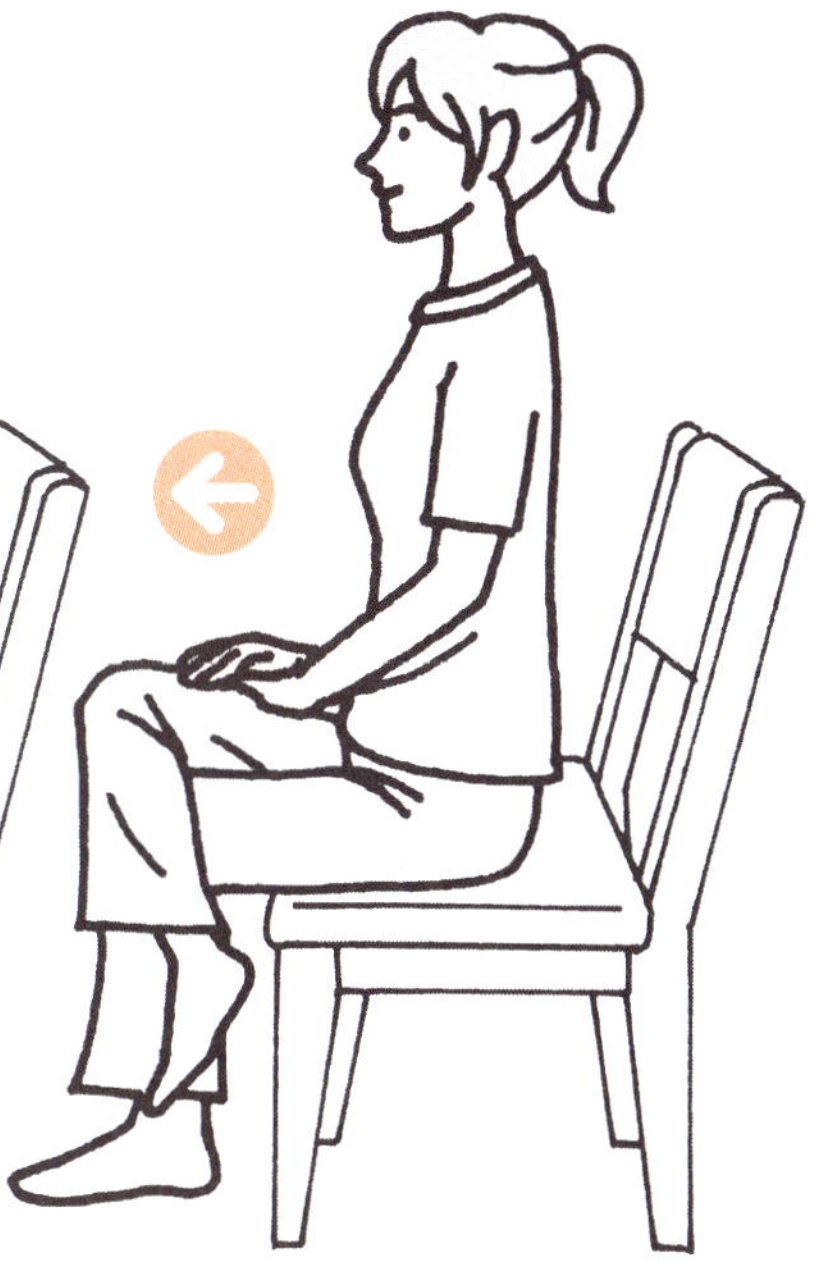

上の脚を横にひねる

左脚の上にのせた右脚を右横方向に強く押し、15～20秒間静止します

脚をかえる

左脚を右脚の上にのせて組みます

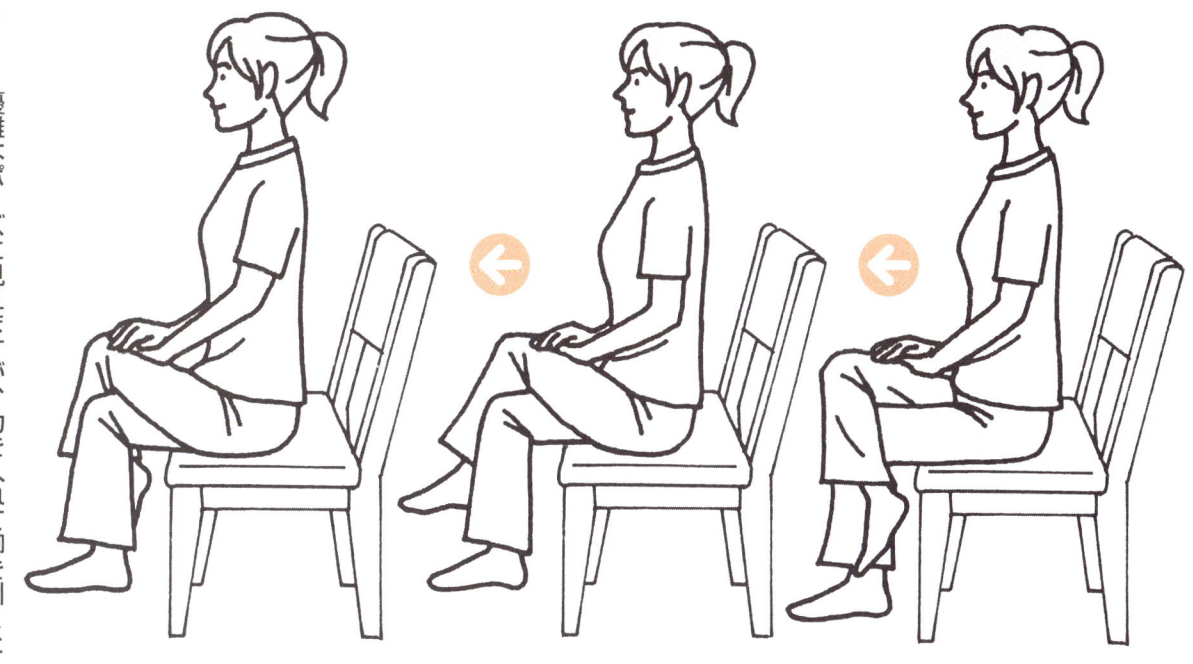

上の脚を引く

右脚の上にのせた左脚を左横方向に強く押し、15～20秒間静止します

脚を倒すとき上体をひねると体操の効果がないので、上体は動かないように座面を握った手で固定します

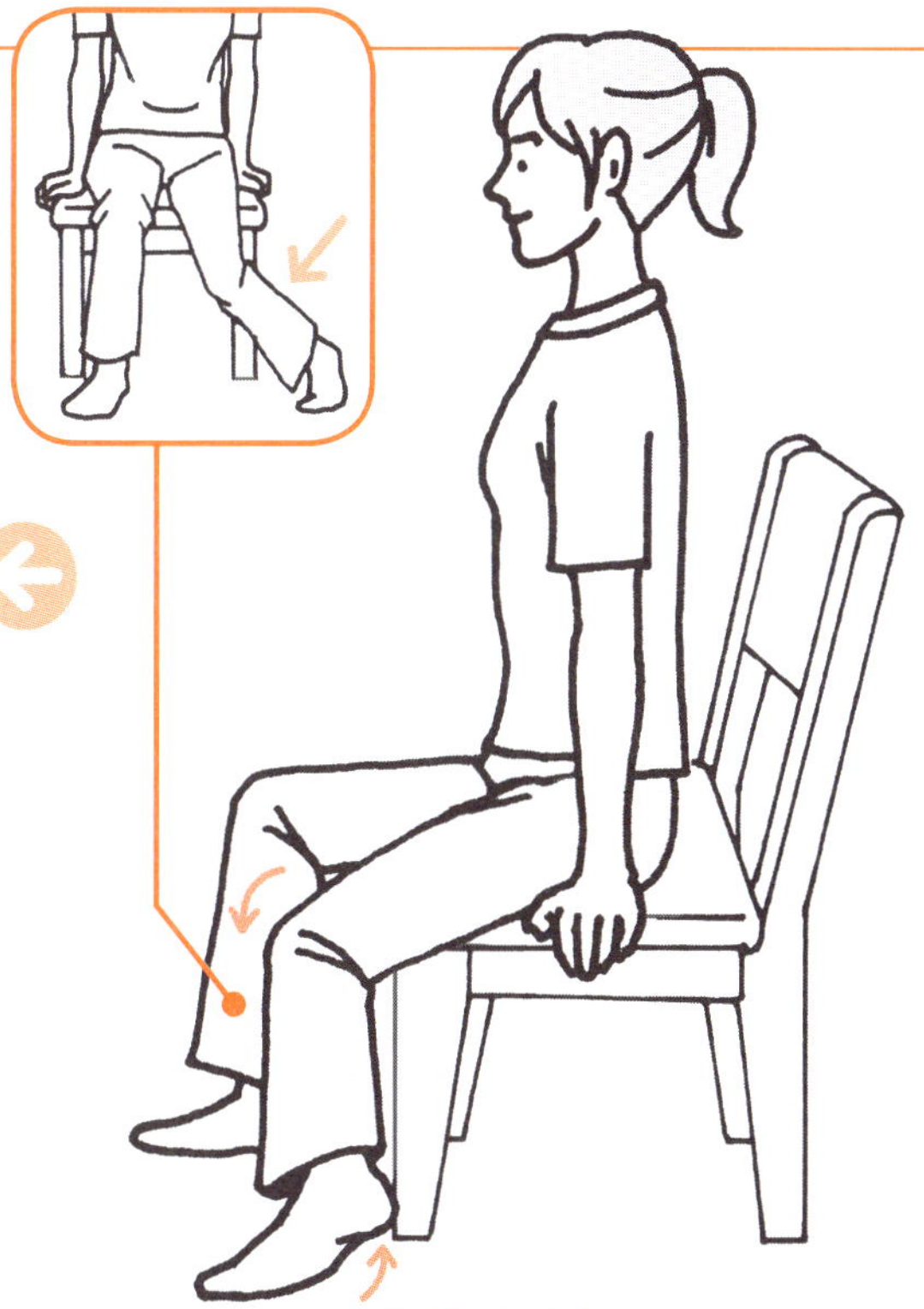

左脚を倒す

左脚を内側に倒して15～20秒間静止。腰はひねりますが、上体は動かないようにします

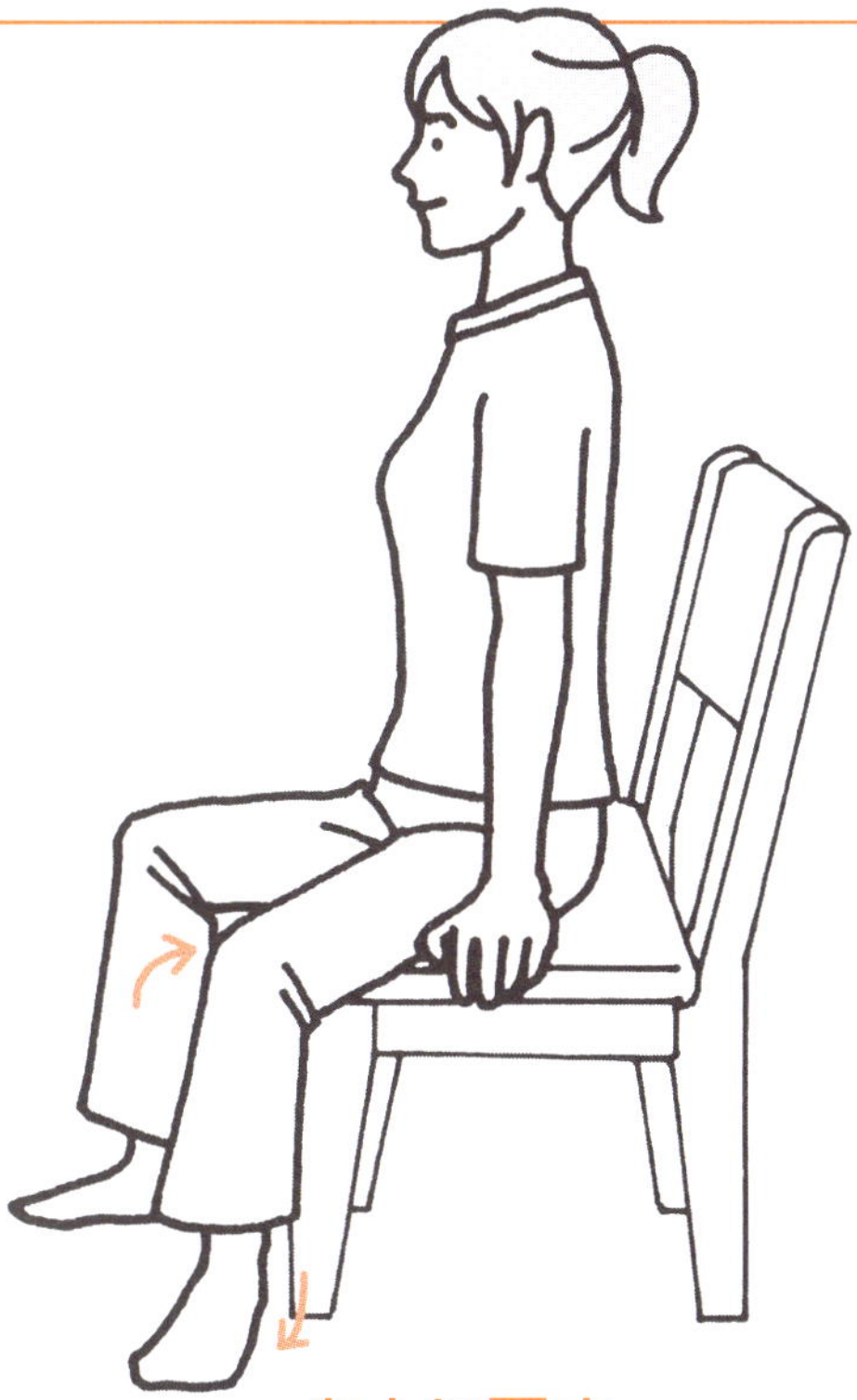

もとに戻す

もとに戻したら、脚をかえて同様の動作を行います

股関節痛《こかんせつつう》予防体操③

内転《ないてん》・外転《がいてん》、屈曲《くっきょく》する体操です

股開き

股関節《こかんせつ》を内転《ないてん》・外転《がいてん》させる筋肉をやわらかくし、強化する体操です

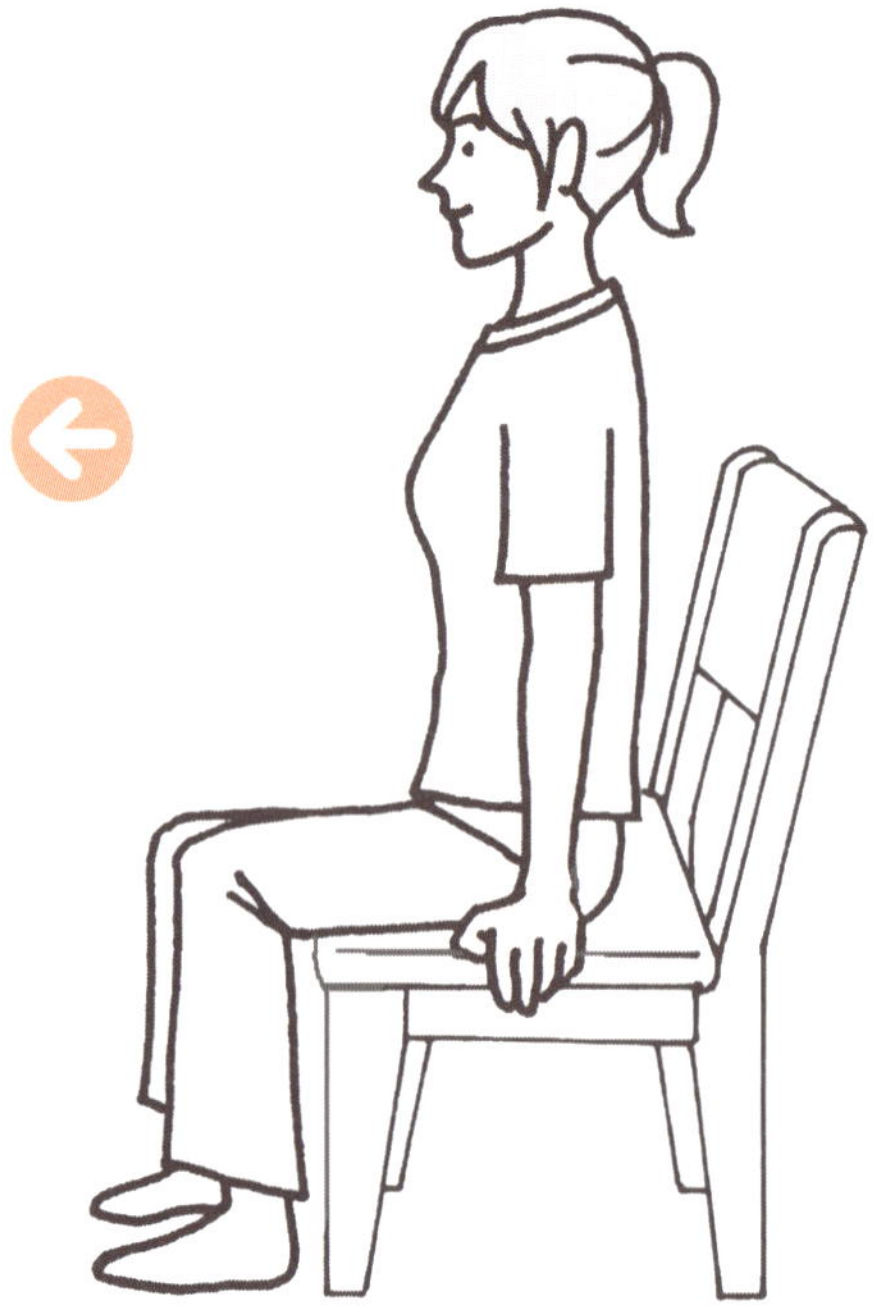

イスに座る

イスに浅く座って背筋を伸ばします

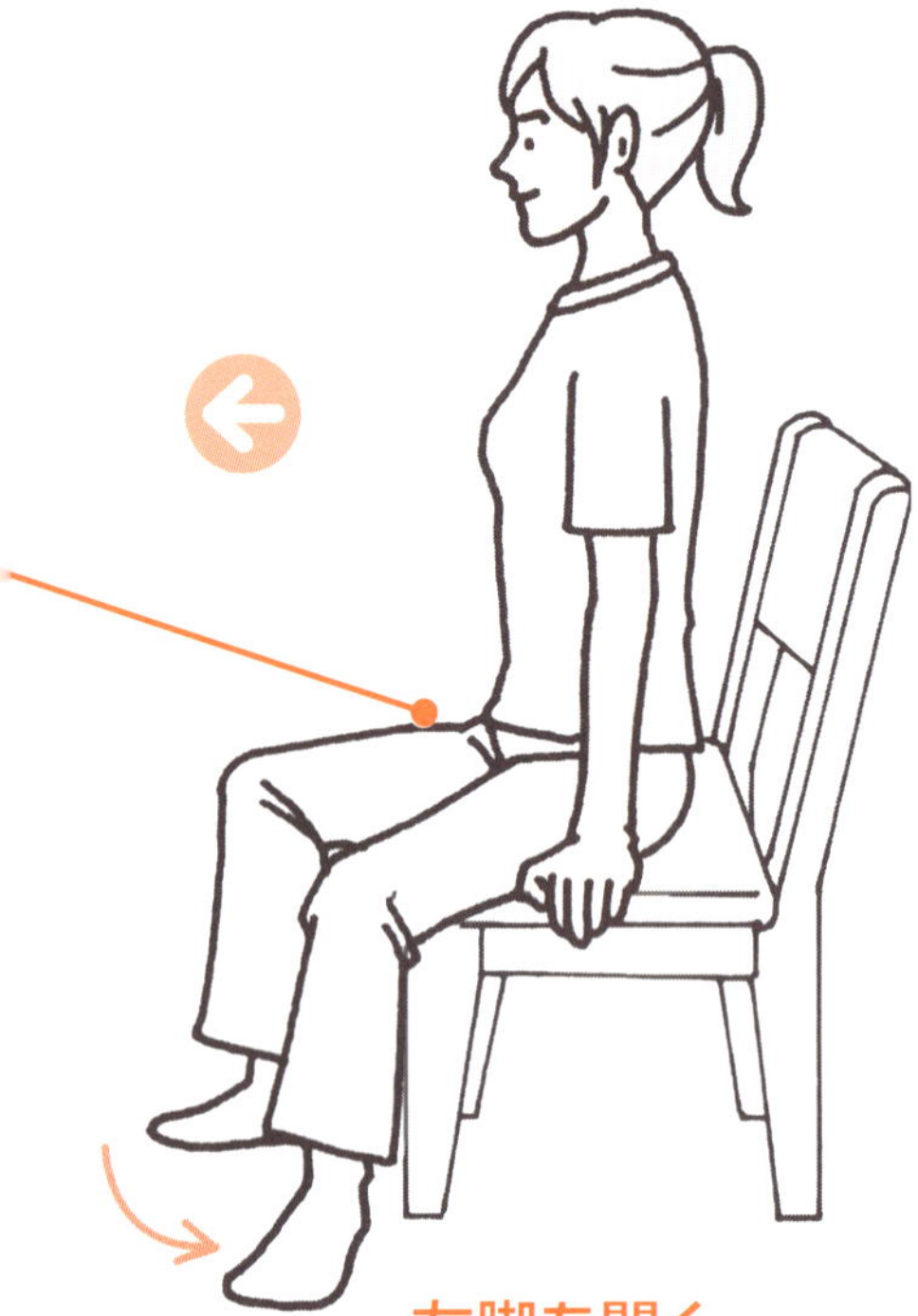

左脚を開く

左脚をできるだけ開きます。足底を床につけ、膝《ひざ》も開いて15～20秒間静止します

立って片足浮かせ

股関節《こかんせつ》を屈曲《くっきょく》させる筋肉を動かしてやわらかくする体操です

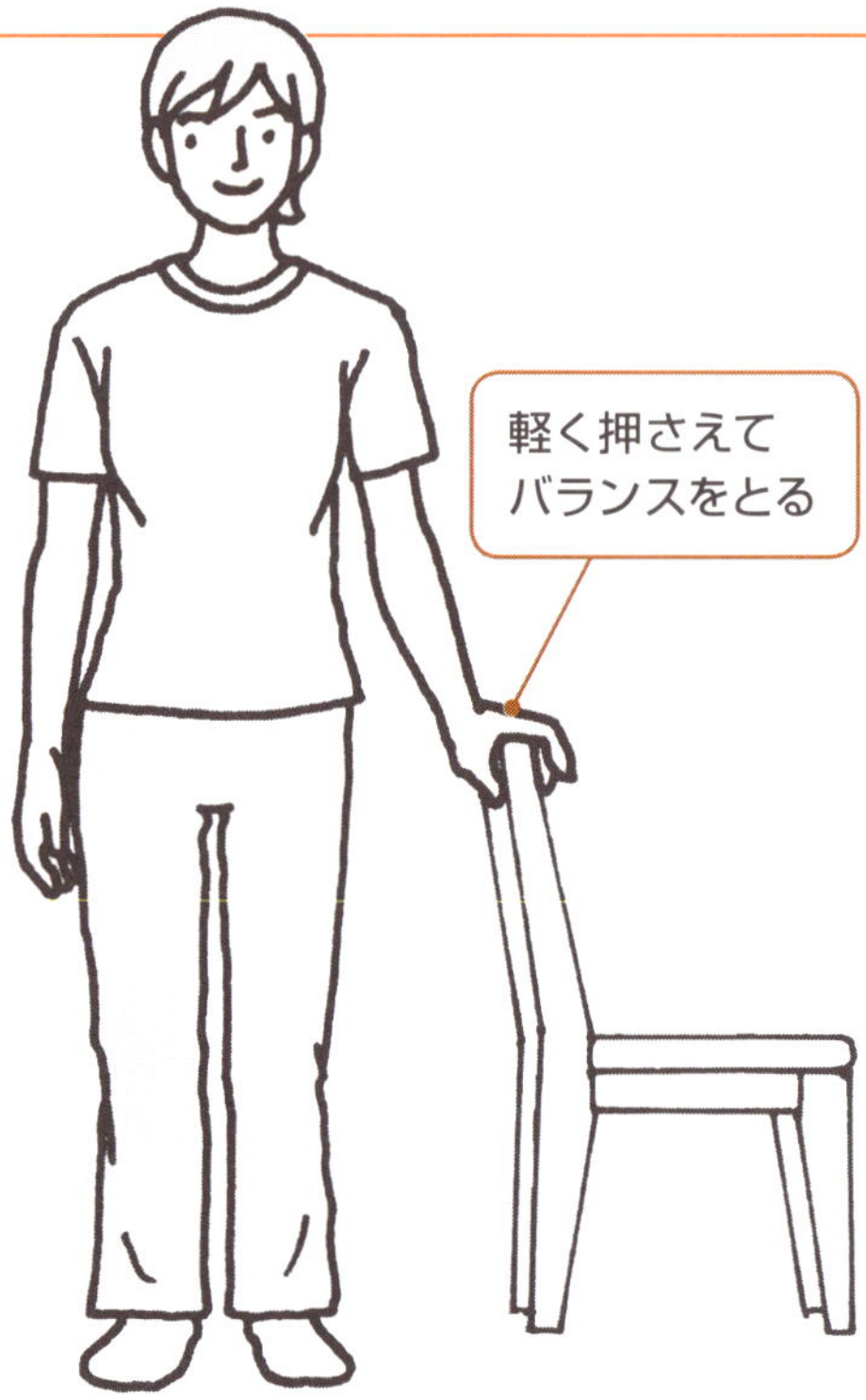
軽く押さえてバランスをとる

イスをつかんで立つ

背筋を伸ばして立ち、片手でイスの背もたれをつかみます

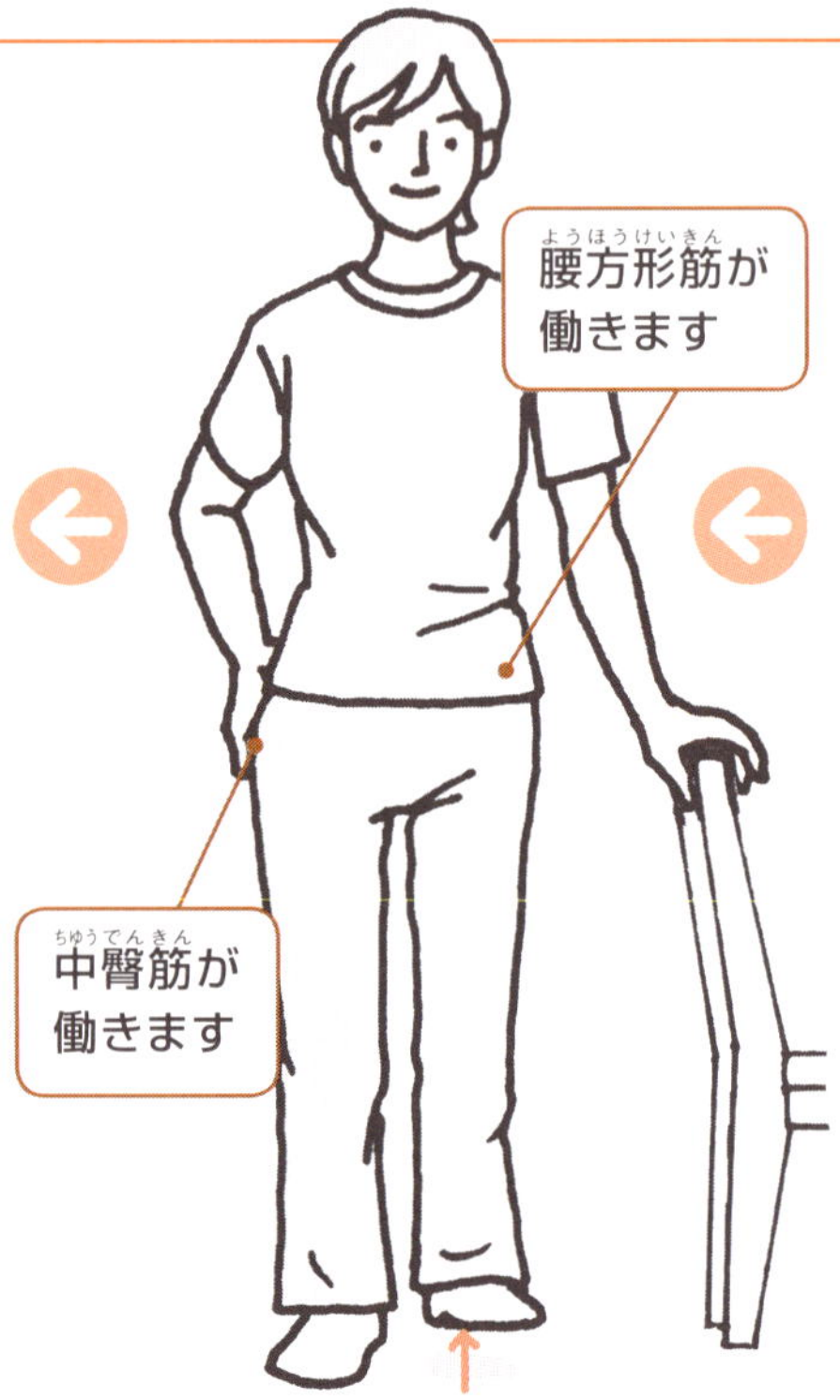
腰方形筋《ようほうけいきん》が働きます
中臀筋《ちゅうでんきん》が働きます

足を浮かせる

肩を水平にしたまま、イスに近い側の足を浮かせます

余裕があったら膝《ひざ》を高く上げて行ってください。股関節《こかんせつ》を動かす筋肉がさらに強化されます

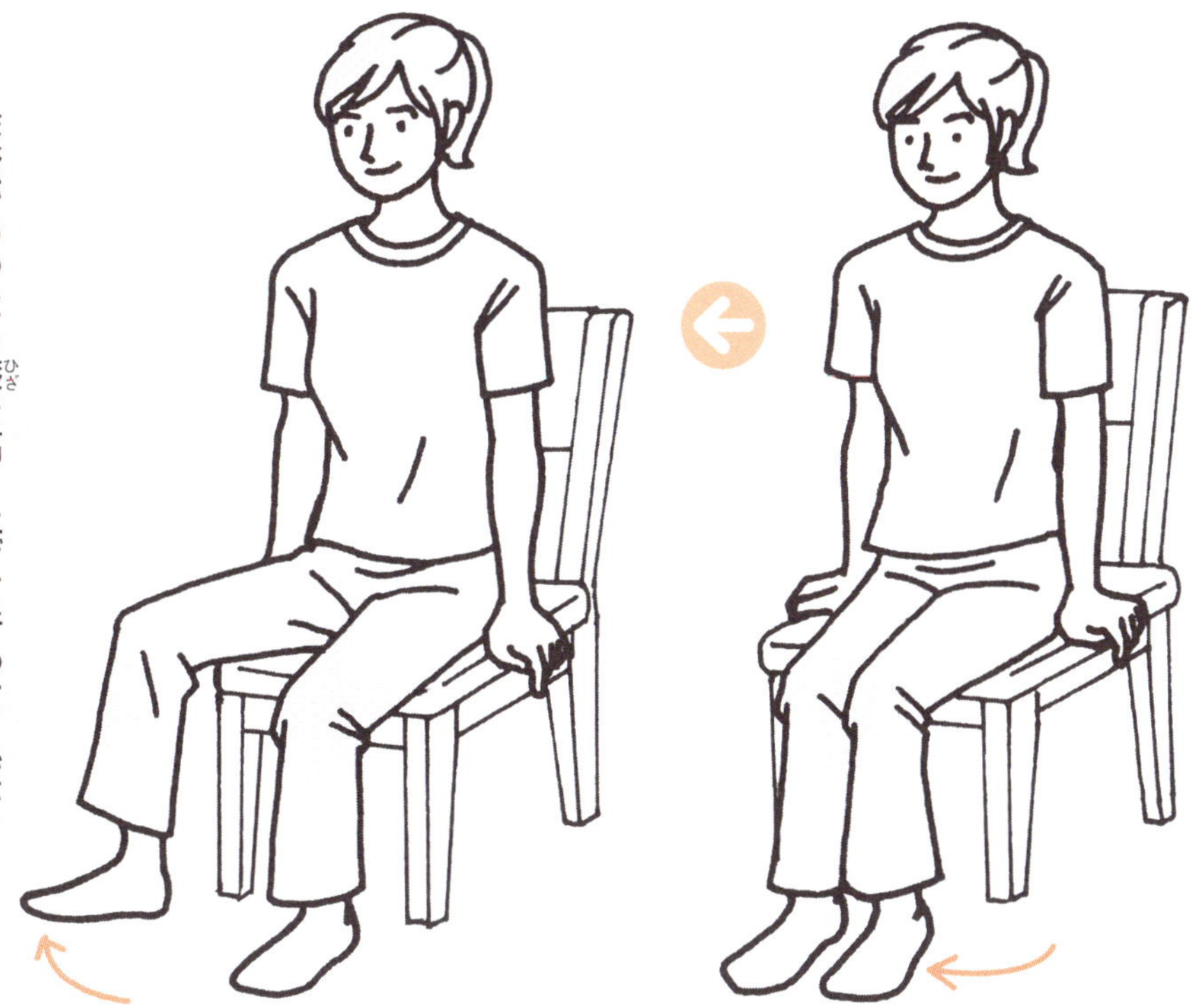

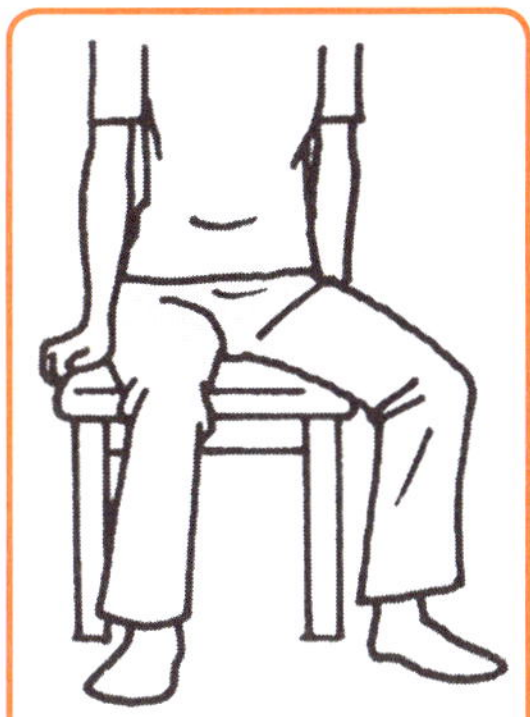

脚を開くときに上体が動かないようにイスの座面をしっかり握ってからだを支えます

右脚を開く

脚をかえて同様の動作を行います

もとに戻す

もとの姿勢に戻して呼吸を整えます

骨盤《こつばん》と大腿骨《だいたいこつ》

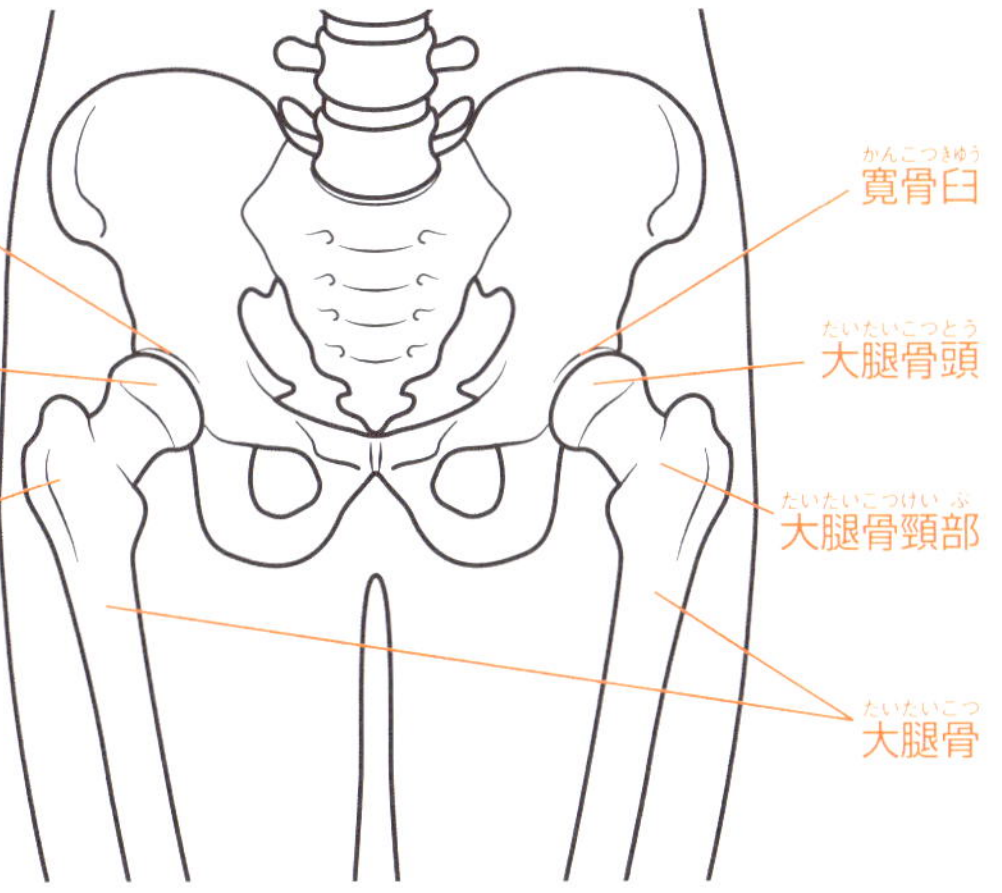
寛骨臼《かんこつきゅう》
大腿骨頭《たいたいこつとう》
大転子《たいてんし》
寛骨臼《かんこつきゅう》
大腿骨頭《たいたいこつとう》
大腿骨頸部《たいたいこつけいぶ》
大腿骨《たいたいこつ》

寛骨臼《かんこつきゅう》と呼ばれる丸いくぼみに、大腿骨《だいたいこつ》の上端にある球形の大《だい》腿骨頭《たいこつとう》がはまっている股関節は、強い靭帯《じんたい》や筋肉に囲まれ、非常に安定した関節です。しかし、先天性股関節脱臼《だつきゅう》の人は、変《へん》形性《けいせい》股《こ》関節症《かんせつしょう》になりやすいので注意が必要です。最近は重度の変形性膝関節症《へんけいせいひざかんせつしょう》も全関節置換術などでかなりの効果が得られるようになりました

片手でイスの背もたれをつかむだけでは姿勢が安定しない人は、両側にイスをおいてみましょう

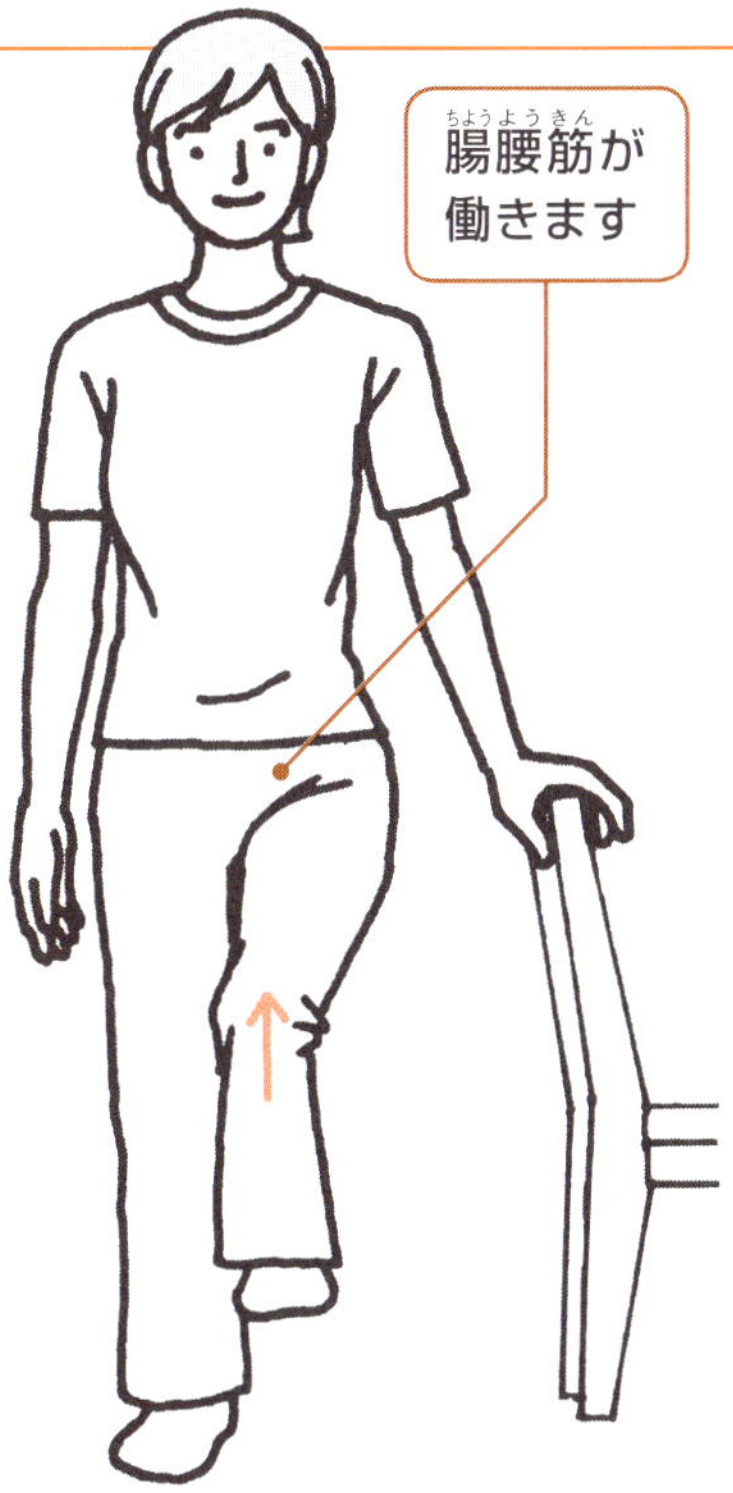
腸腰筋《ちょうようきん》が
働きます

膝を上げる

膝をできるだけ上げます。脚をかえて同様の動作を行います

呼吸困難予防体操❶

加齢にともなう息切れや息苦しさも体操によって軽減することができます

息切れも腹式呼吸で改善

高齢になると慢《まん》性《せい》閉《へい》塞《そく》性《せい》肺《はい》疾《しっ》患《かん》（ＣＯＰＤ）や肺炎、気管支ぜん息などで呼吸困難になることが少なくありません。治療が遅れると、治癒してももとに戻らないケースもあります。それでも効率的な呼吸法を覚えれば息切れや息苦しさが軽減できます。口すぼめ呼吸、腹式呼吸などがあり、慢《まん》性《せい》呼《こ》吸《きゅう》器《き》疾《しっ》患《かん》の患者が行うことが多いのですが、一般の高齢者も肺活量を確保して持久力を維持するために行うとよいでしょう。

腹式呼吸

腹式呼吸は胸式呼吸の約3倍の換気（肺のガス交換）が可能です。腹圧が変化するので内臓周辺の血行がよくなります

背筋を伸ばす

イスに座って背筋をピンと伸ばします

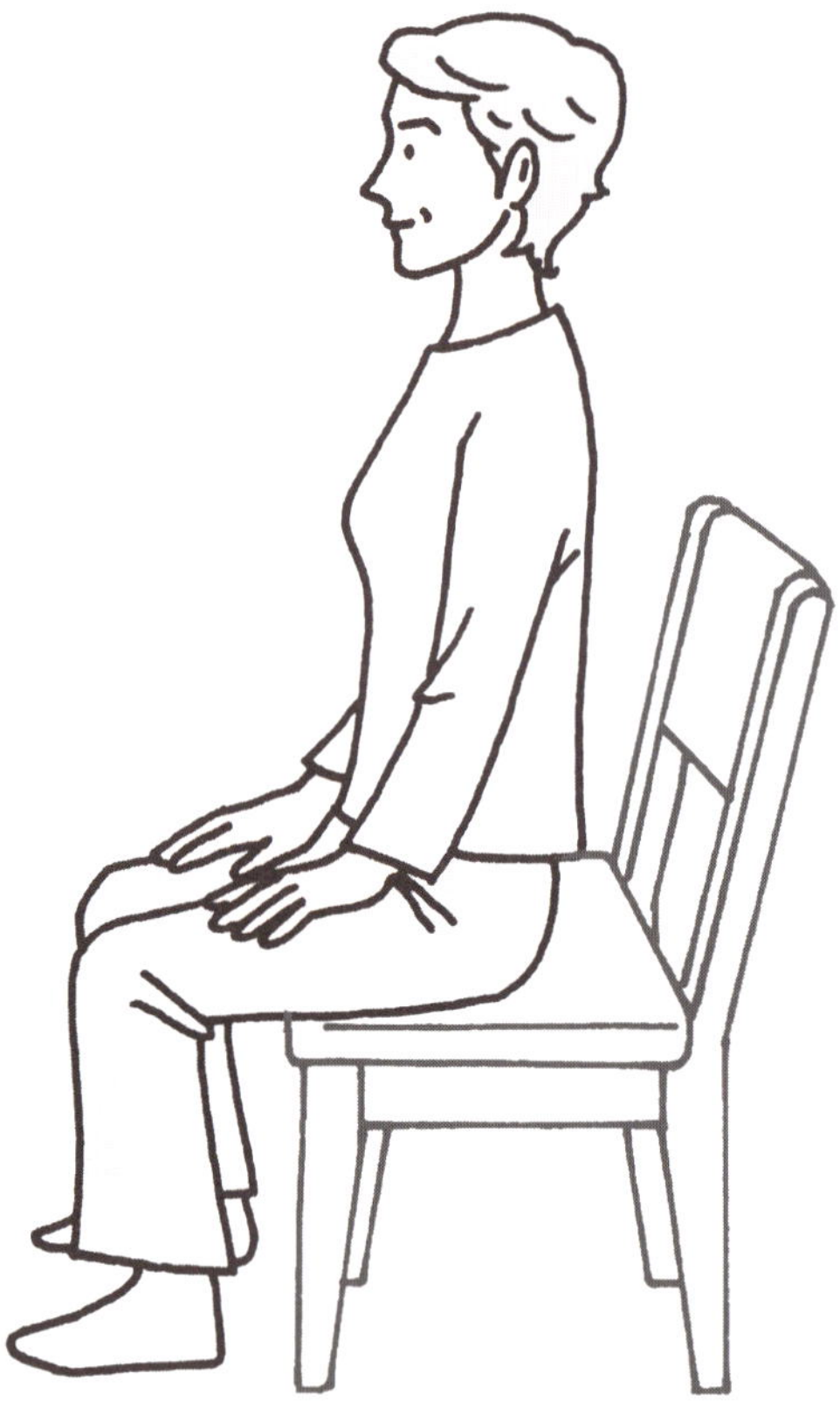

寝てする腹式呼吸の方法

就寝時や朝起きたときに行うと効果的ですが、寝たきりの人もできる腹式呼吸の訓練です。お腹は上下しますが、胸は動かしません

鼻から吸う

手をお腹と胸に当てて口を閉じ、お腹をふくらませながら「1、2」で息を吸う

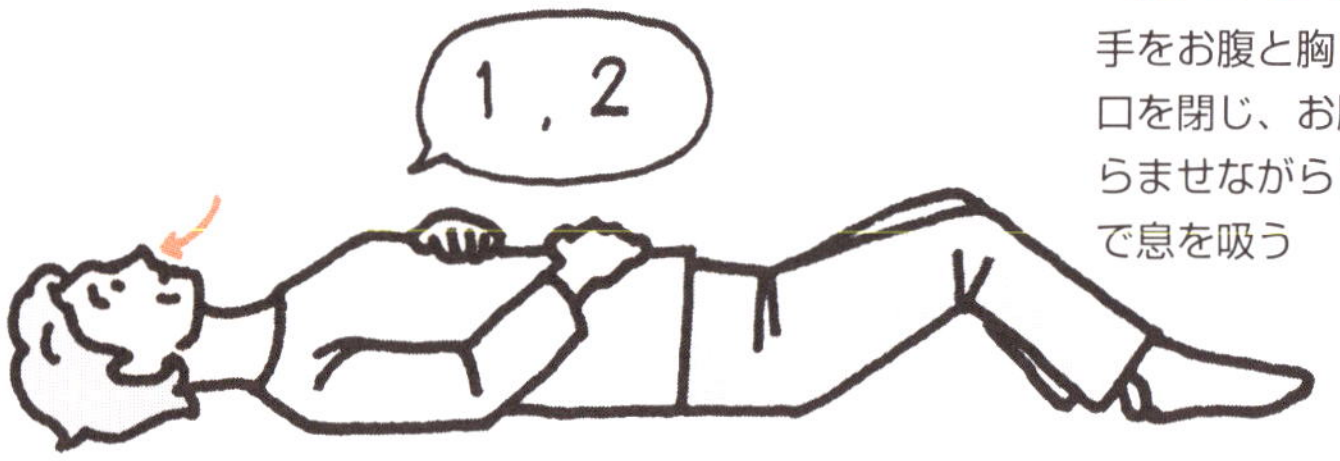

口からはく

口をすぼめ、お腹をへこませながら「3、4、5、6」でゆっくり息をはく

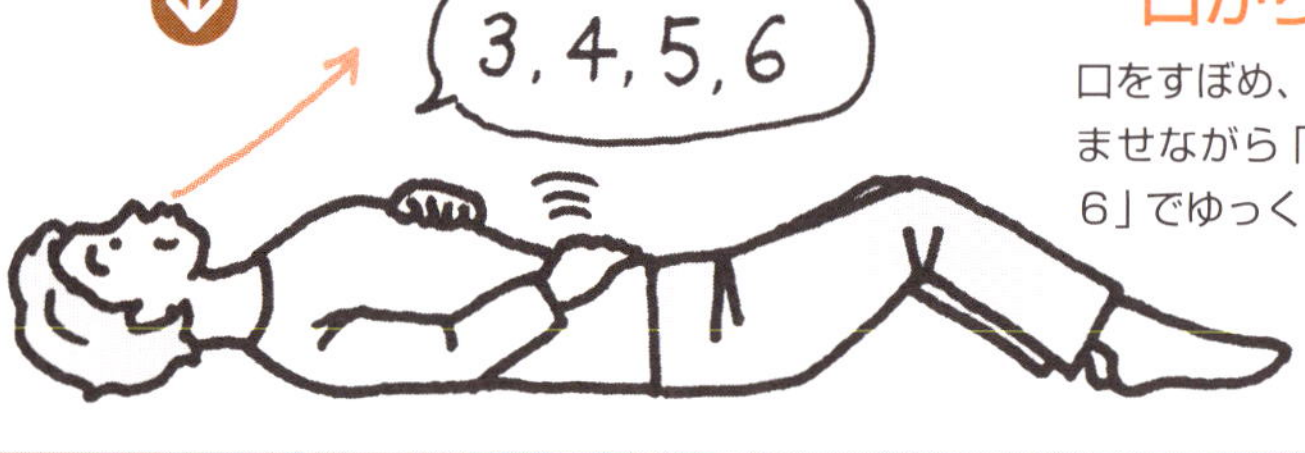

息をはくときは唇を軽くすぼめ、ゆっくりとはき出します

お腹に手を当て息をはく

「3、4、5、6」と数えながら息をゆっくりはき、少し前かがみになるようにしてお腹がへこむのを確かめます

呼吸法の基本は、息を吸うのは鼻から、はくのは口からです

お腹に手を当て息を吸う

口を閉じて「1、2」と数えながら鼻から息を吸い、お腹がふくらむことを確認します

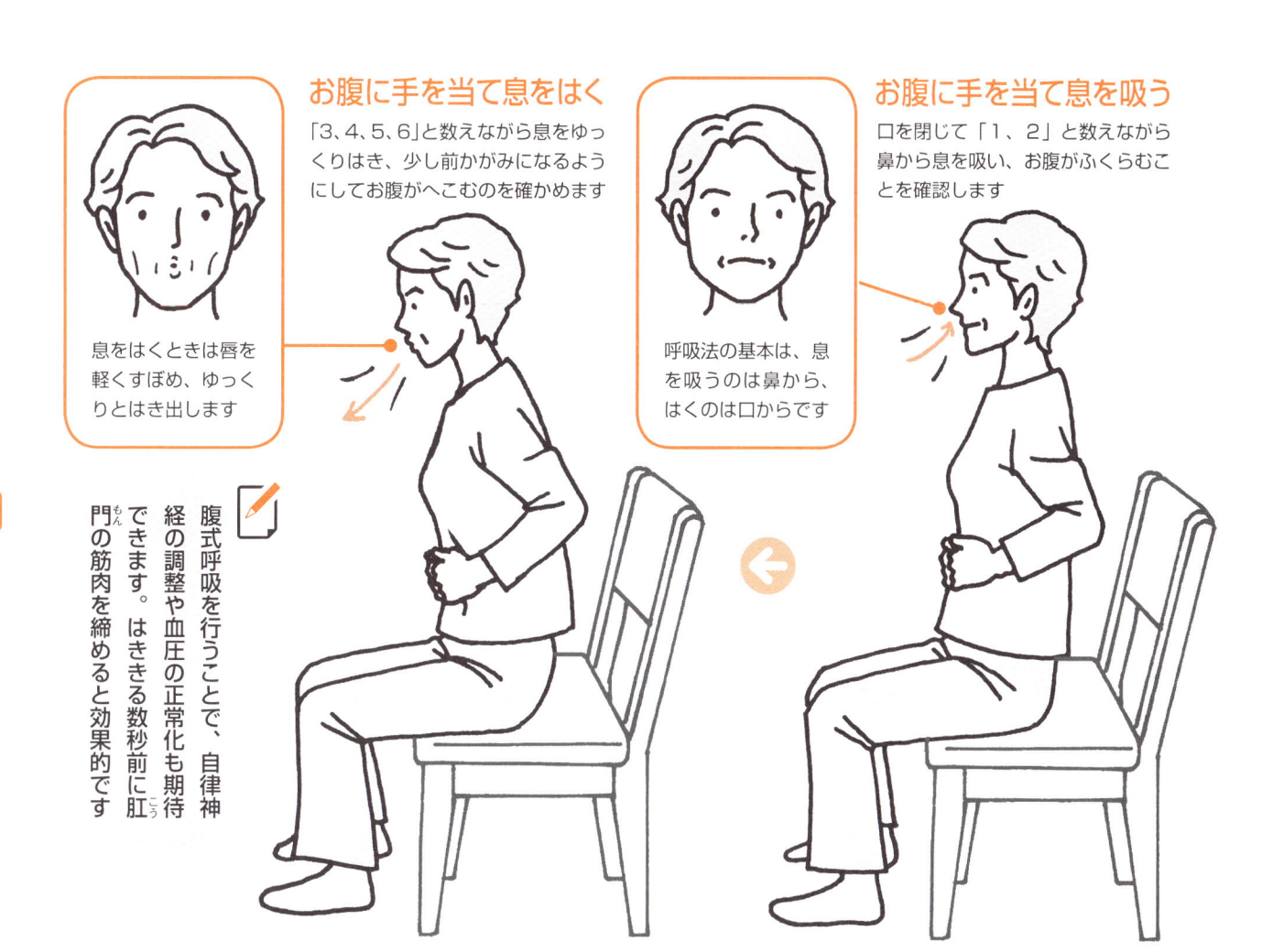

腹式呼吸を行うことで、自律神経の調整や血圧の正常化も期待できます。はききる数秒前に肛門《こうもん》の筋肉を締めると効果的です

呼吸困難に関係する病気

呼吸器の構造

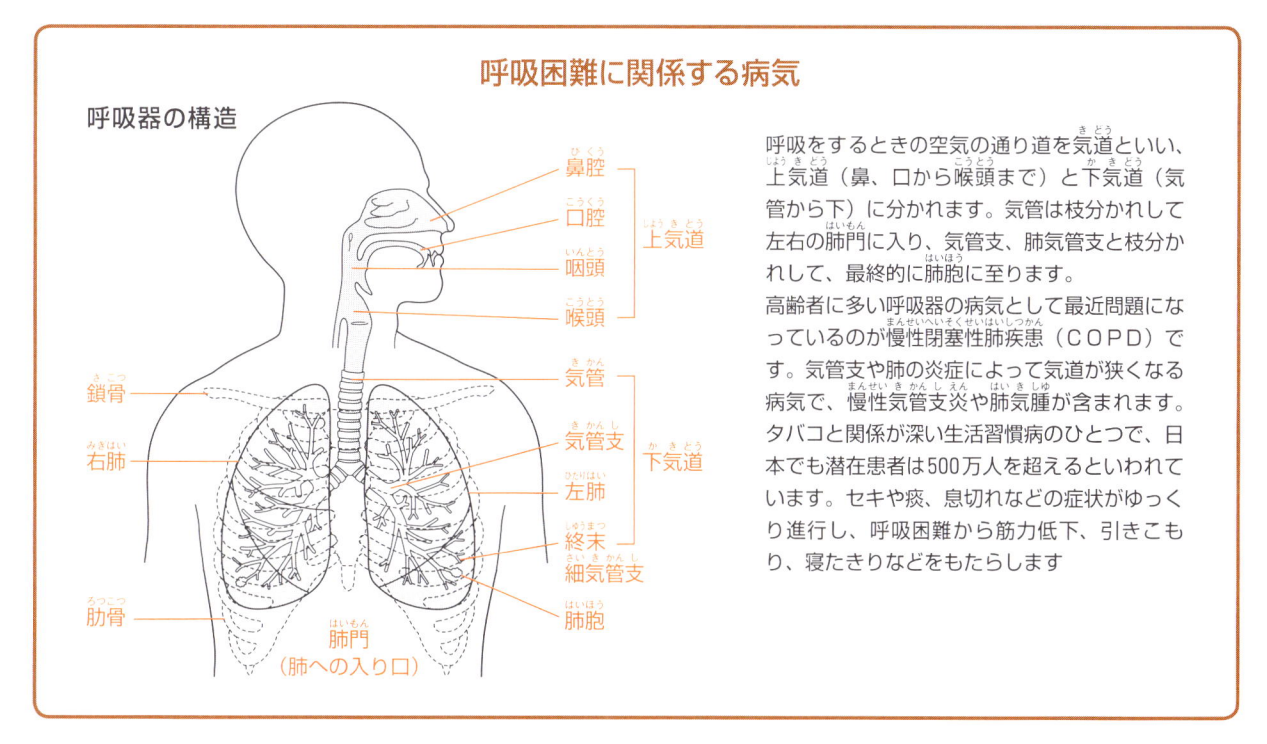

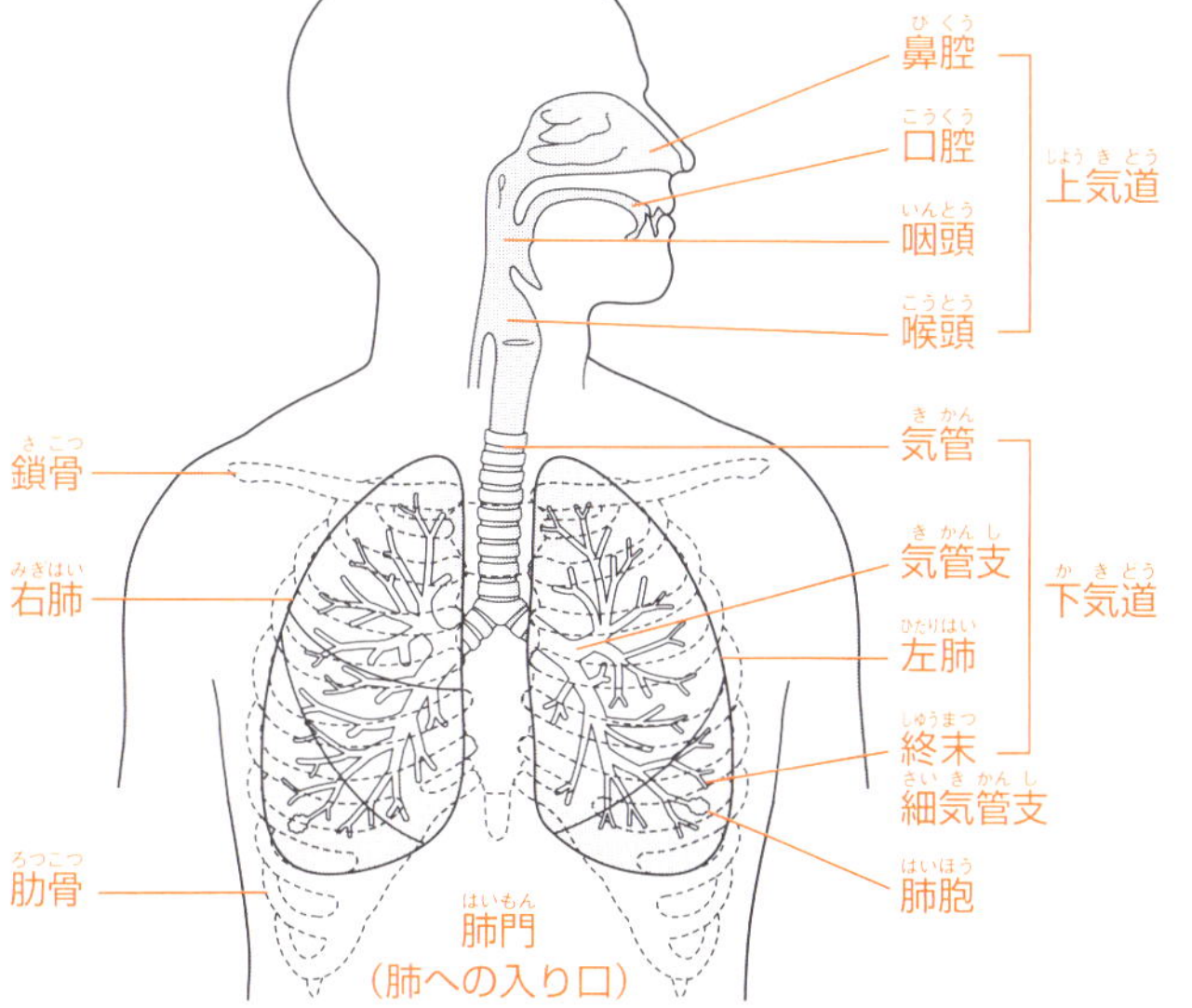

呼吸をするときの空気の通り道を気道《きどう》といい、上気道《じょうきどう》（鼻、口から喉頭《こうとう》まで）と下気道《かきどう》（気管から下）に分かれます。気管は枝分かれして左右の肺門《はいもん》に入り、気管支、肺気管支と枝分かれして、最終的に肺胞《はいほう》に至ります。
高齢者に多い呼吸器の病気として最近問題になっているのが慢性閉塞性肺疾患《まんせいへいそくせいはいしつかん》（ＣＯＰＤ）です。気管支や肺の炎症によって気道が狭くなる病気で、慢性気管支炎《まんせいきかんしえん》や肺気腫《はいきしゅ》が含まれます。タバコと関係が深い生活習慣病のひとつで、日本でも潜在患者は500万人を超えるといわれています。セキや痰、息切れなどの症状がゆっくり進行し、呼吸困難から筋力低下、引きこもり、寝たきりなどをもたらします

呼吸困難予防体操②

胸を広げる体操で肺活量《はいかつりょう》が増大します

胸を広げる

もともと肩の痛みを予防・改善するために考案した体操ですが、胸郭《きょうかく》を広げ、呼吸を楽にする効果もあります

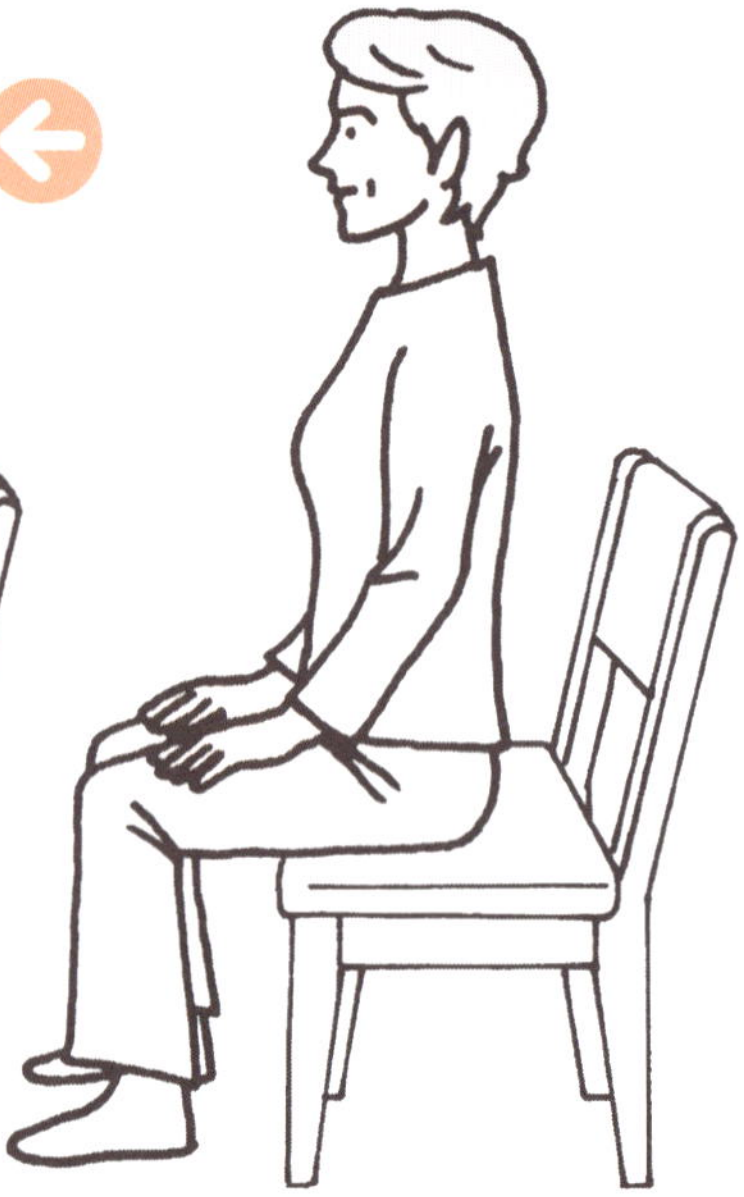

イスに座る

イスに座って背筋を伸ばします

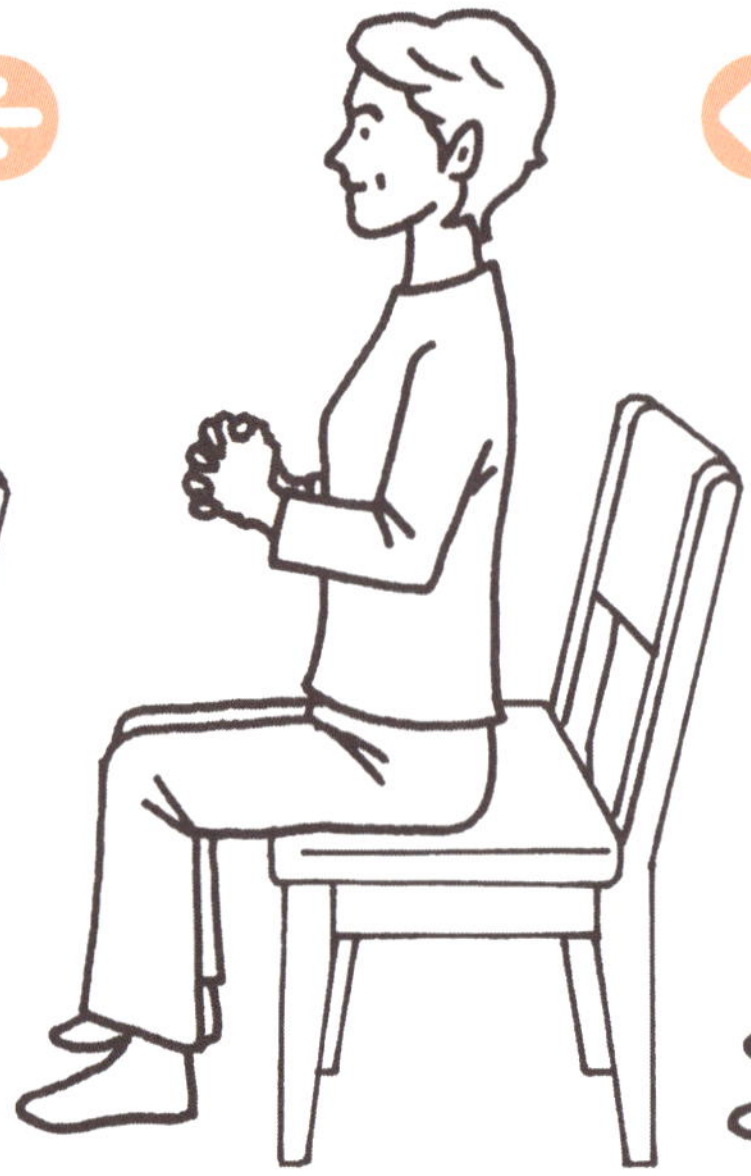

指を組む

左右の手のひらを合わせて指を組みます

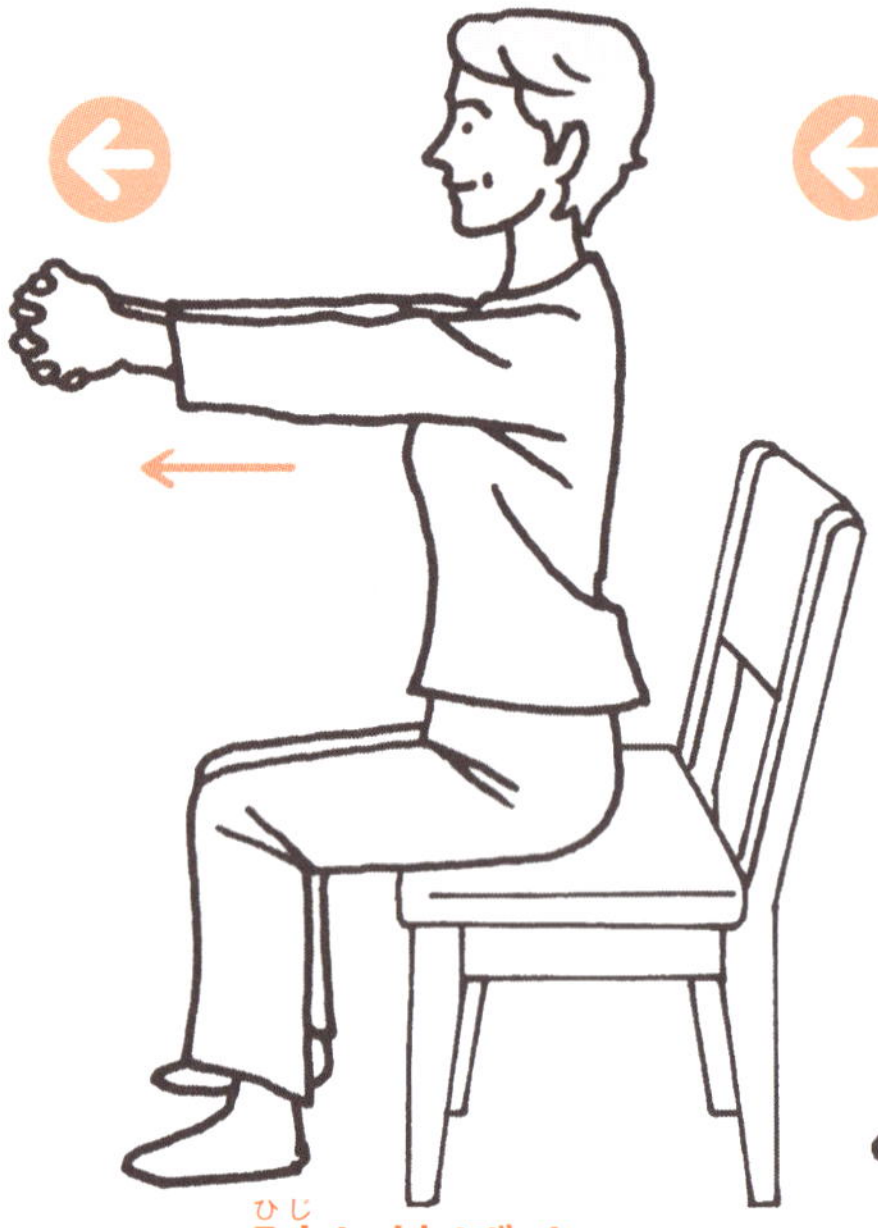

肘《ひじ》を伸ばす

指を組んだまま胸の前で肘を伸ばします

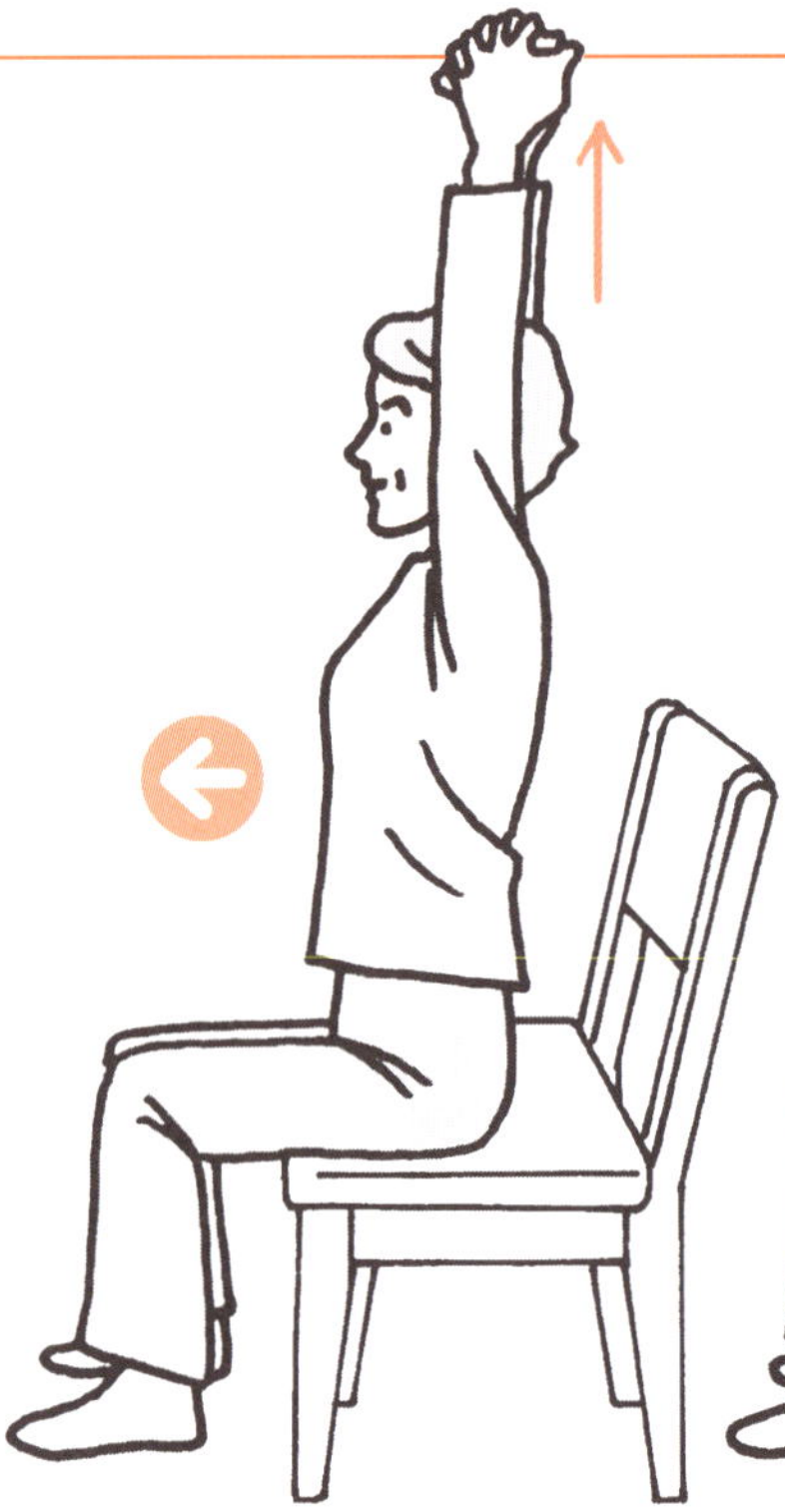

腕を頭上に上げる

指を組んだままゆっくりと両腕を頭上に上げて十分伸ばし、15～20秒間静止します

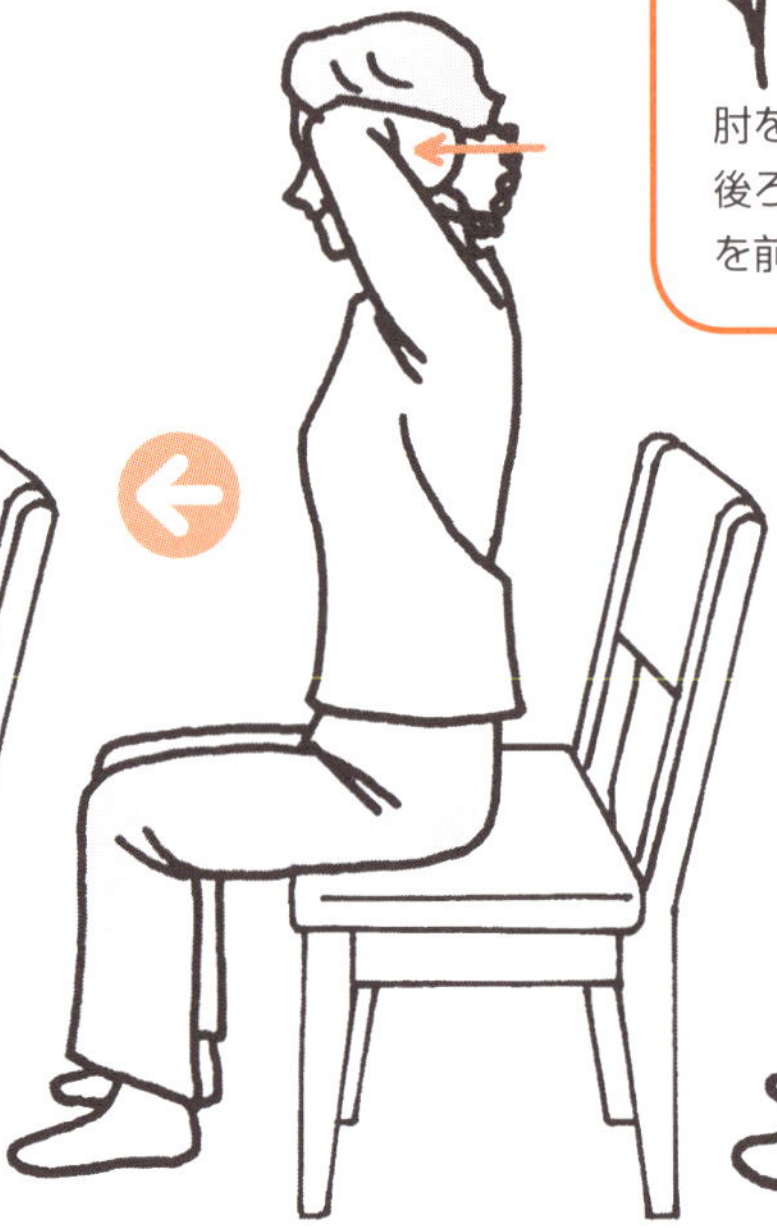

肘をもとに戻す

手を頭の後ろにまわしたまま肩の力を抜きます

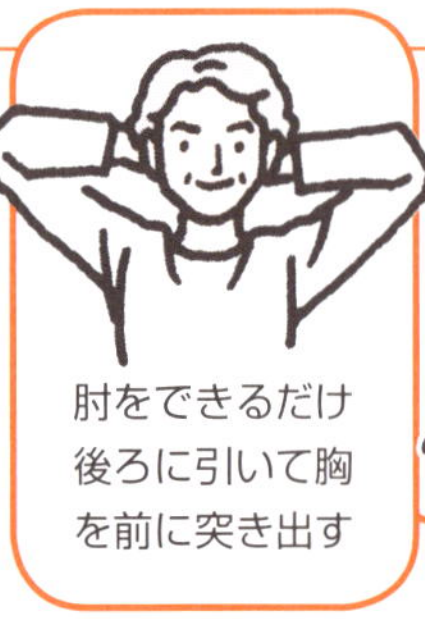
肘をできるだけ後ろに引いて胸を前に突き出す

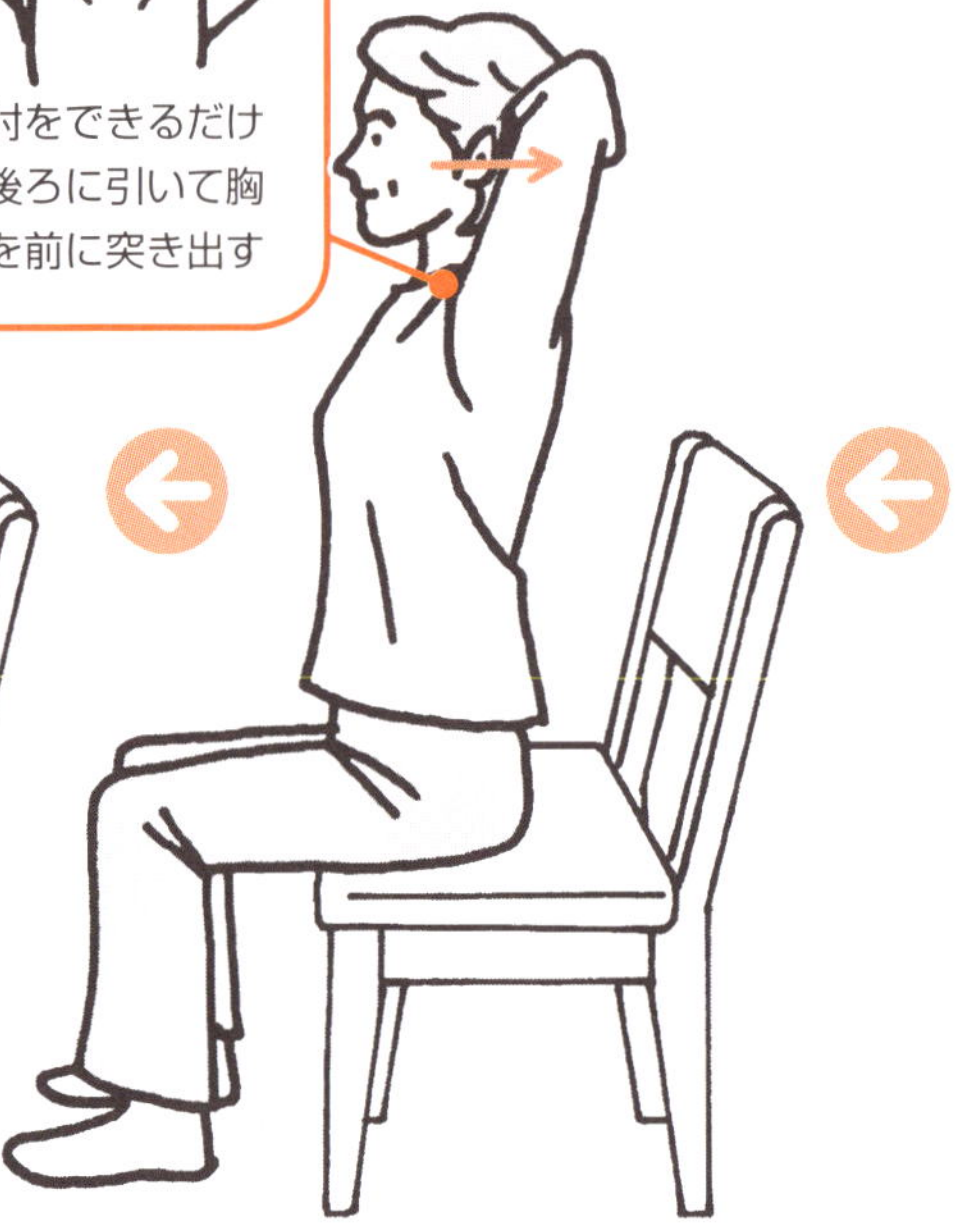

肘を開く

手のひらを頭の後ろにまわしたまま肘を開き、胸をそらして15～20秒間静止します

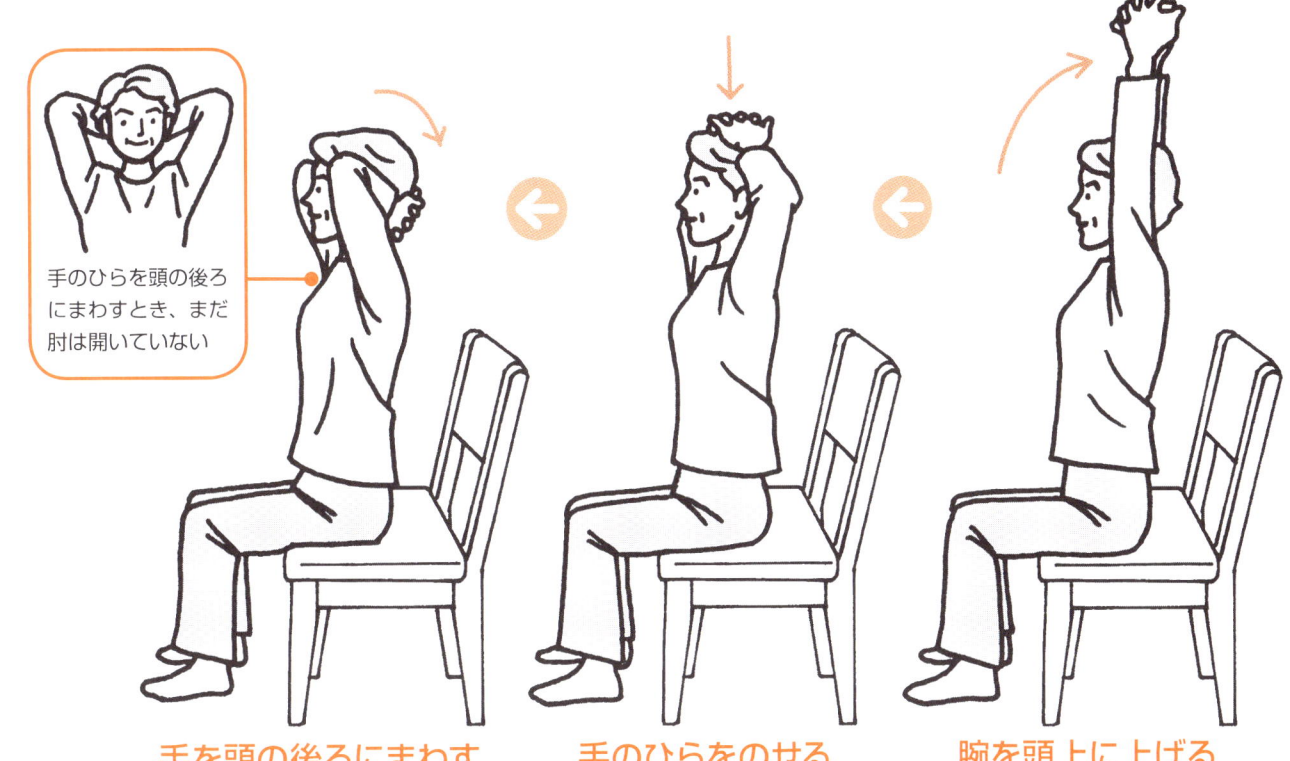

手を頭の後ろにまわす

頭にのせた手のひらを頭の後ろにまわします

手のひらをのせる

頭上に上げた腕をゆっくり下ろして手のひらを頭にのせます

腕を頭上に上げる

腕をゆっくりと頭上に上げ、十分に伸ばして15～20秒間静止します

呼吸に関係する主な筋は呼吸筋と呼ばれ、横隔膜《おうかくまく》、肋間筋《ろつかんきん》、腹直筋《ふくちよくきん》などがあります。胸を広げる体操で、肋骨《ろつこつ》を結ぶ肋間筋が強化され、空気を取り入れる肺活量《はいかつりよう》も増します

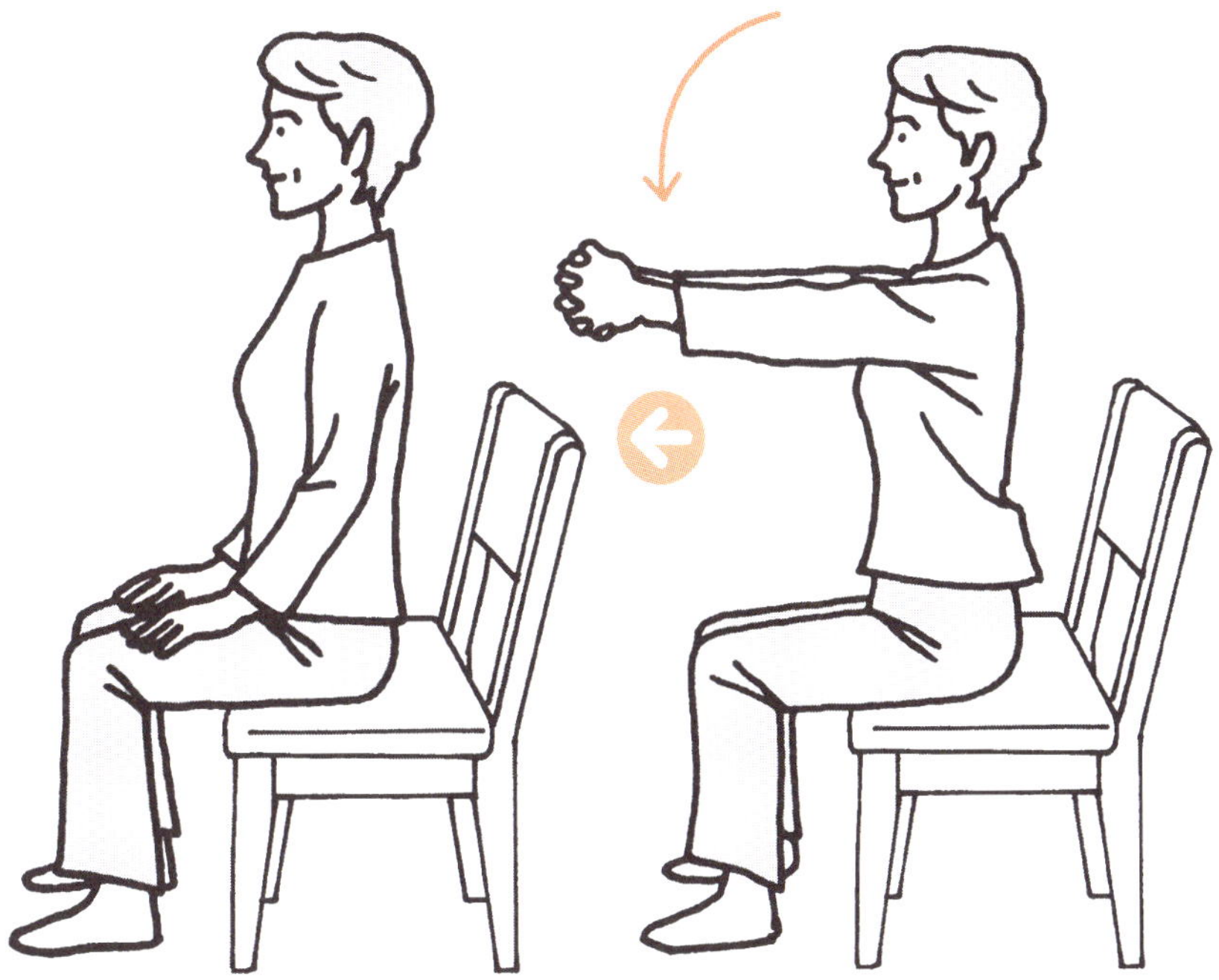

もとに戻す

胸の前に伸ばした腕を下ろしてもとの姿勢に戻します

腕を前に伸ばす

指を組んだままゆっくり両腕を胸の前に伸ばします

行動範囲が広がる酸素療法

酸素療法とは、高濃度の酸素を吸入することで、呼吸困難を改善する治療法です。入院中の患者に対して行うだけでなく、慢性閉塞性肺疾患《まんせいへいそくせいはいしつかん》（COPD）や肺高血圧などの患者に対しては、在宅で酸素濃縮器を用いる酸素療法を行います。夜間を含めて長期的に酸素療法を行うことで、患者のQOL（生活の質）が改善するため、広く普及しています。外出時には携帯用酸素ボンベを使います

呼吸困難予防体操③

上体をひねり、腹筋や胸郭《きょうかく》周辺の筋肉をやわらかくします

肩を抱きしめおひねり

前かがみの姿勢では十分息を吸うことができません。背筋を伸ばして呼吸を楽にします

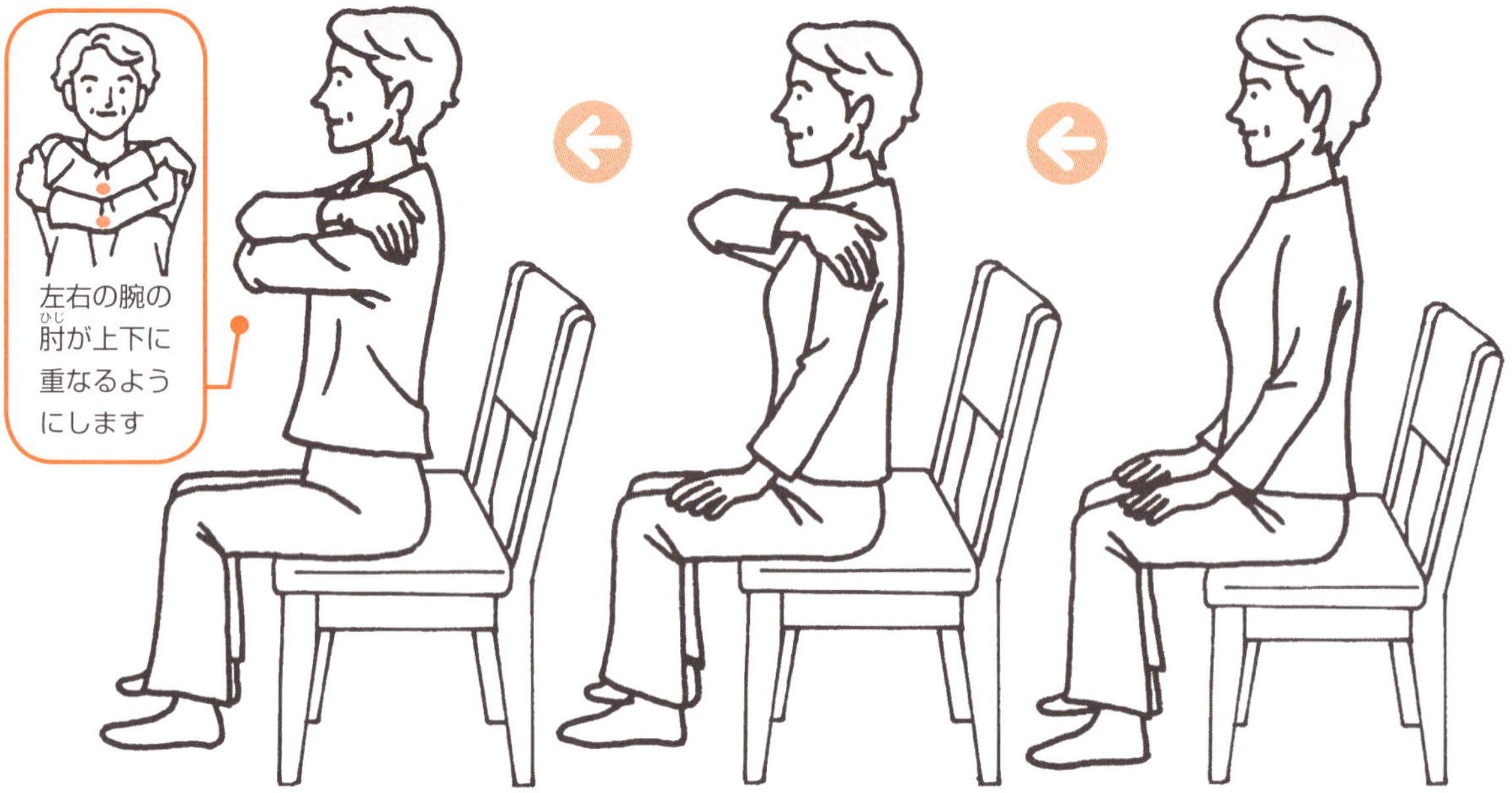
左右の腕の肘《ひじ》が上下に重なるようにします

イスに座る

イスに座って背筋を伸ばします

手で肩をつかむ

右手で左肩をつかみます

両肩をつかむ

左手を下からまわして右肩をつかみます

脚を組んで上体ひねり

上体をひねる体操は脊柱《せきちゅう》（背骨）や肋骨《ろっこつ》の動きを柔軟にします

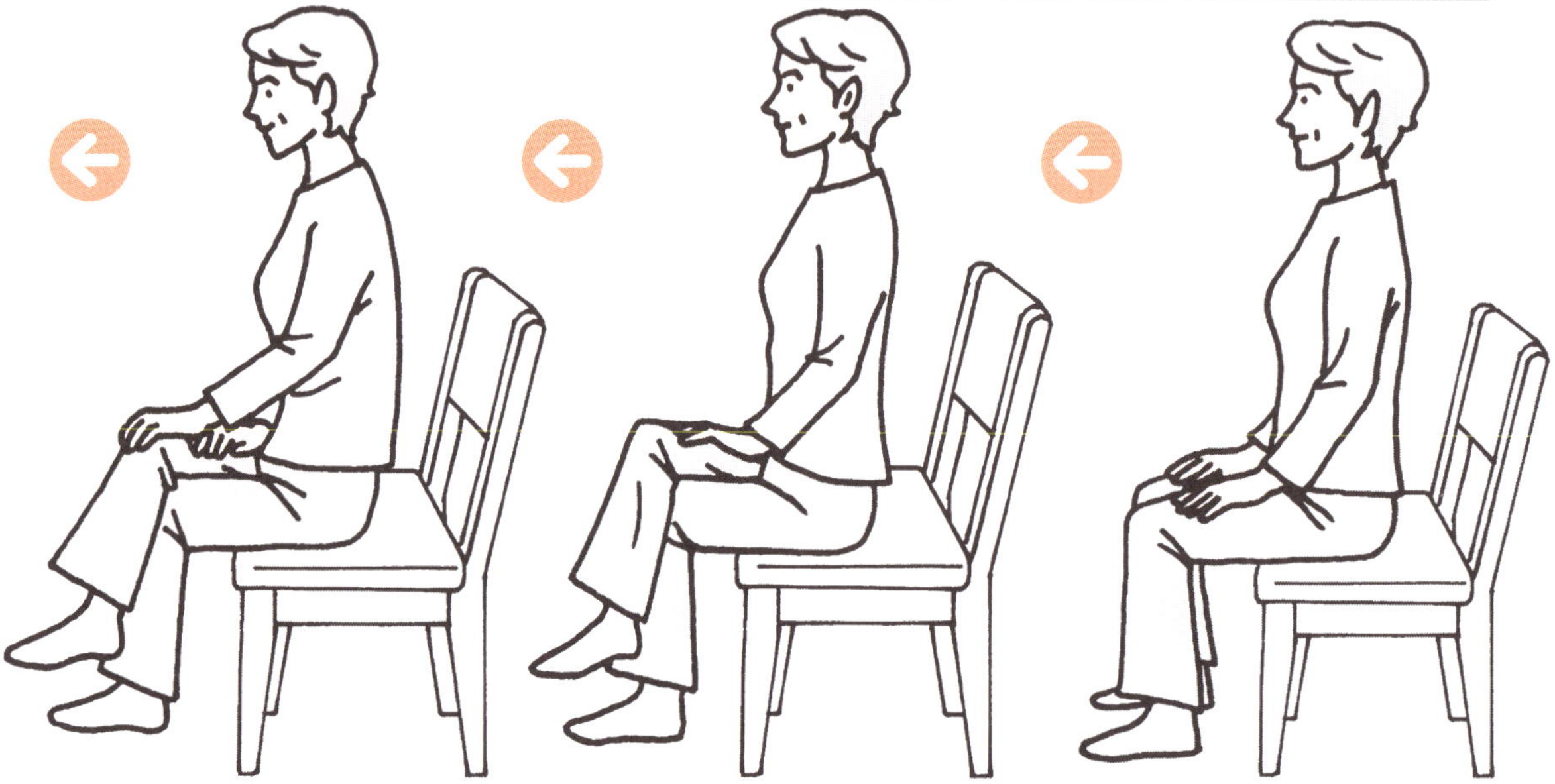

イスに座る

イスに座って背筋を伸ばします

脚を組む

右脚を左脚の上にのせて脚を組みます

手で膝《ひざ》を押さえる

左手で上に組んだ右脚の膝を押さえます

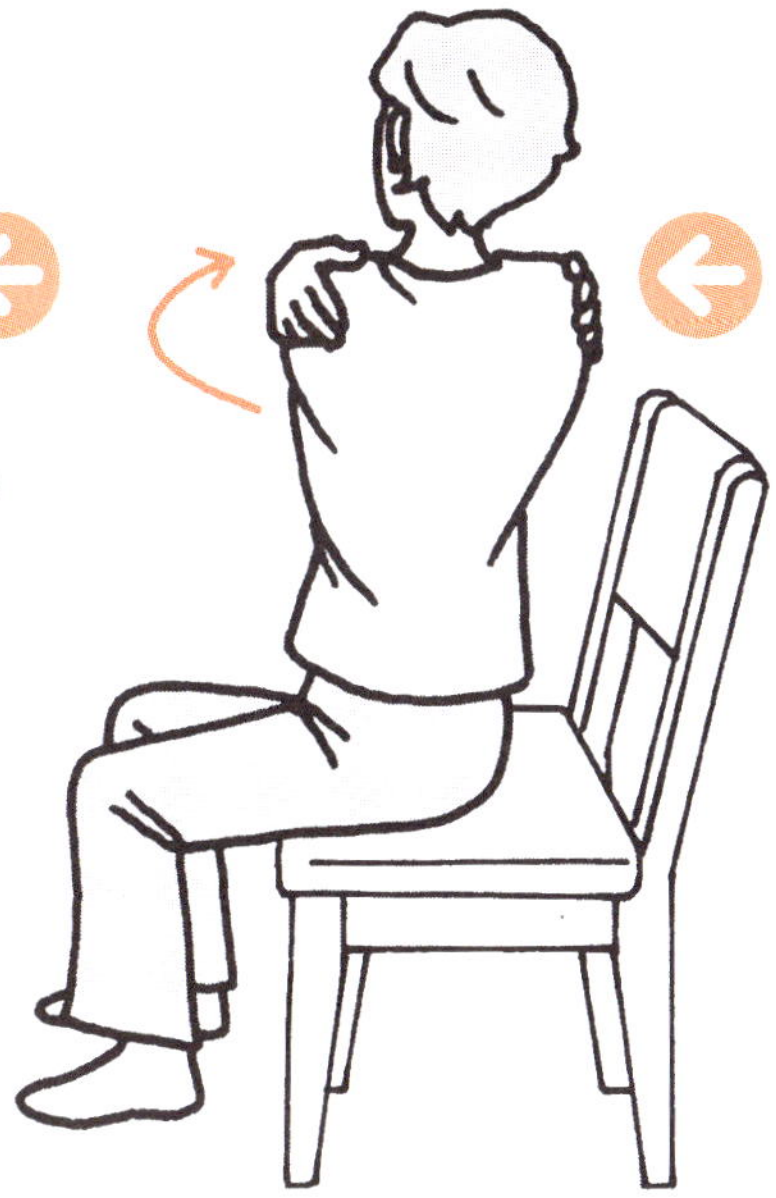

上体をひねる

ゆっくり右側に上体をひねって
顔を後ろに向け、15～20秒間
静止してもとに戻します

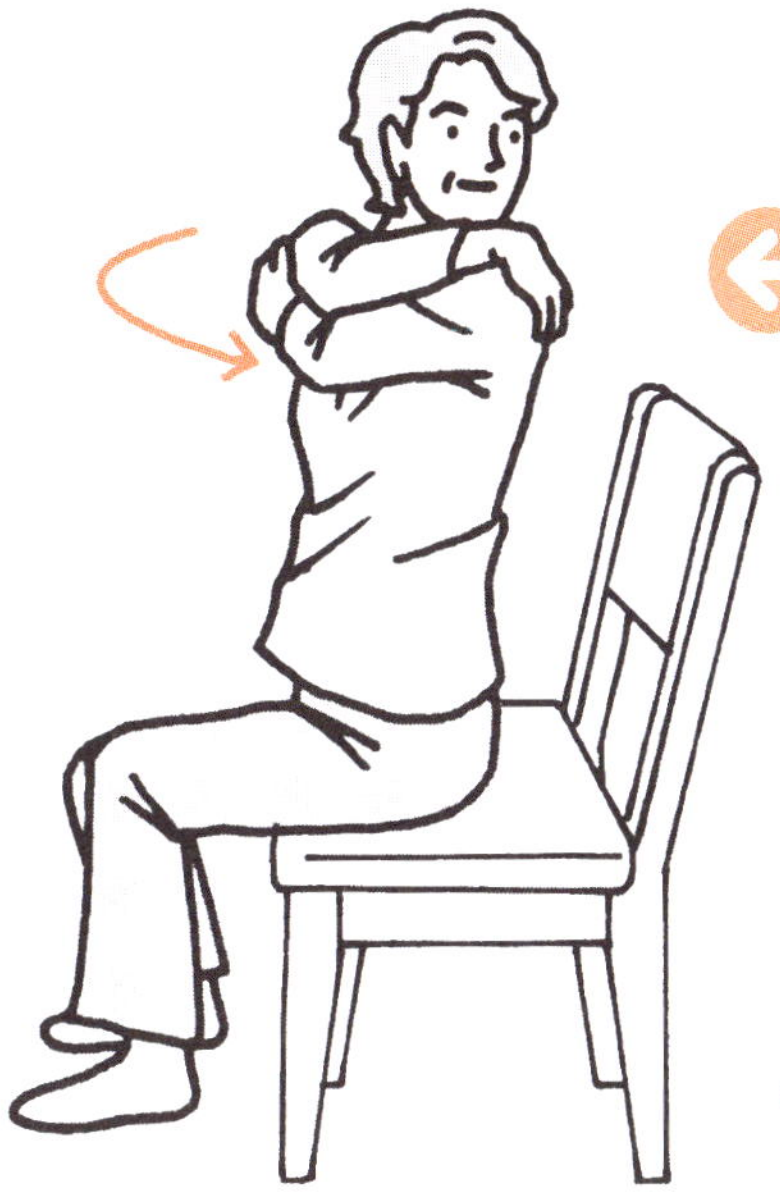

反対側にひねる

ゆっくり左側に上体をひねって
顔を後ろに向け、そのまま15
～20秒間静止します

脊柱《せきちゅう》（背骨）のひねりが悪くなると腹筋などが弱くなり前かがみの姿勢になりやすく、十分な肺活量《はいかつりょう》を確保しにくくなります

呼吸機能検査について

「電子スパイロメーター」という検査機器に息を吹き込むと、肺活量《はいかつりょう》と肺の収縮力がわかります。年齢、性別、身長、体重により算出した標準値に比べて、肺活量が80％以上、1秒率（1秒間で肺活量の何％をはき出せるか）が70％以上なら正常とされます。

肺活量が低い場合は、肺線維症《はいせんいしょう》など の拘束性換気障害《こうそくせいかんきしょうがい》（肺の動きが制限される病気）、1秒率が低いと肺気《はいき》腫《しゅ》やぜん息など閉塞性《へいそくせい》換気障害（空気を早くはき出せない病気）が考えられます

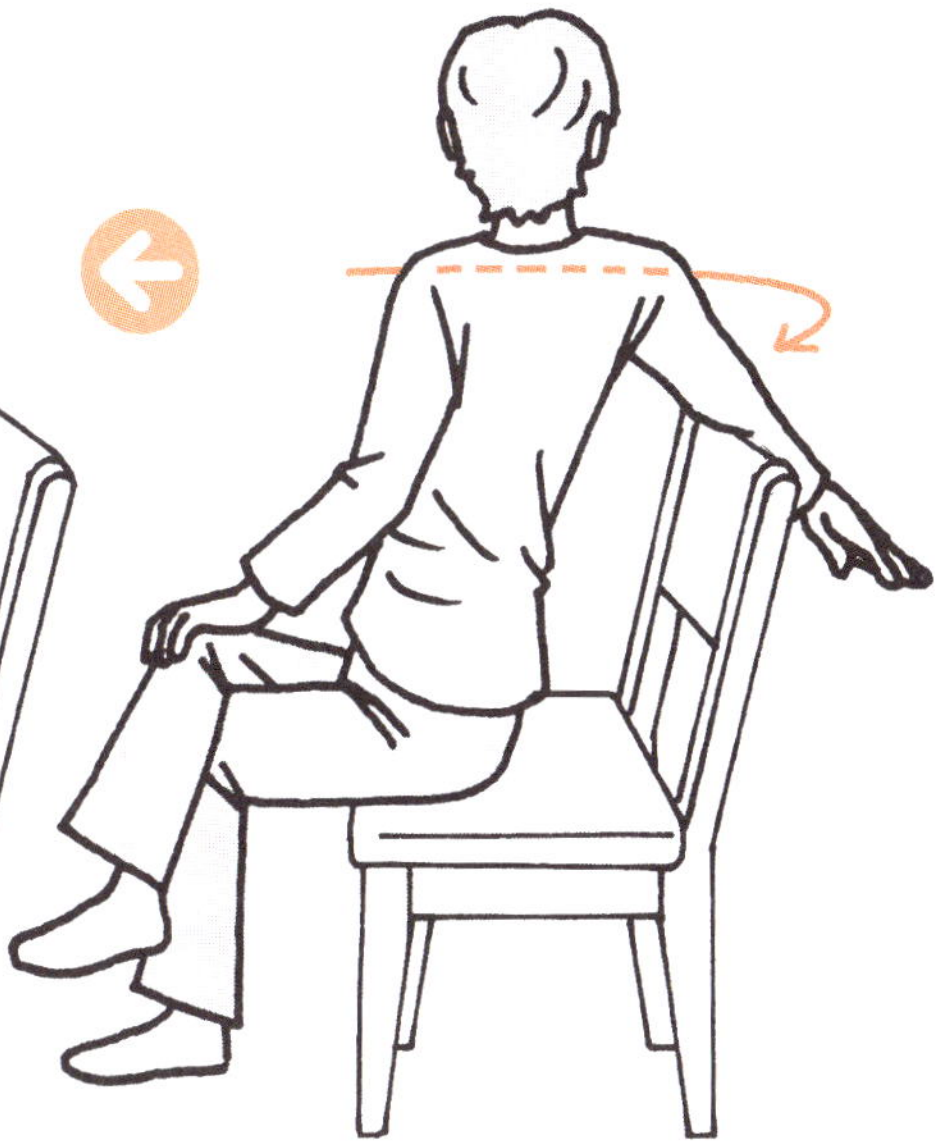

からだをひねる

右腕をゆっくり後ろにまわしな
がら、同じ方向に上体をひねり
15～20秒間静止します

脚を組みかえる

もとの姿勢に戻ったら左右の脚
を組みかえて、右手で左脚の膝
を握ります

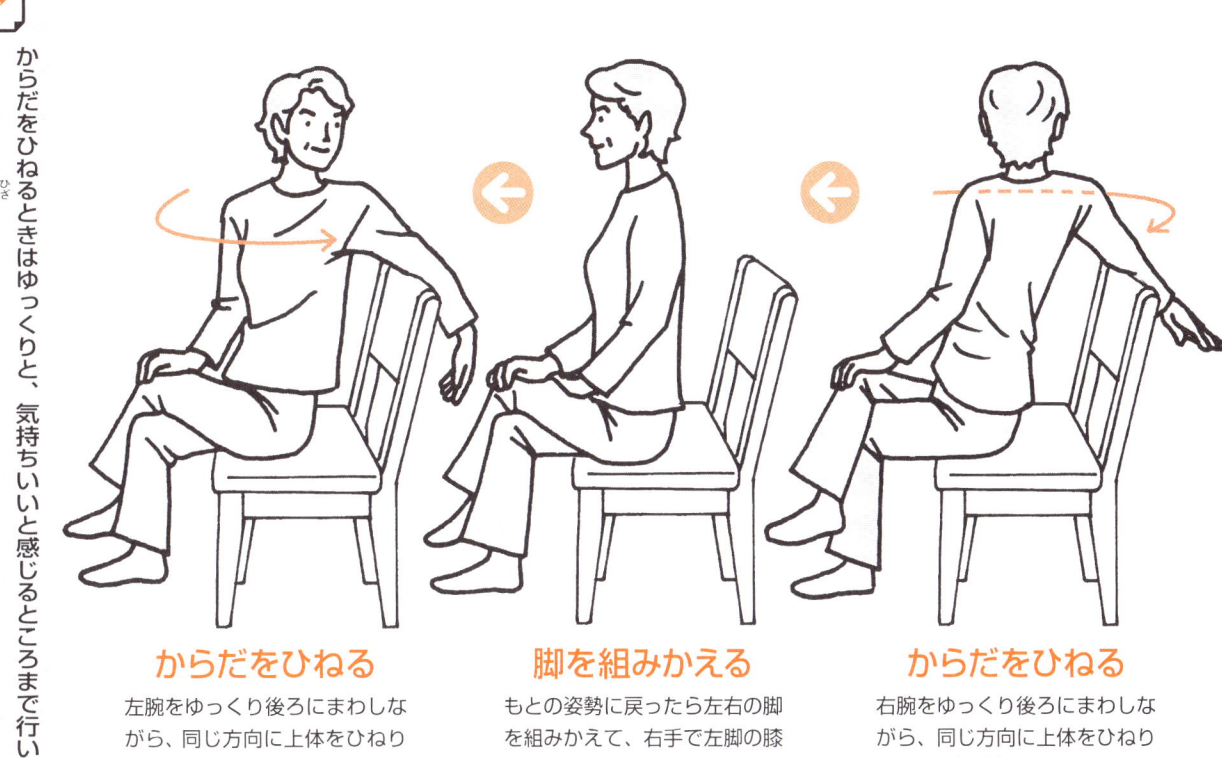

からだをひねる

左腕をゆっくり後ろにまわしな
がら、同じ方向に上体をひねり
15～20秒間静止します

からだをひねるときはゆっくりと、気持ちいいと感じるところまで行います。組んだ膝《ひざ》がくずれないように膝を押さえた手に力を入れます

介護・疾病予防体操

安全運転体操①

高齢ドライバーの事故が増加しています。安全運転体操によって事故の危険を減らします

運転経験は豊富でも身体機能が低下

高齢者が加害者になる自動車事故が増えています。視界が狭くなる、標識を見落とす、安全確認が不十分、運転時間が長いと疲れやすい、とっさの判断に時間がかかるなど原因はさまざまです。運転の経験が豊富なベテランの高齢ドライバーも、身体機能が低下しているため、事故を起こしやすいので注意が必要です。

運転はさまざまな動作をともないます。日頃から筋力強化に努めるとともに、運転する前だけでなく、運転途中で休憩をとって各種の体操を行って安全運転を心がけましょう。

からだをリラックス

リラックスとは、心やからだを緩めるという意味です。心身ともにゆったりとした状態を保つために首と肩の体操を行います

首を横に曲げる

首をゆっくり左右に傾《かたむ》ける動きを数回繰り返します

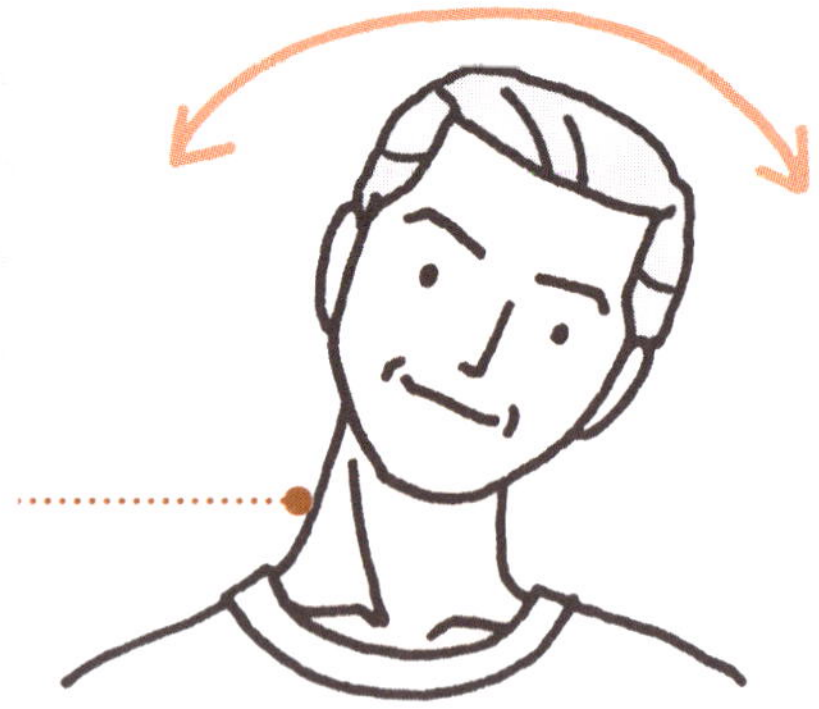

首の動きを柔軟にして運転中の左右確認がスムーズに

ハンドル操作

ハンドルを握る手と腕の体操です。手と腕の筋力を強化し、動きをやわらかくします

指をかけて引く

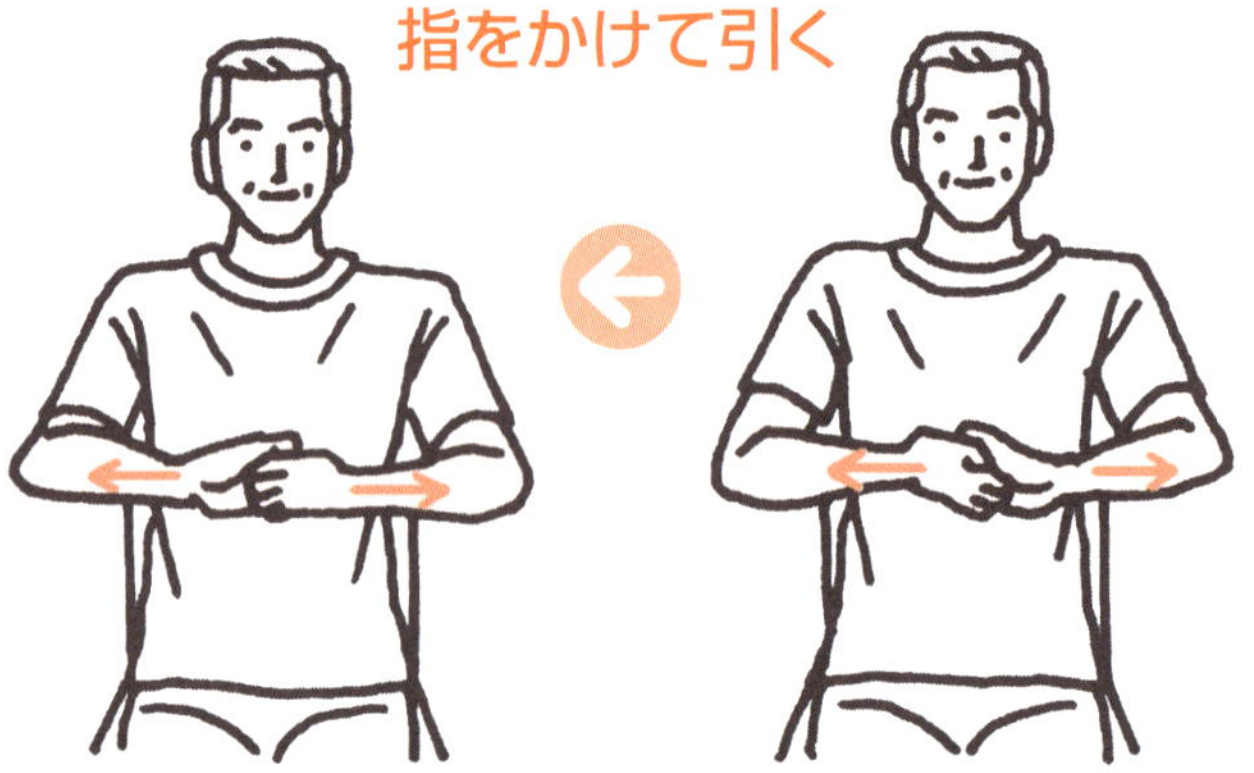

曲げた指を上下に引っかけて、息をはきながら5～6秒間左右に強く引きます

上下をかえて指を組み、息をはきながら5～6秒間左右に強く引きます

手首を握って押し合う

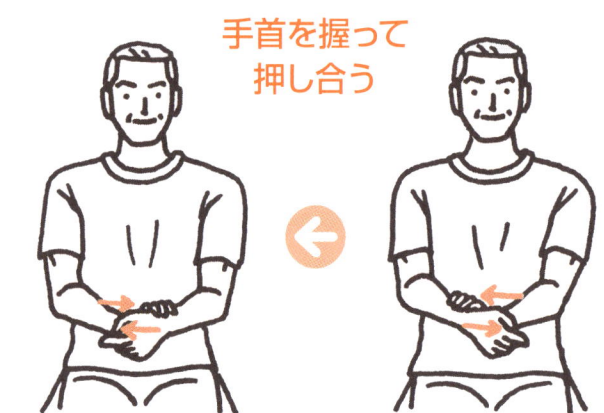

左手で右手の手首を握り、息をはきながら5～6秒間両腕に力を入れて押し合います

手をかえて、息をはきながら5～6秒間両腕に力を入れて押し合います

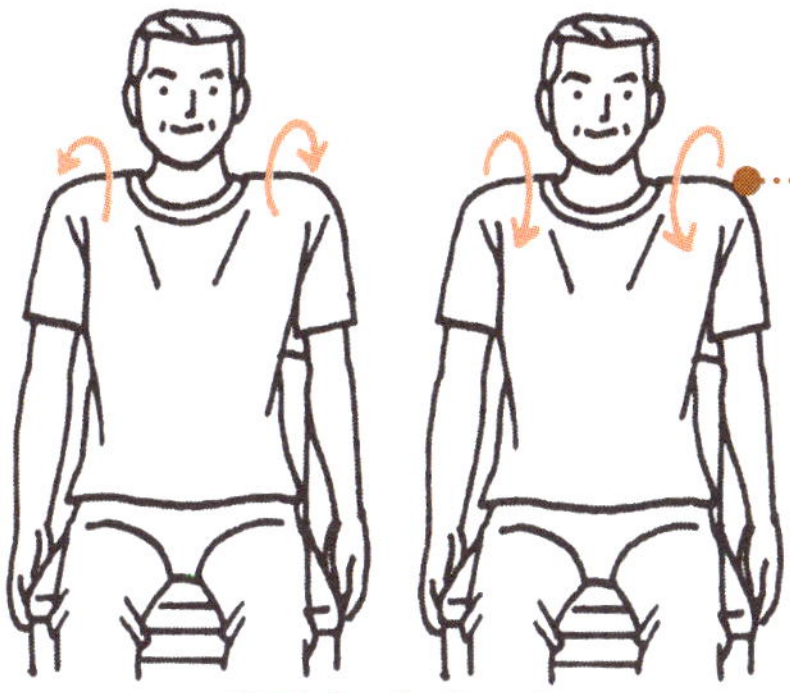

肩をまわす

肩を後ろから前に、前から後ろに
まわす動きを数回繰り返します

運転が続くと肩の筋肉が緊張します。肩をまわして緊張をとります

首をまわす

首をゆっくり大きくまわす
動きを数回繰り返します

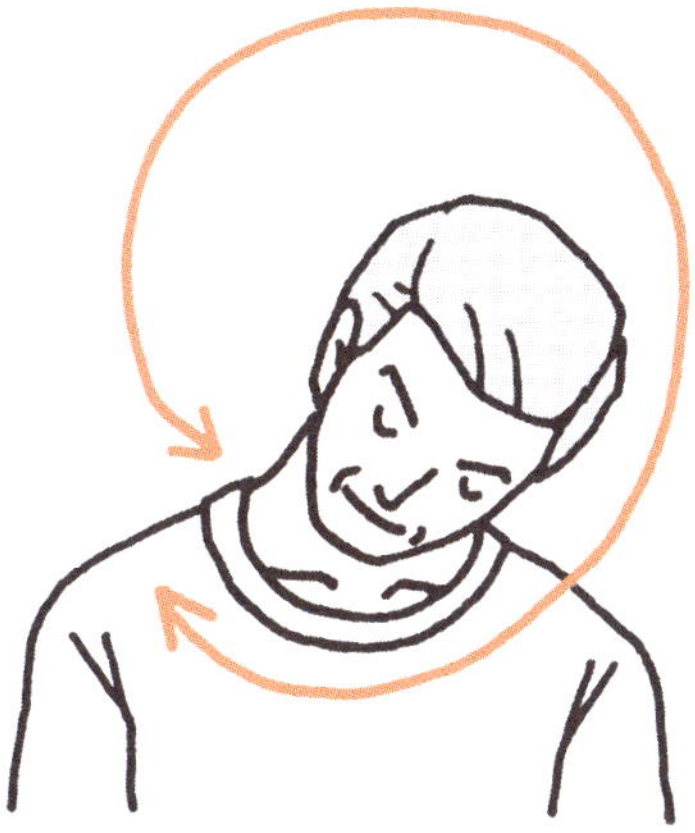

首を左右に向ける

首をゆっくり左右に向ける
動きを数回繰り返します

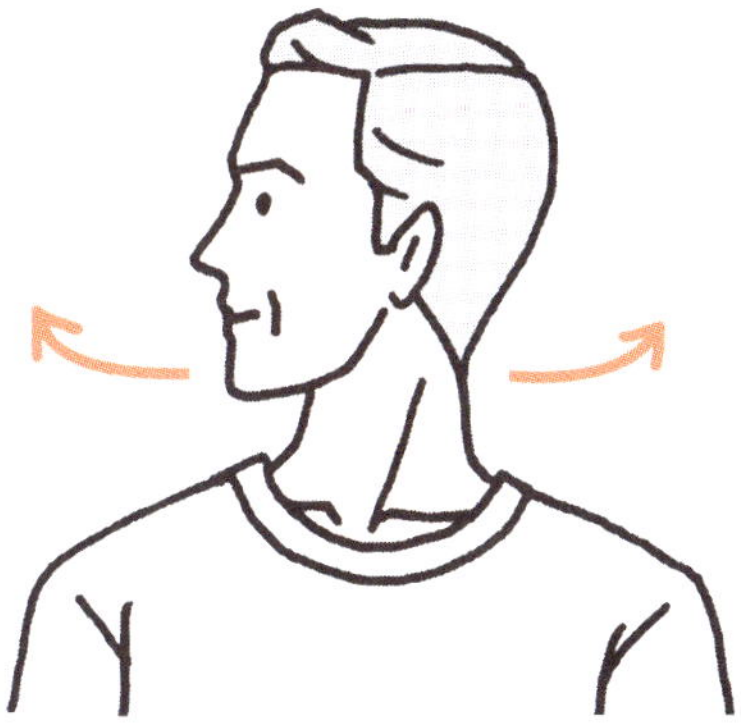

肘《ひじ》を回転させる

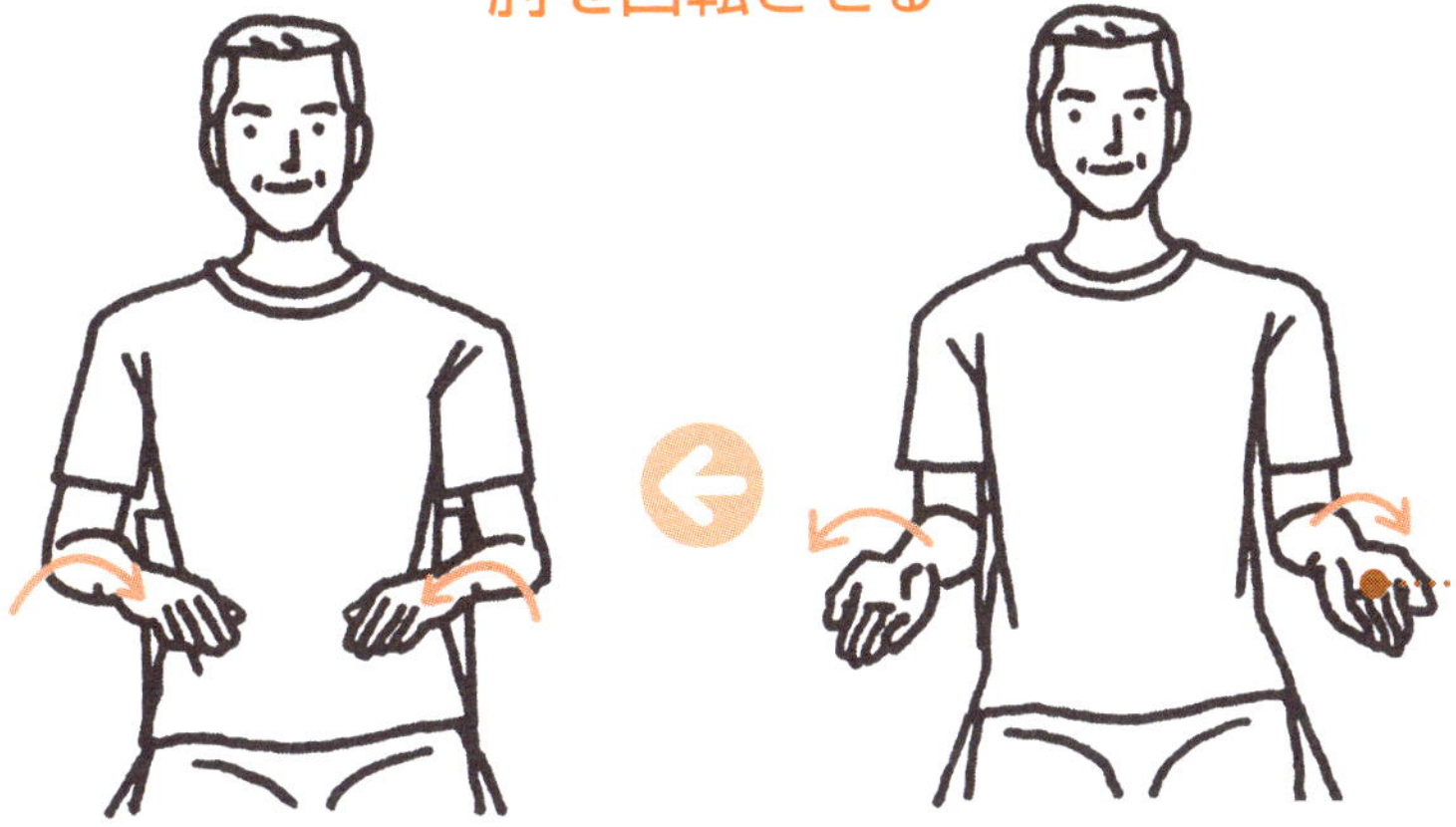

両腕の肘を90度に曲げて突き出し、手のひらを上に向けます

手のひらを下に向けます。同様の動作を数回繰り返します

手のひらをまわすのは前腕《ぜんわん》の関節の動きで、回外《かいがい》で手のひらが上に、回内《かいない》で手のひらが下になります

指を組んで押し合う

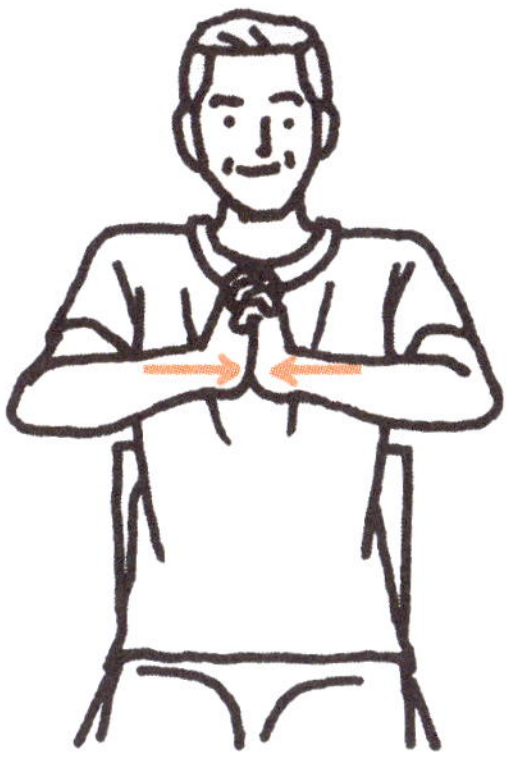

胸の前で左右の指を組み、息をはきながら5～6秒間手のひらを合わせて押し合います

頭のまわりで腕まわし

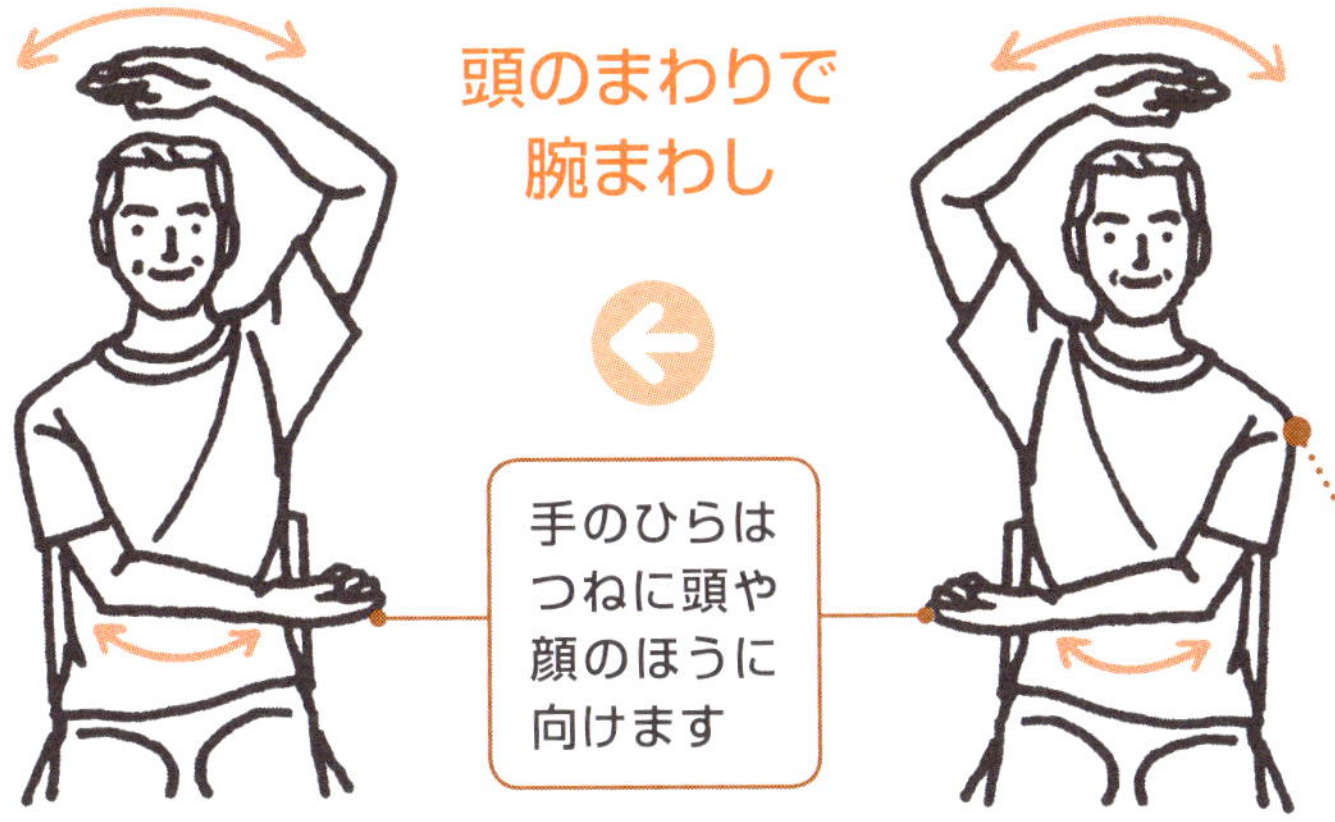
手のひらは
つねに頭や
顔のほうに
向けます

右手は頭の上に、左手は胸の前にゆっくり大きく動かします

手をかえて、同様の動作を数回繰り返します

肩周辺の三角筋《さんかくきん》や大胸筋《だいきょうきん》を動かして肩の関節をやわらかくする体操です

安全運転体操②

とっさの反応をよくすれば自動車事故を回避できます

左右確認

運転中に左右確認は欠かせません。固くなった上半身を柔軟にする体操で、十分な左右確認ができるようにします

からだをねじる

両手で肩を抱きしめ、左にゆっくり大きく上体をねじって15～20秒間静止。次に反対側に大きく上体をねじって15～20秒間静止。同様の動作を数回繰り返します

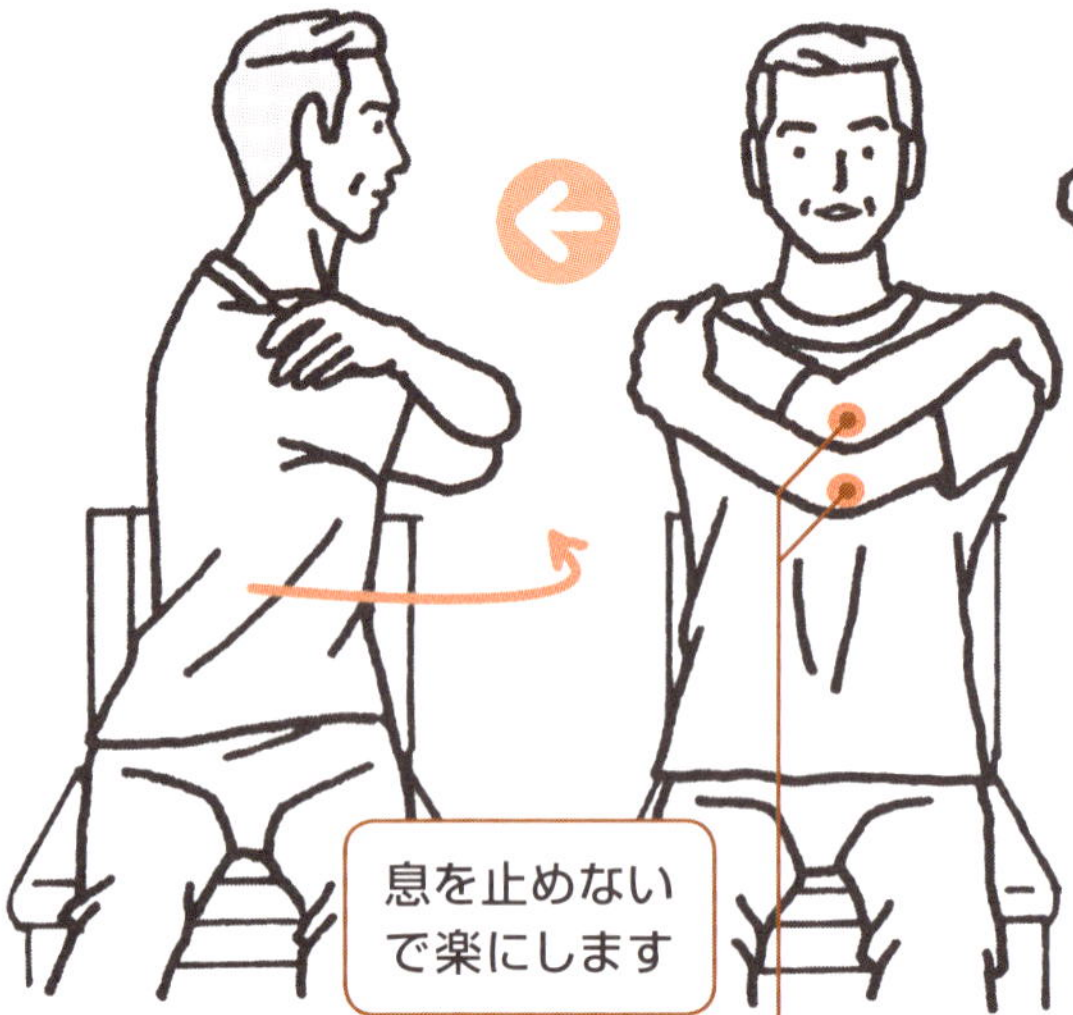

息を止めないで楽にします

両腕の肘《ひじ》が上下に重なるように、両手とも肩の後ろあたりまで深く差し入れます

胸をそらす

指を組んだ手のひらを頭の後ろに当て、肘《ひじ》をゆっくり開いて胸をそらします

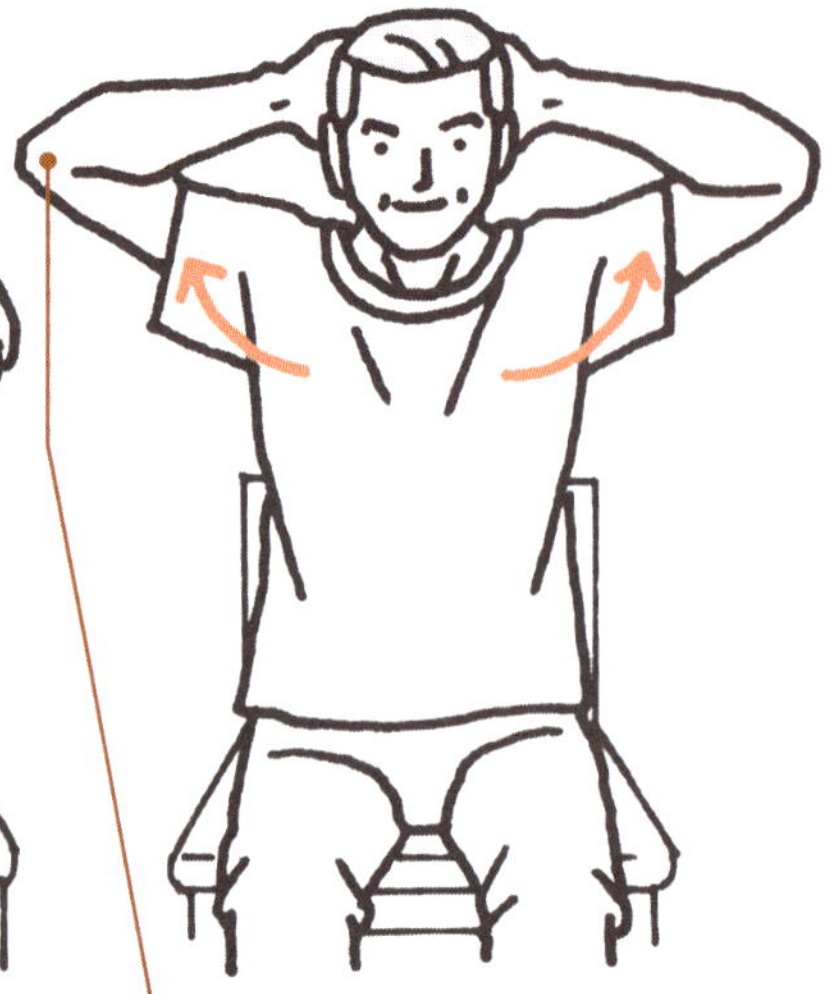

両肘《ひじ》をできるだけ後ろに引いていくと、胸は自然に前に突き出されます

ブレーキ・アクセル操作

ブレーキとアクセルの操作は大切です。脚の筋肉を強くやわらかくする体操で事故を回避します

脚をからませ、押し合う

イスに座って両手で座面を握り、右脚を左脚の下に差し入れて息をはきながら両脚で押し合い5～6秒間静止。脚をかえて同様に

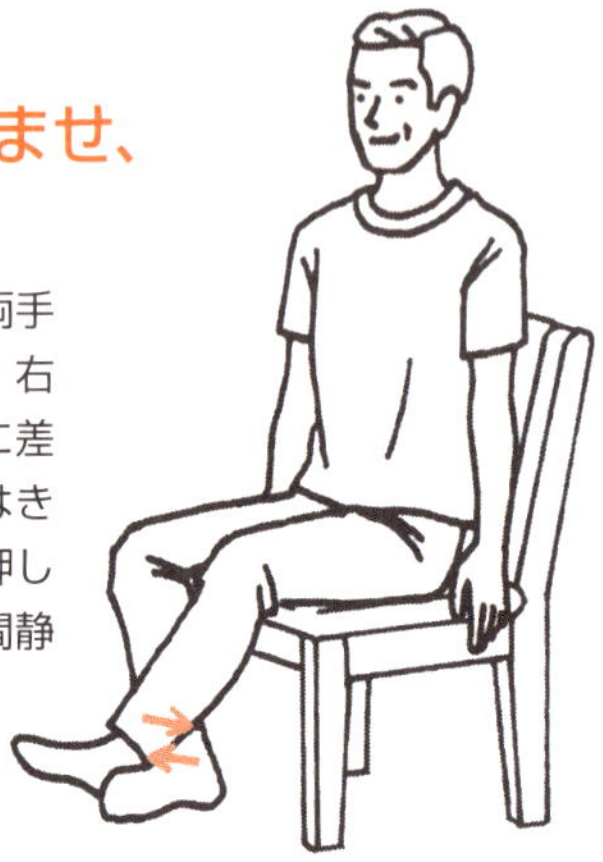

両膝《ひざ》を押しつける

イスに座って両手のひらを合わせて膝の間に挟み、息をはきながらギュッと力を入れて両膝を押しつけ、5～6秒間静止します

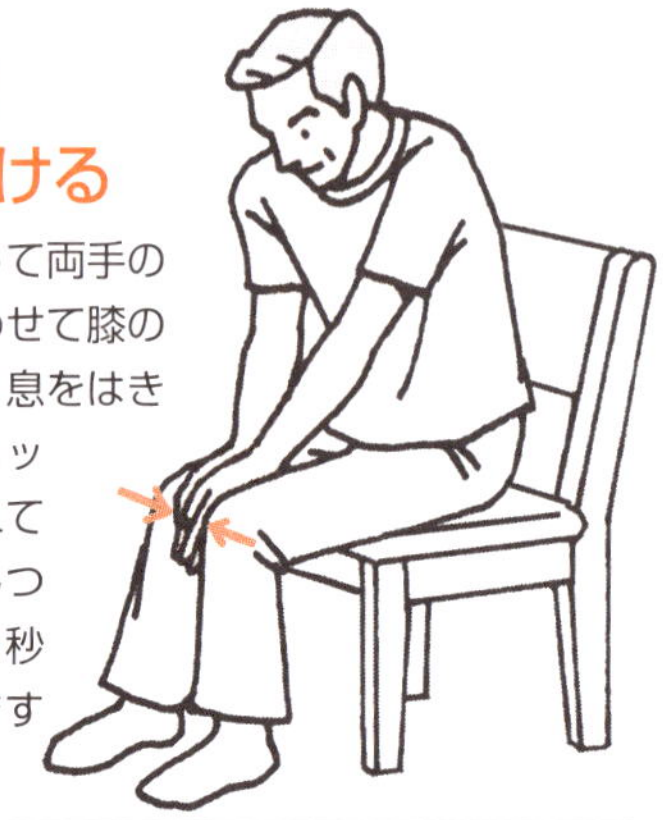

手を膝《ひざ》で押しつける

イスに座り両手を重ねて左脚の膝を押さえながら左の足底を10～15センチ上げ、息をはきながら5～6秒間静止。脚をかえて同様に行います

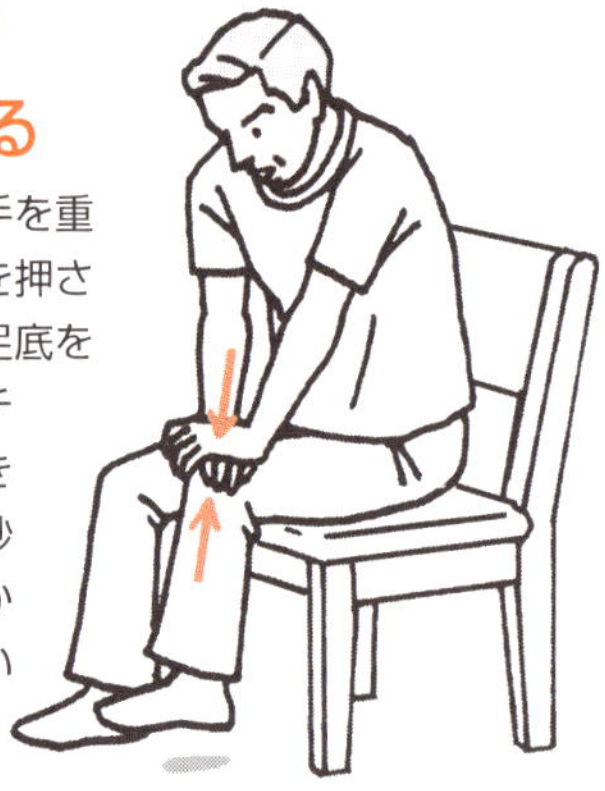

脚を開く

イスに座って両手を太ももの下に入れ、右脚はそのままで左脚を開きます。もとの姿勢に戻して、反対の脚を同様に開きます

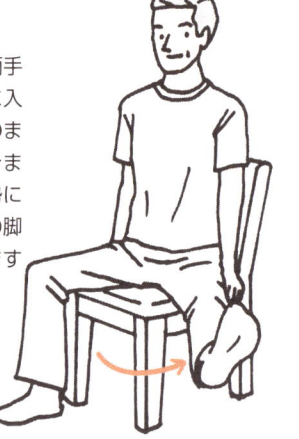

反応をよくする

自動車事故を回避するにはとっさの反応が必要です。年齢とともに反応が遅れるため高齢者の事故が多いようです。ラインまたぎ体操で反応をよくします

左脚でラインをまたぐ

床に引いたライン（テープを貼るなどする）の前に座ります。最初は左脚でラインをまたぎます

右脚でラインをまたぐ

左脚、右脚の順で前にあるラインをまたぎます

左脚を戻す

左脚をラインの後ろに戻します

右脚を戻す

右脚をラインの後ろに戻します

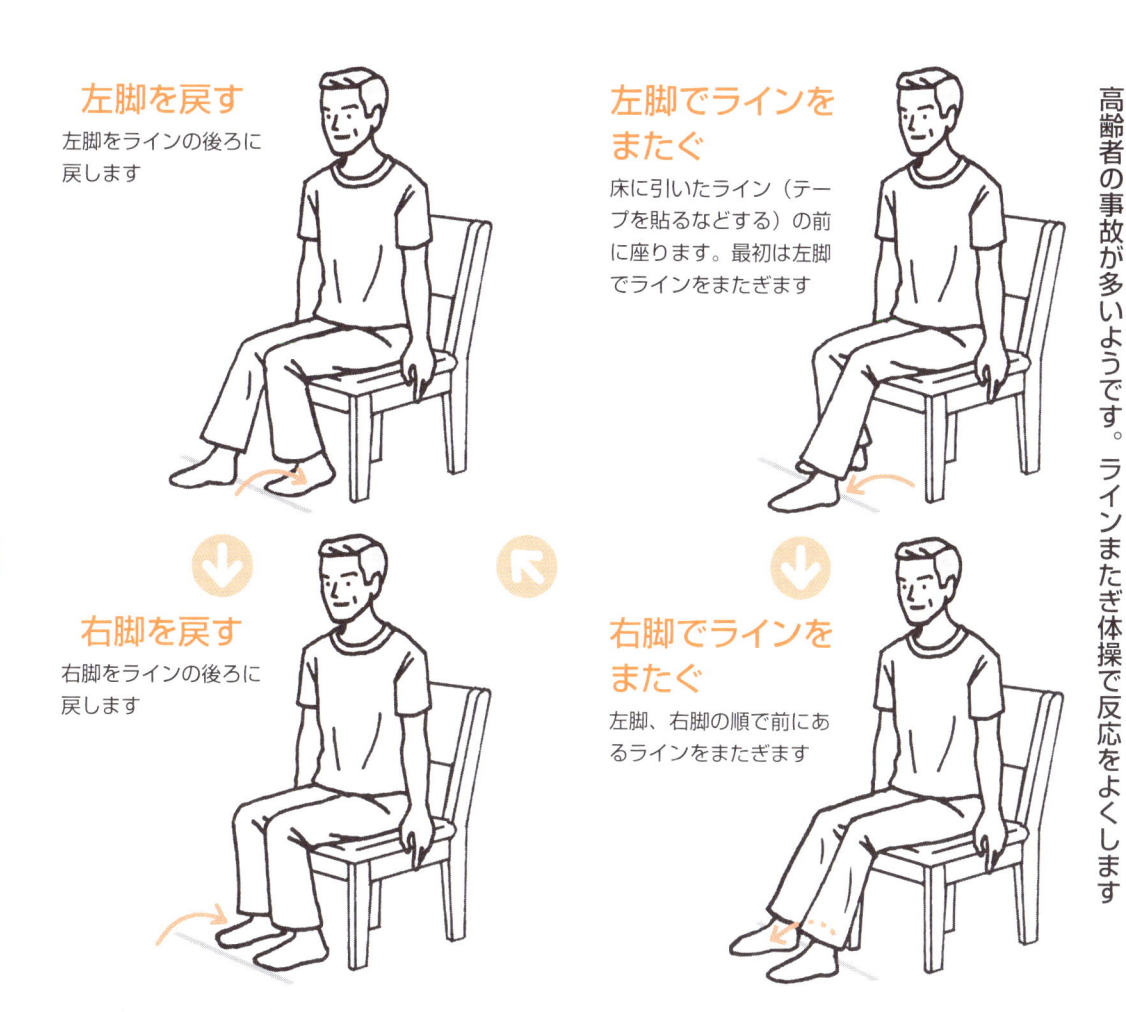

15秒間にラインを何回またげるかを記録しておきます。毎日続けていると、次第にスピードが上がって回数が増えてくるはずです

腰が疲れたら

運転が長時間になったら、休憩して片手のこぶしで腰のあたりをマッサージしながら両足の踵《かかと》を上げ下げしたり、つま先を上げ下げします。血行をよくすることで疲労成分を流出させると同時に、エコノミークラス症候群（脚の血管に血栓ができる）の予防にもなります

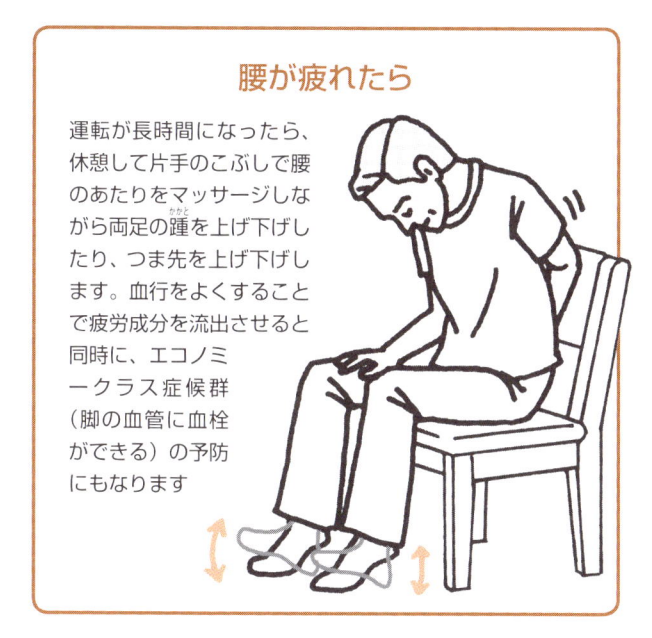

居眠り防止

親指で耳の前の側頭《そくとう》筋《きん》、ほかの指で額《ひたい》の前頭筋《ぜんとうきん》を押さえ、両手でもみます。筋肉を刺激することで居眠りを防止します

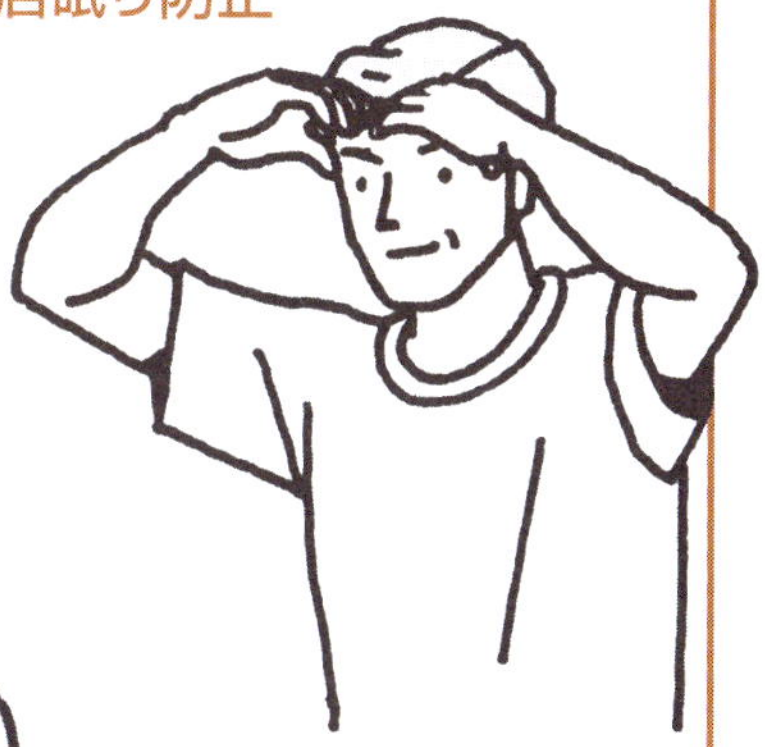

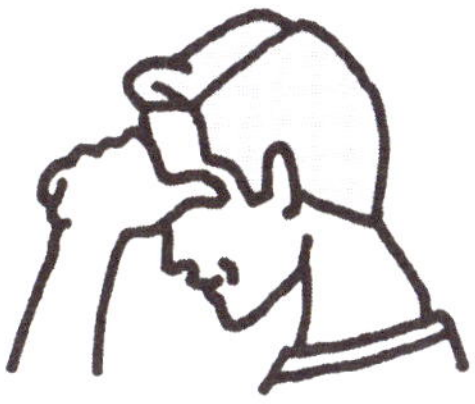

運転中にガムを噛んで咀《そ》しゃく筋（側頭筋《そくとうきん》など）を刺激するのも居眠り防止に有効です

リウマチ体操①

関節リウマチの人も体操によってからだの機能の衰えを防ぐことができます

安静だけでなく適度な運動も必要

関節リウマチは全身の関節に痛みや腫《は》れなどの炎症を引き起こし、その炎症が徐々に関節の軟骨や骨を破壊し変形させます。20～40代の女性に多く発症しますが、最近は高齢者にも多く見られるようになりました。治療は薬物療法（消炎鎮痛剤、抗リウマチ剤、ステロイド剤など）が中心です。関節の炎症が強くて痛みや腫れがひどいときは、安静にして保温につとめます。しかし、関節を長い間、安静にしていると、これを動かす筋肉が萎縮《いしゅく》して機能を失います。できるだけ早くから運動を始めることが大切です。安静と運動の適量は症状によって違うので、医師の指導を受けながら行います。少ない量から次第に増やし、痛みが翌日まで続かない程度をめどにしましょう。

ADL（日常生活動作）

関節リウマチは、人によって日常生活の障害度や病状の進行がさまざまです。日常生活の障害度は、クラスⅠ（軽度）からⅣ（重度）に分類されます

クラス Ⅰ

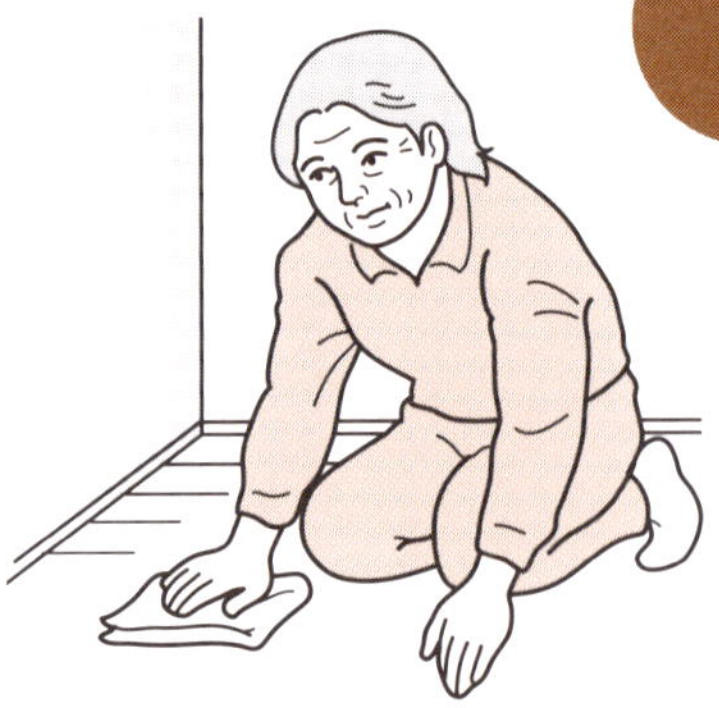

朝のこわばりはあるものの関節の動きに制限はなく、日常の家事などはごくふつうにこなせる

クラス Ⅱ

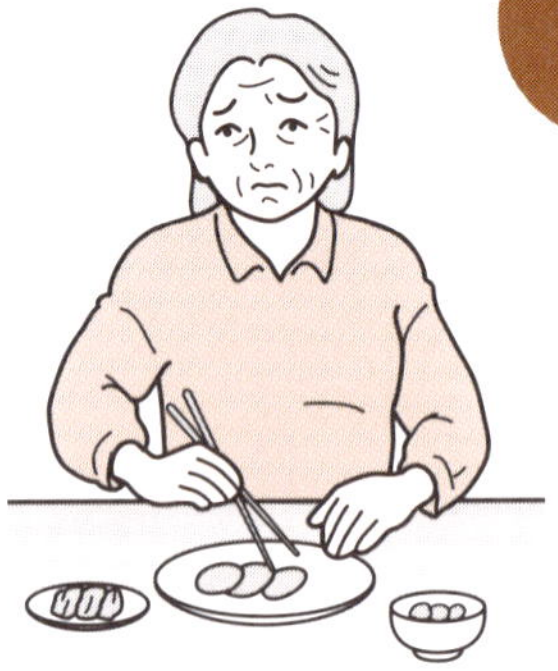

1ヵ所以上の関節に痛みがあり、箸《はし》などが使いづらいなど日常の動きが徐々に制限されていく

クラス Ⅲ

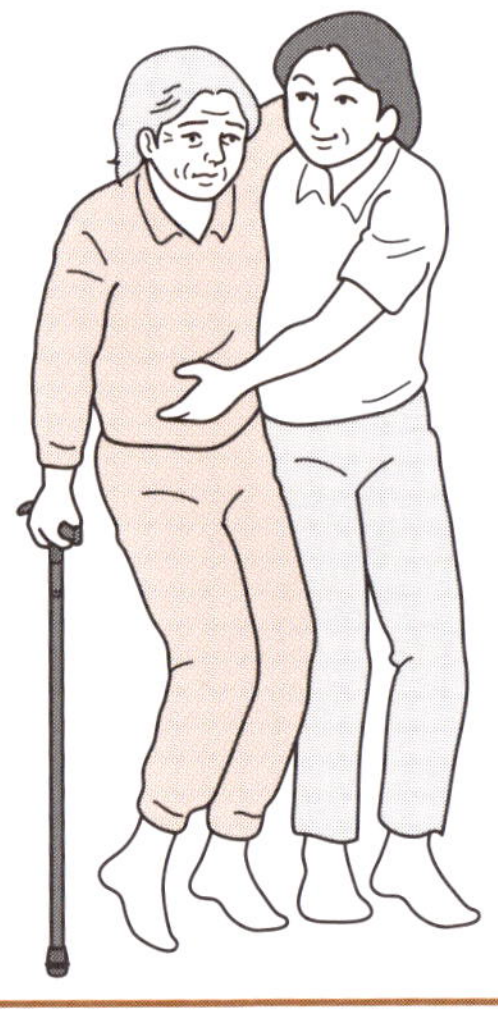

仕事や日常生活にかなりの制限が出てくる。そのため身のまわりのことの多くに介助が必要になってくる

クラス Ⅳ

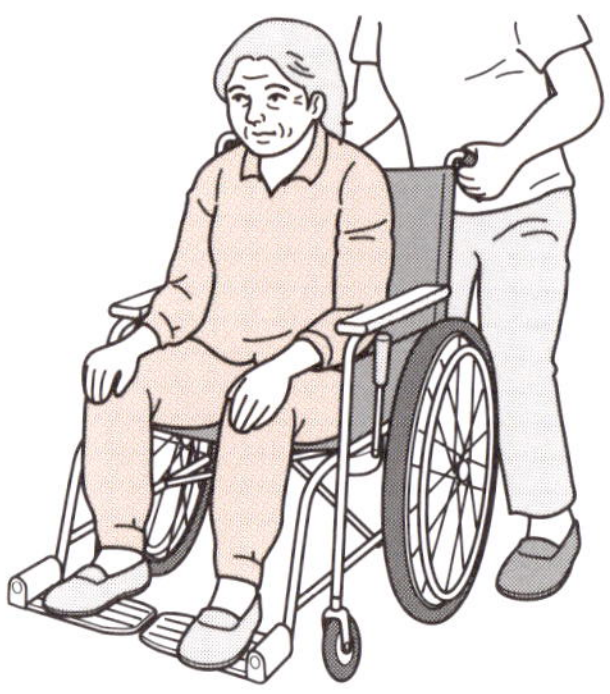

寝たきりまたは座ったきりの状態になり、身のまわりのことが自分でできなくなって全介助となる

簡単な指と肘《ひじ》の関節運動

関節リウマチは症状の進行とともに手や脚の関節が変形していきます。痛みが強いときは安静と保温が必要ですが、からだを動かさないでいると全身の筋力低下につながります

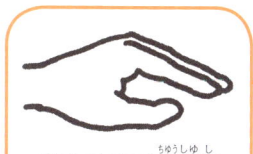

指のつけ根の中手指《ちゅうしゅし》関節が曲がっていると指が開かないので、まずここを伸ばしておきます

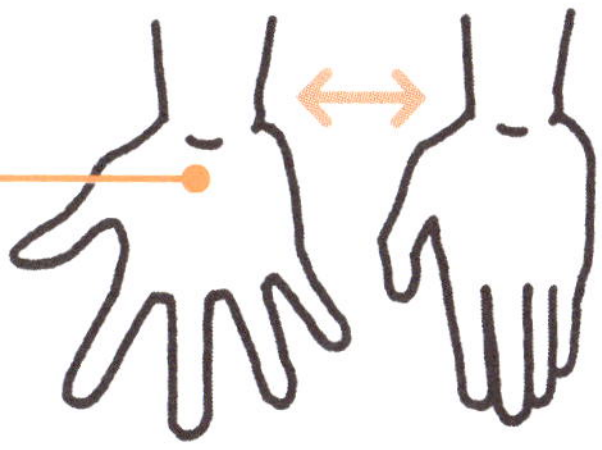

指を広げる

指と指の間を閉じたり開いたりして関節を動かします

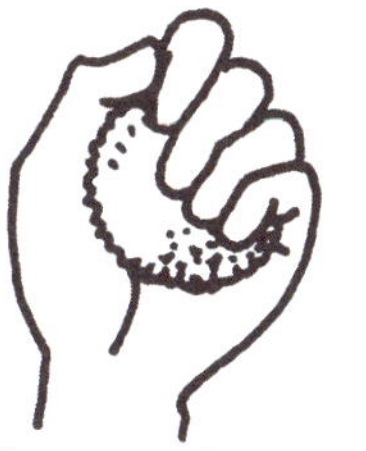

ボールを握る

やわらかいボールを握って関節の屈筋力《くつきんりょく》を強化します

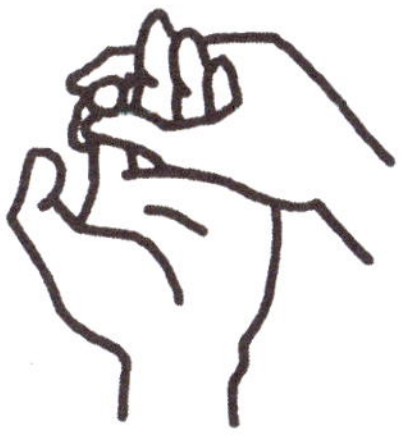

指を伸ばす

指のつけ根の関節が拘縮《こうしゅく》しやすいので伸ばすようにそらします

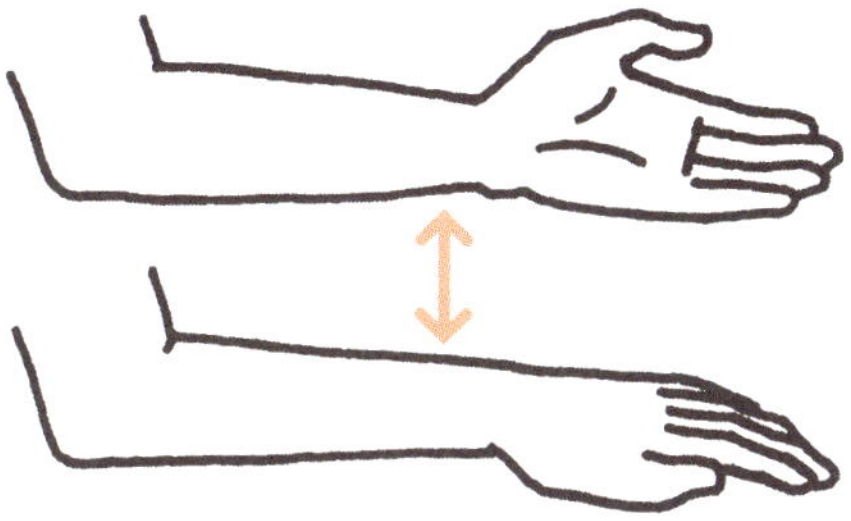

手のひらを返す

肘《ひじ》を曲げて手のひらを表裏に返します。前腕の回《かい》外《がい》・回内《かいない》運動になります

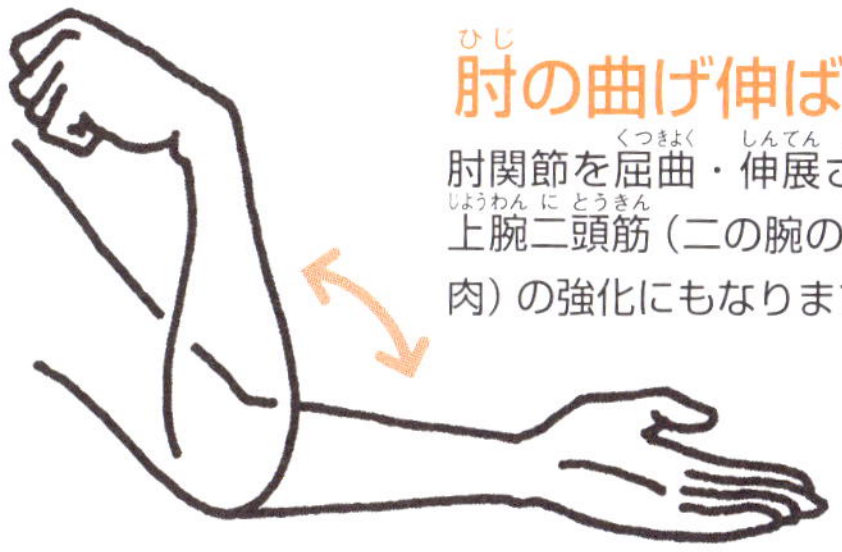

肘《ひじ》の曲げ伸ばし

肘関節を屈曲《くつきょく》・伸展《しんてん》させます。上腕二頭筋《じょうわんにとうきん》(二の腕の内側の筋肉)の強化にもなります

リウマチに侵《おか》されやすい関節

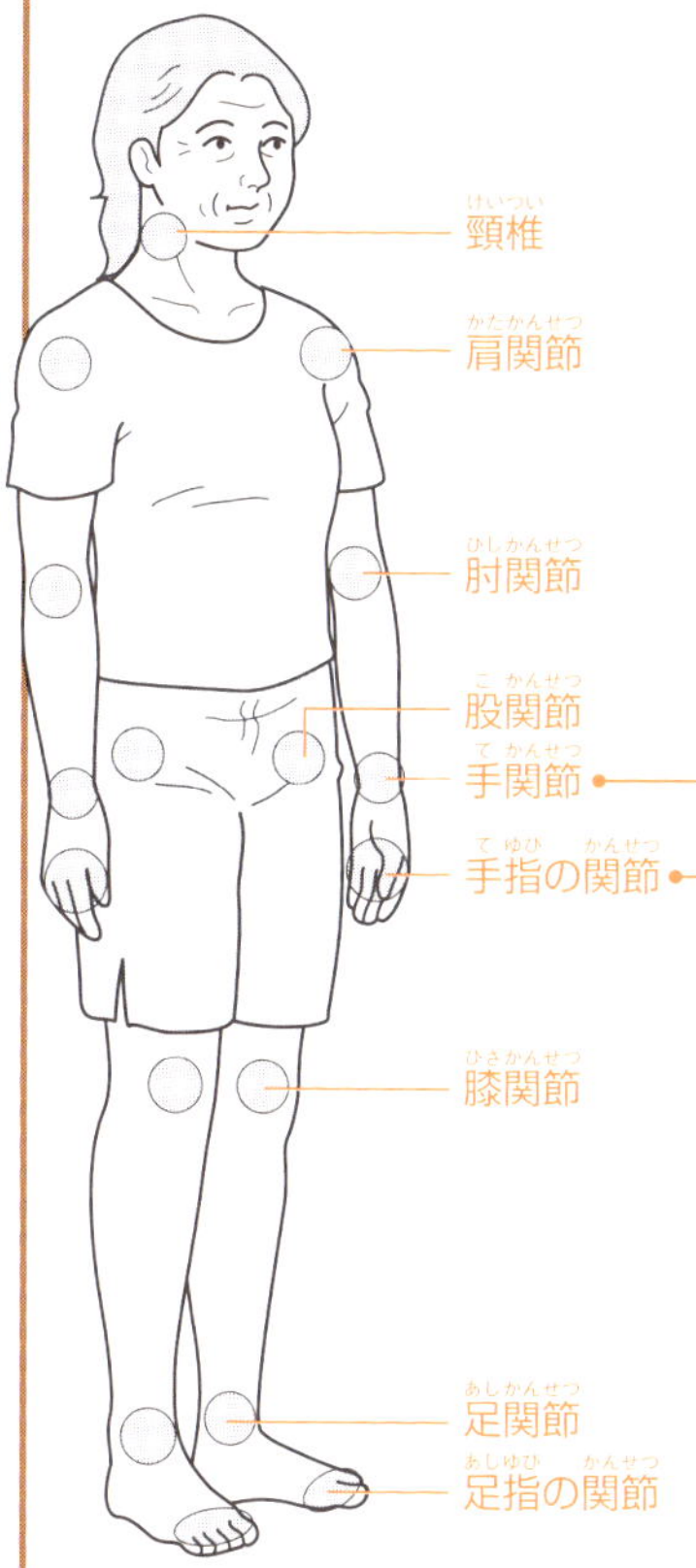

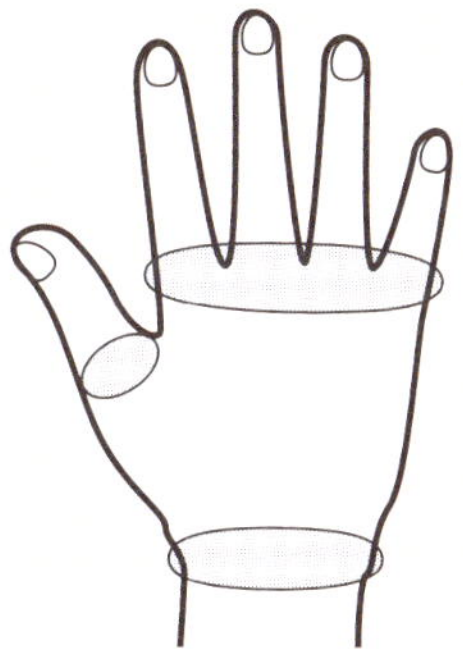

軟骨や骨の破壊が進むと関節変形が起こります。手の関節などが変形したまま固まる拘縮《こうしゅく》、骨と骨がくっつく強直《ごうちょく》が起こります

朝のこわばり

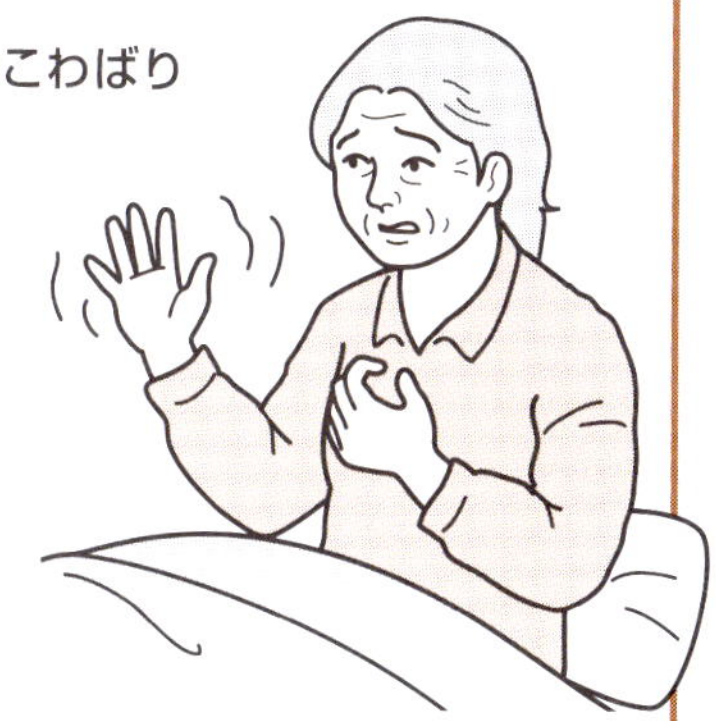

関節リウマチは、朝起きたときに手指の関節のこわばりで気づく人が多くいます。やがてさまざまな関節に炎症を起こし、腫《は》れ、熱感、痛みなどの症状が現れます。進行とともに変形や強直《ごうちょく》を生じますが、関節を固めないために適度な運動が大切です

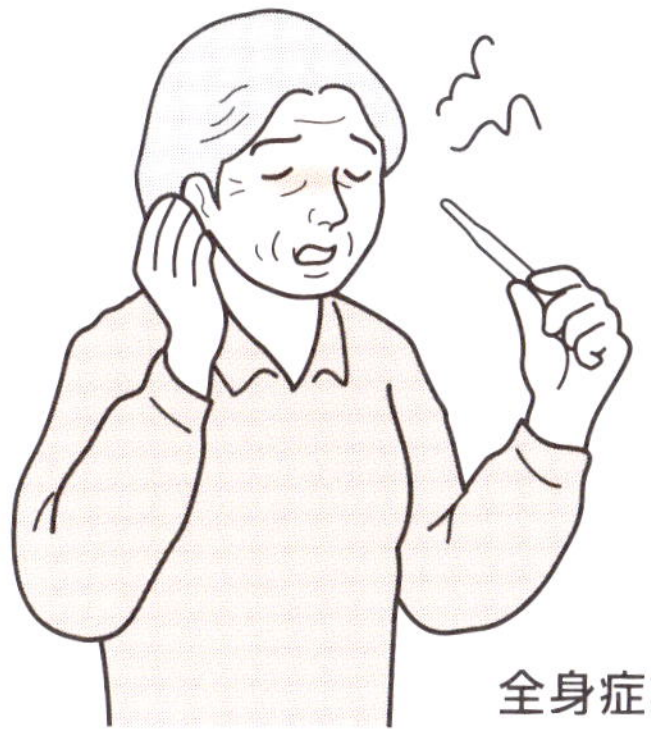

全身症状も

リウマチ体操②

拘縮《こうしゅく》や強直《きょうちょく》が起きないように日頃から関節運動を行います

股関節《こかんせつ》を開く体操

股関節と膝関節《ひざかんせつ》の可動域を確保し、太ももの内側の内転筋《ないてんきん》をストレッチするリウマチ体操です

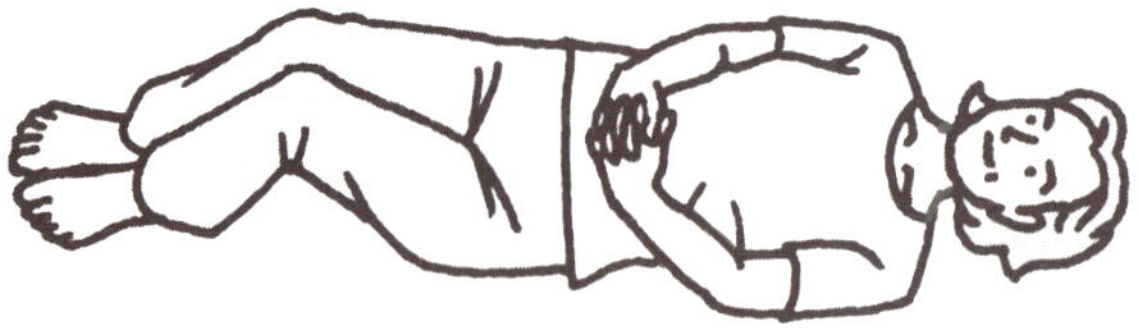

両膝《ひざ》を立てる

仰向《あおむ》けに寝て両膝を立てます

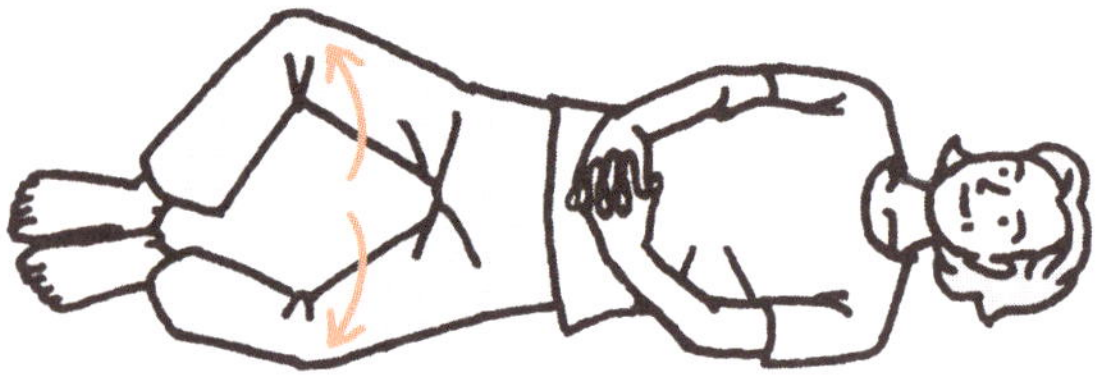

両脚を開く

足の裏を床につけたまま膝をゆっくり開きます

肩を伸ばす体操

関節リウマチが肩関節に及ぶことは少ないのですが、肩こり予防にもなる体操です

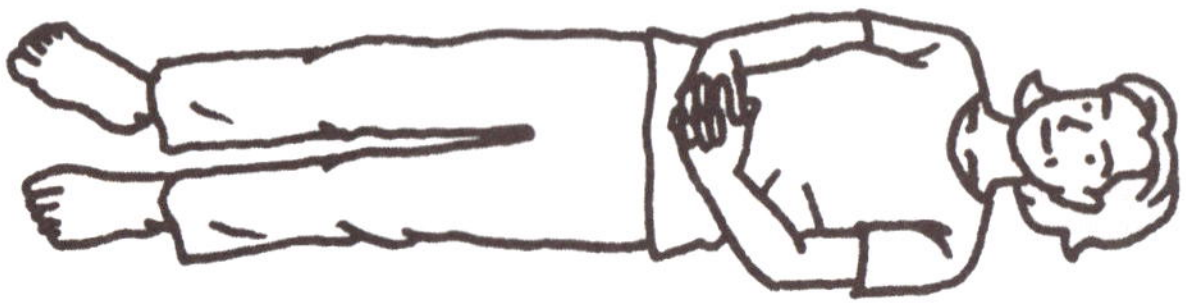

お腹の上で指を組む

指の間が開いて指関節のリウマチにも有効です

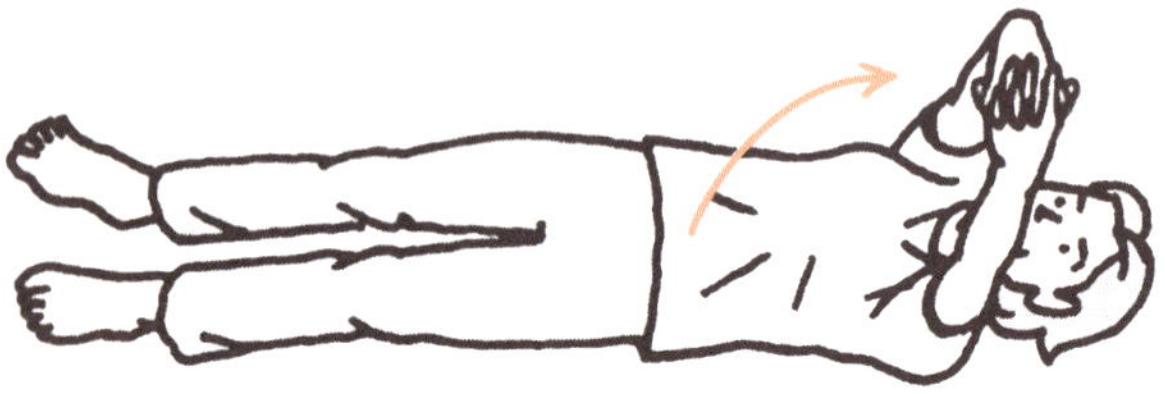

手を上にのばす

手のひらを頭や顔に向けながらゆっくり上げます

脚と腰をひねる体操

体幹《たいかん》の関節をひねることで頸椎《けいつい》や股関節《こかんせつ》などにつながる筋肉のストレッチを行い、柔軟性を確保します

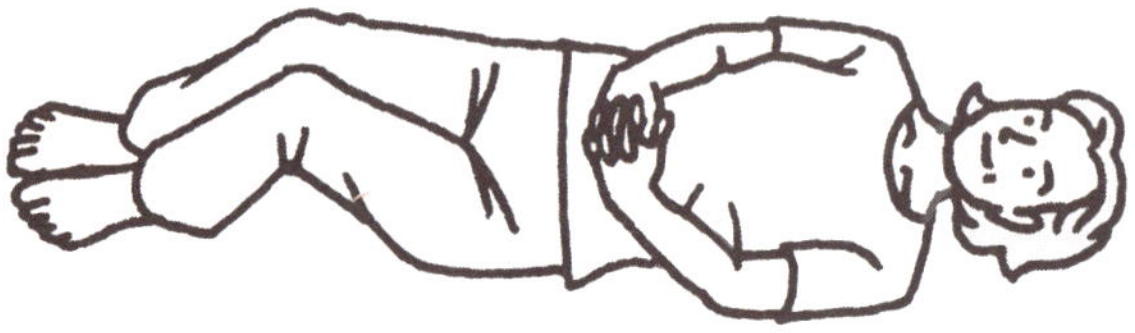

両膝《ひざ》を立てる

仰向《あおむ》けに寝て両膝を立てます

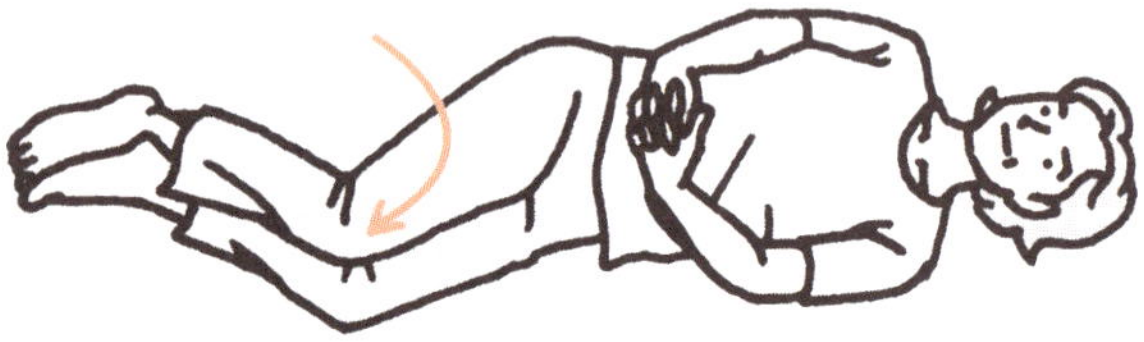

両膝を倒す

両膝をゆっくり左側へ倒します

股関節《こかんせつ》と膝《ひざ》の体操

股関節と膝関節を屈伸《くっしん》させ、その周辺の筋肉をストレッチして、関節の可動域を確保する体操です

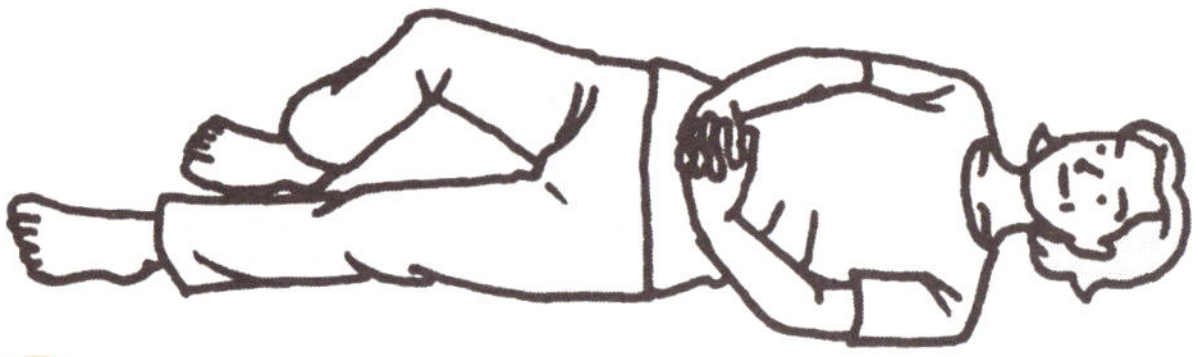

片膝《ひざ》を立てる

仰向《あおむ》けに寝て左脚を伸ばし、右脚を曲げます

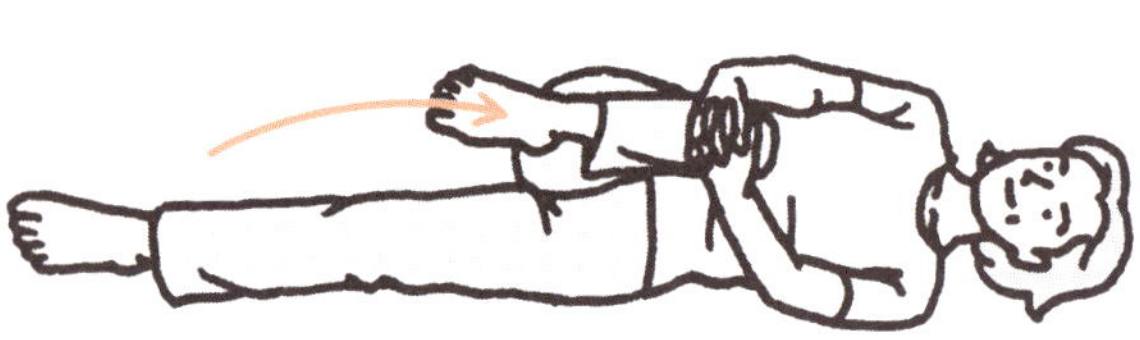

片膝《ひざ》を抱える

右脚の膝を引き寄せて両手で抱えます。
左膝は伸ばします

開いた膝《ひざ》が床につかなくても、開けるところまで開いたら足の裏を合わせます。足の裏を合わせた状態で、両膝を2～3回開閉させると股関節《こかんせつ》内転筋群《ないてんきんぐん》の強化にもなります

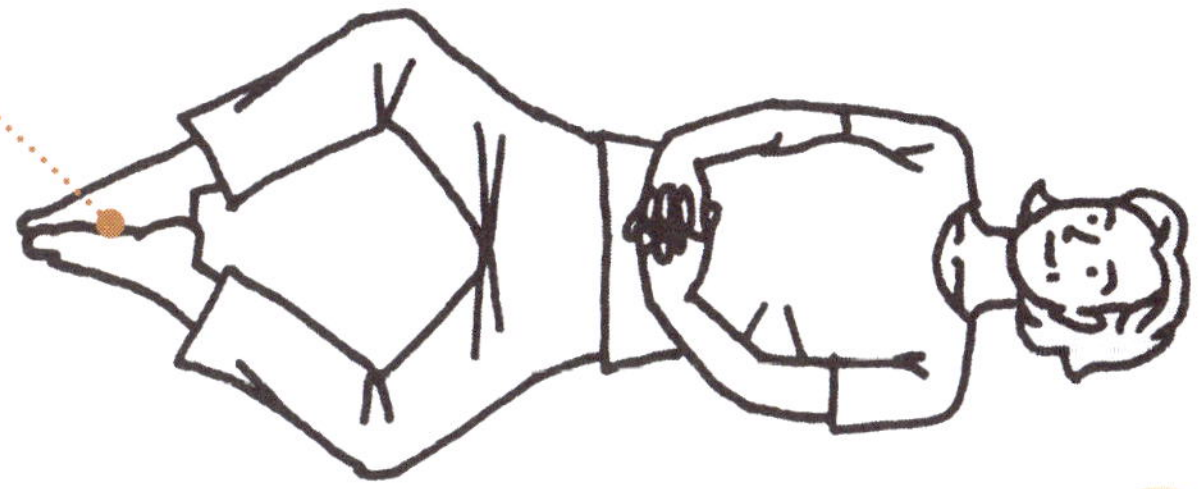

足裏を合わせる

膝を倒したら両足の裏をぴったり合わせます

両腕を頭のほうへ伸ばすことで肩関節をやわらかくするだけでなく、三《さん》角筋《かくきん》の強化、上腕《じょうわん》二《に》頭筋《とうきん》や胸の大《だい》胸筋《きょうきん》のストレッチにもなります

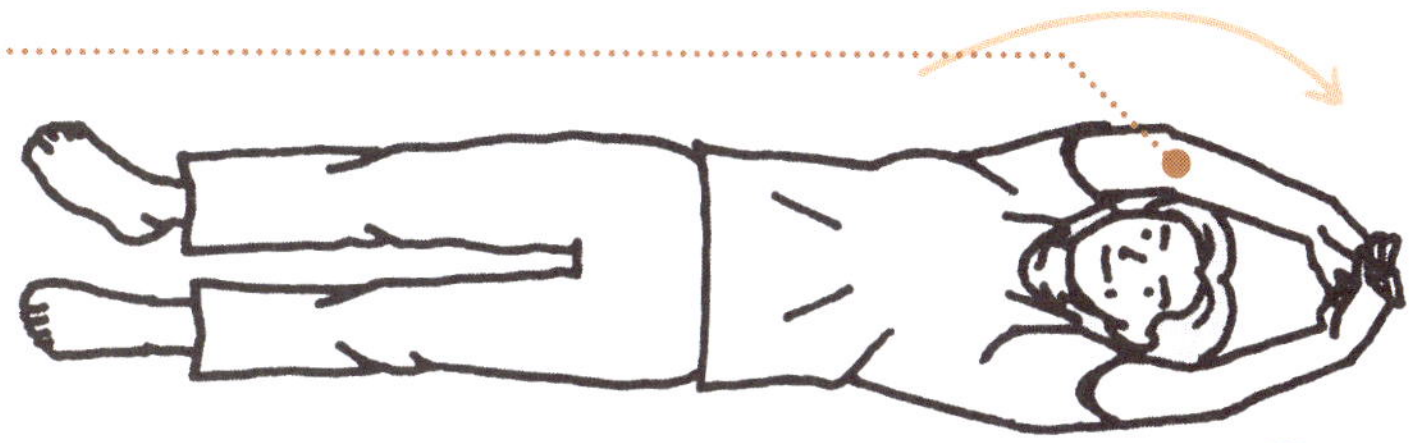

手を頭のほうへ下ろす

手を頭のほうへ下ろし、腹式呼吸で30秒間静止します

仰《あお》向《む》けに寝て行うので、関節リウマチで日常生活に支障がある人にもできる体操です

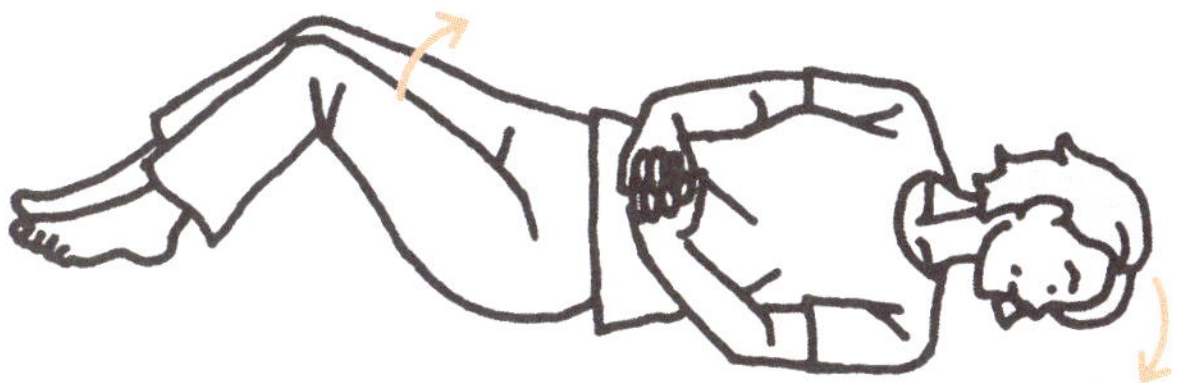

左右をかえて同じ動作をする

もとの姿勢に戻ったら向きをかえて同様に行います

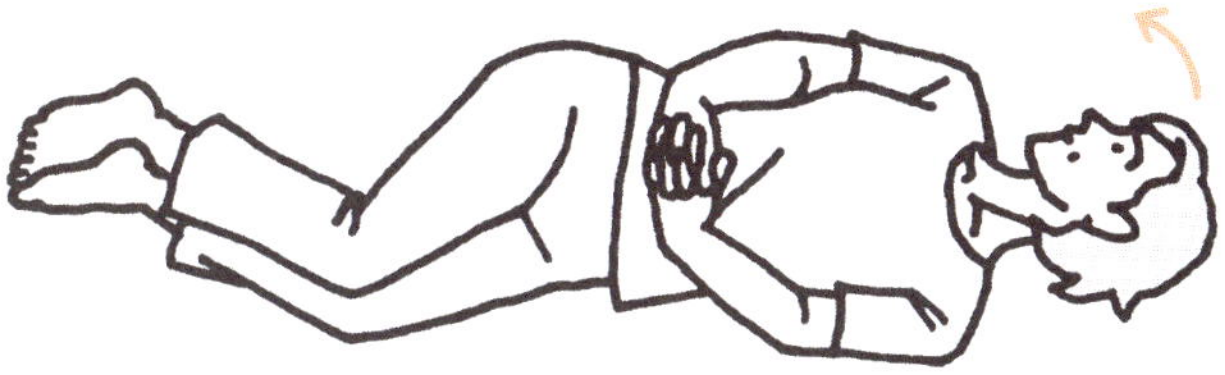

顔を反対に向ける

顔は右側に向けて、この姿勢で15～20秒間静止します

関節リウマチの痛みや腫《は》れが強いときは体操を行ってはなりません

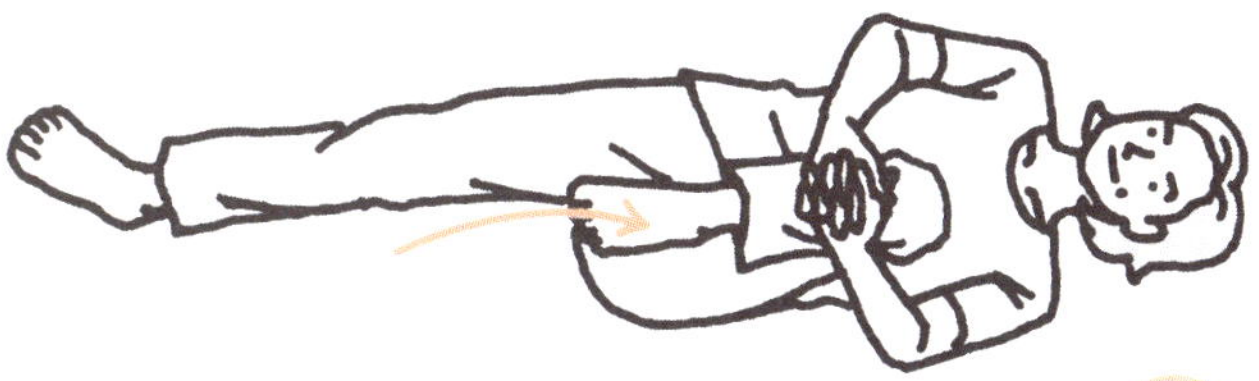

左右をかえて同じ動作をする

もとの姿勢に戻ったら、脚をかえて同様に行います

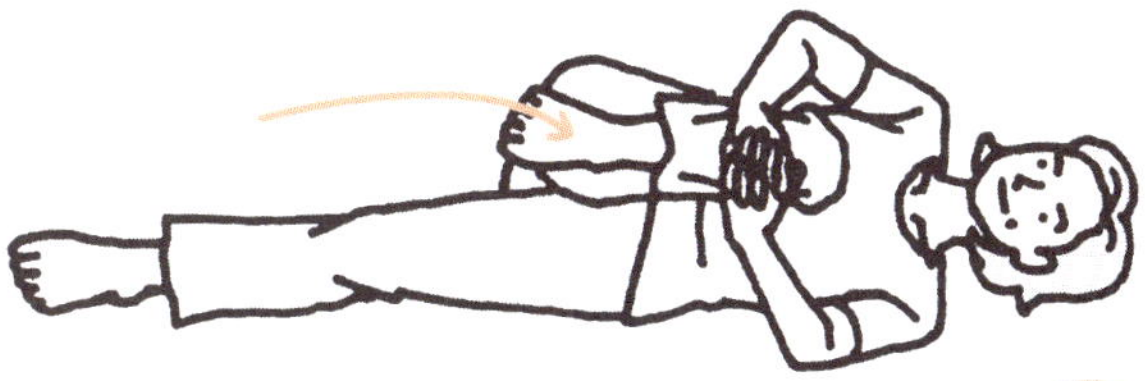

さらに引きつける

さらに膝を引きつけるように深く抱えて15～20秒間静止します

リウマチの痛みが軽いときには体操でからだを動かしましょう

上体をそらす体操

肘で肩を支える姿勢は肩や肩甲骨のまわりの筋肉の回復を促します

両手を組んで肘を立てる
上腕はなるべく垂直に立てるようにします

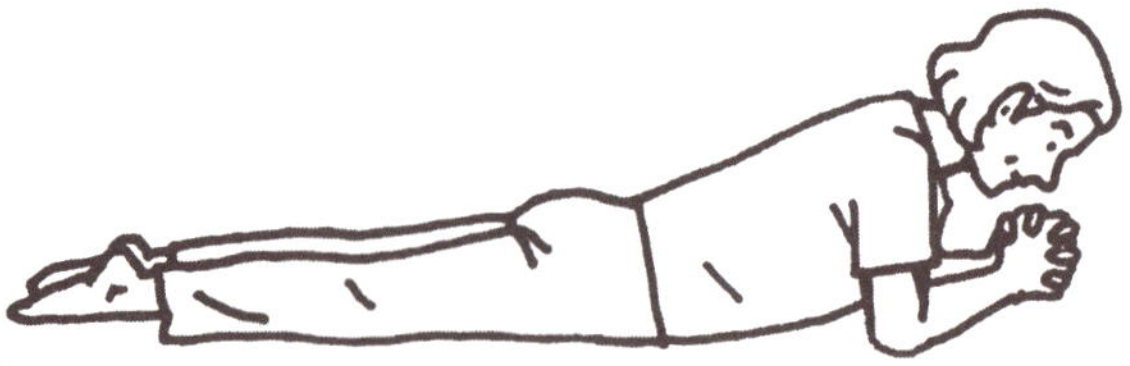

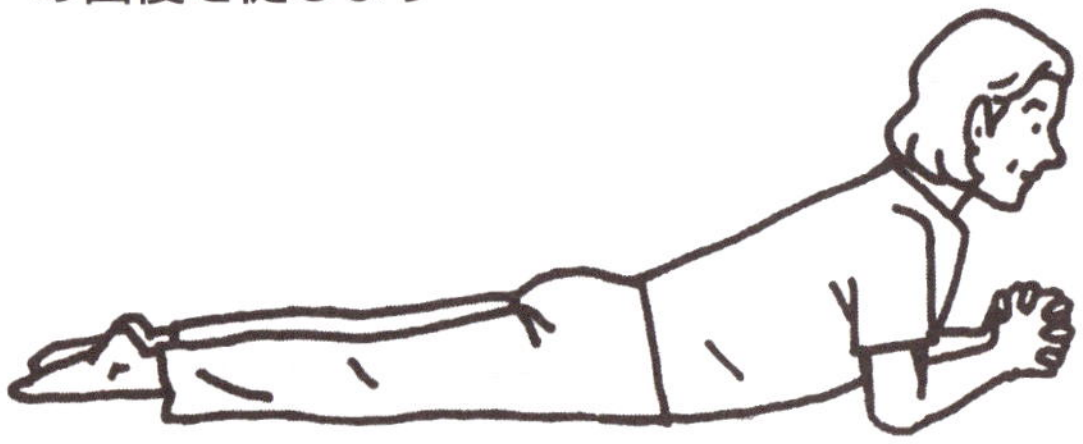

肩を上げて胸をはる
背中の肩甲骨を下に押し下げるように力を入れます

ヘソのぞき体操

上の体操が楽にできるようになったら、同じ姿勢で腹筋を強化する体操をしてください

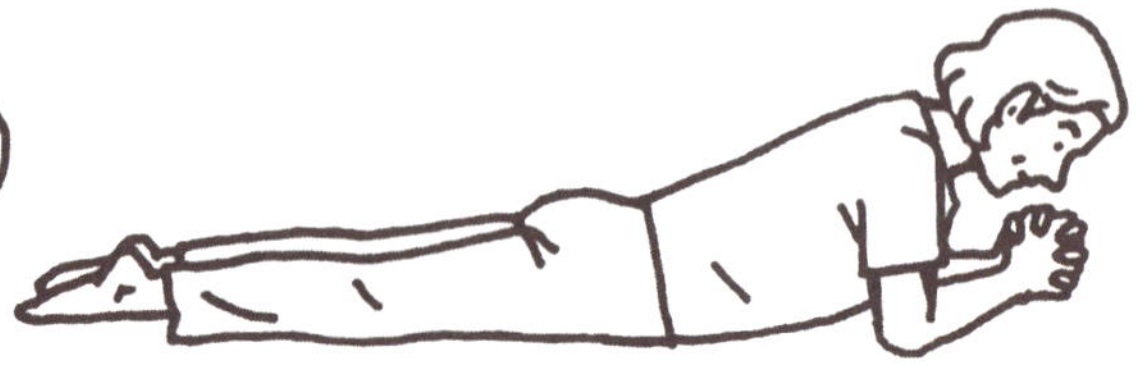

両手を組んで肘を立てる
上腕はなるべく垂直に立てるようにします

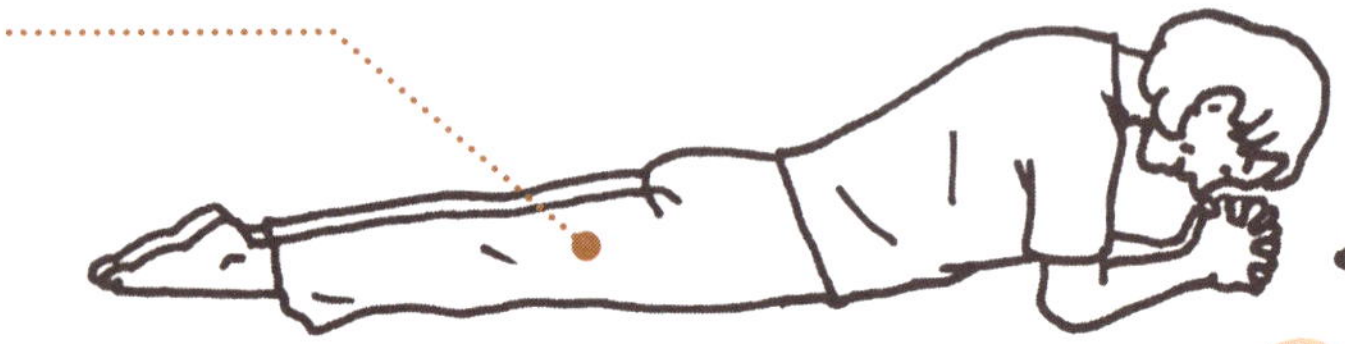

首を倒し腹筋を緊張させる
ヘソをのぞくようにしながら、腹筋に力を入れます

脚上げ体操

立ち上がりや歩行のためのもっとも大切な大腿四頭筋と腸腰筋を強化します

仰向けになる
床に仰向けになり、手のひらを床につけます

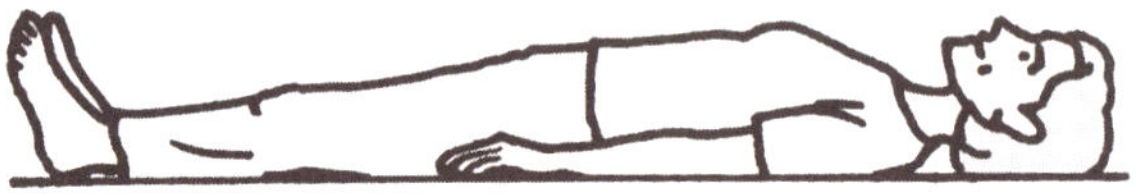

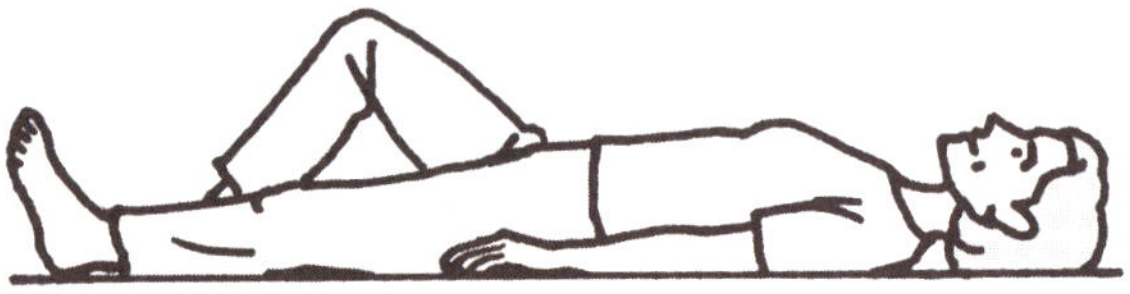

片脚を曲げる
曲げた側の足の裏は床にしっかりつけます

太もも上げ体操

立ち上がりや階段を上るときに大切な働きをする中臀筋を強化します

片肘を立てて上体を起こす
もう一方の手は床につけます

上方の脚を上げる
脚は膝を曲げずにまっすぐに伸ばしたまま上げます

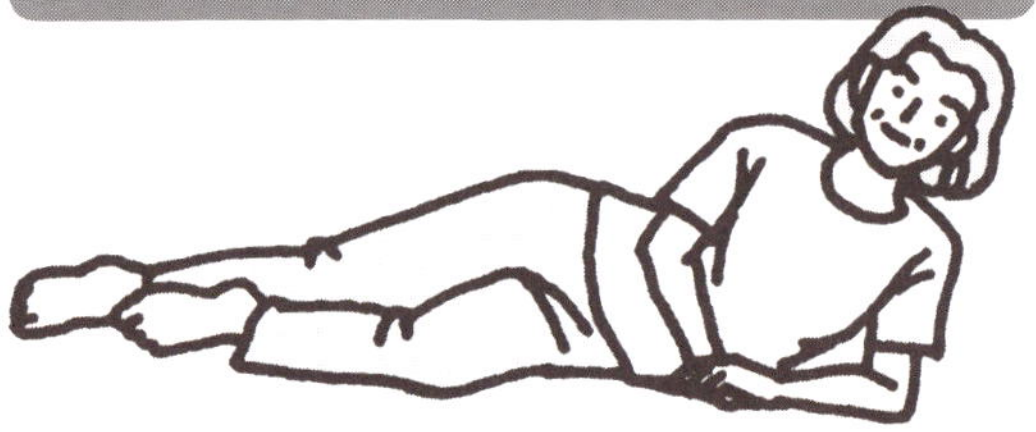

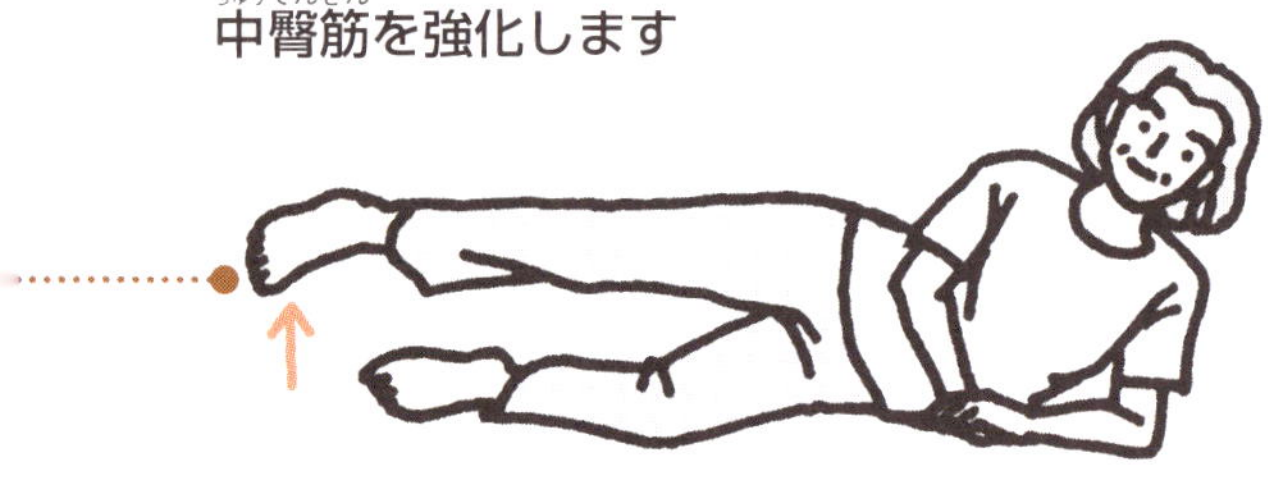

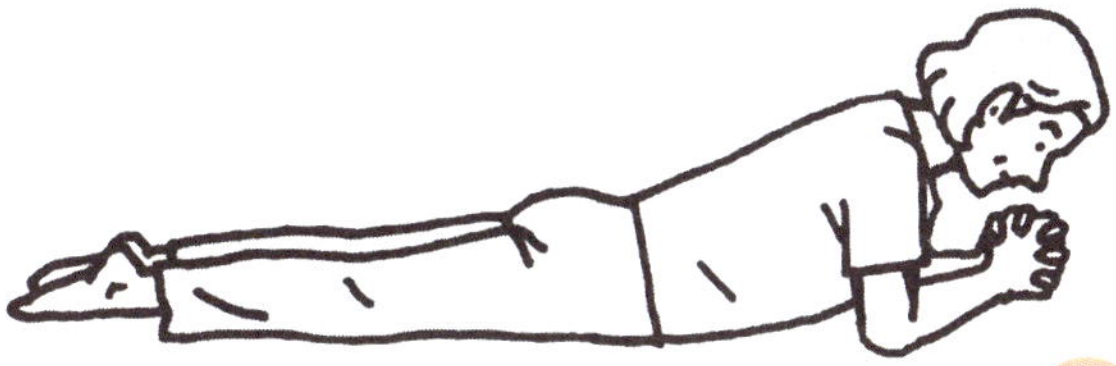

肩を下ろして楽にする

同様の動作をあと３回繰り返します

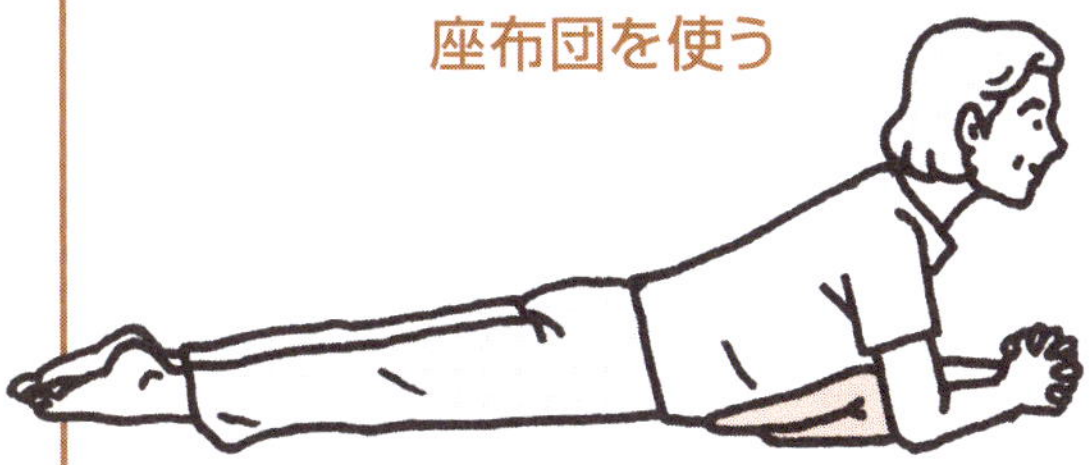

座布団を使う

うつぶせで肘《ひじ》を立てる姿勢がつらい人は、胸からお腹にかけて座布団を二つ折りにして当てると楽です

このとき膝《ひざ》を曲げて太ももを床から離すと腹筋に力が入らないので、太もも全体を床につけたまま行います

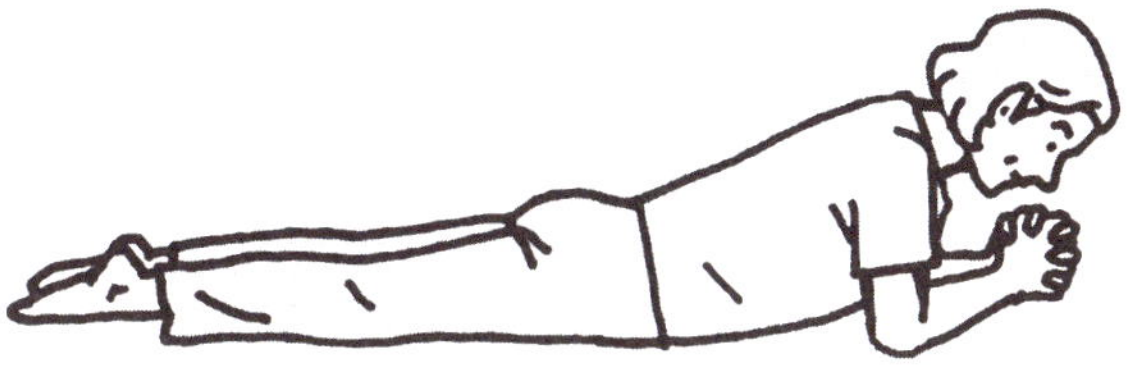

もとの姿勢に戻す

もとの姿勢に戻して、同様の動作をあと３回繰り返します

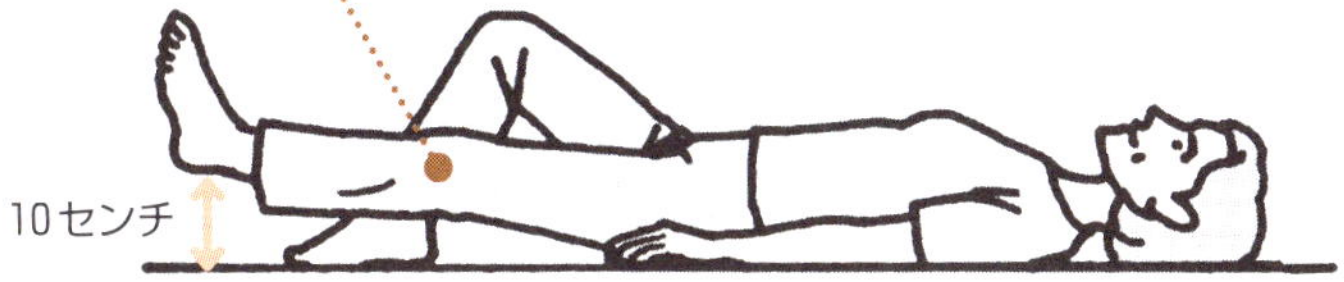

伸ばした脚を浮かせる

踵《かかと》を床から10センチほど浮かせ５～６秒間静止します

浮かせる側の脚は膝《ひざ》を曲げずまっすぐに。もとの姿勢に戻してから脚をかえて同じ動作を行います。それを１セットとして、３～４セット行います

伸ばした脚が床と平行になるまで上げます。このとき上体がくずれないように床につけた手で支えながら５～６秒間静止します

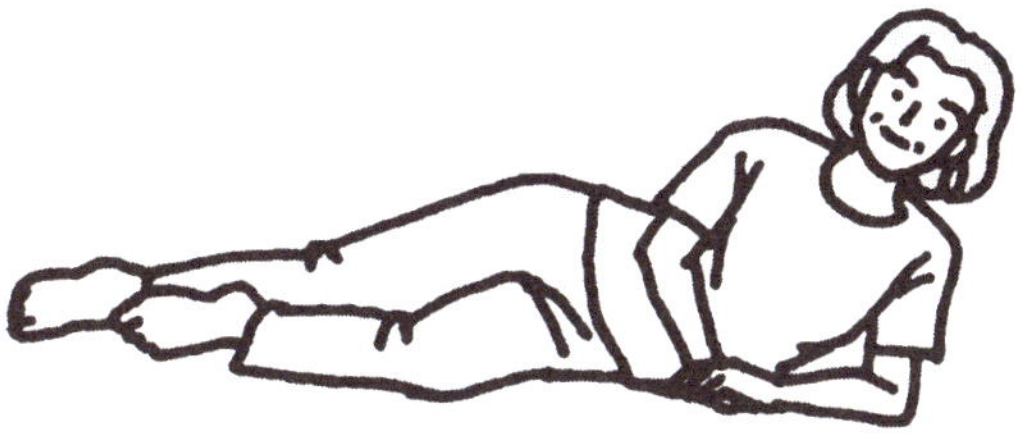

もとの姿勢に戻す

次にからだを半回転させ、左右をかえて同様の動作を行います

リウマチ体操④

安静にしていると衰えがちな腕や脚の筋力を強化します

腕の筋力をつける体操

関節の痛みが軽いときは、寝たままでできる体操で腕の筋力を回復してください

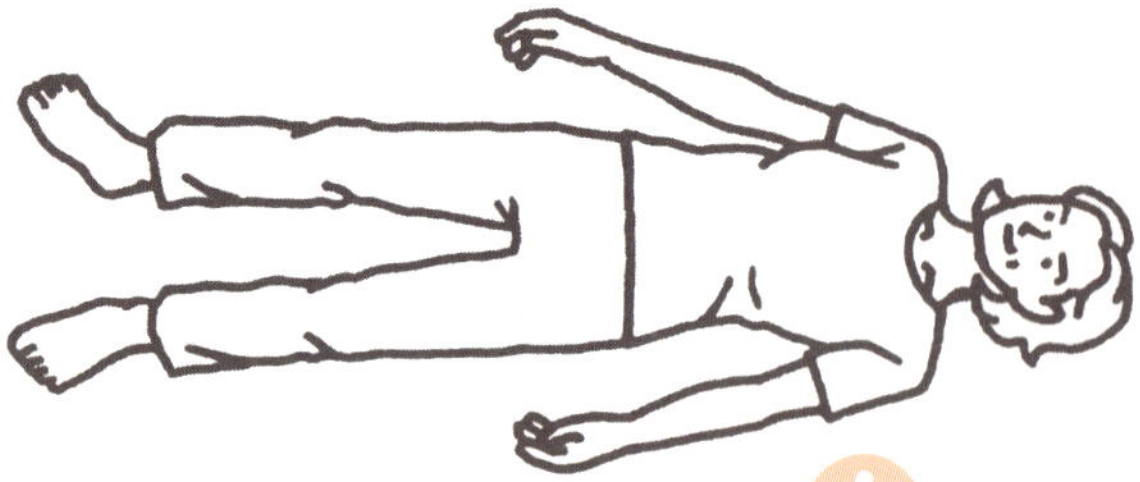

仰向《あおむ》けになる

全身の力を抜いて仰向けになり、手足を伸ばします

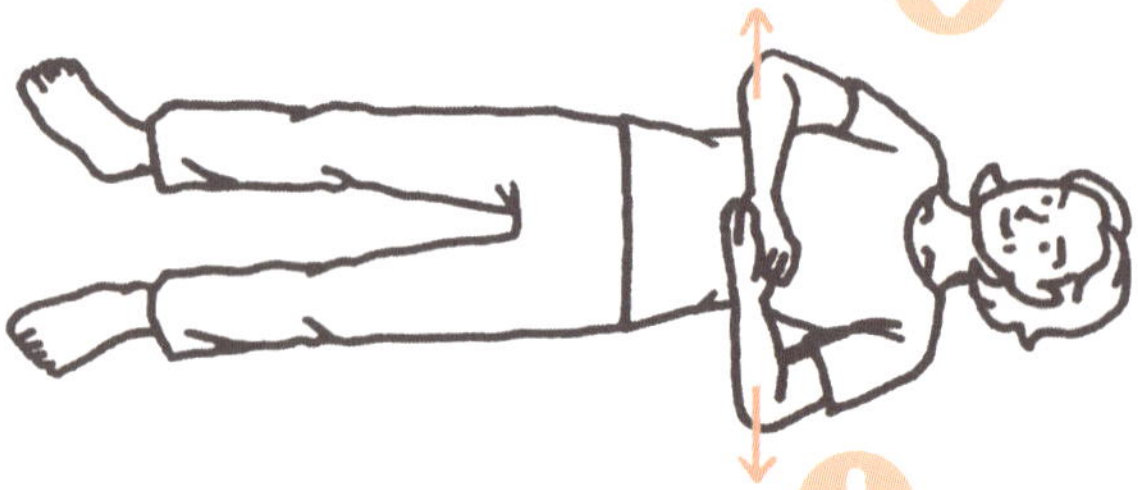

両手の指を引っかけ左右に引っ張る

胸の前で指を組んで息をはきながら5～6秒間左右に引っ張り合います

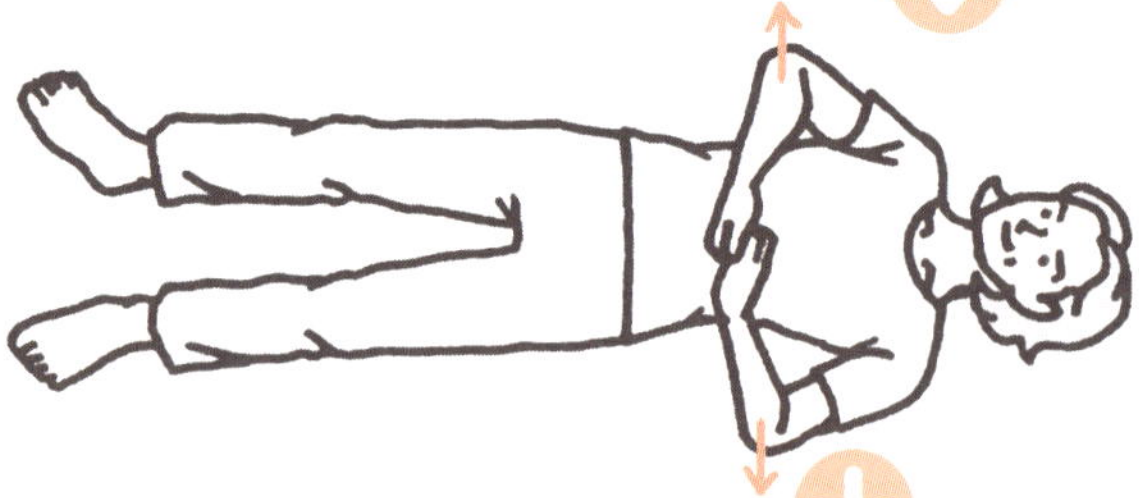

指を組みかえて左右に引っ張る

左右の手を組みかえて左右に引っ張り合います

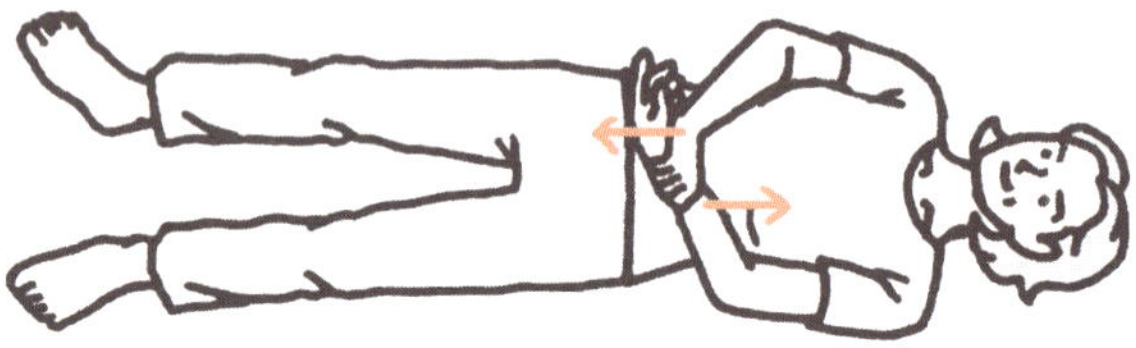

手首を握って押し合う

右手で左腕の手首を握り、息をはきながら5～6秒間力を入れて押し合います

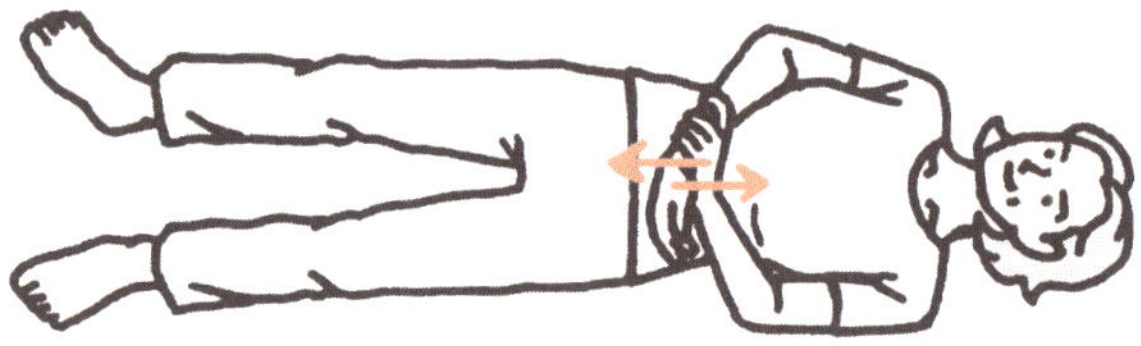

左右の手を入れかえて押し合う

左右の手を入れかえて、力を入れて押し合います

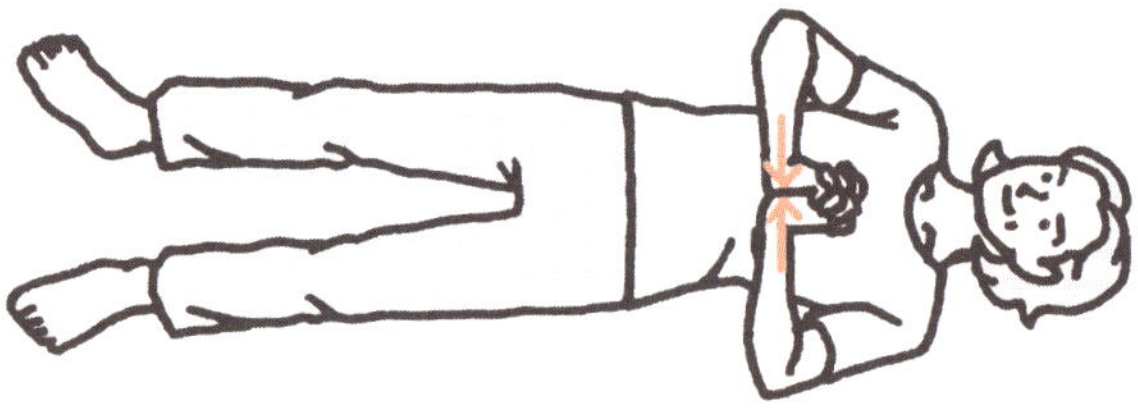

両手を組んで押し合う

両手の指をしっかり組んで息をはきながら5～6秒間押し合います

関節リウマチで手の指が変形して、両手の指を引っかけることができない人は、その運動をとばして、両手で押し合う運動をしてください

脚の筋力をつける体操

横になっていることが多い人は、この体操で脚の筋肉を強化しましょう

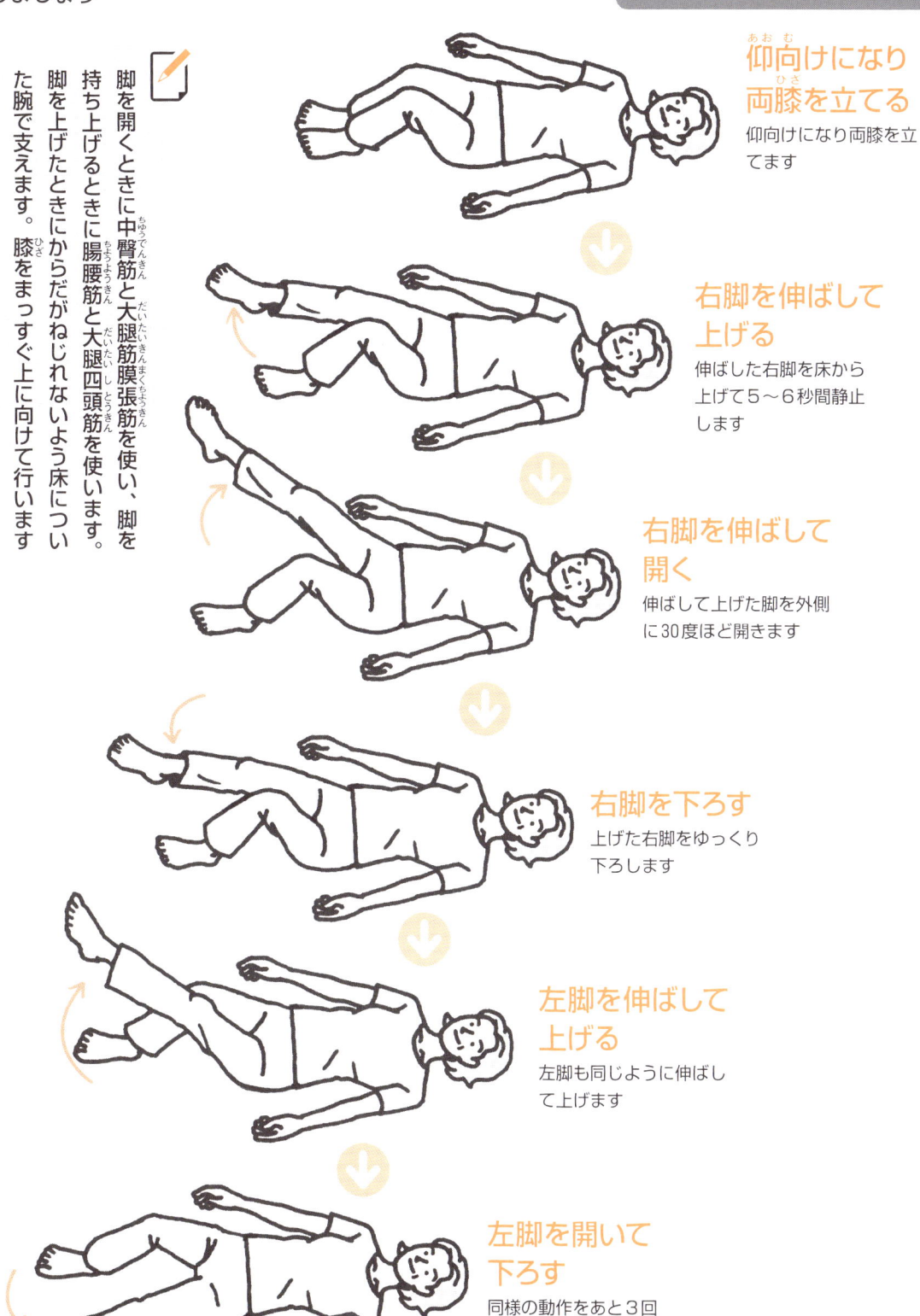

脚を開くときに中臀筋《ちゅうでんきん》と大腿筋膜張筋《だいたいきんまくちょうきん》を使い、脚を持ち上げるときに腸腰筋《ちょうようきん》と大腿四頭筋《だいたいしとうきん》を使います。脚を上げたときにからだがねじれないよう床についた腕で支えます。膝《ひざ》をまっすぐ上に向けて行います

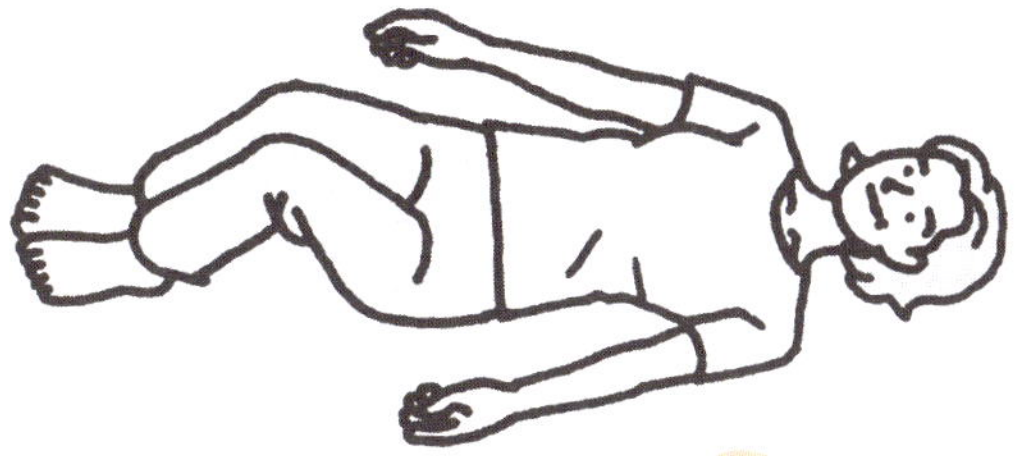

仰向《あおむ》けになり両膝《ひさ》を立てる

仰向けになり両膝を立てます

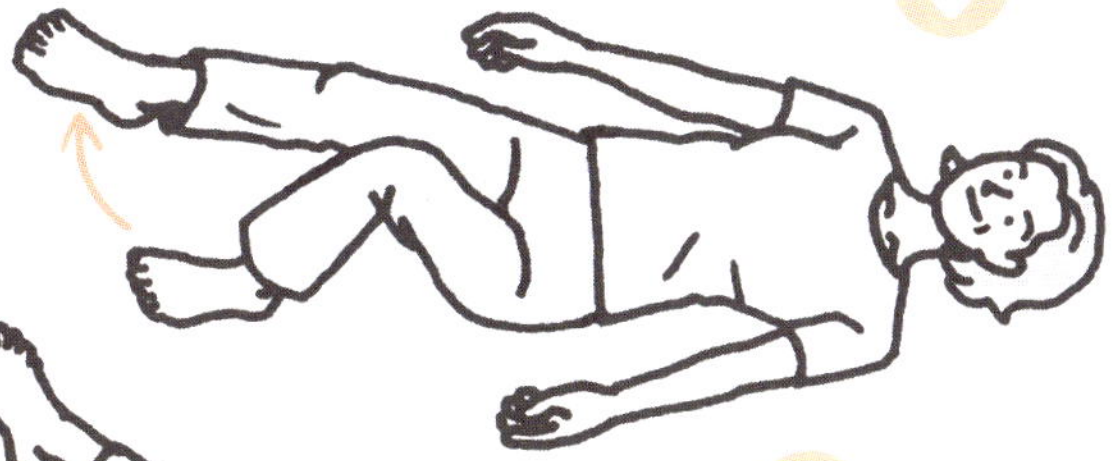

右脚を伸ばして上げる

伸ばした右脚を床から上げて5～6秒間静止します

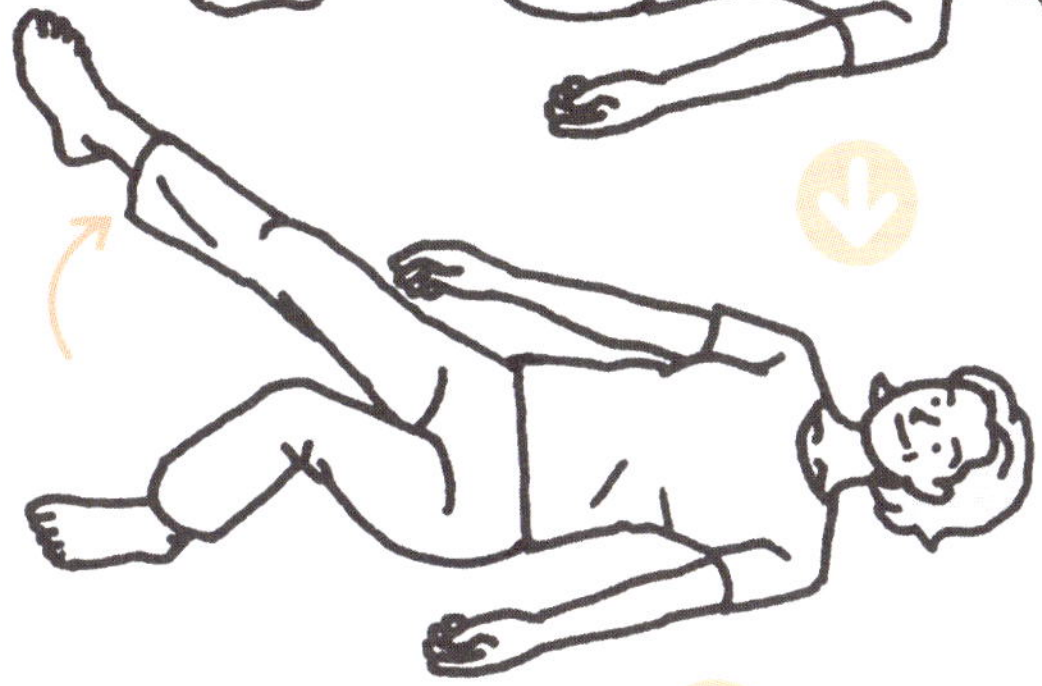

右脚を伸ばして開く

伸ばして上げた脚を外側に30度ほど開きます

右脚を下ろす

上げた右脚をゆっくり下ろします

左脚を伸ばして上げる

左脚も同じように伸ばして上げます

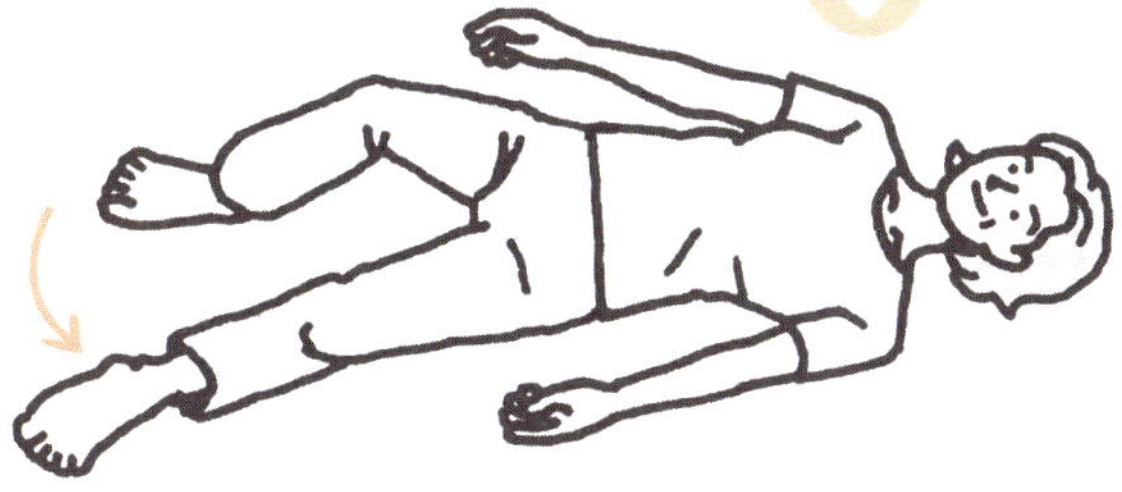

左脚を開いて下ろす

同様の動作をあと３回繰り返します

緩和ケア体操❶

体操を通じて苦痛をやわらげ、QOL（生活の質）を向上させることが目的です

からだを動かせば体力回復と気分転換に

緩和ケアとは、末期がんなど治療に反応しなくなった病気に対して行われるケアのことです。患者の苦痛をやわらげ、QOL（生活の質）を向上させることが目的です。終末期だけでなく、早期から患者や家族に対する積極的な心理サポートを行うこともあります。安静にしているだけでは筋力が衰え、ベッドから起き上がることさえ難しくなります。体力を維持し、気分転換を図るためにも緩和ケア体操をはじめるといいでしょう。ただし、末期がんなどでは体調が優れないことが多いので医師に相談しながら行いましょう。

緩和ケア体操の注意点

- 医師に相談して行う
- 体調が悪いときはやらない
- 最初は短時間から。徐々に時間を延ばす
- 翌日に疲れが残るまでやらない

腕を上げる

肩関節は拘縮《こうしゅく》を起こしやすいのですが、肩が動けば寝返りやその他の基本動作を自由に行えます

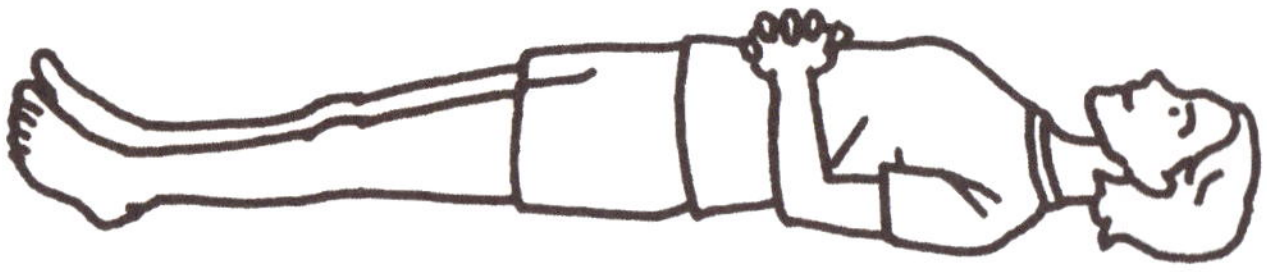

お腹の上で指を組む

仰向《あおむ》けに寝て、お腹の上でしっかり指を組みます。指が組めないときは動く手でもう一方の手の甲を持ちます

股関節《こかんせつ》を開く

寝ていることが多いと股関節内転筋群《こかんせつないてんきんぐん》が固くなって歩行が難しくなるので、この運動で改善します

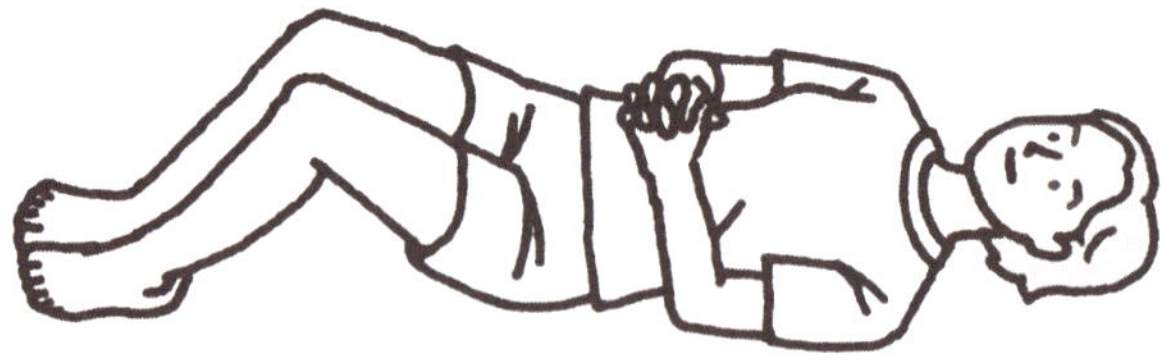

仰向《あおむ》けになり両膝《ひざ》を立てる

両膝を立て、お腹の上で指を組んで目を閉じ、腹式呼吸をして静かに息を整えます

脊柱《せきちゅう》をひねる

からだを十分にひねることができないと寝返りも上手にできません。この体操なら寝たままでもできます

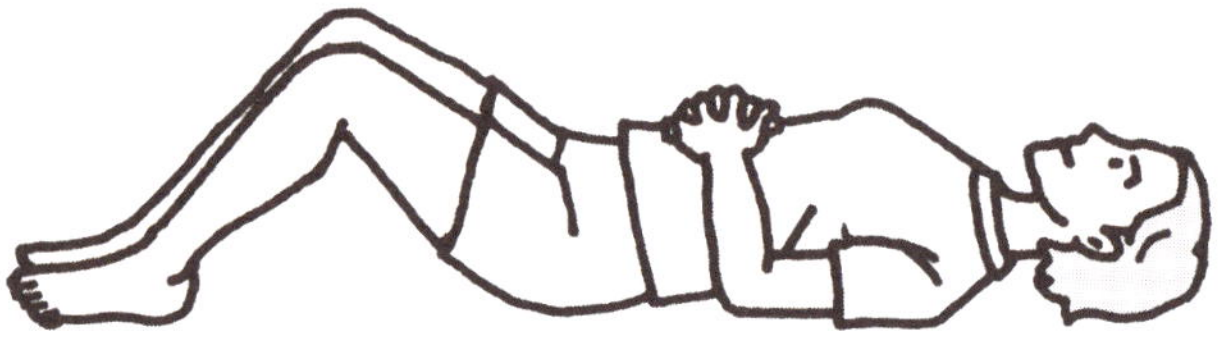

仰向《あおむ》けになり両膝《ひざ》を立てる

仰向けになり、両膝をしっかり立て、お腹の上で指を組みます

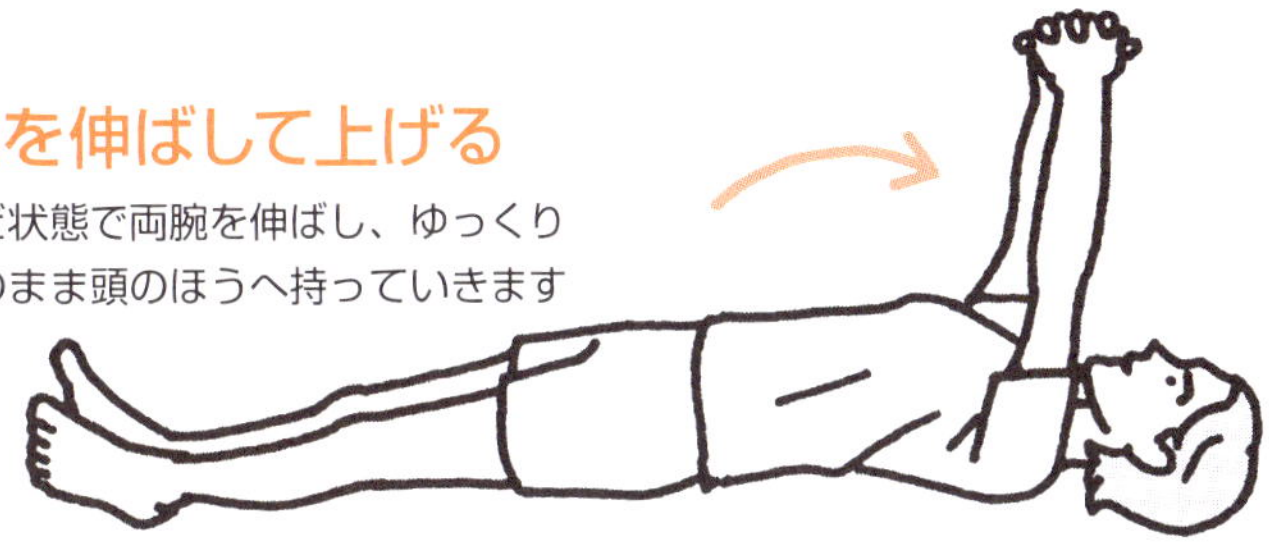

両腕を伸ばして上げる

指を組んだ状態で両腕を伸ばし、ゆっくり上げ、そのまま頭のほうへ持っていきます

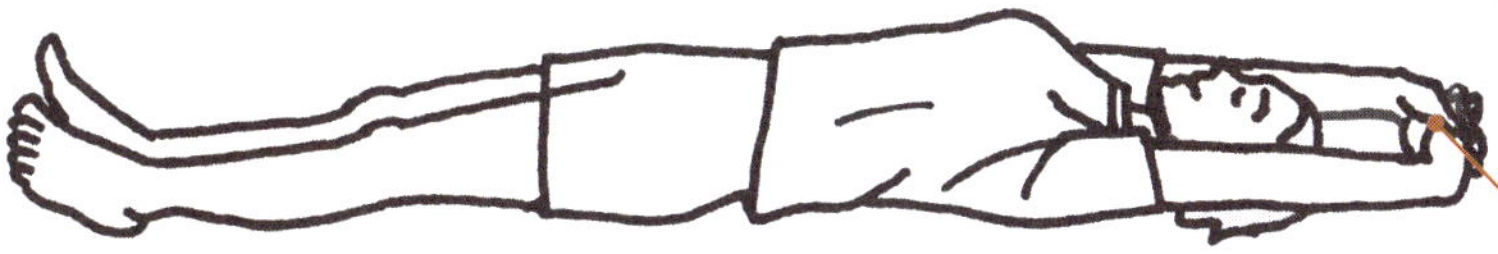

腕が床についたら静止

両腕が頭のほうの床についたら、力を抜いて5～6秒間静止します。腕の重みで肩が伸びるように感じてください

手のひらがつねに頭や顔のほうを向くようにする

足の裏がぴったり合うところまで股関節を開きます

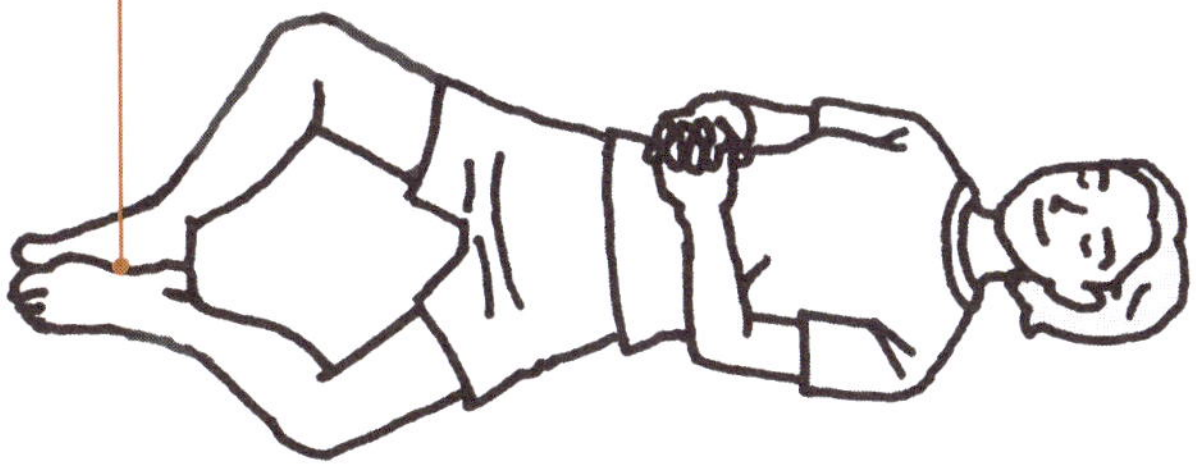

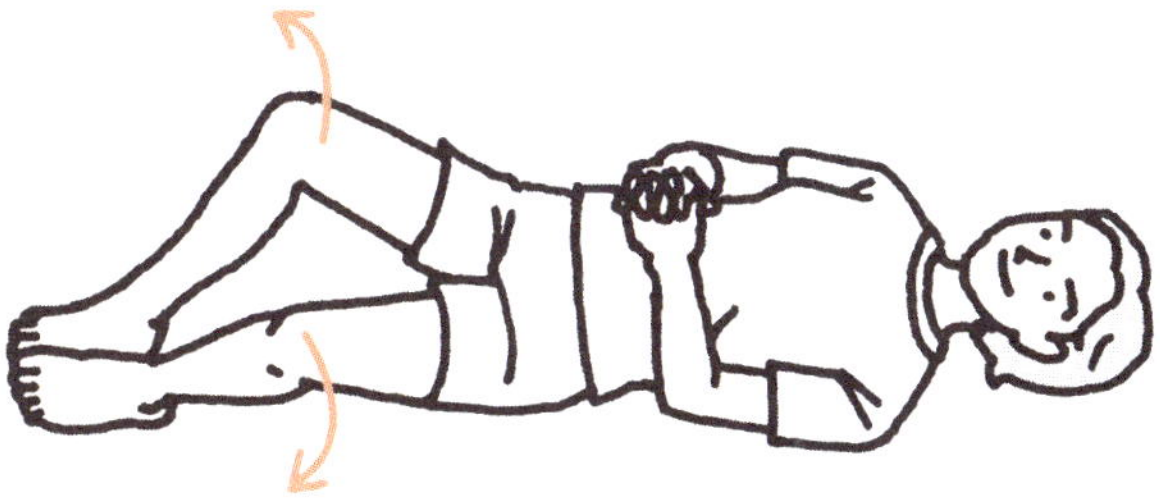

ゆっくり膝を開く

少しずつ膝を開いていきます。静かに腹式呼吸をしていると自然に股が開き筋肉が伸びます

さらに開いて足の裏を合わせる

股関節が十分に開いて足の裏を合わせたら、静かに腹式呼吸をして足の力を抜きます

膝を床につけて顔を反対側に向けるとからだがひねられる

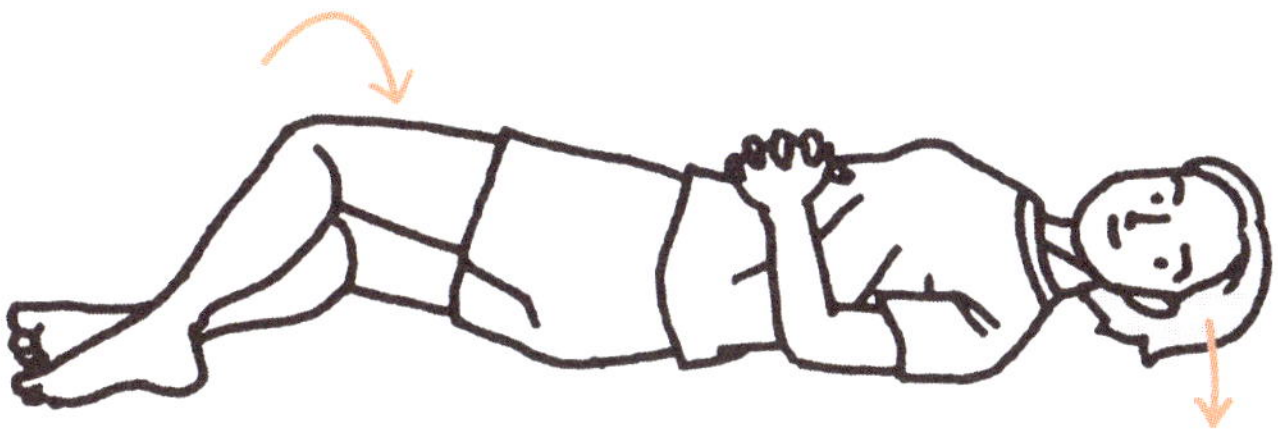

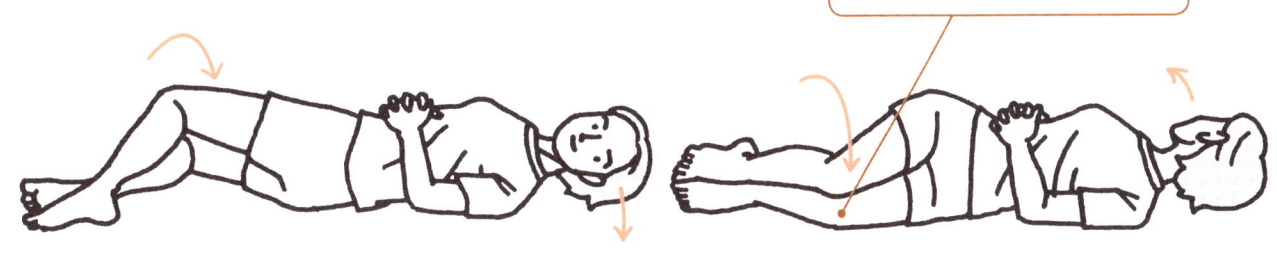

両膝を倒し顔を反対側に向ける

両膝をゆっくりと倒して床につけたら、顔を反対側に向けて目を閉じます

左右をかえて行う

もとの姿勢に戻したら、今度は逆側に両膝を倒し、顔を反対に向けます

緩和ケア体操❷

体操を行うと気が紛れて痛みが軽くなる効果があります

下肢《かし》のストレッチ

あぐらをかくだけでも股関節《こかんせつ》が広がりますが、この体操で股関節はさらに広がります

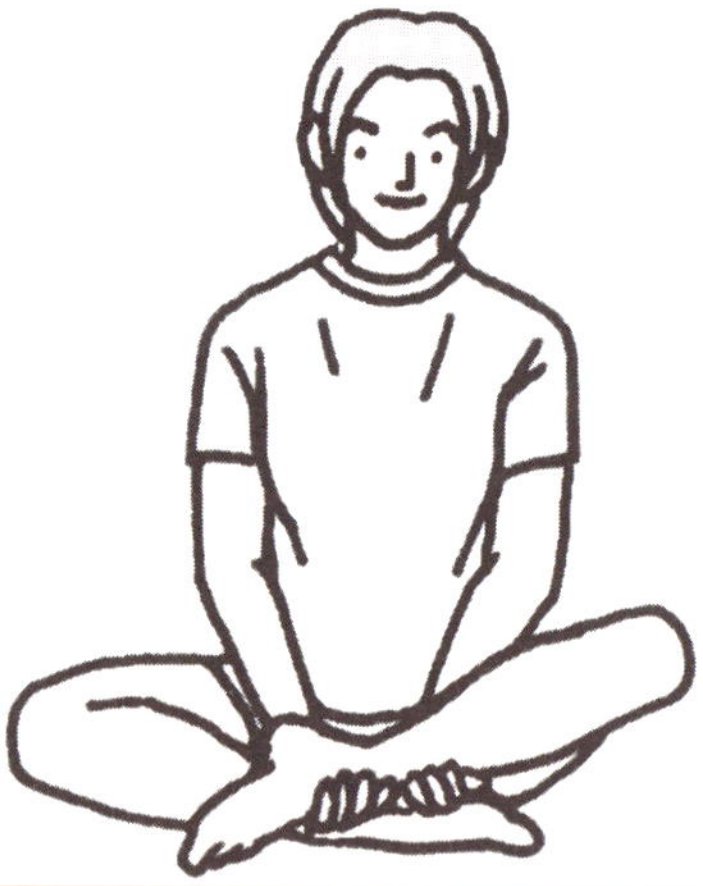

あぐらの姿勢で足首を持つ

あぐらをかいたまま、両手を足首の下に差し入れてしっかり抱えます

下肢《かし》屈筋《くっきん》のストレッチ

仰向《あおむ》けに寝ている生活が長いと固く縮まってしまう大腿屈《だいたいくっ》筋群《きんぐん》を伸ばす体操です。介助者は後ろから押さえないでください

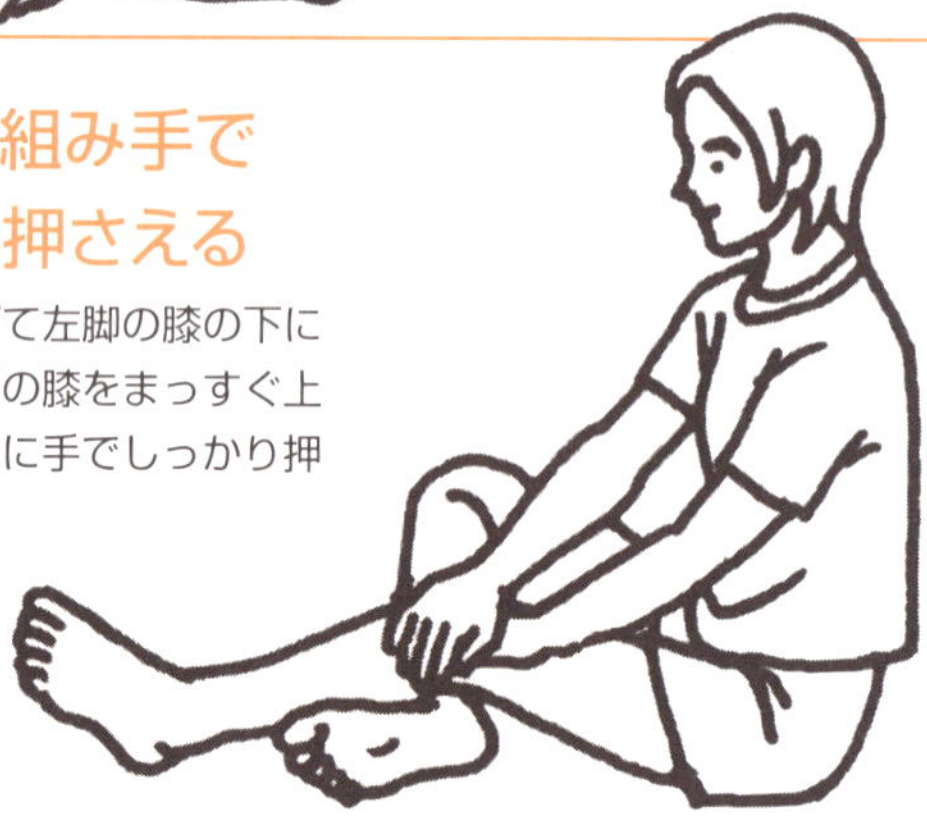

脚を組み手で膝《ひざ》を押さえる

右脚を曲げて左脚の膝の下に入れ、左脚の膝をまっすぐ上に向くように手でしっかり押さえます

肩の運動①

肩関節《かたかんせつ》の柔軟性を保つ運動です。手のひらはいつも頭や顔を向くように動かします

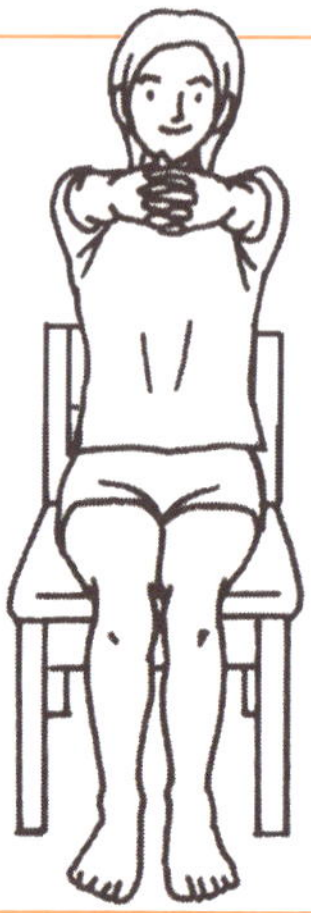

指を組んで腕を前に伸ばす

イスに深く座り、足の裏をしっかり床につけ、指を組んだら両腕を前に伸ばします

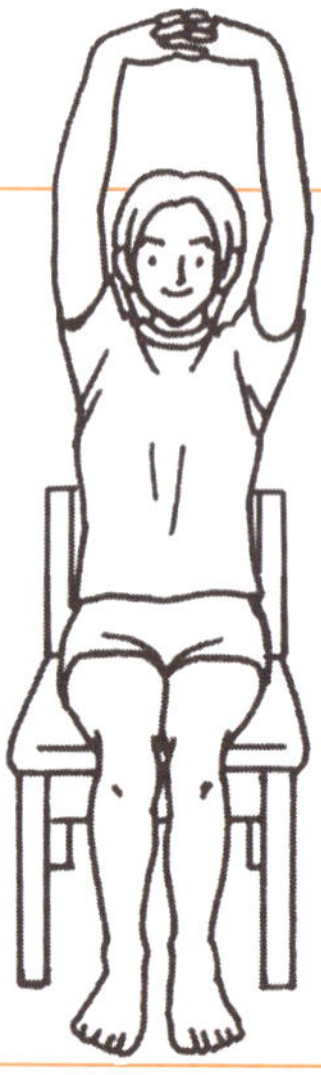

両腕を頭上に上げる

両腕をゆっくり頭の上に上げて十分に伸ばします

肩の運動②

肩関節《かたかんせつ》をあまり動かさないでいると拘縮《こうしゅく》を起こすので、この運動で拘縮を予防します

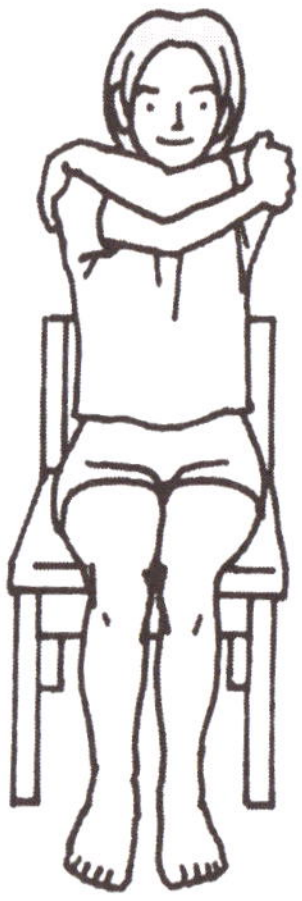

手で反対側の肩をつかむ

一方の手を反対側の腋《わき》の下に差し入れ、肩をつかみます

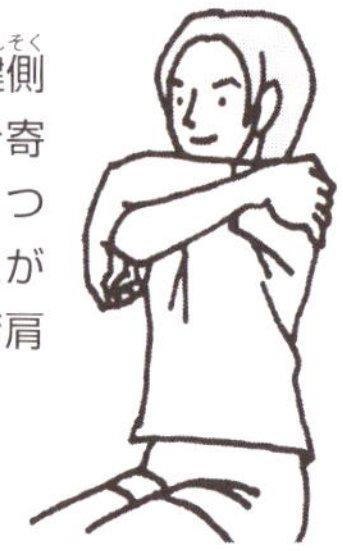

片マヒの人は健側《けんそく》の手で肩を引き寄せるように深くつかみます。マヒがなければ両手で肩をつかみます

ゆっくり足首を上げる

抱えた足の踵《かかと》をヘソに引き寄せるように持ち上げ、そのまま5～6秒間静止します

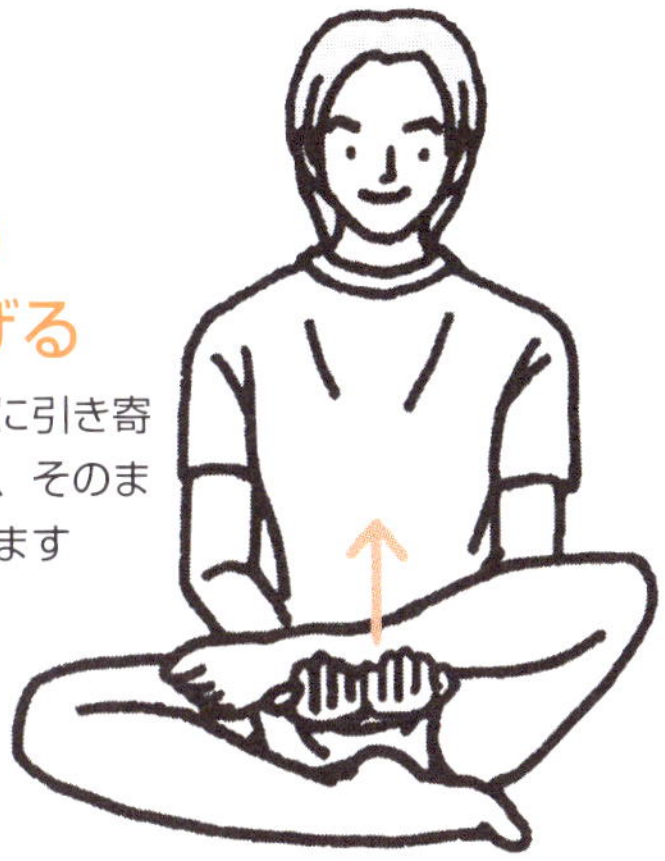

もう少し高く足を上げる

無理のない程度に足をもう少し上げて静止。もとの姿勢に戻したら左右をかえて行います

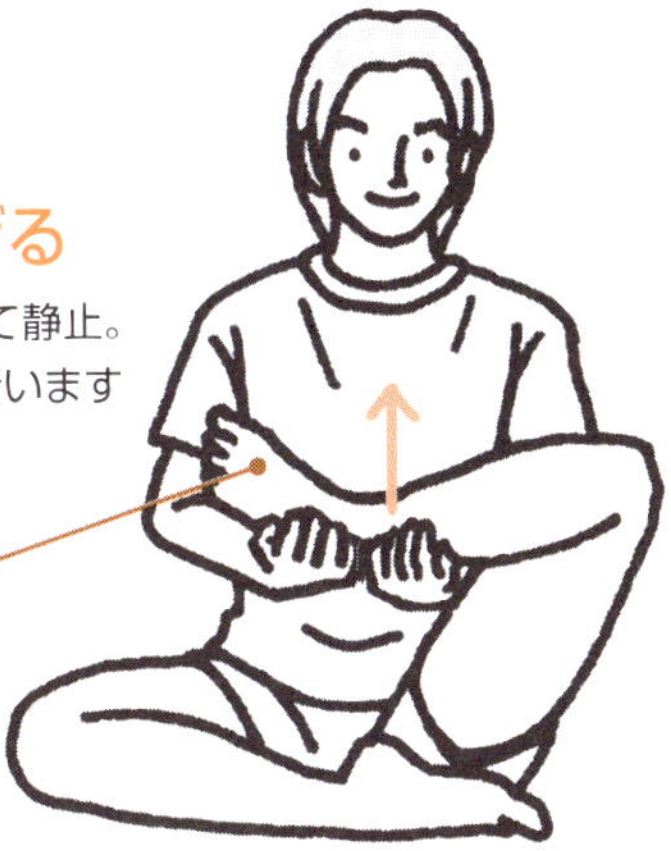

足の裏が顔のほうを向くようにします。両手で持てる人は両手を使ってもかまいません

静かにからだを倒す

目をつま先に向け、息をはきながら静かにからだを前に倒します

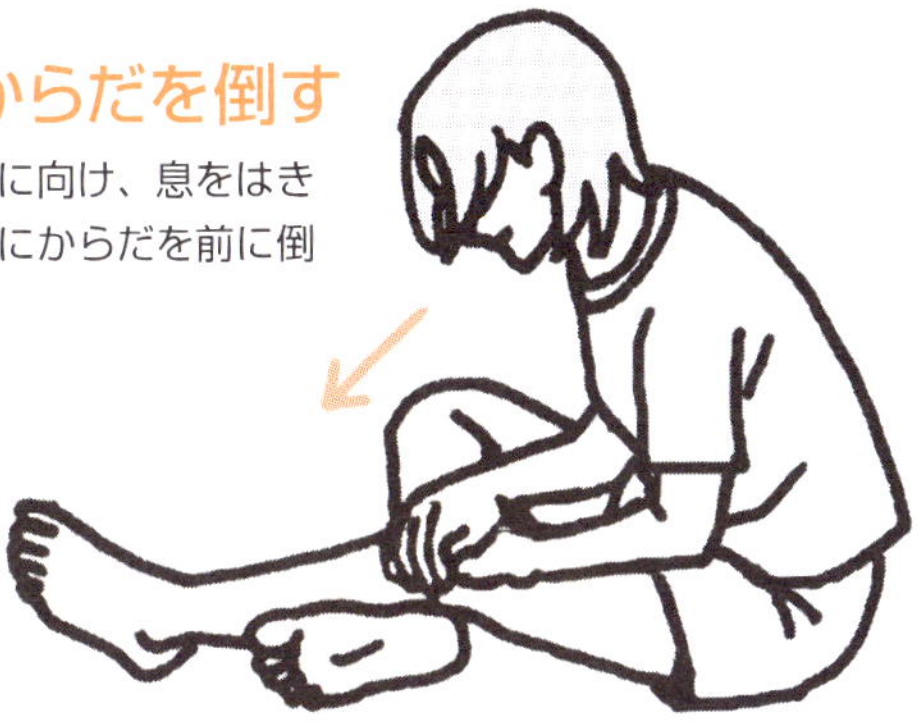

さらにからだを倒す

できればお腹が太ももにつくまで倒します。もとの姿勢に戻し、左右をかえて同じ動作をします

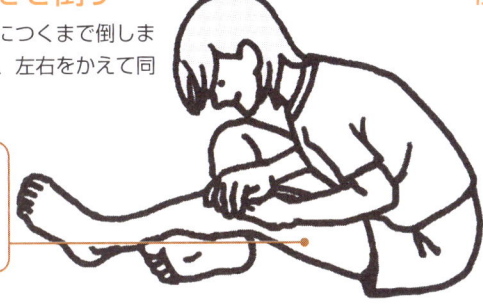

伸ばした脚の太ももの筋肉が伸びていることを意識します

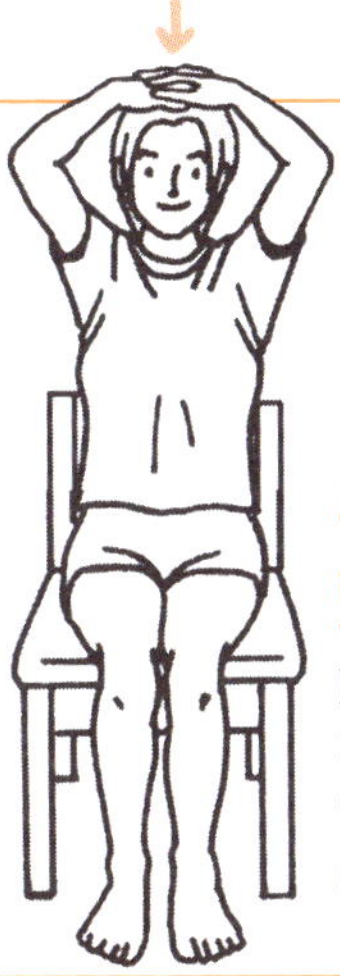

手のひらを頭にのせる

頭上に上げた両腕をゆっくり下ろして手のひらを頭にのせます

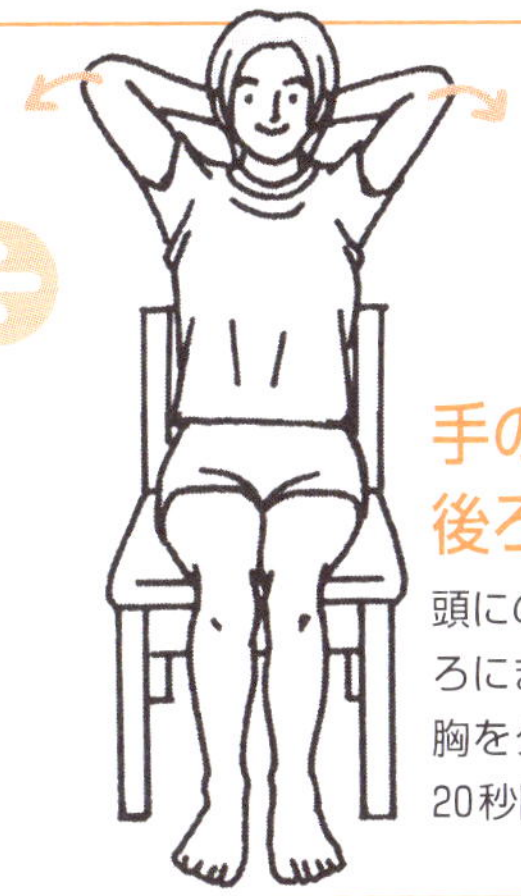

手のひらを後ろにまわす

頭にのせた手のひらを後ろにまわし、肘《ひじ》を開いて胸をグッとそらして15～20秒間静止します

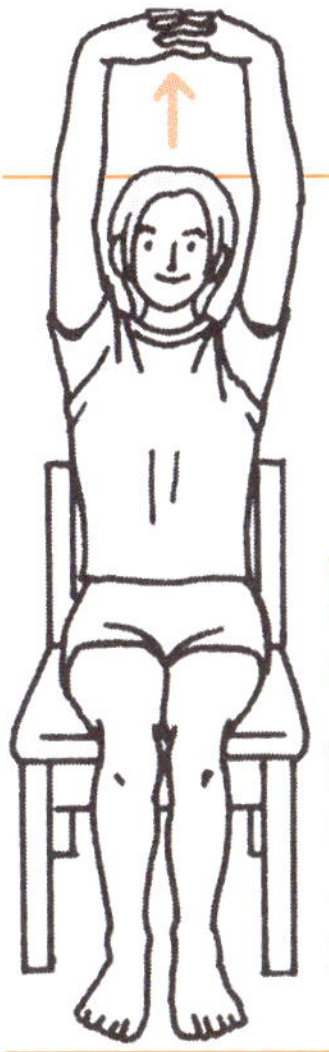

両腕を上げてもとの姿勢に

両腕をゆっくり頭上に上げ、その腕を下ろしてもとの姿勢に戻します

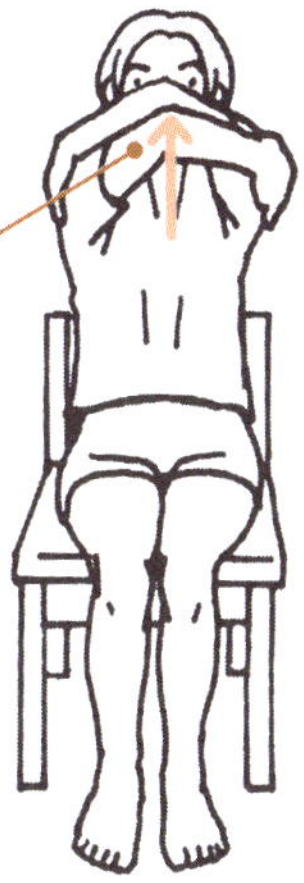

下の腕で上の腕を持ち上げる

下に差し入れた腕で上にのせた腕をゆっくり持ち上げます

上下の腕の肘《ひじ》が重なるところまで深く腕を組みます

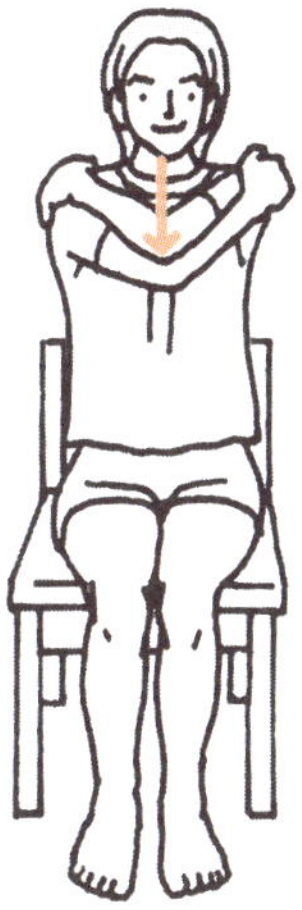

もとに戻して繰り返す

もとの姿勢に戻したら、同様の動作をあと3回繰り返し、最後に両手を膝《ひざ》に戻します

緩和ケア体操③

スキンシップは心の安定と安心をもたらします

高齢者にも必要なスキンシップ

肌と肌を触れ合うスキンシップは、乳幼児の健全な発育に不可欠といわれますが、それは高齢者も同じです。老化で視覚や聴覚などが衰えても、皮膚感覚は衰えることがなく、むしろ感覚全体のなかでその占める割合が増しています。

よい介助者は、肩に手をまわす、握手する、頬《ほお》をすり寄せるといったスキンシップを多用しています。ただし、こういったスキンシップは相性がいい人が行うのが前提で、嫌いな人とのスキンシップは嫌悪感を増すだけなので注意してください。

腹式呼吸でリラックス

痛みが強いときは全身が緊張します。腹式呼吸でリラックスして自律神経を整え、血圧を正常化しましょう

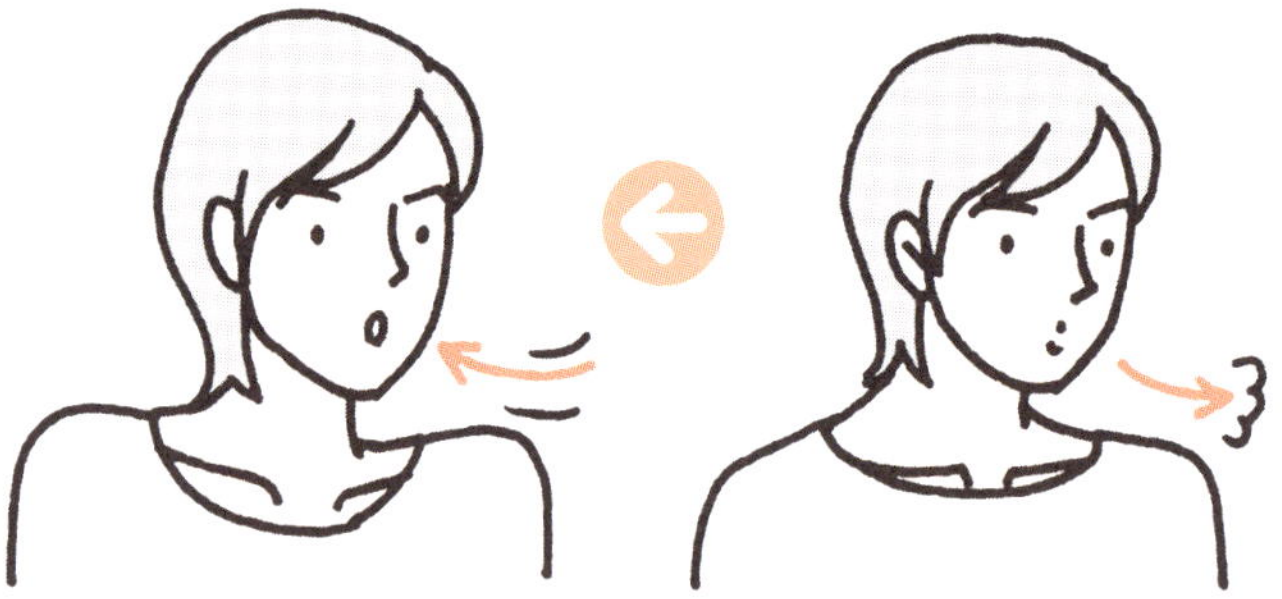

呼吸の基本は、口をすぼめてゆっくり息をはき、鼻から空気を吸います

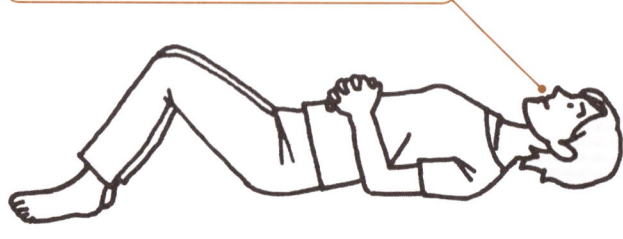

お腹に手を当てて、息を吸うときは大きくふくらみ、はくときはへこむことを確かめて腹式呼吸のコツを覚えます。はききる少し前に肛門を締めます

ボディワークでコミュニケーション

からだを触れ合うボディワークは言葉に負けないコミュニケーションを図ることができます

お年寄りは触ることで人を確かめることがあります。手首をつかんでもらうといいでしょう

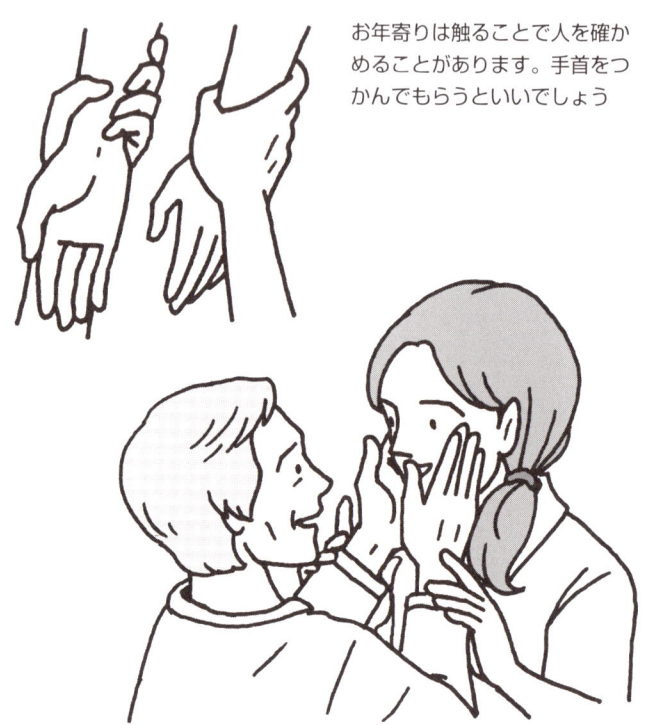

親しければ、お年寄りの手を自分の頬《ほお》にあてて触ってもらうと親しみが増します

ストレッチをしてあげる

自分ではからだを動かせなくても、介助者がストレッチをしてあげることができます。股関節《こかんせつ》の体操を紹介します

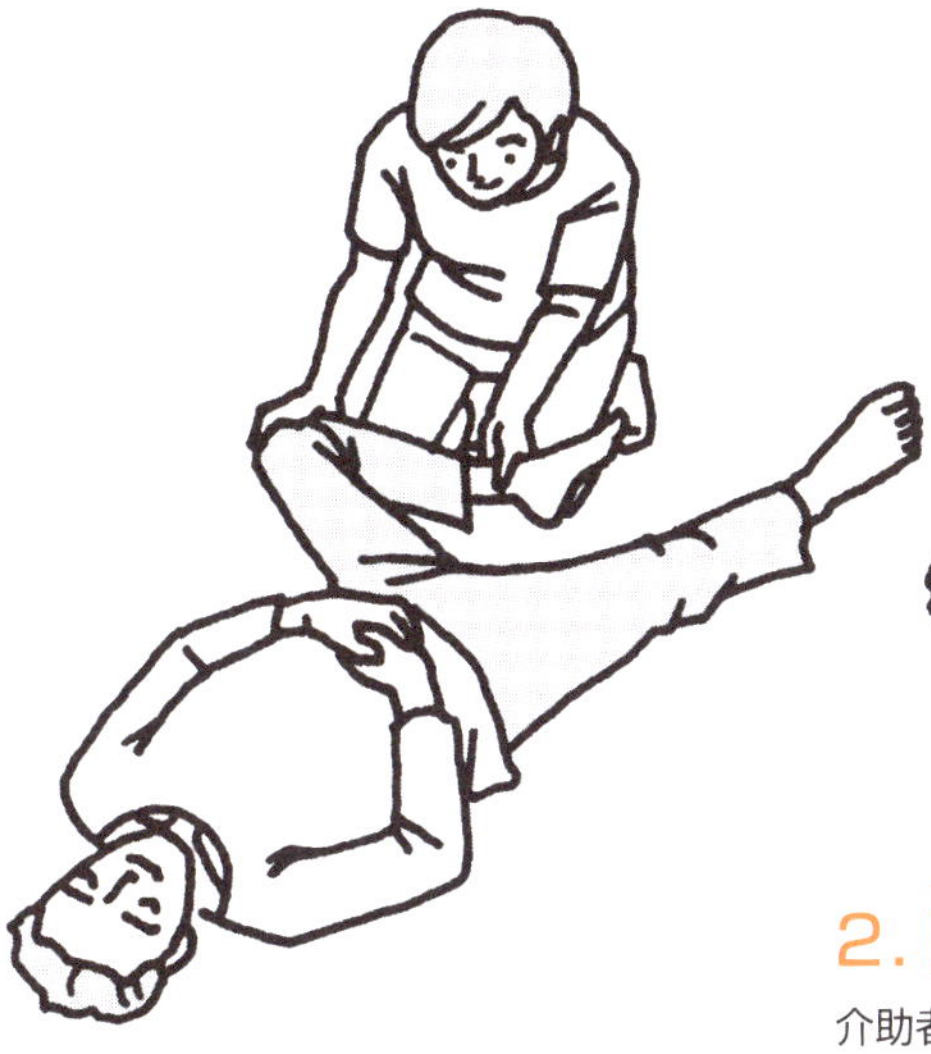

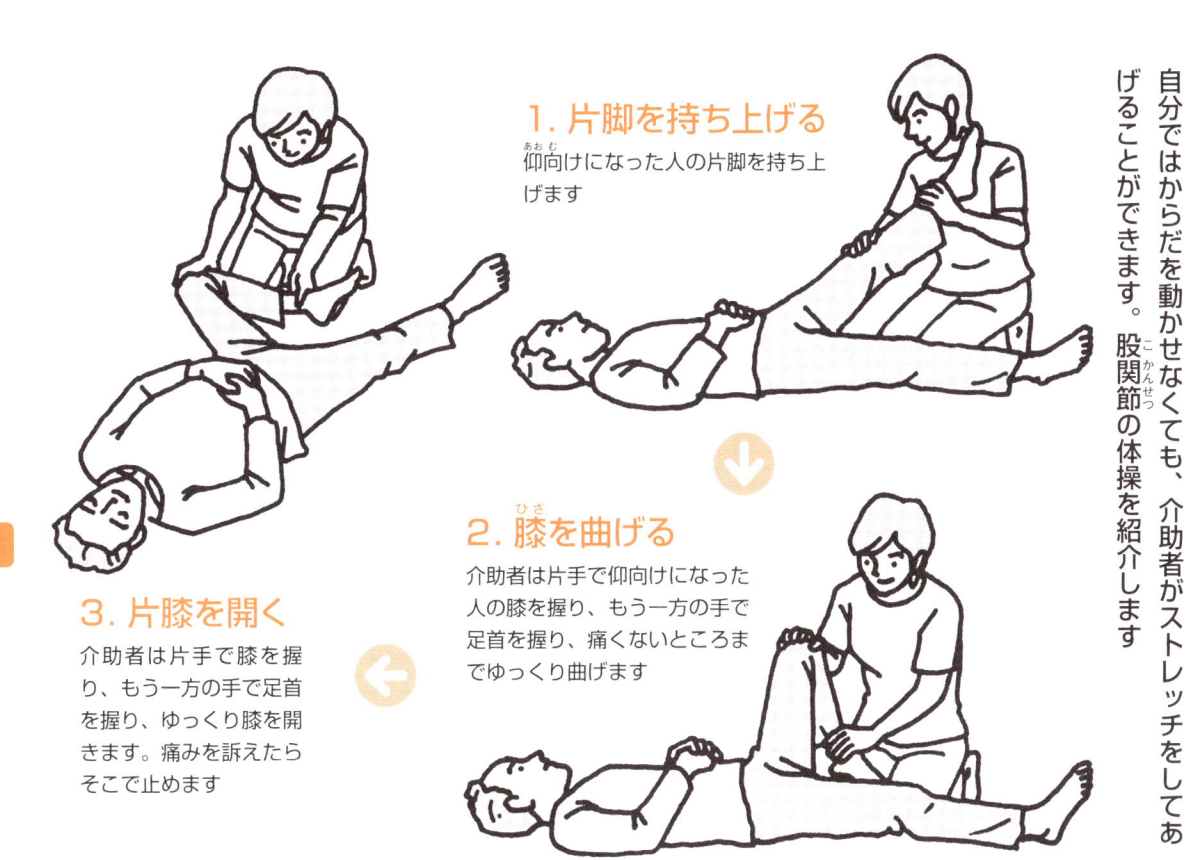

1. 片脚を持ち上げる

仰向《あおむ》けになった人の片脚を持ち上げます

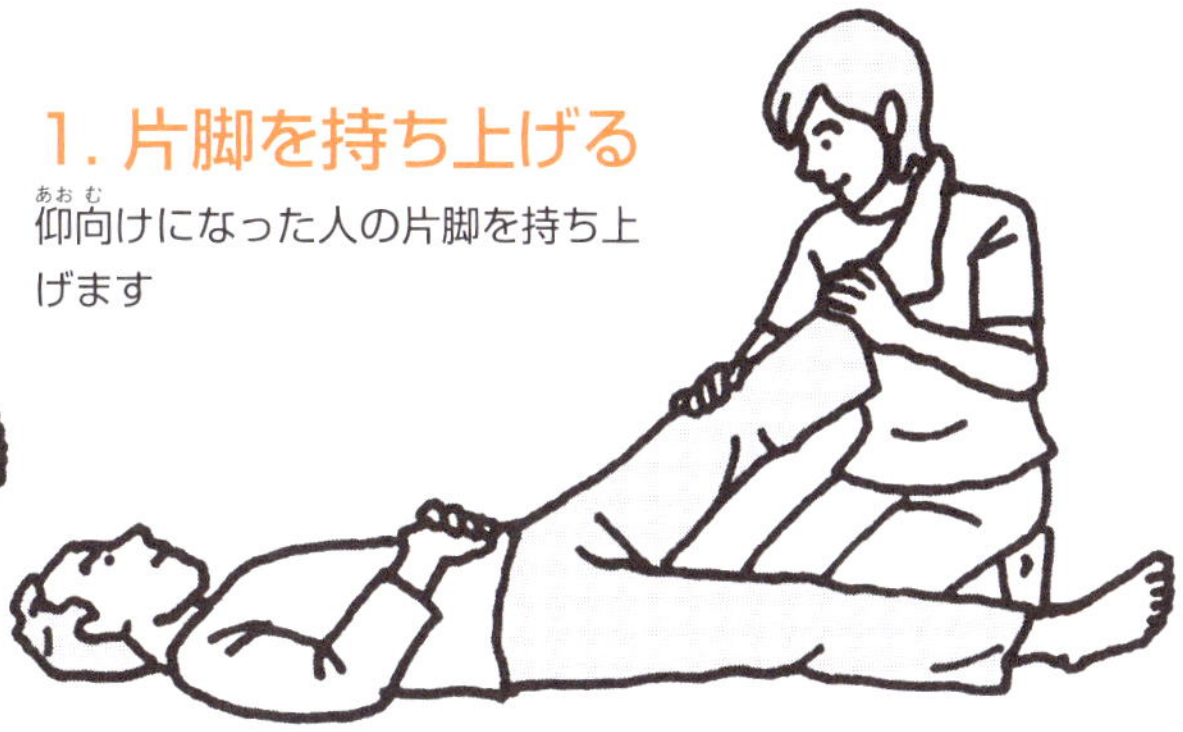

2. 膝《ひざ》を曲げる

介助者は片手で仰向けになった人の膝を握り、もう一方の手で足首を握り、痛くないところまでゆっくり曲げます

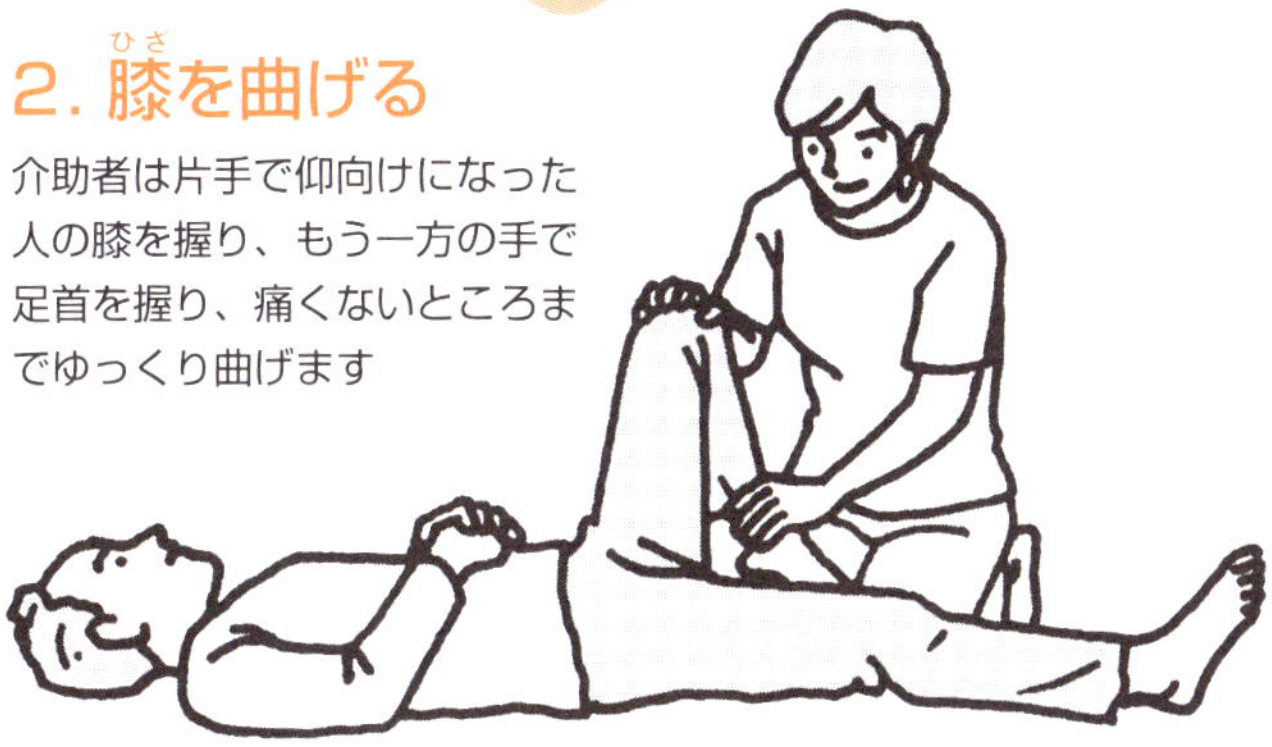

3. 片膝を開く

介助者は片手で膝を握り、もう一方の手で足首を握り、ゆっくり膝を開きます。痛みを訴えたらそこで止めます

人間温湿布

介助者は自分の手と手をこすり合わせ、手のひらが温かくなったら要介護者の肩や背中にそっとおきます。温湿布のように手の温もりが伝わります

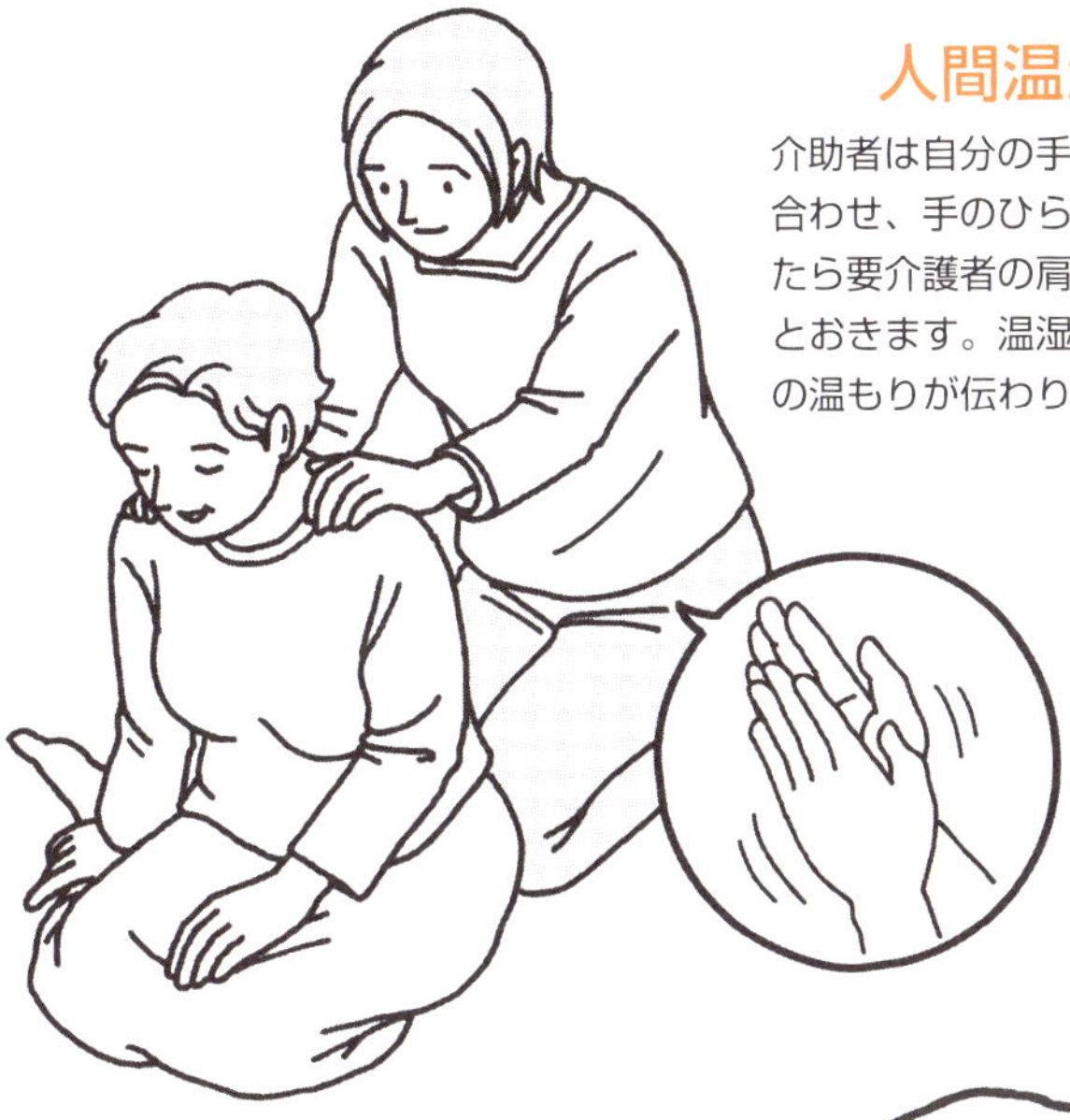

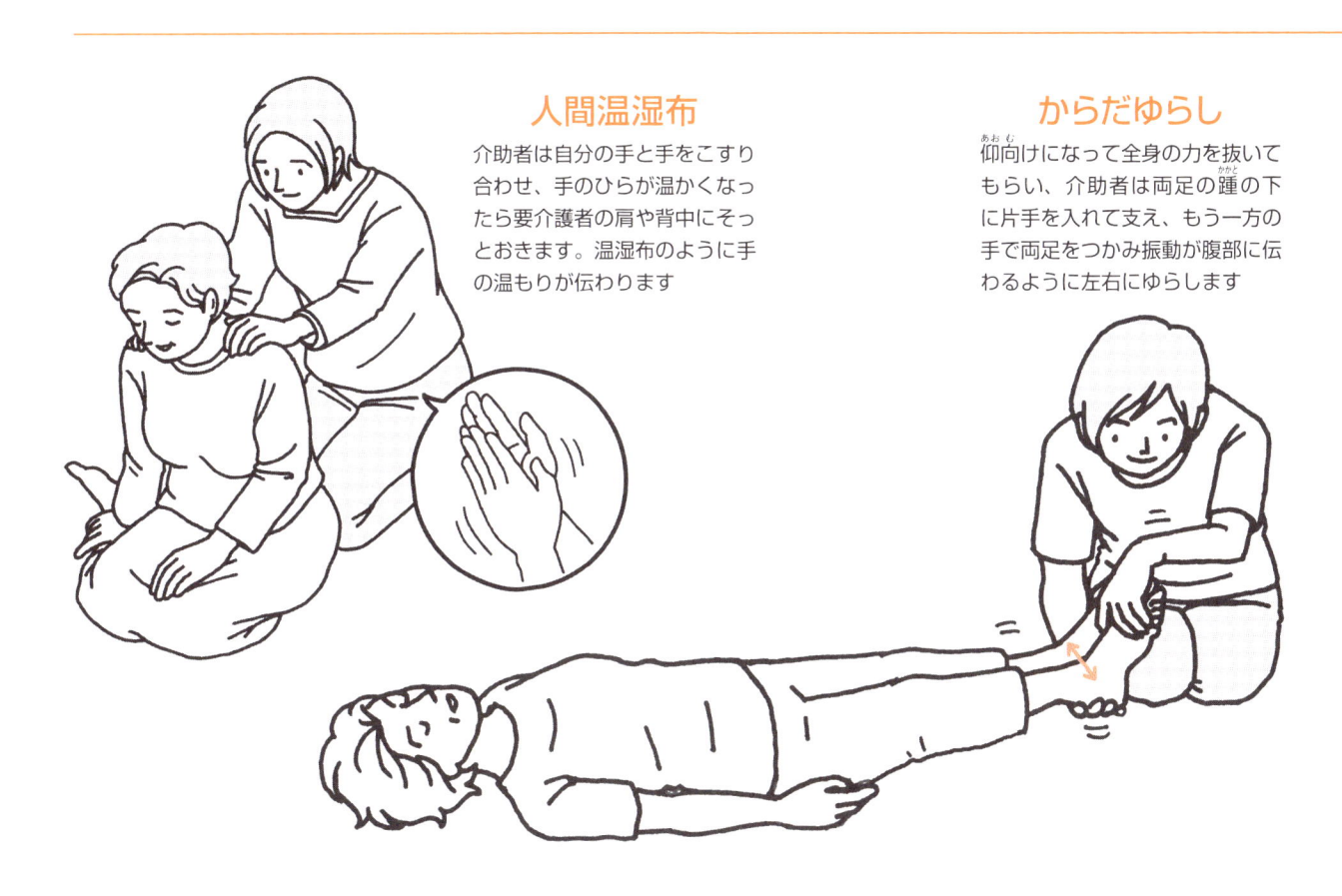

からだゆらし

仰向《あおむ》けになって全身の力を抜いてもらい、介助者は両足の踵《かかと》の下に片手を入れて支え、もう一方の手で両足をつかみ振動が腹部に伝わるように左右にゆらします

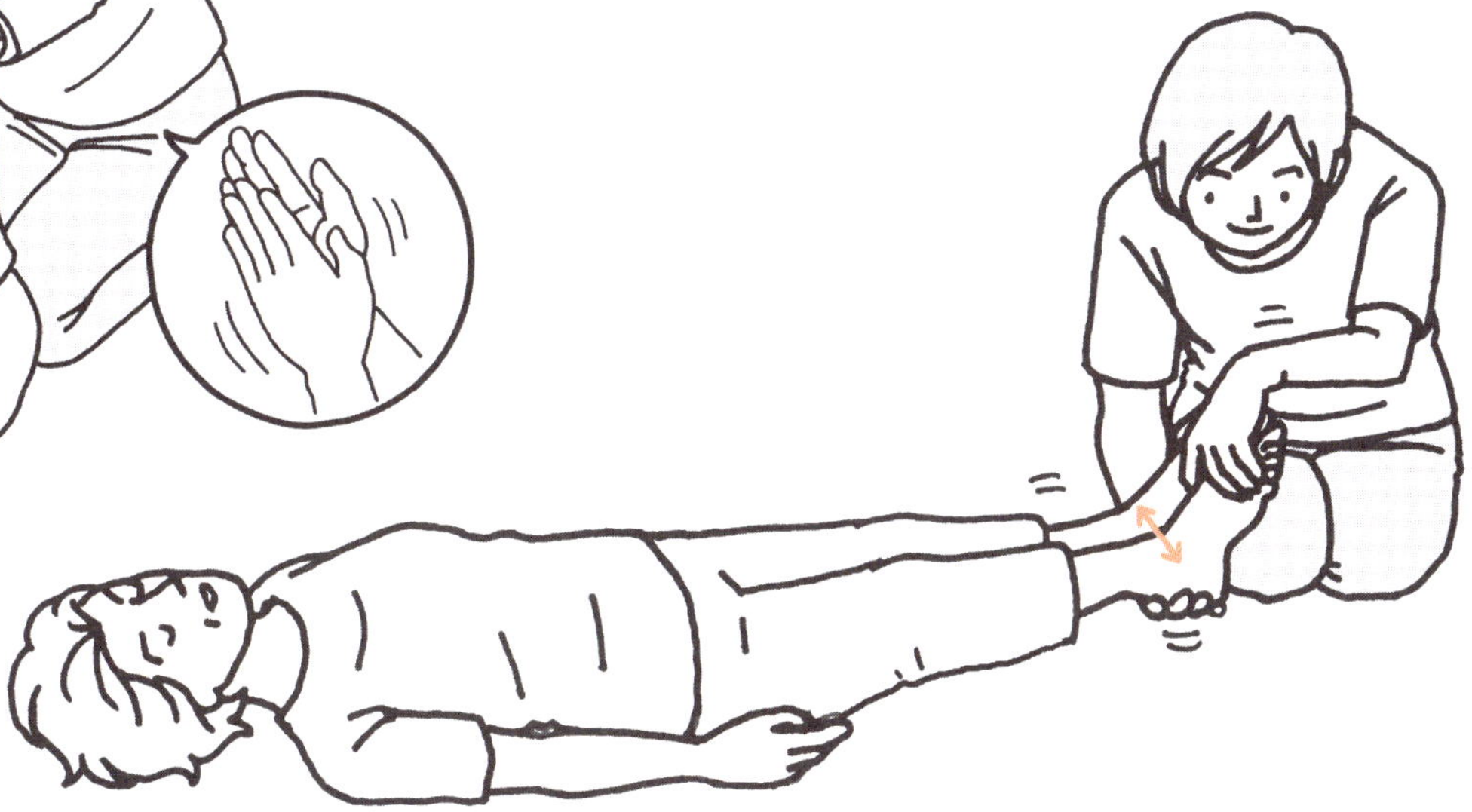

第5部資料①

老化とからだに現れる症状

人は年を重ねると、次第に老化していきます。一見すると若々しく見える人であっても、細胞や臓器には老化による変化が生じています。老化によるダメージがある程度蓄積すると、はっきりとわかる外観の変化や病気の発症という形で現れます。現代医学では老化の進行を食い止めることは不可能ですが、その歩みを遅くすることは可能です。介護予防リハビリ体操もその一助になります

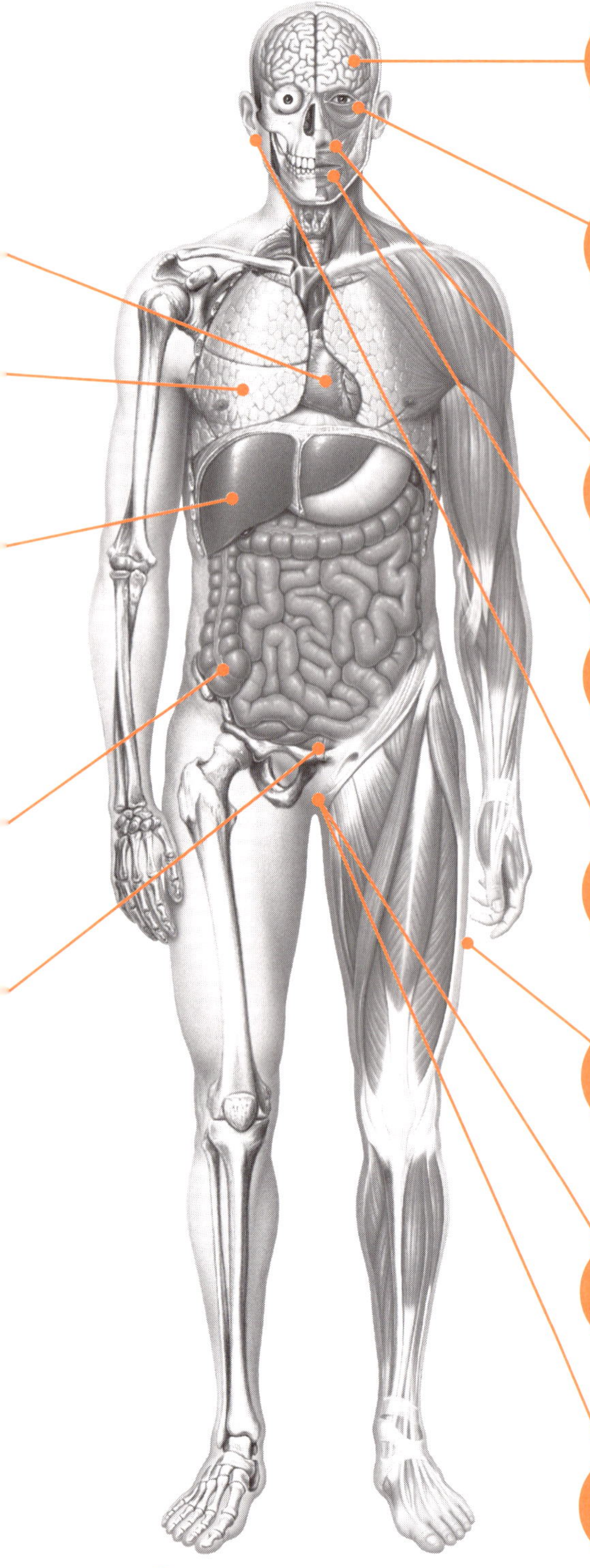

大脳《だいのう》

老化にともなう正常な変化
- 血流量の減少
- 中枢神経系機能の低下

影響
- 失神しやすい
- 精神機能低下

眼《め》

老化にともなう正常な変化
- レンズ（水晶体《すいしょうたい》）の硬直
- 網膜の光に対する感度低下

影響
- 近焦点が合わせにくい
- 薄暗いところで見えにくい
- 明暗変化対応低下

嗅覚《きゅうかく》

老化にともなう正常な変化
- 嗅覚の低下

影響
- 多くの食べ物の匂いが損なわれる

口《くち》

老化にともなう正常な変化
- 味蕾《みらい》の減少

影響
- 多くの食べ物が苦く感じられるか、味を感じなくなる

耳《みみ》

老化にともなう正常な変化
- 高周波数を聞く能力の低下

影響
- 声を認識しにくくなる

皮膚《ひふ》

老化にともなう正常な変化
- 皮下脂肪の減少

影響
- しわが目立つ
- 皮膚が乾燥しやすい
- 低体温症を起こしやすい

男性《だんせい》生殖《せいしょく》器《き》

老化にともなう正常な変化
- 前立腺肥大
- テストステロン濃度の低下
- 陰茎《いんけい》への血流量減少
- Ca排出増加

影響
- 排尿しにくくなる
- 勃起不全になる

女性《じょせい》生殖《せいしょく》器《き》

老化にともなう正常な変化
- エストロゲン減少（子宮、卵巣の萎縮《いしゅく》）
- 乳房線維化増加

影響
- 冠動脈疾患《かんどうみゃくしっかん》
- 骨粗鬆症《こつそしょうしょう》
- からだがほてりやすい
- 膣壁《ちつへき》が薄くなる
- 乳がんのリスクが高まる

血液《けつえき》

老化にともなう正常な変化
- 赤血球産生量の減少

影響
- 血液量の減少
- 血中酸素濃度の低下に対する反応が遅くなる

出典　近藤祥司著『老化はなぜ進むのか』2009、講談社ブルーバックスより引用改変

とくに高齢者が注意したいこと

年をとると若いときにはあまり縁がなかった高齢者特有の病気や症状に悩まされるようになります。とりわけ介護現場では、口腔《こうくう》の病気と関節や骨などに現れる運動器疾患のケアが重視されています。

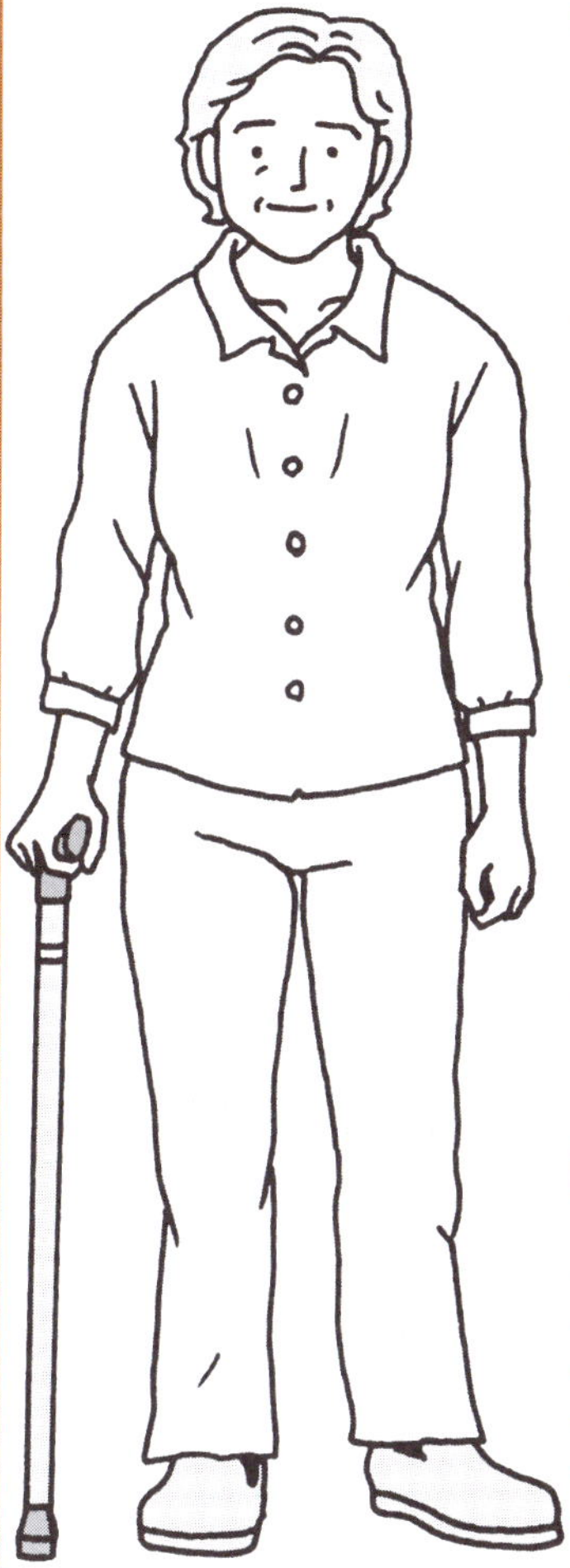

口腔《こうくう》の病気

虫歯や歯周病などの、歯や歯茎の病気以外にも、口腔が関わる病気は少なくありません。口はウイルスや細菌の侵入経路でもあり、増殖場所でもあります。口腔は、肺炎から認知症まで、さまざまな全身の病気にも関与しています。高齢者の健康を守るためにも、毎日きちんと口腔ケアを行うことが大切です

- 虫歯（う蝕《しょく》）
- 歯周病
- 口腔乾燥症（ドライマウス）
- 口腔カンジダ症
- 味覚障害
- その他（口腔がん、舌痛症《ぜつつうしょう》、顎関節脱臼《がくかんせつだつきゅう》ほか）

口腔の汚れや病気がもたらす全身の病気

- 肺炎
- インフルエンザ
- 心臓病
- 糖尿病
- 低栄養
- 認知症
- 転倒

関節・骨の病気

年をとると、筋力や関節の機能が低下して衰えて、さまざまな障害が出てきます。とくに、筋力が衰えると、関節の屈曲《くっきょく》や伸展《しんてん》が難しくなり、日常生活を送るうえでさまざまな支障が出てきます

- 腰部変形性脊椎症《ようぶへんけいせいせきついしょう》
- 腰部脊柱管狭窄症《ようぶせきちゅうかんきょうさくしょう》
- 骨折
- 骨粗鬆症《こつそしょうしょう》
- 椎間板《ついかんばん》ヘルニア
- 肩関節周囲炎（五十肩《ごじゅうかた》）
- 後縦靭帯骨化症《こうじゅうじんたいこつかしょう》
- 大腿骨顆骨壊死《だいたいこつかこつえし》
- 骨頭壊死《こつとうえし》

心臓《しんぞう》

老化にともなう正常な変化

- 心拍加速度低下

影響

- 失神しやすい
- 激しい運動が行えない
- 心不全が起きやすい
- 心拍数の増加量の減少

肺《はい》

老化にともなう正常な変化

- 血液への酸素移動量の減少

影響

- 高地で呼吸しにくくなる
- 息切れ
- 激しい運動が行えなくなる

肝臓《かんぞう》

老化にともなう正常な変化

- 肝臓の萎縮《いしゅく》（血流量の減少）
- 酵素系の活性の低下

影響

- 薬効持続時間延長（毒物除去能力低下）
- 体内薬物濃度上昇
- 副作用リスク上昇

腎臓《じんぞう》

老化にともなう正常な変化

- 尿濃度の低下
- 腎臓の萎縮《いしゅく》（血流量の減少）
- 酵素系の活性の低下

影響

- 脱水症状
- 薬効持続時間延長（毒物除去能力低下）
- 塩濃度上昇

大腸《だいちょう》（結腸《けっちょう》）

老化にともなう正常な変化

- 便を排出する能力の低下

影響

- 便秘になる

膀胱《ぼうこう》

老化にともなう正常な変化

- 排尿を遅らせる能力の低下
- 膀胱壁筋力の低下

影響

- 失禁しやすくなる
- 排尿しにくくなる

代謝《たいしゃ》

老化にともなう正常な変化

- 食後血糖上昇
- 体脂肪の増加
- ビタミンD濃度低下
- Ca排出増加
- Ca吸収減少

影響

- 糖尿病のリスクが強くなる
- 骨粗鬆症《こつそしょうしょう》になる

免疫系《めんえきけい》

老化にともなう正常な変化

- 抗体産生量の減少

影響

- 感染症にかかりやすくなり、症状も重くなり、全身に速く広がる

第5部資料②-1

高齢者に多い病気
脳血管障害（脳卒中《のうそっちゅう》）

脳血管障害は俗に脳卒中《のうそっちゅう》とも呼ばれ、脳の血管が詰まるタイプ（脳梗塞《のうこうそく》）と血管が破れて出血するタイプ（脳出血、クモ膜下《まくか》出血など）の2つに大別されます。患者全体では脳梗塞が65%ともっとも多く、かつて日本人に多かった脳出血は現在では20%、クモ膜下出血が15%となっています。脳血管障害が原因で片マヒになり、後遺症《こういしょう》に悩む人は少なくなく、予防と早期発見が重要な病気だといえます

脳梗塞《のうこうそく》

脳梗塞とは、脳の血管が詰まってその先に血液が流れなくなり、脳細胞が死んでしまう病気です。時間が経つと死んだ脳細胞がドロドロに軟化して脳組織が溶けた状態になり、やがてそこが空洞になることから、脳軟化症《のうなんかしょう》とも呼ばれています。血管が詰まる原因によって、心原性脳塞栓症《しんげんせいのうそくせんしょう》、アテローム血栓性《けっせんせい》脳梗塞、ラクナ梗塞の3種類に分かれ、患者の割合はほぼ同じくらいです。運動障害や感覚障害、言語障害が見られますが、頭痛や嘔吐《おうと》は少なく、また7割以上の人では意識がはっきりしています。

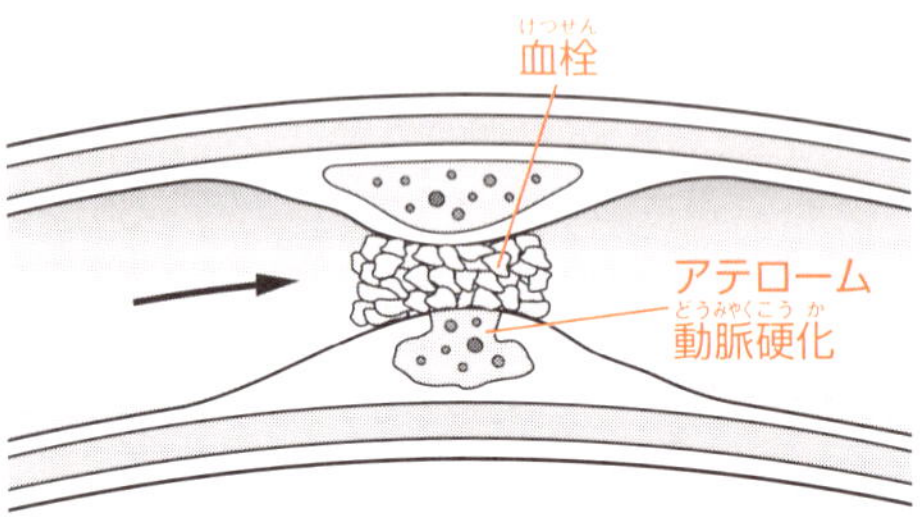

アテローム血栓性脳梗塞《けっせんせいのうこうそく》

脳の太い血管の動脈硬化《どうみゃくこうか》が原因で起こる。アテローム（粥腫《じゅくしゅ》）とは、コレステロールなどが血管壁の内腔《ないくう》側に溜まってできたドロドロの塊《かたまり》のこと。これに血小板《けつしょうばん》などがくっついて血栓《けっせん》となり、太い血管を詰まらせる。高齢者に多く、症状は徐々に進行する

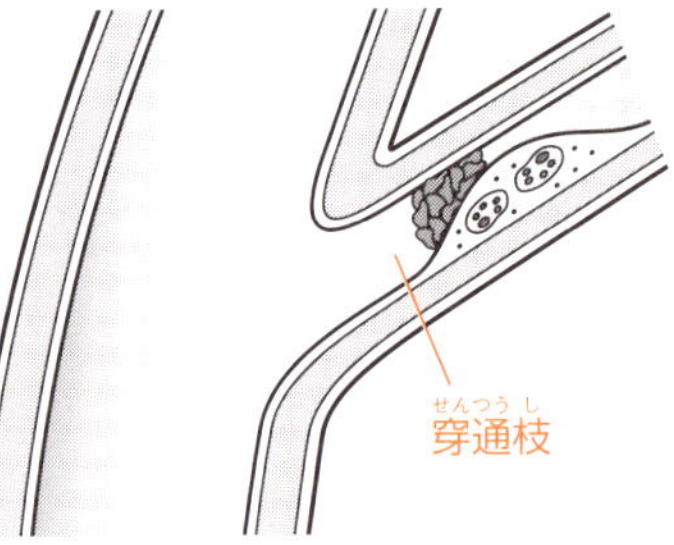

ラクナ梗塞《こうそく》

脳の細い血管の壊死《えし》や動脈硬化《どうみゃくこうか》が原因で起こり、高血圧との関係が深い。ラクナはラテン語で「小さな空洞」の意味。梗塞は小さく症状も軽いことが多いが、繰り返し発作を起こすと脳血管性認知症に至ることも。比較的ゆっくりと段階的に悪くなるので、気づかれにくい

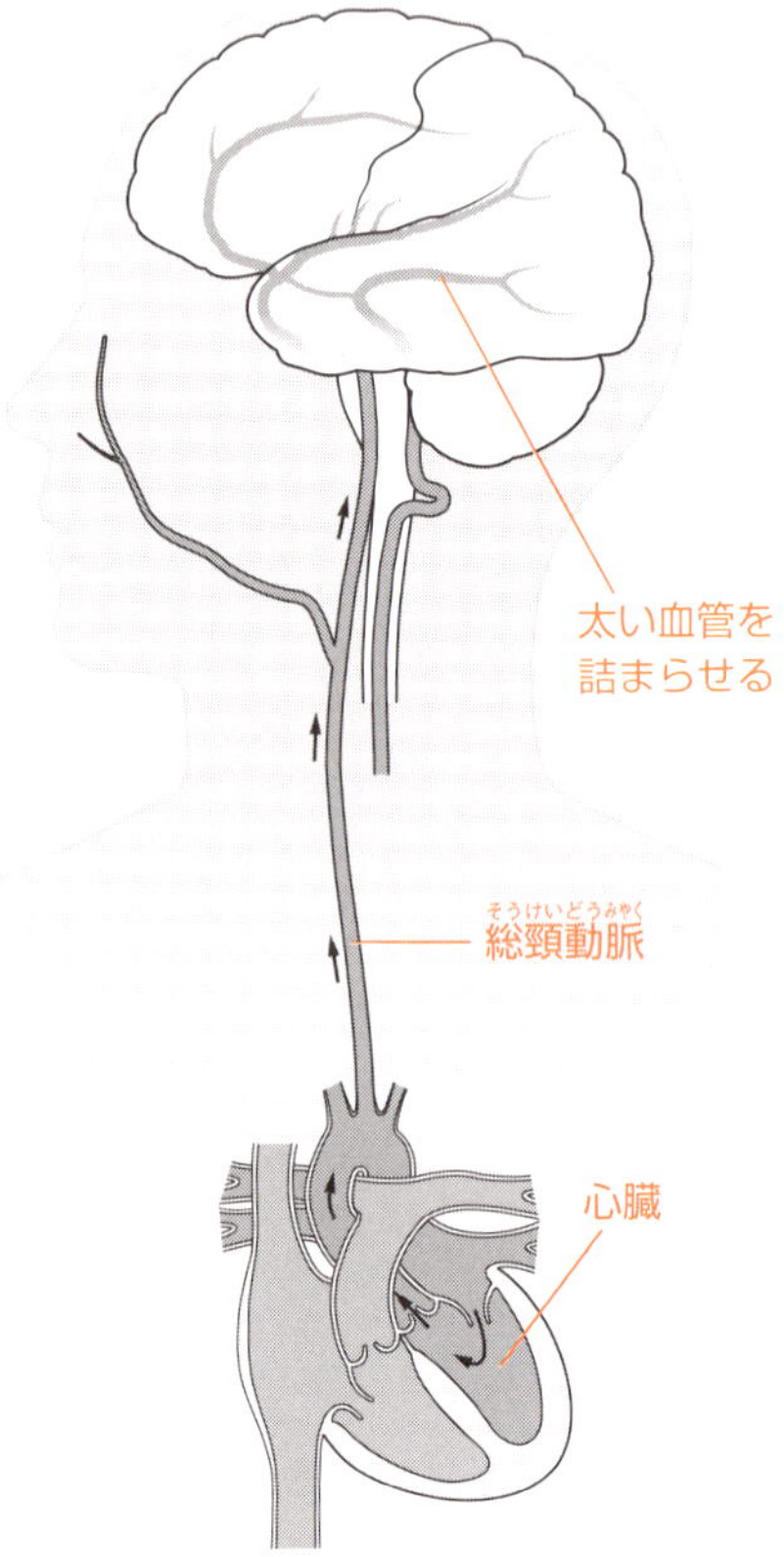

心原性脳塞栓症《しんげんせいのうそくせんしょう》

心臓弁膜症《しんぞうべんまくしょう》や不整脈《ふせいみゃく》（とくに心房細動《しんぼうさいどう》）などの心臓病が原因で起こる。心臓にできた血栓（血の塊《かたまり》）がはがれて脳の血管まで流れ、太い血管を詰まらせる。突然発症して症状も重い

出典　高木誠監修『脳梗塞はこうして防ぐ、治す』2005、講談社より引用改変

脳出血

脳の中を走る細い血管が破れて、脳の中（脳実質《のうじっしつ》）に出血するもの。原因の8割以上が高血圧で、症状は運動障害や言語障害など、脳梗塞《のうこうそく》と似ています。ただし、意識障害が半数の人で見られ、頭痛や嘔吐《おうと》をともなうことが多いという違いがあります。発症して数十分～数時間は症状が進行します。

皮質下出血《ひしつか》

脳出血の１割に起こり、言語障害や失行《しっこう》、失認《しつにん》など、さまざまな症状が出る。高血圧だけでなく、血管腫《けつかんしゅ》やもやもや病など血管の異常によっても起こる

視床出血《ししょう》

脳出血の３割に起こり、片マヒや感覚障害などの症状が出るほか、意識障害にともなって特有の目の症状（両目が鼻先をにらむ）が見られる

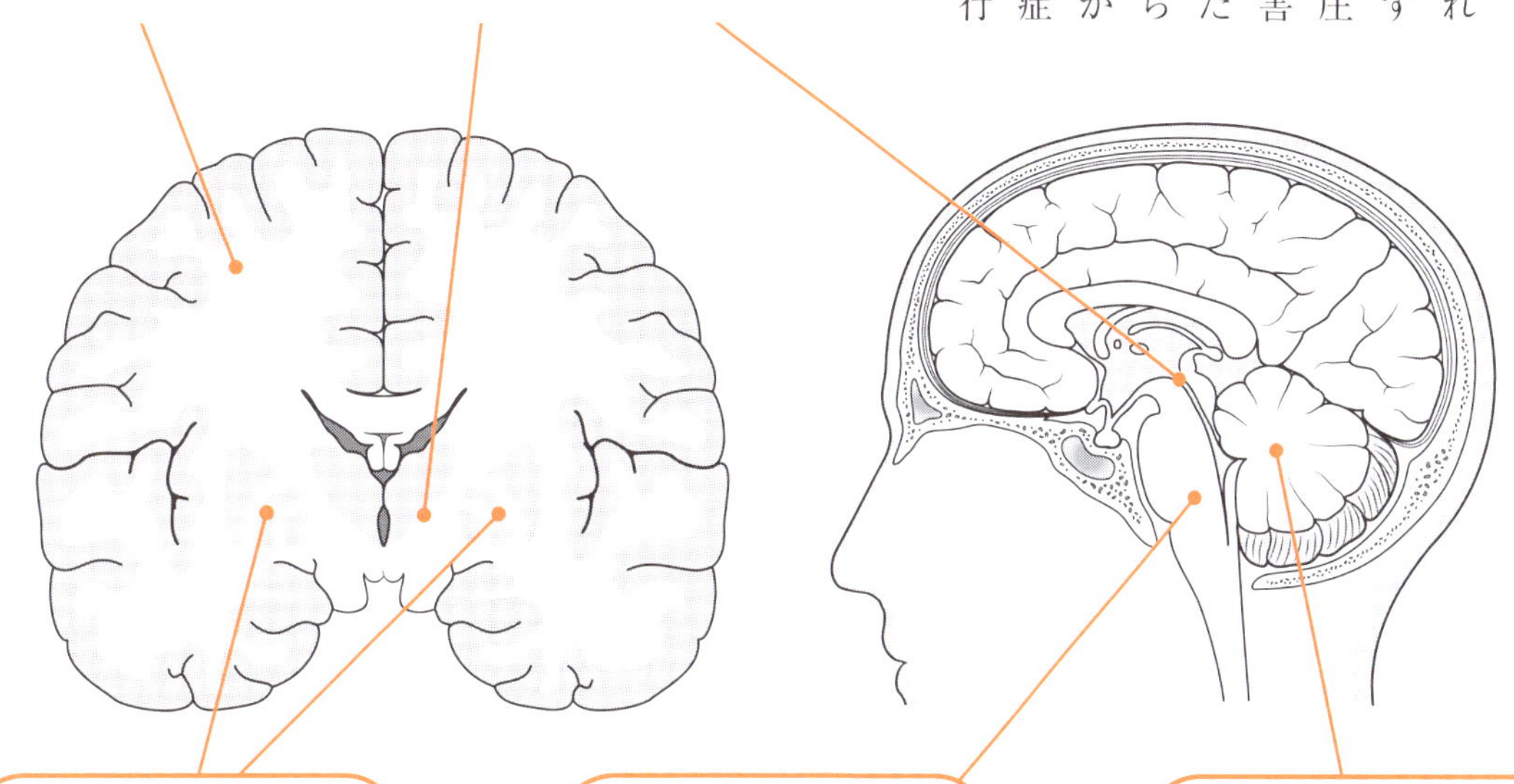

脳を正面から見た断面図

脳を横から見た断面図

被殻《ひかく》出血

脳出血の４割に起こり、片マヒや顔面神経マヒなどの症状が出る。特有の目の症状（両目が出血のある部位を向く）が見られる

橋《きょう》（脳幹《のうかん》）出血

脳出血の１割に起こり、急激に意識を失うなど、重い症状が出る。特有の眼所見《がんしょけん》（瞳孔《どうこう》が小さくなって眼球が上下に動くなど）が見られる

小脳《しょうのう》出血

脳出血の１割に起こり、めまいや嘔吐《おうと》、フラフラして歩けないなどの症状が出る。特有の目の症状（両目が出血のある部位とは反対側を向く）が見られる

クモ膜下《まくか》出血

脳の表面を走る太い血管（クモ膜と軟膜《なんまく》の間の血管）にできたコブ（動脈瘤《どうみゃくりゅう》）が破れて、クモ膜下《まくか》腔《くう》に出血するもの。動脈の壁に先天的に弱い部分があり、長年の間に膨らんだコブが中年以降破れるケースが多く、突然起こる激しい頭痛が特徴です（例外もありますので専門医を受診してください）。嘔吐《おうと》や意識障害を起こすこともありますが、運動障害や言語障害はあまり見られません。

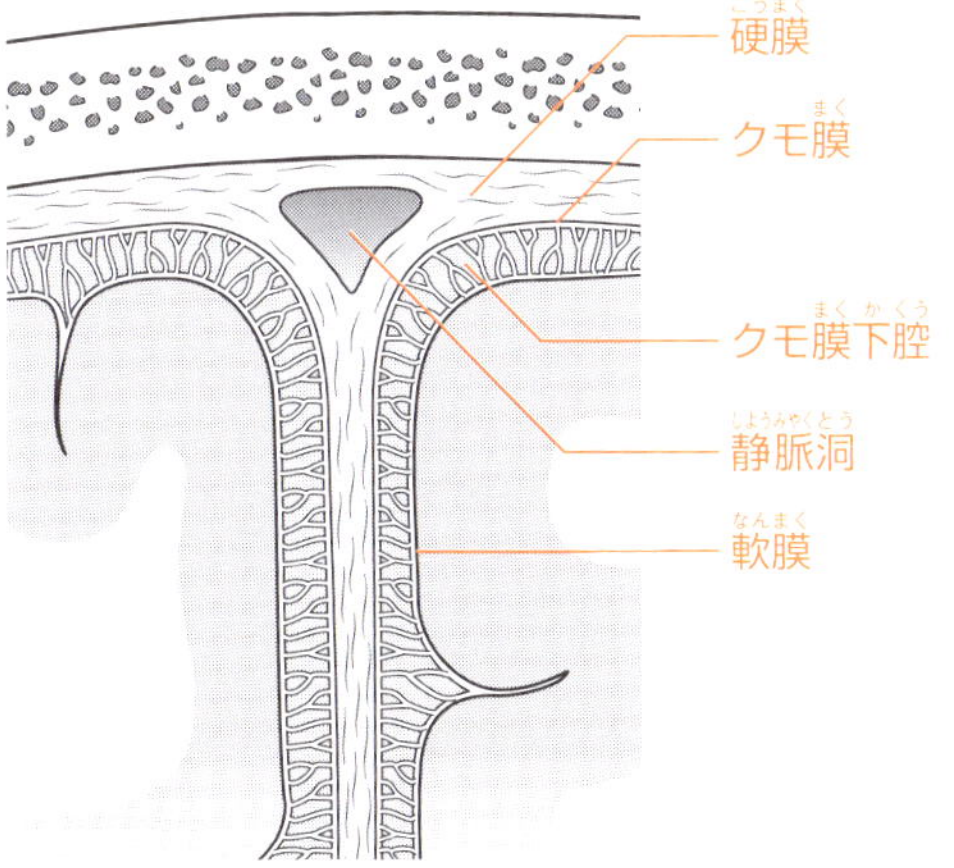

頭部断面図

高齢者に多い病気

認知症

認知症とは、もともとその人が持っていた知的能力が以前より著しく低下した状態を指します。認知症を引き起こす原因はさまざまですが、なかでも多いのがアルツハイマー型認知症と脳血管性認知症です。ピック病や甲状腺《こうじょうせん》機能低下症などの病気が原因となる場合もあるので、疑わしい症状が出てきたら、専門医に早めに相談するとよいでしょう

アルツハイマー型認知症

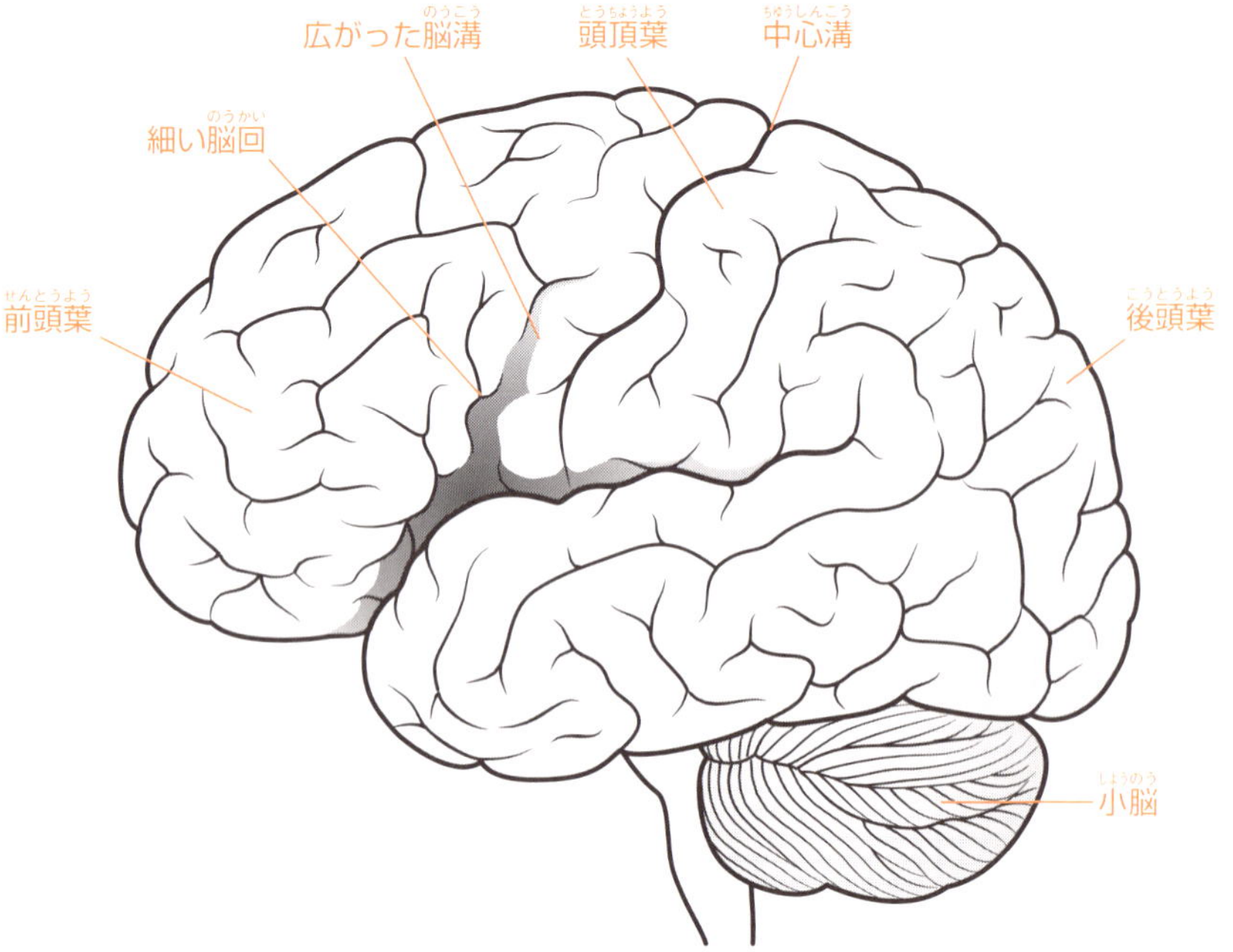
広がった脳溝《のうこう》
頭頂葉《とうちょうよう》
中心溝《ちゅうしんこう》
細い脳回《のうかい》
前頭葉《ぜんとうよう》
後頭葉《こうとうよう》
小脳《しょうのう》

左大脳半球の外側面

原因 不明

症状 記憶障害、見当識障害《けんとうしきしょうがい》、失語《しつご》、人格の変化など

経過 もの忘れから始まり、十数年かけてゆっくり進行

40代ぐらいの比較的若い頃から発症し、ピック病とともに初老期（若年性）認知症と呼ばれる。もの忘れ、時間や場所の判断力（見当識《けんとうしき》）の混乱などから始まり、徐々に認知症の症状が進行していく。大脳全体の萎縮《いしゅく》や変性が見られる

認知症判断基準

- 記憶障害がある
- 次のうち一つ以上の障害がある

失語《しつご》（言語の障害）
失行《しっこう》（運動機能は保たれているのに動作ができない）
失認《しつにん》（感覚は正常なのに対象を認識できない）
実行機能（計画を立てる、組織化する、順序立てる、抽象化する）の障害

- 障害のために社会生活や職業に支障をきたしており、以前より機能的に著しく低下している

- せん妄《もう》*時（錯覚や幻覚があるとき）以外にも症状が見られる

出典　日本神経学会「痴呆疾患治療ガイドライン」をもとに作成　原出典　American Psychiatric Association "Diagnostic and Statistical Manual of Mental Disorders" 4th ed (DSM-IV), 1994

* 軽い意識混濁に記憶障害や幻覚や妄想、言語障害などをともなう状態。高齢者によく見られるが、認知症だけでなく脱水症や感染症、薬物などでも発症する。せん妄イコール認知症ではないことに注意

脳血管性認知症

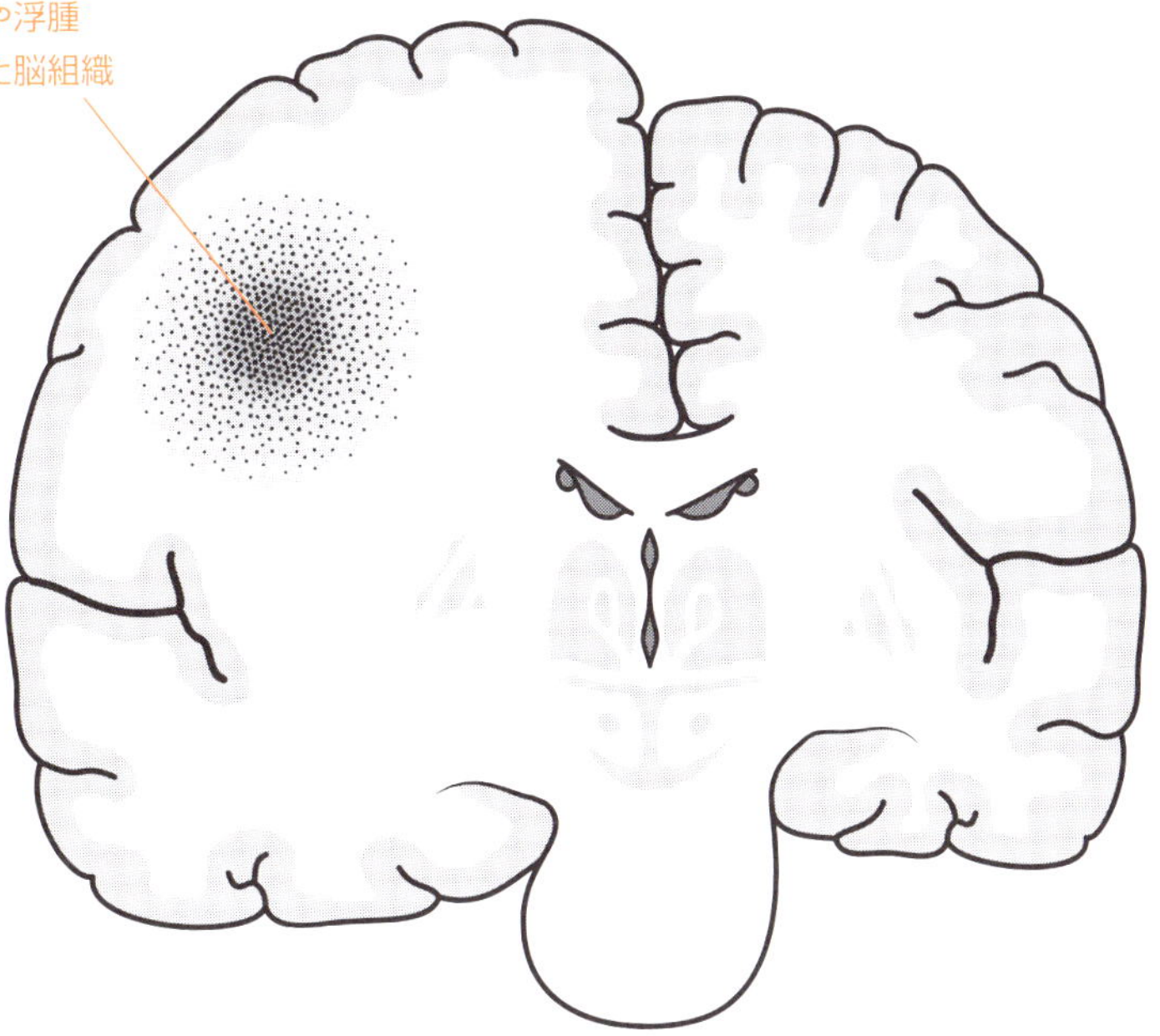

前から見た脳の断面

原因 脳出血や脳梗塞《のうこうそく》などの脳血管障害

症状 いままでできたことができない、意欲の低下など

経過 脳血管障害の発作がきっかけ。再発のたびに進行

脳血管障害の発作が起こったあとに見られる。ただし、発作を起こすと必ず認知症の症状が出るわけではない。ラクナ梗塞《こうそく》など細い血管の障害では、マヒや言語障害など脳血管障害の症状が出ずに認知症の症状だけが現れることがあり、単なる老人性の認知症と間違われやすい。発作が再発するたびに段階的に症状が進んでいくため、できるだけ早期に脳血管の治療を行うことが大切

認知症の原因となる病気

脳血管の病気	脳出血、脳梗塞《のうこうそく》など
脳の病気	アルツハイマー病、ピック病、びまん性レビー小体《しょうたい》病、ハンチントン病、脳腫瘍《のうしゅよう》など
ホルモン・代謝の病気	甲状腺《こうじょうせん》機能低下症、下垂体《かすいたい》機能低下症、低酸素症、肝性脳症《かんせいのうしょう》、低血糖症、尿毒症など
感染症	クロイツフェルト・ヤコブ病、脳炎《のうえん》、髄膜炎《ずいまくえん》、梅毒《ばいどく》など
外傷によるもの	慢性硬膜下血腫《まんせいこうまくかけっしゅ》など
中毒によるもの	アルコール中毒など
そのほかの病気	ビタミン欠乏症、多発性硬化症《たはつせいこうかしょう》、正常圧水頭症《せいじょうあつすいとうしょう》など

高齢者に多い病気
骨と関節の病気

老化にともなって発症する骨や関節の病気は少なくありませんが、多くの高齢者を悩ませているのが変形性脊椎症《へんけいせいせきついしょう》と変形性膝関節症《へんけいせいひざかんせつしょう》です。変形性脊椎症は体重を支えている腰椎《ようつい》や頸椎《けいつい》に多く見られ、加齢にともない脊椎《せきつい》や椎間板《ついかんばん》が変形することにより発症します。変形性膝関節症は、加齢や肥満などが絡み合う複合的な原因による一次性のものと、骨折などのケガや病気による二次性のものとがあります

変形性脊椎症《へんけいせいせきついしょう》

原因	症状
加齢、運動不足	手足のしびれ、排尿の異常、一過性のめまい

頸椎症《けいついしょう》

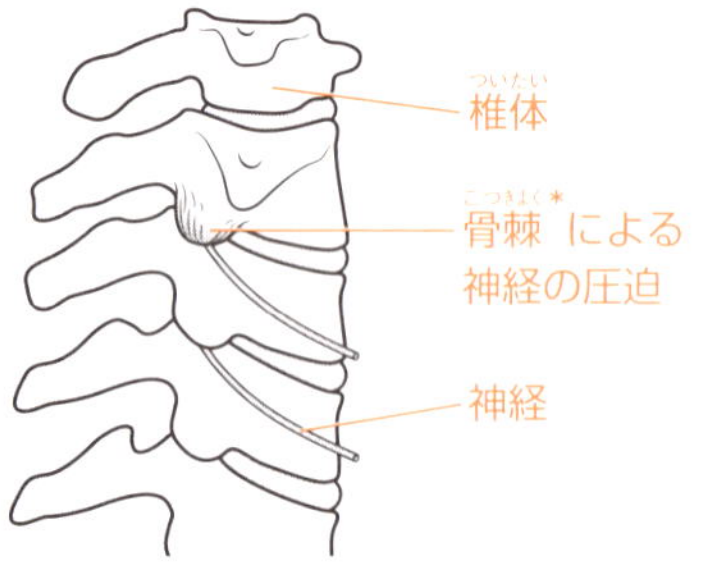
椎体《ついたい》
骨棘《こつきょく》*による神経の圧迫
神経

頸椎部《けいついぶ》の変形により、手から腕にかけてのしびれ、頸肩腕部《けいけんわんぶ》の痛みなどが現れる

腰椎症《ようついしょう》

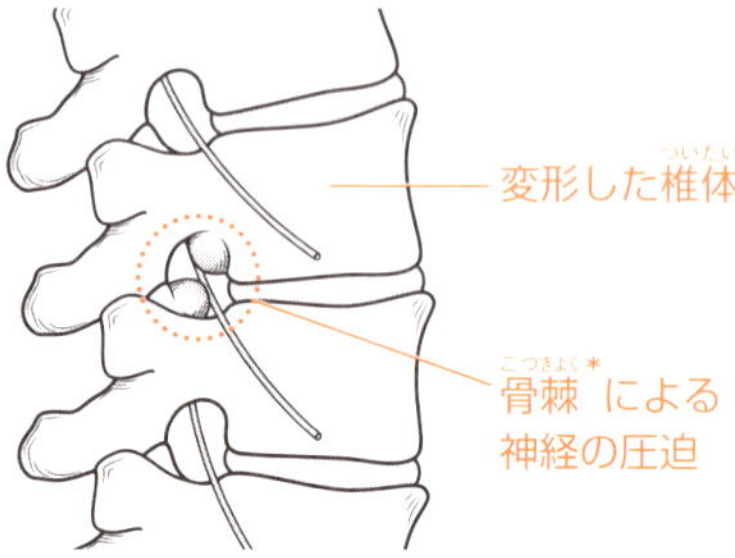
変形した椎体《ついたい》
骨棘《こつきょく》*による神経の圧迫

腰椎部《ようついぶ》の変形により、臀部《でんぶ》や大腿部《だいたいぶ》前面、背中や腰などに痛みが起こり、ときに排尿異常も現れる

*骨棘《こつきょく》とは骨への刺激に対して起こった骨増殖によって生じた棘《とげ》状の突起

脊柱《せきちゅう》

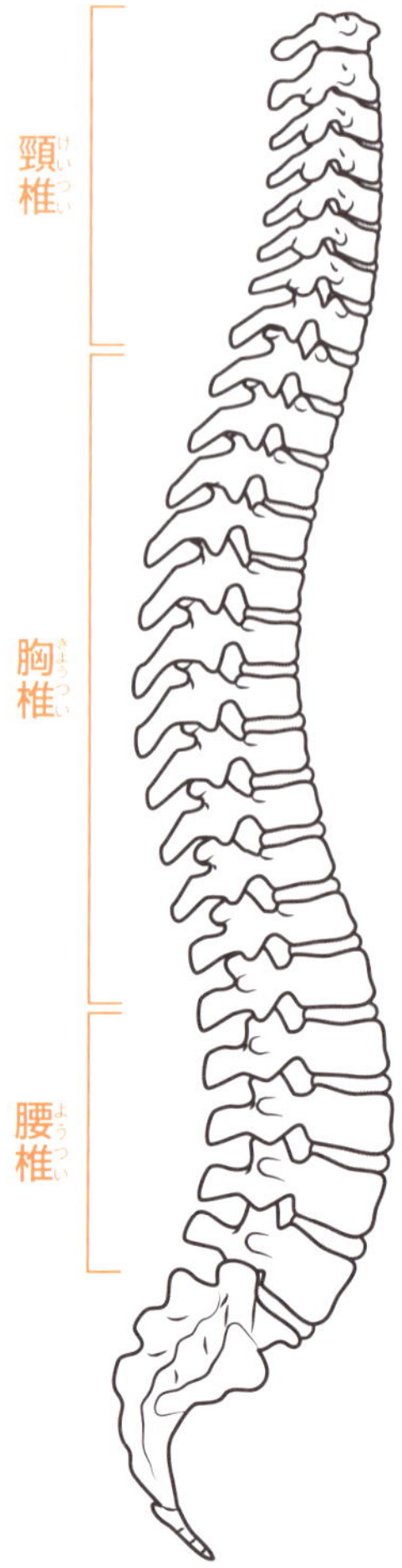
頸椎《けいつい》
胸椎《きょうつい》
腰椎《ようつい》

日常の注意点

脊椎《せきつい》への負担を軽くするため、食事とともに運動を組み合わせて体重コントロールを行う。運動は腹筋および背筋をきたえる運動が効果的だが、運動の強度は体力に合わせて行うようにする。高齢者の場合、床に寝転んで両足を曲げ、ヘソをのぞきこむ姿勢でも効果があるので、無理のない姿勢・回数をこなすことを前提にして行うようにする

変形性膝関節症《へんけいせいひざかんせつしょう》

原因

一次性の原因 加齢、肥満、運動不足など

二次性の原因 ケガや病気がきっかけとなる場合（ねんざ、骨折など）

症状

初期 膝《ひざ》の違和感（朝）

中期 膝の痛みがはっきりしてくる、膝の変形が見られる

後期 人から見ても膝の変形がわかる、さらに痛みがひどくなる

膝《ひざ》関節

出典　山口和克監修『新版　病気の地図帳』2000、講談社より引用改変

膝《ひざ》の関節でクッションの役目をになう軟骨《なんこつ》がすり減り、筋力低下から関節に炎症が起きたり、変形して痛みが起こる。加齢や肥満、ケガや病気などにより引き起こされる

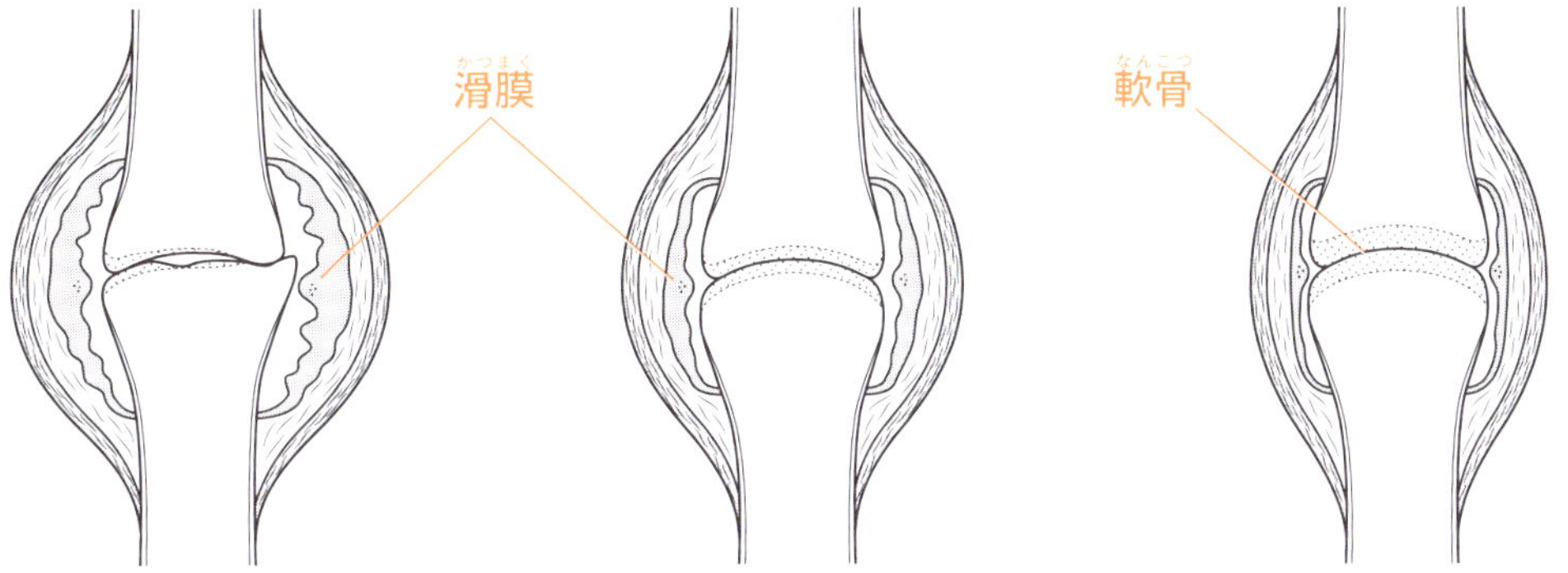

進行した変形
軟骨が消失、骨と骨がじかに接して痛みが生じる

初期の変形
軟骨が磨耗しはじめ滑膜炎《かつまくえん》症《しょう》が起こる

正常な関節
正常な関節軟骨《なんこつ》は、ほどよい厚さがある

日常の注意点

膝《ひざ》への負担をとり除くのがいちばんのポイント。変形性膝関節症《へんけいせいひざかんせつしょう》は左右どちらかの膝に起こるのがふつうで、肥満の人によく見られることから、まずは、食事と運動による体重コントロールが必要。運動は激しいものではなく、散歩などの軽い運動とストレッチを組み合わせて行うとよい。とくに、大腿四頭筋《だいたいしとうきん》の運動は筋肉をきたえると同時に、関節軟骨《なんこつ》の代謝も促進するのでより効果的

そのほかの骨の病気

骨粗鬆症《こつそしょうしょう》	加齢とともに骨からカルシウムが減るため、骨が脆《もろ》くなる病気。とくに閉経後の女性に多く、骨折の原因ともなる
椎間板《ついかんばん》ヘルニア	脊柱《せきちゅう》の椎体《ついたい》と椎体をつなぐ椎間板がなんらかの原因により中の髄核《ずいかく》がはみ出し、神経や脊髄《せきずい》を圧迫して痛みを起こす
肩関節周囲炎（五十肩《ごじゅうかた》）	肩の痛みとともに腕を後ろに上げる運動が制限される。俗に五十肩と呼ばれ、男性よりも女性に多く発症するのが特徴
後縦靭帯骨化症《こうじゅうじんたいこつかしょう》	脊柱《せきちゅう》の後ろを縦に走る後縦靭帯《こうじゅうじんたい》が肥厚して骨化することにより、脊髄《せきずい》または神経根が圧迫され項頸部《こうけいぶ》のこわばりや痛みが起こる
脊椎間狭窄症《せきついかんきょうさくしょう》	頸椎部《けいついぶ》、腰椎部《ようついぶ》で起こりやすい。頸椎部では腕に、腰椎部では下肢《かし》にしびれや痛みが出る。一時休息で症状が改善する間欠性跛行《かんけつせいはこう》が特徴的

第5部資料②-4

高齢者に多い病気 関節リウマチと骨粗鬆症《こつそしょうしょう》

加齢にともなって、多くの高齢者には、関節や骨などの運動器にさまざまな障害が現れます。特に全身の関節に痛みや腫《は》れが生じる関節リウマチと、骨量が減少する骨粗鬆症《こつそしょうしょう》などは、寝たきりの原因にもなります。専門医による早期治療を受けることが望まれます

関節リウマチ

関節リウマチは「自己免疫疾患」のひとつで、膠原病《こうげんびょう》の一種です。全身の関節に痛みや腫《は》れなどの炎症を引き起こし、その炎症が徐々に関節の軟骨《なんこつ》の破壊を引き起こし、変形させていきます

関節リウマチの進み方

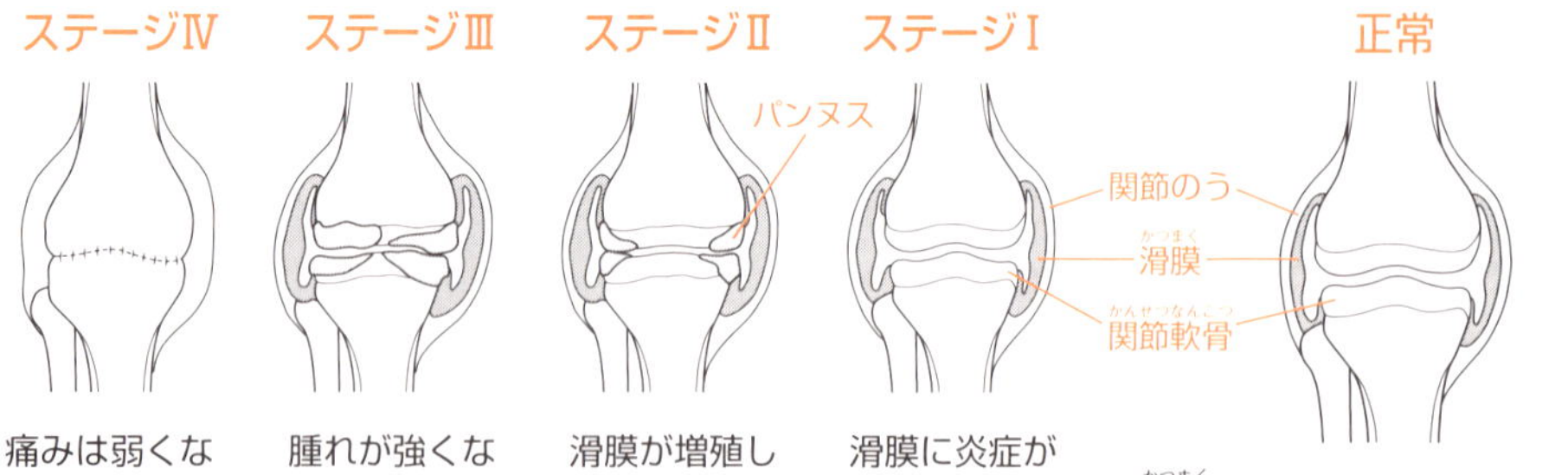

ステージⅣ
ステージⅢ
ステージⅡ
ステージⅠ
正常
パンヌス
関節のう
滑膜《かつまく》
関節軟骨《かんせつなんこつ》

ステージⅣ：痛みは弱くなるが、骨と骨がくっついて関節が動かなくなる

ステージⅢ：腫れが強くなり、軟骨ばかりか骨までも破壊されて関節が変形する

ステージⅡ：滑膜が増殖して形成されたパンヌスが軟骨に侵食して破壊する

ステージⅠ：滑膜に炎症が起こって徐々に増殖し、厚く腫《は》れ始めている

正常：滑膜《かつまく》の炎症がなく、関節のつなぎ目である軟骨《なんこつ》が侵食されていない

手の変形

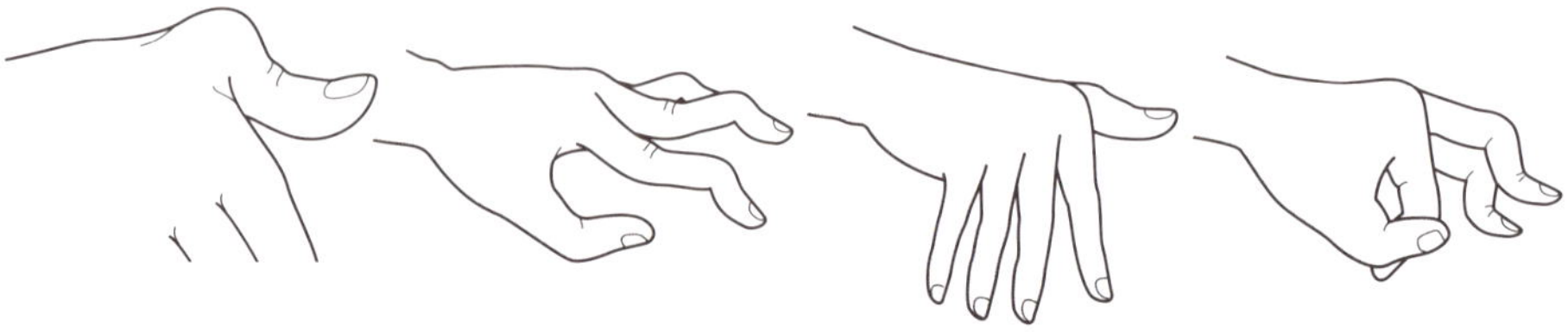

Z字変形
スワンネック変形
尺側偏位《しゃくそくへんい》
ボタン穴変形

Z字変形：親指の関節がそり、第2関節が曲がる

スワンネック変形：白鳥の首（ネック）のように曲がる

尺側偏位：小指の方向に4本の指がずれてしまう

ボタン穴変形：第1関節がそり、第2関節が曲がる

関節リウマチのタイプ

関節リウマチのタイプ

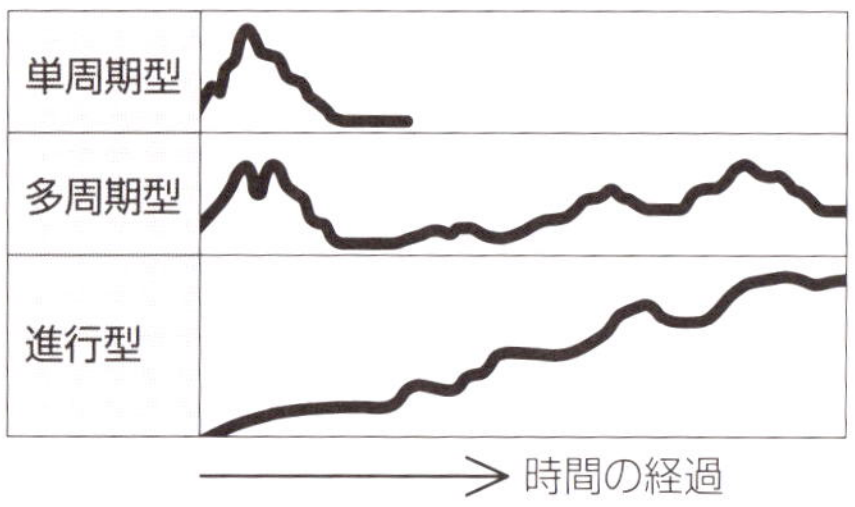

単周期型
多周期型
進行型
時間の経過

時間経過とともに進行および変化する関節炎の症状（タイプ別）

足の変形

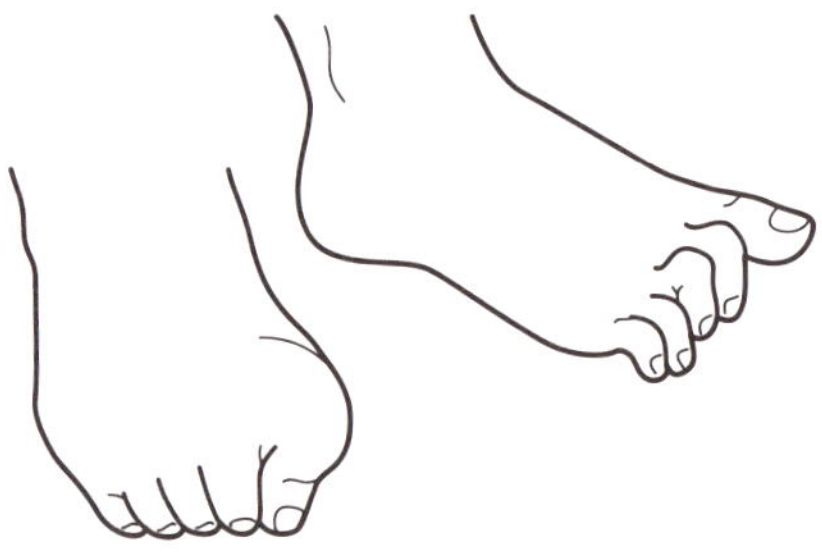

関節組織や軟骨《なんこつ》が破壊されると、筋肉が硬くなったり、腱《けん》が裂けたりする。そのため、足の変形が起こり歩行困難を招く

骨粗鬆症《こつそしょうしょう》

高齢者の約３分の１に骨粗鬆症があるといわれます。高齢者が転倒すると簡単に骨折してしまいますが、多くは骨粗鬆症が関与しています。大腿部《だいたいぶ》骨折などは長期の入院治療を要するため、それが原因で寝たきりになることが少なくありません

高齢者の4大骨折

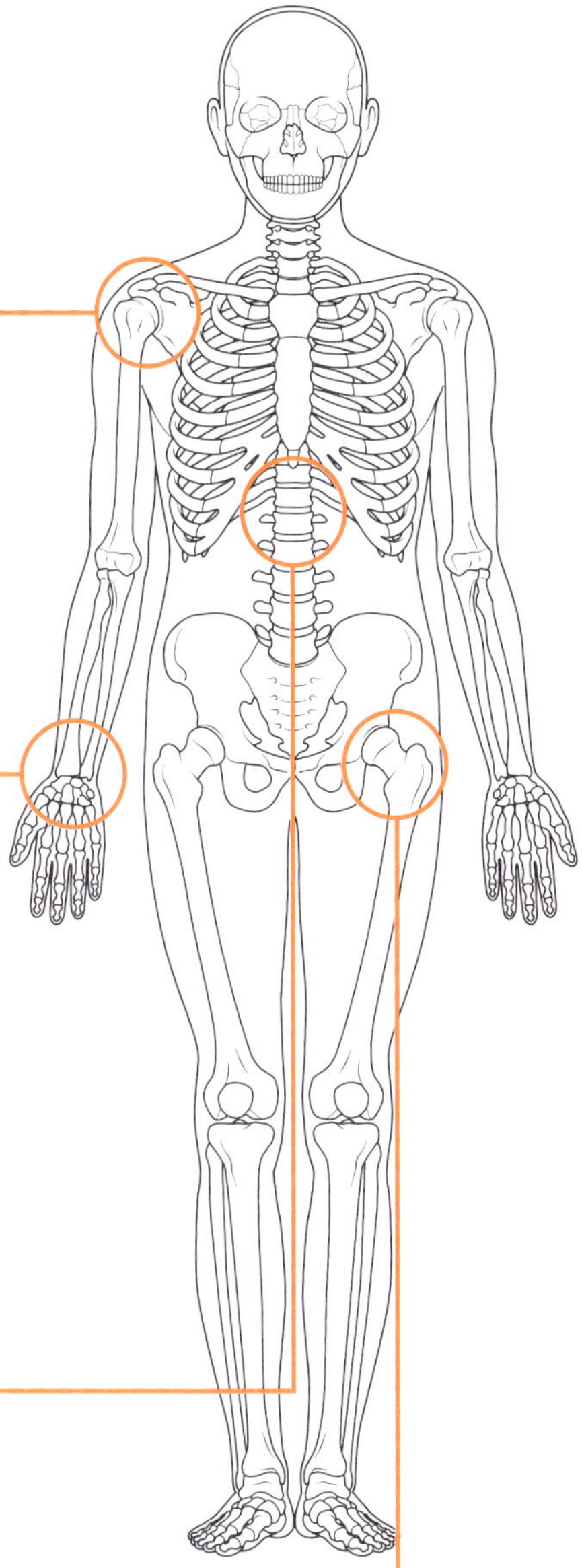

上腕骨《じょうわんこつ》外《げ》科《か》頸骨折《けいこつせつ》

横向きや前向きに転倒して肩を直接打ったり、手や肘《ひじ》をついたりした場合、腕のつけ根・肩に骨折を起こしやすい。力が加わる方向により外転型《がいてんがた》と内転型《ないてんがた》に分かれる

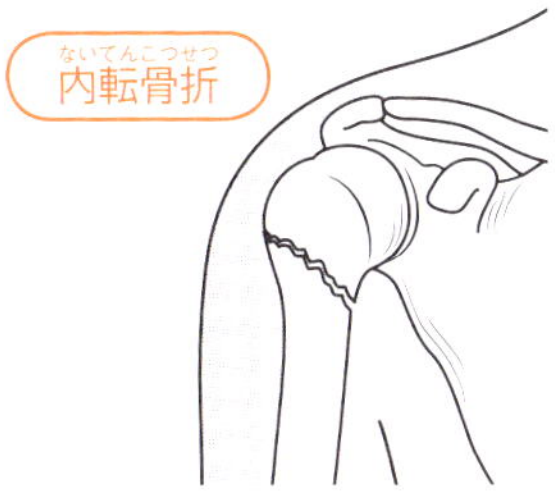

腋を閉じた状態（内転）で転倒し肩などを打った場合、内側方《ないそくほう》から加わった力によって起こる骨折。直接、肩などを強打すると起こることが多い

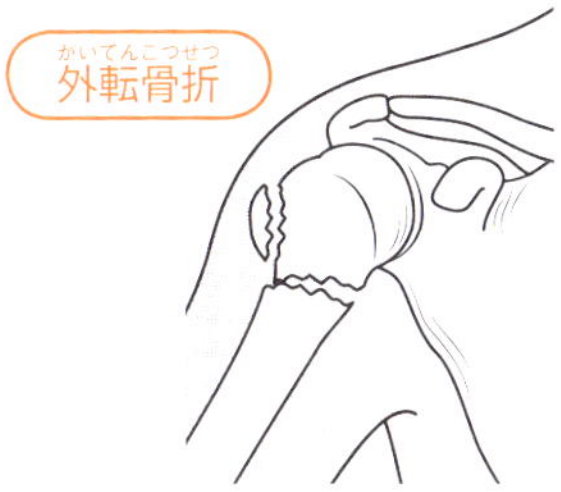

腋《わき》を開けた状態（外転）で転倒し肘などを打った場合、外側方《がいそくほう》から加わった力によって起こる骨折。高齢者には内転型よりこの外転型の骨折が多い

橈骨遠《とうこつえん》位《い》端骨折《たんこつせつ》

倒れて手をついた場合に起こる骨折。いくつかタイプはあるが手首の骨折が多く見られる。手首の痛みや腫《は》れ、運動障害も起こる

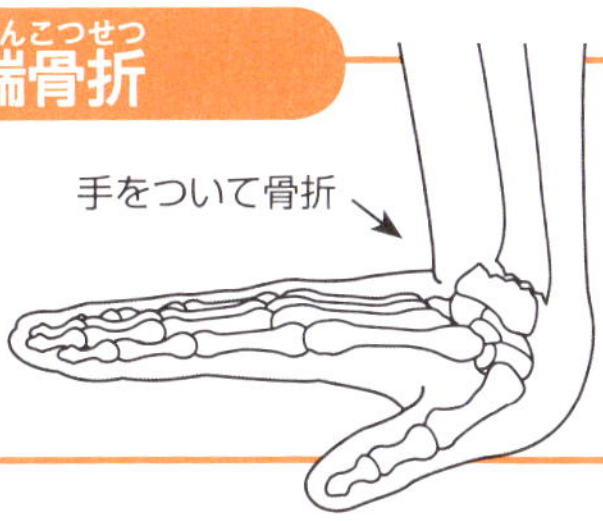

大腿骨頸《だいたいこつけい》部《ぶ》骨折《こつせつ》

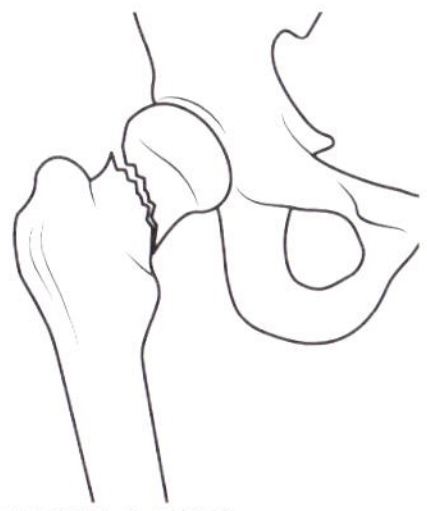

大腿骨頸部骨折《だいたいこつけいぶこつせつ》は高齢者に多く見られ、とくに高齢なほど内側より外側（転子部《てんしぶ》）の骨折を起こしやすい

脊椎圧迫骨折《せきついあつぱくこつせつ》

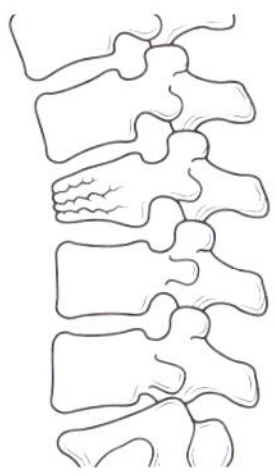

脊椎圧迫骨折《せきついあつぱくこつせつ》は骨粗鬆症《こつそしょうしょう》がベースにあって起こることが多く、第10〜12胸椎《きょうつい》から第1〜2腰椎《ようつい》に生じやすい

巻末資料　人体の名称

( )内は俗称

全身図

背面　前面

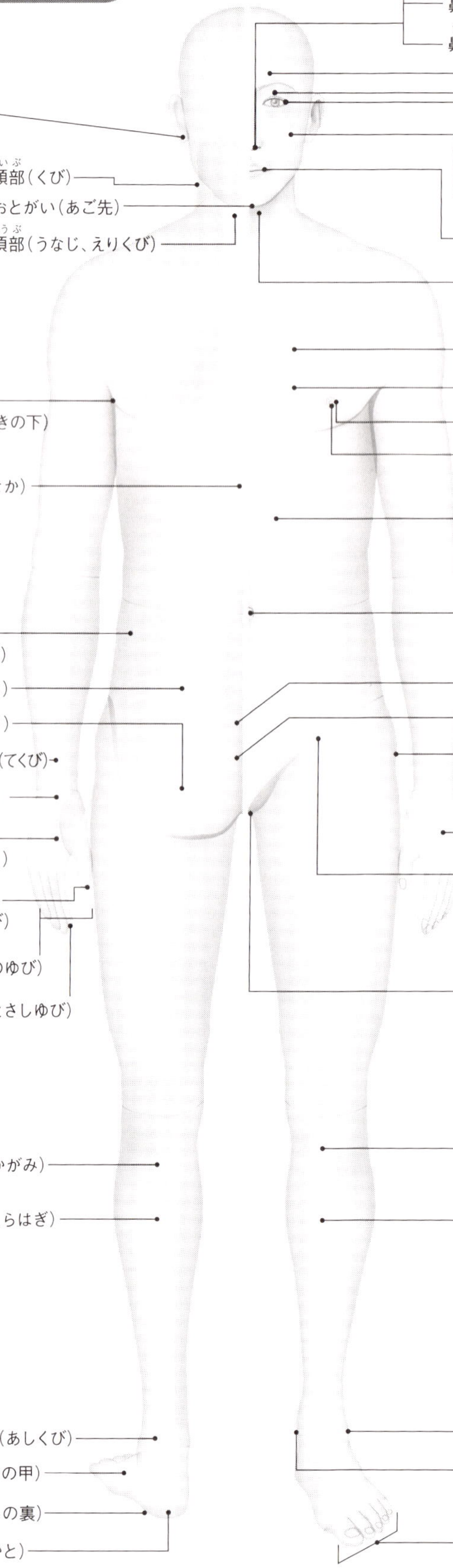

鼻根《びこん》(はなすじ)
鼻腔《びくう》(はなの中)
鼻孔《びこう》(はなの穴)
鼻翼《びよく》(こばな)
額部《がくぶ》(ひたい、おでこ)
耳介《じかい》(耳、みみたぶ)
耳垂《じすい》(みみたぶ)
眼瞼《がんけん》(まぶた)
外眼角《がいがんかく》(めじり)
頸部《けいぶ》(くび)
頬部《きょうぶ》(ほお、ほほ)
おとがい(あご先)
項部《こうぶ》(うなじ、えりくび)
口唇《こうしん》(くちびる)
咽頭《いんとう》(のど)
喉頭《こうとう》(のど)
胸部《きょうぶ》(むね)
乳房《にゅうぼう》(ちち、ちぶさ)
腋窩《えきか》
(わき、わきの下)
乳輪《にゅうりん》
乳頭《にゅうとう》(ちくび)
背部(せなか)
上胃部《じょういぶ》、心窩部《しんかぶ》
(みぞおち、みずおち)
上腕《じょうわん》(二の腕、かいな)
上肢《じょうし》
臍部《さいぶ》(へその周囲、はらの真ん中)
臍《さい》(へそ)
側腹部《そくふくぶ》
(わきばら)
前腕《ぜんわん》(うで)
腰部《ようぶ》(こし)
仙骨部《せんこつぶ》
臀部《でんぶ》(しり)
尾骨部《びこつぶ》
手関節部《しゅかんせつぶ》(てくび)
大転子部《だいてんしぶ》
手掌基部《しゅしょうきぶ》
手背《しゅはい》(ての甲)
手掌《しゅしょう》
(てのひら)
手《て》
大腿《だいたい》(太もも、もも)
鼠径部《そけいぶ》(あしのつけ根)
拇《ぼ》(母)指《し》
(おやゆび)
手指《しゅし》(てのゆび)
外陰《がいいん》(いんぶ)
示指《じし》(ひとさしゆび)
股《こ》(また)
下肢《かし》(脚、足)
膝窩《しつか》(ひかがみ)
膝蓋《しつがい》(ひざがしら)
腓腹《ひふく》(ふくらはぎ)
脛部《けいぶ》(すね)
下腿《かたい》(すね)
足関節部《そくかんせつぶ》(あしくび)
外果《がいか》(そとくるぶし)
足背《そくはい》(あしの甲)
内果《ないか》(うちくるぶし)
足《あし》
足底《そくてい》(あしの裏)
足趾《そくし》(あしのゆび)
踵部《しょうぶ》(かかと)

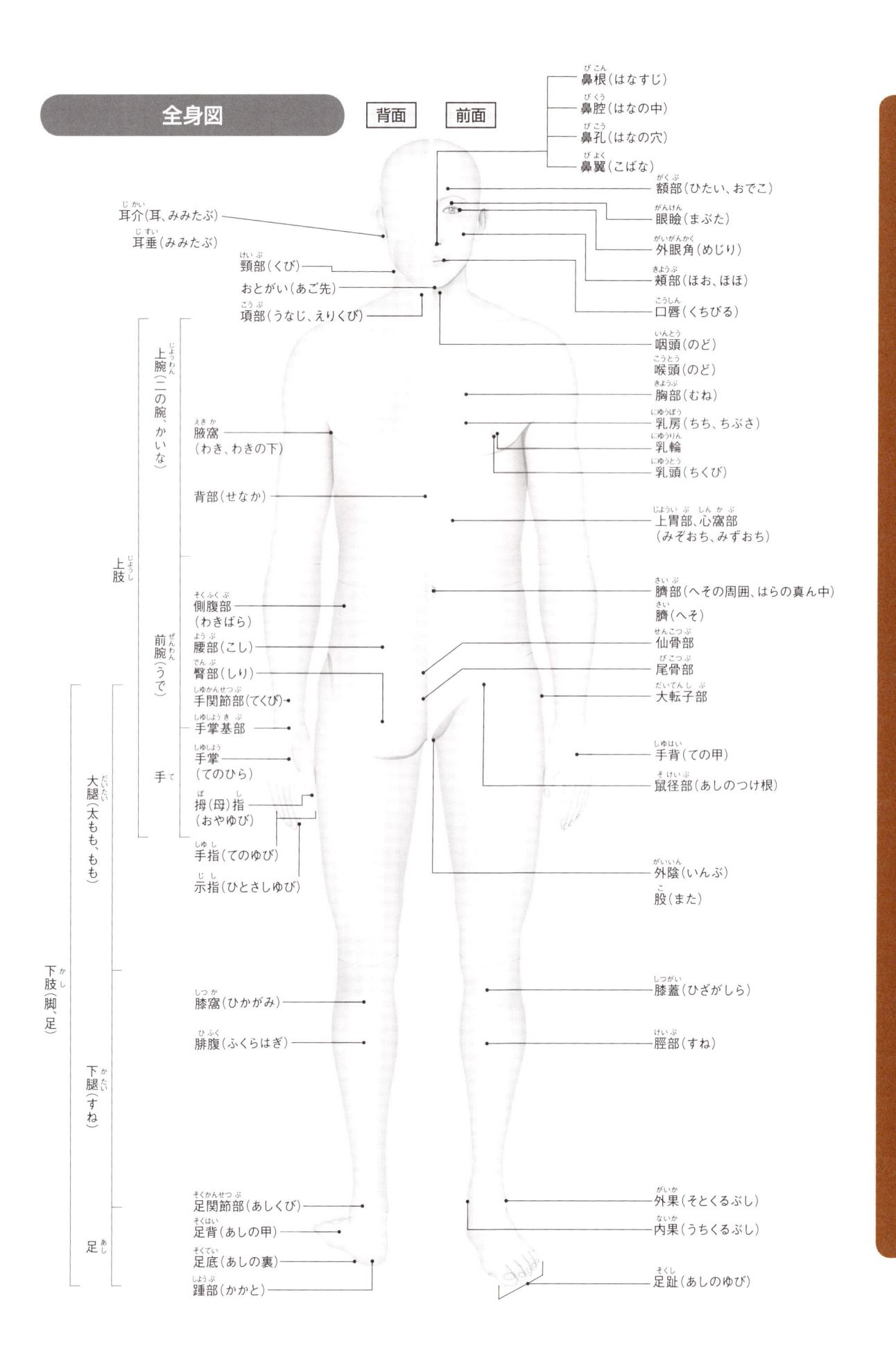

全身図

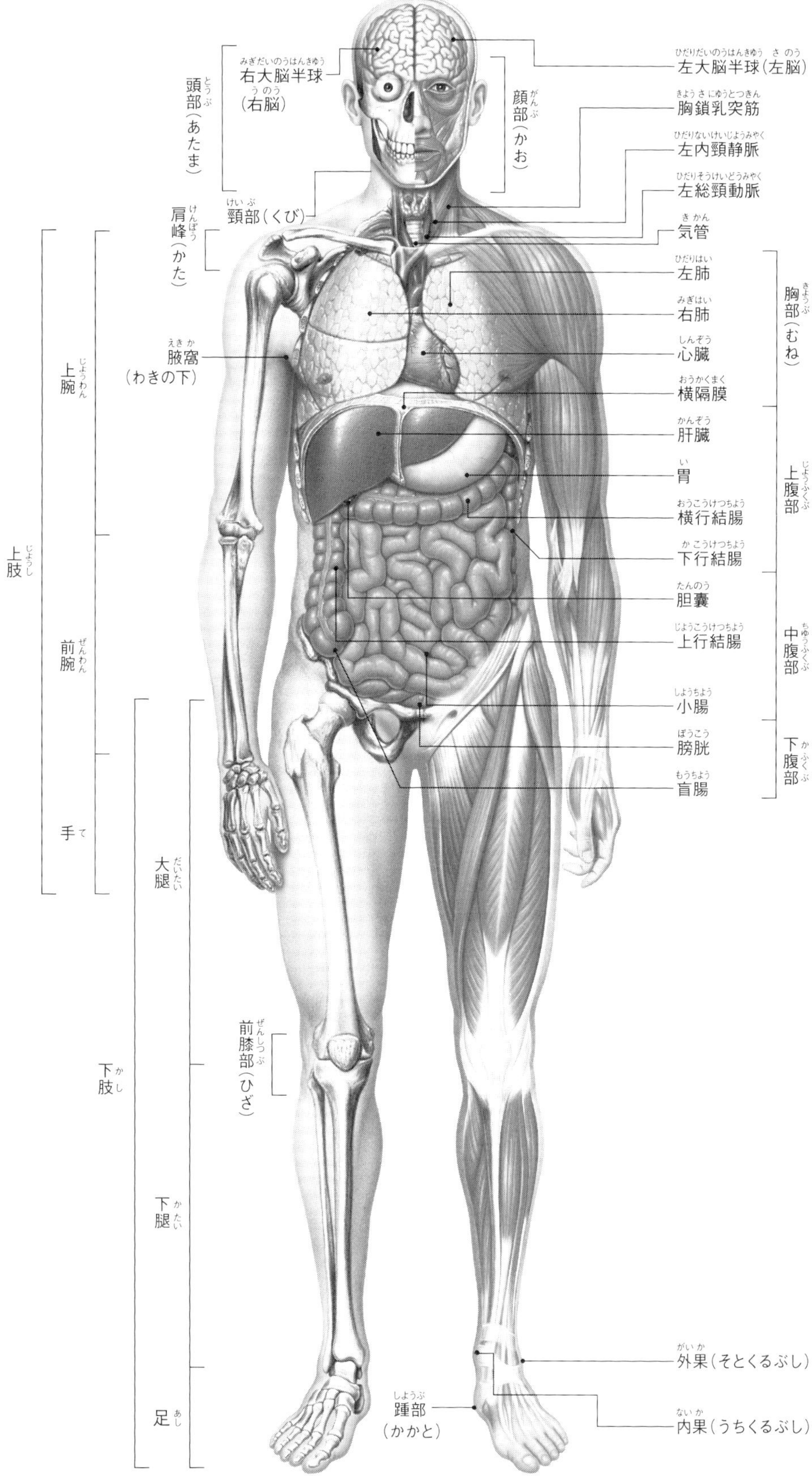

右大脳半球《みぎだいのうはんきゅう》
(右脳《うのう》)
頭部《とうぶ》(あたま)
頸部《けいぶ》(くび)
肩峰《けんぽう》(かた)
腋窩《えきか》
(わきの下)
上腕《じょうわん》
上肢《じょうし》
前腕《ぜんわん》
手《て》
大腿《だいたい》
前膝部《ぜんしつぶ》(ひざ)
下肢《かし》
下腿《かたい》
足《あし》
踵部《しょうぶ》
(かかと)
左大脳半球《ひだりだいのうはんきゅう》(左脳《さのう》)
顔部《がんぶ》(かお)
胸鎖乳突筋《きょうさにゅうとつきん》
左内頸静脈《ひだりないけいじょうみゃく》
左総頸動脈《ひだりそうけいどうみゃく》
気管《きかん》
左肺《ひだりはい》
右肺《みぎはい》
心臓《しんぞう》
横隔膜《おうかくまく》
胸部《きょうぶ》(むね)
肝臓《かんぞう》
胃《い》
横行結腸《おうこうけつちょう》
下行結腸《かこうけつちょう》
上腹部《じょうふくぶ》
胆嚢《たんのう》
上行結腸《じょうこうけつちょう》
中腹部《ちゅうふくぶ》
小腸《しょうちょう》
膀胱《ぼうこう》
盲腸《もうちょう》
下腹部《かふくぶ》
外果《がいか》(そとくるぶし)
内果《ないか》(うちくるぶし)

筋骨格　正面

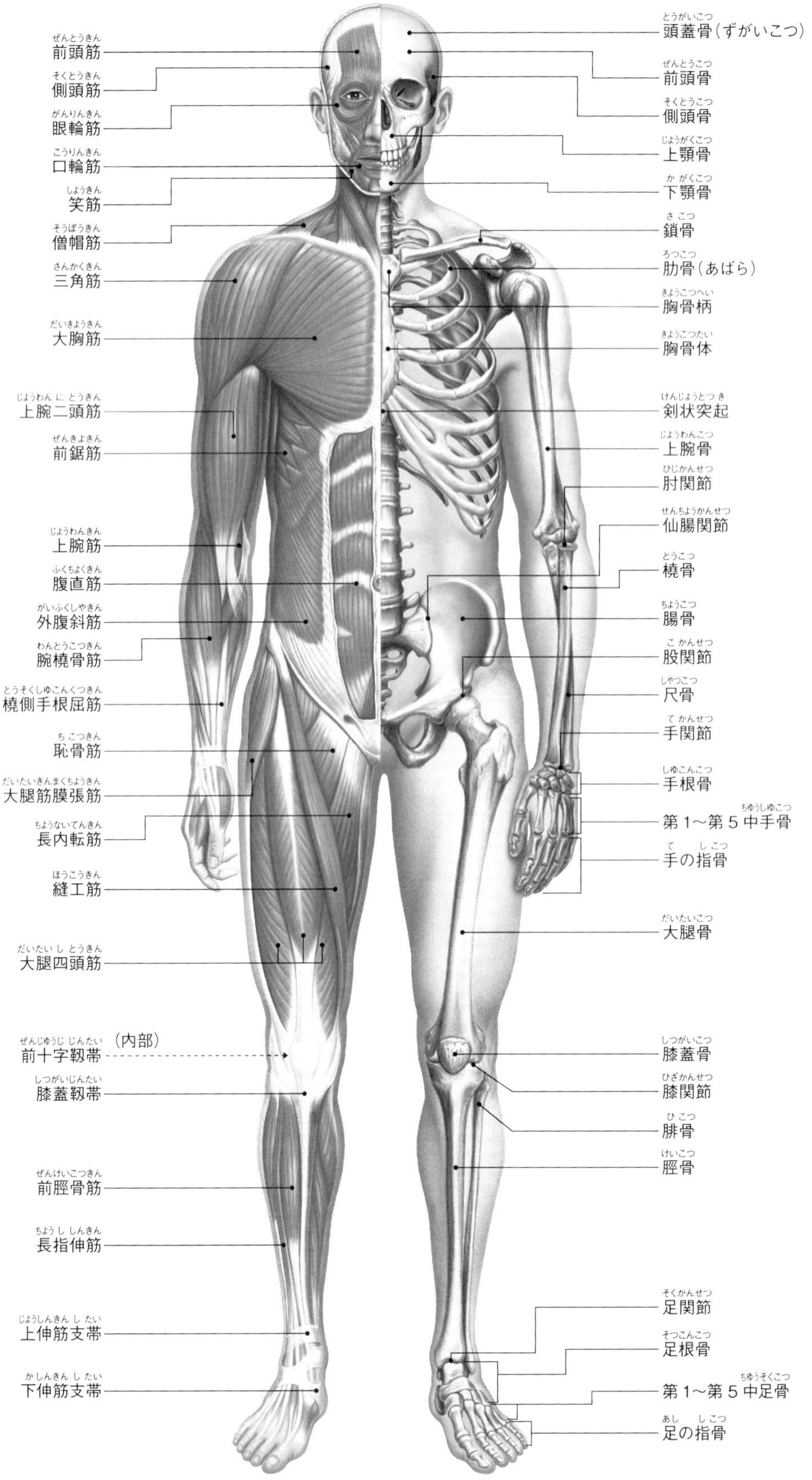

前頭筋《ぜんとうきん》
側頭筋《そくとうきん》
眼輪筋《がんりんきん》
口輪筋《こうりんきん》
笑筋《しようきん》
僧帽筋《そうぼうきん》
三角筋《さんかくきん》
大胸筋《だいきようきん》
上腕二頭筋《じようわんにとうきん》
前鋸筋《ぜんきよきん》
上腕筋《じようわんきん》
腹直筋《ふくちよくきん》
外腹斜筋《がいふくしやきん》
腕橈骨筋《わんとうこつきん》
橈側手根屈筋《とうそくしゆこんくつきん》
恥骨筋《ちこつきん》
大腿筋膜張筋《だいたいきんまくちようきん》
長内転筋《ちようないてんきん》
縫工筋《ほうこうきん》
大腿四頭筋《だいたいしとうきん》
前十字靱帯《ぜんじゆうじじんたい》（内部）
膝蓋靱帯《しつがいじんたい》
前脛骨筋《ぜんけいこつきん》
長指伸筋《ちようししんきん》
上伸筋支帯《じようしんきんしたい》
下伸筋支帯《かしんきんしたい》
頭蓋骨《とうがいこつ》（ずがいこつ）
前頭骨《ぜんとうこつ》
側頭骨《そくとうこつ》
上顎骨《じようがくこつ》
下顎骨《かがくこつ》
鎖骨《さこつ》
肋骨《ろつこつ》（あばら）
胸骨柄《きようこつへい》
胸骨体《きようこつたい》
剣状突起《けんじようとつき》
上腕骨《じようわんこつ》
肘関節《ひじかんせつ》
仙腸関節《せんちようかんせつ》
橈骨《とうこつ》
腸骨《ちようこつ》
股関節《こかんせつ》
尺骨《しやつこつ》
手関節《てかんせつ》
手根骨《しゆこんこつ》
第１～第５中手骨《ちゆうしゆこつ》
手《て》の指骨《しこつ》
大腿骨《だいたいこつ》
膝蓋骨《しつがいこつ》
膝関節《ひざかんせつ》
腓骨《ひこつ》
脛骨《けいこつ》
足関節《そくかんせつ》
足根骨《そつこんこつ》
第１～第５中足骨《ちゆうそくこつ》
足《あし》の指骨《しこつ》

筋骨格　側面・背面

背面図

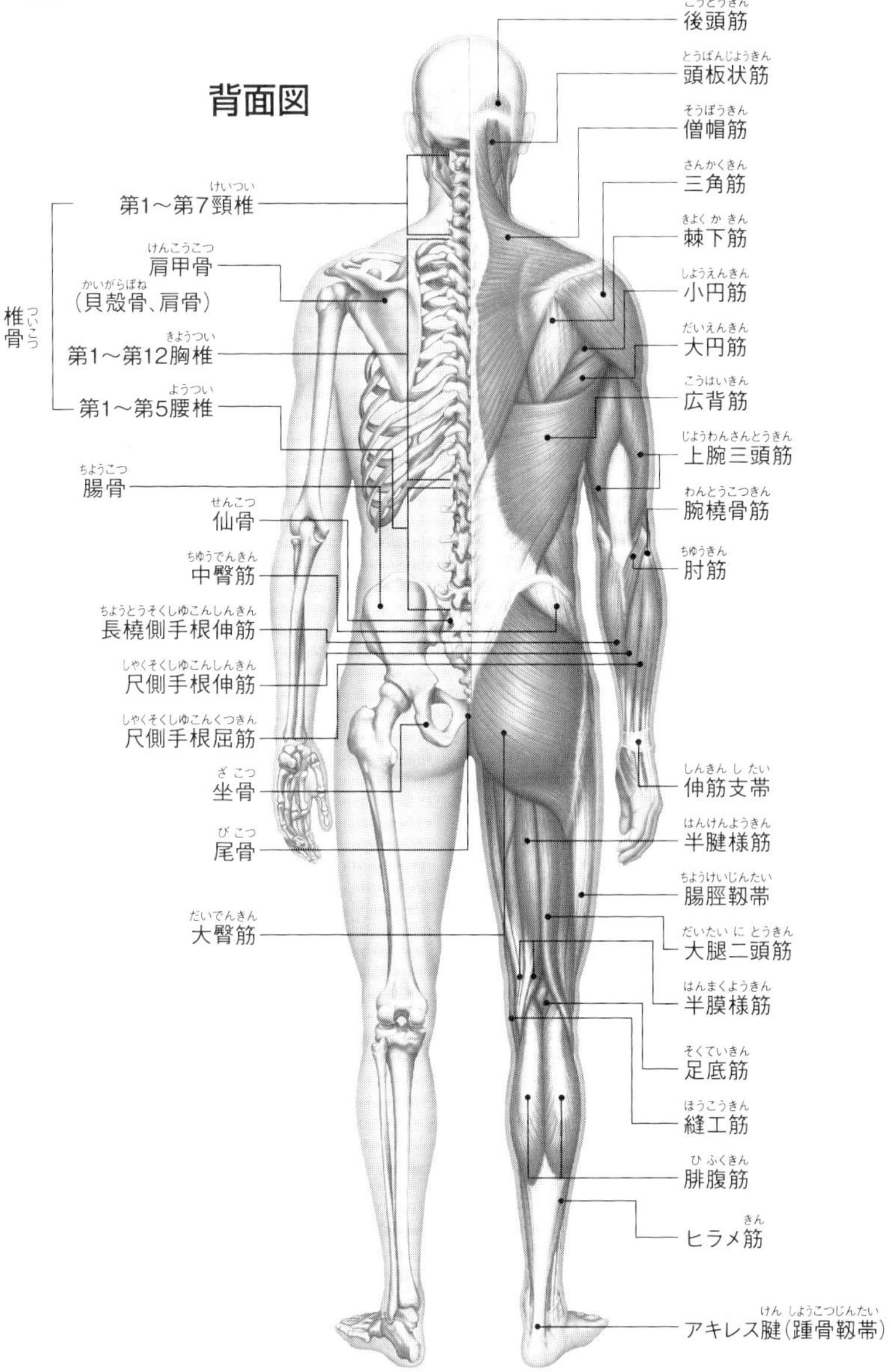

後頭筋《こうとうきん》
頭板状筋《とうばんじょうきん》
僧帽筋《そうぼうきん》
三角筋《さんかくきん》
棘下筋《きょくかきん》
小円筋《しょうえんきん》
大円筋《だいえんきん》
広背筋《こうはいきん》
上腕三頭筋《じょうわんさんとうきん》
腕橈骨筋《わんとうこつきん》
肘筋《ちゅうきん》
伸筋支帯《しんきんしたい》
半腱様筋《はんけんようきん》
腸脛靭帯《ちょうけいじんたい》
大腿二頭筋《だいたいにとうきん》
半膜様筋《はんまくようきん》
足底筋《そくていきん》
縫工筋《ほうこうきん》
腓腹筋《ひふくきん》
ヒラメ筋《きん》
アキレス腱《けん》(踵骨靭帯《しょうこつじんたい》)
椎骨《ついこつ》
第1～第7頸椎《けいつい》
肩甲骨《けんこうこつ》
(貝殻骨《かいがらぼね》、肩骨)
第1～第12胸椎《きょうつい》
第1～第5腰椎《ようつい》
腸骨《ちょうこつ》
仙骨《せんこつ》
中臀筋《ちゅうでんきん》
長橈側手根伸筋《ちょうとうそくしゅこんしんきん》
尺側手根伸筋《しゃくそくしゅこんしんきん》
尺側手根屈筋《しゃくそくしゅこんくつきん》
坐骨《ざこつ》
尾骨《びこつ》
大臀筋《だいでんきん》

側面図

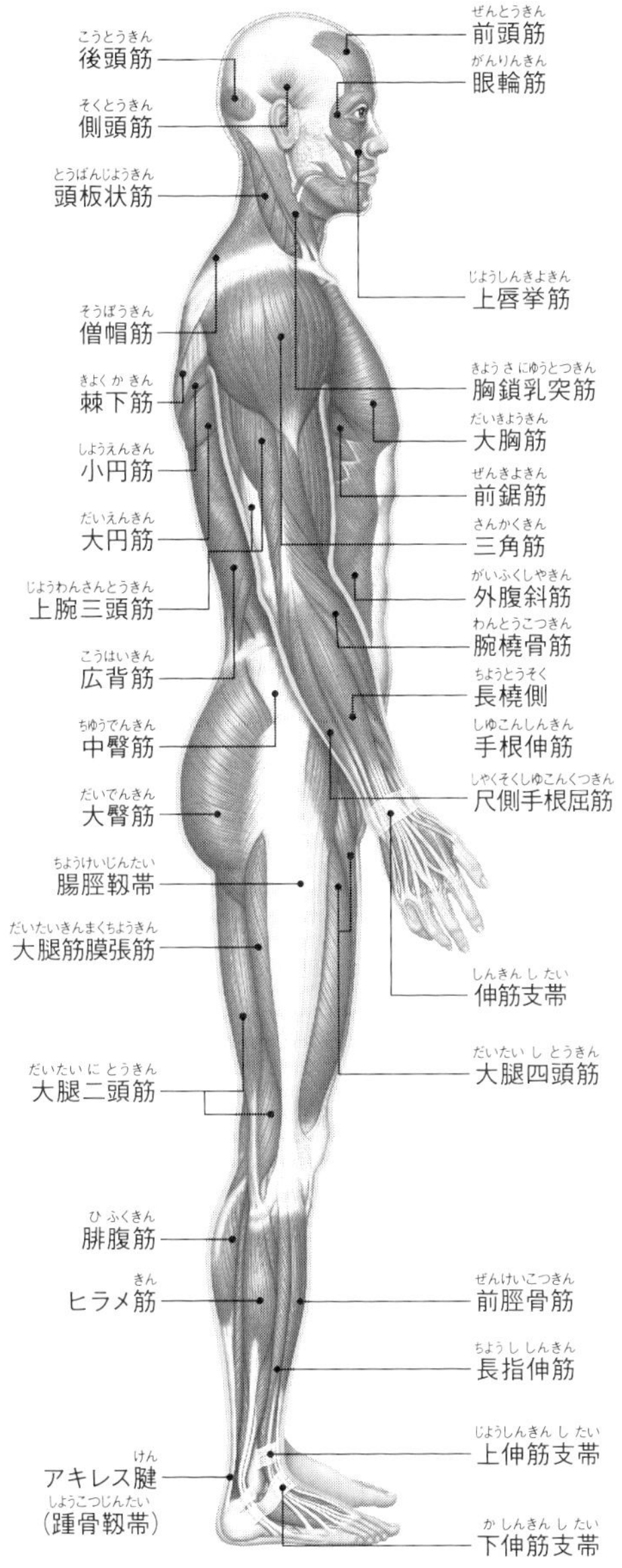

後頭筋《こうとうきん》
側頭筋《そくとうきん》
頭板状筋《とうばんじょうきん》
僧帽筋《そうぼうきん》
棘下筋《きょくかきん》
小円筋《しょうえんきん》
大円筋《だいえんきん》
上腕三頭筋《じょうわんさんとうきん》
広背筋《こうはいきん》
中臀筋《ちゅうでんきん》
大臀筋《だいでんきん》
腸脛靭帯《ちょうけいじんたい》
大腿筋膜張筋《だいたいきんまくちょうきん》
大腿二頭筋《だいたいにとうきん》
腓腹筋《ひふくきん》
ヒラメ筋《きん》
アキレス腱《けん》
(踵骨靭帯《しょうこつじんたい》)
前頭筋《ぜんとうきん》
眼輪筋《がんりんきん》
上唇挙筋《じょうしんきょきん》
胸鎖乳突筋《きょうさにゅうとつきん》
大胸筋《だいきょうきん》
前鋸筋《ぜんきょきん》
三角筋《さんかくきん》
外腹斜筋《がいふくしゃきん》
腕橈骨筋《わんとうこつきん》
長橈側《ちょうとうそく》
手根伸筋《しゅこんしんきん》
尺側手根屈筋《しゃくそくしゅこんくつきん》
伸筋支帯《しんきんしたい》
大腿四頭筋《だいたいしとうきん》
前脛骨筋《ぜんけいこつきん》
長指伸筋《ちょうししんきん》
上伸筋支帯《じょうしんきんしたい》
下伸筋支帯《かしんきんしたい》

英字

ＡＤＬ（日常生活動作）……322
ＣＯＰＤ……315
ＩＰ関節……234, 242
ＪＡＢＣランク……34
ＭＰ関節……234, 242
ＱＯＬ……44

あ

仰向けで肩を上げる……111
仰向けで骨盤ごそごそ……285
仰向けでブリッジ運動……76
仰向けで両膝を立て、10秒間腰を浮かせられるか……62
仰向けで両膝を立て、膝を開閉できるか……62
仰向けで両膝を立て、両手をお腹にのせて頭を５秒間上げられるか……55
アキレス腱……222, 223, 225
アキレス腱を伸ばす……262
あぐらの姿勢を10秒間以上保つことができるか……54
握力をつける……288
あごに力を入れて押す……182
脚上げ体操……326
足関節……213, 220, 222, 225, 241
足関節の運動……241
足関節の運動（屈曲〈底屈〉・伸展〈背屈〉）……262
足関節を屈曲・伸展する運動……77
脚組み脚引き……308
脚組みひねり……119
脚と腰をひねる体操……324
足の筋肉と骨……225
脚の筋力をつける体操……329
足の指骨……220, 222
足の指骨（指節骨）……225
脚の前後運動を徐々にスピードアップ……209
足の変形……344
足の指を動かそう……77
脚引っかけ……184
脚ひっかけ体操……297
脚開き膝倒し……308
足踏み……149
足指を曲げて伸ばす……263
脚を60度以上、上げられるか……46
脚を組んで上体ひねり……186, 316
足を前後に曲げる……262
脚を伸ばして上げる……256
脚を持ち上げて、体重をかける運動……93
頭のまわりで腕まわし……304
頭を枕から５秒間浮かせられるか……47
頭を枕から上げられるか……38
アテローム血栓性脳梗塞……338
アテローム動脈硬化……338
歩くために必要な能力……87
アルツハイマー型認知症……340
鞍関節……266
安全運転体操……318
安定して立っていられるか……72
医学用語……213
息ぎれ……163
イスあぐら……306
イスからの立ち上がり方……103
イスからの立ち上がりができるか……72
イスでする体操……134
イスでハムストリングス伸ばし……286
イスに座って足踏みが20回以上できるか……80
イスに座って太もも裏側のストレッチ……185
イスに座ってラインまたぎ……291
イスに座り、座面をつかみ、５秒間お尻を浮かせられるか……55
イスに手をついてバランス運動……76
イスの背を持って踵をアップ……207
イスを使っての立ち上がり……68
一歩踏み出し筋肉を伸ばす……204
一本杖……79
居眠り防止……321
咽頭……313
烏口突起……215
烏口腕筋……214
うつぶせでのリラクセーション……118
うつぶせ肘立て……173
腕の筋力をつける体操……328
腕の筋力を強くする運動……59
腕を上げる……330
腕を組んで押し合う……194
腕を前に上げる（屈曲）……252
腕を横に上げる（外転）……252
運動神経……231
運動マヒ……162
腋窩神経……230
円回内筋……215
嚥下中枢……281
嚥下テスト……276
嚥下のしくみ……276
嚥下反射……277
延髄……231, 281
起き上がりの運動……44
お尻を浮かして左右に体重移動……183
お迎え体操……168
主な関節の名称……213
主な筋肉と骨の名称……214

か

回外……170, 171, 238, 241, 249
回外筋……217
外寛骨筋と骨……219
外肛門括約筋……283
介護・疾病予防体操……273
介護保険制度の認定基準……35
介護予防リハビリ体操……160
外子宮口……283
介助者に起こしてもらい支えなしで15分間座っていられるか……47
介助者の立ち位置……70
外旋……240
外旋（肩関節）……237
外旋（股関節）……239
外側楔状骨……267
外側広筋……218, 220, 221
外側側副靱帯……221
外側半月……221, 261
階段を下りる……210
階段を上る……210
外転……240
外転（肩関節）……237
外転（股関節）……239
回内……170, 171, 238, 241, 249
（外）尿道括約筋……283
外尿道口……283
外腹斜筋……37, 45, 214, 218, 228
外閉鎖筋……220
外肋間筋……229
顔の体操……279
踵を上げてヘソのぞき……284
鍵開け閉め……170
下気道……313
下後鋸筋……226
下肢……127, 212
下肢屈筋のストレッチ……332
下肢全体の筋肉をストレッチする運動……98
下肢測定の部位別可動域……270
下肢と足指を動かす……120, 140
下肢の内ひねりとバランス運動……124
下肢の筋力強化とバランス運動……146, 147
下肢の筋力を強化する運動……84
下肢の筋力を強くする運動……92
下肢の屈曲とバランス運動……123, 144
下肢のストレッチ……142, 332
下伸筋支帯……220
下垂体……281
下双子筋……219
肩上げ下げ……303
片脚交互バランス運動……155
片脚立ちのバランス運動……152
片脚ブリッジ……115
下腿三頭筋……167, 187, 190, 204, 207, 209, 289
下腿三頭筋のストレッチ……289
下腿の屈筋……223
下腿の腓骨筋群……223
下腿部……212
下腿部の筋肉と骨……220
肩関節……167, 197, 213, 214, 216, 236, 240, 267, 305
肩関節周囲炎……305
肩関節脱臼……305
肩関節の動き……253
肩関節の運動……236
肩関節の運動（屈曲、外転）……252
肩関節の運動（内旋・外旋）……254
肩関節の筋肉……216
肩関節の構造……215
肩関節をまわす運動……42
肩こりの原因……198
肩痛から疑われる病気……305
肩痛予防体操……300
肩と肘の関節の動きを改善する運動……43
肩と胸を伸び伸びストレッチ……196
肩の運動……134, 136, 332
肩の上下運動とリラクセーション……138
肩の水平保って足底をアップ……206
肩の体操……278
片膝押さえて足底をアップ……191
片膝押さえて踵をアップ……190
片膝立ち……133
片膝立てブリッジ……175
片マヒ……36, 107, 159
片マヒの共同運動……61
肩を抱きしめ腕上げ下げ……302
肩を抱きしめおひねり……316
肩を抱きしめからだひねり……302
肩を伸ばす体操……324
下臀神経……230
ガニ股……296
壁に字を書く……149
からだのバランス感覚を取り戻す運動……92
からだの部位の名称……212
からだゆらし……335
からだをリラックス……318
感覚神経……231
間欠的２ステップ歩行……78
寛骨……218, 219, 220, 221, 222
寛骨臼……311
関節拘縮……42, 162, 234
関節軟骨……261

関節の種類と可動域……266
関節・骨の病気……337
関節リウマチ……344
関節リウマチの進み方……344
関節リウマチのタイプ……344
患側の脚と杖で３秒間立っていられるか……81
患側の脚を前に出し、片膝立ちができるか……73
簡単な指と肘の関節運動……323
顔面部……212
緩和ケア体操……330
気管……313
気管支……313
基節骨……234
基本動作の改善体操……33
球関節……267
弓状線……228
橋……231, 281
胸棘筋……227
胸・頸半棘筋……227
胸骨舌骨筋……229
胸骨体……214, 229
胸骨柄……229
胸最長筋……226
胸鎖乳突筋……37, 45, 166, 182, 195, 214, 301
胸式呼吸……148
胸腸肋筋……226
胸椎……231
橋（脳幹）出血……339
胸部……212
胸部の筋肉……229
胸部の筋肉と骨……229
胸肋部……229
棘下筋……216
棘上筋……216
起立性低血圧……45, 162
筋肉の緊張とリラクセーション……110
筋力強化体操……165
グーパー体操……292
口すぼめ運動……276
屈曲……240
屈曲（肩関節）……236
屈曲拘縮……234
屈曲（股関節）……239
屈曲（膝関節）……240
屈曲（肘関節）……238
屈筋支帯……224
首（頸椎）の運動（屈曲・伸展）……264
首の運動……277
首まわし……304
首を左右に十分まわせるか……38
首を上下左右に動かす……144
首をまわす……138
クモ膜……339
クモ膜下腔……339
クモ膜下出血……339
頸棘筋……227
脛骨……220, 221, 222, 223, 225, 261
脛骨神経……230
頸最長筋……226
頸長筋……37
頸腸肋筋……226
頸椎……231
頸椎症……342
頸板状筋……226
頸部……212
月状骨……267
血栓……338
腱画……228
肩甲下筋……214
肩甲骨……173, 197, 200, 214, 215, 216, 217, 267, 305
肩手症候群……305
健側の脚で５秒間、片脚立ちしていられるか……81
健側の脚で患側の脚を５秒間持ち上げられるか……46
健側の脚で患側の脚を持ち上げられるか……39
健側の手で患側の腕を持ち上げられるか……39
肩峰……197, 215, 216, 229, 305
交感神経……231
後距腓靱帯……225
口腔……313
口腔の病気……337
口腔の汚れや病気がもたらす全身の病気……337
後脛骨筋……223
後脛腓靱帯……225
後十字靱帯……221
拘縮……234
拘縮予防体操……233
拘縮を防ぐ……235
拘束性換気障害……317
後大腿皮神経……230
喉頭……313
後頭葉……231
広背筋……216
硬膜……339
後面から見た下肢の筋肉と骨……222
後面から見た骨盤周辺の筋肉と骨……218
後面から見た上肢の筋肉と骨……216
肛門……283
肛門括約筋……283
高齢者が寝たきりになる典型的なパターン……160
高齢者特有の病気や症状……337

高齢者に多い病気　関節リウマチと骨粗鬆症……344
高齢者に多い病気　認知症……340
高齢者に多い病気　脳血管障害（脳卒中）……338
高齢者に多い病気　骨と関節の病気……342
声かけの方法……194
誤嚥……277
誤嚥予防体操……276
股外旋筋群……219
股関節……213, 239, 241, 306
股関節周囲筋……85
股関節周囲と下肢の筋力を強くする運動……93
股関節周囲の筋力を強くする運動……66
股関節痛予防体操……306
股関節と膝関節の運動（伸展）……256
股関節と膝の体操……324
股関節内転筋群……129, 166, 188, 205
股関節内転筋群のストレッチと下肢の屈曲運動……129
股関節内転筋群をストレッチする運動……99
股関節の動きを改善する運動……43
股関節の運動……239
股関節の運動（外転、内旋・外旋）……258
股関節の屈曲運動……113
股関節を開く……109, 330
股関節を開く（外転）……258
股関節を開く体操……324
股関節をまわす（内旋・外旋）……259
股関節をやわらかくする運動……122
呼吸機能検査……317
呼吸困難に関係する病気……313
呼吸困難予防体操……312
腰が疲れたら……321
腰と下肢のバランス運動（手と膝を床につく）……126
腰と下肢のバランス運動（膝立ち）……125
五十肩……305
骨折……305
骨粗鬆症……345
骨盤……44, 45, 164, 218, 285, 311
骨盤周辺の筋肉……175
骨盤周辺の筋肉をストレッチする運動……67
骨盤底筋……283
骨盤底筋体操……282
こぶしの関節（ＭＰ関節）……242
こんなにある腰痛の原因……284

さ

鎖骨……197, 214, 215, 216, 229, 305, 313
坐骨……218
鎖骨下窩……229
坐骨結節……183, 218, 220
坐骨神経……230
坐骨の位置を確認……183
鎖骨部……229
座布団を敷くと楽になる……118
左右確認……320
三角筋……45, 166, 172, 199, 214, 216, 301
酸素療法……315
「シェー！」のポーズで肩の安全運動……198
子宮底……283
指骨……224
視床……281
視床下部……281
視床出血……339
姿勢別　生活動作の改善体操……105
自然な起き上がり方を理解する……100
舌の体操……278
膝蓋骨……220, 221, 222, 261
膝蓋靱帯……220, 221, 261
膝窩筋……223
失禁予防体操……282
膝痛……188
膝痛予防体操……296
自分の力で膝裏伸ばし……187
斜角筋……37
尺側手根伸筋……217
車軸関節……266
尺骨……171, 214, 216, 217, 234, 266
尺骨神経……230
舟状骨……267
終末細気管支……313
手根骨……224
手指測定の部位別可動域……269
手背部……212
手部……212
小円筋……216
障害老人の日常生活自立度（寝たきり度）判定基準……34
上気道……313
小胸筋……229
掌屈……238, 241, 245
上後鋸筋……226
上肢……212
小指外転筋……224
小指伸筋……217
上肢測定の部位別可動域……268
上肢帯の筋肉……214
小指対立筋……224
上肢のストレッチと下肢の屈曲運動（手と膝を床につく）……127
上伸筋支帯……220
上双子筋……219
掌側骨間筋……224

上体ひねって肘膝空中タッチ……193
上体まっすぐ膝をゆっくり曲げる……208
上体をそらす体操……326
小臀筋……219
小転子……220
上臀神経……230
上橈尺関節……266
小脳……230, 231, 281
小脳出血……339
踵腓靱帯……225
静脈洞……339
小腰筋……219
昭和20年代と30年代の流行歌一覧……293
上腕筋……214
上腕骨……171, 197, 214, 215, 216, 217, 234, 266, 267, 305
上腕骨外科頸骨折……345
上腕骨頭……214, 216, 267
上腕三頭筋……45, 167, 179, 216, 217
上腕二頭筋……167, 179, 197, 214, 215, 305
上腕二頭筋を強くする……288
上腕の屈筋……214
上腕部……212
褥瘡……36, 162
食道の入り口を広げる……280
自律神経系……231
心原性脳塞栓症……338
深指屈筋……215
心臓……338
身体機能低下のきっかけ……162
伸展……240
伸展（肩関節）……236
伸展拘縮……235
伸展（股関節）……239
伸展（膝関節）……240
伸展（肘関節）……238
深腓骨神経……230
錐体筋……228
好きな歌を歌う……292
ストレッチをしてあげる……335
座って足踏み……294
座ってお尻上げ……289
正座……261
精索……228
正中神経……230
脊髄……230, 231
脊柱……167, 177, 186, 231, 342
脊柱のひねり範囲を拡大する運動……58
脊柱をひねる……330
脊椎圧迫骨折……345
切迫性尿失禁……283
狭いベッドでの起き上がり方……102
前鋸筋……167, 173, 214, 229
前距腓靱帯……225
前脛骨筋……220
前脛腓靱帯……225
前後足踏みを10秒間で10回以上できるか……88
前後足踏みを10秒間で20回以上できるか……95
仙骨……218, 231
前十字靱帯……221
全身の神経系……230
仙椎……231
前頭葉……231
浅腓骨神経……230
前面から見た下肢の筋肉と骨……220
前面から見た骨盤周辺の筋肉と骨……218
前面から見た上肢の筋肉と骨……214
前腕……238
前腕の運動……238
前腕の運動（回外・回内）……248
前腕の筋肉……217
前腕の屈筋……215
前腕（部）……240
前腕部……212
前腕部の構造……234
総頸動脈……338
総腓骨神経……230
僧帽筋……167, 168, 195, 200, 203, 216, 227, 301
足底筋……223
足底腱膜……225
足底面……212
側頭葉……231
足背面……212
足部……212
鼠径靱帯……228
足根骨……220, 225
足根中足関節……267
その場で回転する……158
その場でしゃがみ込む……153
その場で立ち上がる……158

た

第1中手骨……266
大円筋……216
体幹測定の部位別可動域……271
体幹のひねりとバランス運動……136
大胸筋……37, 166, 169, 194, 214, 229, 301
大胸筋を強くする……288
第三腓骨筋……220
体性神経系……231

大腿筋膜張筋……189, 220
大腿骨……218, 219, 220, 221, 222, 223, 261, 311
大腿骨頸部……311
大腿骨頸部骨折……345
大腿骨頭……218, 311
大腿四頭筋……166, 184, 189, 204, 208, 209, 220, 289, 297
大腿四頭筋のストレッチ……289
大腿静脈……228
大腿神経……228
大腿直筋……218, 220, 221
大腿動脈……228
大腿二頭筋……85, 218, 222
大腿の屈筋……222
大腿部……212
大腿部の伸筋……221
大腿部の内転筋……220
大腿方形筋……219
大臀筋……85, 167, 174, 175, 209, 218, 219, 222, 283
大転子……218, 220, 311
大内転筋……85, 220
大脳……230, 231
大脳半球……281
大伏在静脈……228
大腰筋……219
大菱形骨……266
台を使って立ち上がる……71
楕円関節……267
タオルを用いた固定法……50
正しい階段の上り下り……210
たちくらみ……162
立って片脚上げ……290
立って片足浮かせ……310
立ってする体操……150
立ってハムストリングス伸ばし……286
立て膝組んで「悩まし」ポーズ……178
立て膝倒しの「悩まし」ポーズ……177
立て膝に両手を伸ばして１、２、３……176
多点杖……79
多裂筋……227
短回旋筋……227
短指伸筋……225
短小指屈筋……224
短橈側手根伸筋……217
短内転筋……220
短腓骨筋……223
短母指外転筋……224
短母指屈筋……224
短母指伸筋……217, 225
恥骨……218
恥骨筋……220
腟口……283
中間楔状骨……267
中間広筋……220, 221
肘筋……216, 217
中手骨……224, 234
中枢神経……231
中枢神経系……231
中節骨……234
中足骨……220, 225, 267
中臀筋……85, 167, 189, 206, 218, 219, 285
中脳……231, 281
虫様筋……224
長回旋筋……227
腸骨……218
腸骨筋……219
腸骨尾骨筋……283
長座位……46
長座位で回転……131
長座位で前進・後退……130
長趾屈筋……223
長趾伸筋……220
長掌筋……215
長足底靭帯……225
蝶番関節……266
長橈側手根伸筋……217
長内転筋……218, 220
長腓骨筋……223
長母指外転筋……217
長母指屈筋……215
長母趾屈筋……223
長母指伸筋……217
長母趾伸筋……220
腸腰筋……166, 175, 189, 191, 192, 193, 204
直腸……283
直立した状態で両膝を少し曲げ左右のバランスがとれるか……80
椎骨……214, 216
杖で歩く運動……78
杖なしで歩く……86
杖なしで歩く運動……86
杖の種類・長さ……79
杖を使って歩く……78
つば飲み体操……280
つま先を左右に動かす……263
底屈……241
低血圧を改善する運動……51
手関節……213, 224, 234, 238, 241
手関節の運動……238
手首の関節の運動（屈曲〈掌屈〉・伸展〈背屈〉）……246
手首を押さえて５秒間グーッ……179
手すりの位置……69

手すりを使わず、階段を10段上がれるか……95
手すりを持って階段を15段上がれるか……89
手と膝の押し合い……290
手の筋肉と骨……224
手のひらを合わせて膝頭をギュッ……188
手の変形……344
電子スパイロメーター……317
転倒……163
転倒予防体操……288
臀部……212
橈骨……171, 214, 215, 216, 217, 266, 267
橈骨遠位端骨折……345
橈骨手根関節……267
橈骨神経……230
頭最長筋……226
胸鎖乳突筋……182
橈側手根屈筋……215
頭頂葉……231
頭半棘筋……227
頭板状筋……226
頭部……212
床ずれ（褥瘡）……36

な

内寛骨筋と骨……219
内旋……241
内旋（肩関節）……237
内旋（股関節）……239
内臓の感覚神経……231
内側楔状骨……267
内側広筋……220, 221
内側三角靱帯……225
内側側副靱帯……221
内側半月……221
内転……240
内転（肩関節）……237
内転筋……37
内転（股関節）……239
内反尖足……72, 84
内腹斜筋……45, 228
内閉鎖筋……219
内肋間筋……229
長く歩く……94
長く歩く運動……94
なんば歩き……295
軟膜……339
日常生活の中でもできる指の拘縮予防……245
尿失禁……282
人間温湿布……335
認知症……162
認知症の原因となる病気……341
認知症判断基準……340
認知症予防体操……292
寝返り動作……37
寝返りを打つ……36
寝かせきり……162
寝たきり……164
寝たきりになった原因……161
寝たまま片膝抱えてお尻ストレッチ……174
寝てする体操……108
寝てする腹式呼吸の方法……312
脳幹……231
脳血管性認知症……341
脳梗塞……338
脳出血……339
脳の縦断面……281
脳梁……281
のどの筋肉を強くする……279
伸ばしてゆっくり首まわし……195

は

背屈……241, 245
背屈（足関節）……241
背屈（手関節）……238
肺高血圧……315
背側骨間筋……224, 225
背部……212
背部の筋肉……226
背部の筋肉（外側筋列）……226
背部の筋肉（内側筋列）……227
肺胞……313
肺門（肺への入り口）……313
廃用症候群……37, 162, 234
這う……52
這う姿勢がとれるか……63
白線……228
バストアップ……169
薄筋……220
発声練習……281
馬尾神経……231
ハムストリングス……50, 167, 175, 181, 184, 185, 204, 209, 218, 222, 286
ハムストリングスと大臀筋を強くする運動……66
ハムストリングスの位置……50
ハムストリングスのストレッチ……128
ハムストリングスをストレッチする運動……67, 99
ハムストリングスを伸ばす運動……50
バランスをよくする運動……51

半月線……228
半腱様筋……85, 218, 222
反対側の膝を固定する……257
ハンドル操作……318
反応をよくする……321
半膜様筋……218, 222
被殻出血……339
鼻腔……313
腓骨……220, 221, 222, 223, 225
尾骨……231
尾骨筋……283
腓骨神経……230
膝裏伸ばし体操……298
膝かかえ……306
膝関節……213, 220, 221, 222, 240, 241, 261, 343
膝関節の運動……240
膝関節の運動（屈曲・伸展）……260
膝関節の役割……261
膝立ちで歩く……133
膝立ちで歩けるか……73
膝立ちになる……60
膝立ちの運動……60
膝と肘タッチを連続して20回できるか……95
膝の筋力を強化する……149
膝の屈伸運動……150
膝伸ばし開脚体操……298
膝ばさみ体操……296
膝を抱え足踏み……132
膝を組んだ状態で体幹をひねる……143
膝を伸ばしてゆっくり水平移動……189
膝を曲げて歩く……156
肘合わせ……300
肘関節……171, 213, 214, 216, 217, 234, 238, 240
肘関節の運動……238
肘関節の運動（屈曲・伸展）……250
肘関節の可動域……250
肘関節の構造……217
皮質下出血……339
肘と前腕の関節……166
肘と膝のタッチ……290, 291
肘と膝を空中でタッチ……192
肘の関節の動きを改善する運動……58
肘の伸筋……217
肘を軸にして左右に……255
肘を軸にして上下に……254
肘を立てた肩と腹筋の運動……117
肘を立てた肩の運動……116
額とあごを両手で押し合う……182
左肺……313
尾椎……231
人の移動方法……53
腓腹筋……85, 190, 204, 207, 222, 223, 289
ヒラメ筋……190, 204, 207, 222, 223, 289
頻尿……162
腹圧性尿失禁……283
腹横筋……228
副交感神経……231
伏在神経……230
腹式呼吸……108, 148, 154, 203, 312
腹式呼吸でリラックス……334
腹斜筋……176, 177, 178, 180, 186, 193
腹直筋……45, 176, 177, 178, 180, 186, 214, 218, 228
腹部……212, 229
腹部の筋肉……228
腹筋……166, 176, 177, 178, 180, 186, 193
腹筋の動き……285
腹筋を強くする……119
腹筋を強くする運動……59, 98
不動による苦痛……37
太もも上げ体操……326
ふりぬき運動……84
ブルンストロームの回復ステージ……163
ブレーキ・アクセル操作……320
閉塞性換気障害……317
平面関節……267
ヘソのぞき体操……326
ヘソをのぞき込んで腹筋カチカチ……180
ベッドから起き上がる……44
ベッドから車イスにのる……104
変形性脊椎症……342
変形性膝関節症……343
便秘……163
方形回内筋……215
膀胱……283
縫工筋……218, 220, 221, 222
母指対立筋……224
母指内転筋……224
母指の手根中手関節……266
補助イスを使わずにストレッチする体操……187
補助イスを使わずに、大腿部裏側をストレッチする体操……185
ボディワークでコミュニケーション……334

ま

股開き……310
末梢神経……231
末梢神経系……231
まっすぐの意識でモデル歩行……205
末節骨……234
慢性閉塞性肺疾患（COPD）……315

右肺……313
右膝と左肘、左膝と右肘タッチを連続して10回できるか……95
むせ……277
胸をそらして肩を上げ下ろす……202
胸を広げる……314
目を開けて片脚で立つ。左右それぞれ、その姿勢を５秒間保てるか……88
モデルウォーク……299
モンキーダンス……294

や

床から立ち上がる……68
床から直接立ち上がる……70
床でする体操……120
床でハムストリングス伸ばし……286
床に座って太もも裏側のストレッチ……181
指が組めない場合……135
指関節の運動……242
指組み腕伸ばし……300
指の間を開く運動……244
指の間を開くにはコツがある……244
指のかけ引き……172
指の関節（ＩＰ関節）……242
指を開く（基本の開き方）……242
指を開く（なかなか開かない場合）……242
腰腸肋筋……226
腰椎……218, 219, 231
腰椎症……342
腰痛……119, 284
腰痛予防体操……284
腰部……212
腰方形筋……167, 183, 206, 285
横歩き……156
横歩き運動……84
横座りできるか……63
横座りで両手を脚にのせて15秒間以上保てるか……54
横歩きを10歩できるか……88
横這いの基本動作……52
四つ這いの基本動作……52

ら

ラクナ梗塞……338
楽な立ち上がり方・座り方……101
リウマチ体操……322
リウマチに侵されやすい関節……323
梨状筋……219
立位でのバランス運動……150
立方骨……267
両脚と腰をひねる……112
両脚ブリッジ……114
両肩抱いて肩甲骨をグイッ！……200
両手で額をぐっと押す……182
両膝（片膝）立てて軽いブリッジ……175
両膝立てブリッジ……175
老化とからだに現れる症状……336
肋間筋……229
肋間神経……230
肋骨……214, 216, 229, 313
ロフストランドクラッチ……79

わ

腕尺関節……266
腕橈骨筋……217

参考文献・関連図書

大田仁史『脳卒中在宅療養の動作訓練』1984、日本アビリティーズ協会

Werner Platzer 著・長島聖司 訳『分冊　解剖学アトラスⅠ　運動器』1984、文光堂

高橋長雄 監修『からだの地図帳』1989、講談社

大田仁史『大田仁史の脳卒中いきいきヘルス体操』1993、荘道社

日本リハビリテーション医学会「関節可動域表示ならびに測定法」1995、リハビリテーション医学　VOL.32, NO.4

三好春樹『老人介護Q＆A』1995、雲母書房

大久保昭行 監修『健康の地図帳』1997、講談社

大田仁史『介護予防』2000、荘道社

山口和克 監修『新版　病気の地図帳』2000、講談社

三好春樹『介護が上手くなるための10ヵ条』2001、関西看護出版

大田仁史、三好春樹 監修『完全図解　新しい介護』2003、講談社

大田仁史『いきいきヘルスいっぱつ体操』2003、医歯薬出版

F.H. マティーニ、M.J. ティモンズ、M.P. マッキンリ 著・井上貴央 監訳『カラー　人体解剖学』2003、西村書店

大田仁史、三好春樹 監修『実用介護事典』2005、講談社

大田仁史『大田式　介護予防リハビリ体操』2006、講談社

大田仁史『介護予防のいっぱつ体操』2006、日本放送出版協会

河合良訓 監修・原島広至 文・イラスト『肉単』2004、エヌ・ティー・エス

河合良訓 監修・原島広至 文・イラスト『骨単』2004、エヌ・ティー・エス

原 一之『人体スペシャル　脳の地図帳』2005、講談社

河合良訓 監修・原島広至 文・イラスト『脳単』2005、エヌ・ティー・エス

柳澤 健『理学療法士・作業療法士ブルー・ノート―基礎編』2005、メジカルビュー社

松村讓児『人体解剖ビジュアル』2005、医学芸術社

河野和彦『認知症の介護・リハビリテーション・予防』2006、フジメディカル出版

美濃良夫 編著・大田仁史、三好春樹 監修『完全図解　高齢者介護　急変時対応マニュアル』2007、講談社

Michael Schünke、Erik Schulte、Udo Schumacher 著・坂井建雄、松村讓兒 監訳『プロメテウス解剖学アトラス　解剖学総論／運動器系』2007、医学書院

佐藤達夫『人体スペシャル　胸部の地図帳』2008、講談社

近藤祥司『老化はなぜ進むのか』2009、講談社

石井直方 監修・左 明、山口典孝 共著『カラー図解　筋肉のしくみ・はたらき事典』2009、西東社

編著

大田　仁史（おおた・ひとし）

1936年生まれ。東京医科歯科大学医学部卒業。伊豆逓信病院リハビリテーションセンター長、同病院副院長を経て、医療専門職を養成する日本で初めての県立大学付属病院（茨城県）を立ち上げた（1996年）。リハビリ医療・介護の第一人者として知られる。現在、茨城県立医療大学名誉教授、茨城県立健康プラザ管理者。著書には『地域リハビリテーション原論Ver.5』（医歯薬出版）、『そろそろ、能天気』（筒井書房）、『心にふれる』（荘道社）、『お棺は意外に狭かった！』（講談社）など多数。

編集協力

三好　春樹（みよし・はるき）

1950年生まれ。74年から特別養護老人ホームに生活指導員として勤務後、九州リハビリテーション大学校卒業。ふたたび特別養護老人ホームでPT（理学療法士）としてリハビリテーションの現場に復帰。85年に退職後「生活とリハビリ研究所」代表。現在、年間200回を超える講演と実技指導で絶大な支持を得ている。著書には『関係障害論』『痴呆論 増補版—認知症への見方と関わり学』（いずれも雲母書房）、『介護タブー集』『介護がラクになるマンガ認知症ケア』（いずれも講談社）、『目からウロコ！ まちがいだらけの認知症ケア』（主婦の友社）など多数。

N.D.C.367.7 359p 27cm　　介護ライブラリー

完全図解《かんぜんずかい》 介護予防《かいごよぼう》リハビリ体操《たいそう》 大全集《だいぜんしゅう》

発行日 —— 2010年10月28日　第1刷発行
2021年10月 6 日　第13刷発行

定価はカバーに表示してあります。

編著者 ——— 大田仁史《おおたひとし》
編集協力 —— 三好春樹《みよしはるき》
発行者 ——— 鈴木章一
発行所 ——— 株式会社　講談社
〒112-8001　東京都文京区音羽2-12-21
電話 編集　03-5395-3560
販売　03-5395-4415
業務　03-5395-3615
印刷所 ——— 凸版印刷株式会社
製本所 ——— 株式会社若林製本工場

ISBN978-4-06-282435-4